AF493779

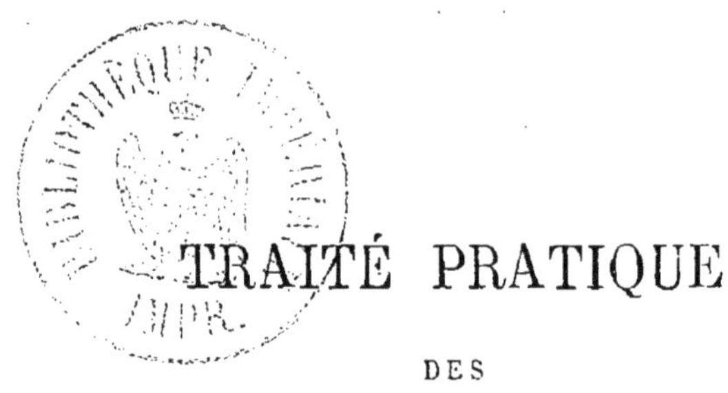

TRAITÉ PRATIQUE

DES

MALADIES DE L'UTÉRUS

ET DE SES ANNEXES

TRAITÉ PRATIQUE

DES

MALADIES DE L'UTÉRUS

ET DE SES ANNEXES

CONSIDÉRÉES PRINCIPALEMENT AU POINT DE VUE

DU DIAGNOSTIC ET DU TRAITEMENT

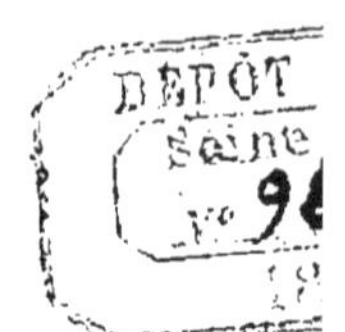

CONTENANT UN APPENDICE

SUR LES

MALADIES DU VAGIN ET DE LA VULVE

AVEC 240 FIGURES INTERCALÉES DANS LE TEXTE

PAR

A. COURTY

PROFESSEUR DE CLINIQUE A LA FACULTÉ DE MÉDECINE DE MONTPELLIER.

> La précision du diagnostic et l'opportunité du traitement sont les seuls garants de succès dans la pratique.

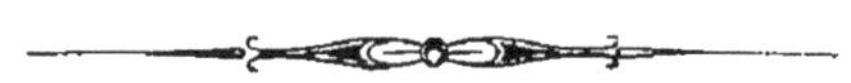

PARIS

P. ASSELIN, SUCCESSEUR DE BÉCHET JEUNE ET LABÉ

LIBRAIRE DE LA FACULTÉ DE MÉDECINE

Place de l'École de Médecine

1866

INTRODUCTION

A toutes les époques on s'est préoccupé des maladies de l'utérus et de ses annexes ; malheureusement, il n'est pas de matière où l'imagination ait joué un plus grand rôle et où l'observation ait été plus longtemps reléguée au dernier plan.

Hippocrate, ou du moins les auteurs qui ont écrit sous ce nom n'ont pas oublié ces maladies dans l'Encyclopédie médicale qu'ils nous ont laissée : les livres où il est traité de la nature de la femme, de la stérilité, des maladies des femmes et des jeunes filles, en font suffisamment foi ; la dureté, l'inflammation et les déplacements de la matrice, le dérangement et la perversion des règles sont les maladies dont il y est surtout parlé ; mais à part les pessaires médicamenteux, dont l'idée a été reprise de nos jours par M. Simpson, la thérapeutique y est nulle, car elle consiste en une infinité de formules et de pratiques sans valeur. On ne trouve dans Galien aucun document qui mérite d'arrêter l'attention d'une façon particulière. On pourrait en dire autant de Celse et de Soranus, si le premier n'avait indiqué avec quelques détails le traitement à opposer aux atrésies du vagin et si l'on ne devait au second la première notion des hernies de l'ovaire. Aétius d'Amide et Paul d'Égine se sont occupés aussi des maladies de l'utérus, mais leur apport scientifique ne paraît pas très-considérable ; il faut seulement faire exception à l'égard du dilatateur du vagin que le dernier de ces auteurs a décrit avec soin.

Le bilan de l'antiquité se réduisait, paraît-il, à des connaissances bien incomplètes, lorsque la science se réfugia chez les médecins arabes. Parmi ces derniers, Rhazès, Albucasis, Avicenne ont parlé des affections utérines ; mais on peut dire qu'ils n'ont rien ajouté aux notions scientifiques fournies par leurs devanciers. Il en fut de même des arabistes : les plus illustres d'entre eux, Lanfranc et Guy de Chauliac, nous ont transmis fidèlement, mais sans l'augmenter, le dépôt qu'ils avaient reçu de leurs prédécesseurs.

Avec la découverte de l'imprimerie et surtout avec le mouvement des esprits qui caractérisa la renaissance, il semble que la pathologie utérine eût dû prendre un essor nouveau. Il n'en fut rien. La question des maladies des femmes ne fut pas précisément passée sous silence ; mais, pour peu qu'on jette un coup d'œil sur les divers auteurs qu'Astruc a colligés avec plus de patience que de profit, on est frappé de voir jusqu'à quel point ils se copient et se répètent les uns les autres, sauf quelques variantes amenées par les changements que le temps apporte aux théories médicales. Un mot résumera le caractère de leurs travaux : ces auteurs écrivent d'après les livres et non d'après leurs propres observations.

Pourtant, dans l'intervalle, des exceptions honorables se produisirent, quelques hommes rompirent avec les traditions régnantes, en racontant dans leurs ouvrages ce qu'ils avaient observé. Tels furent Wier (1557) [1], A. Paré (1575) [2], Félix Plater (1602) [3], Mauritius Cordeus (1585) [4], Pierre Forest (1590) [5], Grég. Horstius (1625) [6], Melchior Sebizius (1627) [7], Fabrice de Hilden (1614) [8], Sennert (1631) [9], et enfin Zacutus Lusitanus (1640) [10]. Mais on se mé-

[1] Wier. *Opera omnia.* Amsterdam, 1640 ; in-4 dans son *Observat. medic. rariorum*, libri II, avec plusieurs cas qui méritent d'être lus, il raconta entre autres faits, l'histoire du châtreur de porcs qui enleva les ovaires à sa fille, deux observations d'imperforation de l'hymen, etc.

[2] Ambroise Paré, *Œuvres complètes*, Rouen, 1633, in fol., chap. XLIX, L, LI, LV, p. 729. — Voyez aussi l'édition Malgaigne.

[3] Felix Plater, *Praxeos medicæ tomi tres.* Basileæ, 1625, t. I, p. 445. Il est le premier qui ait abordé le traitement des atrésies du vagin.

[4] Mauritius Cordæus, *Hippocratis Coi, medicorum principis, libri mulierum.* Parisiis, 1585. Dans ce commentaire d'Hippocrate, il y a une observation curieuse d'hydropisie hydatique.

[5] P. Forest, *Obser. et curat. med. et chir.* Rouen, 1653, in-fol. lib. XXVIII : 82 chapitres sont consacrés aux maladies des femmes.

[6] Horstii Gregorii *Obs. med.*, in-fol., t. II, lib. IV et lib. V.

[7] Melchior Sebizius, *Historia mirabilis de fœmina quadam urgentoratensi :* Argentinæ, 1627, in-4, femme qui expulsa 76 môles charnues : c'étaient peut-être des polypes de l'utérus.

[8] Fabrice de Hilden, *Observ. chirurgicæ*, Genève, 1679 : observations intéressantes dans sa troisième centurie ; opération d'atrésie utérine.

[9] Sennert, *Opera omnia*, t. I, lib. II, part. I, cap. X, p. 329 : entre autres observations, il cite un cas de hernie de l'utérus.

[10] Zacutus Lusitanus, *Praxis medica miranda.* Lyon, 1649. Dans le deuxième livre on trouve vingt-cinq observations afférentes à notre sujet ; mais il y a parfois un peu trop de crédulité.

prendrait étrangement si l'on croyait trouver dans ces auteurs autre chose que des faits ; leur contingent se borne à des observations sur quelques maladies des organes génitaux, et encore, au lieu de raconter simplement ce qu'ils ont vu, ne savent-ils pas toujours se défendre de l'amour du merveilleux. On ne peut le dissimuler en effet, ce qui dépare les livres de cette époque et en rend la lecture sans attraits, c'est l'absence de tout esprit critique en même temps que l'amour passionné du merveilleux. Loin de soumettre l'imagination à la raison, les auteurs lâchent la bride à la folle du logis et il n'est pas de fable ridicule à laquelle on ne se heurte à chaque instant, lorsqu'on entreprend des recherches sérieuses dans leurs ouvrages.

Heureusement, à mesure que le temps marche, ces débauches d'esprit deviennent plus rares et font place à l'observation [1]. En même temps un nouvel élément de progrès s'introduit dans la science et contribue à l'avancement de la gynécologie : je veux parler de la substitution des hommes aux femmes dans la pratique des accouchements. Ce fut là un grand pas et il y aurait injustice à méconnaître la valeur de l'intervention en obstétrique des Guillemeau, des Mauriceau, des Peu, des Viardel, des Portal, des Saviard, etc. Même en faisant abstraction de leurs œuvres, le seul fait de leur apparition dans la pratique obstétricale était un progrès réel ; dès ce jour le toucher et l'exploration des parties devenaient possibles au médecin, et les descriptions se complétaient par l'adjonction des signes objectifs aux signes subjectifs.

Pendant cette période, qui comprend toute la dernière moitié du dix-septième et le dix-huitième siècle, on s'occupa principalement de recueillir des observations, on accumula des faits, et on les décrivit en général avec assez de soin pour qu'il fût permis de les discuter et de les interpréter diversement. Il y aurait trop à faire s'il fallait seulement signaler ces travaux [2], dont l'importance ne se mesure pas au nombre des pages, mais au sens critique qui y est consigné. Je me borne à ajouter que ces do-

[1] Rousset, *De partu cæsareo*, 1581. — Dœring, *De la hernie utérine*, Vittemberg, 1612. — Oneider, *Dissert. de hernia uteri*. Leyde, 1680.

[2] Sabatier, *Mémoires de l'Acad. de chirurg.*, t. III, 1757, *Sur les déplacements de la matrice et du vagin.* — Morgagni, *de sedibus et caus. morb.* Epist. XXIX, art. 12, 20. Epist. XXXV, art. 16. Ep. XLVII, art. 18, *De l'obliquité de l'utérus.* — Saxtorph. *Collectan. societ. Hafn.*, 1775, vol. II, p. 127, n° 32, *Des flexions de l'utérus, de l'antéflexion et de la rétroflexion, de la rétroversion, de l'inversion et de la hernie de l'utérus.* — Jahn, *Diss. de utero reflexo*, in *Schlegel's Sylloge*, 1787. — Levret, *Journal de méd., chir. et pharmacie.* Paris, 1773, t. XL, p. 169, 269, 352. *Déplacement de matrice. Journ al de*

cuments portent, comme tous ceux de l'époque, le cachet des doctrines courantes et qu'on y jure encore d'après la parole du maître.

Cette remarque, applicable aux opuscules, l'est également aux traités *ex professo*. Il en est trois [1], que leur importance m'empêche de passer sous silence : ce sont les ouvrages d'Astruc, de Chambon et de Vigarous.

Publié il y a juste cent ans, le *Traité des maladies des femmes* d'Astruc est l'œuvre d'un professeur disert, d'un médecin érudit plutôt que d'un praticien éminent. Écrit sous l'influence des doctrines régnantes, il fourmille d'explications théoriques sans valeur et expose comme causes des phénomènes qui ne sauraient mériter ce nom. Les maladies y sont distribuées en deux groupes principaux : 1° celles qui sont causées par les règles, 2° celles qui dépendent de l'état de la matrice. Dans le premier, que l'auteur fait précéder de la structure anatomique de l'utérus et de l'étude physiologique de la menstruation, Astruc comprend les troubles qui dépendent de l'absence ou de la difficulté des règles ; il y rattache la chlorose et les phénomènes hystériques désignés sous le nom de fureur utérine, que de Bienville (1771) devait quelques années plus tard décrire sous le nom de *nymphomanie*. Dans le second sont décrites toutes les maladies utérines proprement dites, l'inflammation, les diverses espèces d'ulcères, les tumeurs fibreuses sous le nom de squirrhes, le cancer, la descente de l'utérus, les maladies des ovaires et trompes, et enfin l'affection désignée sous le nom de *passion hystérique* ou *suffocation utérine*. Quoique, dans cet ouvrage, l'hypothèse ait souvent une trop large part, on y trouve çà et là de bons chapitres, par exemple ceux qui sont consacrés aux ulcères et au cancer et celui où la bibliographie est traitée d'une façon étendue et vraiment remarquable. Comparé à ses devanciers, ce livre constitue donc un véritable progrès ; mais il se ressent malheureusement trop de l'époque et du milieu dans lesquels il a été écrit : il y a encore trop de théorie et pas assez d'observation.

méd. et de chir, t. XXXV, p. 157, 255. *Polypes de la matrice.* — Bœhmer, *De prolapsu et inversione uteri. Halæ*, 1745. — Chopart, *Dissert. de uteri prolapsu.* — Garengeot, *Mém. de l'Acad. de chir.* Paris, 1753, t. II. — Cigna, *Uteri Inflammatio.* Dissert. Turin, 1756 — J. C. Gebhard. *De inflammatione uteri.* Marburg, 1786. — Raulin, *Traité des fleurs blanches.* Paris, 1766. — Desgranges, *Sur une descente de matrice compliquée d'un allongement de la lèvre antérieure du museau de tanche. J. de méd. chir.*, t. LIX, 343.

[1] Astruc, *Traité des maladies des femmes.* Paris, 1761-1765, 6 vol. in-12. — Chambon, *Traité des maladies des filles, des femmes mariées, des femmes enceintes.* Paris, 1785, 6 vol. in-12. 2e édit., Paris, 1799, 10 vol. in-8. — Vigarous, *Cours élémentaire des maladies des femmes.* Paris, 2 vol. in-8, 1801.

Vingt ans après, Chambon de Montaux aborda la même matière dans une série d'ouvrages dont les titres reproduisent les chefs principaux de la classification qu'il adopte : *des maladies des filles, des maladies des femmes, des maladies de la grossesse*. La pathologie utérine y a fait un grand pas. Ce n'est pas à dire qu'on n'y aperçoive une certaine prévention en faveur des anciens, que les explications y soient toujours heureuses, qu'il n'y ait des digressions déplacées; mais on y démêle, avec de nouveaux aperçus, un esprit sagace et une pratique souvent bien inspirée. D'autre part on sent de temps à autre l'observateur ; les récits sont encore courts, mais du moins ils sont précis ; il y en a qui sont empruntés aux auteurs en renom, ou recueillis par Chambon lui-même ; aujourd'hui encore cet ouvrage peut être lu avec quelque profit.

Au lieu de s'en tenir à l'ancienne classification, Vigarous introduisit une innovation féconde en démontrant que le plus grand nombre des maladies qui affectent le sexe féminin, sont sous la dépendance de l'appareil génital et principalement de l'utérus. Partant de cette idée fondamentale, il distribue les maladies des femmes en quatre ordres principaux. Dans le premier il considère d'une part les troubles relatifs à la menstruation ainsi que les flux séreux, les flueurs blanches et la gonorrhée vénérienne, de l'autre les maladies propres à la matrice, parmi lesquelles il décrit l'inflammation, l'érésypèle, le skirre (*sic*), le cancer, les ulcères, la gangrène, l'hydropisie, la tympanite, les polypes de la matrice et du vagin. Dans le deuxième ordre, il s'occupe des lésions de la matrice comme organe vital, parmi lesquelles il range l'hystérie, la nymphomanie et la chlorose. Dans le troisième ordre, il traite des lésions de la matrice comme viscère contenu dans le bas-ventre et sujet à des déplacements ; en un mot, des chutes, des prolapsus, de l'inversion et de la hernie de l'utérus. Enfin, dans le quatrième ordre, l'utérus est considéré comme organe de la génération et étudié au point de vue de la conception, de la grossesse, de l'accouchement, de la lactation. A part les flexions et les versions, dont il n'est parlé en aucun endroit, cette classification est remarquable et constitue un notable progrès. Quant à l'ouvrage en lui-même, il contient de bonnes descriptions ; le style en est clair et, sans l'excès des explications théoriques et l'absence des recherches bibliographiques, il serait irréprochable. Il ne mérite donc pas l'oubli dans lequel il a été laissé, et on a lieu de s'étonner qu'il soit si rarement cité dans les ouvrages plus modernes.

Quant à la pathologie spéciale des annexes, il ne faudrait pas croire que cette question n'ait été quelquefois abordée : on en trouve plusieurs exemples soit dans les livres, soit dans les journaux de l'époque, tels que le *Journal des Savants*, les *Actes des Curieux de la Nature*, les *Commentaires de Leipsick*, et surtout le *Journal de médecine, de chirurgie et de pharmacie* (1761 à 1795). Enfin, il convient de ne pas oublier la thèse de Kruger [1], comme réunissant la plupart des faits relatifs à l'ovaire et en présentant une classification systématique et rationnelle.

Avant d'en finir avec cette période, il faut signaler le goût de l'anatomie pathologique, qui commence à se répandre et à fournir des lumières sur les altérations dont les organes génitaux peuvent être atteints, témoin les ouvrages de Morgagni et de Lieutaud, l'*Anatomie médicale* de Portal, etc.

Si je viens de rappeler les services rendus par nos devanciers, ce n'est pas pour amoindrir l'importance des travaux dus à nos contemporains ; car les éminents progrès qu'ils ont réalisés ont changé la face de la science. Il fallait contrôler les notions acquises par de nouvelles observations, les analyser minutieusement, créer de toutes pièces certaines parties, s'élever de là à une synthèse : telle était la tâche imposée au dix-neuvième siècle, et l'on peut dire qu'à part quelques lacunes inévitables sur un terrain relativement peu exploré, elle est aujourd'hui à peu près remplie.

Parmi les causes qui ont le plus puissamment contribué à cet heureux résultat, on doit citer les progrès de l'anatomie pathologique, la découverte et la vulgarisation du spéculum, et enfin la connaissance des lois de la menstruation.

S'il fut un temps où l'on était porté à exagérer le rôle de l'anatomie pathologique et à lui faire dominer la pathologie entière, depuis quelques années une réaction, motivée peut-être par la déception d'espérances trop ambitieuses, a singulièrement déprécié les services qu'elle peut rendre. Elle est pourtant avec la physiologie la base principale et la plus sûre de la médecine pratique. Quand elle fait défaut, il ne s'ensuit pas que l'observation doive être considérée comme non avenue; mais elle apporte à la clinique sa principale lumière et son complément naturel. Elle a été particulièrement utile en ce qui concerne la plupart des affections morbides de l'utérus et de ses annexes et a fourni des données précieuses, soit

[1] Krüger, *Dissert. inaug. sistens pathologiam ovariorum muliebrium.* Gœttingue, 1782, in-4, dans Dœring, *Dissertat.*, t. I.

pour leur histoire pathologique, soit pour leur traitement rationnel.

Le spéculum se trouve mentionné dans Paul d'Égine, André de la Croix, Guillemeau, Ambroise Paré, etc. Néanmoins les notions que l'on avait eues à diverses époques sur l'utilité pratique des dilatateurs vaginaux ou des miroirs utérins (les uns et les autres étaient indifféremment désignés sous le nom de spéculum), semblaient perdues pour la science, lorsque dès 1801, Récamier fut amené à imaginer son instrument. Imparfait au début, le spéculum subit des modifications successives qui le rendirent plus propre à l'usage et permirent de l'appliquer à l'exploration ou au pansement des parties génitales profondément situées. Vers 1818, Récamier le montra à l'Hôtel-Dieu, les journaux s'en occupèrent, l'utilité en fut généralement appréciée ; mais la vulgarisation n'en fut pas aussi rapide qu'on serait tenté de le présumer. Il fallut du temps avant que l'emploi de cet instrument entrât dans la thérapeutique des maladies utérines, et surtout avant qu'il servît au diagnostic ou à l'histoire pathologique de ces maladies. Comme toute découverte, celle-ci a eu des adversaires et des fanatiques : les uns et les autres ont eu tort ; on ne saurait méconnaître que le spéculum rend de précieux services, ni contester qu'il a entraîné souvent à des pratiques mauvaises et à des diagnostics erronés. Après l'avoir oublié pendant trop longtemps, les médecins, abusant de son emploi, ont sans raison négligé les autres moyens d'exploration, qu'il ne saurait remplacer, et autant il a été utile aux progrès de la science, autant on peut dire qu'il a été parfois nuisible au traitement des malades. Heureusement la génération actuelle a une tendance louable à lui donner le rang qui lui est assigné, sans préjudice des autres moyens d'exploration et de traitement, dont le concours est indispensable.

La démonstration du rapport existant entre l'ovulation et la menstruation, à laquelle se rattachent les noms de Négrier, de Gendrin, de Coste, de Bischoff et de Pouchet, paraît avoir de son côté contribué efficacement au progrès de nos connaissances sur les affections des annexes et éclairé certains points de la pathogénie utérine. C'est la solution d'un problème qui, depuis longues années, sollicitait en vain les esprits, et, on peut le dire, une des plus belles découvertes scientifiques de notre temps. On peut y ajouter les nombreux travaux embryogéniques et histologiques [1] entrepris sous cette impulsion tant en France qu'à l'étranger.

[1] Courty, *De l'œuf et de son développement dans l'espèce humaine*, Montpellier, 1845.

A côté de ces causes principales, il en est d'autres qui, quoique de moindre importance, n'ont pas été étrangères aux progrès de la pathologie utérine : par exemple la vulgarisation des études anatomiques, la description plus précise des organes de la génération, la connaissance des lois embryogéniques (qui a éclairé d'une vive lumière l'histoire des anomalies), l'extension de la presse médicale, enfin le besoin bien senti et généralement compris de s'appuyer sur des observations minutieuses et bien recueillies.

Voilà les principales influences qui paraissent avoir concouru au progrès de la gynécologie ; cherchons à apprécier maintenant la part qu'y ont prise les hommes qui, par aventure ou par vocation, s'en sont particulièrement occupés.

Parmi les noms qui sollicitent d'abord notre attention, se place celui de Récamier, esprit original, alerte, prime sautier, mais peu apte à féconder ses propres découvertes par la réflexion. Le spéculum même ne donna pas entre ses mains les résultats qu'on était en droit d'en attendre ; au lieu de s'en servir comme moyen de diagnostic pour éclairer la nature des ulcérations du col, il n'en usa que pour les pansements de cet organe, ou pour l'abrasion des fongosités et en fit l'adjuvant d'une thérapeutique désastreuse, l'amputation du col utérin et l'ablation même de la matrice.

Ne voyant dans le cancer qu'une lésion locale, la génération médicale de cette époque, à l'exemple de Paletta (10 avril 1812), de Sauter (22 janvier 1822), de Siebold, etc., s'efforçait d'arracher à la mort les malheureuses femmes atteintes de cancer à la matrice, en leur enlevant cet organe. Ce fut, en quelque sorte, une question à la mode : elle méritait sans doute d'attirer l'attention, malheureusement on faisait fausse route. Ce n'était pas le col qu'il eût fallu enlever, comme le pratiquaient Lisfranc et quelques autres ; ce n'était pas davantage l'utérus tout entier qu'il eût fallu extirper, (opération qui a tenté l'esprit entreprenant de Delpech lui-même), ce n'étaient pas non plus des procédés plus ou moins variés qu'il fallait imaginer pour accomplir sans danger cette dangereuse mutilation. Il fallait plutôt trouver des moyens agissant sur l'économie entière et atteignant dans leur racine les manifestations de la diathèse cancéreuse. Il y eut à ce sujet bien des illusions et quand, à notre

— Follin, *Recherches sur les corps de Wolff*, Paris, 1850. — Ch. Robin, *Mémoires sur la muqueuse utérine*, dans les *Archiv. gén. de méd.*, Paris, 1848 ; *Mémoire sur les modifications de la muqueuse utérine pendant et après la grossesse*, dans les *Mémoire de l'Acad. de méd.*, Paris, 1861 etc.

époque, on se livre à une enquête rétrospective sur ce sujet, on est étonné qu'on ait pu négliger alors, avec les enseignements du passé, les nombreux documents qui démontraient l'hérédité du cancer ; car, une fois ce point établi, c'en était fait de l'amputation du col, et surtout de l'extirpation de l'utérus. Déjà en 1834, lors du concours pour la chaire de clinique laissée vacante à Montpellier par la mort de Delpech, Serres [1] avait essayé de faire prévaloir cette opinion, lorsque Téallier [2], en publiant un mémoire couronné par la Société de médecine de Lyon, vint y apporter un nouvel appui. Comme Serres qui avait écrit cette phrase : « Que de fois n'avons-nous pas disséqué des cols de l'utérus que l'on avait amputés, et sur lesquels nous n'avons trouvé qu'une ou deux petites ulcérations qui avaient à peine entamé l'épaisseur de la muqueuse », il mit en doute les nombreuses guérisons du cancer obtenues par un traitement local combiné avec le traitement général des inflammations et pensa qu'il ne s'agissait pas là d'affections cancéreuses proprement dites. La publication de l'ouvrage de Pauly [3] vint, peu de temps après, fournir à cette doctrine un nouvel argument décisif ; elle apprit au juste ce qu'il fallait penser de l'amputation du col de l'utérus et de sa statistique, et enseigna à Lisfranc, d'une façon un peu trop brutale, que cette opération est rarement indiquée et qu'elle n'est pas sans danger. Aussi, lorsqu'en 1842 ce praticien publia sa *Clinique chirurgicale de l'hôpital de la Pitié*, il y inscrivit cet aveu : « Au lieu de faire, comme il y a quelques années, quinze amputations du col de la matrice par an, à peine en pratiquons-nous maintenant une ou deux. »

Pendant que l'amputation du col était à l'ordre du jour, il se produisit quelques travaux qui servirent mieux la science, tout en faisant moins de bruit. Tel est le mémoire du professeur Guilbert [4] qui, dès le 9 juin 1821, émettait devant l'Académie de médecine une idée neuve en thérapeutique et autrement fructueuse que l'amputation du col, je veux parler de l'application des sangsues sur le museau de tanche, à l'aide du spéculum. Tel est encore le

[1] Serres, *Pathologie et Thérapeutique des maladies pour lesquelles on a prescrit diverses amputations de la matrice*, Montpellier, 1834.

[2] Téallier, *Du cancer de la matrice, de ses causes et de son traitement*, Paris, 1836.

[3] Pauly, *Maladies de l'utérus d'après les leçons cliniques de Lisfranc*, Paris, 1836.

[4] Guilbert, *Considérations pratiques sur certaines affections de l'utérus, en particulier sur la phlegmasie chronique du col et sur les avantages de l'application immédiate des sangsues*. Paris, 1826.

travail que Samuel Lair[1] présentait en 1828 à l'Académie des sciences, et dans lequel, voulant pousser les investigations au delà du champ du spéculum, il conseille de pénétrer dans la cavité du col et même du corps de l'utérus avec un stylet ou une sonde d'argent, pour chercher à y constater la présence des ulcérations ou des divers états morbides de la muqueuse : il y a là en germe la curette de Récamier et le redresseur utérin; on y trouve encore l'influence que les brides péritonéales dues à l'inflammation de la séreuse peuvent exercer sur la production des déviations de l'utérus, et le traitement qui consiste dans l'administration de douches dirigées sur le museau de tanche à l'aide du spéculum. On peut mentionner aussi le mémoire de M. Mélier[2] qui pratique des injections dans l'intérieur de la cavité du col et applique des topiques sur l'organe lui-même, à l'aide d'un plumasseau enduit d'une pommade narcotique ou résolutive.

A côté de ces monographies, il convient d'arrêter l'attention sur deux ouvrages plus étendus : ceux de Duparcque et de Boivin et Dugès.

Le livre de Duparcque[3] se ressent des conditions dans lesquelles il a été conçu : écrit en 1830 en vue de la question mise au concours par la Société de médecine de Bordeaux, sa première édition est loin d'être irréprochable. L'auteur y pose en principe que les engorgements ne dépendent pas toujours d'une phlegmasie; mais il n'enseigne pas à distinguer les cas où il en est ainsi ; on y rencontre presque à chaque page des expressions impropres, telles que celles de *phlegmasie rouge* et de *phlegmasie blanche; engorgement*, *métrite*, *cancer*, *squirrhe* y sont synonymes, et, grâce à cette confusion, l'auteur en vient à dire que le cancer même confirmé est susceptible de se guérir par résolution et à affirmer des faits que l'observation journalière a toujours contredits depuis, notamment ses descriptions de neuf formes d'engorgement et de six formes de cancer. Malgré de nombreuses corrections provoquées par les publications faites dans l'intervalle, la seconde édition, parue en 1839, ne put échapper à la confusion que présentait la première ; tout en y reconnaissant de louables efforts, on est forcé de convenir qu'elle

[1] Samuel Lair, *Nouvelle Méthode du traitement des ulcères, ulcérations et engorgements de l'utérus*. Paris, 1828.

[2] Mélier, *Considérations pratiques sur le traitement des maladies de l'utérus. Mémoires de l'Académie de médecine*, 1832, t. II, p. 350.

[3] Duparcque, *Des altérations cancéreuses de la matrice*, 1re édit., 1832. — *Des altérations simples et cancéreuses de la matrice*. 2e édit., Paris, 1839.

laisse encore beaucoup à désirer. Il y a progrès très-marqué, en ce que toutes les maladies n'y sont pas considérées comme des engorgements ou des cancers, que l'auteur y réserve une place à quelques autres, et en signale même qui étaient nouvelles ou du moins peu connues jusqu'alors; ainsi il traite de l'hypertrophie partielle du col et du corps, de l'œdème du col et de l'hystéralgie; enfin il décrit avec détail une foule de variétés d'ulcères du col et leur accorde beaucoup plus de valeur qu'il ne l'avait fait précédemment.

L'ouvrage important de Me Boivin et Dugès[1] est resté pendant de longues années le seul traité complet et dogmatique qui pût faire autorité. Publié en 1833, il a bien justifié son titre de *Traité pratique*, et mérité la réputation dont il jouit encore aujourd'hui. Ce n'est pas à dire qu'il soit parfait et qu'il ne renferme même quelques erreurs; mais comparé à ses devanciers et à ceux qui sont venus immédiatement après lui, par exemple aux traités de Lhéritier[2], de Colombat[3], d'Imbert de Lyon[4], de Blatin et Nivet[5], il leur est sans contredit préférable[6]. Si d'autre part on tient compte de l'époque à laquelle le livre de Boivin et Dugès a été écrit, des difficultés que les auteurs ont dû surmonter pour sa composition, on n'aura aucune peine à s'expliquer la fortune dont il a joui ni les éloges qui en ont salué l'apparition. « On y trouve des remarques saines, des vues originales et fécondes, des aperçus nets et précis et, dans un bel atlas, la reproduction exacte de types morbides fort curieux et très-remarquables : en un mot, il contient un grand nombre d'observations intéressantes, il se distingue par une critique judicieuse et une appréciation très-saine des faits; les déplacements y sont fort bien décrits, ainsi que le cancer. » J'adhère entièrement à ce jugement porté par les auteurs du *Compendium de Médecine* (t. VIII, p. 393, 1846) sur un ouvrage qui a fait époque, qui sera toujours consulté avec

[1] Boivin et Dugès, *Traité pratique des maladies de l'utérus et de ses annexes*. 2 vol. in-8, atlas in-fol. de 116 fig. Paris, 1833.

[2] Lhéritier, *Traité complet des maladies de la femme*, 1838, t. I (seul publié).

[3] Colombat de l'Isère, *Traité des maladies des femmes et de l'hygiène spéciale à leur sexe*, Paris, 1839-1843, 3 vol. in-8.

[4] Imbert, *Traité théorique et pratique des maladies des femmes*, 1839, t. I (seul publié).

[5] Blatin et Nivet, *Traité des maladies des femmes*. Paris, 1843.

[6] L'ouvrage de MM. Blatin et Nivet et celui de M. Colombat sont peu scientifiques, mal disposés et ne fournissent aucun renseignement utile (*Compendium de médecine*, t. VIII, p. 394. Paris, 1846). Cette appréciation est également applicable aux autres ouvrages que je viens de citer.

fruit et que l'ignorance seule a pu chercher à discréditer dans l'estime médicale. L'engorgement, l'induration, l'ulcération, les granulations, les flux muqueux y sont décrits à la suite de la métrite chronique, de la métrite puerpérale et de la métrite aiguë simple, comme des phlegmasies, des terminaisons ou des conséquences de l'inflammation. Il y a là le germe de l'idée développée par MM. H. Bennet, Aran, Nonat, qui ont considéré ces divers états morbides comme dérivant nécessairement de l'inflammation et se confondant avec elle à titre de symptômes ou de conséquences.

Après cet ouvrage, il y eut comme un temps d'arrêt, pendant lequel furent publiées seulement des monographies propres à éclairer des parties obscures, à décider certaines questions en litige ou à inaugurer quelque nouveau moyen thérapeutique.

De ce nombre sont les travaux qui ont répandu et assurément trop popularisé la cautérisation actuelle du col, parmi lesquels la majeure part d'influence est due à ceux de M. Jobert[1] et de ses élèves.

De ce nombre est encore la monographie de Chéreau[2] sur les maladies des ovaires, dans laquelle on ne trouve pas d'idées doctrinales, mais on rencontre des faits intéressants à connaître et utiles à apprécier. Il est regrettable que ce travail ait été borné à l'histoire des anomalies et de l'inflammation de ces organes.

Je signalerai ensuite la clinique chirurgicale de la Pitié dont l'auteur Lisfranc[3], tout en s'amendant à l'endroit de l'amputation du col, comme le prouve le passage cité plus haut, reste attaché à l'idée que le cancer ne se produit jamais de prime abord. L'engorgement est pour lui l'origine de toutes les maladies ; tous les troubles de la menstruation, la leucorrhée comme la chlorose, l'abaissement comme les déviations ne reconnaissent pas d'autres causes. Du reste, s'il en admet six espèces, il admet aussi qu'elles peuvent se transformer les unes dans les autres, et par suite il dirige contre elles un traitement commun, qui consiste en un repos exagéré, des émissions sanguines générales répétées trop fréquemment, des injections, des cautérisations, enfin l'amputation du col. A côté de ces idées erronées qui constituent le fond de sa doctrine, on trouve dans ce livre des documents intéressants : le chapitre qui

[1] Jobert, *Mémoire sur la cautérisation en général*, dans le *Traité des plaies d'armes à feu*, p. 401. Paris, 1833.

[2] Chéreau, *Mémoire pour servir à l'histoire des maladies des ovaires*. Paris, 1844, in-8.

[3] Lisfranc, *Clinique chirurgicale de la Pitié*. Paris, 1841 à 1843, 3 vol. in-8. Voy. les 2 premiers volumes.

concerne l'application du spéculum est traité de main de maître. L'engorgement qui avait absorbé à son profit plusieurs maladies, inflammation utérine chronique, déviation, inflexion, phlegmon péri-utérin, etc., a été absorbé depuis par la métrite parenchymateuse chronique et injustement effacé, à ce qu'il nous paraît, de la liste des maladies utérines.

Henri Bennet[1], qui avait été interne des hôpitaux de Paris, a transporté sur l'inflammation le rôle important que le chirurgien de la Pitié attribuait à l'engorgement. Sa doctrine, née en France, émanant évidemment de l'école dite physiologique de Broussais, a été formulée par lui en Angleterre et développée, comme on peut le voir dans sa dernière édition. « Dans la grande majorité des cas de maladie utérine confirmée, dit-il [2], c'est-à-dire locale et constante, la « maladie primitive et principale, le centre morbide se trouve dans « l'inflammation de la membrane muqueuse ou du tissu propre du « corps ou du col de l'utérus avec leurs diverses conséquences. » Ainsi l'inflammation figurant au premier plan et faisant graviter autour d'elle toutes les autres altérations, à l'exception peut-être des corps fibreux, des polypes et du cancer ; — cette inflammation affectant principalement la muqueuse, se limitant presque entièrement au museau de tanche et à la cavité du col [3], occasionnant d'abord des ulcérations et à la suite une hypertrophie du tissu utérin ; — cette hypertrophie devenant la cause des déplacements et déterminant en même temps la direction qu'ils affectent par le point particulier vers lequel elle prédomine ; — tel est, dit Aran (p. 389), l'ensemble de cette doctrine qui ne laisse subsister de leur vie propre qu'un très-petit nombre d'états morbides, et qui les réduit presque tous à n'être que des conséquences plus ou moins directes du travail inflammatoire.

On ne saurait nier que l'inflammation ne soit fréquemment le point de départ des affections utérines ; mais est-il plus vrai de résumer en elle la pathologie utérine que de la résumer dans l'engorgement, comme l'avait fait Lisfranc ? Que d'états morbides dans les-

[1] H. Bennet, *Des ulcérations et des engorgements du col utérin*, thèse de Paris, 1843. — *Traité pratique de l'inflammation de l'utérus, de son col et de ses annexes*, trad. par Aran, 1850, in-8 ; nouvelle édition traduite par Peter. Paris, 1864.

[2] *On the present State of uterine Pathology*. Londres, 1856.

[3] Comment expliquer cette prédominance de l'inflammation attribuée au col, que l'anatomie montre être la partie la moins vascularisée de l'utérus et que l'observation démontre en réalité moins souvent atteint que le corps par l'inflammation proprement dite ?

quels l'inflammation n'intervient pas, ou ne joue qu'un rôle secondaire et accessoire, tels que la fluxion, la congestion, l'engorgement, le catarrhe, l'hypertrophie, les granulations, l'ulcération même, citée par Bennet comme une preuve de l'inflammation, sans compter les états franchement diathésiques et les altérations organiques! Comment expliquer en même temps que M. Bennet ait réduit presque à néant (ce sont ses propres expressions) la pathologie des ovaires, et cela pour le motif assurément plus inexplicable encore que ces organes sont privés de membrane muqueuse? Mais, il faut le dire, M. H. Bennet a rendu à la pathologie utérine un grand service par ses exagérations mêmes. En systématisant aussi hardiment, en groupant autour de l'inflammation tous les états morbides à contour indécis, à limites douteuses, à indications vagues, il a obtenu, sinon d'imposer ses idées, qui ne pouvaient pas être acceptées dans leur ensemble, du moins d'appeler l'attention sur l'inflammation de la matrice et de lui faire restituer son importance incontestable dans la pathologie utérine.

Pour une autre école, dont M. Velpeau [1] peut être considéré comme le chef, au lieu de l'engorgement et de l'inflammation, le changement de position de l'organe semble occuper la première place dans les maladies de la matrice : sous l'impulsion de ces idées quelques bons travaux furent entrepris, notamment ceux de Valleix [2], et il s'éleva à l'Académie de médecine d'intéressantes discussions qui eurent un certain retentissement dans le monde médical.

Enfin, je ne puis m'empêcher de faire observer qu'avant l'impulsion récente imprimée aux recherches gynécologiques, il avait paru une bonne compilation des travaux antérieurs dans la *Bibliothèque du médecin praticien* [3], et d'excellents articles spéciaux dans les divers *Dictionnaires de médecine* publiés pendant cette période, ou dans certains ouvrages encyclopédiques, tels que le *Compendium de médecine pratique* de MM. Delaberge, Monneret et Fleury.

Pendant que les recherches dont j'ai parlé se poursuivaient en France, d'autres se faisaient simultanément en Angleterre et en Allé-

[1] Velpeau, *Gazette des hôpitaux*, 1845, p. 314. — *Bulletins de l'Acad. de méd.*, 1849, t. XV, passim, et 1854, t. XIX, passim.

[2] *Des déviations utérines* (Leçons faites à l'hôpital de la Pitié, recueillies par M. Gallard, *Union médicale*, 1852). — *Guide du médecin praticien*, t. V, p. 199 à 209. Paris, 1861.

[3] Fabre, *Bibliothèque du médecin praticien*, t. I, II, *Maladies des femmes*; Paris, 1843-1844.

magne. Nous nous y sommes trop peu intéressés pendant plusieurs années. Pourtant, sauf un petit nombre de travaux, il semble qu'en cette matière, ces deux pays soient restés pendant longtemps tributaires de la France ; mais peu à peu, à mesure que les préjugés s'effacèrent, les médecins y prirent une part plus active à la pratique obstétricale, leurs observations devinrent plus fréquentes et leurs travaux gynécologiques plus nombreux ; bientôt maîtres du sujet, ils fouillèrent profondément le terrain et recueillirent à leur tour des documents précieux. Plusieurs auteurs ont concouru à ce résultat ; parmi eux, deux nous paraissent se distinguer particulièrement : Simpson en Angleterre, Kiwisch en Allemagne.

Avant cette époque, c'est presque exclusivement aux accoucheurs et aux anatomo-pathologistes qu'on doit, en Angleterre comme en France, les travaux qui ont été produits sur les maladies utérines [1].

M. Simpson [2], le savant professeur d'Edimbourg, n'a pas écrit jusqu'à ces dernières années de traité dogmatique ; mais il a produit des ouvrages originaux qui eussent suffi à populariser son nom, s'il ne l'eût été déjà par la découverte du chloroforme. Depuis 1841 et 1843, époque où il a publié ses mémoires sur l'usage du spéculum et de la sonde utérine, comme moyens de diagnostic, il ne s'est pas passé d'année où il n'ait apporté son contingent à la science ou augmenté ses titres à l'estime des savants. On peut l'affirmer sans crainte, la pathologie utérine lui doit beaucoup et ses efforts, unis à ceux de M. Bennet, ont exercé une véritable influence dans la Grande-Bretagne [3].

En même temps que la gynécologie se ressentait de l'impulsion donnée par les travaux de M. Simpson, il se produisait en Angleterre un grand nombre d'autres travaux d'un mérite très-réel,

[1] Th. Denman, *Engravings representing the generation of some animals*, etc., London, 1815. — Ch. Clarke, *Observations on diseases of females* ; London, 1814, 1831. — Rob. Gooch, *An account of the most important diseases of women* ; London, 1819. — J. Burns, *The principles of midwifery, including the diseases of women* ; London, 1824. — R. Hooper, *The morbid anatomy of the human uterus and its appendages*, pl. in-4°, London, 1832. — R. Lee, *Researches on the pathology and treatment of the most important diseases of women* ; London, 1833. — Th. Graham, *On the diseases peculiar to females* ; London, 1834, etc.

[2] J. Simpson, *The obstetric Memoirs and Contributions*, 2 forts vol. in-8, Edinburgh, 1855. — *Edinb. medical and surgical Journal.* — *Lectures on Diseases of Women*, t. I. Philadelphie, 1865.

[3] M. Follin a publié dans les Archives de médecine un très bon article sur cette question (*Archives de méd.*, 1857, p. 213.)

soit des traités généraux [1], soit des ouvrages spéciaux [2], surtout au sujet de l'ovariotomie.

Il serait injuste d'oublier l'école américaine à laquelle on doit les premières ovariotomies et la vulgarisation récente de l'opération de la fistule vésico-vaginale [3].

Kiwisch [4] a joué en Allemagne un rôle analogue à celui de Simpson en Angleterre; malheureusement sa mort prématurée a laissé inachevées ses remarquables recherches sur la pathologie et la thérapeutique des organes génitaux de la femme. Son ouvrage réunit à une érudition du meilleur aloi une multitude d'observations originales. Les éminentes qualités qui le distinguent ne doivent pas nous surprendre : Kiwisch était placé en effet à la tête du grand hôpital de Prague et avait résumé pour le *Canstatt's Jahresbericht*, depuis 1841 jusqu'à sa mort, les travaux publiés chaque année dans tous les pays sur la pathologie utérine.

En signalant les travaux de Kiwisch comme marquant une ère nouvelle dans la connaissance des maladies utérines en Allemagne, je n'ai pas prétendu faire table rase des ouvrages qui les ont précédés [5], mais je pense qu'on doit les regarder comme le point de départ de recherches plus sérieuses que la plupart de celles qui

[1] Ashwell, *A practical treatise on the diseases peculiar to women;* London, 1848. — C. West, *On diseases of women;* London, 1856, 3e édit. 1864. — Fleetwood Churchill, *On the diseases of women;* 5e édit. Dublin, 1864. — Graily Hewitt, *The diagnosis and treatment of diseases of women;* London, 1863.

[2] Johnson, *An essay on the diseases of young women;* London, 1849. — R. Lee, *Practical observ. on diseases of the uterus;* London, 1849. — Th.-St. Lee, *On tumors of the uter. and its appendages*, London, 1847. — E.-J. Tilt, *On uterine and ovarian inflammation;* London, 1850-1862. — W. Tyler Smith, *The Pathology and treatment of Leucorrhœa;* London, 1855. — Baker-Brown, *On surgical diseases of women;* London, 1854-1861. — Id , *On ovarian Dropsy;* London, 1862. — Spencer Wells, *Diseases of the ovaries*, London, 1865. — A.-H. M'Clintock, *Clinical memoirs on diseases of women;* Dublin, 1863.

[3] Dewees, *Treatise on the diseases of females*, with plates, Philadelphia. Cet ouvrage a eu dix éditions. — D. Meigs, *Females and their diseases;* Philadelphia, 1848. — Gunning S. Bedford, de New-York, *Maladies des femmes, leçons cliniques*, traduites par Paul Gentil sur la 4e édition Ath et Paris, 1860. — Hug. L. Hodge, *On diseases peculiar to women;* Philadelphia, 1860. — W. L. Atlee, de Philadelphie, *American journal of medical sciences*, 1845, 1855; etc., etc.

[4] Kiwisch, *Klinische Vortræge über specielle Pathologie und Therapie der Krankheiten des weiblichen Geschlechts.* Prag, 1845-1849. Cet ouvrage a eu quatre éditions.

[5] J.-CH. Jœrg, *Handbuch der Krankheiten des Weibes*, etc., Leipzig, 1809. — A.-El. von Siebold, *Handbuch zur Erkenntniss und Heilung der Frauenzimmerkrankheiten*, Frankfurt, 1811-26. — F.-K. Nægelé's *Erfahrungen und Abhandlungen aus dem Gebiete der Krankheiten des weiblichen Geschlechts*, Manheim, 1812. — C.-G. Carus, *Lehrbuch der Gynæcologie*, etc., Leipzig, 1820. — L.-J.-C. Mende, *Die Geschlechtskrankheiten des Weibes*, etc., Gœttingen, 1831-1836, etc., etc.

avaient été faites antérieurement. En effet, l'impulsion que Kiwisch a imprimée à la gynécologie s'est continuée après sa mort, et l'Allemagne a produit depuis, des œuvres et surtout des praticiens remarquables : les Mayer à Berlin, les Braun à Vienne, les Scanzoni à Würzbourg, les Grenser à Dresde, les Seyfert à Prague, les Feit à Bonn, etc., etc. Les travaux spéciaux y abondent [1], des journaux sont consacrés à leur publication [2], et de très-bons résumés y font connaître, pour la gynécologie comme pour les autres branches des sciences médicales, les ouvrages qui se produisent dans le monde entier d'une année à l'autre [3], résumés éminemment scientifiques, donnant la mesure du travail sérieux d'un pays et qu'il est regrettable de ne pas voir publiés en France comme ils le sont en Allemagne et en Angleterre. Quant aux traités généraux, sauf celui de M. Scanzoni dont nous possédons une traduction française, et l'ouvrage très-estimé de M. Feit de Bonn [4], il n'y en a pas qui jouisse d'une grande vogue : il est même singulier que le livre de gynécologie le plus répandu en Allemagne soit en ce moment la traduction des *Leçons cliniques* de C. West, ouvrage d'ailleurs excellent, que j'aurai l'occasion de citer souvent et que je m'étonne de ne pas voir traduit en français.

Je ne parle pas des nombreux mémoires originaux qui on marqué simultanément en France les progrès de la gynécologie pendant ces dernières années. J'ai dû sacrifier déjà bien des indications bibliographiques, et si j'abordais ici l'histoire de ces ouvrages spéciaux, je serais forcé de passer sous silence trop de travaux recommandables que le lecteur trouvera cités à propos des maladies auxquelles ils se rapportent. Je m'en tiens donc aux traités généraux qui ont répandu chez nous la connaissance des affections utérines dans le courant de ces dernières années, et je me hâte d'en présenter quelques esquisses comparatives.

[1] A. Küssmaul, *Von dem Mangel der Verkümmerung und Verdopplung der Gebärmutter*, Würzburg, 1859. — J. Klob, *Pathologische Anatomie der weiblichen Sexualorgane*, Wien, 1864. — C. Mayer, *Klinische Mittheilungen aus dem Gebiete der Gynæcologie*, Berlin, 1861. — E. Wagner, *Krebs der Gebärmutter*, Leipzig, 1858, etc.

[2] *Monatsschrift für Geburtskunde und Frauenkrankheiten*, par Credé, Hecker, E. Martin et von Ritchen; Berlin, 1853-1866. — Excellent recueil, qui fait suite à d'autres journaux analogues publiés antérieurement en Allemagne.

[3] Canstatt's *Jahresbericht über die Fortschritte der gesammten Medicin.* Erlangen und Würzburg, 1844-1866.

[4] Feit, *Traité des maladies des femmes*, faisant partie de l'Encyclopédie médicale publiée à Berlin par M. Virchow.

Il n'est peut-être pas inutile de faire préalablement une observation sur le caractère que paraît avoir pris cette branche des sciences médicales. Le progrès y semble marqué non-seulement par des contributions nombreuses sur l'anatomie, la physiologie, la symptomatologie, la thérapeutique, par une supériorité réelle dans la connaissance des organes, des moyens d'exploration, des symptômes, de leur constatation, etc., mais encore par le soin que certains médecins ont mis à s'occuper particulièrement des maladies utérines. La connaissance de ces maladies a été morcelée entre les accoucheurs (dont les notions se bornaient souvent à celles de la grossesse, du mécanisme du travail et des suites de couches), les chirurgiens (ne s'occupant que des opérations réclamées par les polypes, les ulcères, les kystes, les fistules) et les médecins (plus habiles au diagnostic et au traitement des inflammations aiguës de la matrice que des maladies utérines chroniques). Elle se ramasse aujourd'hui dans les mains des gynécologistes, c'est-à-dire des médecins qui s'occupent spécialement des maladies utérines. Pour faire en gynécologie des recherches spéciales utiles, comme on en a fait en obstétrique, en ophthalmologie, en dermatologie, en syphilographie, etc., il faut embrasser d'abord l'ensemble des sciences médicales, puis concentrer avec abnégation ses études sur une partie limitée de ces sciences. La spécialité est le plus bas degré de l'art lorsqu'elle n'est pas fécondée par les connaissances générales; elle en est la perfection lorsqu'elle est le couronnement de la science. Il faut finir au lieu de débuter par elle : c'est ce qu'ont fait les hommes qui composent l'école gynécologique moderne, et il faut reconnaître que cette école est encore plus développée en Allemagne [1] et en Angleterre [2] qu'en France.

J'ai dit que l'impulsion de Kiwisch avait formé des gynécologistes remarquables.

Parmi ceux-ci, il faut mettre au premier rang M. Scanzoni [3] : placé tour à tour dans les hôpitaux de Prague et de Würzbourg, à la tête d'un service de gynécologie, cet estimable médecin a pu composer avec ses propres matériaux un ouvrage traduit et répandu

[1] Il y a une société obstétricale à Berlin. J'ai déjà cité le *Monatsschrift für Geburtskunde*, etc.

[2] Il y a à Londres une société obstétricale qui publie depuis cinq ou six ans des *Transactions of the obstetrical Society*.

[3] Scanzoni. *Traité pratique des maladies des organes sexuels de la femme*, la 1re édition est de 1856 trad. par Dor et Socin. Paris, 1858.

en France depuis quelques années. On peut regretter qu'il n'ait pas fait des emprunts plus fréquents aux écrits consacrés par d'autres auteurs aux mêmes sujets : les articles péri-métrite, phlegmon péri-utérin, hématocèle péri-utérine, hystéralgie et quelques autres ne sont pas au niveau de la science. Par contre, l'étude des flexions utérines y est faite avec le plus grand soin; il en est de même pour le cancer de l'utérus et les tumeurs de l'ovaire; on peut signaler encore le chapitre consacré aux anomalies de la menstruation. En somme cet ouvrage constitue un excellent recueil, auquel il manque pourtant des développements et un caractère plus accentué soit pour les praticiens, soit pour les savants.

En même temps que cette traduction se publiait, d'autres traités paraissaient successivement en France, et dans l'intervalle de deux années la pathologie utérine comptait quatre ouvrages nouveaux.

Si l'on peut reprocher à M. Scanzoni de n'avoir guère écrit que d'après ses observations particulières, on regrette au contraire que l'ouvrage de Becquerel[1] manque entièrement d'originalité. Ce livre est écrit d'ailleurs sans idée préconçue et avec une suffisante impartialité. Il résume assez fidèlement les travaux de ses devanciers et présente un tableau assez exact de nos connaissances à l'époque où il a paru. Il est divisé en trois parties: la première comprend l'historique, l'anatomie et la physiologie normales, les vices de conformation, la pathologie générale; la deuxième traite des congestions sanguines, des phlegmasies, des hémorrhagies, des flux et hydropisies, des productions organiques; la troisième est composée de six chapitres, dans lesquels sont passées en revue les déviations utérines, l'aménorrhée et la dysménorrhée, la névralgie utérine, la stérilité, l'influence des états diathésiques, l'anémie et la chlorose. — Il n'est pas besoin de faire observer que cet ordre est absolument illogique; mais il est bon de remarquer que le chapitre sur la pathologie et la thérapeutique générale, de la façon dont il est conçu, est un hors-d'œuvre inutile et sans portée, que les déviations utérines ne doivent pas être classées parmi les maladies sans lésion primitive des tissus, que l'anémie et la chlorose ne sont pas des maladies utérines, etc.

M. Nonat[2] était depuis longtemps livré à la pratique des maladies

[1] L. A. Becquerel, *Traité clinique des maladies de l'utérus et de ses annexes*, 2 vol. in-8 avec un atlas de 18 planches. Paris, 1859.

[2] Nonat, *Traité pratique des maladies de l'utérus et de ses annexes*, in-8. Paris, 1860.

de matrice, lorsqu'il a eu l'heureuse idée de réunir en faisceau les matériaux qu'il avait recueillis et qu'il avait déjà fait connaître partiellement dans les publications périodiques. Dans cet ouvrage, intéressant à bien des titres, l'auteur aborde sans ordre déterminé les différentes affections utérines. Concis à l'égard de quelques-unes, il est prolixe sur celles qui ont été l'objet de ses études particulières : tel est le phlegmon péri-utérin, dont il défend l'existence par toutes sortes d'arguments; mais s'il est un fait bien avéré, c'est l'absence presque complète du tissu cellulaire en avant, en arrière et en haut du corps de l'utérus. L'hématocèle péri-utérine occupe aussi une place importante dans cet ouvrage. Signalons encore la métrite parenchymateuse, la métrite chronique interne, les fongosités utérines. Il est à regretter que l'auteur fasse jouer à l'inflammation un rôle exagéré : « une étude longue et attentive de la métrite interne, dit-il, m'a conduit à rejeter ce que les auteurs (Nauche, Récamier, Lisfranc, Velpeau) ont désigné sous le nom de *catarrhe utérin*, et à reconnaître qu'un écoulement blanc, venant de la cavité utérine, est toujours le produit d'une phlegmasie de la muqueuse qui tapisse cet organe » (Nonat, *ouv. cit.*, p. 20); d'autre part, métrite parenchymateuse est pour M. Nonat synonyme d'engorgement de l'utérus (p. 112), et l'engorgement lui-même, surtout l'engorgement partiel de Lisfranc, n'est la plupart du temps qu'une inflammation du tissu cellulaire qui entoure l'utérus, un phlegmon péri-utérin (p. 238 et suiv.). Il est également à regretter que le reste des maladies utérines ait été un peu sacrifié, qu'il y ait un luxe inutile de divisions et de subdivisions à l'égard des déviations utérines, et qu'enfin les saignées générales soient si souvent recommandées, quand l'expérience journalière enseigne qu'il faut en être sobre.

Bien qu'Aran [1] fût, comme M. Nonat, préparé de longue main à la publication de ses travaux et qu'il y eût préludé par la traduction du livre de Bennet et par une série de leçons publiées dans la *Gazette des hôpitaux* et dans le *Bulletin de Thérapeutique*, il s'est contenté de présenter son ouvrage sous la forme de *Leçons cliniques*. On peut dire que personne mieux que lui n'était apte à faire valoir cette forme qui lui a permis d'unir aux descriptions pratiques les plus circonstanciées et les plus précises des notions de nosologie et de philosophie médicale du plus haut intérêt. Le chapitre consacré à l'exploration

[1] Aran, *Leçons cliniques sur les maladies de l'utérus et de ses annexes*. Paris, 1858-1860, in-8.

de l'utérus est plein de préceptes qui dénotent un esprit rompu à la pratique. Le chapitre de la congestion utérine, aussi heureusement conçu, est d'un bout à l'autre le fruit d'une saine observation. On est étonné de voir un auteur aussi recommandable que M. Scanzoni oublier de décrire la *congestion* et la *fluxion* utérines. Aran, tout en confondant ces deux états morbides, leur a restitué leur importance : « Ce n'est pas sans quelque surprise, dit-il, que l'on voit la congestion utérine occuper une si petite place dans les ouvrages modernes et céder partout le pas à l'inflammation : par leurs dispositions anatomiques, par leur situation, par leurs fonctions, l'utérus et le système utérin sont bien plus facilement disposés à la congestion sanguine qu'à l'inflammation. En donnant à la congestion utérine la première place dans l'étude générale des indications thérapeutiques, j'ai eu pour but d'indiquer le rôle immense que joue la congestion dans le plus grand nombre des maladies de l'utérus. » Valleix avait aussi consacré quelques pages à cet état morbide, il le considérait comme une tuméfaction rapide de l'utérus, persistant pendant un temps plus ou moins long, sans écoulement de sang ; il le distinguait avec raison de l'inflammation, mais il avait tort de le regarder comme une affection rare. Si, en parlant de la congestion, Aran échappe à l'influence des idées théoriques de Bennet, il y retombe en étudiant la métrite, il en fait l'histoire un peu trop longuement et exagère le rôle de l'inflammation en pathologie utérine. En retranchant quelques redites, en élaguant quelques descriptions un peu trop minutieuses, en développant quelques parties à peine indiquées, il eût fait de ce livre un ouvrage à peu près irréprochable ; malheureusement la mort ne lui en laissa pas le temps.

Sous le titre de *Clinique médicale sur les maladies des femmes*, MM. Bernutz et Goupil [1] ont à leur tour abordé la question des maladies utérines ou, pour mieux dire, ils ont publié une série de monographies réunies en deux volumes sur les points qu'ils avaient étudiés simultanément ou séparément. Bien qu'ils ne soient pas toujours restés fidèles à leurs titres, bien qu'ils aient établi des groupes un peu factices, englobé, par exemple, sous la dénomination de *rétention des menstrues*, comme sous le titre de *pelvi-péritonite*, des maladies qui paraissent ne pouvoir être rangées dans aucune de ces catégories, on doit leur savoir gré d'avoir fait connaître au monde savant le résultat de leurs laborieuses recherches. Leur travail res-

[1] Bernutz et Goupil, *Clinique médicale sur les maladies des femmes*, 2 vol. Paris, 1862.

tera, malgré ses défauts, car il renferme des observations précieuses et utiles à consulter.

De la revue rapide que je viens de faire des principaux ouvrages que nous possédons déjà sur les maladies utérines, le lecteur conclura peut-être qu'il n'y avait aucune utilité à en faire un nouveau. Pourtant, pour ne parler que des traités généraux les plus récents, j'entends de ceux qui ont paru en France, je ne pouvais me défendre de remarquer dans chacun d'eux des lacunes ou des imperfections regrettables. M. Bennet ne parle que de l'inflammation et s'occupe seulement d'une manière incidente des autres maladies, comme causes, effets ou complications de cet état morbide capital, autour duquel tous les autres gravitent. L'ouvrage de M. Scanzoni, si estimable à tant d'égards, est bien court sur la plupart des sujets et aussi éloigné de satisfaire les savants que les praticiens : les maladies utérines proprement dites n'y tiennent relativement qu'une place insuffisante. Dans celui d'Aran, la vérité saisissante du tableau clinique et la netteté pratique des indications n'en laissent pas moins désirer une œuvre plus complète où les sujets de deuxième ordre et le traitement chirurgical ne soient pas sacrifiés aux sujets capitaux et à la thérapeutique médicale. Le livre de M. Nonat se recommande par la netteté de l'exposition et la justesse des appréciations ; mais un peu partial sur certains points, qui sont l'objet de ses recherches spéciales, l'auteur y sacrifie un grand nombre d'états morbides à l'exposition de la métrite, de la périmétrite, du phlegmon péri-utérin. Dans l'ouvrage de M. Becquerel, l'ordre apparent et la clarté ne suffisent pas pour racheter le défaut d'unité et de profondeur scientifiques. Les mémoires de MM. Bernutz et Goupil sont de précieuses monographies, recommandables par des vues ingénieuses et une grande finesse d'analyse, autant que par la collection de faits originaux ou empruntés qui les enrichit ; mais, d'un prix inestimable pour les érudits et les spécialistes, ils seront toujours trop longs et trop diffus pour les praticiens. Enfin, la plupart de ces auteurs, en faisant trop la part de certaines maladies, notamment de l'inflammation, ont souvent laissé dans l'ombre, sinon effacé le rôle qu'il était juste d'attribuer à d'autres états morbides importants (désordres menstruels, déviations, lésions organiques, etc.) ; les points de départ de la pathologie, c'est-à-dire l'anatomie et la physiologie de l'utérus, les éléments des maladies utérines, la précision du diagnostic m'ont paru trop souvent négligés dans leurs ouvrages ; enfin les fondements de la thérapeutique, la recherche des indications, la diversité des moyens médicamenteux, l'opportunité du traitement ne m'ont pas semblé suffisamment précisés.

M'occupant moi-même, depuis plus de vingt ans, de pathologie et de thérapeutique utérines, j'ai essayé d'éviter dans ce travail les lacunes ou les imperfections qui me frappaient dans les autres ouvrages publiés sur le même sujet. En exposant mes propres idées et les vues qu'une longue expérience m'a fournies sur la matière, j'ai cherché à rendre ce nouveau *Traité des maladies utérines* aussi utile que possible aux praticiens et aux élèves, pour lesquels je l'ai composé. C'est pour cela que, tout en espérant de jeter sur quelques sujets une lumière nouvelle, je me suis efforcé de conduire pas à pas le lecteur, par une exposition méthodique et par la comparaison des diverses maladies que des traits communs permettent de confondre, à une précision extrême de diagnostic, seule base d'un traitement utile, pour lui présenter ensuite, dans le tableau des indications qui se succèdent et qui correspondent aux diverses phases de chaque maladie, l'opportunité des différents moyens de traitement, seule garantie de succès dans la pratique. De là un exposé à peu près nouveau de la pathologie et de la thérapeutique générales des maladies utérines. De là une abondance de détails qui a pu nuire à la rapidité de l'exposition, mais dont l'utilité sera appréciée, je l'espère, par les praticiens, qui se trouvent tous les jours aux prises avec les difficultés du diagnostic et du traitement.

Je n'ai eu recours à l'érudition que pour montrer le développement d'une idée médicale, en en suivant la marche historique; encore ai-je toujours pris soin de puiser directement aux sources, ayant vérifié trop souvent que, lorsque l'érudition vient de seconde main, elle s'égare presque infailliblement. Du reste, en dehors de ces conditions elle est rarement utile: tout en prenant l'apparence de la science véritable, elle n'est que la fausse monnaie du savoir et détourne l'attention du lecteur, sans avoir pour son instruction une utilité réelle.

Je n'ai pas voulu non plus grossir mon livre d'observations. Ce procédé, excellent pour les monographies et les mémoires originaux, alimente la richesse des collections académiques et des recueils périodiques; mais il m'a toujours semblé embarrasser la marche des ouvrages didactiques et fatiguer l'attention du lecteur qui y cherche le résultat pratique des observations plutôt que les observations elles-mêmes.

J'ai préféré présenter des descriptions, auxquelles je me suis attaché à donner toute la fidélité des faits, car je les ai presque toujours écrites en ayant les malades sous les yeux ou en en puisant les éléments dans les résumés et la statistique de mes propres observations. J'ai fait plus : je suis allé souvent bien loin recueillir des faits nouveaux, afin de ne parler d'aucune maladie, d'aucun symptôme, d'aucun traitement médical ou chirurgical, sans les avoir vus, pratiqués, expérimentés, pour pouvoir les juger [1].

Quels que soient les défauts que l'avenir découvre dans cet ouvrage ou que la critique y relève, je puis dire comme Montaigne : « C'est icy un livre de bonne foy. »

[1] A cet égard j'ai été heureusement servi par le zèle obligeant qu'un grand nombre de mes confrères de la France et de l'étranger ont bien voulu mettre à me communiquer les résultats de leur pratique ; je les prie de recevoir ici l'expression de ma sincère gratitude.

Je dois des remerciements particuliers à mon ami, le Doct. Puech, mon ancien élève, qui exerce aujourd'hui la médecine avec distinction dans la ville de Nimes, pour l'empressement avec lequel il a mis à ma disposition les ressources de son érudition et de riches recueils d'observations pleines d'intérêt.

1er Juin 1866.

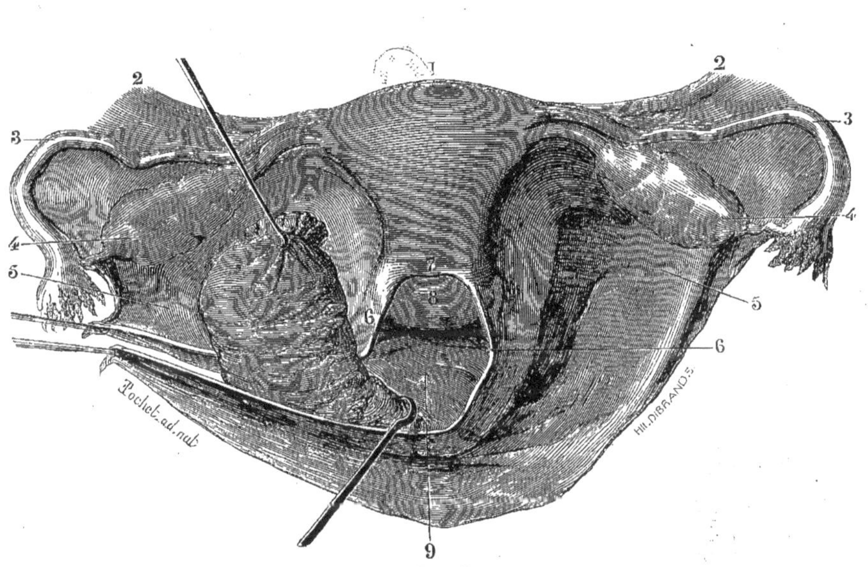

Fig. 1 (*)

(*) Vue d'ensemble de l'utérus (1) par la face postérieure, destinée à montrer particulièrement : les rapports de cet organe avec ses annexes, les ligaments ronds (2, 2), les trompes (3, 3), et les ovaires (4, 4) ; les feuillets postérieurs des ligaments larges (5, 5) ; la continuité de ces feuillets postérieurs avec les replis péritonéaux connus sous le nom de ligaments de Douglas (6, 6); les ligaments utéro-sacrés ou utéro-lombaires, principaux ... contenus dans l'épaisseur de ces replis péritonéaux, se détachant du tiers supérieur du col (7); le cul-de-sac vagino-

TRAITÉ PRATIQUE

DES

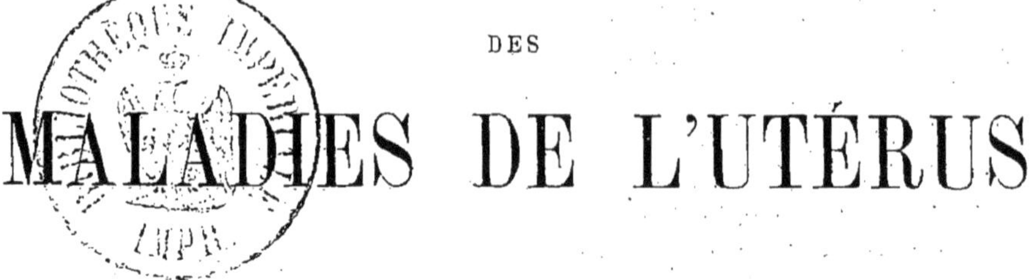

MALADIES DE L'UTÉRUS

ET DE SES ANNEXES

PREMIÈRE PARTIE

DES MALADIES UTÉRINES EN GÉNÉRAL

SECTION I

NOTIONS PRÉLIMINAIRES D'ANATOMIE ET DE PHYSIOLOGIE

Avant d'aborder la pathologie de l'utérus, il est indispensable d'en bien connaître l'anatomie et la physiologie. Cette étude préliminaire est plus importante peut-être pour cet organe que pour tout autre, par la raison qu'elle a été très-superficielle jusqu'à ces dernières années. Je ne parle pas seulement de la structure intime de l'utérus, de sa membrane muqueuse, de l'histologie des ovaires, de leurs fonctions et de tous les points d'anatomie et de physiologie relatifs à l'ovulation, à la menstruation, à la fécondation, à la grossesse, etc., qui n'ont reçu de vives lumières que des investigations modernes; mais il n'est pas jusqu'à la position, la direction, le volume, les rapports, les modifications de l'organe, suivant les âges ou les diverses circonstances, dont la description n'ait laissé à désirer jusqu'à ces derniers temps. Cette imperfection de notions positives s'explique par les variations nombreuses qui caractérisent les divers états de l'organe, qui font, pour ainsi dire, de son anatomie une anatomie changeante, et qui n'ont pu être déterminées jusqu'ici avec la fixité et la précision qu'on avait apportées précédemment à la détermination anatomique des autres organes. De sorte que l'on peut dire, sans crainte d'être démenti, que les notions anatomiques, qui servent de base à tout diagnostic, étaient, récemment encore, bien moins avancées pour l'utérus que pour les poumons, le cœur, les principaux vaisseaux, la plupart des viscères, etc.

Il suit de là que bien des maladies utérines sont passées inaperçues pour plusieurs générations médicales, et par contre que beaucoup de médecins ont cru voir des maladies de matrice chez des femmes qui n'en étaient pas atteintes. Il faut donc se faire avant tout une idée exacte de l'utérus et de ses annexes, de leur physiologie et des changements que l'accomplissement de leurs fonctions, continues ou intermittentes, régulières ou irrégulières, périodiques ou non périodiques, normales ou anormales, entraîne dans leurs caractères anatomiques.

L'anatomie et la physiologie sont ici, sinon la base, au moins le point de départ du diagnostic. Et pourtant, jusqu'à nos jours, peu de médecins ont pu se flatter de connaître parfaitement même l'anatomie normale de l'utérus. Bien plus, dans nos meilleurs anatomistes, on trouve beaucoup de dissidences sur les points qu'il paraît de prime abord le plus facile de vérifier. Cela tient à ce qu'il n'y a pas d'organe plus variable dans sa situation, sa forme, son volume, sa structure. L'âge, l'exercice ou le repos, la menstruation ou la grossesse, sans compter les divers états morbides, modifient tellement ici les caractères anatomiques, que ces dissidences sont aisément explicables. Il est si difficile de s'assurer qu'on étudie un utérus sain et normal! Il ne faut donc pas attacher à ces contradictions plus d'importance qu'elles n'en méritent; il convient au contraire de faire la part de toutes les circonstances qui peuvent modifier les caractères anatomiques normaux de la matrice; enfin il y a pour le pathologiste un grand intérêt à comparer les modifications entraînées par les changements d'état physiologique avec celles qui dénotent un état morbide de cet organe.

Je préviens que j'ai étudié l'anatomie de l'utérus dans cet esprit-là, que j'ai présenté comme caractères naturels ce qui m'a paru être la moyenne entre des écarts normaux ou physiologiques, et que dans un organe caractérisé par la mutabilité plutôt que par la fixité, je me suis attaché surtout à décrire ses différences, ses variations, les modifications dépendantes de l'anomalie de son développement, de l'exercice ou du repos de telle ou telle fonction, de l'absence ou de la présence de telle ou telle altération organique. Du reste, j'aurai soin de ne pas exprimer un fait anatomique sans indiquer immédiatement les conséquences qui en résultent pour la pathologie et les applications de cette connaissance au diagnostic et au traitement.

Je traite simultanément de l'utérus et de ses annexes, parce qu'on ne peut séparer ces organes si l'on veut en avoir une connaissance exacte; des liens intimes les rattachent si bien l'un à l'autre qu'il y a entre eux une connexion complète. On peut dire que l'utérus et ses annexes ne forment qu'un seul et même système : anatomiquement, comme le prouve l'histoire de leur développement, de leurs relations vasculaires, etc.; physiologiquement, comme il ressort de l'enchaînement de leurs fonctions, ovulation, conception, grossesse ; pathologiquement, ainsi que le démontre leur solidarité morbide, une maladie de l'utérus entraînant souvent une maladie des ovaires et *vice versâ*.

CHAPITRE I

Anatomie descriptive et topographique.

L'*utérus* est un organe creux, destiné à la gestation, situé dans le bassin, entre la vessie et le rectum, au-dessus du vagin auquel il est attaché immédiatement ou par continuité, au-dessous de l'intestin grêle avec lequel il a des rapports médiats ou de contiguïté. La connaissance de ces rapports est utile parce qu'elle explique les diverses altérations fonctionnelles ou sensitives produites par l'altération même de ces rapports. J'y reviendrai après avoir dit quelques mots de la forme et du volume de la matrice.

Forme. — L'utérus a la forme d'un corps conoïde, tronqué au sommet, aplati d'avant en arrière, ayant par conséquent une face antérieure, une face postérieure et des bords latéraux. La base ou le fond est en haut, le sommet en bas. L'aplatissement d'avant en arrière l'a fait comparer à une poire tapée; il n'est pas égal sur les deux faces, l'antérieure seule est à peu près plate, la postérieure est convexe et comme divisée en deux parties par une ligne saillante descendant tout le long de la ligne médiane.

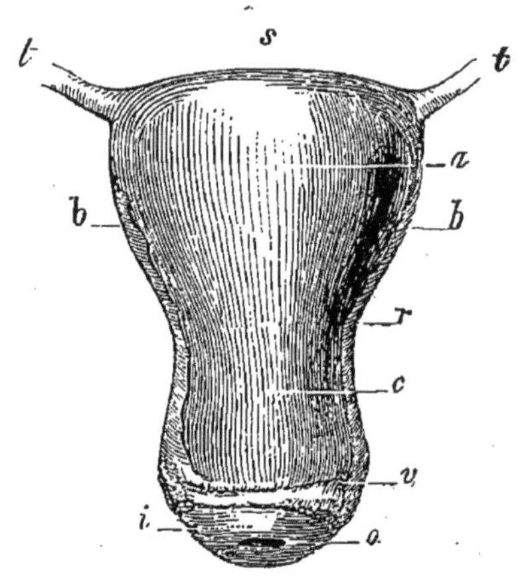

Fig. 2 (*).

Cette forme peut offrir quelques variations différentes d'un sujet à l'autre. Elle varie surtout suivant l'âge et l'état physiologique, suivant que la femme est vierge, qu'elle est nullipare ou qu'elle a été grosse. Chez la fille vierge le fond est plan, chez la femme qui a conçu il devient

(*) Utérus d'une femme adulte nullipare (*uterus virgineus*), vu par sa face postérieure : *a*, corps de l'utérus. — *c*, col ou région cervicale. — *r*, isthme ou rétrécissement indiquant la limite du corps et du col — *s*, bord supérieur ou fond de l'utérus. — *b*, *b*, bords latéraux. — *t*, *t*, trompes de Fallope. — *v*, insertion du vagin. — *i*, portion vaginale du col ou museau de tanche. — *o*, orifice externe.

convexe. Ces différences sont souvent appréciables par l'exploration directe.

Sur la surface de l'organe, une légère dépression annulaire, l'*isthme*, située immédiatement au-dessous de sa partie moyenne, plus prononcée en avant et sur les côtés qu'en arrière, est la trace extérieure de sa division en deux parties inégales : une supérieure, le *corps*, plus volumineuse, seule conoïde ; une inférieure, le *col*, cylindrique, un peu renflée à sa partie moyenne. D'où la comparaison de l'utérus avec une petite calebasse.

Volume. — Le volume de l'utérus varie encore plus que sa forme, suivant qu'on l'examine avant ou après la puberté, pendant les règles ou dans l'intermenstruation, chez la vierge, la nullipare ou la multipare. Il varie même d'une femme à l'autre, et, abstraction faite de tout état morbide, dans des conditions en apparence identiques, il m'a paru le voir acquérir, comme tous les autres organes, des dimensions physiologiques plus considérables chez les femmes grandes et fortes que chez la plupart des autres.

Pour le moment je fais abstraction de ces variétés individuelles, ainsi que des variations fonctionnelles, et je me contente de donner ici des nombres ronds représentant les moyennes des trois dimensions :

Longueur...........................	0m,060 à 0m,070
Largeur............................	0m,035 à 0m,045
Épaisseur..........................	0m,020 à 0m,025

Je ferai observer toutefois que la longueur ou le diamètre de la base au sommet peut aisément atteindre 80 millimètres, sans qu'il y ait état morbide ; que la largeur ou le plus grand diamètre transversal, celui qui s'étend d'une trompe à l'autre, est le plus difficile à déterminer sur la malade comme sur le cadavre ; enfin, que l'épaisseur ou le diamètre antéro-postérieur, mesuré à son point culminant, est normalement le moins variable, et celui dont il est le plus aisé de constater les altérations pathologiques.

Il est important de vérifier ces dimensions dans la pratique : on y arrive approximativement de deux façons. En introduisant l'indicateur d'une main dans le vagin, et pressant avec l'autre main sur l'hypogastre, de manière à abaisser l'organe, on peut apprécier sa forme et son volume. En faisant pénétrer un cathéter utérin dans sa cavité, on en mesure aisément la longueur (de 0m,060 à 0m,070 dans l'état de santé), à laquelle il n'y a qu'à ajouter l'épaisseur de la paroi supposée normale, pour avoir le diamètre longitudinal extérieur. Il est plus difficile d'apprécier la largeur : toutefois on se rappellera que la cavité de l'utérus, comme je le dirai bientôt, est très-petite et que ses deux parois sont en contact, surtout chez la femme qui n'a pas conçu ; on cherchera à y faire mouvoir ou tourner le cathéter, si l'on y parvient, on peut conclure que la capacité de cette cavité est augmentée et que l'utérus a un développement anormal.

Poids. — Le poids de l'utérus est en moyenne de 45 grammes. Il varie comme la forme et comme le volume, dans les diverses conditions dont j'ai parlé. L'étude de ces différences ne doit pas être négligée ; mais elle viendra naturellement après celle du développement de l'organe.

Direction. — Les accoucheurs en avaient déjà donné une idée assez juste. Considère-t-on l'ensemble des organes de l'appareil génital qui occupent la ligne médiane, c'est-à-dire en allant du dehors au dedans, la vulve, le vagin, l'utérus, on peut dire que la vulve est à peu près dans le plan du détroit inférieur, qu'elle déborde un peu par le bas ; le vagin commence dans l'axe même de ce détroit inférieur, mais il a de la tendance à suivre en s'élevant la courbure du sacrum ; enfin l'utérus est dans l'axe du détroit supérieur, ce qui suppose qu'il se continue avec le vagin en formant un angle, au point d'insertion ou de jonction de ces deux organes. Les axes eux-mêmes du corps et du col de l'utérus ne sont pas absolument en ligne droite, le col suivant un peu la courbure du sacrum de manière à aller au-devant du vagin, le corps s'inclinant un peu en avant de manière que son fond regarde la paroi abdominale antérieure. Il y a, en effet, le plus souvent, une légère antéversion et même une antéflexion normale, l'utérus tendant à tomber en avant plutôt qu'en arrière. C'est pourquoi l'antéversion morbide, n'étant que l'exagération d'un fait ou d'une tendance normale, est plus fréquente que les autres inclinaisons ; la rétroversion est un fait contre nature et partant plus rare.

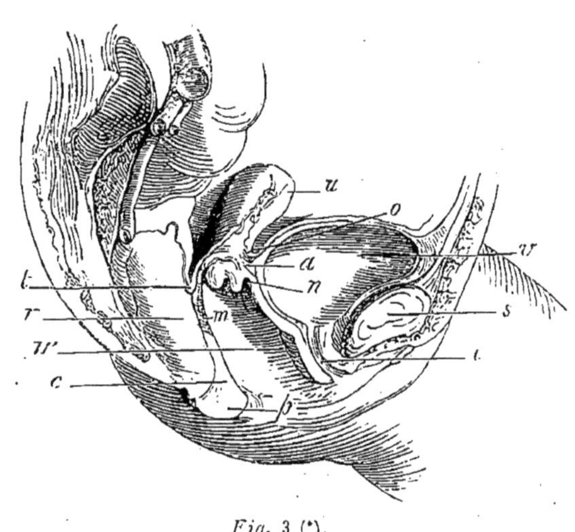

Fig. 3 (*).

L'utérus peut aussi s'incliner légèrement à droite ou à gauche. Il y a habituellement ou normalement une légère inclinaison du fond à droite, exagérée pendant la grossesse. Est-elle due à la présence de l'S

(*) Coupe verticale médiane montrant la direction de l'utérus et les principaux rapports de cet organe. — *u*, l'utérus. — *w*, le vagin ouvert. — *v*, la vessie ouverte. — *i*, l'urèthre ouvert — *r*, le rectum ouvert. — *o*, le cul de sac péritonéal antérieur ou utéro-vésical, — *t*, le cul-de-sac péritonéal postérieur ou utéro-rectal. — Il est facile de constater que ces culs-de-sac ne sont pas placés au même niveau, mais, au contraire, sur des plans très-différents. — *n*, adhérence du vagin à l'utérus et cul-de-sac circulaire utéro-vaginal. — *a*, adhérence de la vessie à l'utérus. — *c*, cloison recto-vaginale, mince en haut. — *m*, où les parois du vagin et du rectum sont presque contiguës, épaisse en bas au point *p*, où elle constitue le périnée. — *s*, moitié gauche de la symphyse du pubis.

iliaque du côlon à gauche ou à une autre cause? Nous verrons plus tard si cette direction de l'utérus est constante, si, en se déviant de la normale, elle mérite, par cela seul, de passer pour un état morbide, enfin si cette altération exige toujours un traitement.

Nous constaterons d'ailleurs qu'à ce point de vue, il y a de grandes différences aux divers âges; que, pendant la période d'activité sexuelle, l'utérus ne peut s'éloigner trop d'une position qui n'est pas absolument fixe sans causer des douleurs, ou sans entraîner par ce changement de direction des accidents plus ou moins graves; mais que, chez les vieilles femmes, on peut dire avec raison ce que M. Cruveilhier [1] exprimait d'une manière un peu trop absolue, que la position de l'utérus est indifférente. Quant à l'assertion émise par le même anatomiste [2], que très-souvent l'utérus n'occupe pas la ligne médiane, qu'il peut être porté à gauche, de telle façon que ses deux tiers et même sa totalité soient à gauche de cette ligne médiane, elle est l'expression d'un fait exceptionnel, dont nous pourrons rechercher les causes en étudiant le mode de production des déplacements de la matrice.

J'ai dit que la direction du col de l'utérus n'est pas toujours ni absolument celle du corps. Il faut remarquer cette différence qui n'est qu'une des nombreuses différences qui distinguent ces deux segments d'un même organe. Il semble en effet qu'à plusieurs égards, ces deux parties soient, l'une par rapport à l'autre, dans une indépendance et même dans un antagonisme véritable : chez la femme, le corps est grand, le col petit; chez la petite fille, le corps est petit et le col relativement énorme. Elles peuvent s'incliner simultanément dans le même sens, c'est ce qu'on appelle version; mais elles peuvent s'incliner aussi l'une sur l'autre, et établir dans la direction de leurs axes des angles plus ou moins aigus : ces déplacements des deux parties de l'utérus l'une sur l'autre sont connus sous le nom de flexions. L'un ou l'autre mode de déplacement peut être toléré, ou bien amener au contraire des accidents plus ou moins graves. La flexion est plus anormale encore que la version. Elle est pourtant normale à un certain âge. Nous verrons que chez le fœtus et la petite fille, le corps est habituellement en antéflexion sur le col, cette courbure disparaît à la puberté probablement par le progrès du développement de l'organe, surtout de la paroi antérieure, mais elle peut persister par arrêt de développement, imperfection de structure ou insuffisance de fonction, et dans tous les cas, comme je l'ai dit tout à l'heure, elle est moins grave que la courbure opposée (rétroflexion), parce qu'elle est moins anormale. Mais tous ces faits se déduiront naturellement de la connaissance du développement de l'utérus, que nous étudierons dès que nous aurons décrit ses rapports et ses moyens de fixité, lesquels, comme nous allons le voir, ne sont

[1] Discussion à l'Académie de médecine, en 1854.

[2] Cruveilhier, *Anatomie descriptive*, t. II, p. 471, 1866.

pas non plus sans influence sur la situation absolue et sur la direction de cet organe.

Rapports. — La face antérieure de la matrice est en rapport avec la face postérieure de la vessie. Libre et lisse dans toute la partie correspondante au corps, elle est revêtue par le péritoine qui y adhère intimement dans la partie supérieure, s'en sépare moins difficilement en bas, et se réfléchit au niveau de l'isthme sur la face postérieure de la vessie. Ce cul-de-sac vésico-utérin est élevé chez la petite fille, moins élevé chez la femme adulte, il s'abaisse chez la multipare et la vieille femme, à cause des différences que l'âge et la multiparité apportent dans les proportions relatives du corps et du col (*fig.* 4, 5, 7). Il peut offrir surtout des variétés individuelles indépendantes, jusqu'à un certain point, de ces conditions; mais il répond généralement à l'isthme. Au-dessous de ce point, la face antérieure du col est en rapport immédiat avec la partie inférieure et postérieure de la vessie, à laquelle elle est rattachée par du tissu cellulaire. Cette dernière disposition a permis à M. Jobert de Lamballe de détacher, par une incision profonde pratiquée le long du sillon vagino-utérin antérieur, la cloison vésico-vaginale de la face an-

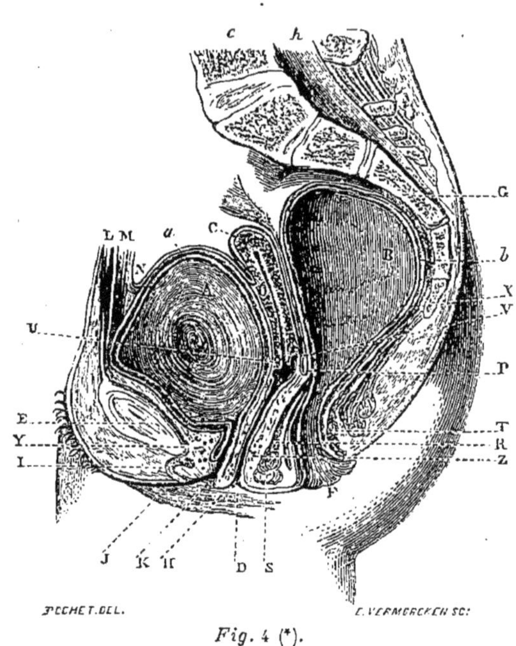

Fig. 4 (*).

(*) Section verticale antéro-postérieure au milieu de la région du périnée, sur une jeune fille de dix-huit ans, nullipare, mais chez laquelle la membrane hymen n'existait pas. D'après Le Gendre, *Anatomie homalographique*, Paris, 1858. — La vessie distendue dépasse le pubis. Le rectum, également distendu, remplit toute la concavité du sacrum et du coccyx. — L'utérus, petit, long seulement de 0m,055, y compris l'épaisseur de sa paroi, qui est de 0m,010, présente une direction qui se rapproche beaucoup de celle de l'axe du détroit inférieur et qui paraît tenir à la distension des deux réservoirs, vessie et rectum, entre lesquels l'utérus est resserré. Il est impossible de différencier, d'après leur aspect extérieur, le corps et le col. Ses adhérences à la vessie ne s'étendent pas seulement à toute la portion sus-vaginale du col, mais encore à une partie du corps. Aussi le cul-de-sac péritonéal antérieur est-il très-élevé, tandis que le postérieur est très-bas, répondant, comme d'habitude, à la partie supérieure du vagin. — A, vessie; B, rectum. — C, corps de l'utérus. — U, lèvre antérieure du col de l'utérus, — V, lèvre postérieure. — D, ouverture du vagin. — *d*, tunique cellulo-fibreuse, et Z, plexus veineux de ce canal, — Y, plexus veineux de Santorini. — I, clitoris, racine des corps caverneux coupés. — H, petite lèvre droite. — J, grande lèvre droite. — K, méat urinaire. — N, cul-de-sac péritonéal produit par la réflexion de la membrane séreuse de la paroi abdominale antérieure sur le fond de la vessie. — O, cul-de-sac vésico-utérin du péritoine. — P, cul-de-sac utéro et vagino-rectal du péritoine. — *a*, tunique musculaire de la vessie et de l'urèthre. — *b*, tunique musculeuse du rectum. — F, anus. — R, muscle releveur de l'anus. — S, sphincter externe. — T, sphincter interne. — *e*, cinquième vertèbre lombaire, — *h*, canal rachidien. — G, sacrum. — X, coccyx. — E, symphyse du pubis. — L, muscle pyramidal. — M, muscle droit de l'abdomen.

térieure du col, de manière à mobiliser cette cloison et à faciliter, par le relâchement de la lèvre postérieure, le rapprochement des deux lèvres, dans la suture des fistules vésico-vaginales. Plusieurs guérisons ont été obtenues par ce seul procédé.

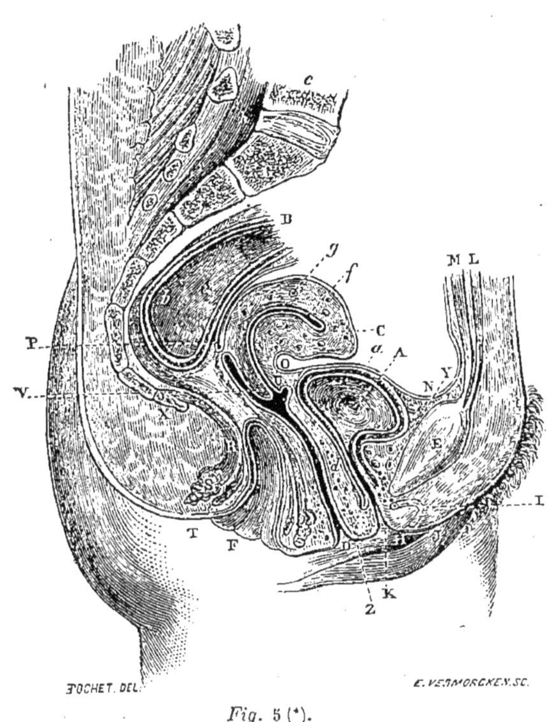

Fig. 5 (*).

Il est important de préciser les connexions du col de l'utérus et du vagin avec la vessie, à cause de l'intérêt que des lésions graves, comme les fistules vésicales et les opérations qu'elles réclament, prêtent à cette question anatomique. Aucun auteur ne m'a paru avoir mieux déterminé ces rapports que M. Dubois, auquel j'emprunte la figure ci-jointe (*fig.* 6) qui les rappelle très-exactement : au-dessous du corps de la matrice (*m*) et derrière la cavité de la vessie (*vv*), on voit le col de l'utérus (*c*). Le trigone v ésical est indiqué par une ligne ponctuée .étendue transversalement d'un orifice de l'uretère à celui du côté opposé (*uu*), et par les deux lignes ponctuées obliques, étendues de chaque orifice des uretères à l'orifice vésical de l'urèthre (*ui*). La vessie adhère au col utérin dans l'étendue de 0m,014 (*aa*). Elle adhère au vagin par toute la surface extérieure du trigone vésical et une partie des parois vésicales en dehors et au delà du trigone, c'est-à-dire à peu près par tout son *bas-fond*, et par toute la largeur de la paroi antérieure du vagin, dans un espace de forme à peu près quadrilatère et dans une étendue des 0m,027 à 0m,030 en tous sens (Comp. *fig.* 7).

(*) Section verticale antéro-postérieure au milieu de la région du périnée, sur une femme multipare, âgée d'environ trente ans. D'après Le Gendre la vessie et le rectum sont peu distendus. L'utérus offre un exemple d'antéflexion très-prononcée ; il est long de 0m,075, y compris 0m,015 pour l'épaisseur du fond. L'adhérence du col à la vessie ne dépasse pas 0m,012. — A, vessie. — B, rectum. C, corps de l'utérus. — U, lèvre antérieure du col de l'utérus. — V, lèvre postérieure. — *f*, cavité utérine. — *g*, groupe des veines utérines. — D, ouverture du vagin. — *d*, tunique cellulo-fibreuse, et Z, plexus veineux de ce canal. — Y, plexus veineux de Santorini. — I, clitoris, racine des corps caverneux coupés. — H, petite lèvre. — J, grande lèvre. — K, méat de l'urèthre. — N, cul-de-sac vésico-abdominal du péritoine. — O, cul-de-sac vésico-utérin. — P, cul-de-sac recto-utérin. — *a*, tunique musculeuse de la vessie et de l'urèthre. — *b*, tunique musculeuse du rectum. — F, anus. — R, muscle releveur de l'anus. — S, muscle sphincter externe de l'anus. — T, muscle sphincter interne. — *e*, cinquième vertèbre lombaire. — *h*, canal rachidien. — G, sacrum. — X, coccyx. — E, symphyse du pubis. — L, muscle pyramidal. — M, muscle droit de l'abdomen.

Lorsque la vessie est vide, la face antérieure de l'utérus s'infléchit sur elle et forme une courbe légère à concavité antérieure et inférieure (*fig.* 5). Lorsqu'elle se remplit, cette face se redresse et se dirige

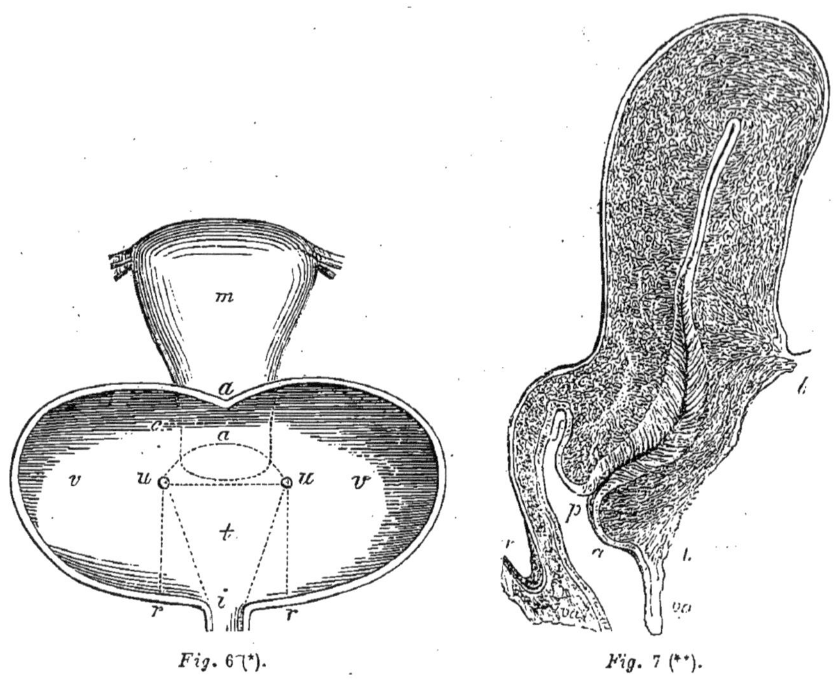

Fig. 6 (*). *Fig.* 7 (**).

tour à tour en avant et en haut (*fig.* 4). Lorsqu'elle est distendue, l'utérus peut être comprimé par elle contre l'angle sacro-vertébral, ou même, si les ligaments sont relâchés, il peut être renversé en arrière, sa base regardant à la concavité du sacrum, et enclavé ou immobilisé dans cette position, lorsqu'un pareil déplacement arrive au commencement de la gestation ou après l'accouchement [1].

La face postérieure est tapissée dans toute son étendue par le péritoine qui forme sur les côtés les plis de Douglas en recouvrant les ligaments utéro-sacrés, tandis qu'il descend dans la région médiane jusque sur la partie supérieure de la paroi vaginale postérieure, pour former, en se réfléchissant sur le rectum, le cul-de-sac recto-vaginal (*fig.* 7). Elle subit des alternatives opposées à celles de la face antérieure dans les divers états de vacuité ou de plénitude de la vessie. Elle regarde le rectum, dont elle est habituellement séparée par des circonvolutions

(*) Rapports exacts de la vessie avec l'utérus et le vagin, d'après P. Dubois.

(**) Coupe verticale antéro-postérieure de l'utérus. — *i*, isthme séparant la cavité du corps de celle du col. — *a*, lèvre antérieure du museau de tanche. — *p*, lèvre postérieure. — *f*, sinus ou cul-de-sac postérieur vagino-utérin. — *va*, *va*, vagin. — *b*, *b*, adhérences de la vessie urinaire à la face antérieure du col utérin. — *r*, réflexion du péritoine de la face postérieure de l'utérus et du vagin sur le rectum. — *c*, point de départ des ligaments suspenseurs utéro-lombaires.

[1] Sappey, *Anat. descript.*, t. III, p. 661, Paris, 1864. — Comte, *Bulletin de la Société anatomique*, 1826, t. I, p. 49.

d'intestin grêle, et sur lequel elle peut reposer exceptionnellement lorsqu'elle est redressée et poussée sur lui par la distension de la vessie, ou par quelqu'une des conditions pathologiques dont nous aurons à nous occuper dans l'étude des déplacements de la matrice.

Le bord supérieur est en rapport avec les circonvolutions de l'intestin grêle, dont il garde quelquefois l'empreinte. Chez la très-grande majorité des femmes, il n'atteint pas le plan du détroit supérieur (Sappey). Mais il dépasse le plan horizontal passant immédiatement au-dessus de la symphyse pubienne, ce qui permet de l'explorer par la palpation chez la plupart des malades (*fig.* 4, 5, 8).

Les bords latéraux répondent aux interstices des deux feuillets péritonéaux antérieur et postérieur qui, en s'éloignant de l'utérus, forment les ligaments larges. Ils se continuent sans ligne de démarcation avec ceux du vagin. Les uns et les autres sont en rapport immédiat avec les nombreux vaisseaux qui pénètrent ces deux organes.

L'extrémité inférieure est saillante dans la cavité du vagin qui l'embrasse, un peu plus bas en avant qu'en arrière, ce qui donne plus de profondeur au sinus utéro-vaginal postérieur qu'au sinus antérieur (*fig.* 7).

Cette extrémité, improprement désignée dans beaucoup de descriptions sous le nom de col, est la portion vaginale du col (*fig.* 2). Normalement elle regarde en bas et en arrière, direction qui peut s'exagérer au point que l'axe du col fasse presqu'un angle droit avec le vagin et que sa portion vaginale appuie sur la paroi postérieure de ce canal membraneux. Elle est quelquefois à peine saillante, d'autres fois au contraire très-longue, en moyenne elle a de $0^{m},010$ à $0^{m},012$. Sa forme légèrement rebondie, peut se présenter plus plate jusqu'à s'effacer, ou au contraire plus pointue jusqu'à devenir tout à fait conique.

Un orifice ou fente transversale, la divise en deux lèvres unies à droite et à gauche par des commissures épaisses qui leur font suite sans ligne de démarcation. Ces lèvres, étant plus fortes et plus écartées par l'agrandissement de l'orifice chez les multipares, ont fait comparer la forme que le col présente alors à celle de l'orifice buccal de certains poissons, d'où le nom de *museau de tanche*. Leur longueur ou du moins leur saillie et leur étendue sont inégales. L'antérieure est la plus saillante, la plus basse, surtout la plus aisée à découvrir à cause de la direction du col en arrière; mais la postérieure est plus étendue en surface à cause de l'insertion vaginale qui se fait sensiblement plus haut en arrière qu'en avant. Cette circonstance, ajoutée à la différence de longueur des deux parois du vagin (à l'avantage de la paroi postérieure) doit faire souvenir de longer toujours avec le doigt ou avec une sonde à injection la paroi postérieure du vagin, lorsqu'on veut être sûr d'arriver au col de l'utérus (*fig.* 5, 7).

Quelques autres conséquences pratiques découlent naturellement des relations que je viens de décrire entre l'utérus et les organes voisins, c'est-à-dire de sa position absolue et de sa position relative.

Sa position absolue, eu égard au bassin, est telle qu'il ne dépasse pas normalement l'excavation pelvienne, à moins de grossesse ou de maladie. Chez les femmes maigres on sent parfaitement l'utérus dans cette excavation, en appuyant la main par-dessus le pubis, et déprimant l'hypogastre, surtout si on retient en même temps l'organe par le vagin.

Sa position relative, eu égard aux organes voisins, lui donne sur ces organes une influence de voisinage d'autant plus marquée qu'il se fait remarquer par sa mobilité et ses différences de volume ou de direction. Étant situé derrière la vessie, il cause dans la miction des

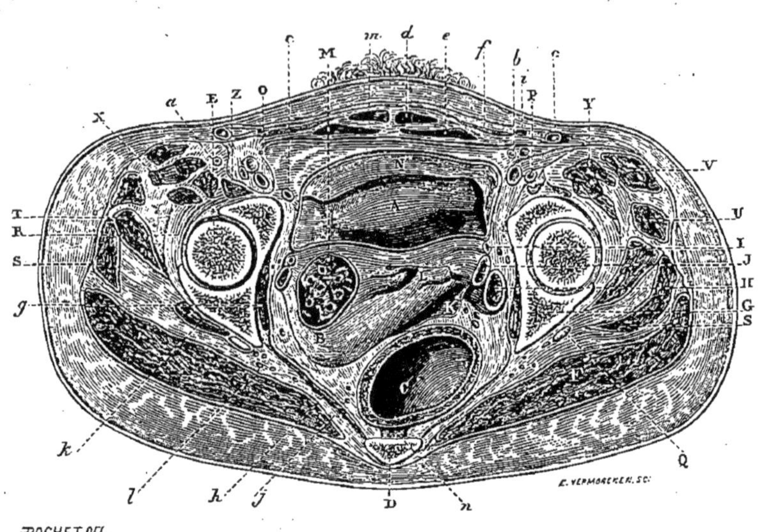

Fig. 8 (*).

urines, des altérations telles que envies fréquentes d'uriner, ténesme vésical, s'il est tuméfié, malade ou infléchi; rétention d'urine, s'il est

(*) Section horizontale du bassin sur une femme âgée de vingt ans, d'après Le Gendre. — La coupe, pratiquée à 0m,01 au-dessus du pubis, traverse l'os iliaque vers le milieu de l'articulation coxo-fémorale, et passe au niveau des sommets de la vessie et de l'utérus, dont le fond a été intéressé. La vessie est peu distendue, le rectum est refoulé un peu à droite du sacrum, et enveloppé par le péritoine excepté dans la partie adhérente à cet os. L'utérus est contigu à la face postérieure de la vessie. Il présente une déviation dans sa situation, comme cela s'observe si souvent sur le cadavre. Le corps, fortement incliné à gauche, au lieu d'être incliné à droite comme cela arrive plus fréquemment, répond à la cavité cotyloïde du même côté : la déviation est telle que le corps de l'utérus occupe tout le côté gauche du petit bassin. Outre cette déviation latérale, il existe une flexion du corps en avant assez considérable. La distance qui sépare la face antérieure de l'utérus de la paroi abdominale est d'environ 0m,07. Dans le côté droit de l'excavation pelvienne, on voit les annexes de l'utérus dans leur ordre de superposition normale : le ligament rond, au-dessous la trompe utérine, et, tout à fait en arrière et en dehors, l'ovaire. — N, péritoine. — A, sommet de la vessie. — B, angle de réunion du corps avec le col de l'utérus. — M, corps de l'utérus coupé. — H, ovaire droit. — I, ligament rond. — G, trompe utérine. — L, ligament large du côté droit. — K, tissu fibreux entre le rectum et le corps utérin. — C, rectum. — N, mésorectum. — D, sacrum. — E, tête du fémur. — G, cavité cotyloïde. — R, capsule fibreuse de l'articulation coxo-fémorale. — O, veine fémorale. — P, artère fémorale. — *a*, nerf crural. — *b*, artère et veine épigastriques. — *c*, ganglions lymphatiques. — *i*, canal inguinal. — Q, nerf sciatique. — *l*, vaisseaux fessiers. — F, muscle grand fessier. — S, muscle moyen fessier. — T, muscle petit fessier. — U, V, X, Y, Z, muscles fascia-lata, couturier, droit, antérieur, iliaque et psoas. — *d*, muscle pyramidal. — *e*, muscle droit de l'abdomen. — *f*, muscle petit oblique. — *g*, muscle obturateur interne. — *h*, muscle releveur de l'anus. — *j*, ligament sacro-sciatique. — K, muscle jumeau supérieur. — *m*, aponévrose du grand oblique.

abaissé ou fortement appliqué contre l'arcade pubienne et comprimant l'urèthre. Ses rapports avec le rectum deviennent dans l'émission des matières fécales des causes d'altération, telles que rétention des fæces, besoin factice d'aller à la garde-robe, ténesme rectal. Ses rapports avec le vagin expliquent les tiraillements, ou la plénitude, ou le poids éprouvés par les malades dans ce canal membraneux. Enfin, ses rapports avec les intestins grêles font comprendre la douleur que la pression ou le poids de ces viscères provoque dans la matrice, lorsque cet organe est enflammé. D'un autre côté, lorsque l'utérus est abaissé, rétroversé ou rétrofléchi, un sentiment de vide dans le ventre ou de tiraillement à l'ombilic est produit par la précipitation des intestins, et par la traction que la vessie et les artères ombilicales exercent sur l'ouraque.

Moyens de fixité. — Ils sont de deux ordres : les uns soutiennent en quelque sorte l'utérus par son fond et par ses côtés, les autres par son sommet ou par son col.

Les premiers, ou les moyens de fixité du corps, sont les ligaments larges et les ligaments ronds.

Les ligaments larges sont les deux parties latérales du double feuillet péritonéal qui, se portant de la vessie sur l'utérus pour se réfléchir ensuite de l'utérus sur le rectum, contient dans sa duplicature la matrice au milieu, ses annexes sur les côtés, et partage, comme par une cloison transversale, le petit bassin en deux parties inégales, l'une antérieure vésicale, l'autre postérieure recto-intestinale. Partant des bords latéraux de l'utérus pour se continuer avec le péritoine qui revêt le détroit supérieur et l'excavation pelvienne, ils se réfléchissent en bas, avant de toucher au plancher du bassin, le feuillet antérieur vers la vessie, le postérieur, plus bas, sur les ligaments utéro-sacrés; tandis qu'en haut ils se subdivisent en trois replis secondaires, connus sous le nom d'ailerons et contenant : l'antérieur le ligament rond, le moyen la trompe, le postérieur l'ovaire et son ligament (*fig.* 1, 9).

Ils ne sont pas formés seulement par une plicature du péritoine; car cette membrane séreuse est doublée dans toute leur étendue d'une couche musculeuse sur laquelle j'appellerai l'attention en décrivant les organes contractiles de l'utérus. Mais, abstraction faite de leur contractilité, on peut dire qu'ils contribuent à maintenir l'utérus dans sa position; lorsqu'on les divise sur le cadavre, à droite et à gauche, on voit l'utérus obéir aux lois de la pesanteur et s'incliner du côté vers lequel s'incline le bassin, tandis que dès qu'on reconstitue leur continuité artificiellement par une suture, il reprend sa situation propre [1]. La tension de leur lame antérieure empêche la matrice de tomber en arrière, celle de leur lame postérieure l'empêche de tomber en avant; le ligament large d'un côté contre-balance celui du côté opposé. Seu-

[1] Sappey, *Traité d'anatomie*, t. III, p. 651, Paris, 1864.

lement, il faut remarquer que cette influence, grande chez les jeunes filles et les nullipares, diminue sensiblement chez les multipares, et que les grossesses répétées concourent, avec d'autres causes, à produire dans ces organes un relâchement considérable.

Les ligaments ronds, nés, par des fibres musculaires lisses, de toute l'étendue des parties latérales de la matrice, et particulièrement de sa moitié supérieure, se détachent de ses angles latéraux, ou des extrémités de son fond, en avant et un peu au-dessous des trompes, se coiffent, de chaque côté, de l'aileron antérieur du ligament large, gagnent en dehors le détroit supérieur et de là, en se recourbant en dedans, l'orifice abdominal du canal inguinal, pour parcourir ce dernier et s'attacher par quelques-unes de leurs fibres sur sa paroi inférieure, par d'autres sur l'épine du pubis, et par d'autres à la partie la plus élevée des grandes lèvres. Ils contribuent évidemment à maintenir en avant le fond de l'utérus : trop courts ils peuvent déterminer l'antéversion on l'antéflexion, trop longs ils laissent l'utérus tomber ou se fléchir en arrière, inégaux ils peuvent favoriser son obliquité ou son inclinaison latérale (*fig.* 9).

Les moyens de fixité du col de la matrice sont plus sûrs et plus résistants que les moyens de fixité du corps : de là les attitudes spéciales que l'organe peut prendre sous l'influence des diverses impulsions qui lui sont imprimées. Ils consistent dans les ligaments postérieurs, plis de Douglas ou ligaments utéro-sacrés de madame Boïvin, et dans les adhérences antérieures de l'utérus à la vessie.

Les ligaments postérieurs nés sur les côtés de la face postérieure de l'utérus, à l'union du corps et du col, ou plutôt au point même où le vagin vient s'insérer sur lui, formés de fibres musculaires qui se détachent de l'organe lui-même pour se porter sous la lame postérieure du ligament large, coiffés du péritoine qui, se réfléchissant du ligament large au-dessus d'eux pour descendre de là dans le cul-de-sac utéro-rectal, forme le pli dit *de Douglas*, vont s'attacher immédiatement en dedans de la symphyse sacro-iliaque, à la troisième vertèbre sacrée, souvent au-dessus jusqu'au promontoire ou à la partie antérieure et latérale de la dernière vertèbre lombaire, ce qui a fait substituer par M. Huguier [1], pour les désigner, la dénomination de *ligaments utéro-lombaires* à celle de *ligaments utéro-sacrés*. Ce sont eux qui empêchent le col de la matrice de s'abaisser, même chez la plupart des multipares, à moins qu'on n'exerce des tractions douces mais soutenues sur ses deux lèvres. Ce sont eux qui, tout en constituant le principal soutien de l'organe, lui laissent la mobilité extrême qui le caractérise. Sont-ils distendus ou déchirés, l'organe s'abaisse en masse, le col en avant, avec tendance à s'échapper par la vulve (*fig.* 1, 9).

[1] *Allongements hypertrophiques du col*, p. 80. Paris, 1859.

Les adhérences antérieures de l'utérus à la vessie (*fig.* 7) ne sont pas moins importantes comme moyens de fixité. Ces adhérences empêchent évidemment le col de l'utérus, sinon de s'abaisser ou de se porter en avant vers le pubis, dans les cas où les ligaments utéro-sacrés seraient relâchés

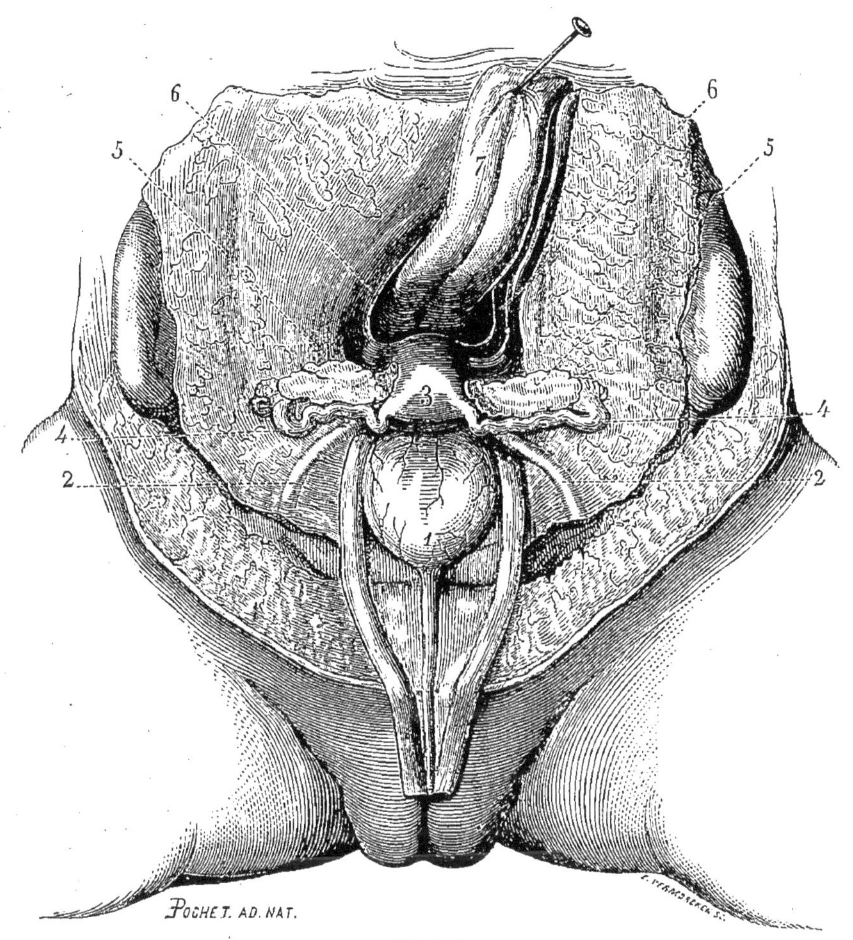

Fig. 9 (*).

ou rompus, du moins de se porter en arrière vers le sacrum ; car, alors même que la vessie est distendue par l'urine, son bas-fond ne se développant que médiocrement, nous voyons que l'utérus n'est pas refoulé en totalité vers le sacrum, mais qu'il est redressé, que son fond qui regardait

(*) Vue d'ensemble des organes génitaux internes d'une petite fille à l'époque de la naissance : 1, vessie urinaire surmontée de l'ouraque et bornée des deux côtés par les artères ombilicales. — 2, 2, ligaments ronds. — 3, corps de l'utérus infléchi en avant. — 4, 4, trompes de Fallope. — 5, 5, ovaires, au-dessus desquels on voit de chaque côté une saillie du péritoine longitudinale, ascendante, se rapprochant du pli de Douglas, formée par les vaisseaux ovariques et le ligament rond supérieur, mesoarium, qui soulèvent la séreuse. — 6, 6, plis péritonéaux de Douglas recouvrant les ligaments utéro-lombaires. — 7, intestin rectum. — Cette figure est destinée à présenter à la fois tous les moyens de fixité de l'utérus, y compris les ligaments larges et le plan-musculaire superficiel qui les double, enveloppe commune embrassant la matrice et ses annexes et les rattachant simultanément aux parties antérieures, postérieures et latérales du bassin. Elle montre en même temps la position et la forme de ces organes, particulières à l'état fœtal et à l'état infantile.

en avant, regarde en haut, puis en arrière, qu'il peut même se renverser ou se tourner en rétroversion vers le sacrum. Or, dans ce mouvement, le fond de l'utérus pouvant décrire un arc qui égale le quart, et même la moitié d'une circonférence, comme s'il tournait autour d'un axe, il faut nécessairement que l'isthme ou la partie supérieure du col se trouve retenue, de manière à ne pouvoir être éloignée du pubis dans la même proportion que le corps.

De la coexistence de ces deux moyens de fixité (ligaments de Douglas embrassant le haut du col à sa partie postérieure, adhérences vésicales embrassant le haut du col à sa partie antérieure), il résulte que le col est pris et soutenu en quelque sorte par deux demi-anneaux : l'un postérieur, l'empêchant de se porter en avant et en bas; l'autre antérieur, l'empêchant de se porter en arrière, lesquels se complètent mutuellement et équivalent à un véritable anneau suspenseur qui maintient le tiers supérieur du col dans une fixité de situation suffisante relativement à l'excavation pelvienne (*fig.* 1, 7).

Mais il résulte en même temps du point d'attache de ce double demi-anneau qu'en bas la portion libre du col, qu'en haut surtout la portion de l'utérus située au-dessus de l'isthme, c'est-à-dire tout le corps, peuvent osciller et se porter facilement, sous l'influence de pressions diverses, dans des directions variables, sans que la portion du col embrassée par cet anneau abandonne le centre du bassin.

L'utérus ne peut s'abaisser sans relâchement de son demi-anneau postérieur, il ne peut s'élever sans distension de son demi-anneau antérieur ; mais il peut osciller, dans toutes les directions, autour de ce double demi-anneau comme autour d'un anneau suspenseur. On ne peut mieux juger de la nature, de la direction et de l'étendue de ces mouvements, qu'en les provoquant à l'aide du doigt introduit dans le vagin : en poussant le col en arrière, on s'aperçoit que le corps se dirige en avant ; en le poussant à droite, le fond se porte à gauche et *vice versâ ;* en d'autres termes le fond se porte toujours, par un vrai mouvement de bascule, en sens inverse du col. C'est ce qui arrive aussi par l'effet de pressions naturelles, de la part des organes voisins, à moins de flexions coexistantes dans l'utérus. En un mot, les mouvements qu'une cloche peut exécuter en deux sens opposés, l'utérus peut les exécuter en quelque sorte dans tous les sens, grâce à ce mécanisme particulier, bien mis en lumière, mais mal désigné par Aran[1] sous le nom d'axe de suspension, et que j'ai préféré caractériser par la dénomination plus juste d'anneau ou de double demi-anneau suspenseur.

[1] *Leçons cliniques sur les maladies de l'utérus et de ses annexes*, p. 7. Paris, 1858

CHAPITRE II

Développement et anomalies. — Comparaison de l'appareil génital dans les deux sexes.

Développement. — Sa connaissance est le point de départ nécessaire pour l'intelligence de la structure, des diversités de forme aux divers âges, des variétés individuelles et des anomalies que peuvent présenter les diverses parties de l'appareil reproducteur et notamment de l'utérus[1].

Il se produit sur des points embryonnaires très-différents les uns des autres, et par conséquent plus ou moins indépendants dans leur évolution. L'appareil génital externe (vulve et ses dépendances) se développe sur le feuillet externe du bastoderme. L'appareil génital interne prend naissance dans le blastème interposé aux deux feuillets interne et externe. De là des anomalies qui peuvent porter sur l'une de ces formations à l'exclusion de l'autre et réciproquement. Il est même un point de formation moyenne qui n'est ni le feuillet externe, ni le blastème intermédiaire, mais la cloison même qui s'est établie dans le cloaque primitif, formé par le cul-de-sac rectal et la vessie urinaire antérieurement dérivée de ce dernier sous forme de pédicule creux de l'allantoïde : le vagin se développe dans ce point, ce qui explique une indépendance relative entre les anomalies de cette portion du système génital et celles des autres parties. Enfin chacune de ces portions, notamment la portion interne, présente à son tour plusieurs foyers de formation, également doués d'une indépendance relative les uns par rapport aux autres et pouvant éprouver isolément, soit des arrêts de développement, soit des altérations de type, soit des différences de direction qui multiplient le nombre des anomalies et qui peuvent porter la dissemblance, entre les développements des divers fragments d'un même appareil, jusqu'à cette différence de caractère sexuel qui constitue l'hermaphrodisme.

Quelques mots suffiront pour fixer les idées à cet égard.

Au début, le développement des organes génitaux internes se passe tout entier autour des corps de Wolff. Les organes qui portent ce nom, connus aussi sous les noms de corps d'Ocken, faux reins, reins primordiaux ou primitifs, se forment probablement de très-bonne

[1] Voyez l'ouvrage de Kussmaul, *Von dem Mangel, Verkümmerung, und Verdoppelung der Gebärmutter*, Würtzbourg, 1859; ainsi que le travail de M. Léon Lefort, intitulé *Des vices de conformation de l'utérus et du vagin, et des moyens d'y remédier*, Paris, 1863, auxquels nous sommes obligés de faire de nombreux emprunts. — Consultez aussi Albers, *Die weibliche Cloakbildung* dans le *Monatsschrift für Geburtsk. und Frauenkrankheiten*, Berlin, 1860, t. XVI, 4° livr.; et Kœlliker, *Entwickelungsgeschichte der Menschen und der höheren Thiere*, Leipsick, 1861.

heure, du vingtième au vingt-cinquième jour, car ils sont très-développés sur les embryons de trente-cinq jours. Ils sont situés sur les côtés de la colonne vertébrale et s'étendent de la poitrine au bassin, dans toute la longueur de la cavité viscérale. Ils sont formés, comme des organes sécréteurs, d'une multitude de petits tubes en cæcum dont les ouvertures, regardant le bord externe de l'organe, viennent toutes s'aboucher isolément dans un canal excréteur qui est placé tout le long de ce bord et qui va s'ouvrir dans la cavité inférieure commune au tube digestif et à l'appareil urinaire, c'est-à-dire dans le cloaque.

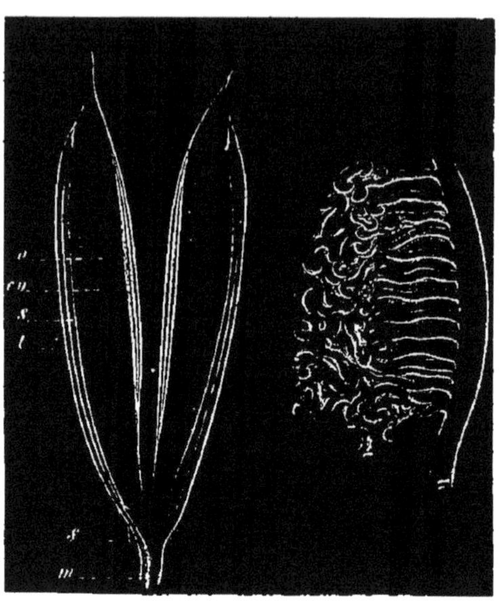

Fig. 10 (*).

Ces corps s'atrophient vers la fin du deuxième mois, laissant probablement comme traces, chez l'adulte, ces vestiges d'organes en rapport avec les testicules ou les ovaires, connus sous les noms de *vas aberrans* chez l'homme, *organe de Rosenmüller* chez la femme.

Pendant que les corps de Wolff s'atrophient, de nouveaux organes se développent dans la même région : les *reins* se forment derrière eux ainsi que les uretères qui s'abouchent de très-bonne heure d'une part avec ces organes glanduleux, d'autre part avec la vessie urinaire ; les *ovaires* ou les *testicules*, le long de leur bord interne, sous la figure d'une bandelette fusiforme ; enfin les *oviductes* ou les *spermiductes*, le long de leur bord externe, sous la forme de canaux d'abord droits, puis flexueux, isolés des futurs organes germinateurs, et destinés à devenir chez la femme les trompes de Fallope qui ne seront jamais intimement unies aux ovaires, chez l'homme les canaux déférents qui se soudent aux testicules. L'utérus provient de la réunion de la portion inférieure de ces conduits excréteurs, c'est-à-dire des trompes : il vient s'aboucher dans le vagin formé de son côté, comme nous le verrons plus tard, dans la cloison qui, s'interposant à la vessie et au rectum, a opéré une séparation entre les cavités primitivement confondues de ces deux organes. Au contraire, chez l'homme, les canaux déférents restent distincts, émettant seulement en dehors les vésicules séminales et se rapprochant l'un

(*) Corps de Wolff, d'après Coste. — *cu*, corps de Wolff. — *s*, canal excréteur du corps de Wolff. — *o*, ovaire ou testicule futur. — *t*, oviducte ou spermiducte futur, dit *conduit de Müller*. — *m*, matrice future. — La figure placée à côté montre la structure glandulaire de ces organes

de l'autre pour s'ouvrir dans la région prostatique de l'urètre.

Coste ne croit pas que le canal excréteur du corps de Wolff devienne jamais le canal déférent ou la trompe, et Bischoff est du même avis.

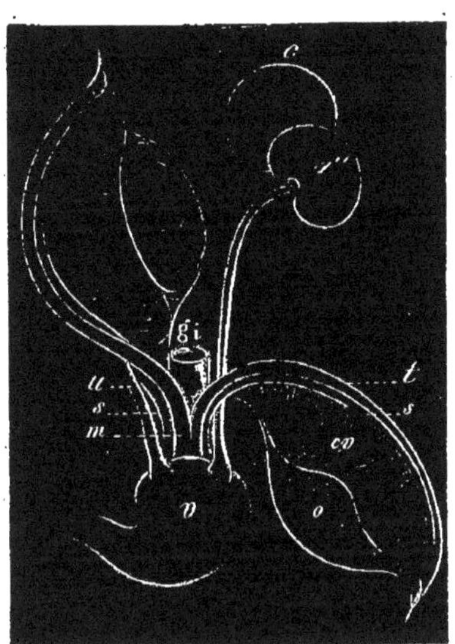

Fig. 11 (*).

Pourtant, dans un remarquable travail, Kobelt[1], comparant l'organe de Rosenmüller à l'épididyme, semble confirmer l'opinion de J. Müller et surtout celle de Rathke sur la différence du point de départ de l'oviducte et du spermiducte. Comme cette hypothèse paraît justifiée par des cas authentiques d'hermaphrodisme double (coexistence de l'utérus et des trompes avec les vésicules séminales et les canaux déférents), tant dans l'espèce humaine que chez les animaux, et comme les inductions tirées de la tératologie ont ici une grande importance, nous exposerons ce mode de développement de l'appareil génital interne.

Le long du bord interne du corps de Wolff, ai-je dit, se trouve un renflement fusiforme qui, augmentant peu à peu de volume et diminuant de longueur, forme le premier rudiment du testicule ou de l'ovaire.

Le long de son bord externe, parallèle et accolé à son conduit excréteur, mais tout à fait indépendant des tubes, se trouve un second organe, d'abord simple cordon plein, plus tard creusé en canal, connu sous le nom de conduit de Müller.

Le canal excréteur du corps de Wolff et le conduit de Müller se rendent tous les deux au cloaque.

Or, d'après Rathke et surtout d'après Kobelt, tandis que le spermiducte procède du canal excréteur du corps de Wolff, l'oviducte provient du conduit de Müller.

Il existe un moment, dans la première période de la vie intra-utérine, où la distinction entre les sexes est impossible. Cette confusion, qui tient pour l'appareil génital externe à une indifférence de forme, tient au contraire, pour l'appareil interne, à la coexistence de la plupart des éléments qui devront former par leur développement les divers organes constitutifs de cet appareil.

(*) Corps de Wolff et appareil uro-génital interne de l'embryon humain après le quarantième jour, d'après Coste. — *cv*, corps de Wolff. — *o*, ovaire ou testicule. — *s*, canal excréteur du corps de Wolff. — *t*, spermiducte ou oviducte, conduit de Müller. — *m*, future matrice. — *c*, capsule surrénale. — *r*, rein. — *a*, uretère. — *v*, vessie. — *gi*, gros intestin, rectum.

[1] *Der Neben-Eierstock des Weibes (parovarium)*. Heidelberg, 1847.

Si le canal excréteur du corps de Wolff se développe pendant que le conduit de Müller s'atrophie, il se forme un spermiducte ; si c'est le contraire qui arrive, il naît un oviducte. Quant à l'organe germinateur, suivant qu'il s'unit au canal excréteur du corps de Wolff, par des tubes transformés en vaisseaux efférents, ou qu'il reste isolé du conduit de Müller, il devient testicule ou ovaire.

En d'autres termes, chez le mâle, le corps de Wolff ne disparaît jamais entièrement : ses tubes moyens forment les vaisseaux efférents, allant du testicule à l'épididyme ; les extrêmes disparaissent ou s'atrophient, les supérieurs devenant souvent de petits kystes épididymiens,

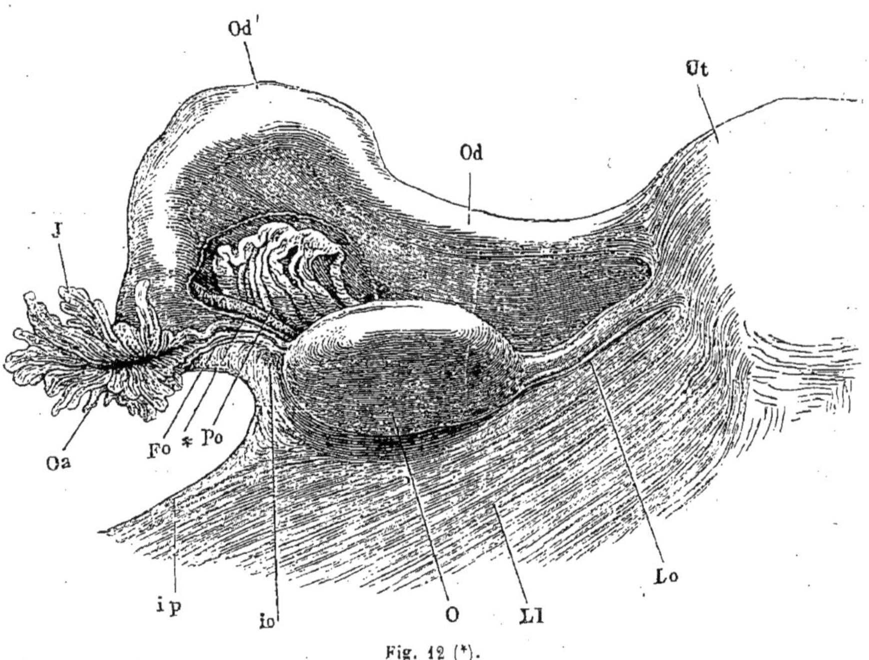

Fig. 12 (*).

les inférieurs formant probablement les *vasa aberrantia* de Haller ; le conduit excréteur devient canal déférent et épididyme. Quant au conduit de Müller, il s'atrophie et disparaît. — Chez la femelle, le corps de Wolff devient l'organe de Rosenmüller, ses tubes moyens aboutissent au hile de l'ovaire et représentent les vaisseaux efférents du testicule, les extrêmes disparaissent ou s'atrophient et restent les analogues des *vasa aberrantia ;* le conduit excréteur du corps de Wolff disparaît par atrophie, on le retrouve en cet état, chez la vache par exemple, de chaque côté de l'utérus jusqu'au vagin où il se termine, sous le nom de canal

(*) Figure destinée à montrer l'organe de Rosenmüller. — Angle supérieur droit de l'utérus (*Ut*) et portion du ligament large (*Ll*) avec l'oviducte et l'ovaire, vus par la face postérieure. — *Od*, isthme de l'oviducte. — *Od'*, ampoule de ce canal. — J, pavillon. — *Oa*, orifice abdominal de la trompe. — Fo, frange ovarienne. — O, ovaire renversé en bas. — *Lo*, ligament de l'ovaire. — *io*, ligament infundibulo-ovarique. — *ip*, ligament infundibulo-pelvien, coupé à son attache au bassin. — *Po*, *parovarium* ou organe de Rosenmüller, mis à nu par l'ablation d'une portion du feuillet postérieur du ligament large. — *, rameau vasculaire qui suit le bord de l'ovaire.

de Gærtner. Quant au conduit de Müller, il se creuse en un canal, se développe en oviducte, et devient plus tard l'utérus et la trompe.

Ainsi, suivant qu'il y a atrophie ou développement de l'un ou de l'autre des deux canaux situés sur le bord externe du corps de Wolff, il se forme un oviducte ou un spermiducte et concurremment un ovaire ou un testicule. Un de ces développements peut se produire d'un côté, tandis qu'un autre se produit du côté opposé, d'où résulte l'hermaphrodisme latéral; les deux développements peuvent se produire du même côté, sauf pour l'organe germinateur[1], d'où résulte l'hermaphrodisme vertical ou hermaphrodisme double. On connaît plusieurs exemples authentiques de l'une et de l'autre espèce. Quant à l'hermaphrodisme transverse, l'indépendance du développement de l'appareil génital externe et de l'appareil génital interne qui croissent sur deux champs de formation tout différents l'un de l'autre, permet de prévoir qu'il doit être relativement assez fréquent[2].

Pour saisir maintenant comment les conduits de Müller, devenus oviductes, se développent en trompes de Fallope et utérus, et comment s'établit la continuité de ces organes avec le vagin et l'appareil génital externe, il faut se rappeler que le développement marche simultanément sur le blastème intermédiaire et sur les feuillets interne et externe du blastoderme.

Sur le feuillet interne, ce développement s'est accompli de bonne heure. L'allantoïde née par bourgeonnement de la face antérieure du cul-de-sac rectal, continue à tenir au rectum par son pédicule. Ce pédicule lui-même se creuse en un canal (ouraque) qui s'élargit à son point d'origine au rectum en un réservoir (vessie urinaire), d'où résulte que vessie et rectum forment alors un véritable cloaque, auquel aboutissent les conduits génito-urinaires, comparable à celui que nous verrons à l'extérieur précéder la formation de l'anus et de l'orifice uro-génital. A mesure que l'utérus se forme par l'adossement des canaux de Müller, le cloaque se cloisonne et permet au vagin de se produire, soit dans le blastème interposé par ce cloisonnement à la vessie et au rectum, comme le suppose Rathke qui fait développer de même la partie inférieure de l'utérus, soit par le prolongement des deux canaux de Müller formant eux-mêmes un double vagin au-dessous d'un double utérus.

Je pense que l'hypothèse la plus probable est celle qui limite au col de l'utérus les formations dépendantes des canaux de Müller, et qui fait développer le vagin dans le tissu dont l'interposition entre le rectum

[1] Il est à remarquer qu'on n'a pas encore rencontré simultanément un ovaire et un testicule d'un même côté, et que le blastème aux dépens duquel ces organes se forment paraît être unique, de sorte que si l'un se produit, l'autre ne peut pas se développer en même temps sur le même point.

[2] I. Geoffroy Saint-Hilaire, *Traité de tératologie*, Paris, 1836. — L. Lefort, ouvrage cité, p. 174.

et la vessie a préalablement opéré la séparation de ces deux réservoirs. J'en dirai tout à l'heure la raison.

Quoi qu'il en soit, on peut dire que, tout en se rapprochant l'un de l'autre, à mesure qu'ils descendent, les canaux de Müller parcourent, dans le développement de leur partie inférieure, trois périodes caractérisées par : 1° séparation et dédoublement complet; 2° rapprochement et réunion sur la ligne médiane; 3° fusion complète.

Longeant le bord externe du conduit excréteur du corps de Wolff, le canal de Müller change plus bas de direction, il décrit autour de ce conduit une demi-spirale pour se porter en avant et en dedans de lui à la rencontre de son congénère du côté opposé auquel il s'accole et se soude sur la ligne médiane (voy. *fig.* 13).

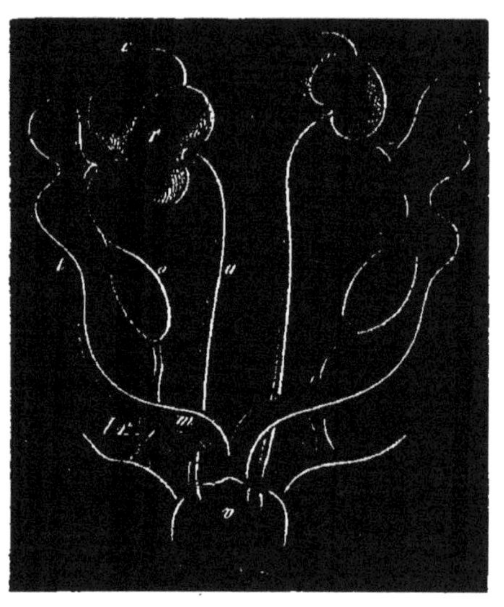

Fig. 13 (*).

A cette période, bien que l'appareil génital externe ne présente encore aucune différence sexuelle, l'appareil génital interne de la femme a la forme rudimentaire qui caractérise le sexe féminin, et l'on peut assurer qu'à partir de l'endroit où les deux oviductes sont arrivés au contact, ces canaux formeront plus tard la matrice. Mais, sur des embryons de huit à neuf semaines, J.-F. Meckel put constater encore l'égalité de calibre et l'absence de démarcation entre l'oviducte, l'utérus et le vagin rudimentaires.

Vers dix ou douze semaines, d'après Küsmaul, la matrice se laisse distinguer assez facilement du vagin par un renflement un peu plus fort et une consistance un peu plus grande; les oviductes très-fins commencent à devenir flexueux et sont d'un tiers plus longs que la corne utérine correspondante. La séparation entre l'oviducte proprement dit et la corne utérine est marquée par l'insertion d'un cordon fibro-musculaire qui portera plus tard le nom de ligament rond. C'est avec raison que Meckel compare cet organe au ligament suspenseur du testicule (*gubernaculum testis* de Hunter), que Wrisberg consacre cette analogie par la dénomination de crémaster de la matrice et que Rathke la confirme par l'étude du développement embryologique, véritable clef de ces analogies. Entre le testicule ou l'ovaire d'une part et le pubis de l'autre, où il

(*) Développement des organes génito-urinaires internes, chez un embryon humain plus âgé que les précédents, d'après Coste. — *c*, capsules surrénales. — *r*, reins. — *o*, ovaires. — *u*, uretères. — *t*, trompes. — *m*, matrice. — *lr*, ligament rond. — *v*, vessie.

a des connexions avec le canal inguinal et le scrotum ou la grande lèvre, s'étend, de chaque côté, une sorte de ligament destiné à devenir plus tard plus ou moins musculaire. La présence de cet organe détermine, dans le scrotum et la grande lèvre, le prolongement péritonéal connu sous le nom de tunique vaginale chez l'homme, canal de Nuck chez la femme, dont l'oblitération s'opère après la naissance, partiellement chez l'un, complétement chez l'autre. Ses changements ultérieurs sont en rapport avec les déplacements du testicule et de l'ovaire. Le testicule, descendant dans le scrotum, refoule devant lui le gubernaculum qui le coiffe et qui se transforme principalement en crémaster; l'ovaire, descendant seulement dans la cavité pelvienne, conserve ses rapports avec cet organe qui, adhérant à l'oviducte à son point d'intersection avec ce canal et y modifiant la direction ou le nombre de ses faisceaux contractiles, devient le ligament utérin de l'ovaire dans sa partie supérieure, et le ligament rond de l'utérus dans sa partie inférieure. La portion d'oviducte placée au-dessus de lui formera la trompe, celle qui est placée au-dessous constituera la matrice.

Longtemps encore après leur soudure, les deux utérus sont reconnaissables par la saillie des cornes auxquelles les trompes font suite. Peu à peu, entre ces deux cornes, le fond s'élève légèrement, mais sans faire perdre de longtemps à l'organe, surtout pour un embryologiste, la trace de la duplicité primitive de l'utérus. En même temps, la matrice devient plus volumineuse, plus cylindrique, et le corps se fait distinguer par l'élargissement plus prononcé de la partie supérieure. Cette partie reste pourtant encore dans un état d'infériorité relative; car, par suite de la longueur du col, elle n'atteint pas le tiers de la hauteur totale de l'organe chez un fœtus à terme.

En résumé : deux cordons d'abord pleins (canaux de Müller), séparés en haut par la largeur de la colonne vertébrale et du corps de Wolff, s'unissent en bas en s'adossant l'un à l'autre. La partie située au-dessus du point de jonction et du ligament de Hunter formera la trompe; la partie située au-dessous constituera l'utérus. Chacun de ces cordons se creuse en une cavité distincte, puis la cloison qui sépare les portions accolées, disparaît de bas en haut et le conduit vagino-utérin, d'abord double, deviendra plus tard simple. — Il sera maintenant facile de montrer comment l'absence de jonction ou la jonction tardive des tubes de Müller donnera naissance à un utérus double, bifide ou simplement échancré; comment, malgré une jonction complète, la non-disparition de la cloison médiane produira un double vagin ou un utérus cloisonné en deux parties; comment sa disparition incomplète amènera la coexistence d'un vagin simple et d'un utérus à cavité double, et comment cette double cavité pourra être, suivant les époques de l'arrêt de développement, complète ou incomplète (Léon Lefort).

Entre l'appareil génital interne, dont nous connaissons maintenant le développement, et l'appareil génital externe, dont nous étudierons bientôt la formation, il y a un organe de transmission, le vagin, intermédiaire pour la fonction comme pour la position. Les idées que nous avons sur son développement sont un peu hypothétiques, car elles se déduisent en partie de l'observation directe par l'embryologie, en partie de l'observation indirecte par la tératologie.

Nous avons vu que, au dedans du feuillet externe du blastoderme encore imperforé, se trouve, à une période peu avancée du développement, un véritable cloaque ou cavité commune à plusieurs organes creux. Ce cloaque est l'aboutissant d'abord de l'intestin rectum en arrière, puis de la vessie urinaire (dilatation du pédicule creux de l'allantoïde) en avant, enfin des conduits excréteurs des corps de Wolff, des canaux de Müller et des uretères sur les côtés.

La communication de l'intestin rectum et de la vessie urinaire est limitée en haut par un rebord ou éperon peu distinct d'abord, mais qui, devenant de plus en plus marqué, descend de haut en bas sous la forme d'une membrane aplatie, et vient peu à peu séparer complétement la cavité intestinale du réservoir de l'urine. C'est dans le blastème formant la cloison intermédiaire à ces deux réservoirs que se développe bientôt après le vagin, sans qu'on puisse dire que sa formation marche de haut en bas ou de bas en haut, mais sûrement par deux canaux latéraux s'abouchant en haut avec les cols utérins, terminaison probable des canaux de Müller, en bas avec la vulve où l'on peut trouver un double orifice hyménal, et destinés comme plusieurs organes pairs, à s'adosser, à se souder et à se confondre sur la ligne médiane où la résorption de leur cloison mitoyenne les réduit à un canal unique, s'étendant de l'orifice utérin, devenu aussi unique, à l'anneau vulvaire développé au milieu des formations cutanées.

Or, que l'éperon membraneux destiné à séparer le rectum de la vessie ne se forme pas, il persistera entre les deux organes une communication anormale (cloaque); qu'il se forme incomplétement et se creuse en vagin, il persistera une double communication donnant lieu à une double fistule congénitale (vagino-vésicale et vagino-rectale).

Que cette cloison vésico-rectale se forme, mais qu'elle ne se creuse pas, il y aura absence de vagin; qu'elle se creuse incomplétement, il y aura un vagin partiel; la partie inférieure, la partie supérieure peuvent être tour à tour seules développées, ou deux parties peuvent exister en même temps, l'une supérieure, l'autre inférieure, entre lesquelles se trouvera à une hauteur variable une cloison transversale, épaisse ou mince, imperforée ou perforée.

Enfin, que le double vagin primitif se développe normalement dans le septum vésico-rectal, mais que le développement s'arrête là, il persistera un double vagin, coexistant ou non avec un pareil arrêt de développement de l'utérus; que les deux canaux se fusionnent incomplétement, le vice de conformation sera réduit à une cloison longitudinale partielle entre les parties droite et gauche du vagin ; que la fusion soit complète, le vagin aura ses caractères normaux, sauf peut-être une étroitesse congénitale, si l'ampliation de la cavité n'a pas pris son extension naturelle.

L'appareil génital externe ne commence à se développer qu'après les premières formations des organes génitaux internes, notamment des corps de Wolff.

Sur un embryon de 35 jours, on voit se produire près de l'extrémité caudale, sur le tégument externe, une accumulation de blastème. Il en résulte une éminence médiane, simple, ovalaire, d'où nous verrons provenir secondairement des espèces de bourgeons destinés à former une série d'appendices.

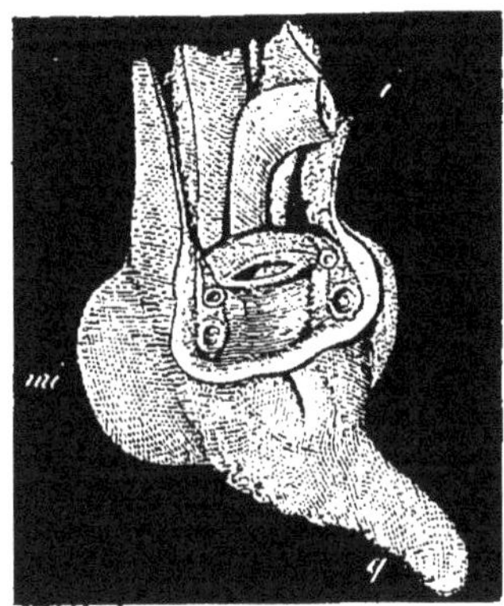

Fig. 14 (*).

Cette éminence est bientôt creusée dans le milieu par une dépression longitudinale qui ne tarde pas à devenir, par la corrosion du feuillet tégumentaire, une ouverture linéaire externe, de plus en plus profonde, finissant, lorsque l'évolution marche régulièrement, par communiquer avec le cloaque dont nous avons parlé, et par suite avec les cavités vésicale, vaginale et rectale qui vont devenir distinctes et indépendantes.

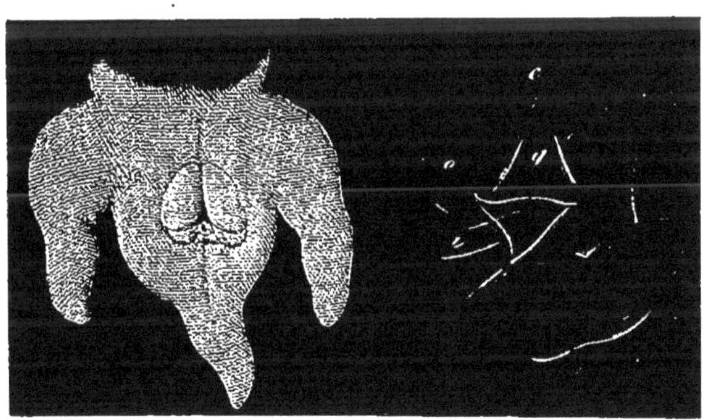

Fig. 15 (**).

(*) Développement de l'anus et des organes génitaux externes sur un embryon humain âgé de 35 jours environ, d'après Coste. — *i*, intestin sur les côtés duquel on voit deux masses blanches (corps de Wolff) : au-dessous est la section de l'ouraque et des artères et veines ombilicales ; plus bas encore le repli cutané légèrement renversé sur l'ouverture ano-génitale. Celle-ci consiste en une simple fente pratiquée au milieu d'une éminence ovalaire. — *mi*, membre inférieur. — *q*, prolongement caudal.

(**) Développement de l'anus et des organes génitaux externes, sur un embryon humain, âgé de 35 à 40 jours, d'après Coste. — *o*, ouraque et pédicule de la vésicule ombilicale ; de chaque côté, les vaisseaux ombilicaux. — *c*, repli cutané du cordon ombilical largement ouvert. — *i*, intestin. — *g*, saillie médiane, produite par le développement de l'appareil génital. — En observant cette saillie de face sur la figure placée à côté, on voit supérieurement deux éminences latérales, origine des futurs corps caverneux ; inférieurement deux éminences plus petites, origine des futurs scrotums ou des grandes lèvres. Sur la ligne médiane en haut, une fente entre les origines du corps caverneux ; plus bas une ouverture, orifice uro-génital ; plus bas encore, une seconde ouverture, l'anus.

Plus tard, se développent de chaque côté et vers la partie supérieure de cette fente, deux éminences arrondies, destinées à former les corps caverneux de la verge chez l'homme, le clitoris et les petites lèvres chez la femme. Elles se réunissent d'abord par leur face supérieure ou dorsale, laissant entre les faces opposées une demi-gouttière inférieure : dans la formation de l'appareil femelle, cette demi-gouttière persiste; dans celle de l'appareil mâle, elle est fermée en dessous par une sorte de soudure ou raphé, qui convertit le demi-canal primitif en un canal complet, l'urèthre. De l'arrêt de formation de cette soudure résulte le vice de conformation connu sous le nom d'*hypospadias*.

Au-dessous de ces éminences il s'en développe deux autres, lesquelles devront former le scrotum chez l'homme, les grandes lèvres chez la femme.

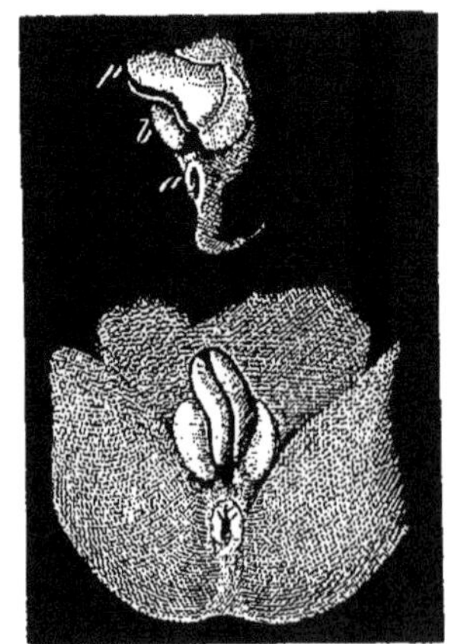

Fig. 16 (*).

Enfin, plus bas, il se produit une cloison transversale qui séparera l'anus de la vulve, en devenant le périnée.

C'est par la disparition du tissu placé entre le cul-de-sac rectal, le vagin, la vessie d'une part, et le tégument externe de l'autre part, que les trois cavités intestinale, génitale et urinaire s'ouvrent à l'extérieur. Que ce travail ne s'accomplisse pas régulièrement et complétement au niveau de la dépression anale, le cul-de-sac rectal ne s'ouvrira pas, et il y aura imperforation du rectum. Qu'un phénomène analogue se produise dans la partie vaginale, et nous aurons une oblitération plus ou moins étendue de la partie du vagin aboutissant à l'anneau vulvaire ou une simple imperforation de l'hymen.

Anomalies. — J'ai dû forcément proscrire de ce livre l'histoire tératologique proprement dite de l'utérus, et surtout celle des autres organes de l'appareil génital; à parler justement, elle n'a pas de relations avec le diagnostic et le traitement des maladies utérines. Toutefois, je ne puis terminer cette étude préliminaire du développement des organes génitaux, sans montrer, au moins pour l'utérus, comment chaque point d'arrêt dans son développement normal correspond à un vice de conformation ou à une anomalie de forme; car, pour l'appareil génital comme pour tous les autres appareils de l'organisation, la majorité des états tératologiques permanents représente des états embryonnaires transitoires.

(*) Développement des organes génitaux externes, sur un embryon humain un peu plus âgé que le précédent, mais dont on ne peut pas distinguer positivement le sexe. — *p*, corps caverneux (pénis ou clitoris), en-dessous desquels court une gouttière médiane aboutissant à l'orifice uro-génital. — *b*, scrotums (bourses ou grandes lèvres), encore non réunis sur la ligne moyenne. — *a*, anus.

pendant au type normal, et sans atteindre le niveau de la naissance des

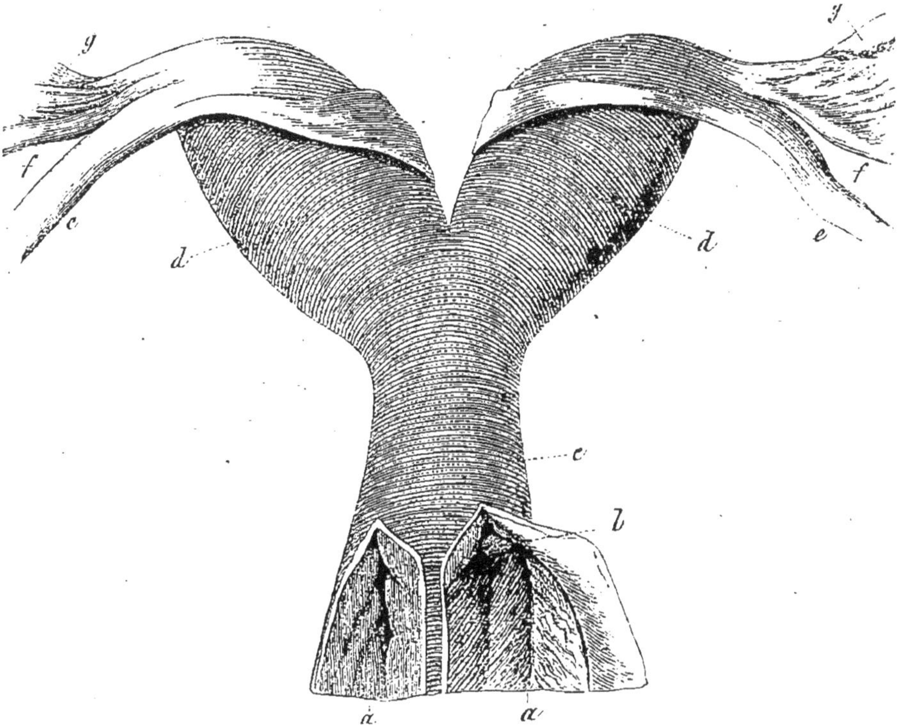

Fig. 19 (*).

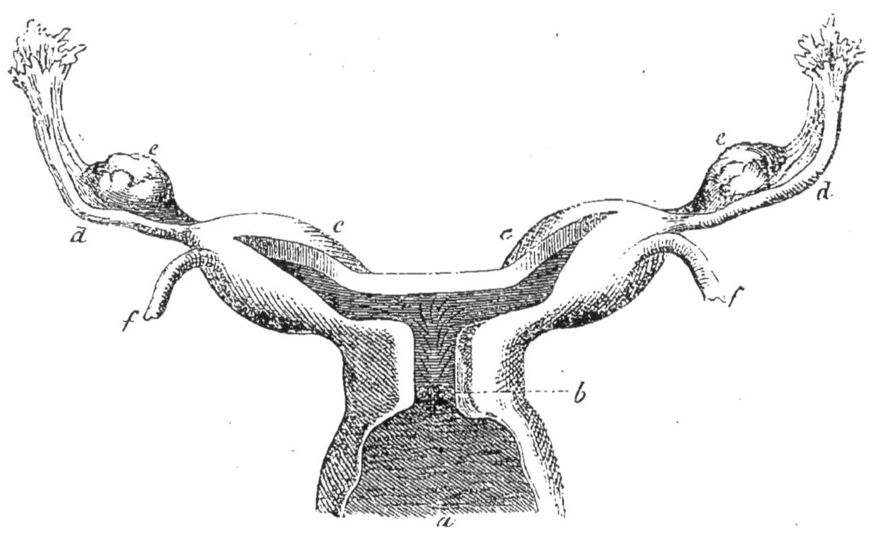

Fig. 20 (**).

(*) Utérus bicorne entièrement double et vagin double d'une jeune fille de 17 ans, d'après Schröder: *a*, *a*, les vagins ouverts. — *b*, orifice de l'utérus gauche. — *c*, les deux portions cervicales adossées, ayant l'apparence d'un col unique — *d*, *d*, les deux cornes. — *e*, *e*, les ligaments ronds. — *f*, *f*, les oviductes. — *gg*, les ovaires.

(**) Utérus bicorne à col unique d'une fille, d'après F.-C. Nægele : *a*, vagin. — *b*, col utérin simple. — *c*, *c*, cornes utérines. — *d*, *d*, oviductes. — *e*, *e*, ovaires. — *f*,*f*, ligaments ronds.

ligaments ronds. Néanmoins, comme dans le cas précédent, l'évolution isolée de chacun de ces conduits peut avoir lieu; mais leur jonction, incomplète en haut, donnera naissance à un utérus dont le fond sera creusé d'un sillon antérieur plus ou moins profond, sillon qui divisera la partie supérieure seulement de l'organe en deux portions renflées sous forme de cornes ou de mamelons, *Uterus bicornis*.

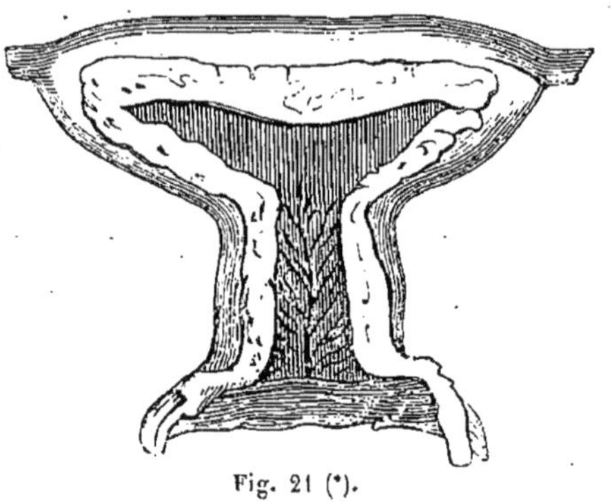

Fig. 21 (*).

6° La jonction des canaux utéro-tubaires s'est faite à la hauteur normale; mais le fond de l'utérus, au lieu de continuer à se développer en s'élevant par un renflement médian au niveau de l'extrémité des cornes, reste déprimé comme dans les premiers temps de la formation :

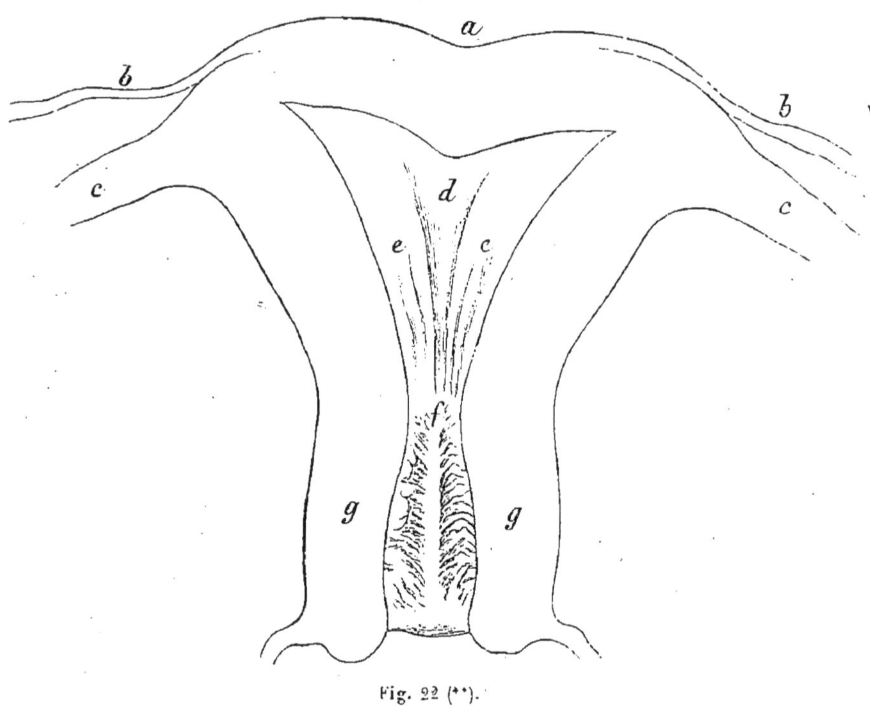

Fig. 22 (**).

(*) Utérus incudiforme (en forme d'enclume) ou biangulaire d'une jeune fille de 17 ans, d'après Oldham; cet arrêt de développement rappelle la forme de l'utérus au quatrième mois. Les oviductes et les ovaires étaient bien développés, les vésicules de Graaf grandes et nombreuses, le vagin large et bien conformé.

(**) Utérus échancré, cordiforme ou à fond double, de grandeur naturelle, d'après Küssmaul : *a*, fond échancré. — *b*, *b*, oviductes. — *c*, *c*, ligaments ronds. — *d*, saillie longitudinale médiane de la paroi postérieure de la cavité utérine. — *e*, *e*, saillies latérales. — *f*, orifice interne de la matrice. — *g*, *g*, col utérin.

il reste *échancré* par le haut comme un cœur de cartes à jouer, et il peut conserver cette forme, malgré la résorption de la cloison et la fusion des deux cavités, *Uterus cordiformis*.

7° La première partie de l'évolution formative s'est faite régulièrement : l'utérus a sa forme normale extérieure (*Uterus globularis*) ; mais la seconde partie du travail formateur, celle qui consiste dans la fusion en un seul des deux conduits utérins par la disparition des parois adossées des tubes de Müller ou de la cloison interutérine, ne s'est pas accomplie; la cloison reste intacte dans toute la hauteur de l'organe (corps et col); deux cavités complétement distinctes persistent, *Uterus septus bilocularis, bipartitus* (*fig.* 23, 24).

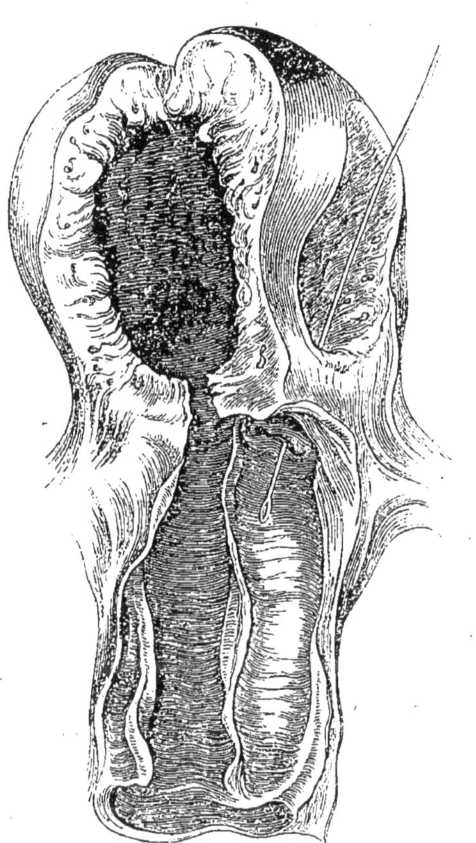

Fig. 23 (*).

8° La partie inférieure de la cloison s'est résorbée, mais le fond de l'utérus présente encore à l'intérieur une portion plus ou moins longue de la cloison primitive; les deux cavités des cornes utérines, séparées en haut, communiquent en bas dans une étendue plus ou moins considérable, le col utérin est unique, *Uterus subseptus*, *semi-partitus* (*fig.* 25).

9° L'utérus est normal dans son corps, mais avec atrophie ou absence de col, *Uterus à col rudimentaire* ou *sans col*. — Ou bien il est normal dans son col, mais avec atrophie ou absence du corps, comme j'en ai vu un exemple, *Utérus sans corps* ou *sans fond*.

10° Enfin, l'utérus, normalement conformé, peut être arrêté dans sa nutrition ou son développement, et représenter, chez une femme adulte, l'image réelle ou la reproduction exacte de l'utérus embryonnaire, *Uterus embryonalis* (*fig.* 26); ou de l'utérus fétal, *Uterus fœtalis* ; ou de l'utérus d'enfant *Uterus infantilis* ; en d'autres termes, par un arrêt de crois-

(*) Utérus et vagin doubles, offrant l'apparence d'un seul utérus et d'un seul vagin cloisonnés d'une femme de 28 ans, huit jours après l'accouchement, d'après Spaeth. Un stylet est passé à travers la cavité et l'orifice de la moitié gauche de l'utérus : la gestation s'est opérée dans le segment droit.

sance, un utérus rudimentaire ou en miniature, comprenant la plupart des cas décrits jusqu'ici sous le nom d'*Uterus deficiens*[1]; — ou bien il est

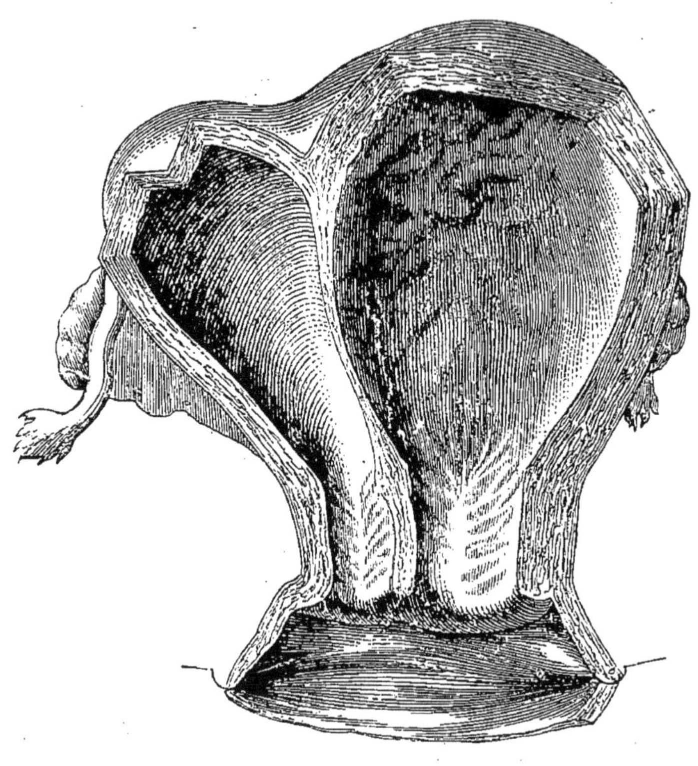

Fig. 24 (*).

imperforé, *Uterus imperforatus*; — ou bien enfin il présente une flexion anormale, trace d'un état fœtal, surtout l'antéflexion, *Uterus flexus*. —

(*) Utérus double offrant l'apparence d'un utérus cloisonné, avec vagin simple, en état de gestation, d'après Cruveilhier. Il est ouvert par devant, pour montrer les rapports réciproques des deux cavités, l'épaisseur relative de leurs parois, et l'absence de caduque observée, dans ce cas particulier, dans la cavité droite qui n'était pas le lieu de la gestation.

[1] Dans un travail inédit, basé sur 150 observations, M. Puech distingue l'absence congénitale de l'utérus en *réelle* et en *apparente*.

L'absence est réelle quand, à l'autopsie, on ne retrouve aucune trace de cet organe : elle se divise en deux genres, suivant qu'il n'y a pas ou qu'il reste des trompes de Fallope. Les faits de Boyd, de Busch, de Columbi, de Food, de Klinkosch, d'Otto et de Quain, comme celui que j'ai observé, appartiennent à la première catégorie; tandis que ceux de Burggræve, de Gintrac, de Puech, de Serres, de Ziehl, etc., appartiennent à la seconde.

L'absence est apparente quand on retrouve à l'autopsie un rudiment de cet organe. Pour la commodité et la clarté de leur étude, M. Puech divise ces anomalies en deux genres basés sur l'absence ou sur l'existence d'une cavité.

Le premier genre (*utérus sans cavité*) comprend quatre espèces qu'on désigne soit d'a-

Dans Kussmaul, il y a aussi des figures de flexions latérales; mais ce sont des déviations fœtales et non des arrêts de développement des conduits de Müller.

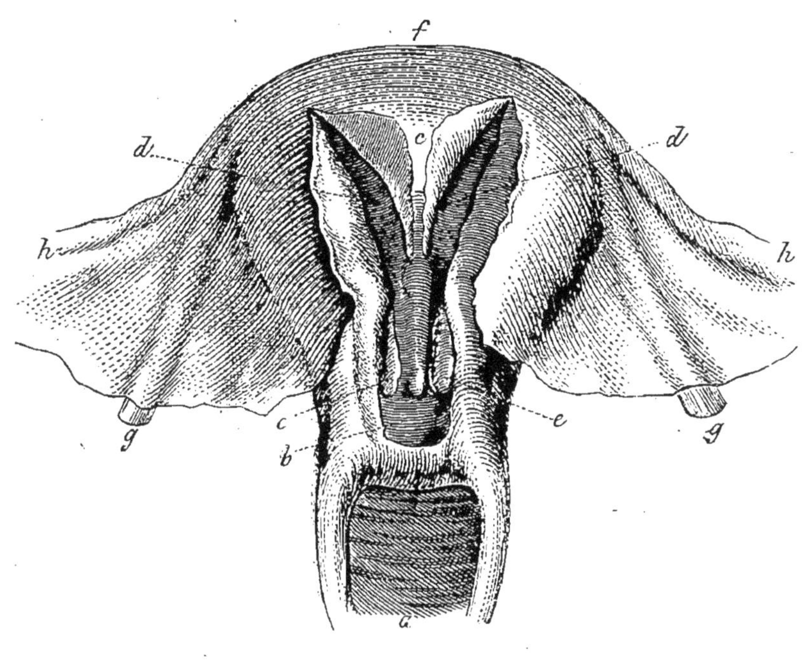

Fig. 25 (*).

Comparaison de l'appareil génital dans les deux sexes. — Le lecteur me saura gré de lui soumettre, après ce tableau des vices de

(*) Utérus incomplétement cloisonné d'une femme, d'après Gravel : *a*, vagin. — *b*, orifice utérin unique. — *c*, cloison utérine, épaisse au fond, mince dans le col. — *d*, *d*, cavités droite et gauche de la matrice. — *e*, *e*, deux éminences sur la paroi postérieure, à l'entrée de l'orifice interne de l'utérus. — *f*, fond de l'utérus. — *g*, *g*, ligaments ronds. — *h*, *h*, trompes de Fallope.

près leur forme, soit d'après leur analogie avec les anomalies connues de l'utérus. La première espèce (*uterus didelphis seu separatus*) comprend les faits de Bastien et Legendre et de Lelion. La deuxième espèce (*uterus bipartitus*) compte 12 exemples parmi lesquels nous citerons les faits d'Alby, de Bourguet, de Cruise, de Leudet et de Jackson. La troisième espèce (*uterus arcuatus*), ainsi désignée de ce qu'elle a la forme d'un arc, comprend les faits de Néga et de Krocker. La quatrième espèce (*uterus simplex*) est ainsi désignée de ce que le rudiment n'a pas de cornes et rappelle par ses formes microscopiques un utérus normalement développé; cette espèce comprend les faits de Dupuytren, de Lucas et de Mac-Farlane.

Le deuxième genre (*utérus à cavité*) comprend deux espèces qui se subdivisent chacune suivant qu'il n'y a pas ou qu'il y a un col. La première espèce comprend les (*uterus bipartitus*) dans lesquels il existe une cavité; la première variété a pour exemples les faits de Rokitansky et d'Albers de Bonn : la deuxième a pour type le fait recueilli par Renauldin. Dans la seconde espèce (*uterus vesicalis*), l'utérus a la forme et les parois d'une vessie; la première variété comprend les faits de Kiwisch et de Lucas, et la seconde a pour exemple unique le second fait observé par Klinkosch.

conformation de l'utérus, quelques considérations qui découlent des notions embryologiques précédentes, sur l'indépendance des différentes zones dans lesquelles l'appareil génital se développe, et sur les analogies entre les diverses parties de cet appareil chez l'homme et chez la femme. Non-seulement ces considérations peuvent jeter quelque lumière sur le diagnostic des anomalies sexuelles considé-

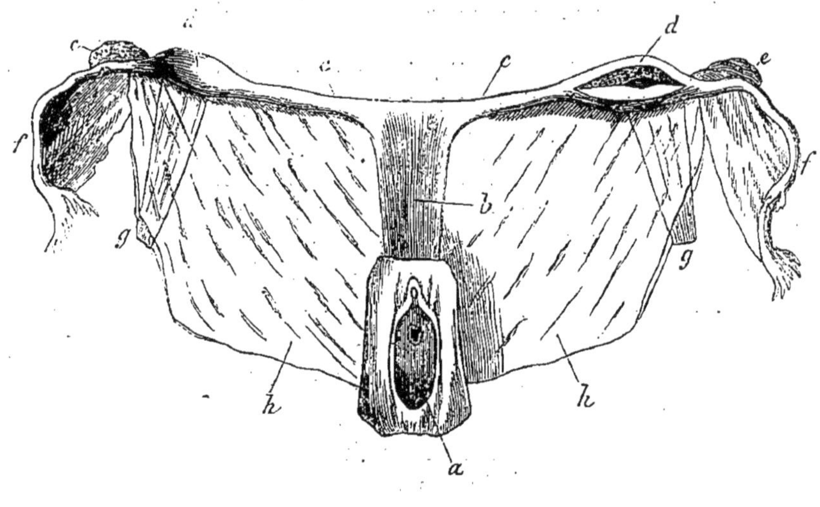

Fig. 26 (*).

rées en général, et aider à la détermination des cas particuliers; mais encore elles conduisent à des applications, plus fréquentes et plus immédiates qu'on ne le pense, aux divers états morbides des organes génitaux.

L'observation directe du développement embryonnaire démontre que l'appareil génital est divisible en trois zones qu'il faut considérer comme trois champs distincts d'évolution organique, se développant indépendamment les uns des autres, et tendant à produire un appareil unique destiné à l'accomplissement d'une seule fonction.

De ces trois zones, les deux extrêmes sont principales, la moyenne ou intermédiaire est secondaire. Les premières sont les organes génitaux internes et externes, la seconde est le moyen d'union des uns aux autres.

La zone moyenne est simple: le vagin se développe entre l'an-

(*) Utérus rudimentaire bicorne d'une servante de 60 ans, d'après Rokitanski : *a*, vulve. — *b*, lame de tissu cellulaire entremêlé de fibres musculaires ayant la forme d'un utérus (vagin). — *c*, *c*, cordons musculaires qui représentent des cornes utérines (col) et qui se terminent par des renflements *d*, *d*, de la grosseur d'une fève, creusés d'une cavité pouvant contenir une lentille et tapissée d'une muqueuse (utérus). — *e*, *e*, ovaires ratatinés. — *f*, *f*, oviductes. — *g*, *g*, ligaments ronds. — *h*, *h*, ligaments larges.

neau vulvaire appartenant à la zone externe et le col de l'utérus appartenant à la zone interne, à peu près de la même manière que l'œsophage se développe entre le cul-de-sac de l'estomac érodé en orifice cardiaque et le cul-de-sac céphalique érodé en cavités buccale et pharyngienne.

La zone externe est complexe, mais cette complexité tient seulement à sa structure et non à la différence des lieux d'évolution, tout son développement s'opérant dans un seul et même champ embryonnaire.

La zone interne est plus compliquée encore; car le caractère de cette complication réside dans la multiplicité des centres de formation, les ovaires se développant le long du bord interne des corps de Wolff, tandis que les trompes et les cornes utérines se forment le long de leur bord externe, les trompes au-dessus, les cornes au-dessous du point où l'oviducte considéré dans son ensemble vient à croiser le ligament de Hunter.

Les divers points sur lesquels pourra porter isolément l'arrêt de développement ou une déviation quelconque de l'acte plastique, sont précisément ces divers centres de formation. Ainsi l'anomalie pourra porter isolément sur l'ovaire, la trompe, la corne, en même temps des deux côtés ou exclusivement de l'un ou de l'autre côté. Elle pourra porter sur plusieurs de ces organes à la fois. Elle pourra atteindre toute la zone interne, ou la zone intermédiaire, ou toute la zone externe. Elle pourra même s'étendre à la fois sur les deux premières zones à l'exclusion de la troisième, ou sur celle-ci à l'exclusion des deux autres. Car les deux premières siégent dans le blastème intermédiaire aux feuillets séreux et muqueux, et la troisième dans le feuillet séreux transformé en enveloppe cutanée. Or mes études tératologiques m'ont conduit à considérer ces feuillets primordiaux embryonnaires comme des champs sur lesquels s'épuise souvent l'action de la cause qui amène l'arrêt de développement: entre ces champs semblent exister des limites infranchissables pour telle cause tératologique d'une nature et d'une intensité donnée [1].

Quant aux analogies que permet d'établir l'embryologie, de concert avec les rapports, les connexions, la structure, la vascularisation, l'innervation, les fonctions même, entre les diverses parties des appareils génitaux mâle et femelle, je me contenterai de les signaler.

[1] *Mémoire sur l'absence complète du vagin, de l'utérus, des trompes et des ovaires*, etc., avec des réflexions sur l'absence ou l'arrêt de développement des diverses parties de l'appareil génital de la femme, et des considérations générales sur les lois tératologiques; dans les *Mémoires de l'Académie des sciences et lettres de Montpellier* (Section des sciences), t. II, p. 321, Montpellier, 1853.

Pour l'appareil externe, elle est frappante entre :

Le scrotum	et les grandes lèvres,
La verge	le clitoris,
Le bulbe de l'urèthre	le bulbe du vagin,
Les glandes de l'urèthre..............	celles de la vulve,
Les glandes (bulbo-uréthrales) de Cowper	celles (bulbo-vulvaires) de Bartholin.

Pour l'appareil interne, elle est facile à démontrer entre :

Les testicules	et les ovaires,
Les canaux déférents	les trompes,
Les crémasters	les ligaments ronds ;
Les canaux éjaculateurs, s'ouvrant sur le vérumontanum, entourés de la prostate ;	et le col utérin, conique, entouré de son agglomération glandulaire ;
L'extrémité inférieure des canaux déférents et leurs vésicules séminales ;	et le corps de l'utérus, avec les glandes de sa muqueuse et sa richesse musculaire.

Enfin, l'organe intermédiaire est représenté par :

La portion membraneuse de l'urèthre chez l'homme ;	et le vagin chez la femme.

Cette dernière analogie paraîtra seule étrange si l'on n'y a pas un peu réfléchi. Mais elle se justifie aisément. Le vagin, en effet, se développe dans le blastème intermédiaire au rectum et à la vessie, immédiatement au-dessus de l'aponévrose périnéale moyenne, par la formation, dans la cloison vésico-rectale, d'un canal qui va à la rencontre d'un côté de la fente vulvaire, de l'autre du col utérin. C'est identiquement dans le même point et de la même manière que se forme la portion membraneuse de l'urèthre de l'homme, en avant de la crête uréthrale (adossement des deux spermiductes), en arrière de la fente ou gouttière pénienne qui ne tarde pas à se convertir en canal par une soudure inférieure étendue jusqu'au bulbe inclusivement.

De cette dernière analogie, confirmée d'ailleurs par toutes sortes de preuves que je ne veux pas reproduire ici, découle une conséquence qui ne laisse pas que de paraître, de prime abord, assez paradoxale, à savoir, que, chez l'homme, il n'y a pas, à proprement parler, de canal de l'urèthre, tandis qu'il y en a véritablement un chez la femme. Chez l'homme, le canal par où l'urine s'écoule de la vessie au dehors, n'est autre chose que l'analogue du canal vagino-vulvaire de la femme, développé d'autre façon et accommodé à d'autres usages. Chez l'homme, les voies urinaires proprement dites finissent au col de la vessie. Le canal qui y fait suite appartient, par son origine et sa finalité, à l'appareil génital. Il est, à vrai dire, et par-dessus tout, propulseur de la semence.

Il se prête seulement à l'excrétion de l'urine, ce liquide le parcourant d'un bout à l'autre et passant successivement dans ses portions prostatique (col utérin), membraneuse (vagin), bulbo-spongieuse (vestibule); preuve nouvelle des différences de structure ou de destination que la nature sait imprimer aux organes fondamentalement les plus identiques [1].

Du reste, la recherche des analogies, amenant à de pareils résultats, a principalement pour but de satisfaire l'esprit et de le conduire à la philosophie de la science; mais elle peut prétendre même à quelques applications pratiques et au service de l'art. Si l'on s'occupe d'analogies organiques, ce n'est donc pas qu'on veuille assimiler l'un à l'autre des organes dissemblables, mais seulement qu'on trouve de l'intérêt à constater comment se forment et se différencient peu à peu des parties dont l'identité embryonnaire était telle qu'on ne pouvait d'abord se prononcer sur leur état futur; que la connaissance de ces analogies amène à des interprétations anatomiques et physiologiques inattendues, mais empreintes de la plus vive réalité; que l'on arrive, par cette seule méthode, à établir sur des bases solides l'histoire générale d'un appareil et d'une fonction; que l'on peut enfin en déduire, au point de vue pathologique, des rapprochements exacts et utiles entre les organes dont on a constaté l'analogie anatomique.

[1] J'ai professé depuis plus de quinze ans toutes ces analogies, je les ai développées dans un mémoire intitulé : *Des différences que présente l'organisation du corps humain dans les deux sexes*, et publié dans les *Annales cliniques de Montpellier*, 1855. Mon collègue et ami, le professeur Rouget, avait été amené de son côté, par d'autres considérations, à faire des déterminations analogues, notamment pour le col de l'utérus et la portion prostatique de l'urèthre ; voyez ses *Recherches sur le type des organes génitaux et de leurs appareils musculaires*. Paris, 1855.

CHAPITRE III

Des différences de l'utérus aux divers âges.

La connaissance du développement des organes génitaux de la femme, et de l'utérus en particulier, nous permet d'aborder maintenant l'étude de cet organe au point de vue du volume, de la forme, de l'aspect extérieur, des cavités, de la structure, conditions anatomiques qui diffèrent d'âge en âge et qui doivent être parfaitement connues pour que le diagnostic des divers états pathologiques puisse être porté avec toute la rigueur nécessaire.

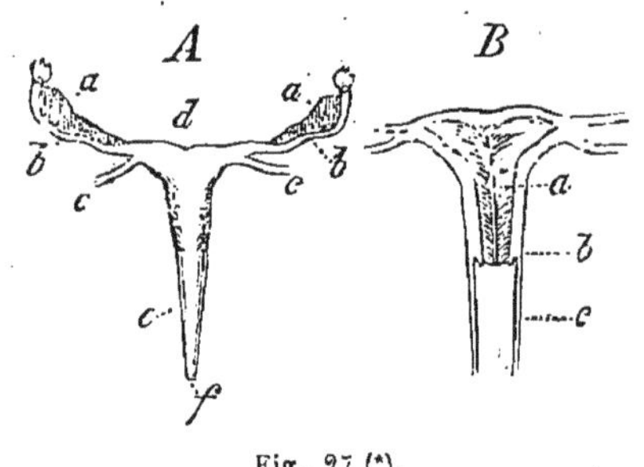

Fig. 27 (*).

Conformation extérieure. — L'aspect extérieur varie considérablement chez le fœtus ou la petite fille, chez la femme nullipare, chez la multipare et chez la vieille femme. Sous ce titre, nous comprendrons la forme proprement dite, la direction, le volume, envisagés d'une manière absolue, c'est-à-dire pour la totalité de la matrice ; et la forme, la direction, les dimensions relatives des deux parties de l'utérus, le corps et le col.

Le volume de l'organe, très-petit chez le fœtus et la petite fille, augmente considérablement à la puberté comme celui de toutes les autres parties de l'appareil génital ; mais il est encore bien inférieur chez la nullipare à ce qu'il deviendra chez la multipare; il diminue dans la vieillesse, sous l'influence du retrait et de l'atrophie qui suivent la ménopause.

Sa forme, presque cylindrique chez le fœtus dans la plus grande partie de son étendue, revêt peu à peu l'aspect qui lui est propre, à mesure que le corps prend son développement normal ; de sorte qu'à la puberté, chez la nullipare et surtout chez la multipare, la ressemblance de l'utérus avec une petite calebasse renversée se caractérise de plus en plus.

Sa situation, sa direction, ses rapports changent aussi avec l'âge, à cause de la différence de développement qui existe, d'un âge à l'autre, non-seulement entre les diverses parties des organes génitaux, mais encore entre celles du bassin. L'excavation pelvienne, étant peu dé-

(*) L'utérus et ses annexes chez le fœtus, à la fin du 4e mois, de grandeur naturelle. — A, vue extérieure : *a*, *a*, ovaires relativement volumineux, presque aussi longs que les trompes.— *b*, *b*, oviductes. *c*, *c*, ligaments ronds.— *d*, matrice. — *e*, vagin.— *f*, orifice vaginal. — B, cavités : *a*, rameaux de l'arbre de vie s'étendant jusqu'au fond de l'utérus. — *b*, portion vaginale de l'utérus. — *c*, vagin.

veloppée dans l'enfance, l'utérus, comme la vessie, dépasse à cet âge plus qu'à l'âge adulte le détroit supérieur, s'incline généralement et même s'incurve en avant (*fig.* 28, 32).

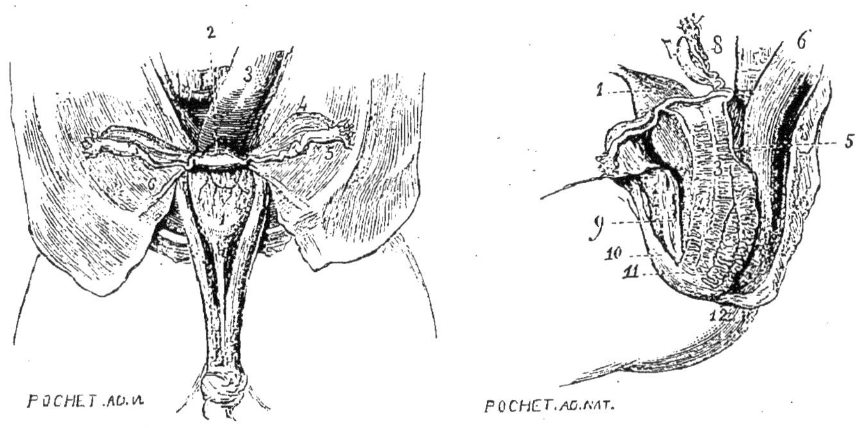

Fig. 28 (*).

Mais c'est surtout dans l'antagonisme du corps et du col que résident des différences remarquables d'un âge à l'autre.

Chez l'enfant le col est très-grand, le corps très-petit. Le col est à peu près cylindrique. Le corps est triangulaire, plus aplati que chez l'adulte; son bor d supérieur est droit ou légèrement concave, vestige de la coalescence des cornes utérines; son extrémité inférieure se continue sans démarcation tranchée avec le col. L'isthme est indiqué, à cet âge, moins par un rétrécissement que par un changement de direction entre le col et le corps; car il résulte des recherches de M. Boullard [1], confirmées par mes propres observations souvent répétées, qu'il existe alors, sinon toujours, du moins très-fréquemment, une antéflexion du corps sur le col (*fig.* 32).

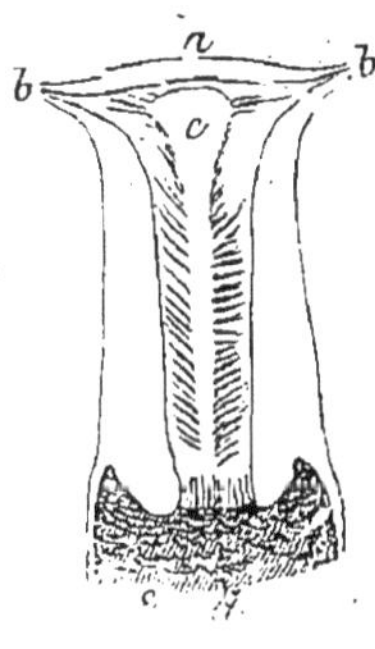

Fig. 29 (**).

Chez la fille pubère, et surtout chez l'adulte, le corps a pris du déve-

(*) L'utérus et ses annexes, dans leurs rapports avec les organes voisins, à la fin du 5e mois ou au commencement du 6e, de grandeur naturelle. — Vue extérieure : 1, vessie urinaire et ouraque, artères ombilicales. — 2, utérus. — 3, rectum. — 4, ovaire relativement très-volumineux, presque aussi long que la trompe. — 5, trompe de Fallope dont la portion large se distingue de très-bonne heure.— 6, ligament rond. Par suite du défaut de développement du bassin à cet âge, ces organes sont situés au-dessus du détroit supérieur, au lieu d'être contenus dans l'excavation pelvienne.— Cavités : 1, vessie. — 2, utérus, sur la face antérieure duquel on voit le tronc de l'arbre de vie se prolonger jusqu'au fond, on ne peut distinguer l'isthme qui doit séparer la cavité du corps de celle du col. — 3, orifice vaginal de l'utérus. — 4, vagin dont les rides sont déjà bien accusées. — 5, face postérieure de l'utérus. — 6, rectum. — 7, ovaire. — 8, trompe. — 9, symphyse pubienne. — 10, petite et grande lèvres. — 11, orifice du vagin. — 12, anus.

(**) Utérus au commencement du 7e mois, ouvert, de grandeur naturelle : *a*, fond à paroi mince. *b*, *b*, ouvertures des trompes. — *c*, arbre de vie. — *d*, col remarquable par l'épaisseur relative de ses parois. — *e*, vagin.

[1] *Quelques mots sur l'utérus*. Thèses de Paris, 1853, n° 87.

loppement au point de l'emporter sur le col. Il devient légèrement bombé surtout en arrière, son bord supérieur est moins excavé, il est souvent droit, quelquefois même il commence à devenir convexe. Sa jonction avec le col est bien marquée par un isthme. Le col, au lieu de

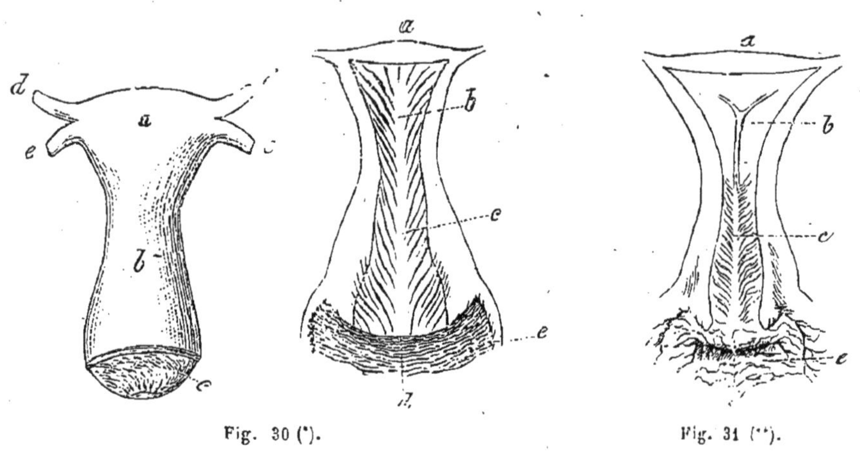

Fig. 30 (*). Fig. 31 (**).

rester cylindrique, a pris la forme d'un barillet rétréci dans le haut, effilé surtout dans le bas ; il est moins long. La flexion antérieure du corps sur le col diminue, d'après M. Cusco [1], par l'effet de l'inégalité du développement qui, portant plus sur la face antérieure que sur la face postérieure, contribue à redresser l'organe. Pourtant un léger degré d'antéflexion, ou, pour mieux dire, d'antécourbure ou d'incurvation antérieure, persiste souvent, non-seulement chez la fille pubère, mais chez la femme qui cohabite, pourvu toutefois qu'elle n'ait pas conçu.

Chez la femme nullipare, les caractères de la virginité se conservent, sauf un peu d'augmentation de volume de la totalité de l'organe, provenant sans doute du développement que lui imprime l'exercice d'une nouvelle fonction. On peut admettre aussi quelque différence pour la portion vaginale du col : on la voit souvent perdre son léger degré de conicité habituel, et s'aplatir un peu. Je ne veux pas exagérer toutefois cette dernière différence, ou plutôt je tiens à distinguer les cas dans lesquels le col est naturel, de ceux dans lesquels il est tout à fait conique. Dans ces derniers cas, le coït ne modifie en rien la conicité :

(*) Utérus à la naissance, de grandeur naturelle. — Vue extérieure : *a*, corps. — *b*, col très-volumineux, devenu nettement distinct du corps par la formation de l'isthme. — *c*, portion vaginale du col. — *d*, *d*, trompes utérines. — *e*, *e*, ligaments ronds. — Cavités : *b*, cavité du corps où se voit encore l'arbre de vie et dont le fond *a* et les parois sont relativement minces. — *c*, col dont les parois sont très-épaisses. — *d*, portion vaginale du col. — *e*, vagin.

(**) Utérus à sept ans, ouvert, de grandeur naturelle. — *a*, fond. — *b*, corps dont la cavité offre encore une trace du pli longitudinal interne résultant de la soudure des deux utérus primitifs et prolongeant l'arbre de vie du col. — *c*, col encore plus long que le corps et à parois plus épaisses. — *d*, portion vaginale du col. — *e*, vagin.

[1] *De l'antéflexion et de la rétroflexion de l'utérus.* Thèse de concours, p. 18, 21. Paris, 1853.

celle-ci au contraire persiste, s'exagère jusqu'à un certain point, par l'habitude que prend le membre viril de passer au-dessous du col et d'augmenter la profondeur du sinus utéro-vaginal postérieur, et elle reste une des causes les plus manifestes de stérilité. Dans les cas où le col a la forme normale, les pressions déterminées par le membre viril pendant le coït s'exercent sur cet organe lui-même et diminuent à la longue la saillie convexe qu'il fait dans le vagin, de manière à l'aplatir légèrement et à marquer un peu plus distinctement ses deux lèvres. Ces caractères sont à peu près ceux de l'*uterus virgineus* de Rœderer [1], sur lequel je reviendrai bientôt. Je parlerai aussi des différences que présente la portion vaginale du col, en décrivant le vagin, et en signalant les renseignements que le toucher nous fournit sur les changements de volume et de forme du museau de tanche.

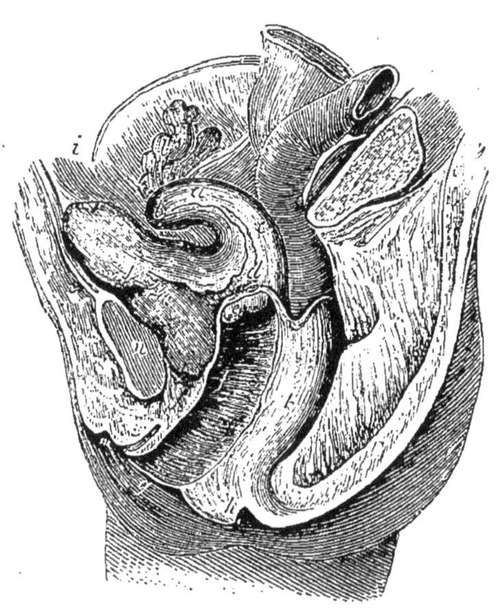

Fig. 32 (*).

Chez la primipare unipare et encore plus chez la multipare, le corps l'emporte davantage sur le col; en même temps qu'il augmente de volume, il change un peu de forme; il devient convexe en tout sens, surtout au niveau de son bord supérieur. Son redressement se complète, ou sa flexion sur le col s'exagère; mais alors cette flexion ne porte pas exclusivement l'organe en avant, elle peut l'incurver en arrière ou sur un côté, suivant la direction dans laquelle la cause productrice a agi sur un utérus dont la grossesse et la parturition peuvent avoir diminué la consistance en même temps qu'augmenté le volume. Il ne faut pourtant pas oublier, comme j'aurai l'occasion d'y insister plus tard, qu'il peut se rencontrer même des rétroflexions qui sont congénitales tout aussi bien que l'antéflexion.

Chez les vieilles femmes, l'atrophie s'empare de l'organe. Elle porte sur le corps plus encore que sur le col, et ramène, jusqu'à un certain point, la proportion relative de ces deux parties à ce qu'elle était

(*) Utérus de fœtus à la naissance, vu de profil et dans ses rapports, pour montrer principalement l'antéflexion ou antécourbure naturelle pendant les vies fétale et enfantine, d'après M. Boullard et Bourgery. — *a*, corps de l'utérus infléchi en avant. — *b*, fond du corps de l'utérus porté en avant. — *c*, col de l'utérus relativement très-volumineux. — *d*, coupe du péritoine. — *e*, museau de tanche. — *f*, vagin. — *g*, membrane hymen. — *l*, trompe derrière laquelle on voit l'ovaire. — *j*, vessie urinaire. — *k*, rectum. — *n*, symphyse du pubis.

1 *Icones uteri humani*. Gœttingue, 1758.

chez la petite fille, ou du moins avant le moment de l'exercice le plus actif des fonctions reproductives. Je dois faire observer, avec M. Cruveilhier [1], que chez elles, l'effacement de la portion vaginale du col est aussi très-fréquent. Il est bien entendu que cette description est celle d'un type, d'une moyenne, et non pas de tel ou tel cas particulier; il n'est pas rare, par exemple, de trouver, chez la vieille femme, une hypertrophie partielle, une congestion passive, ou telle autre altération organique à siége variable, masquant la réduction normale du volume de l'organe ou le retour du corps et du col aux proportions qui les caractérisent après la ménopause.

Conformation intérieure. — Les *cavités de l'utérus* sont très-petites; mais elles diffèrent encore sensiblement par leurs dimensions et par leur forme chez l'enfant, chez la nullipare et chez la multipare.

Elles forment, dans leur ensemble, une sorte de canal aplati d'avant en arrière, étranglé au niveau de l'isthme, et s'élargissant dans le corps de plus en plus à mesure qu'il approche du fond.

D'après M. Sappey [2], leur longueur serait :

Chez la nullipare, de 52mm, dont 22 pour le corps, 25 pour le col, 5 pour l'isthme;
Chez la multipare, de 57mm, dont 28 pour le corps, 24 pour le col, 5 pour l'isthme.

Je crois qu'on peut trouver ces longueurs un peu plus considérables, surtout pour le corps, chez la multipare, sans qu'il y ait maladie. Du reste, la différence des longueurs relatives du corps et du col, dont la seconde prédomine chez la nullipare et la première chez la multipare, s'accorde bien avec la différence de volume que présentent extérieurement les deux parties de l'utérus nullipare et de l'utérus multipare (*fig.* 33, 34).

Les deux autres dimensions sont très-petites, surtout la distance qui sépare la face antérieure de la face postérieure. Aussi, une tige quelconque, introduite dans ces cavités pour les explorer, a-t-elle beaucoup de peine à se mouvoir dans un sens ou dans un autre. Cherche-t-on à y faire pénétrer une injection, le liquide ne tarde pas à sortir soit par l'orifice vaginal, soit par les orifices des trompes; cette dernière condition constitue un vrai danger inhérent à cette petite opération, en apparence innocente.

Ces résultats sont pleinement confirmés par les recherches anatomiques exactes. M. Sappey a injecté par une des trompes du mercure dans des utérus dont l'autre trompe avait été liée et l'orifice vaginal exactement fermé. Les cavités étant bien remplies, la mesure du liquide, qu'on laissait alors couler, a donné pour mesure de la capacité des cavités, 0mc,02 à 0mc,03 chez les nullipares, 0mc,03 à 0mc,05 chez les

[1] *Anat. descriptive*, t. II, p. 474. Paris, 1866.
[2] Ouvr. cit., p. 664.

multipares. Laisse-t-on libre l'ouverture de la trompe opposée à celle par laquelle l'injection est faite, on s'aperçoit qu'il ne pénètre dans l'uté-

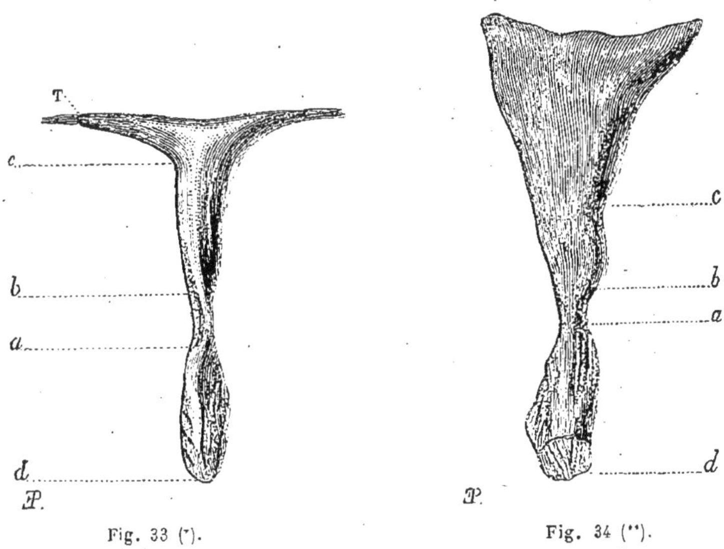

Fig. 33 (*). Fig. 34 (**).

rus qu'une très-petite quantité de mercure; à peine le métal a-t-il envahi la cavité de cet organe, que le liquide s'engage dans la trompe libre et s'écoule au dehors.

La cavité du corps, existant à peine chez le fœtus, devient triangulaire chez la jeune fille et chez la femme nullipare. Les parois sont planes et appliquées l'une contre l'autre, à moins qu'un peu de mucus ne s'interpose entre elles. Les bords sont convexes et se regardent, de telle façon, que la convergence de leur convexité vers le centre diminue d'autant la capacité de la cavité utérine. Aussi un cathéter, légèrement courbe, une fois introduit dans cette cavité, ne peut-il se porter facilement d'un côté à l'autre, ni surtout exécuter un mouvement de rotation sur lui-même. Les angles supérieurs, très-aigus, présentent les dernières plicatures de la muqueuse des trompes, plicatures dont l'adossement et l'engrènement constituent le seul obstacle au passage d'un liquide de la cavité du corps dans celle des trompes. L'angle inférieur moins aigu répond à l'orifice utérin de la cavité du col. — Chez la femme qui a été mère et surtout chez la femme multipare, la cavité du corps se distingue par des caractères différents : capacité plus considérable, éloignement des deux faces ou du moins possibilité de les éloigner l'une de l'autre et de faire mouvoir le cathéter entre elles, angles supérieurs

(*) Moule des cavités de l'utérus d'une fille vierge de 17 ans. — *c*, cornes de l'utérus, portion cératine du corps. — *cb*, segment inférieur du corps. — *ba*, isthme. — *ad*, col avec l'empreinte des plis de l'arbre de vie, et la dépression latérale de la colonne. — T, trompes, léger rétrécissement au point de jonction de leur cavité avec celle du corps. D'après Guyon.

(**) Moule des cavités d'un utérus multipare, forme triangulaire de la cavité du corps, élargissement et déformation des cornes utérines, élargissement du segment inférieur du corps qui se confond avec elles. — *ab*, isthme. — *ad*, col avec double dépression. D'après Guyon.

moins aigus; forme triangulaire, mais bords très-rarement convexes, quelquefois rectilignes, souvent concaves, d'où augmentation notable de la cavité circonscrite par eux; cette dernière disposition paraît d'autant plus marquée que le nombre des grossesses a été plus considérable.

La cavité du col, déjà très-grande chez la petite fille, est fusiforme, aplatie d'avant en arrière, offrant par conséquent deux parois, deux bords et deux extrémités ou orifices.

Ses parois sont inégales, parcourues de haut en bas par une saillie verticale de laquelle partent des saillies secondaires obliques et ascendantes, disposition qui a reçu le nom d'*arbre de vie* (*fig.* 33, 36, 39, 43). L'arbre postérieur ne devient apparent que quelques millimètres audessus de l'orifice inférieur, il augmente de volume et se dévie à gauche à mesure qu'il se rapproche de l'orifice supérieur. L'arbre antérieur est au contraire dévié à droite. De cette disposition, il résulte qu'au lieu de s'appliquer l'une sur l'autre, comme dans la cavité du corps, les deux parois du col s'emboîtent l'une dans l'autre, d'autant

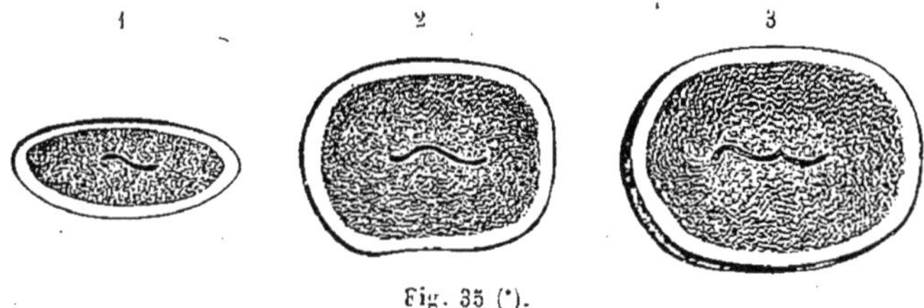

Fig. 35 (*).

mieux qu'on les examine sur un point plus élevé. Ces espèces de pilastres sont comparables aux colonnes charnues du cœur. C'est à M. Guyon [1] que l'on doit la connaissance de leur emboîtement, et de plusieurs autres faits relatifs à l'étude des cavités utérines.

L'*orifice interne, portion intermédiaire* de M. Guyon, orifice utérin du col, est un vrai détroit de 0m,005 de longueur, dans lequel les arbres de vie, dépouillés de leurs branches, s'emboîtent si bien que, vu l'étroitesse de l'orifice, ils le remplissent entièrement, et s'opposent au cathétérisme. Cette résistance une fois vaincue, on pénètre facilement dans la cavité. La sensibilité de cet orifice, la disposition circulaire des faisceaux de muscles qui a fait admettre à ce niveau un véritable sphincter, s'ajoutent à l'étroitesse naturelle de l'ouverture et à l'emboîtement des colonnes gauche postérieure et droite antérieure pour augmenter les difficultés que l'on éprouve chez les vierges, ou par suite de certains

(*) Coupes transversales pratiquées sur la moitié supérieure du col de la matrice, pour montrer l'emboîtement réciproque de ses parois, notamment des deux saillies longitudinales qui sont en quelque sorte les troncs des arbres de vie, et par suite le mécanisme de l'occlusion de l'isthme ou de l'orifice cervico-utérin. D'après Guyon. — 1, utérus vierge de 16 ans. — 2, utérus nullipare. — 3, utérus multipare : exceptionnellement deux saillies postérieures, une seule antérieure et médiane.

[1] *Etude sur les cavités de l'utérus à l'état de vacuité.* Thèses de Paris, 1858.

états morbides, à passer avec le cathéter de la cavité du col dans celle du corps (*fig.* 33, 39). D'autres fois au contraire, par l'effet même d'autres états morbides, rien de plus facile que de passer tout droit et avec des instruments d'un assez fort calibre à travers l'orifice cervico-utérin (*fig.* 36). En moyenne, un cathéter de $0^m,002$ de diamètre peut franchir cette ouverture, pourvu qu'on prenne les précautions que je signalerai plus loin. Après la ménopause, l'orifice interne se resserre graduellement et finit par s'oblitérer chez quelques femmes d'une manière définitive.

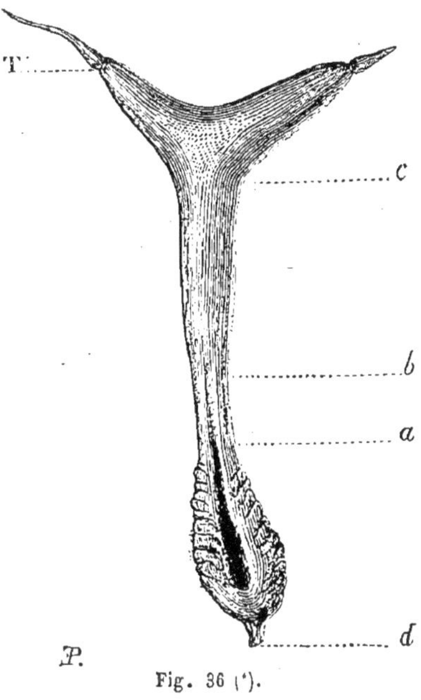

Fig. 36 (*).

L'*orifice externe* ou *vaginal* est très-variable. Il est quelquefois arrondi et étroit. Cette étroitesse peut être plus ou moins marquée et atteindre le degré connu sous le nom d'atrésie, qui n'est autre chose que l'imperforation ou l'oblitération. Alors, habituellement, la rétention du mucus ou du sang menstruel augmente la capacité des cavités, comme on peut le voir sur la figure ci-jointe, empruntée à M. Guyon. Souvent aussi, dans ce cas, la saillie de l'utérus dans le vagin est conique, et le pertuis utérin, ou l'ouverture étroite dont j'ai parlé, peut se trouver au sommet de ce cône, ou

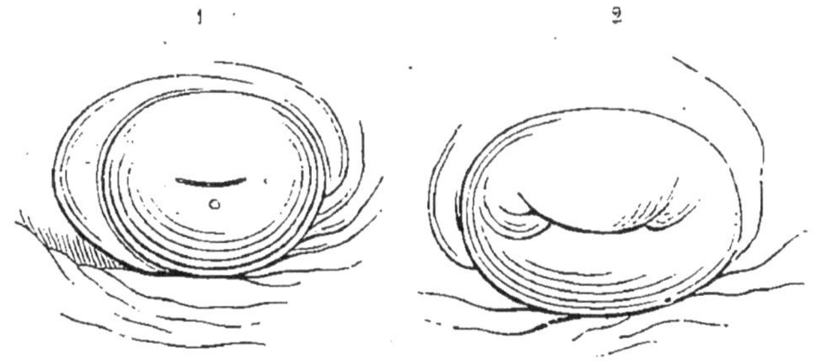

Fig. 37 (**).

sur un de ses côtés, soit un peu en avant, soit un peu en arrière. Le plus souvent, il a la forme d'une fente sur laquelle on aperçoit,

(*) Moule des cavités d'un utérus nullipare, appartenant à une femme de 42 ans : il y avait un rétrécissement très-marqué de l'orifice externe du col. Sa forme est la même que celle de l'utérus de la fille vierge (*fig.* 33), mais les cornes sont plus larges, l'isthme cervico-utérin est dilaté, le segment supérieur du corps et la cavité du col sont plus développés. D'après Guyon.

(**) Différences de la portion vaginale du col utérin dite museau de tanche, chez la nullipare 1, et chez la multipare 2.

ez le fœtus à terme ou chez la petite fille, le point de départ des ·ncs de l'arbre de vie, ce qui donne à cette fente une forme qui se rapproche de celle de l'orifice buccal (Guyon). Ces saillies s'effacent avec l'âge, de manière à réduire l'orifice à l'état d'une fente rectiligne dont les bords sont en contact chez la jeune fille et chez la nullipare. Cette dernière diffère de la première par le léger aplatissement du col, dont les lèvres semblent laisser l'orifice s'entr'ouvrir plus aisément. Chez la multipare, la fente est béante, irrégulière, mamelonnée par l'effet des cicatrices qui ont succédé aux déchirures causées par l'accouchement.

En résumé, entre l'utérus nullipare et l'utérus multipare, il existe des différences qui ne permettent pas de les confondre et dont la connaissance exacte peut seule nous conduire au diagnostic des altérations morbides. Ces différences se réduisent aux suivantes :

Extérieurement, l'utérus multipare a une situation moins fixe, une position moins élevée, une variabilité d'inclinaison ou d'incurvation plus marquée que l'utérus nullipare. Ses deux faces et son bord supérieur sont plus bombés. La portion vaginale du col est moins conique et moins allongée. L'orifice est une fente plus longue, à lèvres inégales et échancrées, se laissant entr'ouvrir et pénétrer par la phalange unguéale du doigt qui pratique le toucher. L'utérus est plus volumineux. Tous ses diamètres ont augmenté, surtout le longitudinal. L'accroissement de volume et particulièrement de longueur a porté sur le corps plus que sur le col. Les parois de l'organe ont acquis plus d'épaisseur.

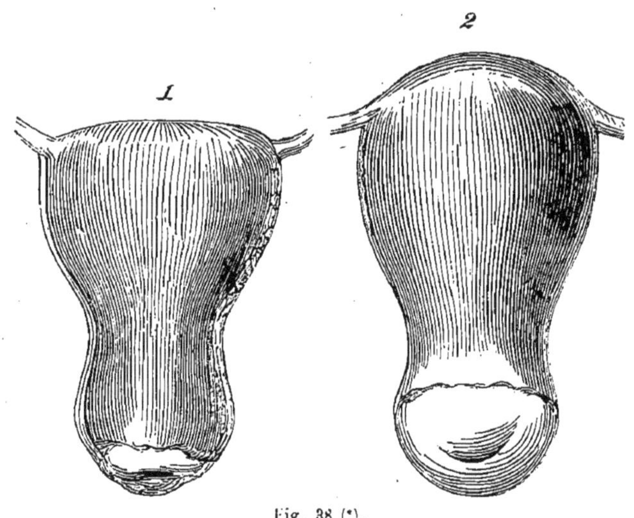

Fig. 38 (*).

(*) Différences de conformation extérieure de l'utérus chez la nullipare 1, et chez la multipare 2. D'après P. Dubois.

Intérieurement, la cavité du corps s'est agrandie, elle a changé de forme; ses bords, au lieu d'être convexes, sont devenus concaves. Les angles supérieurs ne sont plus infundibuliformes. L'abouchement des trompes est plus large. La cavité du col est proportionnellement moins longue,

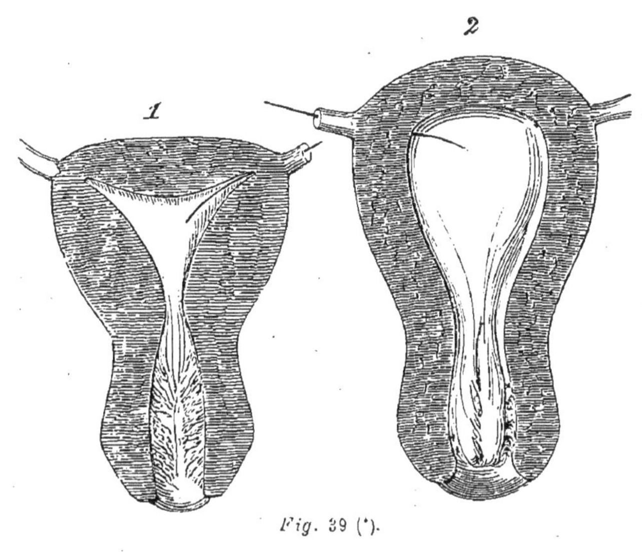

Fig. 39 (*).

elle est un peu plus large. Son orifice interne est plus ouvert et laisse pénétrer plus facilement un cathéter. L'axe des deux cavités est moins souvent incurvé en avant, et s'il présente, comme il n'est pas rare de le rencontrer, une courbure antérieure, postérieure ou latérale, à moins d'adhérences ou de quelque autre état morbide, il se laisse redresser plus aisément par l'introduction de cet instrument explorateur.

CHAPITRE IV

Structure de l'utérus.

L'utérus a des parois très-épaisses, et une structure qu'on peut dire spéciale, car elle présente peu d'analogies avec celle de tout autre organe.

L'épaisseur de ses parois, d'après M. Sappey [1], n'est pas égale partout. Ne dépassant guère 0m,008, au niveau de l'ouverture des trompes, elle est en moyenne de 0m,010 au niveau du fond, et s'élève à 0m,012 ou 0m,015 sur les faces et les bords latéraux.

Ses artères viennent de l'aorte par les ovariques ou utéro-ovariennes,

(*) Différences de forme et de dimension des cavités utérines chez la nullipare 1, et chez la multipare 2. D'après P. Dubois.

[1] Ouvr. cit., p. 665.

et des hypogastriques par les utérines, sans compter celles des ligaments ronds qui naissent des épigastriques. Elles pénètrent l'utérus par ses bords, non sans s'être largement anastomosées entre elles, et sans avoir décrit de nombreuses flexuosités et des enroulements en tirebouchon qui les font comparer aux *artères hélicines* des tissus érectiles et des corps caverneux de la verge en particulier.

Ses veines, volumineuses, presque sans valvules, largement anastomosées, adhérentes au tissu propre de l'organe et formant pendant la grossesse des dilatations connues sous le nom de *sinus*, émergent par les bords latéraux, constituent deux vastes plexus contenus dans les doubles feuillets des ligaments larges, et, sans compter les veines de ces mêmes ligaments larges qui se portent dans les épigastriques ou les iliaques externes, elles se jettent les unes dans les hypogastriques, les autres dans la veine cave à droite, dans la veine rénale à gauche, en se faisant remarquer, le long de leur trajet, par un plexus analogue au plexus pampiniforme de l'homme.

Ses vaisseaux lymphatiques, venus soit de la membrane muqueuse, soit de la paroi musculaire dont ils partagent l'hypertrophie dans l'état de grossesse, se divisent, comme les vaisseaux sanguins, en deux groupes principaux de chaque côté : les inférieurs se jettent dans les ganglions pelviens latéraux, les supérieurs dans les ganglions lombaires. M. Cruveilhier [1] les a souvent trouvés pleins de pus après l'accouchement.

Ses nerfs ne paraissent proportionnés à son volume, ni pour leur nombre, ni pour leur diamètre. Ils sont très-fins, très-grêles, peu nombreux ; mais ils existent. Le col de l'utérus en reçoit comme le reste de l'organe. Ils viennent des plexus lombo-aortiques (particulièrement des plexus ovariques), et des plexus hypogastriques, sans qu'il soit possible en aucun point de discerner les filets émanés du système cérébro-spinal ou du système ganglionnaire. Enfin, d'après M. Boullard [2], ils ne sont point susceptibles de s'hypertrophier pendant la grossesse, et ils ne présentent rien qui soit comparable à ce qu'ont indiqué W. Hunter, MM. Robert Lee et Ludovic Hirschfeld.

Son enveloppe séreuse n'est autre que le péritoine, lequel se réfléchit de la face postérieure de la vessie sur la face antérieure du *corps* de la matrice, gagne le fond, recouvre toute la face postérieure, y compris le *col* et la partie supérieure de la paroi postérieure du vagin, tout en se prolongeant à droite et à gauche sur les ligaments larges. Elle ne recouvre donc ni la partie antérieure du col, ni les bords latéraux de l'utérus, dont elle s'éloigne, par la divergence de ses deux feuillets en avant et en arrière. Dans les points qu'elle recouvre d'une manière immédiate, elle adhère intimement au tissu sous-jacent. De chaque côté de la matrice, le péritoine adhère aussi intimement aux ligaments

[1] Ouvrage cité, t. II, p. 487, et *Anat. pathol.*, 14e livr.
[2] *Quelques mots sur l'utérus*, Thèses de Paris, 1853, n° 87.

larges, qui ne sont, ainsi que je vais le dire, que des dépendances de la matrice elle-même.

Mais de toutes les parties constituantes de l'utérus, les plus spéciales sont celles que l'on peut appeler ses tissus propres. L'un de ces tissus est une muqueuse, l'autre un système de muscles ou plutôt un véritable appareil contractile et érectile à la fois.

La *muqueuse* utérine resta longtemps méconnue, à cause de sa densité dans l'état normal ou pendant l'intermenstruation, de son atrophie à la suite des maladies ou par l'effet de l'âge, des différences d'aspect que lui donne l'hypertrophie qui s'empare d'elle à chaque menstruation et surtout à chaque grossesse. Il était d'autant plus facile de la méconnaître qu'on ne pouvait la séparer de la couche sous-jacente, qu'il était impossible de l'en distinguer à l'œil nu et que l'on avait négligé de rechercher histologiquement sa structure, seul moyen d'établir cette distinction. M. Coste [1] démontra du même coup son existence, sa structure, et son hypertrophie en caduque pendant la grossesse. J'ai contribué, il y a une vingtaine d'années, à répandre et à développer cette vérité [2]. Depuis lors, M. Ch. Robin a fait la description histologique de cette membrane [3], d'autres auteurs ont étudié la formation des caduques et la régénération de la muqueuse utérine [4] ; en un mot on a saisi toutes les formes sous lesquelles peut se présenter ce tissu toujours changeant comme le reste de l'organe auquel il appartient.

La muqueuse de la matrice diffère dans le corps et dans le col.

Dans le corps, elle s'amincit vers les angles, où elle se continue peu à peu avec la muqueuse du col et avec celle des trompes. Vers la partie centrale elle a sa plus grande épaisseur, qui varie d'après M. Coste de 0^m,003 à 0^m,006, et d'après M. Sappey de 0^m,001 à 0^m,002 seulement. Cette dernière supputation me paraît au-dessous de la réalité. C'est ici surtout que les différences sont considérables, non-seulement entre la menstruation et l'intermenstruation, mais même entre la santé et la maladie. Or, la plupart des observations de M. Coste ont été faites sur des femmes ayant péri de mort violente, dans la plénitude de la santé.

La surface libre est lisse, sans rides, sans papilles ni villosités, mais

[1] *Mémoire sur la formation de la caduque dans l'œuf humain*. Comptes rendus des séances de l'Académie des sciences de Paris, t. XV, 1842, et t. XXIV, 1847. — *Traité général du développement*. Paris, 1848.

[2] *De l'œuf et de son développement dans l'espèce humaine*, p. 127. Montpellier, 1845.

[3] Ch. Robin. *Mémoire pour servir à l'histoire anatomique et pathologique de la membrane muqueuse utérine, de son mucus et des œufs, ou mieux glandes de Naboth*, dans les *Archives générales de médecine*, t. XVII et XVIII. Paris, 1848.

[4] Colin, *Étude à l'œil nu sur la surface interne de l'utérus après l'accouchement, dans l'état physiologique, dans l'état pathologique, et en particulier dans la fièvre puerpérale*. Thèses de Paris, 1847, n° 220. — Voy. aussi A. Richard, *De la muqueuse utérine*. Paris, 1848; et Ch. Robin, *Mémoire sur les modifications de la muqueuse utérine pendant et après la grossesse*, dans les *Mémoires de l'Académie de médecine*, t. XXV, p. 81. Paris, 1861.

criblée d'une multitude d'orifices qui sont les embouchures d'autant de follicules ou glandes en tube, et recouverte de cellules coniques, de 0mm,03 à 0mm,04, à base pyramidale recouverte de cils vibratiles, moins grandes que les cellules d'épithélium vibratile des trompes qui n'ont pas moins de 0mm,07. Cet épithélium, vibratile dans l'état de vacuité, devient pavimenteux pendant la gestation, lorsque la muqueuse devient membrane caduque.

Les glandes en tube, légèrement flexueuses, cylindriques, adhèrent par leur cœcum, quelquefois bifide, au tissu sous-jacent, s'ouvrent à la

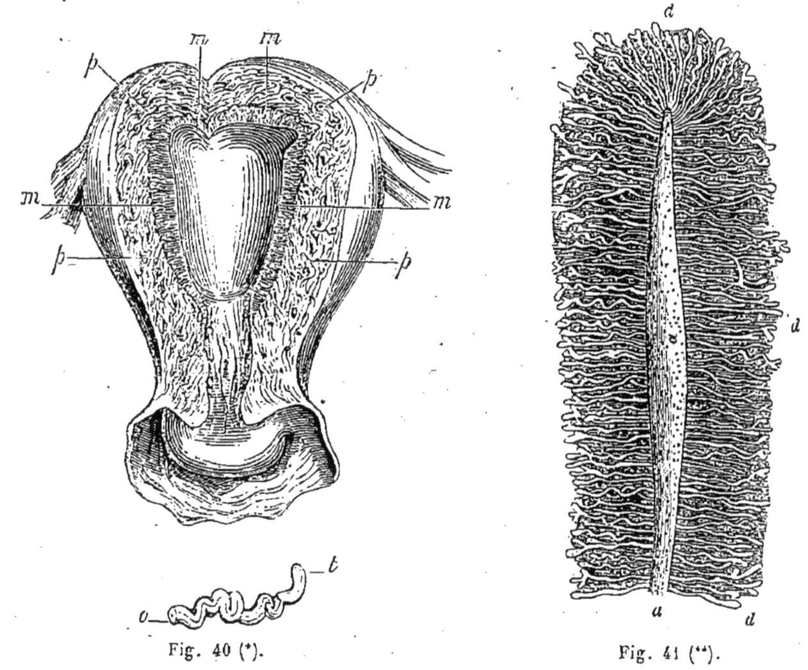

Fig. 40 (*).

Fig. 41 (**).

surface de la muqueuse dans un petit godet, entouré d'une sorte de polygone vasculaire, et sont tapissées d'épithélium nucléaire. Leur diamètre égale à peu près le douzième de leur longueur, et l'intervalle qui les sépare égale à peu près leur diamètre. Elles participent à l'hypertrophie générale de l'organe pendant la grossesse.

Le tissu interposé aux follicules est formé de rares faisceaux fibrillaires (tissu dit cellulaire, lamineux ou conjonctif), d'éléments fibro-

(*) Membrane interne ou muqueuse d'un utérus, dont la paroi antérieure a été en partie enlevée. D'après Coste. — *pp*, tissu propre dans la coupe duquel on voit des ouvertures vasculaires nombreuses résultant de la section des vaisseaux. — *m m*, membrane muqueuse, dont l'aspect régulièrement strié et la coloration rosée sont remarquables. Le petit corps vermiculaire placé au-dessous de l'utérus est une glandule — *t*, extrémité initiale en cul-de-sac. — *o*, son extrémité terminale, offrant un étroit orifice et ouverte à la surface interne de la cavité utérine.

(**) Aspect général de l'ensemble des glandules ou follicules flexueux de la muqueuse utérine.— *d,d,d*, culs-de-sac simples ou bilobés de ces follicules. — *aaa*, leur orifice élargi en godet à la surface de la muqueuse.

plastiques, surtout de noyaux, de cellules, de corps fusiformes et de beaucoup de matière amorphe granuleuse. Ainsi la charpente de la membrane s'y trouve à l'état embryonnaire et à tous les degrés de développement. L'utérus est le seul organe dans lequel nous rencontrions constamment un tissu en instance d'organisation. Cette particularité est en relation directe avec les modifications de volume et de structure que l'accomplissement de ses fonctions lui impose; elle imprime en même temps une direction spéciale à ses actes morbides; elle éclaire plusieurs points obscurs de sa pathologie; elle aide aussi dans la recherche de ses modificateurs thérapeutiques et peut en expliquer les effets parfois insolites.

A l'époque de la menstruation, la muqueuse augmente beaucoup d'épaisseur, elle se fluxionne, se congestionne, reste turgescente et gorgée de sang, jusqu'à ce que l'hémorrhagie s'établisse ou plutôt jusqu'à ce

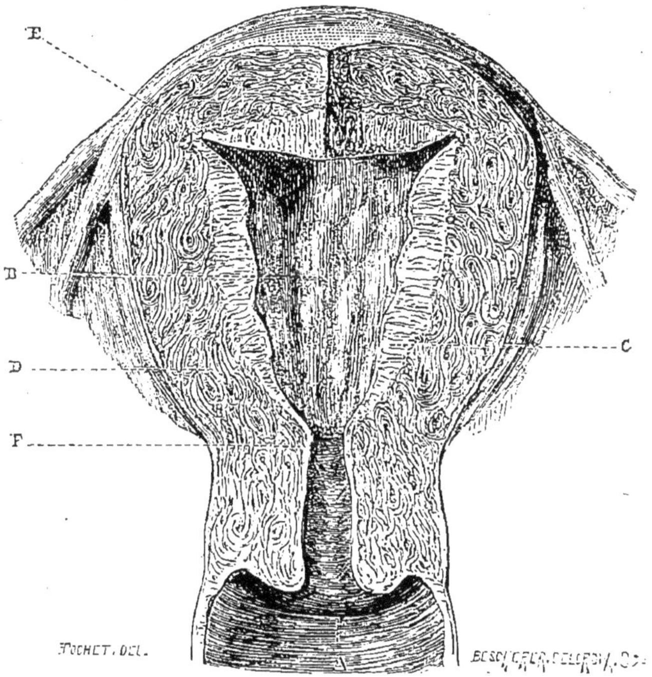

Fig. 42 (*).

qu'elle ait cessé. Sa surface se boursoufle de proéminences et se creuse de rides qui imitent les circonvolutions cérébrales. Les glandes participent à cette congestion qui est presque une hypertrophie passagère. Leur sécrétion, habituellement insignifiante, devient considérable, sur-

(*) Utérus ouvert pour montrer la tuméfaction de tout l'organe et particulièrement de sa membrane muqueuse, pendant la menstruation. — A, muqueuse du col. — B, muqueuse du corps très-boursouflée. — C, épaisseur de cette muqueuse. — EF, diminution de son épaisseur au niveau des orifices tubaires et de l'orifice du col. — D, tissu propre.

tout avant et après l'hémorrhagie. On comprend combien elle doit l'être dans la leucorrhée et quelle difficulté on éprouve pour agir topiquement sur les organes qui la produisent.

Dans le col, la muqueuse est très-adhérente comme dans le corps, mais elle est plus mince, elle n'a pas plus de 0m,001 à 0m,002; elle est ridée; tapissée d'épithélium à cils vibratiles; formée d'un *substratum*, analogue à celui de la muqueuse du corps et dans lequel les éléments embryonnaires, tels que les corps fusiformes fibro-plastiques, dominent; enfin munie d'organes sécréteurs abondants, regardés d'abord comme de simples follicules à cœcum ampullaire et à goulot rétréci, mais décrits récemment par M. Sappey comme des glandes en grappes à deux ou trois branches, se subdivisant elles-mêmes pour se terminer en cul-de-sac. Ces glandes se trouvent à l'orifice utérin et à l'orifice vaginal, comme dans la cavité du col. Elles sont remarquables par leur ampleur, depuis leur origine jusqu'à leur embouchure. Leurs ouvertures se voient au fond des sillons qui séparent les branches des arbres de vie. Elles sécrètent un mucus épais et très-visqueux, alcalin comme celui du corps, à l'inverse du liquide vaginal qui est acide : en s'accumulant, ce mucus forme chez le fœtus et souvent aussi chez la femme adulte, surtout pendant la grossesse, un cylindre ou bouchon gélatineux, très-adhérent, et remplissant la cavité du col. Elles deviennent fréquemment le siége d'une dilatation partielle ou totale qui les transforme en des espèces de kystes connus sous le nom

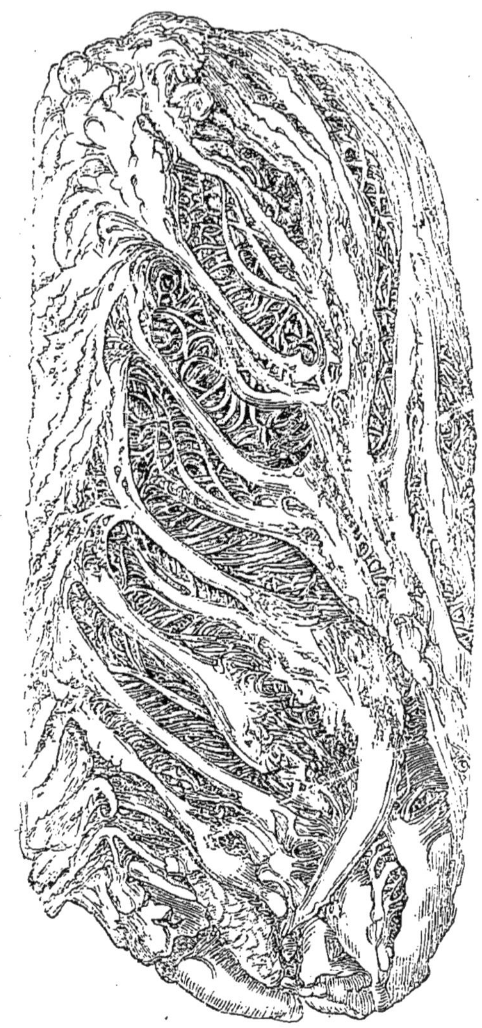

Fig. 43 (*).

(*) Ensemble des ramifications transversales ou obliques d'un des deux pilastres médians de la muqueuse qui constituent les arbres de vie antérieur et postérieur, dans la cavité du col d'un utérus vierge, vu à un grossissement de 9 diamètres.

d'*œufs de Naboth*, du nom de l'anatomiste qui avait commis l'erreur de les prendre pour des œufs tombés de la cavité utérine dans le col. Ces kystes s'enfoncent, en grossissant, dans la tunique musculaire. On les trouve souvent en grand nombre, et quelquefois assez volumineux pour former de véritables tumeurs, décrites par M. Huguier [1] sous le nom de polypes folliculaires. Souvent aussi la formation de ces amas kystiques est accompagnée de l'hypertrophie des autres éléments de la muqueuse et même du tissu sous-jacent, phénomène fréquent dans le corps comme dans le col et caractéristique d'un grand nombre de maladies utérines.

Les glandes du col surtout sont les organes producteurs de la leucorrhée utérine. Plus accessibles à nos moyens de traitement que les follicules du corps, parce qu'elles sont moins éloignées de nous, elles ne se dérobent pas moins que ceux-ci à l'action de ces mêmes moyens, par leur position au fond des sillons et des anfractuosités dans lesquels elles s'ouvrent, entre les ramifications de l'arbre de vie. La figure ci-contre, empruntée à M. Tyler Smith [2], donne une idée de la difficulté qu'on doit avoir à les atteindre, et que je comparerai volontiers à celle que l'on éprouve à pénétrer jusque dans les anfractuosités des amygdales, pour atteindre les follicules dont l'agglomération constitue ces organes. Cette analogie de disposition peut inspirer la pensée d'un traitement analogue, applicable à ces deux organes en apparence si différents.

L'*enveloppe musculeuse*, ou ce qu'on a appelé le tissu propre de l'utérus, est très-compliquée au premier abord. Superposition des couches profondes, entre-croisement des faisceaux superficiels, développement vasculaire propre aux appareils érectiles, tout contribue à donner à cet organe une texture d'autant plus difficile à déterminer que, jusqu'à ce jour, les anatomistes ont tenu peu de compte des données tirées du développement, de l'anatomie comparée et des conditions musculo-vasculaires de l'érectilité, qui pouvaient seules jeter quelque lumière sur cette étude.

Aujourd'hui nous connaissons la structure du tissu utérin, les éléments qui entrent dans sa composition, la richesse et l'arrangement particulier de ses vaisseaux sanguins, enfin la superposition et les relations réciproques de la plupart des faisceaux musculaires qui caractérisent la texture de la matrice.

Les éléments essentiels du tissu de l'utérus sont des fibres musculaires lisses, improprement appelées fibres cellules, fibres des muscles de la vie organique, caractérisées par la présence d'un noyau, n'ayant que $0^{mm},05$ à $0^{mm},07$ de longueur et $0^{mm},005$ de largeur dans l'utérus à

[1] *Des kystes de la matrice et des kystes folliculaires du vagin.* — *Mémoires de la Société de chirurgie*, t. I, p. 241, Paris, 1847.

[2] *On Pathology and Treatment of Leucorrhœa*, p. 25. London, 1855.

l'état de vacuité, mais s'hypertrophiant, pendant la gestation, au point de pouvoir atteindre jusqu'à dix fois plus de longueur et cinq fois plus de largeur, et se laissant pénétrer de quelques granulations graisseuses.

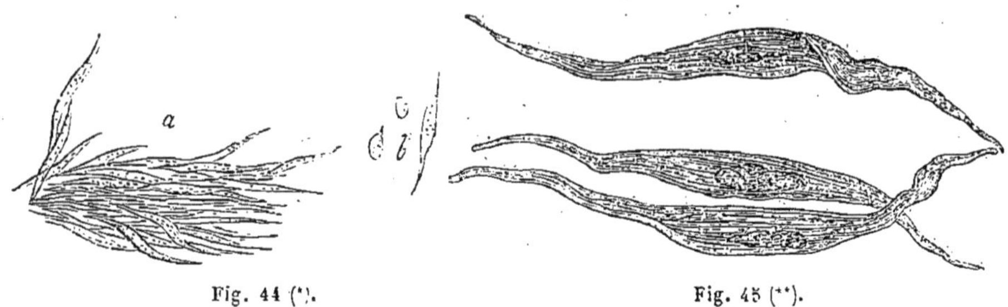

Fig. 44 (*). Fig. 45 (**).

L'hypertrophie de l'organe pendant la grossesse ne consiste pas seulement dans l'accroissement de volume des éléments déjà existants; elle résulte encore de la formation d'éléments musculeux nouveaux. A cet accroissement des fibres contractiles s'ajoute celui du tissu fibrillaire ou conjonctif qui les unit entre elles.

Après l'accouchement, l'atrophie ramène ces éléments à leur état normal. Cette particularité caractérise la membrane musculaire de l'utérus, comme elle caractérise sa membrane muqueuse. Si la première ne porte pas la faculté de développer son organisation jusqu'au point de se régénérer, du moins, par son aptitude et ses tendances à s'hypertrophier ou à s'atrophier à un degré extrême, elle est toujours, en quelque sorte, comme la muqueuse elle-même, dans une instance de développement ou d'organisation, et par conséquent dans une instabilité anatomique qui fait un contraste frappant avec la stabilité caractéristique de tous nos autres organes. Je reviendrai nécessairement sur ce point, pour montrer la part que prend cette propriété particulière du tissu utérin au développement de ses maladies, le caractère qu'elle imprime à sa pathologie et l'influence qu'elle peut exercer sur sa thérapeutique.

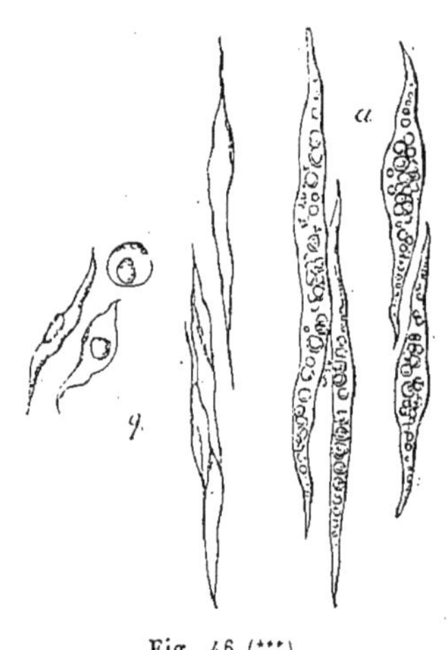

Fig. 46 (***).

Quant à l'arrangement des faisceaux contractiles, constitués par la réunion des fibres élémentaires, on s'accorde à compter trois plans superposés.

(*) Fibres musculaires lisses de l'utérus à l'état de vacuité. D'après Farre.

(**) Fibres cellules de l'utérus en état de gestation. D'après Wagner.

(***) Progrès de l'involution ou désintégration et renouvellement des fibres utérines après la parturition D'après Heschl.

Le plan profond ou intérieur est le plus facile à déterminer, du moins après l'accouchement. Il est formé de deux muscles orbiculaires, ou de faisceaux musculaires, disposés en courbes concentriques qui convergent à droite et à gauche autour de l'orifice des trompes comme autour d'un point central, et auxquels Ruysch avait attribué, avec le nom de *detrusor placentæ*, la fonction de écoller le délivre. Mentionnés depuis par Weitbrecht, ils ont été bien décrits et figurés par Mme Boivin[1]. Au niveau de l'isthme, qui fait communiquer la cavité du corps avec celle du col, ce plan est formé de simples faisceaux annulaires, s'entre-croisant à angle aigu et constituant un agent constricteur qui peut rendre compte de l'occlusion de l'utérus pendant et hors le temps de la gestation, de la tendance de ce point à se resserrer comme sous l'effort d'un véritable sphincter, de la difficulté que l'on éprouve souvent à le franchir avec un cathéter, de la différence qu'il y a entre la résistance que présente l'orifice utérin et la dilatabilité de l'orifice vaginal et de la cavité du col, soit pendant la grossesse, soit dans certains états morbides, enfin de l'oblitération fréquente de l'orifice interne après la ménopause. Ces conclusions découlent d'une autre circonstance anatomique : en effet, dans le plan profond contractile de la cavité du col, les faisceaux musculaires, au lieu de rester annulaires ou circulaires, comme au niveau de l'isthme, deviennent presque tous obliques en suivant la division des branches des arbres de vie dont les axes sont formés eux-mêmes de fibres verticales.

Le plan moyen paraît être à la fois le plus épais et le plus inextricable. D'après M. Pajot[2], il est composé, principalement vers les régions élevées des faces antérieure et postérieure où l'on peut l'étudier, par des bandes musculaires en anses qui se recouvrent les unes les autres. Comme le précédent, il ne peut être distingué nettement que sur l'utérus en état de gestation ou après l'accouchement.

Le plan superficiel ou extérieur est au contraire plus aisé à déterminer sur l'utérus à l'état de vacuité, surtout chez les jeunes sujets. Ainsi que l'a fait observer M. Rouget, au moment de la naissance et même jusqu'à la puberté, les organes conservent l'empreinte des formes primitives: on distingue encore les cornes utérines sous la mince couche musculaire qui les recouvre et tend à les confondre, le tissu propre de l'utérus est peu développé, les connexions des plans superficiels avec les membranes voisines sont plus marquées, enfin ces membranes elles-mêmes, minces, transparentes, exemptes de ces traînées de tissu adipeux, qui plus tard les envahissent, se présentent à l'observateur dans les conditions les plus favorables à l'étude.

D'après M. Hélie[3], la couche interne du tissu musculaire de l'utérus,

[1] Boivin et Dugès, *Traité pratique des maladies de l'utérus*, t. I, p. 14, et Atlas, pl. VII. Paris, 1833.

[2] Dubois et Pajot, *Traité complet de l'art des accouchements*, p. 437. Paris, 1860.

[3] *Journal de la section de médecine de la Société académique du département de la*

la moins épaisse des trois, est formée de fibres transversales qui constituent à l'orifice interne du col, un faisceau annulaire très-ferme et saillant; qui se continuent en haut par deux groupes de faisceaux annulaires entre-croisant leurs plus grands anneaux, graduellement décroissants de chaque côté depuis l'évasement de l'infundibulum jusqu'à l'ouverture étroite de la trompe; enfin qui sont recouvertes, sur le milieu de chacune des parois antérieure et postérieure de la cavité utérine, par un large et épais faisceau de fibres ascendantes de forme triangulaire, dont la base s'étend de l'un à l'autre orifice tubaire et dont le sommet descend près de l'orifice interne du col. La couche moyenne, égalant en épaisseur le tiers des parois, se compose de bandes de largeur variable qui se croisent dans toutes les directions, forment des séries d'anneaux et même de canaux contractiles contenant les veines et leurs sinus, et se manifestent surtout dans les régions qui correspondent au placenta. La couche externe, dont l'épaisseur excède un peu le tiers de l'épaisseur totale des parois, est disposée en faisceaux ansiformes qui embrassent le fond de l'organe, se portent sur ses faces antérieure et postérieure, deviennent transverses à mesure qu'ils descendent, se prolongent en émanations superficielles dans les ligaments larges, sur les trompes et dans les ligaments ronds et ovariques, entourant les artères et les veines d'anneaux contractiles sur les bords de l'utérus.

On ne peut méconnaître la continuité du tissu contractile des trompes avec les deux portions droite et gauche de l'utérus, et la continuité des plans musculaires de ces derniers organes avec ceux des membranes étalées sur eux ou des ligaments qui les revêtent et les assujettissent aux parties voisines. Comme les trompes, les deux segments droit et gauche de l'utérus ont, sans doute, des plans de fibres longitudinales et des plans de fibres annulaires. A ces fibres propres, accumulées en bien plus grand nombre sur les deux moitiés latérales de l'organe gestateur que sur les trompes, s'ajoutent indubitablement des fibres communes qui cimentent l'union, la fusion de ces deux moitiés, pour en faire un organe médian à cavité unique. Mais au-dessus de ces plans musculaires se trouve superposée une enveloppe commune, également de nature musculaire, formant un large appareil contractile qui associe les mouvements de la matrice avec ceux des trompes, des ovaires, des ligaments larges, des ligaments ronds, du cordon des vaisseaux ovariques, c'est-à-dire des soi-disant annexes de l'utérus.

En étendant sur une lame de verre l'ensemble des organes génitaux d'une petite fille, il est aisé de constater que, chez la femme, de même que chez les mammifères, l'utérus et ses annexes sont compris

Loire-Inférieure, t. LX, p. 125. Nantes, 1864. — *Recherches sur la disposition des fibres musculaires de l'utérus développé par la grossesse*, avec un atlas de dix planches. Paris, 1865.

dans l'épaisseur d'une large membrane musculaire, dont les prétendus ligaments péritonéaux ne sont que des dépendances. Il est facile de suivre alors la continuité des faisceaux musculaires de cette membrane avec le plan superficiel du tissu de l'utérus bien décrit par M. Deville [1].

M. Rouget [2] est parti de ce double fait, que la tunique musculaire superficielle des viscères creux est loin de se mouler toujours exactement sur leur forme et leurs dimensions, et que les muscles de la vie organique, à leur extrémité terminale, se mettent constamment en connexion avec une partie quelconque de l'appareil locomoteur de la vie animale, os, tendons, aponévroses, muscles même. Il a étudié ensuite la disposition de l'enveloppe contractile superficielle des organes génitaux chez les vertébrés, comme chez la femme. Il est arrivé de cette manière à démontrer que les ligaments larges ne sont pas un simple repli du péritoine, mais une expansion des parties latérales de l'utérus, ou plutôt des feuillets musculaires, sous-jacents aux feuillets séreux, y adhérant d'une manière intime, constitués par des faisceaux de fibres lisses qui s'entre-croisent et forment un véritable réseau. La partie moyenne de la membrane formée par l'ensemble et l'entre-croisement de ces feuillets musculaires n'est autre chose que la couche externe de l'enveloppe musculaire de l'utérus. Sur la ligne médiane de la matrice on observe, dans toute sa hauteur, une décussation des faisceaux musculaires d'un côté à l'autre (fibres verticales), qui indique la rencontre et l'entre-croisement des deux appareils musculaires latéraux (*fig.* 47).

Ainsi les faisceaux dépendant du système du ligament rond pubien (LI) s'étalent en éventail dans toute la hauteur de l'utérus et s'entre-croisent avec ceux du côté opposé.

Dans les ligaments utéro-sacrés et le feuillet postérieur du ligament large, on retrouve les insertions au sacrum et à la région iliaque (UR, VS, US).

Les faisceaux dépendant du ligament de l'ovaire *mesoarium* (LO) et de tout l'aileron moyen proviennent surtout de la face postérieure de l'utérus. Ils ne se terminent pas brusquement à l'extrémité interne de l'ovaire; les faisceaux à noyaux nombreux et allongés qui s'entrelacent dans le stroma de la glande et enferment les vésicules de Graaf dans les mailles de leur réseau, ne sont probablement pas autre chose que leur continuation. Une autre partie des fibres du *mesoarium* longe, au niveau du corps spongieux, le bord inférieur de l'ovaire, et, arrivée à l'extrémité externe, concourt à la formation de la corde musculaire qui rattache le pavillon à cette glande (*a'*). Enfin quelques faisceaux se

[1] Voy. Cazeaux, *Traité théorique et pratique sur l'art des Accouchements*, p. 108, 3e édit. Paris, 1850.

[2] *Recherches sur les organes érectiles de la femme, et sur l'appareil musculaire tubo-ovarien* dans le *Journal de physiologie*, de Brown-Séquard, t. Ier, p. 363. Paris, 1859.

détachent du bord supérieur du ligament utéro-ovarien pour s'entrelacer dans le canevas musculaire de l'aileron de la trompe et se terminer sur ce conduit et dans le pavillon.

Les faisceaux qui constituent le système d'insertion de l'enveloppe musculaire superficielle de l'utérus à la région lombaire (ligament rond

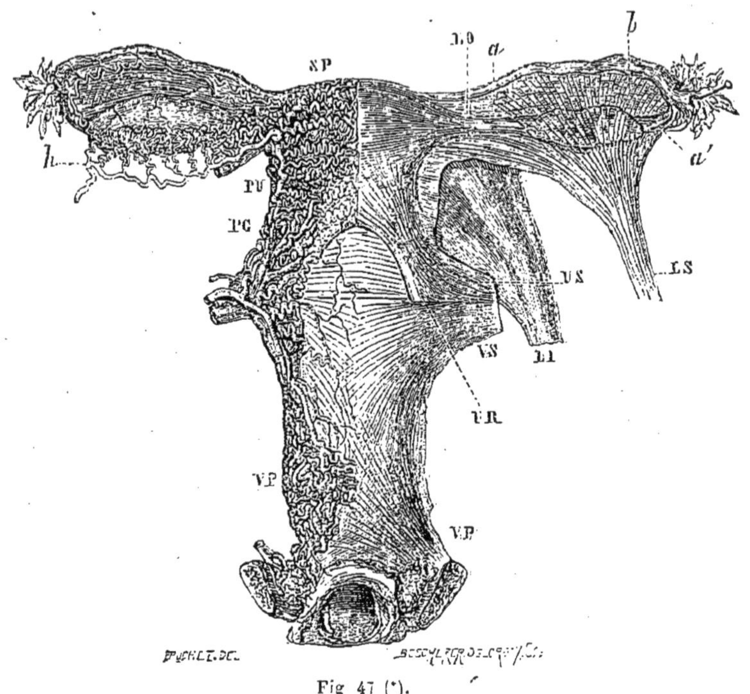

Fig 47 (*).

supérieur), au lieu d'être condensés en ruban, sont étalés en membrane, enveloppent le cordon vasculaire des vaisseaux ovariques, le traversent, montent avec lui vers la région lombaire et se perdent graduellement dans le *fascia propria*, par l'intermédiaire duquel ils se fixent à la paroi postérieure du tronc. A leur terminaison, quelques-uns de ces faisceaux s'irradient dans le feuillet postérieur du ligament large et se portent en dedans vers l'utérus; d'autres, soulevant le péritoine en forme

(*) Ensemble des formations vasculaires des organes génitaux internes de la femme, dans leurs rapports avec l'appareil musculaire superficiel, d'après M. Rouget. Le vagin, l'utérus et les annexes sont vus par leur face postérieure.— Appareil vasculaire : VP, renflement semi-annulaire du plexus vaginal.— PC, plexus cervico-utérin. — PU, plexus utérin. — SP, artères hélicines du corps de l'utérus. — *h*, artères hélicines du hile de l'ovaire. — Appareil musculaire : VP, insertion des faisceaux musculaires du vagin au pubis. — VS, faisceau de la même tunique musculaire provenant de la région de la symphyse sacro-iliaque. — US, faisceaux musculaires de l'utérus qui accompagnent les précédents et constituent en grande partie le feuillet postérieur des ligaments larges. — UR, ligaments recto-utérins. — LI, ligament rond inguinal ou pubien s'étalant sur toute la face antérieure de l'utérus. — LO, ligament de l'ovaire.— LS, ligament rond supérieur ou lombaire qui accompagne et enveloppe les vaisseaux spermatiques. — *a*, faisceaux musculaires provenant du ligament de l'ovaire LO, s'épanouissant et s'entre-croisant avec des faisceaux *b*, provenant du ligament lombaire LS, dans l'épaisseur de l'ovaire et au delà dans l'aileron de la trompe, avant de s'attacher à ce conduit et au pavillon, — *a'*, faisceaux émanés de l'ovaire, constituant, avec des faisceaux émanés directement du ligament supérieur, la frange tubo-ovarienne.

de pli, s'infléchissent en dehors, à la hauteur de l'ovaire et s'attachent au pavillon (b') ; tandis que le plus grand nombre, accompagnant les vaisseaux jusqu'au hile de l'ovaire, en partie semblent pénétrer dans le parenchyme de cette glande, en partie traversent son bulbe érectile et, continuant leur trajet dans l'aileron de la trompe, vont se perdre dans l'enveloppe contractile de ce conduit, en s'entre-croisant avec ceux qui émanent du ligament de l'ovaire.

Je n'ai pas craint de donner quelque développement à la description de l'enveloppe musculaire commune des organes génitaux, parce que sa connaissance rend compte de plusieurs faits jusqu'ici inexplicables.

Ainsi M. Rouget en a déduit lui-même le mécanisme de l'adaptation de l'oviducte à l'ovaire, au moment de la chute de l'œuf, phénomène

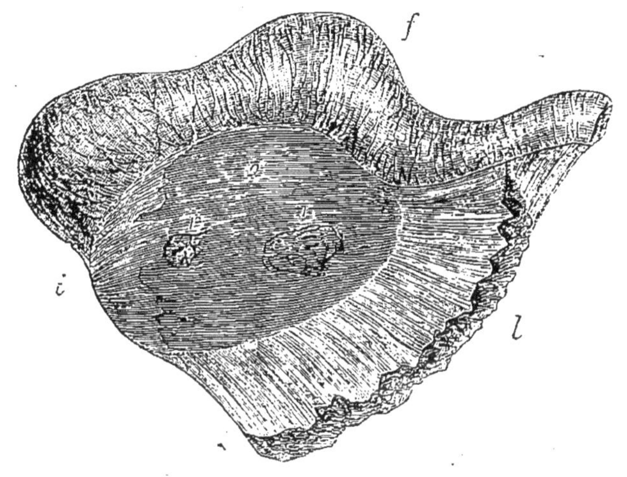

Fig. 48 (*).

important dont la cause restait inconnue. La direction des deux ordres de faisceaux musculaires, dit-il, qui, prenant leurs points d'insertion fixes à la région lombaire et à l'utérus, embrassent toute la longueur de la trompe et le pavillon (LO, LS, *ab*, *a'b'*), explique parfaitement les mouvements exécutés par ces organes pour se porter en arrière et en dedans, la possibilité de l'inflexion de la trompe sur elle-même et l'application du pavillon à la surface de l'ovaire (*fig.* 47). Tout se réduit en somme au mécanisme par lequel se ferme l'ouverture d'une bourse dont les bords se froncent, se rapprochent, lorsqu'on exerce des tractions sur les liens dont les attaches s'étendent sur toute la longueur de ces bords (*fig.* 49). Les mouvements des franges, qui lèchent en quelque sorte la surface de l'ovaire, et les contractions péristaltiques de la trompe recueillent l'œuf reçu dans le pavillon et le transportent vers l'utérus (*fig.* 48).

(*) Ovaire et pavillon de la trompe chez une femme morte pendant la menstruation. D'après Farre, *ad nat.* — *l*, ligament large. — *o*, ovaire. — *r*, *r*, anciens corps jaunes, traces de vésicules de Graaf précédemment rompues et cicatrisées. — *f*, portion large de la trompe. — *i*, pavillon appliqué sur l'ovaire.

Le même physiologiste en a déduit encore l'action de ces faisceaux musculaires sur les riches plexus vasculaires de l'ovaire et de l'utérus et le mécanisme de l'érection de ces organes. Je dirai quelques mots

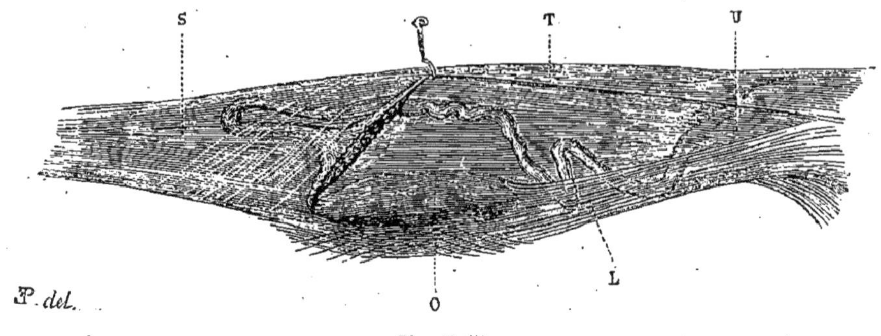

Fig. 49 (*).

de ce mécanisme après avoir signalé la disposition des vaisseaux sanguins qui caractérisent l'érectilité d'une partie de l'appareil génital interne.

Mais il est un autre fait que je tiens à signaler auparavant, comme conséquence des relations établies par les faisceaux musculaires que je viens de décrire, entre l'utérus et les parties voisines. Je veux parler des mouvements propres de l'utérus, déterminés surtout par les contractions morbides ou spasmodiques de ces divers faisceaux. Les malades en ont conscience, et accusent quelquefois assez nettement les sensations qu'elles leur font éprouver. Sans les confondre avec la propagation du spasme sur d'autres organes, qui détermine des accidents si variables, tels que la boule hystérique, on ne peut s'empêcher d'en admettre la réalité et de les attribuer à la contraction partielle ou totale de l'enveloppe musculaire superficielle. Si j'ajoute que cette contraction est elle-même le point de départ de l'érection de l'ovaire et de l'utérus, que ces mouvements et cette érection sont probablement liés d'une manière directe à l'ovulation, à la menstruation, à l'orgasme vénérien, on comprendra quelle part importante il convient de leur faire dans l'appréciation des impressions diverses ressenties par les femmes et des phénomènes subjectifs des maladies utérines.

J'ai dit que le tissu propre de l'utérus n'est pas seulement contractile, mais qu'il est érectile. C'est encore à M. Rouget [1] qu'on doit la

(*) Appareil musculaire tubo-ovarien du lapin, d'après M. Rouget. Les membranes musculaires de l'ovaire L et de la trompe T forment un double repli dont les bords rapprochés par la contraction musculaire enferment l'ovaire et le pavillon qu'ils amènent au contact l'un de l'autre. — S, ligament rond supérieur dont les faisceaux musculaires descendent de la région lombaire vers l'ovaire et le pavillon. — O, ovaire. — U, utérus.

[1] *Recherches sur le type des organes génitaux et de leurs appareils musculaires.* — Thèse inaugurale, Paris, 1855.

démonstration de cette vérité. Suivant cet observateur, qui a cherché à préciser, mieux qu'on ne l'avait fait avant lui, la nature des tissus dits érectiles, et à expliquer le véritable mécanisme de l'érection, tout organe érectile n'étant, en réalité, qu'un organe musculaire dans lequel le sang apporté par les artères peut être temporairement retenu dans les capillaires ou dans les veines transformées en sinus caverneux, en plexus rétiformes, il n'y a pas lieu de chercher la cause immédiate de l'érection ailleurs que dans la contraction des faisceaux musculaires, qui sont l'élément premier ou la base de toute partie érectile.

Les artères des organes érectiles présentent une disposition spéciale dont on est frappé au premier examen. D'abord, ainsi que l'a indiqué M. J. Müller, les troncs artériels dans le bulbe et à la racine des corps caverneux ne se divisent pas, comme à l'ordinaire, en rameaux dichotomiques, mais sont garnis dans tout leur pourtour de bouquets de vaisseaux se détachant, de trois à dix, d'un court pédicule commun. Ces vaisseaux ne se terminent pas en de courts diverticulums; ils traversent librement les larges sinus de la partie centrale des corps caverneux et des bulbes, et pénètrent, après des divisions et des anastomoses multiples, dans les trabécules musculaires, accumulées surtout à la périphérie ; ils les parcourent et s'ouvrent enfin à leur surface par un orifice en forme de fente évasée; mais, depuis leur origine jusqu'à leur terminaison dans les trabécules musculaires, les branches des bouquets artériels se tordent, s'enroulent en spirales à tours brusques et pressés, s'enchevêtrent les unes dans les autres, se mêlent, s'anastomosent, forment de véritables pelotons vasculaires qui, bien différents des simples flexuosités qu'efface une certaine distension, persistent pendant l'érection la plus complète et présentent une analogie frappante avec les réseaux admirables. Il n'est guère possible de méconnaître le rapport qui lie cette disposition avec la fonction spéciale d'un organe où le sang, dans un moment donné, doit s'accumuler comme dans un réservoir. Les veines et les capillaires, auxquels revient le principal rôle, s'y accommodent par des dilatations et par des anastomoses énormes et quelquefois par de véritables réseaux admirables veineux.

Poursuivant ses intéressantes recherches, le même observateur remarqua, dans les branches des artères tubo-ovariennes, une disposition en tout semblable à celle qu'il avait observée dans les artères hélicines des corps caverneux. Il reconnut que l'utérus et l'ovaire possèdent chacun un véritable corps spongieux et qu'ils peuvent être le siége de phénomènes analogues à ceux de l'érection (*fig.* 50). Il montra enfin, qu'outre les muscles intrinsèques de l'utérus qui peuvent participer à la production de ces phénomènes, les faisceaux des membranes musculaires ovario-tubaires ont avec les corps spongieux de l'utérus et de l'ovaire, et surtout avec leurs vaisseaux efférents, des rapports tels, qu'au moment de la contraction, les mailles des réseaux au milieu desquels cheminent les conduits veineux, se resserrant en tout sens, ceux-ci doivent nécessairement se trouver comprimés, et la sortie du sang plus ou moins complétement empêchée.

On peut, en produisant sur le cadavre une érection artificielle de ces organes, démontrer leur vraie érectilité et le rôle qu'elle joue dans l'ovulation, la menstruation, la copulation. Dans l'état normal et en dehors de la gestation, l'utérus et les ovaires sont, après la mort,

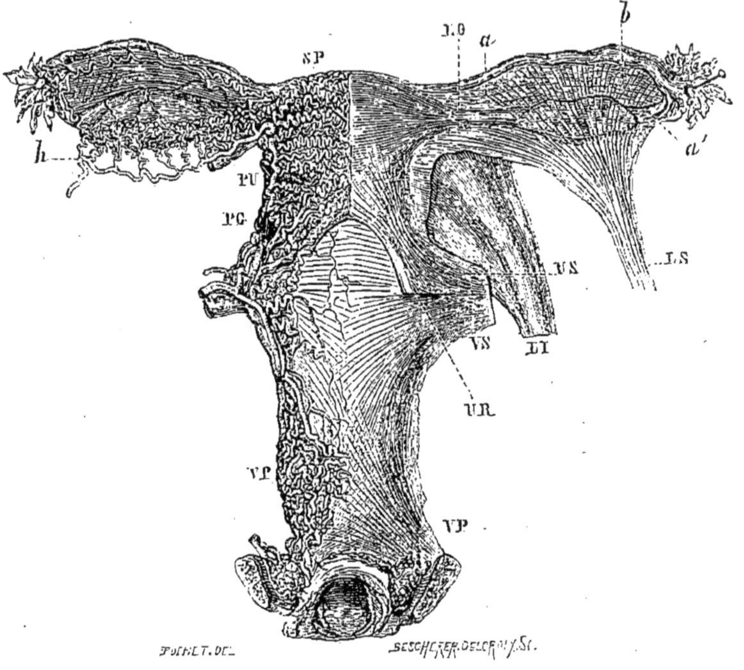

Fig. 50 (*).

affaissés dans la cavité pelvienne, et lors même qu'on les débarrasse de la masse intestinale qui pesait sur eux, si la vessie et le rectum ne lui prêtent un appui, l'utérus obéit à tous les mouvements qu'on lui imprime, et lorsqu'on cesse de le soutenir, retombe et s'infléchit. Dans ces conditions, si, après avoir placé le bassin dans un bain chaud, on pousse par les veines ovariques une injection qui remplisse complétement les corps spongieux de l'ovaire et de l'utérus, on verra de la manière la plus évidente qu'au moment où l'injection le distend, le corps de l'utérus, se redressant dans l'axe du col, et s'élevant en quelque sorte dans la cavité pelvienne, exécute un mouvement tout à fait analogue à celui de la portion pendante de la verge se redressant dans l'axe de la portion fixée au pubis et se relevant vers l'abdomen; l'utérus, comme la verge, persiste dans cette position tant que l'injection

(*) Ensemble des formations vasculaires des organes génitaux internes de la femme : VP, renflement semi-annulaire du plexus vaginal. — PC, plexus cervico-utérin. — PU, plexus utérin. — SP, artères hélicines du corps de l'utérus. — h, artères hélicines du hile de l'ovaire.

gonfle les corps érectiles. Ce changement de position s'accompagne aussi d'un changement de volume et de forme très-notable; l'utérus devient plus convexe en avant et surtout en arrière; ses bords, précédemment amincis, s'arrondissent et se développent de telle façon que l'organe, après l'injection, présente un volume de moitié au moins plus considérable qu'à l'état de vacuité; en même temps les parois de la cavité utérine s'écartent, comme Gunther et Kobelt l'ont montré pour les parois de l'urèthre.

Du côté de l'ovaire, des phénomènes analogues, quoique moins prononcés, sont tout aussi incontestables; tandis que la trompe ne subit aucun changement de forme ni de volume et n'exécute par elle-même aucun déplacement, on voit l'ovaire se soulever par la tension du plexus veineux, pendant que le corps spongieux, qui le supporte comme une espèce de réceptacle, se gonfle et semble naître de toutes pièces, comme les bulbes du vestibule au moment de l'érection.

Quant au vagin, il ne paraît présenter aucune portion que l'on puisse considérer comme érectile, si ce n'est le plexus de larges veines qui longe ses bords latéraux, et le plexus, quelquefois annulaire, qui entoure la première portion seulement de ce conduit.

Sans doute, comme le fait observer M. Rouget, souvent l'excitation sexuelle, chez la femme, est bornée aux formations érectiles des bulbes et du clitoris, mais elle doit, lorsqu'elle est complète, lorsque l'éréthisme vénérien arrive à son summum d'intensité, franchir ces limites et envahir les organes essentiels de la fonction génitale, dans lesquels se développe la sensation voluptueuse spéciale qui annonce l'accomplissement de l'acte sexuel, que les organes de la copulation ont seulement préparé.

L'érection du bulbe ovarien et de l'utérus ne se produit pas seulement au moment du coït, elle paraît se rattacher aussi directement à l'ovulation et à la menstruation. La contraction de l'appareil musculaire tubo-ovarien, nécessaire pour l'adaptation de la trompe à l'ovaire, persistant pendant toute la période de l'ovulation, l'obstacle à la sortie du sang, et l'érection des corps spongieux de l'utérus et de l'ovaire qui en est le résultat, doivent avoir la même durée. D'autre part, la menstruation coïncidant aussi avec l'ovulation, il est naturel de la considérer comme la conséquence immédiate de l'érection de l'utérus : une véritable hémorrhagie ne se montrant, d'ailleurs, que chez la femme, c'est-à-dire là où cet organe présente une structure véritablement érectile. Enfin, si l'excitation sexuelle peut, comme cela paraît probable, déterminer l'érection de l'utérus et de l'ovaire, il est facile de se rendre compte par là de son influence sur le rapprochement des périodes de la menstruation et de l'ovulation.

CHAPITRE V

Annexes internes et externes.

Je désigne sous le nom d'annexes internes de l'utérus, les ovaires et les trompes; et sous celui d'annexes externes, le vagin et la vulve.

Annexes internes. — Les *ovaires* et les *trompes* ont été déjà présentés comme parties intégrantes de l'appareil génital interne, plutôt que comme annexes de l'utérus. Il reste à les envisager isolément et à dire quelques mots de leur situation et de leur structure, pour guider le médecin dans les recherches que leur exploration nécessite.

La situation des *ovaires*[1] est encore moins fixe que celle de l'utérus. Sans doute, renfermés et retenus dans l'aileron postérieur du ligament large, ils sont en arrière des trompes et en avant du rectum dont ils sont habituellement séparés par les circonvolutions les plus déclives de l'iléon; leur face supérieure répond à l'aileron moyen et aux circonvolutions intestinales, leur face inférieure à la face postérieure des ligaments larges et aux ligaments utéro-sacrés; leur bord postérieur est convexe et libre et répond à l'intestin grêle. Mais ils sont en même temps si mobiles qu'ils peuvent subir tous les déplacements que leur impriment les organes voisins.

M. Sappey[2] a rattaché ces déplacements très-variables à quatre ordres : déplacements dus à la laxité de l'aileron postérieur, les plus limités, habituellement momentanés; transversaux et verticaux, ils peuvent aller jusqu'à mettre la glande en contact avec la face postérieure de l'utérus ou l'excavation pelvienne, où elle peut contracter des adhérences qui, si elles se produisent pour les deux ovaires, entraînent la stérilité. — Déplacements dus à la laxité des ligaments larges, habituellement momentanés, produits surtout par la plénitude de la vessie qui couche les ovaires, les refoule et les applique au-dessus des ligaments utéro-sacrés, sur les côtés de la portion moyenne du rectum, avec lequel une péritonite locale peut leur faire contracter des adhérences. — Déplacements occasionnés par l'ampliation de l'utérus, qui permettent à l'ovaire d'occuper successivement le bassin, l'hypogas-

[1] Voyez : Klebs, *Die Eierstockseier der Wirbelthiere.* — Virchow's, *Archiv*, 1861, t. XXI, p. 362. — Consultez aussi F. Grohe, *Ueber den Bau und das Wachsthum des menschlichen Eierstockes und über einige krankhafte Stœrungen derselben.* — Virchow's, *Archiv*, 1863. t. XXVI, p. 271. Ce travail est excessivement intéressant. — Pflüger, *Ueber die Eierstöcke der Säugethiere und des Menschen*, in-4°, avec 5 planches. Leipzig, 1863. Cet ouvrage est aussi très-important.

[2] *Ouvr. cit.*, p. 622.

tre, l'ombilic, les lombes, et, après l'accouchement, les régions iliaques où le développement des accidents inflammatoires consécutifs peut les fixer. — Enfin, les déplacements accidentels ou morbides, tels que les hernies, dont il sera question à propos du diagnostic et du traitement des maladies de ces organes.

M. Sappey a poursuivi aussi avec succès les études que l'on avait faites sur leur structure et a confirmé les recherches déjà signalées de M. Rouget. On doit donc admettre que l'ovaire est composé de deux parties : une adhérente, centrale, hile de la glande, qui est spongieuse, érectile, et forme en quelque sorte le bulbe de l'ovaire ; l'autre superficielle, libre, périphérique, de couleur blanche, siége exclusif de la formation des vésicules de Graaf et des ovules.

L'érectilité de la portion bulbeuse mise en jeu peut accroître de beaucoup le volume de la glande. Le développement d'une vésicule de Graaf et plus encore celui d'un corps jaune, surtout après la fécondation, l'accroissent à tel point, que le volume et le poids de l'ovaire peuvent varier, du simple au double, chez la même femme, à quelques jours d'intervalle. Hors ces cas, la longueur moyenne d'un ovaire est d'environ $0^m,04$.

Les vésicules ovariennes, vésicules de Graaf, ovisacs de Barry, qui contiennent l'œuf et qui l'expulsent, avec leur contenu liquide, au moment de leur déhiscence, se développent seulement sur la portion corticale, mais elles s'y développent de si bonne heure, qu'on les voit déjà chez le fœtus, et en si grande quantité, qu'elles peuvent presque passer pour innombrables [1]. On peut juger par là de la facilité de développement des kystes multiloculaires, et du jeune âge auquel il est possible de les observer. C'est seulement à mesure qu'elles se développent, que les vésicules ovariennes débordent la couche corticale de l'ovaire, formant d'un côté une saillie à sa surface libre, et pénétrant de l'autre de plus en plus profondément dans sa portion bulbeuse où l'on a pu supposer à tort qu'elles prennent naissance.

Il est inutile de décrire ici la composition anatomique de ces vésicules, leur développement, leur rupture, et la formation des corps jaunes [2]. Il importe seulement de rappeler que l'absence de leur évolution avant la puberté, la fréquence de leur développement et leurs ruptures à peu près périodiques pendant l'âge reproducteur, leur atrophie et leur disparition après la ménopause, impriment successivement à la surface de l'ovaire, dans l'enfance, la jeunesse, la période reproductive et la vieillesse, un aspect lisse, ou bosselé, mêlé de proéminences et de cicatrices, parsemé de taches circonscrites de diverses couleurs, blanches, bleues ou jaunes, ou bien enfin l'apparence d'une membrane ridée, chagrinée, ratatinée.

[1] Sappey, *ouv. cit.*, p. 631. Kœlliker en a compté sur chaque ovaire plus de six mille. (*Anatomie microscopique*, 1854, p. 459).

[2] Courty, *De l'œuf et de son développement*, p. 55. Montpellier, 1845.

Du reste, on reconnaît aisément par le volume et la longueur des ovaires chez l'embryon (*fig.* 28, page 40 et *fig.* 9, page 16), par leur petitesse chez l'enfant, par leur augmentation de volume et la formation d'éminences globuleuses à leur surface chez la fille pubère (*fig.* 54, 55), la femme menstruée (*fig.* 48, page 60) et la femme grosse (*fig.* 51), par leur retour à de moindres dimensions (*fig.* 52) à l'époque de la ménopause, enfin par leur atrophie complète (*fig.* 53) chez la vieille femme, que ces organes, formés par des bandelettes le long des bords internes des corps de Wolff, probablement creusés dans le principe de tubes en cœcum, comme les testicules, deviennent plus

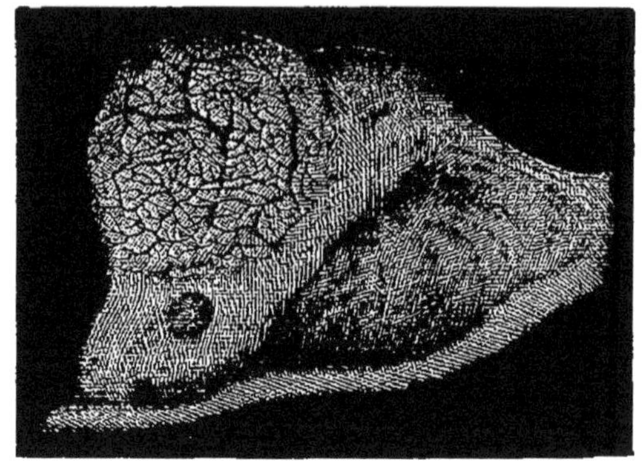

Fig. 51 (*).

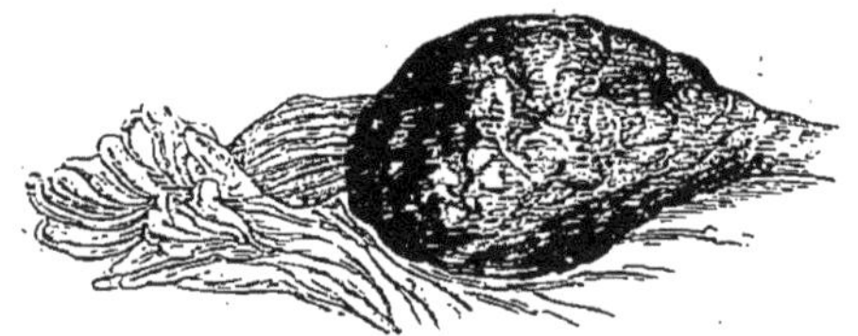

Fig. 52 (**).

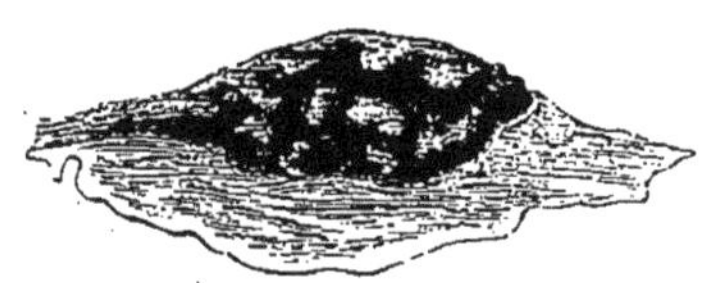

Fig. 53 (***).

tard vésiculeux par l'occlusion et le cloisonnement de ces tubes, se fluxionnent et s'hypertrophient tout le temps de la maturation des ovules et de la période sexuelle, pour se réduire à une sorte de stroma recroquevillé sur lui-même après l'extinction de la faculté reproductive.

Les *trompes,* contenues dans l'aileron moyen, peuvent subir des déplacements analogues à ceux des ovaires, être portées en avant par les circonvolutions de l'intestin grêle, plus souvent poussées en arrière par la dilatation de la vessie, ou accompagner l'utérus gravide dans son élévation au-dessus de l'ombilic.

D'abord transversalement dirigée, à son départ de l'utérus, chaque trompe décrit dans sa moitié externe une courbe dont la concavité regarde en arrière, en dedans et en bas, et par son renflement terminal, elle se tourne vers l'ovaire. Son axe, rectiligne près de l'utérus, ne tarde pas à présenter des flexuosités qui rappellent celles du canal déférent à son origine. Sa longueur moyenne est de $0^m,12$. Son diamètre

(*) Ovaire pendant la grossesse et vue extérieure du corps jaune, d'après Coste.
(**) Ovaire à la cessation de la menstruation.
(***) Ovaire dans la vieillesse.

s'accroît, en s'éloignant de l'utérus : il n'est guère que de 0m,0015 à l'ouverture et dans l'épaisseur des parois utérines, de 0m,004 au voisinage de l'utérus, de 0m,005 à 0m,006 à la partie moyenne, de 0m,007 à 0m,008 à son extrémité externe, de 0m,018 à 0m,020 à la circonférence de l'infundibulum terminal. On voit que, même en supposant un agrandissement de diamètre de l'orifice utérin, ce qui peut arriver incontestablement, il n'en est pas moins impossible de faire du cathé-

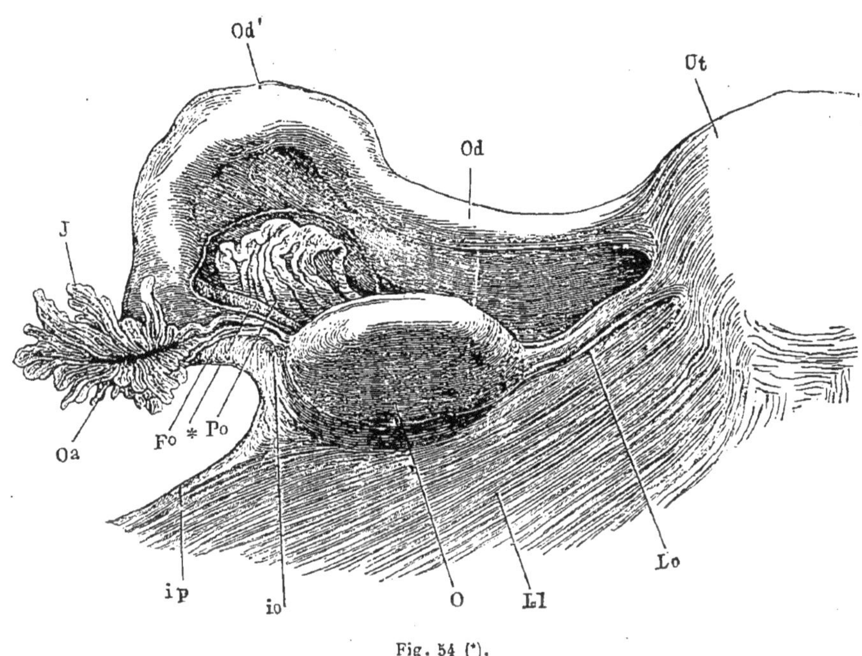

Fig. 54 (*).

térisme de la trompe une opération réglée. Mais la difficulté de pénétration n'est pas la même pour les liquides que pour les solides, et l'on sait, d'après ce que j'ai déjà dit, qu'une injection passe facilement sur le cadavre de la cavité utérine dans le canal de la trompe : on est autorisé à supposer, par induction et par suite d'accidents graves provoqués par cette petite opération, qu'il en est de même sur le vivant.

L'orifice interne, *ostium uterinum*, a été déjà décrit (pages 44, 45). L'orifice externe, *ostium abdominale*, s'ouvre au milieu d'une sorte d'entonnoir frangé, qui porte le nom de *pavillon*. Son adaptation à l'ovaire pendant l'ovulation a été exposée précédemment. Elle peut être entravée par des adhérences qui immobilisent le pavillon et empêchent l'œuf d'être saisi à sa sortie de la vésicule. L'œuf se détruit alors, à moins qu'il ne se greffe sur un des organes voisins et ne s'y développe anormalement

(*) Trompe de Fallope et ovaire. — O, ovaire renversé en bas et en arrière. — *Od*, isthme de la trompe utérine. — *Od'*, ampoule de ce canal. — J, pavillon. — *Oa*, orifice abdominal de la trompe. — *Fo*, frange ovarienne. — *io*, ligament infundibulo-ovarique.

(grossesse abdominale). Cet œuf, adhérant sur la partie postérieure de l'oviducte ou sur une des franges du pavillon, ou sur la face postérieure de l'aileron de la trompe, peut-il se modifier au point de laisser remplacer le germe altéré par un liquide transparent et de se transformer en kyste? Et les kystes, quelquefois assez nombreux, que l'on observe autour du pavillon, sont-ils des *kystes ovulaires?* Leur volume ne devient jamais considérable, et leurs parois ne se vascularisent pas. Tout en formant alors des espèces de tumeurs multiloculaires, ils paraissent devoir rester toujours très-différents des *kystes multiloculaires ovariques* ou *kystes vésiculaires* (dégénérescence des vésicules de Graaf), qui sont les tumeurs de cette région les plus fréquentes, les plus volumineuses, les plus vasculaires, les plus mélangées d'éléments solides, celles dont le pronostic est le plus grave et pour lesquelles peut surgir l'indication d'une cure radicale. Quant aux *kystes* produits par une altération du *corps de Rosenmüller*, ils peuvent aussi être volumineux, vascularisés; mais ils sont habituellement uniloculaires, et leur pronostic est bien moins grave que celui des tumeurs précédentes.

Il n'est pas rare d'observer des pavillons accessoires, sur le tiers externe de la trompe, c'est-à-dire des ouvertures autres que l'ouverture normale, communiquant, comme celle-ci, avec le canal de l'oviducte, et constituant par conséquent une circonstance défavorable à la conservation et au transport de l'œuf fécondé, et une cause de stérilité [1].

La trompe est formée d'une double tunique musculeuse, l'interne à fibres circulaires, l'externe à fibres longitudinales, suivant toutes ses flexuosités et paraissant constituées par un prolongement des fibres de l'utérus. Ce sont les agents des mouvements vermiculaires, péristaltiques, tout à fait analogues à ceux de l'intestin, qu'il est aisé de voir chez les femelles des mammifères au moment de l'ovulation. Outre ces muscles intrinsèques, la trompe est entourée du plan superficiel, extrinsèque, des faisceaux musculaires qui ont été précédemment décrits comme ne suivant pas les flexuosités de ce canal, mais se dirigeant tout droit, se continuant avec ceux des ligaments utéro-ovarien et tubo-ovarien, ainsi que du hile de l'ovaire, déterminant l'adaptation du pavillon à ce dernier organe et faisant partie du système général de l'enveloppe musculaire extrinsèque, commune à l'utérus et à ses annexes (pages 60, 61).

La membrane interne de la trompe est une muqueuse munie de plis longitudinaux très-remarquables, considérables dans le milieu, mais également distincts aux deux extrémités, d'un côté à la face interne du pavillon, de l'autre dans l'utérus à chacun des angles supérieurs où vient s'ouvrir l'*ostium uterinum.* — L'épithélium de cette muqueuse est vibratile, les cils se meuvent de l'ovaire vers l'utérus [2].

[1] G. Richard, *Anatomie des trompes de l'utérus.* Thèses de Paris, 1851.

[2] Hennig (*Der Catarrh der inneren weiblichen Geschlechtstheile*, Leipzig, 1862) a trouvé dans la muqueuse tubaire des glandes qu'il a décrites avec soin. D'après lui, ces

Les trompes ont une double fonction à remplir : elles sont chargées d'une part de transporter le spermatozoïde jusqu'à l'ovule à féconder; et de l'autre, de transmettre cet ovule à l'utérus où il doit se dévelop-

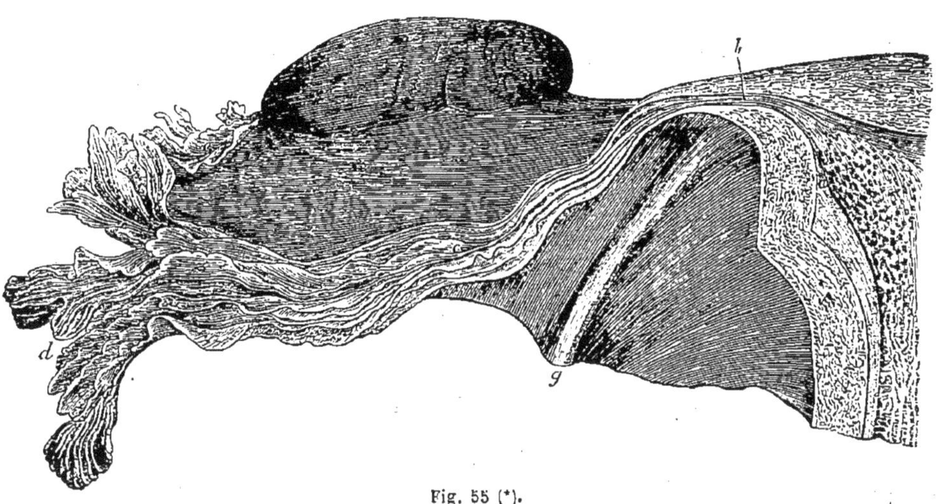

Fig. 55 (*).

per normalement. On est en droit de présumer que le transport de l'ovule est effectué en partie par les cils vibratiles qui existent sur la muqueuse tubaire.

Ce transport se fait nécessairement au moyen de la trompe correspondante à l'ovaire où existe le corps jaune de la grossesse, c'est-à-dire à l'organe qui a fourni l'ovule; car, normalement, cette trompe seule peut s'adapter à l'ovaire du même côté, par le mécanisme que j'ai décrit précédemment (page 60). Mais, depuis quelques années, on s'est demandé s'il n'y avait pas lieu d'admettre, dans quelques cas très-rares, un autre mode de transport, et s'il ne fallait pas supposer que la trompe d'un côté pût recueillir un ovule détaché de l'ovaire du côté opposé. Bien que les faits qui se rattachent à cette question, dite de la transmigration de l'œuf, soient encore aujourd'hui peu nombreux, il m'a paru intéressant, à cause de leur singularité, d'en présenter ici un court résumé.

(*) Trompe droite fendue dans toute sa longueur, chez une femme adulte nullipare, d'après A. Richard. — *a*, orifice utérin de la trompe. — *b*, partie du canal la plus étroite correspondant à la terminaison utérine de la trompe. — *c*, canal dans le corps de la trompe, origine des grands plis se continuant jusque dans le pavillon. — *d*, pavillon ouvert rempli de plis qui font suite à ceux du canal de la trompe. — *e*, frange tubo-ovarienne et sillon du même nom. — *f*, ovaire. — *g*, ligament rond.

glandes sont courtes, bursiformes, simples ou dichotomes : quelques-unes offrent un renflement en forme de grappe, d'autres montrent des circonvolutions analogues à celles de l'intestin et des glandes sudoripares et sont rangées parallèlement à la muqueuse. Le tube glanduleux consiste en une membrane délicate, transparente, qui est tapissée de cellules ellipsoïdes. C'est surtout au niveau de l'extrémité abdominale qu'on les trouve en plus grand nombre ; dans les autres parties, les tubes sont simples et courts.

Dans l'ouvrage de M. Kussmaul, on trouve rassemblées pour la première fois des observations relatives à la *migration de l'œuf humain*, surtout à sa migration intra-utérine (*Ueberwanderung des Eies*) [1]. Tandis que Kussmaul [2] fait une large part à ce mode de migration, le professeur Klob, de Vienne [3], fait peut-être une part trop prédominante à la migration extra-utérine.

On peut définir la *migration extra-utérine* : la série d'actes, en vertu desquels l'ovule est recueilli par la trompe opposée à l'ovaire d'où il provient et apporté par elle dans le point où il doit se développer. Mentionnée pour la première fois par Drejer [4] dans les réflexions qui suivent son observation, proposée par Rokitansky [5] pour expliquer le fait curieux qu'il a relaté, cette interprétation peut encore être mise en avant à l'égard des faits recueillis par MM. Oldham [6], Maurer [7] et Luschka [8]. Quant au fait de Watson, quoi qu'en ait dit M. Klob, il ne me paraît pas suffisamment bien exposé pour pouvoir être placé à côté des précédents.

En résumé, il existe dans la science cinq observations dans lesquelles le corps jaune se trouve du côté opposé à celui où siége la grossesse. Ne pouvant les rapporter dans toute leur étendue, j'en ai donné en note les sommaires. Dans tous ces cas, la trompe correspondante à

[1] On désigne sous le nom de *migration* ou *transmigration intra-utérine* la série d'actes en vertu desquels l'œuf est porté dans l'utérus ou dans la trompe opposée à celle qui l'a recueilli, au delà des points où il devrait normalement se développer. Les points normaux d'implantation de l'œuf correspondraient, d'après Kussmaul, à la trompe et à la portion de l'utérus du côté d'où provient l'ovule; les points anormaux correspondraient au côté opposé de l'utérus, ou dans la paroi opposée (grossesse interstitielle), ou bien au commencement de la trompe opposée. D'autres fois, au lieu d'être dirigé transversalement, l'œuf serait poussé par la muqueuse de haut en bas : les grossesses dans lesquelles le placenta s'est inséré sur le col (*placenta prævia*) et les grossesses cervicales (œuf dans la cavité du col) seraient des exemples de ce genre.

[2] *Ouv. cit.*, p. 335.

[3] *Wochenblatt der Zeitschrift der KK. Gesellschaft der Aertze in Wien*, 1861, n° 40.

[4] *Journal für Geburtsk.*, 1835, t. XV, p. 142. Utérus unicorne avec corne rudimentaire droite, absence de communication entre les deux cornes : 5 grossesses normales, 6e grossesse développée dans la corne rudimentaire droite; rupture au 5e mois, mort par hémorrhagie; corps jaune à gauche.

[5] *Allgemein. Wiener med. Zeitung*, 1860, n° 20. Grossesse utérine : oblitération ancienne de la trompe gauche, corps jaune à gauche.

[6] Guy's *Hosp. Reports*, 2e série, 1845, vol. III, p. 272. Grossesse interstitielle développée à gauche; mort par hémorrhagie au 2e mois; oblitération ancienne de la trompe droite, corps jaune à droite.

[7] *Dissertatio inauguralis*, Erlangen, 1862. — Voy. aussi Kussmaul, *Monatsschrift für Geburtsk.*, 1862, t. XX, p. 295. Grossesse développée à l'extrémité abdominale de la trompe droite, kyste comprimant le canal de cette trompe entre l'œuf et l'utérus, corps jaune à gauche.

[8] *Monatsschrift für Geburtsk.*, 1863, t. XXII, p. 31. Utérus unicorne avec corne rudimentaire droite, pas de canal de communication entre les deux cornes; grossesse dans la corne rudimentaire droite, corps jaune à gauche.

l'ovaire qui avait fourni l'œuf, se trouvait empêchée d'agir soit par des oblitérations, comme dans les observations de Rokitansky et d'Oldham, soit par l'absence d'un canal de communication entre elle et le siége de la grossesse, comme dans les cas de Drejer et de Luschka. Si ces faits sont authentiques, comme les noms de leurs auteurs permettent de le penser, et s'il est indubitable qu'à chaque grossesse corresponde un gros corps jaune, on est autorisé à conclure qu'une des trompes a rempli l'office qui était dévolu à sa congénère et à admettre un mode tout à fait exceptionnel de transport ou de pérégrination de l'ovule.

Pourtant il faut reconnaître que ce n'est là qu'une explication plausible reposant uniquement sur des données théoriques; car on n'a pu voir encore, dans aucune observation de ce genre, le pavillon s'adapter à l'ovaire du côté opposé pour en recueillir l'ovule. Seulement il est bon de faire observer, d'une part : que dans ces cas, par suite de dispositions tératologiques ou d'altérations pathologiques, les rapports des trompes avec les ovaires peuvent être bien différents de ce qu'ils sont dans l'état normal; et, d'autre part, que le pavillon d'une trompe peut recueillir, sur le péritoine, un ovule préalablement tombé d'une vésicule de Graaf de l'ovaire opposé dans la cavité abdominale. Cette explication paraîtra d'autant plus plausible, qu'elle est applicable à la migration extra-utérine du sperme autant qu'à celle de l'œuf, et qu'elle seule peut rendre compte de quelques faits singuliers tels que celui-ci, dont j'aurai l'occasion de parler un peu plus loin : grossesse tubaire ou adutérine gauche, coïncidant avec un gros corps jaune sur l'ovaire du même côté et une absence congénitale de communication avec l'utérus et la trompe opposée; la fécondation suppose nécessairement le transport du sperme par la trompe droite et peut-être par le péritoine, jusqu'à l'ovaire gauche, c'est-à-dire l'intervention de la trompe opposée à l'ovaire dont l'œuf a été fécondé.

Annexes externes. — Cette étude préliminaire serait incomplète, si je ne disais aussi quelques mots de l'anatomie du vagin et de la vulve, dont les maladies compliquent souvent les maladies utérines et dont les lésions réclament des opérations spéciales.

Le *vagin* est un canal membraneux s'étendant du col de l'utérus qu'il embrasse, à la vulve dont il est séparé par l'hymen et l'anneau vulvaire. Il est placé nécessairement et en très-grande partie dans l'excavation du bassin, dont il suit à peu près la courbure, ayant une direction oblique de haut en bas et d'arrière en avant, qui croise l'axe du détroit périnéal, de telle sorte que son extrémité inférieure est placée sur un plan plus antérieur que l'axe de ce détroit. Il forme donc avec l'utérus, placé à peu près dans la direction de l'axe du détroit supérieur, un angle à sinus antérieur qui correspond à la vessie, et à convexité postérieure répondant au rectum. L'ouverture de l'angle varie suivant la vacuité ou la plénitude de la vessie.

Sa longueur est de 0m,10 à 0m,12; en la mesurant à partir de l'anneau vulvaire, elle est seulement, d'après Sappey, de 0m,075 pour la paroi antérieure, et de 0m,095 pour la postérieure; sa largeur ou son calibre varie suivant le sujet, l'âge, la virginité ou l'exercice du coït, la vacuité ou la plénitude de l'utérus, etc.; elle varie aussi sur les différents points de son étendue : étroit au niveau de l'orifice vulvaire, le vagin se dilate progressivement de bas en haut ou d'avant en arrière jusqu'au col de l'utérus. La partie dilatée qui entoure le museau de tanche porte le nom de culs-de-sac ou de sinus, que l'on divise en antérieur, postérieur et latéraux; le postérieur est le plus profond et recèle souvent des états morbides du vagin ou de la lèvre correspondante du col difficiles à constater et à déloger.

Abandonnées à elles-mêmes, ses parois antérieure et postérieure sont partout dans un contact immédiat, de sorte qu'au lieu d'être cylindrique, le vagin à l'état de repos est réellement aplati. Sa face antérieure répond à l'urèthre, au bas-fond de la vessie, aux uretères (voy. *fig.* 4, page 9, *fig.* 5, page 10); sa face postérieure au périnée, au rectum, et au péritoine dans une étendue de 0m,012 à 0m,015 (cul-de-sac vagino-rectal); ses bords aux muscles releveurs de l'anus qui peuvent combiner leur action avec celle du constricteur, à l'aponévrose périnéale ou pelvienne supérieure, à du tissu cellulo-adipeux abondant et à la partie inférieure des ligaments larges. En haut, le vagin adhère au col dans toute l'étendue de son tiers moyen, laissant la lèvre postérieure plus découverte que l'antérieure, et le sinus postérieur plus large que l'antérieur. En bas, il se termine par l'anneau vulvaire dont le tissu élastique, le constricteur et le bulbe forment un ensemble qui constitue la partie la plus étroite du vagin, qui s'oppose plus que l'hymen à l'introduction du pénis, qui résiste assez pendant certains accouchements pour nécessiter un débridement et qui est le siége d'une contracture spasmodique, avec ou sans fissure, comparable à celle de l'anus. A cet anneau vulvaire adhère l'hymen qui semble formé par l'adossement de la muqueuse vaginale (formation intermédiaire) avec la muqueuse vulvaire (formation extérieure) et qui, comme tous les orifices placés à la limite de deux champs embryogéniques différents, peut être imperforé. Outre l'imperforation, j'ai observé la duplicité de l'hymen, c'est-à-dire la présence de deux orifices hyménaux adossés par leur bord interne, simulant l'origine d'un double vagin; mais le vagin était simple, ainsi que l'utérus, selon toutes les apparences, et il n'y avait de double que l'orifice de l'hymen : je ne sache pas que les observateurs aient cité d'autre exemple de ce fait tératologique. L'hymen a habituellement la forme annulaire ou semi-lunaire : il est détruit par les premières approches et ne laisse d'autre vestige que les caroncules myrtiformes.

La surface intérieure du vagin est remarquable par les élevures transversales de sa muqueuse connues sous le nom de *rides*, qui atteignent leur plus grande élévation à la partie moyenne où elles forment, sur chaque paroi, une saillie médiane étendue depuis le haut jusqu'au bas, plus forte sur la paroi antérieure que sur la postérieure, plus proéminente près de l'orifice vulvaire que près de l'insertion utérine où elle est effacée, et portant le nom de *colonnes*. Ces colonnes et ces rides, probablement adaptées à la fonction copulatrice, donnent naissance à des sillons innombrables qui deviennent souvent des réservoirs de matières virulentes, et des repaires de contagion syphilitique ou blennorraghique.

L'épaisseur moyenne des parois du vagin est de $0^m,003$ à $0^m,004$.

Sa tunique externe est cellulo-fibreuse, mince. La moyenne est musculaire, épaisse, formée d'un plan superficiel de fibres longitudinales s'insérant en bas aux branches ischio-pubiennes, en haut aux ligaments utéro-sacrés et à l'utérus lui-même, qui recouvre un plan profond de fibres entre-croisées obliquement ou circulairement. L'interne ou muqueuse, également épaisse, d'une couleur variable, suivant l'âge, se réfléchit en haut sur la portion vaginale du col, est munie d'un très-grand nombre de papilles et revêtue d'un épithélium pavimenteux qui cesse brusquement à l'orifice du col et qui se renouvelle, sur toute l'étendue de la muqueuse, avec une activité surprenante, dans certains états physiologiques ou pathologiques accompagnés de leucorrhée.

Du reste, il est remarquable que cette muqueuse, ou plutôt que le vagin, considéré dans son ensemble, non-seulement est susceptible d'une grande ampliation, et se dilate pendant la grossesse pour suffire à cette ampliation au moment de l'accouchement; mais encore qu'il s'hypertrophie positivement pendant la durée de la gestation, et qu'à cet égard, ses tissus constituants partagent avec ceux de l'utérus, bien qu'à un moindre degré, la remarquable propriété de s'hypertrophier et de s'atrophier alternativement, pour satisfaire aux exigences de leurs fonctions spéciales.

Il me reste à parler du liquide qui baigne la surface vaginale ou plutôt des organes sécréteurs de la muqueuse du vagin, follicules ou glandes, auxquels on attribue son origine.

Quand on fait des recherches scientifiques sérieuses, il est pénible de voir combien les opinions peuvent différer sur les points qui paraissent devoir être les moins litigieux, puisqu'ils relèvent de l'examen direct. Ainsi, il est curieux de constater les dissentiments entre anatomistes, au sujet des organes sécréteurs de la muqueuse vaginale et au sujet de l'existence même de ces organes. Il m'a paru intéressant de mettre un aperçu de ces dissentiments sous les yeux du lecteur, pour lui montrer la difficulté qu'on éprouve parfois à acquérir des notions exactes sur les faits en apparence les moins contestables, et le prix que l'on doit attacher aux investigations positives [1].

[1] Voici d'abord des anatomistes qui admettent des glandes dans le vagin.

D'après Huschke (1), le vagin possède un très-grand nombre de glandes mucipares qui

(1) *Splanchnol.*, p. 463. Paris, 1845.

A mon tour, j'ai souvent cherché dans le vagin des organes sécréteurs, glandes ou follicules, et je n'en ai pas trouvé. J'ai tâché pourtant de me mettre dans les conditions les plus favorables à leur découverte.

s'ouvrent entre les rugosités, principalement dans la partie supérieure et la plus lisse de sa membrane muqueuse. En examinant des pièces injectées, dit-il, j'ai trouvé que les ouvertures de ces glandes avaient sur ce point 1/3 de millimètre de long sur 1/6 de millimètre de large, et que leur distance était de 1/3 de millimètre ; cependant quelques-unes ont 1/4 à 1/3 de ligne. Les glandes sécrètent un mucus acide qui devient surtout abondant pendant le coït et l'accouchement.

Tandis que, d'après Huschke, les follicules seraient abondants dans la partie supérieure du vagin, M. Giraldès (1) assure qu'il n'a pu en découvrir dans ce point, et M. Deville cite cette opinion à l'appui de la difficulté d'interprétation des petites proéminences rouges de la vaginite granuleuse. Mais dans la partie inférieure du vagin, d'après M. Paul Dubois (2), la présence des follicules n'est pas plus douteuse que ne l'est en ce point le produit abondant de leur sécrétion.

M. Jarjavay (3) admet la présence des follicules dans la muqueuse vaginale. « On comprend, dit-il, qu'ils peuvent devenir le point de départ de kystes, comme les follicules des autres régions du corps. J'en ai observé un dans l'épaisseur de la paroi antérieure, en 1845, à l'hôpital de la Charité ; la matière contenue était visqueuse, épaisse et rougeâtre. Lisfranc avait vu une tumeur analogue occupant la paroi postérieure. A. Bérard a publié, dans la *Gazette médicale*, l'histoire d'une tumeur analogue renfermant du mucus, une substance semblable à une solution de gomme arabique : ce chirurgien attribue toutes ces tumeurs à un follicule dont le goulot a été oblitéré. Dans un cas publié par M. Voilet, le développement de la maladie paraît aussi devoir être attribué à cette cause. C'était du sang pur que contenait une tumeur de ce genre observée par Récamier. »

Selon Jamain (4), la muqueuse vaginale, à épithélium très-épais et très-adhérent, est pourvue de papilles très-développées et d'un grand nombre de follicules muqueux.

D'après M. Richet (5), on y trouve des follicules nombreux qui peuvent, comme partout ailleurs, devenir le siége de kystes muqueux, dont les exemples se multiplient depuis que l'attention des chirurgiens a été appelée sur ce sujet.

Becquerel (6), comme il ressort de son *Anatomie pathologique* de la vaginite granuleuse et de l'interprétation qu'il donne des granulations rouges dont le vagin est alors parsemé, et qu'il regarde comme une hypertrophie inflammatoire des follicules muqueux, ne met pas en doute l'existence de follicules dans l'épaisseur de la muqueuse vaginale.

Le même auteur en revenant, à l'occasion de la leucorrhée (t. II, p. 70), sur l'écoulement opalin précédemment décrit (t. I, p. 172), le regarde comme le produit de l'exagération de sécrétion des follicules muqueux du vagin.

La muqueuse vaginale, dit M. Fano, renferme deux ordres de follicules. Les uns, superficiels, sont contenus dans l'épaisseur du derme ou immédiatement au-dessous ; ils s'ouvrent à la surface libre de la muqueuse par un simple orifice ou par un petit conduit. Les autres, profonds, sont contenus dans la tunique cellulo-musculaire du vagin, et représentent des follicules clos. Les kystes muqueux peuvent prendre leur point de départ dans l'un ou l'autre de ces deux ordres de follicules, d'après les observations de M. Huguier (7). Les superficiels se rencontrent plus souvent à l'orifice inférieur du vagin ou à 1 centimètre, 1 centimètre et demi au-dessus, sur la paroi antérieure ou latérale.

(1) *Arch. de méd.*, juillet, août 1844.
(2) *Accouch.*, p. 198. Paris, 1849.
(3) *Anat. chir.*, t. I, p. 314. Paris, 1852.
(4) *Traité élément. d'anat. descript.*, p. 606. Paris, 1853.
(5) *Anat. méd.-chir.*, p. 710. Paris, 1855.
(6) *Maladies de l'utérus*, t. I, p. 484. Paris, 1859.
(7) *Des kystes de la matrice et du vagin* (*Mém. de la Société de chirurgie*, t. I, p. 241. Paris, 1847).

Chez des femmes atteintes de leucorrhée, surtout de leucorrhée purulente avec vaginite, après avoir déployé le vagin avec le spéculum, essuyé sa muqueuse et cherché les points sur lesquels la sécrétion paraissait être le plus abondant ou semblait sourdre d'un orifice apparent, ceux où le volume et la rougeur des granulations pouvaient faire supposer que quelques-unes de ces éminences étaient formées par des follicules, j'ai excisé dans ces mêmes points une petite portion de la muqueuse vaginale, que j'ai portée aussitôt, soit dans l'eau, soit dans un liquide coloré, pouvant pénétrer les canaux excréteurs qui se trouvaient dans l'épaisseur de ce fragment, que j'ai examiné ensuite à la loupe et au microscope; je n'y ai jamais trouvé de traces de follicules ni de glandes. Le vagin m'a donc paru être dépourvu d'organes sécréteurs proprement dits. Après avoir dépassé l'anneau vulvaire ou l'insertion

Les profonds se développent au contraire vers sa partie supérieure, près du col de l'utérus, plus fréquemment sur la paroi antérieure que sur la paroi postérieure (1).

La membrane muqueuse du vagin, disent les auteurs d'un ouvrage récent très-estimable, contient dans son épaisseur de nombreux follicules mucipares qui s'ouvrent à sa surface, et qui sécrètent un mucus acide ne contenant normalement que des cellules d'épithélium pavimenteux, mais souvent des globules de pus et des animalcules (*trichomonas* de Donné), ainsi que quelques cryptogames (*leptothrix* de Robin) (2).

Il suffit de dire que le vagin est doublé à sa face interne d'une membrane muqueuse, dit M. A. Guérin (3), pour que l'on s'attende à y trouver des glandules et des follicules mucipares...... Je crois que les glandules mucipares sont incontestables ; M. Cruveilhier disait déjà en 1834 : *Les follicules muqueux y sont faciles à démontrer.* S'ils n'existaient pas, cette particularité anatomique serait en désaccord avec la loi qui a présidé à l'histogénie des membranes muqueuses, et nous aurions peine à comprendre comment se produisent les mucosités si abondantes de la vaginite et de la leucorrhée vaginale.

Voici maintenant d'autres anatomistes d'après lesquels le vagin n'a pas de glandes.

M. Robin (4) dit que la muqueuse vaginale ne renferme pas de glandes, ni d'orifices folliculaires ou autres.

M. Tyler Smith (5) dit que la muqueuse du vagin se rapproche de la peau ; elle est couverte d'une couche épaisse d'épithélium pavimenteux et ne renferme, dans une grande étendue de sa surface, que peu ou point de follicules muqueux. Aussi appelle-t-il *plasma*, plutôt que mucus, le liquide qui se produit parfois à sa surface.

D'après M. Scanzoni (6), les travaux de Mandl et de Kœlliker ont démontré que la muqueuse vaginale ne renferme que peu de follicules ; et dans la forme particulière d'inflammation décrite par Deville (*Arch.*, 1844) sous le nom de vaginite granuleuse, les petites proéminences rouges, prises à tort pour des follicules tuméfiés, ne seraient dues qu'à l'hyperhémie et au gonflement des papilles du derme.

Quelques auteurs, dit M. Sappey (7), et particulièrement M. Huschke, disent la muqueuse vaginale riche en glandes mucipares ; malgré de longues et attentives recherches, il ne m'a pas été donné d'en observer le moindre vestige.

(1) Fano, dans la 5e édition de la *Pathologie externe* de Vidal (de Cassis), t. V, p. 340. Paris, 1861.

(2) *Nouveau Dictionnaire lexicographique et descriptif des sciences médicales*, par Raige Delorme, etc., p. 1412. Paris, 1863.

(3) *Maladies des organes génitaux externes de la femme*, p. 276. Paris, 1864.

(4) *Dictionnaire de Nysten*, p. 1317, 10e édition ; 1855.

(5) *The Pathology and Treatment of Leucorrhea*, p. 6. London, 1855.

(6) *Traité pratique des maladies des organes sexuels de la femme*, traduction française, p. 449. Paris, 1858.

(7) *Anatomie descriptive*, t. III, p. 681. Paris, 1864.

circulaire de l'hymen, qui est la limite des riches appareils glandulaires de la vulve, il faut peut-être arriver jusqu'à la surface vaginale du col utérin, pour retrouver dans ses follicules de nouveaux organes sécréteurs.

Le liquide qui exsude de la surface de la muqueuse vaginale, entraînant avec lui de larges débris épithéliaux, est toujours acide. Non-seulement il a une odeur aigre bien marquée, mais il rougit fortement le papier de tournesol.

La *vulve* est limitée extérieurement par les *grandes lèvres* dont la face cutanée est recouverte de poils implantés obliquement, et dont la face muqueuse présente les orifices de nombreux follicules ainsi que plusieurs rangées de glandules sébacées. Au-dessous de la peau et du fascia superficialis se trouve une bourse, séreuse d'après M. Broca [1], graisseuse d'après M. Alph. Guérin [2], appartenant autant au mont de Vénus qu'à la grande lèvre, s'étendant depuis l'anneau inguinal externe jusqu'au niveau de la branche descendante du pubis, séparée en haut de celle du côté opposé par une bourse médiane réellement séreuse qui est destinée à faciliter le glissement de la peau sur le pubis, et ne dépassant pas en arrière et en bas la moitié antérieure de la grande lèvre. Les grandes lèvres, en se réunissant, forment la commissure antérieure, au-dessous de laquelle se trouve le clitoris. En arrière et en bas, elles s'aplatissent avant de se réunir pour former une commissure postérieure qui s'appelle la *fourchette*.

Entre la commissure antérieure, et plus particulièrement entre le clitoris et l'orifice du vagin, est le *vestibule*. Entre la commissure postérieure et l'orifice du vagin est la *fosse naviculaire*.

Les *nymphes* ou *petites lèvres*, situées en dedans des grandes lèvres, qu'elles dépassent quelquefois dans leur partie moyenne, se bifurquent en avant et en haut, c'est-à-dire au-dessous de la commissure antérieure des grandes lèvres, de manière à former, en se réunissant de droite à gauche, une espèce de capuchon ou de prépuce au clitoris. Elles renferment en ce point un grand nombre de glandules sébacées. Elles peuvent s'hypertrophier au point de dépasser les grandes lèvres d'une certaine longueur et devenir très-gênantes dans quelques circonstances, par exemple, dans l'équitation. Elles sont muqueuses sur leurs deux faces, dont l'interne présente une quantité innombrable de glandules, ordinairement placées sur trois ou quatre rangs concentriques.

A 1 cent. 1/2 derrière et sous le clitoris se trouve le *méat urinaire*, réduit d'ordinaire à l'état de simple fente chez les filles chastes, béant par l'effet de la turgescence érectile du pourtour de l'orifice chez les femmes

[1] *Bulletin de la Société anatomique*, mars 1851. — Morpain, *Études anatomiques et pathologiques des grandes lèvres*, Thèse de Paris, 1852, nº 278. Il a adopté les idées de M. Broca.

[2] *Maladies des organes génitaux externes de la femme*, p. 243. Paris, 1864.

lascives, quelquefois à moitié bouché par une sorte de crête médiane inférieure, qui se continue avec un *tubercule inférieur* proéminent, terminaison de la colonne antérieure du vagin, point de repère pour le cathétérisme.

Le méat urinaire est ordinairement sur le plan formé par le vestibule: il est alors facile de le découvrir. Mais, d'après M. Alph. Guérin, chez les femmes qui ont eu des relations précoces, la vulve est comme refoulée en arrière et le méat urinaire est caché sous la symphyse pubienne.

Plus souvent qu'on ne le pense, l'orifice vaginal est dilaté peu à peu, sans qu'il y ait déchirure de l'*hymen*. Mais, généralement, après les premiers rapports sexuels, on ne trouve que des débris de cette membrane qui formait un diaphragme incomplet entre la vulve et le vagin. Ces débris sont connus sous le nom de caroncules myrtiformes; ils varient de nombre, de dimensions, de forme, suivant les conditions individuelles et le plus ou moins de violence qui a déterminé leur déchirure. Il y en a habituellement quatre ou cinq, le plus souvent un inférieur, et toujours deux latéraux à la base desquels se voient les orifices des glandes de Cowper.

Les organes sécréteurs de la vulve sont : des follicules sébacés et pilifères et des glandes mucipares.

Les follicules sébacés et pilifères sont excessivement nombreux et ne s'observent que sur le pénil, les grandes et petites lèvres et dans les plis génito-cruraux. Les follicules des petites lèvres sont uniquement sébacés.

Les glandes mucipares sont groupées plus près de l'entrée du vagin. Les unes, décrites déjà par plusieurs auteurs, notamment par Régnier de Graaf [1], et dans ces derniers temps par M. Robert [2], ont été appelées par M. Huguier [3], *follicules mucipares isolés ou agminés*. Les autres forment une véritable glande, désignée par ce dernier auteur sous le nom de *corps folliculaire vaginal* ou *glande vulvo-vaginale*.

Les *follicules mucipares isolés* ou *agminés* sont particulièrement accumulés sur trois ou quatre points du pourtour de l'ouverture vaginale : au vestibule, entre le clitoris et l'urèthre (*follicules vestibulaires*); circulairement autour du méat urinaire, à la surface du tubercule médian qui limite inférieurement cette ouverture (*follicules uréthraux*); à quelque distance du méat et sur ses côtés (*follicules uréthro-latéraux*); enfin quelquefois sur les parties latérales de l'entrée du vagin, immédiatement au-dessous de l'hymen ou des caroncules myrtiformes supérieures (*follicules latéraux de l'entrée du vagin*) (*fig.* 56).

[1] *Traité des parties des femmes qui servent à la génération*, p. 120, dans l'*Histoire anatomique des parties génitales de l'homme et de la femme*. Bâle, 1649.

[2] *De l'inflammation des follicules muqueux de la vulve*. — *Arch. gén. de méd.*, août 1841.

[3] *Mémoire sur les maladies des appareils sécréteurs des organes génitaux externes de la femme* (*Mémoires de l'Académie de médecine*, t. XV, p. 527 et suiv.).

Les glandes *vulvo-vaginales*, décrites par Duverney, Bartholin, Garengeot, Morgagni, Cowper, et récemment par Tiedmann[1] et par M. Huguier[2], sont des glandes conglomérées ou en grappe, situées à droite et à gauche de l'entrée du vagin, peu volumineuses avant la puberté, très-développées

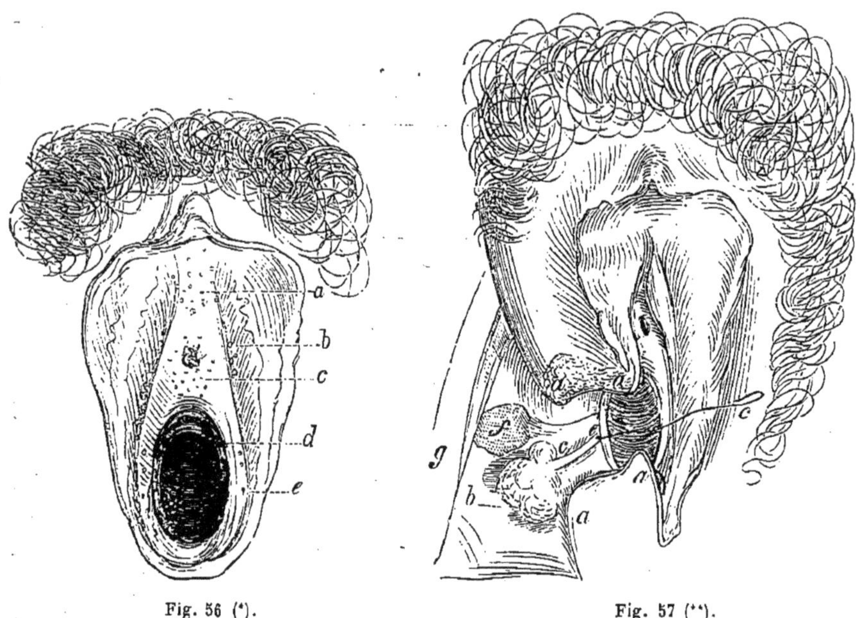

Fig. 56 (*). Fig. 57 (**).

chez les femmes voluptueuses ou débauchées, entourées d'une enveloppe immédiate fibro-vasculaire, en rapport avec l'artère transverse du périnée, placées entre le vagin et son bulbe qu'elles avoisinent en dedans, la branche ischio-pubienne qui est à 1 centimètre en dehors, l'aponévrose moyenne du périnée située en arrière et en haut, l'aponévrose superficielle en avant et en bas ; elles sont limitées de toutes parts par des plans assez résistants pour que le pus qui se forme dans leur intérieur ne puisse guère se faire jour ni dans le rectum, ni dans le vagin, ni fuser comme celui des abcès des grandes lèvres. Le canal excréteur, long de $0^m,02$, s'ouvre à l'union du quart inférieur avec les trois quarts supérieurs de l'orifice vaginal, en dehors de l'hymen ou des caroncules myrtiformes latérales, au fond du sillon qui sépare la face externe de ces caroncules de la face interne des petites lèvres, où il

(*) Follicules mucipares de la vulve. — *a*, follicules vestibulaires. — *b*, follicules urétraux latéraux. — *c*, follicules urétraux moyens. — *d*, follicules latéraux de l'entrée du vagin. — *e*, orifice du conduit excréteur de la glande vulvo-vaginale.

(**) Glande vulvo-vaginale et son conduit excréteur, d'après M. Huguier. — *aa*, section faite à la grande lèvre et à la nymphe. — *b*, la glande. — *c*, son conduit excréteur. — *e*, son orifice dans le sinus vulvo-caronculaire, un stylet y est engagé. — *f*, bulbe du vagin. — *g*, branche ischio-pubienne.

[1] *Von den Duverney'schen, Bartholin'schen oder Cowper'schen Drüsen des Weibes*, Heidelberg, 1840. — Voyez aussi Knox, *Lond. med. Gaz.*, t. XXIII.

[2] *Mém. cit.* Paris, 1841.

est souvent reconnaissable à une bordure rouge. L'excitation du clitoris, des corps caverneux, du bulbe du vagin, active beaucoup la sécrétion des glandes vulvo-vaginales.

Le mucus sécrété par les follicules et les glandes vulvaires est acide; celui qui est sécrété par les follicules vestibulaires et péri-uréthraux m'a toujours paru plus acide que celui qui est sécrété par la glande vulvo-vaginale.

SECTION II

DIAGNOSTIC DES MALADIES UTÉRINES EN GÉNÉRAL.

On répète sans cesse dans le monde, disait Lisfranc[1], que les maladies de l'utérus sont infiniment plus communes aujourd'hui qu'autrefois. C'est une erreur, et il est facile de se rendre compte des motifs qui peuvent l'accréditer. Les anciens observaient moins souvent ces maladies, parce qu'ils les connaissaient beaucoup moins que les modernes, parce que, se payant quelquefois de mots, ils attribuaient à d'autres causes les accidents graves et même mortels qui en provenaient; parce qu'en traitant les états morbides symptomatiques qui les masquaient, ils guérissaient parfois la maladie de matrice sans s'en douter; et parce qu'enfin il est un certain nombre de maladies utérines qui disparaissent sous l'influence de simples moyens hygiéniques.

Il est donc essentiel, avant d'aborder l'étude de chacune de ces maladies en particulier, de tracer un tableau des symptômes communs qui peuvent, selon l'attention qu'y apporte l'homme de l'art, masquer ou dévoiler leur existence. Il faut montrer que les maladies utérines présentent beaucoup de symptômes communs, les seuls à peu près qui fussent connus jusqu'à notre époque; et qu'il est possible de leur appliquer dans certains cas, avec quelque chance de succès, un traitement analogue sinon identique. Il importe aussi d'indiquer par quels moyens les états morbides symptomatiques des maladies utérines, et ces maladies elles-mêmes, peuvent être modifiés ou disparaître.

Cette exposition fera comprendre comment les anciens ont pu les méconnaître et comment ils ont pu les guérir quelquefois sans les avoir soupçonnées. Elle donnera en même temps la clef des erreurs dans lesquelles plusieurs gynécologistes de la première moitié de ce siècle sont tombés, en faisant jouer à un seul état morbide un rôle domi-

[1] Clinique de la Pitié, t. II, p. 182. Paris, 1842.

nateur dans la pathologie utérine. On pensa trop tôt tirer profit des moyens d'investigation dont l'esprit inventif du temps nous avait mis en possession, et l'on ne s'aperçut pas que, si les anciens avaient eu le tort de méconnaître en grande partie l'existence des maladies utérines, on avait un tort presque égal d'en simplifier la pathologie au point de la résumer presque tout entière dans une seule maladie. Pour les uns, Lisfranc et ses disciples, l'engorgement est la maladie utérine par excellence; pour les autres, tels que Valleix, c'est le déplacement. Pour ceux-ci, Blatin, Tyler Smith, etc., la leucorrhée joue le principal rôle; pour ceux-là, Récamier, et les spécialistes qui le suivirent, c'est l'ulcère et ses granulations. Enfin, de plus récents, Bennet, Nonat, Aran lui-même, quoiqu'ils distinguent la diversité des états morbides, inclinent à les faire tous dériver d'une seule et même maladie, l'inflammation.

De la détermination d'une maladie résulte naturellement son traitement. Aussi, ne sera-t-on pas étonné de trouver, chez les médecins qui ont ouvert, de nos jours, les véritables voies de la pathologie utérine, un exclusivisme thérapeutique en rapport direct avec leur exclusivisme pathologique. Ceux qui croyaient voir toujours des engorgements, faisaient coucher toutes leurs malades; ceux qui ne trouvaient que des déplacements, concentraient leurs efforts à les redresser. Les uns voulaient tarir, avec la leucorrhée, la source de tous les accidents qui en découlent; les autres songeaient surtout à détruire par le fer, le feu ou les caustiques, l'ulcère et ses granulations; d'autres combattaient l'inflammation à outrance par les émissions sanguines.

Ainsi, la connaissance des maladies utérines a suivi la marche de toutes les connaissances médicales, et l'on peut dire de toutes les connaissances humaines. Après l'ignorance et la confusion est venue la notion superficielle qui engendre la science systématique. Espérons qu'en pénétrant au cœur de la question, l'étude de ces maladies, de plus en plus approfondie et de plus en plus complète, nous conduira à la notion de leurs espèces naturelles et à la vraie science.

Le principe faux de la communauté de nature et de forme des maladies utérines, déduit de la communauté de leur expression symptomatique, avait conduit à la conséquence fausse de l'identité de leur traitement. La détermination de leur diversité nous amènera au contraire à les traiter, non plus toutes de la même manière, mais chacune par une médication différente, c'est-à-dire par les moyens qui lui conviennent ou qui sont les plus propres à remplir les indications tirées de son fonds et de sa forme. Il faut donc apprendre à connaître les symptômes communs aux maladies de matrice, non-seulement pour y puiser les éléments d'un diagnostic général, mais pour se mettre en garde contre leurs analogies et saisir, sous le masque de leur apparente identité, les caractères qui permettent de distinguer leur diversité trop longtemps méconnue.

L'intérêt de cette étude générale des maladies utérines est ainsi doublé. Pour le diagnostic, il ne consiste pas seulement à rechercher les symptômes, la manière de les convertir en signes et l'art de conclure par ces signes à l'existence d'une maladie utérine; il réside encore dans l'interprétation de chacun de ces signes, ou des groupes naturels de symptômes diversement rapprochés, comme expression pathognomonique de chaque maladie de matrice en particulier. De même, pour le traitement, il ne suffit pas de montrer les moyens communs de traitement de ces maladies, il faut surtout étudier successivement les indications auxquelles les divers états morbides peuvent donner naissance, et les moyens de remplir diversement ces indications, de telle sorte que, pour une maladie donnée, il soit possible, après avoir déterminé ses éléments caractéristiques, d'en déduire son traitement spécial.

Il doit résulter de cette étude parallèle des éléments de diagnostic et des moyens de traitement, d'une part, une connaissance générale des maladies utérines dont il devient alors possible de tracer les caractères généraux; d'autre part, une marche naturelle sur une voie toute jalonnée, un guide certain pour le diagnostic et pour le traitement de chaque maladie de matrice en particulier.

Par leur état presque latent, par la grande variété de leurs symptômes si souvent fugaces et passagers, par les sympathies nombreuses qu'elles exercent sur toute l'économie, et enfin par les modifications profondes et par la mobilité incroyable qu'elles impriment au système nerveux, les maladies de l'utérus exposent le médecin à commettre de nombreuses et fréquentes erreurs de diagnostic. Lisfranc, qui traça ces lignes, consacra le premier des chapitres de sa *Clinique* relatifs aux maladies utérines, c'est-à-dire soixante-quatorze pages, à signaler les erreurs de diagnostic auxquelles ces maladies peuvent donner lieu; et afin de montrer que ces états morbides ont pu être pris pour un grand nombre d'autres, il donna des exemples de toutes les erreurs observées par lui [1]. J'ai vu de palpables méprises commises en ce genre par des médecins très-répandus, lesquelles m'auraient paru incroyables si je n'en avais été le témoin; par exemple, j'ai vu accuser d'avoir eu précédemment une grossesse, une malade dont le col était assez conique pour faire penser qu'elle serait stérile. J'ai vu de pauvres femmes atteintes de leucorrhée, accusées par des spécialistes en renom d'avoir une blennorrhagie, et la paix des ménages empoisonnée par ces erreurs de diagnostic.

Le meilleur moyen d'éviter ces méprises, c'est d'en découvrir la cause.

Il est certain que, pour plusieurs organes, la plupart des médecins arrivent à reconnaître les maladies et à les distinguer les unes des autres beaucoup plus facilement que pour l'utérus. Il faut qu'il y ait ici des difficultés réelles. Elles existent en effet; elles tiennent à ce que les symptômes utérins ne dominent pas toujours, à ce que la plupart

[1] *Clinique chirurgicale de la Pitié*, t. II, p. 182. Paris, 1842.

du temps ils se manifestent lentement, quelquefois même à l'insu de la malade, tandis que l'altération des principales fonctions nutritives et sensitives détourne son attention et lui cause le plus de souffrance. Ces symptômes généraux, troubles nerveux, digestifs, nutritifs, masquent presque complétement l'affection locale et peuvent induire en erreur non-seulement la malade, mais le médecin. Que de fois n'est-on pas consulté pour des névralgies, des accidents hystériformes, des névroses de l'estomac, du cœur, du foie, pour les troubles les plus divers des fonctions digestives, la dyspepsie, l'anorexie, les vomissements, la diarrhée, enfin pour les altérations qui sont la conséquence naturelle de cette double atteinte portée à la santé, telles que l'apauvrissement du sang, l'anémie, la chlorose, l'amaigrissement, l'épuisement ; tandis que toutes ces altérations sont des conséquences naturelles et purement symptomatiques d'une maladie utérine jusque-là méconnue !

Cela tient à ce que l'utérus a de nombreuses sympathies dans l'économie, à ce que la plupart du temps une altération de cet organe, insignifiante en apparence, se fait ressentir par un retentissement local ou général hors de toute proportion avec elle-même, excite des troubles divers dans les organes du voisinage, des altérations fonctionnelles plus ou moins graves dans les principaux appareils de l'économie, enfin, une réaction dont l'intensité dépasse celle de la cause qui l'a mise en jeu. Le plus souvent les accidents sympathiques ou symptomatiques généraux l'emportent sur les accidents locaux.

Cette fausse apparence peut tromper la malade, mais elle doit mettre sur la voie un médecin prévenu et lui apprendre à rechercher et à reconnaître dans ces symptômes les signes d'un état morbide mal dissimulé pour lui. Elle provoque de sa part un interrogatoire qui confirme de plus en plus ses soupçons, en le conduisant à la découverte d'accidents sympathiques ou symptomatiques locaux et ultérieurement à l'examen direct des organes qui sont le siége de la maladie.

Il est important de procéder de proche en proche, de passer de l'état général à l'état local, d'épuiser l'examen des principales fonctions et des troubles dont elles sont atteintes, avant de passer à celui des désordres qui se produisent dans le voisinage de l'utérus et dans l'utérus lui-même. En agissant ainsi, le médecin se donne non-seulement à lui-même un fil conducteur qui l'empêche de s'égarer dans ce chaos d'accidents morbides, qui l'éloigne peu à peu des organes dont les altérations purement fonctionnelles sont exclusivement sympathiques ou symptomatiques, qui le rapproche de celui dont l'affection morbide ou l'altération matérielle plus ou moins profonde est la cause première de tous les accidents ; mais encore il amène en même temps la malade à reconnaître avec lui la source réelle des souffrances dont elle demande à être soulagée. Il est essentiel que le médecin conduise progressivement sa malade à cette conviction, acquise par lui-même, que toute la maladie réside dans l'utérus : c'est le seul moyen de lui faire comprendre la nécessité d'une exploration directe et de la décider, comme pour une opération, à l'épreuve pénible de cet examen.

Ce dernier point est d'autant plus important que les décisions prises à cet égard par les femmes, diffèrent du tout au tout, suivant qu'elles conservent des doutes ou qu'elles ont la conviction d'être atteintes d'une maladie utérine. Elles redoutent si fort le développement des polypes, des ulcères, des cancers, dans lesquels se résument pour elles la plupart des maladies de matrice dont elles entendent parler, que la juste crainte inspirée par ces terribles affections ne leur ôte pas seulement la répugnance, mais leur inspire souvent le désir de se faire examiner. Même chez les moins raisonnables, l'instinct de la conservation semble étouffer le cri de la pudeur, et je puis dire que, sauf les malades appartenant à quelque congrégation religieuse, pour lesquelles l'examen des parties génitales est le plus souvent impossible, je n'ai pas rencontré jusqu'ici une seule femme, même non mariée, qui ait refusé de s'y soumettre lorsqu'elle a acquis la certitude que la matrice est le siége du mal.

C'est alors que l'interprétation des symptômes fournis par les moyens d'exploration directe, constatés par la vue et par le toucher, révèle des signes tout à fait pathognomoniques et la déterminationdu siége exact, de la forme et, le plus souvent aussi, de la nature du mal.

On arrive ainsi, non-seulement à porter un diagnostic absolu, c'est-à-dire à acquérir la conviction que c'est à une maladie de matrice et non à toute autre qu'on a affaire ; mais encore à porter presque toujours un diagnostic différentiel, c'est-à-dire à distinguer la maladie spéciale qui est la cause des accidents, de toutes les autres maladies utérines qui peuvent produire les mêmes symptômes ou des symptômes analogues. Or, si l'on songe que le diagnostic absolu manquait souvent chez les anciens, par lesquels un grand nombre de maladies utérines étaient méconnues, et que le diagnostic différentiel manquait presque toujours à une époque rapprochée de la nôtre, où les diverses maladies utérines n'étaientpa s distinguées les unes des autres, on reconnaîtra l'importance qu'il y a, non-seulement à soupçonner par les symptômes généraux et locaux l'existence d'une maladie utérine, non-seulement à la déterminer et à la spécifier par l'exploration directe, mais encore à prendre l'habitude de passer peu à peu de la constatation des divers symptômes à l'exploration, et d'acquérir le tact d'amener les malades à permettre et même à demander au médecin de procéder à cet examen décisif.

J'ai cru ne pouvoir mieux faire, pour exposer les divers éléments de ce diagnostic, que de suivre précisément l'ordre dans lequel les malades doivent être interrogées et examinées. L'expérience m'a prouvé l'utilité de cette méthode dans l'exposition d'un sujet aussi difficile. Il faut procéder toujours ainsi auprès des malades, et par conséquent il faut agir de même lorsqu'on a pour but un enseignement tout à fait pratique. Dans l'enseignement dogmatique, la synthèse peut être préférable ;

dans l'enseignement clinique, je crois que c'est l'analyse. En un mot, nous devons nous figurer une malade, telle qu'elle se présente à nous le plus souvent; commencer par constater les symptômes dont elle se plaint le plus communément; passer ces symptômes généraux en revue, dans l'ordre de leur plus grande fréquence relative; en venir graduellement, comme dans l'interrogatoire de la malade, à la constatation des symptômes locaux; montrer ensuite comment on pratique l'exploration directe et énumérer enfin les signes qu'elle permet de recueillir.

Tous les symptômes généraux ou locaux accusés par la malade ou recueillis par le médecin, en dehors de l'exploration directe, sont des *symptômes rationnels* ou *subjectifs;* ils sont pour nous des SIGNES DE PROBABILITÉ OU DE PRÉSOMPTION. Les notions résultant de l'examen direct sont toutes des *symptômes sensibles* ou *objectifs;* nous les appellerons SIGNES DE CERTITUDE. On ne doit rechercher ceux-ci qu'après avoir recueilli ceux-là, à moins qu'il n'y ait indication précise à explorer d'abord l'utérus.

CHAPITRE PREMIER

Des signes de présomption fournis par la symptomatologie des maladies utérines.

Ils donnent la présomption, souvent même la conviction qu'il existe une maladie utérine, mais sans permettre d'en déterminer d'une manière précise ni le siége, ni la nature, ni la forme.

Ils sont généraux et locaux.

§ 1. — SYMPTOMES GÉNÉRAUX.

Parmi les femmes qui sont atteintes de maladies chroniques de la matrice, la plupart, par ignorance ou par pudeur, accusent des symptômes qui semblent révéler une maladie tout à fait étrangère à cet organe. Les unes se plaignent de troubles nerveux, de vapeurs, de vertiges, de névralgies; les autres, de nausées, de maux d'estomac, de troubles digestifs; la plupart, de fatigue, de dépérissement, de faiblesse. En un mot, il existe presque toujours chez ces malades des altérations fonctionnelles ou des états morbides des systèmes nerveux et digestif, auxquels s'ajoutent des altérations de l'habitude du corps ou de la constitution dépendant des uns et des autres, c'est-à-dire du défaut de nutrition qui y succède. Comme il arrive dans les premiers temps de la grossesse, les vomissements, les troubles digestifs, les altérations des fonctions nerveuses, entraînent à leur suite la chlorose, l'anémie, l'amaigrissement.

Il faut d'abord s'assurer que ces états pathologiques sont symptomatiques et non idiopathiques. Pour y parvenir, on doit, non-seulement constater l'intégrité des organes dont les fonctions peuvent être si profondément altérées, mais remonter encore à la cause première de ces désordres fonctionnels, en s'attachant à saisir dans leur physionomie propre les traits spéciaux qui permettent de rattacher leur point de départ à l'utérus plutôt qu'à tout autre organe.

Dans cette étude des symptômes généraux, je suivrai l'ordre habituel de leur apparition.

I. *Troubles digestifs.* — Il n'est pas de praticien qui n'ait reçu dans son cabinet des femmes venant le consulter pour des maux d'estomac, de la dyspepsie, dont la cause première est une maladie utérine. J'en ai vu qui ont été longtemps traitées par des médecins jouissant d'une grande réputation, comme atteintes de maladies d'estomac qui n'avaient jamais existé. Des sangsues, des cautères, des moxas avaient été appliqués sur la région épigastrique; la pepsine, l'eau de Vichy, la noix vomique, la belladone et des calmants de toute espèce avaient été vainement administrés.

Je ne voudrais pas trop généraliser; cependant je crois pouvoir dire que de tous les symptômes produits par le début, le développement ou l'aggravation d'une maladie utérine, les plus fréquents sont les gastralgies, les nausées, la dyspepsie, l'anorexie, auxquels s'ajoutent mainte fois les goûts bizarres, la constriction œsophagienne ou sensation de la boule hystérique, etc. Les troubles digestifs sont, dans ce cas, les seuls accusés par la malade, parce que seuls ils l'inquiètent.

Le premier et le plus commun de ces troubles digestifs est un affaiblissement et une difficulté croissante de la digestion stomacale. Ce n'est pas une véritable dyspepsie. L'appétit persiste, les fonctions intestinales sont en bon état; mais la digestion stomacale est lente, elle s'accompagne de malaise et de sensibilité épigastrique, d'une sensation de gêne, de distension, d'étouffement, de gonflement stomacal, de développement de vents ou de gaz azote et acide carbonique donnant lieu à des éructations inodores fréquentes, forçant les femmes à relâcher les cordons de leurs vêtements, particulièrement leur corset, et à se soustraire à la moindre pression épigastrique. Quelquefois le besoin de manger revient presque immédiatement après le repas; mais il est purement factice, et quelques bouchées d'aliments suffisent à rassasier les malades.

A la gastralgie et à la paresse digestive succède souvent la vraie dyspepsie, dyspepsie essentiellement nerveuse, mais très-pénible, entraînant une longueur extrême dans le travail de la digestion, de la pesanteur, de la douleur, du gonflement à l'épigastre, des renvois aigres, de la céphalalgie, de l'accablement, une incapacité complète pour le travail, en même temps qu'une sensation de défaillance d'autant plus pénible que l'ingestion des aliments est incapable de la dissiper. Cette dyspepsie est, disons-nous, habituellement nerveuse et purement sympathique de la maladie utérine ; aussi ne trouve-t-on, chez la malade, aucun des caractères des autres espèces de dyspepsie, ni de la gastrite, ni de l'embarras d'estomac. La langue notamment est normale et en très-bon état ; elle n'est ni sèche, ni bordée ou piquetée de rouge, rarement saburrale ou bilieuse ; caractère important qui est celui de tous les troubles digestifs chez la femme dont la matrice est malade, et qui aide beaucoup au diagnostic.

A un troisième degré, les difficultés digestives prennent le caractère de l'anorexie avec envies fréquentes de vomir et quelquefois même vomissements à des intervalles plus ou moins éloignés ou sous forme de véritables accès avant, pendant ou après le repas. D'après Aran, ces vomissements diffèrent des vomissements dyspeptiques proprement dits, en ce qu'ils ne sont jamais formés par des aliments ou des matières aqueuses, mais par de la bile. Je puis assurer qu'il n'en est pas ainsi chez toutes les femmes et que j'en ai vu plusieurs rejeter les matières alimentaires et des glaires stomacales. Quoi qu'il en soit, ces symptômes acquièrent une telle valeur aux yeux de quelques malades, qu'elles peuvent croire à un commencement de grossesse. Il appartient au médecin de dissiper cette illusion.

On peut souvent observer ces trois degrés dans la manifestation des troubles digestifs. Ces troubles eux-mêmes peuvent s'aggraver ou prendre bientôt une forme et une direction particulières : leur continuité en amène d'autres. Les vomissements avant ou pendant le repas précèdent les mauvaises digestions, et souvent les mauvaises digestions entraînent après elles les vomissements. Généralement aussi les malades accusent des goûts bizarres, comme dans l'hystérie. De douloureuse la digestion stomacale peut devenir mauvaise ou vicieuse, être suivie de troubles dans les fonctions du reste du tube digestif. Habituellement ceci n'a pas lieu, car la diarrhée est rare et se rattache plutôt à l'arrivée des menstrues qu'à l'altération des fonctions intestinales. Quant àla constipation, tout le monde sait qu'elle est un état habituel chez un grand nombre de femmes, mais il ne faut pas perdre de vue qu'elle peut être simplement un symptôme de voisinage, qu'à ce titre nous en reparlerons, et qu'elle aggrave les maladies utérines, non-seulement par elle-même, mais par les conséquences fâcheuses qui peuvent en résulter, telles que les hémorrhoïdes, la fissure à l'anus, la contracture douloureuse du sphincter, etc.

Il faut ajouter aux troubles de la digestion ceux de la sécrétion biliaire sur lesquels M. Henri Bennet[1] et Aran[2] ont appelé l'attention. Ils consistent en attaques, sous forme de douleurs, de coliques, ayant pour siége la région hépatique, s'irradiant vers la poitrine, la mamelle et

[1] *Ouvr. cit.*, p. 119.
[2] *Ouvr. cit.*, p. 141.

l'épaule droite, et s'accompagnant de vomissements de bile, de diarrhée bilieuse, de sensiblilité excessive de l'épigastre et de l'hypocondre droit, d'augmentation de volume du foie et des vésicules biliaires. Ces attaques se représentent le plus souvent aux époques menstruelles qu'elles précèdent de quelques jours et s'accompagnent fréquemment d'un ictère passager. Bennet regarde ces accidents comme purement sympathiques des troubles digestifs. Aran les regarde comme de véritables coliques hépatiques, dues à une lithiase biliaire qui paraît s'associer elle-même à la lithiase urinaire, surtout à l'époque de la ménopause.

II. *Troubles nerveux.* — Ils sont produits par les maladies utérines directement, c'est-à-dire par l'effet de l'irritation sympathique réveillée dans le système nerveux par l'état morbide de la matrice ; ou indirectement, c'est-à-dire par suite de l'altération ou de l'appauvrissement du sang, de l'affaiblissement de la constitution, de la débilitation dans laquelle les malades sont tombées. Du reste, ces divers phénomènes morbides peuvent jouer alternativement les uns par rapport aux autres les rôles de cause et d'effet : l'altération du sang, à son tour, peut tenir en partie aux troubles de l'innervation, comme à ceux de la digestion.

Ils portent sur la sensibilité ou sur la motilité, sur les organes soustraits à l'empire de la volonté comme sur ceux qui lui sont soumis.

On doit faire une large part aux troubles de la sensibilité : ils consistent dans des anesthésies, dans des névralgies viscérales ou névroses, dans des névralgies proprement dites.

L'anesthésie peut porter sur divers points de l'enveloppe cutanée, surtout aux membres inférieurs. Elle atteint quelquefois les organes génitaux, le clitoris, le vagin qui paraissent n'être plus excitables, l'utérus lui-même qui semble tomber dans un état d'inertie et mettre un terme prématuré à la vie sexuelle de la femme. J'ai plusieurs exemples de femmes qui n'ont plus éprouvé, à partir du développement de leur maladie de matrice, ni désir sexuel, ni sensations voluptueuses pendant le coït.

Les névroses atteignent non-seulement les organes voisins de l'utérus, la vessie et le rectum, mais encore des organes éloignés, le foie, les intestins, l'estomac qui devient le siége de pyrosis et de gastralgie, le cœur surtout où se développent des douleurs et des palpitations qui effrayent beaucoup les malades et qui leur font croire à l'existence d'un anévrysme ou d'une lésion organique.

Les névralgies sont les plus communs de ces accidents, non-seulement la névralgie lombo-abdominale, dont Valleix a donné une si bonne description, et que l'on peut, à la rigueur, considérer, avec Aran, comme une propagation des douleurs du système utérin; mais des névralgies dans des points assez éloignés, souvent des névralgies intercostales, ayant leur siége au niveau des fausses côtes, principalement du côté gauche, et des névralgies faciales ou mieux trifaciales, sur le trajet des nerfs maxillaires ou des branches temporales, ou même sur le pariétal. Ces dernières affectent, dans leur manifestation, une forme hystérique; elles font éprouver aux malades une impression comparée à celle d'un clou qu'on enfoncerait dans les chairs, ou plutôt dans le crâne, au niveau de la région pariétale, et ont été désignées par Sydenham sous le nom de clou hystérique.

Les sympathies de l'utérus malade se traduisent aussi par des douleurs dans le sein, soit des douleurs aiguës, tout à fait névralgiques, soit des douleurs sourdes, s'irradiant vers les aisselles, avec cette sensation de tuméfaction et cet éréthisme particulier que les femmes se souviennent d'avoir ressenti à l'époque de la menstruation ou au début de la grossesse. Ces retentissements douloureux dans les seins se montrent dans un grand nombre de maladies utérines. Ils se manifestent surtout au moment des règles : tantôt simples douleurs lancinantes, comparables à des coups d'aiguille, précédant la menstruation et durant tout le temps qu'elle se prolonge; tantôt gonflement de la glande, quelquefois très-prononcé, au point que les malades ne peuvent pas rapprocher les bras du corps sans souffrir.

Du reste, ces accidents ne sont pas constants, tant s'en faut; ils sont même passagers, lorsqu'ils existent; ils disparaissent à mesure que l'amélioration de la maladie fait des progrès.

L'hystérie, qui semble être une transition naturelle entre les troubles de la sensibilité et ceux de la motilité, puisqu'elle est caractérisée à la fois par les uns et par les autres, n'a pas son point de départ exclusivement dans l'utérus, ni dans les ovaires, ni même dans tout le système génital.

C'est une affection nerveuse chronique, apyrétique, caractérisée par deux ordres de symptômes : d'une part des symptômes permanents variables, tels que l'analgésie, l'anesthésie, ou au contraire l'hyperesthésie, les névralgies; tels que des spasmes toniques ou cloniques, une toux convulsive, etc., ou au contraire diverses paralysies; — d'autre part, des symptômes intermittents, c'est-à-dire des attaques, irrégulières, caractérisées par la sensation d'une boule remontant de l'épigastre vers le larynx, par une suffocation imminente, par une perte plus ou moins complète de connaissance, par divers troubles de la sensibilité et de la motilité, et souvent terminées par une abondance extrême de larmes ou par l'excrétion d'une grande quantité d'urine.

Cette névrose accompagne souvent les maladies utérines; mais elle peut très-bien se développer sous une autre influence. Elle peut être indépendante de l'utérus et du système génital; elle peut même, de l'aveu de quelques grands praticiens, se rencontrer chez l'homme.

Pourtant on ne peut se dissimuler que l'utérus, malade ou non, n'en soit le plus souvent, je ne dis pas le siége, mais le point de départ.

Je n'en veux pour preuves que sa fréquence extrême chez la femme, soit chez la femme simplement nerveuse, soit surtout chez la femme dont les passions sont vives et en même temps contenues; et le caractère spécial des mouvements convulsifs par lesquels les attaques hystériques se révèlent souvent à nos yeux, non-seulement des mouvements des bras, des yeux, de tout le corps, mais surtout de ces mouvements des lombes et du bassin qui imitent, même chez des filles vierges et ignorantes de tout ce qui se rattache au coït, les élans les plus fougueux de la volupté.

Si l'on cherche, à l'aide des lumières que les découvertes récentes ont répandues sur la physiologie du système nerveux, à faire la part qui revient à ce système et celle qui reste à l'utérus dans les manifestations de l'hystérie, on peut admettre que l'hystérie est en réalité une névrose, c'est-à-dire une altération générale de l'innervation, dans laquelle l'ensemble du système nerveux, impressionné plus ou moins vivement et dans une étendue plus ou moins considérable, réagit avec des différences de forme, d'intensité, d'étendue proportionnées à ces diversités d'impressions et à la variabilité des idiosyncrasies. Mais on doit reconnaître que ces réactions symptomatiques, que ces manifestations phénoménales, si diverses dans leurs détails, quoique si analogues dans leur ensemble, ne sont que les résultats de l'action reflexe de la moelle ou de l'encéphale impressionnés, ébranlés par une excitation primitive de quelque organe, principalement des organes génitaux. Cette excitation, son transport vers les centres nerveux, analogues à l'*aura epileptica*, quoique passant souvent inaperçus, déterminent dans ceux-ci une modification, en retour de laquelle se produisent des phénomènes variables de sensibilité, ou de motilité, tantôt répandus sur tout le système, tantôt plus ou moins localisés, ici ou là, principalement sur les organes qui entrent en synergie avec l'appareil sexuel d'où l'excitation est partie [1].

Le rôle réservé aux organes génitaux, dans ce drame pathologique, est d'être le point de départ de l'excitation ou ce que les anciens appelaient le *pars mandans*. Je dis les organes génitaux, parce que j'admets que l'utérus n'est pas seul à mettre en jeu le développement ou la manifestation de l'affection hystérique. Les ovaires, dont M. Schützenberger [2] et M. Négrier [3] ont voulu faire le siége de l'hystérie, peuvent être à leur tour les points de départ de l'excitation. L'ensemble

[1] G. Coste, *De l'hystérie considérée principalement au point de vue de sa nature et de ses causes*. Thèses de Montpellier, 1863, n° 6. — Voy. aussi Rouget, *Physiologie des actions reflexes*, Introduction à la traduction française des *Paralysies des membres inférieurs de Brown-Séquard*, par R. Gordon. Montpellier, 1864. Et Brown-Séquard, *Archiv. gén. de médecine*. Janvier 1856.

[2] *Causes organiques et mode de production des affections dites hystériques* (*Gazette médicale de Paris*, 1846).

[3] *Recueil de faits pour servir à l'histoire des ovaires et des affections hystériques de la femme*. Angers, 1858.

de l'appareil génital l'est plus souvent qu'on ne croit. Je sais bien qu'ici la détermination n'est pas aussi facile que dans d'autres circonstances, par exemple dans l'éclampsie, où le point de départ est évidemment l'utérus et où les effets de l'action reflexe paraissent peu contestables; mais il est possible d'admettre, par analogie, que les points de départ sont variables dans l'hystérie, et que les phénomènes d'ensemble sont toujours les effets de la réaction ou plutôt de l'action reflexe des centres nerveux.

Ainsi l'hystérie n'est pas une maladie propre de l'utérus ou des ovaires; mais elle est déterminée, occasionnée, sinon, à proprement parler, causée par une altération fonctionnelle de ces organes. Je dis altération fonctionnelle, plutôt qu'une maladie; car le plus souvent c'est un état d'excitation, une irritation nerveuse ou vasculaire de quelque point des organes génitaux, qui, chez les femmes maigres, pâles, impressionnables, portant déjà en elles la prédisposition ou même l'affection hystérique, détermine le développement de la maladie. Le coït, le mariage suffisent parfois à éveiller dans l'utérus cette excitation qui fait éclater l'hystérie.

Quand la matrice est réellement malade, les femmes sont souvent agacées, mobiles, irritables, atteintes de névralgies ou d'anesthésies, de contractures, de toux nerveuse, même de paralysies incomplètes ou partielles; mais elles n'accusent presque jamais ni la boule hystérique ni les convulsions caractéristiques, et ne sont que très-rarement atteintes par de grandes attaques. En un mot, l'hystérie proprement dite est un des troubles nerveux qui se présentent peut-être le plus rarement comme symptômes généraux de maladies utérines.

La perversion des fonctions nerveuses est quelquefois telle, qu'il y a diminution notable et même extinction complète de l'orgasme vénérien. Il y a une véritable inertie utérine.

Des spasmes, toniques ou cloniques, c'est-à-dire des rigidités musculaires, des contractures, ou des convulsions, peuvent se présenter accidentellement, comme troubles de la motilité. Ils sont rares sur les organes soumis à la volonté, fréquents au contraire sur les organes qui lui sont soustraits ou sur les viscères. N'est-ce pas à ces troubles de motilité qu'il faut rapporter le ténesme vésical, le vomissement, les accès de dyspnée, les palpitations de cœur, etc.? N'est-ce pas à la même cause qu'il faut rattacher cette petite toux, sèche, par quintes rares ou fréquentes, quelquefois désagréable par sa sonorité, à laquelle Aran [1] a donné le nom de *toux utérine*? Elle diffère évidemment de la *toux hystérique*, violente, sonore, retentissante, analogue par ses quintes à la coqueluche, qu'il ne me répugne pas d'attribuer avec M. Trousseau [2] à la convulsion des muscles du larynx et du diaphragme. Elle accom-

[1] *Ouvr. cit.*, p. 146.

[2] *Clin. méd. de l'Hôtel-Dieu de Paris*, t. II, p. 205. Paris, 1865, 2e édition.

pagne souvent les troubles de nutrition : de tous les phénomènes nerveux, c'est celui dont la manifestation se produit le moins, hors le cas de débilitation, d'amaigrissement, de dépérissement des malades ; et par conséquent celui qui mérite le plus d'attirer l'attention du médecin. Il s'agit de décider si cette toux est réellement nerveuse, et purement sympathique de la maladie de matrice, ou si elle est due à un commencement de tuberculisation pulmonaire. Car le pronostic et les indications varieront du tout au tout, suivant le diagnostic qui sera porté. Il faut ausculter avec soin la poitrine, rechercher si l'expiration est prolongée, la respiration rude, s'il se déclare un petit mouvement fébrile continu avec exacerbation le soir, enfin, s'il n'existe pas une affection scrofuleuse tenant en même temps sous sa dépendance la maladie utérine et le développement de tubercules dans le poumon.

Les paralysies du mouvement sont les plus rares des symptômes nerveux généraux. Elles ont été niées par Aran [1]. Il est certain qu'il ne faut pas les confondre avec un engourdissement du côté du corps où se trouve la lésion du système utérin ; avec une immobilité à laquelle les malades sont obligées par la violence de leurs douleurs, parce que celles-ci sont exaspérées par le moindre mouvement ; même avec des engourdissements, des affaiblissements, des paralysies complètes des membres inférieurs qui sont dus à des désordres profonds du petit bassin amenant la compression des troncs nerveux. Mais, outre ces effets directs, immédiats produits par des lésions organiques sur les portions du système nerveux avec lesquelles elles sont en contact, il est possible d'observer des effets indirects, sympathiques des maladies utérines sur le système nerveux, et notamment sur les nerfs de mouvement.

L'on ne met pas en doute l'existence des paralysies hystériques. Pourquoi nierait-on celle des paralysies produites par un état douloureux de l'utérus ou des ovaires capable de développer lui-même des phénomènes hystériques ? Quant à moi, j'ai vu deux exemples entre autres également remarquables, l'un de paraplégie hystérique, l'autre de paraplégie utérine, et, après avoir longtemps douté, je suis aujourd'hui convaincu. Il n'est pas besoin que la paralysie soit générale, ou qu'elle atteigne les membres supérieurs au lieu des inférieurs, comme le veut Aran, pour qu'on puisse la regarder comme une paralysie sympathique. On comprend du reste qu'une paralysie reflexe (et c'est le caractère de ces paralysies), dont le point de départ est dans l'utérus, doive atteindre surtout les membres inférieurs.

Lisfranc [2] cite l'observation d'une dame complétement paralysée des membres inférieurs, qui avait été traitée en vain par les remèdes les plus actifs pour une affection supposée de la moelle épinière, et dont l'état ne s'améliora que lorsqu'on songea à soigner la métrite chronique cause de la paraplégie. La guérison fut longue, mais sa

[1] *Ouvr. cit.*, p. 147.

[2] *Clinique chirurgicale de la Pitié*, t. II, p. 199. Paris, 1842.

marche suivit pas à pas l'amélioration de l'affection utérine. Lisfranc mentionne un autre cas dans lequel l'amélioration graduelle de la paraplégie marchait parallèlement avec celle de la maladie de l'utérus, et dans lequel une complète guérison fut également obtenue.

Un excellent observateur, M. Nonat [1], a vu plusieurs cas de paraplégie sous la dépendance d'une maladie de la matrice, dans lesquels la paralysie céda promptement après la guérison de la maladie utérine. Ces observations montrent, de plus, que lorsque la maladie est limitée à un côté, la paralysie est limitée aussi à un membre seulement, et au côté correspondant. J'avoue pourtant que l'interprétation de ces derniers cas me paraît présenter parfois des difficultés. On consultera avec fruit sur ce sujet non-seulement le chapitre du livre de M. Nonat, que je viens de citer, mais encore la thèse de M. Esnault [2] et celle de M. Vallin [3], ses élèves, dans lesquelles sont rapportées les observations en question. M. Brown-Séquard [4], qui rappelle ces faits, raconte avoir été consulté lui-même en 1855, par une jeune dame pour une extrême faiblesse, qui était réellement une paraplégie presque complète à chaque période menstruelle. Pas de diminution d'aucune espèce de sensibilité, pas de paralysie de la vessie ou du rectum, pas de symptômes d'hystérie. Dysménorrhée, antéflexion de l'utérus, lequel était extrêmement sensible, très-développé et congestionné, douleurs le long des ligaments larges, etc. La matrice fut soutenue par un bandage, et, quelques jours après, une amélioration était évidente; en moins de deux semaines, la paralysie avait entièrement cessé. Elle avait duré six mois, quoique combattue, mais sans succès, par la strychnine, le galvanisme, les douches en pluie, le fer et d'autres toniques.

Dans ce moment, je donne des soins à une jeune fille très-chétive, atteinte depuis plus d'un an de douleurs violentes à l'hypogastre accompagnées tantôt d'hystéralgie et de leucorrhée vaginale purulente très-forte, tantôt de phénomènes analogues du côté du rectum et de la vessie, particulièrement de dépôts abondants dans les urines, de rétention complète de ce liquide dans son réservoir, enfin d'une paralysie absolue des membres inférieurs qui a résisté à tous les traitements généraux et locaux mis en usage pour la combattre, notamment aux toniques, aux frictions stimulantes, à l'hydrothérapie, aux eaux de Balaruc, au galvanisme, à la strychnine injectée le long de la moelle, etc. Or, la paralysie des membres inférieurs cède graduellement, comme celle de

[1] *Traité pratique des maladies de l'utérus et de ses annexes*, p. 381. Paris, 1860.

[2] *Des paralysies symptomatiques de la métrite et du phlegmon périutérin*. Thèse de Paris, 1857, n° 206.

[3] *Des paralysies sympathiques des maladies de l'utérus et de ses annexes*. Thèse de Paris, 1858, n° 33.

[4] *Leçons sur le diagnostic et le traitement des principales formes de paralysies des membres inférieurs*, traduites de l'anglais par le docteur Richard Gordon, p. 8. Montpellier, 1864.

la vessie, aux injections sous-cutanées d'atropine, pratiquées à l'hypogastre, à mesure que les douleurs pelviennes, et surtout utérines, cèdent elles-mêmes à l'influence de ce narcotique.

M. Henri Hunt de Dartmouth, d'après M. Brown-Séquard, le professeur Romberg, le docteur Wolf de Bône et autres, ont mentionné aussi des cas de paraplégie consécutive à une maladie de la matrice et guérie plus ou moins rapidement après la disparition de cette maladie.

Quel est, ajoute M. Brown-Séquard, le mode d'apparition de la paraplégie dans tous ces cas? Nous ne pouvons admettre que la paraplégie était due à une compression des nerfs des membres inférieurs, du moins dans la plupart des cas, car l'augmentation du volume de l'organe n'était pas suffisante pour produire un tel effet. En outre, la sensibilité n'était que peu ou point diminuée, ce qui exclut l'idée que la cause unique ou principale de la paralysie fût la compression des nerfs des membres inférieurs. Nous devons par conséquent reconnaître que c'est, ou bien par une influence particulière sur la moelle épinière, ou bien par suite de quelque altération du sang, que la paraplégie a lieu dans les cas de maladie de la matrice. Cette dernière explication, dont je n'aurais pas parlé si elle n'avait été proposée comme vraie, je la rejette parce qu'il n'y a aucune raison pour qu'une altération du sang produise plutôt une paralysie des membres inférieurs que de toute autre partie du corps. Nous devons donc conclure que c'est par une action particulière sur la moelle qu'une maladie utérine produit une paraplégie, et que cette paraplégie a tous les caractères de la paralysie reflexe.

Disons tout de suite, pour ne plus y revenir, que, dans ces cas, la guérison de la paralysie ne peut que suivre celle de la maladie utérine. C'est donc cette dernière qu'il faut savoir diagnostiquer et traiter ensuite convenablement. Pour éteindre la douleur, qui est un des symptômes les plus propres à entretenir la paralysie reflexe, M. Brown-Séquard, à l'exemple de M. Trousseau, introduit dans le vagin et même jusqu'au col utérin, une pilule contenant 2 centigrammes et demi d'extrait de belladone et 5 centigrammes d'extrait thébaïque, préalablement entourée de coton. Au moyen d'un fil attaché au coton, on la retire dès que la douleur a cessé ou notablement diminué. Il assure en avoir fait usage avec grand avantage dans deux cas de paraplégie reflexe et dans plusieurs cas de paralysie hystérique.

III. *Troubles de nutrition.* — Les altérations que nous venons d'étudier dans les fonctions digestives et dans l'innervation, créent naturellement chez la femme des conditions imparfaites de sanguification et de nutrition. Des aliments souvent peu réparateurs, mal digérés, incomplétement assimilés, appauvrissent nécessairement le sang et rendent la nutrition languissante. Aussi est-il rare qu'il ne survienne pas chez les femmes, après quelques mois de maladie, de l'anémie, de la chlorose, un amaigrissement progressif, un affaiblissement notable.

La chlorose et l'anémie, la chlorose sutout, sont si fréquentes chez la femme, qu'on ne s'étonnera pas de les trouver au nombre des symptômes généraux les plus communs des maladies utérines.

La chlorose semble se présenter plus fréquemment que l'anémie chez les femmes jeunes, atteintes de maladies peu graves ou d'affections générales asthéniques, en même temps que de lésion utérine. Elle se développe surtout chez les malades qui y paraissent prédisposées, qui ont été déjà chlorotiques dans leur jeunesse, à la puberté ou à l'établissement de la menstruation, qui le sont devenues plus fortement que d'autres au début d'une ou de plusieurs grossesses. En un mot, la chlorose est une affection générale développée à l'occasion de la maladie utérine plutôt que déterminée directement par elle. Ses symptômes sont : la pâleur de la peau et des muqueuses, notamment des gencives et de la conjonctive, souvent la coloration jaune verdâtre et la bouffissure de la face, un état de lassitude et de langueur extrêmes, de la leucorrhée, une douleur épigastrique paraissant se porter jusqu'au milieu du dos entre les deux épaules et causant à la malade les tiraillements les plus pénibles, des palpitations de cœur, de l'oppression à la moindre marche, surtout sur un plan ascendant ou en montant un escalier, des vertiges dès que la tête est baissée vers la terre, un bruit de souffle à simple ou double courant perçu dans les régions susclaviculaires et surtout carotidiennes, non-seulement par le médecin à l'aide de l'auscultation, mais par la malade lorsque sa tête repose sur l'oreiller, enfin des instincts bizarres, le dégoût des aliments et la dyspepsie, qui accompagnent presque toujours la chlorose, s'ils ne l'ont pas précédée.

L'anémie s'observe plus souvent chez les femmes âgées, chez celles qui sont atteintes de maladies graves, d'altérations organiques, de fibroïdes, de polypes, de cancer; chez celles qui ont éprouvé des hémorrhagies utérines répétées ou abondantes. Elle est moins une affection morbide qu'un résultat direct ou indirect de la maladie utérine. Les pertes répétées de sang en appauvrissant ce liquide, les suppurations considérables en affaiblissant la malade, l'insuffisance de l'assimilation en privant l'économie des matériaux de réparation qui lui sont nécessaires, amènent peu à peu cet état d'imperfection du liquide nourricier qui entraîne, comme symptômes : la décoloration de la peau, la transparence des tissus, l'œdème de quelques portions du tissu cellulaire, par exemple des paupières, la fréquence et la rapidité du pouls, l'anhélation, la faiblesse, la débilité générale, en un mot, des symptômes analogues à ceux que présentent les femmes récemment accouchées, les malades ayant subi quelque grave opération, et tous ceux qui ont éprouvé en peu de temps, coup sur coup, des hémorrhagies copieuses.

La chlorose, l'anémie ou la chloro-anémie ne s'accompagnent pas seulement d'un affaiblissement général, mais elles coïncident avec un amaigrissement qui fait tous les jours de nouveaux progrès, tant que la dyspepsie et la maladie utérine ne sont pas traitées convenablement. Il en résulte, même en l'absence de douleurs propres à la provoquer, une attitude spéciale des malades, ordinairement caractéristique d'un âge plus avancé, inclinaison du corps en avant, flexion de la tête, affaissement général des divers segments du corps les uns sur les autres ; il en résulte surtout des altérations du visage et de l'expression physiognomique caractéristiques. Les traits sont tirés, et ont une expression de souffrance, qui est d'autant plus apparente que la malade est plus maigre, les chairs sont flasques et molles, le regard est languissant, la physionomie sans expression, le teint pâle et terne, surtout dans les leucorrhées anciennes et abondantes; cette pâleur, avec amaigrissement et aspect terreux, diffère de la couleur blafarde ou verdâtre de la chlorose et de la coloration jaune-paille du cancer; elle se rapproche davantage de celle qui caractérise une nouvelle accouchée. C'est à cet ensemble, suffisamment caractéristique pour un œil exercé, qu'on a donné le nom de *facies utérin.*

L'amaigrissement n'est pas un fait constant. Quelquefois c'est le contraire qui se voit. Il m'a paru que c'était surtout chez les femmes dont la maladie, au lieu de déterminer des flux, des écoulements, des hémorrhagies, s'accompagnait d'une aménorrhée à laquelle la constitution semblait s'habituer. Le sang qui aurait été perdu par l'excrétion mensuelle tourne-t-il alors au profit de l'économie, et devient-il la cause de cet embonpoint de mauvais aloi? On ne peut l'affirmer. Il est certain néanmoins que cet embonpoint se déclare, que les femmes tournent à l'obésité, que quelques-unes se sont crues enceintes, que d'autres ont été désolées de recevoir, au plus fort de leurs souffrances, des compliments sur l'état florissant de leur santé. A mesure que la maladie utérine guérit, cette mauvaise graisse se dissipe, avec elle s'enfuient la lourdeur, l'essoufflement, et les autres incommodités qui s'ajoutaient aux symptômes mêmes de la maladie locale. S'il en est autrement, il est bon de combiner avec le traitement de cette dernière, les moyens propres à combattre l'obésité, tels que les bains de vapeur, les fondants, les toniques, la sobriété, la rigueur du régime, viandes rôties et herbages, l'usage même du *fucus vesiculosus*, qui ramèneront peu à peu le corps à son habitude ordinaire.

Tels sont les symptômes généraux qui, en se groupant de diverses manières, forment des tableaux assez caractéristiques pour mettre le praticien sur la voie du diagnostic d'une maladie utérine. En continuant l'exploration, on arrive bientôt à constater des symptômes locaux qui augmentent la présomption et qui font admettre la probabilité de son existence.

§ 2. — SYMPTOMES LOCAUX.

Ils sont fournis par les organes voisins, ou bien par l'utérus lui-même et par ses annexes.

I. *Symptômes de voisinage.* — Lorsqu'on a recueilli tous les signes que peuvent fournir l'habitude extérieure du corps, le système nerveux, la circulation, la respiration, les fonctions digestives, il est naturel de se rapprocher de l'utérus en interrogeant les altérations fonctionnelles des organes qui l'avoisinent, d'autant mieux que l'utérus est rarement malade sans qu'ils en éprouvent quelque retentissement. Ces organes sont le rectum et la vessie.

Les *altérations de fonction du rectum* sont de nouveaux symptômes à ajouter à ceux que présente le reste du tube digestif. Elles ne sont pas constantes, mais elles se manifestent souvent, même chez les femmes qui ne souffrent d'aucune maladie utérine. Elles peuvent aller jusqu'à jouer le rôle de causes relativement à celle-ci, sinon pour la produire, au moins pour l'entretenir et pour la compliquer.

Un premier fait à noter, comme une preuve de l'influence réciproque exercée par les fonctions de l'utérus sur celles du rectum, est le suivant. Beaucoup de femmes, même celles qui sont habituellement constipées, sont prises de diarrhée au moment où elles vont avoir leurs règles, ou pendant la durée de l'écoulement menstruel. Aran n'a pas négligé cette observation qui est très-juste, et dont le médecin peut tirer parti dans quelques circonstances. Les femmes ne s'y trompent guère : lorsqu'elles voient paraître cette diarrhée, elles savent que leurs règles ne sont pas loin. Quoique n'ayant rien de morbide et ne réclamant aucun traitement, ce phénomène n'en mérite pas moins de fixer l'attention, comme étant prémonitoire de l'arrivée des menstrues et donnant la mesure de l'extension que prend la fluxion pelvienne chez certaines malades.

Un autre fait aussi important, c'est l'habitude de la constipation. Elle est assez fréquente chez les femmes pour qu'on puisse la regarder dans certains cas, non pas comme une conséquence ou une complication, mais en réalité comme une cause de maladie utérine. Il faut donc s'enquérir si la constipation était habituelle et à quel degré elle l'était avant l'apparition de la maladie. Il est des cas dans lesquels elle n'a ni augmenté, ni diminué, avant ou depuis son début; mais dans beaucoup d'autres, elle a augmenté dans de telles proportions qu'elle contribue, à n'en pas douter, à entretenir et à prolonger le mal, par l'irritation et la congestion qu'elle détermine dans tout le bassin.

La constipation n'est pas un fait absolu, constant, nécessaire dans les maladies utérines. Le dérangement des fonctions digestives peut même amener la diarrhée; mais il faut convenir que c'est rare, et que le plus ordinairement il est suivi de constipation. La constipation est d'autant plus fréquente qu'elle est encore entretenue par une autre cause, qu'on peut appeler mécanique. Ainsi, dans le prolapsus et les divers déplacements, notamment la rétroversion et la rétroflexion, dans les cas de tumeurs utérines, périutérines, ovariques, le rectum subit une pression qui gêne la circulation. Dans les cas de métrite, de catarrhe utérin, d'inflammation ovarique ou périutérine, la congestion du rectum n'est pas due seulement à la stase du sang, mais encore à l'extension de l'inflammation : aussi y a-t-il quelquefois diarrhée dans ce dernier cas, ou du moins voit-on de la diarrhée alterner avec la constipation. Pourtant, le plus souvent, le premier effet de cette congestion, c'est une constipation opiniâtre. Les matières sèches, comme ovillées, ne sont rendues qu'à l'aide de lavements, par des efforts répétés; souvent elles sont recouvertes et comme enveloppées de mucus plus ou moins épaissi. La constipation peut durer jusqu'à deux ou trois semaines et se termine par une débâcle accompagnée de diarrhée, de douleurs, de ténesme, d'endolorissement pelvien, d'épreintes vésicales pendant plusieurs jours.

Tout en étant constipée, la malade peut être tourmentée d'un besoin factice et pressant d'aller à la garde-robe, dû à la pression exercée sur le rectum par la tumeur utérine. Ce besoin devient quelquefois si incommode et si pressant, que la femme fait les plus violents efforts d'expulsion, sans obtenir d'autre effet que l'excrétion de glaires sanguinolentes, un ténesme irritant et d'insupportables épreintes.

Il est rare que la constipation atteigne ce degré, sans qu'il se développe des hémorrhoïdes, formant des bourrelets extérieurs ou des tumeurs internes, avec étranglement, fissure à l'anus, contracture du sphincter, douleurs vives se manifestant au moment de la défécation ou persistant longtemps après.

Des efforts défécateurs aussi violents et aussi douloureux ne peuvent se produire, sans déterminer un ébranlement et réveiller des douleurs dans l'utérus. Aussi est-il absolument nécessaire de tenir le ventre libre chez les malades, soit par des lavements, soit par des laxatifs doux.

Les *altérations de fonction de la vessie et de l'appareil urinaire* sont également variables. — L'excrétion urinaire est souvent troublée, non pas également chez toutes les malades, ni à tous les moments de la maladie, mais surtout chez celles dont l'utérus, par son déplacement et sa tuméfaction, pèse sur la vessie ou comprime le canal de l'urèthre ; et dans les moments où un mouvement fluxionnaire, une irritation nouvelle, une exacerbation des phénomènes inflammatoires se produisent sur la matrice avec une intensité croissante qui les fait se propager au réservoir de l'urine. Les malades accusent alors de fréquentes envies d'uriner. C'est là le phénomène le plus habituel.

Souvent au besoin fréquent d'uriner s'ajoute de la douleur dans la miction, douleur qui commence et finit avec elle, ou qui se continue plus ou moins longtemps après. Il n'y a pas seulement dysurie, il peut y avoir strangurie, ténesme vésical, excrétion fréquente et douloureuse de quelques gouttes d'urine sanguinolente.

La vessie, en effet, participe souvent à l'état morbide de l'utérus. Elle est congestionnée, quelquefois même enflammée ; sa membrane muqueuse est atteinte de catarrhe; l'urèthre est rouge, tuméfié, saignant; le méat présente parfois tous les signes d'un état congestif ou phlegmasique, et, s'il est malade depuis longtemps, il peut même être le siége de petites tumeurs vasculaires sur lesquelles j'appellerai plus tard l'attention. La pression exercée sur la vessie, soit par l'hypogastre, soit par le bassin, est très-douloureuse.

Les urines présentent des altérations qui sont en rapport avec ces états morbides. Aussi ne faut-il pas manquer de les examiner. On y trouve alors des dépôts floconneux, visqueux, filants, muqueux ou muco-purulents, en quantités parfois très-considérables, qui peuvent coïncider ou alterner avec des dépôts blancs, pulvérulents, très-considérables aussi, de phosphate ammoniaco-magnésien. Ces dépôts muco-purulents et salins sont des signes de catarrhe vésical, état morbide accompagnant souvent le catarrhe utérin, et témoignant qu'ils sont développés l'un et l'autre sous l'influence commune d'un état général.

Est-ce à la présence de ces dépôts, à l'irritation que déterminent leur séjour dans la vessie et leur passage à travers le col vésical et l'urèthre, qu'il faut attribuer un grand nombre des douleurs que ressentent les femmes affectées d'une maladie de matrice? Aran émet cette supposition. On y peut ajouter, comme une cause encore plus réelle de ces douleurs, le catarrhe même de la vessie, l'irritation et la phlegmasie de sa muqueuse, la rougeur congestive de l'urèthre, etc.

D'autres fois l'altération des urines remonte évidemment jusqu'à la sécrétion rénale. Non-seulement cette sécrétion peut être très-augmentée, à un moment donné, sous l'influence de douleurs vives, d'une crise nerveuse, ou d'une vraie névrose comme l'hystérie, et donner lieu à l'excrétion d'une quantité considérable, dans un temps très-court, d'urines claires, transparentes, crues ou nerveuses, comme on les appelle; mais cette sécrétion peut être altérée, au point de laisser retrouver dans les urines des dépôts rouges, rougeâtres, briquetés, formés par de l'acide urique ou des urates. Il y a parfois une disposition à cette lithiase rénale que j'ai signalée comme pouvant coïncider avec la lithiase hépatique. Il m'a paru que, dans ces cas, un principe rhumatismal, sinon goutteux, n'était étranger ni à la maladie utérine, ni aux altérations de la sécrétion urinaire.

II. *Symptômes utérins.* — Ils se rattachent à deux phénomènes principaux : la douleur et les pertes.

Douleur. — C'est de tous les symptômes locaux, celui qui attire le premier l'attention; il fait défaut dans un certain nombre de cas; mais dans la plupart de ceux où il paraît manquer, on parvient à le découvrir par des provocations plus ou moins directes. Il faut donc y attacher une grande importance.

On doit étudier la douleur à trois points de vue différents : son mode de manifestation, son siége, son type.

D'après le mode de manifestation ou de production, on distingue la douleur spontanée de la douleur provoquée.

La *douleur spontanée* est rare, si l'on attribue à ce mot un sens absolu, c'est-à-dire si l'on ne veut entendre par douleur spontanée que celle qui existe par l'effet même de la maladie de l'organe; mais on doit aussi donner ce nom à celle qui se produit, par l'effet d'une compression ou d'un tiraillement intérieurs, dans les changements d'attitude de la malade. Tout en distinguant ces deux variétés de douleur, on peut leur conserver la dénomination de spontanées, par opposition à celle de douleurs provoquées, qu'il est bon de réserver pour les douleurs que le médecin réveille avec intention, dans les organes malades, par des pressions ou des attouchements variés.

La douleur spontanée est très-fréquente, celle même qui se développe et qui persiste sans aucune action de la part des organes voisins, lorsque la malade est couchée, et que tous les muscles sont dans un état de relâchement. Presque toujours elle est le symptôme d'une maladie aiguë, et le plus souvent d'une maladie inflammatoire. La métrite, l'ovarite puerpérale ou non puerpérale, la fluxion et la congestion utérines aiguës, et plus encore les inflammations périutérines, l'hématocèle, causent les douleurs de cette espèce. Elle persiste pour quelques-unes de ces maladies passées à l'état chronique, surtout lorsque des recrudescences y réveillent les symptômes d'acuïté. Mais dans la plupart des maladies chroniques de la matrice, la douleur spontanée, proprement dite, manque ou s'efface, et le symptôme douleur n'apparaît que sous l'influence de la secousse ou de la pression déterminées dans l'organe souffrant par les mouvements de la malade.

La douleur spontanée de cette seconde espèce peut être ressentie dans toutes les positions que prend la femme, lorsque le siége du mal ou les modifications imprimées par ces diverses positions aux organes qui l'avoisinent, entraînent forcément une action réciproque des uns sur les autres. Mais c'est le cas le plus rare. Habituellement les souffrances sont réveillées, dans les divers cas, par des attitudes, des mouvements, des exercices différents.

Quoique les malades souffrent d'ordinaire bien moins lorsqu'elles sont couchées que lorsqu'elles sont levées, le décubitus au lit ne laisse pas que de provoquer la douleur, et même, dans de rares circonstances, une douleur qui n'apparaît point par la station verticale ou par la déambulation. Le décubitus dorsal, par exemple, détermine une douleur qui est ordinairement l'indice d'une rétroversion ou d'une rétroflexion ou même d'une tumeur, d'une hématocèle rétro-utérine. Plusieurs malades atteintes de métrite chronique, de congestion utérine ou d'une augmentation quelconque du volume de la matrice avec laxité des ligaments, abaissement ou disposition au prolapsus, ressentent, lorsque la maladie n'est pas très-ancienne, des douleurs et un embarras pelvien assez intense, même lorsqu'elles sont couchées dans leur lit, si ce dernier, au lieu d'être parfaitement horizontal, forme un plan incliné qui s'abaisse en allant de la tête aux pieds. J'en ai connu plusieurs qui, d'elles-mêmes et par pur instinct, avaient redressé l'inclinaison de ce plan de manière à le rendre horizontal, et même avaient eu soin de placer au niveau du bassin un coussin de crin pour obtenir que leur siége se trouvât plus élevé que leurs épaules, et par conséquent que l'utérus n'éprouvât aucune pression de la part des viscères abdominaux. Le décubitus latéral, à droite ou à gauche, est quelquefois recherché par les malades qui l'associent à la demi-flexion des membres et du tronc, pour éviter les douleurs dont je viens de parler. Mais il peut lui-même en provoquer d'autres, soit du côté sur lequel la malade repose, soit du côté opposé : dans le premier cas, c'est toujours du côté de la douleur que se retrouve le mal ; qu'il siége dans l'ovaire ou dans l'utérus ou dans les tissus environnants, la douleur y est provoquée par l'effet de la pression sur les organes que leur état pathologique rend plus sensibles, et que leur déclivité expose momentanément aux pressions des organes voisins ; dans le second, la douleur tient au tiraillement que l'utérus malade, mais peu douloureux, exerce par son poids sur les ligaments ou les annexes du côté élevé, ou à un état inflammatoire, à des adhérences anormales qui rendent douloureux le moindre tiraillement exercé par le poids de l'utérus même sain, sur ces ligaments ou ces annexes.

Cette douleur spontanée peut se manifester dans la position assise plus que dans le décubitus, lorsqu'il y a augmentation de volume de l'utérus, hématocèle, inflammation périutérine ; la malade ne peut rester longtemps assise sans éprouver une sensation pénible et quelquefois insupportable à l'anus et au périnée, une souffrance analogue à celle qui est causée par les hémorrhoïdes, une envie plus ou moins intense d'aller à la garde-robe, une chaleur incommode et parfois brûlante du siége, un sentiment de plénitude et d'embarras pelviens. Ces douleurs se développent quelquefois avec une telle intensité, que la malade ne peut s'asseoir ou rester longtemps sur le siége et qu'elle est obligée de ramener vers elle ses membres inférieurs fléchis, de s'accroupir à la manière des tailleurs ou des Turcs, ou de placer un talon sous la tubérosité sciatique opposée, de se pelotonner, et enfin de se coucher, pour éviter l'augmentation incessante du mal. D'autres fois, la position assise réveille chez les malades la sensation d'un corps dur qui appuierait sur l'anus ou sur le périnée. D'autres fois, la sensation douloureuse est perçue en quelque sorte en sens inverse, c'est-à-dire que les malades souffrent comme si un corps dur pénétrait de bas en haut dans le bassin et refoulait douloureusement l'utérus et les viscères abdominaux. Cette dernière sensation peut se manifester dans diverses circonstances, notamment dans les pelvi-péritonites; mais je l'ai observée souvent pour des maladies bornées à l'utérus; elle manque rarement dans les cas d'élongation hypertrophique ou d'hypertrophie du col, surtout avec coïncidence de granulations, de fongosités ou de métrite. Dans ces cas, non-seulement les malades évitent de rester longtemps assises, mais elles prennent surtout des précautions infinies quand il s'agit de s'asseoir; car, pour peu qu'elles se laissent tomber sur un siége, le retentissement douloureux, dont je viens de parler, est si fort qu'il peut aller jusqu'à la syncope.

La station debout provoque l'apparition de douleurs qui ne sont pas toujours en rapport avec cette attitude, ni avec tel genre de maladie. Dans les cas de déplacement, il est naturel que la station verticale provoque comme la marche des tiraillements pénibles sur les ligaments non relâchés, ou des pressions douloureuses sur les organes que l'inclinaison ou la descente de l'utérus peut atteindre; mais il est d'autres cas, tels que la leucorrhée, où l'on ne saisit pas de relations directes entre le genre du mal et la provocation à la douleur par la station verticale. Il est certain que, chaque fois que l'utérus ou les ovaires sont malades, que leur sensibilité est accrue par le seul fait de l'état morbide, la pression que leur fait subir le poids de tous les viscères abdominaux ne peut manquer d'exercer la plus fâcheuse influence sur cette sensibilité et de développer la douleur. C'est sans doute à cette cause qu'il faut attribuer l'influence considérable de la station verticale sur le développement de ce symptôme. Beaucoup de femmes préfèrent marcher, c'est-à-dire probablement varier la répartition du poids viscéral sur divers points du bassin, à rester longtemps debout, c'est-à-dire à faire supporter à l'utérus souffrant la continuité de cette pression. Nous verrons tout à l'heure que les douleurs qui naissent de la station verticale, ne sont pas seulement hypogastriques, mais qu'elles prennent les lombes, courent le long des cuisses, exercent sur l'épigastre un tiraillement pénible et se compliquent d'un état de lassitude qui ne permet pas aux malades d'y résister longtemps, et les oblige à chercher le plus tôt possible du soulagement dans le décubitus horizontal.

Mais ce sont surtout les mouvements, la marche, les divers exercices du corps, qui sont pour la malade les occasions du développement des douleurs les plus violentes, et qui attirent le plus son attention dans un grand nombre de maladies utérines chroniques, parce que dans ces cas la douleur ne se développe que sous l'influence du mouvement. Il est inutile d'analyser toutes les circonstances qui font naître la douleur par le mouvement : ce sont toujours des tiraillements, des pressions, des congestions déterminées dans l'utérus ou ses annexes par le poids, la déclivité, les secousses transmises par les parties environnantes. Il est inutile aussi de dire que, lorsque les douleurs existent dans l'état de repos, elles se montrent à plus forte raison et avec bien plus d'intensité sous l'influence de la marche et du mouvement.

La marche réveille si souvent la douleur, qu'il n'est pas rare de rencontrer des femmes atteintes de maladies de matrice, qui ont pour ainsi dire perdu l'habitude de marcher. D'autres affirment ne pas souffrir en marchant; cela peut être vrai tant qu'elles marchent dans un appartement, sur un plan parfaitement horizontal, sur un sol uni ou sur un tapis moelleux; mais la douleur est vite réveillée par les secousses que donnent la descente d'un escalier, les accidents d'un chemin, les inégalités du pavé, la rapidité de la marche, un faux pas, par les trémulations même qu'imprime au bassin la pose du pied sur des cailloux ou sur un gravier grossier; surtout dans les cas de métrite ou de périmétrite, la moindre secousse de ce genre produit un retentissement douloureux qui oblige les femmes à porter aussitôt instinctivement la main sur l'hypogastre.

Il est aisé de penser combien plus sûrement la douleur est provoquée par les exercices du corps qui ne déterminent pas seulement des mouvements dans l'utérus, mais qui lui impriment des secousses, comme la danse, l'équitation, l'action de la voiture, etc. J'ai vu plusieurs malades en proie à des exacerbations terribles à la suite de quelques tours de valse auxquels elles n'avaient pas eu le courage de résister. J'en ai connu qui, à leur grand regret, avaient été obligées de rompre avec l'habitude de monter à cheval, cet exercice étant le seul qui réveillât leur douleur. Les voitures provoquent d'autant plus certainement le retour des souffrances qu'elles sont plus mal suspendues; les voyages en chemin de fer, quoiqu'ils soient généralement mieux supportés, provoquent dans certains cas, et chez quelques sujets, des douleurs et surtout une inquiétude intolérable, auxquelles s'ajoute l'excitation incommode produite par la trémulation continuelle qui caractérise les mouvements imprimés par ce mode de locomotion.

Chez plusieurs malades, les mouvements des bras eux-mêmes éveillent et entretiennent les douleurs utérines. Chez les ouvrières qui cousent, chez les jeunes femmes qui touchent du piano, ils retentissent souvent dans l'hypogastre et dans le reste du corps.

La provocation de la douleur par le coït diffère beaucoup d'une malade à l'autre. La cause est ici complexe : mouvement, choc, orgasme, tout concourt à éveiller la souffrance. Il faut bien distinguer si la douleur est produite par l'intromission et tient à une inflammation du vagin, à une fissure, à un spasme, à une contracture de la vulve; ou par le choc contre l'utérus et par son retentissement direct dans cet organe ou dans les tissus périutérins. Du reste, les malades ne recherchent pas habituellement les rapports sexuels, soit par l'expérience de la souffrance qu'ils leur causent, soit par l'effet d'une véritable inertie utérine. Quelquefois, sans qu'il se soit développé de douleurs au moment de l'acte, elles éprouvent le lendemain une fatigue extrême, un endolorissement pelvien. Le coït peut être aussi accompagné de pertes de sang : je reviendrai sur cette circonstance.

Il n'est pas jusqu'à la constriction, permanente ou passagère, causée par les vêtements particuliers aux femmes, qui n'exerce une influence sur l'apparition de la douleur. Les altérations que M. Cruveilhier a depuis longtemps signalées dans les rapports et dans la forme des organes abdominaux comme résultant de l'abus du corset, font comprendre comment le refoulement déterminé par ce vêtement sur les viscères, et la pression de ces derniers sur l'utérus ou l'ovaire malades, deviennent la cause de douleurs intolérables qui ne disparaissent que lorsque l'usage du corset est supprimé ou qu'on y substitue celui d'une ceinture hypogastrique, soutenant et relevant les viscères, au lieu de les refouler et de les abaisser. Du reste, l'influence défavorable du corset est si évidente, que la plupart des malades s'en aperçoivent et se débarrassent de ce vêtement pour se soulager, avant même d'avoir consulté le médecin.

La *provocation de la douleur* doit suivre de près la constatation de la douleur spontanée. Elle est nécessaire chez toutes les malades pour préciser le siége et le point de départ de la souffrance; elle est indispensable chez quelques-unes qui, par l'effet d'une sensibilité obtuse ou des habitudes d'une vie rude et laborieuse, présentent une tolérance exceptionnelle.

Le moyen le plus simple de provoquer la douleur, c'est d'inviter la malade à faire quelques-uns des mouvements qui peuvent l'éveiller. Souvent une femme, assise sur un fauteuil pendant qu'on l'interroge, assure de bonne foi n'éprouver aucune douleur; priez-la de se lever, de faire quelques pas devant vous, de changer un meuble de place dans votre cabinet, cela peut suffire pour l'éclairer elle-même sur la réalité de sa souffrance.

Le plus souvent, c'est en explorant directement l'organe à l'aide de la main, qu'on acquiert les notions les plus positives sur le siége et l'intensité de la douleur. La pression hypogastrique, le toucher vaginal, le toucher rectal, seuls ou combinés, mettent en lumière ces douleurs sourdes et latentes. La pression hypogastrique s'exerce la femme étant debout ou couchée. Dans le premier cas, on lui fait incliner le tronc en avant, dans le second, fléchir les cuisses sur le ventre pour relâcher les muscles abdominaux, et l'on exerce avec la pulpe des doigts une pression douce, mais soutenue au point de déprimer autant que possible la paroi abdominale, successivement sur l'hypogastre, les régions iliaques, les aines, etc. Si une douleur est provoquée par ces diverses pressions, on peut faire immédiatement la contre-épreuve, et, pendant que la malade est debout, à l'aide de la main posée à plat transversalement sur l'hypogastre au-dessus du pubis, élever tous les viscères abdominaux vers le diaphragme, pour les laisser retomber aussitôt après et répéter cette épreuve deux ou trois fois de suite. Si la malade accuse un soulagement au moment où les viscères sont élevés, et un retour de la douleur quand ils retombent, non-seulement on est fixé sur l'existence, le siége et souvent la cause phlegmasique de cette douleur, mais encore sur l'utilité qu'il y aura à soutenir d'une manière permanente le poids de l'abdomen à l'aide d'une ceinture hypogastrique.

Le toucher vaginal et le toucher rectal permettent d'exercer avec l'extrémité du doigt une pression variable sur le col ou sur le corps de l'utérus, sur l'ovaire ou sur une tumeur périutérine, soit sanguine, soit purulente. Si cette pression ne détermine pas de souffrance, un ébranlement imprimé à ces organes, comme si l'on voulait opérer le ballottement pour diagnostiquer une grossesse, peut provoquer la douleur. D'autres fois on ne parvient à découvrir le siége de celle-ci qu'en comprimant successivement les divers organes du système utérin entre la main s'enfonçant dans le bassin au niveau de l'hypogastre et le doigt introduit dans le vagin ou le rectum; par ce moyen on limite quelquefois d'une manière très-exacte le point de départ de la douleur; tantôt c'est l'ovaire, tantôt l'utérus, tantôt une tumeur rétro-utérine.

Dans tous les cas, cette provocation de la douleur a une grande importance. Ses résultats sont si évidents, que les femmes ne peuvent ni dissimuler leur maladie, ni se méprendre sur son existence. Aussi, convient-il de signaler, en terminant ce que j'en voulais dire, une cause d'erreur contre laquelle il faut savoir se mettre en garde. Quelques malades, les jeunes filles surtout, par l'effet d'une sensibilité exquise ou peu émoussée, du défaut d'habitude du contact du doigt ou d'un corps étranger avec les parois vaginales et des appréhensions de la pudeur, exécutent au moindre attouchement des mouvements de frayeur ou de retraite, ou bien poussent des cris qui ressemblent à l'expression de la douleur. Quelquefois même ces manifestations, ne se produisant qu'au moment où le doigt touche l'utérus, peuvent induire plus facilement en erreur; mais, si l'on est prévenu qu'indépendamment de la sensibilité de la malade, elles peuvent tenir à un premier ébranlement et en quelque sorte à une surprise de l'organe, si l'on procède avec autant de patience que de douceur, et si l'on continue ces investigations sur tous les points, on finit par déterminer le véritable siége de la douleur.

Les divers *siéges de la douleur* sont au nombre de six : trois principaux et trois accessoires, sans compter les irradiations douloureuses.

Les trois siéges principaux sont : les régions iliaques, les lombes et l'hypogastre.

Les douleurs iliaques sont les plus ordinaires; elles répondent au niveau des fosses iliaques, se portant plus ou moins vers l'hypogastre, vers la région lombaire correspondante, et plus encore vers le détroit supérieur du petit bassin et l'excavation pelvienne. Il ne faut pas les confondre avec la douleur lombaire d'un côté, ni avec la douleur intercostale à caractère névralgique que les malades se plaignent souvent de ressentir au-dessous du sein, d'autant mieux que c'est habituellement du même côté, c'est-à-dire du côté gauche, que ces deux espèces de douleurs se développent.

La douleur iliaque, désignée vulgairement par les malades sous le nom de douleur de côté, est infiniment plus fréquente à gauche qu'à droite, tellement que, lorsqu'en interrogeant une femme sur le siége de la douleur, on lui demande si elle ne souffre pas du côté gauche, elle répond presque toujours affirmativement : cette douleur est habituellement un symptôme pathognomonique de maladie utérine. Aran pense qu'elle tient à la coexistence fréquente d'une ovarite ou d'une inflammation des annexes. Tout en admettant cette explication pour un certain nombre de cas, je pense qu'elle n'est pas admissible pour tous, car l'ovarite ne se développe pas exclusivement à gauche. Je pense donc qu'on peut l'expliquer aussi d'une autre manière, et que, de même que les douleurs de reins proviennent souvent des tiraillements des ligaments utéro-lombaires, de même les douleurs iliaques gauches peuvent être produites par les tiraillements du ligament large. Alors même qu'il n'y a ni métrite, ni ovarite, ni inflammation périutérine, l'utérus congestionné, engorgé ou hypertrophié, en un mot ayant augmenté de volume sous une influence pathologique quelconque, devient plus lourd; son inclinaison normale à droite et en avant s'exagère, il tiraille nécessairement le ligament large du côté gauche, et ce tiraillement, capable de déterminer parfois une extension des phlegmasies périutérines, suffit dans tous les cas pour provoquer une douleur iliaque gauche.

La douleur lombaire, connue vulgairement sous le nom de douleur de reins, quoique moins habituelle que la douleur iliaque, est pourtant très-fréquente et souvent très-pénible. Quelquefois elle réside exclusivement dans les reins, ou elle descend vers le sacrum, elle peut même descendre dans les membres abdominaux; d'autres fois, elle se porte des lombes, où existe son maximum d'intensité, le long des flancs et des régions iliaques jusqu'à l'hypogastre et au pubis, entourant l'abdomen d'une sorte de ceinture douloureuse et se terminant quelquefois par une vraie tranchée utérine ou douleur expulsive. Sa cause paraît varier comme son mode de manifestation. Tantôt elle dépend de la tension exagérée des ligaments utéro-sacrés ou utéro-lombaires, par suite de l'abaissement de l'utérus ou même de sa rétroversion; tantôt d'une congestion qui distend les veines ovariques et le plexus pampiniforme; tantôt de l'accumulation du mucus leucorrhéique et de la contraction qu'elle provoque dans l'utérus qui tend à s'en débarrasser.

La douleur hypogastrique siége, comme son nom l'indique, immédiatement au-dessus du pubis, à la partie moyenne de l'hypogastre et paraît plus qu'aucune autre avoir son point de départ dans l'utérus même et dépendre d'une inflammation de cet organe. Elle se manifeste par provocation plutôt que spontanément. Un assez grand nombre de malades ne l'accusent pas d'abord, mais dès qu'on presse sur le bas-ventre, elle se fait sentir; c'est un caractère qui ne manque jamais quand l'utérus est malade.

Quoiqu'elle soit moins souvent spontanée que les précédentes, elle ne laisse pourtant pas que d'incommoder assez les femmes pour les empêcher de marcher et leur donner l'instinct de supporter la partie inférieure de l'abdomen à l'aide des mains ou par une ceinture pendant la déambulation, ou de porter les mains en avant pour protéger l'hypogastre dans le cas où il paraît menacé du moindre choc. Tout cela s'explique aisément par la présence de l'organe malade au siége de la douleur et par la pression des intestins sur l'utérus dans la station debout, la déambulation, la compression de l'abdomen, etc. Aussi la douleur hypogastrique est-elle plus intense quand la malade est debout que quand elle est couchée. J'ai vu pourtant quelques femmes atteintes de rétroflexion, qui souffraient plus couchées que debout; en outre, la douleur ne se bornait pas à l'hypogastre, elle était accompagnée d'une sensation de tiraillement à l'ombilic.

Les trois siéges accessoires de la douleur sont : l'anus ou le périnée, le vagin ou le col de l'utérus, la profondeur du bassin.

Les douleurs anales ou périnéales se développent surtout sous l'influence de la pression, qu'une tumeur périutérine ou que le fond de l'utérus rétrofléchi, ou que l'utérus lui-même engorgé, fortement abaissé ou hypertrophié, exerce directement sur l'anus ou sur le périnée. J'ai déjà cité l'exemple de malades atteintes d'hypertrophie considérable du col qui souffraient à l'anus et au périnée, non-seulement par la marche et l'équitation, mais surtout dans la station assise.

Les douleurs vaginales sont plus rares. Elles sont dues à la propagation que l'acuïté ou l'intensité de certaines maladies déterminent de l'utérus au vagin; plus souvent au développement brusque de maladies périutérines, surtout si ces maladies sont aiguës et inflammatoires : ainsi l'hématocèle, la péritonite rétro-utérine, les phlegmons et les abcès périutérins provoquent quelquefois dans le vagin une chaleur, une tuméfaction et une douleur pulsative, lancinante, se prolongeant jusqu'à la vulve et pouvant devenir atroce. Dans les maladies chroniques, elles ont fréquemment besoin d'être provoquées pour être révélées, cependant certaines femmes y sont très-sensibles.

Les douleurs de l'excavation pelvienne ou de la profondeur du bassin, sont habituellement l'expression de maladies périutérines ou de tumeurs kystiques ou solides de l'ovaire ou de l'utérus. Dans les maladies périutérines aiguës, elles sont violentes, pulsatives, parfois déchirantes, accompagnées d'une sensation de distension; dans les maladies chroniques, elles sont sourdes, profondes, gravatives.

Les irradiations douloureuses se font principalement dans les membres pelviens. Les douleurs iliaques s'irradient aux aines, soit le long du ligament rond, soit le long de la branche ilio-pubienne du plexus lombaire. Dans ce dernier cas, l'irradiation prend le caractère névralgique, et il y a un point iliaque, un point abdominal, et un point à la grande lèvre. — La douleur lombaire s'irradie le plus souvent dans le nerf sciatique. Cette irradiation est ordinairement passagère, intermittente, offrant les caractères d'une douleur névralgique : elle peut être plus fréquente, prolongée, continue quand elle tient à la compression directe d'un des nerfs sciatiques par une tumeur utérine, ovarique ou pelvienne. —La douleur hypogastrique s'irradie quelquefois dans l'aine comme la douleur iliaque, plus souvent à la partie supérieure de la cuisse en suivant les divisions du nerf obturateur, ou tout le long de la partie antérieure du membre abdominal, jusqu'au genou et parfois au-dessous, en suivant les divisions du nerf crural.

Le *type de la douleur* est continu ou intermittent.

La douleur continue varie d'intensité chez les divers sujets et dans les diverses maladies. Il est bon d'observer à cet égard que les maladies les plus douloureuses ne sont pas toujours les plus graves, et réciproquement que certaines maladies incurables, comme le cancroïde, l'épithélioma du col utérin, peuvent se développer sans déterminer un retentissement douloureux qui éveille la sollicitude des malades. Le médecin, presque toujours appelé trop tard, ne peut intervenir que par des palliatifs, au lieu de tenter l'ablation ou la destruction d'une portion du col, dès le début de la maladie, ce qui sauverait incontestablement la vie à un certain nombre de femmes. Le cancer lui-même, soit du col, soit du corps, ne provoque dans le principe presque pas de douleur; c'est seulement lorsqu'il est ulcéré, que les malades se plaignent. Par contre les inflammations aiguës, les névralgies, le catarrhe utérin déterminent souvent les douleurs les plus vives et les plus inquiétantes pour les malades.

L'intensité ne comporte pas toujours l'acuïté de la douleur. Il y a des douleurs qui sont intenses mais sourdes, donnant la sensation d'un poids, d'une distension, d'un fourmillement ou d'un engourdissement dans les diverses régions dont j'ai parlé, notamment dans l'excavation pelvienne et sur le trajet des nerfs qui en partent. Il y en a d'autres qui consistent en des sensations de brûlure ou d'élancement, analogues à celles des véritables névralgies, mais moins persistantes, et pouvant paraître ou disparaître suivant que, par les changements de position, l'utérus comprime plus ou moins les cordons nerveux du nerf crural, de l'obturateur, du sciatique, etc.

L'intermittence des douleurs tient à trois causes principales :

L'intermittence est souvent un caractère des douleurs névralgiques. Les névralgies qui accompagnent les maladies utérines peuvent, comme les autres, cesser après une certaine durée, affecter même dans leur marche une certaine périodicité.

Les accès, les exacerbations, les recrudescences que l'on observe souvent dans les maladies utérines chroniques, surtout dans celles qui sont de nature inflammatoire, qui s'accompagnent de suppuration et qui intéressent le péritoine, peuvent ramener aussi les douleurs d'une manière intermittente et même périodique. Car elles tiennent souvent aux troubles qui caractérisent l'arrivée ou la cessation des règles, et chaque menstruation peut être le signal d'une exacerbation dans la maladie et dans les douleurs.

Elle peut tenir enfin à la nature même de l'affection et aux contractions utérines qui se développent dans le cours de la maladie. Ces contractions sont douloureuses. On les distingue aisément par le caractère de douleurs expulsives ou de tranchées qu'elles affectent; les femmes les connaissent bien, lorsqu'elles les ont subies dans un précédent accouchement; les jeunes filles mêmes savent les rapporter à leur siége, lorsqu'on appelle leur attention sur la coïncidence qui existe entre l'apparition de ces tranchées et l'expulsion d'une certaine quantité de mucus ou d'un caillot sanguin. Les femmes les désignent en général sous le nom de coliques utérines. Elles sont provoquées par l'accumulation du mucus ou du muco-pus dans les cas de catarrhe ou de leucorrhée, par l'accumulation du sang dans les hémorrhagies et dans les coarctations de l'orifice, enfin, par les polypes ou par des tumeurs quelconques siégeant dans la cavité utérine et réveillant à la fois l'irritabilité et la contractilité de l'organe.

Pertes. — Sous ce nom les femmes désignent les écoulements qui se font par la vulve : Pertes rouges, les écoulements de sang ; pertes blanches, les écoulements muqueux ou muco-purulents.

Après avoir recueilli tous les symptômes généraux, après s'être rapproché de l'organe malade en constatant les symptômes fournis par les organes limitrophes et par les divers modes de manifestation de la douleur, on arrive souvent à préciser davantage le diagnostic lorsque l'on découvre la production d'hémorrhagies ou l'existence d'une leucorrhée, qui ne peuvent provenir que de l'utérus.

1° *L'écoulement de sang*, par l'utérus, n'est pas un symptôme constant de maladie utérine. Dans un grand nombre de ces états morbides, la menstruation elle-même ne subit pas d'altération considérable. Toutefois il est rare qu'avec de l'attention, on ne saisisse pas un trouble quelconque dans l'accomplissement de la fonction menstruelle, une fréquence inusitée ou un retard anormal dans le retour de l'écoulement, des hémorrhagies intermenstruelles, plus souvent une diminution de la quantité de sang, et surtout un état douloureux dans l'accomplissement de la fonction.

Il faut donc ne pas se contenter de demander vaguement à la malade si elle a des pertes de sang ; mais il convient de prendre toujours pour point de départ la *menstruation* et ses suites, de remonter à son origine, à son premier établissement, etc., etc.

Il peut arriver que le flux menstruel ne se soit jamais produit. Il faut alors s'informer avec soin si des symptômes généraux et locaux n'ont pas annoncé, à intervalles périodiques, le retour de la fluxion sanguine, et même l'arrivée du flux qui peut très-bien s'être produit dans l'utérus, sans avoir pu se faire jour au dehors, retenu par une imperforation, une oblitération, une déviation de la cavité du col, ou une occlusion de l'orifice cervico-utérin. Il importe de distinguer les cas dans lesquels le sang s'accumule dans l'utérus, par suite de l'atrésie des orifices, de ceux où la crise hémorrhagique ne se produit pas et de ceux bien plus rares dans lesquels l'organe même où elle doit se produire vient à manquer. J'ai vu une jeune femme manquant complétement de corps de l'utérus; j'en ai vu plusieurs autres dont la cavité utérine ne communiquait plus avec l'extérieur, depuis qu'une gangrène du vagin consécutive à l'accouchement avait transformé ce canal membraneux en un cordon cicatriciel; j'ai vu une jeune fille atteinte d'imperforation du col, dont les menstrues se sont établies régulièrement après que je l'eus opérée; j'ai vu enfin plusieurs fois des étroitesses de l'orifice, des anomalies relatives au siége que cet orifice occupe sur le col, des déviations du canal cervico-utérin, des occlusions valvulaires ou des constrictions de l'orifice interne, empêcher le sang menstruel d'être expulsé ou ne lui permettre de l'être que partiellement.

Heureusement il arrive bien plus souvent que l'absence primitive de menstruation reconnaît pour cause une altération fonctionnelle ou un état morbide tel que la chlorose, l'anémie, etc., auxquels on peut plus aisément porter remède.

Il faut se rappeler encore que l'absence de menstruation, même chez une femme où elle ne s'est jamais établie, pourrait tenir à un état de gestation. Le fait de la grossesse chez une femme non menstruée est très-rare sans doute, mais il n'est pas impossible. D'autres symptômes ne manqueraient pas de mettre le médecin sur la trace.

Comment la menstruation s'est-elle continuée? Se continue-t-elle régulièrement? Y a-t-il suspension dans sa manifestation? L'abondance de sang qui s'écoule à chaque menstruation peut augmenter ou diminuer. Dans un grand nombre de maladies utérines, le flux menstruel est en excès; dans d'autres, au contraire, il diminue ou même cesse complétement. Ce sont moins des différences absolues que des différences relatives qu'il s'agit de constater; car telle femme perd normalement très-peu, telle autre au contraire perd beaucoup. On s'informera si la quantité habituelle du sang perdu a augmenté ou diminué.

La durée de la menstruation peut avoir aussi subi des modifications importantes, indépendamment de son abondance. Ici encore il faut tenir compte des dispositions individuelles et nullement de la durée moyenne. Chez telle femme la menstruation ne dure, dans l'état de santé, pas plus de quelques heures, chez d'autres elle se prolonge douze ou quinze jours.

Quand la durée des règles subit quelque altération, cette altération peut être indépendante de l'abondance; mais généralement ces deux altérations marchent entre elles parallèlement, c'est-à-dire que la diminution de la durée comporte le plus souvent la diminution dans la quantité du liquide excrété, et que l'augmentation de la durée coïncide d'ordinaire avec l'augmentation de la quantité de sang de chaque menstruation.

Les époques d'apparition, ou de retour des règles, peuvent être plus fréquentes ou plus rares. Ici encore il faut tenir compte des dispositions individuelles et se rappeler que la période cataméniale, qui est de 28 jours chez le plus grand nombre des femmes, peut excéder ce terme chez quelques-unes et aller jusqu'à 30, 35 et même au delà de 40 jours, tandis que, chez quelques autres, elle se réduit à 25, à 20 et même à 15 jours.

Il faut aussi distinguer la menstruation d'une simple hémorrhagie, et ne pas attribuer à une fréquence de retour des règles, un écoulement de sang qui peut en être tout à fait indépendant. Bien qu'une hémorrhagie utérine puisse avoir un cortége de symptômes généraux et locaux qui excuse quelquefois la confusion qu'on en peut faire avec une véritable crise menstruelle, celle-ci a néanmoins un ensemble de symptômes spéciaux, témoignant d'un mouvement fluxionnaire dans tout le système utérin plutôt que dans l'utérus et d'un travail particulier autre que le simple écoulement sanguin, qui, s'ajoutant à l'impressionnabilité particulière de la femme, et à quelques signes, variables d'une femme à l'autre, mais habituellement remarqués de longue date par chacune d'elles, suffisent pour empêcher de confondre ces deux actes pathologiques, malgré l'apparence d'identité que leur imprime un élément commun, la perte de sang.

Les symptômes généraux et locaux qui dénotent la présence de la fluxion menstruelle ou du molimen cataménial, sont si accentués, qu'ils peuvent se présenter seuls et être aisément diagnostiqués, en l'absence de toute perte de sang. Ainsi, dans quelques cas, au lieu d'une hémorrhagie survenant, pour une cause ou pour une autre, dans la période intercalaire, c'est un molimen cataménial qu'on observe, et ce molimen est accompagné de douleurs, de fatigue locale, de retentissement général d'autant plus intenses, qu'il n'est suivi d'aucune hémorrhagie qui fasse crise et qui lui donne satisfaction.

Les informations prises sur la couleur du sang et sur sa nature, ne sont pas moins importantes. Tantôt le sang est plus rouge, tantôt plus pâle que dans l'état normal. Sa couleur est-elle plus foncée, elle arrive quelquefois jusqu'à ce que les femmes appellent du sang noir, sortant par intervalles plutôt que d'une manière continue, et se présentant dans un état de densité, de viscosité et quelquefois de coagulation qui indique qu'il est plus veineux qu'artériel, qu'il est mélangé à des sécrétions muqueuses, ou qu'il a été retenu dans la cavité utérine par l'effet de l'inertie de ses parois ou de l'occlusion de son orifice. Sa couleur est-elle plus claire, c'est un liquide pâle, séreux ou séro-sanguinolent, ne laissant sur le linge qu'une petite tache rose au centre d'une large auréole grisâtre; c'est une véritable perte blanche, un flux muqueux au lieu d'un flux sanguin, symptomatique de la chlorose, du catarrhe utérin, etc. Il ne faut pas confondre, dans ces cas, l'écoulement menstruel proprement dit avec l'écoulement muqueux qui précède et qui suit normalement et plus ou moins abondamment la perte sanguine; et encore moins avec la véritable leucorrhée, continue ou intermittente, qui dure tout le long de l'espace intercalaire.

Le sang peut être liquide, ou sortir en partie sous la forme de caillots plus ou moins volumineux. La dimension de ces caillots, le développement ou l'absence de douleurs, au moment de leur sortie, indiquent une augmentation de capacité de l'utérus avec inertie des parois ou contraction, spasme, occlusion quelconque de l'orifice.

Enfin, la menstruation peut subir des altérations importantes, suivant que la perte sanguine manque totalement, se produit difficilement, excède l'état normal ou témoigne par ses proportions extraordinaires d'une complication morbide plus ou moins grave. Lorsque ces diverses altérations sont bien sensibles et qu'elles méritent les noms d'aménorrhée, de dysménorrhée, de ménorrhagie et de métrorrhagie sous lesquels elles ont été désignées, elles peuvent être non-seulement des symptômes importants à considérer pour le diagnostic, mais de véritables états morbides que je décrirai comme tels en temps et lieu.

Il faut avoir toujours présent à l'esprit que ces divers symptômes peuvent être des indices, non-seulement d'une maladie utérine proprement dite, mais encore d'une grossesse, d'un avortement, d'un accouchement, de suites de couches, etc.

Il faut aussi s'informer avec soin des époques et du mode d'apparition des pertes de sang, savoir si elles sont spontanées ou si elles sont provoquées, si elles viennent le matin ou le soir, pendant que la malade est en repos, ou après qu'elle s'est livrée à quelque exercice tel que la marche, une course en voiture, l'équitation, le coït surtout. Il suffit de quelques gouttes de sang survenant après le coït, ou rendant sanguinolente, à la suite de cet acte, une leucorrhée habituellement muco-purulente, pour qu'on doive soupçonner pour le moins des granulations fongueuses du col, souvent une lésion organique plus grave, quelquefois même un cancer.

2° Les *pertes blanches* ou les divers flux qui peuvent provenir de la vulve, du vagin ou de la matrice, méritent de fixer particulièrement l'attention pour deux raisons : premièrement, parce que ce symptôme local est le plus négligé de tous par beaucoup de malades, qui croient que toutes les femmes ont des flueurs blanches et qui n'en parlent pas au médecin, si elles ne sont pas interrogées sur ce sujet; secondement, parce que, contrairement à cette opinion erronée, la leucorrhée est toujours morbide, et que son existence entraîne nécessairement la conviction qu'un acte pathologique quelconque se produit dans le système utérin.

Il faut s'informer d'ailleurs si elles viennent spontanément ou si elles sont provoquées par la marche, le coït, etc.; si elles sont légères ou abondantes, continues ou intermittentes, bien tolérées ou accompagnées de fatigue, de maux d'estomac, de tiraillements dans les lombes et au milieu du dos.

Les caractères de ces pertes donnent des indices très-formels, et souvent une certitude absolue sur le lieu d'où elles proviennent, et même sur la nature de la maladie qui les produit. Il est inutile de répéter ici ce que j'ai dit des divers appareils sécréteurs vulvo-utérins, et ce que je dirai, au sujet de la leucorrhée, de l'exagération et de l'altération de leurs sécrétions. Je me contenterai de résumer les demandes que l'on doit adresser à cet égard à la malade et les réponses qui peuvent leur être faites.

Les sécrétions normales de la vulve, du vagin et de l'utérus, ne se produisent que d'une manière intermittente, au moment où s'accomplissent leurs principales fonctions : le coït, la menstruation, la grossesse, l'accouchement. Elles peuvent se produire aussi, sans sortir presque des limites de l'état physiologique, à la suite d'une fatigue, d'un exercice, ou d'une excitation générale et locale telle que la marche, les excès bachiques ou vénériens, etc.

A l'état pathologique, elles peuvent conserver leurs caractères normaux et provenir seulement d'une hypersécrétion, ou revêtir des caractères anormaux et tenir à une altération de cette sécrétion. Il peut même se mélanger tel ou tel liquide pathologique au mucus altéré.

Y a-t-il simple hypersécrétion? Le mucus vulvaire se présente sous un aspect transparent, filant ou visqueux, à odeur et à réaction acides, à épithélium nucléaire, mélangé de débris d'épithélium pavimenteux, à excrétion continue ou intermittente. Le mucus vaginal, sous la forme d'une espèce d'émulsion ou d'un liquide blanc, laiteux, sans aucune viscosité, à réaction acide, à excrétion continue, dans lequel la masse des éléments solides, énormes cellules épithéliales pavimenteuses, l'emporte sur celle des éléments liquides. Le mucus utérin, sous celle d'un liquide albumineux, très-filant, très-visqueux, quelquefois tenace, aussi analogue que possible à la glaire d'œuf, souvent d'une transparence parfaite, à excrétion intermittente, à réaction alcaline, renfermant de l'épithélium cylindrique ou vibratile, et des globules muqueux ou d'épithélium nucléaire : celui du col est plus tenace et renferme plus de cellules épithéliales vibratiles que celui du corps.

Y a-t-il altération de la sécrétion? L'écoulement vulvaire peut devenir jaune, verdâtre, purulent; ou bien, en se mélangeant avec l'hypersécrétion de la matière sébacée, former un magma à odeur forte, acide, caséeuse, très-irritant pour les parties voisines qu'il excorie. L'écoulement vaginal peut devenir très-épais, prendre l'aspect d'un magma, caillebotté, butyreux (jamais visqueux, gluant ou gélatineux), toujours acide; ou au contraire très-abondant, plus fluide, mélangé de pus, jaune ou verdâtre, ou séro-purulent, comme la sécrétion pathologique de la surface du derme dénudé à la suite de l'application d'un vésicatoire, s'écoulant sans intermittence, très-irritant, produisant des excoriations à la vulve et à la partie supérieure de la face interne des cuisses. L'écoulement utérin peut devenir blanc, grisâtre, jaune, verdâtre même, ou strié de jaune et de blanc, de couleur jaune verdâtre sur des parties transparentes, toujours alcalin, plus fluide, quelquefois tout à fait séreux, mais souvent plus tenace, à excrétion intermittente, bien perçue par la malade qui ressent des tranchées ou des coliques utérines à mesure que les contractions de l'organe chassent un flot de liquide accumulé parfois en trop grande quantité dans la cavité utérine, et tombant alors sur le vagin, ou sur la vulve en une seule masse comme ferait un blanc d'œuf; quand l'altération porte surtout sur le col, le mucus peut devenir si glutineux, si tenace, qu'il adhère longtemps à l'organe et ne s'en détache que sous une forme demi-solide, analogue au bouchon cervical de la grossesse.

On peut ajouter à ces caractères, dont les malades intelligentes rendent parfaitement compte, ceux que fournissent les taches de leur linge; j'en parlerai en faisant le diagnostic de la leucorrhée.

Y a-t-il mélange avec un autre liquide normal ou pathologique? Les écoulements peuvent devenir séreux, sanguinolents, sanglants, ce qui est presque toujours l'indice d'une altération profonde de la sécrétion, d'une exulcération avec exsudation superficielle, ou de l'existence d'un ulcère, de granulations, de corps fibreux, d'une lésion organique quelconque. Ils peuvent devenir séro-purulents, purulents, ichoreux, sanieux, portant avec eux une odeur fétide, qui n'est que trop souvent l'indice d'une affection cancéreuse. Je ne me suis jamais mépris sur cette odeur, qu'on n'a pas assez caractérisée. Lorsque, par le séjour d'un pessaire, le liquide utéro-vaginal accumulé s'est échauffé, il prend une odeur infecte, si l'on veut, mais qui n'est autre que celle de fermentation acide ou de pus échauffé que tous les chirurgiens perçoivent lorsqu'ils découvrent une plaie dont la suppuration abondante a été retenue dans les plumasseaux de charpie ; au contraire, l'odeur de cancer suppuré est nauséabonde, fade plutôt qu'acide, rappelant celle des macérations des matières animales, véritable odeur de putréfaction, qui se perçoit quelquefois à distance ou dès qu'on soulève les vêtements de la malade.

En fait de fluides pathologiques, on peut en constater, comme on voit, bien des sortes. Il y en a même dont je n'ai rien dit jusqu'ici, parce qu'ils sont encore le sujet de bien des incertitudes, je veux parler des fluides produits par les *excrétions gazeuses*. Il faut se tenir en garde contre l'accident assez fréquent de l'introduction de l'air, par la seringue à injection ou par l'irrigateur, dans la cavité vaginale et même dans la cavité utérine; ou contre l'accident plus rare d'une fistule recto-vaginale, par laquelle les gaz intestinaux peuvent passer, sans les fèces, si la fistule est petite. Mais, en dehors de ces causes, il peut se développer des gaz dans la cavité vaginale et même dans l'utérus, au point de le gonfler, maladie ou plutôt symptôme désigné sous le nom de *physométrie*. Si ce phénomène se produit, il faut admettre une décomposition putride de débris de fœtus ou de placenta, ou une décomposition des liquides utérins sécrétés en abondance et retenus par une cause quelconque dans la cavité de la matrice.

Enfin, les pertes peuvent provoquer un *sentiment de douleur* qui, pour n'être pas très-commun, n'est pas pour cela moins intense. J'ai déjà parlé des excoriations qui se font aux grandes lèvres, et à la face interne des cuisses. Mais, outre cela, il se manifeste, principalement chez les femmes arrivées à l'époque de la ménopause, un *prurit vulvaire insupportable*. Ce prurit coïncide souvent avec un écoulement, surtout avec un écoulement vaginal, et l'on peut présumer, dans ces cas, la nature inflammatoire ou dartreuse de la maladie; presque toujours alors le vagin est douloureux. Souvent il existe seul, non qu'il dépende, comme chez quelques femmes, d'une éruption herpétique, d'un prurigo, d'une maladie syphilitique, ou même de la malpropreté; mais plutôt parce qu'il est l'effet d'un éréthisme nerveux particulier relevant, directement ou indirectement, de la maladie dont l'utérus est atteint et pouvant devenir un indice de maladie utérine, surtout s'il ne s'accompagne d'aucune éruption pustuleuse ou papuleuse et s'il ne cède pas à la solution de bicarbonate de soude ou aux pommades de goudron et de tannin.

CHAPITRE II

Signes de certitude fournis par l'exploration directe.

Au point où nous sommes arrivés, nous avons souvent plus qu'une présomption. Nous avons presque la certitude, quelquefois même la certitude complète que la femme que nous interrogeons est atteinte d'une maladie utérine. Nous pouvons lui faire partager aisément cette certitude et la mettre sur la voie de l'exploration directe qui devient nécessaire et à laquelle il faut la faire consentir. L'interrogation méthodique nous a conduit à un diagnostic absolu; l'examen direct nous amènera à un diagnostic différentiel, c'est-à-dire à la détermination précise de a nature, de la forme, des complications de l'état morbide.

Les moyens que nous avons aujourd'hui à notre disposition sont, en allant de l'extérieur à l'intérieur, et en quelque sorte du simple au composé, la palpation, le toucher, l'examen au spéculum, le cathétérisme utérin. Comme en toute science d'observation, il faut les combiner pour accroître en l'action. Isolés, ils peuvent renseigner utilement, mais ils peuvent aussi tromper; associés, ils amènent, dans la plupart des cas, à une certitude de diagnostic suffisante.

La connaissance et le traitement des maladies utérines n'ont fait de véritables progrès que depuis le moment, très-rapproché de nous, où l'exploration de l'utérus et de ses annexes a pu être faite d'une manière détaillée, avec tous les soins convenables et par des moyens capables de fournir des renseignements certains. La palpation, le toucher, l'examen au spéculum et le cathétérisme sont à la pathologie utérine, ce que la percussion et l'auscultation sont aux maladies des poumons et du cœur.

La palpation devant précéder le toucher, dans l'ordre d'examen de la malade, et se combiner ensuite avec lui, je commence par énumérer les signes qu'elle peut fournir, bien que le toucher soit tout autrement utile au diagnostic et qu'il ne soit pas difficile de donner la preuve que, de tous les moyens dont l'exploration directe dispose, c'est de beaucoup le plus important.

§ 1. — PALPATION ABDOMINALE.

C'est le moyen le plus simple, et par conséquent le premier à employer, pour s'assurer s'il y a, dans l'abdomen ou dans l'excavation pelvienne, quelque altération de température, de volume, de consistance, de souplesse, de sensibilité; si la pression y provoque de la douleur; si l'utérus ou ses annexes sont plus particulièrement le siége de ces altérations. C'est une sorte de toucher médiat que la main entière ou une partie de la main pratique à travers les parois de l'abdomen.

Il faut exercer la palpation de deux manières : la femme étant debout ou couchée. Peu importe de commencer par l'une ou par l'autre : cela dépend simplement de la situation dans laquelle se trouve la femme. Lorsqu'elle va consulter le médecin dans son cabinet, il est naturel de commencer par la palpation verticale; lorsque, forcée de séjourner au lit, elle appelle le médecin auprès d'elle, on commence par la palpation horizontale. Quoi qu'il en soit, l'association de ces deux modes de palpation, dans deux positions différentes, a plus d'importance qu'on ne le croirait d'abord : chacune d'elles favorise plus particulièrement la constatation de certains symptômes qui ne pourraient être suffisamment examinés ou démêlés par l'autre.

La femme étant *debout*, adossée à un obstacle ou retenue par la main gauche du médecin appliquée sur la région lombaire, on porte d'abord la main droite sur l'épigastre ou sur la région ombilicale; tout en explorant ces régions, la paume de la main se met en équilibre de température avec le corps de la malade, circonstance essentielle qui permet seule d'apprécier, avec quelque certitude, l'élévation de température que l'on rencontre fréquemment à la région sus-pubienne. De l'ombilic, on fait donc descendre la main peu à peu et méthodiquement, et, chemin faisant, en allant à droite et à gauche, on constate les altérations de forme et de volume que peut présenter le ventre et qui tiennent à la présence d'une tumeur dépendant de la matrice ou de l'ovaire ou étrangère à ces organes, à une augmentation de volume de l'utérus ou de ses annexes, à un épanchement liquide ou demi-solide dans la cavité péritonéale ou dans l'excavation pelvienne, ou simplement à un ballonnement, à un état tympanique des intestins, lequel d'ailleurs n'est pas rare lorsqu'il existe une maladie utérine.

On constatera surtout par la palpation, en faisant légèrement incliner la femme en avant, pour relâcher les muscles abdominaux, le volume et la sensibilité des divers points de l'hypogastre et de l'excavation pelvienne. C'est alors que l'on provoque fréquemment, en déprimant les téguments avec la pulpe des doigts, des douleurs vives, immédiatement au-dessus du pubis ou du côté de la fosse iliaque gauche, plus particulièrement vers son bord interne, dans le point où aboutit le diamètre transverse du détroit supérieur. Ces douleurs et la tuméfaction profonde des régions où elles sont provoquées, laissent peu de doute sur l'existence d'une maladie inflammatoire de l'utérus ou de l'ovaire.

L'élévation de température de l'hypogastre doit être généralement constatée dès le début de l'exploration, avant les pressions dont je viens de parler. Cette élévation de température est un symptôme assez significatif, lorsqu'il s'ajoute aux précédents, en faveur de l'hypothèse d'une phlegmasie chronique de l'utérus, de ses annexes ou des tissus périutérins.

Il faut profiter de ce moment où la femme est debout, pour retirer de la palpation un nouveau renseignement dont on a généralement négligé de faire mention, bien qu'il éclaire le praticien, au double point de vue du diagnostic et de certaines indications de traitement. On ne déprime plus la paroi abdominale vers l'excavation pelvienne, comme au début de la palpation; mais, à l'aide de la main portée à plat, ou même du poing fermé, placé au-dessus du pubis, on élève la masse des viscères abdominaux, de manière à les refouler en haut et en arrière vers le diaphragme; puis on les laisse retomber brusquement. En répétant deux ou trois fois, coup sur coup, cette petite expérience, on s'assure si la pression qu'ils exercent sur l'utérus, par leur propre poids, est une cause de douleur pour cet organe.

Lorsque la femme est *couchée*, il faut qu'elle soit exactement en supination, les jambes fléchies sur les cuisses, et les cuisses sur le bassin en même temps qu'elles sont légèrement écartées, la tête relevée par des oreillers pour mettre les muscles abdominaux dans le relâchement. Il est souvent nécessaire de découvrir la surface abdominale pour juger, par la vue, de ses inégalités ou des changements de coloration qu'elle peut avoir subis, tels que les vergetures, indices de précédentes grossesses ou d'hydropisie, la coloration pigmentaire de la ligne blanche, la dépression de l'ombilic, signes de présomption d'un commencement de grossesse, etc. Pendant l'exploration, il est utile de causer avec la malade afin de distraire son attention; car un grand nombre de femmes, par un sentiment de pudeur naturel à leur sexe ou par une impressionnabilité particulière au chatouillement, contractent leurs muscles avec une continuité qui rend toute investigation impossible.

Outre le gonflement tympanique, les altérations considérables de volume et de configuration, la provocation des douleurs, presque toujours faciles à constater par la palpation debout, on peut, par la dépression considérable que l'on fait subir aux parois abdominales dans la palpation couchée, constater l'existence d'altérations beaucoup plus profondes : non-seulement celle de tumeurs utérines ou de corps fibreux, de kystes ovariques, de tumeurs pelviennes ; mais encore celle d'altérations dans d'autres organes, tels que les reins, les uretères, la vessie, l'intestin grêle, le cœcum, le côlon ascendant, même un amas de matières stercorales dans l'S iliaque du côlon, lequel a pu déterminer assez de douleur pour avoir causé en même temps des erreurs de diagnostic.

Ce n'est pas à dire pour cela que la palpation seule puisse faire diagnostiquer les tumeurs mobiles et d'un petit volume, ou même provoquer sûrement la douleur dans des organes enflammés, mais fuyant devant la pression, comme l'utérus, lorsqu'il n'est pas trop volumineux ou qu'il n'est retenu par aucune adhérence. Mais, associée au toucher vaginal, la palpation devient un des moyens les plus commodes, les plus sûrs et les plus précieux de diagnostic. Pratiquée sur l'hypogastre et les parties latérales du bas-ventre, elle refoule en bas les organes pelviens, les rapproche du doigt explorateur, et parvient même à les saisir, entre ce doigt profondément introduit dans le vagin ou le rectum, et la main déprimant la paroi abdominale. Les points les plus élevés de l'utérus, la trompe, l'ovaire, les tumeurs pelviennes mobiles, la face postérieure de la matrice échapperaient à l'investigation, si la palpation abdominale ne venait en aide au toucher vaginal et au toucher rectal.

A la palpation se rattachent naturellement la percussion et la recherche de la fluctuation.

La percussion pratiquée sur les diverses régions du bas-ventre et particulièrement sur tous les points anormalement tuméfiés, permet d'apprécier la présence de gaz, de solides ou de liquides, de limiter le contour d'une tumeur de l'utérus ou de l'ovaire [1].

La recherche de la fluctuation n'est pas moins importante dans quelques cas, soit qu'elle permette de constater des épanchements de sérosité, de pus ou de sang dans la partie inférieure de la cavité péritonéale, soit qu'elle aide au diagnostic d'un kyste ovarique, fasse reconnaître s'il est simple ou multiloculaire, etc. Dans certains cas, la fluctuation peut nécessiter, pour se manifester, l'association de la palpation avec le toucher : le doigt d'une main appuyant sur la partie la plus déclive d'une tumeur vaginale, pendant que l'autre main déprime fortement l'hypogastre, de petits coups, frappés sur cette région par un doigt de cette dernière main, peuvent être transmis directement par un liquide à la pulpe du doigt qui pratique le toucher.

§ 2. — TOUCHER.

Il n'est pas un praticien qui n'accorde au toucher la première place entre tous les procédés d'exploration, et qui ne consentît à être privé de tous les autres plutôt que de celui-là, d'autant mieux que la facilité de le pratiquer sous les vêtements, le fait accepter des malades moins difficilement qu'aucun autre.

J'insiste sur cette prééminence du toucher pour deux raisons :

La première, c'est qu'il a été évidemment négligé par suite de la découverte du spéculum. A mesure que l'usage de ce dernier s'est répandu, l'habitude du toucher s'est restreinte de plus en plus, et celui-ci a été évidemment sacrifié à celui-là; de sorte que, à mesure qu'on croyait acquérir plus de certitude dans le diagnostic des maladies de la matrice, on se trouvait visiblement réduit à la constatation de celles qui peuvent se développer sur un champ très-limité de cet organe. J'ai vu tant de femmes atteintes de maladies utérines ou péri-utérines graves, complétement méconnues par des médecins qui les avaient examinées au spéculum, que je ne saurais trop mettre les praticiens en garde contre le délaissement du toucher, procédé d'investigation dont le spéculum ne doit jamais que contrôler et compléter les données.

La seconde, c'est que la conviction de son importance engagera de plus en plus les jeunes médecins à s'y exercer. Or, pour le toucher comme pour l'examen au spéculum et pour toutes les autres opérations exploratives, il ne faut pas seulement une adresse qui ne peut s'acquérir que par l'exercice, mais il faut encore la connaissance exacte des sensations que peuvent donner les dispositions normales et anor-

[1] Par exemple, elle fait nettement percevoir la résonnance tympanique de l'intestin à la partie la plus élevée de l'abdomen près de l'ombilic, ou au contraire à sa partie la plus déclive du côté des flancs, différence essentielle pour le diagnostic différentiel de l'hydropisie ascite et de l'hydropisie enkystée.

males des organes que l'on explore. Or, est-il rien de plus inconnu, sinon pour l'esprit, au moins pour le doigt, que la topographie exacte de l'utérus et de ses annexes, explorés à travers le vagin ou le rectum? J'en appelle aux premières sensations qu'ont éprouvées tous ceux qui se sont exercés à la pratique du toucher, pour le diagnostic de la grossesse ou le travail de l'accouchement; j'en appelle aux surprises que leur causeront les progrès qu'ils seront étonnés de faire dans cette matière, lorsqu'ils ne laisseront échapper aucune occasion de se perfectionner dans ce moyen d'exploration.

Le toucher, comme la palpation abdominale, peut être exercé, la femme étant debout, ou couchée, ou en pronation latérale gauche comme on en a l'habitude en Angleterre.

Le toucher pratiqué pendant que la femme est *debout*, est indispensable dans la plupart des explorations utérines. C'est souvent le seul moyen d'atteindre le col de l'utérus chez les jeunes filles, car, chez elles, cet organe est habituellement très-élevé. Il en est de même chez les femmes très-grasses et d'une haute taille, parce que le tissu cellulo-adipeux, qui double le périnée, fait perdre au doigt une bonne partie de sa longueur : la position verticale n'est pas toujours suffisante pour faire descendre jusqu'à lui le col de l'utérus; il faut encore engager la femme à faire un effort qui pousse l'organe en bas et le rapproche du plancher périnéal. En touchant la femme debout; on parvient souvent à explorer plus aisément le museau de tanche, lorsque la matrice, distendue par le produit de la conception, s'est déjà élevée au-dessus de l'excavation. De même on peut atteindre dans cette position le col d'une matrice, dans laquelle le développement d'une tumeur fibreuse a donné naissance à une augmentation de volume si considérable, que tout l'organe a subi, comme l'a fait remarquer M. Simpson, un mouvement d'élévation au-dessus du détroit supérieur. Cette manière de pratiquer le toucher est favorable à la détermination du ballottement chez la femme enceinte et à l'appréciation du poids de l'utérus enflammé, engorgé, hypertrophié, etc., ce qui peut devenir un élément important de diagnostic et de traitement. Enfin, il peut seul donner des renseignements positifs sur l'élévation, l'abaissement, les déviations ou les flexions de la matrice; car tous ces déplacements s'amoindrissent dans le décubitus dorsal, tandis qu'ils s'exagèrent dans la station verticale. A ce dernier point de vue, le toucher vertical donne des renseignements plus nombreux et plus positifs que le toucher horizontal.

Pour pratiquer le toucher debout, on adosse la femme à un meuble, les jambes modérément écartées, le corps incliné en avant de manière à relâcher les muscles abdominaux, quelquefois une main, ou les mains appuyées au dossier d'un fauteuil, pour faciliter à la femme cette inclinaison. Le médecin, à genoux ou assis sur un siége peu élevé, introduit la main droite sous les vêtements, l'indicateur étant préalablement enduit d'un corps gras, autant pour le préserver du contact des liquides virulents qui peuvent être sécrétés par les parties génitales que pour faciliter l'introduction de cet organe, surtout chez les vierges ou chez les femmes qui n'ont pas eu d'enfants. Il remonte le long de la cuisse droite et cherche à arriver à la commissure postérieure de la vulve, en tâchant d'éviter par-dessus tout l'anus en arrière et le clitoris en avant, dont l'attouchement impressionne toujours les femmes d'une manière pénible ou choquante.

Contrairement au précepte donné par quelques auteurs, il ne faut pas tenir le pouce, le médius et les autres doigts fléchis dans la paume de la main, ce qui fait perdre à l'index plus de 2 centimètres de sa longueur. On doit au contraire les tenir dans l'extension, fortement écartés de l'indicateur, le pouce dirigé en avant vers le sommet de la vulve sur le côté du clitoris, appuyant sur la grande lèvre ou en dehors d'elle, tandis que les trois derniers doigts, portés en arrière, appuient sur le périnée et l'anus, et les soulèvent au besoin dans le but de raccourcir la longueur du vagin et de rapprocher l'indicateur de l'utérus. Malgré la difficulté que le coccyx ou l'épaisseur graisseuse du périnée apportent quelquefois à ce soulèvement, et la sensation pénible que ce soulèvement cause à la femme et que l'on confondrait, si l'on n'y faisait attention, avec la douleur que la pression de l'index peut provoquer plus profondément, il faut savoir employer cet artifice pour atteindre dans certains cas l'utérus, ses annexes ou des tumeurs péri-utérines très-élevées dans l'excavation pelvienne.

L'indicateur, se trouvant en contact avec la commissure postérieure de la vulve, déprime la fourchette, et, par un mouvement de bascule, pénètre facilement dans le vagin. Il se dirige alors lentement et en décrivant des mouvements alternatifs de gauche à droite, le long de la paroi postérieure du vagin, vers le col de la matrice, constatant, chemin faisant, l'état de la muqueuse, sa température, sa sécheresse, son humidité, ses rugosités, les accidents de sa surface, etc. Arrivé au col, il explore d'abord ses deux lèvres et son orifice pour se porter ensuite autour de lui et constater attentivement l'état des culs-de-sac postérieur et antérieur du vagin. Enfin, il revient vers la vulve, en suivant la paroi antérieure du vagin avant de sortir, de la même façon qu'il avait exploré sa paroi postérieure au moment d'entrer.

Ajoutons, pour en finir avec le mécanisme de cette petite opération, que dans quelques cas, au lieu d'un doigt, on peut en introduire deux et même quatre à la fois, s'il s'agit de constater la présence, la forme, la consistance d'une tumeur, ses rapports avec l'utérus, sa pédiculisation, etc.

Le toucher pratiqué pendant que la femme est *couchée*, ou dans le décubitus dorsal, doit venir nécessairement après le toucher vertical; car il permet seul de constater certaines conditions pathologiques, l'existence et la délimitation de tumeurs ovariques ou péri-utérines, la distinction entre l'une ou l'autre de ces tumeurs et l'utérus lui-même incliné ou fléchi. Seul enfin, il peut être combiné avec la palpation et donner au diagnostic de ces divers états morbides une certitude impossible à acquérir par aucun autre moyen.

Sans découvrir la malade et l'ayant priée seulement de fléchir les membres inférieurs et d'écarter modérément les cuisses, le médecin, suivant d'ailleurs les mêmes règles que pour le toucher debout, arrive à la vulve en passant entre les cuisses, ou au-dessous de la cuisse la plus rapprochée de lui. Je préfère cette dernière manière, car elle est plus commode; on est moins exposé à toucher le clitoris, on peut aller plus loin dans l'excavation, et surtout on oblige la malade à tenir la cuisse fléchie, ce qui est une circonstance favorable à l'exploration. Lorsqu'on est bien exercé à pratiquer le toucher de cette façon et qu'on se sert simultanément de l'autre main pour palper et déprimer successivement les divers points de l'hypogastre, il est bien peu de lésions qui puissent échapper aux recherches.

Le toucher pratiqué pendant que la femme est en *pronation latérale gauche* est exclusivement usité en Angleterre. On sait que, dans ce pays, les femmes se couchent également sur le côté gauche pendant l'acte de la parturition. Pour se prêter à ce mode d'examen, les malades, tout en se couchant de ce côté, portent la tête vers le bord opposé du lit, étendent la jambe gauche, fléchissent la droite, et, tournant le dos au médecin, lui présentent le siége sur le bord du lit comme pour l'examen de l'anus. Il est facile, sans les découvrir, de pénétrer dans la vulve, et d'y arriver à la même profondeur que par les autres procédés. On évite de passer ainsi entre les cuisses ou par-dessous, et c'est peut-être en cela que ce mode d'exploration a paru plus compatible avec la pudeur naturelle aux femmes. Du reste, cette position ne permet pas d'apprécier, aussi bien que les autres, la situation relative des organes, les déviations utérines, et elle n'a guère d'autre avantage que de mettre quelquefois en lumière la mobilité d'une tumeur ou les adhérences qui retiennent l'utérus et ses annexes attachés au bord de l'excavation pelvienne.

Certains auteurs, entre autres M. Scanzoni, ont proposé d'éviter les inconvénients du toucher vaginal chez les vierges, en se contentant des informations que peut fournir le toucher rectal, comme si ce dernier mode d'exploration ne révoltait pas plus encore que le premier, chez une fille non déflorée, tous les instincts de pudeur et de délicatesse. Il est aisé d'amener peu à peu une fille, aussi bien sinon aussi facilement qu'une femme mariée, à autoriser le toucher vaginal, et il est toujours facile de le pratiquer chez elle, sans porter atteinte à l'intégrité de la membrane hymen, signe physique de la virginité, qu'il n'est pas indifférent de détruire. Je montrerai aussi comment, depuis l'enseignement de M. H. Bennet, on peut introduire chez une vierge, sans la déflorer, même un spéculum d'un petit calibre.

Pour ce qui est du toucher, les seules précautions à prendre sont celles-ci : au lieu de prier la malade d'écarter les cuisses, ce qui met l'hymen dans un état de tension défavorable à la pénétration d'un corps étranger dans le vagin, il faut l'engager à les rapprocher. L'indicateur, très-exactement graissé ou huilé, doit s'appuyer sur la fourchette, et y attendre quelques instants que le spasme, produit par l'étrangeté de ce contact, se dissipe. Il se porte alors en avant et déprime lentement, non-seulement la fourchette, comme chez la femme mariée, mais encore la partie inférieure de l'anneau vulvaire, et l'hymen qui s'y attache.

Le rapprochement des cuisses rend cette membrane dépressible comme le rapprochement des doigts rend dépressible leur commissure. C'est seulement après avoir constaté la dépression de l'hymen que le doigt, par un mouvement de bascule analogue à celui dont je parlais tout à l'heure, mais plus lent, pénètre dans le vagin avec aussi peu de douleur que de difficulté, et surtout sans produire le moindre désordre. J'ai pratiqué fréquemment le toucher dans ces conditions, sans jamais faire souffrir ou saigner les malades et sans déchirer l'hymen, qui d'ailleurs, par le fait de la leucorrhée souvent concomitante des maladies utérines chez les vierges, se trouve plus effacé chez ces jeunes filles que chez d'autres. Ce n'est pas tant l'hymen que l'anneau vulvaire qu'il est difficile de franchir. On y parviendra toujours en procédant avec lenteur, avec la plus grande douceur et en suivant les règles que je viens de donner.

Du reste, quels que soient l'âge de la malade, l'état des organes sexuels, la position dans laquelle on pratique le toucher, il faut, sans se presser outre mesure, abréger autant que possible la durée de cette exploration, toujours désagréable et souvent douloureuse. C'est pour cela qu'il faut, par-dessus tout, apprendre à pratiquer le toucher *méthodiquement*, c'est-à-dire en ne perdant pas un des renseignements qu'il peut nous donner à chacun des temps dont il se compose, et en sachant bien d'avance tout ce que l'on cherche et tout ce que l'on peut trouver avec son aide. J'ai dit comment on le pratique, je vais énumérer maintenant les renseignements précieux qu'il permet au médecin de recueillir, chemin faisant, de la vulve à l'utérus, et de l'utérus à la vulve.

Cette exploration peut faire constater tout d'abord ou soupçonner l'existence d'un vice de conformation. Je renvoie le lecteur à la classification que j'ai présentée des anomalies utérines dans le chapitre qui leur a été consacré. Mais, pour donner une idée de celles que l'on peut trouver, j'en signalerai ici quelques-unes qu'il m'a été donné de rencontrer : double orifice vulvaire, double hymen, vagin et utérus simples ; — double vagin, double utérus, que M. Bartoli m'a montré à Marseille, et qui avaient appartenu à une fille publique, dont le second vagin ignoré n'avait été défloré que longtemps après l'abus qu'elle avait fait du premier; — absence complète de vagin, d'utérus et de tous les organes internes de la génération, chez une jeune fille dont j'ai fait l'autopsie ; — oblitération du vagin, produite par une gangrène à la suite des couches : j'en ai vu plusieurs cas ; l'une des malades mourut de péritonite et de gangrène du vagin quinze jours après une tentative d'opération ; — valvule transversale falciforme du vagin ; — valvule diaphragmatique ou transversale circulaire avec une ouverture centrale, dont j'ai observé deux cas, une fois vers la partie moyenne, une autre fois très-rapprochée du col et prise longtemps pour le col lui-même ; — imperforation, atrésie, étroitesse extrême de l'orifice du col ; — ouverture de l'orifice située sur une des faces d'un col conique et paraissant dépendre d'une seule moitié d'utérus ; — double orifice du col observé trois fois, dont deux sans communication des cavités utérines, une avec communication de ces cavités, la duplicité paraissant réduite à la cavité du col ; — absence complète du corps de l'utérus, constatée par le toucher, vérifiée par les autres moyens d'exploration, etc.

La part faite aux anomalies, le toucher permet de constater dès le premier abord l'état des parties inférieures, des grandes lèvres, des petites lèvres, de l'orifice du vagin, la rétraction que cet orifice et le vagin lui-même peuvent avoir subie, après la ménopause, au point de permettre difficilement l'introduction du doigt ; les tumeurs, les kystes des grandes lèvres, de la vulve, de la glande de Cowper, de la paroi vaginale postérieure ; les tumeurs du rectum perceptibles à travers cette paroi, ou même la distension de cet intestin par des fèces, lesquelles sont dépressibles, et ont été néanmoins prises quelquefois pour de véritables tumeurs, malgré la facilité qu'il y a à les en distinguer. Au retour, le toucher constate les altérations de la muqueuse, les kystes, les polypes, les végétations qui peuvent se trouver sur la paroi antérieure du vagin ; les cystites, les catarrhes de vessie, la pierre, la gravelle, reconnaissables par la douleur que cause la pression du doigt sur la paroi antérieure ; l'uréthrite, la blennorrhagie urétrale, les tumeurs vasculaires ou fibro-vasculaires de l'urèthre et du méat, mises en lumière par la pression de la partie inférieure de cette paroi vaginale contre l'arcade pubienne.

Dans le vagin, avant de parvenir jusqu'au col, le doigt peut rencontrer une tumeur dont la racine même est dans l'utérus : souvent c'est un polype, une tumeur fibreuse, un allongement hypertrophique de la portion sous-vaginale, ou d'une des lèvres, rarement un renversement de la matrice. Il s'agit de déterminer exactement les rapports de continuité de cette tumeur avec le col ou les parties plus profondes de l'organe.

Arrivé au col de l'utérus, en suivant la paroi postérieure du vagin, le doigt constate d'abord la mobilité ou l'immobilité de l'organe. Il faut distinguer la mobilité du col seul, due à la mollesse de cet organe ou de sa portion sus-vaginale, de la mobilité de l'utérus pris en totalité. Quand l'utérus se meut librement en pivotant dans son anneau suspenseur, le doigt ne déplace pas seulement le col; mais, à mesure qu'il opère ce déplacement, il perçoit, par la pression ou la résistance que lui transmet ce segment inférieur de l'organe, l'inclinaison que subit en sens inverse le segment supérieur. Il s'opère là un mouvement de bascule très-sensible. La mobilité est un signe important de l'intégrité des organes péri-utérins et même de l'utérus. Elle est détruite par les adhérences qui suivent les inflammations péri-utérines; elle est diminuée par les maladies de l'ovaire et de la trompe, et même par les maladies de l'utérus, par sa tuméfaction, son hypertrophie, son inflammation chronique, etc.

En supposant l'utérus mobile, le doigt peut rencontrer le col dans un changement de position, plus haut ou plus bas, plus en arrière, plus en avant que dans l'état normal. La position du col en avant et en haut, comme adossé au pubis, fait soupçonner immédiatement l'existence d'une tumeur qui le repousse dans ce sens.

D'autres fois, c'est la direction du col qui est changée. Plus rarement, il est dirigé en avant, il peut être maintenu dans cette direction par une rétroversion. Plus souvent, il est dirigé en arrière, soit par une antéversion, soit par un gonflement volumineux de sa lèvre antérieure. C'est pour constater cette déviation, qu'il est toujours utile de suivre avec le doigt la paroi postérieure du vagin jusqu'à ce que l'extrémité de l'indicateur puisse passer derrière le col. Dans ce cas, on rencontre d'abord la lèvre antérieure qu'on explore. La lèvre postérieure peut être devenue inaccessible et n'être atteinte qu'après de longues recherches, de manière à être ramenée dans l'axe du vagin et à permettre au doigt de pénétrer dans le cul-de-sac vaginal postérieur. D'autres fois, plus rarement, c'est vers la droite ou vers la gauche que le col peut être porté, suivant qu'il y a inclinaison de l'utérus à gauche ou à droite. Pour apprécier exactement cette direction, il faut s'enquérir surtout du côté où regarde l'orifice; sans cela on risquerait d'être trompé par la différence de volume qui existe souvent entre les deux lèvres.

La forme du col, sa température, sa dureté, sa mollesse, ses bosselures et les autres accidents de sa surface doivent être explorés attentivement par le toucher.

Le col peut être conique, au lieu d'être arrondi; ce cône peut être libre dans l'intérieur du vagin, être même atteint d'une élongation hypertrophique, occuper le milieu de ce canal, ou être refoulé contre une de ses parois, tout en conservant sa mobilité ainsi que le reste de l'utérus. Dans le cas de refoulement d'un côté, habituellement en avant et à gauche, le doigt constate de l'autre côté, c'est-à-dire en arrière et à droite, un cul-de-sac vaginal énorme, véritable poche copulatrice dont les proportions sont dues à l'habitude que prend l'extrémité de la verge de s'y loger pendant le coït, en glissant sur le cône cervical. Cette disposition vicieuse, accompagnée quelquefois d'une position aussi vicieuse de l'orifice, situé sur un des côtés au lieu d'être au sommet du cône, est une cause de stérilité d'autant plus importante à constater qu'elle est curable par la résection partielle du col. Il ne faut pas confondre d'ailleurs cette conicité anormale et exagérée avec la légère conicité qui est normale chez beaucoup de filles vierges.

Au contraire, le col peut être aplati, quelquefois même rebondi, ou en champignon, ses lèvres renversées formant un bourrelet circulaire qui déborde la partie du col située au-dessus. Il peut exister une différence de volume entre les deux lèvres : la postérieure a ordinairement plus de longueur, l'antérieure plus d'épaisseur. La lèvre antérieure devient souvent plus grosse, engorgée, hypertrophiée; la postérieure plus douloureuse par le fait des granulations ou de l'ulcération.

La température du col peut être sensiblement plus élevée qu'à l'état normal. Il en est quelquefois de même de celle des parties environnantes du vagin. C'est un signe presque certain de métrite ou même d'inflammation péri-utérine.

Tantôt le col est plus dur, comme dans l'hypertrophie; avec des bosselures, comme dans les cas de kystes folliculaires ou de cancer commençant. Tantôt au contraire il est mou, se laisse en quelque sorte pénétrer par le doigt qui le presse. Si ce ramollissement coïncide avec l'élévation de l'organe, et la perception du ballottement, il peut être simplement un signe de grossesse; s'il coexiste avec une augmentation de volume et de température, de la facilité à saigner, etc., il peut être un signe de congestion, d'inflammation, de catarrhe, de fongosités.

La position, la forme, les dimensions, la pénétrabilité de l'orifice sont autant d'éléments précieux pour le diagnostic. J'ai dit que l'orifice peut regarder dans un sens ou dans un autre, soit par une disposition naturelle, soit par une déviation de l'organe, soit par une flexion du col, soit enfin par une différence de volume de ses lèvres, par exemple l'une d'elles étant hypertrophiée ou simplement tuméfiée et portant l'orifice sur l'autre, qui a conservé son volume normal et qui se trouve en partie recouverte par la première. L'orifice est un pertuis plus ou moins rond, plus souvent une fente linéaire. Chez la femme qui a fait des enfants, la fente est plus marquée, plus large, l'orifice entr'ouvert. Des angles de cette fente partent des dépressions linéaires, dures, cicatricielles, sensibles au toucher. Quelquefois l'orifice est assez entr'ouvert, même chez les vierges, pour qu'on puisse y faire pénétrer l'extrémité du doigt. S'il n'y a pas grossesse, cette pénétrabilité de l'orifice indique une dilatation excentrique due à un catarrhe, à une inflammation chronique, à un engorgement, ou à la présence d'un polype, d'une tumeur intra-utérine déterminant dans le corps de l'organe des contractions qui entr'ouvrent le col.

Le pourtour de l'orifice, ou la surface de chacune des deux lèvres présente des accidents plus ou moins sensibles. Tantôt des granulations plus ou moins saignantes bordent l'orifice; tantôt des bosselures, des tubercules, des inégalités témoignent du développement de petites tumeurs dans l'épaisseur ou à la surface des deux lèvres. Celles-ci peuvent être le siége d'ulcérations, de granulations, de fongosités, de végétations qui les rendent saignantes; ou de véritables tumeurs vasculaires, folliculaires, fibreuses, plus ou moins pédiculées sous forme de polypes, et même de tumeurs cancéreuses.

Il est important de constater si le toucher provoque de la souffrance, de quelle manière il la provoque et dans quels points ce phénomène se développe. Tantôt la douleur est provoquée par les mouvements que l'on imprime à l'utérus en cherchant à le déplacer ou à le faire basculer, soit qu'on y parvienne, soit qu'on ne puisse modifier la situation de l'organe : elle est alors un indice d'un état morbide des annexes, du péritoine, des tissus péri-utérins, d'adhérences utéro-péritonéales, utéro-tubaires ou ovariques. Tantôt elle est provoquée par la pression exercée avec le doigt sur le col ou sur le corps de l'utérus : elle tient alors à l'exaltation de la sensibilité propre de l'organe, elle est perceptible surtout quand on saisit l'utérus entre le doigt qui pratique le toucher et l'autre main déprimant l'hypogastre. Elle peut siéger dans un point très-limité, le reste de l'organe en étant exempt. Elle indique une métrite totale ou partielle, ou l'irritation symptomatique d'une altération de tissu, d'une lésion organique commençante : elle est plus fréquente sur la lèvre postérieure qui semble plus disposée à l'inflammation et à l'ulcération, que sur la lèvre antérieure qui semble plus disposée à l'hypertrophie et à l'engorgement.

En même temps, on reconnaît aisément si le volume de l'organe a augmenté, non-seulement le volume du col, mais celui du corps. La tuméfaction porte quelquefois sur les deux segments de la matrice en même temps. D'autres fois elle ne porte que sur le corps : le col paraît normal, mais, au-dessus de lui, on sent, à travers le cul-de-sac vaginal, une tumeur arrondie, le débordant dans tous les sens et formant une sorte de globe analogue au globe utérin du commencement de la grossesse. La régularité de la courbure, l'égalité de la convexité, la consistance élastique et modérément dure, la mobilité de l'organe, etc., aideront à ne pas le confondre avec une tumeur fibreuse, ou un corps fibreux interstitiel, une flexion, une tumeur ovarique, une hématocèle, un phlegmon péri-utérin.

L'immobilité de l'utérus, qui peut être perçue simultanément, facilitera d'ailleurs singulièrement ce diagnostic différentiel. Que l'utérus soit fléchi ou qu'il ne le soit pas, s'il contracte, soit en avant, soit en arrière, des adhérences avec les parties voisines, il perd nécessairement sa mobilité. En supposant qu'il n'y ait pas d'adhérences, ou qu'elles ne soient pas encore formées, s'il y a inflammation péri-utérine, tuméfaction inflammatoire, engorgement des tissus voisins, il y aura, sans que la mobilité soit entièrement perdue, une immobilité relative due à l'exaspération des douleurs que chaque mouvement réveille. Si l'inflammation a produit un épanchement dans les culs-de-sac péritonéaux antérieur ou postérieur, ou dans l'épaisseur des ligaments larges, l'utérus n'est pas seulement immobilisé, il est encore déplacé. Les épanchements sanguins produisent les mêmes effets : l'hématocèle rétro-utérine, par exemple, déplace l'utérus, le pousse en avant et en haut derrière le pubis, tandis que cette tumeur sanguine fait saillie dans le cul-de-sac vaginal postérieur ; la matrice est tellement immobilisée, dans ce cas, qu'elle semble saisie au milieu d'une masse de plâtre qui se serait solidifiée autour d'elle.

Enfin l'examen attentif du cul-de-sac vaginal, tout autour du col, permet au toucher de nous fournir les plus utiles renseignements. Dans l'état normal le cul-de-sac est simple, sans accident de surface, et dépressible en avant et en arrière, autant que le doigt peut l'enfoncer ou le soulever : l'utérus s'élève en même temps, et cette dépressibilité n'a de bornes que l'extensibilité des parois vaginales. Il n'en est pas de même dans les autres cas. Outre les variétés de température qu'il peut présenter, ce cul-de-sac est quelquefois agrandi en poche copulatrice ou vagin supplémentaire, creusé par le bout de la verge pendant le coït, dans les cas de conicité du col; d'autres fois il est amoindri par l'inflammation péri-utérine, un phlegmon, une hématocèle, une tumeur, une production quelconque située surtout derrière le col, devant lui ou sur ses côtés, et devenant assez saillante pour se coiffer en quelque sorte de la paroi vaginale. Les épanchements sanguins, les gonflements inflammatoires péri-utérins ne font pas toujours saillie dans ces culs-de-sac; mais ils empêchent toujours qu'on ne les déprime indéfiniment, au lieu de la sensation de vide due au déplacement d'organes mobiles, ils donnent celle d'un plan résistant, plus ou moins rénitent. Outre les maladies péri-utérines, le toucher fait percevoir dans ce cul-de-sac la présence de tumeurs globuleuses extrêmement sensibles, formées par les annexes, une ovarite, un abcès de la trompe, à droite ou à gauche de l'utérus, mais en même temps en arrière. Il fait reconnaître des tumeurs formées par l'utérus lui-même, en avant dans les cas d'antéversion, en arrière dans les cas de rétroversion. Enfin ajoutons qu'il ne faut pas confondre ces diverses tumeurs entre elles, qu'il faut distinguer les tumeurs péri-utérines des ovarites par le toucher rectal, et les flexions des autres tumeurs par le cathétérisme utérin ; ajoutons qu'il faut apprécier non-seulement le volume de ces tumeurs, mais la sensibilité des tissus qui entourent l'utérus. Rappelons surtout que lorsque le péritoine, le tissu cellulaire péri-utérin et les annexes sont sains, le doigt promené avec lenteur autour de la matrice ne doit rencontrer que des surfaces égales et dépressibles.

Quand on a achevé l'exploration que je viens de décrire avec tout le détail qu'elle comporte, on doit, en retirant le doigt, observer s'il ne rapporte pas du sang, ou du mucus blanc laiteux, glaireux, purulent, ou du pus, de la sanie, des matières sanguinolentes, de l'ichor cancéreux reconnaissable à son odeur, etc. On doit tenir note aussi de l'hémorrhagie qui peut accompagner ou suivre le toucher, dans les cas de fongosités saignantes et surtout de cancer, de choux-fleurs, de végétations dures et friables.

Le *toucher rectal* ne peut pas, quoi qu'on en ait dit, suppléer le toucher vaginal, pas plus chez les vierges que chez les autres femmes; il ne ménage pas davantage la pudeur du sexe et donne moins de renseignements. C'est un mode d'exploration souvent nécessaire, mais un moyen extrême que le médecin n'emploie que pour compléter un diagnostic douteux. Aussi, pour ne pas s'exposer à un refus presque certain, faut-il le pratiquer, après le toucher vaginal, sans désemparer et sans en prévenir la malade, en employant toute l'adresse et les ménagements possibles, et d'une façon toute naturelle, comme un complément d'exploration.

Il suit de là qu'on peut pratiquer le toucher rectal en faisant placer la femme dans les mêmes positions que pour le toucher vaginal, et que, en prévision de la nécessité où l'on sera de le pratiquer, on doit avoir recommandé à la malade de prendre un lavement quelques heures avant de la visiter.

Après avoir franchi les sphincters, le doigt, arrivé à une profondeur de 3 ou 4 centimètres, rencontre en avant une tumeur résistante et arrondie qui n'est autre que le col de l'utérus, refoulant plus ou moins la paroi antérieure du rectum suivant qu'il est plus ou moins abaissé, dévié vers le sacrum ou volumineux. Au-dessus de la saillie du museau de tanche, l'indicateur rencontre le corps de la matrice et parcourt sa face postérieure, rarement dans toute sa hauteur, à moins que le fond de l'utérus ne soit dirigé vers la concavité du sacrum, par suite d'un état de rétroversion ou de rétroflexion. En déprimant l'hypogastre avec l'autre main et refoulant l'utérus en bas, c'est-à-dire en combinant la palpation hypogastrique avec le toucher rectal, on apprécie mieux la face postérieure ou le fond de la matrice, les bords de cet organe et les diverses tumeurs qui peuvent se trouver derrière l'utérus ou sur ses côtés.

En un mot, il est rare qu'il échappe au toucher rectal quelque chose de ce qui se passe dans l'excavation pelvienne. Non-seulement ce mode d'exploration fait bien reconnaître les flexions, les déviations, les tumeurs de la paroi postérieure de l'utérus, telles que les fibroïdes, les phlegmons, les suites de pelvi-péritonites, les tumeurs inflammatoires ou kystiques de l'ovaire, les tumeurs des trompes, les grossesses extra-utérines, etc.; mais il permet encore, surtout lorsqu'il est combiné avec la dépression hypogastrique, de mesurer en quelque sorte le volume, la consistance, la mobilité, la sensibilité de ces diverses tumeurs, de circonscrire nettement le siége du mal et d'obtenir une précision de diagnostic que le toucher vaginal avait été insuffisant à donner. L'épaisseur du périnée peut rendre plus difficile, chez les femmes grasses, le toucher rectal comme le toucher vaginal : on a soin, dans un cas comme dans l'autre, de relever le plancher périnéal en masse pour arriver aussi haut que possible.

Par contre, le toucher rectal permet seul de constater l'absence de l'utérus. Il faut le combiner, dans ce cas, non-seulement avec la palpation et le toucher vaginal, mais encore avec le cathétérisme vésical.

Enfin, le toucher rectal, seul ou combiné avec le toucher vaginal, est nécessaire pour apprécier l'état de la cloison recto-vaginale, ses tumeurs, ses abcès, ses perforations, ses fistules, etc. Récamier avait insisté sur la nécessité d'introduire, dans ce cas, deux doigts d'une main, l'index et le médius, l'un dans le rectum, l'autre dans le vagin ; ou le pouce dans le vagin, l'indicateur dans le rectum ; ou bien enfin l'indicateur d'une main dans le vagin et celui de l'autre main dans le rectum. Cette combinaison des deux touchers est le seul moyen d'arriver à diagnostiquer des tumeurs rétro-utérines d'un petit volume.

§ 3. — DU SPÉCULUM.

Comme son nom l'indique, le spéculum est un vrai miroir portant la lumière sur le col de l'utérus et les parties profondes du vagin, tandis qu'il tient la vulve et le reste des parois vaginales dilatées par sa présence même. Il ne faut pas confondre cet instrument, dont les perfectionnements et l'application sur une large échelle sont tout à fait modernes, avec les instruments de même nom, mais de forme et de construction très-différentes, dont on pouvait se servir auparavant pour arriver jusqu'à l'utérus en écartant ou dilatant les parois du vagin. Les premiers portent la lumière en même temps qu'ils pénètrent ; les seconds étaient de simples dilatateurs ou dilatatoires, très-usités en chirurgie dans l'antiquité et le moyen âge, même jusqu'au siècle dernier, non-seulement comme moyens de diagnostic, mais encore comme moyens de traitement.

Paul d'Egine mentionne le spéculum comme un instrument connu avant lui et décrit la manière de s'en servir. C'était un instrument à trois branches, dont les dimensions variaient avec l'âge de la malade et qui se dilatait à l'aide d'une vis.

La première figure du vrai spéculum (miroir) nous est laissée par Albucasis en 1104. C'est, dit-il, un infundibulum en bois léger ou en airain dont l'extrémité la plus étroite est introduite dans le vagin. Pierre Franco en 1586, Ambroise Paré en 1592, Jean Scultet en 1666, décrivent le même spéculum plus ou moins modifié. Mais il faut arriver à Récamier en 1814 pour voir, on peut le dire, inventer de nouveau et se populariser bientôt un instrument dont les avantages, comme moyen de diagnostic et de thérapeutique, étaient presque inconnus. Ce célèbre praticien, ayant à reconnaître et à cautériser une ulcération du museau de tanche, fit construire une canule de fer-blanc qu'il transforma bientôt (1816) en cylindre creux d'étain à paroi réfléchissante, taillé en bec de flûte, largement évasé à l'extrémité externe, formant une espèce d'entonnoir et ayant 0m,05 de diamètre à l'un de ses bouts et 0m,04 à l'autre. Cette forme conique avait l'avantage d'éclairer mieux le col, mais l'inconvénient de dilater trop l'orifice vulvaire. Dupuytren raccourcit la longueur du tube, le fit rapprocher un peu plus de la forme cylindrique et y ajouta le manche ou la poignée qui s'élève à angle droit du bord de sa large extrémité. Il est inutile de répéter ici tout ce que de patientes recherches peuvent apprendre sur l'origine, les usages et les premières modifications du spéculum [1]. Je tenais à constater seulement la différence qui existe entre les simples dilatateurs et le spéculum proprement dit, entre lesquels viennent se placer, comme intermédiaires, les spéculums fenêtrés de diverses sortes, imaginés ou remis en honneur par quelques médecins de notre époque [2].

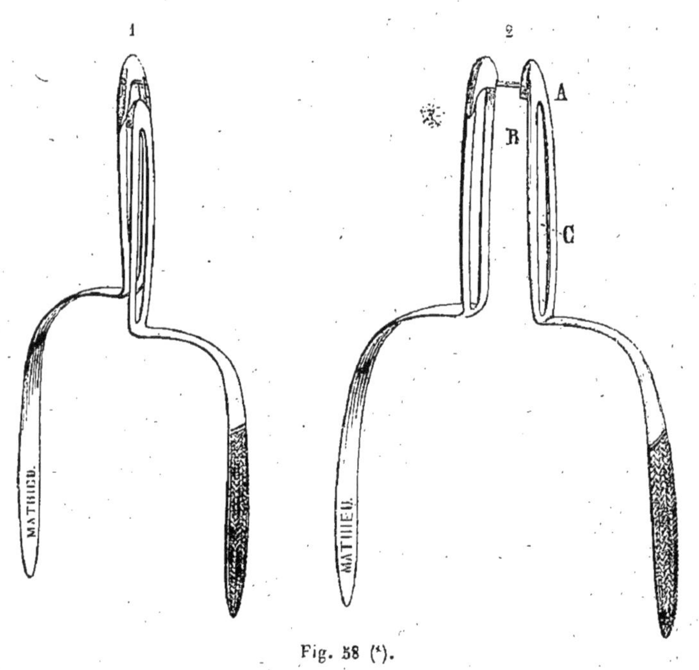

Fig. 58 (*).

Quant aux modifications que le spéculum a éprouvées ou aux instruments nouveaux qui en sont nés, nous ne devons pas craindre de les énumérer ici d'une manière un peu complète, malgré l'avis contraire

(*) Dilatateur vaginal de Reybard : 1, fermé, 2, ouvert.

[1] Verhnes, *Monographie sur le dioptre ou spéculum*. Thèse de Paris, 1848.

[2] Un des instruments de ce genre le plus utile est le spéculum dilatauer pour le vagin et le rectum de Reybard.

de quelques gynécologues, parce que, tout en convenant que l'on ne se sert habituellement que d'un petit nombre, nous pouvons assurer que la plupart peuvent trouver leurs indications dans des cas déterminés.

Des modifications de peu de valeur portent sur la nature de la matière dont le spéculum est construit : on en fabrique en étain, en argent, en maillechort, en glace étamée, en verre ou en cristal, en ivoire, en bois, etc.; — sur la disposition du manche que l'on a supprimé, allongé, raccourci ou adapté de manière à pouvoir le plier, le monter ou le démonter à volonté; — sur les ouvertures pratiquées dans une partie ou dans toute la longueur du cylindre, transformant celui-ci en un grillage, ou le munissant d'une petite fenêtre pouvant s'ouvrir ou se fermer à volonté comme dans le spéculum de Mme Boivin.

Des modifications très-importantes au contraire sont celles qui portent sur le volume de l'instrument, dont la longueur et la grosseur doivent être proportionnées à celles du vagin des diverses malades ; — sur la division du cylindre en plusieurs segments appelés valves, au nombre de deux, trois, quatre, et même davantage, disposés de manière à se développer également d'une extrémité à l'autre, ou à diverger les uns des autres vers un bout, de manière à ajouter la dilatation profonde du vagin à l'éclairage de l'organe; — enfin sur la réduction du cylindre à une ou plusieurs valves séparées devenant alors de simples gouttières, propres à éclairer surtout une paroi vaginale, en même temps qu'à découvrir le col lui-même.

Le spéculum dont on se sert le plus habituellement, doit être d'un maniement facile et surtout se nettoyer aisément. Sous ce rapport, il n'y en a pas de supérieur au spéculum plein, légèrement conique, qui rappelle le mieux celui de Récamier ou de Dupuytren. Mais ce spéculum est bien loin de suffire à tous les cas. Je vais indiquer, en énumérant tous les instruments de ce genre que nous possédons, ceux dont je me sers le plus souvent, et ceux que j'ai plus particulièrement appliqués aux cas exceptionnels qui se présentent dans la pratique.

Le spéculum plein en étain est avant tout nécessaire au médecin gynécologue. Il faut le choisir le plus long possible, et en avoir de plusieurs dimensions. Il faut toujours employer le plus gros et le plus long; car, qui peut le plus peut le moins, et, dans plus d'une circonstance, il m'a été impossible de saisir le col avec un spéculum qui n'était pas suffisamment long. Il est nécessaire d'en avoir de plusieurs

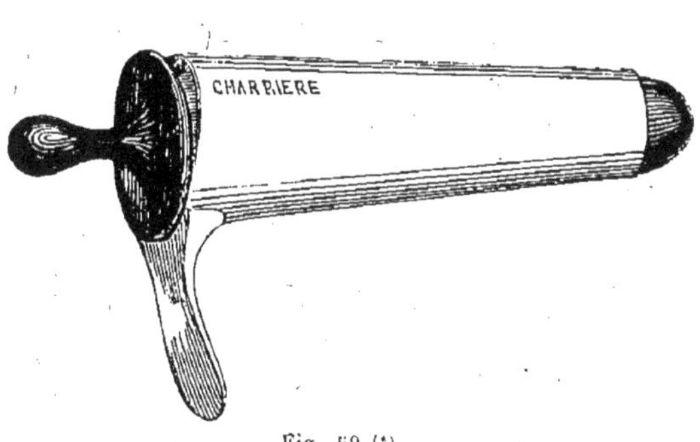

Fig. 59 (*).

(*) Spéculum plein en étain muni de son embout.

dimensions, c'est-à-dire des 5 dimensions habituellement fabriquées en France, depuis 0 jusqu'à 4, à cause des différences considérables, chez les diverses femmes, de la vulve et de l'anneau vulvaire d'une part, du col de l'utérus de l'autre. Il ne suffit pas en effet d'avoir un spéculum qui puisse pénétrer par la vulve ; il faut encore, surtout quand on se sert de cet instrument pour l'application des sangsues sur le col, qu'il puisse embrasser exactement cet organe. Si le plus large est plus commode pour l'exploration, il n'en est pas de même pour l'application des sangsues qui risqueraient de prendre sur le vagin au lieu de prendre sur le col, dans le cas où ce dernier organe serait trop libre dans le spéculum ; or, dans les cas même où ce moyen de traitement est indiqué, il peut y avoir de grandes différences de volume, de col à col.

Après les spéculums d'étain ordinaires, nous avons habituellement à notre disposition plusieurs modèles du spéculum de Fergusson, c'est-à-dire du spéculum cylindrique en glace étamée, recouvert d'une couche de gutta-percha, taillé en bec de flûte à son extrémité utérine, plus aisé à introduire dans les vagins étroits, plus commode pour saisir le col lorsqu'il est fortement porté en arrière, malheureusement trop fragile et que les constructeurs devraient s'efforcer de rendre plus solide en donnant à la glace un petit peu plus d'épaisseur. Quant au spéculum en cristal, en porcelaine, en verre opaque ou verre laiteux (*milchglass*) de M. Mayer de Berlin, il n'a ni les avantages de celui de M. Fergusson, ni ceux du simple spéculum de buis ; aussi n'en faisons-nous pas usage. Il est indispensable, il est vrai, d'avoir des spéculums qui protégent le vagin contre l'échauffement produit par l'introduction du fer rouge, et qui ne se laissent pas attaquer comme le métal par les acides, le nitrate d'argent ou les divers caustiques dont on peut avoir à faire usage dans les maladies de l'utérus ou du vagin ; mais, sous ce rapport, je préfère de beaucoup aux spéculums de verre, de porcelaine ou d'ivoire, le simple spéculum en buis que son bon marché et sa résistance rendent tout à fait pratique.

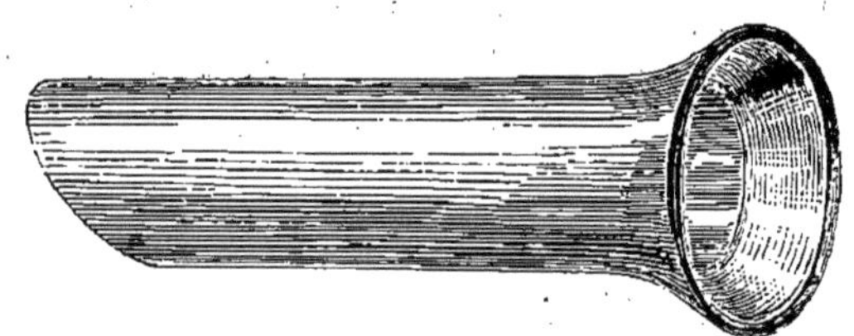
Fig. 60 (*).

Quant aux spéculums à valve, le spéculum à trois valves de M. Charrière, dit à recouvrement ou à développement, n'a dû le grand succès dont il a joui qu'à l'impéritie de la plupart des médecins, et je ne crains pas de lui préférer pour tous les cas ordinaires le spéculum plein en étain, dont j'ai parlé en première ligne. Mais on peut s'en servir avantageusement, surtout du plus petit, lorsqu'on a besoin d'examiner

(*) Spéculum de glace étamée et gutta-percha, en bec de flûte, de Fergusson.

le col de l'utérus chez les vierges; car, d'une part, l'introduction en est alors beaucoup plus aisée que celle d'un spéculum plein ayant la dimension que l'on peut obtenir en le déployant une fois qu'il est introduit,

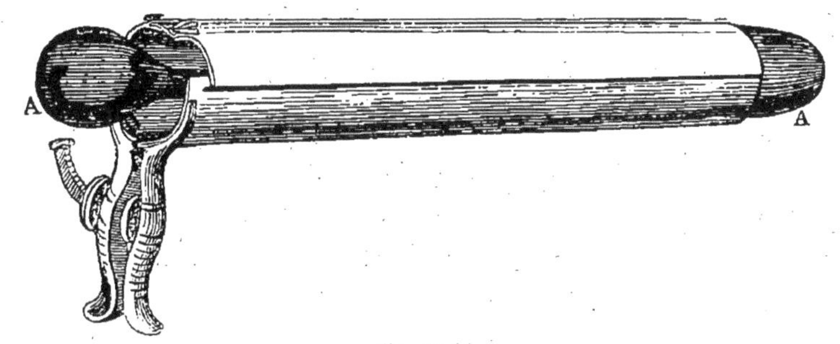

Fig. 61 (*).

et d'autre part, ce déploiement peut se faire avec assez de douceur pour ne pas déchirer l'hymen ou l'anneau vulvaire. Ce spéculum a encore l'avantage, qu'en ôtant l'une des valves, il reste une gouttière qui permet d'explorer la paroi vaginale. — Les spéculums à valves divergentes présentent aussi l'avantage, étant très-coniques quand ils sont fermés, de pouvoir être introduits aisément par un anneau vulvaire étroit, contracturé, ayant des fissures, et de dilater fortement la partie la plus profonde du vagin. Inventés par M. Jobert en 1833, et par M. Ricord en 1834, ces spéculums ont reçu divers perfectionnements ou modifications. Une des plus importantes, due à M. Ricord, c'est de porter la charnière des deux valves au niveau de l'anneau vulvaire, de manière à faire de ce point celui dans lequel, au moment de la divergence des valves, la dimension de l'instrument reste la plus petite possible, ce qui prévient les déchirures de l'orifice vaginal. Ce spéculum à deux valves est souvent utile pour découvrir des cols volumineux et les embrasser dans leur ensemble, du moins suivant un de leurs diamètres; car, il a, par contre, l'inconvénient de laisser tomber entre les valves les plis d'un vagin trop ample, et il est incommode en ce qu'il ne protége

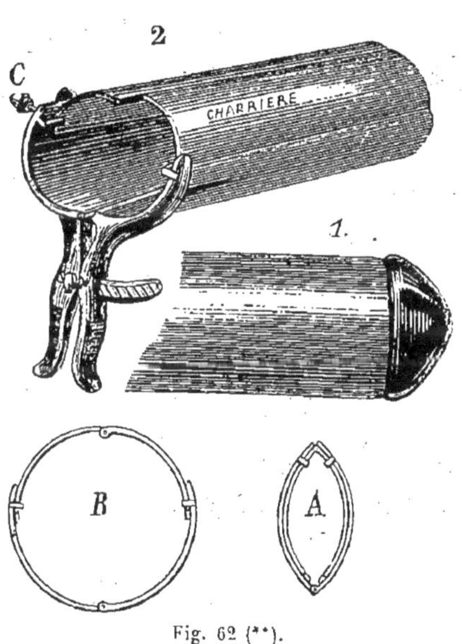

Fig. 62 (**).

* Spéculum trivalve à développement de M. Charrière.
** Spéculum quadrivalve à développement de M. Ségalas.

pas suffisamment ce dernier organe, lorsqu'on veut porter les pansements sur le museau de tanche. Pour embrasser d'une manière plus complète le col et pour préserver davantage le vagin, M. Charrière a eu

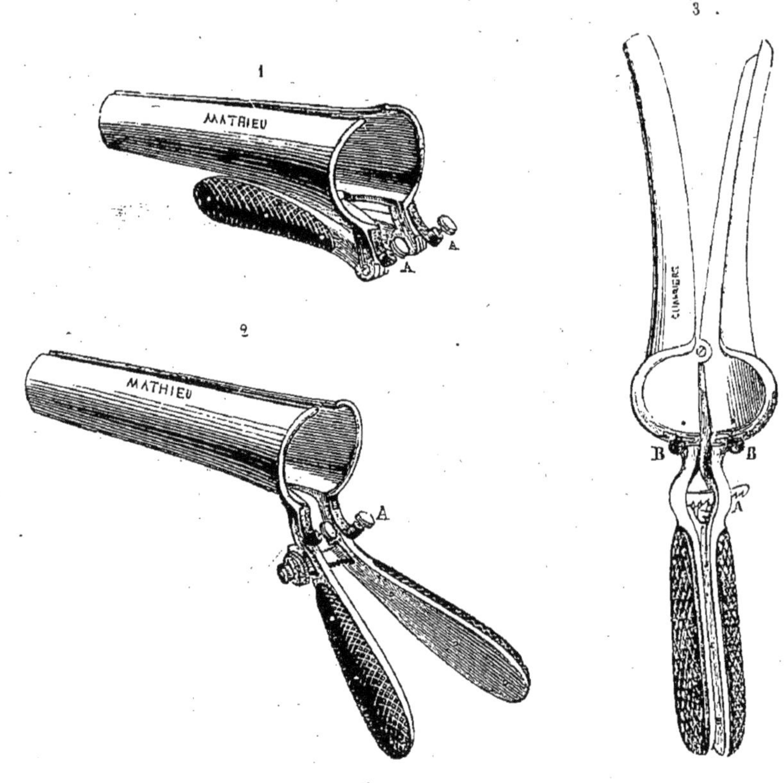

Fig. 63 (*).

l'idée de combler le vide laissé entre les deux valves de ce spéculum par l'adjonction de deux autres valves, qui, en divergeant, étalent d'une manière complète l'extrémité la plus reculée du vagin, de sorte que ce spéculum peut seul permettre de constater, dans certains cas, les altérations du museau de tanche appréciées par le toucher. J'ai pu saisir ainsi des cols hypertrophiés, en champignon, ou sur lesquels s'étaient développés d'énormes végétations, des choux-fleurs, des tumeurs de nature diverse, autour desquelles je devais porter l'anse d'une ligature. Lorsque ce spéculum quadrivalve est bien construit, on peut ôter à volonté les deux valves supplémentaires, et le réduire à l'état de spéculum bivalve. L'instrument ainsi modifié est un des plus commodes qu'on puisse se procurer. Enfin, M. Charrière a construit à Paris pour M. Cusco et M. Veiss, à Londres pour M. Tyler-Smith, un nouveau spéculum bivalve qui, tout en conservant un diamètre constant à son extrémité vulvaire, permet au médecin d'écarter par un grand intervalle

* Spéculum bivalve divergent de M. Ricord : 1, 2 fermé, 3 ouvert.

au fond du vagin les deux valves de l'instrument élargies à leur extrémité utérine et pouvant découvrir aisément le col sans permettre à la muqueuse vaginale de s'engager dans l'espace latéral intervalvaire.

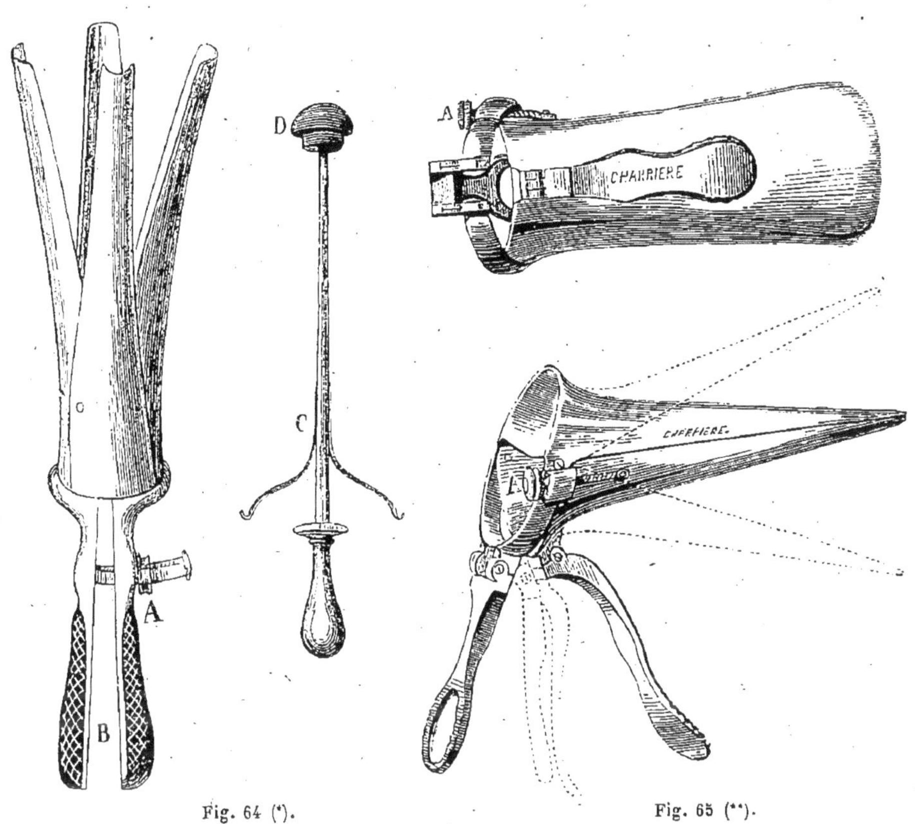

Fig. 64 (*). Fig. 65 (**).

Le spéculum de M. Tyler-Smith a la dimension ordinaire. Celui de M. Cusco est plus court, de manière à éviter de repousser le col de l'utérus lorsqu'il est un peu bas, et à pouvoir l'examiner de plus près.

Les spéculums réduits à une valve sont indispensables pour l'exploration ou le traitement des maladies du vagin et surtout des fistules vésico-vaginales pour lesquelles ils ont été imaginés. Depuis longtemps je me suis servi, pour les cautérisations et les autres opérations à pratiquer sur les parties profondes du vagin, de valves que je fabriquais moi-même en les découpant dans une feuille de zinc, ou que je faisais fabriquer avec du bois. M. Hergott, de Strasbourg [1], s'est servi d'un spéculum plein en étain, dont il retranchait une grande partie, de manière à n'en conserver qu'une gouttière attenante au manche, à laquelle on

(*) Spéculum quadrivalve divergent de M. Charrière.
(**) Spéculum bivalve large, divergent, de M. Cusco.

[1] *Perfectionnements récents apportés à l'opération de la fistule vésico-vaginale.* Strasbourg, 1863.

peut laisser les dimensions ou la courbure que l'on désire. M. Jobert[1] avait imaginé, depuis longtemps, pour le traitement des fistules vésico-vaginales, des écarteurs ou des valves dilatatrices et contentives très-ingénieuses et de formes différentes, pour être appliquées l'une à la paroi antérieure, l'autre à la paroi inférieure, les autres aux parois latérales du vagin. J'ai eu plusieurs fois l'occasion de m'en servir très-avantageu-

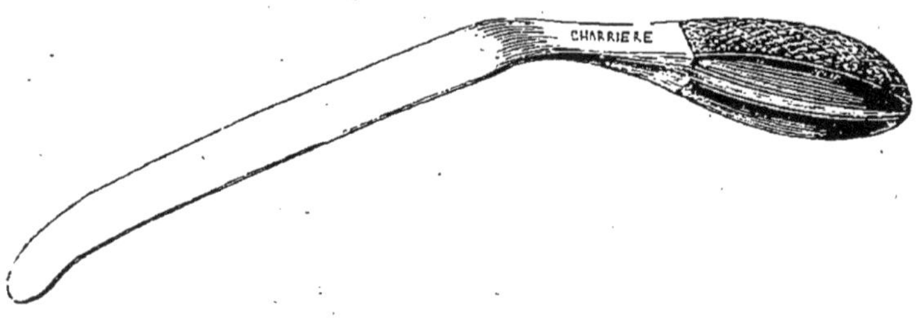

Fig. 66 (*).

sement. Mais tous ces instruments ont été bien dépassés par les valves en gouttière et à courbure spéciale, spéculums dits en bec de canne, imaginés par les Américains pour l'opération de la fistule vésico-vaginale. Dans l'instrument de M. J. Marion Sims [2], le même manche

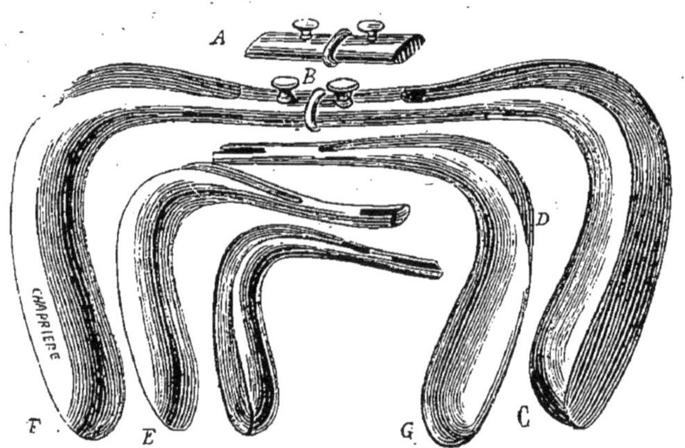

Fig. 67 (**).

porte deux gouttières de dimensions différentes pour suffire aux différents cas. M. Bozeman [3] a exagéré la largeur et la courbure de ces

(*) Une des deux valves latérales, pour l'opération de la fistule vésico-vaginale, de M. Jobert.
(**) Gouttière-spéculum, pour l'opération de la fistule vésico-vaginale par le procédé américain.

[1] *Traité de chirurgie plastique.* Paris, 1849.

[2] *Silver Sutures in Surgery, The anniversary Discourse, before the New-York Academy of Medicine.* New-York, 1858.

[3] Follin, *Examen de quelques nouveaux procédés opératoires pour la guérison des fistules vésico-vaginales. Revue critique* (Arch. gén. de méd., 5e série, t. XV, p. 457, 584). Paris, 1860.

gouttières : il existe pourtant des cas où les grandes dimensions de cet instrument peuvent être utiles. On peut encore, et c'est ce que je trouve de plus commode, adapter chacune de ces gouttières à un manche particulier, mobile, de façon à se servir au besoin de deux valves en même temps, l'une pour abaisser la paroi inférieure du vagin, l'autre pour en élever la paroi supérieure.

L'introduction du spéculum, pour être irréprochable, n'est pas aussi facile que peuvent l'imaginer ceux qui n'en ont pas pris l'habitude, et l'on devrait s'y exercer sur le cadavre, comme au toucher et au cathétérisme utérin. Éviter la douleur que produit l'introduction de l'instrument à l'anneau vulvaire, aller sûrement à la rencontre du museau de tanche, telles sont les deux principales difficultés.

Pour éviter la douleur de l'anneau vulvaire, il faut faciliter l'introduction du spéculum par la dépression de la fourchette, comme on le fait lorsqu'on pratique le toucher. On a imaginé dans le même but de munir le spéculum, plein ou à valve, d'un embout de bois terminé par une surface arrondie, qui dépasse la petite circonférence de l'instrument et qui s'insinue, comme un coin mousse, entre les parois vaginales doucement écartées, pour être retiré du spéculum, lorsque celui-ci est en place. L'embout est utile surtout pour l'introduction des anciens spéculums à valve ; il facilite aussi, pour une main inexpérimentée, l'introduction du spéculum plein; mais l'usage n'en est pas indispensable.

Pour aller sûrement à la rencontre du col, il ne suffit pas de connaître sa situation normale et la direction ordinaire du vagin; mais il faut toujours s'assurer au préalable, par le toucher vaginal, de la situation exacte de cet organe dans chaque cas particulier.

Le spéculum, comme le toucher, peut être appliqué aux filles vierges, à la condition de tenir les membres inférieurs complétement fléchis sur le ventre et rapprochés l'un de l'autre, afin de produire le relâchement et la dépressibilité de la membrane hymen ; bien entendu qu'on n'emploiera chez elles que les spéculums des plus petites dimensions, c'est-à-dire proportionnés à la dimension et à la dilatabilité de l'anneau vulvaire.

Avant d'introduire le spéculum, il faut le chauffer convenablement si l'on est en hiver, le tenir au moins quelques minutes dans la main, de peur que le froid du métal, impressionnant brusquement la sensibilité des parties génitales, ne détermine une contracture de l'anneau vulvaire, un spasme du vagin, ou même des coliques assez douloureuses dont on pourrait citer des exemples. Il doit en outre être exactement enduit d'un corps gras qui en facilite le glissement : de l'huile, du beurre, de l'axonge, ou simplement de la pommade à cheveux se trouvent aisément chez toutes les malades.

La femme étant debout sur le bord du lit ou devant une table qui se trouve à peu près à la hauteur du siége, on l'engage à se coucher à la renverse pendant qu'on relève les membres inférieurs et qu'on la prie de les laisser fléchir doucement sur le ventre et de les y retenir en plaçant ses mains sous les jarrets. On peut mettre un oreiller sous la tête; quelquefois il est préférable de la laisser pencher en arrière, ainsi que les épaules, pour amener le col dans l'axe du spéculum ou faire coïncider la direction de cet instrument avec celle de la lumière. Autant qu'on le peut, les tubérosités ischiatiques doivent dépasser le bord du meuble sur lequel la femme est couchée, ou du moins l'affleurer. L'expérience m'a prouvé que cette position, dans laquelle la femme peut être entièrement couverte par ses vêtements, est généralement préférée par les malades comme étant plus décente que la position ordinaire, les pieds posés sur deux chaises suffisamment éloignées l'une de l'autre; en outre, elle se prête seule à l'introduction du spéculum chez les vierges, et elle permet de distraire plus aisément la malade qui doit subir cette petite opération, car son attention est toute absorbée par la nécessité de soutenir les jambes avec les mains.

Le médecin, écartant les grandes et les petites lèvres avec deux doigts de la main gauche, examine la coloration de ces organes, l'état de l'hymen et des caroncules, le méat urinaire, constate la présence ou l'absence du pus ou d'un écoulement leucorrhéique. Il abaisse la fourchette avec l'indicateur de la main droite pour juger de la rigidité des tissus. Saisissant alors le spéculum entre le pouce et les trois premiers doigts de cette main, il présente à la vulve son extrémité la plus étroite, la pose à plat sur la fourchette, la main basse, de manière que l'extrémité utérine de l'instrument regarde un peu en haut. En appuyant alors avec l'instrument, comme on l'a fait avec le doigt sur la fourchette, l'anneau vulvaire ou l'hymen s'il existe, de manière à les déprimer, on ramène peu à peu, sans cesser la dépression, l'axe du spéculum dans l'axe même de l'anneau vulvaire et, par un mouvement de bascule fait avec lenteur et précaution, on finit par l'incliner de plus en plus vers le sacrum, comme on avait fait du doigt indicateur pour pratiquer le toucher. On doit bien prendre garde, dans ce moment, de faire butter le bord supérieur de la circonférence du spéculum contre le méat, de peur de le déchirer, de le faire saigner et de causer de la douleur.

Une fois l'anneau vulvaire franchi, on va à la rencontre du col utérin, en suivant la direction que le toucher a indiquée. Valleix avait donné pour règle de maintenir continuellement au milieu du champ du spéculum le centre de cette espèce de rosace formée par le déplissement du vagin à mesure que l'instrument avance. Mais la règle la plus certaine est d'avoir précisé d'abord le point où l'on devra rencontrer l'organe que l'on cherche. Le plus habituellement, cet organe se trouvant en arrière et son orifice regardant la concavité du sacrum, il n'y a pas de meilleur moyen pour arriver jusqu'à lui que de suivre la paroi postérieure du vagin.

La lumière solaire est toujours préférable à la lumière artificielle ; j'ai pu cependant examiner souvent et même opérer avec le spéculum, par exemple, procéder à l'application de sangsues, avec la lumière artificielle, soit d'une bonne lampe modérateur, soit d'une simple bougie dont l'aide réfléchit la lumière avec la main ou mieux avec une cuillère d'argent dans l'axe du spéculum.

Il faut avoir soin, à mesure que le spéculum pénètre avec lenteur, d'examiner attentivement toute la surface vaginale. On peut y trouver, non-seulement de l'écoulement, de la matière lactescente, caséeuse, du pus, de la rougeur, des granulations, des érosions; mais encore des ulcères, des végétations, des polypes, ou divers produits, tels que mucus, sang, pus, etc., excrétés par l'utérus.

Quand on est arrivé au col, si cet organe n'est pas dans l'axe du spéculum, on l'y ramène avec les pinces ou avec le cathéter utérin, et on l'essuie avec un petit tampon de coton. On a tout d'abord la facilité de constater sa situation, son volume, sa coloration, les accidents de sa surface. En un mot, le spéculum vient confirmer quelques-unes des données fournies par le toucher, et en apporte quelques autres.

Les données fournies par le toucher, relativement au col, se rapportent surtout à sa situation, à sa direction, à son volume, à ses bosselures, à sa consistance. Le spéculum confirme ces données. Si l'orifice utérin regarde en arrière, le spéculum ne découvre que sa lèvre antérieure ; pour en découvrir une plus grande étendue et surtout pour amener l'orifice dans l'axe du spéculum, il faut faire fléchir fortement les cuisses et les jambes sur l'abdomen, engager la malade à faire des efforts, ou faire déprimer fortement le ventre par la main d'un aide, de manière à abaisser le corps et relever le col, en même temps qu'on s'aidera de la sonde utérine. Si l'orifice utérin regarde en avant, c'est-à-dire dans la rétroversion, on est obligé de porter le champ du spéculum derrière le pubis, et d'aller chercher l'entrée de l'utérus avec l'extrémité de la sonde utérine, pour la porter en arrière, ou même de faire placer la malade sur les coudes et les genoux. Je me suis bien trouvé quelquefois de faire mettre la malade soit dans cette position, soit sur un des côtés, pour cautériser le col de l'utérus que je ne pouvais saisir autrement. — Le volume du col est apprécié par la difficulté même que l'on éprouve à engager cet organe dans le spéculum et par la nécessité où l'on est de recourir à des spéculums à valves divergentes pour le découvrir dans son ensemble. — Ses bosselures, sa consistance, les dimensions relatives des deux lèvres sont visibles ou aisées à constater par la pression qu'on exerce sur son ensemble, ou sur chacune de ses lèvres, avec les pinces à pansements utérins.

Les notions apportées spécialement par le spéculum sont : la nature, l'abondance, l'origine des sécrétions morbides, la forme de l'orifice, la couleur du col, son ulcération, ses productions hypertrophiques ou végétantes. — Si le col est sec, il est bon de le presser avec le spéculum et, au besoin, de comprimer en même temps l'utérus par l'hypogastre, pour voir si l'on n'en exprimera pas ainsi une goutte, ou même un flot de mucus clair, blanchâtre ou purulent. — La forme de l'orifice est importante à constater : pertuis, fente, ouverture resserrée ou béante, prolongements de l'orifice en diverses fentes secondaires, bridées quelquefois par du tissu cicatriciel à leurs extrémités chez les multipares, enfin, renversement des deux lèvres en dehors, laissant pénétrer le regard dans la cavité cervicale et même inversion, ou, si l'on peut dire, éversion de la muqueuse cervicale ; telles sont les diverses formes que l'on peut rencontrer. — La couleur pâle, rose, rouge vif, violacée, est un caractère important pour le diagnostic. La couleur rouge vineux ou violacée de la vulve, du vagin, du col utérin, n'est pas seulement un signe de grossesse. A un moindre degré, elle existe plusieurs jours avant et après la menstruation. Ce changement de couleur est si marqué, il coïncide avec de tels changements de volume, de poids, de consistance, que je me suis fait une règle de n'examiner une malade que huit jours après la menstruation, lorsque, la voyant pour la première fois, je veux porter un diagnostic précis sur l'état de l'utérus. — Les éruptions, les érosions, les ulcères de diverse forme et de diverse nature, sont surtout constatés alors, et ne peuvent être diagnostiqués d'une manière précise par aucun autre moyen. Les ulcérations qui échappent au toucher, ou qui, du moins, si elles sont soupçonnées, ne sauraient être déterminées par lui, sont démontrées par le spéculum. On reconnaît souvent alors les ulcérations concomitantes de la grossesse et les fongosités qui les accompagnent. — Enfin, les granulations légères, les granulations discrètes, celles qui sont confluentes, les fongosités, les végétations, les petits kystes folliculaires ne peuvent guère être reconnus autrement.

Le spéculum n'est pas seulement un moyen de diagnostic, c'est encore un moyen de traitement. Seul, il permet de porter sur le col ou de faire pénétrer convenablement, méthodiquement dans l'utérus, les divers topiques. Mais il ne faut pas oublier que l'application de cet instrument ne doit pas être faite et surtout fréquemment répétée, lorsqu'elle n'est pas nécessaire. Elle peut irriter, contondre même, dans de certaines limites, l'urètre, le vagin, le museau de tanche. Comme tous les pansements trop fréquents, elle fatigue l'organe.

§ 4. — DU CATHÉTÉRISME UTÉRIN.

Il est probable que l'idée d'introduire une sonde dans la cavité utérine, pour en mesurer la profondeur et pour en explorer la surface, n'est pas nouvelle. Dans le dernier siècle, Levret [1] pratiquait le cathété-

[1] *Sur un allongement considérable qui survient quelquefois au col de la matrice.* —

risme utérin avec un stylet ou une sonde de baleine pour apprécier

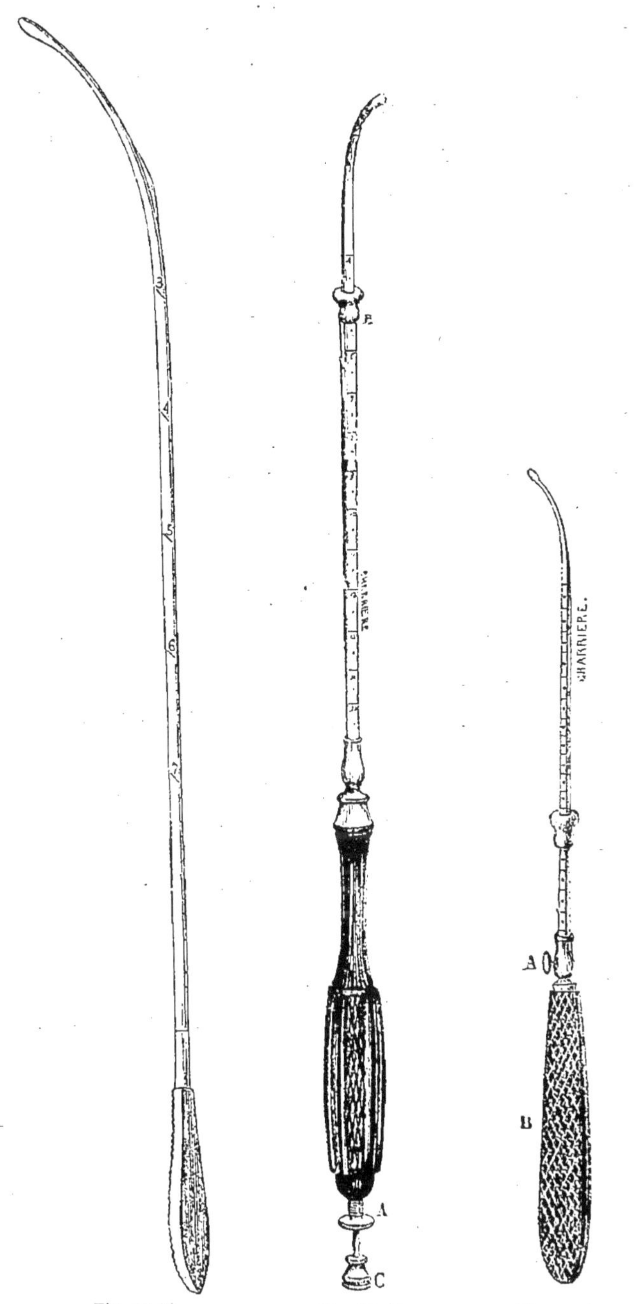

Fig. 68 (*). Fig. 69 (**). Fig. 70 (***).

(*) Sonde utérine de M. Simpson.
(**) Hystéromètre avec curseur à tige de M. Huguier.
(***) Cathéter intra-utérin, à tige rentrant dans le manche et à curseur libre, de Valleix.

Dans le *Journal de médecine et de pharmacie* de Roux. Octobre 1775. Cité par M. Stoltz, dans la *Gazette hebdomadaire*, 1860.

mathématiquement la profondeur de la matrice. En 1828, Lair [1] avait introduit dans la cavité du col, la sonde ou stylet cannelé de Larrey dont il avait recourbé l'extrémité à la façon d'un cathéter de femme, recommandant même de retirer le spéculum d'un tiers et de l'abaisser le plus possible pour faciliter la pénétration de cette sonde de la cavité du col dans celle du corps. Mais c'est seulement dans ces derniers temps que M. Simpson en Angleterre, M. Huguier et Valleix en France, Kiwisch en Allemagne, ont fait entrer le cathétérisme utérin dans le domaine pratique, soit comme moyen de diagnostic, soit comme moyen de traitement. Les cathéters de M. Simpson et de Kiwisch étant primitivement destinés à la constatation de la rétroflexion, ont une courbure trop forte ; celui dont nous nous servons en France, consistant en une tige métallique arrondie de 15 à 16 centimètres de long, pourvu d'un manche à une de ses extrémités, recourbé à l'autre extrémité, à partir des quatre derniers centimètres suivant un rayon d'environ 10 centimètres, suffit à tous les besoins. C'est vers le milieu de 1843 que M. Huguier [2] avait commencé d'appliquer à l'étude des maladies de l'utérus ce nouveau moyen de diagnostic et avait imaginé l'hystéromètre. Son instrument est muni d'un curseur qu'on peut faire mouvoir à l'aide d'une tige dont l'extrémité sort du manche. Dans la sonde intra-utérine de Valleix, le curseur est libre sur la tige qu'il embrasse et, n'y étant retenu que par son élasticité, il s'arrête sur le point où il a été porté par la pénétration de la sonde au fond de l'utérus ; une encoche pratiquée à la face inférieure de la sonde, à 6 centimètres et demi de son extrémité, indique approximativement la profondeur normale de l'utérus. Il est évident que cette encoche, aussi bien que les curseurs, sont parfaitement inutiles, et que le doigt porté sur la tige jusqu'à la rencontre du col avant que l'instrument soit retiré, rapporte, en sortant sans abandonner le cathéter, la mesure exacte de la profondeur à laquelle l'instrument a pénétré. Il ne faut pas que la tige ait trop d'épaisseur. Si un cathéter de 3 à 4 millimètres de diamètre peut pénétrer chez des femmes adultes et surtout chez celles qui ont eu des enfants, une sonde de plus de 2 millimètres à 2 millimètres et demi de diamètre, ne franchirait pas l'orifice interne de l'utérus chez les vierges.

Les conditions mêmes dans lesquelles l'instrument a été inventé, indiquent les principaux usages auxquels il peut servir. Valleix, s'occupant de déviations de matrice, cherchait dans une sonde intra-utérine un redresseur de l'utérus fléchi, à l'imitation de Kiwisch et de M. Simpson. M. Huguier, découvrant les allongements hypertrophiques du col, imaginait le même instrument comme un procédé de mensuration et lui donnait le nom d'hystéromètre. A ces deux usages on peut ajouter

[1] *Nouvelle Méthode de traitement des ulcérations de la matrice.* Paris, 1828.

[2] Huguier, *De l'hystérométrie et du cathétérisme utérin, de leurs applications au diagnostic et au traitement des maladies de l'utérus et de ses annexes, et de leur emploi en obstétrique ;* avec quatre planches lithographiées. Paris, 1865.

celui de constater les déviations du canal cervico-utérin, la largeur et la capacité de la cavité utérine, enfin, plusieurs des excroissances ou tumeurs, de nature très-diverse, qui peuvent s'y développer. Mais avant d'indiquer ces usages et de montrer les éléments nouveaux que le cathétérisme apporte au diagnostic, il faut décrire la manière de le pratiquer.

On peut introduire le cathéter dans l'utérus pendant que le spéculum est appliqué; c'est même le seul moyen, dans quelques cas, de pouvoir pénétrer dans un orifice très-étroit, anormalement situé, s'ouvrant sur un col conique ou plus ou moins dévié de sa position. Mais, après la pénétration du bec de la sonde dans l'orifice, le cathétérisme est généralement plus difficile avec le spéculum que sans cet instrument : cela tient à ce que la direction normale de l'utérus n'est pas celle du vagin, à ce qu'il existe souvent entre le col et le corps une anté-courbure, à ce qu'enfin il peut se rencontrer anormalement des rétroflexions, des inclinaisons latérales, ou des tumeurs, qui impriment à la direction de la cavité utérine des courbures ou des angles variables. Il faut que le bec de la sonde s'incline en divers sens pour suivre ces directions et par conséquent que son manche puisse s'incliner au dehors en sens contraire, et décrire des mouvements d'une étendue d'autant plus considérable que, comparés à ceux que décrit le bec de la sonde dans l'utérus, ils doivent être dans la proportion de sa partie extérieure longue à sa partie intérieure courte. Aussi, quand on a introduit le cathéter dans le col de l'utérus examiné au spéculum, faut-il avoir soin de retirer le spéculum vers soi d'une certaine quantité, et de l'abaisser vers le rectum, comme l'avait observé Lair, afin de pouvoir abaisser en même temps le manche de la sonde et d'en faire pénétrer le bec dans l'utérus; ou bien, ce qui est mieux, et ce que je fais toujours en pareil cas, de retirer entièrement le spéculum, tout en maintenant la sonde dans l'ouverture difficilement franchie, afin de pouvoir manœuvrer ensuite l'instrument en toute liberté, comme lorsqu'on l'a introduit sans l'aide du spéculum.

Pour pratiquer le cathétérisme utérin sans spéculum, on peut faire coucher la malade en supination ou en pronation latérale gauche. On pratique le toucher avec l'indicateur d'une main et l'on a soin de mettre l'extrémité de ce doigt sur le bord de l'orifice. La sonde utérine portée, par l'autre main, dans toute la longueur du vagin, en suivant l'indicateur qui lui sert de guide, arrive au col, habituellement sa convexité dirigée en arrière, et franchit l'orifice externe. Ce premier temps s'exécute avec assez de facilité, à moins que l'orifice ne soit circulaire ou très-étroit, comme cela arrive souvent chez les vierges et aussi chez les femmes qui n'ont pas eu d'enfants, ou chez celles dont l'orifice a été rétréci ou dévié par du tissu cicatriciel. En passant alors le doigt derrière le col et le soulevant un peu, pendant qu'on pousse doucement la sonde, on fait pénétrer celle-ci dans la cavité du col jusqu'à une profondeur de 25 à 30 millimètres. Jusqu'ici l'opération se fait sans trop de difficulté et même sans douleur : la femme s'est à peine aperçue que l'instrument a franchi l'orifice externe. Toutefois à ce niveau même, et dans la cavité cervicale, le cathéter détermine, dans certains cas, des douleurs assez vives, qui trahissent l'existence d'une métrite du col ou d'une névralgie utérine. S'il éprouve quelque difficulté à parcourir cette cavité, arrêté par les saillies de l'arbre de vie, il faut en dégager le bec sans effort par de légers mouvements de latéralité, jusqu'à ce qu'on arrive à l'orifice interne, ce qui ne se fait pas toujours sans provoquer un léger suintement sanguin.

Quant à l'orifice interne, il est toujours plus difficile à franchir que l'externe. Si l'on peut, dans un certain nombre de cas où l'utérus est droit et l'orifice cervico-utérin béant, pénétrer, presque sans le sentir, à travers cet orifice, dans la cavité du corps, il n'en est pas ordinairement ainsi, et même, dans quelques circonstances, ce passage est infranchissable. L'étroitesse de l'orifice, son occlusion naturelle par l'emboîtement réciproque des colonnes médianes de la muqueuse cervicale, la contraction spasmodique du sphincter qui entoure ce passage, la flexion plus ou moins prononcée du corps sur le col, sont les causes qui rendent la pénétration laborieuse. Pour arriver dans la cavité du corps, il faut se garder d'employer la violence. Au contraire, on appuie doucement dans la direction présumée de l'orifice, on soulève avec le doigt le col ou le corps soit dans un sens, soit dans un autre, suivant la situation réciproque de ces deux segments, révélée par le toucher, on abaisse ou on élève le manche de la sonde, ou bien on l'incline à droite ou à gauche suivant qu'il y a une antéflexion, ce qui est le cas le plus fréquent, une rétroflexion ou une latéro-flexion, et l'on arrive enfin à sentir l'impression d'une résistance vaincue, et à pénétrer dans le corps. Cela se reconnaît par la profondeur de 60 à 80 millimètres, à laquelle on pénètre en poussant l'instrument, par une douleur plus ou moins vive que ressent la malade, et par une mobilité plus grande de la sonde, surtout dans les sens latéraux. En appuyant sur le fond de la matrice, on détermine quelquefois une sensation particulière de malaise et de souffrance qui va au cœur, suivant l'expression de quelques malades. J'ai vu certaines femmes éprouver par cette introduction des douleurs très-vives, et des accidents nerveux, des spasmes hystériques, dont la durée se prolongeait même pendant plusieurs heures. La sonde ayant pris la direction du canal dans lequel elle doit pénétrer, l'utérus se redresse à mesure qu'on enfonce l'instrument, de façon que les flexions s'effacent, se transforment en versions, et que l'organe tout entier peut même être relevé en masse et ramené à sa position normale. C'est alors que la mobilité de la sonde dans la cavité utérine est observée, que la possibilité de faire décrire à son bec des arcs de cercle plus ou moins étendus est constatée, enfin que le doigt indicateur appuyé sur l'instrument au niveau du col, pendant qu'on retire le cathéter, permet de lire, sur les divisions de celui-ci, la mesure exacte de la longueur de l'organe.

Il ne faut pas s'obstiner à pousser le cathéter, si l'on éprouve une résistance trop grande; il vaut mieux renouveler la même tentative deux ou trois fois de suite, ou bien la remettre à un autre jour. En principe, il est plus prudent, pour le cathétérisme, comme pour tous les autres moyens d'exploration, de le pratiquer dans le milieu de l'espace intercalaire, où les altérations que l'on peut avoir à constater dans l'organe sont dégagées de la congestion qui précède et qui suit toujours les règles; cependant, si l'on ne peut y parvenir à ce moment, il est permis de profiter de l'époque de la menstruation ou du jour qui la suit, époque où l'orifice se trouve dilaté par cet accouchement en miniature, pour entrer dans la cavité du corps et en dilater ensuite l'ouverture. Mais il faut redoubler de précautions, en pratiquant le cathétérisme dans ce moment.

Il existe des contre-indications au cathétérisme utérin, ou à certaines manœuvres dont il peut être l'occasion.

La première et la plus absolue des contre-indications est l'état de grossesse. Le médecin doit s'assurer, par tous les moyens possibles, que la femme n'est pas enceinte. Il pratiquera habituellement le cathétérisme quelques jours après les règles et après avoir reçu de la malade l'assurance qu'elle n'a pas eu de rapports sexuels depuis cette époque, que les règles étaient venues jusque-là régulièrement, ou qu'elle n'a jamais été menstruée pendant de précédentes grossesses, enfin après avoir constaté l'absence de tous les signes de présomption de la grossesse. Un simple soupçon d'imprégnation doit arrêter la main prête à faire ce genre d'exploration.

D'autres contre-indications sont : l'état de menstruation, surtout de menstruation abondante, douloureuse, avec mouvement fluxionnaire considérable et congestion intense; un état inflammatoire évident de l'utérus; une suppuration de sa muqueuse; un catarrhe aigu, quelquefois très-douloureux; une ovarite, une pelvi-péritonite aiguës ou sujettes à redoublements inflammatoires; le ramollissement bien constaté des tissus de l'utérus; l'état de la matrice dans les premières semaines qui suivent l'accouchement, etc.

Quant aux manœuvres dont il faut s'abstenir, on doit se souvenir de ne pas appuyer trop fortement le bec de la sonde contre les parois utérines, de peur de les contondre, de les lacérer, de les perforer. Il y a eu des perforations de l'utérus par la sonde ou par la curette, et, bien que ces perforations elles-mêmes n'aient pas été toujours suivies d'accidents graves, il faut songer qu'il existe des différences considérables d'une femme à l'autre, eu égard à la susceptibilité de cet organe et du retentissement de ses traumatismes. Des cas de mort ont été positivement observés à la suite de l'application intempestive, imprudente ou mal faite du cathétérisme. Il ne faut pas non plus soulever l'utérus avec le cathéter, à moins que cet organe ne soit très-libre, très-mobile, et ne cède à la moindre impulsion. Il ne faut pas davantage combiner la palpation avec le cathétérisme, en poussant le cathéter contre les doigts qui dépriment l'hypogastre; car on risquerait de perforer l'utérus, en insistant un peu trop sur cette seule manœuvre.

Mais, une fois qu'il est convenu que ces précautions seront prises, et qu'on mettra dans l'emploi de la sonde toute la prudence et toute la délicatesse qu'il réclame, on reconnaîtra, pour peu qu'on ait eu l'occasion de traiter un certain nombre de maladies utérines, que cet instrument est toujours utile dans le diagnostic de ces maladies, qu'il est un complément indispensable des autres moyens d'exploration dans un certain nombre, et qu'il permet seul d'arriver, dans quelques cas, à des conclusions précises, rigoureuses.

Si l'on se rappelle maintenant que la direction naturelle de l'utérus est une légère anté-courbure, que les longueurs relatives du col et du corps à l'état normal sont anatomiquement déterminées, que, dans l'état de santé, et surtout chez la nullipare, la cavité du corps n'existe pour ainsi dire pas, les deux parois opposées se touchant et ne permettant à un instrument interposé que de légers mouvements de latéralité, enfin que la muqueuse, lisse et protégée par un épithélium, ne se laisse pas aisément déchirer par un instrument mousse et ne saigne pas quand elle n'est pas congestionnée, on pourra en conclure que le cathétérisme utérin sera de la plus grande utilité pour donner tous les renseignements nécessaires sur les faits suivants :

1° La dimension et la longueur totale de l'utérus, et par suite son volume; 2° les dimensions relatives de la cavité du corps et du col, quelquefois celui-ci étant court tandis que l'autre est long et enflammé, d'autres fois le col seul étant long, ayant les trois quarts et plus de la longueur totale, et présentant un véritable allongement hypertrophique; 3° les variations de dimensions dans les autres sens, la dilatation de la cavité utérine, si sensible par les mouvements de circumduction de la sonde; 4° les accidents de surface, les altérations de forme de la cavité, les dépressions, les saillies de la muqueuse, les productions internes, corps fibreux, polypes, végétations, fongosités, et les hémorrhagies qui les accompagnent; 5° la position exacte, absolue et relative, de l'utérus, ou de ses deux segments l'un sur l'autre, les déviations, les flexions, et le diagnostic différentiel entre ces déplacements et les polypes, les tumeurs fibreuses interstitielles ou pédiculées, les adhérences utéro-péritonéales, les tumeurs extra-utérines, les phlegmons péri-utérins, les hématocèles, les kystes ovariques, etc.; 6° les rétrécissements, les déviations, les contractions spasmodiques de l'orifice ou des orifices utérins; 7° enfin, l'accumulation de liquides dans la cavité utérine, que l'on peut évacuer à l'aide de la sonde creuse, en même temps que l'on constate la dilatation plus ou moins considérable de cette cavité.

§ 5. — DES MOYENS COMPLÉMENTAIRES D'EXPLORATION.

J'ajouterai au cathétérisme utérin quelques moyens complémentaires qui peuvent être d'un certain secours pour le diagnostic : les spéculums intra-utérins, la dilatation lente ou rapide des orifices.

La plupart de ces moyens sont des moyens de traitement en même temps que de diagnostic. Je les décrirai pourtant ici, parce que, s'il n'y a qu'une manière de les employer quand on s'en sert pour aider à l'exploration, leur usage varie au contraire d'une maladie à l'autre, suivant l'indication, quand on les emploie dans un but thérapeutique.

De tous les instruments, le moins utile est, je pense, le spéculum intra-utérin. Je devrais dire les spéculums, car il y en a de plusieurs sortes. L'un est un simple et vrai spéculum, c'est-à-dire un miroir destiné à éclairer divers points de la muqueuse intra-utérine; les autres sont des spéculums en même temps que des dilatateurs.

Le premier a été inventé par M. Desormeaux [1]. Il se compose d'un tube assez étroit pour pouvoir pénétrer dans l'intérieur de la matrice. Une fois qu'il est introduit, son extrémité externe est mise en rapport avec une petite lampe munie d'un réflecteur qui projette les rayons lumineux jusque dans la cavité utérine avec assez de clarté pour permettre à l'observateur d'en apprécier les divers états.

Les seconds sont de plusieurs sortes. Les uns, tels que celui de M. Jobert, modifié par M. Matthieu et par M. Blatin qui a donné à la surface externe la forme d'une vis pour en faciliter, soi-disant, l'introduction, sont de vrais petits spéculums à deux valves séparables, soutenues par un manche dont l'axe est sur un autre plan pour ne pas gêner la vue, et qui s'introduisent et s'ouvrent dans la cavité du col, comme le spéculum vaginal à deux valves dans la cavité vaginale. Les autres sont des dilatateurs et des moyens de traitement plutôt que de diagnostic : soit le dilatateur à deux branches de M. Lemenant-Deschenais, soit le dilatateur à trois branches de M. le professeur Buch modifié par M. Huguier.

Somme toute, avec ces instruments on ne fait pénétrer qu'imparfaitement la lumière dans la cavité du col, et il est difficile d'admettre qu'ils puissent servir, tels qu'ils sont, à laisser constater *de visu* une altération quelconque de la muqueuse de cet organe. Mais, on peut s'en servir, au point de vue du diagnostic, pour juger de la dilatabilité des orifices, et pour faciliter, après avoir dilaté l'orifice externe, l'introduction du cathéter dans l'orifice interne et l'exploration de la cavité utérine. Au point de vue du traitement, ils pourraient servir comme les dilatateurs ou dilatatoires si usités chez les anciens dans l'opération de la hernie ou de l'extraction de la pierre. Je n'ai pas besoin de dire que

[1] Nonat, *Ouvr. cité*, p. 52.

je rejette leur application à la thérapeutique, encore plus que leur application au diagnostic.

Il m'a toujours suffi, pour explorer la cavité du col, pour vaincre la résistance de son orifice vaginal à la dilatabilité, et pour constater

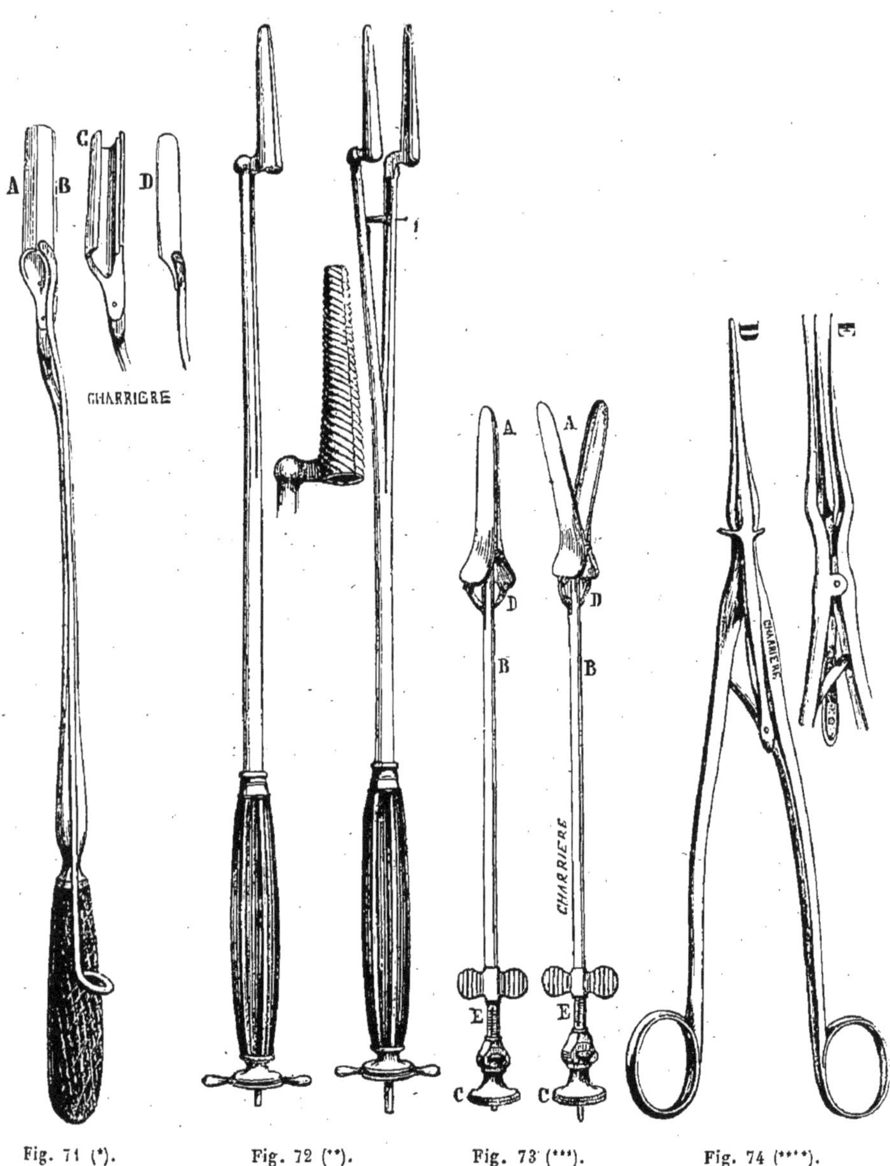

Fig. 71 (*). Fig. 72 (**). Fig. 73 (***). Fig. 74 (****).

quelques altérations de la muqueuse cervicale, telles que granulations, fongosités ou polypes, de me servir simplement, comme spéculum ou

(*) Spéculum intra-utérin de M. Jobert de Lamballe.
(**) Petit spéculum ou dilatateur utérin de M. Mathieu.
(***) Dilatateur utérin à deux branches de M. Lemenant-Deschenais.
(****) Dilatateur utérin à trois branches de Buch, modifié par Huguier.

comme dilatateur, de longues pinces à pansement ordinaires à extrémité effilée, droite ou courbe; ou des pinces à pansement utérin de M. Savage, que je décrirai plus loin.

La dilatation à l'aide d'instruments dilatants proprement dits est beaucoup plus usitée, et certainement plus utile. Je ne rappelle que pour mémoire le dilatateur utérin à vis d'Ausandon, soit en buis, soit

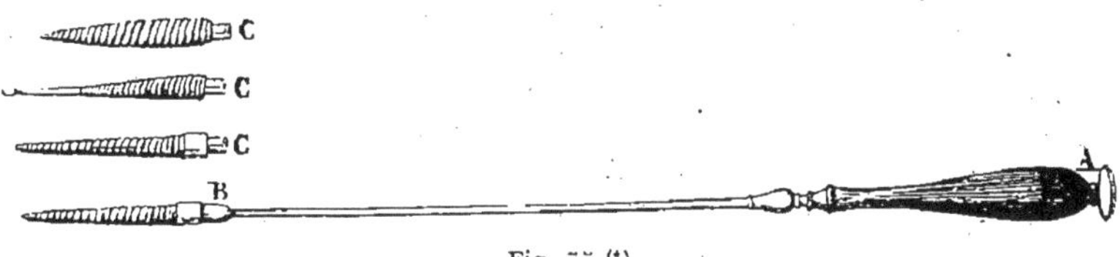

Fig. 75 (*).

en ivoire ordinaire ou en ivoire préparé, pouvant augmenter de volume par l'humidité.

La dilatation s'obtient plus sûrement, plus utilement et sans dangers par l'emploi de bougies ordinaires, de sondes en gomme élastique, ou mieux de tiges métalliques d'un volume graduellement croissant, supportées par des bulbes ou olives métalliques creuses, destinées à soutenir le col et à être retenues dans le vagin, que M. Simpson a inventées sous le nom de *pessaires à tige intra-utérine* et dont il fait un fréquent et utile usage dans les cas de dysménorrhée et d'aménorrhée. Nous verrons que, dans le traitement de cette dernière maladie, les tiges des pessaires qu'il emploie, sont composées de deux métaux, zinc et cuivre, dans le but d'ajouter à l'action dilatante purement mécanique une action galvanique excitante. Ces tiges, de même que les sondes élastiques, les bougies, etc., s'appliquent à la dilatation du col de l'utérus, comme les sondes de diverse nature à la dilatation du canal de l'urètre chez l'homme; c'est-à-dire que, suivant l'irritabilité de l'utérus et de la malade, ou suivant l'effet que l'on veut produire sur le col ou sur le reste de l'organe, on pratique la dilatation d'une manière lente, intermittente, en laissant tous les deux ou trois jours une sonde pendant une heure ou deux dans le col; ou d'une manière rapide, continue, en faisant succéder toutes les cinq ou six heures une tige à une autre, jusqu'à ce qu'on soit arrivé au plus fort numéro que la dilatabilité du col ou la susceptibilité de la malade permette d'atteindre.

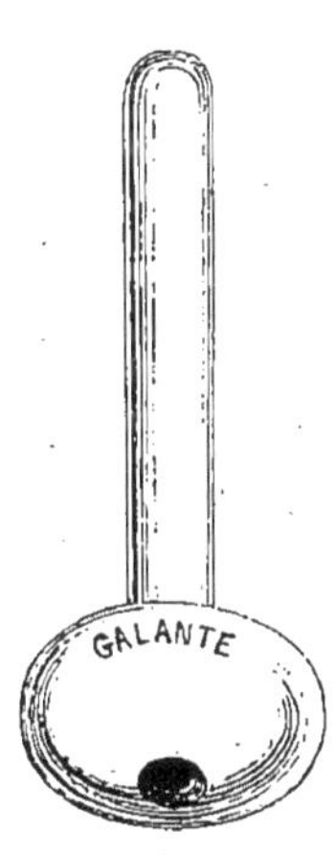

Fig. 76 (**).

Un moyen de dilatation bien supérieur au précédent, surtout au point

(*) Dilatateur utérin à vis, en ivoire, d'Aussandon.
(**) Pessaire à tige intra-utérine, de gros calibre, de M. Simpson.

de vue du diagnostic, c'est l'introduction de corps naturellement dilatants, dont le volume augmente sous l'influence de l'humidité, et dont l'action lente et graduée détermine sans dangers, et souvent sans douleurs, l'agrandissement des orifices ou des cavités dans lesquels on les introduit. On se sert, pour dilater les orifices et le col de l'utérus, des mêmes corps dilatants dont on se sert pour agrandir les orifices ou les trajets fistuleux, c'est-à-dire du bois de gentiane ou de l'éponge préparée. Cette dernière est le plus fréquemment employée.

Pour préparer les éponges dilatatrices, on choisit un morceau d'éponge ayant la forme d'un cône ou d'une pyramide allongée, — il faut en avoir de longueurs et de grandeurs diverses; — on le trempe dans une forte solution de gomme arabique; on le lie ensuite et on le comprime autour d'une tige centrale, au moyen d'une ficelle, en lui donnant la forme d'un cône; puis on le fait sécher, on enlève la ficelle et on enduit l'éponge avec du suif ou avec un mélange de cire et d'axonge, pour en faciliter l'introduction; le canal intérieur qui résulte de l'enroulement de l'éponge sur la tige métallique sert à introduire un stylet ou un mandrin particulier avec lequel on la porte dans le col de l'utérus.

Je me sers, comme M. Henri Bennet [1], de très-petits cônes de 2 à 3 centimètres de longueur, se terminant par une extrémité mousse et couverte d'une mince couche de cire. Un de ces cônes est introduit dans la cavité du col, au moyen d'un stylet, de façon à remplir autant que possible la totalité du canal; on le laisse en place pendant 24 heures. La cire, en fondant, protége les tissus que l'éponge dilate peu à peu. La lente dilatation de l'éponge surmonte la résistance du col et en ouvre la cavité sans en irriter la membrane muqueuse; cela n'a lieu, toutefois, que lorsque l'éponge est bien recouverte de cire. Si elle est nue, elle irrite la surface muqueuse et la fait saigner.

On a eu l'idée de recouvrir de baudruche les cônes d'éponge préparée, pour éviter l'irritation de la muqueuse par le contact direct de la surface inégale de l'éponge, à mesure que celle-ci se dilate. M. Beaudassé Cazottes, fabricant de cordes harmoniques à Montpellier, a fait de cette manière des sondes dilatatrices qui sont en ce genre ce qu'il y a de mieux. Mais, le plus souvent, le cône d'éponge, dont je viens d'indiquer la préparation et le mode d'introduction, suffit pour le but qu'on veut atteindre.

On doit laisser l'éponge 24 heures, quand la malade peut la retirer elle-même aisément avec un fil de soie ou de chanvre attaché à l'éponge et suffisamment long pour pendre au dehors. La dilatation s'accomplit ordinairement sans faire souffrir. Parfois cependant la malade éprouve de légères douleurs comme celles de la menstruation. Si on laisse l'éponge plus de 24 heures, elle est en général spontanément chassée

[1] *Ouvr. cit.*, p. 339.

dans le vagin, probablement par la pression du mucus sécrété au-dessus du point où elle était placée et par les contractions utérines. Cependant, si on l'introduit très-haut dans la cavité du col, de manière que l'orifice externe se soit refermé sur elle, elle peut être retenue dans cette cavité, et l'extraction en devient nécessaire, surtout si le fil se rompt comme il arrive parfois. Si, au contraire, l'éponge n'a été poussée qu'en partie dans le col, elle peut retomber trop tôt dans le vagin. Il est facile de reconnaître la portion d'éponge qui a pénétré dans la cavité du col : elle est beaucoup moins gonflée que celle qui est restée au dehors et qui s'est librement dilatée dans le vagin. Une ligne de démarcation très-nette sépare ces deux portions. Si la tente d'éponge est uniformément gonflée comme si elle avait été plongée dans l'eau, il est probable ou qu'elle n'a pas été introduite dans la cavité du col, ou qu'elle en a été chassée avant d'avoir eu le temps de dilater cette cavité.

Quand l'orifice utérin est très-resserré et qu'on y introduit de très-petites tentes, on ne peut éviter l'emploi du spéculum, la chaleur du vagin ramollissant la tente avant qu'elle puisse pénétrer à travers l'orifice. Mais quand celui-ci est plus ouvert et qu'on peut se servir d'une plus grosse tente, le spéculum n'est pas indispensable, l'éponge pouvant être introduite à l'aide d'une sonde ou d'un stylet, après avoir fait coucher la malade sur le côté gauche. La première tente ne dépasse guère un centimètre à un centimètre et demi ; mais, à mesure qu'on en introduit de nouvelles, elles pénètrent plus loin, de façon que la cavité tout entière du col finit par être dilatée. Comme je n'introduis généralement la tente que tous les trois ou quatre jours, afin de ne pas produire d'irritation, il faut le plus souvent un ou deux intervalles intermenstruels pour dilater complétement le canal. Le jour où l'on retire l'éponge, il y a généralement une certaine quantité d'écoulement; je prescris donc une injection d'eau tiède ou de liquide astringent, afin de combattre l'irritation légère qui pourrait avoir été causée. L'orifice et la cavité du col étant une fois dilatés par la tente d'éponge, on ne doit pratiquer les premières injections qu'avec les précautions les plus grandes, car j'ai vu des spasmes utérins survenir alors, par suite évidemment de la pénétration du liquide dans l'intérieur même de la cavité du col ou du corps.

En procédant avec ces précautions, en constatant de temps à autre, à l'aide du spéculum, l'état des organes, en suspendant la dilatation dès que des signes d'irritation apparaissent, on peut, en quelques semaines, dilater suffisamment la cavité du col, sans produire aucun accident local. C'est assurément ce qui n'a pas lieu quand on emploie des moyens plus violents. J'ai vu de nombreux accidents suivre la dilatation forcée, ou les tentatives de dilatation faites alors que le col était enflammé.

Lorsqu'on veut faire, par la dilatation à l'aide de l'éponge, une simple exploration, il ne faut pas craindre d'aller beaucoup plus vite. Je change l'éponge toutes les douze heures, et souvent en deux ou trois jours, je suis parvenu à découvrir et à dilater l'orifice interne, au point d'y faire pénétrer aisément le cathéter et de le débrider, si l'excès de son rétrécissement réclame cette opération, ou bien à pénétrer même *directement avec le doigt* dans la cavité utérine et à *explorer* cette cavité, surtout dans les cas de polype ou de fibroïde interstitiel dont la dilatation cervicale facilite singulièrement et le diagnostic et le traitement. Il est bien entendu que, pendant tout ce temps, la malade reste couchée, qu'elle prend des bains, et qu'elle emploie tous les moyens propres à prévenir la réaction dont elle est menacée par le traumatisme que lui fait subir l'action incessante et un peu énergique de la dilatation rapide.

Enfin, il ne faut pas craindre de débrider l'orifice inférieur du col, lorsqu'il est trop étroit et pour ainsi dire capillaire, avant d'introduire la tente d'éponge dans sa cavité, ou plutôt pour faciliter ou permettre cette introduction. Car il serait inutile de songer à l'emploi de simples corps dilatants dans les cas d'étroitesse aussi prononcée. Mais, même après le débridement de l'orifice vaginal, la dilatation du col par l'éponge préparée peut être très-utile, pour faciliter la dilatation ou le débridement de l'orifice utérin.

Après l'éponge préparée, nous devons une mention spéciale à un autre corps dilatant [1]. Le docteur Sloan a eu le premier l'idée, en 1862, de se servir de la tige sèche du *laminaria digitata* [2]. Grâce à l'obligeance de ce confrère, le docteur Wilson a pu en maintes occasions vérifier la valeur de ces tentes pour opérer la dilatation de l'orifice et de la cavité du col de l'utérus. Tous les essais que j'ai faits depuis lors avec la laminaire m'ont donné des résultats très-satisfaisants.

La *laminaria digitata* est douce, flexible et perd beaucoup en diamètre quand elle se dessèche ; sa structure étant essentiellement cel-

[1] *Medical Times*, 28 nov. 1863. — *Montpellier médical*, t. XII, p. 93.

[2] La laminaire digitée (*laminaria digitata*, Algues), est une plante très-abondante sur les côtes de l'Océan ; on la trouve surtout sur les rochers, en Normandie, et sur les rivages anglais ; elle est d'un usage populaire pour dilater les trajets fistuleux, et elle peut remplacer avec avantage l'éponge à la cire et à la ficelle employée aux mêmes usages. La partie de la plante employée se présente sous la forme de petits cylindres de 20 à 25 centimètres de longueur, de la grosseur d'une plume d'oie ; ils sont noirs à l'extérieur et ressemblent à une gousse de vanille ; ils sont très-fragiles lorsqu'ils sont secs ; leur cassure est nette ; mis à macérer dans l'eau, ils se gonflent lentement, sextuplent de volume et dilatent progressivement les trajets fistuleux.

C'est sur le général Garibaldi que la laminaire digitée a été expérimentée scientifiquement, sur la recommandation de M. Wilson, chirurgien de Glascow, qui avait eu l'occasion de l'employer plusieurs fois ; elle produisit de très-bons effets ; depuis lors, plusieurs chirurgiens français ou étrangers l'ont employée avec succès ; on met un, deux ou un plus grand nombre de cylindres, selon le diamètre de la plaie que l'on veut dilater ; on racle les cylindres, pour enlever l'enveloppe noire qui les recouvre, puis on les fait macérer quelques minutes dans l'eau tiède avant de les appliquer. (O. Reveil, *Formulaire raisonné des médicaments nouveaux*, p. 325. Paris, 1864.)

lulaire, elle éprouve, sous l'influence de l'humidité, une dilatation très-remarquable et égalant six ou sept fois sa dimension primitive. Pour déterminer cet effet, les sécrétions de la muqueuse suffisent; au besoin on peut faire quelques injections simples. Les jeunes tiges sont préférables; la grosseur de celles qu'on emploie varie suivant les cas spéciaux. Il est bon de conserver l'écorce et de disposer une extrémité en pointe légèrement conique. Cette tente est introduite au moyen d'un cathéter, sans spéculum; elle est munie simplement d'une ficelle à la base. Avant de s'en servir, il importe de laver soigneusement les tiges et de les humecter et sécher plusieurs fois.

Pour tous les cas où il est nécessaire d'ouvrir et de dilater l'orifice du col de l'utérus, le docteur Wilson en recommande l'adoption. Quand l'étroitesse est très-marquée, disposition des plus communes et éminemment fâcheuse, ces tentes sont spécialement préférables, parce qu'elles sont plus fermes et moins grosses que celles d'éponge préparée, et qu'elles peuvent pénétrer parfaitement dans les cas où l'introduction de l'éponge est impossible. Quand on veut obtenir une très-grande dilatation, on se sert successivement de tiges de plus en plus fortes, et plus tard on peut réunir plusieurs tiges en faisceau.

Les tentes de laminaire possèdent tant de supériorité sur celles de gentiane ou d'écorce d'ormeau, qu'il est inutile d'y insister. Elles agissent aussi efficacement et aussi promptement que l'éponge préparée, et elles ont sur celle-ci plusieurs avantages considérables : elles sont plus facilement introduites et ne peuvent se rompre, ce qui arrive parfois avec les tentes d'éponge : elles peuvent servir indéfiniment, pourvu qu'on ait le soin de les laver avec une solution de permanganate de potasse; elles sont plus aisément et plus promptement préparées; elles sont très-abondantes et ne coûtent presque rien ; enfin, quand on retire les tentes de laminaire, elles n'ont point l'odeur désagréable, particulière à l'éponge, odeur qui paraît résulter en partie de sa décomposition.

SECTION III

TRAITEMENT DES MALADIES UTÉRINES EN GÉNÉRAL.

Pour instituer un traitement rationnel, il faut poser d'abord les indications et les contre-indications. Il faut ensuite rechercher les moyens les plus propres à remplir les indications; ces moyens sont toujours de deux ordres : généraux et locaux.

CHAPITRE PREMIER

Des indications à remplir dans le traitement des maladies utérines.

J'éprouve un certain embarras à propos des indications, à cause des variétés innombrables que les maladies de matrice présentent. Ceci est un peu l'histoire de toutes les maladies. S'il est difficile d'en tracer un tableau parfaitement ressemblant, il est plus difficile encore d'en formuler un traitement exact. Il faut toujours se souvenir que dans la pratique on n'a pas à traiter des maladies, mais des malades. Quelque précision que l'on mette dans les descriptions et dans les préceptes, on ne représente jamais que des types, ou des à-peu-près, subissant des modifications qu'il est impossible de prévoir et de signaler d'avance, et laissant toujours au jugement éclairé du médecin une large part d'initiative dans l'application des règles générales à chaque cas particulier.

Ces réserves faites, on peut poser des jalons qui tracent la route. C'est en considérant la question à ce point de vue, que je vais établir quelques principes destinés à servir de base pour l'édification de la thérapeutique générale des maladies utérines, et pour l'institution du traitement spécial qui convient le mieux à chacune d'elles.

La première indication qui domine la thérapeutique générale des maladies utérines, c'est la *nécessité de les traiter*. Cette indication paraîtra banale au premier abord ; mais elle mérite d'attirer l'attention du médecin. Il est tant de maladies aiguës et même chroniques pour lesquelles la nature fait spontanément les frais de la guérison, qu'il est important de faire observer combien les maladies utérines en diffèrent sous ce rapport. La méthode expectante, si utile en d'autres circonstances, ne produit ici que des résultats déplorables. Non-seulement les maladies de matrice ne guérissent pas naturellement, mais elles n'ont même aucune tendance vers la guérison. L'expérience se renouvelle tous les jours de femmes, qui par ignorance d'une maladie dont le retentissement est insignifiant, ou par incurie de leurs propres souffrances, ou par suite d'une erreur de diagnostic, ont négligé pendant plusieurs années, quelquefois plus de dix ans, le traitement d'une maladie utérine, dont les débuts n'avaient rien de grave. Or, je ne crois pas qu'il y ait d'exemple de guérison, survenue spontanément, chez aucune de ces femmes. La maladie au contraire va toujours s'aggravant et finit par nécessiter l'intervention tardive du médecin.

Il ne faut pas même espérer de trouver des chances de guérison naturelle dans les changements ou les évolutions que l'utérus subit aux moments des passages d'un âge à l'autre, de l'enfance à la puberté, de la puberté à la vie sexuelle, de la vie sexuelle à la vieillesse.

L'apparition des règles, pas plus que la ménopause, ne guérit les maladies utérines. L'établissement de la menstruation les amène au contraire, et en grand nombre. — L'âge de retour aide bien à la disparition de quelques-unes, par la cessation de l'ovulation périodique ainsi que de la fluxion, de l'érection et de l'hémorrhagie qui l'accompagnent. Mais il ne fait pas toujours cesser des fluxions habituelles; loin de là, celles-ci prennent parfois plus d'intensité, n'ayant plus de régulateur. Il en est de même des congestions passives qui n'ont plus, dans les actes naturels, c'est-à-dire dans les alternatives de pléthore et de déplétion de l'utérus, des occasions de se dissiper. En outre, cet âge de retour est souvent par lui-même une prédisposition aux affections diathésiques, et par conséquent, s'il éloigne un danger, il en amène un autre.

Quant aux changements qui surviennent dans la période sexuelle, ils sont funestes aux maladies utérines, au lieu de leur être favorables; et certainement ils contribuent souvent à les perpétuer, jamais peut-être à les guérir. Gardez-vous d'espérer que le mariage guérisse jamais une maladie utérine. Tout au plus régularise-t-il ou accroît-il la menstruation imparfaite et languissante. Mais il aggrave sûrement tout état morbide réel. La grossesse, pour une maladie utérine qu'elle a améliorée ou guérie, supposé qu'on ait bien dirigé l'évolution rétrograde de l'organe, en a aggravé mille. L'accouchement, l'avortement, n'ont jamais fait que causer, aggraver, ramener ou perpétuer les maladies de matrice: n'en sont-ils pas les causes occasionnelles les plus fréquentes? En dépit des préjugés qui peuvent exister encore à cet égard, on doit donc être convaincu, en principe et pour l'immense majorité, sinon pour la totalité des maladies utérines, que les changements apportés par l'âge ou par la succession des diverses phases et l'accomplissement des différentes fonctions particulières à l'utérus, n'ont aucune influence favorable sur leur terminaison, et ne les empêchent pas de se perpétuer indéfiniment lorsqu'on les abandonne aux tendances curatives de la nature.

Ce défaut de tendance vers une guérison spontanée est si réel, que dans les cas où une cure reste inachevée, la maladie ne tarde pas à reprendre toute son intensité primitive. Aussi, à la première indication de traiter les maladies de matrice, faut-il en ajouter comme complément nécessaire une seconde, à savoir, de *compléter le traitement* et de le prolonger pendant toute la durée du mal et même au delà, si l'on veut obtenir un succès définitif. Ce que je dirai plus loin de la tendance aux rechutes ou aux récidives, justifiera suffisamment l'importance qui me fait placer en première ligne cette double indication.

Il n'est pas indifférent d'avoir sur ce point des idées arrêtées et de pouvoir les faire partager à ses malades. Trop souvent il est nécessaire de décider les femmes à se laisser soigner ; de leur démontrer qu'elles ne guériront pas sans traitement ; enfin, de leur inspirer la résolution de poursuivre ce traitement tout le temps nécessaire !

Il faut se rappeler seulement que toutes les altérations de fonctions ou tous les déplacements d'organes ne sont pas des maladies, que ce nom doit être réservé à tout changement du système utérin qui s'accompagne d'altérations fonctionnelles, de phénomènes anormaux ou d'actes pathologiques de ce système ou de l'économie entière, incompatibles avec le libre exercice des fonctions spéciales ou générales de l'organisme, ou avec la durée de la vie. Encore faut-il s'assurer que la maladie utérine est bien le point de départ de ces diverses altérations. Telle est la limite en deçà de laquelle il faut savoir s'abstenir de poursuivre à outrance un traitement que des observations authentiques ont montré dans ces derniers temps, par exemple à l'occasion des déviations, n'être pas toujours sans danger.

N'est-il pas une autre limite au delà de laquelle on doit s'arrêter dans l'application des moyens par lesquels on s'efforce de solliciter le complément d'une guérison impossible? La cure radicale est malheureusement impossible dans un certain nombre de circonstances. Comment l'espérer par exemple dans les cas de fibroïdes interstitiels et multiples, de tumeurs fibreuses pédiculées sous-péritonéales, de kystes ovariques suffisamment arrêtés dans leur évolution et tolérés par l'organisme pour ne pas commander leur extirpation, enfin de toutes les altérations matérielles, points de départ des troubles fonctionnels, que l'art est impuissant à faire disparaître, ou qu'il ne peut tenter de guérir qu'en exposant la malade à des dangers plus grands que ceux du mal lui-même. Aussi, à moins d'altérations très-récentes, peu profondes, n'ayant pas entraîné de désordres trop graves, est-on obligé souvent de borner tous ses soins à régulariser les fonctions des organes sexuels et de l'ensemble de l'économie par un traitement palliatif. En allant au delà on s'expose à faire naître, par l'énergie des moyens que l'on emploie, des réactions terribles et une exacerbation fatale de la maladie elle-même, ou à déterminer par sa suppression, si l'on réussit à la guérir, un trouble profond dans tout le système, une maladie nouvelle plus grave, ou le réveil d'une maladie terrible, comme la phthisie, qui semblait sommeiller jusque-là dans un autre organe.

L'indication de s'en tenir, dans certains cas, à la *cure palliative* est d'autant plus vraie et plus juste, que l'exercice des fonctions sexuelles et générales ne réclame pas absolument l'intégrité complète de l'utérus et de ses annexes.

L'observation de tous les jours nous apprend que des femmes portent, sans en être incommodées, des altérations organiques très-réelles de quelque partie de ce système. Il n'est pas même rare que ces altérations soient compatibles non-seulement avec le libre exercice des fonctions générales, mais même avec l'accomplissement des fonctions spéciales de l'appareil sexuel : les tumeurs fibreuses et les kystes ovariques, dont je parlais tout à l'heure, n'ont pas toujours empêché la conception de se faire, ni la grossesse d'arriver à terme.

La disparition définitive et permanente des troubles fonctionnels, de la douleur, des hémorrhagies, de la leucorrhée et de tous les autres phénomènes morbides proprement dits, la consolidation de la santé générale, indiquent le plus souvent le but qu'il faut se borner à atteindre. Dans les états morbides caractérisés par des troubles fonctionnels, tels que les dérangements de la menstruation, ou par des actes pathologiques sans formation de néoplasmes, le rétablissement fonctionnel coïncide habituellement avec la cure radicale de la maladie, et le traitement peut, du même coup, atteindre ce double but. Dans les déplacements et dans les déviations de la matrice, dans les maladies caractérisées par l'existence de néoplasmes ou d'altérations organiques proprement dites, le rétablissement fonctionnel peut être obtenu, sans que l'intégrité de la structure ou des rapports des organes soit rétablie, et le traitement peut être regardé comme suffisant, lorsqu'il a atteint, avec le premier de ces résultats, la cure palliative de la maladie.

Du reste, il est rare que les actes morbides aient longtemps l'utérus pour théâtre, comme il arrive habituellement par le fait de la chronicité caractéristique des maladies de cet organe, sans que des altérations matérielles modifient plus ou moins profondément les tissus qui le composent. Si l'on ajoute à cette raison, celle que l'on peut tirer du défaut de tendance spontanée des maladies utérines vers la guérison, on sentira toute la valeur d'une nouvelle indication qui se présente, à la suite des premières, dans la thérapeutique générale des maladies utérines, je veux parler de la nécessité d'*associer constamment le traitement général au traitement local,* et de les faire, en quelque sorte, s'entr'aider mutuellement l'un l'autre.

Dans les affections générales de l'organisme, dans les maladies franchement diathésiques, surtout dans celles dont les localisations sont multiples ou dont la manifestation ne s'accompagne que d'une altération matérielle insignifiante, on conçoit que non-seulement les moyens généraux de traitement priment tous les autres, mais encore qu'ils suffisent, dans la majorité des cas, à produire une guérison définitive : de même à la suite des lésions traumatiques, des changements de situation ou du développement de tumeurs néoplasmatiques, homéomorphes ou hétéromorphes, engendrées même par la localisation d'une affection diathésique, le traitement local peut suffire à remettre l'organe dans des conditions matérielles et fonctionnelles normales. Mais dans la plupart des maladies utérines, il y a à la fois, comme je le dirai bientôt, affection générale, souvent diathésique, et altération locale persistante, incapable, pour ainsi dire, de se dissiper d'elle-même, par suite des conditions matérielles et fonctionnelles de l'organe et des propriétés caractéristiques de son tissu. Aussi, est-il très-rare que l'on puisse, je ne dis pas soulager les souffrances locales ou améliorer la santé générale, mais faire disparaître également les troubles utérins et les désordres constitutionnels, obtenir enfin une guérison radicale et durable, sans combiner rationnellement, c'est-à-dire dans la mesure et dans l'ordre nécessaires, les moyens généraux et les moyens locaux de traitement. Les uns peuvent réclamer, suivant les cas, plus de part que les autres; mais il est impossible de les séparer et de les sacrifier les uns aux autres.

Cette juste remarque faite par Aran [1], je l'ai faite bien souvent, avant et depuis la publication de cet estimable praticien, et j'ai eu mille fois l'occasion de la vérifier expérimentalement. Les différences que présentent, à cet égard, la pratique civile et la pratique hospitalière, nous donnent toute sorte de facilités pour faire parallèlement l'épreuve et la contre-épreuve.

Dans la pratique civile, les malades résistent souvent aux traitements locaux, soit à cause de l'énergie de ces traitements et des douleurs qu'elles redoutent d'en éprouver ; soit à cause de leur répugnance pour la répétition fréquente et nécessaire des pansements ou des petites opérations que leur état réclame. Par contre, elles acceptent volontiers tous les traitements généraux, médicaments internes ou externes, bains, hydrothérapie même, qui paraissent convenir à la guérison de leur maladie. Sous l'influence de ces modifications plus ou moins puissantes de la constitution, j'ai vu fréquemment l'appétit renaître, les digestions se régulariser, la nutrition s'accomplir, les forces revenir, l'embonpoint reparaître. Mais jamais les douleurs utérines n'ont cédé, jamais une vraie guérison ne s'est effectuée, jamais enfin l'amélioration temporaire, obtenue par le traitement général, n'a persisté au delà de quelques mois. Les malades sont retombées dans un état identique à leur état antérieur, sinon pire. Enfin, tout a été à recommencer.

Par contre, chez les malades d'hôpital, les traitements locaux se font, de gré ou de force, très-exactement, les diverses opérations se pratiquent aisément sur l'utérus, les pansements quotidiens s'exécutent avec régularité. Mais, soit préjugés des malades, qui leur font jeter les pilules et souvent toute espèce de médicaments internes, comme toxiques ; soit insuffisance de matériel ou de personnel et des autres moyens dont peut disposer l'assistance publique, qui empêche que les bains, les douches, l'hydrothérapie, les eaux minérales, l'aération, le régime, ne concourent au traitement; il est rare que les moyens généraux puissent être administrés avec toute la largesse et la régularité nécessaires pour les rendre efficaces. Or, dans ces cas, j'ai remarqué que les symptômes locaux : douleur, tuméfaction, granulations, ulcères, leucorrhée, peuvent bien se modifier ou disparaître momentanément; mais que les

[1] *Ouvr. cit.*, p. 163.

troubles de la santé générale ne subissent pas une modification avantageuse, proportionnelle à celle des altérations locales, et que ces dernières ne tardent pas elles-mêmes à reparaître, si le traitement général n'est venu consolider la guérison.

Tous les jours enfin, je vois des malades dont le traitement, suivant les tendances plus spécialement médicales ou chirurgicales de leur médecin, a consisté exclusivement dans l'emploi de moyens généraux ou de moyens locaux, et tous les jours, je constate, après l'inefficacité de l'emploi exclusif des uns ou des autres, les succès constants obtenus par leur association rationnelle.

Une indication qu'il semble inutile de signaler, tant elle est vulgaire en thérapeutique générale, quand il s'agit de toute autre maladie, mais qu'on paraît avoir trop longtemps oubliée en pathologie utérine, par une exception que l'ignorance relative de nos devanciers sur la diversité des maladies de matrice rend seule explicable, c'est celle d'*appliquer à chaque maladie les moyens qui lui conviennent*, et de se rappeler qu'en pathologie utérine il y a, comme dans la pathologie de tout autre organe, beaucoup d'espèces et même de variétés qui diffèrent assez entre elles pour nécessiter des différences dans le traitement qu'elles réclament. C'est le trait le plus caractéristique des progrès faits à notre époque par la pathologie utérine, que cette tendance à distinguer les unes des autres, par leurs symptômes, leurs altérations matérielles et leur nature, les diverses maladies de cet organe, comme on distingue les unes des autres, les diverses maladies du poumon ou du cœur. L'application la plus directe et la plus pratique de cette distinction nosologique est, sans contredit, l'indication générale de varier le traitement suivant les cas, et de distinguer les indications spéciales qui naissent de la distinction même des diverses maladies utérines.

Je vois encore assez de praticiens ayant conservé l'habitude d'appliquer à la cure de ces affections une formule banale et commune, ou un mode de traitement qui diffère de médecin à médecin plus que de malade à malade, pour que je doive mettre en garde les jeunes praticiens contre toute thérapeutique uniforme et stéréotypée d'avance des maladies de matrice. Lisfranc, qui s'était tant occupé de ces maladies, n'avait pas échappé à l'erreur de son temps. Ses idées sur la fréquence de l'engorgement, dont il faisait en quelque sorte la base ou le pivot de toute la pathologie utérine, l'avaient nécessairement conduit à formuler, contre l'immense majorité de ces maladies, un traitement commun, sinon identique, dont on retrouve, à peu près textuellement, l'expression dans la plupart des consultations données par ce médecin à ses malades. Les points principaux de ce traitement étaient les suivants : repos sur une chaise longue, deux bains entiers par semaine, ciguë à l'intérieur, saignée révulsive du bras tous les mois ; enfin, diminution graduelle de l'alimentation jusqu'à ne permettre que la dose d'aliments indispensable pour soutenir l'existence, et favoriser ainsi la résolution de l'organe par l'abstinence, *cura famis*[1]. M. Nonat, sans être aussi exclusif, a propagé cette formule de traitement dans des proportions qui me paraissent exagérées. D'autres ont fait consister presque toute la thérapeutique utérine dans le redressement et la contention de l'organe. D'autres ont donné, comme à l'inflammation, une part beaucoup trop large aux antiphlogistiques. Quelques-uns tourmentent l'utérus par la répétition des pansements et des applications médicamenteuses; quelques autres se bornent à l'emploi des moyens généraux. Ceux-ci ne donnent que des bains chauds, ceux-là que des bains froids; les uns des bains entiers, les autres des bains de siége. Or, je le répète, on ne saurait trop se garder de l'exclusivisme dans le traitement des maladies utérines en général, et dans l'emploi de chacun des moyens de ce traitement en particulier. Le mal varie de nature et de forme dans l'utérus, comme dans les autres organes; le traitement doit varier de même.

En conséquence, il s'agit moins ici de poser les indications à remplir pour traiter les maladies utérines, que de présenter les diverses sources de ces indications, afin d'apprendre à les découvrir et à débrouiller, dans une maladie utérine spéciale plus ou moins complexe, les divers éléments qui deviennent pour le médecin des motifs impérieux d'agir dans une direction arrêtée, et avec des moyens déterminés.

Or, les diverses sources d'indications, dans le traitement des maladies utérines, naissent de la nature de la maladie, de son caractère, de sa composition élémentaire, de sa marche; et, secondairement, des troubles sympathiques, des complications qui l'accompagnent, des altérations purement locales de l'utérus et des organes voisins.

Quant à leur *nature*, les maladies utérines sont rarement réactives; elles rentrent au contraire dans la classe des *maladies affectives*, c'est-à-dire qu'elles dépendent souvent d'un état général. Ce n'est pas que l'état général ou l'affection dont elles tirent leur nature ait été toujours la cause première et déterminante de leur développement; mais, primitivement ou consécutivement, il imprime son cachet à la maladie.

Sous ce rapport, on peut dire qu'elles naissent de deux manières : ou bien elles succèdent au développement d'une affection générale, ou bien elles proviennent d'une maladie primitivement locale.

L'affection diathésique existe, elle a donné déjà des signes de sa présence, elle n'a pas encore envahi l'utérus. Mais elle ne tarde pas à s'y fixer, parce que, par sa position, sa déclivité, sa congestion mensuelle, l'exagération de vitalité que la grossesse y développe, le traumatisme

[1] *Bulletin de l'Académie de médecine*, 1850.

qu'un avortement ou un accouchement y détermine, cet organe s'y trouve disposé plus qu'aucun autre. L'affection diathésique s'y manifeste en quelque sorte spontanément ; tout au plus a-t-elle attendu qu'une cause occasionnelle lui offrît le prétexte d'y établir sa souveraineté.

D'autres fois l'utérus est disposé à devenir malade. Des troubles de menstruation, des excès de coït, des marches ou des fatigues extrêmes, un avortement, un accouchement laborieux le congestionnent, l'engorgent, l'hypertrophient. La maladie existe. Ce ne serait encore rien ; si la femme était saine, forte, tout cela pourrait se dissiper presque sans soins, ou du moins avec quelques simples précautions. Mais, s'il existe ou s'il survient une disposition affective ou diathésique, dont la malade soit sérieusement atteinte, cette affection se localise, elle se fixe sur l'utérus, elle imprime son cachet et sa propre nature à la maladie préexistante. Il arrive alors à la femme, pour les maladies utérines, ce qui arrive à l'homme pour la blennorrhagie ou pour l'engorgement de la prostate. Ces maladies récentes, simples, guérissent facilement chez des individus sains et vigoureux. Mais qu'un sujet soit atteint d'une diathèse, elles ouvrent la porte à l'invasion d'une affection qui n'existait encore qu'à l'état latent, et elles deviennent difficilement curables.

Ainsi, la nature des maladies utérines *produites ou entretenues par une diathèse* étant variable, pour saisir l'indication capitale, il faut connaître ou déterminer, avant tout, l'affection qui est l'origine ou la cause essentielle du mal. Or, toutes les diathèses en quelque sorte peuvent se localiser sur l'utérus ; il est certain qu'il en est ainsi du cancer, du rhumatisme, de la goutte, des dartres, des scrofules, de la syphilis, etc.

Je ne pense pas que les praticiens élèvent des doutes à cet égard, pour la plupart des affections que je viens de citer. J'en ai conservé moi-même longtemps relativement à la goutte ; mais j'ai observé dernièrement un fait qui me paraît suffisamment concluant pour entraîner la conviction. Il s'agit d'une dame de 45 ans, mère de deux enfants déjà pubères et bien portants, dont le père est goutteux, dont la mère a des goutteux dans sa famille, dont le frère est asthmatique. Elle-même a éprouvé à diverses reprises des douleurs et du gonflement dans les jointures, surtout dans les petites articulations, dont plusieurs sont restées déformées. Elle rend souvent des urines chargées de sable, couleur briquetée. Elle est hémorrhoïdaire à un faible degré, néanmoins les fonctions digestives se sont toujours bien exécutées. Mais elle a eu, à diverses reprises, des fluxions pulmonaires avec congestions persistantes, hémoptysies, et tout un cortége de phénomènes qui, par leur gravité et par leur durée, ont inspiré de justes craintes pour sa vie. Depuis quelque temps, les poumons se sont dégagés, mais l'utérus est atteint d'une congestion permanente, survenue sans cause occasionnelle, s'exaspérant douze jours après la cessation des mois, au point de causer des douleurs vives, l'impossibilité de marcher et des troubles généraux graves, diminuant après quelques jours, et laissant à la malade quelques jours encore de calme avant le retour des mois. Ceux-ci s'annoncent douloureusement, ce qui n'arrivait jamais auparavant; après deux ou trois jours la douleur cesse, et l'hémorrhagie est plus abondante qu'elle n'était avant la maladie utérine. J'ai vu cette malade n'ayant, pendant cinq à six mois, presque plus de douleur, ni de congestion à l'utérus, pour recommencer, après ce temps, à souffrir de nouveau comme auparavant. Du reste, ces douleurs, et les états morbides développés successivement sur les membres, sur la poitrine, sur l'utérus, la tiennent dans une maigreur constante, une disposition extrême à la transpiration, et une faiblesse générale dont l'excellence de son appétit et de ses digestions a de la peine à triompher. Je ne sais si j'ai tracé un tableau suffisamment exact pour faire partager ma conviction au lecteur; mais j'avoue que, pour moi, j'expliquerais difficilement cette succession d'états morbides si graves et si mobiles, autrement que par des attaques de goutte viscérale.

Je ne pense pas qu'on élève non plus de doutes relativement à l'influence de l'affection catarrhale, de la chlorose, des dartres, de l'affection scrofuleuse, etc., sur l'existence des maladies utérines.

L'*inflammation* joue aussi un grand rôle dans la production des maladies utérines, et il faut bien se garder d'en méconnaître l'importance. Quelquefois elle constitue le fond, ou la nature même de la maladie; d'autres fois elle n'est, pour ainsi dire, qu'un instrument au service de la diathèse. Dans le premier cas, la maladie utérine est en quelque sorte réactive; dans le second, elle est, comme précédemment, affective.

Ainsi, à la suite des traumatismes proprement dits, ou des causes qui peuvent passer pour traumatiques parce qu'elles ont le même caractère, telles que les excès de coït, les fatigues pendant la période menstruelle, les avortements, les accouchements laborieux, les opérations pratiquées sur les organes génitaux, il se développe souvent des inflammations aiguës, qui sont à proprement parler réactives, la métrite, l'ovarite, la péritonite; ces inflammations passent à l'état chronique, si elles sont trop intenses pour subir une résolution naturelle, ou trop peu pour se terminer par la suppuration ou la gangrène, et elles peuvent conserver à la maladie, avec quelques modifications toutefois, la nature inflammatoire.

D'autres fois, la maladie a débuté par des symptômes phlegmasiques, mais elle est évidemment entretenue par une diathèse, et elle ne conserve de la phlegmasie que la forme ou qu'un état de complication particulier. Néanmoins, cet état peut, à un moment donné, sous l'influence de causes occasionnelles imprévues, ou même des actes naturels tels que la menstruation, une fluxion et une congestion plus fortes que d'habitude, donner lieu à des exacerbations, à des ravivements, à ce qu'on a appelé des redoublements inflammatoires, occupant le premier plan, au nombre des phénomènes morbides, par les dangers qu'ils font courir à la malade.

Mais, que l'inflammation forme le fond même ou la nature de la maladie utérine, qu'elle n'en soit, au contraire, qu'un élément d'une importance secondaire, subordonné à la diathèse, ou une simple complication, une coïncidence, un accident, un épiphénomène plus ou moins terrible, elle n'en est pas moins une source importante d'indications. Dans un cas, l'indication de la combattre est capitale, dans l'autre elle est secondaire, c'est-à-dire qu'elle vient après celle qui naît de la diathèse et lui cède le pas; mais elle peut reprendre son rang momentanément, par l'apparition des recrudescences inflammatoires. De toute façon, l'indication qui s'y rattache est majeure.

Enfin, que l'inflammation prenne ou non une part active à l'acte morbide, que la maladie utérine soit ou non diathésique, il y a encore dans le caractère, sinon dans la nature, de ces états pathologiques, une source importante d'indications. Je veux parler de l'état des forces, c'est-à-dire de la résistance que l'économie est capable de déployer dans cette lutte. Or, on peut assurer que généralement il n'y a pas, dans ces cas, de la part du système vivant, une résistance suffisante.

Rarement la résistance est en excès : elle peut se montrer telle dans les maladies utérines aiguës, dans les redoublements inflammatoires, qui impriment à la maladie un autre cachet et une autre nature, e même temps qu'une autre marche.

Mais généralement c'est l'inverse qui a lieu. Par suite de la chronicité du mal, des altérations sympathiques de la digestion et de l'innervation, de l'appauvrissement du sang qui en est la conséquence, il y a une débilitation générale, qui est une source importante d'indications dans la majorité des cas. Non-seulement cet état de débilitation ôte aux malades le ton qui imprime l'énergie et l'activité à tout le système, mais il leur ôte aussi la faculté d'agir ou ce que les anciens appelaient les forces agissantes. Outre l'atonie dont le système musculaire et l'ensemble de l'organisme se trouvent atteints, on peut dire que l'*asthénie*[1] caractérise la plupart des maladies utérines. Aussi, après avoir combattu l'inflammation, si c'est nécessaire, ou opéré la déplétion de l'organe congestionné, faut-il se hâter de combattre la diathèse, qui participe à la maladie, et surtout de relever les forces en enrichissant le sang appauvri, calmant le système nerveux, facilitant la digestion, activant la nutrition, et pressant la réparation de tous les organes.

La *marche* des maladies utérines est une source d'indications qui a aussi sa valeur. Quand je dis marche, je pourrais dire aussi bien caractère et nature, car ces aspects divers d'un état morbide se com-

[1] L'*atonie* est le défaut de ton, l'*asthénie* le défaut de forces agissantes, l'*adynamie* le défaut de forces radicales.

mandent mutuellement : la rapidité ou la lenteur de la marche, l'acuïté ou la chronicité de la maladie, se lient à sa nature et à son caractère, aussi bien qu'à certaines particularités spéciales à l'utérus et à ses fonctions.

Un petit nombre de maladies utérines a une marche aiguë. Telles sont les maladies qu'on peut appeler traumatiques, celles qui ont un caractère sthénique pouvant aller par son excès jusqu'à l'inflammation, même jusqu'à l'inflammation aiguë, celles qui participent par conséquent de la nature des affections réactives. Telles sont les métrites, les ovarites, les hématocèles à leur début, les péritonites, les redoublements inflammatoires des pelvi-péritonites ou des inflammations péri-utérines, les hémorrhagies actives, etc.

Mais le plus grand nombre, au contraire, a une *marche chronique*. Il y a quelque chose de lent dans leur manifestation, et une tendance naturelle à se prolonger, à durer indéfiniment.

Ce caractère de chronicité tient à deux causes.

Premièrement à l'influence de la diathèse, ou tout au moins de la nature asthénique du mal. Toutes les affections diathésiques sont difficilement curables. Elles ont des racines dans l'économie entière, elles demandent que l'on modifie peu à peu la masse entière des tissus et des humeurs, et nécessitent par conséquent des traitements longs et non interrompus. Alors même qu'on ne peut attribuer à une diathèse l'existence d'une maladie utérine, il suffit que son caractère asthénique nécessite une reconstitution du sang, une restauration de tout le système, pour que sa chronicité avérée réclame un traitement réparateur longtemps continué.

Secondement à l'action de causes particulières, propres à l'utérus, qui entretiennent la maladie en apportant des entraves à sa guérison. Non-seulement la matrice est placée au-dessous de tous les viscères abdominaux qui, en pesant sur elle, tendent à y perpétuer la congestion et à y entretenir mécaniquement la douleur ; non-seulement elle est soumise, par les rapports conjugaux, continués fréquemment malgré la défense du médecin, à des excitations fâcheuses et souvent renouvelées, mais elle devient tous les mois l'aboutissant et le siége d'une fluxion sanguine naturelle qui dissipe les améliorations, même matérielles, apportées par le traitement, et qui donne à la maladie un aliment toujours nouveau. Une maladie qui se développe sur l'utérus ne se trouve donc pas là dans les mêmes conditions que sur un autre organe. Heureuses encore les malades dont les fluxions périodiques ne se répètent pas soit naturellement, soit sous l'influence du mal, plus souvent que tous les mois, par exemple tous les quinze jours. Outre que ces fluxions périodiques mensuelles donnent à la maladie la facilité de se renouveler incessamment, par le fait de l'hémorrhagie, de la congestion, de la douleur et des autres éléments pathologiques qu'elles apportent avec elles, elles nécessitent encore, dans la majorité des cas, l'interruption périodique du traitement, et en retardent d'autant les bons effets. En supposant qu'il n'arrive pas pire, il faut s'attendre à perdre forcément, chaque mois, une partie du bien que l'on a obtenu; et il faut se contenter de gravir par degrés, en quelque sorte, de mois en mois, avec autant de repos correspondants aux époques menstruelles; la longue pente du traitement et de la guérison.

Cette marche chronique de la maladie étant avérée et ne pouvant être changée, le traitement devra s'y accommoder et se prolonger autant que les circonstances le nécessiteront. Si l'on applique un traitement convenable, approprié à la nature de la maladie, à la fois général et local, on ne tarde pas à obtenir un soulagement très-marqué. Une première application de sangsues, un purgatif, quelques bains, des irrigations, quelques doses de médicaments toniques et ferrugineux, lorsqu'ils sont employés à propos, semblent débarrasser les femmes de toutes leurs douleurs, de tous leurs malaises. Les malades se croient guéries. Mais ne vous abusez pas, le soulagement n'est que momentané. Les organes n'ont pas assez de ton pour achever de se débarrasser ou pour se préserver d'une rechute; la diathèse, s'il y en a une qui intervienne, n'est pas éteinte; la fluxion utérine va arriver et, soit en forçant à interrompre le traitement, soit en envahissant l'organe, elle rejettera ce dernier dans l'état où il était précédemment. Je le répète donc: la maladie est chronique, il faut que le traitement le soit.

Il y a plus, il faut, comme je le disais en posant la première indication générale de tout traitement de maladie utérine, il faut que le traitement soit longtemps continué après une guérison apparente, même après une guérison réelle. Les causes de la chronicité des maladies utérines sont en même temps des causes de *rechutes*, et si l'on veut éteindre leur action, éloigner ou diminuer peu à peu leur influence, il faut donner à l'économie en général et aux organes qui ont été malades en particulier, un degré de résistance qui les préserve de ces rechutes.

Jusqu'ici je n'ai parlé que d'indications très-générales, c'est-à-dire se rapportant au traitement en général, ou au traitement des états généraux qui interviennent comme causes dans la production ou dans la prolongation des maladies de la matrice. Mais il ne suffit pas d'avoir posé ces indications pour avoir institué un traitement. Il y a encore, dans les maladies utérines, des manifestations, des modes phénoménaux qui deviennent des sources d'indications plus précises, ou plutôt d'indications particulières, par opposition aux indications que j'appelais tout à l'heure générales. Quand je dis particulières, j'entends relevant particulièrement de l'utérus: relativement au traitement, ces indications sont communes, c'est-à-dire qu'elles peuvent se présenter également dans le traitement de toute maladie utérine; tandis que chacune de celles dont la source est l'existence d'une diathèse ne se présente qu'avec la diathèse qui l'a fait naître, et par conséquent est spéciale relativement à la diathèse, tout en étant générale relativement à l'organisme. Quoi qu'il en soit, les indications nouvelles dont je parle, nécessitent l'intervention, dans le traitement, de nouveaux moyens soit généraux, soit locaux.

Ces indications particulières relativement à l'utérus, communes eu égard au traitement, tirent leur origine non plus de la nature, du caractère, de la marche, du fond même de la maladie, mais plutôt de sa *composition élémentaire* ou de sa *forme*. Mais justement cette forme, cette manifestation, sont des points dont il faut tenir grand compte dans le traitement des maladies utérines.

Les divers *éléments* qui concourent, par leur réunion, à donner à la maladie sa forme, sa physionomie, ses allures propres, si l'on peut ainsi parler, peuvent se combiner de diverses façons, ou s'associer à telle ou telle maladie, à titre d'élément principal, ou d'élément secondaire, de complication, d'élément accessoire, etc. Ainsi, la fluxion, la congestion, l'hémorrhagie, les flux muqueux ou purulents, l'ulcération, la douleur, l'engorgement, l'hypertrophie, le déplacement même de l'organe, peuvent être tour à tour les éléments principaux ou accessoires de la maladie et devenir la source d'indications majeures ou secondaires.

Plusieurs de ces éléments ne sont pas de simples altérations de tissu ou des modifications de la vie locale, mais des actes morbides de l'économie tout entière, ayant l'utérus pour point de départ ou pour aboutissant et pouvant passer pour des affections simples. Ces affections restent isolées ou se compliquent de plusieurs autres éléments pathologiques.

Cette remarque s'applique surtout au plus fréquent de ces éléments : la *fluxion*. Qu'elle soit un élément constitutif de la maladie, ou qu'elle se surajoute à l'état morbide, la fluxion est l'acte morbide contre lequel on a à lutter avec le plus de ténacité dans le traitement des maladies utérines, celui qui fait le plus souvent indication. Il faut combattre la fluxion pathologique, imminente ou fixée, même la fluxion physiologique ou périodique, du moins dans ses écarts, pour prévenir les résultats de sa funeste influence sur la maladie. On ne saurait trop s'inspirer, pour combattre avantageusement cet élément, de l'excellent mémoire de Barthez sur le *Traitement méthodique des fluxions*. La distinction entre la fluxion imminente et la fluxion fixée est très-pratique. Le précepte d'empêcher par des révulsifs la première de se fixer, et d'employer les dérivatifs pour déraciner la seconde, est aussi très-juste. Mais je crois qu'il sera plus utile de rappeler ces règles de traitement et celles qu'on peut y ajouter pour les perfectionner, au moment où je traiterai des émissions sanguines, c'est-à-dire des moyens les plus usités pour combattre les fluxions sanguines, qui sont elles-mêmes les plus fréquentes et les plus accentuées des fluxions.

La congestion, ou la plénitude vasculaire de l'organe, n'est souvent que la fluxion fixée. C'est alors qu'elle mérite le nom de congestion active, et qu'elle peut fournir l'indication de révulser ou de dériver, comme la fluxion elle-même. — Lorsqu'elle est passive, elle n'en est pas moins une source importante et fréquente d'indication. La déplétion est l'acte thérapeutique par lequel cette indication est le mieux remplie.

L'engorgement, ou l'infiltration interstitielle de plasma, qui tient en quelque sorte le milieu entre l'œdème, la congestion et l'hypertrophie, indique naturellement la résolution et l'emploi des moyens dits résolutifs ou fondants.

L'hypertrophie, ou accroissement des éléments textulaires de l'utérus, par excès d'assimilation nutritive ou défaut de décomposition, indique la résorption. — Lorsque cette hypertrophie s'est localisée sur quelque point de l'organe, et quelque portion d'un de ses tissus, qu'elle a donné naissance à des granulations, des fongosités, des polypes, des fibroïdes, etc., elle peut devenir la source d'une indication toute spéciale, de la destruction locale du tissu excédant ou de l'ablation chirurgicale de la tumeur qui a pris naissance.

Les flux eux-mêmes, flux sanguin ou hémorrhagie, flux muqueux ou leucorrhée, sont des sources d'indications thérapeutiques, aussi bien que des éléments de l'acte pathologique. Seulement ces indications sont souvent mineures, c'est-à-dire qu'elles sont subordonnées aux indications majeures qui prennent leur source dans l'acte morbide, diathésique ou non diathésique, dont les flux dépendent. Ainsi, la fluxion, la congestion, les altérations organiques pour l'hémorrhagie ; le catarrhe, la chlorose, l'herpès, la scrofule pour la leucorrhée, fournissent des indications à remplir préalablement, car ces indications priment celles de l'hémorrhagie ou de la leucorrhée elles-mêmes.

Le travail ulcératif et la perte de substance plus ou moins profonde, granuleuse ou fongueuse, qui en résulte, devient à son tour une source d'indications. Toute subordonnée qu'elle est au traitement de la diathèse qui entretient souvent l'ulcère, l'indication de diriger la cicatrisation de celui-ci et de la mener à bonne fin n'en est pas moins pressante et déterminée.

La douleur est une des plus importantes sources d'indications. Elle existe dans l'utérus ou autour de lui, ou sympathiquement sur des parties plus ou moins éloignées. Elle est fugace ou persistante ; elle prend une forme ou une autre, hyperesthésies, névroses, névralgies ; elle est idiopathique, symptomatique ou sympathique. Il faut la combattre sur l'organe même et loin de lui ; car la douleur exagère la fluxion et tous les autres éléments du mal, elle suffit pour les rappeler si l'on a eu déjà le bonheur de les éloigner. Il faut la poursuivre à toutes les périodes de la maladie, et même après la guérison ; car elle persiste quelquefois, quoique l'organe soit revenu à un état de santé satisfaisant.

Enfin, il n'est pas jusqu'à la position de l'utérus, ses conditions de sustentation ou de suspension, le changement de ses rapports normaux, qui ne deviennent des sources d'indications. Seulement il faut bien distinguer ici si les symptômes morbides tiennent en réalité au déplacement, ou s'ils en sont indépendants. — Le plus souvent la douleur, les altérations fonctionnelles, les troubles sympathiques, les désordres plus ou moins éloignés dépendent d'un état morbide coexistant avec la déviation, plutôt que de la déviation elle-même. Il faut faire soigneusement la part de l'un et de l'autre. Il faut distinguer aussi attentivement les cas rares où la déviation cause ou entretient la maladie concomitante, de ceux plus fréquents où la maladie concomitante cause et entretient elle-même la déviation. Il faut séparer les indications qui se rattachent à l'une, de celles qui dérivent de l'autre; les remplir souvent séparément ou successivement; commencer surtout par le traitement de l'état morbide, pour finir par celui du changement de position. — Lorsque la maladie est réduite à la déviation ou au déplacement, l'indication peut encore être multiple : 1° empêcher par le repos, la situation, les ceintures sustentives, le poids des viscères abdominaux d'exagérer le déplacement de l'organe et d'y réveiller la douleur ; 2° rendre le déplacement tolérable par un traitement palliatif ou par l'emploi de moyens de soutènement, de réduction et de contention; 3° obtenir enfin la cure radicale, en attaquant directement les causes mêmes du déplacement ou de la déviation.

Des indications de plus en plus particulières naissent des *troubles de voisinage* dont les maladies utérines s'accompagnent.

L'état de l'urine et des voies urinaires réclame, sous ce rapport, une attention sérieuse de la part du médecin. Non-seulement dans les maladies chroniques, mais encore dans les maladies aiguës, on peut avoir à combattre les altérations de la sécrétion et de l'excrétion de l'urine. La lithiase, ou simplement la concentration, la couleur foncée, l'aspect bourbeux, les dépôts de l'urine, les glaires, le muco-pus, le pus qui se forment dans la vessie, sont des sources d'indications, tout autant que le ténesme vésical, l'inflammation ou le catarrhe de la muqueuse, l'envie fréquente d'uriner, la difficulté de la miction, la compression mécanique de la vessie ou de l'urèthre par des tumeurs utérines, la nécessité du cathétérisme, etc.

Du côté du rectum, la diarrhée, le ténesme, les hémorrhoïdes, les garde-robes glaireuses ou sanguinolentes, la constipation surtout, la plus fréquente et la plus préjudiciable des complications de voisinage, qui entretient la congestion pelvienne si défavorable à la cure, sont des sources d'indications, secondaires sans doute, mais qu'il ne faut pas négliger.

Que dire du *retentissement sympathique* des maladies utérines sur le système nerveux et l'appareil digestif, sinon que les altérations de fonctions qui en résultent sont encore des motifs d'indication ?

Mais remarquons, en même temps, que la plupart des indications qui naissent de ces désordres des grandes fonctions et de l'état général, sont déjà remplies par les moyens que l'on doit employer pour satisfaire aux indications majeures de combattre l'asthénie, de relever le ton de l'économie, de calmer la douleur, de régulariser l'innervation, de combattre la dyspepsie, de faciliter dans toutes ses parties le jeu de l'appareil digestif, d'enrichir le sang appauvri, d'activer la nutrition, de restaurer la constitution tout entière.

Que dire aussi des *complications* très-sérieuses qui aggravent quelquefois les maladies de matrice et entravent leur traitement, sinon que ces complications sont de nouvelles sources d'indications?

Au point de vue de la conservation de la vie ou de la santé générale, elles peuvent primer celles qui naissent de la maladie utérine. Bien plus, elles peuvent les annuler, c'est-à-dire obliger le médecin à respecter la maladie utérine, sorte de révulsion naturelle qui garantit la santé générale contre l'évolution rapide et désastreuse de la maladie coexistante. Tel est le cas d'une tuberculisation pulmonaire coïncidant avec une leucorrhée ou un ulcère à la matrice. Il n'est pas prudent de poursuivre avec vigueur la guérison des maladies utérines développées chez les phthisiques. Elles sont une sorte de révulsion précieuse qui existe naturellement au profit de la malade, et s'il est bon, comme le dit M. H. Bennet[1], de modérer les accidents utérins lorsqu'ils deviennent trop fatigants, il faut toujours respecter l'espèce de balancement qui s'établit entre l'affection utérine et la phthisie pulmonaire quand les accidents sont supportables, d'autant plus que, dans ces cas, l'emploi des moyens énergiques n'est pas toujours sans péril. C'est ici qu'il faut se rappeler, comme pour les hémorrhoïdes, la fistule à l'anus, les localisations goutteuses sur les petites articulations, etc., *qu'il y a des maladies qu'il est dangereux de guérir*[2], et que, pour les maladies comme pour les traitements, l'aphorisme d'Hippocrate est également vrai : «Δύο πόνων ἅμα γινομένων μὴ κατὰ τὸν αὐτὸν τόπον, ὁ σφοδρότερος ἀμαυροῖ τὸν ἕτερον[3]. »

CHAPITRE II

Des méthodes de traitement et des diverses médications dans les maladies utérines.

Après avoir énuméré les indications et avant de passer à l'étude des moyens ou des médicaments que nous avons à notre disposition pour

[1] *Bulletin général de thérapeutique*, t. LXIX, p. 49., Paris 1865.

[2] Raymond, de Marseille, *Traité des maladies qu'il est dangereux de guérir*. Paris, 1816.

[3] Section 2, Aphorisme 46.

les remplir, il faut répondre à une question qui se présente comme une transition naturelle des unes aux autres. Quelle est la méthode à employer dans le traitement des maladies utérines, par quelles médications convient-il de remplir les indications de ce traitement?

La médication est la réponse directe à l'indication : c'est une impression, produite sur les organes par un moyen ou l'association de plusieurs moyens, et destinée à modifier le système vivant dans un sens ou dans un autre. — La méthode est la marche qu'il convient de suivre dans l'emploi des médications et des moyens qui les réalisent : c'est une simple tutelle que l'on donne à la nature lorsqu'elle a une tendance vers la guérison ; ou une marche qu'on lui trace, une impulsion qu'on lui imprime sur diverses voies concourant à un but commun ; ou une règle qu'on lui impose, sans raison apparente plausible, mais en vertu de l'expérience acquise.

Barthez a rendu son nom impérissable en médecine, en l'attachant à deux idées de thérapeutique fondamentales : la première est le principe des méthodes de traitement des maladies ; la seconde est le traitement méthodique des fluxions.

Les *méthodes de traitement* des maladies peuvent se diviser, d'après Barthez [1], en *méthodes naturelles* qui préparent, facilitent et fortifient les tendances curatives de la nature ; *méthodes analytiques* qui attaquent directement les éléments constitutifs de la maladie, par des moyens proportionnés à leurs rapports de force et d'influence ; *méthodes empiriques* qui s'attachent à changer la forme entière des maladies, par des remèdes qu'indique le raisonnement fondé sur l'expérience de leur utilité dans des cas analogues.

Il est inutile de dire que, dans le traitement des maladies utérines, rarement on s'en tiendra aux *méthodes naturelles ;* car ces maladies tendent rarement à la guérison.

Au contraire, souvent on aura recours aux *méthodes analytiques ;* car ces maladies sont habituellement le produit d'une ou plusieurs affections essentielles, et de plusieurs maladies plus simples ou actes pathologiques qui les compliquent. Presque toujours elles sont ou elles ne tardent pas à devenir complexes ; du moins, elles se compliquent de tous les états morbides qui découlent de la structure et des fonctions spéciales de la matrice. Ainsi, en même temps que l'on attaque l'affection diathésique, qui donne souvent à la maladie sa nature, on doit combattre les actes morbides qui lui donnent sa forme ou qui déterminent ses exacerbations, ses recrudescences, sa chronicité; quelquefois les simples dérangements de menstruation qui l'entretiennent ou qui causent ses redoublements. Ainsi l'inflammation, l'engorgement, l'hypertrophie, les granulations, les ulcères nécessitent l'emploi

[1] Préface du *Traité des maladies goutteuses*, 1819. — Voy. *Nouveaux Éléments de la science de l'homme*, etc., 3e édit., t. II, p. 282. Paris, 1858.

de certains moyens, en même temps qu'une médication particulière répond à l'indication tirée de la diathèse. Ainsi l'hémorrhagie, la congestion, la simple fluxion sont combattues d'après leur importance relative et au moment le plus opportun : pour la fluxion, par exemple, pèche-t-elle par défaut, elle indique l'emploi des attractifs; pèche-t-elle par excès, elle indique celui des déplétifs ou des dérivatifs.

Quelquefois on devra s'adresser aux *méthodes empiriques ;* car la maladie, tout en étant décomposable, résiste aux moyens ordinaires de traitement, n'a pas de tendance vers la curabilité, ou est entretenue par une affection tout à fait spécifique, dont la guérison n'a quelque chance d'être obtenue que par le médicament, également spécifique, dont l'expérience a dévoilé l'efficacité. C'est ce qui arrive dans beaucoup de maladies chroniques, surtout lorsque le nervosisme ou l'engorgement local indolent prédominent; une perturbation peut amener alors un heureux changement et devenir le point de départ d'une impulsion favorable à la résolution de l'état morbide.

L'excitation de phénomènes aigus, de la fièvre ; la sollicitation d'un flux, d'une hémorrhagie, d'une leucorrhée; le développement d'une inflammation ou de tout autre acte morbide substitutif, en imitant les mouvements curateurs spontanés de la nature, peuvent déterminer dans la maladie un changement de direction qui la fait incliner vers une guérison spontanée, ou qui la fait réagir, pour la première fois, d'une manière favorable à l'action des moyens rationnels.

Ou bien enfin, la nature bien déterminée de la maladie indique la nécessité de recourir, pour la traiter avec quelque espoir de succès, non aux médications communes ou spéciales, ou indifféremment, comme il arrive pour un si grand nombre de maladies, à tous les moyens ordinaires employés opportunément, mais aux remèdes ou aux procédés dont l'expérience a fait connaître et a confirmé l'utilité spécifique pour détruire les maladies de cette espèce.

Les méthodes de traitement applicables aux maladies utérines, étant instituées, il faut, tout en suivant ces méthodes, c'est-à-dire ces différentes marches, réaliser le traitement par l'application des moyens généraux et locaux qui sont à notre disposition. Ici se trouve encore un intermédiaire entre la méthode et le traitement, entre la maladie et le moyen. Chaque moyen produit plusieurs effets, tantôt l'un, tantôt l'autre, successivement ou simultanément; d'autre part, le concours de plusieurs moyens peut être nécessaire pour produire une impression unique sur le système vivant, comme la synergie de plusieurs actes pour accomplir une seule fonction. Le moyen ne peut donc pas être mis, sans intermédiaire, en regard de l'indication.

En groupant, en associant les divers moyens généraux et locaux, on crée des *médications ;* et c'est à l'aide de ces médications qu'on remplit directement les indications. La vraie réponse à l'indication, ce n'est donc pas le médicament, mais la médication ou les médications. Une ou plusieurs médications répondent à une ou plusieurs indications. Quelquefois, pour répondre à telle indication, il suffit de telle médication, laquelle pourra comprendre d'ailleurs plusieurs médicaments ou plusieurs sortes de médicaments. Quelquefois il faut associer deux ou plusieurs médications, pour répondre, successivement ou simultanément, à deux ou plusieurs indications.

La distinction est si profonde entre les médicaments, c'est-à-dire les moyens et les procédés de traitement qui sont entre nos mains, et les médications, c'est-à-dire la manière de répondre à une indication par l'effet qu'on leur fait produire, qu'il est impossible de grouper les médicaments ou les moyens de traitement par médications, autant que par indications. La combinaison de plusieurs moyens est nécessaire pour une seule médication, et, par contre, le même moyen peut concourir à la fois à plusieurs médications, ou remplir en même temps plusieurs indications. La saignée, par exemple, est un moyen déplétif, dérivatif, révulsif, débilitant; les purgatifs ne sont pas seulement évacuants, ils sont dérivatifs, révulsifs, résolutifs ; l'hydrothérapie est à la fois sédative, tonique et révulsive ; le simple rafraîchissement utérin produit par l'irrigation vaginale est aussi sédatif, tonique, antifluxionnaire, etc. La même médication fait usage, suivant les cas, de tels ou tels moyens ; ainsi la médication résolutive utilise les évacuants, les révulsifs, les altérants, les fondants, l'hydrothérapie, l'inanition, etc. ; le choix dépend des malades, de la maladie, des ressources de la constitution, des remèdes dont on peut disposer.

Il faut donc remettre à plus tard la revue des moyens à employer dans le traitement des maladies utérines, en se contentant de rapprocher et de grouper ces moyens d'après leurs affinités naturelles.

Quant aux médications, elles se rangent naturellement comme les indications auxquelles elles sont destinées à répondre. C'est dans cet ordre que je vais les passer en revue.

Lorsque je suis allé à la recherche des indications, j'ai suivi tout simplement l'ordre que l'on suit dans la pratique pour leur découverte, en même temps que pour la détermination de la maladie, et, en énumérant successivement les diverses sources d'où elles proviennent, j'ai montré comment elles en naissent. Mais une fois trouvées, ces indications doivent s'étager dans notre esprit suivant leur degré d'importance, s'ordonner suivant qu'elles sont communes ou spéciales, locales ou générales, majeures ou mineures, capitales ou accessoires. Les médications y répondent trop directement, eu égard aux effets curateurs qu'on espère en obtenir, pour ne pas être rangées dans cet ordre essentiellement thérapeutique. Il y a, entre l'ordre dans lequel doivent se découvrir les indications et celui dans lequel doivent se présenter les médications, la même différence qu'entre la manière de rechercher un diagnostic et celle d'instituer un traitement.

Je distingue donc des médications communes et des médications spéciales.

Les *médications communes* sont celles qui répondent aux indications communes, c'est-à-dire aux indications qui peuvent se présenter dans toute maladie de matrice.

J'ai dit que les divers actes dont l'enchaînement constitue la menstruation sont des sources presque constantes d'indication en pathologie utérine. Par leur seule présence, par leur défaut, par leur excès, par leur déviation, par les douleurs qui les accompagnent, ils peuvent constituer à eux seuls des états morbides, et, dans la majorité des cas, s'ajouter à la maladie comme cause, comme effet, comme complication, ou entraver le traitement, ou retarder indéfiniment la cure. Il faut pouvoir augmenter ou diminuer le mouvement fluxionnaire, dissiper la congestion, désemplir le système sanguin, dévier le sang qui afflue vers l'organe ou le détourner vers un organe éloigné. A chacune de ces indications répond une des médications :

Attractive,
Déplétive ou évacuante,
Dérivative,
Révulsive.

Ainsi, parfois on doit *attirer* l'afflux sanguin vers l'utérus à l'aide de rubéfiants, d'épispastiques, de sangsues aux grandes lèvres, au pli de l'aine, à l'anus, au col ; de pédiluves ou de bains de siége chauds, aromatiques, sinapisés ; de purgatifs, de lavements ou de suppositoires excitants ; de douches et de réactions hydrothérapiques ; d'excitations électriques, etc.

D'autres fois, on *vide* le système sanguin utérin par des applications de sangsues sur le col, des scarifications, des ventouses, des purgatifs, etc.

Tantôt on dévie, on *dérive* le sang qui y est apporté par le courant et par l'habitude du mouvement fluxionnaire et de la congestion, en appliquant des sangsues ou des ventouses aux aines, à l'hypogastre, aux lombes, ou des vésicatoires sur les mêmes points.

Tantôt on détourne, on *révulse* ce courant et le mouvement qui le produit, en pratiquant une saignée au bras, appliquant des ventouses sur les mamelles, administrant un purgatif et même un vomitif, ou portant fortement la fluxion vers toute la surface cutanée par les bains de vapeur, les manœuvres hydrothérapiques, etc.

Je dirai plus loin qu'il ne s'agit pas seulement de connaître et d'employer ces médications, mais qu'il faut les appliquer à propos.

Les *médications spéciales* répondent aux indications qui ne se rencontrent pas dans tous les cas, mais qui varient de l'un à l'autre, suivant la nature de l'affection, la forme pathologique qu'elle revêt, l'altération organique qu'elle a produite.

Les unes sont *locales*.

Telles sont la médication réductive et contentive, pour les déplacements, prolapsus, déviations, etc.;

Atrophique ou hypertrophique, dans les cas d'hypertrophie ou d'atrophie utérines;

Substitutive et modificatrice, dans les cas d'altérations superficielles de la vitalité et de flux, de granulations ou d'ulcères ;

Destructive, par l'instrument tranchant, les caustiques ou le feu, dans les cas d'altérations organiques plus profondes, de tuméfaction considérable, ou de formation d'éléments nouveaux et de tumeurs homœomorphes ou hétéromorphes.

Les autres sont *générales*, ou à la fois *générales et locales*.

Telles sont les médications :

Antiphlogistique, contre l'inflammation quels qu'en soient le siége et l'étendue;

Résolutive ou fondante, à laquelle se rattache souvent la médication atrophique, contre les engorgements ou les autres causes de l'augmentation permanente de volume ;

Antidiathésique, soit simplement altérante, soit spécifique, contre les affections générales dont la localisation entretient l'état morbide;

Sédative, narcotique, calmante, contre la douleur, élément constituant ou complication;

Antispasmodique contre le spasme et l'éréthisme nerveux ;

Tonique ou sthénique, contre la débilitation, le défaut de ton et de forces ;

Reconstituante, contre les troubles digestifs, les altérations de nutrition qui les suivent, la déglobulisation du sang, la chlorose.

Il est un autre grand principe de thérapeutique générale, applicable surtout aux maladies de matrice, dont je ne saurais rappeler plus à propos le souvenir qu'après avoir parlé des méthodes de traitement et de la manière d'instituer les diverses médications. Son exposition abrégée formera l'intermédiaire, ou plutôt le lien naturel entre l'énumération que je viens de faire des principales médications usitées en thérapeutique utérine et celle que je vais entreprendre des moyens à l'aide desquels on réalise ces médications. Je veux parler de l'*opportunité* ou de l'à-propos.

Dans la cure des maladies utérines, après la précision du diagnostic, l'opportunité du traitement est la meilleure garantie de succès.

Il y a opportunité pour le traitement, opportunité pour la médication, opportunité pour le moyen. Le traitement peut être inutile dans un petit nombre de cas, il est indispensable dans presque tous ; il est nuisible à une époque, fructueux à une autre. Il en est de même de la médication et du moyen.

Il y a souvent plusieurs médications que l'on peut employer pour arriver à un même but, plusieurs médicaments, plusieurs moyens pour la même médication; en un mot, plusieurs manières de traiter une malade. Or, il y a opportunité par rapport à la maladie, par rapport à la médication et au moyen, mais surtout par rapport à la malade.

Ici surtout cette opportunité relative à la malade est importante; car tous les appareils organiques ne sont pas en bon état, la constitution est souvent détériorée, le sang appauvri, le système nerveux affecté, toutes les fonctions sont languissantes.

A cette occasion, je ne saurais trop répéter qu'il faut toujours interroger avec soin tous les organes. Il ne suffit pas d'examiner une malade au point de vue du diagnostic que l'on doit porter; il faut aussi l'examiner au point de vue du traitement qui doit être institué.

En explorant scrupuleusement toutes les fonctions, tous les systèmes, tous les organes, on trouve quelquefois le mal ailleurs que dans le point où on le soupçonnait, ou bien on lui trouve plus d'un siége; dans tous les cas, on donne une certitude très-grande au diagnostic présumé et quelquefois porté à première vue. Mais cela ne suffit pas. Pour traiter la maladie, il est nécessaire d'impressionner plus ou moins certains organes par les médicaments. Seulement, il y a plusieurs manières de produire cette impression, plusieurs moyens pour arriver au même but. L'art consiste à savoir choisir le meilleur, celui qui est le mieux approprié, non-seulement à la maladie, mais à la malade, à l'état de ses organes, à leur tolérance, à leur impressionnabilité, etc. C'est pour cela qu'il faut interroger toutes les fonctions, explorer tous les organes, savoir si l'on peut, si l'on doit agir sur l'estomac, les intestins, les reins, l'enveloppe cutanée, etc. Que de fois, en faisant, à ce point de vue, un minutieux examen, ne découvre-t-on pas une autre maladie et souvent une contre-indication; que de fois ne reconnaît-on pas dans certains organes un défaut de tolérance tel qu'ils ne tarderaient pas à devenir plus malades du traitement qu'ils ne l'étaient de la maladie.

Mais supposons que la malade supporte le traitement, et que celui-ci soit fait en temps utile. C'est la médication, c'est le moyen qui doivent être appliqués à propos.

Un des points les plus importants du traitement des maladies utérines, comme d'ailleurs de toutes les maladies en général, ce n'est pas l'application de tel ou tel médicament, c'est plutôt l'opportunité de cette application. Cette opportunité, ce moment de choix, cette occasion qu'il faut savoir saisir, ont plus d'importance ici qu'ailleurs, à cause de la différence que présentent la marche et les allures des maladies utérines comparées aux autres maladies. Le retour de la menstruation, notamment, amène dans les conditions de l'organe des modifications si profondes, que non-seulement il faut suspendre tout traitement ou plutôt le cours naturel du traitement antérieurement commencé, pendant toute la durée des règles, mais qu'on doit encore profiter de ce moment pour faire intervenir de nouveaux moyens, lesquels n'ont une efficacité complète qu'à la condition d'être employés en temps utile. Combien de malades n'ai-je pas traitées par les mêmes moyens qui, m'assuraient-elles, avaient aggravé antérieurement leur maladie et qui me donnaient au contraire, par une application plus opportune, les plus beaux succès?

Ici, plus qu'ailleurs, il est nécessaire de ne pas rester dans les généralités. Prenons donc un exemple :

Un des moyens qui produisent le soulagement le plus marqué et le plus rapide, dans le traitement des maladies de matrice, c'est l'application des sangsues sur le col. Frappés des succès que j'en ai obtenus depuis bien longtemps, tous mes élèves ont suivi cette pratique; mais il m'est arrivé quelquefois d'avoir à redresser leur erreur et à réparer les conséquences fâcheuses d'une application assurément bien indiquée, mais intempestive ou insuffisante. Cette pratique, bien moins commune qu'elle ne mérite de l'être, commence pourtant à être assez répandue pour que j'aie vu un certain nombre de malades étrangères, de divers points de l'Europe, ayant subi dans leur pays des applications de sangsues sur le col. Chez plusieurs d'entre elles, j'ai dû revenir à l'emploi de ce moyen; mais ce n'a pas été toujours sans difficulté, à cause de l'opposition des malades, qui conservaient le souvenir de l'aggravation des douleurs, de tous les autres symptômes, ou de l'irruption immédiate d'accidents nouveaux, dont cette application avait été la cause.

Rien n'est plus aisé à expliquer que ces différences, et j'ai posé des règles propres à prévenir, je l'espère, les accidents qui suivent une application de sangsues intempestive, tout en conservant à la thérapeutique utérine un moyen d'une utilité si réelle.

Ainsi l'application des sangsues sur le col peut se faire pendant tout le cours de l'intermenstruation, sauf la dernière semaine, pourvu qu'elle fournisse un écoulement de sang suffisant. S'il n'en est pas ainsi, il faut la répéter, plutôt deux fois qu'une; car, à la suite d'un écoulement de sang insuffisant, on observe toujours une aggravation des symptômes et surtout de la douleur, et voici pourquoi : La succion opérée par les sangsues a appelé dans l'organe un nouvel afflux de sang, mais n'en a pas déterminé la déplétion : le système vasculaire est plus gorgé qu'auparavant; de là, aggravation marquée de tous les symptômes, et en réalité de la maladie; le seul moyen d'y porter remède, c'est de faire une nouvelle application de sangsues, d'y revenir au besoin deux jours de suite, jusqu'à ce qu'une hémorrhagie abondante ait amené une déplétion complète des vaisseaux sanguins.

Dans la semaine qui précède la menstruation, l'application des sangsues sur le col peut être indiquée par l'absence ou l'insuffisance du mouvement fluxionnaire qui préside au retour de chaque époque. Elle exerce une action attractive capable de décider la fluxion à se produire ou à s'accroître sur l'utérus. Mais, comme cette indication se présente habituellement chez des jeunes filles et qu'on peut la remplir à peu près aussi efficacement par d'autres moyens, notamment par l'application de sangsues au bas du pli de l'aine ou à la face externe des grandes lèvres, on aurait tort d'avoir recours à une petite opération dont l'efficacité ne compense habituellement, dans ces cas, ni la difficulté matérielle d'exécution, ni la contrainte qu'il faut opposer à la répugnance naturelle des malades.

S'agit-il d'une autre maladie, d'une métrite, par exemple, ou d'une congestion utérine, pour lesquelles l'application des sangsues sur le col est parfaitement indiquée, soit chez les femmes, soit chez les jeunes filles? Il faut bien se garder de la faire dans les jours qui précèdent le retour de la menstruation, surtout s'il s'agit d'une congestion hémorrhagipare. Nous avons vu, en effet, que l'afflux de sang commence à se faire vers l'utérus quelques jours avant l'écoulement périodique ; que l'organe, sous l'influence de ce mouvement fluxionnaire soutenu, se congestionne peu à peu; et que cette congestion devient une cause de maladie, si l'hémorrhagie naturelle, qui fait crise et qui est le troisième acte de cette scène morbide, n'arrive pas à temps ou n'est pas suffisante. Si donc l'organe souffre déjà d'une congestion simple, ou liée à un état inflammatoire, ou déterminant des hémorrhagies qui, loin de la juger, ne font que l'accroître par le nouvel appel de sang qu'elles déterminent, il est évident que l'application des sangsues ne fera qu'augmenter la congestion prémenstruelle, et par conséquent tous les accidents produits par la congestion pathologique ou par l'inflammation utérine. La congestion naturelle qui précède et prépare la menstruation est déjà par elle-même une circonstance fâcheuse, et l'on sait que, dans la plupart des maladies utérines, le retour de la menstruation marque le retour et l'aggravation des principaux accidents. Que sera-ce donc, si cette congestion naturelle est encore augmentée par l'appel sanguin extraordinaire que l'application des sangsues ajoutera à l'afflux sanguin habituel qui prépare la menstruation? L'écoulement de sang serait-il même abondant, il n'empêcherait pas la congestion prémenstruelle d'être augmentée et tous les symptômes de s'aggraver; car il viendrait trop tôt pour faire crise, il n'empêcherait pas la menstruation de se faire en son temps, c'est-à-dire le lendemain, le surlendemain ou quelques jours après l'application des sangsues, et par conséquent tous les symptômes habituels de se manifester, avec l'exaspération que ne peut manquer de produire sur un organe fluxionné une attraction nouvelle suivie d'une déplétion insuffisante ou inutile.

L'expérience confirme pleinement ces explications théoriques; je puis dire que j'ai vu des acccidents sérieux produits par une application de sangsues intempestive. Aussi, règle générale, l'application des sangsues sur le col utérin ne doit jamais se faire dans la semaine qui précède la menstruation.

Dans la semaine qui suit la menstruation, au contraire, les conditions sont tout autres. L'organe reste congestionné, surtout si l'hémorrhagie critique a été insuffisante ; mais la fluxion qui a précédé l'hémorrhagie et présidé à la formation de la congestion naturelle, est éteinte depuis quelques jours. Toute déplétion sanguine sera donc un bénéfice pour l'utérus. La succion des sangsues ne réveillera ni l'appel du sang, ni le mouvement fluxionnaire qui vient de cesser et qui ne doit normalement se reproduire que dans un mois. On peut donc, sans crainte, appliquer des sangsues sur le col. Si l'écoulement de sang est insuffisant, il ne sera pas suivi pour cela d'accidents ; l'organe sera même soulagé, quoique incomplétement. S'il est au contraire abondant et capable d'amener le dégorgement des vaisseaux du système utérin, l'amélioration sera aussi complète que rapide, et l'effet produit dépassera parfois toutes les prévisions. Il ne faudra pas craindre, pour obtenir cet effet-là, de revenir à une seconde application de sangsues, le lendemain d'une première application insuffisante, et de la faire suivre, comme je le dirai plus loin, d'une purgation, qui en est souvent un complément nécessaire. La pratique dépasse ici, par le succès, les prévisions de la théorie.

Ainsi, règle générale, l'application des sangsues sur le col utérin, doit être faite le lendemain, le surlendemain, ou tout au moins dans la semaine qui suit la menstruation.

Ce que je viens de dire, au point de vue de l'opportunité de l'application des sangsues, je pourrais le dire de plusieurs autres moyens, des douches, des bains de siége froids, des irrigations, des purgatifs, du seigle ergoté, etc. Mais aucun exemple ne m'a paru plus démonstratif que celui des sangsues, et j'ai vu si souvent se produire la différence d'effets que je viens de décrire comme résultant de la différence des époques d'application, que je ne puis conserver un doute sur l'importance du moment auquel il convient d'employer ce moyen, ainsi que plusieurs autres.

CHAPITRE III.

Des moyens de remplir les indications dans le traitement des maladies utérines.

Il ne suffit pas de signaler la manière générale de préparer ces moyens ou de les administrer, le *modus faciendi ;* il faut aussi déterminer, à propos de chacun d'eux, la manière et le moment de l'employer, dans telle circonstance donnée, pour réaliser telle médication indiquée. C'est la seule marche à suivre pour apprendre à les appliquer à propos. Il ne suffit pas, à leur égard, de marcher sur les traces de l'empirisme ; il faut prendre pour guide l'expérience, c'est-à-dire l'observation dirigée et fécondée par le raisonnement. C'est le seul procédé qui puisse conduire à appliquer avec succès à d'autres cas, les moyens qui ont réussi une première fois. Savoir pourquoi ces moyens ont réussi, dans les cas de succès, c'est connaître quelle médication ils ont réalisée et à quelle indication cette médication a répondu.

Les moyens de remplir les indications sont généraux et locaux.

§ 1. — MOYENS GÉNÉRAUX.

Les moyens généraux sont hygiéniques ou médicamenteux.

I. — Les *moyens hygiéniques* sont : la position, le repos ou l'exercice, le régime, etc.

Le *repos* est souvent indispensable. La *position* que doit prendre une malade obligée de rester au repos, est habituellement très-mal gardée, si le médecin ne s'occupe de ce détail, important quoique minime, en donnant des instructions précises à cet égard, et en en surveillant l'exécution.

Dans les cas graves, toujours dans les maladies aiguës et souvent dans les maladies chroniques, la malade gardera le lit. Elle sera couchée horizontalement, le bassin au même niveau que les épaules, ou plus élevé, la tête seule reposant sur un traversin, les jambes fléchies sur les cuisses, et les cuisses sur le bassin, soutenues dans cette position par des coussins ou des oreillers empilés sous les jarrets ; en un mot, dans le relâchement absolu produit par la demi-flexion. Le lit doit être dur, de manière que le siége ne puisse s'y enfoncer : un matelas de crin, ou du moins un coussin de crin sous le siége, sont parfois très-utiles. Les sommiers élastiques, qui tendent à se répandre de plus en plus dans l'ameublement, réalisent des conditions hygiéniques suffisantes de résistance et d'élasticité. Les lits de plume doivent être bannis.

Cette prescription est indispensable, non-seulement dans les maladies aiguës, où la malade sent d'elle-même la nécessité du repos et de la demi-flexion; mais dans tous les cas d'hémorrhagie, survenant à l'époque ou en dehors de la menstruation, et dans plusieurs maladies chroniques, surtout dans celles qui exposent à des hémorrhagies comme les polypes, les fibroïdes, etc., ou à des redoublements inflammatoires, comme les ovarites et toutes les phlegmasies péri-utérines. Le repos absolu et la position en supination, demi-fléchie, sont souvent les premiers éléments de succès.

Lorsque la maladie est chronique, on peut se dispenser généralement de faire garder le lit. Il suffit que la femme y reste couchée la nuit. Le jour elle s'étend sur une chaise longue, en ayant soin, si l'indication le comporte, de s'y placer dans la même position que je viens d'indiquer.

Malgré l'importance extrême que j'attache au repos et à la supination, je ne crois pas qu'on doive les prescrire toujours ni en abuser dans les maladies chroniques, à la manière de Lisfranc et de son école. Le repos absolu, surtout le repos au lit, prolongé, use les forces, fait perdre l'appétit, entretient l'appauvrissement du sang et la débilité, qui jouent à leur tour un si grand rôle dans l'existence de la maladie utérine.

Il faut donc, autant qu'on le peut, prescrire, dans ces cas, l'*exercice;* mais un exercice modéré, proportionné aux forces de la malade, et d'une nature appropriée à la disposition qu'a la douleur à se réveiller. —Ainsi, il faut se contenter quelquefois de l'exercice passif, en voiture, au besoin même en allant au pas, sur un terrain uni, obligeant la malade à se tenir allongée dans la voiture, et amoindrissant le retentissement des cahots par des coussins élastiques. — Quand la malade peut se livrer sans douleur à l'exercice actif, cela vaut encore mieux. Il faut lui permettre et au besoin lui prescrire de marcher, mais lentement, sur un terrain uni, en ayant soin de s'arrêter dès que les douleurs se réveillent. Il faut augmenter progressivement la longueur des promenades. On se trouve toujours mieux de les faire courtes et de les répéter, que de les faire trop longues. Dès que la malade aura fini la promenade, elle fera bien de s'allonger au lieu de s'asseoir.

La *station assise* est parfois très-nuisible. Elle fatigue les femmes plus que la marche. Elle favorise les congestions pelviennes, et par conséquent la congestion utérine. Quand les malades la prennent pour leur repas, ou pour varier leur position, elles doivent se placer de préférence sur un siége dur, ou du moins sur un coussin élastique à air ou à eau. Il est bon que ces coussins soient plats, au lieu d'être excavés ou en forme de couronne. Ces derniers sont aussi nuisibles aux femmes atteintes de maladies utérines qu'aux hémorrhoïdaires. Ils épargnent à la malade la douleur causée par la pression directe sur les hémorrhoïdes ou sur l'organe souffrant; mais ils congestionnent l'anus et la partie inférieure du rectum, par la pression circulaire qu'ils exercent sur le siége.

Il faut encore faire observer qu'un excellent moyen de faciliter la marche aux malades, c'est-à-dire d'empêcher la station verticale et la déambulation de réveiller la douleur, c'est de soutenir les viscères abdominaux à l'aide d'une *ceinture hypogastrique.* Une pareille ceinture, bien faite et bien appliquée, d'après les règles que je donnerai en la décrivant, à l'occasion des moyens mécaniques de traitement, est un puissant auxiliaire dans le traitement d'un grand nombre de maladies utérines. C'est un des moyens qui concourent le plus à donner à l'organe malade le repos dont il a besoin. Cette ceinture n'agit pas en immobilisant l'utérus, ce qui le comprimerait et y réveillerait inévitablement la douleur; mais, au contraire, en soutenant les viscères abdominaux, en les refoulant vers les parois postérieure et supérieure de l'abdomen, en en recevant elle-même la pression, et par conséquent en les empêchant de peser de tout leur poids sur l'organe, de le comprimer, de le dévier, et surtout de lui transmettre toutes les secousses, les contre-coups, les cahots qu'ils éprouvent eux-mêmes pendant la marche.

Outre le repos mécanique, le médecin doit prescrire le *repos physiologique* de l'organe. Non-seulement dans les états aigus, mais dans la grande majorité des autres maladies, ce repos est indispensable. Les engorgements, les déviations, l'abaissement ne contre-indiquent pas toujours les rapprochements sexuels. Mais, du moment qu'il y a douleur, ou fluxion, inflammation, flux, hémorrhagie, ou une disposition très-grande au retour de quelqu'un de ces éléments morbides, il faut interdire le coït, exiger pour cela que les époux couchent dans des lits et même dans des chambres séparées. Cette règle ne saurait être trop sévère, les rechutes indiquant trop souvent les infractions qui y sont faites par les malades. Elle est souvent difficile à concilier avec la paix des ménages pauvres; elle n'est pas toujours observée dans les familles riches. Ces raisons sont suffisantes pour engager les malades appartenant aux premiers à se faire soigner dans un hôpital, et celles qui tiennent aux secondes à se rendre, dès qu'il y a opportunité, dans un établissement d'hydrothérapie ou d'eaux minérales, dans le double but d'y faire leur cure et d'être éloignées de leurs époux.

Lorsqu'il ne reste que de l'engorgement, ou de la congestion, ou des symptômes généraux, sans phlegmasie locale, et qu'il faut encore assez de temps pour en obtenir une résolution complète, on peut, on doit même permettre des rapprochements sexuels, de loin en loin, ne fût-ce que pour satisfaire le sens génésique. Car il est des malades d'une nature ardente, pour lesquelles c'est un vrai besoin. Seulement je leur recommande alors, comme je le fais chez les hommes atteints de maladies de la prostate, la promptitude dans l'accomplissement de l'acte. Les désirs érotiques non satisfaits, en entretenant une fluxion, une excitation nerveuse, un orgasme persistants, sont infiniment plus fatigants que l'accomplissement rapide du coït. Il vaut donc mieux accepter les inconvénients des rapports conjugaux que de subir ceux des longs et ardents désirs non assouvis; mais en s'exposant aux premiers, au moins faut-il le faire dans des conditions qui épargnent à la malade la fatigue d'un éréthisme prolongé.

La défense du coït peut même avoir un autre but, celui d'éviter une de ces grossesses qui viennent parfois, quoique rarement, entraver la poursuite du traitement, avant l'arrivée de la guérison. Si le médecin juge une grossesse défavorable à la marche de la maladie et au succès définitif qu'il a droit d'espérer de sa médication, il n'a pas d'autre conseil à donner.

Le *régime* dans les maladies utérines aiguës, est le même que dans toutes les maladies aiguës.

Dans les maladies utérines chroniques, l'atonie, l'appauvrissement du sang, l'affaiblissement de la constitution, la chronicité même, indiquent la nécessité d'un régime tonique, analeptique. Le meilleur tonique est un bon régime; le meilleur reconstituant, une alimentation riche et réparatrice.

On prescrira donc des viandes rôties, des herbages, des fruits bien mûrs ou bien cuits, du vin, etc. Il faut rejeter les légumes secs, mais donner des légumes verts afin d'éviter la constipation. Quelquefois l'affaiblissement des fonctions digestives ne permettra pas l'usage des viandes fortes, on se contentera alors des viandes blanches. Les aliments analeptiques, le chocolat, le lait, rendent de grands services dans ce cas. J'ai prescrit souvent une demi-diète lactée chez quelques-unes de mes malades dont la muqueuse digestive était très-irritée; j'ai soin, dans ces cas, de faire boire le lait de la même chèvre ou de la même vache, à laquelle on donne chaque jour 5 à 30 grammes de sel marin ou même d'iodure de potassium, et je recommande à la malade de le boire au moment même où l'on vient de traire la bête. Quelquefois je fais intervenir le lait dans l'alimentation, soit de cette manière, soit coupé avec du chocolat, ou avec partie égale d'eau froide, pour entretenir la régularité des garde-robes.

On peut du reste réveiller l'appétit, augmenter la faculté digestive, rétablir la régularité de la fonction, prévenir ou combattre la constipation, par plusieurs moyens que l'on peut à peine appeler des médicaments, tant ils s'associent à l'alimentation proprement dite et au régime. Pour ne pas scinder le sujet, je renvoie ce que je veux en dire à l'article où il sera question des reconstituants et des toniques.

L'heureuse influence des *vêtements*, de l'*habitation*, du *climat*, doit être ajoutée à celle des autres moyens hygiéniques.

Parfois les malades devront être couvertes de flanelle, tout le temps que dure leur traitement. Je leur prescris souvent l'usage d'un caleçon de laine, dont le contact immédiat avec la peau de la partie supérieure des cuisses, du ventre, des lombes et de tout le tour du bassin est un utile adjuvant dans un grand nombre de cures.

L'habitation dans un lieu sec et chaud, n'est pas moins favorable. Son action bienfaisante est surtout sensible pour les femmes habituées à séjourner dans les lieux froids et humides. Elle comporte avec elle tous les avantages qui résultent du *changement de climat*, puisque les malades éprouvent tous les bénéfices d'une transition qui entraîne une modification puissante dans l'exercice de leurs principales fonctions. Au dire de M. Donné [1], qui habite Montpellier depuis assez longtemps pour pouvoir en juger le climat, si l'on ne veut pas quitter le continent, cette ville est ce qu'il y a de mieux en France. Je puis dire que j'y ai vu guérir effectivement un grand nombre de femmes atteintes de maladies utérines, qui

[1] *Conseils aux familles sur la manière d'élever les enfants*, suivi d'un précis d'hygiène applicable aux différentes saisons de l'année, p. 3?0. Paris, 1864.

avaient été traitées ailleurs, sans succès, par des médecins dignes de la plus grande confiance. En prescrivant les mêmes moyens qui avaient été inutilement employés sous d'autres latitudes, j'ai constaté bien souvent au bout de quelques semaines les modifications les plus avantageuses, et rarement il a fallu plus d'un hiver, lorsque la maladie n'était pas naturellement incurable, pour obtenir le retour définitif à la santé.

II. — Les *moyens médicamenteux* sont : les émissions sanguines, les évacuants et les purgatifs, les bains et tout ce qui s'y rattache (injections, eaux minérales, hydrothérapie), les résolutifs ou fondants, les toniques et les reconstituants, les calmants, les épispastiques.

1° *Émissions sanguines.* — On peut les employer sous diverses formes : saignées générales, sangsues, ventouses, scarifications. Elles sont déplétives, dérivatives ou révulsives.

La *saignée générale* a été préconisée de nos jours par Lisfranc et par son école. M. Nonat en fait encore un fréquent usage. On la pratique surtout au *bras*. On tire quelquefois une quantité de sang assez considérable, 250 à 300 grammes, pour que l'opération ait une action déplétive sur tout le système : elle est dite alors spoliative ; le plus souvent on se contente d'en tirer une quantité beaucoup moindre, 15 à 180 grammes : elle est dite alors révulsive ou improprement dérivative. On la pratique immédiatement avant la menstruation pour diminuer l'afflux du sang vers l'organe, ou pendant les règles ou après celles-ci, pour détourner de l'utérus le mouvement de ce liquide.

Je regarde comme généralement contre-indiquée la saignée spoliative dont l'avantage, comme moyen d'activer l'absorption, me paraît toujours largement compensé, ou plutôt détruit, par l'inconvénient grave d'affaiblir les malades. Au contraire, comme révulsive, la saignée du bras peut être d'une grande utilité dans les cas de métrorrhagie ou mieux de ménorrhagie active; de fluxion imminente, aiguë ou récente, et considérable sur l'utérus; ou de fluxion ancienne, mais mobilisée préalablement par d'autres moyens; ou d'aménorrhée, de déviation menstruelle, et de congestion d'autres organes, tels que les poumons, par suite de déplacements fluxionnaires.

Rarement l'indication se présente de faire la saignée du *pied*. Cette petite opération ne fait guère qu'augmenter ou porter la fluxion vers l'utérus. Elle peut donc être indiquée dans les cas d'aménorrhée, avec déviation des règles, et tendance du mouvement fluxionnaire à se porter à la tête ou à la poitrine. Elle peut suppléer, comme attractive, l'application des sangsues sur l'utérus ou à la vulve. Elle peut même agir comme dérivative de la fluxion fixée sur l'utérus et préalablement mobilisée par une déplétion locale : ce cas est peut-être le seul, dans les maladies utérines proprement dites, où elle soit indiquée.

Les *sangsues* et les *ventouses scarifiées* sont au contraire souvent indiquées. On les applique autour du bassin ou sur les parties environnant l'utérus et se trouvant plus ou moins directement en relation avec cet organe, ou bien sur le col même de la matrice.

Fréquemment, chez les filles aménorrhéiques, ou dont les règles se sont supprimées brusquement, par l'effet d'une influence physique ou morale, on les applique au haut des cuisses, à la partie inférieure des plis de l'aine, ou à la face externe des grandes lèvres. On oblige ainsi la fluxion à se porter vers ces points et vers l'utérus dont le système vasculaire est en relation directe avec celui de ces régions : elles jouent alors sur le sang circulant dans ces vaisseaux le rôle d'attractif direct et puissant, et elles jouissent d'une efficacité incontestable. D'autres fois, en les appliquant sur ces mêmes points, surtout après les avoir fait précéder d'une déplétion directe des vaisseaux utérins, on produit une véritable dérivation, c'est-à-dire une déviation du courant sanguin, qui se porte avec trop d'intensité ou de persistance sur la matrice. Cette médication dérivative se produit plus sûrement encore dans certaines circonstances, lorsqu'on les applique à l'hypogastre, aux régions iliaques ou aux lombes. On voit, chez quelques malades, des douleurs intenses céder, comme par enchantement, à cette application. Dans ces cas, les ventouses scarifiées sont encore préférables et produisent une dérivation plus puissante, surtout dans les cas d'ovarite, d'inflammation péritonéale ou périutérine.

Mais de toutes les applications de sangsues, celle que je pratique le plus souvent et avec les succès les plus constants, surtout dans les cas de congestion forte et ancienne, de métrite chronique, de périmétrite, d'ovarite, d'hématocèle périutérine ou de phlegmon pelvien, c'est l'*application des sangsues sur la portion vaginale du col.* C'est le meilleur moyen de désemplir ou de vider le système sanguin de l'utérus; ou, par l'intermédiaire de l'utérus, et par suite de la communauté de circulation existant entre cet organe, les trompes et les ovaires, de déterminer une dérivation pour ces derniers, les tissus périutérins, les hématocèles, etc.

Qu'elle ait été ou non connue de Zacutus Lusitanus et de Nigrisoli de Ferrare, l'application des sangsues sur le col a été introduite de nos jours dans la pratique gynécologique par Guilbert [1], propagée par M. Scanzoni et par Aran. Depuis plusieurs années que je l'emploie, je n'en ai jamais obtenu que de bons résultats. Seulement les légères difficultés de cette petite opération et la nécessité d'en surveiller les suites, sont cause que le médecin ne peut confier à d'autres qu'à lui-même le soin de la pratiquer. Du reste, avec un peu d'habitude, aucune application de sangsues ne devient pour les femmes plus simple, moins pénible et moins embarrassante que celle-ci.

La malade étant placée sur le bord du lit comme pour l'application

[1] *Considérations pratiques sur certaines affections de l'utérus.* Paris, 1826.

du spéculum, les membres inférieurs rapprochés et fléchis sur le ventre, où la femme les retient à l'aide de ses mains appliquées sous les jarrets, on introduit un spéculum aussi long et aussi large qu'il est nécessaire pour atteindre et embrasser le col, habituellement volumineux : il ne faut pas toutefois que le spéculum soit plus large que le col, afin d'éviter que les sangsues ne piquent le vagin dans le cul-de-sac utéro-vaginal. Le col étant découvert, bien embrassé par le spéculum, et exactement essuyé des mucosités qui le couvrent, à l'aide d'un tampon de coton, on jette dans l'instrument, en les dirigeant sur l'utérus, des sangsues d'une grosseur moyenne, au nombre de sept (un plus grand nombre n'a pas de place pour piquer), et on les y retient à l'aide d'un fort tampon de coton que l'on pousse dans le spéculum de manière à en remplir le calibre et à empêcher la fuite des sangsues. Cela fait, on approche une petite table, ou un siége un peu élevé, sur lequel la malade appuie ses jambes ou ses pieds, pour éviter la fatigue, en même temps qu'elle est entièrement couverte par ses vêtements. Le médecin doit avoir seulement le soin de tenir constamment le spéculum appuyé contre le col, pour qu'aucune sangsue ne pique le vagin autour de lui, ou ne s'insinue entre cet organe et l'instrument et ne se glisse sur la paroi vaginale ou même à l'extérieur, entre le spéculum et le vagin, comme je l'ai vu arriver maintes fois.

En général, la piqûre des sangsues ne cause aucune douleur; quelquefois elle est perçue par la malade, mais sans souffrance. Je n'ai vu ces piqûres éveiller de la douleur (et, dans ce cas, une douleur qui peut être atroce, aller jusqu'à l'évanouissement, ou à une attaque d'hystérie) que lorsque le col est ulcéré, ou entr'ouvert de manière à y laisser pénétrer les sangsues, ou le siége d'une hyperesthésie et d'un état névralgique, qui empêchent, comme je l'ai vu, de toucher seulement cet organe et surtout d'y introduire, même avec les plus grands ménagements, l'extrémité du cathéter. Ce dernier cas ne peut pas toujours être prévu, et il y est difficile de prévenir alors la douleur. Pour les deux autres, il est facile d'y remédier en ayant soin de placer un tampon de coton dans la cavité du col entr'ouvert, ou de couvrir de collodion huileux le petit ulcère granuleux qui occupe une partie de l'organe.

La malade ne sent pas habituellement les piqûres des sangsues ; mais souvent elle éprouve une sensation particulière au moment où ces annélides travaillent avec le plus d'activité, ou plutôt au moment où, sous l'influence de la succion, le sang afflue vers le col et commence à couler. C'est une sensation de tiraillement, de traction qui paraît s'exercer de l'hypogastre, de la région iliaque ou des reins vers le vagin ; souvent le point de départ de cette sensation de succion est dans l'organe malade, le corps de l'utérus ou l'ovaire, et parfaitement précisé par les femmes.

Après environ vingt minutes, et le plus souvent après que la malade a accusé cette sensation particulière dont je viens de parler, on voit le sang sourdre autour du tampon. On doit alors ôter celui-ci, incliner le spéculum pour faire tomber les caillots, et attendre ou provoquer au besoin, après un quart d'heure, la chute des sangsues. Il faut s'assurer, en les comptant, que toutes sont sorties; au besoin, aller les chercher avec les pinces au fond du spéculum, ou, après avoir retiré celui-ci, les saisir avec le doigt dans quelque repli du vagin et les ramener au dehors. Toute l'opération ne dure pas plus d'une demi-heure.

Si les sangsues ont bien pris, et si l'écoulement sanguin a été suffisant, on voit dès ce moment, au fond du spéculum, le col de l'utérus, qui était rouge, violacé, tuméfié, devenir pâle et diminuer de volume. Dès ce moment aussi la malade éprouve souvent une sensation agréable de déplétion ; il semble, au dire de quelques-unes, que les sangsues aient enlevé tout le mal.

L'hémorrhagie dure ordinairement quelques heures. Il faut donc faire coucher la malade dans son lit, en plaçant au-dessous du siége et entre les jambes, l'alèze et les linges destinés à recevoir le sang qui sort de la vulve ; au besoin, si l'hémorrhagie est trop forte, laisser dans le vagin un tampon de coton qui la modère, en déterminant la coagulation du sang dans le fond de ce canal. Il faut inviter la femme à garder le repos, étendue sur le dos, les jambes rapprochées et fléchies; lui faire prendre un bouillon pour réparer ses forces, et ne s'éloigner qu'après s'être assuré que le sang ne coule pas trop abondamment.

Si l'hémorrhagie est considérable et devient inquiétante, comme j'en ai rencontré quelques exemples, il faut, non-seulement faire des lotions vaginales à l'eau froide vinaigrée, mais ne pas quitter la malade, sans avoir arrêté définitivement l'écoulement sanguin. Le moyen le plus sûr pour y parvenir, c'est d'introduire de nouveau le spéculum, d'y verser de l'eau froide pour délayer le sang, d'extraire les caillots, d'absterger l'utérus pour voir d'où vient l'hémorrhagie, et de porter sur le col une boule de coton imbibée de perchlorure de fer à 30°, sur laquelle on se hâte de porter plusieurs autres tampons, bien serrés, que l'on pousse avec les pinces, et, à mesure qu'on retire le spéculum, dans tous les coins et contre les diverses parois du vagin, de manière à remplir exactement ce canal jusqu'à la vulve ; car j'ai rencontré des cas très-rares, il est vrai, où je n'ai pu arrêter l'hémorrhagie autrement. Quelques heures après, il faut avoir soin de visiter la malade, pour la faire uriner ou pour ôter les tampons inférieurs et lui permettre d'uriner elle-même.

Ces cas sont très-rares ; mais il faut être prévenu qu'ils peuvent se présenter. Du reste, j'ai observé que ce sont toujours les cas les plus heureux, ceux dans lesquels la déplétion de l'organe est si complète, que la maladie ne tarde pas à céder aux autres moyens employés consécutivement.

Il arrive bien plus souvent que l'hémorrhagie est insuffisante. Quelquefois même elle est si minime, que les sangsues n'ont produit qu'un effet attractif, ou augmenté la fluxion vers l'utérus, la congestion de l'organe et avec elle les douleurs dans la matrice et dans tout le bassin. Dans ce cas, il ne faut pas hésiter; il faut faire, le soir même ou le lendemain, une nouvelle application de sangsues et obtenir enfin, par une évacuation sanguine suffisante, la déplétion nécessaire.

Une sangsue peut-elle s'introduire dans la cavité utérine, si l'on n'a pas bouché l'orifice avec un petit tampon et produire des accidents inquiétants? La possibilité de cette introduction est signalée par M. H. Bennet [1]; une observation de cet accident est citée par Goupil [2]; un accident semblable est arrivé à M. Besnier et à M. Siredey. Dans ces deux derniers cas, la sangsue, vainement recherchée, est sortie du vagin dès que la malade a été mise dans un bain chaud. Une de mes malades, que j'avais dû tamponner au perchlorure de fer, m'a assuré avoir vu sortir par la vulve, six mois après l'application, une sangsue atrophiée ; je n'aurais pas rapporté le fait sans la confiance que m'inspire cette dame. Je dois dire que je n'ai jamais constaté moi-même un pareil accident, ni aucune des suites fâcheuses qu'on pourrait lui attribuer. Lorsqu'une sangsue a pénétré dans l'utérus, ce que j'ai vu très-rarement, elle n'a pas tardé à en sortir quelques instants après, sans avoir produit autre chose qu'une douleur anormale. Du reste, cet accident, pouvant être aisément évité, ne constitue, à aucun point de vue, une contre-indication à l'application des sangsues sur le col.

La seule contre-indication à l'application des sangsues, c'est un état fluxionnaire de l'utérus, commençant ou augmentant. Lorsqu'une fois la fluxion est fixée, que la congestion existe, et surtout qu'elle existe depuis longtemps, l'indication est formelle. J'ai eu recours à ce moyen, même chez des malades ayant des hémorrhagies utérines, mais des hémorrhagies insuffisantes pour dissiper la congestion qui les provoquait et n'ayant d'autre effet que d'affaiblir les malades sans faire crise et sans juger la maladie ; le col était volumineux, dur, très-chaud, très-douloureux ; j'ai obtenu des succès immédiats et constants.

Quelquefois on peut faire sur le col des *scarifications*. M. Scanzoni [3], M. Mayer ont fait construire des scarificateurs destinés à cet usage. On se sert avec autant d'avantages du scarificateur ordinaire, ou bien d'une lame de lancette ou de scarificateur portée à l'extrémité des pinces utérines. Il ne faut pas faire les scarifications trop profondes, de peur de blesser des vaisseaux d'un certain calibre. Mais, d'ordinaire, l'hémorrhagie obtenue par les scarifications est insuffisante, et il m'a toujours paru bien préférable d'appliquer des sangsues. J'ai réservé les scarifications pour le cas d'un col utérin très-engorgé, ou hypertrophié, granuleux ou non granuleux, qu'il importe de dégorger avant de le soumettre

[1] Ouvrage cité, p. 289.
[2] Bernutz et Goupil, *Cliniq. méd. sur les malad. des femmes*, t. II, p. 443. Paris, 1862.
[3] Ouvrage cité, p. 31.

à une cautérisation, pour amener dans son tissu une tendance résolutive.

La difficulté d'obtenir une hémorrhagie suffisante par la scarification du col a fait imaginer des ventouses pouvant s'adapter sur cet organe et solliciter, lorsqu'on y fait le vide à l'aide d'une pompe, l'écoulement du sang par les petites plaies qu'a faites l'instrument tranchant. J'ai vu un instrument de ce genre entre les mains de M. Simpson. Il ne faut pas confondre ces ventouses destinées à être appliquées sur le col, avec la ventouse sèche portée par le même chirurgien dans l'intérieur même de l'utérus, et dont je parlerai à propos des petites opérations pratiquées sur cet organe et de l'aménorrhée qu'elle est destinée à combattre.

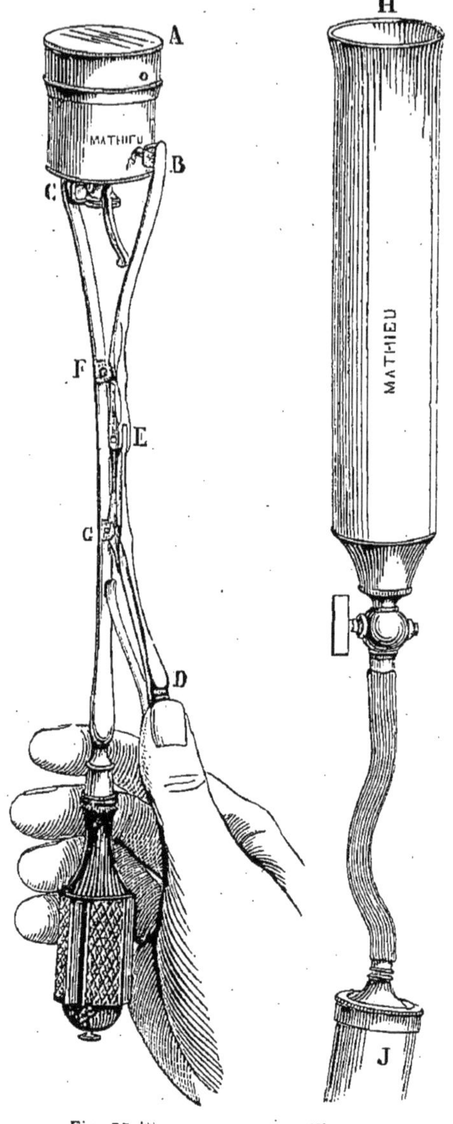

Fig. 77 (*). Fig. 78 (**).

Je ne veux pas terminer l'histoire des émissions sanguines sans résumer en quelques mots les médications qu'elles réalisent, et les indications qu'elles remplissent. J'en ai déjà parlé assez longuement, à propos de l'opportunité de l'emploi des divers moyens dans le traitement des maladies utérines, pour n'avoir qu'à rappeler en quelque sorte les principes qui doivent diriger le praticien dans l'application particulière de ce moyen important.

D'abord, il est évident qu'on ne doit avoir recours aux émissions sanguines que lorsque le sang joue un rôle dans l'existence d'une maladie utérine, soit comme produisant des fluxions par l'impulsion ou le mouvement qui lui est imprimé, soit comme congestionnant l'organe par la plénitude et la distension des vaisseaux qui le contiennent, soit enfin comme participant ou concourant à la production et à l'entretien de l'inflammation.

(*) Scarificateur pour le col de l'utérus de Ch. Mayer.

(**) Ventouse à pompe pour le col de l'utérus.

Il est évident aussi qu'elles ne peuvent être que déplétives, dérivatives ou révulsives.

Il faut donc suivre à leur égard les règles tracées pour le *traitement méthodique des fluxions* et pour l'emploi de la déplétion, de la dérivation et de la révulsion en général. Sous ce rapport, ce que je dirai des émissions sanguines sera même applicable aux autres agents évacuants, aux autres dérivatifs, aux autres révulsifs.

Il faut partir toujours des mémoires de Barthez sur le traitement méthodique des fluxions [1], chaque fois que l'on touche à quelque application de ce grand principe de thérapeutique générale. Je ne connais pas de livre qui, sauf les erreurs de détail que le temps dévoile et les corrections ou les perfectionnements que l'expérience apporte, soit aussi fondamentalement pratique que cet opuscule.

Or la fluxion, c'est-à-dire ce mouvement qui porte le sang ou une autre humeur sur un organe particulier avec plus de force ou suivant un autre ordre que dans l'état normal, peut être imminente, ou toute nouvelle et mobile, ou fixée, c'est-à-dire ayant amené la congestion, qui est un état permanent.

D'autre part, les mouvements inverses que l'on peut produire sur le sang, sur la fluxion ou sur la congestion, à l'aide des émissions sanguines, des évacuants, des épispastiques, des attractifs, de l'hydrothérapie, etc., sont : la déplétion qui consiste à soustraire directement de l'organe le trop-plein, qui constitue son état de pléthore, de congestion, d'hyperhémie ; la dérivation qui consiste à dériver, c'est-à-dire à dévier dans son trajet et avant qu'il y soit arrivé, le fluide qui se porte vers cet organe pour le congestionner ; la révulsion qui révulse, c'est-à-dire qui détourne le mouvement de ce fluide pour le diriger, et au besoin le fixer momentanément sur un organe tout différent, plus ou moins éloigné ; cet organe dégage le premier en devenant lui-même l'aboutissant de la fluxion qui entretenait la maladie que l'on cherche à guérir.

Lorsque la fluxion est imminente, qu'elle se forme, qu'elle se répète, mais qu'elle n'est pas encore fixée, la révulsion, en détournant le mouvement fluxionnaire vers un point tout différent, peut l'empêcher de se fixer sur l'organe que l'on veut préserver. Exemple : la saignée du bras, le vomitif, dans les cas de fluxion imminente, congestive ou hémorrhagique de l'utérus.

Lorsque la fluxion est fixée, qu'elle a déterminé la congestion ou la plénitude vasculaire permanente de l'organe, on ne peut la détourner, mais on peut la dévier et aider l'organe malade à se dégager en dérivant le fluide suivant une direction différente, dans un point plus ou moins rapproché du siége même de la congestion. Exemple : les sangsues ou les ventouses scarifiées à la vulve, à l'anus, aux aines, à l'hy-

[1] *Nouveaux Éléments de la science de l'homme*, 3e édit., t. II, p. 339. Paris, 1858.

pogastre, aux lombes, dans le cas de congestion utérine simple, récente, succédant à un excès de fluxion avec insuffisance d'hémorrhagie menstruelle.

Lorsque la fluxion est fixée et ancienne, que la congestion date de loin, que la résolution en est rendue difficile par l'effet de l'habitude et de la perte de réaction des vaisseaux distendus par le liquide, ni révulsion ni dérivation ne parviennent à la dissiper. Il faut alors, par l'évacuation ou la déplétion, désemplir localement, vider directement le trop-plein du système vasculaire. Exemple : application des sangsues sur le col dans les congestions et dans les métrites chroniques.

Je passe sur les détails donnés par Barthez et sur ceux qu'on peut ajouter, comme applications de ces principes fondamentaux aux cas particuliers, et notamment à ceux qui nous occupent. Mais il est un point qui me paraît avoir été négligé par ce grand médecin, et dont j'ai tous les jours observé et vérifié la justesse, je veux parler de la nécessité d'associer la dérivation ou la révulsion à la déplétion, dans les cas de congestions anciennes, et de les associer dans un ordre justement inverse de celui dans lequel on peut être amené à les employer quand on combat une fluxion imminente ou fixée, récente ou ancienne.

En un mot, il ne suffit pas d'avoir fait la déplétion de l'organe pour l'avoir guéri. La déplétion a fait disparaître sa congestion, mais non l'habitude du mouvement fluxionnaire. L'effet est détruit momentanément, mais la cause persiste et ne tardera pas à le reproduire. Il ne faut donc pas se contenter d'avoir vidé le trop-plein : on n'a pas alors anéanti la fluxion, on n'a fait que lui ôter sa stabilité, on l'a mobilisée. Il faut se hâter de profiter de cette circonstance pour la dévier, par la dérivation et la porter sur un autre point par la révulsion, assez longtemps, assez largement, assez profondément pour faire perdre à l'utérus l'habitude d'être le point attractif et l'aboutissant de cette fluxion.

Tous les jours, dans le traitement d'ophthalmies intenses ou rebelles, j'obtiens des succès rapides et durables, en commençant par des applications de sangsues aux tempes, aux apophyses mastoïdes, ou de vésicatoires palpébraux ou périorbitaires, suivis le soir d'un pédiluve tiède, fortement sinapisé et très-prolongé, et le lendemain d'un purgatif. Un de mes malades, très-instruit et très-intelligent, mais peu au courant des principes de notre art, m'a donné l'occasion de faire récemment la contre-épreuve de la règle que je pose ici. Il avait été guéri en vingt-quatre heures d'une fluxion fixée sur la joue et les gencives depuis plusieurs jours, à la s[illegible]'une carie dentaire, par une bonne application de sangsues à l'[illegible]e la mâchoire, suivie le soir d'un pédiluve sinapisé et le lende[illegible]une forte purgation. Quelques mois après, il fut repris de la même maladie, et me consulta dès le début, avant que la fluxion fût fixée. Malgré mon avis de révulser fortement, et de n'agir que loin du siége du mal, il voulut revenir à l'application des sangsues à laquelle il attribuait tout le mérite de sa cure précédente. Quel ne fut pas son étonnement de se trouver le soir, sous l'influence attractive exercée par la succion des annélides, avec un gonflement énorme, très-douloureux, et étant passé de l'état de fluxion commençante à celui de congestion confirmée !

Eh bien ! précisément cette règle est applicable au traitement d'un grand nombre de maladies utérines chroniques. Il n'en saurait être autrement, vu la part que la fluxion, la congestion, l'inflammation prennent à leur constitution.

Presque toujours, dans ces cas, il faut commencer par appliquer des sangsues sur le col une ou deux fois pour faire la déplétion ; mais une fois la fluxion ébranlée, mobilisée par cette déplétion et au besoin par une autre émission sanguine dérivative ou par l'application d'un épispastique sur les parties voisines, il faut profiter de cette instabilité pour la déraciner en quelque sorte et la détourner par une vraie révulsion, au profit d'autres organes. Un purgatif, administré le lendemain de l'application des sangsues, remplit ce but parfaitement dans certains cas, et l'on voit des malades qui, dès ce moment, sont ou se croient guéries. Mais, chez beaucoup d'entre elles, la maladie est trop ancienne pour qu'il puisse en être ainsi ; c'est alors qu'il faut soutenir l'action par des révulsifs intestinaux et des révulsifs cutanés de diverse sorte, notamment par l'hydrothérapie, le plus puissant des révulsifs, sans préjudice des médications résolutives, toniques, sédatives, etc., et des pansements ou des topiques dont le concours est nécessaire le plus souvent pour assurer et consolider le succès.

Ce n'est pas sans raison que j'ai insisté un peu longuement sur les diverses médications qu'on peut réaliser à l'aide des émissions sanguines et de leurs auxiliaires, ainsi que sur les diverses indications que peut commander la fluxion, cet élément en quelque sorte fondamental de la majorité des maladies utérines. Quel que soit le moyen spécial, ou la médication particulière que réclame le traitement d'une maladie de matrice, la combinaison des médications dont je viens de régler l'emploi, doit être si souvent utilisée, qu'on peut y rapporter, dans la majorité des cas, la plus grande part, sinon à la guérison, au moins au soulagement des malades et aux tendances favorables qui sont imprimées à leur maladie et qui souvent en rendent seules la guérison possible.

2° *Évacuants ou purgatifs.* — Les purgatifs sont employés dans un double but : pour combattre la constipation [illegible]r révulser sur le tube digestif.

Combattre la constipation est une condition essentielle à la réussite du traitement. Il suffit que la malade néglige les moyens propres à la faire aller à la garde-robe, pour qu'elle voie augmenter ses souffrances, la tension du ventre, les douleurs à l'hypogastre, la fatigue dans les reins et à l'anus, les gonflements à l'épigastre, les céphalalgies, etc. La régularité des garde-robes est d'ailleurs nécessaire pour entretenir l'appétit, prévenir ou combattre la dyspepsie, activer la digestion, augmenter la nutrition.

Si les lavements suffisent pour triompher de la constipation, on peut s'en tenir quelque temps à ce moyen, en ayant soin toutefois de ne pas les répéter tous les jours, s'il est possible, et de ne pas en prolonger l'usage outre mesure. Il faut s'en tenir d'abord aux lavements simples, froids plutôt que chauds; l'eau tiède donne de l'atonie aux fibres musculaires du rectum. S'ils sont insuffisants, on a recours aux lavements médicamenteux, laxatifs plutôt que purgatifs, à une décoction de laitue et de poirée à laquelle on ajoute quatre cuillerées d'huile d'olive ou de ricin divisées et tenues en suspension par le battage avec un jaune d'œuf, ou la même quantité de miel, de manne, de mélasse, etc. Il faut revenir aussitôt que possible aux lavements simples; mais, s'ils sont insuffisants, il faut prescrire à la malade de les prendre froids et très-copieux, en restant allongée de manière à faire pénétrer dans l'intestin jusqu'à deux ou trois litres de liquide, et en se servant d'une canule de gomme élastique de gros calibre et d'une grande longueur.

On ne saurait croire de quelle utilité est l'usage de cette canule pour aider à combattre efficacement la constipation à l'aide de lavements. Depuis longtemps que je le prescris, je suis étonné de le voir si peu répandu. J'ai vu nombre d'hommes et de femmes empêchés par des hémorrhoïdes internes de laisser pénétrer une dose suffisante de liquide, ou ne la recevant qu'au prix des plus vives douleurs; quelquefois la partie inférieure de l'intestin est le siége d'une irritabilité qui ne lui permet pas de se laisser distendre tant soit peu sans rejeter aussitôt le lavement; quelquefois, l'utérus ou quelque tumeur périutérine comprime le rectum et oppose autant de difficulté à la pénétration du lavement qu'à l'expulsion des fæces; enfin rarement la quantité de liquide ordinaire d'un lavement poussée avec une petite canule pénètre-t-elle au delà de l'ampoule rectale. Une grosse sonde en gomme élastique, arrondie à son extrémité et munie de deux trous, pénètre facilement à travers un bourrelet hémorrhoïdaire au lieu de le déchirer comme une canule étroite, et peut être enfoncée à une assez grande hauteur pour dépasser tout point du rectum qui serait comprimé, arriver au-dessus du sphincter supérieur, et au lieu de laisser le liquide distendre l'ampoule rectale, ce qui sollicite les malades à le rejeter, porter le lavement dans l'S iliaque et dans le reste du côlon.

Somme toute, il faut poser comme règle que les lavements ne soient pas rendus seuls ou accompagnés de quelques matières. ovillées, mais qu'ils déterminent de véritables évacuations. L'usage des lavements laxatifs, des grands lavements froids et de la longue sonde élastique assure cette évacuation quand on ne peut l'obtenir autrement.

La difficulté d'obtenir des lavements autre chose que l'évacuation de la partie inférieure de l'intestin et la nécessité d'entretenir dans le reste de son étendue la liberté du tube digestif, font préférer souvent à ces moyens l'usage des laxatifs doux. J'avouerai même que généralement je n'use des moyens dont je viens de parler que d'une manière exceptionnelle. Assez fréquemment je conseille un quart de lavement ou un demi-lavement froid, comme sédatif et tonique, le soir, à l'heure du coucher; il peut être suffisant pour provoquer une garde-robe le lendemain matin; de temps en temps, je prescris un lavement médicamenteux à titre de laxatif, surtout quand il y a contre-indication à agir sur l'estomac. Mais je m'en abstiens généralement parce qu'il m'a paru augmenter la congestion pelvienne.

En conséquence, j'ajoute à l'usage des aliments qui facilitent les garde-robes, comme le lait froid, les épinards, les pruneaux, les compotes de pomme, etc., celui de laxatifs doux ou de laxatifs toniques et anti-dyspeptiques : le petit-lait, le bouillon aux herbes, la magnésie seule ou associée avec un peu de poudre de jalap ou de rhubarbe, de l'huile de ricin, du calomel, etc. Le plus souvent, je prescris à la malade parties égales de poudre de rhubarbe et de magnésie, une pincée dans la première cuillerée de soupe, ou bien une cuillerée à café du même mélange, ou d'huile de ricin dans une tasse de café de glands ou de pois-chiches, de temps en temps, le matin.

Pour déterminer une révulsion, ces moyens ne suffisent pas, il faut employer de véritables purgatifs. Or, j'ai déjà dit que, sans compter les autres circonstances où ils sont utiles, les purgatifs sont généralement indiqués après l'application des sangsues sur le col.

Parmi ces médicaments, il faut se méfier des drastiques : la scammonée, le jalap, la gomme-gutte, l'aloès, qui entrent dans la composition de la plupart des grains de santé ou des pilules si répandues sous les noms du docteur Frank, de Bontius, d'Anderson, de Morisson, etc., ont l'inconvénient de fluxionner la partie inférieure de l'intestin et par suite le système utérin. Ce n'est qu'exceptionnellement et à très-faible dose que j'en autorise l'emploi, pour combattre la constipation plutôt que pour déterminer une purgation. Ainsi, il n'y a pas un très-grand inconvénient à donner de temps en temps, au commencement du repas, une pilule contenant 10 centigrammes d'aloès et 5 centigrammes de rhubarbe, pourvu que cela ne devienne pas habituel.

Les meilleurs purgatifs à employer sont : les purgatifs huileux, les purgatifs salins ou les purgatifs toniques.

Parmi les premiers, l'huile de ricin, à la dose de 15 grammes, suffit pour produire un effet satisfaisant, lorsque la malade a été bien préparée la veille par des délayants. Il est inutile de l'associer avec l'eau de menthe, le sirop de limon ou tout autre excipient, comme on l'a fait pendant longtemps; l'huile de ricin épurée étant parfaitement insipide, et son action, si l'on craint qu'elle ne soit insuffisante à la faible dose de 15 grammes, pouvant être augmentée par l'addition d'une goutte d'huile de croton tiglium, sans qu'on ait à craindre de causer des coliques, il n'y a qu'à la faire prendre dans une tasse de café pour satisfaire à la fois le goût des malades et le besoin qu'a l'estomac d'être légèrement excité à réagir sur le médicament.

Les purgatifs salins les plus usités, sont : le sel de Glauber, le sel d'Epsom, à la dose de 30 grammes, la limonade au citrate de magnésie, l'eau de Sedlitz et les eaux purgatives naturelles. Ils réussissent très-bien chez certaines malades. Par l'abondance des excrétions séreuses intestinales qu'ils provoquent, ils déterminent une révulsion éminemment favorable au dégorgement du système utérin et à la résolution de l'organe malade : c'est une sorte de saignée blanche.

Si l'huile de ricin est contre-indiquée par l'état saburral et le purgatif salin par l'atonie avec tendance à l'irritation, surtout s'il y a un état bilieux qui commande la purgation à titre d'évacuant autant que de révulsif, on peut recourir avec avantage à la rhubarbe, au séné, et généralement aux purgatifs toniques. Voici l'apozème purgatif que j'ai l'habitude de prescrire en pareille circonstance : Infusion de follicules de séné, rhubarbe, café, de chaque : 5 grammes ; anis, 0,50, dans 100 grammes d'eau ; ajoutez 50 grammes de manne.

Dans des constipations opiniâtres, entretenues par un état nerveux, une espèce de spasme de l'intestin, et chez des malades dont l'estomac ne supporte pas les purgatifs dont je viens de parler, on peut retirer les meilleurs effets des pilules de belladone (poudre et extrait de belladone), quelquefois additionnées d'un demi-milligramme ou d'un milligramme de strychnine, ou des pilules de sulfate de zinc.

Enfin, dans de rares occasions, l'évacuation par le haut peut être indiquée, comme moyen de révulsion contre un mouvement fluxionnaire ou une hémorrhagie utérine, ou comme un moyen de perturbation. Dans ce cas, on a recours au tartre stibié, à la dose de 5 ou de 10 centigrammes ; ou à l'ipécacuanha pulvérisé, à la dose de 1 gramme, en se conformant d'ailleurs aux indications et contre-indications générales de l'emploi de ces médicaments.

3° *Bains — Injections — Hydrothérapie — Eaux minérales.* — Je comprends sous ce titre, et comme moyens généraux et locaux de même espèce, l'emploi de l'eau sous toutes les formes, des bains simples et des bains médicamenteux, de l'eau commune et des eaux minérales, des bains de vapeur et de l'hydrothérapie, qui remplissent tant d'indications dans le traitement des maladies utérines.

A. — Les *bains* chauds ou tièdes sont habituellement la pire chose dans le traitement des maladies utérines chroniques. Parce qu'on en a abusé, il ne faut pourtant pas les proscrire d'une manière absolue. Dans un état d'inflammation aiguë d'éréthisme nerveux de l'utérus ou des organes voisins, ils apaisent remarquablement les douleurs et ramènent le calme, surtout si l'on a soin d'en prolonger suffisamment la durée, de les rendre médicamenteux avec le son, la colle de Flandre, la ciguë, la morelle, le pavot, la jusquiame, la belladone, de les prendre modérément chauds, de faire dans le bain une irrigation vaginale continue. Ils agissent alors comme des fomentations calmantes, des embrocations sédatives, de grands cataplasmes émollients, avec lesquels, d'ailleurs, il est utile de les combiner. J'ai vu des états inflammatoires et nerveux très-douloureux céder à l'emploi de ces seuls moyens.

Les bains tièdes sont seuls supportables dans certaines maladies chroniques. Dans les cancers de la matrice l'eau froide exaspère presque toujours la douleur.

On a beaucoup exagéré les avantages et les inconvénients des bains entiers et des bains de siége.

Les bains entiers tièdes, tout en soulageant beaucoup dans les maladies aiguës, dans la métrite très-douloureuse, dans le cancer, etc., causent une fatigue et une faiblesse toujours croissantes : aussi ne peuvent-ils pas être employés longtemps. Ce sont des moyens de traitement aigu, plutôt que des moyens de traitement chronique.

Les bains de siége ont été trop condamnés par Lisfranc et Chomel, comme congestionnant l'utérus. Il n'en est rien, si, au lieu de les prendre très-chauds, comme on peut le faire pour déterminer l'afflux sanguin dans les cas d'aménorrhée, on les prend à la température modérée de 28 ou 30 degrés, et si l'on n'y reste pas plus de quinze à vingt minutes. On peut, d'ailleurs, diminuer progressivement la température de chaque bain en le refroidissant peu à peu par de l'eau fraîche dans les dernières minutes, et de la série des bains en ayant soin d'en diminuer chaque jour ou de temps en temps la température d'une manière insensible. On satisfait ainsi successivement à des indications différentes suivant la période de la maladie. On peut rendre ces bains médicamenteux comme les bains entiers et l'on a l'avantage de pouvoir les répéter souvent sans fatigue, les continuer aussi longtemps que la maladie l'exige, en profiter enfin pour faire simultanément des irrigations simples ou médicamenteuses d'une température égale ou inférieure à celle du bain.

Les bains froids sont beaucoup plus utiles et d'une application beaucoup plus commune, parce que l'acuïté n'est pas ce qui domine dans les maladies utérines. Je n'entends pas par bains froids des bains d'une température très-basse, je réserve l'examen de leur action à l'étude de l'hydrothérapie. Les bains de rivière, les bains de mer peuvent passer, suivant la saison et la manière dont ils sont pris, pour bains froids, hydrothérapie, eaux minérales. Je veux dire seulement qu'il est utile, dans la plupart des maladies utérines chroniques, de prendre des bains dont la température soit au-dessous de celle du corps ; on peut leur donner la température d'un bain tiède au moment où la malade y entre, si l'on ne recherche pas l'effet réactif de l'hydrothérapie, et refroidir peu à peu jusqu'à rendre le bain frais et même tout à fait froid. Je connais des femmes nerveuses qui ne peuvent prendre de bains entiers qu'à une température de 5 à 6 degrés et même 10 degrés au-dessous de la température du corps, et qui restent dans l'eau une demi-heure.

Mais ici, je parle surtout des bains de siége. Si les bains de siége chauds ont été l'objet de vives critiques, il ne peut en être de même des bains de siége frais. Je dis à dessein frais et non pas froids, parce que, le plus souvent, à moins d'indication spéciale de tonifier, de révulser, d'agir hydrothérapiquement, il vaut mieux que la température de l'eau ne soit pas trop basse, qu'il n'y ait pas une différence trop marquée entre cette température et celle du corps, une impression trop brusque, une soustraction de calorique trop considérable ni trop rapide. Je recommande à mes malades de prendre des bains de siége, et, presque toujours simultanément, des irrigations, dont la température soit inférieure de quelques degrés seulement à celle du corps, de manière qu'elles n'y éprouvent pas de sensation de chaleur, mais qu'elles n'y ressentent pas non plus un froid très-vif.

Du reste, on peut faire varier beaucoup les effets de ces bains, suivant leur température, leur durée, les affusions et les irrigations qu'on pratique simultanément.

Lorsque le bain de siége est froid et court, il produit un mouvement de concentration suivi d'une réaction dont on peut augmenter l'intensité en combinant les affusions froides avec le bain. Mais c'est de l'hydrothérapie.

Lorsque le bain est frais et prolongé, il est sédatif en même temps qu'il imprime du ton à l'économie. Il produit l'effet du bain de rivière ou du bain de mer pendant l'été. Si la température en est assez basse, ou si l'impressionnabilité de la malade est grande, il se produit un premier frisson au moment de l'immersion, puis après un temps variable un second frisson, qui indique qu'une soustraction suffisante de calorique a été opérée et qu'il est temps de sortir du bain, si l'on veut bénéficier de son action sédative et tonique, et ne pas s'exposer à la débilitation, aux congestions ou aux réactions qu'il peut provoquer à la fin.

Ainsi, en résumé, rarement les bains chauds, surtout entiers ; plus fréquemment les bains froids ou plutôt les bains frais, surtout de siége. Les uns et les autres répondent à des indications différentes.

B. — Les *injections* sont des bains locaux intérieurs. Le liquide est introduit dans la cavité vaginale de manière à y séjourner plus ou moins de temps ; il y est poussé avec plus ou moins de force, avec ou sans spéculum, de manière même à exercer sur le col l'action d'une véritable douche.

Peu d'applications médicamenteuses ont varié autant que celle-ci pour la composition, pour la forme, pour la manière de faire. Je pense qu'on peut en tirer un grand parti, mais à la condition de se rendre compte des effets produits, mieux qu'on ne l'a fait jusqu'à ce jour. Je vais dire ce que l'expérience m'a appris sur ce sujet.

Je distingue trois modes d'*application des liquides dans la cavité vaginale :* l'injection, la lotion, l'irrigation.

a. L'*injection* consiste dans l'introduction d'un liquide destiné à modifier quelque partie ou la totalité de la muqueuse vaginale, et dans le séjour plus ou moins prolongé de ce liquide sur les points où il est censé pouvoir s'arrêter et agir. Je dis où il est censé, car lorsque les femmes font les injections avec le mauvais instrument imaginé pour cet usage, elles font passer seulement sur la muqueuse le liquide, qui est sorti aussitôt qu'entré et qui ne touche généralement qu'une partie très-limitée du vagin. Tout est vicieux : l'instrument et la manière de s'en servir. La forme de l'instrument est incommode, les dimensions en sont trop petites, la courbure de la canule empêche celle-ci de pénétrer bien loin, ou la fait arc-bouter contre la paroi vaginale antérieure et laisse les trois quarts du vagin échapper à l'action du liquide; la position accroupie que prennent habituellement les femmes empêche le liquide de pénétrer, contre les lois de la pesanteur, et le fait retomber dans le vase destiné à le recevoir avant qu'il ait baigné le vagin, car il n'y a pas ici de sphincter comme à l'anus et chez les femmes dont l'anneau vulvaire est relâché ou déchiré par des accouchements antérieurs, on peut dire qu'il ne reste pas une seule goutte de liquide dans le vagin. Je sais bien qu'on a amélioré le procédé en prescrivant aux malades de faire leurs injections allongées sur le dos, le siége au bord d'un lit, les jambes élevées, les pieds reposant sur un meuble, sur une commode ou sur le dos d'un fauteuil placés au-devant du lit, de manière à tenir l'orifice vulvaire du vagin sur un plan plus élevé que son cul-de-sac utérin et à permettre au liquide d'y séjourner quelques minutes comme dans un vase. Mais il ne faut pas compter beaucoup sur la bonne volonté des femmes à pratiquer leurs injections dans une position logique, sans doute, mais peu naturelle et fort incommode.

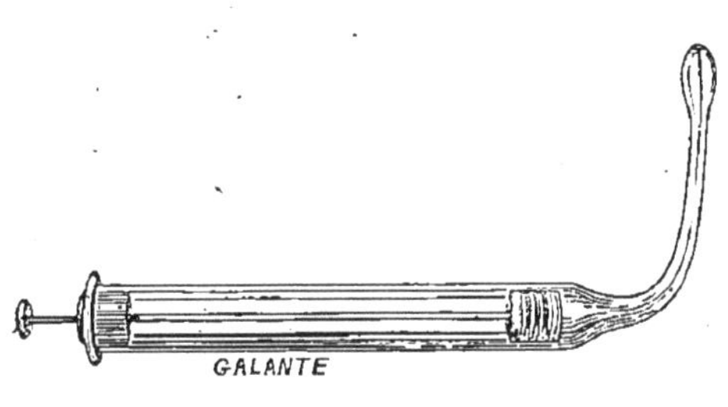

Fig. 79 (*).

Aussi, lorsque le médecin veut obtenir d'une injection tout ce qu'il est en droit d'en espérer, doit-il se décider à la faire lui-même.

On peut employer tout simplement une seringue ordinaire de moyen calibre, munie d'une canule utérine droite. On fait placer la

(*) Ancienne seringue à injection vaginale, dite seringue à matrice.

femme en supination sur le bord du lit ou d'une table, les jambes écartées, les pieds reposant à droite et à gauche sur des chaises, ou les cuisses fléchies sur le bassin et retenues par les mains appuyant sur les creux poplités, de manière à relever le siége au lieu de le laisser s'incliner en avant, position que j'ai décrite à propos de l'application du spéculum. On introduit la canule au fond du vagin, en la dirigeant sur le doigt préalablement ou simultanément introduit à la recherche du col et du cul-de-sac vaginal postérieur qu'il faut toujours s'efforcer d'atteindre. Quand on s'est assuré qu'elle est arrivée jusqu'à cet endroit, on pousse doucement l'injection de manière que le vagin en reçoive et en conserve autant que possible avant qu'elle déborde.

Un autre procédé consiste à employer une seringue ordinaire dont on introduit la canule dans le vagin, et qu'on retient assez fortement appuyée sur la vulve, nue ou garnie de coton, pour clore l'orifice vaginal : on pousse l'injection jusqu'à ce que le vagin soit distendu et sa cavité amplifiée autant que possible, puis on attend quelques secondes, ou même quelques minutes pour laisser à la muqueuse le temps d'être modifiée par le contact du liquide.

Un troisième procédé consiste à employer une seringue sans canule, d'une dimension analogue ou supérieure à celle du pénis, c'est-à-dire pouvant remplir exactement l'orifice vaginal et déplisser en grande partie le vagin, à extrémité arrondie et percée de trous : on l'introduit jusqu'au fond du vagin, et à mesure qu'on pousse le piston pour chasser le liquide, on retire la seringue pour céder la place à l'injection, que l'on retient dans la cavité vaginale autant que l'on veut, en ne retirant qu'à la fin le corps de l'instrument qui a bouché jusque-là l'ouverture du vagin. M. Ricord avait imaginé cette dernière espèce de seringue ou seringue priapique; elle était de verre pour servir surtout aux injections de nitrate d'argent; mais, à cause de sa fragilité, il y a quelque danger à la mettre entre les mains des malades.

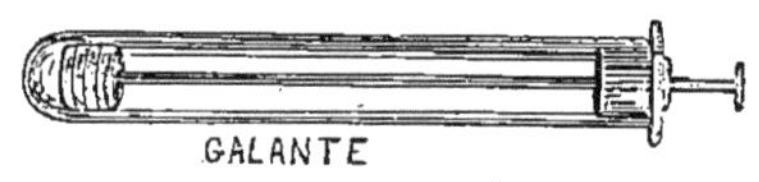

Fig. 80 (*).

Je ne puis pas donner plus d'éloges à un instrument beaucoup trop vanté, je veux parler de l'irrigateur Éguisier. Ce n'est en réalité qu'un instrument médiocre, malgré le manche à pression que M. Charrière y a adapté, et qui permet de convertir l'injection en une petite douche.

Somme toute, on voit que, pour une raison ou pour une autre, le médecin est presque toujours obligé de faire lui-même les injections sur l'efficacité desquelles il veut compter. Or, comme il peut appliquer les mêmes topiques d'une manière plus avantageuse, il est inutile la plupart du temps qu'il prescrive les injections.

b. La *lotion* est un véritable lavage de la muqueuse vaginale par le

(*) Seringue à injection vaginale de M. Ricord.

passage répété d'un liquide sur tous les points de cette muqueuse. C'est un des meilleurs moyens de déterger, de dépouiller du mucus ou du muco-pus qui y adhère, non-seulement les parois vaginales, mais le col de l'utérus.

On a même imaginé pour faire porter la lotion exclusivement sur le col de l'utérus, un spéculum en gutta-percha à parois creuses, et à orifices multiples sur son bord cervical, de manière que le liquide, arrivant par un tube en caoutchouc, soit directement porté sur le col, et lotionne cet organe à l'exclusion des parois vaginales. L'instrument est ingénieux, mais il ne me paraît pas indispensable.

On peut, après une lotion simplement aqueuse, émolliente ou détersive, employer une lotion médicamenteuse, qui joue le rôle d'injection et qui modifie les surfaces malades d'autant plus sûrement qu'elles sont mieux mises à nu.

Cette petite opération est facilement acceptée et pratiquée par les femmes parce qu'elle ne sort pas du cadre des soins de toilette auxquels elles sont habituées. Une petite-pompe, un clysopompe suffisent pour la pratiquer. De tous les instruments de ce genre, celui que je préfère est l'*hydroclyse*, parce qu'il peut se mettre dans tout récipient, qu'il peut servir à presque toute sorte de liquide et que son mécanisme n'est pas susceptible de dérangement. La malade s'assied sur un bidet dans lequel elle a placé le liquide qui doit servir à la lotion. Elle place l'hydroclyse dans la partie étroite du bidet, elle introduit lentement la canule utérine, droite, bien huilée, en la poussant vers le derrière, jusqu'au fond de la cavité vaginale, et alors elle n'a plus qu'à pomper pendant quelques minutes pour faire passer successivement et à plusieurs reprises tout le liquide par la cavité vaginale. Le plus souvent, après une lotion à l'eau pure, à l'eau savonneuse ou chargée de coaltar, je fais faire une lotion médicamenteuse qui remplit alors sûrement l'office d'une bonne injection. On ne saurait croire la différence qu'il y a entre les résultats avantageux obtenus par ces lotions méthodiques et l'inefficacité des injections ordinaires.

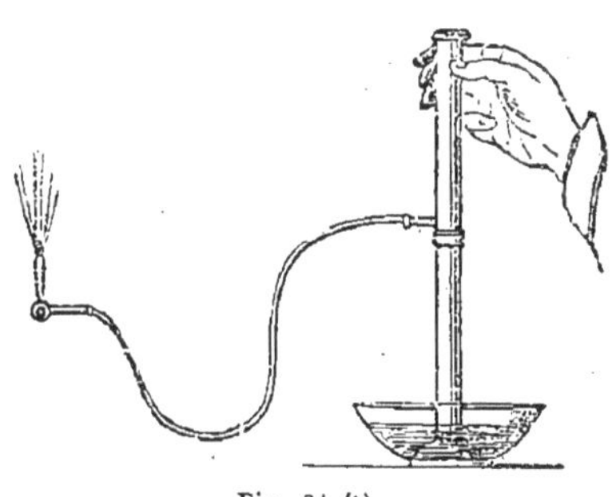

Fig. 81 (*).

Les lotions sont indispensables dans toutes les maladies sécrétantes du vagin. Il faut les faire plusieurs jours et souvent plusieurs fois par jour. Elles sont utiles dans un grand nombre de maladies utérines et surtout dans celles qui sont accompagnées d'une sécrétion morbide ou de l'écoulement d'un liquide provenant de la décomposition de caillots sanguins, de produits de conception ou de tumeurs contenues dans

(*) Hydroclyse ou petite pompe pour les lotions vagino-utérines.

la cavité utérine. Elles sont aussi utiles dans le cas où le col de l'utérus est ulcéré et fournit un liquide plus ou moins purulent.

La température de la lotion est variable. Dans les inflammations aiguës de l'utérus ou du vagin, dans les cas de cancer, dans certaines hyperesthésies, le liquide doit être tiède; l'impression du froid éveille de la douleur ou tout au moins une sensation pénible; elle peut être suivie d'une réaction nuisible. Dans les phlegmasies chroniques, les leucorrhées, les engorgements, les hypertrophies, les déviations, etc., le liquide doit être froid : la réfrigération ajoute une heureuse influence à celle de la lotion proprement dite en donnant du ton aux organes, en réveillant la contractilité et y déterminant des réactions salutaires.

La nature du liquide est aussi variable. La lotion est essentiellement détersive. Comme son nom l'indique, elle opère un lavage complet et réitéré de toute la muqueuse du conduit vulvo-utérin; aussi l'eau pure, l'eau légèrement savonneuse est-elle le liquide principalement employé dans la lotion. Mais on peut augmenter l'action détersive de la lotion ou lui imprimer une action modificatrice plus ou moins puissante, en usant de liquides médicamenteux de diverses sortes.

Dans l'emploi de ces diverses espèces de liquides et de la lotion en général, on se conformera aux deux préceptes suivants: Premièrement, n'employer, en fait de liquide modificateur, que des détersifs, des astringents, des cathérétiques. Les caustiques ne peuvent guère s'employer qu'en injections ou même en applications directes; les émollients, les sédatifs, les narcotiques, outre qu'ils ont peu de chance d'être absorbés, et par conséquent peu d'action directe sur le vagin, ne produiraient qu'un effet insignifiant, s'ils n'étaient appliqués ou introduits à l'état de concentration ou mis dans un contact prolongé avec la muqueuse génitale par des irrigations. — Secondement, faire toujours précéder une lotion médicamenteuse d'une lotion à l'eau pure, destinée à débarrasser toutes les surfaces muqueuses des produits de sécrétion liquides ou coagulés et de tous les autres corps étrangers qui peuvent les recouvrir, afin de les mettre à nu, de les exposer directement à la lotion médicamenteuse et de les rendre plus impressionnables à son action spéciale.

Les substances les plus utiles dans la composition de ces lotions médicamenteuses, sont: le savon, le coaltar saponiné, les carbonates alcalins, le vinaigre, l'alun, le tannin, les diverses préparations ferrugineuses, notamment le permanganate de fer, les aluns de fer, le perchlorure et les peroxychlorures de fer, etc. Elles peuvent entrer en quantité plus ou moins considérable dans le liquide qui doit servir à la lotion, de manière à produire des effets proportionnels. Il est facile d'ailleurs de varier, suivant le besoin, d'un jour à l'autre et, pour ainsi dire, à l'infini, la nature ou la dose de ces médicaments.

c. L'*irrigation* n'est autre chose qu'une lotion d'une durée indéfinie, ou plutôt le passage lent et prolongé d'un liquide, surtout de l'eau pure, dans la cavité vaginale. C'est un *bain intérieur* que l'on fait prendre à la muqueuse du vagin, au col de l'utérus et généralement à tout le système utérin, ou aux organes contenus dans l'excavation pelvienne.

Le plus souvent ce bain intérieur peut s'administrer en même temps qu'un bain de siége. Il suffit alors à la malade de se servir d'un tube en caoutchouc désigné sous le nom d'*irrigateur vaginal simple.* Ce tube, d'une longueur d'environ un mètre cinquante, est terminé à l'un de ses bouts par un petit cylindre creux en plomb, destiné par son poids à le faire plonger au fond du vase qui contient le liquide préparé pour l'irrigation; à l'autre bout par une canule à matrice droite en gomme élastique, à extrémité olivaire percée de plusieurs trous. Il est interrompu, à sa partie moyenne, par un réservoir en caoutchouc, à double valvule, faisant fonction de pompe aspirante et foulante. La malade s'assied dans une baignoire de siége vide ou contenant une certaine quantité d'eau. Elle place devant elle, sur un escabeau ou sur une petite table plus élevée que le fond de la baignoire, le réservoir, seau, baquet, cuvette, etc., dans lequel se trouve le liquide à irrigation. Elle fait plonger dans ce réservoir l'extrémité plombée du tuyau, et tenant l'autre extrémité de la main gauche, elle amorce cette espèce de siphon par des pressions réitérées exercées sur le réservoir. Du moment que le liquide a commencé à sortir par la canule, l'écoulement continue jusqu'à ce que le réservoir soit vidé. Pour que tout ce liquide passe par le vagin, il suffit que la malade y introduise cette canule préalablement bien huilée, en ayant soin de lui faire suivre tout le long de la paroi postérieure du vagin, jusqu'à ce qu'elle soit arrivée dans le cul-de-sac utéro-vaginal correspondant, ce qui est le seul moyen de faire baigner par le liquide le col de l'utérus et la totalité de la muqueuse vaginale.

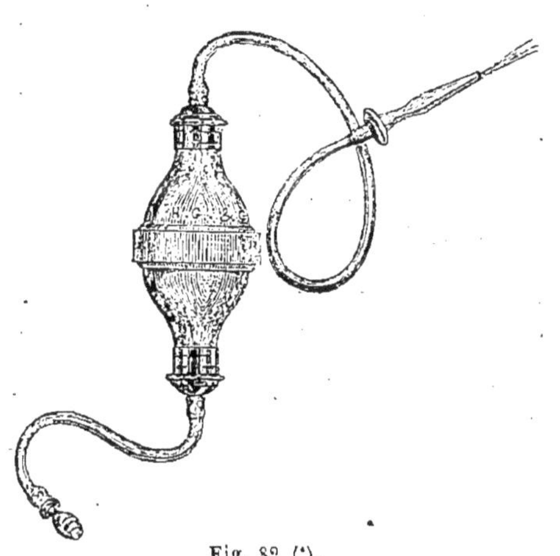

Fig. 82 (*).

Il faut insister beaucoup sur ces deux points: de faire adapter aux irrigateurs des canules droites, au lieu de canules courbes qui vont se butter dès l'entrée du vagin contre la paroi antérieure de ce canal; et d'engager les malades, une fois la canule droite introduite, à la pousser autant qu'elles le pourront vers le derrière, ce qui est le seul moyen de la faire arriver jusqu'à la lèvre postérieure du col.

Si la malade ne touche plus à son appareil, à moins que ce dernier ne

(*) Irrigateur vaginal simple. Le tube aspirateur doit être plus long. L'extrémité utérine doit être munie d'une canule à matrice droite.

se dérange, tout le liquide contenu dans le réservoir passe par le tube dans le vagin avec une certaine lenteur. Elle peut activer la rapidité de ce passage en comprimant de temps en temps le réservoir. Au besoin elle pourrait, en se servant d'une canule à un seul orifice terminal, et en comprimant suffisamment le réservoir, diriger le jet du liquide comme une petite douche sur le col utérin. Mais il est préférable, dans les cas rares où l'on croit devoir doucher le col, de le faire directement par un autre procédé.

On peut prolonger indéfiniment la durée de cette irrigation. Il suffit d'ajouter de l'eau dans le réservoir, à mesure qu'il se vide et d'enôter de la baignoire à mesure qu'elle se remplit. Généralement cette durée n'est pas moindre d'un quart d'heure ou d'une demi-heure, et l'irrigation est répétée deux fois par jour ; mais souvent j'ai été obligé de la prolonger plusieurs heures et d'y revenir, après un court intervalle de temps, pour procurer aux malades tout le bénéfice d'un moyen dont la sage administration peut produire des résultats extrêmement avantageux. Ainsi, pour amener une sédation de l'utérus et du système utérin, pour empêcher le mouvement fluxionnaire de s'y produire à la suite de la cautérisation ou de toute autre lésion traumatique, les irrigations continuées pendant plusieurs heures sont d'excellents moyens dont l'emploi est suivi d'un succès presque constant.

Quand la malade ne peut pas quitter le lit, on peut la faire bénéficier

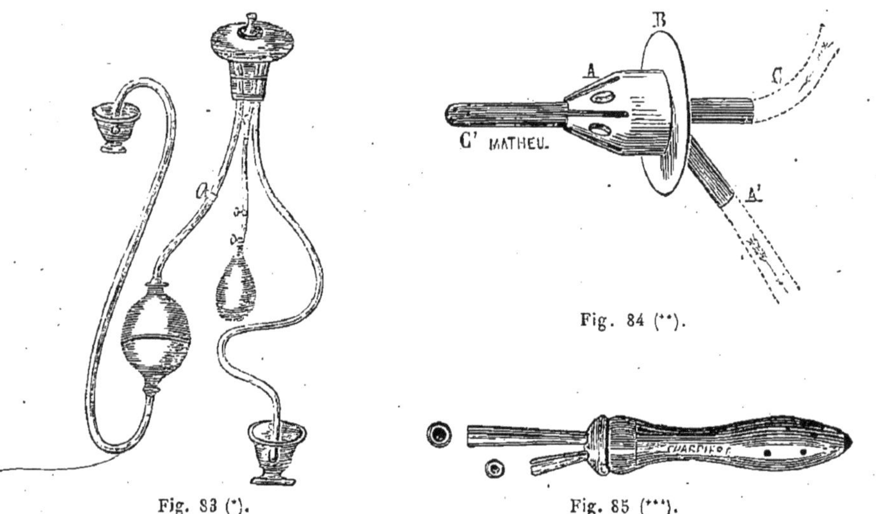

Fig. 83 (*). Fig. 84 (**). Fig. 85 (***).

des avantages de l'irrigation continue, en se servant d'un appareil un peu plus compliqué, connu sous le nom d'*irrigateur vaginal double*. Cet

(*) Irrigateur vaginal double de M. Maisonneuve.
(**) Extrémité vulvo-vaginale de l'irrigateur vaginal double d'Aran.
(***) Suppositoire à double courant de Leroy d'Etiolles, pouvant servir de canule pour l'irrigateur vaginal double.

ingénieux appareil, dans lequel un tuyau de décharge est ajouté au tube d'apport, permet de tenir le col de l'utérus et le vagin, pendant plusieurs heures, constamment baignés par un liquide, à une température invariable, sans que le lit ou les vêtements de la malade soient mouillés. Le tube d'apport se termine par une canule, et par conséquent déverse le liquide sur la partie du vagin où arrive l'extrémité de cette canule, c'est-à-dire près du col utérin. Le tube de décharge prend le liquide près de l'orifice vulvaire pour le laisser simplement s'écouler dans un vase placé à côté du lit de la malade. Pour que l'appareil fonctionne, il suffit que, pendant que les tubes d'apport et de décharge s'ouvrent dans la cavité vaginale, l'orifice même de cette cavité soit parfaitement obturé. Or, dans certains appareils, cette occlusion du vagin ou de l'orifice vulvaire est obtenue par le gonflement d'un pessaire à air : tel est l'irrigateur de M. Maisonneuve. Dans d'autres plus simples, elle est produite par une plaque métallique de la surface de laquelle s'élève un cône également métallique renfermant à la fois la canule d'apport et le tube de décharge : tel est l'appareil d'Aran.

J'ai fait construire un irrigateur vaginal double sur un modèle analogue à ce dernier, aussi simple que possible, et je m'en suis souvent servi avec un grand succès, soit pour de vraies irrigations, soit pour de simples lotions, chez des malades qu'on ne pouvait déplacer dans leur lit. C'est un instrument sans doute d'un usage bien moins fréquent que l'irrigateur vaginal simple; mais il faut ne pas manquer d'y avoir recours, dans les cas où il est formellement indiqué de faire des irrigations chez une malade qui ne peut pas quitter le lit.

On peut enfin diriger des *douches* sur le col, sans spéculum, ou mieux avec spéculum, soit avec un simple hydroclyse, soit avec une pompe à jet continu, comme la petite pompe à réservoir d'air comprimé, imaginée par M. Charrière.

Mais, sauf les cas où l'on désire expulser du col toutes les mucosités qu'il contient, et le déterger exactement, avant de le cautériser ou d'y appliquer un pessaire médicamenteux, il est plus nuisible qu'utile de percuter fortement cet organe par un jet de liquide. On dépasse ainsi le but : au lieu de provoquer la résolution, on développe des mouvements fluxionnaires et des accidents inflammatoires. Je dirai que les douches sur l'hypogastre et les régions iliaques dans les cas de maladie utérine, sont dangereuses; à plus forte raison, celles que l'on dirige sur le col doivent-elles l'être.

C. — L'*hydrothérapie* est un des moyens les plus puissants dans le traitement des maladies utérines, et cela se conçoit. A combien de médications ne vient-elle pas en aide ! Sédation, tonification, révulsion, résolution, sans compter les autres. Malheureusement, on l'emploie souvent à l'aveugle. On a abusé des bains chauds, des bains tièdes, comme de la saignée, du repos, etc. Maintenant n'abuserait-on pas de l'eau froide? A côté des malades qui bénéficient de belles cures, n'y en a-t-il pas d'autres qui sont victimes de cette mode d'hydrothérapie, mise en vogue par les beaux succès des empiriques, propagée par les études sérieuses de médecins instruits?

Le meilleur moyen d'aider l'hydrothérapie à rendre de grands services dans le traitement des maladies utérines, et elle peut en rendre de très-grands, c'est de préciser la nature de ces services, de les caractériser, de signaler en même temps les cas où elle peut être nuisible.

L'emploi curateur de l'eau froide, ou l'hydrothérapie dans la plus large acception du mot, comprend l'application générale de l'eau froide sur tout le corps, et son application locale, *intus* et *extra*. Ce sont deux actions souvent très-différentes.

Le médecin doit connaître, non-seulement l'action générale de l'eau froide ; mais celle des divers modes d'application de cet agent. Car ses effets varient fort d'un mode à l'autre, depuis le bain de rivière ou de mer jusqu'à l'enveloppement par le drap mouillé ou l'immersion après sudation; depuis la douche écossaise, chaude et froide à succession brusque, et la douche froide sur tout le corps, jusqu'à la douche sur le col utérin ou l'irrigation vagino-utérine continuée plus ou moins de temps.

Il faut rechercher les médications que l'on peut réaliser à l'aide des modes d'application variés de l'eau froide : la sédation, la tonification, la révulsion, la résolution, etc. Il faut chercher comment on les réalise, s'il n'y a pas plusieurs moyens d'arriver au même but, si l'on ne peut pas employer l'eau froide de diverses manières chez diverses femmes pour atteindre un résultat identique, s'il n'y a pas enfin dans cette application des dangers qui la contre-indiquent dans un cas donné.

D'autre part, il faut rechercher parallèlement les indications qu'il y a à remplir dans les maladies utérines et préciser les cas dans lesquels les unes ou les autres doivent être remplies.

Il faut rapprocher enfin les indications à remplir dans les maladies utérines des médications réalisées par l'emploi de l'eau froide, et déterminer la correspondance ou l'opposition qui se trouve entre les unes et les autres. Telle indication peut être bien remplie par l'eau froide, il faut l'employer. Telle autre ne saurait être remplie par ce moyen, il y a contre-indication à son usage. Enfin il est des cas où, par-dessus une indication, il y a une contre-indication qui la prime : alors il faut savoir s'abstenir, ou en retarder l'application.

L'eau froide agit dans les maladies utérines comme dans toutes les maladies chroniques, même dans les inflammations, mais à certaines conditions : par exemple qu'on aura éteint les accidents aigus, les exacerbations; qu'on emploiera l'hydrothérapie dans la mesure des forces de la malade, de son impressionnabilité et de celle de sa matrice; qu'on déterminera les réactions chez l'une d'une façon, chez l'autre d'une autre, par la marche, l'exercice, la chaleur humide, l'étuve sèche, les frictions, etc., suivant la force même de l'organisme et suivant la susceptibilité particulière des organes malades; car ceux-ci peuvent ne pas permettre le moindre exercice sans être atteints de redoublements inflammatoires : j'en ai eu dernièrement une nouvelle preuve.

Les médecins directeurs des établissements hydrothérapiques ne sauraient donc se pénétrer assez de cette vérité, que, comme tout médicament, l'eau froide doit être dosée, son application variée, les moyens de réaction modifiés, tout le système de traitement enfin approprié, accommodé à la malade et à la maladie.

Ces principes posés, je dois dire quels sont les procédés hydrothérapiques les plus utiles. Pour les juger, il faut se rappeler que le but principal qu'on se propose dans l'hydrothérapie, c'est le refroidissement et le retour de la chaleur à la peau, l'impression faite sur l'organisme et la réaction de celui-ci, la concentration et l'expansion. *De l'eau froide* et *de l'air chaud*, telles sont, dit M. Fleury [1], les bases de l'hydrothérapie.

Ces alternatives de concentration et de réaction sont opérées à l'aide de l'eau froide, c'est-à-dire d'un agent qui tonifie l'économie sans l'exciter, et qui agit sur la peau, c'est-à-dire sur celui de tous les organes dont la surface est la plus étendue, en même temps qu'il réveille, par les mouvements qu'il leur imprime, la vitalité et l'énergie fonctionnelle de tous les viscères. Il en résulte qu'elles déterminent une *révulsion* naturelle souvent renouvelée et sur la plus large surface possible; qu'elles ont une action *résolutive* comme tout ce qui active le mouvement nutritif de composition et de décomposition, de résorption et d'excrétion. Il en résulte encore qu'elles sont éminemment *toniques* pour l'organe malade et pour l'ensemble de l'économie, et qu'elles constituent une médication qu'Aran [2] a désignée par l'expression assez originale de *remontement général*. Enfin, si l'on a soin de les diriger, dans certains cas, en prolongeant l'impression du froid, de manière à éviter l'excitation, elles peuvent être également *sédatives*.

On peut demander à l'hydrothérapie tantôt l'un ou l'autre de ces effets, tantôt tous ces effets réunis. Parfois on l'emploie avant même de commencer la cure proprement dite d'une maladie utérine, pour tonifier et reconstituer l'organisme affaibli et le rendre capable de supporter le traitement. Plus souvent on l'applique, après les premiers moyens locaux et généraux qui ont agi directement sur l'utérus et les principales altérations fonctionnelles, pour achever, par son action révulsive et résolutive, une guérison que les autres agents seraient impuissants à produire.

Il est des cas dans lesquels, par la résistance des malades à la réaction,

[1] *Traité pratique et raisonné d'hydrothérapie*. Paris, 1re édit., 1852. 2e édit., 1857.
[2] Ouvr. cité, p. 261.

ou par la nécessité d'une révulsion cutanée plus puissante, on est obligé de recourir à la sudation artificielle.

La *sudation artificielle* est provoquée par le bain de vapeur, ou par l'étuve sèche; d'autres fois, on a recours à l'enveloppement dans le drap mouillé et les couvertures, et l'on fait boire à la malade d'abord du tilleul, en y ajoutant au besoin quelques gouttes d'acétate d'ammoniaque, puis, quand la sudation commence, un verre d'eau froide de quart d'heure en quart d'heure. Cette sudation précède, plus souvent elle suit la réfrigération. C'est un moyen qui a l'inconvénient d'affaiblir les malades; mais il est très-puissant, et je crois qu'on a tort de l'abandonner, car il peut rendre de grands services.

L'*impression brusque du froid* peut être produite par des frictions avec une éponge trempée dans l'eau froide, l'application du drap mouillé, ou simplement des compresses et des ceintures imbibées d'eau froide, de grands et de petits lavements froids, des affusions d'eau froide sur tout le corps, des immersions dans un grand bain, ou dans une rivière, ou dans la mer, des bains de siége froids simples ou à eau courante, enfin des douches de toutes sortes, verticales ou latérales, en colonne ou en pluie, générales, partielles ou locales. Pour ces dernières, la température de l'eau doit être de 10 à 12 degrés; elle ne doit pas descendre au-dessous de 8.

La plupart de ces moyens peuvent être employés à domicile, et le médecin doit savoir instituer pour ses malades une hydrothérapie domestique. Seulement il faut en diriger l'application avec le plus grand soin; souvent il faut y préparer les malades en leur donnant l'habitude des réactions et en y disposant la surface cutanée.

Pour atteindre ce but, je suis dans l'usage de faire préluder à l'hydrothérapie par des frictions sèches : il est d'autant plus nécessaire d'en faire prendre l'habitude aux malades, qu'elles devront en user largement pendant le traitement hydrothérapique et continuer à les pratiquer ensuite, pour ne pas perdre les fruits du traitement. On pratique ces frictions au lever et au coucher, rapidement et légèrement, avec un tampon de flanelle ou de molleton de laine sec ou imbibé d'eau sédative (ammoniacale camphrée), avec une brosse anglaise de flanelle, avec un gant de crin, ou mieux, avec une brosse de chiendent.

On passe ensuite aux frictions à l'eau froide avec l'éponge ou le drap mouillé. On doit les faire le matin au saut du lit, et le soir avant le dîner, de manière à faire la réaction immédiatement après.

On peut employer en même temps les compresses ou la ceinture humide. Trempées dans l'eau froide, exprimées avec soin, elles sont placées sur le bas-ventre ou autour du bassin, recouvertes d'une compresse ou d'une ceinture sèche, et par-dessus d'une toile cirée ou en caoutchouc : le tout est maintenu étroitement autour du corps et reste en place de huit à douze heures sans être renouvelé. On ne les applique qu'en été : elles sont très-sédatives. Les quarts de lavement d'eau froide pris le soir, en se couchant, et gardés toute la nuit, sont aussi rafraîchissants et sédatifs.

On en vient aux bains de siége froids, simples ou à eau courante. Suivant la durée qu'on leur donne, ils sont simplement révulsifs, ou ils deviennent également sédatifs. Mais il faut, surtout pour l'eau courante, ne pas trop abaisser la température de l'eau, et bien préserver les malades, par une bonne réaction, des douleurs rhumatismales qu'ils provoqueraient s'ils n'étaient pas surveillés.

Mais les moyens les plus avantageux, auxquels il ne faut pas tarder d'arriver, sont les *affusions* froides et surtout les *douches*, qui joignent à la réfrigération, la titillation ou la percussion, plus ou moins énergique, par laquelle elles provoquent plus sûrement la réaction. On peut administrer les douches à domicile avec une simple pompe de jardin à jet continu, comme on en trouve partout, et mieux encore avec une pompe à réservoir d'air, comme celles de M. Charrière ou de M. Ma-

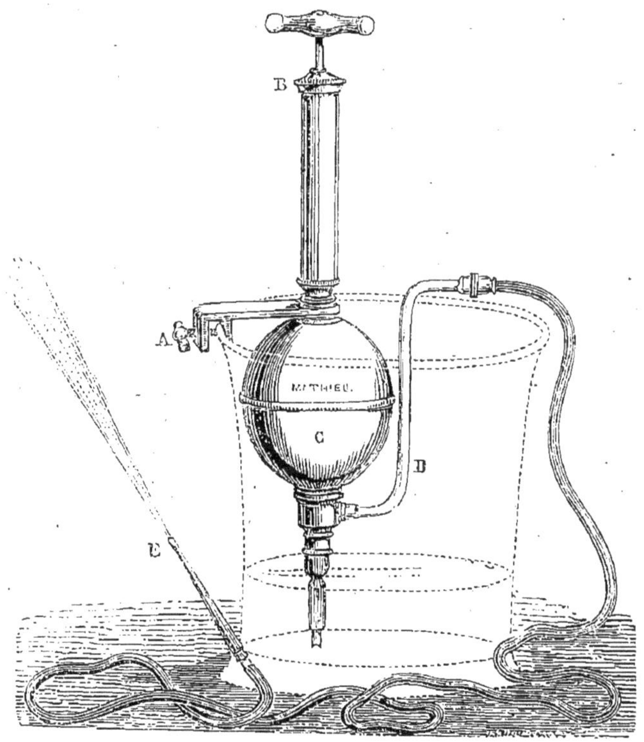

Fig. 86 (*).

thieu, dont la force de projection exerce une percussion plus efficace. On se sert d'un jet unique ou d'un jet divisé par une pomme

(*) Pompe à réservoir d'air et à jet continu, avec une pression suffisante pour l'administration des douches à domicile.

d'arrosoir. Ce dernier est généralement préférable. Les malades doivent respirer librement pendant la durée de la douche. Pour cela on a soin, après avoir frappé les pieds par la colonne d'eau, de faire remonter celle-ci le long des membres inférieurs, du bassin et des lombes où on la maintient pendant quelques instants, puis obliquement en dehors vers les épaules, d'abord d'un côté, puis de l'autre, sans frapper directement la colonne vertébrale à la région dorsale, ce qui produit toujours une sensation d'étouffement. Jamais on ne douche le bas-ventre, si ce n'est légèrement avec la pomme d'arrosoir. La malade doit se frictionner et se mouvoir sous la douche pour faciliter la réaction.

Il suffit de prendre une douche par jour, le matin, après qu'on a quitté le lit, ou dans la journée, trois ou quatre heures après le repas. La durée de la douche doit être d'abord très-courte, une minute environ; plus tard, on la prolonge peu à peu jusqu'à 5 minutes. Pour lui donner toute son efficacité, il faut commencer par déterminer de la chaleur à la peau par des frictions, une sudation, ou plutôt par la marche, par un exercice soutenu; c'est ce qu'on appelle l'action. Quand le corps est bien échauffé, la malade reçoit sa douche. Immédiatement après, on l'essuie, on la frictionne et elle recommence la marche ou l'exercice jusqu'à ce que la transpiration arrive; c'est ce qu'on appelle la réaction.

Dans les établissements hydrothérapiques, on a l'avantage d'avoir des douches très-fortes, de pouvoir en donner deux par jour, de multiplier les moyens d'action et de réaction, enfin d'employer en quelque sorte toute la journée au traitement, avec suite et régularité, sans interruption, sous la direction d'un médecin éclairé, ce qui hâte beaucoup les effets résolutifs de l'hydrothérapie. On y peut recevoir aussi des douches jumelles, c'est-à-dire alternativement chaudes et froides, alternant brusquement, et produisant souvent des effets plus intenses de saisissement et de réaction.

Dans la plupart de ces établissements, le traitement n'est pas même interrompu à l'époque des règles. Il est certain que chez la plupart des malades, cela n'a aucun inconvénient, surtout quand le traitement est bien fait, que l'on n'a recours qu'à la douche, que l'action et la réaction qui la précèdent et qui la suivent, sont faites régulièrement. Pourtant, après y avoir bien réfléchi, je pense qu'il est prudent de l'interrompre, au moins les deux ou trois premiers jours, surtout de cesser les bains de siége froids, et, par-dessus tout, les bains de siége à eau courante. Aran cite un exemple d'accidents sérieux survenus parce que cette précaution n'avait pas été prise.

Enfin je crois qu'il est utile de recourir, selon le cas, à chacun des procédés que je viens d'indiquer et de les classer en quelque sorte suivant l'ordre dans lequel on peut les employer. Je crois qu'il est utile aussi de recourir à l'hydrothérapie faite successivement à domicile, ou dans la ville même habitée par la malade, ou dans un établissement particulier. Le séjour dans ce dernier est nécessaire, comme une cure aux eaux minérales, quand il faut obtenir une action décisive, imprimer une marche rapide au traitement; la malade doit y consacrer tout son temps et y concentrer toute son attention. Les deux autres manières d'agir, l'hydrothérapie domestique notamment, qui peut se prolonger indéfiniment, mais qui est toujours moins énergique et poursuivie avec moins de régularité, quoi qu'on fasse, sans compter le danger que courent les malades de s'enrhumer par leurs imprudences, sont réservées pour les cas moins graves, ou pour le commencement et pour la fin du traitement hydrothérapique.

Ai-je besoin de répéter, en terminant, que l'hydrothérapie ne doit jamais être employée dans les cas de maladie aiguë, ni même dans les maladies chroniques qui conservent un caractère d'acuïté ou des redoublements inflammatoires? Il faut toujours avoir apaisé ces accidents par les antiphlogistiques, les émissions sanguines, le repos, les grands bains, les purgatifs, etc. En un mot, il ne faut demander à l'hydrothérapie que ce qu'elle peut donner, et c'est beaucoup ; c'est même tant, que, sans elle, il me paraît difficile de mener à bonne fin la cure de la majorité des maladies utérines.

D. — *Eaux minérales et bains médicamenteux.* Les eaux minérales en bains, irrigations, douches et boisson, les bains minéraux artificiels ou médicamenteux produisent d'excellents résultats, à la seule condition d'être appliqués opportunément et suivant l'indication.

Ainsi, il faut se rappeler que, parmi ces eaux minérales, il y en a dont la composition et l'expérience consacrent les propriétés résolutives (eaux alcalines de Vichy, Vals, Boulou), d'autres les propriétés révulsives et légèrement excitantes (eaux sulfureuses de Luchon, Saint-Sauveur, Cauterets, Vernet), d'autres les propriétés toniques et plus ou moins excitantes (eaux ferrugineuses de Lamalou, Sylvanès, eaux salines de Balaruc, bains de mer, Bourbonne, etc.), d'autres enfin les qualités sédatives (eaux de Bigorre, d'Ussat, de Néris, etc.).

Il faut se rappeler aussi que, par leur spécificité, si je puis le dire, autant que par les propriétés que je viens de signaler et qui répondent à des médications diverses, ces eaux sont très-propres à combattre les affections diathésiques, l'appauvrissement du sang, la dyspepsie et tous les états généraux qui dominent si souvent la maladie utérine.

C'est par ces deux principes que l'on peut se guider pour faire un choix utile aux malades. Du reste, il faut se rappeler que les eaux minérales, plus encore que l'hydrothérapie, ont de graves inconvénients, lorsqu'elles sont employées prématurément, avant l'extinction des phénomènes aigus. Cela dit, passons rapidement en revue celles qui peuvent rendre les plus grands services et tâchons d'établir quelques probabilités, sinon une détermination précise au sujet des indications qu'elles peuvent remplir.

Les bains de mer, suivant qu'on les prend courts ou longs, dans le Nord ou dans le Midi, dans une saison ou dans une autre, avec un tempérament nerveux ou lymphatique, une organisation sèche ou molle, ont des modes d'action tout différents. Ils peuvent suppléer l'hydrothérapie, être simplement toniques, devenir excitants, ou exercer sur l'affection scrofuleuse et les engorgements qui en dépendent, l'action résolutive la plus énergique.

Pour les femmes épuisées par une longue maladie utérine, comme pour toutes les personnes chez lesquelles la réaction est faible, il faut craindre un refroidissement trop intense ou trop prolongé. « Voilà ce qui rend si précieuses à ces organisations chétives, débilitées, sans chaleur, les chaudes plages de la Méditerranée et les eaux de cette mer exposées pendant quatre mois aux ardeurs d'un soleil immuable. Le corps se refroidit à peine au sein de cette eau si bien chauffée, et la réaction est prompte en passant du bain dans une atmosphère toujours tiède sous les rayons d'un soleil ardent. Quelle ressource aussi que ce sable brûlant sur lequel on marche et qui rappelle si bien la chaleur aux extrémités !... La mer du Nord est pour les forts qui peuvent supporter ses froides atteintes, les intempéries de l'air et qui ont en eux-mêmes un foyer assez ardent pour se réchauffer sous un pâle soleil ; ils y acquièrent un redoublement de forces ; la Méditerranée est la mer des faibles, des corps frissonnants, à sang pauvre, lymphatiques, de ceux qui n'ont ni force ni chaleur à perdre[1]. »

Les eaux de Balaruc, celles de Bourbonne, et en général les eaux salines, participent de ces dernières propriétés ; elles sont purgatives ; elles sont en outre justement renommées comme jouissant d'une efficacité incontestable dans le traitement des paralysies, surtout des paralysies essentielles, des paralysies nerveuses, hystériques. J'ai vu une paraplégie de cette dernière espèce, chez une jeune dame, durant déjà depuis deux ans, et ôtant toute faculté contractile aux membres inférieurs, à la vessie et au rectum, guérie d'une manière complète par l'usage suffisamment continué et renouvelé des eaux de Balaruc. Mais, dans le traitement de la plupart des maladies utérines, les eaux salines sont trop excitantes et généralement contre-indiquées.

Par opposition, les eaux sédatives de Bigorre, d'Ussat, de Néris, et quelques autres ont joui d'une grande vogue, et certains médecins y ont envoyé indistinctement toutes les femmes. Elles sont absolument inactives sur la plupart des maladies utérines. Elles paraissent indiquées seulement dans les cas où la maladie utérine occupe le second plan et ne peut pas être regardée comme la cause des accidents généraux, où l'état nerveux est très-développé, excité, perturbé, et où il y a, par l'effet de l'âge, d'une maladie organique du cœur ou de quelque autre circonstance, contre-indication formelle à l'emploi de l'hydrothérapie.

[1] Donné, *Conseils aux familles sur la manière d'élever les enfants*, suivis d'un précis d'hygiène applicable aux différentes saisons de l'année, p. 317. Paris, 1864.

Les eaux alcalines de Vichy, de Vals, du Boulou, d'Andabre, de Plombières, sont des plus usitées, et peut-être celles qui donnent les plus heureux résultats. Elles doivent leur efficacité à l'heureuse influence qu'elles ont sur les troubles digestifs et à l'action résolutive qu'elles exercent sur les engorgements : j'ai vu des résultats remarquables en ce genre. Mais M. Villemin[1] s'est efforcé avec raison de signaler, comme contre-indication absolue à leur usage, la persistance d'accidents inflammatoires. Dernièrement encore, j'ai eu l'occasion de vérifier le peu de succès qu'en avait retiré une malade atteinte d'inflammation péri-utérine chronique avec redoublements, et l'aggravation du mal qu'elles avaient produite chez une autre malade atteinte de métro-ovarite encore douloureuse.

Les eaux ferrugineuses de Lamalou, Sylvanès, Schwalbach, Bussang, etc. sont aussi fréquemment employées avec succès, parce qu'elles répondent à des indications capitales. Tout en ayant l'inconvénient d'être parfois un peu excitantes, elles jouissent de propriétés très-avantageuses, eu égard à la chloro-anémie qu'elles guérissent, à la dyspepsie dont elles triomphent souvent, à l'appauvrissement du sang qu'elles enrichissent et à la débilitation de la constitution qu'elles remontent. La quantité considérable d'acide carbonique que les eaux de Lamalou renferment, détermine sur la peau une hyperesthésie passagère, qui est suivie souvent, par l'effet révulsif qui se produit ainsi ou par suite de l'absorption de l'acide carbonique, d'une sédation marquée du système nerveux. Quand on ne peut pas aller à la source boire et se baigner, on peut encore bénéficier chez soi de leur efficacité. On fait très-avantageusement usage aux repas de l'eau d'une de ces sources, celle de Lamalou-le-Centre, qui ne s'altère pas par le transport.

Enfin les eaux sulfureuses de Luchon, Saint-Sauveur, Cauterets, et surtout Vernet, localité qui est habitable toute l'année, sont indiquées chez les femmes lymphatiques, scrofuleuses, leucorrhéiques, atteintes de catarrhe ou de rhumatisme. A une action sédative pour certaines sources, excitante pour le plus grand nombre, elles ajoutent une action révulsive et résolutive par laquelle j'ai vu produire, chez un grand nombre de malades, des effets remarquables. Vernet surtout m'a donné des résultats très-avantageux : c'est qu'on peut y combiner, avec l'usage des sources, de température et de composition variées, dont il est facile de graduer l'action, celui d'un bon système de douches verticales, ascendantes, latérales, simples ou jumelles, et surtout celui de l'hydrothérapie, dont les éléments excellents sont un vaporarium modèle, utilisable pour la sudation, et l'eau vive et fraîche d'un ruisseau qui descend directement des montagnes.

Ai-je besoin d'ajouter que l'on peut faire usage de ces diverses eaux, non-seulement en boisson et en bain, mais en douches, en injections,

[1] *De l'emploi des eaux de Vichy dans les affections chroniques de l'utérus*, p. 126, 241. Paris, 1857.

en irrigations? Ai-je besoin de dire aussi que, lorsque les malades sont empêchées par la saison, l'éloignement, des occupations urgentes ou le défaut de fortune, d'aller aux eaux minérales naturelles, on peut en faire préparer d'artificielles, dont elles éprouvent souvent beaucoup de bien?

J'ai déjà cité les bains médicamenteux, comme utiles dans les maladies aiguës ou dans les maladies chroniques très-douloureuses, telles que le cancer, ou dans le lymphatisme et l'état de débilité excessive. Ils sont composés surtout de décoctions de plantes narcotiques ou calmantes, le pavot, la ciguë, la belladone, la jusquiame, l'aconit; ou de substances émollientes, la graine de lin, le son, la gélatine ou la colle de Flandre, la mauve, la guimauve; ou de plantes chargées de principes aromatiques légers ou forts, le tilleul, la feuille d'oranger, le thym, le serpolet, la lavande, le romarin, la sauge. Avec celles-ci on fait simplement une infusion, avec les premières une décoction.

Pour préparer le bain aromatique, on met au fond de la baignoire deux poignées d'herbes aromatiques, on verse dessus l'eau bouillante, on recouvre d'une couverture de laine, et la malade attend que la température soit descendue au degré convenable pour entrer dans le bain. Pour les bains émollients, on y fait dissoudre de 100 à 500 grammes de colle de Flandre, ou bien on y fait mettre 1 kilogramme de son, une décoction de mauve ou de graine de lin. Pour les bains sédatifs et calmants, on fait une décoction de 20 à 30 grammes de feuilles des espèces narcotiques et têtes de pavots mêlées ensemble et on la verse dans le bain; la moitié de cette dose est suffisante pour un bain de siége avec irrigation.

Les bains minéraux peuvent être préparés de bien des manières : je crois que les plus simples sont les meilleurs. Une livre ou deux de sel de cuisine pour les bains salins; autant de savon noir, ou 200 à 500 grammes de sous-carbonate de soude pour les bains alcalins; enfin 50 à 100 grammes de sulfure de potasse préalablement dissous dans l'eau chaude pour les bains sulfureux : tels sont les procédés qu'il est facile d'employer partout. Quant aux bains ferrugineux, voici le mode de préparation de ces bains, tel qu'il a été donné par M. Lambossy, de Nyon, et tel que je l'ai fait réaliser plusieurs fois : on prend cinq ou six bouteilles de la capacité d'un litre, remplies de vinaigre; on ajoute dans chacune d'elles trois ou quatre poignées de limaille ou mieux de tournure de fer; on les laisse ouvertes et exposées à l'air; la réaction est terminée quand la liqueur a pris le goût d'encre. Dose : le liquide de l'une des bouteilles pour un bain, la moitié pour un bain de siége. La limaille est laissée au fond de la bouteille; on n'a plus qu'à remplir celle-ci de vinaigre pour refaire la préparation. On peut employer plusieurs fois l'eau du bain, en y ajoutant une demi-bouteille ou un quart de bouteille du liquide précédent, suivant qu'il s'agit d'un bain entier ou d'un bain de siége.

Mais ces bains artificiels ne valent jamais autant que les eaux minérales naturelles et que l'hydrothérapie, surtout quand on peut en user dans un climat sec et chaud. Sous ce rapport, Montpellier est dans une situation privilégiée. Non-seulement on peut y faire toute l'année de l'hydrothérapie, à domicile ou en ville; mais on est à portée de la Méditerranée, dont les eaux, quoiqu'elles ne soient pas indispensables dans la majorité des cas, sont souvent utiles aux femmes atteintes de maladies utérines, et l'on se trouve en quelque sorte au centre de la réunion la plus variée d'eaux minérales qu'on puisse trouver. Deux établissements hydrothérapiques, celui de Laffoux au pont du Gard, et celui de Saint-Didier près de Carpentras, sont à ses portes; les eaux ferrugineuses de Lamalou, les eaux salines de Balaruc sont dans le même département; les eaux alcalines de Vals, d'Andabre, du Boulou sont dans les départements limitrophes de l'Ardèche, de l'Aveyron et des Pyrénées orientales; enfin ce dernier renferme les sources sulfureuses les plus variées, et surtout celles d'Amélie et de Vernet où l'on peut suivre un traitement toute l'année.

4° Les *résolutifs*, en y comprenant tous les agents qui concourent à la même médication, les fondants, les altérants, les excitants spéciaux tels que l'électricité, sont souvent indiqués, après les antiphlogistiques proprement dits et les émissions sanguines, et concurremment avec les purgatifs, les bains, l'hydrothérapie ou les eaux minérales.

Les frictions sèches, l'hydrothérapie, les purgatifs sont déjà à eux seuls, lorsqu'on les emploie avec discernement, des résolutifs puissants; mais ils ne suffisent pas pour dissiper l'engorgement, l'hypertrophie, les restes ou les produits de l'inflammation, surtout lorsque ces états morbides sont entretenus par l'existence d'une diathèse.

Il faut alors avoir recours aux résolutifs proprement dits et aux antidiathésiques.

Un des plus puissants, un de ceux que l'on peut employer des premiers, à cause de son action antiphlogistique, comme diminuant la plasticité du sang, augmentant la faculté absorbante des vaisseaux lymphatiques, et activant la résorption, c'est le mercure. Généralement je ne le prescris qu'en frictions sur le bas-ventre, dans les aines, à la face interne des cuisses. J'associe l'onguent napolitain à un dixième de son poids d'extrait de belladone, excellent sédatif. — Dans l'état aigu, on répète les frictions toutes les six heures et l'on place dessus un grand cataplasme chaud, très-humide. On peut aussi étendre cette pommade en couche épaisse sur une large compresse d'une dimension suffisante pour couvrir tout l'abdomen, et laisser celle-ci appliquée sur le ventre deux ou trois jours, en ayant soin de la couvrir d'une autre compresse en taffetas ciré ou en caoutchouc, qui entretient la moiteur de la peau, et de retenir le tout à l'aide d'un bandage de corps, ou mieux d'un caleçon de natation, qui a l'avantage de donner au pansement de la fixité et de préserver le linge de la malade des souillures de la pommade mercurielle. — Dans l'état chronique, la malade fait ces frictions seulement le soir, quand elle est couchée ; elle recouvre l'hypogastre d'un linge et d'une toile imperméable, retenus également par le caleçon.

Il faut avoir soin, lorsqu'on multiplie ou qu'on prolonge l'usage des frictions mercurielles, de prévenir la salivation par quelques purgatifs salins, par exemple un verre d'eau de Sedlitz ou de Pullna, de temps en temps, et par un gargarisme au chlorate de potasse (5 grammes de ce sel dans 200 grammes d'eau).

Cet inconvénient de la salivation fait rejeter souvent l'administration du mercure à l'intérieur. Il n'y faut pourtant pas renoncer d'une manière absolue, surtout dans les cas de syphilis, et dans ceux où l'on croit que l'action dépurative et résolutive de ses préparations doit être utilisée. Une des préparations les plus usitées, dans ce cas, est celle-ci : pilules contenant chacune 5 centigr. de calomel, de savon médicinal, de ciguë et d'extrait de douce-amère. La malade en prend de une à quatre chaque jour.

Mais, dans les maladies devenues tout à fait chroniques, l'iode et ses préparations sont plus souvent et plus utilement employés.

A l'intérieur, l'iodure de potassium, dont on augmente progressivement les doses depuis 10 centig. jusqu'à 3 grammes par jour, en les diminuant ensuite graduellement de la même manière, et prolongeant le traitement environ trois mois, a une action résolutive très-puissante.

On peut substituer à ce médicament le bromure de potassium, à doses plus faibles, que M. Simpson [1] préfère à l'iodure, parce qu'il le regarde comme sédatif et tonique, en même temps que résolutif. Les propriétés sédatives de ce sel ont récemment attiré l'attention des praticiens [2].

Je ne parle pas des autres préparations d'iode, telles que la teinture d'iode, l'iodure de fer, etc., qui sont moins usitées dans ces cas, mais qui peuvent évidemment rendre de grands services et qu'il faut savoir employer suivant l'indication, pourvu qu'il n'y ait pas de contre-indications du côté des voies digestives, notamment de l'estomac.

Quant à l'usage externe de ce médicament, tantôt je badigeonne alternativement les diverses régions de l'hypogastre et même la muqueuse utéro-vaginale avec de la teinture d'iode, qui agit comme révulsif en même temps que résolutif; tantôt je prescris de faire des frictions, le soir, quand la malade est au lit, avec une pommade composée de axonge 50 grammes, iodure de plomb 3 grammes iodure, de potassium 2 grammes, de la même manière qu'avec la pommade mercurielle, et de couvrir l'hypogastre avec le même appareil.

[1] Simpson, *Clinical lecture son diseases of Women*, p. 227, 338, etc. Philadelphia, 1863.

[2] Gübler, *De la puissance sédative du bromure de potassium*, dans le *Bulletin général de thérapeutique*, t. LXVII, p. 5, 49. Paris, 1861.

Les préparations d'or rendent d'utiles services dans les cas où le mercure et l'iode sont contre-indiqués. Elles conviennent en outre, comme ces derniers, l'iode surtout, pour combattre la diathèse scrofuleuse. Quelques succès remarquables survenus à la suite de leur usage, notamment la résolution de deux kystes ovariques, m'autorisent à les recommander. On administre le muriate d'or, en commençant par 3 milligrammes, en frictions sur la langue et la muqueuse buccale, et montant progressivement tous les dix jours de 2 milligr. jusqu'à ce qu'on arrive à 10 milligr. ; ou bien l'oxyde d'or en solution, ou en pilules à des doses doubles.

Enfin les préparations arsenicales, les pilules asiatiques, les liqueurs de Fowler ou de Pearson, m'ont paru être suivies, après un long usage, d'un résultat avantageux, lorsque l'herpétisme ou la diathèse dartreuse paraissait entretenir la maladie utérine.

Les eaux alcalines ou sulfureuses, les préparations dialytiques de M. Bonjean de Chambéry, dans les cas où le rhumatisme ou la goutte participe à l'état morbide, m'ont également semblé ne pas devoir être négligées. Mais il faut convenir que l'indication de ces deux dernières espèces de médicaments est beaucoup moins fréquente et surtout moins précise que celle des précédentes.

L'électricité, dont je décrirai l'application à propos des topiques, peut devenir aussi un résolutif puissant, par l'excitation d'une nature spéciale, et particulièrement propre à activer les actes de nutrition et de résorption, qu'elle provoque dans le tissu utérin, en le traversant.

Je dois signaler aussi, parmi les médicaments du même ordre, le seigle ergoté qui, tout en agissant d'une manière indirecte, peut aider puissamment à la résolution de l'organe. Il provoque les contractions du tissu musculaire de l'utérus. Par cette action élective, autant que par ses propriétés hémostatiques, non-seulement il contribue puissamment à arrêter les hémorrhagies ; mais encore il détermine dans l'organe un resserrement continu, qui se transforme en action expulsive, lorsqu'un corps étranger ou un polype y est contenu, et en action résolutive, lorsque ce resserrement s'opère sur l'organe lui-même, sur les sucs qui l'engorgent, sur les éléments plastiques qui s'interposent à son tissu propre, et qui en augmentent le volume et la densité. On peut employer l'ergotine de M. Bonjean, ou tout simplement le seigle ergoté récemment pulvérisé, de la même manière que pour provoquer l'accouchement, mais à plus faible dose, par exemple 25 à 50 centigr. chaque jour. Au moment des règles, s'il survient de la ménorrhagie, en même temps qu'on la combat par la position, le repos, les réfrigérants, les acides, on multiplie les doses de seigle ergoté, en les administrant toutes les six heures ou même toutes les quatre heures.

Enfin l'abstinence elle-même, ou l'amoindrissement progressif de la diète, ainsi que cela se pratique dans le traitement arabique, a été vantée par Lisfranc, M. Nonat et quelques autres, comme activant particulièrement la résorption des produits plastiques et hâtant la résolution. Rien n'est plus juste, et je reconnais qu'il est des cas où l'on peut y avoir recours. Mais ces cas sont très-rares. Le traitement par l'*inanition* ou la *cura famis*, comme on peut l'appeler, demande une très-grande prudence de la part du médecin, pour deux raisons : la première, c'est que, dans les maladies utérines, l'appauvrissement du sang et l'affaiblissement de la constitution marchent de pair avec la chronicité; la seconde, c'est que, à mesure qu'on affaiblit de plus en plus les malades, tout en provoquant la résolution des hypertrophies, des engorgements, des phlegmasies chroniques, on favorise encore la disposition des diathèses à profiter de l'affaiblissement, de l'amaigrissement, de la détérioration provoquée et tous les jours croissante de la constitution, pour envahir peu à peu l'organisme et finir par éclater.

5° Les *toniques* et les *reconstituants* sont au contraire essentiellement indiqués dans la très-grande majorité des cas. Je crois même que, d'après la manière dont on règle le régime, on peut obtenir quelques-uns des effets avantageux de la *cura famis*, tels que la diminution de l'embonpoint de mauvais aloi qu'on observe, ai-je dit, chez un petit nombre de malades, en même temps que l'on augmente la richesse du sang et de la chair, le ton des muscles, la force et la résistance de tous les organes.

Sous ce rapport, le régime est le meilleur tonique, et j'ai obtenu de grands effets dans les cas que je viens de rappeler, en le combinant avec les résolutifs. Ainsi l'abstention de farineux, de laitage, et presque de pain; l'usage continu de viandes rôties, associées à quelques légumes verts et à quelques fruits, peuvent concourir avec les bains de vapeur, les frictions, l'hydrothérapie, l'exercice et quelques altérants, à tonifier étonnamment la constitution, en même temps qu'à déterminer la résolution des hypertrophies ou des tumeurs formées par les productions plastiques des phlegmasies chroniques.

Mais il faut la plupart du temps activer les digestions pour obtenir du régime tout ce qu'il peut donner comme agent reconstituant, et y adjoindre l'usage des médicaments doués de propriétés toniques bien avérées ou agissant directement sur la composition du sang, tels que les ferrugineux.

Quand on ne peut activer la digestion par le séjour à la campagne ou au bord de la mer, par l'action de certaines eaux minérales, notamment des eaux alcalines et de l'hydrothérapie, il faut recourir aux divers médicaments antidyspeptiques. Il est évident que le choix entre ces moyens très-nombreux est dirigé par la connaissance que le médecin doit avoir de la cause ou de la nature de la dyspepsie particulière à sa malade.

— Ainsi, faut-il remplacer le principal agent de la digestion qui fait défaut? On a recours à la pepsine, seule ou associée à la codéine, à la morphine, à la strychnine, au sous-nitrate de bismuth, prise pendant ou immédiatement après le repas, d'après les règles données par M. L. Corvisart [1]. Dans ces cas, d'ailleurs assez rares, le résultat obtenu par l'administration du médicament est des plus remarquables.— Faut-il exciter la sécrétion du suc gastrique? On administre immédiatement avant le repas, ou plutôt 10 à 12 minutes avant chaque repas, une infusion amère ou aromatique froide, un peu de glace, des substances alcalines, d'après le résultat des expériences de MM. Blondlot [2], L. Corvisart [3], Longet [4]. Les préparations que j'ai toujours vues réussir, dans ce cas, en ayant soin d'en varier de temps en temps l'emploi, et de les administrer 10 minutes avant le repas, sont les suivantes : un verre à Bordeaux d'eau de Vichy (source de l'Hôpital), ou de solution de 5 grammes de bicarbonate de soude dans 1 litre d'eau; une tasse d'infusion refroidie de 1 gramme quassia amara dans 1 litre d'eau, ou de 1 gramme quassia amara et 1 gramme rhubarbe dans la même quantité de liquide; une ou deux cuillerées à café de liqueur d'absinthe dans trois cuillerées d'eau. etc. — Faut-il combattre une disposition incessante au vomissement? On fait boire aux repas une eau gazeuse naturelle ou artificielle, l'eau de Seltz, de Saint-Galmier, de Condillac, des Bouillens de Vergèze, de Lamalou, etc.; ou bien on fait prendre, quelque temps avant le repas, dans une cuillerée d'eau sucrée et d'eau de fleurs d'oranger, une poudre composée de : racine de colombo et carbonate de chaux āā 25 centigrammes, racine de belladone 2 centigrammes. Si une dose est insuffisante, on en prend deux ou trois doses à deux heures d'intervalle l'une de l'autre. — Faut-il suppléer enfin au défaut de ton ou de réaction de l'estomac? On fait boire, aux repas, de la macération de quinquina rouge (1 à 4 grammes par litre d'eau), coupée avec le vin, ou de l'eau de goudron, ou les eaux minérales ferrugineuses alcalines de Lamalou, du Boulou, de Vals, de Vichy (Célestins), d'Andabre, de Bussang, d'Orezza, etc., ou même parfois des eaux sulfureuses froides et peu minéralisées, comme la source de la Comtesse, dont j'ai vu des effets remarquables à Vernet-les-Bains (Pyrénées-Orientales); ou des préparations artificielles telles que l'eau ferrée simple, ou préparée avec une boule de Nancy, l'eau de Seltz artificielle additionnée d'une préparation ferrugineuse, d'eau ferrée simple, de carbonate de fer, de quelques gouttes du peroxychlorure de fer basique du professeur Béchamp, ou bien enfin la poudre

[1] *Sur la dyspepsie et la consomption et sur l'usage de la pepsine*. Paris, 1854. — Voy. aussi O. Reveil, *Formulaire raisonné des médicaments nouveaux et des médications nouvelles*, p. 92. Paris, 1864.

[2] *Traité analytique de la digestion*. Paris, 1843.

[3] *De la sécrétion du suc gastrique sous l'influence directe des aliments, des boissons et des médicaments*. Paris, 1857.

[4] *Traité de physiologie*, t. I, p. 184. Paris, 1861.

ferro-manganique de M. Pétrequin, à la dose d'une ou deux cuillerées à café pour un verre d'eau et de vin. — Faut-il arrêter au contraire une diarrhée habituelle, ce qui est rare, mais ce qui peut se rencontrer comme effet ou comme cause de la dyspepsie ? Si l'eau de Vichy avant le repas est insuffisante, outre la ceinture de flanelle, les frictions avec le croton tiglium sur l'abdomen, l'emplâtre épigastrique de ciguë ou de thériaque, la décoction blanche de Sydenham, le bismuth, des quarts de lavement avec quelques gouttes de laudanum, etc., je recommande la préparation suivante : sous-nitrate de bismuth 2 grammes, diascordium 50 centigrammes, extrait aqueux thébaïque 25 centigrammes, mêlez et faites 20 pilules : à prendre 2 à 4 par jour, à intervalles égaux.

Quant aux toniques proprement dits, l'indication se présente souvent de recourir aux préparations ferrugineuses. Quelques-unes de celles que je viens de signaler comme digestives, peuvent être suffisantes. S'il faut combattre un état marqué de chloro-anémie, on a recours, suivant l'indication spéciale, à quelqu'une des nombreuses préparations ferrugineuses pharmaceutiques, telles que le fer réduit par l'hydrogène, le lactate de fer qui est très-soluble, l'iodure de fer qui jouit en outre de l'avantage d'être résolutif. Je fais un usage fréquent de la préparation suivante, employée d'abord par mon père : 15 centigrammes de masse pilulaire de Blaud fraîchement préparée, 5 centigrammes de rhubarbe pour une pilule, à prendre 1 à 4 pilules au commencement de chaque repas. Cette préparation a l'avantage d'un médicament frais et soluble, dans lequel la rhubarbe combat efficacement la disposition à la constipation, qui résulte habituellement de l'usage prolongé du fer. Souvent j'associe le fer à la valériane, ou simultanément à la valériane et à la rhubarbe. Peu de préparations ferrugineuses m'ont rendu d'aussi grands services.

Dans le cas où l'on veut associer au fer, un médicament essentiellement nutritif, ou plutôt engraissant, on doit prescrire l'huile de foie de morue mélangée avec du sirop d'iodure de fer. J'ai vu dans quelques circonstances la maigreur des femmes atteintes de maladies utérines consomptives, céder, comme celle des tuberculeux, à l'emploi longtemps continué de ce médicament.

Enfin les diverses préparations de quinquina, le vin de quinquina, le sirop, la décoction, seule ou coupée avec du lait, sont des toniques francs qui contribuent puissamment à relever les forces et à reconstituer l'organisme appauvri.

6° Les *calmants*, c'est-à-dire les moyens qui s'adressent aux altérations des fonctions nerveuses, et surtout à l'élément douleur, si prédominant dans une foule de cas, ne sauraient être trop étudiés, au point de vue des diverses indications qu'ils peuvent remplir dans le traitement des maladies de matrice.

L'élément douleur est celui qu'on a le plus souvent à combattre, surtout localisé sur l'utérus ou sur quelque nerf. L'hyperesthésie locale ou générale, la névralgie siégeant sur l'utérus ou sur un des nerfs sensitifs, tels que les nerfs sciatiques, l'ilio-pubien, un nerf intercostal, une branche du trijumeau, sont les manifestations les plus fréquentes de la douleur. Elles indiquent l'usage des anesthésiques et des anodins.

Les opiacés sont encore les meilleurs narcotiques. On peut les associer aux préparations de belladone et les administrer sous diverses formes. Dans la métrite elle-même, quand un élément douleur excessif s'ajoute à l'inflammation, on doit donner l'opium à l'intérieur. On prescrit des pilules de 2 centigrammes chacune d'extrait aqueux thébaïque ou d'extrait gommeux d'opium, à prendre de quatre en quatre heures et au besoin d'heure en heure ; ou bien 1 centigramme d'hydrochlorate de morphine toutes les six heures jusqu'à cessation de la douleur. Du reste, on élève ces doses ou l'on en rapproche l'administration suivant la violence et la persistance de la douleur. On peut associer à l'ingestion des narcotiques dans l'estomac, l'administration de ces mêmes médicaments en lavement ou en bain, par exemple un quart de lavement avec 10 gouttes de laudanum ; des frictions dans les aines avec du laudanum ; l'introduction dans l'anus d'une pommade ou d'un suppositoire à l'opium et à la belladone ; des bains de siége dans une décoction de 4 grammes de feuilles de jusquiame et autant de feuilles de belladone dans 10 litres d'eau. Quelquefois un bain de siége frais avec irrigation, d'une durée de plusieurs heures, suffit pour faire cesser un état d'hyperesthésie excessif, surtout lorsqu'il est provoqué par un traumatisme.

On peut même porter sur le col de l'utérus divers calmants : l'extrait thébaïque, l'extrait de belladone, le laudanum. Pourtant je crois qu'Aran[1] s'est exagéré la portée et les avantages du pansement au laudanum. Ce pansement consiste à verser par le spéculum 1 ou 2 grammes de laudanum sur le col bien essuyé, à y jeter un peu d'amidon qui fait magma avec le laudanum et à l'y retenir avec un tampon de coton ; il me semble qu'il peut être avantageusement remplacé dans la plupart des cas par des quarts de lavement laudanisés. Quant au froid, au chloroforme et à l'acide carbonique, je pense qu'il vaut mieux les appliquer à l'hypogastre que les porter sur le col, parce que le premier est suivi d'une réaction douloureuse et que les deux autres favorisent les congestions sanguines.

Les injections hypodermiques de sulfate neutre d'atropine, réussissent merveilleusement contre les névralgies[2], et je conseille d'y avoir recours immédiatement, si quelques frictions anodines restent sans résultat. Même contre l'hystéralgie proprement dite, je pense qu'il suffit de les faire à l'hypogastre ou dans les aines, et je ne sais s'il y a un grand

[1] Ouvr. cité, p. 179.

[2] *Des injections narcotiques sous-cutanées dans le traitement des névralgies.* — *Montpellier médical*, t. III, p. 289, année 1859.

avantage à les pratiquer sur l'utérus. J'ai essayé cette petite opération, elle ne m'a jamais donné des résultats bien satisfaisants : si l'on injecte le liquide dans la cavité utérine, comment le doser, et comment être sûr qu'une seule goutte sera absorbée? Si l'on pique le col pour l'injecter dans le tissu même, on a une petite hémorrhagie qui entraîne le sang avec une bonne partie de la solution. J'avoue que, malgré l'habitude que j'ai de pratiquer depuis longtemps cette petite opération, je n'ai jamais été satisfait de la manière dont j'ai pu la faire sur l'utérus ni des résultats qu'elle m'a donnés.

L'autre élément dépendant du système nerveux est le spasme. Il nécessite l'administration des antispasmodiques sous toutes les formes. Tantôt le spasme réside surtout dans l'utérus, sous la forme de coliques ou de tranchées utérines; tantôt il est général et peut même donner lieu à des accidents hystériques ou du moins hystériformes.

Le laudanum en lavement suffit souvent pour calmer les tranchées. L'eau fraîche remplit aussi, dans maintes circonstances, le rôle d'antispasmodique. Les infusions de tilleul, de feuilles d'oranger, de mélisse, etc., sont aussi d'excellents antispasmodiques, qui se trouvent sous la main des malades dans toutes les familles. Mais, quand il se déclare de la constriction à la gorge, des envies de vomir, des mouvements convulsifs ou tétaniques, de l'anesthésie, etc., il faut recourir à des antispasmodiques sérieux. Les vapeurs d'éther, ou même de chloroforme, les perles d'éther du docteur Clertan, qui épargnent aux malades le picotement brûlant de l'éther sur la langue et la gorge, et qui permettent de porter toujours avec soi ce médicament sous une forme commode pour l'ingestion, trouvent dans ce cas des applications fréquentes.

Lorsque ces médicaments ne suffisent pas, on a recours au sesquicarbonate d'ammoniaque et aux ammoniacaux en général, au camphre, au galbanum, à l'ambre gris, à la valériane, au musc, au castoréum, qui agissent efficacement sur les phénomènes hystériformes. Le prix élevé de l'ambre gris et du musc, la forme d'emplâtre habituellement réservée au galbanum, m'ont fait donner la préférence à la valériane et au castoréum, auxquels j'associe le laudanum et l'éther. Je mélange parties égales de quatre substances : teinture de valériane, id. de castoréum, laudanum de Sydenham, éther sulfurique. Il en résulte une mixture antispasmodique que les malades peuvent avoir toujours auprès d'elles, et dont elles font usage, en en versant 20 à 30 gouttes, avec une cuillerée d'eau de fleurs d'oranger, dans un demi-verre d'eau sucrée : à prendre par gorgées de cinq en cinq minutes. Le soulagement est, dans la plupart des cas, presque immédiat.

Enfin, lorsque les symptômes prennent un aspect encore plus grave, comme celui d'une attaque d'hystérie, il faut associer aux médicaments précédents, l'assa-fœtida, en pilules ou en lavement, à la dose de 4 grammes d'assa-fœtida et 10 à 15 gouttes de laudanum, mélangés avec un jaune d'œuf, dans 100 grammes d'eau de laitue. En même temps, il faut déterminer une révulsion rapide à la peau, en promenant des sinapismes sur les extrémités, sur la poitrine, sur les régions épigastrique et précordiale. Il est fâcheux que l'usage de l'essence de moutarde ne soit pas répandu en France comme en Angleterre. J'ai connu des dames anglaises sujettes aux attaques hystériques qui, à l'aide d'un flacon d'essence de moutarde, préparaient en voyage des sinapismes sans difficulté et sans retard. On imbibe simplement un papier non gommé de cette essence, on applique cet emplâtre improvisé sur le point où l'on veut produire l'impression et on recouvre d'un peu de taffetas ciré ou de caoutchouc.

7° Les *épispastiques* et les *exutoires* peuvent être employés, surtout dans le traitement des maladies chroniques. Ils agissent comme dérivatifs plutôt que comme révulsifs, par exemple dans le traitement des flux muqueux; et parfois comme résolutifs, par exemple dans le traitement des engorgements et des phlegmasies chroniques péri-utérines.

Les exutoires, les cautères volants ou permanents peuvent trouver leur application dans le cas où il existe une diathèse. Mais j'avoue que je leur préfère tout autre mode de traitement, surtout chez des femmes jeunes; et que je considère la révulsion permanente, entretenue à la peau par des manœuvres d'hydrothérapie longtemps continuées, comme bien plus naturelle, s'exerçant sur une plus large surface, et par conséquent jouissant d'une efficacité bien plus énergique, que celle qui peut être obtenue par les meilleurs exutoires. Je les réserve donc pour les cas graves où une complication sérieuse, comme la phthisie pulmonaire, empêche de traiter la maladie utérine par des moyens énergiques et nécessite elle-même leur application.

Les épispastiques proprement dits, les vésicatoires, exercent une double action dérivative et résolutive, lorsqu'ils sont rapprochés du siége du mal. On les place aux lombes et même à la région sacrée, sur l'abdomen, à l'hypogastre, sur l'une ou l'autre des régions iliaques, dans les cas de métrite chronique, d'inflammation péri-utérine, d'ovarite, d'engorgement, d'hypertrophie. Ils produisent un grand effet dans ces cas-là. Il faut les proportionner à l'étendue et à la date récente de l'inflammation. Pour une inflammation étendue ou encore récente, une pelvi-péritonite, par exemple, on applique un large vésicatoire, tenant une grande partie du ventre ou toute une des régions iliaques. Pour une inflammation ancienne, très-circonscrite, ou pour un engorgement, une hypertrophie, on applique successivement plusieurs vésicatoires de dimension ordinaire, comme une pièce d'argent de 5 francs ou d'un diamètre double, à côté les uns des autres; ou bien le premier au milieu, les autres en couronne autour de lui. On peut remplacer quelquefois les vésicatoires par un emplâtre de thapsia, ou par des frictions avec de l'huile de croton, ou mieux avec une pommade au croton tiglium, en ayant soin de recouvrir la partie frictionnée, surtout dès que l'éruption paraît, avec du sparadrap ou du papier adhésif, tel que celui de Fayard, pour l'abriter contre le contact des vêtements.

Enfin, on applique les vésicatoires jusque sur le col.

Je leur ai vu produire la guérison de leucorrhées très-rebelles qui n'avaient cédé à aucun autre moyen. Je les crois aussi très-utiles dans les cas de périmétrite, et dans tous ceux où l'on désire dégorger l'utérus par un écoulement séreux ou produire une action substitutive. Comme résolutif ou fondant d'une hypertrophie, je leur préfère pourtant la cautérisation actuelle.

Voici comment on procède à cette application. On déterge le col, on le douche légèrement de manière à lui faire expulser toutes les mucosités qu'il contient. Puis on porte au fond du spéculum l'emplâtre épispastique, d'une dimension un peu inférieure à celle du col, pour qu'il n'atteigne pas le vagin, et on l'y retient appliqué exactement sur l'utérus par un fort tampon ou plusieurs tampons de coton, de manière à l'empêcher de se déplacer et à remplir les culs-de-sac utéro-vaginaux en avant et en arrière. Quand on a mis plusieurs tampons de petite dimension dans ces culs-de-sac, on en introduit un très-fort pour retenir le tout, afin d'éviter tout déplacement dans le pansement. Ces précautions sont motivées par la douleur que les femmes éprouvent lorsque le vésicatoire prend sur le vagin. Cette action est insensible sur le col, mais elle est très-douloureuse ailleurs, et elle empêcherait pendant quelque temps l'introduction du spéculum. Après quelques heures ou une journée de séjour, pendant laquelle il est bon que la malade reste allongée, on retire le vésicatoire; il s'est fait habituellement une sécrétion séreuse très-abondante. Cette sécrétion se continue pendant plusieurs jours. Il est inutile de faire aucun pansement; mais il faut surveiller de temps en temps la petite plaie. D'ordinaire, il suffit de faire pratiquer matin et soir des irrigations. Ce soin est indispensable, et les irrigations doivent être prolongées lorsque la vésication a atteint le vagin.

Je ne parle pas de la cautérisation transcurrente employée fréquemment par M. Nonat[1] dans le traitement des névralgies. Le feu effraye les malades, et les injections narcotiques sous-cutanées m'ont paru réussir plus souvent. Je n'ai pas parlé non plus de l'application des vésicatoires volants ou des vésicatoires ammoniacaux placés sur les points douloureux pour fournir une surface d'absorption à la morphine. Lorsque les douleurs névralgiques persistent, même après la guérison de la maladie utérine, dans la branche iléo-scrotale, le nerf sciatique, etc., je crois qu'au lieu de les traiter par la méthode endermique, il est encore plus simple de recourir aux injections narcotiques sous-cutanées.

[1] Nonat, *Traité pratique des maladies de l'utérus et de ses annexes*, p. 170. Paris, 1860.

§ 2. MOYENS LOCAUX.

Les moyens locaux ou topiques sont de trois sortes : les moyens mécaniques, les topiques médicamenteux, les opérations chirurgicales.

I. *Moyens mécaniques.* — Ils sont destinés à protéger, à soutenir, à redresser, à contenir, très-rarement à comprimer l'utérus ou les organes voisins. Ils s'appliquent à l'extérieur sur diverses régions, à l'intérieur dans le rectum ou dans le vagin, dans la cavité même de la matrice.

1°. — Les *moyens mécaniques appliqués extérieurement* sont : les diverses espèces de ceinture, abdominale ou hypogastrique, et les coussins périnéaux. Les premiers agissent sur les viscères abdominaux, les seconds sur l'utérus.

On doit distinguer deux espèces de *ceintures*, les ceintures abdominales dont le but peut être de contenir simplement, de soutenir, ou de comprimer méthodiquement; et les ceintures hypogastriques, qui n'agissent ou ne doivent jamais agir que sur les viscères abdominaux, en les soutenant, de manière à protéger indirectement l'utérus.

Les *ceintures abdominales* agissent sur la totalité des parois de l'abdomen ou seulement sur sa partie inférieure.

Les premières ont pour but de comprimer méthodiquement l'abdomen lorsque les parois en sont trop distendues par le tissu adipeux, que le volume du ventre devient trop gênant, ou que les parois (affaiblies par la distension qu'une hydropisie ascite, dont le liquide a été évacué, ou que des grossesses antérieures lui ont fait subir) sont relâchées, pendantes au-devant du pubis, et demandent à être soutenues pour ne pas gêner l'exercice et pour ne pas fatiguer, par cette projection, soit les viscères abdominaux, soit la matrice elle-même. Cette compression méthodique peut encore s'exercer utilement sur la distension produite par des kystes ovariques pendant ou après leur développement, après l'évacuation du liquide par la ponction, ou même après l'extirpation du kyste. J'ai eu des exemples trop frappants de l'efficacité des ceintures abdominales bien faites pour ne pas en recommander l'usage. L'introduction du caoutchouc, dans les tissus appropriés à cette compression, a permis d'atteindre, dans l'application de ces ceintures, un grand degré de précision. Sous ce rapport, je ne saurais trop recommander les ceintures confectionnées d'après les

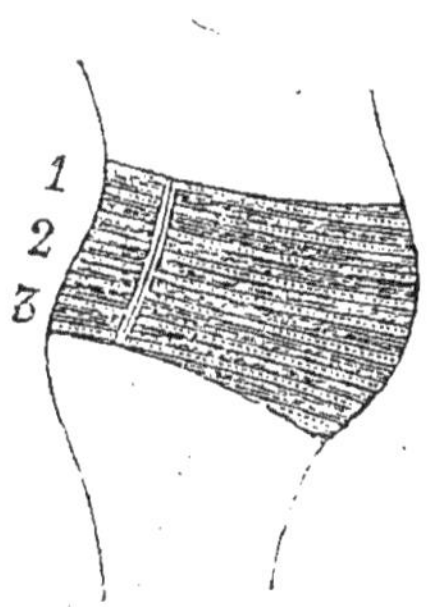

Fig. 87 (*).

(*) Ceinture abdominale ou supporteur abdominal de Bourjeaurd.

principes du docteur Bourjeaurd[1], qui rendent des services signalés.

Lorsque le ventre a besoin d'être soutenu plutôt que comprimé, on élargit la partie supérieure de ces ceintures, ou même on la supprime, et l'on adapte à la partie inférieure, immédiatement au-dessus du pubis, un coussin à air en caoutchouc, placé transversalement. On peut se contenter aussi de ceintures larges en avant, embrassant l'hypogastre, du pubis jusqu'à quelques centimètres de l'ombilic, se rétrécissant à partir de ce point pour passer sous les crêtes iliaques plutôt qu'au-dessus, se croisant sur la région sacrée et revenant s'attacher au-devant du pubis, où l'on peut resserrer plus ou moins l'extrémité des deux chefs en les bouclant l'un avec l'autre ou en les fixant au plein de la ceinture. Ces dernières ceintures sont très-utiles pour soutenir le corps de l'utérus, lorsqu'il tend à s'incliner en avant dans les premiers mois de la grossesse; ou bien, si l'on y adapte, comme aux premières, un coussin à air, sus-pubien, elles servent à soutenir les viscères abdominaux, de manière à les empêcher de peser sur l'utérus malade ou dévié. Elles sont moins efficaces, mais souvent mieux supportées que les ceintures hypogastriques proprement dites, dont je vais parler, et à ce titre elles méritent d'être essayées dans plusieurs occasions où ces dernières ne paraissent pas tolérables.

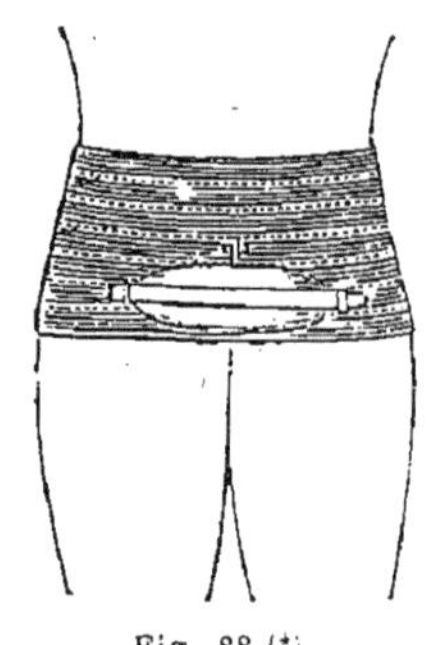
Fig. 88 (*).

Les *ceintures hypogastriques*, comme leur nom l'indique, concentrent leur action sur l'hypogastre. Leur partie essentielle consiste dans un fort coussin, très-épais, quelquefois élastique, le plus souvent non élastique, dur, résistant, bourré de crin, doublé d'une forte peau de chamois du côté de l'hypogastre et soutenu par une large plaque métallique au dehors. Elles n'ont en aucune manière, comme on l'a gratuitement supposé, le rôle de comprimer l'utérus et encore moins de l'immobiliser. Si elles agissaient ainsi, non-seulement elles ne causeraient aucun soulagement, mais elles provoqueraient à coup sûr de vives douleurs; c'est ce qui arrive souvent lorsqu'on les essaie chez des femmes maigres, à abdomen rentrant. Leur action sur l'utérus est tout à fait indirecte. Elles ne le fixent pas, elles ne le relèvent pas davantage. Quand cet organe ou les tissus voisins sont le siége d'une phlegmasie chronique, quand l'utérus est en antéversion ou en rétroversion, le poids des viscères abdominaux, se transmettant en partie sur cet organe, ne peut manquer d'en exagérer pour le moins la déviation, de le comprimer, d'y déterminer des douleurs, d'en favoriser la congestion. Il n'en faut pas davantage pour empêcher les femmes de se livrer

(*) Ceinture hypogastrique de Bourjeaurd.

[1] *Gazette des hôpitaux*, 24 janvier 1857.

à l'exercice, et le traitement d'opérer efficacement sur une maladie, entretenue continuellement par l'effet même de cette compression. Au contraire, si une large plaque avec un épais coussin, agissant comme la main ou le poing porté de bas en haut au-dessus du pubis, relève la masse des viscères et la refoule en haut et en arrière vers le diaphragme, en en supportant le poids, il est évident que l'utérus sera déchargé par cela même d'une grande partie de ce poids, et que la douleur qu'il en ressentait cessera ou diminuera. C'est ce qui arrive en effet, et c'est ce qui guide les constructeurs dans la forme et la direction à donner à la pièce principale de ces ceintures.

La partie fondamentale de l'appareil est donc une plaque soutenant un fort coussin de crin, et devant avoir, par un mécanisme quelconque, une inclinaison telle que la face supérieure du coussin regarde en haut et en arrière. On a adapté à cette plaque une clef qui permet de faire varier cette inclinaison. Quant à la manière de maintenir le coussin en place, tantôt on se sert d'une large bande, comme dans le bandage herniaire franc-comtois, tel est le système Raynal; tantôt, ce qui est bien préférable, du moins dans la majorité des cas (car il en est où le bandage précédent est seul toléré), on se sert de ressorts élastiques portant en arrière sur le sacrum et permettant, par une double articulation, des mouvements dans toutes les directions, sans que le coussin en éprouve aucun déplacement, telles sont les ceintures de nos principaux constructeurs, Charrière et Mathieu. La bande ou les ressorts doivent toujours passer au-dessous de la crête iliaque. On a même imaginé, dans les cas où la compression médiane serait douloureuse pour la vessie ou l'utérus, de la remplacer par une compression bilatérale, s'exerçant à l'aide de deux pelotes, à droite et à gauche de la ligne blanche, laissant entre elles un petit intervalle.

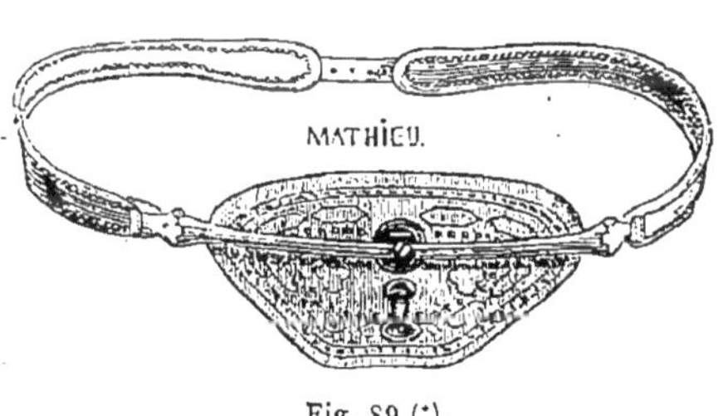

Fig. 89 (*).

Le *coussin périnéal* agit sur l'utérus; mais il agit extérieurement et non intérieurement comme font les pessaires, et en cela il leur est souvent supérieur, c'est-à-dire qu'il est mieux supporté. Il est indiqué surtout dans les cas de chute et de prolapsus. Dans ceux même où il y a élongation hypertrophique du col, il peut faire tolérer la maladie et épargner, à une femme âgée surtout, les dangers d'une opération.

Il consiste en un fort coussin en crin, en caoutchouc, en gutta-percha, en buis même, comme j'en ai vu employer avantageusement dans des cas de chute du rectum; ce coussin est retenu fortement appliqué

(*) Ceinture hypogastrique à ressorts, avec articulations et pelote à clef.

contre le périnée par un système de courroies prenant leurs points d'attache ou leurs points d'appui sur une bonne ceinture.

Quelquefois la pression qu'on est obligé d'exercer pour maintenir l'organe, détermine sur les sous-cuisses une traction qui ferait glisser toutes les ceintures, si l'on n'avait le soin de retenir à son tour la ceinture, comme l'a fait M. Demarquay [1], par de fortes bretelles passant sur les épaules.

Dans la majorité des cas où le coussin périnéal sera indiqué, on se trouvera bien d'employer le système solide et en même temps peu gênant, en vertu de son élasticité et de la graduation exacte de la compression, imaginé par le docteur Bourjeaurd, et qui n'est que l'association d'un pessaire à air, anal ou périnéal, avec la ceinture abdominale.

Enfin, on peut combiner l'action de la ceinture hypogastrique à forte pelote, soutenant les viscères, avec celle du coussin périnéal adapté à la ceinture même.

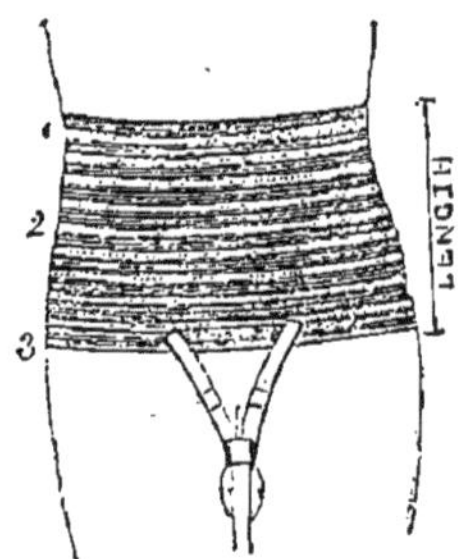

Fig. 90 (*).

Les autres moyens mécaniques applicables à l'utérus ne seront pas décrits ici avec autant de développement que la ceinture hypogastrique. Ils ne s'appliquent qu'au redressement des déviations, et c'est à l'occasion de ces maladies surtout qu'ils devront être appréciés.

Je puis dire d'avance qu'ils sont rarement bien supportés par les malades et que rarement aussi ils ont le degré d'utilité qu'on pourrait leur supposer avant de les avoir expérimentés. La ceinture au contraire est d'un usage très-général et rend des services réels.

On a proposé d'introduire, dans certains cas, ces moyens mécaniques de redressement dans le *rectum*.

Ainsi on a espéré lutter efficacement contre la rétroversion utérine en distendant le rectum, soit par un pessaire Gariel, que l'on introduit vide dans cet intestin, et que l'on gonfle alors par l'insufflation, de manière à lui faire redresser le fond de l'utérus [2], soit par l'introduction de mèches de charpie, dont le volume serait progressivement augmenté [3].

Mais qui ne pressent, avant même de les avoir expérimentés, que ces moyens seront difficilement supportés, qu'ils sont atrocement gênants, qu'ils donnent des envies d'aller à la garde-robe, qu'ils irritent l'intestin et ne tardent pas à produire du ténesme?

(*) Ceinture pour prolapsus anal ou utérin, avec coussin périnéal, de Bourjeaurd.

[1] Demarquay, *Gazette des hôpitaux*, 1860.
[2] Favrot, *Revue médico-chirurgicale*, novembre 1851.
[3] Huguier, *De l'hystérométrie*, p. 338. Paris, 1865.

2° Les *pessaires vaginaux* ou *extra-utérins*, supports étrangers, introduits dans le vagin, paraissent de prime abord beaucoup plus rationnels. Cependant les inconvénients en sont incontestables, et, malgré toutes les modifications, on peut même dire tous les perfectionnements dont ils ont été et dont ils sont tous les jours l'objet, on tend à les employer de moins en moins. C'est ici le cas de dire, comme de tout problème thérapeutique qui paraît briller par l'abondance des solutions, que cette richesse apparente dissimule toujours mal la réelle pauvreté dont elle est le plus sûr indice.

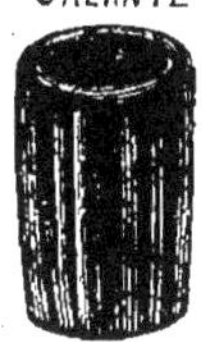

Fig. 91 (*).

La plupart agissent de plusieurs manières et sur plusieurs organes à la fois. Cependant on peut les distinguer suivant les parties qu'ils soutiennent directement et celles sur lesquelles ils prennent point d'appui.

Les uns supportent l'utérus en remplissant le vagin, soit qu'ils se

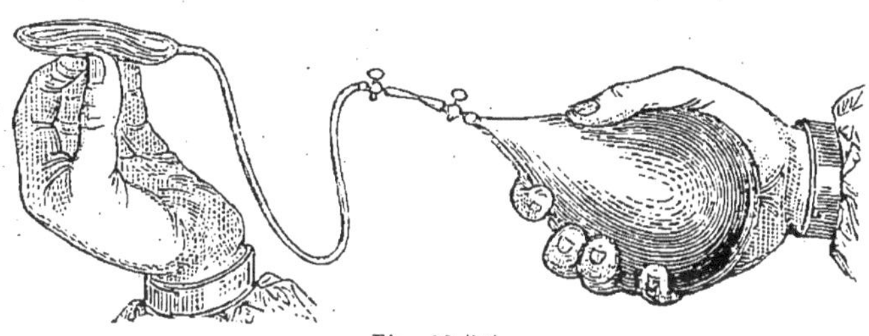
Fig. 92 (**).

moulent sur sa forme, comme les sachets médicamenteux, émollients ou aromatiques de Récamier, les pessaires en bondon de Velpeau, élytroïdes

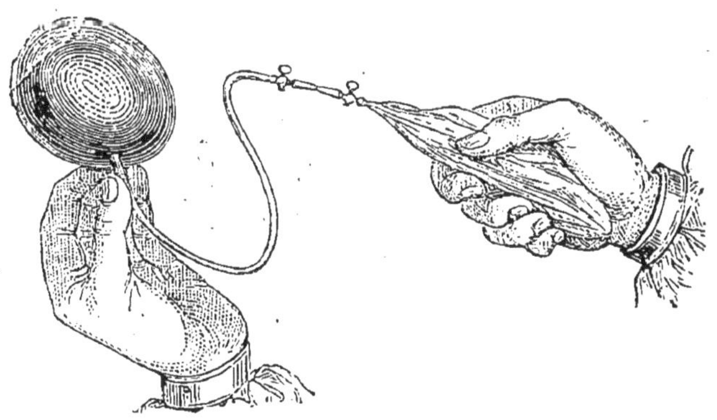
Fig. 93 (***).

de J. Cloquet; soit qu'ils distendent également dans tous les sens ce canal

(*) Pessaire en bondon.
(**) Pessaire sphérique en caoutchouc, de Gariel, vide, avant son introduction.
(***) Pessaire sphérique en caoutchouc, de Gariel, distendu par l'air, après son introduction dans le vagin.

membraneux, comme les pessaires en boule (de bois, d'ivoire ou de métal), comme une éponge fine, qui est encore le plus simple des pessaires, malgré les nombreux inconvénients signalés par Lisfranc, ou comme le pessaire à air en caoutchouc, de Gariel, que l'on introduit facilement lorsqu'il est vide, et que l'on distend sur place par l'insufflation.

D'autres, au lieu de conserver la forme du vagin ou de le distendre dans tous les sens, ne le distendent que dans une zone, exerçant circulairement sur ses parois une pression excentrique, qui porte leur point d'appui jusque sur le rebord du détroit inférieur et permet à l'utérus de reposer sur ce plancher artificiel. Ils sont soutenus définitivement par la charpente osseuse du bassin. On les perfore habituellement à leur

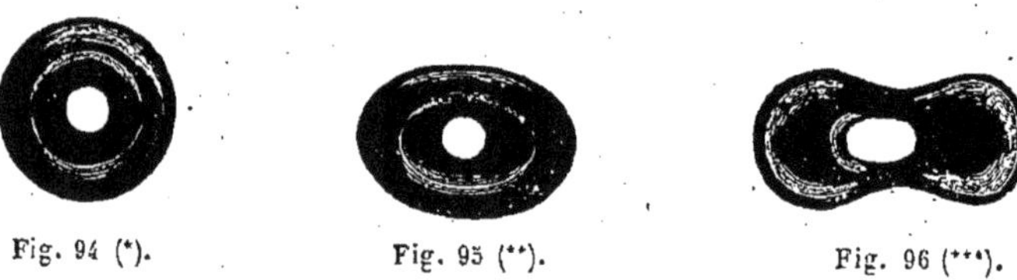

Fig. 94 (*). Fig. 95 (**). Fig. 96 (***).

centre. Tels sont les pessaires à anneau ou en gimblette, construits en substances dures comme le bois ou le métal, ou en substances modé-

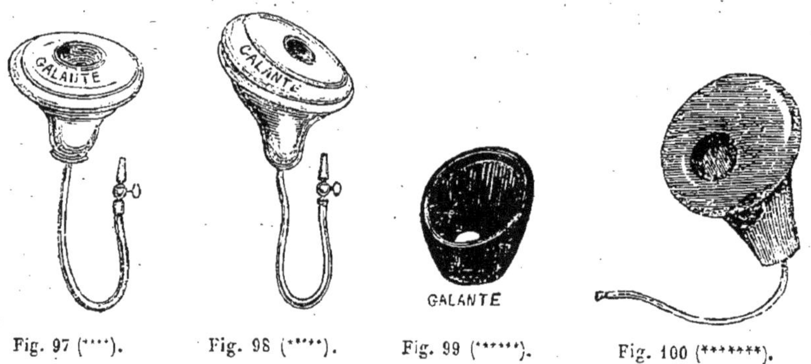

Fig. 97 (****). Fig. 98 (*****). Fig. 99 (******). Fig. 100 (*******).

rément élastiques comme les pessaires dits en gomme élastique, qui sont bourrés de crin et revêtus d'un emplastique verni, ou en substances

(*) Pessaire à anneau ou en gimblette circulaire.

(**) Pessaire à anneau ou en gimblette, elliptique.

(***) Pessaire à anneau ou en gimblette, en 8 de chiffre.

(****) Pessaire à anneau en caoutchouc distendu d'air.

(*****) Pessaire à anneau et à air, en caoutchouc, à segments inégaux et à plan-incliné appliqué dans le cas de rétroflexion.

(******) Pessaire à entonnoir très-évasé et fortement échancré en avant, appliqué dans les cas de rétroversion.

(*******) Pessaire à air très-fortement excavé en avant, pouvant remplacer le pessaire de M. Hervez de Chégoin. — Tous ces pessaires à échancrure antérieure et à renflement postérieur sont regardés comme efficaces contre l'antéversion (empêchant le col de se porter vers la paroi postérieure du vagin) et contre la rétroversion (empêchant le corps de tomber en arrière). Mais, dans l'application, on est quelquefois obligé de mettre en avant la partie renflée, dite postérieure; ce qui prouve qu'ils n'agissent pas tant en redressant l'utérus qu'en le soutenant.

éminemment élastiques comme les pessaires en caoutchouc distendus d'air. L'ouverture qui est au milieu du pessaire, sert à la sortie des liquides excrétés par l'utérus, dont le col est censé reposer sur la partie supérieure même de cet orifice. On a eu l'idée d'excaver modérément les bords de l'anneau en avant et en arrière, c'est-à-dire dans les points correspondant au rectum et à la vessie et l'on a formé les pessaires en 8 de chiffre, dont l'action est approximativement la même que celle des pessaires à anneau. On a essayé d'utiliser ces pessaires, non-seulement contre la chute de l'utérus, mais contre ses déviations, notamment la rétroversion ou la rétroflexion, en rendant deux de leurs segments opposés très-inégaux, par exemple le postérieur très-volumineux et l'antérieur très-mince.

D'autres, imaginés pour éviter la gêne causée par les précédents et remédier aux déviations, en portant leur action plus directement sur le point vers lequel l'utérus tend à s'incliner, se distinguent de ces derniers, en ce qu'ils n'agissent sur l'utérus qu'indirectement, et qu'au lieu de prendre un point d'appui circulaire sur l'utérus et sur le vagin, ils n'y prennent qu'un double point d'appui en deux sens opposés, à la manière d'un arc que l'on bande et dont les deux extrémités, en tendant continuellement à s'éloigner l'une de l'autre, éloignent aussi leurs points d'appui.

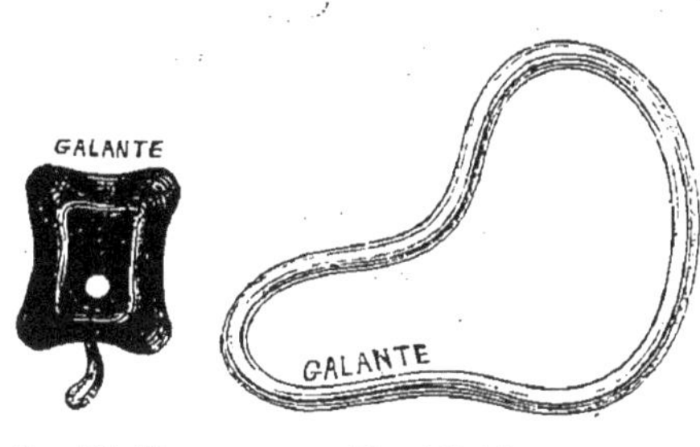

Fig. 101 (*). Fig. 102 (**).

Tantôt ils exercent cette distension du vagin dans le sens vertical, en même temps qu'ils supportent plus ou moins l'utérus ; tels sont le pessaire excavé à rétroversion, les pessaires en pelle ou en raquette de M. Hervez de Chégoin [1], le pessaire triangulaire de MM. Simpson et Priestley, etc., lesquels s'appuient d'une part sur le cul-de-sac postérieur du vagin, d'autre part sur le périnée, ou qui ont besoin, si la fourchette n'a pas de résistance, d'être soutenus eux-mêmes par un coussin périnéal, ou même par une tige et des sous-cuisses, comme les pessaires à appui extérieur supportant directement l'utérus.

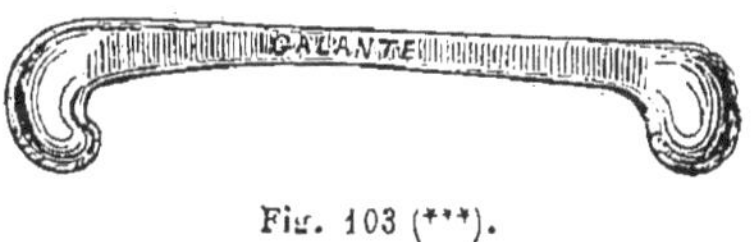

Fig. 103 (***).

(*) Pessaire en pelle ou en raquette de M. Hervez de Chégoin.
(**) Pessaire triangulaire de MM. Simpson et Priestley.
(***) Elytromochlion (levier vaginal horizontal) de Kilian.

[1] De quelques déplacements de la matrice et des pessaires les plus convenables pour y remédier, dans les *Mémoires de l'Académie de médecine*, t. II, p. 319. Paris, 1833.

Tantôt ils exercent cette distension du vagin dans le sens horizontal,

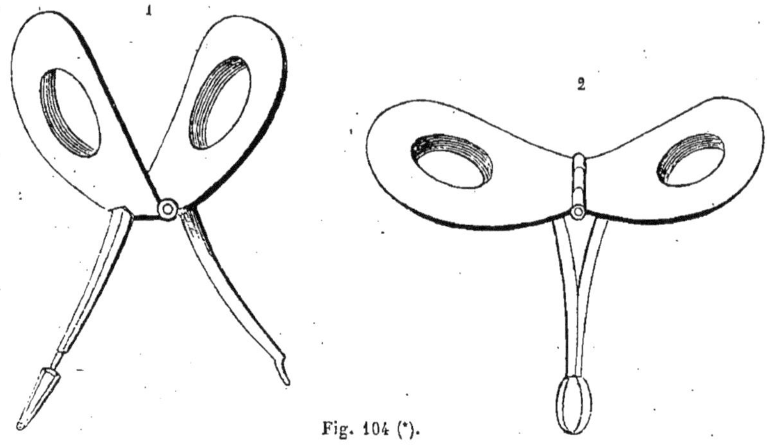

Fig. 104 (*).

à sa partie supérieure, devant ou derrière l'utérus. Le plus simple et le premier de ces instruments est le simple ressort, décoré par Kilian du nom pompeux d'élytromochlion (levier vaginal). Les autres sont constitués par des valves pouvant se rapprocher pour être introduites, s'écarter dès qu'elles sont en place, et être maintenues ainsi par un écrou adapté à l'une des tiges (Zwanck de Hambourg), ou par un simple crochet, à l'extrémité d'une des tiges, dans lequel l'extrémité de l'autre s'engage (Weiss de Londres), ou par une vis commune aux deux tiges, réglant leur degré d'écartement

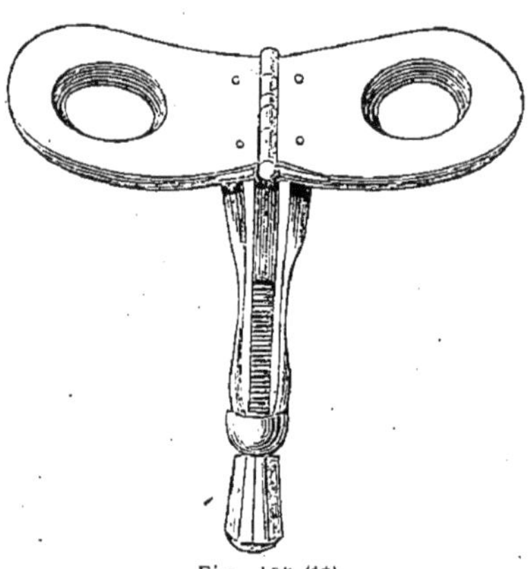

Fig. 105 (**).

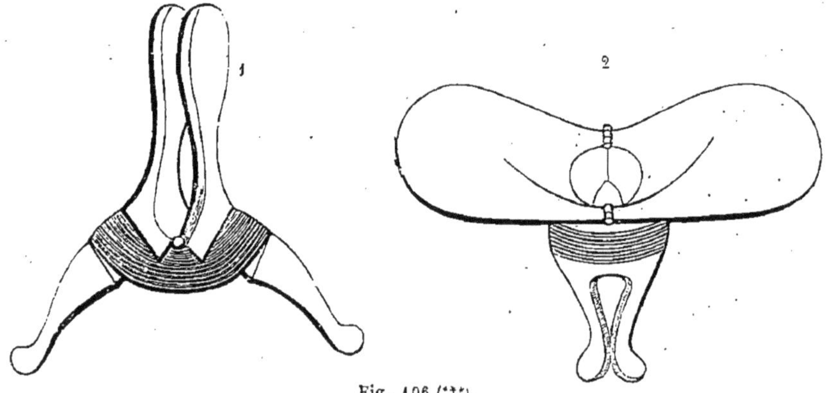

Fig. 106 (***).

(*) Hystérophore de Zwanck de Hambourg : 1 au moment de son introduction ; 2 maintenu ouvert dans le vagin.

(**) Hystérophore de Schilling.

(***) Hystérophore de Zwanck, modifié par Eulenburg de Coblentz : 1 fermé, 2 ouvert.

(Schilling), ou par un anneau élastique (Eulenburg de Coblentz), ou mieux encore par un tube de caoutchouc fendu en haut, adapté aux deux valves, et retenant les manches rapprochés quand on les y a introduits (Savage de Londres); celui-ci est le plus simple, le moins altérable et par conséquent le meilleur.

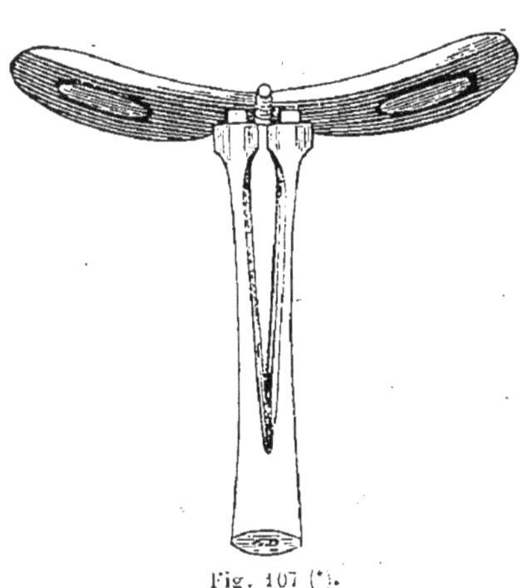

Fig. 107 (*).

Enfin, dans d'autres pessaires, au lieu de prendre des points d'appui sur toute la surface vagino utérine, ou sur une zone circulaire de cette surface, ou sur deux points opposés dans le sens vertical ou dans le sens horizontal, on a cherché, pour avoir plus de fixité et produire moins d'irritation, un point d'appui extérieur, et un seul point d'appui intérieur.

Le point d'appui extérieur varie. Il peut être pris sur des courroies servant de sous-cuisses qui se croisent à la vulve, et il se répartit ainsi sur les quatre points opposés d'une ceinture, qui doit être elle-même

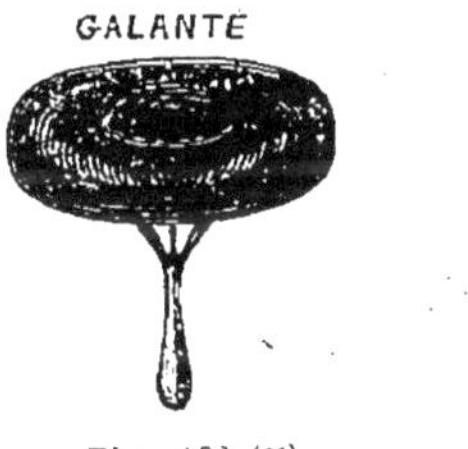

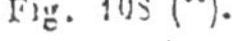

Fig. 108 (**).

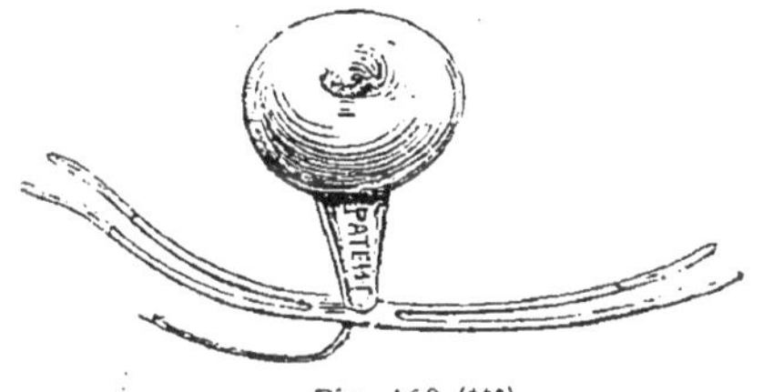

Fig. 109 (***).

d'autant mieux fixée qu'elle est plus attirée vers le bas, par la tendance de l'utérus à l'abaissement. Il peut être pris aussi sur la plaque d'une ceinture hypogastrique, ce qui demande beaucoup plus d'art dans la construction, mais ce qui doit être infiniment préférable pour la femme.

Le point d'appui intérieur diffère aussi. Tantôt c'est le vagin dont on soutient le cul-de-sac antérieur contre le pubis, ce qui élève en même temps tout le reste, et l'utérus lui-même, à moins d'une grande laxité de la paroi postérieure, d'une rectocèle, d'une rétroversion, etc. (Roser, modifié par Scanzoni). Tantôt c'est le col de l'utérus qu'on soutient directement dans un anneau élastique, ou en ivoire (pessaire à bilboquet)

(*) Hystérophore de Zwanck, modifié par H. Savage.
(**) Pessaire à bilboquet ou à pétiole et à point d'appui extérieur.
(***) Pessaire à air et à pétiole, soutenu par des sous-cuisses en caoutchouc qui se croisent sous la vulve, par Bourjeaurd.

ou dans un anneau métallique ou dans une cuvette. La perfection à laquelle on doit tendre et qui peut rendre ce pessaire tolérable, c'est d'adapter à sa tige, ou à son point de fixité sur la ceinture hypogastrique,

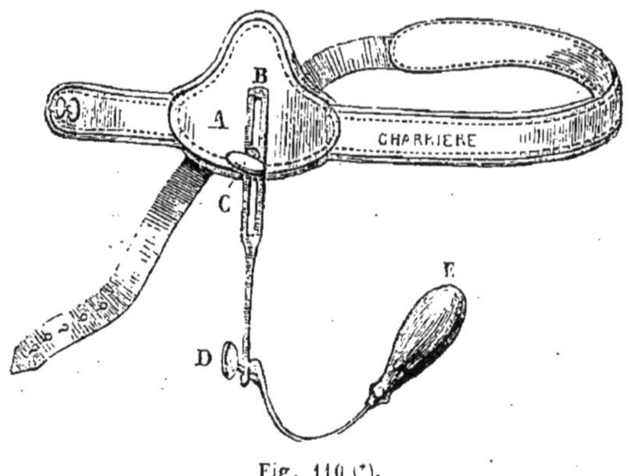

Fig. 110 (*).

elle-même bien retenue sans douleur, un système d'articulations ou de soutiens élastiques, qui permettent à la femme de se livrer à des mouvements, sans que le pessaire se dérange, ni qu'il la blesse.

3° Les *pessaires intra-utérins*, connus aussi sous le nom de *redresseurs utérins*, s'introduisent dans la cavité même de la matrice et sont employés pour redresser cet organe dans les cas de flexion, surtout dans ceux d'antéflexion, d'après Valleix, car ils sont alors moins dangereux que dans les cas de rétroflexion. L'emploi de ces moyens de traitement date du moment où l'on a imaginé le cathétérisme de l'utérus.

Le premier, et je crois le meilleur de ces pessaires, a été imaginé par M. Simpson. C'est une tige métallique, souvent à deux métaux pour y produire un dégagement d'électricité, portée sur une boule métallique creuse qui reste dans le vagin. Il y en a de diverses grosseurs, de manière à pouvoir s'en servir pour dilater les rétrécissements des orifices, comme on se sert de sondes de divers calibres pour dilater peu à peu les rétrécissements de l'urèthre. J'y trouve l'avantage de ne pas redresser violemment l'utérus, d'agir sur la flexion sans agir en même temps sur la version et de ménager, par la mobilité qu'il laisse à la totalité de l'organe, sa très-grande irritabilité, ou même celle des parties environnantes qui se trouvent, la séreuse surtout, plus souvent enflammées qu'on ne le croit. On l'introduit à l'aide d'une tige à manche, fichée dans un trou qui se trouve sur la boule aux antipodes de la tige, et, une fois qu'il est introduit en entier dans l'utérus, on l'y aban-

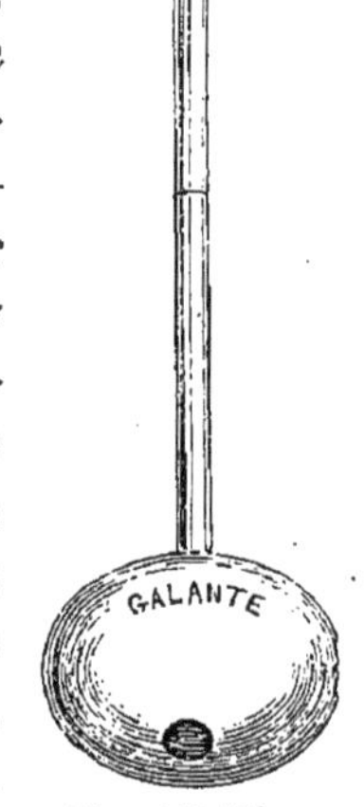

Fig. 111 (**).

(*) Hystérophore de Roser, modifié par M. Scanzoni et par M. Charrière.
(**) Pessaire à tige, intra-utérin et électrique, de M. Simpson.

donne : il n'y est retenu que par la pression de la boule sur la paroi vaginale postérieure.

Kiwisch a imaginé de composer la tige intra-utérine de deux branches pouvant s'écarter l'une de l'autre, de manière à avoir plus de fixité dans la cavité utérine.

Pour lui donner plus de fixité dans le vagin, Detschy l'a associé à une sorte d'hystérophore.

Pour l'appliquer à tous les cas, c'est-à-dire aux versions comme aux flexions, Valleix a eu l'idée assez malheureuse de le fixer à l'extérieur en lui donnant un point d'appui sur le pubis. Son redresseur se compose d'une tige en ivoire, supportée sur un renflement qui sert à soutenir un petit pessaire à air, destiné à servir d'appui au col, et qui, après avoir été introduite dans l'utérus, peut se redresser sur l'axe de l'instrument, de manière à former un angle droit. Cette disposition permet à la portion sortant par la vulve de s'articuler sur une pelote ou sur un simple treillage métallique, fixé au pubis, ou mieux, comme dans le même instrument de M. Simpson, s'y adaptant par la flexibilité du métal qu'on moule sur cette région ; car moins il y a de liens ou de fixité absolue dans l'appareil et dans l'utérus, mieux cela vaut. Malgré ces simplifications, qui sont des perfectionnements, le redresseur de Valleix est d'un usage dangereux et d'une indication assez rare. J'ai vu un cas de mort à la suite de son application.

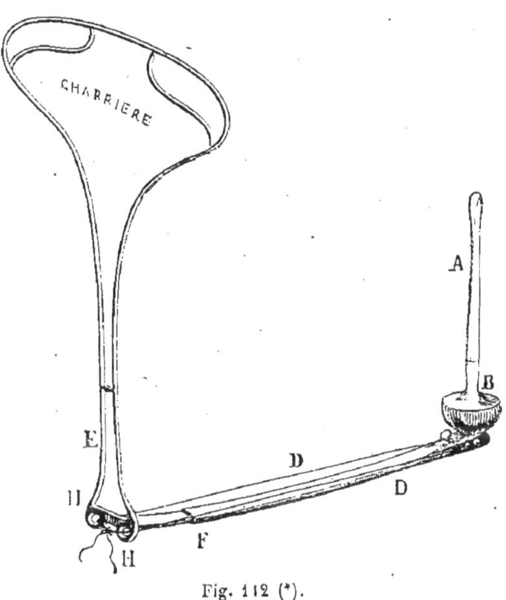

Fig. 112 (*).

J'ai montré qu'il est bien difficile de trouver dans les appareils à point d'appui extérieur, destinés à soutenir seulement l'utérus, assez de mobilité pour être tolérés par les malades ou pour ne pas blesser l'organe. Combien ne doit-il pas être plus difficile de trouver ces conditions de flexibilité, se prêtant suffisamment aux déplacements naturels, dans les appareils qui sont introduits jusque près du fond de la cavité utérine, et dont les mouvements, s'ils ne concordent pas parfaitement avec tous ceux que les diverses attitudes du corps impriment à l'organe, luttent contre eux d'autant plus dangereusement que la tige touche

(*) Redresseur intra-utérin de Valleix.

dans toute sa longueur à la partie la plus sensible de la matrice? Du reste, le mode d'agir de cet instrument, ses dangers et les services qu'il peut rendre, seront étudiés, en toute connaissance de cause, quand j'aurai parlé des changemens de situation de l'utérus.

II. — *Topiques médicamenteux.* — Avant de décrire ces topiques et la manière de les appliquer, je dois indiquer les meilleures *pinces pour les pansements du col de l'utérus*.

On se sert habituellement de pinces à anneaux, à longues branches, effilées, droites ou courbes. Elles suffisent la plupart du temps; mais on peut les remplacer avantageusement, suivant les cas, par des pinces de Museux ou par des pinces à polypes.

Les pinces à pansement utérin ont été heureusement modifiées par M. Savage qui les a : 1° coudées à l'articulation, de manière que les anneaux et les branches ne soient pas dans le même axe et que le regard arrive librement au col utérin; 2° creusées en deux demi-gouttières à leur extrémité terminale, de manière à pouvoir saisir, non-seulement du

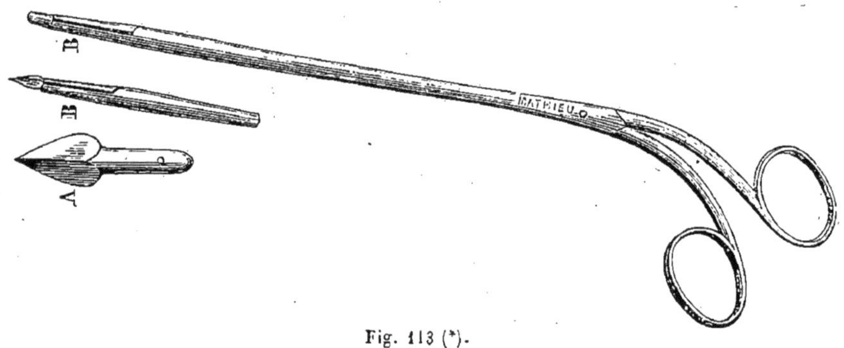

Fig. 113 (*).

coton ou de la charpie, mais encore un pinceau, un crayon de tannin ou de nitrate d'argent; 3° perforées à leur extrémité utérine de deux trous, dans lesquels sont reçus deux tenons appartenant à de petites lames de lancette ou de ténotome, à l'aide desquelles on peut faire des débridements ou des scarifications au col, ce qui dispense de la nécessité de porter sur soi d'autres instruments à long manche.

Les *topiques médicamenteux* sont solides, liquides ou gazeux.

1° Au premier rang des *topiques solides*, je place les tampons, surtout les tampons de charpie ou de coton, et la petite opération du *tamponnement*, qu'il faut savoir pratiquer d'une manière méthodique quand on s'occupe de maladies utérines, soit pour arrêter une hémorrhagie spontanée, une hémorrhagie traumatique, un écoulement sanguin trop con-

(*) Pinces à pansements utérins de Savage. — A, lancette. — B, B, extrémités des pinces portant soit un crayon de nitrate d'argent, soit une lancette.

sidérable après l'application des sangsues, soit pour maintenir en contact avec le col diverses substances médicamenteuses, soit enfin pour empêcher le contact du col de l'utérus avec les replis du vagin, ou des parois opposées de ce canal les unes avec les autres.

On a proposé récemment de substituer au tamponnement proprement dit par des bourdonnets de charpie ou des boules de coton, l'introduction d'un ballon en caoutchouc, que l'on distend plus ou moins, lorsqu'il est placé dans le vagin, avec de l'air ou de l'eau froide; mais l'emploi du pessaire Gariel est douloureux, il ne permet pas d'appliquer commodément des médicaments, enfin il n'est pas toujours à la disposition ou à la portée du chirurgien, comme la charpie ou le coton, qu'on peut se procurer partout extemporanément.

Je trouve aussi incommode le tamponnement fait à l'aide d'une compresse, introduite préalablement dans le vagin, et servant de chemise aux tampons qu'on repousse dans sa cavité, et qu'on ne peut pas, quoi qu'on dise, retirer tous à la fois en retirant la compresse, si le tamponnement a été assez complet pour distendre réellement la muqueuse vaginale.

La manière la plus simple et la plus efficace de pratiquer le tamponnement est la suivante. Après avoir débarrassé le vagin des caillots qu'il contient, en les retirant directement avec les doigts ou en faisant une lotion à grande eau, avec un liquide froid simplement détersif ou astringent, on introduit un spéculum plein ordinaire. On porte au fond du spéculum, directement sur le col, un gros tampon de coton chargé de la substance médicamenteuse, alun, tannin, perchlorure de fer, iode, ou un caustique quelconque, que l'on veut maintenir en contact avec cet organe. Puis, on accumule dans le fond de l'instrument des boulettes de coton préparées d'avance, roulées et bien serrées, que l'on s'efforce de porter, avec les longues pinces utérines, dans les culs-de-sac vaginaux, de manière à les distendre et à embrasser le col de tous les côtés. A mesure que les parties profondes sont exactement bourrées, on retire le spéculun et l'on accumule de nouveaux tampons au-dessus des premiers, de manière à distendre tous les replis du vagin que l'on met à découvert, et l'on continue de même, de proche en proche, en bourrant toujours le vagin de nouvelles boulettes de coton, à mesure qu'on retire de plus en plus l'instrument. On remplit ainsi successivement tous les vides d'une multitude de petits tampons, qui se moulent exactement sur les parois distendues du vagin, jusqu'à ce que l'on soit arrivé à l'orifice vulvaire, sur lequel on applique un dernier tampon plus volumineux, soutenu par une compresse graduée et un bandage en T solidement assujetti.

On est obligé d'ôter, après quelques heures, les premiers tampons, pour permettre à la malade d'uriner, ou pour la sonder. Le lendemain ou le surlendemain, on ôte les autres petit à petit, en ayant soin de lotionner le vagin au fur et à mesure. A l'aide des doigts et d'une longue pince, on peut en extraire le plus grand nombre. Quant à ceux qui sont en contact avec le col et qu'on doit laisser séjourner un peu plus longtemps que les autres, on est souvent obligé d'introduire le spéculum pour les extraire plus facilement. Mais, avec un peu d'habitude, on y arrive sans peine et surtout sans causer de douleurs à la malade.

Quand le tamponnement est destiné à retenir simplement un topique sur le col, on peut le réduire à l'introduction d'un premier tampon contre le col, et d'un second tampon très-volumineux, superposé au premier, pour le maintenir en place.

Quand il est destiné à empêcher le contact des parois vaginales l'une contre l'autre, un seul tampon est suffisant. Ce tampon peut renfermer dans sa partie centrale un médicament, tel que de l'alun en poudre ; ou être imbibé d'une solution, ou enduit à sa surface d'une pommade ; ou bien, enfin, être remplacé par un *sachet* contenant des poudres inertes, destinées à absorber les liquides qui sont sécrétés, ou des poudres médicamenteuses, émollientes, toniques et astringentes, destinées à modifier les surfaces malades, en même temps qu'elles en absorbent les sécrétions.

Dans l'état aigu, on remplace les sachets par des *cataplasmes*. La farine de lin fermente facilement sur la peau, surtout sur la peau des jeunes enfants ; elle détermine rapidement un érythème ou une éruption miliaire ; je l'ai vu très-souvent. La susceptibilité des muqueuses est encore plus grande que celle de la peau. Aussi vaut-il mieux ne pas se servir de farine de lin pour faire des cataplasmes ; mais user plutôt de fécule de riz ou de pommes de terre, de mie de pain, etc.

En définitive, quelque efficacité qu'on puisse justement attribuer, dans de certaines limites, à ces applications topiques, j'y trouve plus d'inconvénients que d'avantages, à cause de l'irritation que la présence continue et prolongée d'un corps solide, d'un tampon, comme d'un pessaire, dans la cavité vaginale, ne manque pas de produire sur la membrane muqueuse.

Ces inconvénients ont été si bien constatés, que, pour les éviter, on a proposé de substituer au tampon, dans ces derniers cas, l'introduction dans le vagin de *poudres inertes*. Récamier s'en était servi bien souvent ; Aran y est revenu, et l'on peut y avoir recours, lorsqu'il y a indication à sécher le vagin, par l'absorption des liquides qui s'accumulent dans sa cavité. On peut se servir de poudre d'amidon, de lycopode, de fleur de riz, de fécule de pommes de terre ou tout simplement de farine. La poudre d'amidon est la plus usitée. Le spéculum bi ou quadrivalve introduit dans le vagin et le col mis à découvert, les parties malades sont abstergées des mucosités qui les recouvrent, et, à l'aide d'une cuiller ordinaire ou d'une spatule, on jette dans la cavité de l'instrument de 4 à 10 grammes d'amidon pulvérisé ; puis le spéculum est retiré pendant qu'on maintient la poudre au fond du vagin avec un gros tampon de coton qu'on retire au fur et à mesure, ou qu'on laisse dans ce canal, suivant que l'orifice vulvaire de la malade est suffisamment étroit ou trop large pour retenir la poudre d'amidon. Après vingt-quatre ou trente-six heures, on fait pratiquer à la malade une lotion vaginale pour délayer l'amidon et l'entraîner au dehors.

On peut, avant de jeter l'amidon ou la farine sur le col, humecter préalablement celui-ci d'un peu de laudanum ou de tout autre médicament, que la poudre d'amidon sert à soutenir à son tour, avec plus de douceur et en se moulant sur les parois vaginales mieux qu'un simple tampon. Je ne conteste pas l'utilité que peut avoir ce mode de pansement. Mais je suis peu partisan des corps étrangers restant dans le vagin, en contact avec le col de l'utérus, et je n'en admets l'usage que dans des cas exceptionnels.

Enfin, au lieu de simples poudres inertes, on peut porter sur le col ou sur divers points de la muqueuse vaginale, de l'écorce de chêne, de cachou ou de quinquina pulvérisée, ou des médicaments plus énergiques, tels que l'alun, le sulfate de zinc, le sous-acétate de plomb, le calomel, le sous-nitrate de bismuth, etc. Il faut le plus souvent modérer l'énergie de leur action par leur mélange avec une poudre inerte à proportions variables, suivant l'effet qu'on veut produire; ou les porter dans le vagin, soit à la surface, soit au centre d'un tampon de coton, léger et perméable. Ainsi, on applique sur le col des mélanges au quart, à moitié, aux trois quarts de sulfate de zinc et de farine. Une des meilleures poudres pour modifier les surfaces malades ou ulcérées, c'est le sous-nitrate de bismuth; on peut l'y porter à l'aide d'un insufflateur.

Le *tamponnement à la glace* a été préconisé par Aran[1], comme préférable aux mélanges réfrigérants employés dans les cas de cancer par Arnott, chirurgien anglais, à qui l'on doit d'autres essais sur l'action anesthésique du froid. Il consiste à laisser en contact avec le col de l'utérus, dans le vagin, une plus ou moins grande quantité de glace pilée ou réduite en petits morceaux, que l'on abandonne simplement dans ce canal, ou que l'on renouvelle au fur et à mesure qu'elle fond. Dans les deux cas, le col de l'utérus est mis à nu avec un spéculum en bois, si l'on veut n'obtenir qu'une action modérée et agir seulement sur le col, en métal, si l'on veut agir plus profondément; le spéculum quadrivalve est commode pour cette application. Quand on ne renouvelle pas la glace, on a soin, après en avoir rempli le vagin, de l'y retenir à l'aide d'un fort tampon de charpie, qu'on y introduit en même temps qu'on retire le spéculum : la réaction est moins rapide et moins désagréable. L'action réfrigérante est bien autrement marquée quand on se sert d'un spéculum métallique; elle s'exerce sur tout le vagin, aussi bien que sur le col. Sauf quelques douleurs et coliques passagères dans le bas-ventre, l'anesthésie

[1] Ouvr. cit., p. 220.

ne tarde pas à être complète au bout d'une ou deux minutes : en continuant l'application de la glace de un quart d'heure à une heure, l'action exercée sur la circulation et la sensibilité des organes pelviens peut être assez profonde pour faire croire, pendant plusieurs heures, aux malades, qu'elles sont entièrement débarrassées de leurs maux, pour leur permettre même de marcher et de vaquer à leurs occupations. Aran assurait que la réaction était nulle ou modérée. Il revenait à ce pansement tous les jours ou tous les deux jours, et huit ou dix fois dans le cours d'un traitement.

J'avoue que, tout en accordant que le tamponnement à la glace peut rendre des services dans le traitement des hémorrhagies, des cancers, des hyperesthésies, des névralgies, des inflammations, et de la congestion, dans laquelle il était surtout employé par Aran[1], l'indication ne m'en a jamais paru si urgente, que j'aie dû y avoir recours. On ne peut se dissimuler d'ailleurs qu'il n'expose à des réactions trop énergiques, et qu'il ne soit d'un emploi assez incommode, en même temps que difficile à vulgariser, par l'impossibilité où sera le praticien de se procurer partout de la glace. Je pense que, dans la majorité des cas, les irrigations froides, les applications réfrigérantes sur l'hypogastre doivent suffire.

Badigeonnage du col au collodion. M. Mitchell[2] a introduit ce moyen dans le traitement des ulcérations du col. On emploie habituellement dans ces maladies, dit-il, les attouchements avec la pierre infernale pour permettre à la solution de continuité de se cicatriser à l'abri de la couche protectrice que l'escarre lui forme. Mais souvent le but est dépassé et la cautérisation provoque une inflammation fâcheuse. L'application du collodion n'a pas le même inconvénient. Voici comment on la pratique. Après avoir essuyé et séché le col très-exactement, on trempe dans le collodion un pinceau de poils de chameau, et on le porte sur l'ulcération. On attend environ deux minutes, pour laisser sécher complétement le médicament. On en dépose ainsi deux ou trois couches, l'une après l'autre, si cela est nécessaire. Le premier contact détermine une légère sensation de brûlure, causée par l'éther, puis un refroidissement dont l'évaporation rend compte. Il faut renouveler le même pansement au bout de quarante-huit heures, parce que la sécrétion qui se rassemble sous ce vernis, finit par le détacher. Dans le cas de simple abrasion, trois applications ont été suffisantes. Si la maladie est plus obstinée, s'il existe des granulations volumineuses, ce médecin emploie, en premier lieu, le nitrate d'argent, le nitrate acide de mercure, ou la potasse fondue, et dépose ensuite par-dessus l'escarre une couche du mélange siccatif.

Aran[3], pour préserver le col de l'utérus du contact des parties voi-

[1] Ouvr. cit., 379.

[2] *Dublin medical Press.* Octob. 1848. — *Gaz. méd. de Paris,* 1849, p. 446.

[3] *Note sur les collodions médicamenteux,* dans le *Bulletin de thérapeutique,* t. L,

sines, le badigeonne, après l'avoir préalablement mis à nu et parfaitement desséché, avec un pinceau de charpie ou de blaireau trempé dans le collodion simple ou dans le collodion rendu élastique par l'addition de quelques gouttes d'huile de ricin et de quelques centigrammes de térébenthine : en quelques secondes l'éther a disparu et il reste à la surface du col une pellicule solide et adhérente, qui le protége d'une manière suffisante. Lorsque le dessèchement ne marche pas assez vite, on peut souffler dans le spéculum avec l'insufflateur à boule de caoutchouc de Hardy. Aran traitait souvent, par ces simples applications, les érosions du col. L'ulcération était-elle un peu bourgeonnante, il recourait à l'un de ces deux collodions médicamenteux : au collodion iodique (iode pur, 4 grammes; collodion ordinaire, 100 grammes), ou au collodion ferrugineux (perchlorure de fer liquide à 30°, 30 grammes; collodion ordinaire, 100 grammes). Quant aux ulcères granuleux, il regardait ce moyen comme insuffisant et recourait aux caustiques.

L'usage du collodion dans ces circonstances ne s'est pas répandu, et si j'en juge par les essais que j'ai faits, l'efficacité n'en est pas suffisante pour le faire recommander dans la pratique. Il n'adhère pas toujours aisément ou assez longtemps aux parties sur lesquelles on l'applique; s'il adhère jusqu'au renouvellement du pansement, des sécrétions de l'ulcère s'accumulent au-dessous de lui au lieu d'être entraînées par des lotions fréquentes; en le prenant pour véhicule des médicaments, iode, fer, etc., avec lesquels on veut modifier l'ulcère, on empêche ces médicaments de s'infiltrer dans la couche superficielle du tissu et d'y produire leur effet.

Je crois donc qu'il faut réserver l'application du collodion pour deux cas : le collodion élastique pour les érosions très-superficielles, les excoriations du col, sans aucune sécrétion et dans lesquelles on a quelque avantage à protéger le derme par une couche épithéliale artificielle; le collodion pur dans les cas d'engorgement ou d'œdème, en badigeonnant tout le col, y superposant plusieurs couches et renouvelant assez souvent l'application, pour obtenir le retrait de l'organe, sous l'influence du resserrement que le collodion éprouve en se desséchant. Mais, comme il faut que, dans l'un et dans l'autre cas, il n'y ait aucune sécrétion utérine qui puisse s'accumuler sous la couche de collodion, sous peine de voir naître bientôt de nouvelles altérations du col, je pense que le nombre des cas où l'application de ce médicament n'est pas contre-indiquée, est extrêmement limité.

La plupart des topiques médicamenteux solides sont des corps mous, des *pommades*, dont on fait varier la consistance depuis celle des suppositoires, jusqu'à celle des pommades presque liquides.

p. 22. Paris, 1855. — Et dans *Maladies de l'utérus*, p. 217, 550, 551. — Voy. aussi E. Delpech, *Engorgement de l'utérus, ulcération, guérison par des applications de collodion*, dans le *Bulletin de thérapeutique*, t. LI, p. 176. Paris, 1856.

Les *suppositoires vaginaux*, comme les suppositoires introduits dans le rectum, ont été employés dès la plus haute antiquité. Ils ont été repris dans la pratique gynécologique par M. Simpson, qui leur donne le nom de *pessaires médicamenteux*. Ils sont coniques, cylindriques ou plutôt ovoïdes, ce qui est la meilleure forme pour que la malade puisse les pousser jusqu'au fond du vagin et qu'ils aient quelque chance d'y être retenus. Leurs dimensions ne dépassent pas 4 centimètres de long sur 2 de large. Formés de cire et d'axonge en proportions convenables pour leur donner une consistance suffisante, sans les rendre trop durs et sans les empêcher de se fondre, ils contiennent, emprisonnée dans leur masse et exactement mélangée avec l'excipient, une certaine quantité d'un principe médicamenteux quelconque, calmant, astringent, résolutif, tel que l'onguent mercuriel, l'iodure de plomb, l'extrait de belladone, qui sont les plus employés. La malade les introduit chaque soir dans le vagin, aussi profondément que possible ; ils fondent en quelques heures, et une injection tiède, faite à grande eau le lendemain matin, emporte ce qui n'a pas été absorbé. Il ne faut pas trop compter sur l'action de ces pessaires, d'abord parce qu'ils ne se fondent pas toujours très-bien, quelque soin qu'on apporte à leur confection ; en second lieu parce que l'absorption de la muqueuse vaginale n'est pas très-énergique, surtout pour les corps gras. Si l'on a besoin d'une action décisive, calmante ou résolutive, rapide, on se trouve mieux de les introduire dans le rectum, dont la muqueuse absorbe au contraire très-bien.

S'il est nécessaire d'exercer une action sur un point déterminé, notamment sur le col de l'utérus, au lieu d'y porter des pessaires médicamenteux qui souvent touchent tout le vagin hors la surface du col, disposés qu'ils sont à glisser et à descendre sous l'influence de la pression que les mouvements ou les efforts de la malade transmettent à l'utérus et aux parois vaginales, on fera mieux d'y appliquer les mêmes substances incorporées à des pommades ou mieux à des glycérolés, et retenues par une rondelle ou par un tampon.

Les *pommades* que j'emploie le plus souvent sont : l'onguent napolitain, ordinaire ou à la glycérine, additionné de $^1/_{10}$ d'extrait de belladone, l'emplâtre de Vigo cum mercurio, les pommades au calomel, au précipité rouge, au minium, aux iodures de plomb et de potassium, etc.

Je les porte simplement sur un tampon de coton contre le col, et je retire le spéculum ; ou bien, ce qui est mieux, j'en applique une couche épaisse sur une rondelle ou un petit disque, en gros fil de coton enroulé en spirale, construit en quelques minutes par la malade elle-même, de la dimension du col, formant même une petite coupe dans laquelle le col peut être reçu. J'y mets une bonne couche de pommade ; je la porte sur le col préalablement abstergé et je l'y maintiens très-exactement appliquée par un fort tampon de coton. On peut compter sur l'exactitude avec laquelle ce pansement se maintient de lui-même. Il faut le faire dans la journée. La malade le garde jusqu'au lendemain matin. Elle le retire alors au moyen d'un fil attaché à la rondelle et même au besoin au tampon, et elle fait une lotion, ou prend une longue irrigation, suivant le cas. Je puis assurer avoir obtenu ainsi, au bout de quelque temps, des effets résolutifs assez marqués.

2° Les *topiques liquides* sont facilement appliqués sur le col et même sur la surface vaginale. Je les emploie assez souvent pour modifier cette dernière surface, au lieu de prescrire aux malades des injections, ou des lotions. Car il faut si peu compter, en général, sur le soin avec lequel ces dernières sont faites, qu'il faut bien se garder de faire entrer dans les injections des médicaments d'une trop grande énergie. Au contraire, après avoir lotionné le vagin, après l'avoir essuyé avec un tampon de coton introduit à diverses profondeurs à l'aide du spéculum, il est commode de porter un liquide modificateur, sur tous les points de cette surface, avec un pinceau, en retirant le spéculum. On produit alors un effet certain, et l'on est surpris de voir guérir, en quelques jours ou en quelques semaines, des leucorrhées vaginales, des érosions, des ulcères même, qu'on traitait inutilement depuis plusieurs mois par les injections.

Du reste, il y a plusieurs manières de porter le liquide sur les surfaces malades. Tantôt on verse le médicament au fond du spéculum et, ensuite une poudre inerte qui l'absorbe et forme un magma qu'on abandonne sur le col. Tantôt on le verse de même au fond du spéculum suffisamment relevé et l'on a soin, après l'y avoir laissé en contact avec le col, toujours préalablement essuyé, de le faire sortir en abaissant le spéculum, lorsque son action doit se borner au col ; ou de le mettre en contact à l'aide d'une boule de coton, d'un pinceau de blaireau ou de charpie, avec tous les points des parois vaginales à mesure qu'on retire le spéculum ; ou bien enfin, pour les liquides cathérétiques ou caustiques, de les appliquer sur le col à l'aide d'un pinceau, et d'absterger exactement la surface touchée, de la laver au besoin, lorsque l'action du topique s'est produite, avant de retirer le spéculum et de laisser les surfaces muqueuses revenir au contact.

Les liquides les plus habituellement employés sont les calmants, les astringents, les fondants, les résolutifs, les excitants, les cathérétiques.

Le laudanum est utile non-seulement comme calmant, mais comme cicatrisant. Dans le premier cas, on en verse au fond du spéculum et l'on verse après lui une poudre inerte. Dans le second cas, on touche la surface ulcérée avec un pinceau chargé de cette substance.

Les solutions d'alun, de tannin peuvent être appliquées avec un gros pinceau sur toute la muqueuse utéro-vaginale. Il ne faut pas revenir trop souvent à ces applications, ni faire les solutions trop fortes, pas plus que verser de la poudre d'alun trop souvent, ou prescrire aux malades de trop fréquentes injections avec ces fortes solutions; car l'alun coagule le mucus et forme avec lui et les cellules épithéliales de fausses membranes qui recouvrent la muqueuse et qui, trop promptement détachées, laissent une surface rouge, couverte d'érosions, qu'on ne fait qu'irriter par de nouvelles injections, et qui ne guérit pas non plus aisément à l'abri des fausses membranes dont je parle. C'est pour cela que je préfère les injections d'alun faibles aux injections fortes, et que, en application, j'emploie tel autre liquide avec plus d'avantage que la solution d'alun.

Les autres liquides astringents sont l'eau blanche, ou à l'acétate de plomb, eau végéto-minérale de Goulard, les solutions de peroxychlorure de fer basique du professeur Béchamp, la teinture d'iode affaiblie, le gros vin alcoolisé, l'alcool camphré, etc.

Les principaux liquides cathérétiques, qui peuvent être à la fois résolutifs ou excitants, sont : le perchlorure de fer à 30°, la teinture d'iode pure, le collyre de Lanfranc, une solution de sublimé, notamment l'eau phagédénique, dont je fais un fréquent usage, et surtout la solution de nitrate d'argent au 30e, ou simplement un pinceau de blaireau trempé dans l'eau et promené tout humide sur le crayon de nitrate d'argent, avant d'être porté sur le col.

Plusieurs de ces liquides sont employés avantageusement sous la forme de glycérolés. La glycérine elle-même comme moyen protecteur et adoucissant peut être étendue seule sur le col, dans les cas de rougeurs, d'érosions, d'ulcérations superficielles.

Il faut avoir soin, suivant le liquide que l'on emploie, de se servir d'un spéculum de bois au lieu d'un spéculum de métal. Je puis même dire qu'il est bien peu des substances dont on use, qui n'attaquent chimiquement le métal, surtout l'étain. Aussi, en principe, je me sers pour tous ces pansements avec liquides, d'un spéculum en bois.

Il faut mettre aussi beaucoup de soin, lorsque le liquide employé est irritant ou légèrement caustique, à faire absorber par du coton ce qui en reste sur le colou dans le fond du vagin, avant de retirer le spéculum, de peur qu'il ne vienne toucher la partie inférieure du vagin et l'orifice vulvaire dont la sensibilité est très-vive.

Enfin il faut se rappeler que, quelque importance qu'ait le traitement local, on ne doit pas en abuser, surtout chez certaines malades où il est difficilement toléré. Comme je l'ai dit en comparant ce traitement au traitement général, comme je le redirai, en parlant de l'application des caustiques et des autres opérations qu'on pratique sur le col, qu'on y applique des pommades ou des liquides, on ne doit pas fatiguer l'organe malade par des pansements trop fréquents.

3° Les seuls *topiques gazeux* dont on ait essayé l'usage dans le traitement des maladies utérines, sont le chloroforme et l'acide carbonique.

L'*acide carbonique*, déjà expérimenté par Ingenhous comme anesthésique local, injecté par Rozier en 1834 dans le vagin de femmes atteintes de cancer utérin, préconisé aussi en injections par Mojon de Genève pour calmer les douleurs ou pour obtenir l'écoulement menstruel, a été remis en usage en Écosse par M. Simpson, plus tard en France par MM. Follin et Broca. MM. Demarquay et Monod, qui l'ont aussi expérimenté, pensent que les injections vaginales d'acide carbonique produisent de bons effets, lorsque la muqueuse est dénudée; tandis que les résultats sont négatifs, lorsqu'il y a intégrité des tissus.

On peut se servir de divers appareils : le plus simple est une bouteille ordinaire, munie d'un tube conducteur (Simpson). Mais le plus commode est celui de M. Fordos. On met d'abord la canule dans le vagin, puis on charge l'appareil. On introduit premièrement dans la carafe 30 grammes d'acide tartrique en cristaux gros comme des noisettes ; on met par-dessus 38 grammes de bicarbonate de soude en poudre ; on y verse $^1/_4$ de litre ou un grand verre d'eau ; enfin on bouche avec un tube en étain renfermant des fragments de marbre et des morceaux d'éponge qui tamisent le gaz à mesure qu'il sort et le débarrassent des particules salines ou acides entraînées mécaniquement.

En imbibant de chloroforme les fragments d'éponge contenus dans le tube d'étain, on ajoute l'action anesthésique des vapeurs du chloroforme à celles de l'acide carbonique, et l'on évite le courant d'air produit dans le vagin par la seule injection des vapeurs de chloroforme.

M. Charles Bernard [1] a signalé quelques accidents cérébraux, étourdissements, vertiges, somnolence, etc., produits par ces injections d'acide carbonique; mais ils doivent se produire très-rarement et ne sont pas une contre-indication à l'emploi de ce moyen. Un inconvénient plus sérieux, c'est que l'acide carbonique, comme le chloroforme, tout en calmant les douleurs, provoque sur les parties malades un afflux de liquides, une véritable congestion, qui doit en faire rejeter l'emploi dans les cas de fluxion, de congestion, de métrite, et le faire réserver aux seuls cas d'hyperesthésie et de névralgie utérines.

Le *chloroforme* a été administré sous forme de vapeur, en injections vaginales, par M. Hardy de Dublin. L'appareil imaginé par ce chirurgien se compose d'un petit cylindre métallique où l'on place une éponge, sur laquelle on verse du chloroforme. D'une des extrémités de ce cylindre part un tube qui le fait communiquer avec une ampoule en caoutchouc, pleine d'air. A l'autre extrémité du cylindre, est adapté un autre tube, terminé par une longue canule en gomme élastique destinée à être

[1] *Arch. gén. de méd.*, 5e série, t. X, p. 529, 1857.

Scanzoni, *Beiträge zur Geburtskunde und Gynäkologie*, 1858, t. III, p. 181, a rapporté un cas de mort à la suite de l'injection de l'acide carbonique dans la cavité du col. La mort eut lieu au bout d'une heure trois quarts. Ce fait eut en Allemagne un retentissement considérable et provoqua les expériences de MM. Breslau et Vogel sur les lapines à l'état de gravidité. — Voy. *Wiener Medizinische Wochenschrift*, 11 sept. 1858, et *Gazette hebdomadaire*, 1858, p. 741, qui en donne un résumé.

portée profondément dans le vagin jusqu'au col de l'utérus. En pressant sur l'ampoule en caoutchouc, on la vide de l'air qu'elle contient, et cet air, en traversant le cylindre, se charge de vapeurs anesthésiques que le tube vaginal conduit à leur destination. Une soupape laisse ensuite rentrer l'air dans l'ampoule, d'où on le chasse de nouveau à travers le cylindre.

Cet appareil a été utilisé aussi, avec de légères modifications, pour l'insufflation dans le vagin et même dans l'utérus, de poudres médicamenteuses (alun, sulfate de zinc, calomel, etc.). Mais comment compter sur l'action de ces poudres, surtout dans la cavité utérine? D'ailleurs, n'est-il pas préférable d'y porter plus directement et plus sûrement ces médicaments en solution, à l'aide d'un pinceau ou de simples injections, comme je l'indiquerai en décrivant les petites opérations que l'on peut pratiquer dans la cavité de la matrice?

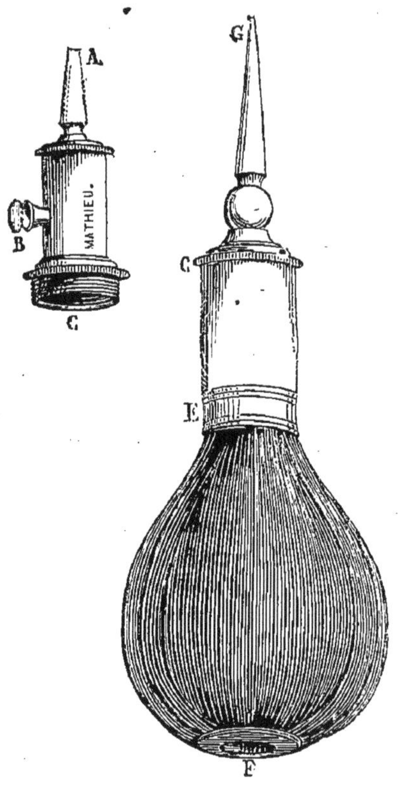

Fig. 114 (*).

III. *Opérations.* — Les unes sont de petites opérations analogues aux pansements, et n'en diffèrent que par la nature des topiques; car, lorsque ceux-ci sont caustiques, le danger auquel ils exposent commande d'apporter dans leur application une grande prudence et des soins particuliers. Les autres sont des opérations en quelque sorte spéciales, nécessitées par des maladies spéciales, et dont l'entreprise suppose l'observation exacte des règles ordinaires de la chirurgie.

Je vais passer en revue les unes et les autres, en insistant plus longuement sur celles qui sont communes, c'est-à-dire qui peuvent s'appliquer aux maladies les plus fréquentes, ou à plusieurs genres de maladies utérines. Ce sont : l'application de l'électricité, la cautérisation légère ou profonde, potentielle ou actuelle, les injections intra-utérines, les opérations nécessitées par les occlusions, les atrésies ou les rétrécissements du col, la ligature, l'excision, l'amputation du col, ou des polypes, les ponctions des hématocèles, des phlegmons péri-utérins, des kystes ovariques, l'extirpation de l'ovaire et même de l'utérus.

(*) Soufflet en gomme élastique, avec double soupape et réservoir, de Hardy de Dublin.

1° *L'électricité* peut être employée comme agent de résolution ou de stimulation du tissu utérin.

Elle peut exciter la vitalité du tissu, y réveiller le mouvement nutritif, combattre avantageusement l'atrophie, activer la résorption dans le cas d'engorgement et d'hypertrophie, stimuler la contraction musculaire et, par suite, réduire les dimensions de l'organe congestionné, en raffermir le tissu ramolli, le tonifier, redresser les flexions, etc.

Il faut convenir qu'on n'a pas fait encore des essais suffisants, pour savoir ce que l'électricité peut donner, dans le traitement des maladies utérines. Cela tient, en partie, aux difficultés de son application, à la sensation douloureuse qu'elle provoque, à une certaine crainte qu'elle inspire aux malades.

M. Duchenne a pourtant fait construire des excitateurs utérins qui embrassent le col; chacun des pôles correspond à chacune des plaques de l'excitateur. On pourrait aussi faire arriver un des pôles par une sonde métallique, isolée comme les excitateurs entre ses deux extrémités, et introduite dans l'utérus, à moins que ce moyen ne réveillât habituellement de vives douleurs, comme je suis porté à le supposer par un essai que j'ai fait et par la connaissance que j'ai de la sensibilité des cavités utérines. Il est préférable de faire arriver ce pôle sur le col embrassé par le double excitateur de M. Duchenne. L'autre pôle peut être porté sur le fond de l'utérus à travers l'hypogastre; ou sur un des ligaments ronds, au niveau du canal inguinal; ou aux attaches des ligaments utéro-lombaires, au niveau des lombes ou du sacrum.

M. Fano [1] a fait quelques essais de l'application de l'électricité au redressement des flexions utérines. Il s'est servi de l'appareil de Legendre et Morin. Il a porté l'un des pôles de l'instrument sur le col de l'utérus, à l'aide d'une tige de cuivre recouverte d'une gaîne isolante de caoutchouc et terminée par un bouton olivaire; l'autre pôle sur une des régions inguino-pubiennes. Voici la manière d'opérer. La malade est placée sur un lit suffisamment élevé, le siége rapproché du bord, les cuisses fléchies sur le bassin et écartées l'une de l'autre, les jambes fléchies sur les cuisses. Le chirurgien s'assure au préalable, par le toucher vaginal, de la situation du col utérin. Il s'assied devant la malade et introduit un spéculum à trois valves, ou mieux un spéculum de bois dans le vagin; dès que le col de l'utérus est compris dans l'aire de l'instrument, il confie ce dernier à un aide. Il conduit alors la tige jusque sur le col de l'utérus, et maintient invariablement le bouton olivaire de l'instrument à la même place. Le second rhéophore de l'instrument doit être appliqué sur une des régions inguino-pubiennes, dans le voisinage du ligament rond. Il faut aussi graduer l'intensité du courant électrique: commencer par un courant faible pour passer ensuite à un courant plus fort, ce qu'il est facile d'obtenir avec l'appareil que nous avons men-

[1] *Union médicale*, nov. 1859. — Voyez aussi Vidal de Cassis, *Pathologie externe* 5e édit., t. V, p. 384. Paris, 1861.

tionné. Dans tous les cas, M. Fano n'a pas prolongé l'électrisation au delà de cinq minutes chaque fois. Quelques malades, dit-il, supportent cette opération avec facilité; d'autres se débattent quand le courant est très-fort; mais toutes s'y habituent dès la seconde séance. Jusqu'ici, M. Fano a presque toujours placé le bouton terminal de la tige rhéophore indifféremment, soit au niveau même de l'ouverture du museau de tanche, soit sur l'une des lèvres qui circonscrivent cette ouverture. Toutefois, l'étude de la disposition des fibres musculaires de l'utérus semble de nature à faire modifier, suivant les cas, le lieu d'application, à le porter sur la lèvre postérieure pour l'antéflexion, sur la lèvre antérieure pour la rétroflexion, en ayant soin de le placer le plus haut possible sur la face externe de chacune d'elles.

Ne devrait-on pas appliquer encore l'électricité au traitement des métrorrhagies par inertie utérine, et de la rétention du placenta après l'avortement?

L'électricité employée comme caustique pourra-t-elle remplacer le cautère actuel? Si les essais de M. Middeldorpf sont couronnés de succès, si le mode d'application et le maniement des instruments se simplifient, si le prix des appareils s'abaisse, si les cautères ne s'éteignent pas au contact des tissus et si l'on peut mesurer en quelque sorte la quantité de calorique qu'ils produisent, nul doute qu'il ne soit très-avantageux de substituer la galvano-caustique à la cautérisation actuelle, ne serait-ce que pour épargner aux malades l'appréhension que leur cause toujours la vue du feu. Il serait aussi avantageux de pouvoir cautériser les parties profondes de la cavité utérine, avec presque autant de facilité que l'on cautérise les parties superficielles au moyen du cautère à gaz. Mais, ne m'étant jamais servi de ce mode de cautérisation, je ne puis porter un jugement ni sur ses avantages actuels, ni sur son avenir.

2° *Cautérisation.* — C'est une des opérations les plus utiles et, par conséquent, les plus fréquentes que l'on puisse pratiquer sur l'utérus, notamment sur son col. Mais, en même temps, c'est une des opérations qui agissent le plus énergiquement, qui modifient le plus sérieusement la vitalité de l'organe. C'est une de celles dont les indications sont peut-être les plus difficiles à déterminer; car elle est applicable au traitement de plusieurs maladies. Il n'est donc pas étonnant que ce soit une de celles dont on a le plus abusé, soit en général, soit au point de vue de l'opportunité d'application.

Je puis assurer, par suite d'une expérience très-étendue sur ce sujet, que, bien appliquée, elle rend plus de services peut-être qu'aucun autre moyen dans le traitement des maladies utérines; mais que, par contre, pratiquée en dépit de contre-indications formelles méconnues de la plupart des médecins, et surtout étendue au traitement de toutes les maladies de matrice comme une panacée universelle, elle a fait déjà autant de mal que de bien, en aggravant ou perpétuant, si ce n'est encore pis, nombre de maladies qui auraient guéri sans elle. On citerait aisément des cas de mort dont elle a été positivement la cause, prochaine ou éloignée, si l'on pouvait suivre le développement des accidents depuis le moment où elle a été pratiquée, jusqu'à celui où les malades ont succombé. Aran [1], pour son compte, en a observé trois.

Je ne parle pas seulement des cautérisations profondes ou de la cautérisation actuelle; mais encore des cautérisations superficielles, qui, si elles ne sont pas rapidement mortelles, n'en sont pas moins dangereuses, par les aggravations successives qu'elles apportent à la maladie, même avec une apparence d'amélioration. J'ai vu nombre de malades atteintes de métrite chronique, ou de congestion considérable, ou même d'hypertrophie, en même temps que d'érosions, de granulations légères ou d'ulcérations du col, que l'action répétée du nitrate d'argent ou du nitrate acide de mercure avait rendues de jour en jour plus souffrantes, en augmentant la maladie réelle de l'utérus, surtout son inflammation, tout en amoindrissant les épiphénomènes, et trompant le médecin lui-même par une amélioration apparente.

Le moindre inconvénient que puissent avoir les cautérisations, même les plus légères, pratiquées intempestivement et trop fréquemment, c'est de fatiguer l'organe, comme le fatiguent souvent les pansements trop fréquents, et de retarder plutôt que de hâter la guérison.

Je ne saurais donc trop répéter, avant tout, que la première et presque l'unique mais constante contre-indication à la cautérisation, c'est l'existence avérée d'une inflammation utérine ou péri-utérine, métrite, ovarite, péritonite, surtout si cette inflammation, passée à l'état chronique, présente un amoindrissement de symptômes et en quelque sorte une indolence trompeuse, qui ne l'empêchent pas d'être exposée à des redoublements inflammatoires d'autant plus graves, qu'ils se rattachent davantage à un traumatisme.

La congestion utérine, surtout la congestion utérine récente, celle qu'un mouvement fluxionnaire prononcé précède ou accompagne, contre-indique elle-même la cautérisation. Aussi ne doit-on pas pratiquer cette opération, surtout avec les caustiques énergiques ou avec le feu, dans les quelques jours qui précèdent et qui suivent les règles. En général, l'époque la plus favorable est huit à dix jours après la menstruation.

On peut appliquer à l'utérus la cautérisation potentielle et la cautérisation actuelle.

A. — La *cautérisation potentielle* se pratique avec des caustiques liquides ou avec des caustiques solides.

Les *caustiques liquides* dont on fait le plus habituellement usage, sont les acides et surtout le nitrate acide de mercure. Il faut y joindre le

[1] Ouvr. cité, p. 231.

perchlorure de fer à 30°, la teinture d'iode, qui devient caustique en agissant sur des surfaces saignantes ou sur des ulcères, et les solutions saturées des caustiques solides, qui, suivant leur degré de saturation et la dénudation de la surface sur laquelle elles sont appliquées, peuvent être cathérétiques ou caustiques.

Je commence par celui de ces caustiques qui est le plus répandu et qui a le moins de droits à être conservé.

Le *nitrate acide de mercure*, proposé par Récamier, employé de préférence par Lisfranc et par plusieurs autres médecins, a été d'un usage à peu près général. Il est très-répandu aujourd'hui encore et continue à jouir dans le public médical d'une faveur qui, depuis longtemps, me paraît usurpée. On l'emploie dans les cas de granulations, d'ulcérations simples, superficielles, de bon aspect; pur ou étendu d'eau, selon l'indication. On trempe dans le caustique un pinceau de blaireau ou plutôt de charpie, ou une éponge très-petite taillée en cône, et on l'applique sur la surface ulcérée. Immédiatement après, on verse de l'eau froide dans le spéculum pour empêcher que quelques gouttes de caustique ne se répandent dans le vagin.

Aux inconvénients qui lui sont communs avec les autres caustiques liquides, celui-ci en ajoute un qui suffirait pour le faire rejeter : il provoque chez quelques femmes une salivation incommode et rebelle. Ce fait, d'abord contesté par quelques auteurs, ne peut plus faire l'objet d'un doute. Chomel l'a signalé [1]. Depuis, plusieurs gynécologues, au nombre desquels je citerai Aran [2], ont fait la même observation et même ont étudié le mode de manifestation de cet accident. Ainsi, M. Hardy [3] l'a observé sur une douzaine de malades : le ptyalisme survient surtout à la suite de la première cautérisation, et diminue après les autres, à mesure que les progrès de la cicatrisation permettent à l'économie de se soustraire à l'absorption du médicament. Il peut se déclarer le soir même du jour où a eu lieu la cautérisation, quelquefois trois ou quatre heures après. Dans la majorité des cas, les accidents sont très-légers et se bornent à une saveur métallique, à quelques douleurs dans les glandes salivaires ou dans les mâchoires, à un ptyalisme peu abondant; mais il peut survenir des symptômes plus graves : le ramollissement des gencives, des aphthes, des ulcérations, etc., en un mot, tout le cortége des symptômes de la maladie dite stomatite mercurielle.

J'ai observé aussi cet accident, dès le début de ma pratique médicale, chez des malades qui n'usaient et n'avaient jamais usé d'aucune préparation mercurielle, et les inconvénients sérieux, sinon dangereux, qui en résultent, m'ont fait renoncer depuis lors à l'emploi de ce caustique.

Je tiens de plusieurs médecins, dont la clientèle est nombreuse, qu'ils

[1] *Dict. de méd. en* 30 *vol.*, article *Utérus*, granulations, t. XXX, p. 260. Paris, 1846.
[2] Ouvr. cit., p. 236.
[3] *Thèses de Paris*, 1836, n° 96, p. 12.

ont eu à se plaindre du nitrate acide de mercure pour le même motif; et, comme je ne connais à ce médicament aucun avantage qui puisse compenser un inconvénient aussi capital, je ne saurais trop insister pour le faire rayer de la liste des caustiques qui peuvent être appliqués sur le col de l'utérus.

Je préfère donc au nitrate acide de mercure les acides nitrique, sulfurique, chlorhydrique, chromique, purs ou mélangés avec l'eau en proportions variables; ou des solutions alcalines comme celle de potasse, la créosote ou mieux le perchlorure de fer à 30°, la solution saturée de nitrate d'argent, la teinture d'iode. Mais ces derniers, comme le collyre de Lanfranc, sont plutôt cathérétiques que caustiques. Quand on se sert de vrais caustiques liquides, il faut avoir soin d'essuyer le pinceau humecté, avant de le porter sur le tissu à cautériser, de manière que l'action ne se produise que dans le point précis où se fera le contact, et que les parties sous-jacentes ne soient pas atteintes.

Mais, quelque précaution qu'on emploie, les caustiques liquides auront toujours deux graves inconvénients : 1° il est difficile de préciser la profondeur à laquelle ils agissent; 2° il est plus difficile encore de les empêcher de couler au-dessous du point d'application et d'avoir la certitude que les surfaces saines échapperont à leur action. Aussi, ai-je à peu près renoncé à les employer. En fait de liquides modificateurs, je n'use que des cathérétiques qui, s'infiltrant dans toutes les sinuosités d'une surface dénudée ou ulcérée, en favorisent singulièrement la cicatrisation. Pour tous les cas où il faut opérer une vraie cautérisation, j'ai recours au fer rouge, qui ne détruit pour ainsi dire que les parties exubérantes, ou au cautère à gaz dont l'action, pouvant être soutenue, opère au besoin une destruction plus profonde, en même temps qu'elle se laisse diriger au gré du chirurgien. Enfin, dans les cas où l'on a besoin d'opérer la destruction d'une certaine épaisseur de tissu, et de disposer les tissus sous-jacents à la cicatrisation, je me sers, aussi rarement que possible, du caustique de Canquoin.

De tous les *caustiques solides*, celui-ci est le seul auquel j'aie recours. J'avoue que je ne comprends pas l'avantage que M. Gendrin a reconnu à la pâte de Vienne, et il faudrait que cet avantage fût bien grand pour compenser les difficultés d'application. Il est vrai que ces difficultés disparaissent lorsqu'au lieu de pâte de Vienne, on se sert du caustique de Vienne solidifié par Filhos. Mais il n'y en a pas moins beaucoup d'incertitude sur la largeur et sur la profondeur de l'escarre, outre la nécessité de laver les surfaces à grande eau et la possibilité qu'il reste du caustique. Tous ces inconvénients font un tel contraste avec la simplicité d'application du feu, que je comprends à peine, malgré l'autorité de la pratique de M. Gendrin et de la recommandation de M. H. Bennet, comment l'usage du caustique Filhos a pu se répandre dans la pratique. Du reste, on sait que tous ces caustiques alcalins produisent des escarres molles, rendent le sang diffluent et favorisent les hémorrhagies[1].

Aussi, quand j'ai reconnu que le fer rouge ne pouvait pas produire des escarres assez profondes, surtout sur des tissus durs, friables, saignants, comme les excroissances cancéreuses connues sous le nom de choux-fleurs, et qu'il n'était pas suivi de cette modification de la surface sous-jacente à l'escarre, étendue aux parties voisines, que l'action de certains caustiques semble imprimer aux tissus, je n'ai pas cru pouvoir recourir à d'autres caustiques qu'au chlorure de zinc, justement vanté par Bonnet, de Lyon, et dont j'avais fait précédemment de nombreuses et heureuses applications. On sait que le chlorure de zinc, pétri avec une quantité variable de farine et étendu en couches plus ou moins épaisses sur une toile, donne naissance aux sparadraps Canquoin, dont la force caustique est proportionnée à la quantité relative de chlorure et à l'épaisseur de la pâte. Rien n'est plus facile que de couper une rondelle de ce sparadrap, de la placer sur le col ou de la rouler en cylindre qu'on loge dans la cavité anfractueuse de cet organe cancéreux, et de l'y maintenir par un tamponnement méthodique. C'est la manière la moins douloureuse et la moins dangereuse d'appliquer cet agent énergique. Si l'on n'a pas appliqué un sparadrap trop épais, et si la portion d'organe à détruire est considérable, on peut laisser le pansement en place vingt-quatre heures; autrement on l'enlève au bout de quelques heures. On en surveille l'action, on ôte le sparadrap s'il n'adhère pas intimement à l'escarre et aux tissus sous-jacents; sinon on le laisse en place. Dans tous les cas, on fait une lotion, on absterge et l'on refait un tamponnement au coton, au moins dans la moitié la plus profonde du vagin, pour empêcher que les portions de caustique, ramollies et entraînées par la suppuration, ne détruisent la partie correspondante des parois vaginales. Il faut refaire ce pansement avec des tampons de coton, jusqu'à ce que l'escarre soit tombée ou manifestement dépouillée de toute substance caustique. Si la destruction est insuffisante, à la chute de l'escarre, on fait une seconde opération.

Il est un caustique solide, le nitrate d'argent, plus usité, sans contredit, que le Canquoin, et même, à juste titre, le plus employé de tous, mais qui n'agit pas précisément de la même façon que les autres : il n'est pas essentiellement et surtout profondément destructeur; il agit comme simple modificateur, quand on l'emploie en solution; comme cathérétique, lorsqu'on l'emploie à l'aide d'un pinceau humide qu'on sature de ce sel, en le passant à plusieurs reprises sur le crayon; comme protecteur des surfaces ulcérées, par la coagulation du mucus et la précipitation du chlorure d'argent, presque à la manière du collodion; comme déprimant les bourgeons charnus exubérants, dont il atteint seulement le sommet, lorsqu'on passe sur eux, non le pinceau, mais le crayon; enfin comme modificateur autant que destructeur, lorsqu'on

[1] Philippeaux, *Traité pratique de la cautérisation*. Paris, 1856.

laisse le crayon à demeure dans la cavité utérine. Je reviendrai sur les divers effets d'un médicament qui se trouve dans les mains de tous les médecins et qui peut rendre les plus grands services; je parlerai surtout des effets qui en suivent l'introduction dans la cavité utérine. Mais je préfère parler d'abord de la cautérisation du col : la connaissance des phénomènes en quelque sorte extérieurs qui l'accompagnent, facilitera l'intelligence des phénomènes intérieurs qui suivent l'introduction et le séjour du nitrate d'argent dans la cavité utérine.

B. — La *cautérisation actuelle* n'est nulle part plus applicable que sur le col de la matrice; car cet organe est presque insensible à l'action du feu, sinon à la chaleur, du moins à la douleur que cette action provoque sur les autres tissus. Dans mon service d'hôpital, où cette opération est pratiquée assez souvent, sans que la malade en soit même prévenue, il arrive de voir beaucoup de femmes, lorsque la cautérisation est légère, ne pas soupçonner qu'on les ait brûlées; j'en ai vu d'autres, lorsque la cautérisation dure plus longtemps ou que plusieurs cautères sont portés successivement sur le col, se plaindre d'un sentiment de chaleur ou même de brûlure dans le ventre; quelques-unes croient simplement qu'on a versé de l'eau chaude dans le spéculum.

Je n'ai pas besoin de dire que la cautérisation actuelle est tout à fait insuffisante lorsqu'elle est pratiquée avec un bâton de cire à cacheter enflammée, comme le veut M. Scanzoni, ou avec un de ces crayons ou charbons caustiques, composés de : poudre de charbon 15 grammes, gomme adragante 5, nitrate de potasse 2, et proposés par M. Bonnafond. Elle est encore incertaine, faute d'une expérience suffisante, lorsqu'elle est pratiquée avec le cautère électrique.

Il n'y a donc pas aujourd'hui de meilleure manière d'appliquer le feu sur les surfaces malades que d'y porter un fer rouge. Il y a longtemps que ce moyen est employé, et il se passera probablement beaucoup de temps avant qu'on trouve rien de mieux.

Il est probable qu'il n'a été appliqué méthodiquement et en toute connaissance de cause que de notre temps. Larrey [1] avait déjà donné tous les détails opératoires convenables pour cautériser les parties malades sans brûler le vagin. Mais c'est seulement depuis les travaux de M. Jobert [2] que cette opération s'est vulgarisée dans la pratique gynécologique. Je crois qu'on peut ajouter quelques documents utiles à ceux que nous possédons; c'est pourquoi je vais faire connaître ce qu'une longue pratique m'a appris sur ce sujet.

Il faut avoir plusieurs formes de cautères, suivant la forme des surfaces que l'on veut brûler et la profondeur de l'escarre que l'on doit produire. Ainsi on aura : un cautère cylindrique ou en roseau, pour cautériser profondément une surface de moyenne étendue; un cautère

[1] *Clinique chirurgicale*, t. II, p. 114, 829. Paris, 1830-1836.
[2] *Plaies d'armes à feu.* Mémoire sur la cautérisation. Paris, 1833.

en bouton, en plaque ou nummulaire, pour cautériser superficiellement une large surface; un cautère olivaire ou conique pour toucher successivement plusieurs points d'un ulcère irrégulier; un cautère cylindrique mince avec un réservoir de calorique, ou en bec d'oiseau, pour pénétrer dans la cavité cervicale; j'ai même fait construire un cautère cupuliforme, ou excavé dans une masse de fer, pour détruire un utérus renversé et irréductible, et je l'ai appliqué plus tard à la cautérisation du col démesurément engorgé ou hypertrophié.

Voici comment on doit opérer :

La malade placée comme pour l'application du spéculum, on introduit un spéculum de bois jusqu'au col. On saisit très-exactement cet organe, on appuie le spéculum de manière qu'il ne l'abandonne pas, et l'on se met en garde contre les mouvements que pourrait faire la malade. On essuie exactement le col avec du coton; si le col est saignant, on attend pour retirer le coton que l'aide ait apporté le cautère. Le fer doit être chauffé à blanc. Pendant que de la main gauche on maintient le spéculum, de la main droite on porte rapidement le cautère sur la matrice, et, suivant le but qu'on se propose, on touche à peine le museau de tanche, ou bien on le laisse quelques instants en contact avec lui, ou on le promène sur les divers points de sa surface, ou on l'éteint sur le même point et on le remplace au besoin par un autre; ou bien enfin on pénètre dans la cavité cervicale, en ayant soin d'en incliner, appuyer et promener la pointe plus particulièrement en avant ou en arrière, suivant la paroi de cette cavité qui est la plus malade. Immédiatement après avoir retiré le fer rouge, on jette à plusieurs reprises de l'eau froide dans le spéculum; on retire ensuite cet instrument, et on prescrit à la malade le séjour au lit, le décubitus dorsal, jambes et cuisses fléchies, le repos le plus absolu, et des applications réfrigérantes sur l'hypogastre, la vulve et la partie supérieure des cuisses, avec de l'eau fraîche vinaigrée, de la glace dans une vessie de caoutchouc, etc.

Des accidents graves peuvent survenir après la cautérisation. Il est rare qu'ils se développent si la malade n'est pas atteinte de métrite, d'ovarite ou de périmétrite. Pourtant l'absence de la douleur pendant l'opération, l'action toute superficielle de certaines cautérisations pratiquées trop légèrement, le peu de conséquences fâcheuses qu'entraînent parfois les imprudences commises par quelques malades à la suite de cette opération, ont inspiré à plusieurs médecins une confiance trop aveugle dans l'innocuité de ce moyen et une témérité blâmable dans son emploi. J'ai vu des malades que des médecins avaient eu le tort de cautériser dans leur cabinet et de ne pas condamner immédiatement au repos. J'ai vu aussi les suites déplorables de ces imprudences. Pour n'être pas sensible à la douleur, le museau de tanche ne réagit pas moins contre le traumatisme qu'il vient de subir. Une inflammation éliminatrice se développe autour de l'escarre; cette inflammation négligée peut dépasser les bornes dans lesquelles elle doit être contenue et devenir l'origine de phénomènes pathologiques très-sérieux.

Il faut donc, après avoir prévenu tous les accidents, en évitant de cautériser le museau de tanche, même avec le nitrate d'argent, pendant les jours qui précèdent ou qui suivent l'époque menstruelle, les prévenir encore en faisant garder à la malade un repos absolu pendant plusieurs jours, l'hypogastre couvert d'applications réfrigérantes, et en lui prescrivant, dès que la suppuration commence à s'établir, de faire plusieurs fois par jour des irrigations vaginales et même des lotions avec de l'eau et du coaltar saponiné mélangé d'eau. On peut aussi lui prescrire quelques grands bains. Grâce à ces précautions, je n'ai observé aucun accident à la suite des nombreuses cautérisations que j'ai pratiquées, et je n'en ai jamais retiré que d'excellents résultats.

Ces mesures sont importantes à prendre, quand on pratique la cautérisation actuelle comme il convient de le faire, c'est-à-dire avec assez d'énergie pour obtenir le plus souvent du premier coup tout ce qu'elle peut donner. J'avoue que je ne puis comprendre la manière d'opérer qui consiste à cautériser assez rapidement le museau de tanche, pour n'avoir pas besoin, comme le dit Becquerel, de substituer le spéculum de bois au spéculum d'étain, et pour être obligé d'y revenir à plusieurs reprises à de courts intervalles, comme s'il s'agissait du nitrate d'argent. Ces cautérisations actuelles légères et fréquentes ne servent pas à grand'chose dans la plupart des cas : elles fatiguent l'organe sans le guérir, comme tous les pansements trop répétés. C'est justement le contraire que l'on se propose par la cautérisation actuelle; car c'est alors le cas de frapper fort en frappant juste.

Quand le col est très-engorgé, ou qu'il existe une hypertrophie folliculaire considérable, je mets en pratique un précepte excellent donné par M. Huguier : je commence par opérer sur le col des scarifications plus ou moins nombreuses. Puis, lorsque le sang est abstergé, séance tenante, ou le lendemain, je cautérise les scarifications et l'ensemble du museau de tanche, de manière à déterminer des escarres assez profondes. La suppuration qui s'établit et le travail d'élimination qui s'opère, peuvent dégorger alors considérablement l'organe et devenir le point de départ d'un travail de résorption et de résolution qui le ramène à des proportions normales.

En prenant les précautions dont j'ai parlé, on peut cautériser le museau de tanche, même pendant la grossesse. Il y a plus de douze ans que j'ai pratiqué cette opération, et, depuis lors, avec un succès constant. Il est bien entendu que l'on ne doit pas porter le fer rouge sur le col utérin chez une femme enceinte, lorsqu'il y a de simples granulations qui ne dépassent pas les limites que cet état morbide revêt assez souvent pendant la grossesse, et qui ne peuvent inspirer, par l'absence d'accidents antérieurs, la crainte d'un avortement. Mais dans le cas contraire, on peut cautériser avec le fer rouge le col de l'utérus, chez les femmes enceintes, lorsque cet organe est malade. Cette opération peut être pratiquée à diverses époques de la grossesse, depuis la fin du premier mois jusque vers la fin du sixième. Elle n'est accompagnée d'aucune douleur et ne détermine aucun accident pendant la grossesse, comme hors de l'état de gestation. On ne doit pas craindre de provoquer l'avortement : au contraire, un des résultats les plus avantageux de la cautérisation actuelle dans ce cas est d'augmenter les chances qui peuvent faire éviter cet accident. Pendant la grossesse, comme hors de l'état de gestation, le fer rouge, lorsqu'il est indiqué, est préférable aux autres caustiques [1]. Du reste, j'ai démontré par des faits, dès la même époque [2], l'accomplissement consécutif des phénomènes normaux de la parturition chez des femmes dont le col de l'utérus avait subi la cautérisation actuelle pendant la gestation.

Dans le même temps, j'ai commencé à pratiquer avec le fer rouge la cautérisation de la cavité du col, lorsque la muqueuse de cette cavité est le siége de l'hypertrophie granuleuse ou folliculeuse. J'ai indiqué de quelle manière l'opération doit être faite. J'ai eu l'occasion de la pratiquer plusieurs fois depuis lors, et je suis convaincu que ce moyen est plus héroïque et moins dangereux que la cautérisation potentielle. Celle-ci court le risque d'être insuffisante ou trop profonde. Si l'on a observé des rétrécissements de la cavité du col ou même des oblitérations de cette cavité ou de ses orifices, c'est bien positivement après des cautérisations potentielles intempestives, plutôt qu'après une cautérisation actuelle bien indiquée. Il est certain que lorsqu'on détruit par la cautérisation une portion de la muqueuse de cette cavité saine, ou n'étant le siége d'aucune exubérance de tissu, on s'expose à voir se produire des cicatrices, et tous les accidents qui en sont la suite, tels que rétrécissements, adhérences, oblitérations. Mais en s'en tenant aux indications que j'ai eu soin de déterminer, on ne court aucun de ces dangers. J'ai suivi la plupart des malades qui ont subi cette opération, et j'ai pu constater chez toutes la perméabilité parfaite du canal cervico-utérin, l'accomplissement normal de la menstruation, la facilité de la fécondation, le cours naturel de la grossesse et de l'accouchement.

Dernièrement, on a eu l'heureuse idée de substituer au fer rouge, pour pratiquer la cautérisation du col utérin, la flamme d'un jet de gaz, de substituer en un mot un *cautère à gaz* au cautère actuel ordinaire. Le gaz de l'éclairage, qui est formé par un mélange de divers hydrogènes carbonés, produit en brûlant une température extrêmement élevée que M. Nélaton a utilisée pour la cautérisation, à l'aide d'un appareil très-ingénieux construit par M. Mathieu. Cet appareil se compose d'une vessie en caoutchouc que l'on remplit de gaz, munie d'un tube également en caoutchouc, auquel on adapte un long tube en cuivre muni

[1] *Annales cliniques de Montpellier*, 25 août 1853.
[2] *Ibid.*, 10 avril 1854.

d'un robinet, que l'on ouvre plus ou moins selon que l'on veut obtenir une flamme plus ou moins forte, et présentant à son extrémité un très-petit pertuis par lequel on fait sortir le gaz que l'on enflamme. Pour opérer, il suffit d'avoir près de soi une bougie allumée. Je place la femme comme pour l'examen au spéculum, j'embrasse exactement le col avec le spéculum de bois. Je m'assieds tout près de la malade, sur un siége élastique; je place le réservoir sur ce siége, de manière à pouvoir le comprimer à volonté en m'asseyant en partie dessus et à en chasser le gaz avec une vitesse modérée pour ne pas l'éteindre lorsqu'il est allumé. J'allume le gaz à la bougie, et je porte la flamme qui jaillit de l'extrémité du tuyau sur la portion du col que je veux cautériser. Le pétillement du tissu et les gouttelettes projetées sur la flamme l'éteignent quelquefois. Il n'y a qu'à le rallumer.

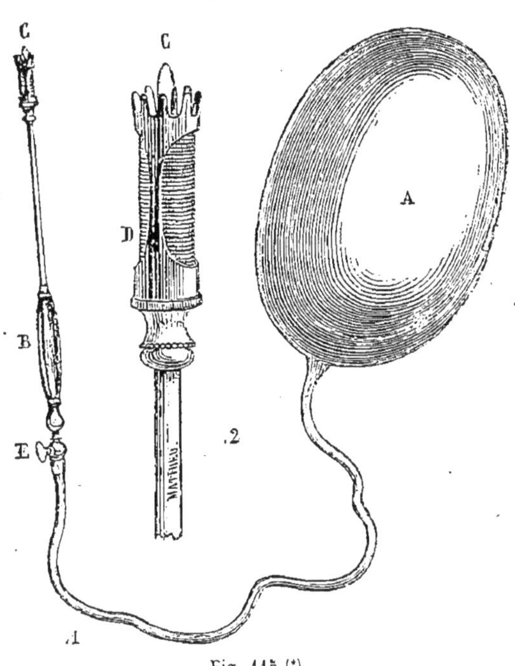

Fig. 115 (*).

Ce cautère présente de grands avantages. Il n'effraye pas les malades, qui ne se doutent pas la plupart du temps du genre d'opération qu'on leur fait subir. Il permet de dessiner la cautérisation comme avec un pinceau. Il permet surtout, ce qui n'a pas lieu avec le fer rouge, de la faire aussi profonde qu'on le désire, en continuant à maintenir autant de temps qu'il est nécessaire, le dard enflammé sur la partie malade. Il est donc supérieur au fer rouge à tous égards. Il ne lui est inférieur qu'en un seul point : c'est qu'on ne peut cautériser avec lui la cavité du col, car on ne peut diriger la flamme sur tel ou tel point de cette cavité, comme on y dirige la pointe d'un cautère en bec d'oiseau.

Les détails que je viens de donner sur la cautérisation actuelle, cette opération capitale dans le traitement des maladies utérines, me sembleraient incomplets, si je ne résumais les dangers qu'on lui a attribués, les raisons et les preuves de son innocuité, les indications et les contre-indications de son emploi, les soins consécutifs à donner aux malades, la manière de diriger la cicatrisation à la chute de l'escarre; car il ne

(*) Appareil pour pratiquer la cautérisation avec le gaz.

faut pas qu'il reste à cet égard la moindre obscurité dans l'esprit du médecin, ni la moindre difficulté d'exécution pratique.

On a supposé, plutôt qu'on ne l'a déduit de l'observation, que la cautérisation, alors même qu'elle n'entraînait aucun accident immédiat, présentait le danger inévitable de la formation de tissu cicatriciel, d'adhérences entre des points voisins ou opposés du canal cervico-utérin, de rétrécissement ou même d'oblitération de ce canal sur un ou plusieurs points; d'où naîtraient naturellement des obstacles apportés plus tard, sinon à la menstruation; du moins à la conception, à la grossesse, à l'accouchement; ce qui suffirait et au delà pour constituer une contre-indication formelle à la cautérisation du col, de son orifice et surtout de sa cavité. Or, je puis assurer qu'il n'en est rien.

Pour commencer par les faits, sans lesquels tout raisonnement serait impuissant, j'ajouterai à ce que je disais tout à l'heure de la parturition normale, après la cautérisation pendant la grossesse, avoir vu revenir à l'hôpital des malades qui, après avoir été cautérisées au fer rouge, non-seulement *extra*, mais *intus*, pour des granulations fongueuses, n'avaient pas cessé d'être menstruées régulièrement et présentaient au cathétérisme des dimensions normales du canal cervico-utérin et de ses orifices; quelques-unes même avaient été fécondées et avaient vu terminer leur grossesse par un heureux accouchement[1]. Je possède, non-seulement nombre de faits semblables à ceux que je viens de rapporter, mais encore des observations de malades qui n'ont pu concevoir et devenir mères, après plusieurs années de mariage, qu'à la suite de la cautérisation actuelle pratiquée dans les conditions dont j'ai déjà parlé.

Que si l'on me demande maintenant comment les choses se passent, je répondrai d'abord que des adhérences, des rétrécissements et des oblitérations peuvent se produire à la suite d'ulcérations, soit spontanées, soit provoquées par l'abus des caustiques, surtout des caustiques liquides, lorsque ces ulcérations ont déterminé des pertes de substance plus ou moins considérables, des surfaces saignantes, et que la cicatrisation de ces surfaces n'a pas été dirigée avec soin. On en voit des exemples, encore n'est-ce qu'en très-petit nombre. Au contraire, il est bien difficile d'admettre qu'il puisse en être ainsi, lorsqu'il s'agit des fongosités et de la destruction de ces excroissances, *surtout par le fer rouge*. L'excroissance déborde le tissu utérin, notamment les follicules muqueux. Elle est, par sa nature hypertrophique, un tissu surajouté en quelque sorte au tissu normal de l'organe, et dont la destruction par un caustique sec peut se faire, sans atteindre, autant qu'on pourrait le penser d'abord, la muqueuse sur laquelle il s'élève. Mais il y a plus : j'ai acquis la certitude qu'*une portion* de la muqueuse du col peut être

[1] J'ai vu avec plaisir que le docteur H. Bennet, dont la compétence est incontestable en ces matières, a fait les mêmes observations. *Inflammation de l'utérus*, trad. franç., p. 325. Paris, 1864.

détruite par le caustique, sans qu'il en résulte, non-seulement de graves désordres, mais souvent aucune altération appréciable [1].

On n'a pas assez tenu compte des conditions spéciales que la structure de l'utérus et ses tendances physiologiques doivent apporter aux suites de la cautérisation du col. L'existence du tissu fibro-plastique, la tendance à l'hypertrophie, la facilité de rénovation, si remarquable dans la muqueuse du corps se transformant en caduque, cette instabilité d'un tissu que j'ai représenté comme étant en quelque sorte habituellement en instance d'organisation, doivent faciliter singulièrement les réparations dans un organe comme l'utérus, lorsque la destruction n'a atteint qu'une faible partie de sa muqueuse, et surtout lorsque cette destruction n'a porté, pour ainsi dire, très-efficacement que sur des excroissances pathologiques de cette membrane. Aussi ai-je pu remarquer souvent et faire remarquer à d'autres, non sans étonnement, des museaux de tanche sur lesquels il était impossible de reconnaître l'existence d'un tissu cicatriciel, ni aucune trace de cautérisations antérieures, quelquefois multiples et profondes, alors que je retrouvais pourtant la certitude de ces cautérisations avec les dates, dans les observations recueillies antérieurement.

Non-seulement il ne se forme pas de cicatrice sur le col après la cautérisation, mais encore un col cautérisé et guéri devient mou, d'induré qu'il était. Il y a donc eu un travail de résorption, peut-être production d'éléments nouveaux ; mais pas, à proprement parler, formation de tissu cicatriciel. On peut même s'assurer qu'il y a souvent régénération d'une partie de la muqueuse.

Il y a quelque temps, j'ai eu une preuve nouvelle de la facilité du tissu utérin à se réparer, preuve plus convaincante, à mon avis, qu'aucune de celles qu'on pourrait citer. Il s'agissait d'un renversement complet de la matrice, chronique, irréductible, pour lequel il ne me semblait pas exister d'autre indication que l'ablation ou la destruction de l'organe. Je voulus essayer d'abord de ce dernier moyen, et ayant peu de confiance dans la possibilité de maintenir exactement sur l'utérus du caustique Canquoin, sans produire des lésions graves sur le vagin et sur les organes voisins, surtout chez une malade qui était très-indocile, malgré sa ferme volonté de guérir, j'optai pour la cautérisation actuelle. Les cautères ordinaires me paraissant insuffisants après plusieurs essais, j'en fis faire un autre, composé d'une masse de fer plus considérable, devant consti-

[1] Quand la cautérisation porte sur le vagin, elle amène au contraire des destructions plus ou moins profondes qui ne se réparent qu'à l'aide du tissu cicatriciel. On a utilisé cette formation de tissu cicatriciel après la cicatrisation actuelle ou potentielle, pour raccourcir le cul-de-sac vagino-utérin, soit en avant, soit en arrière, dans les cas de déviation de la matrice. Je dirai, en traitant de ces maladies, ce qu'il faut penser de ce mode de traitement. Pour le moment, je me contente de signaler le contraste entre la cautérisation du col habituellement suivie de régénération du tissu et la cautérisation de la muqueuse vaginale qui l'entoure, suivie au contraire de la formation de tissu inodulaire et d'une cicatrice rétractile.

tuer un réservoir de chaleur notablement supérieur à celui de nos plus forts cautères, et légèrement excavé à la surface pour se mouler sur la convexité de l'utérus. Je le portai chauffé à blanc sur la muqueuse et je l'y laissai assez de temps pour espérer d'en obtenir la destruction. Mais, sauf un point très-limité, tout le reste de cette membrane a résisté ou plutôt s'est régénéré au point de m'obliger, après quatorze cautérisations, à renoncer à ce moyen. A mesure que l'escarre se détachait par places, des bourgeons charnus naissaient au-dessous, et après deux ou trois semaines je retrouvais la surface de l'organe recouverte, non d'un tissu cicatriciel dur et rétractile, mais d'une membrane molle, tomenteuse et rappelant par son aspect la muqueuse utérine. J'observai, en même temps, que la cautérisation de la muqueuse du corps, même à l'état d'introversion, est plus douloureuse que celle de la cavité du col, et surtout du museau de tanche.

Il faut bien qu'on se persuade aussi qu'avec le fer rouge on n'obtient pas une escarre ou une destruction aussi profonde qu'on pourrait le croire, notamment aussi profonde qu'avec le Canquoin. Le dessèchement rapide de la surface empêche probablement l'action du feu de se propager, et les tissus sous-jacents sont modifiés plutôt que détruits.

Toutefois, je dois faire observer que la cautérisation, applicable à la superficie du col pour les ulcères et pour les engorgements, comme pour toute autre lésion, me paraît devoir être réservée pour des granulations et des fongosités, lorsqu'il s'agit de sa cavité ou de son orifice, et qu'elle doit être profonde seulement dans les cas d'exubérances très-saillantes, fongueuses, vasculaires, etc.; en un mot, quand on est autorisé à penser que l'action destructive du feu ne dépassera pas sensiblement la base de ces excroissances.

Je ne connais qu'une seule contre-indication à la cautérisation par le fer rouge, comme par les caustiques: c'est l'existence bien constatée de l'inflammation, même de l'inflammation péri-utérine. Je ne puis trop le redire: il serait extrêmement imprudent de cautériser, surtout *intus*, dans les cas de métrite parenchymateuse, et même d'inflammation avérée de la muqueuse, maladie d'autant plus dangereuse assurément, qu'elle peut simuler un simple catarrhe ou coïncider avec lui, ou passer inaperçue à un examen superficiel. On ne saurait trop s'éclairer dans ce cas, et surtout par la vue, par le toucher et par le cathétérisme, car des cautérisations pratiquées intempestivement, dans de pareilles circonstances, ont amené des suppurations graves dans l'utérus et ses annexes, des phlegmons péri-utérins et la mort des malades[1]. Il faut que la métrite,

[1] Dans ce moment, je donne des soins à une malade atteinte d'inflammation utérine et péri-utérine très-grave, développée à la suite d'une cautérisation inopportune, pratiquée pourtant par un chirurgien français qui jouit, au plus juste titre, d'une grande renommée. Je suis convaincu, par la connaissance des antécédents particuliers à cette malade, que la phlegmasie existait avant la cautérisation, qu'elle a été méconnue et qu'elle a été déplorablement aggravée par l'opération.

s'il en reste des vestiges, soit entièrement bornée au col ou à une partie du col, qu'elle ait pour ainsi dire perdu par la chronicité son caractère inflammatoire, pour ne plus conserver que le caractère congestif ou hypertrophique, qu'elle n'ait pas présenté de redoublement ou d'exacerbation, et encore moins l'habitude de ces retours à l'acuïté, pour qu'on puisse se risquer à cautériser les granulations fongueuses du museau de tanche.

Il faut encore se rappeler que, si la grossesse n'est pas une contre-indication à la cautérisation de la superficie ou de l'orifice inférieur du col, elle contre-indique formellement la pénétration du fer rouge dans la cavité du col et surtout dans son orifice interne.

A la suite de la cautérisation, on fait toujours coucher les malades pendant deux ou trois jours, des compresses fraîches ou des vessies renfermant de la glace posées sur le pubis. Puis, on peut leur permettre de se lever à la condition de ne pas se fatiguer, de prendre tous les deux jours un bain entier, et chaque jour, une ou deux fois, des irrigations vaginales continues avec de l'eau fraîche, pendant environ une demi-heure, dans le but d'entretenir la propreté du vagin et le rafraîchissement de l'organe, qui a subi l'action du feu. Si des symptômes inflammatoires se développent, on les combattra énergiquement par le repos absolu, par l'application de sangsues sur le col, dans les aines ou à l'hypogastre, par des cataplasmes, par des onctions sur le ventre et à la face interne des cuisses avec l'onguent napolitain belladoné, à la dose de 20 à 30 grammes par jour, et par des purgatifs doux répétés selon la nécessité.

Du dixième au quinzième jour habituellement, l'escarre est tombée. Il faut *hâter la cicatrisation*, et c'est dans ce but que, tout en continuant le traitement général, les bains, les irrigations, et même, si elles sont indiquées, les injections détersives et astringentes au coaltar, au tannin, au ratanhia, à la décoction de feuilles de noyer, on doit porter sur le col, à des intervalles variables, des topiques propres à la favoriser. J'ai rejeté les topiques pulvérulents, les topiques gras, les tampons, etc., c'est dire que je leur préfère le simple attouchement avec un pinceau trempé dans un liquide. Encore ferai-je remarquer que ces attouchements ne doivent pas se répéter trop fréquemment, pour peu que l'activité du liquide soit énergique. S'il en est avec lesquels on peut panser l'utérus tous les jours ou deux fois par jour, il en est beaucoup dont l'application ne doit se faire que tous les deux ou trois jours.

Parmi ces topiques liquides, je citerai les suivants comme les plus utiles : la solution de nitrate d'argent, lorsqu'il n'y a qu'à favoriser la tendance naturelle de la plaie vers la cicatrisation; le collyre de Lanfranc, lorsque ces tendances moins marquées ont besoin d'être provoquées ou qu'elles paraissent enrayées par quelque vice diathésique, notamment par l'herpétisme; le peroxychlorure de fer basique de M. le professeur Béchamp [1], lorsque la plaie a de la tendance à devenir sai-

[1] *Montpellier médical*, 1858.

gnante et que les bourgeons vasculaires fongueux paraissent prêts à renaître à sa surface; la solution aqueuse concentrée de tannin (à parties égales) ou même les crayons de tannin imaginés par M. Becquerel, pour une lésion qui ne dépasse pas la cavité du col, lorsque l'état catarrhal, l'infiltration aqueuse semblent avoir présidé au développement de granulations (j'ai même une observation de granulations catarrhales légères, où l'application de ces crayons a suffi pour obtenir la guérison); la teinture d'iode, lorsque l'engorgement concomitant du col, le volume des granulations, etc., paraissent se rattacher à la diathèse scrofuleuse; le perchlorure de fer à 30°, lorsque la sécrétion muqueuse est très-abondante ou que la plaie, pâle, blafarde ou diphthéritique, a besoin d'être animée ou profondément modifiée, ou bien encore lorsqu'elle menace de devenir très-saignante. Ce dernier topique m'a paru pouvoir suffire, dans des cas de granulations très-superficielles, récentes, peu étendues, et je le crois digne d'être essayé dans quelques circonstances avant d'en venir à la cautérisation actuelle.

Jusqu'à présent j'ai évité à dessein de m'occuper de la *cautérisation de la cavité utérine*. C'est qu'en effet les conditions sont ici toutes différentes. La profondeur de cette cavité, la sensibilité quelquefois exquise de la membrane qui la tapisse, celle de l'orifice interne, la contractilité de cet orifice, qui devient d'autant plus apparente et énergique qu'elle réagit plus fortement sous l'influence de l'exaltation de sensibilité qui la réveille, tout contre-indique ici l'emploi de caustiques énergiques. Les caustiques liquides ou solides ne peuvent être portés aveuglément sur les points malades, ils risqueraient d'y causer des délabrements effroyables; le fer rouge ne saurait y pénétrer en aucune façon, il brûlerait, avant de l'atteindre, les parois de la cavité du col et des orifices par lesquelles il devrait passer.

Et pourtant, on ne peut conserver des doutes sur l'existence des fongosités et des granulations qui se développent sur la muqueuse du corps, moins fréquemment, mais tout aussi positivement que sur celle du museau de tanche et de la cavité cervicale; on ne peut se dissimuler non plus que les moyens qui réussissent le mieux dans le traitement de ces maladies, seraient applicables à la muqueuse du corps aussi bien qu'à celle du col. La leucorrhée elle-même, état morbide des glandes de cette membrane muqueuse, ne réclame-t-elle pas l'intervention de topiques énergiques? Ne doit-on pas espérer que les astringents, les cathérétiques, les caustiques, en auraient raison et seconderaient efficacement l'action du traitement général, aussi bien que pour les maladies analogues du vagin et du museau de tanche?

Cette conviction a inspiré l'idée de porter sur cette muqueuse des liquides modificateurs et même caustiques à l'aide d'injections.

Les *injections intra-utérines* pratiquées par M. Mélier, par Vidal (de

Cassis)[1], par M. Scanzoni, par Aran, rejetées par Hourmann, par M. Nonat, etc., méritent d'être rangées, suivant la nature du liquide, parmi les moyens modificateurs les plus énergiques, mais aussi les plus dangereux que l'on puisse employer.

L'habitude qu'on a prise dans ces dernières années du cathétérisme utérin, facilite beaucoup l'opération. Que l'on se serve d'une sonde en caoutchouc, d'un faible calibre, introduite à l'aide d'un mandrin que l'on retire aussitôt après, ou d'une sonde utérine creuse faite sur le modèle du cathéter utérin de M. Simpson, de M. Huguier, ou de Valleix; que l'on emploie comme instrument de propulsion l'ampoule en caoutchouc avec son réservoir de M. Hardy de Dublin, comme le faisait Aran, ou une petite seringue en verre bien ajustée, ou la petite seringue Pravaz, surtout celle de M. Lüer qui est d'un plus fort calibre et qui me paraît préférable à toutes les autres, ou une petite seringue à hydrocèle, pour les injections copieuses; le procédé est à peu près le même. Il consiste à introduire d'abord la sonde par le procédé déjà décrit du cathétérisme, à ajuster la seringue à son extrémité et à pousser très-lentement le liquide de manière à ne pas distendre la cavité de la matrice, dans le cas où l'orifice rempli par la sonde ne permettrait pas le libre retour du liquide dans le spéculum. Ce dernier instrument est toujours indispensable quand on se sert d'un liquide caustique, pour éviter qu'il ne cautérise le vagin en sortant de l'utérus.

Rien ne serait plus simple et plus efficace que ces injections, si la susceptibilité de la muqueuse, si l'étroitesse de l'orifice cervico-utérin, si la perméabilité des trompes qu'on a eu le grand tort de nier, n'étaient l'origine de dangers d'autant plus grands qu'ils sont quelquefois plus imprévus et que la prudence la plus éclairée ne les a pas toujours fait éviter. Pour mon compte, j'ai pu faire souvent ces injections impunément; mais, bien que je n'aie eu à déplorer la mort d'aucune de mes malades, j'ai vu naître instantanément à la suite de ces injections des accidents si formidables, que je me suis bien promis de n'y revenir jamais avec des liquides caustiques, et de ne les pratiquer avec de l'eau pure que dans les circonstances de liberté avérée de l'orifice cervico-utérin, permettant au liquide de refluer par cet orifice dans le vagin, dès qu'il a rempli la cavité utérine.

Les divers liquides dont on s'est servi sont : l'eau pure, la solution de tannin, d'alun, de sulfate de zinc, de nitrate d'argent, de nitrate acide de mercure, de teinture d'iode, de perchlorure de fer.

Mais, je le répète, tout liquide caustique est dangereux : 1° parce qu'il touche tous les points de la muqueuse, et qu'en atteignant les parties saines ou ulcérées, aussi bien que les parties exubérantes, granuleuses, fongueuses, etc., il peut causer des destructions trop profondes ou éveiller dans la muqueuse une irritation, et bientôt une inflamma-

[1] *Essai sur le traitement méthodique des affections utérines.* Paris, 1840.

tion dangereuse par elle-même et par son extension à la muqueuse des trompes et au péritoine; 2° parce que la cavité utérine offre si peu de capacité que, pour peu que le liquide ne reflue pas par l'orifice, et alors même qu'il reflue librement, il peut pénétrer en même temps par l'orifice de la trompe et susciter dans celle-ci ou même dans le péritoine une inflammation mortelle.

Je borne donc les injections intra-utérines, dans les cas rares où elles paraissent nécessaires, à des injections d'eau pure destinées à lotionner la cavité; et je ne les fais jamais dans les cas où, par le fait d'une flexion, d'une déviation du canal cervico-utérin, d'une étroitesse de l'orifice, ou d'un obstacle quelconque à la libre pénétration et à la parfaite mobilité de la sonde, je puis craindre que le liquide injecté ne reflue pas facilement de la cavité utérine vers le vagin.

Cela équivaut, si l'on veut, à une condamnation. Et, en effet, je ne pratique guère cette petite opération depuis que j'en ai reconnu les dangers, et surtout depuis que j'ai constaté l'innocuité de la cautérisation ou plutôt de la modification que l'on peut imprimer directement à la muqueuse utérine par l'introduction d'un crayon de nitrate d'argent dans sa cavité.

La *cautérisation intra-utérine* ne doit être pratiquée qu'avec le nitrate d'argent. Tout autre caustique me paraît dangereux.

On porte le nitrate d'argent en nature par divers procédés jusque dans la cavité du corps, ou bien on y introduit un pinceau humecté d'une solution plus ou moins concentrée de ce caustique. On peut même, avec le pinceau, qui n'offre aucun des dangers des injections, y porter quelques autres caustiques, notamment le perchlorure de fer ou le peroxychlorure de fer, comme cela m'est arrivé plusieurs fois.

Voici d'abord la manière d'agir avec le pinceau :

Je commence par introduire le cathéter dans la cavité utérine, pour bien connaître la direction à donner à l'instrument, avec ménagement toutefois, de manière à ne pas la faire saigner. Aussitôt après l'avoir retiré, j'y introduis un pinceau de poils de blaireau fin, pointu, porté sur un long manche, et bien imbibé d'une forte solution de nitrate d'argent ou préalablement humecté et passé à plusieurs reprises sur le crayon de pierre infernale. Je recommence une ou deux fois cette introduction, si l'orifice cervico-utérin reste assez béant pour la permettre.

Dans le but de n'être pas empêché par la coarctation de cet orifice, qui suit assez souvent le cathétérisme, M. Nonat[1] a imaginé d'introduire dans la cavité du col une sonde creuse droite, largement ouverte à ses deux extrémités. Dès qu'elle est introduite, on en retire le mandrin et on le remplace par un pinceau qui, dépassant l'extrémité ou-

[1] Ouvr. cité, p. 164.

verte de la sonde, peut aller cautériser, sans se butter sur l'orifice, une surface plus ou moins étendue de la muqueuse du corps.

Mais l'impossibilité d'agir ainsi avec une énergie suffisante a inspiré l'idée d'introduire le nitrate d'argent solide et de le promener sur la surface de la muqueuse qui tapisse la cavité utérine, comme on le promène sur les ulcères du col ou sur les bourgeons charnus d'une plaie extérieure. Seulement, jusqu'à ces dernières années, on a été préoccupé du danger qu'il y aurait à laisser un fragment de ce caustique se détacher et rester dans la cavité de l'organe. Aussi a-t-on imaginé divers porte-nitrate, la plupart impropres à toucher tous les points de la muqueuse, par suite de la difficulté qu'on éprouve à faire mouvoir l'instrument et à le tourner en divers sens lorsqu'il est introduit dans cette cavité.

Le porte-caustique dont Lallemand se servait pour cautériser la portion prostatique de l'urèthre et même, au besoin, la muqueuse vésicale dans les cas de catarrhe de vessie, a été d'abord utilisé. Cet instrument, étant muni de la cuvette porte-caustique sur sa convexité, est par cela même dans d'assez bonnes conditions pour se mettre en contact avec une partie de la muqueuse. Mais il faudrait pouvoir le faire tourner complétement sur lui-même pour en cautériser également toutes les faces. Encore ne pourrait-on atteindre avec cet instrument le fond de la cavité.

M. Scanzoni, M. Richet, ont essayé d'autres instruments. On a imaginé un porte-nitrate à trois branches, afin d'assurer la stabilité du crayon à l'extrémité de l'instrument. Souvent j'ai porté le nitrate d'argent avec le porte-crayon ordinaire, en ayant soin de ne laisser dépasser son extrémité que d'une petite quantité pour en prévenir la cassure. Mais on n'obtient ainsi que des attouchements très-imparfaits.

Récamier, bien convaincu de cet inconvénient, et voulant introduire un crayon de nitrate d'argent d'une certaine longueur, tout en empêchant qu'il ne se brisât, avait eu l'idée ingénieuse de donner à ce crayon un axe formé d'un fil de platine, placé dans l'axe de la lingotière au moment de la fonte, et auquel le caustique pouvait adhérer. Mais, tout ingénieux qu'il était, ce moyen ne mettait pas absolument à l'abri de l'accident qu'on voulait éviter.

Ayant éprouvé moi-même cet accident, c'est-à-dire ayant vu des fragments de nitrate détachés du crayon rester à demeure dans l'utérus; ayant constaté son innocuité et même ses suites heureuses; m'étant enfin rendu compte de l'avantage qu'il pouvait y avoir à laisser à dessein un fragment de nitrate dans la cavité de la matrice, pourvu que l'indication en fût bien déterminée et que toutes les précautions fussent prises pour en éviter les conséquences fâcheuses, je n'ai pas hésité à tenter ce moyen de guérison des leucorrhées rebelles et des fongosités. L'expérience a répondu à mes prévisions de la manière la plus décisive, et aujourd'hui l'introduction du nitrate d'argent à demeure dans l'utérus est une des petites opérations auxquelles j'ai recours aussi souvent qu'à la cautérisation du museau de tanche ou de la cavité du col.

Voici comment je la pratique :

Je choisis un crayon de nitrate d'argent d'un diamètre et d'une longueur variables, suivant qu'il me paraît indiqué d'en laisser dans l'utérus un petit ou un gros fragment. J'en arrondis et effile légèrement l'extrémité, en la roulant entre les doigts dans un linge grossier un peu humecté, afin d'en faciliter la pénétration. Puis je le fixe dans un porte-nitrate ordinaire en platine à long manche, ou je le saisis entre les mors concaves de la pince utérine.

La malade étant mise en supination au bord du lit, j'introduis dans le vagin un spéculum de bois qui saisit le col. Je pratique le cathétérisme, pour bien connaître la direction du canal cervico-utérin, mais avec beaucoup de douceur, de peur de déterminer des contractions spasmodiques de l'orifice, et, immédiatement après, je porte le crayon de nitrate d'argent jusque dans la cavité utérine. Alors, au lieu de mettre tous mes soins à l'en retirer intact, je les mets au contraire à le précipiter en entr'ouvrant les pinces, ou à le casser en imprimant une forte et brusque inclinaison au porte-nitrate, ce qui n'est pas toujours très-aisé, et je l'abandonne dans cette cavité. Aussitôt après, je porte au fond du vagin un gros tampon de coton trempé dans l'eau salée, afin de neutraliser le nitrate d'argent qui s'écoule de la cavité utérine à mesure qu'il s'y dissout, et de préserver la muqueuse du vagin et du col de l'utérus. Je soutiens ce premier tampon par un fort tampon sec et je retire le spéculum. Puis les mêmes précautions sont prises qu'après la cautérisation actuelle, pour prévenir le développement de l'inflammation.

Je puis dire que je ne connais pas de moyen plus héroïque que le séjour du crayon de nitrate d'argent fondu dans la cavité utérine pour le traitement des granulations fongueuses de cette cavité, pour lesquelles Récamier avait imaginé sa curette, et surtout pour le traitement des leucorrhées chroniques et rebelles qui font le désespoir des malades et des médecins. Rarement il faut revenir une seconde fois à cette petite opération.

Je n'ai pas constaté d'accidents sérieux à la suite de ce mode de traitement. La cautérisation du vagin est prévenue, comme je viens de le dire, par l'introduction à demeure d'un tampon chargé d'eau salée; l'inflammation de l'utérus ou de sa muqueuse par de grands bains, des irrigations vaginales, le repos absolu ; enfin, la douleur, le spasme ou l'éréthisme nerveux, qui sont les accidents les plus fréquents, par une potion antispasmodique ou un lavement laudanisé.

Une seule fois j'ai vu se développer des douleurs atroces, ne cédant ni aux bains, ni aux antispasmodiques, ni aux narcotiques. Elles étaient dues à des efforts expulsifs, à des contractions utérines dont l'effet était neutralisé par un gonflement considérable du col et une sorte d'occlusion de son orifice. Cette disposition morbide, qui avait rendu difficile l'entrée du crayon et qui s'opposait à l'expulsion des mucosités abondamment sécrétées sous l'influence irritative du nitrate d'argent, étant la seule cause de ces douleurs, cause purement mécanique, je débridai largement le col, quelques heures après l'opération, pour favoriser l'expulsion du mucus et du nitrate d'argent lui-même. Les accidents cessèrent aussitôt, et l'heureux effet de la cautérisation ne se produisit pas moins. Dans tous les autres cas, les douleurs, habituellement presque nulles, mais pourtant moins rares qu'après la cautérisation du museau de tanche, et même très-fortes chez un petit nombre de femmes, ont toujours cédé, quelle qu'en fût la violence, aux antispasmodiques généraux ou locaux et aux bains de siége frais avec irrigation vaginale continue, prolongés au besoin pendant plusieurs heures.

Du reste, si l'on n'introduit le crayon de nitrate d'argent, pour le laisser à demeure dans la cavité utérine, que lorsque les orifices de cette cavité sont béants ou facilement perméables, le mucus, abondamment sécrété immédiatement après l'opération, s'écoule librement sous l'influence des contractions utérines, et il est bien rare que ces contractions soient douloureuses. Quelquefois même les orifices sont si béants, que le crayon de nitrate d'argent est chassé avec les mucosités. Autant il est difficile de l'introduire dans un certain nombre de cas, autant il l'est dans quelques autres circonstances plus rares, de l'y faire rester. Alors surtout qu'il n'est pas entièrement précipité dans la cavité du corps, mais qu'il est resté en tout ou en partie dans celle du col, il est possible qu'il soit expulsé dès les premières heures.

Les contre-indications à cette petite opération sont très-précises. La première et la plus absolue, c'est l'existence d'un état inflammatoire du système utérin. Pour la cavité du corps, plus encore que pour celle du col et pour la surface du museau de tanche, l'existence bien avérée d'une métrite, d'une péri-métrite ou d'une ovarite, est une contre-indication formelle à l'emploi du nitrate d'argent, des autres caustiques et du fer rouge. Cette seule règle fera prévenir bien des accidents. A cette contre-indication capitale, j'en ajoute une autre non moins capitale, dont il est bon quelquefois de tenir compte pour éviter les douleurs, les tranchées utérines et même les autres accidents qui pourraient venir à la suite : c'est de n'introduire jamais un crayon de nitrate d'argent à demeure dans la cavité utérine, lorsque, par l'effet d'une disposition quelconque, les sécrétions de cette cavité, rendues plus abondantes par l'opération elle-même, ne peuvent pas s'écouler librement au dehors. En vertu de cette règle, je n'introduis jamais le crayon à demeure dans les cas de flexion de la matrice, de déviation du canal cervico-utérin, de rétrécissement ou de coarctation des orifices.

Il me reste à dire ce qui se passe dans le mode de cautérisation que je viens de décrire, et quelles sont les causes particulières de son innocuité. Aux causes générales d'innocuité de la cautérisation appliquée sur divers points de l'utérus, s'ajoutent ici des conditions particulières dont il est bon de se rendre compte pour apprécier le procédé à sa juste valeur.

La principale cause de l'innocuité de la cautérisation utérine par le séjour d'un crayon de nitrate d'argent, c'est que la muqueuse de la matrice est loin d'éprouver l'influence directe et immédiate de ce caustique. En effet, qu'il existe sur cette muqueuse des granulations ou des mucosités, qu'il y ait hypertrophie de tissu ou seulement hypersécrétion des glandes de cette membrane, dans aucun cas le nitrate d'argent ne peut se mettre directement en contact avec elle, ni y déterminer sur quelque point une cautérisation vraiment profonde.

La présence même du crayon excite une hypersécrétion de mucus qui protége la membrane. Le crayon est enveloppé de ce mucus qui se coagule d'abord autour de lui ; dès lors ce n'est plus qu'à travers cette enveloppe que se produit un échange entre le caustique et les sécrétions de la cavité utérine. On en a la certitude en voyant sortir, après sept ou huit jours en moyenne, le crayon de nitrate d'argent ou plutôt sa forme ; car il est étrangement altéré, décomposé, ramolli, feuilleté. Il est évident qu'il a été profondément modifié par son séjour dans la cavité utérine. Il est évident aussi qu'il ne s'y est pas dissous comme il l'eût fait dans un verre d'eau. Il s'est produit, je le répète, des échanges successifs entre les éléments dont il se compose et ceux du mucus abondamment sécrété par la membrane interne de la matrice. Celle-ci n'a donc subi que graduellement l'impression du caustique.

On comprend de la sorte que cette action diffère de la cautérisation proprement dite ; on comprend aussi que s'il y a des parties plus atteintes que d'autres, ce doivent être les parties les plus saillantes, les granulations, les fongosités, les follicules hypertrophiés. On comprend enfin, pour ces divers motifs, que cette modification de la cavité utérine soit préférable à celle que peuvent produire les injections qui sont plus pénétrantes, qui atteignent tous les replis de la muqueuse, vont jusque dans les trompes et présentent des dangers que l'expérience et la théorie s'accordent à affirmer [1].

Quand l'introduction à demeure du nitrate d'argent n'est pas absolument indiquée, plutôt que de faire des injections caustiques, j'aimerais mieux porter le liquide modificateur, à l'aide d'un pinceau, sur les

[1] Consultez Lallemand, *Pertes séminales*, t. III, p. 407. Paris, 1842. On peut y lire des considérations très-intéressantes sur l'*action du nitrate d'argent* dans le traitement des affections cutanées, de l'ophthalmie chronique, des ulcérations de la cornée, du staphylôme, des taies de la cornée, de l'engorgement du canal nasal, de la leucorrhée, du catarrhe chronique de la vessie, de l'hématurie, de la diarrhée chronique, du relâchement de l'anus, des pertes séminales involontaires.

divers points de la surface interne de la matrice. Car, lorsqu'on ne dépasse pas l'utérus, lorsqu'il n'y a pas d'inflammation, lorsque enfin le col est largement ouvert, on peut agir, sans danger, très-énergiquement sur les parties les plus profondes de cette muqueuse.

Je termine ce long exposé de la cautérisation utérine en répétant que son innocuité paraît tenir à deux causes : la première, c'est qu'habituellement la cautérisation porte sur des tissus exubérants, hypertrophiques, tels qu'il s'en produit si facilement dans un organe dont la composition anatomique, dont la nature physiologique sont d'être toujours en instance d'organisation. L'excédant, en quelque sorte, est seul détruit par le caustique, le tissu propre de l'organe n'est pas atteint. — La seconde, c'est que cet état physiologique dans lequel se trouve continuellement l'utérus, et qui l'assimile, en quelque façon, aux organes en train de se développer, facilite singulièrement pour lui les réparations de tissus. Aussi est-il souvent difficile d'apercevoir la moindre trace de cicatrice après la cautérisation. La muqueuse peut n'être pas atteinte dans ses éléments constitutifs, mais, en la supposant atteinte, ne peut-elle pas se régénérer? Les phénomènes de la grossesse, ceux de la simple menstruation ne nous en donnent-ils pas la certitude?

Il est naturel qu'après les injections et la cautérisation intra-utérine, que j'ai dû traiter avec toute l'étendue que réclame la fréquence de leur emploi, je parle de deux autres petites opérations qui se pratiquent aussi dans la cavité de la matrice : je veux parler du raclage de la muqueuse avec la curette de Récamier, et de l'application dans sa cavité de la ventouse sèche de M. Simpson.

La *curette utérine* de Récamier est une tige métallique, en acier, de 30 centimètres de long, de la grosseur d'une plume d'oie ordinaire, cylindrique à sa partie moyenne, présentant, à chacune de ses extrémités,

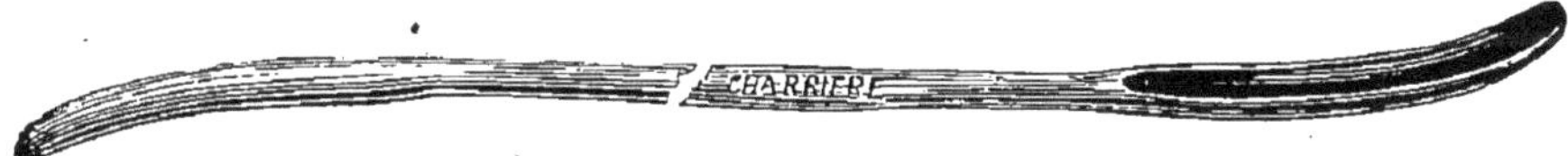

Fig 116 (*).

une courbure qui lui permet de s'adapter plus facilement à l'axe et à la direction de l'utérus. Ses courbures sont disposées en sens inverse l'une de l'autre. Leurs côtés concaves sont excavés en gouttières profondes, d'inégale longueur, et dont les bords, quoique émoussés, sont très-minces, comme ceux d'une rugine, et capables d'emporter par le frottement, les exubérances de la muqueuse.

Pour introduire la curette, Récamier suivait les règles du cathétérisme utérin, en ayant soin de dilater préalablement les orifices de la matrice ou de redresser suffisamment sa position, si c'était nécessaire. Une

(*) Curette utérine de Récamier.

fois l'instrument introduit dans la cavité utérine, il lui imprimait de légers mouvements verticaux et de circumduction, afin d'explorer successivement toutes les parties de la muqueuse. Si, par la sensation obtenue, il reconnaissait que quelques points étaient plus spécialement douloureux, raboteux, exubérants, il opérait avec un des bords de la gouttière le raclage de la muqueuse sur tous ses points, et, quand chacune des parois semblait suffisamment aplanie, il retirait l'instrument, en ayant soin de tourner la gouttière en haut, afin de ramener plus sûrement les débris des fongosités dont il venait de faire l'abrasion. Récamier y revenait quelquefois à plusieurs reprises et à quelques jours d'intervalle. Chaque séance d'abrasion était suivie d'une cautérisation au nitrate d'argent, à l'aide d'un porte-caustique analogue à celui de Lallemand, et terminée par un lavage de la cavité utérine.

Vivement critiquée par les uns, cette opération a été, à mon avis, trop vantée par quelques autres. Dire que MM. Marjolin, Robert, Trousseau, Nélaton, Maisonneuve, Nonat, etc., l'ont appliquée plusieurs fois avec succès, c'est justifier suffisamment la curette des reproches qu'on lui a adressés. Je ne pense donc pas qu'on doive en proscrire l'application, mais je crois qu'il est difficile d'en préciser les indications. Je m'en suis servi plusieurs fois, et j'avoue que, sans avoir observé à la suite aucun accident, je n'ai pas été satisfait de la netteté des perceptions fournies par l'instrument, ni de la franchise du résultat.

J'en bornerais volontiers l'emploi à l'abrasion d'un petit polype ou d'une fongosité bien déterminée, bien diagnostiquée à l'aide du cathétérisme. Mais il est rare qu'alors des pinces ne puissent pas être introduites directement dans la matrice et appliquées sur la petite tumeur qu'il s'agit d'extirper.

On ne peut se dissimuler non plus que, entre les mains de Récamier lui-même et probablement de quelques autres, la curette n'ait produit des perforations utérines qui, tout en ayant guéri dans quelques cas, n'en ont pas moins déterminé dans d'autres une terminaison funeste. Le danger de cet accident doit toujours être présent à l'esprit du médecin, pour qu'il emploie les plus grandes précautions ou même qu'il s'abstienne de l'abrasion dans tous les cas où la flexion de l'utérus ou le ramollissement de son tissu faciliterait la pénétration de la curette à travers les parois utérines.

Enfin, une des meilleures raisons qui m'ont fait renoncer à peu près exclusivement à l'usage de cet instrument, c'est que la plupart du temps on peut substituer à l'abrasion des opérations moins périlleuses et plus efficaces. Celle de ces opérations qui réalise le mieux les succès que Récamier espérait de l'emploi de sa curette, c'est l'introduction à demeure du crayon de nitrate d'argent fondu dans la cavité utérine.

La *ventouse sèche intra-utérine* de M. Simpson est une sonde creuse percillée de trous à son extrémité terminale, vissée par son autre extrémité sur une petite pompe aspirante à l'aide de laquelle on peut faire le vide. Le diamètre de la sonde est suffisant pour remplir l'orifice cervico-utérin, lorsque son extrémité arrondie est arrivée dans la cavité de la matrice. A mesure qu'on fait le vide dans le corps de pompe et dans tout l'appareil, on exerce une sorte d'aspiration sur la muqueuse utérine, qui doit venir s'appliquer sur les petites ouvertures de la sonde. Cette membrane se fluxionne et peut, à la fin, laisser suinter le sang, après quelques applications répétées plusieurs jours de suite, ou réitérées au moment de plusieurs époques menstruelles consécutives.

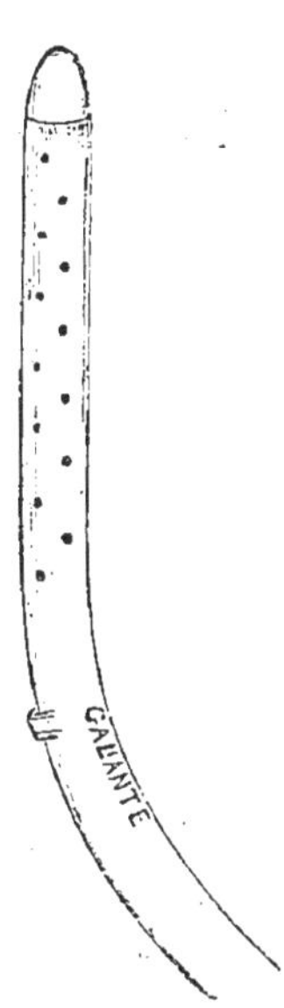

Fig. 117 (*).

Cette petite opération, pratiquée par M. Simpson contre l'aménorrhée, ne s'est pas très-répandue. Elle est un complément de l'introduction des pessaires à tige galvanique, et de la dilatation de l'orifice par les pessaires à tige, de diamètres graduellement croissants, appliquées par le même praticien au traitement de l'aménorrhée et à celui de la dysménorrhée mécanique.

Les opérations dont il me reste à parler sont tellement spéciales, qu'on ne peut en séparer, sans inconvénient, la description de l'histoire des maladies pour lesquelles elles sont indiquées. Toutefois, j'en présenterai ici un tableau abrégé, ne fût-ce que pour donner une idée de l'importance que peut prendre la chirurgie dans le traitement des maladies utérines.

Quelques-unes de ces opérations, bien qu'elles paraissent n'offrir aucune difficulté et être dénuées de gravité réelle, n'en ont pas moins leurs dangers par l'oubli des connaissances anatomiques précises qu'elles nécessitent, les hémorrhagies auxquelles elles exposent et même les accidents consécutifs les plus graves, tels que le croupissement du pus, l'entrée de l'air dans un foyer purulent ou sanguin, la décomposition des liquides qui y sont contenus, enfin, la résorption purulente ou putride qui peut être une de ces conséquences.

Les autres rentrent dans les manœuvres les plus graves de l'art opératoire, et nécessitent à la fois les connaissances les plus spéciales, la main la mieux exercée, et l'esprit le plus familiarisé avec tous les accidents et toutes les ressources de la grande chirurgie.

Parmi les premières, nous pourrons ranger les débridements des orifices du col, les ponctions de l'hymen, du vagin ou de l'utérus dans le cas d'atrésie de ces organes, les ponctions des tumeurs péri-utérines, utérines ou ovariques soit par le vagin, soit par l'abdomen, les injections de diverse nature dans les foyers dont on a évacué le contenu.

Le débridement des orifices du col, indiqué dans les cas d'étroitesse

(*) Ventouse sèche intra-utérine, de Simpson.

de ces orifices, de dysménorrhée mécanique et même membraneuse, de stérilité ou même de tumeur intra-utérine dont il peut faciliter l'accès, se pratique à l'aide d'instruments simples tels que ciseaux, bistouris aigus ou boutonnés, sonde cannelée, etc., comme sur toute autre partie du corps, à cette différence près que ces instruments doivent avoir la longueur nécessaire pour arriver jusqu'à l'utérus. Il est quelquefois plus commode de recourir à des instruments spéciaux ou hystérotomes cachés, dont les lames peuvent sortir de leur gaîne ou y rentrer à volonté. Comme, les lithotomes cachés auxquels ils ressemblent sous ce rapport, les hystérotomes peuvent être à une lame ou à deux lames ; l'hystérotome simple imaginé par M. Simpson est un des instruments les plus utiles. Les hystérotomes doubles sont préférables dans quelques circonstances, par la rapidité avec laquelle ils permettent d'exécuter l'opération.

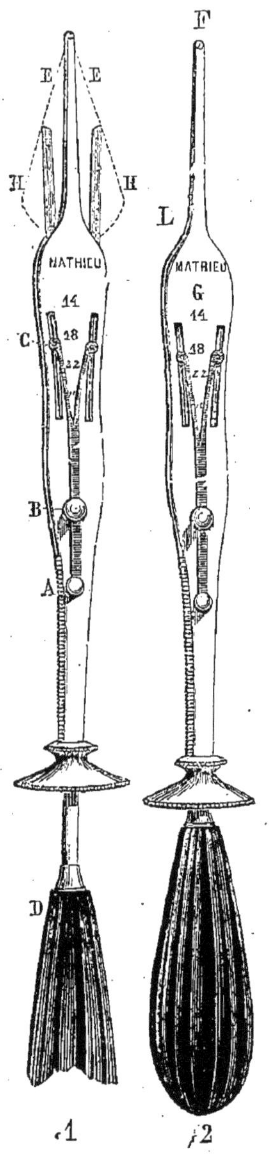

Fig. 117 *bis* (*).

Je ne parle pas de la dilatation du col par les bougies, les pessaires à tige, l'éponge préparée ou les autres corps dilatants, parce que j'en ai parlé assez longuement comme moyen de diagnostic. Je dois pourtant la signaler ici comme pouvant remplir les mêmes indications que le débridement ou s'associer dans un même but à cette petite opération.

Les ponctions se font généralement avec des trocarts de diverses formes, droits ou courbes, et de dimensions différentes, depuis le trocart explorateur destiné à faire des ponctions capillaires dans les abcès présumés de la trompe ou les phlegmons péri-utérins, jusqu'au gros trocart évacuateur avec lequel on ponctionne le kyste ovarique, notamment dans l'ovariotomie, afin de hâter et de faciliter l'issue du liquide souvent très-épais qui y est contenu. Ces diverses espèces de trocarts, ainsi que les appareils qui y ont été annexés soit pour agrandir l'ouverture dans les cas d'hématocèle ou d'abcès rétro-utérin, soit pour retenir les parois du kyste et prévenir l'épanchement du liquide dans le péritoine pendant l'ovariotomie, seront décrits à la suite de chacune de ces maladies et des opérations qu'elles réclament.

Les injections, généralement plus nuisibles qu'utiles, à moins qu'il ne

(*) Hystérotome double de Mathieu : 1 ouvert, 2 fermé.

s'agisse d'injections purement détersives, se pratiquent dans les divers foyers péri-utérins ou dans les kystes ovariques comme dans toute autre cavité close, à l'aide d'une seringue adaptée à la canule du trocart. J'ai pu substituer quelquefois avantageusement à ces injections de véritables lotions pratiquées à l'aide d'une sonde à double courant à l'un des pavillons de laquelle on adapte une petite pompe ou un hydroclyse.

Les secondes sont : les opérations plus ou moins graves nécessitées par l'absence partielle ou totale du canal vulvo-utérin, l'excision ou l'amputation du col, l'ablation des polypes par la ligature ou par l'instrument tranchant, la réduction des déplacements, le taxis de l'inversion utérine, l'extirpation des fibroïdes pédiculés ou interstitiels; enfin, l'amputation de l'ovaire et celle de l'utérus, renouvelée de nos jours avec succès.

Les opérations nécessitées par les imperforations ou les oblitérations vaginales étendues sont peu réglées, très-graves, et d'un succès incertain ou du moins très-différent, suivant les conditions dans lesquelles elles se pratiquent. Ce qui en fait la difficulté, c'est la nécessité de pratiquer l'autoplastie d'un canal sans avoir une muqueuse assez étendue pour suffire à sa réparation. De là, danger d'intéresser les organes voisins, vessie ou rectum, pendant qu'on se fraie une voie dans l'étroit espace qui les sépare, à l'aide de l'instrument tranchant, du décollement, de la déchirure, etc. De là, imperfection des résultats par l'impossibilité de doubler le nouveau canal d'une vraie muqueuse, du moins dans une étendue suffisante, et par la formation d'un tissu cicatriciel rétractile qui fait perdre presque tout le bénéfice de l'opération.

L'excision et l'amputation du col, indiquées dans les cas de conicité, d'hypertrophie ou d'altération organique incurable de ce segment de l'utérus, se pratiquent à l'aide de longs bistouris courbes sur le plat ou de longs ciseaux de même forme, soit en abaissant l'organe, soit en le laissant en place, et nécessitent parfois, notamment dans les cas d'hypertrophie de la portion sus-vaginale, une dissection attentive, laborieuse, et la plus grande précaution contre l'hémorrhagie. Signaler ce danger, c'est indiquer l'utilité qu'il peut y avoir dans quelques circonstances à substituer, pour cette opération, la méthode de l'écrasement linéaire à celle de l'instrument tranchant.

Les mêmes opérations sont applicables à l'ablation des polypes; on peut y ajouter l'arrachement, la torsion pour les petites tumeurs vasculaires, enfin la ligature, employée d'après les anciens procédés, c'est-à-dire dans le but d'amener par la pression du fil l'ulcération, et par l'ulcération la séparation graduelle de la tumeur, lorsqu'on redoute l'hémorrhagie ou quelque autre accident à la suite d'une opération prompte; nous verrons plus tard les avantages, les inconvénients et surtout les indications diverses de l'emploi de ces différentes méthodes.

La réduction de l'inversion utérine, surtout chronique, et l'extirpation de la tumeur qui caractérise la maladie, sont des opérations aussi graves et encore plus spéciales, dont la nécessité est heureusement très-rare.

L'extirpation des tumeurs fibreuses, aisée lorsque ces tumeurs ont un faible volume, présente, dans le cas contraire, les plus grandes difficultés; elle a donné lieu à l'invention de méthodes ingénieuses consistant à diviser la tumeur sur place et à l'extraire par fragments. Ces extractions, comme celles des polypes, nécessitent de longues pinces à griffes et des instruments de préhension de diverse sorte, dont la construction a été singulièrement perfectionnée dans ces dernières années.

Enfin vient l'ovariotomie, la plus grave de toutes les opérations auxquelles peut amener le traitement des maladies propres aux femmes, opération si grave qu'elle est encore vivement discutée et loin d'être adoptée d'une manière générale, même dans les pays où elle est le plus pratiquée. On comprend que les minutieux détails qu'elle comporte et les règles remarquables, sinon absolument sûres, auxquelles cette conquête de la chirurgie moderne a été soumise par les esprits hardis et entreprenants qui l'ont exécutée le plus fréquemment, doivent être réservés pour le moment où nous nous occuperons des kystes de l'ovaire et de leur extirpation.

Quant aux diverses opérations que l'on pratique sur le vagin, pour agir indirectement sur l'utérus ou pour porter remède à quelque altération de ce canal, telle qu'une fistule vésicale ou rectale, elles ne sont guère susceptibles de considérations générales et par conséquent ne devront être décrites qu'à l'occasion des maladies pour le traitement desquelles on les a proposées.

SECTION IV

CARACTÈRES DES MALADIES UTÉRINES EN GÉNÉRAL.

Jusqu'ici je n'ai envisagé les caractères des maladies utérines qu'au point de vue du diagnostic et des indications thérapeutiques. Maintenant je vais essayer d'en donner une idée, non pas peut-être plus exacte, mais plus complète, et de les considérer groupés comme ils le sont quelquefois naturellement, de manière à présenter un tableau de ces maladies aussi ressemblant que possible, à en faire ressortir les traits spéciaux, à apprécier le degré et les éléments de leur curabilité, à montrer enfin sous quelles diverses formes elles peuvent se présenter, quelles divisions naturelles on doit y introduire, et quelles sont à peu près la fréquence relative et l'importance de chacune d'elles dans le domaine pratique.

Le premier caractère des maladies utérines, c'est leur fréquence. J'ai déjà réfuté l'opinion de ceux qui prétendent qu'elles ont été moins nombreuses autrefois qu'elles ne le sont aujourd'hui. J'ai donné les raisons pour lesquelles elles ont souvent échappé à l'observation des anciens. Est-il nécessaire de dire maintenant pourquoi, avec notre habitude et nos moyens d'exploration, nous les rencontrons si souvent? En saurait-il être autrement d'un organe que tout semble avoir disposé à être chez la femme l'aboutissant naturel des phénomènes morbides, comme il est le point de départ de presque tous les désordres constitutionnels? La statistique ne nous le démontrerait-elle pas, que la fréquence des maladies utérines ne nous en paraîtrait pas moins nécessaire. Quel organe en effet peut être plus exposé? Par sa position et sa déclivité, l'utérus est incessamment comprimé par le poids des viscères abdominaux; sa structure est très-vasculaire; ses fonctions incessantes nécessitent, pour s'accomplir, non-seulement une hyperhémie ou des mouvements comparables à ceux qui se produisent dans les autres organes, mais des fluxions sanguines considérables et réitérées, des ébranlements nerveux profonds, des mutations de tissu complètes, des traumatismes plus ou moins graves, en un mot les phénomènes naturels de la menstruation, de la copulation, de la gestation, de l'accouchement; enfin l'utérus retentit constamment sur tout l'organisme et tout l'organisme retentit sur lui : *propter solum uterum, mulier id est quod est.*

Cette fréquence est si grande, qu'elle permet de présumer souvent l'existence d'une maladie utérine, quelque latente qu'elle soit d'abord. Quand on ne peut découvrir, chez une femme malade, la cause de symptômes généraux plus ou moins graves dans les altérations d'aucun autre appareil, il faut soupçonner l'appareil génital et diriger ses recherches de ce côté.

Du reste, en portant nos investigations sur les circonstances qui prennent une part plus ou moins considérable à la production des maladies utérines, nous nous rendrons compte en même temps de la nécessité de leur fréquence et des caractères qu'elles doivent revêtir dans leur développement.

On admet beaucoup de causes prédisposantes; mais on n'en connaît presque pas de déterminantes. Le plus souvent les maladies de matrice sont préparées, de longue main, par des modifications lentes de la vitalité ou de la structure de l'organe, par l'influence latente et continue d'une diathèse; mais quant aux circonstances qui les font naître, on ne peut pas les préciser toujours. Celles-ci n'ont d'ailleurs aucune importance au point de vue de la nature, ni du traitement de la maladie ; qu'elles consistent dans un traumatisme, dans les suites de couche ou d'avortement, dans une réaction contre une impression fâcheuse quelconque, elles n'en sont pas moins de simples causes occasionnelles qui ont allumé l'incendie, mais qui n'ont pu ni le préparer, ni l'entretenir.

En réalité et au point de vue pratique, il suffit donc d'arrêter ses idées sur les circonstances qui peuvent passer pour causes prédisposantes de ces maladies. Ces circonstances sont de deux ordres : les unes locales, les autres générales.

Les causes prédisposantes locales qui dépendent des conditions anatomiques et physiologiques particulières à l'utérus, expliquent non-seulement la fréquence des maladies de cet organe, mais la fréquence relativement plus grande de quelques-unes d'entre elles, la prédilection de siége de quelques autres, etc.

Ainsi la situation inférieure, déclive de l'utérus rend compte de la fréquence de ses congestions, de son engorgement et de la difficulté que l'on éprouve à les résoudre. La multiplicité, la nature de ses moyens de suspension et l'altération qu'ils éprouvent par l'accomplissement même des fonctions, la grossesse, l'accouchement, sont les causes naturelles des divers déplacements de l'utérus et souvent de son engorgement. Ses rapports avec la vessie, le rectum, l'excavation pelvienne, le tissu cellulaire qui la remplit, les feuillets péritonéaux qui la doublent, expliquent l'influence de voisinage qui peut s'exercer sur lui et la propagation morbide qui peut se faire de ces organes à la matrice.

Les diverses phases du développement disposent l'utérus à devenir malade sur un point plus que sur un autre. Le développement précoce du col rend compte de l'invasion de la cavité cervicale par le catarrhe, même avant la puberté, circonstance sur laquelle j'aurai à revenir en parlant de l'influence de l'âge. La prépondérance ultérieure du corps explique la fréquence des maladies du corps chez la femme adulte. Un arrêt de développement peut suffire pour causer une flexion exagérée, surtout en avant, qui n'est que la persistance de l'état fœtal.

Quant à la structure, elle implique la disposition de l'organe à certains états mordides. La prédominance du tissu fibro-musculaire dispose l'utérus à l'hypertrophie générale ou partielle, aux fibro des, aux polypes, etc. La richesse de l'élément vasculaire et l'activité de la circulation le disposent à l'inflammation aiguë ou chronique, totale ou partielle, primitive ou consécutive. L'absence ou la rareté du tissu celluleux explique la rareté de la suppuration en dehors de l'état puerpéral et celle des phlegmons interstitiels ; l'ovaire plus celluleux et renfermant un nombre presque infini de petites vésicules destinées à devenir des vésicules de Graaf, est par cela même infiniment plus disposé que l'utérus à être atteint de suppurations et à contenir des cavités purulentes, phlegmoneuses ou kystiques. La présence d'une membrane muqueuse, riche en vaisseaux et riche en glandes, dispose essentiellement l'utérus aux écoulements et aux affections catarrhales. La muqueuse du col et notamment de l'orifice vaginal peut, selon la remarque de M. Tyler-Smith, de M. Bernütz et d'autres, comme les autres ouvertures naturelles qui donnent accès aux cavités viscérales, être le siége de prédilection d'éruptions de nature diverse, de dartres, de syphilides, d'ulcères, de granulations, etc. Le feuillet séreux péritonéal qui revêt la plus grande partie de la surface de la matrice, dispose enfin cet organe aux inflammations des séreuses et à toutes leurs conséquences, donne à l'inflammation périutérine, à la péritonite pelvienne les caractères qui les distinguent et détermine souvent, entre les diverses parties du système utérin, des ovaires et des trompes, des trompes et de l'utérus, etc., des adhérences, la formation de brides cellulo-fibreuses, qui suspendent temporairement ou définitivement l'accomplissement de leurs fonctions, disposent aux phlegmasies ou entretiennent l'irritation qui favorise la persistance de foyers inflammatoires.

La continuité de la muqueuse de l'utérus et des trompes avec la séreuse péritonéale, au niveau de l'*ostium uterinum*, dispose l'inflammation de cette muqueuse à se propager au péritoine et par conséquent à aggraver considérablement le mal. La propagation peut se faire également, que l'inflammation soit spontanée ou qu'elle soit provoquée, et cette considération doit mettre en garde contre les conséquences que peuvent avoir des injections utérines caustiques, alors même qu'elles ne pénétreraient pas dans la cavité péritonéale.

L'activité circulatoire, les fluxions habituelles qui se produisent dans tout le système utérin, disposent à la fois la totalité ou les diverses portions de ce système à la soudaineté et à la violence des fluxions sanguines, aux congestions qui peuvent en être la conséquence, aux hémorrhagies internes, externes, interstitielles ou apoplectiques, aux hypertrophies totales, partielles ou hystogéniques, enfin aux productions ovariques et notamment aux plus fréquentes de toutes qui sont les kystes multiloculaires.

La répétition périodique de ces mouvements fluxionnaires à l'époque de la menstruation et leur retour pendant la grossesse, aussi bien que pendant les maladies utérines, disposent l'organe aux fluxions, aux congestions, aux douleurs qui résultent de cette turgescence ou de cette pléthore du système vasculaire, enfin à la persistance de ces états morbides, s'il ne survient pas d'évacuations critiques.

C'est surtout à l'époque de la ménopause que s'engendrent ces hyperhémies utérines par congestions persistantes et sans évacuations critiques, qui non-seulement constituent par elles-mêmes de véritables maladies, mais peuvent surtout favoriser si activement le développement de maladies très-variables, surtout de maladies diathésiques.

Les rapports sexuels, la fonction de l'utérus la plus fréquemment exercée avec la menstruation, ont une influence incontestable sur le développement et la perpétuation des maladies utérines. Cette influence a été pourtant exagérée. Il ne faudrait pas croire qu'ils soient responsables de toutes les maladies qu'on leur a attribuées. M. West, par exemple, paraît attribuer, non pas précisément aux rapports sexuels, mais à l'accomplissement du coït incomplet, c'est-à-dire sans sa *conclusion* naturelle, de crainte d'une augmentation trop lourde de postérité, une influence exagérée sur le développement de certaines maladies utérines, notamment de l'hypertrophie.

Il est évident néanmoins que les rapports sexuels peuvent jouer un double rôle dans l'existence des maladies utérines. Ils peuvent contribuer à les produire ; ils peuvent contribuer à les entretenir.

Relativement à la part qu'ils prennent à la production des maladies utérines, il faut, pour l'apprécier exactement, prendre des cas simples, dans lesquels l'utérus n'ait pas subi déjà l'influence d'une diathèse ou les conséquences d'un accouchement, d'un avortement, etc. Or, il est évident que les excès de coït chez les jeunes époux peuvent déterminer des congestions permanentes, développer même des métrites totales ou partielles, et, plus tard, de la leucorrhée, des granulations, etc. Il est encore évident que si le coït peut être exercé parfois impunément pendant les règles, et des aveux authentiques de nos malades en font foi, souvent aussi cette imprudence a causé des congestions, des inflammations plus ou moins graves et surtout, ce qui est bien plus sérieux, des suppressions brusques de l'évacuation sanguine et des hémorrhagies internes d'un caractère souvent redoutable, des hématocèles rétro-utérines ou périutérines.

Mais, le plus souvent, les rapports sexuels agissent moins comme agents provocateurs que comme cause de perpétuation des maladies utérines. A moins de circonstances particulières, à moins de la disposition extrême et de l'imminence d'une diathèse à se localiser sur l'utérus dès les premières excitations sexuelles, ce n'est pas dans les premières années de mariage que se développent le plus grand nombre de maladies utérines, mais seulement après des troubles de menstruation, des grossesses, des avortements, des accouchements. Le coït n'est alors ni la cause déterminante, ni même la cause occasionnelle de la maladie ; mais il l'entretient, il la prolonge, il l'aggrave. Tous les jours, je fais cette observation au sujet des congestions utérines, des granulations du col, de l'hypertrophie, etc. Il détermine même des rechutes de maladies déjà guéries, et c'est pour ces motifs que, dans certaines circonstances, comme je l'ai déjà dit, on ne saurait trop le défendre ni employer trop de précautions pour s'assurer qu'il ne sera pas exercé.

La grossesse et l'accouchement sont, sans contredit, les deux circonstances les plus favorables au développement des maladies utérines ; elles agissent à la fois comme causes prédisposantes par les modifications profondes qu'elles impriment à la structure de l'organe, et comme causes déterminantes, par le traumatisme qu'elles lui font subir. Aran [1] évalue aux deux tiers environ de toutes les maladies utéro-ovariques, celles qui viennent après la grossesse, l'accouchement ou l'avortement, à un quart celles qui viennent chez des accouchées sans relation directe avec la parturition, et à un dixième seulement celles que l'on observe chez des femmes vierges ou n'ayant pas eu d'enfants. Sans avoir dressé de statistique à cet égard, je regarde ces chiffres comme se rapprochant sensiblement de la vérité.

La grossesse développe les circonstances favorables à la maladie : elle congestionne l'utérus dont la couleur devient violette ou lie de vin ; elle augmente la capacité de son système vasculaire ; elle hypertrophie son tissu propre ; elle détermine enfin l'accroissement, la chute et le renouvellement de sa muqueuse ; de sorte que, lorsque l'organe est débarrassé du produit de la conception, il est dans les meilleures conditions possibles pour devenir malade, ou même pour demeurer tel, car cet état d'hypertrophie, une fois le fœtus expulsé, est une vraie maladie pour peu qu'il se prolonge.

L'accouchement agit comme un véritable traumatisme par les lésions mécaniques qu'il produit, la contusion et les déchirures du col, la plaie saignante qu'il laisse après le décollement du placenta, la réaction locale et générale qui le suit, l'inflammation utérine et périutérine qui peut se développer, la fièvre traumatique concomitante, la suppuration et la gangrène qui sont quelquefois les suites de cette inflammation et qui se développent presque dans ce seul cas de maladie utérine.

Les suites de couches n'ont pas moins d'influence sur le développement des maladies de matrice. L'état morbide le moins complexe qui puisse en résulter, c'est la persistance de l'hypertrophie utérine caractéristique de la grossesse, par le défaut d'évolution rétrograde ou d'involution de ce viscère, à la suite de l'accouchement. J'ai suffisamment indiqué les caractères anatomiques de cet intéressant phénomène, en parlant de la physiologie du système utérin, pour que l'on comprenne aisément comment toute cause qui arrête le travail de substitution et de résorption, qui doit se produire alors dans le tissu propre de l'utérus, laisse ce dernier dans un état de dimension et de structure impropre à l'accomplissement de ses fonctions, capable de déterminer des douleurs et des troubles sympathiques divers, et par conséquent dans un état réel de maladie. Il n'est pas facile de déterminer les véritables causes de ce défaut d'involution, mais il est présumable qu'elles ne diffèrent pas de celles qui peuvent donner naissance aux autres maladies consécutives à l'accouchement, et qui sont de se lever trop tôt, d'imprimer au corps les mouvements et la fatigue du travail manuel, de reprendre prématurément les rapports sexuels, etc.

[1] Ouv. cit., p. 92.

Après l'avortement, l'utérus semble encore plus disposé à devenir malade qu'après l'accouchement. Non pas qu'il soit, à mon avis, plus disposé aux inflammations violentes, à la suppuration, à la gangrène, etc. ; mais il l'est probablement davantage à la congestion, à l'engorgement, à l'hypertrophie, surtout à cette hypertrophie par défaut d'involution dont je viens de parler. Il semble que, lorsque l'utérus n'a pas subi, d'une manière complète, l'évolution excentrique ou progressive dont il est destiné à parcourir les phases, depuis la conception jusqu'à l'accouchement, le retour aux dimensions et à la structure de l'état de vacuité ou le phénomène de l'involution naturelle est encore plus difficile qu'à la suite de l'accouchement à terme et qu'il se laisse plus aisément arrêter.

Mais si la grossesse, l'avortement, l'accouchement ont tant d'influence sur le développement des maladies utérines, que sera-ce de la succession rapide des grossesses, qui ne laisse pas à l'utérus le temps de revenir sur lui-même, qui entrave le travail naturel d'absorption de l'hypertrophie gestative, et qui, par suite, entretient l'organe dans un état de congestion favorable à l'envahissement des diathèses? Et pourtant, je dois le dire, car c'est une des preuves les plus péremptoires de la large part que prennent les affections générales dans la constitution des maladies utérines, j'ai connu plusieurs femmes chez lesquelles la succession rapide des grossesses, par exemple huit ou dix grossesses en douze ou quinze ans, n'avaient amené le développement d'aucune maladie de l'utérus ou de ses annexes. Chez quelques autres, j'ai remarqué une fatigue locale produite par la persistance de la tuméfaction de l'organe et un dépérissement général, dû simplement à la maigreur, à l'appauvrissement du sang causé par ce continuel retour de la gestation. J'en ai conclu que les femmes, en nombre bien plus considérable il est vrai, chez lesquelles la succession rapide des grossesses était suivie d'un état morbide caractérisé de l'utérus ou de ses annexes, devaient le développement de leur maladie à la localisation d'une diathèse plutôt qu'à la succession même des gestations, laquelle ne paraissait guère avoir joué ici d'autre rôle que celui de cause occasionnelle.

Le défaut d'allaitement à la suite des couches n'est pas sans influence sur l'accomplissement du travail d'involution, sur la déplétion et le dégorgement de l'organe, et, par suite, sur le développement des maladies utérines. La fluxion considérable et continue que l'allaitement entretient sur les mamelles, détourne les mouvements fluxionnaires qui se porteraient sur l'utérus, avec d'autant plus d'efficacité que ces deux organes sont rattachés l'un à l'autre par un lien sympathique non équivoque, et, par conséquent, aide les actes de résolution et de résorption qui tendent à dissiper la congestion et l'engorgement de la matrice. L'allaitement est encore utile, en empêchant la menstruation et par conséquent la fluxion et la congestion qui les caractérisent, de venir ajouter leur influence à celle de l'involution incomplète. Il empêche enfin le retour prématuré de la grossesse, et, par suite, la tendance morbide que nous venons de signaler comme une conséquence de la succession rapide des gestations. Des recherches positives, entreprises sur ce sujet par M. Scanzoni, ont montré que, sur 196 enfants à terme, appartenant à 54 femmes atteintes de fluxions utérines, 57 seulement avaient été nourris par leurs mères. Aran [1], sur 100 femmes atteintes de maladies de matrice, en a rencontré 70 qui n'avaient pas nourri.

Après la part considérable que je viens de faire à la grossesse et à ses conséquences dans la pathogénie des maladies de matrice, il est difficile d'admettre que la stérilité ou le célibat puisse disposer à ces maladies ou seulement à quelques-unes d'entre elles, telles que les fibroïdes, les polypes, le cancer. Quoique des auteurs recommandables s'accordent à admettre cette influence, qui ne serait pas après tout impossible, l'utérus pouvant tourner au profit du développement de ces altérations organiques, une activité perdue pour la gestation, je ne puis reconnaître à cette assertion aucun caractère d'authenticité.

La stérilité doit préserver les femmes de plusieurs maladies utérines par l'absence d'excitations ou de congestions qu'elle suppose souvent dans l'organe. Elle ne les met pas pour cela à l'abri de certaines maladies, surtout de celles qui tiennent au développement et à la localisation des affections diathésiques. Enfin son influence est d'autant plus mal appréciée, que souvent, lorsqu'on la rencontre en même temps qu'une maladie utérine, ce n'est pas elle qui a causé la maladie, mais tout au contraire, c'est la maladie qui a causé la stérilité. On ne saurait trop, à cet égard, remonter à la cause même des maladies utérines, à l'époque quelquefois éloignée de leur point de départ, à la connaissance des conditions générales ou locales qui peuvent les entretenir ; car, en les faisant cesser, on peut arriver à guérir la maladie et à faire disparaître la stérilité.

Du reste, la stérilité et le célibat ne peuvent être rapprochés qu'eu égard à l'absence de gestation. Ils diffèrent entièrement à d'autres égards. Dans la stérilité l'utérus a pu être soumis aux excitations du coït, tandis que, dans le célibat, l'absence de cette cause semble diminuer les chances de développement des maladies utérines. Quoi qu'il en soit, je résumerai mon opinion sur ce point, en disant que sauf certaines irrégularités menstruelles et les troubles généraux dépendants de l'insuffisance de la fonction, le célibat ne m'a pas paru disposer aux maladies de l'utérus ; il ne les empêche pas non plus, j'ai vu de vieilles filles vierges mourir d'un cancer à la matrice. Quant à la stérilité, elle m'a paru être plus souvent effet que cause de maladies utérines. En parlant de l'influence de l'âge, je dirai un mot, non plus du célibat, mais de la virginité normale, c'est-à-dire de l'état de la jeune fille qui précède les approches sexuelles et la gestation.

[1] Ouv. cit., p. 93.

Enfin, en considérant l'ensemble du système utéro-ovarien, on reconnaît que les maladies d'une partie de ce système peuvent devenir causes de maladie pour l'autre partie, tantôt causes prédisposantes, tantôt causes déterminantes.

La communauté de fonctions entraîne une communauté de susceptibilités morbides. Les mêmes liens unissent souvent ces divers organes sous le rapport de la pathologie comme de la physiologie. Des exemples nombreux attestent l'action réciproque que les maladies des ovaires et des annexes exercent sur l'utérus, et celles de l'utérus sur les ovaires et les annexes.

L'enveloppement de tous ces organes par la même séreuse est un élément de plus en faveur de cette réciprocité d'action. L'inflammation se propage, par le péritoine, de l'utérus à la trompe et à l'ovaire, plus souvent encore de l'ovaire à la trompe et à l'utérus. Les adhérences, les brides membraneuses qui établissent des unions pathologiques entre ces divers organes, ne sont pas non plus sans influence : soit qu'elles imposent à la menstruation la nécessité de s'accomplir dans des conditions anormales, soit qu'elles provoquent la chute de l'œuf dans le péritoine, au lieu de la diriger dans la trompe, elles préparent et déterminent parfois de véritables états morbides.

On ne sait rien de précis touchant l'influence que les maladies de la vessie ou du rectum, entre autres la constipation, dont l'action n'est pourtant pas douteuse, exercent sur le développement des maladies utérines. Il en est de même de l'influence que peuvent exercer les maladies des mamelles.

Nos connaissances sont encore moins avancées touchant l'influence que les maladies de l'estomac et du foie, du cœur et des poumons, signalées par Aran, peuvent avoir sur la production de ces états morbides.

Les circonstances générales qui prennent une part plus ou moins directe à la pathogénie de l'utérus, sont : l'âge, le tempérament, la constitution, et surtout les affections, les diathèses, les maladies confirmées.

L'âge où l'on observe le plus les maladies de matrice est certainement celui de l'activité sexuelle. Dans la période menstruelle où cette activité s'exerce, l'âge le plus disposé est celui où les fonctions génératrices s'accomplissent avec le plus d'énergie, où les rapports sexuels sont le plus fréquents, où les grossesses sont le plus nombreuses. M. Nonat [1], sur 300 cas de métrite, en a observé 155 de 20 à 30 ans. Aran [2], sur 100 maladies utérines, en a vu 62 chez des femmes de 21 à 30 ans.

Cela ne veut pas dire qu'on ne trouve pas de maladies utérines aux autres âges, même depuis l'enfance jusqu'à la vieillesse. Mais elles sont exceptionnelles, et même l'exception se fait remarquer par sa préférence pour certaines espèces de ces maladies, et pour certains organes de l'ap-

[1] Ouv. cit., p. 59.
[2] Ouv. cit., p. 99.

pareil génital. Ainsi, on voit fréquemment des leucorrhées vaginales chez les enfants. J'ai vu chez une petite fille non pubère, la cavité utérine et la moitié externe des trompes remplies d'une matière caséeuse, constituée de cellules épithéliales condensées, témoignant de l'existence d'une maladie grave. J'ai vu un kyste ovarique chez une petite fille de 11 ans, non menstruée, non pubère. Le cancer utérin n'est pas rare dans la période ultime de la vie de la femme, du moins après l'âge critique.

Du reste, chaque âge a, pour ainsi dire, ses prédispositions particulières.

Lorsqu'une maladie de matrice se rencontre chez une enfant, elle affecte le col, très-volumineux à cet âge, plutôt que le corps qui est encore incomplétement développé. Après la puberté et avant l'établissement des rapports sexuels, c'est le corps qui est plus souvent affecté. Après les grossesses, les deux segments de l'organe peuvent l'être également.

La virginité ne met pas à l'abri des maladies utérines. Comme Bennet, Aran et plusieurs autres praticiens, j'en ai fait maintes fois l'observation. Parmi ces maladies, je citerai surtout la fluxion, la congestion, la leucorrhée, le catarrhe utérin, la métrite même, etc., comme pouvant être constatées chez les vierges; mais moins fréquemment que chez les femmes, surtout que chez les femmes qui ont eu des enfants. Le point de départ de ces maladies est habituellement un trouble de menstruation ou un état dysménorrhéïque, leur cause prédisposante une affection catarrhale, rhumatismale, par exemple, pour citer les plus fréquentes, ou une diathèse, telle que la scrofuleuse ou l'herpétique.

Les maladies du corps, surtout de la muqueuse, le catarrhe utérin, la leucorrhée, sont plus fréquentes que les maladies du col chez les vierges. Les maladies du col, notamment les ulcérations, les granulations, quoiqu'elles puissent s'observer quelquefois chez les filles, sont relativement plus fréquentes chez les femmes, et surtout chez les femmes qui ont eu des enfants, dont le col a été soumis aux contusions par les excès de coït, au ramollissement par la grossesse, aux déchirures par l'accouchement.

Après la ménopause, les maladies utérines, outre qu'elles sont rares, peuvent exister depuis longtemps, sans déterminer de vives douleurs, sans provoquer des troubles sympathiques, et rester indéfiniment, pour ainsi dire, à l'état latent.

Nous ne connaissons rien, du moins rien de positif, sur l'influence que le genre de vie, les habitudes, l'habitation des villes ou des campagnes peuvent exercer sur le développement de ces affections. Il m'a paru que, pour être d'un genre différent, l'influence de ces diverses manières d'être n'amène pas des résultats moins fréquents dans un cas que dans l'autre.

Les femmes à constitution faible, à tempérament lymphatique, y sont positivement plus exposées que les autres. Elles sont plus exposées surtout à la prolongation, à la durée indéfinie de la maladie, par le défaut de réaction qui les caractérise et par la disposition qu'elles apportent à la débilitation générale et à l'envahissement des cachexies, qui sont chez elles plus que chez les autres femmes des conséquences rapides du retentissement exercé par l'état morbide sur l'organisme.

L'hérédité de constitution et de tempérament entraîne aussi la disposition héréditaire. Peut-être même certaines maladies, telles que le cancer, reconnaissent-elles plus d'une fois pour cause une hérédité plus directe. J'en ai recueilli un petit nombre d'exemples qui m'ont paru probants. J'ai retrouvé aussi chez quelques filles des granulations, des leucorrhées, que j'avais observées chez leurs mères. Mais il faut avouer que l'influence de l'hérédité, surtout de l'hérédité directe, ne paraît ni fréquente, ni même parfaitement démontrée.

Il n'en est pas de même des diathèses, et de toutes les affections générales. Elles jouent évidemment un grand rôle dans l'existence des maladies de matrice.

Quelques auteurs, tels que M. Pidoux, dont les idées paraissent avoir inspiré la thèse de M. Tillot [1], exagèrent sans doute cette influence en attribuant toujours le plus grand rôle dans l'étiologie et dans la marche des maladies utérines aux affections diathésiques. Il est évident que la position, la structure et les fonctions de l'organe, non-seulement le disposent à la localisation des diathèses, mais encore ne favorisent pas moins que celles-ci l'origine et la chronicité des maladies qui l'atteignent. On ne peut donc pas admettre que, dans la majorité des circonstances, les lésions utérines ne soient que des symptômes secondaires survenus sous la dépendance d'un état général, ni d'une manière absolue que la lésion soit dans l'utérus et la maladie dans l'organisme. La lésion est évidemment la cause de toutes les souffrances des femmes. Qu'on admette la multiplicité et la diversité de ces lésions, comme on y est poussé tous les jours par l'expérience, ou qu'on suppose la prédominance de l'engorgement avec Lisfranc, des déviations et des granulations avec M. Velpeau, de la phlegmasie catarrhale avec M. Dubois, de la métrite avec M. H. Bennet, on ne peut admettre que l'altération profonde que cette lésion apporte dans la vitalité de l'utérus, ne soit pas la maladie proprement dite et, par conséquent, la cause de tous les symptômes généraux et locaux; de même qu'on ne peut admettre avec M. Pidoux [2] que, au point de vue physiologique, l'utérus et ses annexes ne soient pas la cause des changements généraux, qui, à dater de la puberté, caractérisent la femme, mais en soient seulement le centre.

Les lésions utérines, qu'elles soient aiguës ou chroniques, qu'elles se rattachent ou non à une diathèse, qu'elles se caractérisent par un

[1] *De la lésion et de la maladie dans les affections chroniques du système utérin.* Thèse de Paris, n° 32, 1860.

[2] *Lettre sur la fièvre puerpérale*, 1854.

simple trouble fonctionnel, par une altération de tissu ou par un changement de situation, sont bien réellement des maladies caractérisées par leurs symptômes propres, et que le traitement doit attaquer directement. Seulement les diathèses jouent un rôle considérable dans leur production. Je leur accorderai volontiers plus d'importance que je n'en ai donné aux conditions locales précédemment énumérées ; mais je ne voudrais pas que l'on s'inspirât dans la pratique de l'idée que leur influence est exclusive, ou tellement prépondérante que toutes les autres s'annihilent devant elle. Ce serait rendre le traitement par trop exclusif, et, pour éviter un excès, se jeter dans un autre.

Il n'est, pour ainsi dire, pas de maladie utérine, surtout chronique, qui ne subisse plus ou moins l'influence d'une diathèse, si même elle n'en relève directement. On peut n'en pas excepter, même d'une manière absolue, les déviations et les déplacements au sujet desquels M. Baud a rappelé avec raison, en 1849, le rôle joué par les causes générales, dans un mémoire qui fut, à l'Académie de médecine, le point de départ de la discussion sur les déviations. Ainsi, en supposant que la fluxion, la congestion, l'inflammation chronique, l'hypertrophie puissent exister indépendamment d'une affection diathésique, il n'en est pas moins certain que ces états morbides peuvent en recevoir l'influence. Quant aux engorgements, à la leucorrhée, aux granulations, aux ulcères, aux cancers, etc., ils relèvent toujours presque tous d'une diathèse ou d'un état général non moins réel.

La connaissance de cette diathèse, en permettant au médecin de porter un diagnostic général, facilite souvent le diagnostic local. Si l'on a constaté précédemment ou si l'on reconnaît actuellement l'existence d'états diathésiques bien caractérisés, on peut les soupçonner d'être les causes du mal. Dans le cas contraire, on se tiendra en garde contre la disposition trop commune chez les anciens, trop rare chez les modernes, d'attribuer la lésion à l'existence du vice dartreux, de la syphilis, des scrofules, des tubercules, alors même que l'on commettrait avec Lisfranc l'erreur de prendre pour de la matière tuberculeuse telle autre altération du col utérin.

Trois ordres de faits démontrent, à mon avis, que les diathèses prennent une part plus ou moins importante à l'existence des maladies utérines et qu'il faut compter avec elles.

Premièrement, la coexistence ou la simultanéité des manifestations de ces états diathésiques sur l'utérus et sur d'autres points. Ainsi, il n'est pas rare de rencontrer en même temps la leucorrhée utérine et le catarrhe vésical, la leucorrhée utérine et le catarrhe intestinal, ce qu'on a appelé l'entérite glaireuse, même le catarrhe bronchique ; des éruptions ou des ulcérations sur le col et des dartres à la vulve, à l'anus, sur divers points du corps, notamment autour des autres ouvertures naturelles, sur les paupières, ou ailleurs ; une congestion ou un engorgement plus ou moins douloureux, plus ou moins mobile de l'utérus et du rhumatisme, des douleurs erratiques dans les membres, même des douleurs viscérales s'étant déjà manifestées chez la même malade dans d'autres circonstances; un engorgement, des granulations, des ulcères du col et des symptômes évidents de scrofule, engorgements ganglionnaires, impétigo, ulcères, croûtes, etc., sur d'autres points du corps. Ces coexistences sont encore plus fréquentes pour la syphilis; elles peuvent se rencontrer pour le tubercule, le cancer, etc.

Secondement, l'alternance entre la manifestation et surtout l'exacerbation de la maladie utérine et la localisation d'une diathèse sur un autre point. Ce phénomène s'observe surtout pour les affections à localisation variable et très-mobile, comme la goutte, le rhumatisme, le catarrhe, les dartres. De même que chez l'homme j'ai vu la diathèse dartreuse se localiser successivement sur le gland, l'urèthre, la prostate, la vessie, l'uretère, le rein; de même chez la femme j'ai vu la vulve, le vagin, le col, l'utérus, l'ovaire même envahis simultanément, successivement ou alternativement par la même maladie. On sait que plusieurs observations d'ovarite succédant aux blennorrhagies, à la vaginite, à la métrite et comparables à l'orchite qui succède chez l'homme à la blennorrhagie urétrale, ont été rapportées dans ces derniers temps. Croit-on qu'il n'y ait jamais dans ces états morbides autre chose qu'une inflammation franche et que le caractère diathésique du mal ne contribue en rien à son déplacement? J'ai recueilli de remarquables exemples de rhumatismes accompagnés de douleur et de gonflement, de névralgies tenant probablement à la même cause et envahissant alternativement l'utérus, un ovaire ou un autre viscère tel que la vessie, l'estomac ou des articulations, des nerfs, des tissus fibreux, des aponévroses d'enveloppe, des ganglions lymphatiques.

Troisièmement, l'épreuve du traitement, véritable pierre de touche de la nature des maladies. Combien de maladies, en apparence simplement inflammatoires, qui ont pu être momentanément amoindries par l'application des sangsues, le repos, les bains et tous les autres moyens dont se compose la médication antiphlogistique; mais qui n'ont été guéries que par les eaux minérales, l'hydrothérapie et surtout par des traitements spécifiques appropriés à la nature du mal!

Les diathèses qui jouent le plus grand rôle dans l'étiologie des maladies chroniques de l'utérus sont héréditaires ou acquises. Il n'y a aucune utilité pour nous à les distinguer ni à en séparer les autres états généraux de l'organisme, qui peuvent avoir sur la production des maladies utérines une influence du même ordre. Je me contenterai donc d'énumérer la diathèse strumeuse connue sous le nom de scrofule, dartreuse, désignée aujourd'hui sous celui d'herpétisme, rhumatismale ou goutteuse pour lesquelles M. Bazin a ressuscité l'ancienne dénomination d'arthritis, catarrhale et rhumatoïde qui se ressemblent beaucoup, si elles ne se confondent pas, syphilitique, tuberculeuse, cancéreuse, etc.

On peut placer au même rang que ces diathèses toutes les altérations spontanées du sang, dont le type le plus fréquent, la chlorose, joue un rôle capital dans la pathologie de la femme. La chlorose peut exister déjà chez une femme atteinte d'une maladie utérine. Elle peut même jouer le rôle de cause par rapport à cette maladie. Quand celle-ci est développée, la chlorose augmente généralement et se prononce davantage. Dans certains cas, elle est consécutive à la lésion dont la cause première est une diathèse. La déglobulisation du sang, qu'elle soit antérieure, concomitante ou consécutive à la maladie, qu'elle soit cause, effet ou simple coïncidence, n'en accompagne pas moins la majorité des maladies utérines.

La plupart du temps, les diathèses n'ont pas été la cause déterminante de la maladie; mais une fois la maladie née, elles l'entretiennent et en réalité lui impriment sa nature. La maladie n'existerait plus sans elles. On ne guérirait pas la maladie, si on ne les guérissait elles-mêmes.

Après les diathèses, une part importante doit être faite, dans la production et la chronicité des maladies utérines, à la vitalité même de l'utérus ou plutôt à son mode de vitalité, aux actes physiologiques élémentaires qui sont nécessaires à l'accomplissement de ses fonctions, à la facilité avec laquelle il subit les changements les plus considérables et par suite les altérations les plus remarquables dans sa structure et dans son tissu. Sans doute la plupart de nos organes ont, dans l'accomplissement de leurs fonctions, une continuité d'action qui semblerait devoir les disposer, plus encore que l'utérus, au développement et à la chronicité des maladies. Mais ils ne subissent pas naturellement des changements aussi profonds, des écarts aussi étendus que ceux qui se passent dans ce viscère, relativement à l'innervation, à la circulation, au changement du tissu et de la substance même de l'organe; et c'est précisément par l'étendue de ces oscillations, le retour de ces actes périodiques, l'activité passagère et exceptionnelle des mouvements nutritifs que l'utérus est disposé à devenir malade plus souvent qu'aucun d'eux.

Parmi les actes physiologiques élémentaires qui interviennent le plus souvent dans la production et l'aggravation des maladies utérines, il faut placer au premier rang, ceux qui concourent à l'accomplissement de la menstruation, c'est-à-dire : la fluxion, la congestion, l'évacuation critique du sang. Ces actes interviennent dans presque toute maladie utérine, comme cause ou comme complication. Rarement le médecin peut en tirer parti. Il doit en annuler l'influence, en modérer la manifestation, en combattre les effets. Ces trois actes, comme nous le verrons plus tard, se commandent mutuellement l'un l'autre ou les uns les autres : l'énergie de la fluxion augmente l'intensité de la congestion, et par suite la quantité de l'évacuation. Que l'équilibre soit rompu entre ces trois éléments essentiels de la fonction menstruelle, et la maladie éclate.

La fluxion n'est pas seulement une cause puissante de production des maladies utérines, elle n'a pas seulement pour effet de préparer la congestion, de déterminer l'hémorrhagie, de favoriser le flux, d'aider l'hypertrophie, d'entretenir l'engorgement, de fournir à l'inflammation son élément naturel ; elle entrave encore le traitement, prolonge la maladie par la périodicité de ses retours, l'aggrave souvent par son intensité, joue enfin le principal rôle dans les rechutes qui suivent trop fréquemment une guérison apparente.

La congestion, dit Aran, doit être envisagée dans la pathologie utérine sous deux aspects particuliers : tantôt elle est liée à une maladie actuellement existante du système utérin, dont elle est un épiphénomène ou une complication, dont elle aggrave ou précipite la marche, dont elle retarde ou empêche la guérison ; tantôt elle existe par elle-même, d'une manière primitive, dans l'utérus ou le système utérin ; tantôt enfin elle facilite le développement d'affections nouvelles. Elle constitue, à proprement parler, un élément des maladies utérines et devient une source d'indications thérapeutiques. L'indication capitale, en effet, comprend elle-même deux autres indications : 1° diminuer l'état congestif à l'époque des règles ; 2° combattre l'état congestif qui persiste après chaque époque jusqu'à la suivante.

L'évacuation sanguine pèche par excès ou par défaut. Par excès elle constitue pour ainsi dire une maladie, par défaut, elle empêche la crise naturelle de s'opérer et laisse l'utérus congestionné. Il en résulte, pour ce viscère, tous les inconvénients que je viens de signaler en parlant de la congestion.

Les actes physiologiques qui se passent dans l'utérus à chaque menstruation, se produisent avec bien plus d'intensité à chaque grossesse. Seulement ici la fluxion et la congestion de l'organe sont continues, sauf quelque augmentation aux époques qui correspondent à la période menstruelle et sont désignées vulgairement par les femmes sous le nom d'entrée de mois. L'évacuation sanguine, l'hémorrhagie, la déplétion de l'organe congestionné ne se produisent qu'après l'accouchement. Enfin, des modifications profondes se sont opérées dans le tissu même de la matrice et s'ajoutent, comme causes nouvelles de maladies, à la fluxion, à la congestion et à l'hémorrhagie menstruelle; et je ne parle pas seulement des modifications de tissu qui se produisent en vue et par l'effet de la gestation, mais encore de celles qui s'opèrent en vue et par suite du retour de l'organe à l'état de vacuité. J'ai déjà dit, dans les courtes considérations physiologiques que j'ai ajoutées à l'anatomie de l'utérus, en quoi consiste la principale modification que cet organe subit pendant la grossesse et celle qu'il éprouve après l'accouchement. L'une mérite à juste titre le nom d'hypertrophie physiologique, d'évolution progressive ; l'autre, celui d'atrophie physiologique, d'involution, d'évolution rétrograde. On sait encore qu'il faut y ajouter la rénovation de la muqueuse, constante dans l'accomplissement de cette grande fonction physiologique et tellement caractéristique de la vie propre de l'utérus, qu'elle se produit quelquefois à la suite seulement de la menstruation.

La structure de l'utérus est en rapport avec ces modes de manifestation tout à fait spéciaux des fonctions nutritives et de la vie propre de cet organe. Ce qui caractérise en effet le tissu de l'utérus, c'est la présence d'éléments fibro-plastiques, c'est la disposition continuelle, incessante à s'hypertrophier, soit par la formation d'éléments nouveaux, soit par l'augmentation de volume de ses propres éléments, pour suffire à l'ampliation considérable que subit l'organe pendant la grossesse, à l'énergie, à la richesse de sa circulation à la même époque, à la continuité du mouvement fluxionnaire normal dont il est le siége, à la violence des contractions qui doivent momentanément l'animer, etc. Ce tissu est toujours en instance d'organisation : l'hypertrophie, l'atrophie sont en quelque sorte des fonctions, par lesquelles il réalise, tour à tour et à plusieurs reprises, pendant la vie de la femme, des différences profondes dans la structure de l'utérus. S'hypertrophiant par la grossesse, s'atrophiant après l'accouchement pour ramener l'organe à des dimensions normales, il semble n'avoir en partage, au lieu de la stabilité propre aux autres tissus ou à leurs éléments, qu'une instabilité continuelle, qu'une disposition à l'accroissement et au décroissement. Ces dispositions accusées par la nature même du tissu, la présence surtout dans la muqueuse de l'élément organisateur, l'élément fibro-plastique, coïncident avec des dispositions physiologiques analogues, habitude de mouvements fluxionnaires, alternative de congestion et de déplétion, etc., etc.

Les tendances fluxionnaires, plastiques, hypertrophiques, caractérisent la plupart des maladies utérines, comme elles caractérisent les fonctions de l'organe. La fluxion, l'exubérance plastique, l'hypertrophie, portent sur tous les éléments à la fois ou seulement sur certains d'entre eux : de là, la fréquence des engorgements, des congestions, des flux, des tumeurs ou des productions homologues de toute sorte. Localisée sur la muqueuse, limitée à une faible étendue, portant sur la partie la plus superficielle des papilles du derme, sur ses vaisseaux, sur l'épiderme qui le recouvre, cette hypertrophie donne naissance aux granulations si fréquentes du col de l'utérus. Portant, par l'effet de la même impulsion, sur les bourgeons charnus d'un ulcère, au moment où le travail cicatriciel suppose lui-même la mise en jeu plus ou moins énergique d'une augmentation de l'acte plastique, cette même hypertrophie rend ces bourgeons fongueux élevés, granulés, mamelonnés, plus souvent que partout ailleurs. Se concentrant sur les organes sécréteurs, elle développe les tumeurs, les kystes, les polypes folliculaires. Localisée sur le tissu propre, sur la totalité de ses éléments, elle donne naissance à l'hypertrophie proprement dite ; cette hypertrophie peut s'étendre à l'utérus entier, ou se limiter au corps ou au col, ou même à un des segments du col ou du corps, à l'une des parois de celui-ci, à une des lèvres de celui-là. Se limitant à certains éléments, elle donne naissance soit aux tumeurs vasculaires, soit aux fibroïdes, aux tumeurs fibreuses, aux corps fibreux, aux polypes qui sont, par leur fréquence dans la matrice, caractéristiques de la pathologie utérine.

Ainsi, par sa structure, par ses fonctions, par les actes élémentaires qui président à leur accomplissement, l'utérus diffère de tous les autres organes en ce qu'il est toujours en instance d'organisation, toujours disposé à changer de volume ou de structure. Au lieu de la stabilité qui est le propre des autres organes et qui est naturellement entretenue chez eux par le mouvement nutritif, c'est l'instabilité qui le caractérise. Dans son tissu, l'équilibre qui s'établit entre le mouvement de composition et celui de décomposition nutritives, entre l'assimilation et la désassimilation, n'est pas un équilibre stable comme celui des autres tissus ; c'est un équilibre instable ou instantané. A la première impulsion, il se rompt et tombe dans un sens ou dans un autre. Cette grande tendance à se modifier et à s'adapter au rôle qu'il doit jouer dans la menstruation, la conception, la grossesse, l'accouchement, il la conserve dans toutes les circonstances qui le mettent dans des conditions plus ou moins analogues. Que sa cavité soit remplie par un liquide, mucus ou sang, ou par un corps solide, comme un polype; qu'une tumeur telle qu'un fibroïde se développe dans les interstices de son tissu propre, qu'un corps étranger externe ou interne s'introduise dans ses orifices, l'utérus se fluxionne, se congestionne, s'hypertrophie, se contracte pour chasser la tumeur ou le corps étranger, revient ensuite à son état normal, perd ses éléments hypertrophiques, répare sa muqueuse; en un mot, il passe de l'état de vacuité à un état qui n'est pas sans analogie éloignée avec celui de gestation, et revient de celui-ci à l'état de vacuité.

Ces propriétés, éminemment curieuses, on peut dire uniques, du tissu utérin, sur lesquelles on ne me paraît pas avoir assez insisté jusqu'ici, donnent sans contredit la clef d'une foule de phénomènes physiologiques, pathologiques, thérapeutiques, dont on peut tirer un grand parti pour la connaissance et pour le traitement des maladies utérines.

Ces propriétés jouent évidemment un grand rôle dans la production des maladies utérines, et c'est à cette occasion que j'ai dû entrer ici dans quelques développements à leur sujet. Je n'ai pas besoin de répéter ce que je viens d'en dire; les quelques exemples que j'ai donnés suffisent pour marquer l'importance et la mesure de ce rôle. Mais elles sont encore importantes à rappeler au point de vue de la forme, de la marche qu'elles impriment à ces maladies, et par conséquent des symptômes caractéristiques qu'elles leur imposent souvent, tels que l'hypertrophie qui les complique maintes fois, les contractions douloureuses ou tranchées utérines qui ne sont pas rares, la dilatation du col sous l'influence de leur action, etc., etc.

Elles sont encore importantes à connaître au point de vue de la curabilité, qu'elles peuvent empêcher ou faciliter, suivant le parti que le médecin en peut tirer pour le traitement de la maladie. De là, l'indication d'agir dans un sens ou dans un autre : tantôt de provoquer par certains moyens cette hypertrophie ou cette hypernutrition, comme M. Simpson a proposé de le faire à l'aide de pessaires à tige métallique pour combattre l'atrophie utérine; tantôt de provoquer la dilatation du col, par l'introduction de corps étrangers et de faciliter, par le développement des contractions utérines qui l'accompagnent, l'expulsion d'un polype ou l'énucléation d'un fibroïde ; tantôt de comprimer le globe utérin introversé à l'aide d'un pessaire à air, comme l'a fait M. Tyler Smith, pour provoquer simultanément dans le col une dilatation et dans le corps une contraction propres à favoriser la réduction. De là, l'indication d'agir dans un sens opposé avec des moyens qui combattent l'hypertrophie morbide, en mettant l'organe dans les conditions où il se trouve lorsqu'il est saisi spontanément par l'évolution rétrograde à la suite des couches et qu'il tend naturellement à l'atrophie. De là, l'innocuité de la cautérisation intra-utérine, avec le crayon de nitrate d'argent laissé à demeure dans la cavité du corps, lorsqu'il y a une leucorrhée abondante ou des granulations et des fongosités considérables; car la muqueuse n'est pas atteinte ou elle est facilement réparée dans les points qui peuvent paraître subir une action trop profonde de la part du caustique. De là, l'innocuité de la cautérisation actuelle pratiquée sur le col ou dans sa cavité ; car sa muqueuse, en supposant qu'elle soit fortement atteinte, ce qui n'existe pas la plupart du temps, a une tendance manifeste à la régénération et semble ne pas la démentir dans ce cas, comme le prouve l'absence constante de cicatrices ou de tissu cicatriciel sur le col après la cautérisation, à moins que celle-ci n'ait pénétré assez profondément pour intéresser le tissu propre. De là enfin, la résolution que ces cautérisations provoquent dans les congestions chroniques, les engorgements, les hypertrophies, en mettant en jeu le mouvement de résorption, en poussant l'acte nutritif dans cette direction.

Je n'insiste pas davantage sur la disposition hypertrophique, l'exubérance plastique, la faculté régénératrice qui caractérisent anatomiquement, physiologiquement et pathologiquement l'utérus. J'aurai l'occasion d'y revenir tout le long de cet ouvrage, en parlant de la dysménorrhée membraneuse, des granulations, des fongosités, des végétations, de l'hypertrophie folliculeuse, des tumeurs et des polypes folliculaires, des tumeurs hémorrhoïdales utérines, des hypertrophies partielles de la muqueuse, des hypertrophies du tissu propre, de celles du corps, de celles du col, des fibroïdes, des corps fibreux sous-péritonéaux, des polypes fibreux ou sarcomateux, etc.

Mais je suis bien aise de faire observer ici que cette tendance à végéter n'est pas limitée au tissu utérin. Même tendance se retrouve sur les ovaires, surtout sous une forme kystique en rapport avec leur structure. Il est inutile d'en parler ici, puisque j'aurai à y revenir longuement. Même tendance se remarque sur le vagin ; et, comme les maladies de cet organe ne doivent pas nous occuper beaucoup par la suite, je profiterai de cette occasion pour signaler ici les faits peu connus qui mettent en lumière cette participation du vagin aux tendances hypertrophiques de l'utérus.

D'abord il est certain que le vagin, pendant la grossesse, prend un accroissement qui n'est pas une simple dilatation, mais à la fois une amplification, une congestion, une dilatation vasculaire, une formation d'éléments nouveaux, une hypernutrition. En un mot, il éprouve des modifications analogues à celles de l'utérus, s'hypertrophiant pour contenir le produit de la conception ; on peut y constater alors des hypertrophies partielles, se produisant, surtout avec une grande facilité, sous la double influence de la grossesse et d'une diathèse.

Mais ce n'est pas seulement pendant la grossesse que la tendance hypertrophique du vagin se révèle. En dehors même de l'état de gestation, cette disposition à végéter se laisse souvent constater sur les divers éléments qui le composent, notamment sur l'élément épithélial, qui est le plus exposé aux excitations extérieures.

Il est curieux d'étudier les diverses altérations que subit ce revêtement épithélial de la muqueuse vaginale et les modifications qui se produisent dans l'exhalation du plasma propre à son organisation, dans le développement de ses cellules, dans leur multiplication, dans leur persistance ou leur accumulation, dans leur exfoliation et leur chute, etc. Probablement sous l'influence d'affections générales diverses, localisées sur cette muqueuse, de la persistance de ces états morbides et de la tendance particulière de l'épithélium vaginal à subir, suivant le cas, des accroissements, des hypertrophies ou des desquamations considérables, on observe le même phénomène, la multiplication anormale des éléments épithéliaux, donnant naissance, suivant sa direction, aux résultats les plus différents.

Ainsi, sous l'influence d'un état diathésique, de la syphilis notamment, il arrive de voir se former sur le vagin, et plus particulièrement sur le col de l'utérus, des épaississements épithéliaux très-circonscrits, circulaires, nummulaires, offrant l'aspect d'une gouttelette de cire tombée d'une bougie et figée sur place, et tranchant, par leur couleur blanc mat, avec la couleur rose ou rouge des parties voisines : ce sont des espèces de plaques de psoriasis, qui s'entourent quelquefois d'un cercle rouge et s'ulcèrent, qui cèdent à l'action des topiques spécifiques, mais qui peuvent rester longtemps sous la même forme, sans présenter aucun changement.

D'autres fois, ces plaques épidermiques augmentent d'épaisseur et de consistance et produisent soit des plaques muqueuses, soit de petits corps assez durs, analogues à des verrues, dont on peut aisément faire l'excision.

Au lieu d'être limité à un point ou à quelques points, l'épaississement épithélial peut envahir toute l'étendue de la muqueuse vaginale, paraissant plus considérable ou du moins étant plus saillant au niveau des papilles et des rides du vagin, empêchant tout suintement liquide de se produire à la surface de la membrane, et déterminant sur celle-ci une sécheresse telle que, lorsqu'elle n'est humectée par aucune sécrétion utérine, ni vulvaire, il est difficile de la parcourir avec l'indicateur dans toute son étendue : on dirait que toutes les papilles sont hérissées ou enfermées dans un étui de corne, et l'on croirait passer le doigt sur la langue d'un chat ou sur une peau de chagrin. Les lotions avec une faible solution de sublimé, employées en même temps qu'un traitement général antisyphilitique, parviennent habituellement, en quelques semaines, à modifier cet état anatomique, qui m'a paru être le plus souvent un des accidents secondaires de la syphilis.

Cette multiplication épithéliale se concentre-t-elle sur un point, se produit-elle avec rapidité, en conservant des relations directes avec les éléments anatomiques sous-jacents et en restant douée dans ses propres éléments, ou dans les cellules qui la constituent, de mollesse, de tendreté, de perméabilité, de faculté de bourgeonnement, il en résulte ces excroissances, quelquefois considérables, molles, vasculaires, à base plus ou moins large, connues sous le nom de végétations. En étudiant leur structure à l'aide de divers grossissements, on reconnait que ces productions sont formées exclusivement de cellules, et sont de vrais bourgeonnements de la couche épithéliale. Seulement ici les cellules épidermiques, au lieu de s'aplatir, de se tasser, de se dessécher successivement les unes au-dessous des autres et de former des excroissances dures, restent arrondies, humides, imbibées de sucs, douées d'une grande activité de végétation et forment un tissu pathologique nouveau, ayant une grande tendance à augmenter toujours de volume, s'il n'est arrêté dans son évolution par un traitement particulier. Cette tendance à l'accroissement est quelquefois telle qu'on voit le vagin, comme la vulve, envahi, encombré par la masse et le nombre de ces végétations. J'ai vu des femmes chez lesquelles il était presque impossible d'introduire un spéculum du plus petit diamètre.

Ces productions épithéliales sont toujours vasculaires, plus ou moins suivant leur activité de végétation. On distingue bien au centre de chaque groupe, une artériole presque capillaire, prolongement d'une artériole du derme, se divisant comme les branches d'un arbre ou les ramifications d'une grappe. Ces divisions sont entourées de petits amas de cellules, qui n'y sont pas seulement appendues comme des feuilles aux branches de l'arbre ou des grains de raisin aux ramifications de la grappe, mais qui leur forment une sorte d'étui de plusieurs rangs de cellules, dont la nutrition, pour n'être pas en contact immédiat avec les vaisseaux, ne se fait pas avec moins d'activité, puisque les cellules de la surface bourgeonnent toujours. En même temps que les cellules se multiplient, les divisions vasculaires se prolongent d'elles-mêmes au centre de ces masses celluleuses, de sorte que ce tissu pathologique s'accroît peu à peu et avec assez de rapidité, à peu près de la même manière que s'accroissent, au moment du développement, les premiers organes de l'embryon. Je n'ai pas besoin de dire comment des cautérisations répétées, coïncidant avec un traitement général antidiathésique, amènent graduellement la destruction de ces végétations, même des plus considérables.

Le caractère commun de toutes ces productions épithéliales, c'est de persister, de faire corps avec la membrane muqueuse elle-même, et d'en constituer de véritables excroissances, depuis la plus petite, la plus dure et la plus sèche, jusqu'à la plus grande, la plus molle, la plus vasculaire, la plus végétante.

D'autres fois les éléments épithéliaux, au lieu de persister, de tenir les uns aux autres et d'adhérer ensemble à la muqueuse, se détachent de celle-ci à mesure qu'ils se produisent, et leur multiplication anormale est suivie d'une desquamation anormale.

Cette multiplication et cette desquamation anormales peuvent s'opérer l'une et l'autre, à un faible degré, par suite d'une irritation légère de la muqueuse. Il en résulte une humidité vaginale plus grande que d'habitude, et l'apparition à la vulve d'un peu de liquide blanc laiteux. L'examen au spéculum permet de constater dans tout le vagin la présence de ce liquide, ressemblant à du lait ou à une émulsion, refoulé par l'introduction de l'instrument entre les rides de la muqueuse vaginale, dans les sillons qui séparent ces rides, ou circulairement au bout du spéculum, et peu à peu, de proche en proche, vers les culs-de-sac vagino-utérins. En essuyant la muqueuse avec un tampon de coton, on reconnaît quelquefois qu'elle est un peu plus rouge que d'habitude, mais ce n'est pas constant, et ce faible degré de leucorrhée peut exister sans une rougeur ni une irritation sensible de la membrane.

Si l'irritation est plus forte, si la multiplication et la desquamation anormales de l'épiderme vaginal sont plus considérables, il peut arriver que, dans cette sorte d'excrétion, l'élément solide ou l'élément liquide prédomine.

La prédominance de l'élément solide est généralement l'indice d'un moindre degré d'irritation de la muqueuse. La multiplication des cellules épithéliales est très-considérable, mais ces cellules s'organisent, s'aplatissent, se dessèchent en partie, et quoiqu'elles se détachent en aussi grand nombre et avec autant de rapidité qu'elles se produisent, il n'y a que la couche superficielle qui tombe, la couche profonde reste en place et le derme de la muqueuse n'est jamais mis à nu ; s'il l'est, c'est rarement, sur quelques points seulement, ou d'une manière exceptionnelle. Déjà pourtant l'irritation de la muqueuse paraît généralement plus forte que dans le cas précédent, et l'on voit, par-ci par-là, surtout après l'avoir essuyée superficiellement, quelques points rouges correspondant aux papilles hypertrophiées, dominer le reste de la surface, blanchi par la couche des débris épithéliaux qui le tapisse, ou trancher par la vivacité de leur couleur sur le rouge moins foncé de la muqueuse qui les environne et former un degré inférieur ou, en quelque sorte, une ébauche de la forme morbide connue sous le nom de vaginite granuleuse. Le spéculum refoule encore, entre les rides du vagin, une matière blanche ; mais cette matière, au lieu d'être liquide comme du lait ou une émulsion, est mêlée de liquide et de solide, caillebotée, plus ou moins épaisse, comme du fromage, se détachant par petites lames légèrement adhérentes à la surface sous-jacente, ou par petites masses qui s'accumulent dans les anfractuosités du canal.

La prédominance de l'élément liquide est la preuve d'un degré plus grand d'irritation, et quelquefois d'une véritable inflammation de la muqueuse. Il y a alors non-seulement surabondance, exagération de la production épithéliale, mais altération de la sécrétion ou de l'exhalation du plasma qui doit servir à cette production ; de sorte que, soit par excès, soit par altération du liquide plastique, une grande partie de celui-ci reste sous la forme fluide, au lieu de s'organiser en cellules. Il y a, par suite, suintement d'un liquide par toute la surface de la muqueuse, écoulement vaginal plus ou moins opaque, en un mot *leucorrhée vaginale* proprement dite.

Ce liquide peut être plus ou moins abondant. Il peut être mêlé à une quantité considérable de débris épithéliaux ou de cellules qui continuent à se multiplier avec excès et qui lui donnent un aspect laiteux ou caillebotté. Il peut être plus clair par la prédominance plus considérable encore de l'élément liquide sur l'élément solide. Mais il est rare qu'alors l'irritation de la muqueuse n'ait pas pris un autre caractère, ou que l'inflammation ne se soit pas emparée de cette membrane, et que la suppuration ne mêle pas ses produits à ceux de l'hyperexhalation, de l'hypersécrétion, ou de la desquamation épithéliale. Le liquide est alors composé de sérum, de cellules et de débris d'épithélium et de pus. Il est moins homogène, sa couleur blanche est mélangée d'une teinte jaune, purulente, ou verdâtre plus ou moins foncée.

En même temps la surface sous-jacente offre de la rougeur, une sensibilité beaucoup plus vive et tous les signes d'un véritable état inflammatoire. Tantôt les papilles sont rouges, tuméfiées, très-saillantes, douloureuses même, comme celles de la langue dans les cas d'inflammation de certaines parties de l'appareil digestif, et cet état peut être aigu ou prendre la forme chronique ; c'est cette dernière qui a été décrite sous le nom de vaginite granuleuse. Tantôt la muqueuse elle-même est privée de son épithélium sur certains points et même dans une grande étendue, quelquefois dans sa totalité ; le derme est mis à nu, par plaques circonscrites ou sur de grandes surfaces, ou sur toute l'étendue du vagin, comme à la suite de l'application d'un vésicatoire ; le contact de tout corps étranger est très-douloureux ; la douleur spontanée, par le fait même de la maladie, est quelquefois excessive ; la sérosité est exhalée en quantité considérable, le pus est sécrété avec abondance, du sang se mêle quelquefois à la sérosité et au pus. Il y a alors une véritable inflammation : toute l'épaisseur de la muqueuse, tout le vagin sont envahis, la vaginite s'accompagne de gonflement, souvent d'engorgement ganglionnaire, des ganglions inguinaux si la maladie siége sur la paroi vaginale antérieure, des ganglions pelviens si elle siége surtout sur la paroi postérieure. On peut observer aisément un état analogue à celui-ci, mais limité à une faible étendue : c'est celui qui est produit artificiellement par l'application du vésicatoire sur le col, surtout lorsque l'imperfection du tamponnement ou l'indocilité des malades a permis au vésicatoire de se déplacer et d'atteindre la muqueuse vaginale proprement dite. On voit alors tous les symptômes d'une vaginite circonscrite avec leucorrhée purulente et sanieuse.

Je n'ai pas reculé devant la longueur de cette digression, sur la diversité de manifestation des productions épithéliales du vagin, d'abord parce que le sujet est peu connu, puis parce qu'il confirme ce que j'ai dit jusqu'à présent sur les tendances physiologico-pathologiques qui peuvent se manifester dans l'appareil génital.

Je crois, d'ailleurs, avoir tracé un tableau assez complet des circonstances générales et locales qui président au développement des maladies utérines, pour avoir suffisamment caractérisé ces maladies à ce point de vue.

Plusieurs des caractères qu'il me reste à exposer se déduisent tout simplement de ces circonstances; car on ne peut douter qu'en arrivant jusqu'à elles, on ne pénètre jusqu'à la vraie nature des maladies en question.

Je ne saurais être de l'avis d'Aran[1] qui prétend que peu à peu les différences s'effacent entre les divers états morbides et que, au lieu de la maladie telle qu'elle était constituée, on n'a plus à combattre, au bout d'un certain temps, que des ensembles d'accidents locaux et généraux, de véritables éléments morbides réunis en plus ou moins grand nombre et appelant par conséquent, suivant les circonstances, les traitements les plus variés.

Les maladies utérines conservent à la fois leur double cachet, leur double nature, de maladies de l'utérus, en quoi elles diffèrent souvent des maladies de tout autre organe, et de maladies diathésiques, caractère qui les rend plus ou moins solidaires d'une affection générale.

Elles se font remarquer aussi par une symptomatologie double : des symptômes locaux, dépendant du mode de sensibilité et de vitalité particulières à l'utérus; des symptômes généraux, dépendant de l'affection

[1] Ouv. cit., p. 169.

diathésique dont l'influence pèse sur l'organe, ou simplement de la réaction sympathique éveillée dans l'organisme par la lésion locale.

Suivant la manière dont ces symptômes se présentent, les maladies utérines peuvent affecter des formes différentes. Sous ce rapport, les groupes de symptômes, tout en offrant des variétés infinies dans leur mode d'association, se présentent pourtant sous deux formes principales, qui doivent être toujours présentes à l'esprit du médecin pour le tenir en garde contre les erreurs de diagnostic : dans l'une, les phénomènes locaux prédominent ; dans l'autre, ce sont les phénomènes généraux.

La forme la plus favorable au diagnostic est évidemment celle dans laquelle il y a *prédominance des symptômes locaux*. Ces symptômes s'enchaînent toujours à peu près de la même manière. Ce sont des douleurs hypogastriques augmentant par la marche, les fatigues, la constipation, l'arrivée des règles, se localisant souvent dans la région iliaque gauche. Les douleurs lombaires, inguinales, fémorales viennent ensuite. Les flueurs blanches et les dérangements menstruels apparaissent quelquefois de très-bonne heure, au début de la maladie, avec les douleurs hypogastriques, ou succèdent peu à peu à ces premiers symptômes locaux.

Il est évident que toute maladie utérine se présentant sous cette forme ne peut manquer de frapper la malade et d'être diagnostiquée par le médecin, surtout si ces symptômes locaux se caractérisent de plus en plus, si les douleurs hypogastriques prennent le caractère de coliques ou de tranchées spéciales, comparables aux douleurs utérines expulsives, si la persistance ou l'exacerbation de la douleur iliaque gauche attire l'attention sur les annexes, enfin si les troubles de voisinage, le ténesme vésical, la constipation s'ajoutent aux symptômes utérins proprement dits.

Mais que de fois les maladies utérines, au lieu d'accuser leur présence par une expression phénoménale propre à attirer l'attention, semblent au contraire se dissimuler et peuvent rester un temps plus ou moins long à l'état latent, par suite de l'absence complète, de l'obscurité ou de l'infériorité relative de ces symptômes locaux. Le cri de l'organe souffrant ne vient pas alors de l'utérus, mais de tout l'organisme. C'est une conséquence de l'influence exercée toujours par la matrice sur l'économie entière et des réactions sympathiques qui sont réveillées par les altérations, en apparence les plus insignifiantes, dans la manière de vivre de cet organe; c'est enfin la justification du fameux adage : *Propter solum uterum, mulier id est quod est*. Chaque fois que la matrice change d'état, que ses fonctions se modifient par la puberté, la menstruation, la conception, la grossesse, la ménopause, ou que sa vitalité est modifiée, sa structure altérée par une maladie quelconque, elle trouble chez les femmes l'harmonie de tout le système. Elle-même est disposée et exposée plus qu'aucun autre organe à devenir malade, et plus aussi qu'aucun autre organe elle retentit sur l'organisme tout entier.

Cette seconde forme, avec *prédominance des symptômes généraux*, peut aller jusqu'à l'effacement complet des phénomènes locaux.

On comprend combien l'existence seule des symptômes généraux altère, dans ce cas, l'expression symptomatique d'une maladie locale, en impose à la femme au sujet du siége de cette maladie, et peut dépister les investigations du médecin, si celui-ci n'est pas mis en garde contre une pareille erreur. J'ai déjà dit que ces symptômes sont par ordre habituel de fréquence : la dyspepsie sous toutes ses formes et à tous les degrés, le défaut de nutrition qui la suit inévitablement, l'amaigrissement, le dépérissement, la déglobulisation du sang, la décoloration de la peau et des muqueuses, les palpitations du cœur, les étouffements, la toux, la nervosité ou le nervosisme sous ses diverses formes.

Habituellement dans la plupart de ces cas, les symptômes locaux ne manquent pas, mais ils sont faibles, intermittents, fugaces, tolérables par l'énergie de la malade ou par l'habitude de la souffrance, ou bien encore ils ne frappent pas l'esprit des femmes par l'indétermination de leur caractère et de leur siége. Ils doivent donc être trouvés par le médecin, et c'est à quoi celui-ci mettra tous ses soins pour arriver au diagnostic.

On est étonné des symptômes caractéristiques, qui peuvent passer inaperçus, si l'on ne met sous ce rapport beaucoup de perspicacité dans les investigations. Ainsi, on ne croirait pas, si l'on n'en était souvent le témoin, que le phénomène local le plus négligé par certaines malades est la perte blanche. Beaucoup de femmes se figurent que c'est un phénomène à peu près normal, surtout si elles ont été chlorotiques dans leur jeunesse, si la perte blanche remplace la perte sanguine, si la leucorrhée précède ou suit l'hémorrhagie menstruelle, si elle est peu abondante, etc. Or, on ne saurait trop répéter qu'il n'y a normalement chez la femme aucun écoulement blanc, que lorsqu'il existe, et quelle qu'en soit la cause générale ou locale, il entraîne nécessairement l'idée d'une maladie utérine, que les troubles des fonctions digestives ne suffisent pas à le produire ; qu'en un mot, chez les femmes dyspeptiques, le plus souvent ce n'est pas la dyspepsie qui fait la leucorrhée, mais que c'est la leucorrhée qui fait la dyspepsie.

Il est rare, quand la maladie se présente sous cette forme, avec prédominance des symptômes généraux, que certains caractères, dans ces symptômes mêmes, ne mettent pas le médecin sur la voie; tels sont la coexistence avec la dyspepsie de phénomènes nerveux dans les membres inférieurs, de toux nerveuse, de facies utérin, surtout d'un sentiment de défaillance éprouvé par la malade quand elle est debout.

Il est remarquable, comme je l'ai déjà dit, que, entre ces deux formes, il s'en trouve une autre dans laquelle, tout en existant simultanément, les symptômes locaux et les symptômes généraux peuvent être dissimulés par une augmentation morbide de l'embonpoint, qui donne aux malades un faux air de santé, quoique la souffrance générale et les douleurs locales soient très-réelles, et parfois très-vives.

J'ai vu plusieurs cas de ce genre dans lesquels les débuts de la maladie avaient été pris pour ceux d'une grossesse. Heureusement, ils sont assez rares et l'apparence de santé que donne à ces malades l'embonpoint parfois considérable qu'elles ont pris en peu de temps, est contredite par les souffrances souvent très-vives dont elles se plaignent, la fatigue qu'elles éprouvent, le repos qu'elles sont obligées de garder, etc.

Les maladies utérines diffèrent de caractère, non-seulement par la prédominance de symptômes généraux et locaux, mais encore par la présence ou l'absence de tel ou tel symptôme, caractéristique de tel ou tel état morbide.

Tantôt l'état morbide est facile à déterminer ; il s'accompagne d'une certaine acuïté, ses caractères sont bien accusés, ses symptômes univoques. Tantôt, comme il arrive souvent au bout d'un certain temps, les accidents aigus entièrement dissipés, la forme primitive, inflammatoire ou autre, s'efface, pour laisser place à un état congestif s'accompagnant de plusieurs altérations concomitantes, dont chacune est insuffisante pour caractériser une maladie, mais qui forment un ensemble contre lequel on a à lutter, sans que la prédominance d'aucun symptôme dirige le praticien sur l'élément dominateur de cet état morbide, sur celui contre lequel il faut commencer par diriger le traitement. C'est cet ensemble qu'on peut désigner sous le nom de dysmétrie, pour employer une expression de M. Pidoux.

Je sais bien que ces états morbibes complexes et à demi effacés ne sont pas décrits en pathologie utérine, mais ils existent dans la pratique. Il faut attaquer alors successivement les divers éléments de la maladie, en se laissant guider par les principaux phénomènes, au risque de faire de la médecine symptomatique ; on finit souvent par simplifier ainsi la maladie et reconnaître le vrai point de départ des principaux accidents.

La complexité des maladies utérines ne caractérise pas, il est vrai, ces maladies plus que celles d'autres organes, mais il faut en tenir compte dans le diagnostic. Il faut distinguer parmi ces associations d'éléments morbides celles qui, se confondant en une seule maladie dans le même organe, méritent de conserver ce nom de maladies complexes, de celles qui, en restant toujours distinctes, alors même qu'elles portent sur des portions du même appareil, doivent être désignées sous le nom de complications.

Les complications des maladies utérines ne sont pas seulement les phénomènes sympathiques et les symptômes généraux qui se développent à leur occasion, elles résident encore dans les altérations des divers organes faisant partie du système utérin et dans les altérations organiques des autres systèmes.

Les divers organes faisant partie du système utérin sont rarement atteints isolément, ou du moins ils ne restent pas très-longtemps sans être attaqués par quelque maladie qui complique la maladie primitive. Lorsque les ovaires sont enflammés ou transformés en kystes, il est rare que l'utérus ne soit pas fluxionné, congestionné, engorgé. Lorsque l'utérus est malade, il est peut-être plus rare encore que les annexes ne le soient pas, que le péritoine, les trompes, l'ovaire surtout ne participent pas à son inflammation ou à sa congestion.

M. Mayer, de Berlin, dans un travail intitulé : *Quelques mots sur la stérilité*[1], dit que, sur 263 cas ayant trait à des femmes affectées de stérilité et ayant une altération quelconque du système utérin, 35, atteintes de flexions ou de versions, offraient des complications, à savoir : 13 d'endométrite, 8 d'ovarite chronique, 7 de tumeurs de l'ovaire, 4 d'hypertrophie de l'utérus, 2 de polypes utérins, 1 de fibroïde.

Il en résulte de vraies complications qui aggravent le mal et augmentent les difficultés de la cure.

Les organes étrangers au système utérin peuvent être aussi plus ou moins altérés. Ainsi sur 100 maladies utérines, Aran[2] a compté, comme complications, 18 cas d'inflammation des annexes, 31 de catarrhe, 25 de phthisie pulmonaire, 9 de maladies du cœur. Je crois pourtant que ces complications sont plus rares que ne le ferait supposer cette statistique, qui est probablement une statistique d'hôpital.

En définitive, la complication, comme la complexité des maladies utérines, est un fait certain, avec lequel il faut compter. Il faut attaquer les divers éléments de cette association morbide, simultanément ou successivement. Quelquefois on n'a pas soupçonné la complication, on a cru la maladie simple, jusqu'au moment où l'utérus va mieux. Alors on reconnaît distinctement la maladie de l'ovaire ou du péritoine, jusque-là méconnue ou entrevue obscurément. Alors aussi cette maladie réclame l'attention et fournit les indications majeures. Ces surprises doivent être signalées au médecin, pour qu'il s'y attende, qu'il les évite ou les prévoie par un examen des plus minutieux, qu'il en prévienne la malade, qu'il sache y porter remède.

Des longs détails dans lesquels je suis entré précédemment sur la pathogénie, on peut déduire aisément l'allure ou la marche qui doit caractériser la plupart des maladies utérines. Sauf les cas de maladies traumatiques et de maladies puerpérales, il n'est peut-être pas une de ces maladies qui ne se soit développée ou n'ait été préparée lentement. Même à la suite de l'accouchement, un grand nombre des maladies de l'utérus ou des annexes qui attaquent les femmes, ne les atteindraient pas ou ne se prolongeraient pas, si l'organe ou l'organisme n'y était disposé. Aussi, alors même qu'on les voit, comme dans ce cas, se présenter avec un cortége de symptômes aigus ou affecter une marche

[1] *Virchow's Archiv*, sept. 1856.
[2] Ouv. cit., p. 155.

aiguë, on peut dire que toutes les maladies utérines sont des maladies primitivement chroniques.

Elles doivent ce caractère de chronicité à la part considérable que les diathèses prennent à leur formation, et aux conditions anatomiques et physiologiques de l'utérus, sur lesquelles j'ai tant insisté. Du reste, j'en ai assez dit sur la chronicité des maladies utérines et sur les indications auxquelles elle donne lieu, en parlant du traitement, pour que je me dispense d'y revenir plus longuement.

Il se présente pourtant des symptômes d'acuïté, au début, dans quelques circonstances, d'autres fois pendant la durée d'une maladie utérine. Mais ces accidents aigus se rattachent simplement à l'invasion, ou ils sont le plus souvent des exacerbations de la maladie. Celle-ci ne cesse pas pour cela d'avoir une marche chronique. Sa chronicité n'est-elle pas entretenue par la plupart des causes mêmes qui ramènent les phénomènes d'acuïté ? Les retours de la fluxion, de la congestion périodique entravent la guérison, entretiennent le mal. Dépassent-ils leurs proportions habituelles, s'accompagnent-ils de quelque circonstance insolite, cela suffit pour raviver l'inflammation, ou donner aux autres éléments morbides un aliment nouveau qui rallume l'acuïté de la maladie. On peut dire que les accidents subaigus, sinon aigus, par leur retour souvent périodique ou menstruel, caractérisent les maladies utérines, aussi bien que la chronicité.

Les mêmes notions de pathogénie ne nous permettent pas de nous faire illusion sur la curabilité des maladies utérines. Il est certain que quelques-unes de ces maladies, comme il arrive pour tous les autres organes, sont incurables. Il est certain aussi que la guérison peut arriver aisément lorsque la maladie est simple et qu'elle est aiguë, ou du moins récente; encore nécessite-t-elle un traitement plus long que partout ailleurs. Mais il est certain, par-dessus tout, que, la plupart des maladies utérines, tout en pouvant guérir, présentent un degré de curabilité moindre que la plupart des maladies des autres organes.

J'ai déjà dit qu'il ne survient pas, ici comme ailleurs, des guérisons spontanées. J'ajoute que, sous l'influence du traitement le plus rationnel, la guérison ne s'obtient en général que très-lentement. Ce qui la retarde, en hérissant le traitement de difficultés, c'est : la lenteur et la chronicité de la maladie, le rôle qu'y joue la diathèse, le retour menstruel qui l'entretient, les oscillations défavorables que cette fluxion périodique établit entre la tendance curative et la tendance morbide, les exacerbations et les rechutes dues à la menstruation ou à d'autres causes qui ont tant de prise sur un organe si disposé à rester malade et à rechuter, les complications sur les organes voisins ou éloignés.

La ménopause peut seule amener ou favoriser le retour à la santé. Cet heureux effet n'arrive même pas habituellement. Les fluxions, pour être irrégulières, n'en sont pas moins communes, lorsqu'une lésion ancienne les entretient, et comme elles ne s'accompagnent pas toujours d'évacuation, elles n'en entretiennent que mieux la congestion pendant un certain temps, c'est-à-dire avant l'entrée de la malade dans la vieillesse proprement dite.

Alors même que, sous l'influence d'un traitement convenable, la maladie a commencé à céder, l'amélioration reste souvent stationnaire; il faut mettre beaucoup de persévérance ou redoubler d'énergie pour arriver jusqu'à la fin. Il n'y a de vraie guérison que celle qui a subi, sans se démentir, le retour de plusieurs menstruations et l'épreuve du temps. Les symptômes subjectifs, par exemple les douleurs lombaires, les troubles de l'innervation, peuvent persister longtemps, même après la disparition des symptômes objectifs. Il faut les combattre sans relâche; car eux aussi peuvent favoriser les rechutes par la débilitation dans laquelle ils entretiennent l'organisme.

Ajoutons qu'on doit se tenir en garde contre les apparences de guérison des maladies utérines, dans le cours desquelles survient une autre maladie. Quand c'est une maladie aiguë qui se développe concurremment avec la maladie de matrice, les accidents utérins s'effacent, sont masqués, même diminués dans une certaine mesure, en vertu de la loi: *duobus laboribus simul obortis non in eodem loco, vehementior obscurat alterum;* mais ils ne tardent pas à revenir, après la guérison de la maladie aiguë qui les avait suspendus momentanément. Quand c'est une maladie chronique, les deux maladies existent et progressent simultanément; car la maladie utérine a affaibli la constitution et cet appauvrissement du système entier ne donne que plus de prise à l'autre acte morbide. Seulement il s'établit alors une sorte de balancement, en vertu duquel c'est tantôt l'une, tantôt l'autre des deux qui a le dessus : c'est dans ces cas que, si l'état pathologique qui complique la maladie utérine est menaçant pour la vie, il faut savoir respecter les accidents qui se passent du côté de la matrice, de peur de précipiter, par une exacerbation de cet état morbide, une terminaison funeste. Tous les praticiens font de ce précepte une loi d'expectation dans le traitement.

Enfin deux autres raisons me semblent contribuer à diminuer les chances de curabilité des maladies utérines qui se présentent avec un caractère de chronicité très-marqué.

La première, c'est que l'habitude que les malades ont acceptée de leurs souffrances, l'espèce de tolérance qu'elles ont contractée à l'égard de ces états morbides, leur rend insupportables les exigences d'un traitement dont la sévérité seule garantit souvent le succès : ainsi, il est difficile dans certaines classes d'interrompre les rapports conjugaux; dans d'autres, d'empêcher la fatigue qu'entraînent les relations sociales et la continuation des usages du monde.

La seconde, c'est l'imperfection même du diagnostic et celle du traitement : l'imperfection du diagnostic qui résulte du défaut de précision nécessaire pour ne rien omettre dans un examen et pour interpréter judicieusement les symptômes recueillis, ou de la difficulté de débrouiller les phénomènes dans les cas complexes; l'imperfection du traitement qui résulte de l'imperfection même du diagnostic, des entraves que l'indocilité des malades apporte à la régularité et à la continuité de ce traitement, ou de l'insuffisance de nos moyens, comme il arrive dans quelques cas, par exemple dans les déviations.

Pour peu qu'on réfléchisse aux diverses circonstances que je viens d'énumérer, on comprendra le peu de chances de curabilité que les maladies utérines offrent par elles-mêmes, et la nécessité d'une intervention médicale intelligente, active et persévérante, pour en amener la guérison.

Pour achever de caractériser sommairement les maladies utérines, et d'en former une sorte de tableau synoptique, il me reste à donner une idée de leur diversité et à tracer la classification qui paraît les présenter dans l'ordre le plus naturel.

D'après tout ce que j'ai dit jusqu'ici, et la critique que j'ai faite des systématisations trop hâtives en pathologie utérine et de la réduction des états morbides de la matrice à une seule maladie, le lecteur peut pressentir que j'ai cherché à donner, tout le long de cet ouvrage, les preuves qu'il existe, pour la matrice comme pour les autres organes, des états morbides différents les uns des autres par leurs causes, leur nature, leur siége, leurs symptômes, leurs indications, leur traitement. Que la différence ne soit pas toujours profonde ou bien marquée, que les mêmes causes, comme cela se voit dans toute la pathologie, produisent parfois des effets différents, que ces états morbides s'associent au lieu d'être toujours isolés et distincts, d'accord. Mais cela n'empêche pas une diversité naturelle d'exister entre eux. La connaissance de cette diversité est la meilleure base du diagnostic et des indications thérapeutiques.

Seulement il faut rappeler, avant tout, le sens que l'on doit assigner aux mots *maladie utérine*, et les limites qui existent, pour l'utérus et pour ses annexes, entre la santé et la maladie.

Tout phénomène anormal, toute altération matérielle est-elle une maladie? Existe-t-il une affection essentielle et primitive qui relie ces lésions[1] ?

Tout phénomène anormal, tout désordre matériel qui n'entraîne pas par lui-même un trouble des fonctions utérines ou des autres fonctions, est un fait exceptionnel, mais ne mérite pas le nom de maladie. Si les fonctions utérines sont altérées, si ce trouble en entraîne d'autres dans le reste des fonctions de l'organisme, il y a maladie.

Quant à la diversité des maladies utérines, il faut appliquer ici la méthode naturelle que l'on emploie ailleurs pour caractériser et pour distinguer les uns des autres les états morbides qui ont un siége commun.

[1] Boudet, *Recherches sur la nature et les causes des affections utérines*. Thèses de Paris, 1857.

Or il est évident qu'il y a des altérations physiologiques, des modifications de la vie locale qui portent directement sur l'utérus, et qui causent dans ses fonctions un dérangement pouvant retentir sur tout l'organisme. Il y a aussi des affections du système vivant qui peuvent se localiser sur l'utérus. Il y a des altérations du tissu de l'organe, et même des déplacements ou des changements de rapport entre cet organe et les organes voisins. Il y a enfin des maladies qui tiennent des unes ou des autres ; il y en a qui tiennent à la fois des unes et des autres.

La nature ou le fond des maladies, qu'elle soit accompagnée ou non d'une altération de tissu persistante, doit former la base des distinctions réelles et des grandes divisions que l'on peut établir entre elles. La variété de forme ou de siége, la diversité des parties, des tissus ou des éléments de l'organe qui sont atteints par l'altération, est la base des divisions secondaires.

Or, en se plaçant à ce double point de vue, on reconnaît d'abord pour l'utérus l'existence de maladies fondamentalement différentes. Tantôt ce sont de simples déplacements, des changements de situation ou de direction, résultant d'une altération dans les conditions statiques de l'organe et entraînant une simple modification dans son anatomie topographique et dans ses rapports avec les organes voisins. Tantôt ce sont des dérangements fonctionnels, des troubles de la menstruation, c'est-à-dire des altérations plus ou moins profondes dans l'expression et l'enchaînement des phénomènes physiologiques qui caractérisent la manière de vivre et la destination de l'organe.

D'autres fois les altérations ne se bornent pas à de simples désordres anatomiques ou physiologiques ; ils atteignent l'organe dans sa vitalité, dans sa nutrition, souvent même dans sa structure et dans les éléments dont ses tissus sont composés. Tantôt, le développement d'une modification de la vie locale, ou la localisation sur l'utérus d'une affection générale impriment à ses fonctions un trouble caractéristique, ou bien ils déterminent dans cet organe la manifestation de fonctions anormales, d'actes pathologiques bien caractérisés, et finalement la réalisation d'un état morbide déterminé. Tantôt une véritable diathèse envahit l'organe d'emblée, ou profite d'un dérangement anatomique, d'un trouble menstruel, d'un acte pathologique simple ou local, pour s'y fixer et y établir en quelque sorte son domicile, imprimant dès lors à l'état morbide les caractères anatomiques et pathologiques qui la distinguent et la font reconnaître sur tout autre organe. Enfin des altérations persistantes de tissu ou des formations de tissus nouveaux, homéomorphes ou hétéromorphes, entraînent dans l'organe des changements de rapports, des altérations de fonctions et souvent l'apparition d'actes nouveaux purement pathologiques, c'est-à-dire l'expression phénoménale peut-être la plus complète de la maladie.

On voit que l'on peut distinguer ainsi dans l'utérus des maladies correspondantes à celles que l'on désigne, dans les cadres ordinaires de pathologie générale ou spéciale, sous les noms de lésions mécaniques, lésions vitales, altérations organiques.

En se plaçant au même point de vue, on reconnaît ensuite que ces maladies conservent leur simplicité dans l'utérus moins peut-être que dans aucun autre organe. Outre la complexité et les complications qui les caractérisent, on remarque entre elles un enchaînement, une association qui les font en quelque sorte s'ajouter l'une à l'autre ; de sorte qu'au bout d'un certain temps, il est plus ou moins difficile de remonter à la maladie originelle, de distinguer quelle est la plus importante et de déterminer si l'indication principale doit prendre sa source dans la première ou dans les suivantes.

Tantôt, en effet, les déplacements entraînent des troubles menstruels, et des actes pathologiques plus ou moins complexes ; tantôt les troubles menstruels, la congestion persistante et l'augmentation de poids qui en résultent, entraînent les déplacements. D'autres fois des altérations diathésiques, des lésions organiques, des tumeurs néoplastiques déterminent une altération fonctionnelle ; ailleurs, l'altération fonctionnelle est suivie au bout d'un certain temps d'altérations diathésiques et du développement de tumeurs. Les déplacements favorisent l'apparition des actes pathologiques simples, la manifestation des états morbides les plus complexes, même le développement des lésions organiques. Ce qu'il y a de pire, c'est que ces maladies s'ajoutent l'une à l'autre, et qu'il faut déterminer, dans le nombre, quelle est celle qui cause les accidents les plus sérieux et qui doit être attaquée la première. Par exemple, il est rare que les déviations simples soient révélées par de vraies douleurs ; mais il est commun qu'elles s'accompagnent de métrite, de péritonite pelvienne, etc., et par suite, qu'elles provoquent des accidents sérieux. Il faut toujours chercher l'enchaînement, la filiation des actes pathologiques, et déterminer, parmi les éléments morbides, celui qui prime tous les autres à un moment donné.

Pour présenter une classification dans laquelle les diverses maladies se succèdent dans l'ordre le plus rationnel, il faut chercher à mettre en première ligne celles qui se présentent seules le plus souvent, et qui peuvent s'observer plus fréquemment que d'autres et pendant plus longtemps à ce degré de simplicité ; passer ensuite à celles qui sont composées, et à celles dont la composition devient de plus en plus complexe, pour arriver enfin aux plus composées de toutes, dans chacune desquelles la pathologie utérine peut se concentrer, pour ainsi dire, tout entière.

En les ordonnant d'après ce principe, on doit placer en première ligne les altérations fonctionnelles, c'est-à-dire les maladies dans lesquelles les *altérations fonctionnelles* jouent le plus grand rôle, entrent pour la plus grande part dans la composition de l'état morbide, forment le principal élément d'indication.

Qu'ils soient idiopathiques ou symptomatiques, les troubles menstruels sont de véritables maladies, car ils altèrent profondément la santé. La menstruation a été regardée comme un accouchement en miniature. Or, par comparaison avec les autres organes où rien de pareil ne se passe, la menstruation et l'accouchement sont deux fonctions auxquelles aucune autre ne ressemble, et qui se rapprochent plus d'un acte pathologique que d'un acte physiologique. La fluxion, la congestion, l'évacuation, les caractérisent. L'hémorrhagie, la crise, les modifications de tissu, l'hypertrophie progressive, l'atrophie régressive, l'exfoliation et la rénovation de la muqueuse, ne constituent-elles pas, avec les trois premières, des faits qui touchent plus au domaine pathologique qu'au domaine physiologique? La réponse est affirmative. Aussi, pour peu que ces actes dépassent les bornes en deçà desquelles ils conservent un caractère normal ou physiologique, ils deviennent de vraies maladies utérines.

Ces altérations fonctionnelles se rapportent toutes à la menstruation. Celle-ci peut pécher par défaut, par altération, ou par excès. De là l'aménorrhée, à laquelle s'ajoutent naturellement l'histoire de la rétention et celle de la déviation des règles; la dysménorrhée, ou menstruation difficile et douloureuse, qui comporte comme appendice la névralgie utérine; enfin, la ménorrhagie et la métrorrhagie, dans lesquelles l'écoulement sanguin n'est pas seulement une évacuation critique, mais une véritable hémorrhagie. Les hémorrhagies internes, qui n'ont pas d'issue au dehors, c'est-à-dire les hémorrhagies pelviennes ou périutérines, quelle qu'en soit l'origine, ont dû être renvoyées au chapitre où je traite des tumeurs du bassin, avec les maladies des annexes, d'abord parce que c'est là que se trouve souvent leur source, ensuite parce que leurs symptômes, leur diagnostic différentiel, les complications qui les accompagnent, les indications dont elles sont l'objet, tout les rapproche des maladies des annexes et de l'excavation pelvienne.

Non-seulement les désordres de la menstruation sont des maladies fréquentes, souvent simples et isolées, d'autres fois précédant les autres maladies utérines; mais encore ils compliquent si fréquemment cas maladies, ils leur impriment tellement leur cachet, ils prennent tant de part à leur chronicité, à leurs exacerbations, à leur incurabilité, qu'il faut toujours compter avec eux, qu'il faut appliquer leur traitement à un grand nombre d'autres maladies, que bien saisir enfin les indications dont ils sont la source, c'est avoir la clef d'une partie importante du traitement général des maladies de matrice. Voilà pourquoi leur diagnostic et leur traitement doivent se trouver au seuil de la pathologie utérine.

En allant du simple au composé, on rencontre, après les dérangements des règles, les *états morbides sans néoplasmes*. J'appelle ainsi les maladies engendrées par un acte morbide simple, local ou général, diathésique ou non diathésique, mais ne s'accompagnant pas d'altérations de tissu persistantes ou de la formation d'éléments nouveaux. Ce sont les maladies désignées souvent par la dénomination de lésions vitales.

Les premiers de tous ces états morbides, ceux qui concourent à produire ou à compliquer les autres, sont dans l'ordre même de leur production : la fluxion, caractérisée par un mouvement plus ou moins impétueux, unique ou répété ; la congestion caractérisée par la persistance de l'hyperhémie ou de la pléthore sanguine locale ; l'engorgement résultant de la répétition ou de la persistance des états précédents, et de l'extravasation des sucs dans la trame des tissus.

Puis vient l'inflammation, qui emprunte aux états morbides précédents ses éléments principaux, et dont la part est grande dans la pathologie de l'utérus, comme dans celle des autres organes. J'ai rapproché de l'inflammation de l'utérus, celle de ses annexes, celle du péritoine voisin et du tissu cellulaire qui les entoure ; c'est-à-dire les états morbides désignés par les noms de métrite, endométrite, paramétrite et périmétrite. Je n'ai pas séparé l'ovarite, l'inflammation de la trompe et l'inflammation péri-utérine de la métrite elle-même, parce que ces états morbides s'ajoutent souvent les uns aux autres, se commandent mutuellement les uns les autres ; parce que lorsque l'un existe, le développement de l'autre est à redouter ; parce qu'ils forment fréquemment un état morbide complexe ; parce qu'ils donnent lieu aux mêmes indications et nécessitent, à peu de différences près, le même traitement.

Les états morbides qui suivent, tout en reconnaissant souvent l'inflammation comme cause, comme effet ou comme complication, sont en outre habituellement sous la dépendance d'une diathèse. Ce sont : la leucorrhée, l'hypertrophie, les granulations et les fongosités, l'ulcération et les ulcères.

On ne s'étonnera pas que j'aie donné plus de place qu'on ne lui en accorde d'ordinaire à la description de l'hypertrophie totale ou partielle, des granulations, etc., non-seulement à cause des considérations et des opérations dont elles ont été récemment l'objet, mais parce qu'en réalité l'importance en avait été méconnue ; elle est majeure, elle dérive de la tendance de l'utérus à se développer, à s'hypertrophier, de l'activité propre et du caractère spécial de son mouvement nutritif, de cet état d'instabilité anatomique ou en instance d'organisation qui le caractérise et qui imprime un cachet à toutes ses maladies.

En troisième lieu, j'ai placé les *changements de situation*, parce que ces états morbides sont rarement aussi simples qu'on l'avait supposé, que leurs principaux symptômes dépendent de leurs complications plus que d'eux-mêmes, qu'ils peuvent enfin résulter de quelqu'un des états morbides qui précèdent, tels que la congestion, l'engorgement, l'hypertrophie, ou en produire quelque autre, tel que la leucorrhée, les granulations, les ulcères.

Ces changements dans la statique et dans les rapports anatomiques de l'organe sont de quatre ordres.

Les déplacements, comprenant l'élévation, l'abaissement et les hernies.

Les déviations, désignées, suivant leur degré, sous les noms d'inclinaisons ou de versions.

Les changements dans la situation relative des deux portions de l'utérus l'une à l'égard de l'autre, le corps à l'égard du col, désignés aussi, suivant leur degré, sous les noms d'incurvations ou de flexions.

Enfin, les changements dans la situation relative des surfaces externe et interne de l'organe, bien désignés par les noms d'invagination, d'inversion ou de renversement.

En quatrième lieu, j'ai placé les *altérations organiques;* c'est-à-dire les états morbides caractérisés par une altération persistante de tissu, formant des tumeurs surajoutées en quelque sorte à l'utérus, et différant, au point de vue du diagnostic, du pronostic et du traitement, suivant que ces altérations se produisent sans formation d'éléments nouveaux, ou avec développement d'éléments nouveaux sans analogie avec les éléments propres du tissu utérin.

Les premières, correspondant aux productions homœomorphes, comprennent les fibroïdes, les corps fibreux interstitiels, les tumeurs fibreuses sous-péritonéales, non pédiculées ou pédiculées, les polypes muqueux ou épithéliaux, folliculaires, fibreux, vasculaires, auxquels se rattachent naturellement, au point de vue du diagnostic et du traitement, les môles charnues et les môles hydatiques.

Les secondes, correspondant aux productions hétéromorphes, sont le tubercule et le cancer avec toutes ses variétés de forme et de siége.

Enfin, dans une cinquième catégorie, j'ai rangé les *maladies des annexes* et les tumeurs abdominales ou pelviennes qui résultent de leur formation. J'ai dû en élaguer l'inflammation et ses produits, la pelvipéritonite, le phlegmon péri-utérin, qui ont été rattachés, par une communauté de nature et une coïncidence fréquente, à la métrite et à la périmétrite, ainsi que les hémorrhagies proprement dites qui se rattachent à la métrorrhagie.

Ainsi limitée, cette catégorie ne comprend que deux états morbides principaux : 1° l'hématocèle péri-utérine, qui se rattache aux maladies des annexes autant qu'aux maladies péri-utérines, puisqu'elle a si fréquemment sa source dans les hémorrhagies de l'ovaire et de la trompe; 2° les tumeurs de l'ovaire, parmi lesquelles l'histoire des kystes multiloculaires prime tout le reste par son importance et les progrès récents dont son traitement est devenu l'objet, et les tumeurs des trompes auxquelles se rattache l'histoire, intéressante par des recherches modernes d'anatomie pathologique et par des essais thérapeutiques nouveaux, de la migration de l'œuf et de la grossesse extra-utérine.

La stérilité, son diagnostic, son traitement, forme un appendice naturel à ce dernier chapitre et à la connaissance de toutes les maladies précédemment étudiées.

Il me resterait à donner maintenant une idée, non de la gravité comparative de ces états morbides si divers, dont je tâcherai d'indiquer la mesure à l'occasion de chacun en particulier, mais de leur fréquence relative et de l'importance qu'ils peuvent jouer, à cet égard, dans la pathologie utérine. Ce ne sont pas, d'ordinaire, les cas les plus graves qu'il importe le plus au praticien de bien connaître; mais ce sont toujours les cas les plus communs.

Malheureusement, nous manquons de statistiques bien faites et complètes sur cet intéressant sujet. Je ne puis donc présenter ici que quelques-uns des résultats de ma pratique, et les documents que j'ai trouvés dans le *Monatsschrift für Geburtskunde und Frauenkrankheiten.*

Je les présente pourtant tels que je les ai recueillis, non pas tant pour poser d'ores et déjà la loi de cette fréquence relative, que pour en donner une idée approximative et appeler l'attention sur des recherches dont les résultats seront un jour d'un intérêt très-réel pour le diagnostic et le traitement des maladies de matrice.

Sur 1,958 malades que j'ai traitées, dans l'espace de douze ans, au dépôt de police de Montpellier, j'ai compté :

63 métrites chroniques,
71 inflammations péri-utérines,
136 congestions ou engorgements du corps ou du col,
164 rougeurs, érosions ou éruptions sur le col,
222 granulations du col,
261 ulcères du col,
562 leucorrhées utérines,
84 leucorrhées vaginales,
244 vaginites ou blennorrhagies vaginales,
69 uréthrites ou écoulements uréthraux.

Les autres maladies étaient des ulcères à la vulve, à l'anus ou à la bouche; des végétations, des pustules plates, des syphilides et des bubons. Un certain nombre de malades étaient atteintes en même temps de plusieurs de ces états morbides.

Je ferai remarquer que les malades de ce service sont jeunes, en moyenne de 20 à 25 ans, qu'elles y sont admises comme atteintes de maladies vénériennes, et que, par conséquent, cette statistique, tout en fournissant quelques données sur la fréquence relative des éruptions, des granulations, des ulcères du col et des leucorrhées, ne peut pas nous apprendre grand'chose sur la fréquence relative, dans la pratique ordinaire, des troubles de la menstruation, des congestions, des inflammations, des altérations organiques, des tumeurs et des déplacements.

Je puis dire seulement que j'y ai observé des désordres menstruels symptomatiques en petit nombre : 7 cas d'hématocèle, tous terminés par résolution; des antéversions assez nombreuses, la plupart sans symptômes propres; quelques antéflexions, s'accompagnant rarement de dysménorrhée; un petit nombre de rétroflexions et de rétroversions, dont 9 irréductibles, accompagnées d'accidents dysménorrhéiques et compliquées de péritonite rétro-utérine, 1 cas d'inversion utérine irréductible, 5 polypes utérins, 2 tumeurs fibreuses intra-utérines, 3 fibroïdes interstitiels, 7 cancroïdes du col, 15 hypertrophies de la portion sous-vaginale du col, plusieurs cas d'étroitesse de l'orifice utérin et de conicité du col, 1 cas de valvule transversale du vagin, cicatricielle, complète, 1 cas de valvule transversale du vagin congénitale et complète, avec ouverture centrale assez rapprochée du col; 1 cas de valvule transversale du vagin, falciforme, incomplète, d'apparence congénitale, etc.

En rapprochant les observations de ma pratique civile de celles que j'ai recueillies dans les autres services de l'hôpital, j'ai trouvé, approximativement, que les leucorrhées, les congestions, les engorgements, les granulations sont les maladies les plus fréquentes; puis viennent les métrites, les ovarites, les inflammations péri-utérines; puis les désordres menstruels idiopathiques; ensuite les déplacements et les déviations dont plus de la moitié est compliquée d'autres états morbides; ensuite, les ulcères du col, les altérations organiques, les polypes, les hypertrophies, les cancers; enfin les hématocèles et les kystes ovariques. Je ne sais si la fréquence relative de ces derniers est en réalité plus considérable que je ne le pensais d'abord, ou si l'attention que j'ai mise à les rechercher m'en a fait trouver un plus grand nombre que je n'aurais dû m'attendre à en rencontrer; mais il est certain que, depuis environ trois ans, j'en ai recueilli plus de trente observations.

Sur 417 malades traitées à Berlin dans le semestre d'hiver, le professeur Ed. Martin[1] signale les cas suivants :

Fistule recto-vaginale	2
Fistule vésico-vaginale	3
Ulcères syphilitiques	6
Ulcères puerpéraux	12
Cystocèle	6
Atrésie de l'orifice utérin	2
Prolapsus utérin	8
Hypertrophie de la portion vaginale du col	2
Rétroversion	7
Rétroflexion	13
Catarrhe du col	36
Catarrhe de l'utérus	15
Périmétrite	17
Polypes folliculaires	4
Polype fibreux	1
Cancer de l'utérus	15
Dysménorrhée membraneuse	1
Hématocèle péri-utérine	2

[1] *Monatssch. für Geburtsk. und Frauenk.* T. XX, p. 406, nov. 1862.

Sur 109 malades traitées à la clinique du professeur C. Braun, pendant l'année 1860, à Vienne, M. Kulm[1] fournit les documents suivants, que nous empruntons au même journal :

Rétrécissement du col utérin	1
Atrophie de l'utérus	1
Antéflexion	2
Rétroflexion	3
Inflammations parenchymateuses aiguës	7
— chroniques	6
Catarrhe utérin	4
Végétations fongueuses du col	4
Fibroïdes de l'utérus	6
Polypes muqueux	2
Cancer de l'utérus	6
Aménorrhée et dysménorrhée	1
Ménorrhagie	4
Catarrhe chronique du vagin	5
Fistule vésico-vaginale	2
Dont une consécutive à un abcès rétro-utérin.	
Abcès des glandes de Bartholin	1
Périmétrite	9
Dans 2 il y eut évacuation du pus par la région inguinale.	
Hématocèle péri-utérine	4
Kyste uniloculaire de l'ovaire	3
Kyste multiloculaire	4
Abcès rétro-utérins	2

[1] *Id.* T. XIX, p. 319, année 1862.

DEUXIÈME PARTIE

DES MALADIES UTÉRINES EN PARTICULIER

SECTION I

ALTÉRATIONS DE FONCTIONS

Je désigne par cette dénomination les maladies utérines dans lesquelles une lésion fonctionnelle prédomine, ou dans lesquelles une simple altération des conditions physiologiques de l'organe joue le principal rôle.

Les conditions physiologiques de l'utérus, abstraction faite des lésions propres à la gestation et à l'état puerpéral, peuvent être altérées de trois manières : par défaut, par excès ou par déviation.

Il n'y a, à proprement parler, qu'une fonction dont les altérations doivent nous occuper : la menstruation. Les lésions fonctionnelles relatives à la part que l'utérus prend au coït, à la conception, à la grossesse, à l'accouchement, etc., rentrent dans la pathologie obstétricale, ou se rattachent à d'autres altérations sans lesquelles l'inertie, l'hypéresthésie, la névralgie, l'hypertrophie de l'utérus, par exemple, ne sauraient exister. La leucorrhée idiopathique, simple ou chlorotique, remplaçant les mois, pourrait passer pour une exsudation séreuse, suppléant l'exsudation sanguine, pour une exagération ou une altération de la sécrétion muqueuse normale, très-minime, et, par conséquent, pour une modification de la fonction. Mais il m'a paru qu'on ne pourrait la distraire sans inconvénient de l'histoire générale de la leucorrhée.

Les *troubles menstruels* méritent donc seuls d'être comptés dans la catégorie des altérations fonctionnelles.

Il m'a paru impossible de faire comprendre en quoi ils consistent, quelle en est la nature, quelle part ils prennent, comme symptômes ou comme complications, aux autres maladies utérines, sans en faire précéder l'étude d'une histoire physiologique et médicale de la menstruation. Je l'ai présentée telle que les excellents travaux qui ont précédé et surtout ceux qui ont suivi la découverte de la ponte spontanée des œufs chez la femme, ont permis de la faire, en attendant que de nouvelles recherches, entreprises à la lumière de ce grand fait physiologique, aient produit les résultats que l'on est en droit d'en espérer.

CHAPITRE I

De la menstruation.

La menstruation consiste dans un écoulement de sang ou une véritable hémorrhagie, se produisant normalement par la cavité utérine d'une manière intermittente, habituellement régulière et périodique, à quelques exceptions près, sauf pendant la grossesse et la lactation, depuis l'âge de la puberté, c'est-à-dire de 12 à 15 ans, jusqu'à celui de 45 à 50.

C'est une véritable fonction ou plutôt un acte intimement lié à la fonction reproductrice, et, par conséquent, un des phénomènes qui caractérisent le mieux la vie sexuelle de la femme. Elle s'exerce pendant une durée variable, communément de trente années à peu près, pendant laquelle, par son apparition et par la régularité de ses retours, elle témoigne à la fois de l'aptitude de la femme à la reproduction et des époques les plus favorables à la fécondation.

La durée moyenne de la période intermittente, c'est-à-dire de l'intervalle séparant deux hémorrhagies consécutives, étant d'environ un mois, on a désigné ces hémorrhagies elles-mêmes sous le nom de *mois* ou de *menstrues*, *καταμήνια*. L'habitude de ces pertes sanguines et leurs caractères de normalité leur ont valu le nom d'*ordinaires ;* la régularité de leur retour à époques fixes et déterminées, celui de *règles*, *époques*, *périodes ;* le fait dominant de l'écoulement, celui de *ménorrhée, flux cataménial ;* l'idée d'évacuation favorable à la santé générale, celui de *purgatio menstrua ;* le caractère pathologique de cet acte physiologique inusité ou sans analogie avec aucun autre, celui de *maladies.*

La menstruation est la fonction. Les mots menstrues, mois, règles, ménorrhée, etc., désignent son expression phénoménale ou les symptômes extérieurs qui la caractérisent.

Pour s'en faire une idée juste, il faut étudier la manière dont le phénomène s'accomplit chaque fois qu'il se produit, les différences qu'il présente dans son évolution d'une femme à l'autre et suivant les circonstances variables au milieu desquelles il se manifeste, enfin la cause à laquelle on doit le rattacher et l'idée qu'il faut se faire de sa nature.

§ 1. — De l'évolution normale de la menstruation.

On peut la diviser en trois périodes : invasion, état, cessation. Les caractères de l'écoulement correspondant à ces trois phases de l'hémorrhagie menstruelle ont été tracés de nos jours par M. Pouchet [1], qui a

[1] *Théorie positive de la fécondation*. Paris, 1842. — *Théorie positive de l'ovulation spontanée et de la fécondation*. Paris, 1847.

comparé, par l'examen microscopique, les liquides de la menstruation avec ceux de l'intermenstruation. Nous avons, depuis, vérifié la vérité de ce tableau.

Invasion. — Deux phénomènes caractéristiques peuvent présager l'apparition prochaine des menstrues : le changement d'odeur et le changement de couleur des exsudations de l'appareil sexuel. La veille ou l'avant-veille du jour où les règles doivent couler, le mucus utéro-vaginal contracte une odeur *sui generis*, qui n'est pas sans analogie physiologique avec les émanations génitales des femelles des mammifères à l'époque du rut. En même temps, de transparent, blanc mat ou grisâtre qu'il était, ce mucus devient brunâtre, au point de colorer et de tacher le linge. Cette altération coïncide souvent avec un sentiment de chaleur et de démangeaison à la vulve. La cause de ce changement de couleur est due à la présence de quelques globules sanguins mêlés aux nombreux globules muqueux ou d'épithélium nucléaire et aux fragments d'épithélium cylindrique ou pavimenteux qui nagent dans ce liquide. Il augmente de quantité, devient plus coloré, et peu à peu, après un jour ou deux, il prend tout à fait les caractères du sang. D'autres fois, au contraire, il diminue après quelques heures, il redevient normal, comme si tout devait s'arrêter là; mais, après un jour d'intervalle, un écoulement de sang presque pur apparaît soudainement.

État. — L'hémorrhagie atteint son plus haut degré. Elle dure en moyenne de trois à cinq jours, sauf de nombreuses exceptions. Le liquide excrété est du sang presque pur mêlé à du mucus utérin et vaginal, presque entièrement formé de globules sanguins analogues à ceux du sang artériel, nageant avec des cellules d'épithélium vaginal pavimenteux et d'épithélium utérin, cylindrique et nucléaire, même avec quelques globules de pus, dans un liquide assez abondant, qui n'est autre que le sérum du sang mêlé au mucus génital. Cette période correspond probablement à celle de la tuméfaction et de la distension des vésicules de Graaf par le liquide qui leur est propre.

Cessation. — L'abondance de l'écoulement diminue; sa couleur passe du rouge rutilant au rouge brun; la proportion des globules sanguins diminuant, les caractères du sang disparaissent pour laisser place à ceux du mucus d'abord épais, puis plus clair, offrant par ses dégradations successives un ensemble de phénomènes de retour, inverse de celui qui caractérise la première période. Ce moment coïncide avec celui de la rupture de la vésicule de Graaf et de l'expulsion de l'œuf.

L'écoulement muqueux se prolonge quelquefois et devient légèrement purulent. Il est suivi de l'expulsion de plaques et de débris épithéliaux dans le commencement de l'intermenstruation. Vers le dixième jour, on voit quelquefois un flocon albumineux être expulsé de l'utérus. C'est tout simplement un produit de sécrétion des follicules muqueux, analogue à celui qu'on voit provenir souvent des glandes du col connues sous le nom d'œufs de Naboth. Il peut même se détacher une sorte de caduque rudimentaire, mais il y a alors métrorrhagie.

Telle est l'étude sommaire de l'écoulement menstruel, ou, en quelque sorte, des produits de la menstruation. Mais il importe de se rappeler que la menstruation elle-même est la fonction qui prépare et dispose les organes à l'acte dont nous ne venons d'étudier que le résultat.

L'acte dans les éléments qui le constituent et la fonction dans les relations qui l'unissent à la vie de la femme, doivent être analysés, définis et rattachés au résultat que nous venons de présenter dans toute sa simplicité.

Or, l'hémorrhagie menstruelle, l'hypersécrétion muqueuse qui la précède et qui la suit, sont pour le physiologiste des indices ou plutôt des

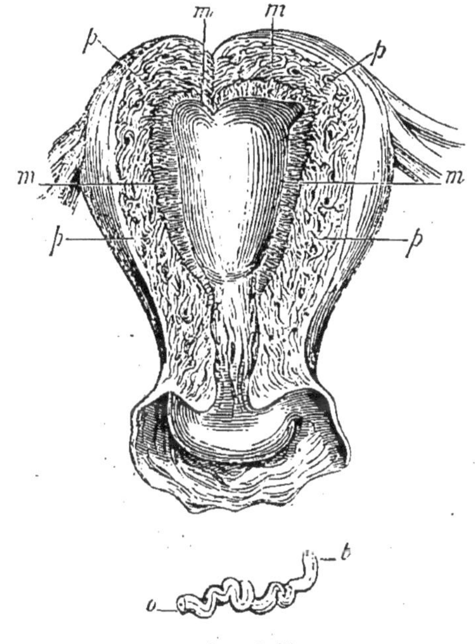

Fig. 118 (*).

symptômes, pour ne pas dire des signes irrécusables du travail qui s'accomplit dans tout l'appareil génital, concurremment avec la maturité et l'expulsion spontanée de l'œuf, en prévision d'une conception prochaine. Mais, abstraction faite de leurs liens avec l'ovulation et de leur participation à une fécondation imminente, ils sont aussi pour le médecin les conséquences d'un travail de tout point remarquable, soit qu'on le prenne en lui-même, soit qu'on le considère dans ses relations avec les autres fonctions.

Comme tout acte physiologique et comme toute maladie, car il est à la limite qui sépare l'un de l'autre et l'on peut vraiment le considérer

(*) Utérus au milieu de la période intercalaire.

comme une maladie physiologique, le travail menstruel peut être soumis à l'analyse et décomposé en ses éléments constituants. Nous savons, d'abord, que l'écoulement de sang n'est pas le seul fait qui le caractérise. Que nous examinions les organes génitaux ou l'ensemble de l'organisation, nous découvrons des modifications aussi profondes que remarquables, dont la réunion à l'écoulement peut seule constituer pour nous ce tout, cet ensemble que nous appelons menstruation.

Étudions-nous seulement les organes génitaux, nous remarquons plusieurs jours avant les règles, quelquefois même huit jours avant, des modifications remarquables : de la turgescence dans le col de l'utérus, dans l'utérus entier, dans les ovaires, fréquemment au vagin et jusqu'à la vulve; la tuméfaction du col est souvent sensible, sa coloration devient

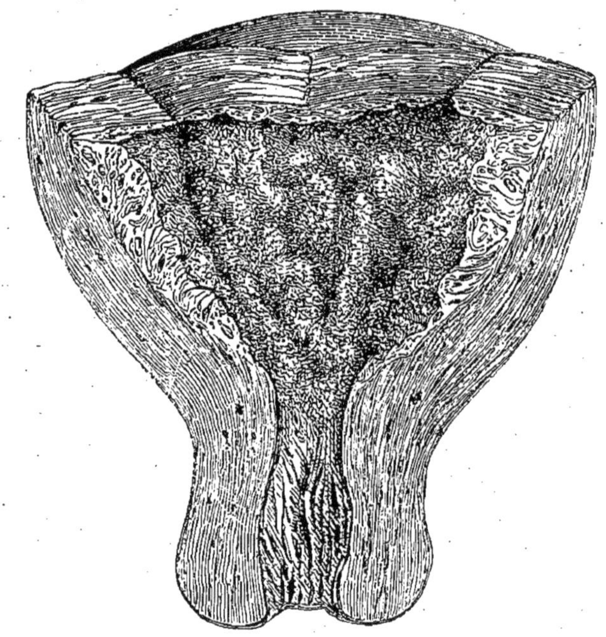

Fig. 119 (*).

plus rouge, souvent foncée et prend quelque chose de l'aspect vineux ou violacé de la grossesse. La chaleur augmente sensiblement. La sensibilité, l'endolorissement des parties, bien entendu avec des degrés et des différences, sont aussi notoires. Cela est si vrai, que je me suis donné pour règle de n'examiner, pour la première fois, une malade, que huit jours avant ou huit jours après les mois, afin d'être sûr de trouver l'utérus dans l'état normal, tant les modifications qui se produisent à l'approche ou à l'époque de la menstruation, exposent à des erreurs de diagnostic.

(*) Utérus pendant la durée de la menstruation.

Nous avons facilement l'explication de ces phénomènes par l'autopsie des femmes mortes pendant cette période. Malgré le dégorgement que la mort apporte dans les tissus, on est étonné de la différence que présentent les organes génitaux d'une femme morte subitement pendant cette période avec ceux d'une femme morte subitement dans d'autres conditions. On voit, à l'époque menstruelle, la plénitude du système vasculaire, depuis l'ovaire jusqu'à la vulve, et en étudiant ces organes chez les femelles des animaux à l'époque du rut, on y constate les phénomènes d'érection, si bien décrits par M. Rouget. Tout se lie : l'ovaire tuméfié, la vésicule de Graaf distendue, puis rompue, les trompes en érection et gorgées de mucosités sanguinolentes, l'utérus souvent doublé de volume, sa muqueuse boursouflée comme au début d'une grossesse. En un mot, il s'y produit un ensemble de phénomènes qui mettent ces organes en état d'accomplir leur fonction, c'est-à-dire les préparent à la fécondation, à la conception, à la grossesse. L'ovule doit se détacher, être transporté par la trompe, retenu par la matrice, déprimer, pour s'y nicher, une loge dans la muqueuse utérine boursouflée, s'entourer enfin de cette muqueuse, laquelle est destinée à devenir caduque et à s'unir à l'œuf au point de se séparer plus tard de l'organe auquel elle appartient. Cet ensemble d'actes ne peut s'accomplir sans une surexcitation vitale, un afflux de liquides, des contractions musculaires, et surtout une synergie admirable dans tous les instruments de l'appareil reproducteur.

Enfin, ces phénomènes que nous percevons sur les organes vivants, que nous expliquons par l'étude des autopsies, la femme elle-même les perçoit localement et généralement. Localement elle sent la chaleur, le prurit, le poids, la tension dans le bassin, etc., etc., sensations analogues à celles qu'éprouve un homme dont les hémorrhoïdes se gonflent. Un pareil mouvement ne peut se faire vers ce point sans que l'organisation entière le ressente, y participe, y préside ou lui donne en quelque sorte l'impulsion. De là, des phénomènes généraux, symptomatiques de tout mouvement fluxionnaire, de tout travail considérable dans un organe, de toute excitation nerveuse et de tout retentissement général dans l'organisme entier.

Maintenant si, faisant un tableau de ces symptômes généraux et locaux, nous cherchons à en saisir les traits caractéristiques, à suivre l'enchaînement des scènes de ce petit drame, les éléments de cette manifestation physiologique ou morbide, car elle est à la fois l'une et l'autre, qu'y voyons-nous? Trois éléments bien distincts, importants à connaître, non-seulement par rapport à la menstruation elle-même, ou à ses altérations propres, mais encore au point de vue de leur intervention plus ou moins directe et puissante dans toutes les maladies utérines. Ces trois éléments sont : la fluxion, la congestion, l'évacuation.

Il se fait d'abord un mouvement de liquide vers l'organe qui est sans doute le point de provocation, *pars trahens*, et qui est aussi le point de réception, *pars recipiens*, de ce mouvement fluxionnaire, de cette véritable *fluxion*, à laquelle tout coopère, l'organisme et l'organe, et dans l'organe non-seulement les vaisseaux, mais l'élément musculaire, nerveux, glandulaire, etc.

L'organe est tellement fluxionné, ou, pour mieux dire, la fluxion se porte sur lui avec tant d'irritation et de persistance, que ses vaisseaux sont distendus : il y a une véritable *congestion*, à laquelle tous les éléments de l'organe prennent également part ; il y a un surcroît de vie, de circulation, de sécrétion, presque une hypernutrition, je n'ose dire hypertrophie passagère. En un mot, comme dans l'estomac pendant la digestion, comme dans tous les organes au moment de l'exercice de leur fonction, mais à un bien plus haut degré, à cause de la nature et de la durée si considérable de la menstruation comparativement à celle des autres fonctions, il y a une exagération singulière de l'activité vitale. Il se passe alors en petit dans l'utérus ce qui se passe en grand pendant la gestation. Car, ainsi qu'on l'a dit avec raison, la menstruation est un diminutif de la grossesse et de l'accouchement.

Enfin la congestion devient si forte que l'hémorrhagie se produit : c'est l'*évacuation*, troisième élément, d'autant plus indispensable, qu'il fait crise, que, avec lui, tombent et la turgescence vasculaire, et la contraction musculaire, et l'hyperesthésie et l'éréthisme nerveux, et que dès lors, par une marche inverse, la congestion pourra se résoudre peu à peu, le mouvement fluxionnaire prendra d'autres directions, se dispersera, se dissipera pour un temps et s'éteindra.

Si l'évacuation n'arrive pas, la congestion et la fluxion peuvent persister ; mais n'anticipons pas, et posons comme conclusion de tout ce que nous avons dit, cette analyse de chaque époque menstruelle : Fluxion, congestion, évacuation, sont les éléments essentiels d'un acte, lesquels doivent se reproduire tous les mois, comme l'acte même, et se rattachent intimement à la vie de l'organe, comme celle-ci se rattache à la vie de la femme.

Nous verrons, à chaque pas, de quelle importance est cette analyse de l'évolution normale de la menstruation ; mais étudions d'abord les différences et les causes de cette fonction : ses différences, pour apprécier la limite et les écarts entre l'état physiologique et l'état pathologique ; ses causes, pour apprécier en même temps les causes de ses troubles, de ses désordres, de ses altérations.

§ 2. — Différences d'évolution de la menstruation.

Bien qu'elles manquent rarement et qu'elles ne présentent, en masse, que de faibles écarts dans toutes les conditions de leur production, les règles diffèrent pourtant d'une femme à l'autre et présentent des variétés normales ou physiologiques presque infinies.

L'époque à laquelle elles s'établissent pour la première fois comme celle à laquelle elles disparaissent, les phénomènes qui précèdent et accompagnent ces deux époques, la durée et l'abondance de l'écoulement, etc., tout diffère pour ainsi dire d'une femme à l'autre. Il serait intéressant d'avoir sur toutes ces différences des renseignements précis, et l'on regrette de ne posséder à cet égard que des données fort incomplètes. Espérons que le sujet tentera un observateur sérieux et nous vaudra une histoire de la menstruation, telle que la réclament les exigences de la science contemporaine.

En attendant, nous pouvons nous former une idée de ces différences en les rattachant aux chefs suivants :

1° Age auquel se produit la première apparition des règles ;
2° Modifications générales qui coïncident avec ce début ;
3° Intervalles de temps qui les séparent ;
4° Leur durée et leur abondance;
5° Phénomènes qui les précèdent ou les accompagnent ;
6° Période de la vie pendant laquelle elles persistent ;
7° Age où elles cessent définitivement ;
8° Manière dont s'opère leur disparition naturelle;
9° Leur existence ou leur absence, absolue et relative ;
10° États morbides pouvant survenir dans le cours de la vie sexuelle.

1° *Age de la première apparition des règles.* — Habituellement la menstruation s'établit entre 12 et 18 ans, c'est-à-dire, en moyenne, vers 14 ans et demi. Mais il y a à cet égard des variations générales et des variations individuelles.

Entre les apparitions tout à fait précoces et les apparitions les plus tardives des règles, il y a des différences très-nombreuses pour l'époque à laquelle on observe la première menstruation. Je parlerai plus tard des cas extrêmes ou, pour mieux dire, exceptionnels. Il est moins rare et moins remarquable de voir la menstruation s'établir tardivement[1], parce que son évolution est retardée, dans ce cas, par quelque maladie ou du moins par un allanguissement de la fonction. Il est plus rare au contraire de la voir paraître avant la dixième année et une telle précocité est si exceptionnelle, qu'elle donne réellement au phénomène un caractère d'anomalie.

Le nombre des faits de *menstruation prématurée et très-précoce* est tel, qu'il n'y a pour ainsi dire aucun âge, depuis les premiers mois de la vie jusqu'à l'époque ordinaire de la puberté, auquel on n'en puisse rapporter quelqu'un. Il est probable que plusieurs de ces exceptions n'avaient pas le caractère qu'on leur a prêté et n'étaient que des hémorrhagies accidentelles[2] ; je dirai, à propos de la cause de la menstruation, comment on peut les interpréter. Plusieurs autres, re-

[1] Voy. un tableau des menstruations tardives, par M. Pétrequin, dans les thèses de Paris, 25 août 1835, et dans Brierre de Boismont, *De la menstruation*, etc., p. 34. Paris, 1842.
[2] Brierre de Boismont, ouv. cit., p. 32.

marquables, au contraire, par la durée de l'écoulement, sa reproduction, la périodicité de ses retours, la précocité de la gestation, ne peuvent laisser aucun doute dans l'esprit, et sont en réalité des exemples de menstruation précoce. Je renvoie le lecteur aux ouvrages spéciaux.

Mais il ne suffit pas de signaler ces écarts, il ne suffit pas même de dire qu'entre 12 et 18 ans, les âges de 13 à 16 sont ceux où l'établissement de la première menstruation est de beaucoup le plus fréquent; il faut encore chercher à quoi tiennent ces différences.

Parmi les causes de ces différences, les unes paraissent résider dans les agents extérieurs, les autres dans la constitution même des femmes. Tels sont : d'une part, le climat, l'habitation à la ville ou à la campagne, les habitudes, le genre de vie, la profession; d'autre part, la race, le tempérament, la constitution, la précocité des unions, l'état de santé ou de maladie, etc.

Les climats ont une influence marquée sur l'époque à laquelle les règles paraissent pour la première fois; mais leur action a été probablement exagérée. Il faut avoir des statistiques bien faites, comprenant l'ensemble des femmes d'un pays, sans exception de rang, de profession, d'habitation dans les villes ou dans les campagnes, etc., en un mot des statistiques assez étendues et assez bien réparties sur tous les indigènes pour que les autres causes de précocité ou de retard dans l'établissement de cette fonction puissent passer pour être mutuellement compensées. Il faut encore observer que l'influence du climat n'est pas due seulement à celle de la température, mais aussi à celle de la race, et même des mœurs, des habitudes et de la législation en vigueur dans les pays qui servent de terme de comparaison. Ainsi, relativement à l'influence de la race, M. Roberton, de Manchester[1], a signalé le fait des jeunes filles anglo-indiennes, originaires de parents anglais, qui, bien qu'elles soient nées et qu'elles vivent dans l'Inde, n'en sont pas moins réglées en général pour la première fois à 16 ans à peu près, par conséquent à un âge plus avancé que les jeunes Indiennes. Relativement aux mœurs, le même auteur met en lumière l'influence que paraît avoir la précocité des rapports sexuels, due aux mariages que la loi autorise dans l'Indoustan avant la puberté.

Tout en exprimant ces réserves sur l'interprétation qu'on pourrait faire de l'influence des climats, il faut reconnaître qu'elle est réelle et qu'elle devient d'autant plus frappante que l'on compare des latitudes plus éloignées. Les tableaux suivants donneront une meilleure idée de cette influence que tout ce que je pourrais en dire.

[1] *Inquiry into the natural history of the menstrual function*, dans le *Medic. and surg. Edimb. Journal*, t. LXIV, p. 427, 428, octob. 183?. — Sur l'influence de la race, voy. aussi Raciborski, *De la puberté et de l'âge critique*, p. 27. Paris, 1844. — D'après Joachim (*Ungar Zeitschrift*, IV, 1854, nos 21 et 28), en Hongrie, les filles slaves seraient réglées entre 16 et 17 ans, les magyares entre 15 et 16, les juives entre 14 et 15, et les filles styriennes entre 13 et 14.

Tableau I (1).

PREMIÈRE APPARITION DES RÈGLES OBSERVÉES CHEZ 600 SUJETS SOUS DIFFÉRENTS CLIMATS.

AGE.	NOMBRE DE FEMMES RÉGLÉES POUR LA PREMIÈRE FOIS.		
	Pays chauds. — ASIE MÉRIDIONALE.	**Pays tempérés.** — FRANCE.	**Pays froids.** — RUSSIE SEPTENTRIONALE.
A 8 ans.	3	0	0
» 9 —	9	2	0
» 10 —	19	8	1
» 11 —	86	26	3
» 12 —	148	42	6
» 13 —	135	64	18
» 14 —	96	82	56
» 15 —	52	99	114
» 16 —	25	96	114
» 17 —	16	76	90
» 18 —	3	50	78
» 19 —	3	25	56
» 20 —	2	18	33
» 21 —	1	6	17
» 22 —	1	3	10
» 23 —	1	1	3
» 24 —	0	2	1
	AGE MOYEN. 12 ans 11 mois 21 j.	AGE MOYEN. 15 ans 3 mois 17 j.	AGE MOYEN. 16 ans 7 mois 27 j.

(1) Dubois et Pajot, *Traité d'accouchements*, p. 325.

Tableau II.

PREMIÈRE APPARITION DES RÈGLES OBSERVÉE DANS DIVERSES RÉGIONS DE LA FRANCE.

Localités...... — Observateurs.... — Nombre d'observat.	SABLES D'OLONNE. — MAR. PETITEAU. — 588	NIMES. — PUECH. — 941	MONTPELLIER. — COURTY. — 600	MONTPELL. (aliénées) — COURTY. — 43	TOULON. — PUECH. — 144
AGE.	»	»	»	»	»
9 ans	2	»	»	»	1
10	22	24	14	»	5
11	26	71	44	2	12
12	55	90	90	3	15
13	83	168	105	6	28
14	87	180	107	7	31
15	101	163	90	7	18
16	77	104	52	5	13
17	63	63	43	4	11
18	38	59	32	5	7
19	20	15	17	3	2
20	6	2	4	1	1
21	5	2	1	»	»
22	1	»	1	»	»
23	2	»	»	»	»
Age moyen..	14a 8m 23j	14a 3m 2j	14a 2m 1j	15a 2m 15j	14a 0m 5j

Tableau III.

AGE MOYEN DE LA PREMIÈRE APPARITION DES RÈGLES.

COMPARAISON DES OBSERVATIONS FAITES EN FRANCE.

NOMBRE de cas.	LOCALITÉS.	AGE MOYEN Ans.	Mois.	Jours.	OBSERVATEURS.	REMARQUES.
100	Paris..........	15	4	18	Aran (1).................	Femmes de toutes classes.
85	Id..........	14	11	20	Marc-Despines (2).........	Clas. pauv., dans les hôp.
359	Id..........	14	6	4	Brierre de Boismont (3)....	Femmes de toutes classes.
200	Id..........	14	5	17	Raciborski (4).............	Dans les hôpitaux.
160	Lyon..........	14	5	29	Bouchacourt (5)...........	»
588	Sables d'Olonne	14	8	23	Marcel Petiteau (6)........	»
941	Nîmes.........	14	3	2	Puech...................	Femmes de toutes classes.
600	Montpellier....	14	2	1	Courty...................	Id.
43	Toulon........	14	4	29	Marc-Despines............	»
144	Id..........	14	4	5	Puech....................	»
25	Marseille......	13	11	11	Marc-Despines............	»

COMPARAISON DES OBSERVATIONS FAITES SOUS LES LATITUDES LES PLUS ÉLOIGNÉES.

NOMBRE de cas.	LOCALITÉS.	Ans.	Mois.	Jours.	OBSERVATEURS.	REMARQUES.
incon.	Laponie suéd..	18	»	»	Wretholm................	Cité par Raciborski.
3840	Copenhague. ..	16	9	12	Ravn et Lewy.............	Cités par Tilt.
137	Gœttingue.....	16	»	13	Osiander (7).............	»
100	Stockholm.....	15	6	22	Wistrand.................	Cité par Raciborski.
4000	Angleterre.....	15	6	23	Whitehead de Manchest. (8).	»
100	Norwége.......	15	5	14	Faye de Skeen............	Id.
450	Manchester.....	15	2	9	Roberton (9).............	»
100	Varsovie......	15	1	0	Lebrun..................	Id.
1551	Londres.......	15	»	21	Tilt (10)................	»
239	Calcutta (Beng.)	12	5	8	Dr Goodeve...............	Cité par Tilt.

Je n'ai donné que des observations bien faites, ou paraissant telles. La première condition qu'il faut exiger de pareilles observations, c'est de ne porter que sur les femmes nées dans le pays et l'habitant depuis leur enfance; il faut aussi que toutes les classes y soient représentées, les femmes de la campagne aussi bien que celles des villes. Ainsi, dans la statistique que j'ai donnée (tableau II), j'ai compris des femmes de toutes les parties du département de l'Hérault. Je l'ai fait suivre d'un essai de statistique sur les aliénés du même département : il semble que l'âge moyen de la première menstruation soit sensiblement retardé chez les femmes de cette catégorie; malheureusement le nombre des cas n'est pas suffisant pour donner aux résultats une grande certitude. Aussi ai-je eu le soin de rechercher, pour en composer le tableau III, les statistiques qui comprennent le plus grand nombre de cas. Comme les statistiques suffisamment riches sont pourtant très-rares, et que les plus pauvres méritent d'être prises en considération, lorsqu'elles sont composées d'après les règles précédentes que je viens de rappeler, j'ai cru bien faire de les rapprocher des autres et de les grouper toutes ensemble; mais j'ai eu soin de noter, à côté de chacune d'elles, le nombre de faits qu'elle renferme, afin que le lecteur puisse juger d'abord le degré de confiance qu'elle doit inspirer.

(1) *Maladies de l'utérus*, p. 277, note. Paris, 1858.

(2) *Archives générales de médecine*, IIe série, t. IX, p. 5. 305, Paris, 1835.

(3) *De la menstruation, considérée dans ses rapports physiologiques et pathologiques*, p. 26. Paris, 1842.

(4) *De la puberté et de l'âge critique chez la femme*, p. 5. Paris, 1844.

(5) Dictionnaire en 30 volumes, article *Menstruation*, t. XIX, p. 443. Paris, 1839.

(6) *Bulletin de la Société de médecine de Poitiers*, 1856, p. 547.

(7) *Denkwurdigkeiten für die Heilkunde und Geburtshülfe*, Gœtting, 1795, et J. Fréd. Osiander, *Dissertatio in med. de fluxu menstruo atque uteri prolapsu*, etc., in-4o, fig., Gottingue, 1808.

(8) *Treatise on Abortion and Sterility*, p. 47, London, 1847.

(9) *Medic. and surg. Edinb. Journ.*, octobre 1832.

(10) *On uterine and ovarian inflammation, and on the Physiology and Diseases of menstruation*, 3e édit., p. 41, London, 1862.

On voit par la comparaison de ces divers tableaux que, entre les latitudes les plus éloignées, il peut y avoir une différence de près de quatre ans dans l'apparition de la première menstruation; que, entre des latitudes plus rapprochées, mais répondant encore à des différences de température sensibles et à des climats réellement différents, par exemple entre les diverses régions de la France, il y a encore une différence de plusieurs mois dans les époques de cette première apparition.

Ces différences entre les âges moyens de la première apparition des menstrues, sont aussi sensibles en comparant simplement les époques prédominantes auxquelles elles apparaissent. Mais, dans chaque climat, il y a des variétés assez grandes entre les divers sujets, c'est-à-dire que, en deçà et au delà des époques prédominantes, il y a des extrêmes qui peuvent atteindre des limites assez éloignées de ces époques; que, même dans les climats les plus froids, il y a des menstruations précoces, et que dans les climats les plus chauds il y a des menstruations tardives. Suivant la remarque très-juste d'Aran, déjà faite par M. Brierre de Boismont, la différence paraît exister dans le nombre des femmes réglées de bonne heure ou tard, plutôt que dans l'époque prédominante ou dans l'âge moyen de la première apparition. Ainsi dans les climats chauds il y a un plus grand nombre de menstruations précoces, dans les climats froids un plus grand nombre de menstruations tardives : dans les climats chauds, les 9/10 des femmes sont réglées avant 15 ans; dans les climats froids, 1/4 ou 1/3 au plus sont réglées avant cet âge.

Quant aux habitations, la menstruation paraît un peu plus tôt dans les villes que dans les campagnes [1]. L'influence de la richesse paraît hâter la première apparition des règles, celle de la pauvreté la retarder. Cette influence est d'ailleurs une résultante des influences combinées du régime alimentaire, du développement prématuré des facultés intellectuelles ou du défaut de culture de l'esprit, des habitudes ou du genre de vie. Ainsi, à Paris, les filles du peuple sont réglées un peu plus tard que les autres. M. Puech m'a assuré que ses recherches statistiques, aussi bien que les miennes, confirment cette opinion. Il en est de même de celles que M. Ferd. Szukits [2] a faites en Autriche, desquelles il résulte que, sur 665 femmes nées et domiciliées à Vienne, l'âge moyen de la première menstruation est de 15 ans 8 mois 1/2, tandis que sur 1610 autres, habitant la campagne, il est seulement de 16 ans 2 mois 1/2.

On a cru découvrir aussi une relation manifeste entre l'apparition précoce ou tardive des règles et certaines conditions de stature, de complexion, de constitution, de tempérament. La menstruation débute plus tôt chez les femmes d'une constitution forte et d'un tempérament sanguin que chez les femmes faibles et lymphatiques, chez les femmes d'une complexion et d'une santé robustes que chez celles d'une organisation

[1] Brierre de Boismont, ouv. cit., p. 4 et suiv.

[2] *Wiener Zeitschrift*, 1857, t. XIII.

délicate. Cette loi n'en est pas moins soumise à des exceptions : l'équilibre n'existe pas toujours entre tous les organes et toutes les fonctions ; chez des femmes peu favorisées sous le rapport du développement des autres systèmes, l'appareil reproducteur acquiert quelquefois, par une disposition native, par l'effet de ce qu'on pourrait appeler un tempérament génital, une prédominance marquée, pouvant devenir d'autant plus forte, qu'une fois l'équilibre rompu, elle absorbe à son profit tout ce qui concourt à la nutrition et au développement de l'ensemble. Mais, quelque nombreuses qu'elles soient, ces exceptions ne suffisent pas pour infirmer notablement la règle.

Il n'est pas rare de constater, chez les femmes d'une même famille, une disposition héréditaire, en vertu de laquelle la mère et la fille sont réglées vers la même époque. Cette observation devient plus frappante dans les cas de menstruation précoce ou tardive que dans les autres. Je puis citer, comme un exemple des plus remarquables en ce genre, le cas que je retrouve dans mes notes, d'une mère et de ses huit filles, toutes réglées à 11 ans.

Du reste, quoiqu'on manque encore de données positives assez nombreuses pour juger toutes ces questions sans appel, il faut admettre avec MM. P. Dubois et Pajot[1], à la suite de tous les physiologistes, que la cause de la première apparition des règles n'est autre chose que la cause même des premiers phénomènes maturatifs qui se manifestent dans les ovaires, c'est-à-dire la faculté inhérente aux organes génitaux d'entrer plus tôt ou plus tard en exercice, en un mot la constitution physiologique de ces organes. Or la constitution et la vitalité de l'appareil génital en général et des ovaires en particulier, peuvent être modifiées, chez la femme, comme chez tous les êtres vivants, par les climats, la constitution ou la santé générale des sujets, le régime alimentaire, les excitations génitales, etc.

2° *Modifications concomitantes du début.* — Les unes sont physiologiques : ce sont celles de la *puberté* ou de l'apparition des poils (*pubes*) au pubis, aux aisselles, signalant le développement des génitoires, des mamelles, et de tout l'appareil reproducteur. Les autres sont pathologiques.

Chez quelques femmes bien portantes, aucun trouble particulier n'accompagne le début de la menstruation, dont l'arrivée soudaine et inattendue est une cause de surprise et de crainte. Chez un certain nombre, des troubles généraux et locaux peu importants, de quelques heures au plus, précèdent cette première apparition. Par contre, chez un petit nombre, des accidents plus ou moins graves peuvent se manifester et durer quelques jours, quelques mois, même plusieurs années. Nous aurons à en parler à propos des troubles que nous décrirons plus tard.

[1] Ouv. cit. p. 322, 334.

Mais chez la plupart, on observe comme prodromes : un gonflement et un endolorissement des mamelles, une sensation de plénitude et de pesanteur dans la région hypogastrique, un météorisme intestinal modéré, des douleurs lombaires, un écoulement vaginal séro-muqueux, enfin un prurit des parties sexuelles. Il n'est pas rare que ces prodromes prennent même un caractère morbide : douleurs abdominales, sacrées ou lombaires, parfois très-aiguës, malaise et lassitude générale, dyspepsie, diarrhée, céphalalgie, nervosisme ou névropathies variables, enfin une certaine perturbation morale.

Ces malaises se dissipent quand l'écoulement paraît. Ils reviennent quelquefois aux époques suivantes, surtout si celles-ci sont irrégulières. Les retours menstruels peuvent être en effet irréguliers dans le principe ; peu à peu ils deviennent périodiques, et continuent de l'être jusqu'à l'âge de la cessation des règles.

3° *Intervalle de temps qui sépare les époques menstruelles et phénomènes qui peuvent se produire dans l'espace intercalaire.* — Cet intervalle, dit-on, est habituellement de 25 à 30 jours, ou en moyenne de 28 jours, c'est-à-dire un peu moins d'un mois. D'après MM. P. Dubois et Pajot[1], il est d'un mois solaire et non pas d'un mois lunaire, comme l'opinion en est assez généralement répandue. Je suis d'autant plus disposé à me ranger à cet avis, qu'il paraît confirmé par la durée de la gestation. Seulement on n'a pas encore fourni des documents assez précis à cet égard, et il y a d'autant plus de difficulté à formuler une loi, qu'il y a ici, comme pour la première apparition des règles, de très-nombreuses exceptions, dues probablement aux mêmes causes. Chez le plus grand nombre des femmes le retour des règles avance, chez un petit nombre il éprouve du retard.

Aux premières menstruations, après une seule apparition, une jeune fille peut rester deux ou trois mois sans rien voir de nouveau, ou de régulier. Au bout d'une année, les époques deviennent fixes et se régularisent. A la fin de la menstruation, ou à l'âge critique, ces intervalles sont aussi variables. Souvent, il est vrai, ces variations se rattachent à l'existence d'une maladie utérine. Mais, alors même qu'il n'y a dans l'utérus aucune maladie proprement dite, et surtout aucune altération organique, l'habitude des mouvements fluxionnaires, de la congestion et de l'évacuation sanguine ne se perd pas toujours du premier coup. En supposant que la périodicité de l'ovulation cessât d'une manière subite, il est facile de comprendre qu'il n'en soit pas de même des phénomènes cataméniaux particuliers à la matrice.

Outre ces irrégularités du début et de la fin, la menstruation présente quelquefois, dans le moment le plus florissant de l'activité sexuelle, des phénomènes particuliers. Les uns portent sur l'altération de la périodicité des retours ; ils me paraissent tenir aux mêmes causes d'excès ou de défaut de vitalité des organes génitaux ou plutôt des ovaires,

[1] Ouv. cit. p. 294, 320.

auxquelles j'ai rattaché la précocité ou le retard des premières menstruations. Les autres troublent plus ou moins le calme de la période intercalaire : il est essentiel de les signaler, parce que le médecin gynécologue peut avoir à compter avec eux.

Chez plusieurs femmes, sans que les règles se rapprochent, sans qu'elles viennent deux fois par mois, on observe, à une certaine époque, habituellement vers le milieu de l'intervalle intermenstruel, des signes de molimen ou de fluxion utérine, rappelant par le caractère, la durée, les complications, la réaction générale, le tableau de l'époque menstruelle. Seulement ce tableau est raccourci, il est incomplet : la fluxion peut amener la congestion, mais elle n'aboutit pas à l'hémorrhagie ; il manque la crise, c'est-à-dire le flux sanguin. Des trois éléments caractéristiques de la menstruation, la fluxion paraît seule bien marquée, peut-être aussi la congestion se produit-elle en plein ; mais l'évacuation manque. Dans ce moment, on voit la coloration rouge des muqueuses de l'utérus et du vagin devenir plus foncée ; la sécrétion muqueuse utérine apparaître ou s'accroître ; la température, le poids, le volume de l'utérus et des ovaires, constatés par le toucher, être manifestement augmentés, comme à la veille ou au moment d'une vraie menstruation ; la chaleur, la tension de l'hypogastre, les tiraillements lombaires, surtout l'éréthisme nerveux et les phénomènes hystériques, se développer.

J'ai vu ces symptômes de *molimen utérin intermenstruel* très-sensibles chez plusieurs femmes atteintes de maladies utérines, et dont l'état pathologique rendait probablement plus apparente la manifestation de phénomènes qui souvent sont inappréciables chez d'autres, ou qui passent inaperçus. Chez des malades habituellement atteintes de leucorrhée, quelques jours avant ou après leurs règles, j'ai vu, un bon nombre de fois, les prodromes de la menstruation, c'est-à-dire les symptômes de molimen utérin, se produire vers le milieu de l'intervalle des menstrues et être bientôt suivis, non d'une hémorrhagie, mais d'un écoulement blanc abondant, durant seulement quelques heures, ou se continuant pendant un, deux, trois et même quatre jours, offrant alors des rémittences, mais très-rarement des intermittences, et se dissipant ensuite entièrement, pour revenir à peu près à la même époque dans la période intermenstruelle suivante. Lisfranc cite des faits semblables.

Chez quelques femmes, même chez des jeunes filles, au début de la puberté, la menstruation se fait avec beaucoup d'abondance et se reproduit fréquemment. Les règles reviennent, par exemple, tous les vingt jours. Ou bien, comme je l'ai vu plusieurs fois, dans l'intervalle de deux menstruations, il se manifeste un malaise, un molimen analogue à celui dont je viens de parler, mais accompagné d'évacuation ou d'hémorrhagie. MM. P. Dubois et Pajot[1] ont observé de ces *règles*

[1] Ouv. cit., p. 295.

surnuméraires, écoulements sanguins, en général moins abondants et moins prolongés que les règles, se manifestant régulièrement, à peu près vers le milieu de la période intermenstruelle. On ne peut pas, chez les jeunes filles, accuser le coït ou l'excitation répétée de l'utérus de produire, dans l'intermenstruation, la turgescence de son tissu érectile et l'écoulement sanguin. Cette turgescence et cet écoulement paraissent liés à un éréthisme nerveux, à un tempérament lymphatique sanguin, à une pléthore du système vasculaire, et souvent à une débilité plus réelle qu'apparente. Ces conditions sont dominées par l'excitation qui caractérise probablement l'éveil d'une fonction encore non équilibrée.

M. Négrier [1] pense que lorsque la menstruation se reproduit tous les quinze jours, cette fréquence dans le retour de l'hémorrhagie est due à ce que les deux ovaires fonctionnent alternativement, tantôt le droit, tantôt le gauche. Mais n'en est-il pas de même lorsque la menstruation conserve son type normal? Est-on sûr, dans ces cas, qu'il y ait toujours ovulation et que l'hémorrhagie ne soit pas morbide?

M. E. J. Tilt [2] donne du phénomène une autre explication, qui a au moins le mérite d'être ingénieuse. Il donne le nom de type à la périodicité du retour des règles. Il admet qu'au lieu de se faire tous les mois, ce qui est probablement la loi de la fonction, car c'est celle qui régit l'immense majorité des cas, ce retour peut se produire toutes les trois semaines et même tous les quinze jours (chez une femme sur cent, d'après Brierre de Boismont et Tilt). Mais il pense que l'observation du type est aussi importante dans la menstruation que dans la pathologie de la fièvre intermittente ou de toute autre maladie. Il croit donc que l'altération du type tient toujours à une maladie organique ou nerveuse du système utéro-ovarien, interprétation vers laquelle j'avoue que j'ai d'autant plus de tendance à incliner que j'observe plus de faits; et peut être par un abus de langage, il donne le nom de *menstruation rémittente* à cette variété de désordres menstruels, caractérisée par un changement de forme du type habituel en un autre type, dans lequel les périodes menstruelles se rapprochent et tendent à empiéter l'une sur l'autre. Attribuant ce genre d'altération à une maladie de l'ovaire, à une inflammation du col de la matrice, ou à une affection nerveuse du système utéro-ovarien, il prescrit de traiter la lésion, si elle existe, de régulariser l'innervation, d'enrichir le sang et de tonifier la constitution, de garder le repos pendant la crise menstruelle, de ne pas abuser des purgatifs, de régulariser quelquefois par le mariage le type altéré de la menstruation, enfin d'user au besoin du sulfate de quinine à la dose de quinze centigrammes tous les jours ou tous les deux jours, associés à une faible proportion d'extrait de jusquiame, d'opium ou d'aloès.

[1] *Recueil de faits pour servir à l'histoire des ovaires et des affections hystériques de la femme.* Angers, 1858.

[2] *On uterine and ovarian inflammation, and on the physiology and diseases of menstruation*, p. 205. London, 1862.

4° *Durée et abondance des règles. Nature du liquide.* — En moyenne les règles coulent 5 jours. La durée varie entre 1 jour et 8 jours, pendant lesquels le sang coule d'une manière continue, plus la nuit que le jour [1]. Chez un petit nombre de femmes, une époque menstruelle plus abondante et plus longue succède régulièrement à une autre époque moins abondante et plus courte. Dans la moyenne de 5 jours, le moment où l'écoulement est le plus fort répond au 3e jour.

La quantité de sang rendue chaque fois, varie entre 120 et 240 grammes. Mais elle peut s'élever à 300, 350 et jusqu'à 500 grammes; parfois elle se réduit à quelques gouttes, d'autres fois, elle constitue une véritable hémorrhagie. Elle est généralement moindre chez les femmes de la classe pauvre et chez les femmes chastes.

Chez beaucoup de femmes, surtout chez celles qui sont d'un tempérament délicat, sans qu'il y ait pour cela un véritable état morbide, un écoulement blanc de quelques heures, ou même d'un jour ou deux, se produit à la suite de l'écoulement du sang.

Les femmes douées d'embonpoint, à vie active, laborieuse et sobre, les campagnardes généralement, voient peu, c'est-à-dire ont une menstruation courte et peu abondante. Le tempérament lymphatique, les habitudes d'une vie sédentaire, molle, luxueuse et luxurieuse surtout, semblent prédisposer aux règles abondantes et prolongées. Il paraît que, dans les pays chauds, les femmes perdent plus à chaque époque que dans les pays froids.

J'ai dit précédemment qu'entre le sang des règles et le sang ordinaire il y a une parfaite analogie de composition. L'expérience prouve, malgré les assertions erronées d'anciens médecins, qu'il est coagulable soit au dehors, soit dans le vagin et même dans l'utérus. Néanmoins, il est visqueux par le fait de son mélange à du mucus utérin en proportionsvariables; il est quelquefois plus noir, d'autres fois au contraire plus pâle qu'à l'état normal, même tout à fait séreux, ou remplacé par un écoulement leucorrhéique. Mais ces différences appartiennent presque toutes au domaine pathologique plutôt qu'à des écarts de l'état physiologique normal.

5° *Phénomènes qui précèdent ou qui accompagnent les règles.* — Chez un petit nombre de femmes ils sont nuls. Chez la majorité, ils constituent des symptômes généraux et locaux très-marqués et caractéristiques.

Les symptômes généraux sont les plus importants. Ils annoncent quelques heures et souvent quelques jours à l'avance la venue des règles. Ils consistent surtout dans une excitation particulière du système nerveux, un changement notable dans l'humeur habituelle, la disposition à la tristesse, aux larmes, les désirs vénériens, les troubles des sens, l'impressionnabilité, parfois des étourdissements, de la tendance au sommeil,

[1] Voy. P. Dubois et Pajot, tableau de la durée des époques menstruelles chez 600 femmes, ouv. cit., p. 288.

des bouffées de chaleur montant au visage, des défaillances; l'appétit perdu ou recrudescent, la fétidité de l'haleine, les troubles digestifs, la diarrhée; beaucoup de femmes, même de celles qui sont habituellement constipées, sont prises de diarrhée au moment où elles vont avoir leurs règles, ou pendant la durée de l'écoulement menstruel; elles ne s'y trompent pas [1]. A ces symptômes on peut ajouter les suivants : altération des traits, cercle bleuâtre des paupières, éruptions particulières à la peau, intensité des battements du pouls et leur diminution au moment de l'évacuation, affaiblissement général, enfin une empreinte particulière de fatigue dans tout le corps.

Les symptômes locaux sont moindres. Pourtant, outre les altérations des fonctions du système urinaire, la tuméfaction des mamelles, etc., on constate des coliques sourdes, des douleurs de reins, la chaleur des parties sexuelles, le prurit vulvaire surtout au début, la turgescence de l'utérus, sa mollesse, sa pesanteur, son abaissement, la coloration spéciale du col, du vagin et de la vulve pendant les 4 ou 5 jours au moins qui précèdent ou suivent immédiatement les règles, phénomène important à noter pour le diagnostic et pour le traitement, enfin quelquefois la nymphomanie. J'ai vu des femmes recherchant alors le coït, tandis qu'elles le fuyaient en dehors de ce moment. L'ensemble de ces symptômes avait été bien désigné par Lecat sous le nom de phlogose amoureuse et par Emmet sous celui d'érection, expressions que la physiologie moderne a si bien justifiées.

6° *Durée totale de la menstruation.* — Elle est de 28 à 30 années; elle peut aller de 30 à 35, d'après quelques auteurs. Les irrégularités de la première apparition s'ajoutant ici à celles de la cessation, il devient difficile de représenter par un nombre la moyenne exacte de la vie sexuelle de la femme. Il est d'ailleurs plus intéressant de rechercher les conditions qui peuvent faire varier cette moyenne.

Relativement aux climats, il paraît que ceux dans lesquels l'apparition des règles est le plus précoce sont aussi ceux où leur cessation arrive le plus tôt; et réciproquement ceux où les règles ne s'établissent que tard sont aussi ceux où elles tardent le plus à disparaître.

Il en est peut-être tout autrement des différences individuelles. On a vu cesser, après quelques années seulement de durée, des règles venues très-tard. J'ai connu une femme dont les règles venues à 24 ans cessèrent à 30, sans cause occasionnelle telle qu'un accouchement, un allaitement ou une maladie; chez une autre, elles durèrent seulement de 18 à 35 et chez une autre de 17 à 28 [2]. Au contraire, cette durée paraît être sensiblement plus longue chez les femmes qui ont été réglées de bonne heure et qui ont eu beaucoup d'enfants, que chez les autres. Ainsi j'ai plusieurs exemples de femmes menstruées depuis 12 ans jusqu'à 50

[1] Aran, ouv. cit., p. 136, 187.

[2] Voy. aussi Tilt, *On diseases of Women and ovarian inflammation.* London, 1853.

ou 52 ans. P. Frank et M. Dusourd avaient déjà fait cette remarque. M. Puech m'a donné aussi quelques documents desquels il résulte que la durée de la fonction menstruelle est sensiblement plus longue chez les femmes qui ont été réglées de bonne heure. Ainsi, au lieu de 28 à 30 ans qui est la moyenne, il n'est pas rare de voir cette durée dépasser 40 ans. Ce fait général est à son tour passible d'exceptions ou de grandes variations : ainsi chez 10 femmes réglées à 10 ans, l'âge critique a été pour 2 à 43 ans, pour 1 à 45, pour 2 à 46, pour 2 à 49, pour 2 à 53 et pour 1 à 54 et demi.

Ceci vient à l'appui de l'opinion que j'exprimais à propos de la première apparition des règles, à savoir qu'il y a une prédisposition à l'activité sexuelle, une prédominance du sens génital et des organes reproducteurs, qui hâte la maturation et la chute des œufs, et qui comporte pour la menstruation (cette garantie par excellence de la fécondité), à la fois la précocité, la régularité, l'abondance, la durée, la prolongation de l'hémorrhagie périodique au delà du terme normal. Toutes mes observations s'accordent à confirmer cette manière de voir.

En admettant que les règles ne reviennent que 12 fois par année, et que la durée de chacune d'elles soit de 5 jours, l'espace de temps consacré aux seules époques menstruelles, pendant les 30 ans de la vie sexuelle, équivaut à près de 6 années. Pour les femmes dont les règles durent 8 jours, il n'est pas de moins de 8 années. N'est-ce pas le cas de dire, avec M. Brierre de Boismont, que le nombre des jours consacrés à la menstruation est effrayant, et que, si l'on ajoute à ce premier fait les grossesses, les suites de couches, les suppressions, on comprend combien doit être grande l'influence de l'utérus sur la vie des femmes?

7° *Age où elles cessent définitivement.* — En général de 40 à 50 ans. On peut dire, d'après M. Pétrequin [1], que cette cessation arrive de 45 à 50 pour la moitié des femmes, de 40 à 45 pour un quart, de 35 à 40 pour un huitième, de 50 à 55 pour un huitième.

Mais cette époque, comme celle de la venue des règles, est sujette à de grandes variations. Ainsi, il est des femmes qui cessent d'être menstruées à 21 ans. D'autres dépassent 60 ans. J'ai l'exemple d'une femme encore menstruée après 65 ans.

Dans les climats froids la ménopause arrive plus tard. Dans les climats chauds, elle arrive à 35 ans.

Nous avons peu de documents sur ce sujet. Il est encore plus difficile de les recueillir que les documents relatifs à la première apparition, à cause des métrorrhagies dues à un état morbide, qui succèdent, chez les femmes âgées, aux hémorrhagies physiologiques et qui peuvent donner le change. Voici les renseignements que j'ai recueillis, et ceux que M. Puech m'a transmis. Quoique portant sur un petit nombre de cas, ils pourront être de quelque utilité :

[1] Brierre de Boismont, ouv. cit., p. 210.

AGE DE LA MÉNOPAUSE CHEZ 176 FEMMES DE MONTPELLIER.

AGE.	NOMBRE des femmes.	AGE.	NOMBRE des femmes.
28	1	*Report*	59
29	1	44	12
32	1	45	25
33	2	46	7
34	5	47	11
35	3	48	9
36	2	49	10
37	3	50	20
38	6	51	6
39	4	52	11
40	10	53	3
41	4	54	1
42	11	55	1
43	6	60	1
A reporter	59		176

AGE DE LA MÉNOPAUSE CHEZ 206 FEMMES.

AGE.	NOMBRE des femmes.	AGE.	NOMBRE des femmes
35	8	*Report*	68
36	1	45	18
37	4	46	19
38	4	47	15
39	4	48	20
40	5	49	17
41	11	50	24
42	10	51	8
43	8	52	7
44	13	53	6
A reporter	68	54	4
			206

8° *Caractères de la cessation des mois.* — La disparition des règles porte différents noms : celui de *ménopause* qui indique le phénomène lui-même, de μήν, mois, παῦσις, cessation, d'*âge de retour* qui signale la fin de la vie sexuelle, d'*âge critique* par allusion à ses dangers ou aux accidents morbides qui peuvent survenir.

Cette cessation est quelquefois subite et imprévue, par l'impression du froid, ou d'une cause morale vive, ou sans cause apparente. Plus souvent divers phénomènes, se prolongeant plus ou moins, caractérisent cette période.

Il peut y avoir simplement diminution progressive de la quantité de sang évacué ; il n'est pas rare de voir alors de la leucorrhée survenir avant et après les règles. On remarque principalement des *irrégularités* dans les retours, qui ont lieu quelquefois tous les 15 jours, et sont très-abondants, au point de constituer de véritables métrorrhagies ; d'autres fois ce sont des retards de plusieurs mois avec retours abondants, ou au contraire diminution de la quantité de l'écoulement. Habituellement ces irrégularités s'accompagnent de perturbations dans la circulation et dans l'innervation, notamment de pléthore et d'excitation nerveuse générale ou spéciale, qui se traduisent par la plénitude du pouls, des bouffées de chaleur très-fréquentes et très-incommodes, des étouffements, des palpitations, l'apparition d'autres hémorrhagies, d'hémorrhoïdes, des céphalalgies, des vertiges, une humeur sombre, des éruptions diverses, notamment l'*acné rosacea*, la couperose, l'augmentation de volume du ventre, la sécrétion des mamelles, l'hystérie, etc.

On ne peut assurer pourtant que les craintes des femmes, relativement à cette époque, soient justifiées. En général, la cessation du flux menstruel a lieu sans danger; mais parfois il faut un temps assez long, plusieurs années même, pour que l'économie reprenne définitivement son équilibre. Parfois aussi, comme si la nature ne se privait qu'à regret d'un moyen d'excrétion si puissant, un dernier effort semble fait par elle pour y suppléer : on a vu des sueurs abondantes succéder à l'âge de retour, et se maintenir avec une régularité parfaite pendant de longues années ; on a vu plus rarement des hémorrhagies supplémentaires s'établir sur divers points du corps, comme il arrive dans le phénomène de la déviation des règles.

L'*innocuité* de la cessation du flux menstruel est également vraie pour la ménopause précoce et pour la ménopause tardive.

Aux yeux de ceux qui considéraient l'hémorrhagie menstruelle comme une évacuation de matières nuisibles, la *cessation prématurée* des règles devait logiquement avoir les effets les plus funestes, soit pour l'ensemble de l'organisme, soit pour les organes sexuels. Aujourd'hui qu'il est établi que le flux menstruel n'est autre chose que du sang mêlé aux mucosités vaginales et utérines, on a dû nécessairement modifier cette opinion. L'observation prouve en effet que la cessation prématurée des règles est le plus souvent sans suites fâcheuses, et que les femmes chez lesquelles elle se présente, n'ont autre chose à regretter que la perte de la faculté de concevoir. J'en ai quelques exemples présents à la mémoire, et M. Puech m'en signale également. Ces derniers sont curieux en ce que la ménopause est survenue à 30 ans chez trois femmes à la suite d'une violente attaque de choléra, et que depuis 10 ans pour deux d'entre elles, et 15 ans pour la dernière, il ne s'est montré aucune maladie, aucun trouble de la santé. L'une d'elles prétendait même qu'elle ne s'était jamais aussi bien portée.

Bien que les faits de ce genre ne paraissent pas excessivement rares, j'ai tenu à les signaler, car ils sont en contradiction avec l'opinion générale, sinon des médecins, du moins des femmes qui viennent les consulter. Il ne se passe pas de jour dans la vie d'un médecin où cette allégation ne se produise avec plus ou moins d'insistance, et où un examen circonstancié et minutieux ne prouve son peu de fondement.

Les causes de cette ménopause *prématurée* ont été jusqu'à présent assez mal étudiées ; on peut cependant en accuser avec raison toutes les circonstances qui débilitent profondément l'économie ; tels sont les accouchements fréquents et très-rapprochés les uns des autres, telles sont les métrorrhagies, les maladies organiques, le choléra, etc., et toutes les maladies qui ont le triste privilége d'entraîner à leur suite une profonde anémie. Il en est de même des émotions morales très-violentes et de toutes les causes qui produisent une perturbation profonde dans l'innervation générale : chez quelques femmes dont j'ai recueilli les observations, c'est à ces causes qu'il faut attribuer la cessation des règles à 33, 34 et 35 ans. Parfois elle se rattache à des altérations des organes génitaux, parmi lesquelles il convient de citer au premier rang la destruction des ovaires. J'ai connu une femme dont les règles apparurent assez tard, à 17 ans, pour disparaître sans retour de très-bonne heure, c'est-à-dire à 28 ans : elle était douée d'une constitution très-chétive et atteinte de vaginisme, ou de contracture vulvo-vaginale ; il survint probablement chez elle une atrophie de l'utérus et des ovaires.

Des cas de ce genre ne réclament, on le conçoit, aucun traitement, le médecin prudent ne s'évertuera point à rappeler vers l'utérus des congestions qui n'ont plus leur raison d'être, mais il devra combattre l'anémie, et s'efforcer de donner du ton à l'économie. A cette seule indication doit se borner son rôle, et s'il est assez heureux pour le remplir complétement, il doit se contenter de ce résultat.

Au lieu de survenir prématurément, *l'âge critique est parfois tardif.* M. Puech m'a signalé une femme chez laquelle il n'a eu lieu qu'à 57 ans, et moi-même j'ai dans ma clientèle une dame dont j'ai parlé, qui a vu ses règles à 65 ans passés. Quoique ces faits soient rares, nous pourrions en citer une foule d'autres, si nous évoquions nos souvenirs bibliographiques ; nous nous bornerons à renvoyer les curieux à l'ouvrage de Schurig [1], qui a consacré tout un chapitre à l'énumération des faits de ce genre.

Nous croyons inutile de nous arrêter longuement à leur occasion, car ils n'ont qu'un intérêt physiologique ; je ne connais pas d'auteurs qui aient signalé les inconvénients de cette jeunesse prolongée, et personnellement je n'ai noté, à leur égard, aucune influence fâcheuse sur la santé. Il n'y a donc pas à intervenir, si ce n'est dans le cas où les pertes de sang sont excessivement abondantes, et font craindre une anémie consécutive. Il va sans dire que, dans le doute, le médecin devra s'enquérir s'il n'existe aucune maladie des organes génitaux qui puisse produire cette hémorrhagie.

Puisque j'en suis à cet article, je ne veux point laisser passer inaperçue une intéressante question soulevée par M. Scanzoni [2], à savoir : si le

[1] *Parthenologia*, Dresde et Leips., 1790.

[2] Ouv. cit., p. 273.

retard de la cessation des règles est lié à la persistance d'un travail ovarique. A mon sens et d'après les faits, on peut répondre affirmativement, lorsque ce retard se présente dans de certaines conditions. Toutes les fois que l'écoulement sanguin continue mensuellement avec ses caractères accoutumés, que les périodes intercalaires ne sont ni plus longues, ni plus courtes, que la quantité de sang n'est ni très-abondante, ni très-minime, on a lieu d'admettre que ce sont là de véritables règles, et qu'elles s'accompagnent du travail qui se passe habituellement dans les ovaires. A défaut des autopsies qui nous manquent pour l'établir d'une façon irrécusable, nous pouvons citer en preuve les exemples de grossesses qui surviennent à un âge relativement avancé.

Il n'en est pas de même lorsqu'un écoulement de sang s'établit périodiquement après une interruption prolongée dans le retour de l'écoulement. On est alors autorisé à mettre en doute qu'il s'agisse véritablement d'une hémorrhagie menstruelle, et il est prudent de s'enquérir des causes possibles de ces sortes d'hémorrhagies périodiques, afin de les combattre par des moyens appropriés. Pourtant il n'est pas impossible qu'il y ait là parfois de véritables règles. M. Puech m'a cité le fait d'une personne qui en est un exemple curieux : après être restée depuis l'âge de 40 ans jusqu'à celui de 46, c'est-à-dire pendant 6 ans, sans écoulement sanguin, elle vit cet écoulement reparaître pendant un an, et disparaître définitivement à la suite d'une grossesse qui se termina à terme par l'accouchement d'un enfant vivant. A l'appui de ce fait en voici deux autres [1] : M. Lemoine a vu une grossesse survenue chez une dame de 46 ans, trois ans après la disparition des règles et terminée au 182e jour, par la naissance d'une petite fille qui vécut 5 jours. M. Renaudin a rapporté à cette occasion un fait encore plus extraordinaire : une dame est accouchée à 61 ans d'un enfant encore vivant aujourd'hui ; elle avait perdu ses règles 10 ou 12 ans avant cette grossesse. Ce sont là, je l'avoue, des exceptions, mais elles méritaient d'être signalées, afin de faire éviter les erreurs de diagnostic auxquelles elles peuvent donner naissance. Quant aux écoulements sanguins qui persistent après l'âge de retour, et qui ne méritent plus le nom de règles, je dirai plus loin quelle interprétation on en peut donner.

9° *Existence ou absence des règles, absolue et relative.* — Il est des femmes qui ne sont jamais menstruées, quoique bien conformées ; pourtant il est rare que ce défaut ne tienne pas à une imperfection anatomique. Il en est qui ne sont menstruées que pendant la grossesse.

Quand il s'agit d'une jeune fille qui n'est pas encore menstruée, on ne peut pas assurer qu'elle ne le sera pas plus tard. Car il peut y avoir dissociation, comme l'a très-bien exprimé M. Gübler [2], entre les deux groupes principaux de phénomènes (ovulation et hémorrhagie utérine)

[1] *Compte rendu de la Société de médecine de Nancy*, 1861, p. 65 et 66.

[2] *Des épistaxis utérines.* (*Gazette médicale de Paris*, 1863.)

dont se compose la fonction menstruelle. On peut voir ce que j'ai vu, ce que M. Gübler a vu aussi, des jeunes filles de 20 ans, n'ayant jamais été menstruées et présentant, à l'autopsie, des traces évidentes d'ovulation, même récente. Mais, que ces filles se fussent mariées, probablement le mariage aurait provoqué la menstruation chez elles, comme il l'augmente ou la régularise chez d'autres. Un fait exceptionnel au contraire, mais qui peut se produire, c'est que l'impression déterminée sur les organes génitaux par les suites naturelles du mariage suspende le retour des règles pendant deux ou trois époques consécutives [1].

Les menstrues sont très-généralement supprimées pendant toute la durée de la grossesse et de l'allaitement. Il ne se produit pas à la fois le double travail de l'ovulation et de la gestation ou de l'ovulation et de l'allaitement. Il est inutile et inexact d'expliquer l'absence d'ovulation par la révulsion que le mouvement fluxionnaire vers l'utérus ou vers les mamelles exerce relativement à l'ovaire. Le fait existe, et il est une conséquence assez naturelle de l'enchaînement des actes relatifs à la reproduction, pour qu'on n'ait pas à lui chercher une raison d'être en dehors de lui-même.

On peut observer des exceptions à cette règle ; mais elles sont très-rares, surtout pour la grossesse. Les femmes dont les règles se montrent pendant toute la durée de la grossesse, disent MM. P. Dubois et Pajot [2], égales en quantité, qualité et régularité, à ce qu'elles sont, hors l'état de gestation, sont des exceptions extrêmement rares. Rien n'est plus commun que des hémorrhagies utérines, principalement pendant les premiers mois après la fécondation. Il n'en est pas de même pour l'allaitement, surtout après les premiers mois : les exemples de nourrices réglées, quoiqu'elles constituent des faits anormaux, sont assez communs ; il est d'observation que la plupart de ces nourrices sont moins bonnes ; le moindre défaut de leur lait est d'être moins abondant ; car le mouvement fluxionnaire, déterminé par l'ovulation sur tout l'appareil utéro-ovarien, et la perte du sang, sont des causes de révulsion et de déplétion éminemment défavorables à l'activité fonctionnelle des mamelles.

L'accouchement retarde le retour des menstrues d'environ quinze jours ; car elles ne reparaissent habituellement que six semaines après la parturition. Il y a des irrégularités sur ce point comme sur tout ce qui touche à la menstruation. Il n'est pas rare, par exemple, de voir des femmes dont les règles ne reparaissent que plusieurs mois après l'accouchement, et même ne reviennent plus du tout.

10° *Divers états morbides survenant dans le cours de la vie sexuelle.* — Comme toute fonction importante, la menstruation peut être troublée, suspendue, ou plus rarement activée par une maladie aiguë

[1] Montgomery, *An Exposition on the signs and sym. of pregnancy*, p. 44. London, 1837.
[2] Ouv. cit., p. 479.

ou chronique[1]. Comme toute évacuation critique, le flux menstruel, en survenant à son époque normale, ou plus tôt, ou plus tard, ou bien encore en se supprimant, peut exercer à son tour une influence favorable ou funeste sur la marche de ces maladies[2]. Mais on n'a pas tenu compte, à cet égard, des différences que les divers écoulements sanguins de l'utérus présentent dans leurs caractères spéciaux, lorsqu'ils coïncident avec un état morbide.

Beaucoup de métrorrhagies, prises pour des menstruations anticipées, au début et dans le cours des maladies aiguës, ne sont autre chose que de simples flux sanguins, comparables aux épistaxis initiales des fièvres, c'est-à-dire aux hémorrhagies intercurrentes survenant au début des pyrexies aiguës[3].

Au lieu de rapporter ici des faits dont l'interprétation doit être reconnue insuffisante, et d'insister sur le mode d'influence que la menstruation peut exercer ou subir, en regard d'un état morbide quelconque, influence dont je n'aurais rien à dire qui ne soit connu de tous les praticiens[4], je me contenterai de signaler le nouveau point de vue sous lequel M. Gübler a considéré l'apparition inopinée des hémorrhagies utérines, réputées menstruelles, dans le cours des maladies aiguës.

La connaissance des épistaxis utérines conduit à rectifier, sur quelques points, les opinions admises à différentes époques, relativement à l'influence réciproque des règles et des maladies aiguës. Si les médecins des siècles précédents ont exagéré l'influence contraire des fièvres et des affections fébriles sur l'éruption cataméniale, ce serait également s'éloigner de la vérité que de voir dans ces états morbides une cause presque constante d'anticipation de l'époque menstruelle. L'erreur vient de ce qu'on a confondu alors les épistaxis utérines avec de véritables menstruations.

Trois cas peuvent se présenter : les maladies aiguës respectent la fonction menstruelle, la suppriment ou l'accélèrent. Suivant toute apparence, l'anticipation, lorsqu'elle a lieu, ne peut guère dépasser une semaine. Les maladies aiguës peuvent, au contraire, déterminer des épistaxis utérines huit jours à peine après la dernière époque, aussi bien que quelques jours seulement avant la future menstruation et dans tout l'intervalle indifféremment.

La période des pyrexies la plus féconde en épistaxis utérines est celle de l'invasion. D'ailleurs, ces exhalations sanguines peuvent se montrer dans diverses phases des affections pyrétiques. Leur facilité de repro-

[1] Hérard, *De l'influence des maladies aiguës fébriles sur les règles.* — Les conclusions de ce travail sont rapportées dans l'ouvrage de Becquerel sur les *Malad. de l'utérus*, t. II, p. 405.

[2] Brierre de Boismont, *nom.* p. 447, 466.

[3] Gübler, *Des épistaxis utérines simulant les règles au début des pyrexies et des phlegmasies* (Mémoire lu à la Société de biologie). (*Gazette médicale de Paris*, 1863.)

[4] Raciborski, *Du rôle et de la menstruation dans la pathologie et dans la thérapeutique.* Paris, 1851 (*Moniteur des hôpitaux*).

duction et leur abondance sont en rapport avec l'intensité de la maladie, avec la prédominance des déterminations vers les organes hypogastriques et avec la tendance vers l'état de dissolution du sang et le ramollissement des tissus, d'où résulte la diathèse hémorrhagique. Aussi, les épistaxis utérines se rencontrent-elles plus fréquemment au début des phlegmasies thoraciques et abdominales, des fièvres typhoïdes, des érysipèles et des éruptions fébriles, et surtout dans la période initiale des fièvres exanthématiques exquises : rougeole, scarlatine, variole.

Le diagnostic différentiel entre l'épistaxis utérine et une menstruation véritable se tire de l'ensemble des circonstances qui accompagnent l'hémorrhagie, c'est-à-dire de la présence ou de l'absence de molimen, de l'époque correspondante à la menstruation, etc.

Le pronostic est généralement sans intérêt, puisque la métrorrhagie symptomatique, rarement inquiétante, n'empêche pas le retour des règles de s'effectuer, quelquefois même avant la cessation des phénomènes morbides. L'art n'aurait à intervenir que si l'hémorrhagie utérine devenait assez abondante pour constituer une complication.

§ 3. — CAUSE ESSENTIELLE DE LA MENSTRUATION.

La théorie moderne de la menstruation est une des découvertes physiologiques qui font le plus d'honneur à notre siècle ; c'est une de celles qui me paraissent avoir donné l'impulsion la plus scientifique et imprimé le progrès le plus réel à l'étude des maladies de l'utérus et de ses annexes.

La connaissance positive des faits sur lesquels elle repose est trop importante, à mes yeux, pour que je n'en donne pas ici un tableau exact, tel que je l'esquissai en 1845 [1], avec les développements que les travaux ultérieurs ont permis de lui donner. J'emprunte cette description à l'important ouvrage de M. Longet, véritable monument élevé à la physiologie du dix-neuvième siècle.

« Il est prouvé aujourd'hui, depuis les premières recherches de M. Coste, en 1837, que, chez la femme et les femelles des mammifères, *les vésicules de Graaf peuvent se rompre spontanément*, comme se rompent les capsules ovariennes de tous les animaux, sans que la fécondation ou l'accouplement soit nécessaire à l'accomplissement de ce phénomène, que les œufs, arrivés à maturité, peuvent s'échapper naturellement de l'ovaire, passer dans l'oviducte, descendre dans la matrice, et enfin être expulsés au dehors, si toutefois ils parviennent, sans être décomposés, jusqu'à l'orifice génital externe.

« On trouve les vésicules de Graaf très-développées chez les mammifères, aux époques du rut. Ces vésicules, bien qu'elles existent déjà dans le fœtus, sont, pour ainsi dire, stationnaires jusqu'à la puberté, et leur

[1] Courty, *De l'œuf et de son développement dans l'espèce humaine*. Montpellier, 1845.

accroissement commence seulement lorsque les caractères du sexe, la faculté de se reproduire et l'instinct générateur apparaissent chez les femelles. Mais aussi, le développement des follicules ovariques retentit alors dans le reste de l'appareil génital et dans l'économie tout entière. Les oviductes, la matrice et les organes copulateurs se tuméfient, s'injectent, sécrètent certains liquides et subissent, dans leur structure, des changements qui les approprient au rôle qu'ils devront bientôt remplir, soit relativement au sperme, soit par rapport à l'œuf et au produit de la conception. L'instinct de la reproduction s'éveille et devient si impérieux que les femelles qui, jusqu'alors, évitaient les mâles, en recherchent au contraire les approches et cèdent avec empressement à leurs poursuites. Cet état ne persiste pas longtemps, surtout si l'accouplement vient en limiter la durée, car il cède presque toujours au coït. Lorsqu'il n'existe plus, la femelle perd son ardeur, fuit le mâle, ou lui résiste obstinément jusqu'à ce que, après un temps plus ou moins long, les mêmes symptômes se manifestent de nouveau, pour revenir désormais, après des intervalles de temps égaux, dans chaque espèce, et à des époques dont la périodicité régulière coïncide souvent avec celle des saisons. Pour désigner l'ensemble des phénomènes que présentent alors les femelles, on dit qu'elles sont *en rut* ou *en chaleur*.

« Ainsi, à des époques périodiques, les œufs formés dans les ovaires atteignent un état de maturation complète, et la rupture spontanée des vésicules qui les contiennent est immédiate. Ce travail intérieur se manifeste par les phénomènes extérieurs du rut, c'est-à-dire par des signes analogues chez la plupart des animaux, quoique variables d'une espèce à l'autre. La périodicité du rut est hors de doute pour plusieurs animaux, surtout pour nos espèces domestiques, chez lesquelles le retour de cet état physiologique est beaucoup plus fréquent que chez les espèces sauvages.

« La femme est-elle soumise à la même loi que les femelles des mammifères, c'est-à-dire, y a-t-il chez elle des époques correspondantes au rut, se renouvelant après des périodes régulières, caractérisées par les mêmes phénomènes internes et externes? Quant aux phénomènes internes, nous l'avons déjà vu, ils sont identiques chez la femme et chez les femelles des mammifères. Les vésicules de Graaf arrivent d'elles-mêmes à maturité; et, puisqu'on a trouvé des corps jaunes chez les vierges, il en résulte que ces vésicules peuvent aussi se rompre spontanément et expulser l'œuf, quand il est arrivé au terme de son évolution. Des phénomènes extérieurs généraux et locaux se manifestent aussi chez la femme comme chez les femelles des mammifères. Aristote en avait si bien saisi l'analogie, qu'il donne le nom de menstrues au flux cataménial de la femme et à l'écoulement périodique qui suinte par la vulve des mammifères en chaleur. Ces phénomènes présentent même chez la femme, bien plus d'intensité, sous quelques rapports : au lieu d'offrir une simple turgescence ou un écoulement sanguinolent, les organes génitaux sont le siége d'une véritable hémorrhagie; et, chez le plus grand nombre des femmes, ces signes ont une fréquence et une périodicité bien plus prononcée que chez la plupart des mammifères.

« Un seul point reste à vérifier : il s'agit de savoir si, entre ces deux ordres de phénomènes intérieurs et extérieurs, il existe la même coïncidence que nous leur avons reconnue chez les mammifères; si les uns précèdent ou suivent les autres, ou bien s'ils coexistent; s'ils sont liés entre eux par quelque relation de cause à effet, ou enfin si, se rattachant à une même cause qui dominerait à la fois les uns et les autres, ils sont, par cela même, toujours concomitants.

« On comprend d'abord, d'après ce que nous venons de dire, que, chez la femme, des phénomènes d'un seul ordre peuvent être comparés à ceux qui constituent le rut chez les animaux : ce sont les phénomènes dont l'ensemble est connu sous le nom de menstruation.

« Or, l'expérience des plus anciens temps a appris que les jeunes filles ne sont nubiles et fécondes qu'à dater du jour de leur première menstruation. L'observation attentive des actes physiologiques de notre espèce avait aussi donné, aux médecins des premiers âges, la conviction que le coït, exercé pendant les règles, ou immédiatement après, est suivi de conception bien plus souvent que le coït exercé pendant la période intermenstruelle. Hippocrate recommandait aux femmes qui voulaient avoir des enfants de cohabiter au commencement et à la fin de la purgation menstruelle, mais plutôt quand elle dure encore que lorsqu'elle est complétement passée. Galien pensait que la conception était possible, surtout immédiatement après la menstruation. A une époque plus rapprochée de nous, Boerhaave affirmait que les femmes ne deviennent presque jamais enceintes qu'à la fin de leurs règles, et Haller dit qu'il est inutile d'insister sur ce fait. Il est si connu, ajoute-t-il, que les femmes qui ne veulent pas avoir d'enfants, redoutent d'exercer le coït pendant cette période. Enfin, parmi les auteurs plus récents qui ont essayé des théories sur la menstruation, Lecat considérait cette fonction comme une espèce de phlogose amoureuse ; R. Emett, comme une véritable érection des parties génitales; Dugès, d'après les idées exprimées par Béclard dans ses leçons orales, comme le résultat d'une excitation générale des organes de la génération, analogue à celle du rut, et dont les ovaires seraient le foyer.

« Mais l'expérience directe, qui consistait à rechercher quelle modification matérielle s'accomplit dans l'ovaire, concurremment avec la modification fonctionnelle des autres organes de la génération et de tout l'organisme de la femme, n'a été tentée, pour la première fois, qu'en 1831. Négrier, d'Angers, laissant de côté l'analogie, pour s'appuyer seulement sur l'observation des ovaires de l'espèce humaine, fut le premier à saisir le lien qui existe entre la fonction de ces organes et la période menstruelle. Il exprima ses idées, sur ce point, dans un mémoire lu à la Société de médecine d'Angers, et les rendit publiques quelques années plus tard. On peut dire que, bien qu'il n'ait jamais vu l'œuf, il n'a pas moins reconnu la coïncidence de la rupture des vésicules ovariennes avec les époques de la menstruation. Après lui, Gendrin, Montgomery, R. Lee, Paterson, Raciborski, Bischoff, Courty justifièrent cette opinion par des observations nouvelles ; tandis que Duvernoy et Pouchet donnaient toutes les preuves rationnelles que l'analogie et l'induction peuvent fournir, en faveur de la similitude de la menstruation chez la femme et du rut chez les mammifères. Enfin, Coste a confirmé, plus récemment, les conclusions de ces nombreux travaux, en donnant le résultat de ses recherches sur l'état des organes génitaux de la femme aux diverses époques de la menstruation et de la période intermenstruelle.

« D'après les pièces que nous avons observées dans la collection de ce dernier anatomiste, au collége de France, voici les modifications que présentent les ovaires de la femme relativement à la menstruation. Une vésicule de Graaf, dont la maturation coïncide toujours avec la turgescence des organes génitaux, poursuit le cours de son développement pendant les diverses phases de la menstruation ; et, selon que les circonstances sont plus ou moins favorables, elle peut se rompre ou dès le début, ou vers la fin, ou à un moment quelconque de cet écoulement périodique. Chez une femme, morte le premier jour de l'invasion des règles, la vésicule ovarique était manifestement rompue. Chez une

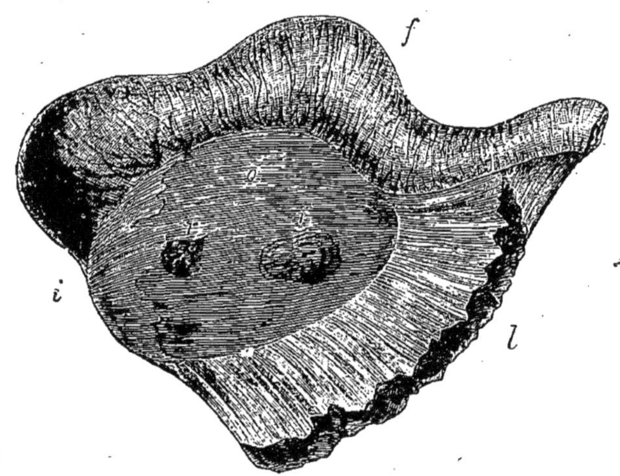

Fig. 120 (*).

autre, morte quatre ou cinq jours après leur cessation, l'ovaire droit portait une vésicule encore intacte, mais tellement distendue, que la plus légère pression en fit éclater la paroi. Enfin, chez une jeune fille vierge, morte quinze jours après la menstruation, il n'y avait aucune

(*) Ovaire et pavillon de la trompe chez une femme morte pendant la menstruation, d'après Farre *ad nat.* — *l*, ligament large. — *o*, ovaire. — *r*, *r*, anciens corps jaunes, traces de vésicules de Graaf précédemment rompues et cicatrisées. — *f*, portion large de la trompe. — *i*, pavillon appliqué sur l'ovaire.

trace récente de corps jaune, et l'on ne pouvait douter que la vésicule de Graaf ne se fût arrêtée dans son développement. Ces femmes, et toutes celles dont nous avons pu étudier les ovaires, avaient succombé à une mort violente et dans la plénitude de la santé.

« Ainsi, chez la femme, à chaque menstruation, une vésicule de Graaf prend sur toutes les autres une prépondérance marquée, arrive spontanément à maturité, et, en général, se déchire à un moment indéterminé de cette période, pour expulser l'œuf qu'elle contient; mais pourtant, dans certains cas, cette vésicule peut aussi demeurer stationnaire ou être totalement résorbée : double phénomène analogue à celui qu'on observe chez les mammifères pendant le rut. La menstruation est donc pour l'espèce humaine, comme le rut pour les animaux, l'époque naturelle de la chute des œufs, et, par conséquent, la plus favorable à la conception; telle est la cause prochaine de la plus grande aptitude génératrice de la femme à ce moment, telle est la raison anatomique de ce résultat d'observation, qui, déjà constaté par le père de la médecine, était resté sans explication jusqu'à ces dernières années.

« Une question d'un grand intérêt se rattache à cette dernière conclusion : les époques de la maturation et de la chute naturelle des œufs, se reproduisent-elles toujours et nécessairement d'une manière régulière? La loi de la ponte périodique, applicable à la femme, aux femelles des mammifères et de tous les autres animaux, est-elle non-seulement générale, mais absolue? Cette loi ne souffre-t-elle aucune exception? En un mot, en dehors du rut et de la menstruation, n'existe-t-il pas des influences capables de hâter les époques de la maturation et de la chute des œufs?

« L'exemple de plusieurs espèces animales, surtout de nos espèces domestiques, prouve que loin d'être soumises à un principe immuable, la déhiscence spontanée de l'œuf et la ponte périodique dépendent aussi de conditions étrangères à l'évolution naturelle des vésicules de Graaf. Elles peuvent en effet être modifiées par des causes extérieures dont l'influence se fait sentir, aussi bien sur les fonctions qui perpétuent les espèces que sur celles qui servent à entretenir la vie. La génération est à l'espèce ce que la nutrition est à l'individu : toutes les circonstances qui contribuent à modifier celle-ci, peuvent par cela même modifier celle-là. Ainsi, le pigeon, qui ne pond dans l'état de nature qu'une ou deux fois par an, niche sept à huit fois, dans nos colombiers. Les poules, qu'on a le soin de priver de leurs œufs, pour empêcher qu'elles ne les couvent, pondent presque tous les jours, pendant huit mois sur douze. Le lapin, qui, dans l'état de liberté, n'a pas plus d'une ou deux portées par an, se reproduit jusqu'à sept fois, quand on sèvre ses petits en temps opportun.

« L'époque de la maturation et de la chute des œufs, loin d'être immuable, paraît donc dépendre de certaines circonstances qui peuvent la hâter dans un cas, la retarder dans un autre. Par conséquent, il faut distinguer, avec Coste, des époques naturelles pour cette maturation et cette chute, et d'autres époques qu'on pourrait appeler artificielles, parce qu'elles sont provoquées par des influences extérieures dont l'expérience a démontré l'efficacité. Au nombre de celles-ci, on doit citer les conditions d'abri et de température, l'abondance et la qualité des aliments, etc. Coste ajoute à ces moyens accélérateurs la cohabitation des mâles avec les femelles, comme étant des plus actifs; une lapine entre en rut seulement tous les deux mois, quand elle est isolée : au contraire, la met-on avec le mâle, peu après la cessation du rut, cet état ne tarde pas à se manifester de nouveau, et elle se laisse couvrir au bout de quelques jours.

« Si l'on considère que l'espèce humaine dispose à son gré de toutes ces conditions à l'égard d'elle-même, et jouit du privilége d'une aptitude permanente au rapprochement des sexes, ne pourrait-on pas conclure qu'elle aussi est soumise à ces influences, et que les phénomènes de la maturation et de la chute de l'œuf chez la femme, ne sont pas toujours spontanés, ni invariablement fixés par la période menstruelle?

« Les considérations précédentes sur la chute spontanée de l'œuf et sa ponte périodique forment une exposition complète et fidèle de toutes les particularités de ce phénomène. Si nous cherchons à les résumer, notamment dans ce qu'elles renferment de relatif à notre espèce, nous serons amené à conclure que, chez la femme, les œufs peuvent atteindre spontanément leur maturation, et passer des vésicules de Graaf rompues dans les trompes de Fallope; qu'ils opèrent leur déhiscence chez les femmes qui sont vierges comme chez celles qui ne le sont pas et indépendamment de l'influence du sperme; que le coït n'est peut-être pas sans influence pour activer leur maturation, et surtout leur chute; que même les seules excitations génésiques, ou d'autres circonstances, peuvent hâter le retour des époques où s'accomplissent normalement ces phénomènes; mais qu'en général ceux-ci se reproduisent périodiquement, et que, pendant les périodes auxquelles ils se manifestent, ils s'accompagnent de signes dont l'ensemble porte le nom de *menstruation;* que, par conséquent, la maturation des œufs et le plus souvent leur déhiscence se traduisent au dehors par l'*éruption des règles*[1]. »

Cet exposé de la question, que je n'ai pas craint de reproduire dans toute son étendue, ne laisse aucun doute sur la cause essentielle de la menstruation et sur la nature de cet acte physiologique.

Attribuée anciennement aux causes les plus bizarres, aux révolutions de la lune, à la pléthore, aux ferments, etc., la menstruation ne dépend que de l'ovulation, de la maturation des œufs, ou plutôt de la ponte spontanée et périodique.

Malgré le lien qui existe entre ces deux actes, il ne faut pas les con-

[1] Longet, *Traité de physiologie*, t. II, p. 720 et suiv., 2e édit. Paris, 1860.

fondre et donner le nom de menstruation à l'ovulation elle-même. La menstruation n'est pas seulement le résultat de la fluxion et de la congestion provoquées par le travail de l'ovaire, de l'érection utérine excitée par la ponte et par le coït; elle est encore la manifestation ou l'effet d'un travail préparatoire qui se fait dans l'utérus, en cas de fécondation, à chaque ponte périodique. Les deux phénomènes se lient probablement, comme je l'ai dit [1], à une seule et même cause d'un ordre plus élevé : à celle qui tient à la fois sous son empire et les faits matériels et les phénomènes instinctifs de la fonction reproductive. Il est certain que la fluxion, l'hyperhémie, l'érection se font en même temps aux ovaires, aux trompes, à l'utérus. Pendant que les ovaires et les trompes sont congestionnés, l'utérus est tuméfié, humecté, ramolli, sa muqueuse se congestionne, s'hypertrophie, et ses capillaires superficiels se gercent et se déchirent comme ceux de la membrane de Schneider dans l'épistaxis nasale.

La relation entre les ovaires et l'utérus, la ponte spontanée et la menstruation, est d'importance majeure. L'observation clinique avait devancé, sur ce point, l'observation physiologique. Percival Pott [2] extirpa les deux ovaires herniés à une jeune femme de 25 ans; elle jouit, depuis cette époque, d'une parfaite santé; mais ses règles, qui jusqu'alors avaient coulé avec la plus grande régularité, ne reparurent plus. Au rapport de M. G. Robert [3], les Hedjeras, eunuques femelles des environs de Bombay, comme les anciennes eunuques des rois de Lydie, n'étaient jamais réglées [4]. Depuis qu'on pratique l'ovariotomie, on a constamment observé, à la suite de l'extirpation des deux ovaires sur la même femme, la cessation complète et définitive de la menstruation.

Cela veut-il dire qu'il n'y a aucune exception à ce rapport habituel et général qui lie les deux actes d'une même fonction? Cela fait-il que des différences dans la structure de l'utérus, ou dans l'activité de sa vie locale, de sa fluxion, de son hyperhémie, de sa contractilité, ne peuvent pas séparer en quelque sorte ces deux actes et leur donner une certaine indépendance, qui permette à l'un de se produire, sans être nécessairement précédé ou suivi de l'autre? Non, sans doute [5]. Mais ces exceptions sont moins nombreuses qu'on ne pense, et il est rare que l'absence de la menstruation ne témoigne pas de l'absence de la ponte périodique. Du reste, ce sujet vaut bien la peine que nous nous y arrêtions quelques instants.

[1] *De l'œuf et de son développement dans l'espèce humaine*, p. 66.

[2] *Œuvres chirurgicales*, t. I, p. 492. Paris, 1777.

[3] *Journal l'Expérience*, 9 fév. 1843.

[4] Raciborski, *ouv. cit.*, p. 100. — Coste, *Histoire générale et particulière du développement des corps organisés*, t. I, p. 234. Paris, 1847.

[5] M. Gübler pense que les menstruations précoces et tardives *excessives* ne tiennent pas à l'ovulation, mais sont des hémorrhagies (*épistaxis utérines*).

Il est d'abord évident que toutes les menstruations précoces ou tardives ne sont pas de vraies menstruations et peuvent être des hémorrhagies accidentelles. Un écoulement de sang peut se produire par l'utérus, alors même qu'il n'y a ni ovulation, ni expulsion d'un œuf.

Outre ces hémorrhagies accidentelles, y en a-t-il qui aient les caractères du vrai flux menstruel, par leur périodicité, leur uniformité, etc., sans qu'elles concordent avec la rupture d'une vésicule de Graaf? La question est plus difficile à résoudre : il faudrait, chez une femme morte dans ces conditions de flux cataménial et d'apparence complète de menstruation, ovarique autant qu'utérine, ne trouver aucune vésicule de Graaf à maturité ou de corps jaune récent. Jusqu'ici c'est le contraire qui est arrivé et que l'on a toujours constaté.

Peut-on dire que, dans certains cas, la fonction se décompose? que, de ces deux actes, un seul s'exécute et l'autre manque? Cela ne me paraît pas possible pour les cas de menstruations précoces bien caractérisés ; car presque toujours la précocité de la fécondation est venue confirmer la réalité du travail ovarique qui avait dû provoquer l'hémorrhagie utérine. Au contraire, il n'est pas impossible que cela s'observe pour les menstruations prolongées au delà du terme normal, et que, tandis que les ovaires flétris ne produisent plus de vésicules de Graaf, et ne laissent plus échapper d'œufs, l'utérus et tout le système utérin conservent quelque temps, *par habitude*, la périodicité des mouvements fluxionnaires et des hémorrhagies[1]. Pourtant j'ai cité précédemment quelques faits qui démontrent, sans qu'il soit nécessaire de remonter à l'antiquité, que des fécondations sont venues prouver la réalité de la ponte chez des femmes menstruées bien au-delà du terme ordinaire.

A l'inverse, la ponte peut-elle se faire lorsque la menstruation manque? Assurément oui ; mais le fait est relativement très-rare. J'ai dit précédemment que les modifications vésiculaires peuvent être provoquées en dehors des périodes cataméniales, soit par des excitations sexuelles, soit par d'autres causes, sans qu'aucun flux sanguin extérieur les accompagne ou les suive. Mais Aran a été un peu trop affirmatif en disant que des femmes très-mal réglées et même des femmes qui n'ont jamais été réglées ont *souvent* des enfants en plus ou moins grand nombre.

[1] Le *molimen* hémorrhagique et l'écoulement sanguin consécutif, disent MM. P. Dubois et Pajot, peuvent se manifester indépendamment de toute influence provocatrice des ovaires, et sous la seule et puissante influence de l'habitude et de la périodicité. Il est bien probable que les menstrues régulières qui ont lieu après l'âge de 40 à 45 ans chez un grand nombre de femmes, presque toujours inféconds à cet âge, sont souvent indépendantes de toute évolution vésiculaire. Il est à peu près certain que ce n'est pas une modification de ce genre qui provoque les apparitions menstruelles périodiques, qui sont quelquefois observées chez des femmes atteintes d'altérations graves et profondes des deux ovaires. Il est incontestable, enfin, que les phénomènes ovariens sont tout à fait étrangers aux éruptions menstruelles que des émotions morales, vives et soudaines, provoquent souvent avant l'époque à laquelle elles étaient attendues (*Art des accouchements*, p. 319).

Plusieurs auteurs[1] ont cité des faits de ce genre, et j'ai observé aussi des cas très-rares de fécondation, après une suppression menstruelle de plusieurs années. Bien plus, Deventer, Dewes, Baudelocque ont cité des cas fort extraordinaires de femmes qui n'auraient été réglées que pendant leurs grossesses. Aran[2] a connu une femme, mère de neuf enfants, qui n'était jamais réglée, excepté lorsqu'elle était enceinte. Je vois tous les jours une autre femme qui a fait plusieurs enfants et qui, elle aussi, n'est réglée que pendant sa grossesse. Cela prouve-t-il qu'il y a une indépendance réelle entre la menstruation et la ponte? Nullement. Cela témoigne seulement qu'il y a de rares exceptions à l'association et à la subordination habituelles de ces deux phénomènes. Mais, dans ces cas mêmes, l'anomalie peut se traduire de quelque autre manière : ainsi, la femme que je viens de citer accouche toujours à sept mois. Du reste, cette anomalie, tout exceptionnelle qu'elle est, peut s'interpréter aisément : il est probable que, chez ces femmes, l'utérus ne se vascularise ou ne se congestionne assez pour donner naissance à une hémorrhagie, que lorsqu'il a subi les modifications que la gestation lui imprime; l'habitude de la congestion périodique, latente dans l'état de vacuité, se révèle alors par son symptôme le plus caractéristique : l'hémorrhagie. La plupart des femmes n'éprouvent-elles pas, par l'effet de l'habitude, des phénomènes particuliers connus sous le nom d'*entrées de mois*, qui leur révèlent, pendant la grossesse, les époques correspondantes à celles des règles ? Il ne se fait pourtant alors aucune ponte nouvelle.

Ainsi, de ce que les règles manquent lorsque l'ovulation n'est pas douteuse, et de ce que les règles paraissent lorsque la ponte ne s'opère pas, il n'en faut pas déduire l'indépendance de ces deux phénomènes, mais seulement une disposition anormale de l'utérus, organique ou vitale, et l'influence bien naturelle de l'habitude sur une fonction qui, de sa nature, est soumise à une périodicité si remarquable.

Quoi qu'en ait donc pensé Aran[3], les physiologistes et les praticiens seront d'accord sur les faits suivants : l'hémorrhagie menstruelle n'est pas un phénomène secondaire, subalterne; de son absence peuvent résulter de graves accidents ; tous les animaux n'ont pas d'écoulement menstruel proprement dit, et surtout sanguin, parce que la structure et la vitalité de la muqueuse utérine ne sont pas les mêmes chez tous ; la quantité de carbone brûlé augmente chez l'homme de la puberté à trente ans, tandis que chez les femmes, à partir de la menstruation et tant qu'elle dure, la quantité en est la même (Andral et Gavarret), probablement parce que la balance est rétablie par l'écoulement menstruel ; cette excrétion n'est ni une superfluité, ni un embarras, mais elle a sa raison d'être et elle devient une habitude, qui doit être respectée sous peine de graves inconvénients; enfin il ne faut pas, médicalement par-

[1] Dubois et Pajot, ouv. cit., p. 284.

[2] Ouv. cit., p. 282.

[3] Ouv. cit., p. 283.

lant, réduire cet écoulement à n'être que le phénomène critique de la congestion opérée par le mouvement fluxionnaire périodique des organes sexuels.

Reconnaître l'association et la subordination de ces deux phénomènes (ponte spontanée et flux cataménial), ce n'est donc pas les confondre, et rayer d'un trait de plume la menstruation; car ces deux phénomènes, quoique connexes, sont distincts. L'écoulement menstruel est une fonction ou un des actes d'une fonction pour laquelle tout a été prévu et combiné d'avance, ce qui ne l'empêche pas d'être, en principe, subordonné à l'ovulation. Ici, moins que partout ailleurs, il ne faut pas oublier le *consensus unus*, *conspiratio una*, *consentientia omnia* du père de la médecine[1]. Cet accord de la menstruation avec les fonctions de l'appareil reproducteur et la vie de l'organisme tout entier, se constate en mille occasions et rend compte des phénomènes les plus divers. Il explique l'exaltation de tout le système génital à l'époque des règles et son retentissement vers les mamelles; les désordres généraux et locaux qui peuvent marquer la période, souvent orageuse, pendant laquelle la fonction menstruelle s'établit et se régularise; la production si fréquente, même à une époque où l'hémorrhagie n'a pas encore existé, des raptus sanguins vers les organes internes, et des hémorrhagies dont ils peuvent être suivis; le soulagement, le calme général que l'on demanderait en vain à une évacuation sanguine artificielle, et qui sont produits pourtant par une menstruation souvent insignifiante ou un écoulement de sang incolore, chez des femmes malades et dans des conditions où une perte sanguine semblerait devoir être plus nuisible qu'utile.

Quoi d'étonnant que, sous l'influence de cet accord sympathique ou synergique, comme on voudra le nommer, il s'établisse une des habitudes les plus importantes et quelquefois les plus persistantes dans la vie de la femme? Comme pour la plupart de nos fonctions que l'intermittence et la périodicité caractérisent, telles que le sommeil, la digestion, la défécation, etc., il y a ici un fait réel d'habitude, mais d'habitude vitale, ce qui explique comment le phénomène et l'influence de l'habitude sur sa production sont également soustraits à notre volonté. Cette influence, niée bien à tort par Aran[2], n'a échappé d'ailleurs à aucun pathologiste. Lorsque le flux sanguin cesse de se montrer, disent MM. P. Dubois et Pajot[3], l'habitude de la fluxion n'est pas aussi soudainement rompue, elle se révèle encore par des phénomènes divers: les uns attestent la présence d'un molimen congestif, périodique ou continu, vers l'appareil génital ou les organes qui l'avoisinent; les autres prouvent un changement dans la direction du mouvement fluxionnaire, lequel se porte vers des organes plus ou moins éloignés. Quand le flux sanguin n'a pas cessé de se montrer chez des femmes âgées ou qu'il reparaît chez

[1] Littré, *Œuvres d'Hippocrate. De l'aliment*, t. IX, p. 107. Paris, 1861.
[2] Ouv. cit., p. 285.
[3] Ouv. cit., p. 306.

elles après une certaine interruption, on trouve dans cette habitude (d'ailleurs aidée quelquefois par des maladies chroniques, par des troubles circulatoires qui favorisent les congestions, ou par des excitations artificielles des organes génitaux qui les provoquent), une raison suffisante de la persistance ou du retour de ces hémorrhagies périodiques. On peut expliquer ainsi bien des menstruations prétendues tardives ou des retours, après quatre ans et plus de suspension, comme chez la femme citée par M. Scanzoni[1], qui, n'ayant plus vu de quarante-huit ans jusqu'à cinquante-deux, fut réglée de nouveau à partir de ce moment jusqu'à soixante-quatre ans, et chez laquelle l'autopsie démontra une insuffisance de la valvule mitrale, une congestion des aboutissants de la veine cave inférieure, une tuméfaction également congestive de l'utérus, et l'atrophie des ovaires.

Ainsi, la domination de la ponte périodique sur la menstruation, tout en subordonnant le second de ces actes au premier jusque dans sa périodicité même et sa soumission aux lois de l'habitude, ne l'empêche pas d'avoir un certain degré d'indépendance qu'il importe d'apprécier, au point de vue de l'influence que la menstruation peut exercer sur l'organisme autant que des troubles qui peuvent l'atteindre. Par exemple, le besoin d'excrétion périodique d'une certaine quantité de sang par l'utérus, et exceptionnellement par d'autres organes, créé dans l'économie et répété le plus généralement sous l'influence de l'excitation ovarique, n'en fait pas moins des efforts pour se produire, même à défaut de cette influence, soit par les voies ordinaires, soit par d'autres voies. Sans doute aussi, les troubles menstruels ont une existence réelle, indépendante même, dans plusieurs cas, de l'intégrité ou de l'altération des fonctions de l'ovaire, et réclamant un traitement particulier destiné à régulariser spécialement la fonction menstruelle. Enfin, il importe peu que cet écoulement ne se montre pas ou qu'il se présente sous des aspects anormaux, si les fonctions générales de l'économie, si les fonctions sexuelles même n'éprouvent aucune altération. Que les règles viennent trop tôt, ou qu'elles se retardent dans leur apparition première ; qu'elles cessent prématurément ou qu'elles se prolongent au delà du terme normal ; qu'elles ne viennent même que pendant la grossesse, si ces anomalies ne se rattachent, comme cause ou comme effet, à aucun état morbide, elles ne sont pas des maladies; mais cette indépendance est très-rare. Qu'y a-t-il de plus contingent que les phénomènes vitaux? Pourtant, celui-ci l'est peut-être moins qu'un autre, et si l'on n'a pas toujours trouvé les altérations attestées par ses divers désordres, c'est faute de les avoir bien cherchées. La preuve qu'il ne reste pas sans retentissement sur l'organisme, c'est le grand nombre de malades qui n'accusent pas d'autres causes de leurs souffrances. Que de fois n'est-on pas consulté pour des troubles menstruels, avant ou après le

[1] Ouv. cit., p. 273.

mariage, pour la perturbation qu'ils apportent dans l'économie entière et dans la sphère génitale, sans compter la stérilité?

§ 4. — Des troubles menstruels.

Les développements que j'ai donnés à l'histoire de la menstruation et les divers points de vue sous lesquels j'ai montré qu'on peut l'envisager, donnent une idée de l'importance qu'a son étude dans la pathologie utérine. Le médecin gynécologue ne saurait trop réfléchir sur l'accomplissement de cette fonction, les divers actes dont elle se compose, la part qu'elle prend à la production ou à l'aggravation des maladies utérines, les éléments qu'elle fournit au diagnostic, le compte qu'il faut en tenir dans le traitement, etc.

La menstruation mérite d'attirer d'abord l'attention, eu égard à l'interprétation des maladies utérines : c'est un terme de comparaison. Si l'on a dit avec raison que, relativement à l'utérus, la menstruation est comme un abrégé de la grossesse, on peut dire de même qu'elle offre un abrégé de plusieurs maladies utérines, dans leur totalité ou dans quelques-uns de leurs éléments. La fluxion, la congestion, l'engorgement, l'hypertrophie, les hémorrhagies de l'utérus notamment, ont des rapports directs avec les éléments normaux de la menstruation. Il importe de soumettre, comme nous l'avons fait, cette fonction à l'analyse clinique, d'y déterminer dans leurs causes, dans leurs mesures, dans leurs symptômes, dans leurs effets, les éléments physiologiques : fluxion, congestion, évacuation, pour avoir l'intelligence des maladies qui n'en sont en quelque sorte que l'amplification, pour suivre les phases de ces maladies, pour en reconnaître les symptômes, savoir les indications, apprécier les effets des traitements, etc.

La menstruation mérite de préoccuper le médecin comme pouvant devenir elle-même une cause des maladies de matrice. Elle joue un véritable rôle dans l'étiologie et dans la pathologie utérines; car, tout en étant un acte physiologique, elle place l'organe qui en est le siége dans des conditions différentes de l'équilibre qui est un des caractères de la santé de tous les autres organes. Mouvement fluxionnaire, congestion, tuméfaction, augmentation de poids, accumulation du sang, ramollissement, excitation de la vitalité, de la circulation, de la sensibilité, de la nutrition, hypertrophie même, telles sont les conditions dans lesquelles l'utérus se trouve incessamment placé par le fait de la menstruation, et qui sont tellement sur les limites de l'état morbide, qu'il suffit d'un peu plus d'intensité, d'un peu plus de durée dans l'une ou l'autre de ces conditions, pour faire passer l'organe de l'état physiologique à l'état pathologique.

La menstruation doit encore exciter un vif intérêt, parce qu'elle révèle toujours, par ses troubles, l'existence d'une maladie utérine. Souvent, il n'y a pas de plus précieux symptôme pour arriver au diagnostic.

Chez les femmes atteintes d'une maladie de matrice, les règles développent des douleurs, les font reparaître ou les exaspèrent. Elles durent plus ou moins de temps que dans l'état normal. Elles sont souvent irrégulières, au point que les malades ne peuvent fixer l'époque de leur retour. Souvent l'écoulement n'est pas critique, il exaspère les douleurs et les laisse persister après lui, ainsi que les malaises de diverses sortes, non-seulement dans les lombes, mais à l'hypogastre, aux régions iliaques, etc. Le sang lui-même n'est pas normal; tantôt il est séreux, très liquide ou très-plastique, pâle ou très-foncé, quelquefois coagulé, etc.

La menstruation mérite d'être prise en sérieuse considération, à cause de l'aggravation de l'état local qu'elle ne manque pas d'amener dans les maladies de matrice, et du retard et des entraves que cette aggravation apporte au traitement. Le retour des époques a toujours une fâcheuse influence sur la durée et sur la cure des maladies utérines. Les seules guérisons certaines sont celles qui ont subi l'épreuve du temps et de plusieurs retours menstruels.

Enfin la menstruation présente elle-même des altérations; elle subit, dans son évolution et ses retours, des dérangements plus ou moins graves. Ce sont les premières maladies utérines dont nous ayons à nous occuper.

Pour bien apprécier les désordres de la menstruation, il faut suivre cette fonction dans tout son cours, dans son commencement, son milieu et sa fin. La fonction peut ne pas s'établir, présenter dans son établissement de grandes difficultés, disparaître pour quelque temps et reparaître de nouveau. Une fois établie et régularisée, elle peut rencontrer des conditions qui en suspendent gravement le cours, s'arrêter pour un temps plus ou moins long, ou bien, en continuant de s'effectuer, s'accompagner d'accidents plus ou moins sérieux à chaque époque nouvelle. L'écoulement menstruel peut présenter des modifications dans la quantité et dans les conditions physiques du liquide excrété [1].

La menstruation, dit Aran, est susceptible de perturbations sans nombre : il est bien difficile de les classer et de les décrire, tant elles sont variées dans leur aspect et leur physionomie. J'en conviens; j'ajouterai même que ces altérations fonctionnelles ne sont souvent que des symptômes d'altérations matérielles ou d'états morbides, et non de vraies maladies. J'ajouterai qu'on est obligé de rapprocher, sous un même titre, des altérations fort différentes, et de tenir compte d'un certain nombre de troubles qu'on ne peut faire rentrer, sans violence, dans les groupes fondamentaux de ces désordres de la menstruation. J'ajouterai encore qu'on ne peut établir un rapport naturel entre l'absence des règles qui dépend d'un vice de conformation congénital ou acquis

[1] *Menstrualio aboletur, imminuitur, intenditur, depravatur* (Astruc).

des organes génitaux et le non-établissement de cette fonction chez une fille déjà pubère; entre la suppression brusque de l'écoulement menstruel chez une femme bien portante, qui s'est exposée à l'action du froid, et la cessation prolongée de cet écoulement dans beaucoup de maladies débilitantes. J'ajouterai enfin qu'on ne peut rapprocher les cas d'accumulation du sang menstruel dans les voies génitales, de ces cas dans lesquels l'excrétion sanguine n'a jamais été établie; ni ces derniers, de ceux dans lesquels cette excrétion, après s'être établie, s'est supprimée brusquement ou peu à peu, etc., etc.

Pourtant, on ne peut se dissimuler que la division ordinaire des troubles de la menstruation ne soit fondamentalement pratique. Les mois ne paraissent pas à la période de la vie où on les attend naturellement, ou ils se suppriment après une apparition d'une durée variable; ou bien leur évacuation se fait avec une extrême difficulté; ou bien enfin, elle se fait en quantité excessive ou par des retours trop fréquents. De là, trois grandes classes de désordres menstruels, auxquels répondent souvent trois sortes d'indications capitales : l'aménorrhée, la dysménorrhée, la ménorrhagie.

Seulement, il y a des distinctions à établir entre ces trois classes de désordres et quelques autres états morbides dont ils ne sont que des symptômes. Pourquoi, par exemple, ne pas séparer les déviations des règles et la rétention menstruelle de l'aménorrhée proprement dite? Pourquoi ne pas distinguer plusieurs espèces de dysménorrhées, et plusieurs espèces de ménorrhagies? Il m'a paru que l'on conserverait les avantages de cette division et qu'on en éviterait les inconvénients, en décrivant séparément :

1° L'*aménorrhée*, et à sa suite : la *déviation des règles* et la *rétention menstruelle*;

2° La *dysménorrhée*, et comme appendices : la *dysménorrhée membraneuse* et la *névralgie utérine*.

3° Les *hémorrhagies utérines*, comprenant en même temps la *ménorrhagie* et la *métrorrhagie*. Quant aux hémorrhagies de la trompe et de l'ovaire, elles doivent être rapportées, comme les hémorrhagies pelviennes et l'hématocèle, aux tumeurs péri-utérines, avec les maladies des annexes.

Il reste à décider la question de nature. Ces troubles menstruels sont-ils symptomatiques ou idiopathiques? S'ils étaient toujours et exclusivement symptomatiques, comme le pense M. Nonat[1], il faudrait, pour être logique, en supprimer la description. Il n'est pas douteux qu'ils ne soient maintes fois symptomatiques; mais il n'est pas douteux non plus qu'ils ne puissent être purement idiopathiques. L'important est de distinguer les uns des autres, et c'est à quoi je m'attacherai dans la description que je vais en donner. Mais d'ores et déjà on peut pressentir que l'amé-

[1] Ouv. cit., p. 568.

norrhée et la dysménorrhée, comme la métrorrhagie, peuvent être simplement idiopathiques. Si l'on réfléchit aux divers éléments dont se compose toute crise menstruelle : fluxion, congestion, évacuation ; si l'on admet que chacun de ces éléments peut être modifié, dans son mode de manifestation, par une impression directe, indépendante de tout état morbide ou de toute lésion organique de l'utérus, ce qui n'est douteux, je pense, pour aucun praticien, on n'hésitera pas à reconnaître que les modifications éprouvées par l'un ou l'autre de ces éléments ou par tous les trois simultanément, sous l'influence de conditions qui ne créent pas pour cela d'autres maladies, constituent par elles-mêmes des maladies proprement dites qui doivent trouver leur place dans le cadre nosologique.

Ceci posé, il est aisé de démontrer que les désordres de la menstruation, considérés dans leur ensemble, ont une importance pratique majeure. M. West[1] fait remarquer très-judicieusement que les changements de la puberté chez la jeune fille, comme ceux de la dentition chez l'enfant, ne s'accomplissent pas tout d'un coup, mais se prolongent durant une période de quelques mois, pendant laquelle les maladies sont plus fréquentes. Les tables de mortalité montrent que cette époque est plus fatale aux filles que la précédente, en comparant les nombres des décès chez les deux sexes. MM. Quetelet et Smits[2] ont fait voir que, tandis que dans l'enfance la mortalité est égale pour les deux sexes ou supérieure pour les garçons, elle est au contraire supérieure pour les filles dans le rapport de 1,28 à 1 entre la quatorzième et la dix-huitième année, et qu'elle descend dans les quatre années suivantes à 1,05 pour les filles contre 1 pour les garçons.

L'inquiétude des parents aux approches de cette époque est donc naturelle. Bien plus, ce n'est pas sans raison qu'elle augmente en proportion des retards que subit l'apparition de la première menstruation. Tant que la fonction menstruelle n'est pas bien établie, les dangers de la puberté persistent. M. Whitehead de Manchester a démontré que le danger des accidents qui peuvent compliquer l'établissement des règles est plus grand lorsque celui-ci est retardé que lorsqu'il est précoce. Les recherches de M. West confirment cette observation. Voici la statistique très-intéressante de Whitehead[3], qui porte sur le chiffre considérable de 4,000 cas.

[1] Ouv. cit., p. 26.

[2] *Sur la reproduction et la mortalité de l'homme.* Bruxelles, 183?.

[3] *Treatise on Abortion and Sterility*, p. 48. London, 1847.

1re MENSTRUATION.	NOMBRE DES CAS.	CAS DÉFAVORABLES.	RAPPORT.
De 10 à 14 ans......	1141	224	19/63
De 15 à 16 ans.....	1178	324	18/75
De 17 à 18 ans......	892	247	27/69
De 19 et au-dessus..	239	97	40/58
TOTAL.......	4000	892	22/30

Tandis que le retard dans l'apparition des règles paraît augmenter les chances des accidents qui suivent l'établissement de cette fonction, sa précocité semble indiquer dans l'utérus une activité favorable au développement de certaines maladies, en particulier des lésions organiques ou plutôt du cancer. M. Kussmaul d'Erlangen [1], à propos d'un cancer de l'ovaire observé chez une enfant de 2 ans dont le développement était celui d'une jeune fille de 12 à 15, s'est demandé quels rapports peuvent exister entre la puberté précoce et les affections des ovaires. Après des recherches très-nombreuses, il est arrivé à des résultats négatifs pour des kystes séreux ou dermoïdes, mais positifs pour des néoplasmes sarcomateux ou cancéreux. Sur six faits de ce genre qu'il a réunis, la puberté précoce a été constatée trois fois. M. Elleaume [2], ayant fait des recherches analogues, eu égard à l'influence de la menstruation précoce sur le développement du cancer utérin, a trouvé que sur 28 cas de cette maladie, 19 se sont développés chez des femmes dont la menstruation avait précédé l'âge de 14 ans.

Malheureusement nous ne possédons pas d'autres faits positifs propres à élucider ces intéressantes questions. Ceux que je viens de rapporter n'ont peut-être d'autre intérêt que d'appeler sur ce point l'attention des observateurs.

CHAPITRE II.

De l'aménorrhée.

L'*aménorrhée*, à ne considérer dans ce mot que l'étymologie, comprendrait l'apparition tardive des mois, la cessation prématurée des règles et l'aménorrhée proprement dite.

Le retard dans l'apparition des mois peut tenir à un simple défaut d'établissement de la fonction. Quelquefois, l'ovulation et la ponte se produisent, des phénomènes symptomatiques non équivoques de ces actes physiologiques sont éprouvés par les jeunes filles, et pourtant

[1] *Würzburger medicinische Zeitschrift*, t. III, 1862. — *Archives générales de médecine*, février 1863, t. I, p. 224.

[2] *L'Association médicale*, 15 février 1863, p. 55.

l'hémorrhagie utérine manque. D'autres fois il y a un retard dans le développement sexuel, ou bien une suspension des fonctions reproductives, spontanée ou entretenue par une maladie. Il peut y avoir enfin absence de l'utérus ou vice de conformation de cet organe, tel qu'une imperforation déterminant la rétention menstruelle : aussi ne saurait-on recommander trop au médecin de s'assurer de la bonne conformation des organes, dans les circonstances décisives où peut être placée une jeune fille qui n'a jamais eu ses mois, par exemple à la veille d'un mariage. J'ai connu une jeune femme dans ce cas : le médecin ordinaire consulté avait eu l'imprudence de conseiller le mariage, au lieu d'en détourner les parents, sous le fallacieux prétexte que les excitations conjugales ne manqueraient pas de provoquer l'apparition du flux menstruel. Malheureusement, je constatai quelques années après, l'absence complète du corps de l'utérus et je ne pus laisser aucun espoir de fécondité aux malheureux époux qui me consultaient. Cette jeune femme ne manquait d'ailleurs ni d'ovaires (je le constatai par le toucher), ni de molimen menstruel, ni de désirs érotiques, ni de perception du sentiment voluptueux.

La cessation prématurée des règles peut coïncider aussi avec la cessation de l'ovulation, ou la précéder, ce que je crois plus rare. Elle vient rarement sans une cause provocatrice, générale ou locale. Quand elle est bien réelle, elle ne s'accompagne pas de troubles ni de phénomènes congestifs dans l'appareil utéro-ovarien.

L'aménorrhée proprement dite est l'absence de menstruation qui se produit à la suite d'une ou plusieurs apparitions des règles ou, comme dit M. Scanzoni, l'absence du symptôme principal de la menstruation, c'est-à-dire de l'hémorrhagie, pendant l'âge nubile. Soit qu'elle doive disparaître au bout de quelque temps sous l'influence des seuls efforts de la nature ou d'un traitement approprié, soit qu'elle doive persister jusqu'à un âge où elle devient définitive et se transforme en ménopause, elle peut constituer un accident ou une anomalie plutôt qu'un état morbide.

L'aménorrhée est normale pendant la grossesse et l'allaitement. Dans toute autre condition, elle est un état anormal accidentel, ou le symptôme d'un état morbide, ou une vraie maladie.

L'aménorrhée symptomatique dépend de divers états pathologiques soit de l'utérus soit du corps entier.

Du côté de l'utérus ce sont : des vices de conformation, soit congénitaux, comme ceux dont j'ai parlé, soit acquis comme j'aurai l'occasion d'en citer en parlant de la rétention des menstrues ; l'inflammation, aiguë ou chronique, mais surtout l'inflammation aiguë, de l'utérus ou de ses annexes ; rarement les lésions organiques de la matrice ; mais plus souvent celles des ovaires, surtout des deux ovaires.

Du côté de l'organisme, les maladies aiguës peuvent supprimer les règles, quand elles se développent au moment de l'éruption; elles les suppriment presque toujours dans leur période décroissante ou pendant la convalescence [1]. Dans les maladies chroniques, les règles diminuent, deviennent irrégulières, et finissent par se supprimer, quand les forces diminuent, quand la fièvre hectique s'allume, quand le pronostic s'aggrave; c'est ce qui arrive tous les jours dans beaucoup de phlegmasies chroniques, dans les affections tuberculeuses et cancéreuses, dans les maladies organiques du cœur et dans la maladie de Bright, dans la cirrhose du foie, quand l'hydropisie commence. C'est encore ce qui arrive dans quelques maladies nerveuses, dans l'anémie, dans la chlorose, dans la polyurie, le diabète, les diarrhées abondantes [2].

Il faut remarquer que, dans ces diverses aménorrhées symptomatiques, la cause peut disparaître et l'aménorrhée persister.

L'aménorrhée idiopathique est celle dans laquelle la suspension et la cessation plus ou moins prolongée de la menstruation dépendent d'une cause qui a porté directement son influence sur cette fonction. Toute perturbation générale plutôt que locale peut la produire, en empêchant la fluxion de s'établir, en arrêtant la congestion et l'hémorrhagie, en détournant ou révulsant fortement les mouvements synergiques qui établissent le *molimen* et déterminent l'écoulement du sang. L'impression du froid sous toutes les formes et sur tous les points du corps, notamment les bains de siége et les pédiluves froids, les chutes, les coups, les commotions, la perturbation produite par une indigestion, une saignée, un vomitif, les impressions morales vives, la douleur, la frayeur, sont les causes les plus communes.

Des préoccupations tristes, le changement d'habitude et de lieu, comme cela se voit souvent chez les jeunes filles qu'on déplace pour les enfermer dans un pensionnat, une vie sédentaire, et surtout la captivité succédant à une vie active et libre, un trouble même léger de la santé, toutes ces circonstances diverses, qui laissent presque toujours intact et régulier l'accomplissement des autres fonctions, produisent assez souvent dans la menstruation une perturbation plus ou moins profonde et prolongée. La facilité avec laquelle cette fonction est atteinte par des causes légères, lui est commune avec la plupart des autres actes de la reproduction; l'impressionnabilité de l'appareil génital paraît être bien supérieure à celle de la plupart des appareils organiques.

Diagnostic différentiel. — Il importe de distinguer l'aménorrhée idiopathique de l'aménorrhée symptomatique, des rétentions menstruelles et des accidents de diverse nature qui peuvent en être le résultat.

L'aménorrhée idiopathique est quelquefois bien supportée, et n'a

[1] Hérard, *De l'influence des maladies aiguës fébriles sur les règles.*
[2] Becquerel, ouv. cit., t. II, p. 406.

pas un retentissement marqué sur la santé générale. Mais plus souvent elle donne naissance à des phénomènes locaux ou généraux plus ou moins graves. Tantôt les symptômes locaux dominent, ce sont surtout des symptômes de congestion; la fluxion continue à se faire, mais elle n'aboutit pas; le défaut d'évacuation n'est pas compensé par le mouvement de réaction naturelle qui tend à dissiper la fluxion après chaque époque, et la congestion va toujours en augmentant, quelquefois même elle s'élève au degré d'état morbide permanent. Tantôt la fluxion ne se fait même pas, mais ce défaut entraîne une perturbation dans la circulation générale et dans toutes les autres fonctions. Des phénomènes généraux se manifestent : chez un petit nombre de femmes, il semble que l'absence de l'évacuation sanguine habituelle produise dans le système vasculaire une surabondance qui amène bientôt la pléthore; chez d'autres au contraire, et c'est le plus grand nombre, le sang s'appauvrit, l'innervation se trouble, et les symptômes de la chloro-anémie se développent. Il est souvent difficile de distinguer ces chloroses consécutives de l'aménorrhée, de celles dont l'aménorrhée est au contraire symptomatique : cette détermination demande une analyse très-exacte et beaucoup de discernement. Quel que soit le genre de ces phénomènes généraux, le trouble de la circulation et l'habitude des mouvements fluxionnaires disposent les malades aux fluxions, aux congestions sur d'autres organes et aux hémorrhagies supplémentaires.

L'aménorrhée symptomatique est toujours précédée de la maladie dont elle n'est que le symptôme, jusqu'au moment où elle peut persister par elle-même, en vertu de l'habitude morbide que la suspension des règles, répétée pendant plusieurs époques consécutives, a imprimée à l'économie.

L'aménorrhée symptomatique d'une imperfection de développement peut offrir un assez grand nombre de traits communs qui permettent de la confondre avec l'aménorrhée idiopathique. Qu'il y ait absence ou état rudimentaire de l'utérus ou des ovaires (*uterus fœtalis* ou *infantilis*) et quelque différents que soient ces états anatomiques, ils ont pour trait commun l'absence de la menstruation. Lorsque les ovaires manquent, tout se réduit à ce signe négatif. Dans le cas contraire, on observe habituellement tous les phénomènes avant-coureurs de l'établissement des règles et du travail menstruel : maux de reins, douleur hypogastrique, pesanteur pelvienne, brisement des membres inférieurs. Après une durée de trois à huit jours, ce travail cesse pour se reproduire le mois suivant, tantôt plus tôt, tantôt plus tard, mais avec une certaine régularité. Dans d'autres cas, les troubles sont moins réguliers dans leur venue et en même temps beaucoup moins caractérisés : il y a quelquefois alors des battements de cœur et des maux de tête violents qui nécessitent l'emploi de la saignée. D'ordinaire, tout se borne à ces manifestations; mais il peut arriver, dans le sixième des cas, qu'il se développe, en divers points du corps, des phénomènes de fluxion et de congestion hémorrhagipare. On dirait que l'économie a besoin d'une déplétion et qu'elle travaille ainsi à suppléer à l'évacuation absente. Ces espèces de règles déviées ont lieu par des endroits divers : tantôt par les voies génitales, tantôt par l'urèthre et par le rectum; enfin, dans d'autres cas, on a observé des épistaxis nasales ou des hémoptysies. Il est à remarquer, notamment pour les hémorrhagies par les voies génitales, qu'elles sont excessivement irrégulières dans leur venue et qu'elles ne sauraient être confondues avec les règles. La durée de ces troubles et de ces *molimen* hémorrhagiques est excessivement variable. S'ils cessent parfois au bout de quelques années, parfois aussi il n'est pas rare de les voir se prolonger pendant vingt ans. Il survient alors un apaisement progressif de ces désordres et il s'établit un calme comparable à celui qui se manifeste après l'âge critique chez les femmes qui ont souffert d'une dysménorrhée trop tenace. Ces troubles se rattachent, suivant toute probabilité, à l'existence des ovaires qui fonctionnent régulièrement, tandis que l'utérus, par son imperfection anatomique, est impropre à la menstruation. Si cette opinion reste à l'état de probabilité, à l'égard des faits recueillis sur le vivant, on ne saurait méconnaître l'appui qu'elle reçoit des renseignements fournis par les autopsies, et desquels il résulte que ces phénomènes coïncidaient avec le développement normal des ovaires.

La rétention menstruelle se distingue tout d'abord par la tumeur que l'utérus, distendu par l'accumulation du sang, forme toujours à l'hypogastre. Cette tumeur est plus ou moins considérable suivant la distension que la cavité de la matrice a subie. Les accidents éprouvés par la malade sont aussi, dans la plupart des cas, en rapport avec cette quantité de liquide. Il ne se produit plus seulement tous les mois des symptômes de molimen, de mouvement fluxionnaire vers l'utérus, vers les organes pelviens ou vers d'autres régions ; mais il se manifeste des symptômes de réplétion des organes génitaux, auxquels s'ajoutent le plus souvent des efforts expulsifs, des tranchées utérines, des douleurs obstétricales qui n'aboutissent pas. Ces phénomènes, bien différents de ceux qui se produisent dans les cas les plus fréquents d'aménorrhée, causent des exacerbations périodiques très-douloureuses, un éréthisme, nerveux insupportable, presque continu, et souvent des accidents d'une gravité plus grande encore.

En un mot, en l'absence même d'état morbide, dont la suspension du flux menstruel serait nécessairement symptomatique, avant de considérer une femme comme aménorrhéique, il faut s'assurer que les organes génitaux sont en bon état. Cette exploration ne doit pas être négligée même chez des femmes qui ont eu des rapports sexuels ou des enfants, car l'obstacle à la sortie du sang est souvent dans la profondeur des organes génitaux. Elle ne doit pas être bornée à la vulve et au vagin, mais s'étendre à l'utérus et à ses annexes. Enfin, quelque respectable que soit ou que paraisse la situation de la malade, le non-établissement des règles ainsi que leur suppression pose toujours, comme question préalable à résoudre, la possibilité d'une grossesse.

Quel est le *traitement* qui convient à l'aménorrhée? Il varie suivant les indications. Or les indications peuvent être très-diverses.

D'abord il peut arriver que l'aménorrhée soit bien tolérée, qu'elle n'entraîne le développement d'aucun accident, qu'elle ne provoque ni troubles locaux, ni troubles généraux, qu'elle concorde avec le libre exercice de toutes les fonctions et la conservation de la santé. Dans ce premier cas, il n'y a évidemment aucune indication à remplir, le traitement doit être nul.

Dans les autres cas, les indications diffèrent suivant que l'état local l'emporte sur l'état général ou l'état général sur l'état local. Presque tous les faits rentrent dans l'une ou l'autre de ces catégories : ou la fluxion périodique, tout en continuant à se faire sur l'utérus, n'aboutit pas et congestionne l'organe sans que l'évacuation sanguine, dernier acte de la fonction, puisse se produire ; ou bien la fluxion ne se fait même pas, soit qu'elle se soit portée dès l'instant de la suppression sur un autre organe, soit qu'elle ait pris un peu plus tard cette fausse direction ou qu'elle n'en ait définitivement affecté aucune.

Les faits de la première catégorie sont caractérisés par la prédominance des phénomènes locaux, ceux de la seconde par la prédominance des phénomènes généraux. Les uns ou les autres deviennent, suivant le cas, les principales sources d'indications.

Les phénomènes locaux qui prédominent, qui existent même souvent à l'exclusion de tous les autres, dans les faits de la première catégorie, sont surtout des phénomènes congestifs. La fluxion se fait, mais elle n'aboutit pas; elle produit son résultat le plus immédiat, elle congestionne l'utérus et ses annexes ; mais elle ne réalise pas son but final, l'évacuation sanguine. Les symptômes de la congestion utérine se développent : ils peuvent retentir plus ou moins sur l'organisme; mais ils dominent la scène.

Les phénomènes généraux qui troublent la santé, et qui peuvent se manifester à l'exclusion de tous les autres ou coexister avec les phénomènes locaux, dans les faits de la deuxième catégorie, présentent naturellement plus de diversité. Car la suppression de la fluxion et de l'évacuation utérines habituelles peut déterminer, suivant son mode de retentissement sur l'organisme, soit la pléthore, soit la chloro-anémie, avec leurs aspects si divers et leurs nombreuses conséquences, soit enfin des mouvements fluxionnaires très-variés dans leur marche, dans leur tendance, dans leur but, dans leur terminaison. De là deux sortes d'indications, les unes se rattachant au défaut de la fluxion normale qu'elles ont pour but de rappeler, les autres à l'intensité et à la nature des troubles généraux qu'elles doivent corriger ou combattre : les unes peuvent d'ailleurs dominer les autres chez les diverses malades, ou alternativement à diverses époques du traitement chez la même femme.

Indications fournies par les troubles locaux ou par les phénomènes de congestion utérine. — Il ne suffit pas de caractériser la forme de ces phénomènes pour les combattre efficacement, il faut encore en déterminer la cause essentielle ou la nature. C'est beaucoup que de savoir rapporter les troubles locaux à la réalisation de cet état intermédiaire à la fluxion et à l'évacuation, état dont la prolongation inusitée ne peut déterminer impunément la turgescence et la tuméfaction de l'organe. Mais cette congestion qui ne se résout pas, c'est la forme seule de la maladie : le fond ou la nature de l'acte morbide qui entretient cet état, c'est l'altération de la vie propre de l'utérus. En remontant jusqu'à celle-ci, on reconnaît que l'altération peut porter sur les facultés vitales de l'organe, sa sensibilité, sa contractilité, son pouvoir sécréteur, etc., ou sur les propriétés de ses tissus, telles que la perméabilité, l'élasticité, la résistance, etc. Est-il possible de pousser toujours l'analyse assez loin pour atteindre sûrement l'une ou l'autre de ces sources d'indications? Ne peut-il pas y avoir primitivement ou consécutivement simultanéité entre ces diverses altérations de la vitalité, que nous regardons comme la cause essentielle qui enraye l'acte menstruel dans son évolution? La pratique offre à cet égard des nuances infinies ; nous ne pouvons nous arrêter, dans l'exposition, qu'aux teintes bien tranchées. En nous plaçant à ce point de vue, voici les principales indications, c'est-à-dire celles qui nous ont paru se présenter le plus fréquemment, et les moyens par lesquels nous les avons remplies avec le plus de succès.

La congestion peut être imparfaite; elle ne se fait pas complétement, ou elle n'est pas soutenue par un effort suffisant, par une continuité du mouvement fluxionnaire ; elle oscille entre des degrés qui n'atteignent pas la plus haute expression de l'acte physiologique capable de déterminer l'évacuation. Il faut alors soutenir la fluxion, la régulariser et favoriser le flux par la provocation de fluxions dans le même sens ou d'attractions extérieures voisines, dont l'influence se fasse sentir directement sur le système vasculaire de l'utérus.

Des purgatifs légers, avec l'huile de ricin par exemple, ou de faibles doses d'aloès, des lavements laxatifs avec la manne, la mélasse, le miel ou une décoction de mercuriale, une décoction de laitue et de poirée à laquelle on ajoute quelques cuillerées d'huile, un peu de savon, 15 grammes de catholicum, provoquent un flux intestinal favorable à la détermination du flux menstruel. — D'autre part, des attractifs modérés, tels que les ventouses sèches, les sinapismes à la partie supérieure et interne des cuisses ainsi que sur l'hypogastre, quelques sangsues appliquées à la face externe des grandes lèvres, sont d'excellents moyens pour favoriser la perspiration à travers la muqueuse utérine et l'évacuation extérieure du sang qui congestionne l'organe.

La congestion de l'utérus est-elle suffisante, les moyens d'expulsion peuvent faire défaut. Tantôt l'irritation de l'organe est le principal obstacle à la crise. Pour la calmer, il faut recourir aux émollients sous diverses formes : bains entiers, bains de siége, cataplasmes chauds sur le ventre, fumigations au siége, lavements, etc. — Tantôt le sang est en quelque sorte retenu par l'éréthisme ou le spasme de l'utérus. Dans ce cas, les préparations d'aconit, de jusquiame, de belladone, de pavot, peuvent produire le résultat qu'on désire : on les administre à l'intérieur ou à l'extérieur sous la forme de lavements, de bains, de fomentations, d'embrocations. — Tantôt enfin l'inertie de l'utérus, ou la suspension de sa contractilité musculaire, sont les conditions essentielles de l'imperfection de l'acte, de la suspension de la fonction inachevée. Les emménagogues sont alors les meilleurs évacuants utérins, notamment le seigle ergoté; l'électricité peut être essayée dans le même but.

Dans un troisième cas, la congestion est plus que suffisante, atteint en quelque sorte le plus haut degré, dépassant les limites de l'état menstruel physiologique, et gênant par son excès même l'évacuation naturelle qui doit en être le terme. L'utérus est turgide, son volume est démesurément augmenté, ses vaisseaux sont gorgés, ses fibres distendues, son ressort et sa contractilité gênés dans la liberté de leur action. — Il y a alors indication de vider en quelque sorte le système vasculaire de l'organe, soit par une déplétion directe, soit plutôt par une révulsion destinée à combattre le mouvement fluxionnaire excessif, cause première de cette tuméfaction congestive. De tous les révulsifs, le meilleur dans ce cas est la saignée du bras : elle doit être peu copieuse, surtout si elle doit être réitérée; 100 à 200 grammes de sang tout au plus doivent être tirés de la veine, à moins que l'intensité de la congestion et les accidents qui en résultent ne commandent une saignée plus copieuse. Elle peut être suivie immédiatement du début de l'évacuation sanguine, comme nous en avons vu des exemples ; ou bien elle permet aux moyens précédemment énumérés de produire un effet jusque-là vainement espéré; ou bien enfin elle ne tarde pas à faire ressentir son action sur l'époque prochaine ou sur les suivantes, à chacune desquelles on aura soin de la répéter s'il y a lieu. Nous verrons tout à l'heure que l'indication de la saignée reparaît dans d'autres circonstances. Nous devons ajouter qu'elle peut revenir surtout dans le traitement de l'aménorrhée symptomatique : symptomatique de la congestion utérine, de la métrite, des inflammations péri-utérines, enfin des états généraux caractérisés par la pléthore, les affections sthéniques, etc.

Indications fournies par les troubles généraux, c'est-à-dire par l'absence de la fluxion utérine et par son retentissement sur toute l'économie. — J'ai dit que ces indications sont de deux sortes : les unes ont pour but d'appeler ou de rappeler la fluxion vers l'utérus, les autres de combattre les altérations générales ou les affections très-diverses dont l'absence ou la suppression des règles a été le point de départ.

I. — Appeler la fluxion sanguine vers l'utérus, ou l'y ramener lorsqu'elle s'en est éloignée, est une indication qu'on ne peut pas, qu'on ne doit pas toujours remplir, même dans les aménorrhées idiopathiques, avant d'avoir rempli la seconde des deux indications que nous venons de signaler. Car les troubles généraux apportés par l'aménorrhée dans les principales fonctions de la femme, surtout lorsqu'ils se sont élevés, par leur propre développement ou par la mise en jeu de quelque prédisposition, à la hauteur d'affections morbides, peuvent être devenus eux-mêmes la cause essentielle de la suppression des règles. Par ce point de contact l'aménorrhée idiopathique touche de si près à l'aménorrhée symptomatique, que la première peut s'être transformée dans la seconde, et qu'après avoir été d'abord idiopathique, et avoir engendré des maladies de l'utérus ou du système vivant tout entier, l'aménorrhée peut être devenue à son tour symptomatique de ces mêmes maladies. De même que la douleur est fille et mère de l'inflammation, l'aménorrhée est mère et fille successivement de la congestion utérine ou de la métrite, de la pléthore, de l'anémie, de la chlorose, etc. Cette influence réciproque s'exerce à des degrés divers, et la nature de son action dans cette intervention est aussi variable. L'aménorrhée peut jouer le rôle de cause occasionnelle ou de cause essentielle à l'égard de ces divers états morbides. Mais, quelle qu'ait été sa façon d'agir, elle peut à son tour se trouver tellement sous leur dépendance, que l'indication majeure, quelquefois unique, soit de combattre ces maladies dont la guérison suffit pour entraîner en même temps, et sans l'application d'aucun moyen direct, la guérison de l'aménorrhée.

Il faut donc, avant tout, faire la part de cette subordination, et savoir poser, dans les cas complexes dont nous parlons, l'indication dominante, parce que c'est elle d'abord, elle surtout, elle seule souvent qui devra être remplie. La question de prédisposition du sujet, la question d'ancienneté de l'aménorrhée, peuvent aider à résoudre ce problème thérapeutique. La nature, la gravité, la diversité des symptômes généraux concourront à en faciliter la solution.

Nous ne pouvons entreprendre d'analyser tous les faits de ce genre, ni de déterminer quand on doit remplir une de ces indications à l'exclusion de l'autre, l'une avant ou après l'autre, ou les deux simultanément. Forcés de séparer ce qui doit souvent être uni, et de présenter dans un certain ordre de succession, ce qui doit être pratiqué souvent dans un ordre inverse, nous rappellerons seulement ici que, présentant le traitement de l'aménorrhée idiopathique, nous avons accordé, non le premier rang, mais la première place à l'exposé des indications qui se rattachent au défaut de la fluxion utérine, la seconde à l'exposé des indications qui se rattachent aux troubles généraux concomitants.

Déterminer l'apparition ou le retour de la fluxion utérine est une indication qu'on peut remplir par des moyens analogues à ceux qu'on emploie pour appeler une fluxion sur un point quelconque de l'organisme. A côté de ces analogies, il faut signaler quelques différences tenant de la nature de l'organe, de sa structure, de ses fonctions, etc. Ainsi, il est évidemment plus facile d'appeler vers l'utérus et d'y établir un mouvement fluxionnaire qui lui est naturel, que d'appeler ou d'établir sur un point quelconque du corps un mouvement fluxionnaire artificiel, celui-ci ne pouvant ressembler qu'à un acte morbide, celui-là constituant un acte physiologique. Ce mouvement fluxionnaire étant intermittent et périodique, les moyens d'action capables de le favoriser doivent être employés suivant le même type. Toutes les fonctions qui s'exercent dans l'utérus, ayant une part dans l'entretien de son état physiologique, auront également une influence dans la guérison de l'aménorrhée. La fonction de la menstruation se composant de plusieurs actes successifs, on aura certainement plus de chance de ramener suivant son type et dans la mesure normale le premier de ces actes, si l'on s'efforce de rappeler à sa suite les autres et de mettre en jeu dans l'organe les facultés et les propriétés qui les exécutent; ainsi l'évacuation et la congestion favoriseront le retour physiologique de la fluxion. La réalisation de celles-là exercera une sorte d'attraction sur celle-ci : au contraire, moins la fluxion aboutira à son résultat final, moins elle aura de tendance à se reproduire.

Ces principes doivent guider le praticien sur la nature des moyens qu'il mettra en usage et sur l'ordre dans lequel il devra les employer.

De tous ces moyens, le plus physiologique, celui qui donne à l'utérus l'excitation la plus naturelle et souvent la plus favorable à l'établissement d'une menstruation tardive, c'est le mariage. On a donc pu le conseiller avec raison lorsque le défaut d'établissement de la fonction, ne paraissant dépendre d'aucun vice de conformation, ni se rattacher à aucune imperfection de développement sexuel, n'a déterminé l'apparition d'aucun trouble grave du côté du système utérin ou dans l'état général de la jeune fille. Mais il ne faut jamais manquer de s'assurer, avant de donner ce conseil, s'il existe bien un utérus, et s'il n'y a pas d'obstacle à l'évacuation des règles.

S'il en est ainsi, ce qui est le cas le plus habituel, ou si l'aménorrhée est survenue après plusieurs menstruations, ou chez une femme mariée, il faut recourir aux moyens généraux ou locaux propres à favoriser soit simplement la fluxion, soit à la fois la fluxion et l'hémorrhagie utérines.

Tous les médicaments qui attirent les mouvements et notamment l'activité de la circulation vers les parties inférieures du corps, vers le bassin, le rectum, l'utérus, sont usités pour remplir cette indication dans le traitement de l'aménorrhée. Les femmes connaissent elles-mêmes l'utilité et souvent la puissance des pédiluves, des bains de siége, des sinapismes, des fumigations, des sangsues, des purgatifs, pour déterminer l'apparition des règles ou les rappeler lorsqu'elles se sont supprimées.

Les pédiluves vinaigrés, alcalins ou mieux sinapisés; les bains de siége très-chauds et souvent répétés, plusieurs fois par jour, surtout quand on y ajoute de la moutarde dont l'effet est plus durable que celui de la chaleur; les fumigations prises en mettant le siége sur un vase élevé au fond duquel on a jeté de l'eau bouillante sur une poignée de plantes aromatiques; les sinapismes promenés sur les membres inférieurs et surtout à la face interne des cuisses et à l'hypogastre; les ventouses appliquées sur les mêmes points; l'application répétée de sangsues à la face interne et supérieure des cuisses, au bas des aines, à l'anus, à la face externe des grandes lèvres, ou même sur le col de l'utérus, en ayant soin, lorsqu'on les applique aux grandes lèvres, ce qui est le cas le plus fréquent, de les mettre en petit nombre (deux de chaque côté) et de répéter cette application deux ou trois jours de suite; les purgatifs drastiques, jalap, gomme-gutte, aloès; les lavements d'aloès, contenant de 2 à 10 grammes d'aloès suspendus à l'aide d'un jaune d'œuf dans 100 grammes d'eau; quelquefois les douches froides sur le bassin et les membres inférieurs: tels sont les moyens les plus usités et les plus utiles. Ils suffisent souvent, lorsqu'ils sont répétés plusieurs mois de suite, à déterminer périodiquement une fluxion sanguine vers l'utérus et l'apparition du flux menstruel. Souvent on les combine avec quelques autres qu'on peut considérer comme évacuants plutôt que comme fluxionnaires.

On peut ajouter aux moyens précédents, comme étant du même ordre, les excitations portées directement sur le vagin et le col de l'utérus par les injections vaginales irritantes. Celle qui a le plus de réputation et que j'ai vue réussir, est l'injection proposée par Astwel, de 10 à 60 gouttes d'ammoniaque mêlées à 40 grammes de lait, répétée plusieurs jours de suite jusqu'à déterminer une légère leucorrhée.

D'autres médicaments paraissent avoir pour but de congestionner et surtout d'évacuer l'utérus en réveillant ses contractions, plutôt que de le fluxionner. La spécificité vraie ou supposée de leur action sur l'utérus leur a valu le nom d'emménagogues. Je ne parle pas de la teinture d'iode et de quelques autres médicaments essayés et trop vantés par certains médecins et qui sont infidèles; probablement ils répondent à des indications spéciales et modifient l'état général plutôt qu'ils n'exercent une action directe. Mais dans les emménagogues mêmes, si l'action du seigle ergoté est incontestable, que penser de celle de la rue, de la sabine, de celle des plantes aromatiques, telles que l'absinthe, le safran, l'armoise, qui jouissent d'une grande réputation? Le seigle ergoté peut évidemment réveiller les contractions utérines et faciliter l'évacuation du sang menstruel. Habituellement on l'associe aux autres, et l'on fait entrer tous ces médicaments dans des composés d'une efficacité souvent douteuse, mais fort renommés, dont je me dispenserai de donner ici les nombreuses formules. Je dirai seulement que les pilules suivantes, combinées aux moyens que j'ai précédemment énumérés, m'ont paru mériter assez de confiance pour être employées fréquemment. *Rue*, *sabine*, *seigle ergoté*, ãã 5 centigrammes; *aloès*, de 2 à 5 centigrammes; mêlez pour 1 pilule; prendre le premier jour 3 pilules, le deuxième 6, le troisième 9, chaque jour en trois fois. Habituellement je fais précéder l'emploi de ces pilules de pédiluves, bains de siége, fumigations, et je fais appliquer des sangsues aux grandes lèvres les trois jours pendant lesquels les malades prennent les pilules, qui déterminent des coliques et souvent un peu de diarrhée.

Est-ce au même titre que l'apiol, principe actif de l'*apium petroselinum*, agit comme emménagogue? M. Joret [1] et M. Marotte [2] l'ont administré à la dose de 2 capsules de 25 centigrammes chacune par jour, une le matin, une le soir, au moment des règles, soit dans l'aménorrhée, soit dans la dysménorrhée. Quelquefois, dit ce dernier médecin, il réussit seul, et cela a lieu plus spécialement dans les aménorrhées simples, lorsqu'il semble n'y avoir d'autre indication à remplir que d'agir sur la circulation utérine, sur son appareil vaso-moteur, et de solliciter, par son intermédiaire, les vaisseaux à laisser échapper le sang. Il en est de même dans la dysménorrhée qui ne dépend d'aucun obstacle mécanique, d'aucun état organique de l'utérus. Si l'aménorrhée et la dysménorrhée sont en partie sous la dépendance d'un état général, ou d'un état local, l'apiol ne peut devenir un adjuvant utile qu'au moment où l'état complexe a été ramené à celui d'aménorrhée ou de dysménorrhée simple.

L'électricité, par sa manière d'agir, tient à la fois du seigle ergoté et des médicaments dont je viens de faire l'énumération avant de mentionner les emménagogues. Elle est d'un emploi tout à fait rationnel et a donné effectivement des preuves d'efficacité incontestables. Un des pôles doit être appliqué sur les lombes, l'autre promené sur les aines, l'hypogastre, le périnée. Puis on peut saisir le col avec un excitateur à deux branches isolées dans tout leur trajet pour protéger le vagin, sauf aux extrémités qui embrassent le col; on peut aussi porter un des pôles sur le col, l'autre sur l'hypogastre; ou bien enfin un des pôles dans la cavité utérine, l'autre sur le col, sur l'hypogastre, dans le rectum. Évidemment on comprend que la répétition de ces excitations favorise le mouvement fluxionnaire et réveille en même temps la contractilité de la matrice.

M. Simpson emploie quelques autres moyens fort ingénieux, fondés

[1] *Bulletin général de thérapeutique*, fév. 1860.
[2] *Id.*, octob. 1863.

sur une connaissance parfaite des lois physiologiques de l'utérus et dont le mode d'action peut se rapprocher de celui de l'électricité ou des emménagogues, car ils ont pour effet de réveiller les contractions dans l'organe ou de le fluxionner.

Pour la dilatation simple de l'orifice du col, traitement que nous verrons plus tard être surtout applicable à la dysménorrhée mécanique, M. Simpson se sert des tiges dilatatrices, ou plutôt des pessaires dont les tiges ont un diamètre de plus en plus grand, comme les sondes avec lesquelles on dilate le canal de l'urèthre. Mais, outre ces pessaires dont l'action mécanique, quoique limitée aux orifices, réveille les contractions utérines, par la réaction contractile du corps qui suit toujours les titillations du col, M. Simpson introduit quelquefois dans l'utérus des pessaires à tiges plus longues destinées évidemment à pénétrer jusque dans la cavité du corps de l'organe.

Ces derniers consistent simplement dans un ellipsoïde ou bulbe olivaire de cuivre creux, très-léger, d'un grand diamètre, de 2 centi-

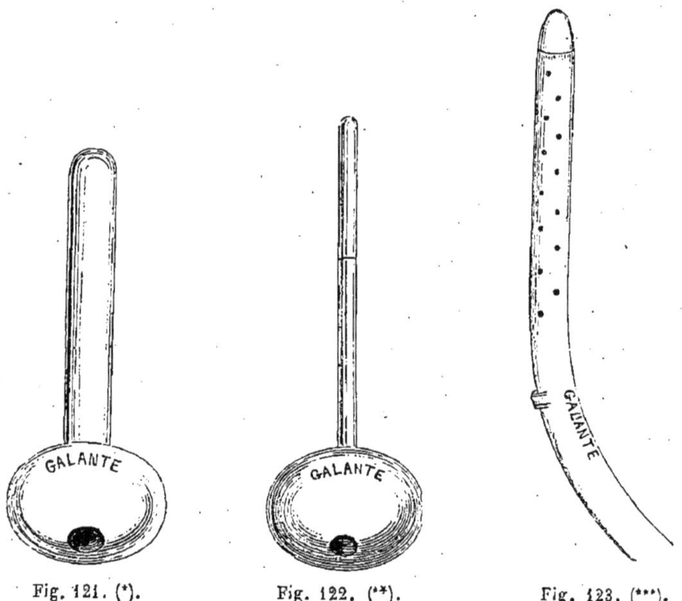

Fig. 121. (*). Fig. 122. (**). Fig. 123. (***).

mètres et demi, percé d'un trou à sa face inférieure pour admettre une tige qui en facilite l'introduction, et dont la face supérieure porte dans son milieu une tige creuse qui s'élève jusqu'à une hauteur de 6 à 7 centimètres. La moitié inférieure de la tige est de cuivre comme le bulbe, la supérieure est de zinc. Lorsque la tige est introduite dans l'utérus, la face supérieure du bulbe touche le col, la face inférieure appuie sur le vagin et retient l'instrument en place. Je ne parle pas des difficultés

(*) Pessaire à tige intra-utérine, de gros calibre, de M. Simpson.

(**) Pessaire à tige intra-utérine et galvanique de M. Simpson.

(***) Ventouse sèche intra-utérine, de M. Simpson.

que l'on peut éprouver à les faire pénétrer, et qui sont aisément levées par des manœuvres familières à ceux qui ont l'habitude du cathétérisme utérin. Je me contente de signaler l'application que M. Simpson en fait au traitement de l'aménorrhée. Ce chirurgien attribue leurs effets, non-seulement à leur présence, à leur contact avec les tissus, mais encore à l'action galvanique qu'il suppose se développer par la présence simultanée et le contact des deux métaux, et qui favorise d'après lui le mouvement fluxionnaire vers les ovaires et vers tout l'appareil utéro-ovarien.

Le même chirurgien emploie contre l'aménorrhée un autre moyen que je vais signaler comme complément du précédent. Il applique ce qu'il appelle une ventouse sèche dans l'intérieur de l'utérus; cette ventouse n'est pas autre chose qu'une sonde creuse persillée de trous à son extrémité terminale, vissée par son autre extrémité sur une petite pompe aspirante. A mesure qu'on fait le vide dans le corps de pompe et dans tout l'appareil, on exerce une sorte d'aspiration sur la muqueuse utérine qui vient s'appliquer sur les petites ouvertures de la sonde, se fluxionne et finit par laisser le sang suinter, après quelques applications répétées plusieurs jours de suite, ou réitérées au moment de plusieurs époques menstruelles consécutives.

II. — Les troubles généraux dont l'aménorrhée a été le point de départ, sont très-nombreux et très-variés. Ils peuvent être rangés pourtant sous deux chefs principaux, suivant qu'ils se rattachent plutôt à de la pléthore ou à de l'anémie.

Il peut y avoir une véritable pléthore générale, ou surabondance de la quantité totale du sang eu égard à la capacité des vaisseaux qui le contiennent : l'indication est nette, il faut désemplir le système vasculaire par des saignées générales et locales, des purgatifs, le régime, la diminution dans la quantité des aliments, les exercices du corps, notamment la marche, etc.

L'état de pléthore peut être, pour ainsi dire, localisé sur un point, sur un organe, qui a fini par se congestionner par suite des fluxions répétées dont il a été le siége dès le début de l'aménorrhée ou plus tard. Cette congestion est permanente ou temporaire; elle peut être intermittente et rappeler la périodicité menstruelle, comme nous le dirons en parlant des règles déviées ou supplémentaires. Elle peut aller jusqu'à l'hémorrhagie. De là des indications différentes qui varient avec le siége de la congestion, son caractère, son intensité, sa durée, son intermittence, ses suites telles que l'hémorrhagie, etc., etc. Si la tête, la poitrine ou quelque organe noble est le siége du mal, on devra combattre celui-ci avec d'autant plus d'énergie, et même sans se préoccuper de la fluxion utérine qu'on rappellerait plus tard.

Plus fréquemment les altérations générales de la santé revêtent un caractère opposé à celui de la pléthore ; elles tiennent de l'anémie ou tout au moins de la chlorose. Ces deux maladies sont souvent confirmées et portées au plus haut degré par suite d'aménorrhée. Les troubles nerveux qui suivent de près la suspension des règles, alors même qu'ils ne revêtent pas, comme cela peut arriver, le caractère de véritables névroses, contribuent puissamment, de concert avec les troubles digestifs et les dyspepsies qui se manifestent bientôt, à altérer profondément la nutrition et par conséquent à jeter les malades dans un état anémique, ou à développer fréquemment chez elles la disposition à la chlorose. Cette maladie, si commune chez les femmes, peut atteindre alors son expression la plus complète, et produire dans la santé des altérations difficiles à corriger lorsqu'elles ont pris racine depuis longtemps.

Enfin, sous l'influence de l'affaiblissement dans lequel l'état nerveux, la dyspepsie, l'amaigrissement, l'anémie, la chlorose, ont jeté les malades, on peut voir se développer en même temps chez elles les affections diathésiques dont elles portaient le germe, et dont l'éclosion est favorisée par l'affaiblissement général de la constitution.

Telles sont les diverses sources d'indications qui naissent le plus souvent des troubles généraux de la santé à la suite de l'aménorrhée. Elles ne diffèrent pas d'ailleurs de celles qui naissent de l'existence de ces mêmes maladies, lorsque ces dernières ont précédé et engendré l'aménorrhée au lieu de la suivre. Sur ce terrain, le traitement de l'aménorrhée idiopathique se confond tellement avec celui de l'aménorrhée symptomatique que, dans l'un et dans l'autre cas, il suffit de guérir l'affection pour voir l'aménorrhée guérie spontanément. C'est donc toujours à l'affection qu'il faut s'adresser d'abord, sinon d'une manière absolue et exclusive.

Outre les moyens (les antispasmodiques surtout) propres à triompher de l'état nerveux, et ceux qui combattent avantageusement la dyspepsie, outre les médicaments plus spécialement opposés à l'affection diathésique qui a pu se développer, on retire particulièrement dans ce cas de grands avantages de l'emploi des toniques sous toutes les formes.

Les soins hygiéniques de toute espèce, l'habitation à la campagne, les exercices, la gymnastique, l'hydrothérapie, les vêtements chauds, quelquefois la flanelle, les antidyspeptiques, les analeptiques, les toniques francs, les ferrugineux sous les diverses formes que nous avons déjà indiquées, font la base du traitement et assurent habituellement le succès. L'usage des eaux minérales ferrugineuses et gazeuses, prises sur les lieux, comportant en même temps le déplacement, les voyages, l'habitation à la campagne, est par conséquent un des meilleurs moyens que le succès ait souvent consacré. Les eaux de Lamalou, d'Andabre, de Sylvanès, du Boulou, de Vals (Ardèche), de Royat, de Vichy, peuvent être prescrites dans ces cas avec une grande probabilité de guérison.

CHAPITRE III.

Rétention du flux menstruel.

Cet état morbide est caractérisé par le défaut d'apparition des règles, le sang exsudant dans la cavité utérine, mais étant empêché d'en sortir par une cause quelconque. Il ressemble à l'aménorrhée en ce que les malades ne voient pas l'hémorrhagie ordinaire se produire aux époques menstruelles; il en diffère en ce que le défaut d'hémorrhagie n'est qu'apparent, le sang sort des vaisseaux, mais ne trouvant pas d'issue dans la cavité utérine, il s'y accumule en la distendant plus ou moins. L'aménorrhée supprime les règles, la rétention n'en supprime que la manifestation.

La rétention du flux menstruel n'est donc pas, à proprement parler, une maladie; toutefois elle est un symptôme tellement frappant, elle se rattache si directement à certaines lésions anatomiques, auxquelles elle sert de lien commun par la communauté d'indications qu'elle impose à leur traitement, qu'il est utile de grouper sous ce nom l'histoire de ces diverses lésions [1].

M. Bernutz [2] a été certainement trop loin en rattachant les accidents produits par la rétention du flux menstruel à un nombre plus considérable encore de lésions anatomiques ou d'états morbides que ceux dont je me propose de parler ici. Toutefois l'intérêt qui se rattache, au point de vue pratique, à grouper ces diverses maladies autour de leurs symptômes communs, eu égard soit à la difficulté de diagnostic, soit à l'indication thérapeutique, m'a décidé à reproduire ici l'énumération de ces maladies, telle que cet estimable confrère l'a donnée dans le mémoire remarquable placé en tête de sa *Clinique médicale des maladies des femmes.*

Voici la classification des diverses espèces de rétention menstruelle ou plutôt les diverses maladies qui peuvent être cause de cet accident, d'après M. Bernutz.

1° Imperforation congénitale du canal vulvo-utérin comprenant le défaut de séparation des parties génitales externes, l'imperforation de l'hymen, l'absence ou l'oblitération du vagin, l'imperforation du vagin, l'imperforation du col utérin.

[1] M. Scanzoni décrit la rétention menstruelle à propos de chacun des vices de conformation ou des oblitérations accidentelles qui lui donnent naissance : *Rétrécissements et oblitérations de la matrice. — Atrésies du vagin. — Atrésie labiale et hyménale.* — Ouv. cit., p. 50, p. 415, p. 475.

[2] *Des accidents produits par la rétention du flux menstruel. — Archiv. gén. de méd.*, 1848, et *Clinique médicale sur les maladies des femmes*, t. I, 1er mémoire. Paris, 1860.

2° L'oblitération accidentelle de l'utérus ou du vagin, par suite de cicatrice inodulaire ou par suite de gangrène.

Pour ces deux espèces, dans aucun cas l'excrétion menstruelle normale ne peut s'opérer par les seuls efforts de la nature. Une excrétion par des voies anormales, génito-rectale, tubo-vaginale, peut se faire avec de grands périls.

3° Rétrécissement congénital ou cicatriciel du vagin ou du col utérin (dysménorrhée mécanique). Il peut y avoir amendement naturel, mais pas guérison ; il y a toujours nécessité d'un traitement.

4° Augmentation de volume du col utérin, produisant sur le sang contenu dans la cavité utérine le même effet que le gonflement de la prostate sur l'urine contenue dans la cavité vésicale, et par conséquent des accidents analogues à la dysurie, à la strangurie, à la rétention complète. Cette tuméfaction du col peut être causée accidentellement par la congestion et l'inflammation, plus souvent par l'hypertrophie, les corps fibreux ou le cancer. La dilatation, le traitement des états morbides dont la rétention est symptomatique, quelquefois même une opération peuvent être nécessités pour arriver à la guérison.

5° Obstruction du col par un produit organique, polype ou membrane caduque. Dans le premier cas, l'extirpation de la tumeur est indiquée; dans le cas de dysménorrhée membraneuse, il faut cautériser la muqueuse utérine et en combattre l'inflammation.

6° Flexion et torsion utérines. Pour les uns la rétention et la dysménorrhée ne dépendent dans ce cas que de l'inflammation, du catarrhe ou de quelque autre élément morbide surajouté à la flexion. Pour les autres, le rôle de la flexion est si important que le redressement, même momentané, de l'organe, en favorisant l'évacuation du sang, fait cesser les accidents, comme j'en ai vu des exemples.

7° Contraction spasmodique ou constriction, coarctation, contracture du canal excréteur, qui cède habituellement aux moyens employés pour combattre la dysménorrhée nerveuse et l'hystéralgie.

8° Disposition vicieuse des trompes, leur imperforation, l'occlusion de l'ostium uterinum, l'oblitération de ces deux canaux, qui peuvent amener sinon la rétention menstruelle, du moins les hématocèles.

De toutes ces maladies, il n'y a à proprement parler que les deux premières qui aient droit à être décrites comme produisant la rétention des règles. Les rétrécissements congénitaux et cicatriciels, soit du vagin, soit du col utérin, l'augmentation pathologique de l'organe ou du moins du col, les polypes et la dysménorrhée pseudo-membraneuse ou plutôt membraneuse, les flexions utérines, la contraction spasmodique du canal, enfin l'atrésie congénitale ou accidentelle des trompes, ne sauraient être au même titre et légitimement décrites comme des causes de la rétention menstruelle. Rien ne justifie ces rapprochements forcés qui sont un véritable abus de la synthèse.

La *rétention des menstrues*, comme état morbide, se réduit donc à un groupe de symptômes pathognomoniques des atrésies des voies génitales de la femme, c'est-à-dire des cas dans lesquels un obstacle, soit congénital, soit accidentel, interrompt la liberté des communications et empêche complétement l'issue des règles. Il survient alors des troubles caractéristiques et il en résulte l'indication, commune à tous les cas, de donner issue aux liquides accumulés dans la cavité qui est située au-dessus de l'obstacle. M. Puech [1] a réuni et interprété savamment tous les faits de ce genre dans une excellente monographie, imprimée parmi les mémoires de l'Académie des sciences et lettres de Montpellier, à laquelle je dois faire de nombreux emprunts.

L'*Atrésie* (littéralement absence de trou) ou la disposition anatomique de l'obstacle est sujette à varier. On en distingue trois genres suivant qu'elle siége à la vulve, au vagin ou à l'utérus.

I. *Atrésie vulvaire.* — Les grandes comme les petites lèvres peuvent adhérer entre elles; mais par le fait de leur conformation, leurs adhérences n'amènent jamais la rétention des menstrues; par contre, elles gênent l'expulsion des urines, peuvent faire croire à l'existence d'un calcul et nécessitent une opération en général insignifiante. A part les cas d'adhérence cicatricielle, elles cèdent à des tractions exercées sur l'obstacle.

L'imperforation de l'hymen est la plus fréquente de toutes les atrésies vulvaires. M. Puech en a cité 151 observations. Elle peut être compliquée soit d'un obstacle dans le vagin, comme Ruysch, Schultz, Walth et Burns l'ont vu, soit d'un obstacle sur le col, comme Buttler et M. Picard l'ont observé.

II. Les *atrésies vaginales* proprement dites se partagent en deux classes d'après leur origine; elles sont congénitales ou accidentelles.

Les atrésies vaginales congénitales sont dites *simples* lorsque l'obstacle est unique, *compliquées* lorsqu'il occupe le vagin et le col, *complexes*, lorsque, le vagin étant double, l'un des conduits est obturé. — La première espèce est la plus commune. Elle se subdivise, d'après l'étendue de l'obstacle, en trois variétés. Dans la première on comprend les imperforations membraneuses; dans la seconde, les cas dans lesquels l'obstacle a de 10 à 40 millimètres d'étendue; enfin la dernière réunit ceux qui dépassent cette dernière limite. — La deuxième espèce se distingue de la précédente en ce que l'imperforation du col vient s'y ajouter : elle présente deux variétés, suivant que les deux obstacles sont ou ne sont pas séparés par une cavité. — La troisième espèce est caractérisée par la duplicité du vagin et l'imperforation de l'un des conduits. Cette espèce, la plus rare de toutes, n'a été observée que par Leroy, M. Rokitansky et M. Décès.

[1] *De l'atrésie des voies génitales de la femme*, in-4°, 165 p. Paris, 1864.

Les atrésies vaginales accidentelles comptent 53 faits. Elles peuvent se compliquer, soit de brides multiples, soit encore d'une fistule vésico-vaginale, comme Meerck et M. Puech en ont vu chacun un exemple.

III. Les *atrésies utérines*, quoique les plus rares de toutes, ont été recueillies par M. Puech au nombre de 54. Le col utérin peut présenter un obstacle soit de naissance, soit par accident. Dans le premier cas il est dit imperforé ; dans le second, oblitéré.

Les imperforations sont dites simples lorsque le col est unique, complexes lorsque, l'utérus étant bifide, un des conduits est obturé. On compte 34 faits de la première espèce et 2 seulement de la seconde. Les oblitérations siégent en général à la partie inférieure du col. Sur 21 cas, on ne connaît qu'une exception, celle signalée par M. Mattei qui a noté une oblitération de l'isthme ou de l'orifice interne.

Les atrésies se distinguent, d'après leur origine, en *congénitales* et en *accidentelles*.

Les premières, de beaucoup les plus fréquentes, sont dues, quels qu'en soient le siége et l'étendue, à un arrêt de développement. Parmi les trois zones (vulve, vagin, utérus) dans lesquelles on peut diviser l'appareil génital au point de vue du développement [1], la zone moyenne en a été 197 fois le siége sur 230 observations ; la zone moyenne et la zone interne en ont été simultanément affectées dans 7 cas ; enfin on les a observées 31 fois n'intéressant que la zone interne. Ces malformations guéries ne se transmettent point par hérédité, du moins on n'en connaît pas d'exemples.

Les secondes reconnaissent diverses causes. Au premier rang il faut placer les accouchements longs et laborieux, les suites de couche et de fausse couche, notamment les déchirures, la suppuration et la gangrène : on en connaît 11 cas pour le col et 38 pour le vagin. — On les a observées 4 fois à la suite des caustiques. Si, dans un cas, on y recourut dans un but coupable, pour les autres ce fut dans un but thérapeutique. La connaissance des observations de Williams et de Rigby dans lesquelles on avait fait usage du caustique pour guérir un ulcère du col, doit inspirer aux chirurgiens la plus grande prudence. — D'autres fois on doit accuser l'inflammation aiguë ou chronique du col ou du vagin : tantôt elle est spontanée ou inconnue dans son origine, tantôt elle est provoquée par un excès de coït, par des manœuvres irritantes, par une tumeur ou une flexion de l'utérus. — On peut encore incriminer la syphilis, la diphthérie, la scarlatine, la rougeole, et surtout la petite vérole. Enfin, le choléra (3 observations), la fièvre typhoïde (4 observations), en provoquant la mortification de la muqueuse vaginale ou du col, ont amené le même résultat.

Diagnostic. — Le symptôme dominant des atrésies est la rétention des

[1] Voy. ci-dessus : *Anatomie de l'utérus*, p. 35.

menstrues. Mais cette rétention elle-même s'accompagne de phénomènes de divers ordres : les uns locaux, utérins ou de voisinage ; les autres généraux, symptomatiques ou sympathiques.

Le début, dans les atrésies congénitales, est le plus souvent silencieux; il se confond avec un établissement difficile de menstruation, les accidents se calment dans l'intervalle des mouvements fluxionnaires et peu à peu l'utérus se distend. Le début peut aussi être assez tolérable, dans les atrésies accidentelles, après un accouchement, une opération ou une maladie qui, tout en établissant la cicatrice vicieuse, a éloigné pour quelque temps le flux menstruel : toutefois, même dès le principe, les accidents sont bien plus graves que dans la première espèce. Dans l'un et l'autre cas, voici la marche qu'ils suivent.

A la puberté, si l'atrésie est congénitale, après le rétablissement de la femme, si l'obstacle postérieur à la puberté est dû à une maladie ou à une opération, les malades éprouvent, lors de l'époque menstruelle, une sensation de gêne et de pesanteur dans le bassin. Les reins sont comme brisés, courbaturés, puis ils deviennent le point de départ de douleurs qui vont mourir à l'hypogastre et au fondement. Ces sortes de coliques, après avoir duré de trois à six jours, cessent d'elles-mêmes.

Au retour d'une nouvelle époque, les mêmes phénomènes ont lieu; seulement au fur et à mesure qu'ils se répètent, ils acquièrent une intensité croissante, les douleurs rénales ou lombaires deviennent à la fois plus fréquentes et plus vives, leurs caractères morbides s'accusent davantage ; elles deviennent franchement expulsives et peu à peu se développent des douleurs en tout semblables aux tranchées, aux contractions utérines, provoquées par l'accouchement.

En même temps et, plus ou moins vite, suivant les cas, d'autres symptômes viennent s'ajouter à ceux-ci : la formation d'une tumeur due à la réplétion de la cavité utérine et l'accroissement successif de cette tumeur, dû à la dilatation graduelle de cette cavité par l'accumulation du sang, sont des conséquences inévitables de la rétention des règles, et amènent à leur suite des accidents variés. Ces accidents sont, le plus souvent, en rapport avec la quantité de liquide que renferme la matrice. La tumeur utérine vient-elle à presser sur les nerfs sacro-lombaires, elle détermine des fourmillements désagréables, l'engourdissement et la paresse des membres inférieurs. Comprime-t-elle le rectum, elle engendre la constipation et un ténesme fatigant. Enfin comprime-t-elle la vessie, elle provoque non-seulement le ténesme vésical et la dysurie, mais encore la rétention, l'incontinence, ou le regorgement de l'urine.

Pendant les premiers mois, ce sont là les seuls troubles que l'on constate. Mais l'estomac et le système nerveux ne tardent pas à être affectés sympathiquement. Du côté des voies digestives se manifestent du dégoût, la perte de l'appétit, des nausées et même des vomissements plus ou moins répétés. Du côté du système nerveux à un état singulier d'impatience et d'agacement s'ajoutent un éréthisme résultant des douleurs insupportables qui reviennent presque sans discontinuité, des horripilations, des suffocations, et même de véritables accès de dyspnée. Parfois même le délire survient, il y a des convulsions plus ou moins intenses ; les actes de la malade, échappant à la volonté, tournent à la folie ; il peut se déclarer de la propension au suicide.

En même temps le calme qui sépare chaque période menstruelle devient de plus en plus court, les crises se succèdent presque sans interruption, la santé générale s'altère profondément et la vie des malades n'est plus qu'une longue série de souffrances continues entremêlées d'exacerbations périodiques.

Tel est, à grands traits, le tableau des troubles qui se montrent progressivement. Pour le compléter, il faut exposer les symptômes que l'examen des parties permet de constater, et en même temps ceux qui sont particuliers aux diverses espèces d'atrésie ; car, tandis que les précédents sont communs à toute rétention menstruelle, quelle qu'en soit l'origine, il s'en présente de différents suivant le siége et l'existence de l'obstacle qui la cause.

I. Dans l'imperforation de l'hymen, le doigt et la vue constatent, à l'entrée de la vulve, une tumeur tantôt rouge vif, tantôt violacée, dont le volume varie entre celui d'une châtaigne et celui du poing. Quand l'hymen est fortement distendu, il se peut que les petites lèvres soient effacées. Cette tumeur, d'ordinaire rénitente et insensible, devient tendue et douloureuse au moment de la crise menstruelle. Les efforts, la toux, la pression sur l'hypogastre, en la rendant plus ou moins manifeste, permettent d'apprécier la fluctuation. La forme conique de la tumeur, sa saillie entre les grandes lèvres, sa réduction spontanée, ont fait croire à une descente de matrice. Dubois de le Boë, Mauriceau, Amand, ont signalé des exemples de cette méprise. Dans d'autres cas, on lui a trouvé l'aspect de la poche des eaux, et il s'est rencontré un médecin qui a commis cette singulière confusion.

II. Dans l'atrésie du vagin, lorsque l'imperforation est membraneuse, les résultats fournis par le toucher sont identiques à ceux précédemment signalés. Lorsque l'obstacle est plus étendu, le toucher vaginal ne suffit pas, il faut y joindre le toucher par le rectum. Pour mesurer la dimension en longueur de cet obstacle, on introduit le pouce dans la partie inférieure restante du vagin jusqu'au niveau de l'occlusion ; l'indicateur de la même main est introduit dans le rectum, et poussé de façon à atteindre la limite inférieure de la tumeur produite par la rétention menstruelle. L'intervalle qui sépare les deux doigts donne une idée de l'étendue de l'obstacle ; si le pouce ne suffisait pas, on y substituerait l'index de l'autre main, ou bien une sonde métallique : les résultats de cette sorte d'exploration, quoique moins précis, ne seraient pas sans valeur. Enfin, pour apprécier l'épaisseur des tissus qui séparent la vessie du rectum, on introduira une sonde dans le réservoir urinaire, et on la promènera de dedans en dehors, tandis que l'indicateur placé dans le rectum la suivra dans tout son parcours : le plus ou moins de facilité ou de netteté, avec laquelle le contact de l'instrument sera perçu, donnera la notion de l'intervalle qui le sépare du doigt et par conséquent de l'épaisseur de la tumeur.

III. Dans les atrésies du col utérin, le toucher vaginal montre le col raccourci, effacé, déformé, ne faisant au fond du vagin qu'une saillie insignifiante, et ne présentant d'ouverture en aucun point. Avec le spéculum on complète ces données et l'on constate la coloration des parties. Mais le caractère le plus tranché est celui qui résulte de la distension de l'utérus, de la tumeur formée par cet organe, et de la saillie qu'elle détermine à l'hypogastre.

Tumeur hypogastrique. — La tumeur hypogastrique, plus ou moins volumineuse suivant que les règles se sont plus ou moins répétées et que le sang a été exhalé en quantité plus ou moins considérable, est formée par l'utérus distendu. Limitée en bas par l'obstacle, sur les côtés par la ceinture osseuse du bassin, elle ne peut se développer que vers le haut. Aussi, d'abord contenue dans le pelvis, elle arrive vite à le déborder, puis et progressivement elle s'élève dans la cavité abdominale, elle passe ainsi par tous les volumes, arrive à celui d'une grossesse à terme, et peut même, quoique rarement, aller au delà. La tumeur fait ces progrès par saccades, elle augmente et s'élève à l'époque des règles, diminue et s'abaisse ensuite, mais reste toujours plus volumineuse qu'elle ne l'était auparavant. Sa forme est généralement arrondie, globuleuse, d'autres fois ovoïde, allongée, sa position est ordinairement médiane, mais elle peut être plus ou moins inclinée.

En général, cette tumeur est unique, mais, dans quelques cas, elle est double et même triple. Ces deux ou trois tumeurs tiennent, soit à la division de l'utérus (Nélaton, Décès, Leroy, Rokitansky), soit à la dilatation des trompes par le sang menstruel. Dans ce dernier cas, qui a une grande importance pronostique, la tumeur principale est flanquée, d'un côté ou des deux côtés, d'un renflement ovoïde, mou et roulant sous le doigt.

Au palper, cette tumeur est résistante et pâteuse et donne la sensation d'une ondulation; mais le contre-coup que produit le flot du liquide n'est point net comme dans l'hydropisie ascite. Je relève cette particularité, car deux médecins ont commis cette méprise. C'est ici le cas de combiner la pression abdominale avec le toucher vaginal. A la percussion, la tumeur donne un son mat dans toute son étendue. Quant à l'auscultation, elle fournit d'ordinaire un résultat négatif.

Ce sont là les symptômes les plus habituels; mais parfois d'autres viennent s'y ajouter. A titre de *complications*, nous signalons : 1° les écoulements par les voies génitales; 2° la déviation des règles; 3° l'hystérie; 4° la chlorose; 5° les fistules vagino et utéro-vésicales.

Les écoulements sanguins par les voies génitales sont excessivement rares. Il importe beaucoup de les diagnostiquer d'une manière précise; car, si l'on n'était pas prévenu de leur possibilité, leur existence pourrait faire croire à une conformation normale et à une véritable menstruation. Dans les atrésies simples, ils peuvent paraître irrégulièrement. Dans les atrésies complexes, c'est-à-dire dans les cas où les deux moitiés de l'utérus sont également développées, l'une d'elles retient le sang dans sa cavité, tandis que l'autre laisse échapper tous les mois celui qu'elle a exhalé. Cette circonstance qui obscurcit le diagnostic, pourra être appréciée à sa juste valeur, si l'on s'aide des anamnestiques, et surtout des données fournies par l'exploration directe.

La déviation des règles constitue pour la femme atteinte d'atrésie utérine et de rétention menstruelle, une sorte de bénéfice; car, pendant que la fluxion est ainsi détournée de son but ordinaire, la matrice reste en repos, le sang ne s'y accumule pas et n'en distend pas la cavité: j'ai observé un cas de ce genre.

En ce qui concerne l'hystérie, nous n'avons à signaler que sa rareté qui va à l'encontre de la théorie hippocratique ou galénique. Comme l'a fait ressortir M. Puech, c'est un nouvel argument à ajouter à ceux que M. Briquet a invoqués dans son *Traité de l'hystérie*, contre l'opinion qui fait de l'utérus le siége propre et exclusif de cette dernière maladie.

La chlorose n'est pas non plus souvent observée. Elle méritait d'être signalée; mais, au fond, elle est peu redoutable en ce que, mettant un terme à l'exhalation sanguine, elle enraye le développement de la tumeur hypogastrique et empêche les accidents de grandir.

Les fistules urinaires sont engendrées par la cause même qui a donné lieu aux oblitérations.

Les modes de terminaison constituent pour le diagnostic un dernier élément. Ils sont variés et ont pour origine les troubles que la présence d'un obstacle jette dans la menstruation.

La déviation des règles peut être plus qu'un symptôme; elle peut être encore un mode de terminaison de la rétention. M. Puech a cité l'exemple d'une malade chez laquelle cette déviation a persisté toute la vie.

L'obstacle peut se rompre, soit par éclatement (huit fois); soit par gangrène (quatre fois). En général, le premier mode de rupture s'observe dans les cas où l'obstacle est peu épais, et il se déclare à la suite de violentes coliques.

Les organes contenant le sang menstruel sont dilatés, amincis et finissent même par céder et se rompre. Lorsque l'utérus est le siége de cette rupture, la mort peut en être la conséquence immédiate : on en a observé trois cas. Lorsque c'est le vagin ou la partie inférieure du col, il est possible que le sang menstruel s'écoule par la vessie; tels sont les faits de Fréteau, de Boyer, de Désormeaux.

La dilatation des trompes par le sang menstruel a lieu plus ou moins tôt, suivant les cas. Pour qu'elle se produise, il faut que, sous l'influence des contractions de la matrice, les orifices utérins des trompes aient été forcés, qu'ils restent béants par suite de leur contractilité perdue. La tumeur ainsi formée dans la trompe, surtout dans la moitié externe, peut atteindre des proportions considérables. Le sang ainsi accumulé peut être expulsé, soit en refluant par les *ostia uterina* (2 fois), soit en s'écoulant par le pavillon dans le péritoine (14 fois). — L'expulsion par les orifices utérins réclame l'évacuation préalable de l'utérus; elle n'a été jusqu'à présent observée que par Barnotte et Amussat. — L'écoulement par le pavillon est le plus souvent mortel. Amussat et M. Bernutz sont les seuls qui aient vu les malades en réchapper, grâce à l'enkystement du sang et à son expulsion par le rectum. Quant aux autres faits, la mort est survenue si rapidement, que la péritonite n'a pas eu le temps de se développer. Tels sont les cas de Brodie, de Moore, de M. Paget pour l'imperforation de l'hymen; de Boyer, Décès, de Haen, Locatelli, Maisonneuve (2 observations), Munck, pour les atrésies vaginales; de Hemman et de Pauly pour les atrésies du col.

La consomption elle-même peut survenir et amener la mort; car la dyspepsie, les vomissements répétés, le rapprochement des crises, la continuité des douleurs, usent les meilleures constitutions et conduisent peu à peu au marasme.

Enfin, la ménopause, en faisant cesser l'écoulement ou plutôt la fluxion sanguine, vient quelquefois mettre un terme aux accidents.

En résumé, il n'y a de guérison que lorsque l'obstacle se rompt; il y a tolérance lorsque les règles se dévient, que l'aménorrhée survient ou que la ménopause s'établit : hors de là, il y a mort ou tout au moins menace de mort. Comme rien n'indique laquelle de ces terminaisons surviendra, la conduite la plus sage est de n'en rechercher aucune et de les éviter toutes par une intervention opportune.

Diagnostic différentiel. — Sans avoir, à proprement parler, de signes pathognomoniques, la rétention des menstrues entraîne à sa suite un ensemble de manifestations suffisamment caractéristiques; tels sont : l'absence de tout écoulement, le rapport existant entre le début des accidents et l'époque présumée de la venue des règles, le caractère expulsif des douleurs, leur durée de trois à huit jours et leur retour à un mois environ d'intervalle, leur siége aux lombes, à l'hypogastre et au périnée, et en dernier lieu l'apparition d'une tumeur soit à la vulve, soit et simultanément au-dessus du pubis.

Quand on a recueilli tous ces symptômes, on est en droit de diagnostiquer une atrésie; mais il n'en est pas de même lorsque quelques-uns manquent ou qu'ils ne sont accusés qu'imparfaitement. Ainsi, malgré la présence d'un obstacle, des écoulements sanguins ont pu se faire par la vulve, les troubles menstruels ont pu se réduire à des coliques insignifiantes. On a rencontré des femmes chez lesquelles les douleurs revêtaient, presque dès le début, une forme continue, etc. Ces cas, il est vrai, sont exceptionnels ; mais, quelque restreint qu'en soit le nombre, ils commandent la réserve et imposent l'obligation de ne se prononcer qu'après l'exploration des parties.

La palpation abdominale et le toucher vaginal et rectal, combinés comme je l'ai dit, sont en cette matière les guides les plus sûrs ; ils conduisent à la vérité, pour peu qu'on apporte d'habitude dans la manière de les pratiquer et de discernement dans leur emploi.

Il n'en est pas de même lorsqu'on n'a d'autres guides que les anamnestiques. On trouve alors une foule d'erreurs que rien ne justifie. On trouve la rétention menstruelle par atrésie confondue avec la descente de l'utérus, la sciatique, l'hydropisie ascite, la cystocèle, le polype utérin. Pour le plus grand nombre, c'était une aménorrhée ou bien encore une grossesse. Enfin l'hématocèle, la pelvipéritonite et les tumeurs purulentes du bassin, les kystes de l'ovaire, les kystes hydatiques, les tumeurs fibreuses et le cancer de la matrice, l'hydrométrie, peuvent en imposer et passer pour une rétention.

Pour un esprit superficiel ou peu attentif, la confusion avec l'aménorrhée est de commande. Pourtant cette maladie, même dans sa forme congestive, n'amène pas d'exacerbation périodique et surtout de tumeur à l'hypogastre. Un interrogatoire soigneux et un examen méthodique suffisent pour faire cesser tout embarras et vider la question.

D'autres fois la tuméfaction de l'abdomen n'éloigne l'idée d'une aménorrhée que pour conduire à celle d'une grossesse. A défaut du toucher qui fait percevoir la mollesse du col dans la grossesse commençante, on a, pour établir un diagnostic différentiel, la connaissance des antécédents, le mode de développement de la tumeur, l'état de l'aréole du mamelon, surtout si la personne n'a jamais eu d'enfants, enfin les résultats de l'auscultation négatifs dans la rétention, positifs dans la grossesse.

Ces erreurs ont été commises surtout dans les cas d'atrésie congénitale. Quoique les chances d'erreurs soient encore plus multipliées dans les atrésies accidentelles, les exemples en sont plus rares. Il est juste de reconnaître que les conditions ne sont plus les mêmes : le toucher ne rencontre plus les mêmes obstacles de la part de la malade, et les lumières qu'il fournit suffisent pour dissiper toutes les obscurités.

Il n'y a de difficultés sérieuses qu'à l'égard de l'hydrométrie. Entre les deux maladies il y a un trait commun : l'occlusion du col. Mais, à côté de ce trait, existent des caractères propres et distinctifs. L'hydrométrie est consécutive à l'aménorrhée et a généralement un début lent ; l'hématométrie accidentelle débute brusquement et a été précédée d'une maladie qui a porté sur le col. La marche du développement de la tumeur n'est pas identique : pour la première elle a lieu sans douleur et d'une façon à peu près continue, pour la seconde elle est douloureuse et se produit par saccades mensuelles. Enfin dans l'une il peut y avoir des écoulements sanguinolents; dans l'autre il n'y en a pas.

Pour les diverses tumeurs utérines ou péri-utérines qui pourraient être confondues avec l'utérus distendu par l'accumulation du sang menstruel, on en trouvera les caractères exposés à propos de chacune d'elles de manière à permettre d'en établir facilement le diagnostic différentiel.

Quant à la distinction des atrésies entre elles, suivant leur siége et suivant leur origine ou l'époque de leur production, un examen minutieux permet d'apprécier les caractères différentiels que j'ai déjà signalés en traçant leur histoire.

Traitement. — En parlant des terminaisons possibles de la rétention menstruelle, j'ai dit que l'on connaît un petit nombre de cas dans lesquels une guérison spontanée est survenue par suite de la rupture ou de la gangrène de l'obstacle. Mais, plus souvent désirée qu'obtenue, cette heureuse terminaison n'a été jusqu'à présent observée que dans les cas les plus simples, c'est-à-dire dans ceux où l'épaisseur de l'obstacle était médiocre.

Sur le grand nombre de faits qui ont été recueillis on n'en compte que huit dans lesquels la déchirure ou l'éclatement de la tumeur se soit produit spontanément. L'âge des malades qui ont bénéficié de cette cure naturelle, varie de dix-huit à vingt-deux ans. L'époque est celle d'un paroxysme ; le prélude obligé, une suite de violentes coliques. Le siége de l'obstacle était cinq fois à la vulve [1], deux fois au vagin [2], une fois au col [3].

Dans quatre cas seulement cette heureuse perforation naturelle a été produite par la gangrène de l'obstacle sous l'influence de la pression continue du sang accumulé et des contractions utérines. Dans celui

[1] Wier, *De prestigiis dæmonum*, lib. II, cap. XXXVIII. — Schenck, *Observationes medicæ rariores*. Lugduni, 1643, in-f°, lib. IV, p. 532. — Bartholin, *Centur. V*, obs. XLIII. — Eschenbach, *Obs. med. chir.*, p. 8. — Lafitte, *Revue thérapeutique du Midi*, t. X, p. 44. — Scanzoni, ouv. cit., p. 476 : « Une jeune fille de 19 ans souffrait depuis 2 ans d'accidents dysménorrhéiques assez violents, dont la cause était l'imperforation de l'hymen, lorsque pendant un accès de colique cet organe se déchira tout à coup et laissa s'écouler environ un kilogramme d'un sang fétide et décomposé. Aussitôt après cet accident, qui effraya beaucoup la malade et ses alentours, nous fûmes appelé et nous pûmes nous convaincre de la rupture qui avait eu lieu ; l'hymen pendait en plusieurs lambeaux irréguliers hors de l'entrée du vagin. »

[2] Delisle, *Journal général de médecine*, t. LXVI, p. 94. On peut admettre que le second obstacle siégeait au col. — Kiwisch, dans Scanzoni, ouv. cit., p. 420. L'ouverture était irrégulière et en forme d'entonnoir.

[3] Puech, ouv. cit., obs. XIV, p. 56.

d'Allaire d'Héricy [1], les accidents remontaient à dix-sept mois, la tumeur avait le volume d'un très-petit œuf de poule et l'hymen présentait deux points noirâtres : l'un au centre, l'autre sur le côté. Celui-ci s'ouvrit le premier et donna issue au contenu. Dans celui de M. Demaux [2], l'oblitération du vagin avait été précédée par un accouchement laborieux et des sondes durent être employées pour dilater le méat qui était survenu au centre par l'effet du sphacèle. Enfin dans les deux derniers [3], la gangrène vint compléter l'opération qu'on n'avait pas eu le courage d'achever.

On ne peut donc pas compter sur les efforts de la nature pour amener une terminaison heureuse d'une maladie dont le cours est souvent semé de dangers. Ce n'est pas à dire pour cela qu'on doive opérer toujours et quand même. On se trouve à la fois en présence des dangers réels que l'opération fait courir, des périls plus grands que le progrès de la maladie peut entraîner et de l'abolition de la fonction reproductive qu'elle amène toujours. Ces trois éléments de la question sont évidemment les trois sources principales d'indication ou de contre-indication à l'intervention active de l'art. Il faut encore faire intervenir, dans cette appréciation, les éléments qui sont fournis par l'intensité de la maladie, par son siége, par sa nature. Ainsi, l'ancienneté des accidents, le développement considérable de la tumeur, doivent entrer en sérieuse considération. Plus les organes ont été distendus par le sang menstruel et plus ils ont perdu l'aptitude à revenir sur eux-mêmes, plus aussi la métro-péritonite et l'infection purulente trouvent un champ favorable à leur développement. Quel que soit le volume de la tumeur, si elle est flanquée d'une ou de deux petites tumeurs latérales formées par la distension des trompes, on doit avoir de sérieuses craintes et trembler pour un dénoûment funeste : l'opération, quelque périlleuse qu'elle soit dans ce cas, est le seul moyen de conjurer ce danger trop réel. Au point de vue du siége, l'imperforation de l'hymen, l'obturation membraneuse du vagin et du col peuvent être placées sur une même ligne comme les atrésies les moins dangereuses ; à leur suite et par ordre croissant de gravité se rangent : l'absence partielle du vagin, l'absence complète de cet organe, et enfin l'absence du vagin avec imperforation du col. A un autre point de vue, on peut poser comme un fait général que l'opération est beaucoup plus épineuse et dangereuse pour les atrésies accidentelles que pour les atrésies congénitales.

Du moment qu'il y a indication à opérer, il faut le faire le plus tôt possible, car la rétention en se continuant, la dilatation de l'utérus en augmentant à chaque époque cataméniale, ne font qu'aggraver le danger.

[1] *Gazette médicale de Paris*, 1832, p. 513.

[2] *Gazette des hôpitaux*, 1850, p. 567.

[3] Barth, *Gazette médicale de Strasbourg*, 1844, p. 221 : Guérison spontanée après 4 opérations infructueuses. — Blandin, *Gazette médicale de Paris*, 1846, p. 57 : Opération amenant une fistule de la vessie ; guérison spontanée.

L'opération n'est absolument contre-indiquée que lorsque l'utérus est atrophié et que les règles ne paraissent pas devoir s'établir; mais alors il est évident que, s'il y a atrésie, il n'y a pas rétention menstruelle, et c'est pour cela que nous avons mieux aimé décrire ce genre d'accidents à propos de la rétention elle-même, qu'en traitant des vices de conformation ou des difformités cicatricielles qui peuvent leur donner naissance : il faut donc s'assurer avant toute opération qu'il existe une matrice et que les accidents pour lesquels on va l'entreprendre sont dus à la distension de cet organe et non pas à une autre cause. On s'abstiendra aussi lorsque l'existence de fistules vésicales ou rectales permet aux règles de s'écouler, soit par le méat, soit par l'anus. On n'interviendra que si l'opération présente beaucoup de facilité et si la fistule peu étendue est susceptible de guérison; mais encore ici il n'y a pas à proprement parler de rétention, et voilà pourquoi l'opération n'est pas urgente. L'âge de la malade peut être une contre-indication absolue; il faut tenter chez une femme de vingt ans ce qu'on ne doit pas faire chez une de cinquante; du reste la raison en est non-seulement dans l'absence de l'aptitude reproductive chez cette dernière, mais encore dans l'absence ordinaire de la rétention d'un liquide qui, ne se reproduisant plus, n'a plus besoin qu'on lui crée une issue. Toutefois, s'il convient de s'abstenir lorsque la ménopause s'est établie, ou que la femme ayant dépassé la quarantaine, les accidents menstruels diminuent d'intensité, il faut opérer après cet âge, lorsque les saignées et l'opium restant infructueux, la tumeur suit une marche ascendante; car des femmes ont succombé, dans ces cas, à la rupture naturelle de l'utérus, quoiqu'elles eussent atteint la cinquantaine [1]. Encore une fois, c'est, comme on voit, le fait de la rétention qui domine toujours l'indication.

Hors ces cas il faut pratiquer l'opération et le plus tôt sera le mieux. Quoique Boyer [2], Dupuytren [3], Capuron [4], et plus récemment Cazeaux [5], l'aient condamnée, elle me paraît indiquée dans les limites que je viens de signaler. La distension des trompes par le sang menstruel, tout en étant une source évidente de dangers, n'est pourtant pas, comme je l'ai dit, une contre-indication : d'une part, la perspective d'une mort prochaine, de l'autre les succès obtenus par Amussat, Debrou, Barnotte, autorisent une conduite active. On doit seulement prévenir les parents de cette chance défavorable. La seule contre-indication réelle, c'est l'étendue de l'obstacle ou plutôt l'étendue des destructions, la longueur et l'étroitesse de la cicatrice vulvo-utérine dans les cas d'oblitérations accidentelles, en un mot, les difficultés opératoires insurmontables. Les résultats de ma pratique confirment pleinement sous ce rapport ceux de la statistique et de la discussion précédente.

[1] Duparque, *Traité des ruptures de la matrice*, 1839, p. 13-14.
[2] *Traité des malad. chir.*, t. X, p 447, 4e édit. Paris, 1831.
[3] Cité par Pigné, *Traité de chirurg.* de Chélius, t. II, p. 62.
[4] *Bulletin de l'Acad. de méd.*, 13 sept. 1839.
[5] *Gazette des hôpitaux*, 1861, p. 31.

Le moment le plus opportun pour opérer, si l'atrésie a été reconnue chez l'enfant, c'est, à la puberté, l'époque qui précède les premières règles. Après l'établissement de la menstruation, j'ai dit que ce qu'il y a de mieux, c'est d'opérer le plus tôt possible. Enfin, quel que soit l'âge de la malade, lorsque l'opération est décidée, il faut avoir soin, comme pour toute autre opération sur l'utérus, de ne l'entreprendre que dans la période intercalaire, c'est-à-dire sept à huit jours après la fin de la menstruation; à ce moment la congestion est entièrement dissipée, l'on se trouve le plus loin possible de la fluxion périodique, et par conséquent dans les meilleures conditions pour éviter les chances d'inflammation.

Le traitement essentiellement chirurgical de la rétention menstruelle comprend deux indications capitales : 1° donner issue au sang retenu derrière l'obstacle; 2° maintenir la liberté de cette issue.

On peut créer une voie d'excrétion au sang, de deux manières : indirectement ou directement.

La méthode indirecte, qui consiste à attaquer la tumeur par l'abdomen, la vessie ou le rectum, n'est évidemment admissible que dans le cas d'absence complète du vagin avec impossibilité d'arriver à l'utérus à travers l'espace recto-vésical. De ces trois voies indirectes, l'abdomen, la vessie et le rectum, la meilleure est évidemment le rectum; mais j'avoue qu'elle me paraît plus applicable aux atrésies hyménales ou vaginales inférieures qu'aux atrésies utérines, et dans ce cas il est justement plus facile d'ouvrir directement la tumeur par la vulve. Aussi, bien que cette opération pratiquée pour la première fois sans succès par Antoine Dubois [1], ait été renouvelée de nos jours par M. Scanzoni, et imitée par MM. Oldham, Baker-Brown, Hastings-Hamilton, qui pénètrent du rectum dans la tumeur à l'aide d'un trocart courbe, on ne peut s'empêcher de remarquer qu'on s'expose à percer deux fois la séreuse péritonéale, que, pour prévenir les suites du séjour du sang dans l'utérus ou le vagin, on favorise l'épanchement de ce liquide dans la cavité abdominale, et que, en cas de succès, on n'obtient qu'une fistule utéro ou vagino-rectale, dont il faut bien se contenter, faute de mieux, lorsqu'elle est spontanée, mais dont on ne doit pas envier l'établissement, lorsqu'elle se conquiert au péril de la vie.

La méthode directe, la meilleure et la seule acceptable, consiste à attaquer la tumeur par la vulve et à établir entre l'une et l'autre une communication durable. Elle seule satisfait à toutes les indications, car en parant aux accidents, elle ramène les parties à leur état naturel.

On a essayé de la cautérisation, qui n'a réussi ni à Félix Plater [2], ni à

[1] Voy. Boyer, *Traité des mal. chirurg.*, t. X, p. 447. — Boivin et Dugès, *ouv. cit.*, t. I, p. 272 : Absence congénitale du vagin. Ponction par le rectum. Péritonite mortelle.

[2] *Observationum* lib. III; Basileæ, 1614, in-8°, lib. I, p. 241.

Gaspard Bauhin [1]. Les caustiques en effet ont des inconvénients que ne rachète aucun avantage : le maniement en est difficile, l'action impossible à circonscrire et l'ouverture qu'ils forment ne se fait qu'au prix d'une perte de substance plus ou moins considérable et de la formation consécutive et inévitable d'un tissu cicatriciel.

Au contraire l'incision, le décollement, la déchirure seule ou aidée de la dilatation, sont les moyens de diérèse les plus propres à rétablir sans accident la liberté du passage vulvo-utérin, les incisions ou la ponction suffisant pour les occlusions minces, membraneuses, l'incision, la dissection et la dilatation étant nécessaires pour les oblitérations d'une profondeur considérable. La différence des procédés variant suivant la résistance ou la disposition des obstacles, nous devrons examiner successivement pour chacun d'eux la manière de faire l'opération.

La vessie sera vidée à l'aide d'une sonde en gomme élastique ; on évacuera aussi le rectum par un lavement donné la veille ou le jour même, et au besoin par un purgatif doux. La femme sera couchée sur le dos, au bord du lit, en face d'une fenêtre, le bassin relevé, les cuisses et les jambes fléchies et écartées, la tumeur hypogastrique comprimée pour la faire descendre et la fixer. A moins de contre-indications particulières, on recourra à l'anesthésie ; enfin, dans la plupart de ces opérations, la vessie devra être élevée à l'aide d'une sonde introduite dans sa cavité et le rectum abaissé avec l'indicateur.

I. *Imperforation de l'hymen.* — Il y a une foule de procédés ; mais celui qui paraît mettre à l'abri des accidents nerveux est le suivant, proposé par M. Puech [2].

Après avoir fait bomber l'hymen, on en saisit le centre avec des pinces, tandis que la main droite, armée de ciseaux courbes ou d'un bistouri, emporte un *lambeau circulaire*. On fait alors cesser les pressions à l'hypogastre, on explore les organes génitaux avec l'index, et l'on substitue au doigt une sonde en gomme élastique de moyen calibre, mais suffisamment garnie pour obturer l'ouverture. — Par là on évite que le sang ne jaillisse au loin et ne laisse aux cavités utérine et vaginale toute latitude pour qu'elles reviennent sur elles-mêmes. D'autre part, l'air arrivant plus difficilement, influence d'une manière moins fâcheuse la cavité utérine. — Les suites sont ordinairement des plus simples; mais il ne faut pas oublier que la métro-péritonite peut survenir et occasionner la mort, comme cela s'est vu deux fois sur 135 opérations.

II. *Atrésies du vagin.* — Dans les cas d'imperforations membraneuses, on plonge un trocart ou un bistouri droit à travers l'obstacle et l'on incise en divers sens jusqu'à ce que le doigt puisse commodément passer.

[1] *Theatrum anatomicum*, Paris, 1621, lib. I, cap. XXXIX, p. 133.

[2] Ouv. cit., p. 98.

Pour les atrésies plus étendues on a plusieurs procédés; mais deux seulement méritent d'être discutés.

1° Le procédé suivi par Amussat[1] en 1832 consiste dans une série de *pressions* plus ou moins violentes exercées à l'aide du doigt ou d'un corps mousse et destinées à déprimer la muqueuse vulvaire dans la fossette qui répond à l'entrée du vagin absent. Celle-ci finit par céder et, après plusieurs séances, séparées par des intervalles plus ou moins longs, on arrive à la tumeur: on est alors autorisé à franchir la dernière barrière avec le trocart.

Bien qu'il ait eu des imitateurs, ce procédé est plus séduisant que parfait. On ne peut l'employer ni dans les atrésies accidentelles, ni dans les cas où les parois rectale et vésicale sont séparées par un tissu résistant. Ensuite, ses effets se font attendre : pour arriver à l'utérus, Amussat eut besoin de six séances et de dix jours, et M. Patry [2], de quatre séances et de treize jours. Il y a de plus, après la deuxième séance, un excès de sensibilité qui rend les tentatives ultérieures très-douloureuses. Malgré son vif désir de guérir, l'opérée de Bernutz [3] se découragea après cinq tentatives.

2° Le procédé imaginé par Dupuytren [4], vers 1817, consiste dans l'emploi combiné de l'instrument tranchant et du décollement du tissu cellulaire. Il s'effectue en une seule séance et me paraît préférable au précédent. En voici la description avec les modifications que M. Puech [5] y a apportées.

Après avoir convenablement disposé la femme, on vide la vessie au moyen d'une sonde d'homme que l'on confie à un aide, qui la tient relevée vers le haut. On ne la supprime pendant l'opération que si l'obliquité des parties devait la rendre une cause de gêne. On porte ensuite l'index de la main gauche dans l'intestin aussi loin que possible afin de servir de guide au bistouri et tout à la fois de protecteur pour le rectum. — Après ce temps préliminaire, l'opérateur placé entre les cuisses de la malade pratique une incision tranversale au centre de l'obstacle, ou bien dans la fossette vulvaire, si le vagin manque complétement : lorsque le tissu cellulaire est lâche, il peut décoller avec le doigt, la sonde [6], le manche du bistouri, les parois vésicale et rectale, jusqu'à la tumeur; lorsqu'il est tassé ou trop résistant, le chirurgien dissèque à petits coups, écartant les tissus avec le manche, le doigt, plutôt que de les sectionner, et, lorsqu'il en est besoin, débridant sur les côtés avec un bistouri boutonné. Dans tous les cas, il agira avec lenteur et circonspection, s'ar-

[1] *Gazette médicale de Paris*, 1835, p. 785.

[2] *Gazette des hôpitaux*, 1861, p. 69.

[3] Ouv. cit., t. I, p. 307.

[4] Sabatier. Thèses de Paris, 1818, n. 68, p. 40.

[5] Ouv. cit., p. 106.

[6] Fletcher, *Medico-surgical Unles and Illustrations*. London, 1831, in-4° fig., p. 143. — *Archiv. gén. de méd.*, 1835, t. VII, p. 549.

rêtant de temps en temps pour interroger du doigt et s'assurer à quelle distance il se trouve des organes qu'il faut respecter. Lorsque le canal rétabli admettra largement l'index, lorsqu'une perception plus nette de la fluctuation dénoncera le voisinage de la collection sanguine, on sera autorisé à y plonger un trocart, et la sortie d'un liquide sirupeux, brun, lie de vin, annoncera qu'on est parvenu au but. — On fera alors cesser les pressions sur l'utérus, on laissera couler par la canule une grande partie du liquide, puis, substituant à cet instrument une sonde cannelée, on agrandira l'ouverture par des incisions multiples pratiquées sur les côtés et l'on assurera ainsi le résultat définitif. — On portera ensuite une sonde en gomme élastique dans la cavité utérine, et l'on poussera, par son intermédiaire, mais avec très-peu de force, plusieurs injections d'eau tiède. Ce lavage, pratiqué avec une petite seringue, devra être fait avec beaucoup de précaution. — Le pansement terminé, on éponge les parties, on les essuie, et l'on place l'opérée dans un lit garni d'alèzes, afin de garantir les draps de la souillure des mucosités sanguinolentes qui s'écoulent pendant les premiers jours.

Ce procédé est applicable à tous les cas; seulement, suivant les circonstances, l'action du doigt ou des instruments mousses peut se restreindre de plus en plus et devenir complétement nulle. S'il est logique de distinguer les cas de ce genre (car ce sont les plus graves et ceux qui amènent le plus d'accidents), on ne doit pas, avec M. Verneuil[1], y consacrer un procédé différent. On n'y voit du moins aucune utilité : la conduite de l'opérateur reste la même; les recommandations, les préceptes sont identiques; seulement, pour mener à bien une pareille entreprise, on ne saurait trop allier la prudence à l'habileté.

Accidents de l'opération. — Roonhuysen[2], Benevoli[3], Liston[4], le chirurgien cité par Dieffenbach[5] et Barth[6] ont dû laisser l'opération inachevée : Roonhuysen et le chirurgien cité par Dieffenbach parce qu'ils avaient intéressé le rectum, et les autres faute de hardiesse.

Il m'est aussi arrivé de ne pouvoir pas terminer une opération de ce genre, qui avait été annoncée du reste à la malade comme une exploration plutôt que comme une opération définitive. La fusion devint si intime, à une certaine hauteur, entre la vessie et le rectum, qu'il eût été imprudent, car c'était impossible, de chercher à séparer l'un de l'autre. La rétention menstruelle était déterminée par une occlusion cicatricielle de tout le vagin, consécutive à une suppuration gangréneuse, suite de couches. La femme était forte, très-impressionnée par les consé-

[1] *Rapport à la Société de chirurgie sur l'opération de M. Patry. Gazette des hôpitaux*, 1861, p. 69.

[2] *Observ. med. rariores Gerardi Blasii*, Amstelodami, 1677, in-8°, p. 30.

[3] Cité par Chambon et par Colombat.

[4] *Gaz. des hôpitaux*, 1839, p. 183.

[5] Cité par Verneuil, *Gaz. des hôp.*, 1861, p. 31.

[6] *Gaz. méd. de Strasbourg*, 1844, p. 222.

quences de son infirmité, et menacée des accidents qui accompagnent la rétention. Depuis lors, les accidents se sont calmés peu à peu, et, quoique le molimen menstruel et le travail ovarique se fassent sentir plus ou moins chaque mois, il n'y a pas d'accumulation de sang dans l'utérus, ni de déviation des règles, ni d'autre phénomène pathologique, grâce à l'institution d'un traitement palliatif et à la tolérance progressive de l'organisme.

La vessie a été lésée trois fois : une fois, il y eut guérison ; une autre fois, il survint une fistule vésico-vaginale que Blandin ne put guérir ; enfin une autre fois (de Haen), outre la fistule, la mort survint par l'épanchement du sang menstruel dans le péritoine à travers les trompes.

L'hémorrhagie a rarement de la gravité ; mais elle peut devenir gênante. C'est ce qui a amené Camerarius, M. Voisin, et récemment M. Alph. Guérin à opérer en plusieurs temps. Dans ce cas, pour ne pas perdre le bénéfice des premières incisions, on devra interposer dans le canal déjà creusé un corps étranger, et, au besoin, un corps étranger dilatant.

Les accidents consécutifs qui peuvent surgir sont variés, ce sont : tantôt la métrite, tantôt l'inflammation des trompes, tantôt la péritonite, et même l'infection putride. Sur soixante-six opérations, on compte six cas de mort dus aux trois dernières maladies.

Je suis convaincu que, dans les oblitérations accidentelles consécutives à une gangrène du vagin venue après les couches, la disposition des inflammations à revêtir le caractère gangréneux peut être cause du développement d'accidents mortels, comme elle a été cause des premiers accidents et de la difformité qui ont produit la maladie et motivé l'opération. J'ai perdu une de mes malades de cette manière. Après des difficultés extrêmes, et même une petite déchirure du cul-de-sac péritonéal prérectal, j'étais parvenu dans l'utérus, et les choses marchaient assez bien les premiers jours pour faire espérer le rétablissement, lorsque, concurremment avec une péritonite modérée, que le traitement enrayait, il se manifesta une gangrène des parois du nouveau canal, qui ne céda à aucun tonique, à aucune application ou injection détersive, antiseptique, excitante ou cathérétique, et qui finit, en augmentant naturellement la péritonite, par amener la mort le quinzième jour.

La récidive a été observée 4 fois. Elle est due soit à l'insuffisance de l'opération, soit à l'inflammation des parties, soit à la négligence du pansement. L'étroitesse du canal reconnaît les mêmes causes et a été observée 9 fois.

En résumé, les résultats obtenus par divers opérateurs se distribuent de la manière suivante : Sur 28 cas appartenant aux atrésies congénitales, 2 opérations n'ont pas abouti et 2 ont dû être répétées pour des récidives. Quant au résultat, il y a eu 6 morts, dont 4 dépendant du reflux du sang utérin : élague-t-on ces derniers faits, on a 2 décès pour

24 cas. — Sur 33 cas appartenant aux atrésies accidentelles, 8 opérations n'ont pas abouti et 2 ont dû être répétées pour des récidives. Quant au résultat, il y a eu 6 morts, dont une dépendant du reflux du sang utérin et une autre d'une pleurésie intercurrente : les élague-t-on, il reste 4 décès pour 31 cas, c'est-à-dire une mortalité plus considérable que celle des atrésies congénitales.

III. *Absence du vagin et imperforation du col de l'utérus.* — Dans cette espèce d'atrésie, la difficulté est de dégager le col ; pour y arriver, après avoir creusé le vagin, on isolera le pourtour de cet organe, soit avec le doigt, soit avec un instrument mousse.

Pour éviter la reproduction de l'atrésie utérine que MM. Debrou et Patry ont observée, M. Puech [1], conseille de procéder en deux temps. Dans le premier, on creuserait le vagin ; dans le second, deux mois après, on attaquerait l'utérus. Toutefois on ne se conduirait ainsi que si les accidents n'étaient pas alarmants.

IV. *Atrésies du col de l'utérus.* — On peut se servir, pour attaquer l'obstacle, de divers instruments. On a employé tour à tour le trocart droit ou courbe, le trocart de Fleurant, la sonde à dard de Frère Côme, le pharyngotome, le lithotome de Thomas, l'hystérotome de Flamand, les bistouris droit et boutonné, ordinaires ou spéciaux.

La première fois que j'eus à pratiquer cette opération, il y a près de quinze ans, je fis construire une sonde cannelée, longue de 30 centimètres environ, portée sur un manche de bois marqué d'un signe sur la face répondant à la cannelure, et deux bistouris de la même longueur, l'un pointu, l'autre boutonné, tranchants seulement à leur extrémité dans l'étendue de 2 centimètres, arrondis dans le reste de leur étendue jusqu'au manche. Le col ayant été saisi et fixé à l'aide du spéculum, je le piquai avec le bistouri pointu à l'endroit où se trouvait une dépression et poussai l'instrument dans la direction de l'axe du col à la profondeur de 15 millimètres ; après quoi, j'introduisis la sonde cannelée et je parvins à la faire pénétrer dans la cavité utérine, où je sentis qu'elle se mouvait assez librement pour être sûr qu'elle avait pénétré. Je conduisis alors le bistouri boutonné dans la cannelure de la sonde, et l'ayant dirigé alternativement en avant et en arrière, ainsi que sur les côtés, je fis un débridement multiple de quelques millimètres d'étendue et à la profondeur de 3 centimètres environ, en partant de l'orifice artificiel que je venais de créer. Outre un petit écoulement de sang rouge rutilant, produit par les incisions, quelques gouttes d'un sang noir, épais, visqueux, s'échappèrent, mais ce fut tout ; je n'en fus nullement surpris, vu l'absence de dilatation du corps de la matrice. Aucun accident ne survint ; j'introduisis chaque jour des sondes en caoutchouc d'un calibre

[1] Ouv. cit., p. 118.

croissant, et je laissai bientôt partir la malade. J'ai su depuis que la guérison ne s'est pas démentie.

Depuis lors, on a imaginé une sonde utérine à dard, et divers hystérotomes cachés, à deux lames, analogues à des lithotomes de petite dimension, que j'ai décrits précédemment et qui sont très-propres à être appliqués à cette opération, comme au simple débridement du col dans les cas d'étroitesse de l'orifice.

Généralement l'opération devra donc se pratiquer de la manière suivante : après avoir disposé la femme, on applique un spéculum plein de manière à saisir et à fixer le col ; puis avec un bistouri pointu et étroit convenablement armé, on pique l'endroit où une dépression indique la position primitive ou probable du méat. On a lieu de croire qu'on est arrivé dans la cavité utérine lorsqu'à une sensation de résistance vaincue vient se joindre l'apparition d'une gouttelette de liquide caractéristique, brunâtre, sirupeux. On élargit l'ouverture par de petites incisions faites en divers sens, et l'on donne issue au liquide accumulé quelquefois en quantité considérable. On retire alors le bistouri, le spéculum, et, une fois le liquide en partie écoulé, on porte dans la cavité utérine une sonde en gomme élastique, par l'intermédiaire de laquelle on pousse quelques petites seringuées d'eau tiède. On éponge, on essuie les parties et l'on porte l'opérée dans un lit garni d'alèzes, afin de garantir les draps de la souillure des mucosités sanguinolentes qui s'écoulent pendant les premiers jours. Quand on emploie le trocart, ce qui est moins sûr, on peut se passer du spéculum ; on conduit alors l'instrument sur l'index, la pointe retirée dans la canule, jusqu'au point à traverser, puis on enfonce brusquement le trocart et la canule. On doit faire ensuite des incisions multiples et recourir aux précautions dont il vient d'être parlé.

Les accidents immédiats de l'opération sont nuls. Les accidents consécutifs sont identiques à ceux que j'ai signalés à propos des atrésies du vagin : la péritonite et l'infection purulente ont causé trois fois la mort. La récidive est ici fort à redouter : 7 malades n'ont été guéries qu'après une seconde opération, et chez 2, on dut recourir à une troisième.

En résumé, 41 femmes ont réclamé 52 opérations, sur lesquelles il y a eu 3 morts et 38 guérisons définitives : on a, pour les atrésies congénitales, 25 guérisons et 2 morts, et pour les atrésies accidentelles, 13 guérisons et 1 mort.

Pansement. — Il ne suffit pas d'opérer et de créer une issue à la rétention menstruelle, il faut encore prévenir les accidents et surtout conserver l'orifice artificiel ou le canal nouvellement créé.

Pour prévenir les accidents, il faut régler d'abord la sortie du liquide. Livrée à elle-même, elle est quelquefois trop rapide ; il en résulte des lipothymies, des syncopes, et divers accidents dus à l'absence ou à l'exagération des contractions utérines ; quelquefois elle est trop lente, l'action de l'air sur le rétentum peut l'altérer et provoquer des accidents putrides. Il faut ensuite recourir aux injections dans la cavité utérine, introduire une sonde dans cet organe et y faire par son intermédiaire une lotion à l'eau de mauve tiède. On répétera ces injections deux fois par jour jusqu'au quinzième jour. — Si l'altération du sang, l'entrée de l'air, la suppuration, donnaient naissance à des liquides putrides, on se trouverait probablement bien de lotionner doucement et avec précaution la cavité utérine avec des liquides désinfectants, par exemple avec de l'eau contenant un peu de coaltar saponiné, de l'eau chlorurée, une décoction de quinquina, de légers astringents, etc.

Pour maintenir le canal ou l'orifice artificiel, M. Puech[1] conseille d'y introduire des sondes en gomme élastique garnies de linge à leur tiers supérieur, afin d'éviter qu'elles ne glissent. Quand on a affaire à une atrésie du col, on les fixe avec des bourdonnets de charpie placés dans le vagin et l'on maintient le tout avec un bandage en T.

Dans le cas d'absence partielle ou totale du vagin, on dispose autour de la sonde une série de petits bourdonnets. On peut encore user d'un pessaire Gariel ou d'une vessie en caoutchouc, introduite vide, remplie d'air sur place et fermée avec un fil. Le tout est fixé par un bandage en T.

Après quatre ou cinq jours, ou même plus tôt, on change l'appareil et l'on renouvelle la sonde jusqu'à ce que l'écoulement soit terminé et que les injections ne soient plus nécessaires.

Pour rendre le vagin apte à remplir les fonctions auxquelles il peut être appelé, il faut, une fois la convalescence établie, non-seulement maintenir, mais élargir ce canal, en distendant de plus en plus la vessie de caoutchouc qu'on y placera ou en y introduisant des éponges préparées.

On suspendra le pansement pendant l'époque menstruelle; mais ensuite, avec un spéculum uni, on inspectera le fond du canal, afin de détruire les adhérences si elles venaient à se former. On ne sera sûr du résultat que lorsqu'une membrane rosée, analogue aux muqueuses, tapissera les parois du nouveau canal. Après trois ou quatre mois, on suspend la dilatation, sauf à y revenir s'il y a tendance au rétrécissement.

Dans le cas de succès, les conséquences ultérieures sont des plus favorables. En agissant sur l'état local, en donnant issue au liquide retenu, en enlevant aux crises leur raison d'être, l'opération exerce sur l'économie la plus heureuse influence. On voit la malade revenir à la santé et récupérer en peu de temps les forces et la fraîcheur dont elle était privée. Les règles s'établissent, se répètent à leur époque accoutumée et se produisent sans trouble comme sans douleur. La stérilité disparaît avec la cause qui la produisait et l'on a vu des femmes concevoir peu de temps après l'opération. Quant à l'accouchement, malgré les

[1] Ouv. cit., p. 126.

obstacles qu'il semble devoir rencontrer du côté du vagin, à la suite de la guérison des atrésies étendues de cet organe, M. Puech a démontré, par de nombreux exemples, qu'il était possible sans déchirures.

Mais dans quelles limites faut-il espérer d'obtenir des résultats aussi satisfaisants? Peut-on compter sur la restitution d'un véritable vagin?

Il est à craindre qu'on n'obtienne jamais qu'un résultat médiocre lorsqu'il n'y a de l'utérus à la vulve aucun vestige de muqueuse vaginale, ou qu'il n'en reste qu'une portion insuffisante. Willaume de Metz [1] et Amussat obtinrent un trajet fistuleux plutôt qu'un véritable vagin. A ce point de vue, l'opération est très-utile en permettant l'écoulement des règles et faisant cesser les accidents de la rétention. Mais il ne faut pas espérer que la femme devienne pour cela propre au mariage et surtout à l'accouchement. Quoiqu'il y ait eu, en ce genre, des observations extraordinaires, il ne faut pas oublier que des accidents graves sont toujours à redouter au moment de la parturition, comme dans l'observation, si curieuse d'ailleurs, de M. Debrou [2]; que le produit peut être expulsé à travers le périnée; que la cloison recto-vaginale peut être déchirée; que les douleurs utérines peuvent se ralentir et cesser complétement, etc. Ces accidents sont surtout à craindre et le résultat restera incomplet à la suite des opérations nécessitées par les atrésies accidentelles, lorsqu'un tis suinodulaire cicatriciel remplace le vagin détruit.

S'il reste des portions de vagin, c'est-à-dire de membrane muqueuse, qui puissent se rejoindre, qui permettent à un canal extensible de se rétablir de l'utérus à la vulve, on peut espérer que, malgré les brides, les coarctations partielles et incomplètes qui succéderont à la suppuration inévitable à la suite de l'opération, il y aura dans ce canal des éléments suffisants de distension et une dilatabilité, qui le mettront en état de remplir ses fonctions, quoique d'une manière imparfaite.

La mesure de la curabilité est donc le peu d'étendue du tissu fibreux et surtout du tissu cicatriciel qu'on doit diviser pour établir la continuité entre les cavités utéro-vaginale et vagino-vulvaire. Plus cette étendue se réduira et se rapprochera de l'état d'un simple diaphragme, plus on sera en droit d'espérer. Plus cette étendue sera considérable, plus le tissu sera dur, résistant, rétractile, plus enfin l'oblitération ou plutôt l'absence de vagin sera complète, et plus on devra désespérer de l'issue favorable des tentatives d'opération, surtout au point de vue de la grossesse et de l'accouchement. Il est donc des cas dans lesquels, si l'on ne s'abstient pas d'opérer, dans l'espoir de rétablir une issue aux règles et de prévenir les suites mortelles de la rétention, il faut du moins mettre

[1] *Revue médicale française et étrangère*, 1826, t. III, p. 168.

[2] Coarctation fibreuse de tout le vagin; imperforation du col utérin. Début des accidents à 17 ans. A 19 ans, distension de l'utérus et de la trompe droite. Première opération : établissement du canal du vagin et de l'orifice utérin. Récidive de l'atrésie utérine vers le second mois. Deuxième opération suivie d'un succès complet. Grossesse, accouchement à terme, éclampsie. Application du forceps; enfent mort-né. Péritonite mortelle (*Gazette médicale de Paris*, 1851, p. 32.)

en garde la femme contre les dangers qu'engendreraient les tentatives d'union sexuelle.

Enfin, dans les cas où il n'est pas seulement possible d'entreprendre une opération, il faut se contenter d'un *traitement palliatif*. Ce traitement, exclusivement médical, doit même être institué dans tous les cas, pour conjurer les accidents de la rétention, en attendant que le moment d'opérer soit arrivé.

Il consiste à remplir deux indications que nous retrouvons dans le traitement de quelques autres troubles menstruels, notamment dans la fluxion utérine, dans la déviation des règles, dans la dysménorrhée nerveuse, dans les contractions utérines douloureuses et violentes, dans les menaces de péritonite. Ces deux indications sont les suivantes : révulser, détourner le mouvement fluxionnaire par la saignée, les purgatifs, et les autres révulsifs employés méthodiquement, pour empêcher la distension de l'utérus par les quantités nouvelles de sang qui y affluent chaque mois; éteindre par les opiacés, les narcotiques, les lavements laudanisés, la douleur, les contractions utérines, l'irritabilité de la matrice, de ses annexes et du péritoine.

Des indications secondaires peuvent naître dans les différents cas, suivant les accidents particuliers qui viennent à se développer.

CHAPITRE IV.

De la déviation des règles et de la menstruation supplémentaire.

Par les dénominations diverses de *déviation des règles*, *règles dévoyées*, *hémorrhagies supplémentaires*, *menses per aliena loco*, *per vias insolitas erumpentes*, *menorrhagia erronea*, *menstruatio vicaria*, on entend tout écoulement de sang se faisant à des époques périodiques, par d'autres parties que l'utérus. Ce phénomène anormal se produit tantôt au lieu et place des règles, tantôt en même temps que cet écoulement, qui est alors excessivement diminué. Les deux variétés méritent d'être distinguées par deux noms différents : on dit qu'il y a *déviation des règles*, lorsque, en l'absence de celles-ci, il se fait, à peu près tous les mois, une hémorrhagie plus ou moins abondante par d'autres parties du corps; on dit qu'il y a *règles supplémentaires*, soit dans les mêmes conditions, soit plutôt lorsqu'il existe simultanément un flux insignifiant par la matrice : dans ce dernier cas, l'hémorrhagie anormale se produit à la même époque que celui-ci.

Nous avons consacré quelques pages à la description de cet état morbide, ne fût-ce que pour le relever de l'oubli, ou de l'amoindrissement auquel plusieurs gynécologues modernes semblent l'avoir condamné; si nous n'avons pas cru devoir en parler plus longuement, c'est que les indications thérapeutiques se réduisent à peu près à celles de l'aménorrhée. L'aménorrhée est en effet la seule maladie qui puisse avoir pour conséquence cet état morbide. La rétention menstruelle, qui simule l'aménorrhée en empêchant l'évacuation du liquide sanguin, tant que l'obstacle mécanique qui s'oppose à son issue n'a pas été levé, ne paraît en déterminer que très-rarement la production, par exemple 4 fois sur 258 observations [1]. On comprend qu'il en soit ainsi, en se rappelant que dans l'aménorrhée, ce n'est pas le défaut d'évacuation, mais la cessation du mouvement fluxionnaire vers l'utérus et son changement de direction qui peuvent dévier les règles et engendrer sur quelque autre point du corps, à la suite d'une fluxion insolite et d'une congestion inusitée, l'hémorrhagie à laquelle on a donné le nom de menstruation supplémentaire. Cela est si vrai qu'il y a, pour ainsi dire, des degrés d'intensité dans la crise qui se fait sur un autre organe, quand les règles sont déviées : il n'y a pas toujours hémorrhagie ; il peut y avoir seulement fluxion plus ou moins brusque ou durable vers cet organe, congestion de son tissu, léger épanchement sanguin interstitiel ou ecchymose, enfin production d'un autre flux.

Ce phénomène a attiré l'attention surtout dans les siècles précédents, un peu trop enclins vers le merveilleux. Si l'on s'est montré alors trop souvent crédule, de nos jours on a réagi un peu trop aussi dans le sens opposé. Il fallait faire table rase des faits dépourvus d'authenticité ; mais il ne fallait pas négliger ceux qui présentaient toutes les garanties d'exactitude. Telle est la conduite que je crois conforme à la vraie critique scientifique et que j'ai suivie, après avoir observé moi-même des faits concluants, à l'égard de cette question bien controversée.

Diagnostic. — Il n'est pas, à proprement parler, de point du corps par lequel l'hémorrhagie supplémentaire des règles ne puisse se faire. Les surfaces tégumentaires, les muqueuses et la peau, paraissent être les points vers lesquels les règles se dévient le plus fréquemment. Voici, d'après 200 observations relevées par M. Puech dans divers auteurs et dans les publications périodiques, les diverses régions où elle a été observée :

Cuir chevelu	6
Conduit auditif	6
Yeux, paupières, caroncules lacrymales	10
Épistaxis nasales	18
Joues	3
Alvéoles dentaires	10
Glandes salivaires ou muqueuse buccale	4
Hémoptysie	24
Hématémèse	32
Mamelles	25
Tronc, aisselles, dos, parois de la poitrine	10

[1] Puech, *Acad. des sc.*, séance du 9 déc. 1861.

Ombilic	5
Hématurie	8
Intestins, hémorrhoïdes	10
Mains et doigts	7
Membres inférieurs	13
Siéges multiples	8

On voit que, tout en pouvant se produire presque partout, ces hémorrhagies ont des siéges de prédilection, parmi lesquels il faut signaler la muqueuse de l'estomac, les mamelles, la muqueuse des bronches, la muqueuse nasale. Elles peuvent se manifester jusqu'à la racine des ongles. D'autres fois elles se produisent par des veines variqueuses, par des plaies récentes ou anciennes, ou par des ulcères qui, en dépit des topiques les plus variés, résistent à la cicatrisation. J'en ai vu se faire par le vagin et par la face interne de la vulve.

D'autres fois elles se produisent par plusieurs points différents du corps, soit simultanément, soit séparément et alternativement. Pinel a cité un fait de ce genre. M. Gendrin en a consigné un exemple remarquable que je citerai plus loin.

M. Jacquemier et Lisner ont observé des tumeurs sanguines fluctuantes se développant d'une manière périodique à la surface des cuisses. J ai moi-même observé un fait de ce genre, qui a été publié par M. Puech dans son Mémoire sur les *Atrésies des voies génitales de la femme.*

Quoique l'hémorrhagie se produise périodiquement, le sang n'est pas toujours évacué à chaque menstruation; il peut s'accumuler dans un organe creux et n'être chassé que plus tard. Je connais une vieille fille, chez laquelle, pendant longtemps, l'hémorrhagie supplémentaire se faisait dans l'estomac. Mais le sang restait souvent plusieurs mois sans être rejeté au dehors. Il survenait à chaque époque des phénomènes critiques tout à fait caractéristiques et des altérations profondes des fonctions digestives. Après quelques mois, ces désordres prenaient une intensité plus grande, une petite saignée devenait nécessaire pour faire cesser le spasme et provoquer le vomissement : or, dans les matières vomies se trouvaient diverses couches évidemment superposées, depuis le sang le plus pur, jusqu'aux caillots les plus anciens, les plus denses, ou les plus altérés, dans un état analogue à la putréfaction. Il était difficile de douter que ces divers dépôts ne provinssent de l'accumulation successive d'hémorrhagies antérieures produites à diverses époques, qui probablement correspondaient aux époques menstruelles.

Quant aux causes prédisposantes, générales ou locales, elles sont assez obscures. Les conditions dans lesquelles ces hémorrhagies se produisent varient, pour ainsi dire, d'une femme à l'autre. Mais pourtant, quand on scrute les observations qui en sont des exemples avérés, on y rencontre certains traits communs. Ainsi le plus souvent les femmes qui en sont affectées ont une sensibilité nerveuse excessive, un rien les trouble, les émeut; d'autres sont atteintes d'hystérie depuis plus ou moins longtemps.

L'âge auquel elles surviennent est variable ; mais le plus souvent elles s'observent peu de temps après la puberté, ou bien encore aux approches de la ménopause.

Le plus souvent l'utérus est sain. Mais, parfois, on a trouvé cet organe plus ou moins altéré. Dans les observations qu'il a colligées, M. Puech a trouvé les déviations des règles 11 fois chez des femmes dont les voies génitales étaient closes soit de naissance, soit par accident ; et 42 fois chez des femmes qui avaient un utérus fœtal ou chez lesquelles il y avait absence congénitale de l'utérus : preuve nouvelle de l'importance de l'ovaire comme organe provocateur et dominateur de la fluxion menstruelle.

On les voit arriver généralement à la suite d'une aménorrhée, laquelle est elle-même provoquée par une émotion morale violente ou par une impression vitale très-forte, telle qu'en produit par exemple une immersion intempestive dans l'eau froide. D'autres fois les règles sont seulement retardées ou difficiles, lorsqu'à la suite d'une cause occasionnelle insignifiante, ou même sans cause apparente appréciable, il se produit, à l'époque où la menstruation devait se manifester, un raptus sanguin vers la région ou vers l'organe prédisposé, naturellement ou accidentellement, à ces hémorrhagies.

Par suite, il y a dans cet endroit des signes de fluxion et de congestion, tandis qu'il peut y avoir conjointement une douleur gravative, obtuse, dans les lombes, les aines et le bassin. Il survient dans les parties congestionnées une chaleur insolite, dans tout le corps et dans les membres une lassitude générale. Lorsque ce sont les mamelles, par exemple, qui doivent être le siége de l'hémorrhagie, ces organes augmentent de volume et deviennent douloureux au toucher : les vaisseaux mammaires se gonflent et deviennent plus apparents, les mamelons sont dans un état manifeste de turgescence et le siége d'une chaleur prurigineuse désagréable. Les symptômes se calment au fur et à mesure que l'hémorrhagie se produit avec plus ou moins d'abondance. La durée de l'écoulement est très-variable : elle peut ne pas dépasser une journée ou persister 5 à 6 jours. A sa suite, la malade éprouve un bien-être, un calme qui ne cesse qu'aux approches d'une nouvelle époque. Celle-ci peut être retardée; mais le plus souvent elle se montre avec une régularité parfaite, affectant, en un mot, les allures des règles avec lesquelles elle conserve des rapports intimes et évidents.

Non-seulement on s'est occupé de ces anomalies ou plutôt de ces altérations profondes de la menstruation à toutes les époques, non-seulement on en a fait le sujet de travaux spéciaux [1], mais on a souvent

[1] Stahl, *De mensium viis insolitis*. Halle, 1702.

cherché à en donner une théorie, et l'on en a essayé les explications les plus diverses. Les uns ont cru avec Bordeu, Vigarous, etc., que ce phénomène est produit par un effort, une impulsion de la matrice, en vertu de l'influence active que cet organe exerce sur les autres parties du corps. D'autres l'ont considéré comme indépendant de l'action de l'utérus et en ont fait la conséquence d'un acte de la force médicatrice, qui provoque ce phénomène pour remplacer celui qui manque et auquel l'économie est déjà accoutumée. D'autres, ne se contentant pas de ces hypothèses, ont invoqué, pour expliquer le fait, la théorie des métastases. D'autres enfin, niant toutes ces connexions avec la menstruation, ont vu là des hémorrhagies simplement congestives.

M. Scanzoni [1] a donné ou renouvelé, en la formulant plus complétement, une explication de ce phénomène que nous ne pouvons accepter que partiellement. Ces hémorrhagies, dit-il, siégeant dans des organes indépendants de ceux de la génération, sont toujours occasionnées par une prédisposition résultant d'une anomalie de la structure de ces organes, anomalie qui consiste principalement en une ténuité insolite et une grande fragilité des vaisseaux. Sous l'influence de l'excitation vasculaire générale qui se manifeste à l'époque des règles chez le plus grand nombre des femmes, le sang dont la tension est plus énergique et la circulation accélérée, se fraie une voie à l'extérieur sur les parties où la faiblesse anormale des vaisseaux lui offre moins de résistance. L'hémorrhagie qui en résulte agit sur les organes génitaux à la manière d'une saignée révulsive. Si elle est assez abondante pour faire cesser complétement la congestion utérine, il n'y aura pas d'écoulement sanguin par la matrice ; si au contraire elle est peu copieuse, l'hémorrhagie supplémentaire pourra s'accompagner d'un faible suintement sanguin par les parties sexuelles.

Il y a là deux explications : celle du siége ou de l'élection d'organe de la menstruation supplémentaire, celle de l'influence exercée par cette hémorrhagie anormale sur la menstruation utérine. L'une et l'autre ne renferment qu'une partie de la vérité.

Le lieu de la déviation des règles n'est pas déterminé seulement par la structure de l'organe : une autre cause plus importante motive cette détermination, c'est la disposition, la tendance que l'organe peut avoir à être l'aboutissant de la fluxion déviée et le siége d'une congestion, qui peut s'arrêter à ce degré ou aller jusqu'à l'hémorrhagie. Or cette tendance varie avec l'âge, la constitution, le tempérament, la prédisposition, l'idiosyncrasie du sujet et avec l'état pathologique, les fluxions antérieures, les congestions habituelles, les lésions matérielles de l'organe, et dépend de toutes ces conditions, autant que d'une anomalie de structure. Chez une femme atteinte d'une conjonctivite habituelle ou fréquente, ce sera par la conjonctive que l'hémorrhagie pourra se faire plus

[1] Ouv. cit., p. 277.

facilement; chez une autre disposée aux fluxions vers les organes pulmonaires, ce sera par les ramifications bronchiques, etc. C'est ainsi que les plaies, les ulcères, les exutoires sont notés comme participant à cette disposition.

Quant à l'influence exercée par la menstruation supplémentaire sur la menstruation utérine elle-même, elle est bien variable suivant la date récente ou ancienne de l'aménorrhée, et suivant l'existence ou le défaut de fluxion vers l'utérus. Si l'aménorrhée est récente, si elle vient de se produire par une suppression brusque, nul doute que l'explication de M. Scanzoni ne soit juste; j'ai vu dernièrement une fille qui a eu des hémoptysies dans une circonstance pareille ; on peut alors ramener les règles ou les voir revenir à une des prochaines époques, la fluxion n'est pas assez ancienne sur le poumon pour y avoir des racines, ni la fluxion utérine assez mobilisée pour être déviée sans retour ; mais si l'aménorrhée est ancienne, les conditions sont inverses, non-seulement l'utérus n'est pas congestionné, mais il n'est plus même l'aboutissant de la fluxion ; l'abondance ou la petitesse de l'hémorrhagie supplémentaire seront d'une faible influence sur le défaut ou la présence de l'hémorrhagie utérine. D'autre part, quelque ancienne que soit l'aménorrhée, s'il y a toujours fluxion périodique vers l'utérus, congestion de cet organe, si le trouble de la fonction dépend surtout du défaut d'évacuation, de l'altération dans la manifestation physiologique du troisième élément de cette fonction, l'hémorrhagie menstruelle pourra reparaître à un degré variable en dépit de l'hémorrhagie supplémentaire.

Il semble même que d'autres excrétions peuvent, comme l'évacuation sanguine, être supplémentaires de l'hémorrhagie menstruelle, hypersécrétion de salive, de sueur, d'urine, de mucus intestinal, de flux diarrhéique, de pus sur les ulcères, etc. Ceci nous paraît moins inadmissible qu'à M. Nonat [1], si nous nous rappelons la diarrhée qui précède la menstruation, la leucorrhée qui remplace l'évacuation menstruelle chez beaucoup de chlorotiques et chez certaines femmes atteintes d'aménorrhée.

Quoi qu'il en soit de ces théories, pour porter la question sur son véritable terrain, il faut rechercher si, entre l'ovulation ou la ponte spontanée et les hémorrhagies supplémentaires désignées par le bon sens médical sous le nom de règles déviées, il y a la même relation qu'entre la ponte périodique et l'hémorrhagie utérine concomitante, notamment si l'hémorrhagie, quel qu'en soit le siége, se fait en même temps que la ponte. Ainsi posée, la question a été éclairée par les curieuses recherches de M. Puech [2]. Il résulte d'une autopsie fort intéressante que la formation des corps jaunes, notamment une déchirure récente de la vésicule de

[1] Ouv. cit., p. 587.

[2] *Académie des sciences*. Séance du 13 avril 1863.

Graaf, peut coïncider avec chaque hémorrhagie supplémentaire; de plus la fécondité des malades atteintes de déviation menstruelle n'est pas douteuse. On cite des faits authentiques dans lesquels la grossesse a été observée.

Ces preuves directes et authentiques de l'analogie que l'on doit établir entre les hémorrhagies supplémentaires et les hémorrhagies utérines périodiques dans leur rapport avec l'ovulation, m'ont paru trop remarquables pour ne pas être reproduites.

Voici d'abord l'observation qui montre la coïncidence entre la déchirure récente d'une vésicule de Graaf, et une hémorrhagie supplémentaire de la menstruation.

Observation. — *A 16 ans établissement de la menstruation qui se supprime et est remplacée au bout de 4 mois par des épistaxis périodiques. — Accidents de gastro-entéralgie. — Quatre jours avant la mort écoulement de sang par les voies génitales. — Péritonite suraiguë.*

Ecchymoses de la muqueuse intestinale et vésicale ; érosions multiples de la muqueuse de l'intestin grêle, du côlon descendant et du rectum. — Perforation de l'appendice vermiforme et de l'intestin grêle. — Vésicule de Graaf fraîchement déchirée ; corps jaunes et cicatrices dans l'un et l'autre ovaire.

Élisabeth P.., âgée de 19 ans et demi, native de Toulon, est depuis son enfance à l'hospice de la Charité. Elle est chétive, d'une constitution frêle et d'une sensibilité excessive. Réglée à 16 ans, elle l'a été très-peu de temps normalement; au bout de 4 mois au plus, les menstrues ont disparu pour faire place à des épistaxis qui reviennent à peu près tous les mois et durent avec des interruptions fréquentes de 3 à 5 jours. Il est bon de remarquer que, lorsque la perte de sang est peu considérable, les maux de tête sont plus fréquents et plus tenaces. On n'attacha pas grande importance à ces épistaxis, on s'occupa exclusivement à relever la constitution par les ferrugineux, le quinquina, aidés par une alimentation tonique, mais on n'y parvint qu'incomplétement. Cette fille resta toujours souffreteuse, une cause insignifiante, un rien déterminaient chez elle une indisposition, parfois même de véritables maladies pour lesquelles un séjour à l'hôpital devenait nécessaire.

Un mois environ avant sa mort, elle accusa des douleurs vagues dans le ventre, des troubles intestinaux à caractère nerveux, pour lesquels je crus devoir prescrire le sous-nitrate de bismuth. Elle semblait aller mieux, elle avait même eu le 28 octobre 1857 un léger écoulement de sang par les voies génitales, phénomène qui ne s'était pas présenté depuis plus de 3 ans et qui faisait espérer son rétablissement, lorsque deux jours après elle fut prise d'une diarrhée très-abondante. Le lendemain, les traits étaient profondément altérés, le ventre tendu, ballonné, surtout à l'hypogastre ; il y avait eu quelques vomissements bilieux. C'était une péritonite suraiguë qui emporta la malade en 36 heures.

L'autopsie fut pratiquée 28 heures après. Le cerveau ne fut point examiné; la poitrine fut trouvée saine.

La rate, le foie et les ganglions qui avoisinent le pancréas sont le siége d'une coloration mélanique très-prononcée ; la muqueuse vésicale présente à noter plusieurs ecchymoses noirâtres.

L'estomac est sain ; il y a pourtant quelques taches mélaniques.

La muqueuse de l'intestin grêle offre, avec de légères ecchymoses, de petites érosions qui sont d'autant plus rapprochées les unes des autres et d'autant plus multipliées qu'on arrive plus près du cœcum. A 6 centimètres de la valvule iléo-cœcale on trouve une large perte de substance. Comme l'anse qui la présente est contenue dans le petit bassin, la péritonite s'y est localisée, et c'est là seulement que l'on trouve des matières fécales; ces matières sont noirâtres et rappellent les selles des individus affectés de mélæna.

L'appendice vermiforme présente, lui aussi, une petite perforation en partie obturée par de fausses membranes; il est probable qu'elles se sont produites sous l'influence d'une cause identique à la précédente; elle paraît de date un peu plus ancienne.

Le gros intestin, sain dans sa moitié droite, est altéré dans sa moitié gauche; le côlon descendant, l'S iliaque et surtout le rectum sont couverts de petites érosions en tout analogues à celles notées dans l'intestin grêle. La muqueuse rectale en est en quelque sorte criblée; elles ne cessent complétement qu'au niveau du sphincter supérieur de l'anus.

Organes génitaux. — L'hymen est intact et le vagin présente une série de plis transversaux très-marqués.

L'utérus est médiocrement développé; sa longueur totale est de 55 millimètres; le col anatomique en a 27; la saillie du col chirurgical est en avant de 3 millimètres et de 6 en arrière; le tissu en est mou et dépressible. Le méat utérin parfaitement circulaire laisse échapper un mucus glaireux sanguinolent. La muqueuse utérine est rouge, ramollie et légèrement injectée.

Les trompes, qui ont de 10 à 12 centimètres de longueur, sont finement injectées et contiennent un mucus sanguinolent.

Entre la trompe et l'ovaire du côté gauche il y a du sang concrété et fixé sur le ligament large par un exsudat fibrineux; enfin sur ce même ovaire il existe en avant et en dedans une vésicule fraîchement rompue, à parois richement vascularisées. Aux alentours, il y a deux vésicules intactes et de nombreuses cicatrices. Sur l'autre ovaire, on constate, outre des vésicules en voie de développement, des cicatrices et deux corps jaunes; l'un est très-apparent et l'autre presque effacé.

Quoique cette observation soit jusqu'à présent unique, on peut admettre avec quelque probabilité qu'il en est ainsi pour la plupart des cas. Aux raisons théoriques données précédemment nous pouvons ajouter l'exemple des cas dans lesquels la grossesse est survenue. Pour ne pas trop étendre ce travail, je me contenterai de résumer ces nouveaux faits.

Dans le journal de médecine de Montpellier [1], il est parlé d'une femme qui avait une déviation des règles par une fistule établie au côté droit de la poitrine : une grossesse fait cesser cet écoulement, et après l'accouchement le sang se dirige vers les voies urinaires.

Pauli (de Landau) [2] a vu une fille de 17 ans, chez laquelle les menstrues furent remplacées pendant 18 mois par un saignement de nez. Elle devint mère, la menstruation reparut avec régularité.

Une femme de 30 ans, d'une constitution délicate, mariée depuis 5 ans sans avoir d'enfants, fut régulièrement menstruée jusqu'à l'âge de 26 ans. A cette époque les règles se supprimèrent et la femme se crut enceinte. Quelques semaines après, il se forma dans l'hypocondre gauche une

[1] *Journ. de méd. de Montpellier*, 2e série, t. V, p. 212.

[2] *Gazette médicale*, 1839, p. 636.

tumeur qui suppura, s'ouvrit et se convertit en un large ulcère de 6 pouces carrés, d'où s'écoulait régulièrement toutes les trois ou quatre semaines une certaine quantité de sang remplaçant les menstrues supprimées. Des emménagogues à l'intérieur, des applications de sangsues aux parties, furent employés pendant des années sans succès. La femme devint ensuite enceinte ; la grossesse se passa heureusement, l'écoulement de sang par l'ulcère cessa, la plaie se cicatrisa et tout se passa pour le mieux. Huit semaines après les couches, la menstruation a repris son cours par les voies naturelles et est depuis 5 ans régulière [1].

Dans les faits dont il nous reste à parler, la grossesse est survenue dans des conditions identiques, mais elle n'a pas été suivie d'aussi heureux résultats. La grossesse et l'allaitement ont fait, il est vrai, suspendre la déviation, mais cette suspension n'a été que momentanée et l'hémorrhagie supplémentaire a reparu après l'accouchement, ou même après l'allaitement lorsque la femme a nourri.

Catherine Vincent, réglée à 9 ans, avait ses règles tous les mois et pendant 8 jours. Elle était hystérique et lorsqu'elle avait du chagrin les menstrues étaient accompagnées d'un suintement séro-sanguinolent, et souvent de sang pur par le mamelon et l'aisselle gauche. Devenue enceinte, elle accoucha à 7 mois. Lorsque les règles se rétablirent, la déviation se rétablit aussi et outre les points indiqués elle eut lieu encore par la peau du flanc gauche, par le dos, par l'épigastre, par la cuisse gauche, etc. [2].

Une femme grêle, d'une faible constitution, eut après un premier accouchement une suppression pendant 4 mois ; puis ses règles furent peu abondantes pendant 5 ou 6 mois. Alors, au moment de ses règles, elle eut un vomissement de sang considérable, qui se reproduisit aux époques suivantes. Dans ces conditions elle devint enceinte ; après l'accouchement il y eut une épistaxis périodique, puis une hématémèse [3].

Une femme, qui n'avait jamais été réglée que par des vomissements de sang, devint grosse ; elle accoucha heureusement et nourrit son enfant pendant quelques mois. Ayant été obligée d'interrompre l'allaitement, elle vit reparaître les vomissements de sang. A la suite elle devint hydropique et mourut au bout de 6 mois [4].

Une femme de 31 ans, frappée d'une grande frayeur au moment de l'écoulement menstruel, eut une suppression. A l'époque suivante, la menstruation fut presque nulle, et il y eut une expectoration sanguine qui cessa d'elle-même au bout de 4 jours. Depuis ce temps elle eut ré-

[1] *Gazette médicale*, 1843, p. 532. — Observ. du docteur Schwabe de Weimar.

[2] *Bulletin de la Société royale de médecine*. — Observ. du docteur Bonfils.

[3] Gendrin, *Traité philosophique de médecine pratique*, t. II, p. 65.

[4] *Journal de médecine*, 1757, t. VII, p. 384. — Observ. de Henry, chirurgien à Auxerre.

gulièrement à chaque mois une évacuation sanguine plus ou moins abondante par les voies pulmonaires. Pendant ses grossesses, les règles et l'hémoptysie cessaient. Après l'accouchement et même pendant la lactation, l'hémoptysie revenait. La santé de cette femme n'a été nullement altérée [1].

Brierre de Boismont cite une femme qui eut pendant toute sa vie une déviation menstruelle, malgré un accouchement heureux.

Molinetti [2] a connu à Venise la femme d'un tailleur, d'une grande beauté, qui, jusqu'à cinquante ans, a eu des vomissements de sang tous les mois en guise de règles : cela ne l'a pas empêchée d'avoir plusieurs enfants.

Ainsi, hors les cas d'atrésie ou d'altération profonde de l'utérus, la déviation des règles n'implique pas la stérilité ; à moins de désordres graves dans l'économie, l'ovulation continue à s'effectuer, *et la rupture de la vésicule de Graaf coïncide avec l'époque de la déviation*. La grossesse est donc possible et a été observée : elle suspend la déviation, sauf à la voir reparaître soit après les couches, soit à la cessation de l'allaitement.

La déviation des règles tient donc en définitive au transport de la fluxion sanguine détournée de l'utérus par une cause quelconque sur un autre organe anatomiquement, physiologiquement ou pathologiquement disposé à devenir l'aboutissant, le *pars recipiens* de cette fluxion. Le retour et la périodicité du phénomène tiennent aux mêmes causes d'habitude vitale qui entretenaient la périodicité de la fluxion utérine avec son type normal.

Je crois inutile d'insister davantage sur cette sorte d'habitude morbide qui se substitue à une habitude physiologique. Mais j'ajouterai en terminant que les conditions dans lesquelles se produisent les règles supplémentaires, leur ténacité et leur périodicité empêchent qu'on ne les confonde avec des phénomènes d'un autre ordre. On voit bien quelquefois se manifester des hémorrhagies par différents organes d'une manière supplémentaire, mais on ne les trouve pas, comme ici, en connexion intime avec la menstruation, c'est-à-dire avec le retour périodique de l'ovulation, de l'érection utéro-ovarienne et de la ponte spontanée. Elles tirent de cette particularité leurs signes pathognomoniques.

Traitement. — Quoique compatible avec la santé et pouvant durer de la puberté jusqu'à l'âge critique, la déviation menstruelle est un acte pathologique : c'est même un état grave, puisqu'il a plusieurs fois causé la mort.

Ainsi, de ce que ce phénomène se concilie parfois très-bien avec la santé, il ne s'ensuit pas qu'il soit physiologique comme l'ont écrit cer-

[1] Hoffmann, t. II, p. 207.

[2] Cité par S.-G. Berger, *Physiologie*, chap. XX, p. 252.

tains auteurs; c'est plus qu'un trouble fonctionnel, c'est un état essentiellement morbide. On a beau objecter que c'est là un effort bienfaisant de la nature médicatrice; il n'en est pas moins vrai que l'hémorrhagie s'accomplit par des organes dont la structure n'est pas physiologiquement appropriée à sa production, et qu'elle est provoquée et entretenue par un état morbide particulier. L'économie s'habitue, il est vrai, à un pareil état, et il peut y avoir pour lui tolérance, mais il est hors de doute que la santé ne redevienne parfaite que lorsque l'hémorrhagie supplémentaire a disparu pour faire place à l'hémorrhagie utérine.

Le pronostic varie sans doute suivant plusieurs circonstances se rattachant à la production des hémorrhagies, à leur siége, etc. Celles-ci sont-elles purement accidentelles, elles peuvent cesser d'elles-mêmes ou sous l'influence d'un traitement rationnel; se rattachent-elles à des lésions profondes, à des altérations organiques de l'estomac, à la tuberculisation pulmonaire, elles sont opiniâtres et graves. Mais en somme ce pronostic est celui des hémorrhagies en général: il n'est grave que par la perte exagérée de sang qu'elles peuvent entraîner et l'anémie qui peut en être la suite; il n'est grave encore que lorsque les femmes, antérieurement débilitées, le deviennent davantage par la prolongation et l'abondance de cette perte. On a vu, ai-je dit, la mort en être la suite, et l'un des plus curieux exemples de cette terminaison est celui qu'a publié le docteur Fricker de Horb [1], dans lequel une troisième attaque d'épistaxis nasale supplémentaire fut suivie d'accidents mortels. Il va sans dire que lorsque les hémorrhagies se produisent sur des organes importants, la gravité s'en accroît.

Enfin, considérées en elles-mêmes et indépendamment des organes sur lesquels elles se sont localisées, les hémorrhagies supplémentaires ne laissent pas que d'être un fâcheux accident. Excepté dans les cas d'atrésie où elles procurent un bénéfice réel en ce que l'utérus n'est point distendu, elles constituent pour la femme un inconvénient majeur; elles indiquent toujours une débilitation de l'économie; elles sont extrêmement rebelles à la thérapeutique; elles récidivent avec une facilité extrême, et, comme elles peuvent changer de siége ou menacer un organe important, elles doivent préoccuper sérieusement le médecin. On a vu des cas où, malgré le traitement le mieux approprié, elles avaient persisté pendant toute la durée de la vie menstruelle. De Mynck et Kluyskens [2] ont observé un cas dans lequel l'hémorrhagie supplémentaire, établie à 40 ans à la mamelle, se termina à 58 ans par un cancer qui occupa le même siége.

Le traitement s'adresse : 1° à l'aménorrhée, que l'on traite par les moyens décrits précédemment; 2° à l'hémorrhagie supplémentaire dont

[1] *Medicin. Correspondenz-Blatt*, 1844, p. 510.
[2] *Gaz. méd. de Paris*, 1844, p. 595.

l'abondance, le siége, etc., peuvent présenter, outre l'indication des hémostatiques, celle de divers moyens variant suivant la spécialité des cas. Rien ne paraît plus simple que ces indications, et pourtant, quelque soin qu'on mette à les remplir, rien n'est moins sûr comme résultat.

Le traitement de l'aménorrhée consiste ici surtout à fortifier la constitution des malades et à appeler vers l'utérus le molimen hémorrhagique qui se fait sur tel ou tel organe.

Pour remplir la première indication, on fera appel aux moyens hygiéniques et aux moyens médicamenteux les plus puissants. En même temps que les vins généreux et une alimentation saine et nutritive, on recommandera l'exercice, l'exercice par-dessus tout, en commençant par la promenade en voiture, si la malade est trop faible pour aller d'abord à pied. On conseillera en même temps les reconstituants, au premier rang desquels il faut citer le quinquina et le fer.

Pour remplir la seconde indication, pour déterminer vers l'utérus un mouvement fluxionnaire suffisant et propre à détourner le flux anormal, on recourra aux topiques irritants, aux bains de siége légèrement sinapisés, aux ventouses sèches ou scarifiées, aux sangsues à la partie interne et supérieure des cuisses, ou bien à l'application d'une ou deux sangsues sur le col, ou mieux d'une ventouse sèche qui n'entraîne pas une perte de sang, ou même, au besoin, de la ventouse sèche intra-utérine de M. Simpson. On choisira pour ce traitement le moment qui précède les règles, c'est-à-dire, un ou deux jours avant leur apparition. On doit en prolonger l'action pendant toute leur durée, et persister jusqu'à la disparition complète des phénomènes de fluxion anormale.

Quant aux moyens à employer contre les hémorrhagies supplémentaires et à appliquer aux organes par lesquels elles se produisent, ils ont une moindre importance, à moins que, par leur intensité, ces pertes de sang ne menacent la vie. Dans ce cas, on recourra aux hémostatiques les plus puissants et à tous les moyens qui rentrent dans le traitement général des hémorrhagies.

CHAPITRE V

De la dysménorrhée.

Nous ne voyons aucun avantage à détourner ce mot de son acception et à borner avec Becquerel sa signification à celle de *menstruation douloureuse.* La dysménorrhée, d'après son étymologie, est une *menstruation difficile.* L'existence de cette maladie comporte à la fois lenteur et difficulté de l'excrétion cataméniale; irrégularité dans la marche de la menstruation; douleurs, souvent très-violentes, précédant habituellement le flux sanguin, l'accompagnant quelquefois; évacuation menstruelle nulle dans certains cas, insuffisante dans d'autres, pouvant éteindre les douleurs dès son apparition, mais pouvant se faire aussi sans que les douleurs cessent, et acquérant parfois une intensité qui détermine de véritables métrorrhagies.

Diagnostic. — Aran[1] a tracé un tableau fort exact de la dysménorrhée et des caractères distinctifs de cet état pathologique. « Les règles, dit-il, peuvent se retarder chez un grand nombre de femmes, sans qu'il y ait lieu de s'en préoccuper beaucoup. Le trouble de leur santé générale, ou les phénomènes anormaux qui se montrent vers l'appareil génital, peuvent seuls fixer l'attention sur ce qui ne serait, en d'autres circonstances, qu'une simple anomalie de la menstruation. Chez les chlorotiques, chez les femmes en proie à une maladie grave débilitante, les règles se retardent chaque fois pour arriver peu à peu à ne plus revenir du tout ou à revenir seulement à des intervalles plus ou moins irréguliers; si rien ne traduit un effort de l'organisme pour les rétablir, la chlorose, l'état pathologique débilitant doivent seuls préoccuper le médecin; le retard des règles perd toute son importance, ce n'est qu'un cri d'alarme, un signal de détresse de l'économie.

« Mais les règles peuvent se retarder au milieu de symptômes qui traduisent un effort des plus énergiques pour les établir; chaque jour de retard annonce un effort nouveau, une lutte de plus en plus laborieuse. Assez souvent ces accidents ne diffèrent pas beaucoup de ceux qui coïncident avec la suppression brusque ou prolongée des règles; mais, limités à l'appareil génital ou du moins portant principalement sur cet appareil, ils ont reçu avec raison le nom de *dysménorrhée*. Les accidents dysménorrhéiques, sans être complétement semblables à eux-mêmes dans tous les cas, ont cependant un fond commun : c'est la lenteur, la difficulté avec laquelle s'établit chaque fois l'écoulement menstruel, c'est l'irrégularité de sa marche; c'est la présence, pendant plusieurs heures ou plusieurs jours avant son apparition, de douleurs vers le système utérin d'abord, et souvent en même temps vers d'autres appareils de l'organisme, douleurs qui augmentent incessamment jusqu'à ce que le flux sanguin paraisse. »

On comprend que la dysménorrhée doit s'observer surtout chez des filles, ou chez des femmes qui n'ont jamais été enceintes.

Il ne suffit pas d'avoir reconnu aux signes précédents l'existence d'une dysménorrhée, il importe surtout de distinguer la dysménorrhée symptomatique de la dysménorrhée idiopathique.

La dysménorrhée peut être *symptomatique* d'une simple névralgie, notamment d'une névralgie lombo-sacrée. Elle peut l'être aussi d'une lésion organique dépendant d'une altération nutritive de la vie locale, corps fibreux, polype, hypertrophie, ou de la localisation d'une affection

[1] Ouv. cit., p. 300.

diathésique telle que le cancer; mais ces lésions sont compliquées de ménorrhagie et de métrorrhagie plus souvent que de dysménorrhée. Elle peut l'être même de la formation d'un caillot dans la cavité utérine; mais cette formation suppose elle-même d'autres lésions, telles qu'une coarctation de l'orifice cervical ou une dilatation du corps de la matrice. Elle est fréquemment symptomatique de la congestion utérine, de l'inflammation utérine aiguë ou chronique, de l'inflammation des annexes, etc. Plus souvent encore elle est symptomatique de l'antéflexion ou de la rétroflexion, et surtout de la torsion et de l'étroitesse du canal cervico-utérin, que l'étroitesse soit congénitale ou accidentelle, qu'elle provienne d'une simple contracture (ce qui peut rentrer à vrai dire dans la catégorie des dysménorrhées idiopathiques) ou bien d'un rétrécissement organique survenu naturellement ou produit à la suite d'accidents divers, déchirures, cautérisations, formation de tissu cicatriciel, etc.

La dysménorrhée *idiopathique* ne se rattache à aucune cause étrangère à la menstruation elle-même. C'est une irrégularité fonctionnelle, portant sur un ou plusieurs des trois éléments (fluxion, congestion, évacuation) de l'acte cataménial, et provenant d'une altération de la santé et plus souvent de la vie locale de l'organe, dont la nature peut varier, ce qui permet d'établir des différences dans la cause essentielle de la dysménorrhée et par conséquent dans les indications du traitement.

Eu égard à cette nature, tous les médecins reconnaissent une dysménorrhée nerveuse, spasmodique, hystériforme et une dysménorrhée sanguine, congestive, vasculaire. La première tient à un état de douleur, de spasme ou de névralgie, ce qui lui a valu le nom d'hystéralgie cataméniale; la seconde tient principalement à une congestion de l'organe. La première consiste surtout en un trouble dans la manière dont la fluxion s'opère vers l'organe ou dans celle dont l'utérus se prête à l'évacuation du liquide; la seconde, dans un excès de la congestion ou une altération dans la manière dont elle se produit, soit qu'elle se borne à l'utérus, soit qu'elle s'étende aux trompes, aux ovaires et se vicie dans sa réalisation ou son mode de terminaison jusqu'à produire des foyers hémorrhagiques dans la trompe ou dans l'ovaire, et même l'hématocèle. Enfin la première, selon la remarque d'Aran, ne peut être localisée exclusivement dans l'utérus, mais réside plutôt dans une altération de l'innervation pelvienne ou génitale, et coïncide avec un tempérament nerveux, des dispositions à l'hystéricisme, etc.; la seconde est au contraire localisée dans l'utérus habituellement tuméfié et très-sensible au toucher, et peut exister simultanément ou primitivement dans l'ovaire, surtout le gauche, que l'on trouve quelquefois volumineux et douloureux à la pression.

A ces deux espèces de dysménorrhée idiopathique, Aran en ajoute deux autres espèces qui nous paraissent devoir en être séparées pour être rattachées aux dysménorrhées symptomatiques. Ce sont celles qu'il appelle mécanique et membraneuse. La dysménorrhée mécanique est évidemment due à une simple contracture et rentre dans la dysménorrhée nerveuse, ou elle est symptomatique d'un rétrécissement du col, et doit être décrite séparément comme un accident caractéristique de ces vices de conformation ou de ces altérations organiques qui occasionnent la rétention partielle du flux menstruel. La dysménorrhée membraneuse est attribuée à l'exfoliation de la muqueuse utérine ; mais cette exfoliation elle-même suppose une maladie de l'organe, et si elle engendre des accidents dysménorrhéiques, elle est encore plus caractérisée par la ménorrhagie qui l'accompagne toujours.

Aussi nous en tiendrons-nous, pour la dysménorrhée idiopathique proprement dite, aux deux espèces admises précédemment, la dysménorrhée nerveuse et la dysménorrhée congestive, réservant pour une description spéciale la dysménorrhée mécanique et la dysménorrhée membraneuse, qui sont l'une et l'autre, à vrai dire, des dysménorrhées symptomatiques, mais symptomatiques de maladies spéciales à l'utérus et tellement liées aux accidents dyménorrhéiques, qu'elles ne m'ont pas semblé pouvoir en être séparées.

§ 1. — DYSMÉNORRHÉE IDIOPATHIQUE.

Diagnostic différentiel. — La *dysménorrhée nerveuse* est caractérisée par des troubles généraux et locaux de l'innervation.

La douleur, le spasme, la névralgie développés dans l'utérus, dans le système utérin, dans les organes voisins, ou même dans tout le système à l'occasion de la menstruation, peuvent également jouer le rôle de cause essentielle de la maladie soit séparément, soit successivement, soit simultanément. Ces états morbides peuvent être eux-mêmes sous la dépendance d'affections générales ou diathésiques diverses. Quoi qu'il en soit, un de ces éléments, douleur, spasme, névralgie, peut caractériser plus spécialement cette sorte de dysménorrhée.

D'autre part ces éléments peuvent se manifester dès le moment de la fluxion utérine, ou dans la période de congestion de l'organe, ou à l'instant même assigné par la nature à l'évacuation du sang qu'ils rendent impossible ou difficile. Il en résulte qu'on les voit apparaître ou du moins atteindre leur plus haute expression à diverses époques de la menstruation. Tantôt c'est plusieurs jours avant l'apparition des règles que les femmes éprouvent des changements dans leur caractère, une tendance à la mélancolie, une aspiration à la solitude, des malaises indéfinissables, des dyspepsies, des céphalalgies accompagnées de photophobie, de points douloureux, de clous hystériques, de douleurs violentes aux lombes, à l'hypogastre, aux aines, aux cuisses, au sacrum, qui dépassent en intensité tous les symptômes analogues éprouvés par un grand nombre de femmes bien portantes à un degré moindre et par conséquent non pathologique. Tantôt c'est peu de temps avant l'évacuation du sang menstruel, que ces divers symptômes se manifestent, alors que la congestion de l'utérus est opérée et que le dernier acte de la scène morbide reste seul à se produire.

Habituellement ils disparaissent aussitôt que les règles se sont montrées, alors surtout que l'écoulement se fait avec une certaine abondance. Mais si l'écoulement ne s'opère que goutte à goutte (*stillicidium uteri* d'Aetius, *strangurie utérine*, par comparaison avec la strangurie vésicale), ils peuvent persister plus ou moins de temps, et être l'indice d'une contracture du col ou de l'orifice cervico-utérin dans lequel l'état nerveux semble être spécialement localisé ; ils peuvent durer alors jusqu'à l'expulsion d'un caillot, qui suit l'écoulement sanguinolent ou séro-sanguinolent incomplet permis par la perméabilité imparfaite de l'orifice, ou qui s'accompagne d'une véritable ménorrhagie, et annonce la cessation prochaine des accidents et bientôt de la menstruation elle-même [1].

Ces symptômes nerveux peuvent atteindre un degré d'intensité extrême : j'ai vu des jeunes filles verser des larmes, pousser des cris arrachés par la douleur, se tordre sur leur lit, se rouler à terre. La violence des douleurs peut même réagir sur l'économie entière au point de causer des nausées, des vomissements, des accidents hystériformes ou épileptiformes, avec altération des traits du visage, face vultueuse, douleurs de tête atroces, refroidissement des extrémités, etc.

La *dysménorrhée congestive* est caractérisée par les symptômes de la congestion elle-même : gêne, embarras, sensation de plénitude et de pesanteur pelviennes, envies fréquentes d'uriner, chaleur et cuisson pendant la miction, ténesme ou diarrhée avec ténesme, gonflement des seins. Les symptômes peuvent augmenter pendant les premières heures qui suivent le début de l'évacuation. La douleur peut s'accroître au point de revêtir le caractère des douleurs expulsives de l'accouchement, s'irradiant dans les aines et les cuisses, redoublant par intervalles, s'accompagnant du gonflement de l'hypogastre, qui ne peut supporter l'approche de la main, ni même le contact des vêtements. A ce moment les douleurs peuvent atteindre la violence et revêtir la forme de celles de

[1] La sortie répétée de caillots petits, informes ou moulés exactement sur la cavité utérine n'est pas seulement un signe d'étroitesse du col et la meilleure caractéristique d'un obstacle à la sortie du sang, elle est plus souvent le signe d'une augmentation de capacité ou d'une dilatabilité de la cavité utérine, lorsqu'elle coexiste avec la ménorrhagie chez des femmes ayant eu des enfants, et dont la capacité utérine est augmentée, non-seulement dans le corps, mais dans le col. Mais alors elle s'accompagne moins décidément d'accidents dysménorrhéiques. Nous avons déjà parlé de ce fait dans la 1re partie de cet ouvrage ; nous reviendrons sur ce sujet en parlant de la ménorrhagie. Nous avons placé ici cette remarque pour relever une erreur de M. Aran (p. 303, 304).

la dysménorrhée nerveuse, soit par leur manifestation locale, soit par leur retentissement sur tout l'organisme. Habituellement tous les phénomènes se dissipent, la douleur surtout, à mesure que les règles coulent, et les accidents s'effacent entièrement, à moins que la dysménorrhée n'ait amené peu à peu la congestion chronique de l'utérus. D'autres fois les malades conservent dans le bassin une douleur sourde, non-seulement tout le temps du flux menstruel, mais aussi pendant les premiers jours qui suivent sa terminaison.

C'est à la forme congestive que l'on peut rattacher la dysménorrhée appelée par M. Simpson [1] *dysménorrhée ovarienne*, qui tient à ce que l'excès de congestion qui cause la douleur se porte sur l'ovaire plutôt que sur l'utérus. Elle est sensible chez les femmes qui, étant privées d'utérus ou n'ayant qu'un utérus incomplet, souffrent pourtant tous les mois d'accidents dysménorrhéiques. Elle peut tenir, non-seulement à un excès de congestion, mais à une autre circonstance signalée par M. Scanzoni [2]. « Si l'on a égard, dit cet auteur, à une observation bien constatée, à savoir que la rupture des vésicules de Graaf, situées dans les couches profondes du tissu des ovaires, exige ordinairement une hyperhémie plus considérable de ces organes, qu'elle se fait attendre plus longtemps que celle des vésicules placées plus superficiellement, et qu'elle entretient par conséquent pendant un temps plus long, la congestion menstruelle, on ne nous accusera pas d'imprudence si nous émettons l'opinion que la dysménorrhée peut aussi quelquefois avoir pour cause la maturation habituelle d'ovules situés profondément et l'hyperhémie prolongée et anormale qu'exige la rupture des vésicules qui les contiennent. » Dans ce genre de dysménorrhée, la douleur siége plus spécialement dans le bassin et dans l'une ou l'autre des régions inguinales. La tension et la sensibilité des ovaires sont surtout évidentes lorsque ces organes sont déplacés, soit dans le cul-de-sac recto-vaginal du péritoine, soit dans un sac herniaire.

Une autre observation importante au sujet de la dysménorrhée congestive, c'est qu'elle se rencontre peut-être plus rarement chez les femmes pléthoriques que chez les femmes atteintes d'anémie; car le défaut d'équilibre, la répartition inégale du sang, la facilité des fluxions, la persistance des congestions se produisent plus facilement chez celles-ci que chez celles-là.

Enfin l'irritation de l'appareil génital, dépendante d'un excès des fonctions sexuelles ou d'un manque de satisfaction de l'instinct génésique, n'est pas sans influence sur son développement; c'est pour cela qu'on l'observe fréquemment d'une part chez les filles publiques, de l'autre chez les vieilles filles et chez les jeunes veuves.

Traitement. — Les indications diffèrent suivant la nature de la dysmé-

[1] Ouv. cit., p. 95.
[2] Ouv. cit., p. 292.

norrhée. C'est dire qu'elles ne peuvent être les mêmes dans la dysménorrhée nerveuse et dans la dysménorrhée congestive. Dans la première, elles sont déterminées par la prédominance de la douleur, du spasme ou de la névralgie; dans la seconde, par le caractère asthénique ou hyperesthénique de la congestion. On comprend que nous devons retrouver ici quelques-unes des indications et surtout un grand nombre des moyens dont il a été déjà question au sujet de l'aménorrhée. Il importe donc moins de les développer que d'en préciser l'opportunité et de les mettre successivement en regard de chacun des éléments morbides auxquels on doit les opposer.

Dans la *dysménorrhée nerveuse*, les deux éléments douleur et spasme sont les deux sources principales d'indications. L'élément névralgie et la forme névralgique revêtue par la douleur peuvent donner lieu à un troisième ordre d'indications, aux indications spéciales de la névralgie; celles-ci peuvent exister en dehors de l'époque menstruelle, elles peuvent varier suivant la localisation de la névralgie, et suivant la cause essentielle ou l'affection qui l'entretient; nous en avons déjà parlé dans la première partie de cet ouvrage, et nous aurons occasion d'y revenir en traitant de la névralgie utérine. Mais souvent la même médication est opposée avec une égale efficacité à la névralgie proprement dite et à la douleur dont la manifestation caractérise la dysménorrhée. Je ne mentionnerai donc ici que les moyens les plus propres à combattre soit la douleur, soit le spasme.

La *douleur* est combattue efficacement par les narcotiques, et même, s'il le faut, par les anesthésiques. Telles sont les diverses préparations d'opium, la morphine, le laudanum, la jusquiame, la belladone, le chanvre indien [1], l'éther, le chloroforme, etc.

Il est prudent de prévenir la dysménorrhée par l'emploi de ces moyens, lorsque sa reproduction aux époques antérieures peut faire prévoir son retour aux époques suivantes. On prescrira, suivant le cas, de grands bains dans des décoctions de son, ou avec de la gélatine, d'une longue durée, répétés, s'il est nécessaire, quelques jours de suite, la veille des règles et les jours précédents, ou bien des bains de siége simples ou avec irrigation vaginale dans des décoctions de pavot, de feuilles de jusquiame et de belladone; on pratiquera sur le ventre et particulièrement sur l'hypogastre, aux aines, à la face interne des cuisses, des embrocations sédatives avec l'huile de camomille camphrée, le baume tranquille, le laudanum, le baume chloroformique, le glycérolé de morphine; on aura soin de vider le gros intestin par des lavements émollients ou légèrement laxatifs. Le moment de la menstruation arrivé, s'il y a douleur

[1] Lupulin.................... 20 centigrammes } mêlés pour une pilule.
Extrait de chanvre indien.. 1 centigramme }
A prendre deux pilules le matin et trois le soir, à partir de l'apparition des premiers accidents (Debout, Aran).

dysménorrhéique, on insistera sur les moyens précédents, et l'on y ajoutera l'administration de la morphine ou de l'opium à l'intérieur, celle surtout d'un quart de lavement de décoction de guimauve ou de pavot avec 10 à 20 gouttes de laudanum, qu'on pourra répéter. Enfin si la douleur, au lieu de céder, devient excessive, on peut essayer avec MM. Bennet et Aran, de la calmer par des inhalations d'éther ou de chloroforme.

Le *spasme* est plus efficacement combattu par l'administration des médicaments justement réputés antispasmodiques, seuls ou associés aux calmants dont nous venons de parler. L'eau de fleurs d'oranger, l'éther, la valériane, le castoréum, le musc, le camphre, l'assa-fœtida, les ammoniacaux, l'hydrothérapie elle-même ont fait souvent cesser les accidents dysménorrhéiques les plus violents. Après avoir employé comme moyens préventifs, les bains, les narcotiques, sous les diverses formes que nous venons d'indiquer en parlant du traitement de l'élément douleur, on pourra faire cesser le spasme en prescrivant 25 à 30 gouttes de la mixture (éther sulfurique, teinture de valériane, teinture de castoréum, laudanum de Sydenham, āā 5 grammes, mêlés), et une cuillerée ordinaire d'eau distillée de fleurs d'oranger dans un demi-verre d'eau sucrée, à boire par gorgées de 5 minutes en 5 minutes, sauf à recommencer une heure après, si les accidents dysménorrhéiques ne sont pas dissipés. J'ai peu de confiance dans l'efficacité du musc et du camphre. Mais si les antispasmodiques sus-nommés ne réussissent pas, on pourra retirer de bons effets de l'assa-fœtida à la dose de 1 pilule de 10 centigrammes d'heure en heure, ou de 2 grammes émulsionnés par un jaune d'œuf dans 100 grammes de décoction de pavots, en lavement ; ou bien encore de 1 gramme de sesquicarbonate d'ammoniaque dans une potion, ou de quelques gouttes d'ammoniaque liquide dans un verre d'eau. Enfin des compresses fraîches placées sur l'hypogastre, et les autres applications d'hydrothérapie localisée, employées avec prudence, produiront dans l'occasion d'heureux résultats.

Le spasme porte-t-il spécialement sur le col, et a-t-on pu s'assurer, au moment de la dysménorrhée ou pendant l'intermenstruation, de la douleur réveillée par le cathétérisme, de la difficulté de franchir l'orifice cervico-utérin, en un mot, de l'existence probable d'une coarctation ou d'une contracture de cet orifice, on peut essayer de faire sur le col des applications belladonées, ou d'injecter dans son épaisseur quelques gouttes de solution de sulfate neutre d'atropine au 100ᵉ, d'après la méthode des injections médicamenteuses sous-cutanées; ou de diriger sur cet organe des douches d'acide carbonique, ou des vapeurs de chloroforme; ou bien encore de pratiquer le cathétérisme utérin tous les jours ou tous les deux jours un peu avant les règles, et même, après s'être assuré de l'absence de tout élément inflammatoire et avoir tâté la susceptibilité de l'utérus, d'y introduire et laisser à demeure pendant quelques heures, soit une sonde de gomme élastique, soit les bougies solides d'ivoire ou de métal à renflement vaginal bulbaire de M. Simpson.

L'introduction de ces bougies agit sur la contracture spasmodique, moins par la dilatation mécanique que par une modification de la vitalité ou de l'innervation, par ce que j'appellerai influence d'impression, en assimilant son action et son efficacité à celles de l'introduction des bougies dans les circonstances analogues pour vaincre les coarctations spasmodiques du canal de l'urètre.

Dans la *dysménorrhée congestive*, deux sources d'indications différentes résident dans les deux sortes d'altération de la vitalité de l'organe qui entretiennent la congestion. Ces deux conditions pathologiques de l'acte fonctionnel sont : un excès ou un défaut de force, l'hypersthénie ou l'asthénie.

L'*hypersthénie*, augmentant l'intensité, l'énergie, la persistance de la fluxion, donne à la congestion une importance qui dépasse la mesure physiologique et va jusqu'à créer toutes les conditions de la congestion utérine aiguë. Le traitement de cet état morbide ne diffère pas de celui de la congestion et consiste essentiellement dans le repos, le séjour au lit, le décubitus dorsal, la flexion des membres pelviens, l'application de cataplasmes chauds, émollients et calmants sur le ventre, les laxatifs légers, les émissions sanguines déplétives, et de préférence les petites saignées révulsives.

L'*asthénie*, supposant l'imperfection et la persistance fatigante de la fluxion ou l'inertie de l'utérus pour l'excrétion, indique l'emploi des divers excitants du système utérin dont nous avons apprécié la valeur à l'occasion de l'aménorrhée : les attractifs, les emménagogues, les douches froides, l'électricité, etc., ou même le cathétérisme et l'introduction momentanée ou prolongée de tiges solides dans la cavité cervicale de la matrice.

M. West [1] et M. Simpson [2], pensant que dans plusieurs cas, d'après les exemples qu'ils ont vus, la dysménorrhée relève d'une diathèse rhumatismale ou goutteuse, ce qui la rend à la fois plus douloureuse et plus difficilement curable, conseillent d'employer alors la teinture de colchique associée à de faibles doses de laudanum et de vin d'antimoine. On continue le colchique pendant toute l'intermenstruation, ou bien on y substitue l'iodure de potassium. L'eau de Vichy, les bains de Carlsbad ou de Wiesbaden, et les autres moyens indiqués par la nature de l'affection complètent le traitement.

Enfin, je ne terminerai pas cette exposition du traitement de la dysménorrhée sans faire observer que les indications varient suivant que l'on est appelé à soigner les malades pendant les crises ou dans les intervalles qui les séparent.

[1] Ouv. cit., p. 81.
[2] Ouv. cit., p. 97.

Selon la judicieuse remarque de M. Simpson [1], dans le premier cas, le traitement est simplement *palliatif* et a pour but de calmer le paroxysme; dans le second, il est *curatif, radical*, ou *préventif*, c'est-à-dire qu'il a pour but de détruire l'obstacle à la libre évacuation du sang, ou de prévenir le retour des accidents par divers moyens, suivant que la dysménorrhée est nerveuse ou congestive; non-seulement par des moyens médicaux, mais par des moyens hygiéniques, l'hydrothérapie, l'exercice à pied ou à cheval, en un mot, par tout ce qui peut éteindre l'irritabilité nerveuse ou diminuer la disposition aux congestions en rétablissant l'équilibre dans la circulation générale.

§ 2. — DYSMÉNORRHÉE MÉCANIQUE.

Cette maladie que M. Simpson [2] décrit sous le nom de *obstructive dysmenorrhœa*, n'est autre chose que l'ensemble des symptômes développés par les contractions énergiques et douloureuses de l'utérus s'efforçant d'expulser le produit de la menstruation à travers un orifice trop étroit. C'est un diminutif de l'état morbide produit par la rétention complète des menstrues dans le cas d'atrésie des voies génitales [3].

Diagnostic. — Le siége du rétrécissement est au museau de tanche, le long du canal cervico-utérin, ou à l'orifice interne; mais habituellement il est à l'orifice externe. Mackintosh d'Edimbourg [4] a particulièrement appelé l'attention sur ce sujet, dès l'année 1823, d'après M. West, et proposé en 1826 la dilatation du rétrécissement par des bougies. La cause, toujours organique, est une malformation congénitale, ou une cicatrice vicieuse à la suite d'inflammations et d'ulcérations du col, de déchirures, de cautérisations mal faites.

La maladie est caractérisée non-seulement par la violence de la douleur expulsive, du ténesme utérin, des contractions musculaires de la matrice; mais par la difficulté de l'évacuation, le sang ne s'échappant qu'en petites quantités, par intervalles, quelquefois sous la forme de caillots étroits allongés, mêlés à des concrétions fibrineuses. La tuméfaction de l'utérus par le sang, qui a de la peine à sortir, entraîne dans l'organe un excès de congestion et d'irritation qui se transmet quelquefois, d'après le docteur Rigby [5], jusqu'à l'ovaire, provoque des douleurs dans l'aine, et peut aller jusqu'à déterminer une vraie ménorrhagie.

L'examen de l'utérus au spéculum, le cathétérisme avec des sondes très-fines, ou le stylet de trousse, permettent de constater la réalité de

[1] Ouv. cit., p. 103.

[2] *Clinical Lectures on Diseases of Women*, t. I, p. 101, 111. Philadelphia, 1863.

[3] Voy. ci-dessus, p. 366.

[4] *Practice of Physic.*, 4e édit., t. II, p. 481, 436. London, 1836.

[5] *Med. Times*, 25 oct. 1851.

l'obstacle. Lorsque le rétrécissement est à l'orifice interne, on a besoin quelquefois, pour en déterminer l'existence d'une manière positive, de dilater préalablement l'orifice externe et la cavité du col à l'aide de tentes d'éponge préparée. J'ai pu découvrir ainsi le siége du mal avec une certitude qui a été justifiée par le succès du traitement.

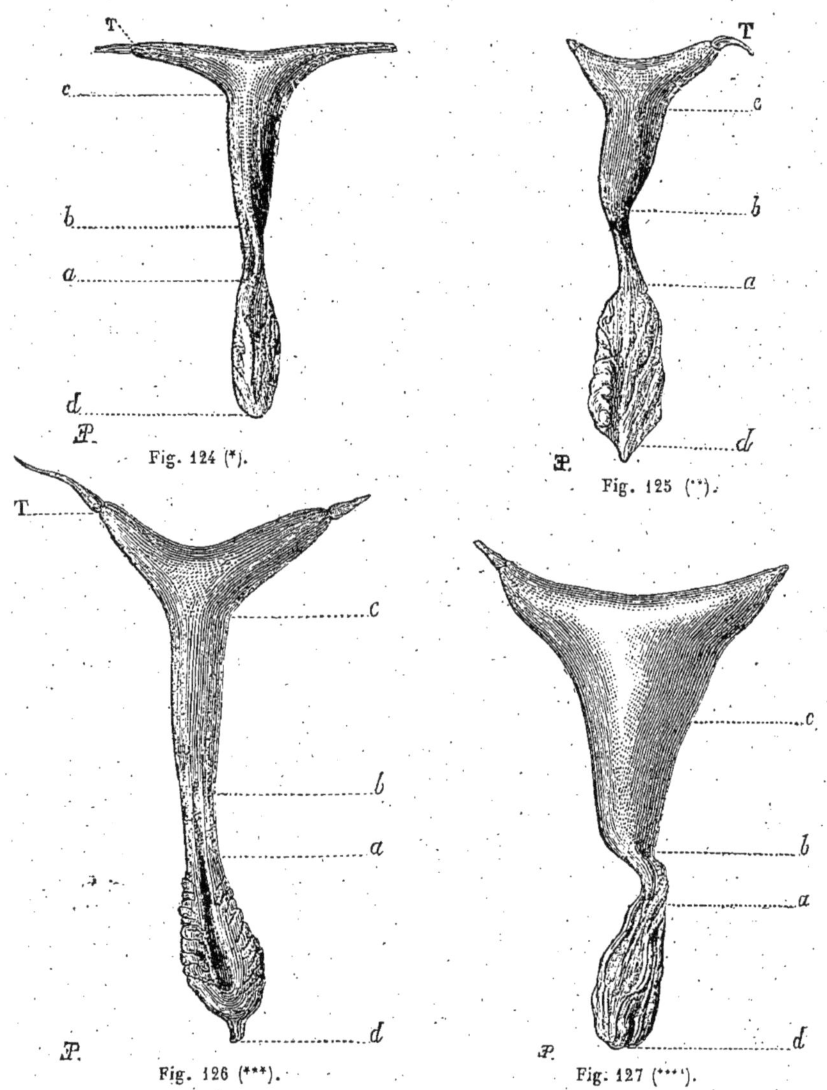

Fig. 124 (*).

Fig. 125 (**).

Fig. 126 (***).

Fig. 127 (****).

Le rapprochement et la comparaison des quatre figures ci-jointes,

(*) Moule des cavités de l'utérus normal d'une fille vierge de 17 ans.

(**) Moule des cavités de l'utérus nullipare d'une femme de 25 à 30 ans; rétrécissement et allongement notable de l'isthme; élargissement de la cavité du col, rétrécissement de l'orifice externe.

(***) Moule des cavités d'un utérus nullipare, appartenant à une femme de 42 ans : il y avait un rétrécissement très-marqué de l'orifice externe du col. Sa forme est la même que celle de l'utérus de la fille vierge, mais les cornes sont plus larges, l'isthme cervico-utérin est dilaté, le segment supérieur du corps et la cavité du col sont plus développés.

(****) Moule des cavités de l'utérus multipare chez une femme de 35 ans; rétrécissement et torsion de l'isthme; déviation latérale permanente du corps sur le col; *c*, élargissement très-nettement accusé de la portion cératine du corps.

empruntées à M. Guyon, démontrent les suites du rétrécissement des orifices de l'utérus : rétention menstruelle, dilatation des cavités par le sang, difficulté que la matrice éprouve à expulser ce liquide, développement de la dysménorrhée mécanique. Quand le rétrécissement porte à la fois sur l'orifice vaginal et sur l'isthme (fig. 125), les cavités du corps et du col sont dilatées et séparées l'une de l'autre par un étranglement. Quand il porte seulement sur l'orifice vaginal (fig. 126), l'isthme lui-même est dilaté, comme les cavités du corps et du col. Dans l'un et dans l'autre des deux exemples reproduits ici, il y avait stérilité.

La torsion de l'isthme (fig. 127) qui peut être primitive, comme toute flexion, ou survenir à la suite des couches, est aussi une cause de dysménorrhée mécanique. Je reviendrai sur cette altération, en parlant des flexions. J'ai voulu ici indiquer seulement qu'elle peut être une cause de dysménorrhée, quelquefois même de stérilité, et qu'elle nécessite un traitement.

Traitement. — Quoique la maladie soit assez rare relativement aux autres espèces de dysménorrhée, il est important de la traiter, parce que les douleurs qu'elle détermine sont intenses, qu'elles ne disparaissent pas naturellement et que les accidents qui en résultent altèrent profondément la santé des femmes. De plus, elle produit inévitablement la stérilité, et l'expérience prouve que la guérison s'obtient dans quelques cas assez facilement et assez complétement pour que la conception puisse avoir lieu. Dans les exemples rapportés par Mackintosh 24 femmes sur 27 furent guéries, et sur ces 24, 11 eurent des enfants. J'ai obtenu également quelques guérisons très-remarquables, à la suite desquelles des femmes, jusqu'alors stériles, n'ont pas tardé à concevoir et à devenir mères.

Le traitement est mécanique comme la cause de la maladie. Il est analogue à celui que l'on applique aux rétrécissements des autres organes, c'est-à-dire qu'il consiste dans la dilatation brusque ou graduée et dans l'incision.

La dilatation brusque à l'aide de pinces ou du spéculum intra-utérin, dont on ouvre les branches après les avoir introduites dans le col, a l'inconvénient de produire des déchirures.

La dilatation lente et graduée est de beaucoup préférable. On la pratique, comme pour le canal de l'urètre, avec des bougies flexibles ou avec des tiges métalliques d'un volume croissant; ou bien avec des corps dilatants, dont le volume augmente par l'humectation et opère de lui-même naturellement et peu à peu la dilatation des orifices.

Il est bien entendu qu'avant d'employer aucun corps dilatant, il faut s'être assuré que la dysménorrhée et le rétrécissement qui la cause ne tiennent pas eux-mêmes à un état morbide, ou qu'aucune complication ne s'ajoute à la maladie. Parmi les complications qui contre-indiquent momentanément l'emploi de la dilatation, je signale surtout l'inflammation. Si une phlegmasie quelconque, utérine, péri-utérine ou ovarienne, existe, il faut la combattre énergiquement par l'application des sangsues et l'usage des antiphlogistiques : car il y aurait, dans ce cas, autant de danger à dilater le col qu'à le cautériser. Le traumatisme déterminé par l'effort du corps dilatant sur le tissu enflammé, ne tarderait pas à amener le développement d'accidents redoutables. Il est même un fait certain, c'est qu'il peut y avoir étroitesse excessive sans accident dysménorrhéique, pourvu que le sang qui s'écoule soit en rapport avec la petitesse de l'ouverture qui lui donne issue. Souvent les accidents ne se développent que sous l'influence de la rétention du sang, de sa coagulation, ou de l'inflammation du col ou de l'utérus entier.

Le dilatateur d'Aussandon en fuseau à vis, ou les dilatateurs à écartement, analogues aux anciens dilatateurs, tels que celui de Buch, ne sont pas admissibles ; on ne préférera jamais des déchirures, comme celles qu'ils produisent presque inévitablement, à une dilatation douce, méthodique, ou à une incision nette par l'instrument tranchant [1].

Pour opérer la dilatation proprement dite, Mackintosh se servait de bougies métalliques flexibles; Rigby, d'un dilatateur à lames d'acier bien trempées qui était laissé quelque temps dans le col à un certain degré d'écartement ; M. Simpson se sert de tiges métalliques d'un volume graduellement croissant, supportées par un ovoïde métallique creux, qui appuie sur la paroi postérieure du vagin et qui maintient bien l'instrument en place sans occasionner de fatigue. Il est évident que, suivant l'irritabilité de l'utérus et l'impressionnabilité de la malade, on laisse chacun de ces pessaires à tige plus ou moins de temps. Habituellement la femme doit garder le lit ; si elle est irritable, on se contente de laisser l'instrument dans le col, une ou deux heures. On revient le lendemain ou le surlendemain à son application, on change le pessaire pour un autre plus volumineux, aussitôt que le canal est assez dilaté pour l'admettre; si la malade supporte bien la dilatation, on laisse le premier pessaire plus longtemps et, dès qu'on le retire, on le remplace par un second, celui-ci par un troisième, et ainsi de suite. M. Simpson [2] emploie habituellement ce dernier mode de dilatation, c'est-à-dire le séjour permanent dans le canal cervico-utérin de sondes d'un volume gra-

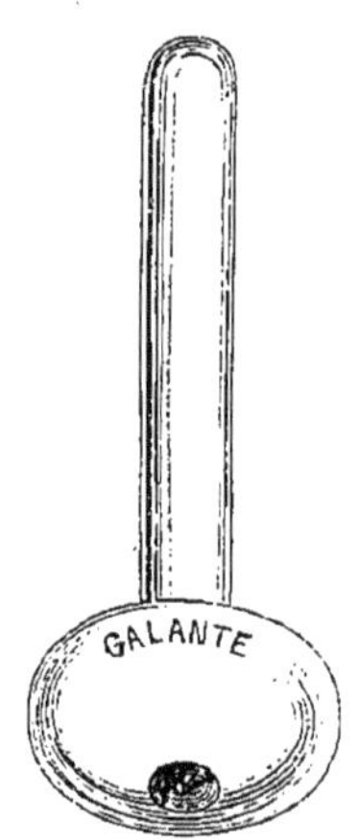

Fig. 128 (*).

(*) Pessaire à tige intra-utérine de Simpson.

[1] Voy. ci-dessus, p. 149. fig. 71, 72, 73.

[2] *Clinical Lectures on Diseases of Women*, p. 111. On trouve là des détails historiques sur la dilatation du col de l'utérus.

duellement croissant. M. H. Bennet[1] préfère les bougies en cire ou en gomme élastique aux sondes en métal. Quand on les emploie avec précaution, dit-il, on peut obtenir de bons résultats sans souffrance pour la malade ; et dans les cas de rétrécissement peu considérable, il n'y a rien de plus à faire. On peut employer les bougies de cire tous les deux jours, jusqu'à ce que le canal soit suffisamment dilaté ; la malade doit garder la bougie en place pendant quelques heures. Quant aux sondes métalliques de M. Simpson, M. H. Bennet leur donne une légère courbure à concavité antérieure pour qu'elles s'adaptent mieux à la forme du canal cervico-utérin.

Les corps naturellement dilatants sont utiles lorsqu'on ne peut arriver tout d'abord à franchir l'orifice interne, soit à cause de son excessive étroitesse, soit à cause de la déviation, de l'inflexion ou de la torsion du canal cervico-utérin. S'ils n'opèrent pas la dilatation complète de ce canal jusqu'à l'orifice interne inclusivement, ils préparent du moins et facilitent la pénétration des instruments à travers cet orifice. Le traitement peut être ensuite complété par le débridement ou par l'introduction de bougies ou de tiges métalliques jusque dans la cavité de la matrice. Le corps dilatant le plus usité est l'éponge préparée, qu'on porte sous la forme d'un cône jusque dans la cavité du col, à l'aide d'un cathéter utérin plus ou moins aigu, et en ayant soin d'attacher ce fragment d'éponge à un fil qui permette de le retirer aisément. J'ai déjà donné tous les détails qui se rapportent à cette petite opération. Ces éponges préparées sont, d'après l'avis même de M. Simpson, plus efficaces encore que les pessaires à tige métallique et à olive, pour la dilatation de la cavité du col, surtout dans les premiers temps de l'opération. M. H. Bennet les emploie aussi très-souvent, et j'en ai fait de mon côté un fréquent usage. Elles doivent être recouvertes de cire : la cire, en fondant, protége les tissus que l'éponge dilate peu à peu. On doit les laisser vingt-quatre heures, et mettre trois ou quatre jours d'intervalle entre deux introductions successives, afin de ne pas produire d'irritation. Chaque tente d'éponge pénètre un peu plus haut que la précédente, et, comme on doit discontinuer cette application pendant les règles, il faut souvent un ou deux mois pour produire une dilatation complète. On peut substituer avec avantage à l'éponge préparée les tentes de *laminaria digitata*, en se conformant aux préceptes que j'ai donnés sur son mode d'application, et en suivant dans son emploi les règles que je viens de tracer pour l'introduction et le séjour des cônes d'éponge.

Lorsque la dilatation, de quelque manière qu'elle ait été opérée, paraît insuffisante, il faut recourir au débridement du col, petite opération qu'on a décorée du nom d'utérotomie ou d'hystérotomie, et qui ne laisse pas que d'avoir ses accidents lorsqu'elle est pratiquée inopportunément ou à une trop grande profondeur. Ce débridement peut être

[1] Ouv. cit., p. 337.

unique ou multiple, superficiel ou profond, porter sur un seul ou sur les deux orifices du col, sur l'orifice cervico-vaginal ou sur l'orifice cervico-utérin.

Dès que j'eus l'occasion de m'occuper de maladies utérines, je me rappelai la remarque que ne manquait pas de faire Lisfranc au sujet de la stérilité. Une condition presque invariablement liée à la stérilité, disait-il, c'est la conicité du col avec ou sans étroitesse de l'orifice. La seule étroitesse de l'orifice, congénitale ou acquise, quoiqu'elle soit un obstacle moins constant, n'en est pas moins un empêchement fréquent à la fécondation, aussi bien qu'à l'évacuation du flux menstruel. Mais dans les cas de dysménorrhée, où l'étroitesse de l'orifice coïncide avec la conicité du col ou est insurmontable par la dilatation, il faut, de toute nécessité, recourir au débridement.

L'utilité de ce débridement ou de l'hystérotomie étant ainsi admise dans des limites assez étendues, il restait à se procurer les meilleurs instruments pour la pratiquer.

Je me suis servi d'abord des instruments les plus simples : une sonde cannelée à longue tige portée sur un manche et introduite dans la matrice comme le cathéter utérin ; un bistouri à lame courte comme celle d'un ténotome, pointu ou boutonné suivant les cas, également à longue tige, porté sur un manche et introduit dans l'utérus sur la cannelure du cathéter. Ces seuls instruments, employés avec l'aide du spéculum, m'ont permis, dans bon nombre de cas, d'obtenir la guérison radicale de divers accidents dysménorrhéiques, et de faire cesser en même temps une stérilité que plusieurs années de durée et l'inefficacité de divers traitements généraux avaient fait regarder comme incurable par des médecins peu familiarisés avec l'exploration sérieuse de l'utérus et le traitement rationnel de ses maladies.

Lorsque le débridement ne doit se faire que sur l'orifice externe, on peut se servir d'une lancette portée à l'extrémité des pinces à pansement utérin et introduite dans l'ouverture du col préalablement fixé à l'aide du spéculum. On peut aussi faire usage d'un instrument imaginé par le docteur Coghlan de Wexford [1], et ressemblant au pharyngotome par la manière dont sa lame, en forme de lancette, peut entrer ou sortir du renflement olivaire, aplati, de la gaîne dans laquelle il est contenu. Quoiqu'on puisse, au besoin, débrider avec cet instrument, même l'orifice interne, je conseille d'en borner l'emploi au débridement de l'orifice externe. Mais on a construit des instruments qui me paraissent préférables aux précédents, en ce qu'ils simplifient l'opération, la rendent plus rapide, et en même temps plus réglée dans son exécution et plus sûre dans ses résultats.

Le premier de ces instruments, *hystérotome simple*, dont l'invention

[1] *Medical Times*, juin 1861, p. 572. — Fleetwood Churchil, *On diseases of Women*. 5e édit., p. 220. Dublin, 1864.

est due à M. Simpson [1], est une sorte de bistouri caché, ressemblant, par son mécanisme, au lithotome de frère Côme. Pour s'en servir, M. Simpson l'introduit fermé sur le doigt indicateur de la main gauche qui lui sert de guide, et par conséquent sans spéculum, dans la cavité du col, et s'il est possible jusque dans celle du corps, en franchissant l'orifice interne, mais n'allant guère au delà à cause de la saillie-arrêt qui en limite la pénétration ; ensuite il fait sortir la lame vers un des côtés de l'utérus et incise le col en retirant l'hystérotome. L'instrument fermé est reporté dans le col, dirigé vers l'autre côté, ouvert et retiré de nouveau pour pratiquer une seconde incision. Le doigt est porté profondément dans le col pour s'assurer qu'il n'y a plus d'obstacle à sa pénétration jusque dans la cavité du corps. Survient-il une hémorrhagie, et il pourrait en survenir de graves, si l'on avait commis l'imprudence de faire des incisions trop profondes, on portera dans le col, à l'aide d'un pinceau, du perchlorure de fer à 30° ou le glycérolé de ce perchlorure, et au besoin on pratiquera le tamponnement. Enfin, on aura soin d'entretenir l'élargissement artificiel que l'on aura donné au canal cervico-utérin, en y introduisant tous les jours le doigt et même en cautérisant de temps en temps au nitrate d'argent les surfaces saignantes, pour les empêcher d'adhérer et les faire cicatriser isolément. Encore faut-il s'attendre à perdre beaucoup de ce que l'on a obtenu dans les premiers moments.

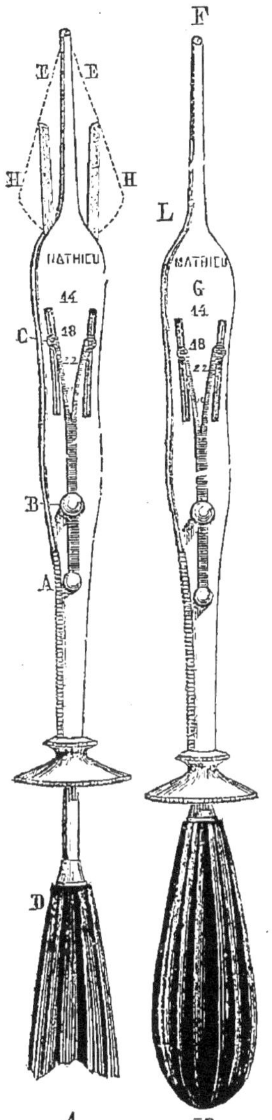

Le second ou *hystérotome double*, dont j'ai décrit les divers modèles exécutés en France et en Angleterre, permet de pratiquer l'incision du col simultanément des deux côtés, et par conséquent de réduire à un seul les deux temps de l'opération. Si l'instrument du docteur Greenhalgh était moins compliqué et moins coûteux, nul doute qu'il ne fût préférable, car par un ingénieux mécanisme, les lames en sortant coupent dans leur marche les tissus du col de dedans en dehors à une profondeur qui va croissant à mesure qu'elles avancent de l'orifice cervico-utérin vers l'orifice

Fig. 129 (*).

(*) Hystérotome double de Mathieu.

[1] Ouv. cit., p. 118.

utéro-vaginal; de plus, l'écartement de deux lames mousses, au niveau de l'orifice vaginal, éloigne des lames tranchantes les parois du vagin, et tend le tissu du col de manière à en faciliter la section. L'instrument analogue, mais beaucoup plus simple, fabriqué par M. Mathieu, quoiqu'il soit bien loin de présenter dans sa marche la régularité et la perfection du précédent, n'en est pas moins très-utile : je m'en suis servi plusieurs fois avantageusement, et, tel qu'il est, il peut, avec l'hystérotome simple de Simpson, suffire à la pratique pour tous les débridements du col.

Quelque perfection qu'on ait apportée dans ces derniers temps à ce genre d'opération, la dilatation et le débridement du col ne doivent pourtant être pratiqués que sur des indications formelles et avec une grande prudence. On doit autant que possible recourir à des procédés plus lents mais plus doux, car il est authentique que l'abus de ces moyens mécaniques a été fatal à quelques malades.

§ 3. — DYSMÉNORRHÉE MEMBRANEUSE.

Une des maladies les plus curieuses qu'on puisse rapprocher de la dysménorrhée congestive est celle que Oldham a décrite en 1846, sous le nom de *dysménorrhée pseudo-membraneuse*, que Simpson a étudiée à la même époque sous celui d'*exfoliation pathologique de la muqueuse utérine*, et que l'on doit désigner par la dénomination plus exacte de *dysménorrhée membraneuse* [1].

Bien que cette maladie soit loin d'être commune, la singularité de cette sorte de mue de la muqueuse utérine et ses rapports avec la caduque ont appelé sur elle l'attention et provoqué l'intérêt des observateurs. La nature de ce travail, ne permettant pas de relater avec détail les faits qui s'y rapportent, je me bornerai à en extraire la substance et à donner les raisons qui autorisent à admettre l'existence d'un état morbide encore contesté.

En même temps, en effet, qu'elle est une des formes les plus intéressantes des accidents dysménorrhéiques, elle se trouve être une de celles dont l'existence a été le plus vivement controversée. Tandis que les uns avec M. Bernutz [2], en mettent la réalité hors de contestation, d'autres [3] la nient, se fondant, sur les analogies, sur les ressemblances que présentent ses produits morbides avec les produits expulsés un mois ou six semaines après la conception. M. le professeur Robin [4], dont la compétence en anatomie pathologique ne saurait être contestée, a émis

[1] Oldham, *London med. Gazette*, 1846, t. II, p. 970. — Simpson, *Monthly Journal of med. science*, sept. 1846, p. 161.

[2] Bernutz, ouv. cit., p. 128.

[3] Raciborski, cité par Aran, p. 308.

[4] *Gazette médicale de Paris*, 1857, p. 761.

de son côté cette dernière opinion et n'a pas peu contribué à jeter l'incertitude dans les esprits habitués à reconnaître son autorité.

J'avoue que j'ai moi-même longtemps douté du fait, ayant eu l'occasion d'examiner souvent des membranes et des caillots rejetés à l'époque des règles ou à la suite d'un léger retard, et y ayant trouvé le plus souvent la preuve d'une conception ou d'une grossesse commençante. Je me rappelle notamment un double lambeau triangulaire d'une membrane qui était incontestablement la muqueuse utérine, et qu'on me présentait comme une preuve de dysménorrhée membraneuse : malheureusement, il y avait sur l'un des lambeaux une perte de substance discoïde si nette, si conforme au volume de l'œuf à cette époque, que je ne pus douter un seul instant qu'un œuf n'y eût été greffé pendant quelques jours et que je n'eusse sous les yeux une véritable caduque d'avortement.

Mais il est juste de reconnaître que parmi les faits qui sont aujourd'hui dans le domaine de la science, il en est plusieurs qui échappent à cette interprétation. C'est de ceux-ci que je veux m'occuper exclusivement.

Les arguments qu'on peut faire valoir en faveur de la dysménorrhée membraneuse doivent se tirer d'une part, de ce que le phénomène peut s'observer chez les vierges, et de l'autre, de ce qu'il peut se répéter régulièrement tous les mois jusqu'à la guérison. Malheureusement nous ne connaissons aucun exemple avéré d'expulsion mensuelle, régulière, de caduque chez des filles vierges. Mais par contre, nous avons plusieurs observations dans lesquelles le phénomène s'est produit chez des femmes mariées, avec une continuité et une persistance qui ne laissent guère de prise au doute. Un des faits publiés par M. Tyler-Smith [1], un autre publié par M. Hegar [2], un troisième observé par M. Tilt [3], et d'autres dont je parlerai plus loin, en sont des exemples qui paraissent incontestables. Sans doute on n'a pas étudié le produit expulsé à chaque menstruation avec tous les détails que pourrait comporter l'examen microscopique, sans doute on n'a pas démontré d'une façon irréfutable que les cellules spéciales à la muqueuse utérine y sont en petite quantité, que la couche d'épithélium y est prismatique au lieu d'être pavimenteuse comme elle le devient par le fait de la grossesse, mais on a établi la répétition mensuelle du phénomène, et c'est beaucoup en faveur de l'existence de la dysménorrhée membraneuse. C'est beaucoup surtout, si, comme l'a fait M. Puech au sujet d'une malade dont il m'a communiqué l'observation, on condamne la femme au repos le plus absolu en ce qui concerne les rapprochements sexuels. Grâce à cette précaution, sur laquelle il importe d'insister aussi comme moyen de traitement, on

[1] *The Lancet*, 18 juin 1855, t. I, p. 608.

[2] *Monatsschrift für Geburtsk.*, 1863, t. XXII, p. 176.

[3] *Archiv. of medic.*, 1861, t. III, p. 96. — *On uterine and ovarian inflammation (exfoliative internal metritis)*, p. 267. London, 1862.

évitera de commettre une méprise, et de décrire comme exemples de dysménorrhée membraneuse, des cas qui n'appartiennent point à cette maladie. En agissant de cette façon, j'ai pu recueillir dernièrement un nouvel exemple de cette exfoliation utérine mensuelle.

D'une manière générale, le produit expulsé à chaque menstruation a la forme triangulaire de la cavité du corps de l'utérus; quelquefois il est divisé en deux lambeaux, égaux ou inégaux, triangulaires; quelquefois enfin, il ne sort que par petits fragments. Il présente d'ordinaire plusieurs ouvertures : l'une, inférieure, irrégulière, à bords plus ou moins dilacérés correspond à l'orifice interne de l'utérus; les deux autres sont très-petites, elles sont placées aux deux angles supérieurs du produit expulsé et correspondent aux *ostia uterina*. La couleur en est en général d'un rouge assez vif; la face externe est villeuse, parfois infiltrée plus ou moins profondément de petits caillots sanguins, tandis que la face interne percillée de trous, correspondant aux orifices glandulaires, est lisse et douce au toucher. Ainsi que l'a observé Vannoni dans un cas consigné dans le mémoire de Tilt, lorsque le sac se renverse en sortant de l'utérus, on peut trouver la face villeuse en dedans : il y a alors une sorte d'introversion de la muqueuse utérine. En général la face externe est médiocrement villeuse, mais pourtant il se peut que les villosités s'exagèrent et acquièrent un assez grand développement, comme l'a vu le prof. Hennig de Leipsick [1]. Dans ce cas, décrit sous le nom de *dysménorrhée villeuse*, il est difficile d'admettre que la membrane expulsée soit un produit d'avortement, puisque le phénomène s'est reproduit à six reprises différentes, et chaque fois à un mois juste d'intervalle. Quoiqu'il offre une notable différence avec les précédents, il paraît être un nouvel exemple de dysménorrhée exfoliative. Examiné au microscope, le produit avait tout à fait la structure de la muqueuse utérine, qui, comme on le sait, ne diffère de la caduque que par un moindre développement des vaisseaux capillaires, la minime quantité de ses cellules spéciales et son épithélium qui est prismatique. Ce produit contenait, notamment, un grand nombre de débris des glandes utriculaires ou en cœcum.

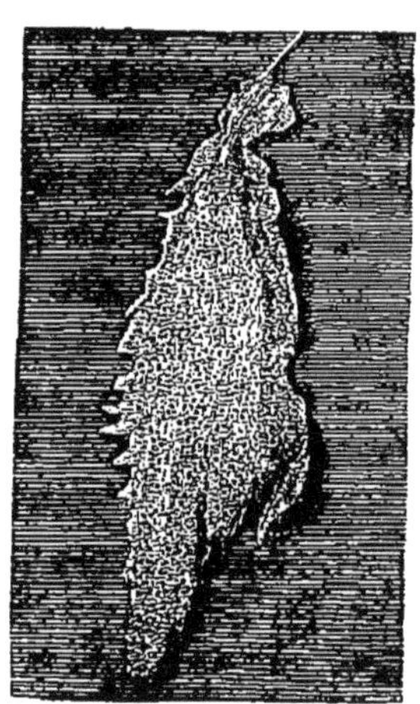

Fig. 130 (*).

En dépit des recherches qui ont été faites jusqu'à ce jour, les causes

(*) Portion de la muqueuse utérine expulsée dans la dysménorrhée, d'après Oldham. C'est la première figure qui ait été donnée de la muqueuse exfoliée. On en trouve encore deux, en couleur, dans l'ouvrage de Tilt (*On uterine and ovarian inflammation*, p. 266 et suiv. London, 1862), et une autre dans le mémoire de Hennig (*Monatsschrift für Geburtsk*. 1864).

[1] *Monatsschrift für Geburtsk.*, 1864, t. XXIV, p. 130.

de cette exfoliation pathologique restent encore fort obscures. Oldham, qui l'attribue à l'*ovarian influence*, n'explique rien ; car non-seulement cette influence n'a jamais été prouvée, mais encore elle n'a jamais été définie. Dans sa communication à la Société médicale de Londres, M. Tilt [1] la rattache à un état inflammatoire; mais dans sa dernière publication, il remarque, ce me semble, avec quelque raison que celui-ci n'est pas seulement la cause, mais encore la conséquence du passage du sac ou de cette sorte d'accouchement qui se fait chaque mois. M. Scanzoni note expressément qu'il n'a vu qu'un seul cas dans lequel la femme n'a présenté aucune altération appréciable de la matrice ; dans tous les autres, les parois utérines étaient le siége d'un engorgement chronique, ou bien il existait des flexions, des fibroïdes ou des polypes. En ce qui nous concerne, nous ne connaissons aucun cas dans lequel elle se soit établie d'emblée ; elle a toujours été précédée par des troubles plus ou moins prononcés de l'économie ou de l'utérus, qui se trahissaient par des règles douloureuses et irrégulières dans leur apparition. Elle paraît être le résultat d'une congestion sanguine trop grande, d'une sorte d'apoplexie de la muqueuse ; nous citerons à l'appui de cette opinion les petits caillots que l'on trouve infiltrés dans le produit expulsé et nous ajouterons qu'elle peut se produire en l'absence d'altération organique de la matrice. Il faut d'ailleurs que la muqueuse ait une disposition particulière à s'exfolier.

Diagnostic. — Les symptômes de cette affection sont ceux de la dysménorrhée congestive, le plus souvent accrus par les complications qui peuvent s'y ajouter ou coexister. A l'état de simplicité, les troubles n'existent à proprement parler qu'à l'époque des règles : dans la période intercalaire, il n'y a en général pas de symptômes, à moins qu'il n'existe une affection concomitante. M. Scanzoni [2] a cependant noté chez une de ses malades, huit et même quinze jours avant l'éruption des règles, une douleur vive et pongitive à la région des reins et de l'ombilic, mais c'est là l'exception et habituellement la douleur n'apparaît que la veille de l'époque mensuelle. Elle semble cesser tout d'abord avec l'établissement de l'écoulement sanguin, qui est tantôt modéré ; tantôt abondant, mais peu après elle reparaît avec une intensité nouvelle. Son siége est alors dans l'utérus lui-même et son intensité varie du plus au moins suivant les cas. Les douleurs deviennent térébrantes, brûlantes, déchirantes ; le repos absolu au lit est impuissant à les calmer; les malades sont en proie à une agitation continue ; il y a même des faiblesses ; enfin après des alternatives de recrudescence et de calme plus ou moins marquées, après une durée de quatre à six jours, il y a expulsion d'une membrane plus ou moins étendue et apaisement dans la violence des douleurs. L'expulsion faite, il s'établit un écoulement rouge pâle, qui

[1] *The Lancet*, 1853.
[2] Ouv. cit., p. 190.

fait bientôt place à un écoulement muqueux. A l'époque menstruelle suivante, la même scène peut se répéter avec plus ou moins de violence; seulement, selon que la thérapeutique a été plus ou moins efficace, ou parfois même par le fait de la marche naturelle de la maladie, il se peut que la membrane soit moins étendue et qu'elle ne reproduise plus exactement le moule de la cavité utérine. Cette circonstance, qui est notée dans quelques observations, indique une amélioration et ne s'est montrée d'ordinaire que lorsque la guérison a été proche. Je ne connais du moins pas de faits qui contredisent cette assertion.

Par la circonstance de cette espèce d'accouchement de la muqueuse utérine, le diagnostic ne présente, on le conçoit, rien d'embarrassant; si l'irrégularité des menstrues, le cortége des douleurs qui les accompagnent suffisent amplement à caractériser la dysménorrhée, l'expulsion du produit, sa constitution anatomique fournissent les moyens de la dénommer. Indépendamment de l'examen microscopique, la circonstance de la répétition mensuelle du phénomène, jointe à l'abstention de tout rapport sexuel, démontrera, d'une façon on ne peut plus évidente, qu'on n'a point affaire au produit d'une grossesse de date récente.

Traitement. — Bien qu'elle ne mette point la vie en danger, cette maladie ne laisse pas que d'avoir de la gravité. Je ne parle pas seulement au point de vue des souffrances mensuelles (malgré leur violence, elles ne sont en définitive que des souffrances passagères), mais je me préoccupe encore des fonctions de la reproduction.

A en juger par le fait de M. Puech dont j'ai parlé plus haut, il y a à redouter la stérilité. La dame qui fait le sujet de l'observation, habite un village voisin de Nîmes; elle a eu en 1858, à 22 ans, un enfant qui mourut quelques mois après; cette mort lui causa un vif chagrin; ses règles, jusqu'alors normales, devinrent irrégulières, de plus en plus douloureuses et s'accompagnèrent, au bout d'un an, de l'expulsion d'une membrane tubulée. Consulté à cette occasion, le médecin interdit les rapprochements sexuels, ordonna les préparations ferrugineuses et pratiqua dans la période intercalaire deux cautérisations du col tous les mois. Grâce à ces moyens, la dysménorrhée membraneuse a cessé au bout de cinq mois, les menstrues se sont régularisées, la constitution s'est fortifiée; mais, quoiqu'il se soit écoulé près de cinq ans depuis la complète guérison, la malade n'a pas encore l'espoir d'être mère.

Il n'en est pas cependant toujours ainsi : la malade dont Hennig a raconté l'histoire, en est un exemple trop frappant pour que je n'en parle pas; après avoir expulsé, à six reprises, de ces produits membraneux, pendant les six premiers mois de son mariage, elle a fini par se rétablir si complétement que, trois mois après, elle devenait enceinte et avait une bonne grossesse.

Le traitement varie, non-seulement suivant les sujets et leur constitution, mais encore suivant l'époque à laquelle on est appelé et suivant aussi les complications qui peuvent coexister. Renvoyant, pour ces dernières, aux articles qui sont consacrés à chacune d'elles, je me bornerai à consigner ici ce qu'il importe de faire pour les cas les plus simples, c'est-à-dire ceux où l'élément inflammatoire est la seule complication à redouter. Quel que soit le cas, au moment des accès l'indication urgente est de combattre les douleurs et de les atténuer, autant que possible; aux liniments belladonés ou chloroformés sur le ventre on adjoindra les préparations d'opium à l'intérieur. Dans la période intermenstruelle au contraire, on se trouvera bien d'appliquer quelques sangsues sur le col et de cautériser la cavité utérine avec le crayon de nitrate d'argent. Si ces moyens ont très-bien réussi, notamment entre les mains de M. Tilt, ils peuvent aussi échouer. M. Scanzoni a cautérisé, à plusieurs reprises, pendant des mois entiers, sans obtenir le moindre soulagement. Ces échecs tiennent surtout à la nature des complications: lorsqu'on ne peut agir efficacement sur elles, on comprend que la dysménorrhée résiste aux tentatives thérapeutiques.

Quand les accidents dysménorrhéiques paraissent produits par le défaut de proportion entre l'orifice utérin et la membrane qui doit être expulsée, plutôt que par l'exfoliation même de cette membrane, on pourra suivre l'exemple de M. Tyler-Smith [1], qui paraît avoir soulagé une malade en introduisant dans le col une canule de métal, comme s'il y avait eu indication à opérer la dilatation mécanique. Au reste, cette question réclame de nouvelles recherches, et la science est loin d'avoir dit son dernier mot à ce sujet.

CHAPITRE VI

Névralgie utérine.

La *névralgie utérine* ou *hystéralgie* est, comme les névralgies de tous les autres organes, une modification profonde de la sensibilité, caractérisée par des douleurs aiguës plus ou moins vives, indépendantes de tout autre état morbide tel que congestion, engorgement, inflammation, etc., ou pouvant coexister avec lui. Tout en pensant que la plupart des névralgies sont des localisations ou des manifestations spéciales d'affections diathésiques, telles que le catarrhe, le rhumatisme, l'arthritis, la goutte, les dartres, etc., je crois devoir admettre qu'elles peuvent se développer dans un organe, comme un acte morbide simple, passager et résultant de l'existence d'un état pathologique local ou général. L'hystéralgie est ce que les anciens appelaient une maladie sans

[1] *The Lancet*, 16 juin 1855.

matière, servant de transition entre les maladies utérines simples, locales, sans formation de néoplasmes et les maladies utérines dépendant d'une affection générale, caractérisées par une altération organique.

Diagnostic. — M. Nonat [1] distingue l'hystéralgie *primitive*, survenant d'emblée, dans laquelle la douleur nerveuse débute par l'utérus, pour se propager de là dans différentes régions du corps, de l'hystéralgie *secondaire*, qui se montre consécutivement à une névralgie développée sur un autre point de l'organisme. Il distingue également l'hystéralgie *idiopathique* de l'hystéralgie *symptomatique*. Cette dernière, qui peut dépendre d'une métrite, d'un phlegmon péri-utérin, etc., ne me paraît pas avoir autant d'importance que la première, car elle est accompagnée de symptômes étrangers à la névralgie elle-même, et cède au traitement des maladies qui la dominent. Quant à l'hystéralgie idiopathique, j'ai dit que tout en étant une maladie sans matière, elle est non-seulement nerveuse, essentielle, mais encore affective, diathésique, comme la sciatique et toutes les autres névralgies.

La névralgie utérine coexiste le plus souvent avec une névralgie lombo-abdominale, lombo-sacrée ou intercostale. Pour Valleix [2], la névralgie utérine n'est autre chose qu'un des modes de manifestation de ces états morbides, c'est-à-dire qu'une névralgie lombo-abdominale, dont le point le plus douloureux se trouve dans l'utérus. Pour la plupart des praticiens, dont avec M. Bassereau [3] nous partageons l'opinion, la névralgie utérine est primitive, et les douleurs qui se produisent sur les différents nerfs du plexus lombaire n'en sont que des irradiations sympathiques ou symptomatiques. Frappé de la coïncidence de la névralgie utérine avec les névralgies cervico-brachiale, faciale, sus-orbitaire, et surtout de sa coïncidence fréquente avec la névralgie intercostale, M. Bassereau admit que l'état douloureux de l'utérus réagissait, par l'intermédiaire des filets du grand sympathique, sur les nerfs intercostaux et en déterminait la névralgie. Il peut y avoir assurément irradiation, ou action réflexe, ou coexistence de deux névralgies sous l'influence d'une affection morbide commune.

C'est probablement cette maladie que Gooch [4] a désignée sous le nom de *irritable uterus*. Quoique plusieurs auteurs aient attribué sa description à l'inflammation de la matrice ou aux contractions douloureuses qu'une altération quelconque peut provoquer dans l'organe, je pense que le nom de dysménorrhée permanente qu'il lui a donné aussi, ne laisse pas de doutes sur le caractère même de la douleur et sur sa con-

[1] Ouv. cit., p. 393.

[2] *Traité des névralgies* et *Bullet. gén. de thér.*, janv. 1847. — *Guide du médecin praticien*, t. V, p. 195. Paris, 1861.

[3] *Essai sur la névralgie intercostale considérée comme symptomatique de quelques affections viscérales.* Thèses de Paris, 1840.

[4] *On the more important diseases of Women*, p. 332. London, 1831.

tinuité pendant les périodes intercalaires autant qu'aux époques de la menstruation.

C'est ce caractère de douleur, de douleur continue avec des interruptions d'une heure à peine, siégeant souvent à la partie inférieure de l'utérus, se distinguant des tranchées utérines ou douleurs expulsives, causant des souffrances intolérables au moindre mouvement, au toucher, à la palpation, s'irradiant enfin dans le plexus lombaire, qui permet de diagnostiquer l'hystéralgie proprement dite et de la distinguer des autres états douloureux de l'organe.

La douleur peut varier de nature depuis la sensation de démangeaison, de cuisson, d'ardeur insupportable jusqu'à celle d'élancement fulgurant dans l'utérus et dans le trajet des nerfs dont nous avons parlé. Elle reste bornée souvent à un côté du bassin. Elle peut être exaspérée par la chaleur comme par les mouvements. Elle empêche le sommeil ou elle l'interrompt par un réveil brusque occasionné lui-même par un éclair de douleur. Elle s'exaspère de la manière la plus pénible par le toucher du museau de tanche, le cathétérisme utérin, le simple contact de la vulve : je l'ai vue accompagnée de la contracture du sphincter vulvo-vaginal.

Elle redouble souvent, quelques jours avant le retour des règles ; mais elle n'empêche pas pour cela la menstruation d'être régulière, elle ne s'oppose pas nécessairement à la sortie du sang, et par conséquent, tout en risquant d'être confondue avec la dysménorrhée nerveuse à cause du développement de l'élément douleur et des accidents véritablement dysménorrhéiques qui peuvent certainement la compliquer, elle s'en distingue par la liberté qu'elle laisse souvent à l'expulsion des règles et par la différence de nature des douleurs dysménorrhéiques qui ont toujours le caractère expulsif des tranchées utérines.

Le *diagnostic différentiel* est assurément difficile quand il y a des complications, et il y a en souvent. Ainsi la dysménorrhée nerveuse, congestive, mécanique même, la congestion, l'inflammation, l'hypertrophie de l'utérus, les inflammations péri-utérines, la chute de l'utérus et du vagin et les tiraillements très-douloureux qu'elle détermine, les lésions organiques plus ou moins graves, telles que le cancer, l'hystérie elle-même et les phénomènes locaux qui peuvent l'accompagner à divers titres, sont autant d'états morbides, capables de donner le change par les douleurs qu'ils provoquent. Sous ce rapport, on ne saurait trop recommander des explorations attentives ; car l'hystéralgie est si rare, que, quelque violente, quelque persistante que soit la douleur, on doit toujours présumer qu'elle est symptomatique de quelques-uns de ces états morbides, plutôt que d'une vraie hystéralgie.

Il n'y a pas jusqu'aux effets de la névralgie utérine qui ne puissent contribuer à la faire méconnaître ; la leucorrhée, en effet, peut l'accompagner à titre de symptôme, comme la salivation ou le larmoiement accompagnent les névralgies du trifacial, et tandis que dans la majorité des cas, on est exposé à se tromper, en attribuant à une prétendue hystéralgie les douleurs provoquées par une autre maladie, il est assez piquant de remarquer que précisément dans l'hystéralgie, on est exposé à méconnaître la maladie, en l'attribuant à une leucorrhée qui n'en serait que le symptôme.

Mais les caractères de la névralgie ne s'effacent pas. Quels que soient ses autres symptômes ou ses complications, les douleurs que j'ai précédemment signalées, se reconnaîtront facilement; elles s'accompagneront d'une grande sensibilité dans les tissus voisins, de crises douloureuses, de redoublements, de légères intermittences, d'irradiations, etc.

Dans l'hystéralgie, on peut avoir à distinguer encore le siége, car la maladie se fixe quelquefois sur le corps, plus souvent sur le col, suivant M. Malgaigne [1]; elle peut même exister exclusivement à droite ou à gauche.

Traitement. — L'hystéralgie est essentiellement grave, sinon par sa léthalité, du moins par sa durée et la difficulté extrême que l'on a à la guérir. Sur trois malades, M. Scanzoni [2] n'en a vu guérir qu'une; encore la guérison fut-elle toute spontanée, par l'effet du mariage et des rapports sexuels qui le suivirent : la maladie avait résisté à toutes sortes de moyens. Les deux autres malades furent traitées inutilement par plusieurs médecins. Il faut donc attaquer le mal de bonne heure et par des moyens dont l'action, à la fois générale et locale, soit assez puissante pour qu'on ait lieu d'espérer qu'elle sera efficace.

On comprend que, d'après notre manière de voir, le traitement devra varier avec la nature de la névralgie. Si j'en juge par ce que je rencontre dans ma pratique, je crois que, dans la moitié des névralgies, l'affection rhumatismale ou une diathèse analogue tient la maladie sous sa dépendance. C'est dire que de bonne heure on doit prescrire aux malades atteintes d'hystéralgie, tous les traitements les plus propres à combattre cette affection : les bains minéraux, sulfureux ou alcalins, les bains de vapeur et surtout l'hydrothérapie, qui se trouve indiquée ici comme le meilleur sédatif, en même temps qu'un excellent antirhumatique, pour les femmes encore jeunes. Je ne saurais trop recommander la promptitude et l'insistance dans l'emploi de ce précieux moyen. Je n'ai rien à dire de particulier sur le traitement à opposer aux autres affections diathésiques qui seront soupçonnées d'entretenir l'hystéralgie.

Il faut y ajouter le traitement général ou local, particulièrement propre à combattre la forme nerveuse spéciale qui caractérise la névralgie, et qui n'est ni la simple douleur, ni le spasme.

Les moyens internes les plus efficaces sont les médicaments dits narcotiques et antispasmodiques, associés aux toniques et même aux ferrugineux, suivant l'indication. Ces médicaments entrent dans la com-

[1] *Sur la névralgie du col de l'utérus*, etc. *Revue médico-chirurgicale*, avril 1848.
[2] Ouv. cit., p. 297.

position de la plupart des pilules dites anti névralgiques. L'association du sulfate de quinine à la digitale a produit d'heureux effets dans divers cas de névralgie et peut être essayé ici. Au besoin, on calmera les crises en faisant respirer à la malade du chloroforme, jusqu'à ce que l'anesthésie survienne.

Les topiques calmants s'appliquent sur l'hypogastre, sur l'utérus, dans le rectum.

Sur le bas-ventre, on ne se contente pas d'appliquer des fomentations, des pommades sédatives; mais on peut recourir à la cautérisation transcurrente, d'après les préceptes et en imitant la pratique de M. Nonat. On effleure rapidement l'épiderme avec des cautères étroits, portés au rouge blanc, et passés sur les points les plus douloureux de la peau de l'hypogastre, des hypochondres, des lombes ou des fesses.

On introduit dans le rectum des suppositoires ou des quarts de lavement avec de l'opium, du laudanum, de la belladone, à doses progressivement croissantes, jusqu'à ce qu'on obtienne une vraie narcotisation.

Enfin on fait des injections sédatives, des irrigations vaginales avec une décoction de ciguë, de pavot, de jusquiame, de belladone, dans des bains de siége de même qualité. On dirige sur le col des douches d'acide carbonique ou de chloroforme. On pratique le tamponnement à la glace ou mieux les pansements au laudanum préconisés par Aran.

M. Malgaigne qui, avec la plupart des auteurs français, donne un peu trop d'extension au mot hystéralgie, a beaucoup insisté sur les névralgies utérines du col, dont il fait dépendre une grande partie des douleurs qu'éprouvent les femmes atteintes de quelque affection utérine. Contre ces sortes de névralgies, M. Malgaigne propose et pratique l'incision ou la section d'une des lèvres du museau de tanche, quelquefois même des deux, soit avec le bistouri, soit, de préférence, avec des ciseaux mousses.

Dirai-je qu'on a essayé encore l'application de vésicatoires sur le col, l'introduction dans sa cavité de crayons calmants? Je ne crois pas qu'on puisse compter beaucoup plus sur ce moyen que sur les précédents.

La médication topique par excellence, c'est l'instillation hypodermique de quelques gouttes de solution d'hydrochlorate de morphine ou de sulfate neutre d'atropine, d'après la méthode de M. Wood d'Edimbourg. On a essayé ces injections dans la cavité utérine; mais quels résultats peut-on en espérer? Sait-on dans quel état se trouve cette cavité, et si le liquide pourra être absorbé? Il est beaucoup plus rationnel de les pratiquer dans l'épaisseur même du tissu utérin ; j'ai fait faire dans ce but de longues canules très-étroites, s'adaptant à la seringue de M. Lüer et pouvant pénétrer dans le col à une profondeur variable. Mais je n'ai pas tardé à m'apercevoir, comme je le craignais, que ce tissu très-vasculaire saigne après les piqûres, et que les injections risquent trop souvent d'être entraînées pour qu'on puisse compter sur leur efficacité. Il serait possible de les faire dans la muqueuse vaginale, parce qu'on ferait ramper l'aiguille assez loin au-dessous de cette membrane pour espérer que, malgré sa disposition à saigner, le liquide médicamenteux pût être conservé à la profondeur à laquelle on le ferait arriver. Mais, outre qu'il n'est pas commode de pratiquer cette petite opération, et qu'il reste toujours quelque incertitude sur ses résultats, les malades atteintes de névralgie utérine souffrent habituellement assez de tous ces contacts.

J'ai donc renoncé, pour ces piqûres, à ces points qui ne sont pas heureusement des lieux de nécessité, et j'ai adopté comme lieux d'élection soit la vulve, les grandes lèvres, soit l'hypogastre, notamment quelqu'un des points les plus douloureux correspondant aux ramifications des branches lombo-abdominales. L'instillation hypodermique interstitielle se pratique là comme partout ailleurs, en suivant les préceptes que j'ai donnés [1]; on applique le doigt sur la peau à mesure qu'on retire la canule, de manière à empêcher le retour du liquide et l'écoulement du sang, on couvre la piqûre d'une goutte de collodion, et l'on obtient alors une narcotisation locale et générale des plus rapides. Il faut renouveler, au besoin, cette narcotisation assez souvent pour empêcher la douleur de revenir; on varie suivant la nécessité les points d'application.

J'ai obtenu de cette manière des résultats très-satisfaisants, et je suis convaincu que ce moyen, associé à l'hydrothérapie, constitue le traitement le plus efficace de l'hystéralgie.

CHAPITRE VII

Des hémorrhagies utérines.

Les *hémorrhagies utérines* peuvent se produire dans trois circonstances différentes et bien distinctes : 1° en dehors de la gestation, l'utérus étant dans l'état de vacuité; 2° pendant la grossesse; 3° à la suite des couches ou de l'avortement. Ces deux dernières espèces tiennent habituellement à des causes trop spéciales, pour ne pas être étudiées à part avec la grossesse et l'accouchement, c'est-à-dire avec les états qui les engendrent. Je ne m'occuperai donc que de la première espèce.

Les hémorrhagies utérines survenant hors de l'état de gestation, ont reçu le nom de ménorrhagie lorsqu'elles paraissent n'être qu'une exagération de l'hémorrhagie menstruelle, et celui de métrorrhagie lorsqu'elles en sont indépendantes. Bien que cette différence puisse être difficile à préciser dans quelques cas, il me paraît bon de la conserver. Elle est trop naturelle, trop physiologique pour ne pas avoir, à l'occasion, quelque utilité pratique. Du reste l'hémorrhagie, c'est-à-dire l'évacuation

[1] *De l'efficacité des injections narcotiques sous-cutanées dans le traitement des névralgies.* Montpellier médical, octob. et nov. 1859.

anormale d'une quantité de sang surabondante, peut se produire sous plusieurs formes : par abondance plus grande de l'évacuation normale, la quantité de sang qui s'écoule dans le même temps étant plus forte que d'habitude; par prolongation de la durée des règles, ce qui peut aboutir au même résultat, tout en comportant une cause différente; par le retour plus fréquent des époques menstruelles, ce qui donne évidemment à la maladie un autre caractère, en la rattachant au retour plus fréquent de l'ovulation; enfin par un écoulement sanguin intermenstruel, indépendant de la menstruation, et constituant, à ce titre, le seul état morbide qu'on puisse décrire, en le comparant au même état morbide qui se produit sur d'autres organes, sous le nom d'hémorrhagie, et qui par conséquent mérite seul à bon droit le nom de *métrorrhagie*.

L'hémorrhagie utérine est une maladie fréquente, pour laquelle on est souvent consulté, le plus souvent il est vrai à la suite de la conception, de l'avortement, des couches, mais assez fréquemment encore chez les femmes atteintes de lésions organiques de l'utérus ou de ses annexes, et même chez des malades qui ne présentent aucune altération capable de l'engendrer directement. Elle doit donc occuper sérieusement l'attention du médecin. En outre, si la diminution dans la quantité et dans la durée de l'écoulement menstruel est un fait secondaire dans la série des accidents dysménorrhéiques, il n'en est plus de même de l'augmentation dans la quantité ou dans la durée de cet écoulement, ou de la production soudaine d'une hémorrhagie; ce sont toujours des faits importants, dont il y a lieu de tenir grand compte.

L'hémorrhagie utérine est symptomatique ou idiopathique.

L'hémorrhagie symptomatique se présente très-souvent, plus souvent que la dysménorrhée ou que l'aménorrhée symptomatique; elle survient plus fréquemment pendant l'intermenstruation qu'à l'époque des règles; suovent aussi elle se continue presque sans interruption d'une époque menstruelle à l'autre, avec des recrudescences correspondant tantôt à l'arrivée des règles, tantôt à un moment quelconque de l'espace intercalaire.

La métrorrhagie peut être symptomatique de maladies locales ou d'affections générales non localisées sur l'utérus.

Parmi les maladies locales on peut compter la congestion utérine, dite hémorrhagipare, rarement la métrite, quelquefois le ramollissement du tissu utérin, ou les altérations de la muqueuse (granulations, fongosités, exfoliations, ulcérations); très-souvent les polypes, les môles charnues ou hydatiformes, les corps fibreux, les fibroïdes interstitiels, le cancer; moins fréquemment les hématocèles, les inflammations péri-utérines, l'ovarite, les déviations, les flexions, etc. M. Nonat [1], ainsi

[1] Ouv. cit., p. 598.

que M. Trotignon[1] et M. Letellier[2], qui ont reproduit ses idées, ont cherché à éclairer cette question par la statistique; mais le nombre des observations ne me paraît pas suffisant pour arriver à une conclusion.

Parmi les affections générales, nous rappellerons les exanthèmes aigus, variole, rougeole, scarlatine [3], la fièvre typhoïde dans le cours de laquelle peuvent se déclarer des épistaxis utérines, et surtout la diathèse hémorrhagique [4] dont l'influence se fait sentir sur l'utérus comme sur les autres organes, quelquefois la pléthore, plus souvent l'appauvrissement du sang par la maladie de Bright [5], par la chloro-anémie, par la défibrination, par l'état scorbutique; enfin la stase sanguine dans le système de la veine cave inférieure sous l'influence de l'insuffisance de la valvule mitrale, du développement de tumeurs abdominales ou de quelques autres maladies chroniques. J'avoue que je regarde au moins comme très-douteuses, les métrorrhagies prétendues symptomatiques ou sympathiques des affections bilieuses, des irritations gastro-intestinales, des vers intestinaux, de l'allaitement, de la succion des mamelles, etc.

La métrorrhagie idiopathique ou essentielle a été niée bien à tort. Il n'est pas rare de voir chez les femmes, sans aucun accident, des règles de temps en temps plus abondantes que de coutume; chez certaines femmes, après avoir diminué à une époque, elles augmentent à l'époque suivante; après s'être retardées ou supprimées, elles reviennent avec une abondance qui semble en compenser la suspension momentanée. L'affaiblissement qui résulte de la perte sanguine et l'époque tout à fait inusitée à laquelle celle-ci se montre, établissent la limite entre les simples écarts de l'état physiologique et l'état morbide proprement dit.

Il est bon de démontrer que, malgré sa rareté relative, la ménorrhagie essentielle ne saurait être niée. Or, il existe dans la science quelques cas de métrorrhagies terminées par la mort, en l'absence d'autres lésions capables de l'expliquer. — M. Obre [6] a vu ce dénouement survenir au moment de l'établissement de la menstruation. Chez une fille *vierge*, âgée de 14 ans 3 mois, les premières règles ne purent être arrêtées; tout était sain, sauf la muqueuse utérine qui était remarquablement ramollie et ecchymosée; en plusieurs endroits elle était détachée de la tunique musculaire. — M. Whitehead [7] a vu un cas semblable; seulement ici la menstruation était régulièrement établie depuis quatre ans. La jeune fille avait 17 ans, lorsque, par un jour de glace, elle fit une chute dans la rue,

[1] *De la métrorrhagie*. Thèses de Paris, 1857.
[2] *De la métrorrhagie symptomatique*. Thèses de Paris, 1858, n° 43.
[3] Scanzoni, ouv. cit., p. 283.
[4] Gendrin, *Traité de méd. philos.*, t. II.
[5] West, ouv. cit.
[6] *Gaz. méd. de Paris*, 1858, p. 597.
[7] *Archives*, 1846, t. XII, p. 488.

chute qui fut accompagnée d'un violent ébranlement; dix ou douze jours après, les règles vinrent et furent suivies d'une forte hémorrhagie qui dura cinq à six jours et dont elle était à peu près rétablie au bout de dix à douze jours. A l'époque suivante les règles parurent, mais beaucoup plus abondantes et se prolongèrent pendant seize jours. Le 2 mars, c'est-à-dire à l'époque menstruelle, les règles parurent de nouveau ; mais deux ou trois jours après, elles firent place à une métrorrhagie qu'il fut impossible de maîtriser et qui amena la mort le 15 mars. A l'autopsie, qui est détaillée, on ne trouva pas de lésions organiques. L'utérus nullipare était un peu plus volumineux qu'à l'ordinaire, ses parois moins fermes étaient d'une épaisseur normale; il renfermait un caillot de sang qui en occupait toute la cavité; les annexes étaient saines.

Diagnostic. — On comprend que c'est surtout un diagnostic différentiel que le médecin doit s'occuper de faire. Il n'est pas difficile de s'assurer que le sang provient de la cavité utérine; mais il est moins aisé de savoir si l'on a affaire à une ménorrhagie ou à une métrorrhagie ; si l'hémorrhagie est symptomatique ou idiopathique, active ou passive, etc. La connaissance des causes et l'analyse des symptômes facilitent ce diagnostic.

Parmi les *causes prédisposantes*, l'âge doit être pris en considération. L'âge moyen, celui de la vie sexuelle, est aussi celui dans lequel les hémorrhagies, comme toutes les autres maladies utérines, sont le plus fréquentes. Elles peuvent être idiopathiques ou symptomatiques, actives ou passives. Les métrorrhagies sont très-fréquentes à l'époque de la ménopause, dont elles constituent un des phénomènes les plus remarquables. M. Brierre de Boismont[1] en a observé 57 cas sur 141 femmes arrivées à l'âge critique. Elles peuvent éclater tout à coup au milieu de la plus brillante santé et marquer le terme de la menstruation, ou se reproduire à diverses époques seules, ou alternant avec des pertes blanches, sans qu'il existe pour cela de lésion organique de l'utérus. Pierre Frank a constaté que ces hémorrhagies du temps critique attaquaient principalement les personnes qui avaient des règles très-abondantes ou dont l'utérus était atteint d'une faiblesse relative, suite d'accouchements réitérés et difficiles, de fréquents avortements, etc. Après l'âge critique, il est difficile de supposer que la métrorrhagie ne soit pas symptomatique.

Nous savons peu de chose sur l'influence de la constitution, du tempérament, de l'état général, etc. Toutefois la constitution forte, le tempérament sanguin, l'état pléthorique, tout en nous paraissant disposer moins que les états contraires aux hémorrhagies utérines, donnent plutôt à ces maladies un caractère sthénique. La faiblesse de la constitution, le tempérament lymphatique nerveux, la chloro-anémie me paraissent

[1] Ouv. cit., p. 223.

disposer beaucoup plus les femmes aux hémorrhagies, et surtout aux hémorrhagies passives.

L'influence des agents hygiéniques paraît être quelquefois indubitable. D'après Saucerotte[1], les femmes qui habitent les points les plus élevés des Vosges, sont sujettes aux hémorrhagies. L'influence des climats chauds ou du changement de climat, des bains chauds comme on en abuse tant dans l'Orient, est certaine. Que faut-il penser de celle des boissons spiritueuses, de l'abus des chaufferettes, et de tant d'autres causes, réelles ou imaginaires, auxquelles on a sans doute attaché trop d'importance?

Une cause prédisposante, probablement plus réelle que celles dont je viens de parler, est la structure même de l'utérus, de son système vasculaire, de sa muqueuse, de son tissu propre, l'excitabilité dont il peut être atteint, l'activité de sa circulation, la fréquence de ses mouvements fluxionnaires, l'inertie de son tissu musculaire, etc., circonstances qui peuvent toutes favoriser l'accumulation du sang dans sa cavité, son retour réitéré, son écoulement indéfini, sous l'influence de causes analogues à celles qui produiraient les hémorrhagies dans tout autre organe. A cette prédisposition utérine il faut joindre l'espèce de tempérament qui l'accompagne souvent, qui dispose particulièrement les femmes aux excès de coït et qui entretient dans les organes cet état de congestion active, d'érection si favorable à l'invasion d'une hémorrhagie.

Parmi les *causes déterminantes*, de simples actions physiques donnent naissance à des métrorrhagies qui peuvent prendre le caractère d'hémorrhagies actives, si elles sont un effet de la violence de la réaction plutôt que du traumatisme lui-même. L'action d'un pessaire, un effort, un coup, une chute, une blessure, l'application des sangsues sur le col, la cautérisation et les diverses opérations pratiquées sur l'utérus, rentrent dans cet ordre de causes.

Les actions vitales impriment plutôt à l'hémorrhagie un caractère d'activité. L'excitation sexuelle, l'impétuosité de la fluxion et la violence du molimen menstruel, l'abus du coït, notamment chez les filles publiques[2], et quelques influences du même genre sur les organes voisins, par exemple les purgations trop énergiques ou trop répétées, sont celles dont on constate le plus souvent l'action.

Enfin les impressions morales, les émotions vives, rapides, quoiqu'elles déterminent plus souvent la suspension des règles, peuvent pourtant provoquer la surabondance de l'écoulement menstruel ou même une vraie métrorrhagie.

Les *symptômes* de la métrorrhagie sont ceux des hémorrhagies en général : affaiblissement progressif, pâleur de la face, refroidissement du

[1] *Mélanges de chirurgie*, p. 25.

[2] Parent-Duchatelet, *De la prostitution dans la ville de Paris*, t. I, p. 232, 3e édit., 1857.

corps, surtout des extrémités, petitesse du pouls, enfin des symptômes de plus en plus graves, les tintements d'oreilles, les vertiges, etc. Si ces symptômes se produisent dès le moment de l'hémorrhagie, si l'on est appelé à les constater après que la perte est passée, ou si la santé a été profondément altérée, on peut être sûr d'avoir affaire à une métrorrhagie, et, au lieu de faire de la médecine expectante et de prendre quelques soins préventifs, comme dans les cas de ménorrhagie n'excédant pas de beaucoup une abondance encore normale de la menstruation, il faut surveiller activement la malade et s'opposer énergiquement au retour d'un pareil accident.

Des symptômes particuliers peuvent attirer l'attention et aider à déterminer la nature de l'hémorrhagie. Tantôt l'écoulement de sang, et même la fluxion utérine sont intermittents, le sang se porte à l'utérus par saccades, il s'écoule, la perte semble cesser ou du moins diminuer dans des proportions considérables, mais elle ne tarde pas à revenir avec violence; tantôt l'écoulement de sang est continu, sans douleur, sans tranchées, mais avec un affaiblissement croissant des forces. Tantôt, il sort du sang pur, rouge, ou noir, mais liquide; tantôt, après une apparence d'interruption, ou l'issue d'une certaine quantité de sérum sanguinolent, il sort des caillots plus ou moins volumineux, dont l'expulsion ne peut s'opérer sans déterminer des coliques, des tranchées utérines, qui indiquent des alternatives de distension et de resserrement, d'inertie et de contraction de l'organe.

Les symptômes propres à chacun des états morbides dont l'hémorrhagie peut être symptomatique, sont les meilleurs moyens de distinguer celle-ci de la métrorrhagie essentielle. Je ne puis les reproduire ici, puisqu'on les retrouvera à la place que leur assigne naturellement la description des diverses maladies utérines. Mais je dois appeler surtout l'attention sur la facilité qu'il y a à confondre la métrorrhagie ou la ménorrhagie avec les conséquences d'un avortement au début d'une grossesse. Les femmes sont disposées, naturellement et de la meilleure foi du monde, à induire le médecin en erreur, en attribuant le retour imprévu et surabondant de la menstruation à ce qu'elles appellent un retard de règles. La plupart du temps, ce retard de règles n'est qu'une grossesse et ce retour qu'un avortement, comme le prouvent le caractère des douleurs qui sont de vraies tranchées utérines, et l'expulsion d'un embryon, ou des membranes, ou d'un placenta villeux, ou d'une caduque sur laquelle on peut même voir une échancrure circulaire indiquant le point où s'était greffé l'œuf, comme j'en ai observé des exemples. Il faut donc toujours se rappeler le précepte de Lisfranc : lorsque vous êtes en présence d'une femme atteinte de métrorrhagie, explorez attentivement les organes de la génération : touchez, touchez dans tous les cas. Il est certain que le toucher associé à la palpation hypogastrique, et, si c'est nécessaire, l'examen au spéculum et le cathétérisme utérin ne peuvent manquer de révéler l'état physiologique ou pathologique de l'utérus sous l'influence duquel l'hémorrhagie se produit.

Il ne suffit pas de distinguer la métrorrhagie symptomatique de la métrorrhagie idiopathique. Il faut encore distinguer l'hémorrhagie active de l'hémorrhagie passive ; car la métrorrhagie symptomatique peut être elle-même active ou passive. Tantôt la lésion utérine, sous l'influence de laquelle elle se produit, détermine une stase du sang, une congestion utérine et un écoulement en quelque sorte déplétif ; tantôt elle détermine une réaction énergique de la part de l'utérus, un appel de liquide vers l'organe, une excitation de sa sensibilité et de sa contractilité, en un mot une vraie fluxion et une hémorrhagie active. On comprend que, outre le traitement curatif qui consiste à supprimer la cause de l'hémorrhagie, il peut y avoir à instituer un traitement palliatif propre à suspendre ou à arrêter l'hémorrhagie et qui diffère suivant le caractère d'activité ou de passivité de cet accident.

La métrorrhagie active ou sthénique, par fluxion générale ou locale, ou par expansion vasculaire, s'accompagne de tous les signes qui caractérisent les mouvements fluxionnaires et de tous les symptômes de congestion locale et d'excitation ou de réaction générale qui sont propres à cet acte pathologique : tels sont la douleur, la tension, le poids de la matrice, le sentiment de plénitude dans le bassin, la douleur et le tiraillement dans les lombes et dans les aines, le prurit à la vulve, la tuméfaction douloureuse des mamelles ; les irradiations névralgiques dans les reins et les membres inférieurs, et quelquefois l'hystéralgie ; la dureté, le gonflement, la sensibilité de l'hypogastre ; la tuméfaction, la chaleur, la sensibilité, la coloration rouge foncé, vineuse ou violacée de la vulve, du vagin et du museau de tanche ; une excitation générale, un pouls fort, tendu, et un peu fréquent, suivis de malaise, de courbature, d'éblouissements, de vertiges, de frissons et de chaleur et quelquefois de symptômes nerveux ou hystériques variables ; en un mot les symptômes exagérés, amplifiés de la vraie fluxion utérine, c'est-à-dire du premier temps, ou du premier élément de la menstruation.

La métrorrhagie passive est asthénique, déplétive, expressive. Elle est favorisée par les états généraux non-seulement de faiblesse, d'atonie, ou d'asthénie, mais encore plus par ceux que l'adynamie caractérise, comme le scorbut et les autres altérations profondes de la constitution. Elle n'est jamais précédée de symptômes précurseurs, ni accompagnée des phénomènes locaux qui caractérisent le molimen hémorrhagique. Il n'y a pas dans les organes génitaux les signes de pléthore locale, la chaleur, la tension, les battements artériels caractéristiques des mouvements fluxionnaires. Le pouls est fréquent, mais petit et dépressible. Il y a une tendance continuelle au refroidissement sans disposition à la réaction. La perte, survenue le plus souvent d'emblée et avec une certaine modération, se continue sans interruption, quelquefois sans caillots, lorsque le sang est clair, séreux, peu plastique.

Pourtant je ferai observer que les caillots formés par la coagulation du sang dans la cavité utérine et les tranchées provoquées par la distension de l'organe et nécessitées pour l'expulsion de ces corps solides, peuvent se rencontrer dans l'une et l'autre espèce d'hémorrhagie. Dans l'hémorrhagie active, l'excès de fluxion, portant spécialement sur le col, celui-ci tuméfié peut s'opposer à la sortie du sang et obliger ce liquide à s'accumuler dans la cavité utérine et à la distendre jusqu'à ce que la matrice réagisse et se contracte pour le chasser. Dans l'hémorrhagie passive, les parois de l'utérus ayant peu de ressort permettent au sang de s'accumuler dans la cavité et de les distendre jusqu'à ce que les limites de leur extensibilité étant en quelque sorte atteintes, leur élasticité se développe, leur contractilité se réveille et le caillot soit chassé. Le même phénomène peut donc être observé dans ces deux cas très-différents, mais avec des nuances qui permettront encore de les distinguer; par exemple, des douleurs moins vives et moins fréquentes dans l'hémorrhagie passive, au contraire des tranchées utérines répétées, une grande sensibilité ou de l'hystéralgie dans l'hémorrhagie active.

Traitement. — On doit, avant tout, se poser cette question : faut-il arrêter la métrorrhagie ou même la ménorrhagie ? On peut répondre, en principe et pour l'immense majorité des cas, par l'affirmative. Du moment que l'hémorrhagie dépasse les limites de l'évacuation critique menstruelle, elle ne peut avoir aucune utilité. Bien plus, elle doit être nuisible; car elle est insuffisante par elle-même à opérer la déplétion de l'organe, elle se continue ou se reproduit indéfiniment, le sang appelle le sang, une hémorrhagie appelle une nouvelle hémorrhagie, l'habitude morbide s'établit, la constitution se détériore, le sang s'appauvrit, la malade devient anémique, et, bien loin que ces conditions soient favorables à la cessation des hémorrhagies, elles ne font qu'en faciliter et même en provoquer le retour. Ainsi tout doit être mis en œuvre pour prévenir et pour arrêter la métrorrhagie.

Quant aux moyens à employer pour atteindre ce but, ils varient suivant les indications qu'il y a à remplir. Or ces indications elles-mêmes varient suivant la nature de l'hémorrhagie.

Les indications se tirent surtout du caractère actif ou passif de la métrorrhagie. Dans le premier cas on a surtout à lutter contre le mouvement fluxionnaire, la fluxion, et même la congestion de l'organe. Dans le second, on doit combattre l'exhalation, l'exsudation, en même temps que la faiblesse générale de la constitution et l'appauvrissement du sang.

Les indications diffèrent encore suivant que l'hémorrhagie est symptomatique ou idiopathique. Dans le premier cas, en arrêtant l'écoulement du sang on ne fait qu'un traitement palliatif, utile, mais insuffisant ; il faut encore, il faut surtout attaquer la maladie qui tient l'hémorrhagie sous son empire; dans le second, c'est de l'hémorrhagie elle-même et de ses caractères que se tirent les indications.

Je ne puis énumérer ici les moyens de traitement des diverses maladies qui dominent les hémorrhagies symptomatiques. Ils seront décrits à l'occasion de chacune d'elles. Je ne puis même passer en revue tous les moyens de traitement des divers éléments pathologiques qui participent à la production des hémorrhagies idiopathiques, car ces divers éléments demandent à être traités eux-mêmes indépendamment des écoulements de sang qu'ils peuvent provoquer, mais qu'ils n'amènent pas toujours nécessairement. Je ne les considérerai donc ici qu'au point de vue de la part qu'ils prennent à la production de l'hémorrhagie.

La métrorrhagie proprement dite étant dégagée, comme je viens de l'indiquer, des maladies qui la provoquent et des éléments qui concourent à sa manifestation, il reste à poser les indications qui lui sont particulières. Ces indications peuvent se réduire aux suivantes :

Empêcher le mouvement fluxionnaire de se produire ;

Le détourner, quand il a lieu, par des révulsifs perturbateurs ou par des révulsifs proprement dits, généraux ou locaux ;

Combattre la congestion qui lui succède ou l'éréthisme qui l'accompagne; car l'un et l'autre entretiennent l'hémorrhagie.

Employer les hémostatiques proprement dits, généraux et locaux, communs et particuliers, spécifiques même de l'utérus, qui se rattachent presque tous à la classe des médicaments astringents et des coagulants ;

Combattre la faiblesse et l'appauvrissement du sang qui favorisent les hémorrhagies par le manque de plasticité de ce liquide et par la facilité que le défaut d'équilibre imprime à la production des mouvements fluxionnaires ou des congestions passives ;

Enfin empêcher par des obstacles mécaniques l'écoulement du liquide au dehors et hors de ses vaisseaux.

J'aurai soin de signaler, au fur et à mesure, parmi les indications et les moyens qui y répondent, ceux qui s'appliquent plus spécialement au traitement des hémorrhagies actives et à celui des hémorrhagies passives.

1° *Empêcher le mouvement fluxionnaire de se produire.* — On y parvient par trois moyens : le repos, la réfrigération locale, la calorification générale.

Le repos doit être absolu, la malade couchée sur le dos, dans une immobilité complète, les cuisses fléchies sur le bassin, les jambes fléchies sur les cuisses et appuyées sur un oreiller ou sur une pile de coussins, la tête ou du moins les épaules basses. Selon la juste remarque d'Aran [1], cette position doit être gardée avec persévérance, et l'on

[1] Ouv. cit., p. 333.

ne doit pas permettre à la malade de se lever, même pour l'excrétion des urines et des matières fécales ; il faut lui passer le bassin.

La réfrigération locale s'obtient à l'aide de compresses trempées dans de l'eau froide ou vinaigrée, à la température de l'appartement en hiver, dans de l'eau de puits ou dans de l'eau glacée en été; ces compresses sont maintenues sur le bas-ventre et le haut des cuisses et renouvelées à mesure qu'elles s'échauffent. Pour ne pas mouiller la malade, il est souvent préférable de les remplacer par une vessie en caoutchouc renfermant des fragments de glace qui sont renouvelés dès qu'ils sont fondus.

La calorification générale est entretenue par de bonnes couvertures, un édredon, et surtout des cruchons remplis d'eau chaude placés aux pieds et de chaque côté des bras. Au besoin, on promènerait des sinapismes sur les poignets, les avant-bras, les coudes, et même la partie supérieure de la poitrine, ainsi que sur les genoux, les mollets et les cous-de-pied.

L'aération peut concourir au même but. Dans toutes les hémorrhagies, il faut avoir soin de renouveler l'air de la chambre et de faire ressentir à la malade l'impression pure et vivifiante d'un air frais. On n'obtient pas seulement un effet astringent par cette impression sur l'ensemble du corps, on produit encore sur tout le système une sorte de réaction ou de révulsion générale propre à empêcher ou à détourner le mouvement fluxionnaire; on facilite surtout l'hématose, et par le renouvellement rapide de l'air dans les poumons, on imprime à la circulation générale une activité capable de combattre la tendance des mouvements fluxionnaires à se produire sur un point de préférence à tous les autres.

2° *Détourner la fluxion par des révulsifs.* — Le premier et le plus puissant des révulsifs, est la saignée générale. Qu'on doive la pratiquer au bras plutôt qu'au pied, cela ne me paraît pas douteux, car il s'agit ici de détourner le sang des parties inférieures du corps vers les supérieures, au lieu de le dériver du bassin vers les pieds. Mais qu'il faille pousser l'application d'un principe vrai jusqu'à l'exagération de prescrire spécialement dans ce cas la saignée de la salvatelle, cela ne me paraît pas admissible. La saignée n'est pas toujours bornée au rôle de saignée révulsive. Si la femme est forte, pléthorique, et sous le coup d'un mouvement d'expansion ou de fluxion générale, il faudra faire une saignée copieuse, déplétive ou mieux spoliative. Dans le cas contraire, si elle n'a pas trop de sang, ou si elle a de la tendance à l'affaiblissement, si la saignée doit être répétée, si elle est faite par exemple tous les mois et, pour ainsi dire, comme moyen préventif d'une ménorrhagie qui menace de devenir habituelle, on se contentera de tirer 100 à 150 grammes de sang par la veine, quelquefois moins, en suivant la méthode de Lisfranc précédemment exposée.

Quand la fluxion, au lieu d'être imminente ou très-récente, est fixée sur l'organe, des applications dérivatives de sangsues ou de ventouses scarifiées à l'hypogastre, sur les régions iliaques, aux lombes, précéderont avec avantage l'emploi des révulsifs proprement dits.

Une action révulsive puissante, sans déperdition de sang, chez les femmes très-faibles ou disposées à l'anémie, sera produite par l'application des ventouses, spécialement sur les lombes, le dos, le thorax, les bras, ou sur les mamelles, selon le précepte d'Hippocrate [1], que j'ai vu appliquer et que j'ai appliqué moi-même plusieurs fois avec plus d'efficacité que certains praticiens qui assurent n'en avoir retiré aucun succès. Il ne faudrait pas craindre d'employer dans ce cas de grandes ventouses, pouvant agir sur la totalité d'un membre, d'après le procédé Junod, notamment sur les membres supérieurs.

Un moyen commode et prompt de remplacer les grandes ventouses, qu'on n'a pas toujours sous la main, consiste à appliquer, selon le précepte de Galien, des ligatures à la racine des quatre membres, de manière à congestionner ceux-ci en y retenant le sang veineux. Il suffit de quatre mouchoirs pliés en cravate, serrés autour de chacun d'eux, et dont on augmente ou diminue la constriction à volonté, à l'aide de bâtonnets passés dans le nœud du mouchoir. Je ne les ai jamais employées dans les hémorrhagies utérines; mais elles m'ont rendu de si grands services dans quelques cas d'hémoptysies très-menaçantes, que je n'hésite pas à les conseiller.

Enfin les sinapismes promenés sur les membres supérieurs, les manuluves sinapisés sont encore d'excellents révulsifs dont il ne faut pas négliger l'application.

Si la fluxion est persistante ou ancienne, si elle tend à se renouveler périodiquement, à devenir chronique, des révulsifs plus continus dans leur action doivent être employés. De ce nombre sont les vésicatoires, même les exutoires permanents, ou, si le sujet est encore jeune, l'hydrothérapie dans l'intervalle des accidents métrorrhagiques.

Enfin l'ipécacuanha, l'émétique, employés par Stoll et par Finke dans des métrorrhagies dites sympathiques d'affections bilieuses, et généralement les vomitifs, peuvent être utiles comme révulsifs en même temps que comme moyens perturbateurs. L'ipécacuanha à dose fractionnée, qui a paru rendre quelquefois de bons services, agit probablement par le mouvement d'expansion qu'il détermine vers la périphérie.

3° *Combattre la congestion qui succède à la fluxion ou l'éréthisme qui l'accompagne.*— J'ai vu quelques cas dans lesquels l'hémorrhagie, inutilement combattue par la plupart des moyens usités en pareil cas et paraissant entretenue par une congestion considérable, douloureuse, persistante de l'utérus, a cédé facilement à l'application des sangsues sur

[1] Traduction Littré. Aphorisme 50 de la section V. T. IV, p. 551.

le col. L'indication est nette, précise ; il ne faut pas la méconnaître, aucun autre moyen ne me paraît capable de remplacer alors la déplétion directe de l'organe.

Quant à l'éréthisme nerveux et vasculaire, général ou local, qui se lie, dans quelques circonstances, à l'état fluxionnaire ou congestif, les sédatifs, et particulièrement les sédatifs du système sanguin, les antispasmodiques, les calmants, les narcotiques, quoique rarement applicables, peuvent être indiqués dans ces cas. C'est alors qu'on peut employer avec Aran la vératrine à haute dose, avec le docteur Howship Dickenson la digitale, avec M. Béhier l'opium par l'estomac ou le laudanum de Sydenham en lavements. Mais il faut toujours surveiller attentivement la marche de la maladie, et prendre garde que ces moyens, dont l'indication assez rare est par conséquent difficile à saisir, ne produisant aucun effet favorable, ne fassent perdre un temps précieux et ne laissent l'hémorrhagie, en se prolongeant outre mesure, épuiser au delà des bornes les forces des malades.

4° *Employer les hémostatiques proprement dits, astringents, styptiques et coagulants.* — C'est alors qu'il faut s'efforcer d'agir plus directement, non plus sur la fluxion ou la congestion, mais sur l'évacuation sanguine elle-même, sur l'élément final de la crise, celui qui caractérise le plus l'hémorrhagie, celui qui peut persister seul et attirer sur lui toute l'attention comme étant dès lors la source unique des indications.

On comprend que les moyens de cette catégorie, applicables dans quelques cas et à certaines périodes des hémorrhagies actives, sont surtout indiqués dans le traitement des métrorrhagies passives, où il y a exhalation, exsudation, en même temps qu'appauvrissement du sang et faiblesse générale ; ils le sont encore dans le traitement palliatif d'un grand nombre de métrorrhagies symptomatiques, qui ont affaibli les sujets, au point de rendre presque impraticables les opérations mêmes qui doivent les débarrasser à la fois de l'altération organique qui cause l'hémorrhagie et de l'hémorrhagie qui en est la conséquence. Il faut tonifier la constitution, remonter la santé générale, refaire le sang, lui donner de la plasticité, réveiller le ton des vaisseaux, exciter les contractions utérines.

L'alimentation fortifiante, le régime analeptique, les toniques francs, le quinquina, les préparations ferrugineuses, sont alors indiqués.

Le froid en applications locales plutôt que générales, la vessie à la glace sur l'hypogastre, les compresses froides acidulées, les lavements froids, les bains de siége froids, le tamponnement à la glace doivent être employés avec continuité.

A l'intérieur, les acides et les astringents ont parfois une grande efficacité. Les plus employés sont les suivants :

L'eau acidulée avec du vinaigre, la limonade et surtout la limonade minérale, l'eau de Rabel à la dose de 5 gouttes dans un verre de limonade que la malade boit par gorgées de quart d'heure en quart d'heure. Ce dernier moyen, bien simple, m'a souvent réussi.

La teinture de cannelle préconisée par Van Swieten, les Allemands, Récamier, et dernièrement par M. Gosselin et par Aran, à la dose de 5 à 15 ou 20 grammes dans 120 grammes de véhicule, à prendre par cuillerées d'heure en heure.

L'alun, le sous-acétate de plomb, le cachou, la bistorte, le symphyton, le tannin, et surtout le ratanhia, préconisés, comme dans toutes les hémorrhagies. L'extrait de ratanhia, à la dose de 1 gramme dans un quart de lavement, et à la dose de 4 grammes associés à 30 grammes de sirop d'écorce d'orange amère dans 120 grammes de véhicule pour une potion, à prendre par cuillerées à bouche toutes les deux heures, est un des astringents à la fois les plus efficaces et les moins dangereux.

Enfin les diverses eaux hémostatiques : l'eau vulnéraire, celle de Tisserand, de Brocchieri, de Binelli, de Pagliari, de Léchelle, peuvent rendre de grands services dans ces circonstances, soit comme médicaments internes, soit comme topiques, se trouvant tout préparés et à la disposition du médecin dans la plupart des pharmacies.

Quant au perchlorure de fer, que j'ai souvent employé, soit comme reconstituant, soit comme hémostatique, je ne puis pas dire que, même en solution à 30°, il mérite une grande confiance, dans les cas de métrorrhagie. Pourtant, s'il est indiqué par l'appauvrissement du sang, l'anémie, l'état scorbutique, il faut le prescrire à la dose de 1 à 5 grammes, dans un verre d'eau, à boire par gorgées de deux en deux heures, en le faisant suivre immédiatement d'une ou deux gorgées de lait froid, pour dissiper l'impression très-désagréable qu'en laisse à la gorge la saveur styptique. Ce sera du reste sans préjudice pour les autres hémostatiques généraux ou locaux, qu'on peut y associer sans inconvénient.

Les spécifiques utérins, c'est-à-dire les médicaments propres à exciter la contraction du tissu de la matrice, en même temps qu'à favoriser l'hémostasie, sont surtout appelés à concourir avec les moyens précédents au traitement de la métrorrhagie : ce sont la sabine et le seigle ergoté, ce dernier surtout. Je ne puis m'expliquer le peu de confiance que leur accordait Becquerel. Assurément, s'il est un médicament qui rende des services directs en pareille circonstance, c'est le seigle ergoté récemment pulvérisé, comme on l'administre pendant l'accouchement pour exciter les douleurs utérines. Je le prescris habituellement à la dose de 25 centigrammes toutes les six heures, et même toutes les trois heures, au besoin, dans une cuillerée d'eau sucrée aromatisée à l'eau de fleurs d'oranger ou dans une cuillerée de café. Quand l'action doit en être continuée un temps indéterminé, mais d'une certaine durée, j'y substitue l'ergotine.

Outre les opérations qui peuvent être nécessitées par les altérations de tissu, causes des métrorrhagies symptomatiques, telles que les extirpations ou excisions de tumeurs, les cautérisations, le raclage avec la curette, etc., les hémostatiques locaux peuvent être portés directement sur la muqueuse même de la matrice et dans la cavité utérine par des injections. Ce sont les divers astringents que je viens de passer en revue, ou bien encore la teinture d'iode, la solution concentrée de nitrate d'argent, l'essence de térébenthine que je ne rappelle que parce qu'elle a été employée. Outre que l'emploi m'en paraît rarement indiqué, j'ai trop longuement exposé déjà les raisons qui me font repousser en principe les injections utérines, pour motiver davantage ici ma répugnance à cet ordre de moyens. Dès lors, ou la membrane muqueuse de l'utérus est assez saine pour n'avoir besoin d'aucune modification locale, ou elle est assez malade pour nécessiter la cautérisation par le pinceau ou par le nitrate d'argent à demeure. Ce dilemme me dispense de discuter plus longuement la question des injections intra-utérines.

5° *Empêcher l'issue du sang par un obstacle mécanique*, tel est le dernier, et souvent le premier moyen auquel la persistance ou la violence de l'hémorrhagie nous oblige à avoir recours; moyen héroïque qu'il ne faut pas négliger d'employer à temps, sous peine de voir les malades succomber, sinon immédiatement, du moins consécutivement, par suite de la faiblesse dans laquelle la perte de sang a fini par les jeter.

Ce moyen est le tamponnement, tel que je l'ai décrit dans la première partie de cet ouvrage[1], pratiqué simplement, avec de petits tampons de coton portés à l'aide du spéculum. On le fait précéder d'une injection acide, alunée, glacée, d'attouchements avec le perchlorure de fer, ou d'un premier tampon imbibé de perchlorure ou recouvert de poudre hémostatique, mis en contact avec l'utérus, et après avoir exactement bourré le vagin successivement distendu, on le maintient par un bandage rétentif exactement appliqué. Il n'y a plus qu'à surveiller si l'hémorrhagie, arrêtée du côté du vagin, ne se fait pas en dedans, ne distend pas l'utérus, ne franchit pas l'orifice des trompes. Si ce fait, excessivement rare et tout à fait exceptionnel, se produisait, on ôterait le tampon, et on recourrait, avec plus d'énergie encore que je ne l'ai indiqué, aux moyens précédemment signalés.

Je ne sais si, avant de tamponner, on ne pourrait pas, dans les cas d'hémorrhagies entretenues par l'inertie utérine, chez les femmes maigres, à parois abdominales flasques et dépressibles, essayer, comme après l'accouchement, la compression de l'aorte. Je ne puis comprendre les doutes élevés contre l'efficacité de ce moyen, auquel j'ai dû certainement, dans deux circonstances, le salut des accouchées: l'aorte fut comprimée par la sage-femme ou par moi, pendant trois heures, durant

[1] Voyez ci-dessus page 325.

lesquelles, en vidant l'utérus des caillots, en titillant le col, en massant le corps, en administrant du seigle ergoté, je parvins enfin à faire contracter la matrice et à obtenir la formation du globe utérin, dur et rassurant, au-dessus du pubis.

Enfin, quelle que soit la nature de l'hémorrhagie qu'on a traitée, il faut avoir soin d'en empêcher le retour par les moyens propres à prévenir la fluxion, à augmenter la plasticité du sang, à fortifier la constitution, suivant l'activité ou la passivité de l'hémorrhagie. Il faut prévenir les rechutes des ménorrhagies et des métrorrhagies, comme celles de toutes les maladies utérines, et se souvenir qu'on ne peut être sûr de la guérison, qu'après le retour consécutif de plusieurs menstruations normales et régulières.

SECTION II

ÉTATS MORBIDES SANS NÉOPLASMES.

Ce sont les maladies produites par des actes pathologiques, simples ou complexes, ayant débuté sur l'utérus ou s'étant localisés sur lui, pouvant altérer momentanément la nutrition de l'organe et ses principales fonctions, mais ne produisant jamais des éléments de nouvelle formation qui s'interposent aux éléments propres du tissu utérin, se substituent à eux, les détruisent ou les désorganisent.

Elles peuvent avoir pour cause une action purement locale et rester limitées dans leur évolution au tissu de l'utérus ou au système utérin. Elles sont souvent aussi le produit d'une affection générale et même d'une affection diathésique qui s'est localisée sur cet organe, tout en retentissant d'une manière plus ou moins étendue et plus ou moins profonde sur le reste de l'organisme. Mais elles sont compatibles avec la conservation de la forme, de la structure, de la texture de l'organe ; elles ne s'accompagnent pas de la production d'éléments organiques nouveaux, du moins persistants ; et elles ne donnent naissance à la formation d'aucune tumeur bénigne ou maligne, annihilant par son accroissement les fonctions de l'organe ou amenant par un travail ulcératif profond, envahissant, sa destruction progressive et continue.

En un mot, elles répondent à cette classe de maladies que plusieurs pathologistes ont assez improprement désignées sous le nom de lésions vitales, par opposition aux lésions organiques.

J'ai rangé ces maladies dans un ordre qui permet d'aller des plus simples aux plus compliquées, de celles qui ne sont que l'exagération d'un acte physiologique à celles dont la production nécessite l'intervention de plusieurs actes pathologiques précédemment décrits, ou d'affections générales ou d'états diathésiques plus ou moins intenses.

Ainsi aucun état morbide ne se rapproche plus d'un état physiologique que la *fluxion* utérine. C'est le premier phénomène qui préside à l'évolution de chaque crise menstruelle.

La fluxion, en se répétant ou en se continuant, amène peu à peu la plénitude du système des vaisseaux sanguins, c'est-à-dire la *congestion*.

La reproduction ou la persistance de ces deux états ou de l'un d'eux, suffit pour produire, entre les éléments anatomiques normaux, cette infiltration de matière amorphe liquide ou semi-liquide, qui, sans s'organiser ni s'ajouter au tissu propre de l'organe, comme dans l'hypertrophie, détermine cette tuméfaction permanente de l'utérus à laquelle je réserve le nom d'*engorgement*, un peu discrédité aujourd'hui, parce qu'on en a abusé en pathologie utérine.

La fluxion, la congestion sont des éléments habituels, sinon nécessaires de l'*inflammation*. Sans méconnaître l'importance de cet état morbide, je crois qu'on doit le distinguer, non-seulement de la fluxion et de la congestion qui peuvent exister seules, mais encore de la *leucorrhée* qui est loin d'être toujours le produit d'une métrite interne, de l'*hypertrophie* qui n'est pas davantage la conséquence inévitable d'une métrite parenchymateuse, des *granulations* et *fongosités* utérines dont l'existence est, jusqu'à un certain point, indépendante des maladies précédentes, et de l'*ulcération* qui se rattache plus peut-être qu'aucune des autres maladies dont je viens de parler, à l'existence d'une affection diathésique.

Ainsi, non-seulement le degré de complexité augmente en allant de la fluxion à l'ulcération ; mais il y a entre tous ces états morbides une sorte d'enchaînement qui les rattache les uns aux autres, sinon d'une manière nécessaire, du moins par l'action habituelle qu'ils exercent les uns sur les autres. La fluxion, par exemple, devient en se répétant une cause de congestion. L'engorgement est habituellement une conséquence de la répétition des actes morbides qui entretiennent ces deux états, plutôt qu'une maladie développée spontanément. L'inflammation, tout en se produisant d'une manière directe, n'existe guère sans être entretenue par un état congestif ou sans déterminer elle-même une congestion permanente des organes dans lesquels elle siége. La leucorrhée, soit qu'elle dérive du catarrhe utérin ou d'une métrite interne, ou de tout autre élément morbide, se complique souvent d'un état inflammatoire ou tout au moins de la fluxion, de la congestion ou de l'engorgement de l'organe. L'hypertrophie, lorsqu'elle n'est pas consécutive à l'inflammation, ne se produit pas sans une fluxion ou une congestion préalables. Les granulations utérines et les fongosités, tout en naissant parfois comme de simples hypertrophies papillaires de la muqueuse, se produisent rarement sans avoir été précédées et provoquées à se développer par une inflammation plus ou moins étendue de la muqueuse, par une folliculite, un catarrhe utérin, une leucorrhée, etc. Enfin l'ulcération et les ulcères offrent souvent une combinaison, une association de plusieurs des autres états morbides dont je viens de parler ; ils s'accompagnent nécessairement de leucorrhée ou du moins d'une sécrétion produite par la surface même de l'ulcère, se couvrent fréquemment de granulations, provoquent autour d'eux l'hypertrophie du col, leur siége habituel, et se continuent rarement un certain temps sans être accompagnés d'inflammation ou du moins de congestion.

Telles sont les considérations qui m'ont déterminé à réunir dans cette section les maladies que je viens d'énumérer et à les décrire dans un ordre qui paraît faciliter davantage l'intelligence des unes par la connaissance préalable des autres.

CHAPITRE I

Fluxion.

Je désigne sous le nom de *fluxion utérine* l'état morbide caractérisé par un mouvement sanguin vers l'utérus, accompagné du cortége particulier des phénomènes indiquant un afflux de sang vers le système utérin, et se traduisant par des symptômes de molimen, analogues mais bien supérieurs à ceux qui annoncent la venue des règles chez quelques femmes.

Cette maladie est le plus souvent aiguë ; mais elle peut être chronique, c'est-à-dire se répéter indéfiniment de la manière la plus fatigante. Je n'ai pas besoin de dire que, même dans ce dernier cas, ce qui la caractérise et la distingue de la congestion, c'est l'activité du phénomène. Sans activité, il n'y a pas de mouvement, de molimen. D'autre part, il n'est guère possible qu'elle ne coexiste pas alors avec une autre maladie vis-à-vis de laquelle elle joue soit le rôle de cause, soit le rôle d'effet.

Elle peut être suivie ou non d'hémorrhagie, selon son intensité, sa persistance, ou le siége particulier auquel elle aboutit. Ainsi la fluxion aura plus de chances de produire l'écoulement de sang, lorsque la muqueuse du corps sera le point où elle aboutira particulièrement, ce que les anciens appelaient *pars recipiens*.

Elle porte sur l'utérus seul, corps et col, ou en même temps sur les annexes. Ce dernier cas est le plus fréquent.

Elle disparaît sur le cadavre, ou du moins la plénitude vasculaire de l'organe, entretenue par la continuité du mouvement fluxionnaire, diminue tellement après la cessation de la vie que, dans les nécropsies, l'on trouve constamment le volume de l'utérus moindre qu'il ne paraissait auparavant. Ce fait très-exact, qui n'a pas manqué de frapper les observateurs, est la preuve la plus manifeste du caractère fugitif de la maladie, de la mobilité qui distingue toute fluxion.

Injection des tissus, tuméfaction, rougeur s'étendant au col et se prolongeant souvent sur le vagin, travail d'hypersécrétion s'établissant quelquefois comme à l'approche des mois, écoulement muqueux ou sanguinolent : telles sont les conséquences immédiates de la fluxion sanguine sur l'utérus.

Du reste la fluxion physiologique qui prépare l'écoulement menstruel peut être prise comme type de la fluxion morbide[1]. On peut se rendre compte des modifications passagères qu'elle apporte dans l'organe, en étudiant l'utérus de femmes ayant succombé à l'époque de la menstruation. J'ai eu l'occasion de l'observer chez des femmes ayant péri de mort violente quelques jours avant l'arrivée de leurs mois ou en pleine menstruation, chez d'autres ayant succombé à des maladies aiguës au moment où les règles devaient venir ; j'ai toujours constaté les altérations suivantes : l'organe a augmenté considérablement de volume, il est au moins le double de ce qu'il est pendant l'intermenstruation; le tissu érectile est turgescent, la muqueuse injectée et tuméfiée; tout le tissu utérin est mou et, quand on le serre dans la main, il conserve l'empreinte des doigts ; enfin, en portant cette compression un peu loin, on peut faire sourdre le sang par une multitude de petites ouvertures qui sont autant de déchirures microscopiques de la muqueuse. On peut se faire une idée de ces modifications pendant la vie, par l'aspect tuméfié, rouge vineux, de la muqueuse vaginale et du col utérin à l'époque menstruelle et pendant la grossesse.

Diagnostic. — La fluxion utérine s'observe chez les nullipares comme chez les autres femmes. Elle est même plus fréquente chez les jeunes filles, et paraît produite chez elles par la difficulté d'établissement de la menstruation plus souvent que par d'autres causes. L'influence de l'âge critique est aussi très-marquée sur l'apparition de la fluxion utérine et des hémorrhagies qui en sont la conséquence, ce qu'on ne peut attribuer qu'à l'irrégularité qui caractérise une fonction sur le point de s'éteindre, et aux alternatives de diminution et d'augmentation, dans le raptus qui pousse alors le sang vers le système utérin.

Signes subjectifs. — Douleur gravative, obtuse, se développant rapidement dans la région lombo-sacrée, pesanteur intra-pelvienne, sentiment de plénitude et de chaleur interne ; tels sont les symptômes locaux du début. Si la fluxion persiste avec plus d'intensité, il s'y joint des coliques

[1] Voyez les fig. 40, page 51, et fig. 119, page 315.

obtuses dans les flancs, à l'ombilic, à l'hypogastre, revenant par instants ou même périodiquement sous forme de spasmes. Si l'afflux sanguin continue et augmente, les symptômes s'exagèrent : la malade éprouve la sensation d'un poids, en même temps qu'une gêne, une tension, qui semble produite par un corps étranger volumineux, avec une chaleur brûlante dans le petit bassin, des tiraillements dans les lombes et dans les aines, des coliques très-vives. A ce degré, il en résulte souvent pour les malades une grande difficulté à s'asseoir, à se tenir debout, à marcher.

Dans les cas les plus graves, la chaleur intérieure que les malades ressentent dans le bas-ventre est continuelle et s'exaspère par moments, en s'étendant de ce point, comme d'un foyer, vers l'ombilic, et plus souvent le long de la partie antérieure des cuisses jusqu'aux genoux. Avec cette chaleur brûlante coïncident des cuissons à l'entrée de la vulve, ou un prurit vulvaire des plus fatigants, des besoins continuels d'uriner et, dans la miction, une sensation de brûlure à l'urètre causée par le passage de l'urine, et dont l'acuïté est quelquefois portée assez loin pour arracher des cris et des pleurs aux malades; l'urine est rendue en petite quantité, toujours très-chargée d'urates ou de phosphates, presque bourbeuse, contenant, en outre, dans certains cas, une quantité plus ou moins grande de mucus. La constipation est quelquefois très-rebelle. De temps en temps, lorsque les mouvements fluxionnaires s'exagèrent, les garde-robes sont accompagnées d'excrétions muqueuses formant des espèces de membranes. D'autres fois il y a des évacuations diarrhéiques plus ou moins répétées, et ces évacuations se rapprochent parfois de celles de la dyssenterie, en même temps qu'elles s'accompagnent des épreintes et des spasmes propres à cette dernière affection. Quelquefois, sans qu'il y ait d'évacuation, la malade éprouve seulement, par intervalles, surtout au moment de l'exaspération de la fluxion, un besoin surnaturel, très-fréquent et très-douloureux, d'uriner et d'aller à la selle.

Tel est le tableau tracé par Aran de ce qu'il appelle la congestion active et qui n'est, comme on le voit, autre chose que la fluxion utérine. Je lui emprunterai encore quelques traits.

Des symptômes généraux précèdent et accompagnent ces symptômes locaux.

Ceux qui les précèdent sont le cortége particulier des phénomènes qui indiquent un afflux de sang vers l'appareil utérin, avec des symptômes de *molimen* analogues, mais bien supérieurs à ceux qui annoncent la venue des règles chez quelques femmes : un état de concentration, accusé par du frisson ou du refroidissement, du spasme, des phénomènes nerveux vagues, de l'agacement, de la tristesse, de l'inquiétude, un besoin de pleurer irrésistible.

Ceux qui les accompagnent sont des phénomènes réactionnels qui traduisent la participation de l'organisme aux souffrances de l'utérus :

exaspération de l'éréthisme nerveux, douleurs circonscrites sur certains points, névralgies, gastralgies, migraines, dyspepsies, vomissements; enfin, lorsque la fluxion se reproduit souvent ou qu'elle dure depuis un temps plus ou moins long, des espèces de raptus sanguins répètent vers les organes les plus importants de l'économie, le cœur, le poumon, le cerveau, etc., les phénomènes de fluxion observés vers les organes pelviens.

Signes objectifs. — L'hypogastre est développé, modérément chaud, peu douloureux, à moins d'une rapidité et d'une intensité considérables de la fluxion, mais sensible à la pression. Le vagin, habituellement chaud, humide, est le siége d'une leucorrhée assez abondante. L'utérus plus volumineux, plus lourd, moins mobile, notablement abaissé et incliné en avant par une exagération de l'antéversion naturelle, est peu douloureux, mais, comme pour l'hypogastre, sa sensibilité est réveillée d'une manière pénible pour la malade par la pression et surtout par les mouvements qu'on lui imprime directement ou qui lui sont transmis par l'ensemble du corps.

Le volume de l'utérus peut varier beaucoup et même d'un jour à l'autre, suivant l'augmentation ou la diminution de l'afflux du sang vers cet organe, caractère par lequel la fluxion se distingue de la congestion. Dans quelques cas, la tuméfaction en est très-rapide. Chez les femmes récemment accouchées, il peut même en quelques heures devenir énorme, corps et col, et dépasser le détroit supérieur. Le col donne au doigt la sensation d'un gonflement, quelquefois plus mou au pourtour de l'orifice, dont les deux lèvres s'écartent l'une de l'autre chez les femmes qui ont eu des enfants. Le corps, dont le gonflement également mou est apprécié par la pression qu'exercent un doigt introduit dans le vagin ou dans le rectum et la main appuyant sur l'hypogastre, s'étale au-dessus du col qu'il déborde comme une sorte d'ampoule ou de globe en caoutchouc, preuve que, pour la fluxion comme pour la congestion, la maladie atteint le corps plus que le col.

D'après M. Duparque, un phénomène remarquable et commun à toutes les congestions actives (fluxions), avec ou sans hémorrhagies, est le battement très-prononcé, autour du col de la matrice, des artères utérines, qui paraissent plus développées qu'à l'état normal. Je crois cette assertion exagérée, car je ne l'ai vérifiée ou trouvée confirmée qu'assez rarement.

D'ordinaire le vagin, la vulve participent au mouvement fluxionnaire, et présentent une coloration plus ou moins violacée, ou rouge vif. L'adhérence de la muqueuse au col, la densité du tissu qui forme ce dernier organe, sa richesse vasculaire moindre que celle du corps, sont aussi la cause d'une moindre intensité de coloration. Pourtant on voit quelquefois le col devenir tout à fait violacé, sa surface même présenter quelques veines variqueuses; mais ces caractères sont plus accusés quand des fluxions répétées ont amené définitivement une congestion de l'organe. Enfin une leucorrhée habituellement peu considérable s'échappe de l'orifice utérin.

Le mouvement fluxionnaire peut persister, se répéter, devenir *chronique*. Mais alors il y a toujours congestion et souvent en même temps engorgement et hypertrophie de l'organe.

Aux signes de la fluxion utérine aiguë s'ajoutent l'exaspération des mouvements fluxionnaires à certains intervalles, une sensation de plénitude et de pesanteur pelviennes qui va jusqu'à celle d'un corps qui ferait effort pour franchir l'orifice vulvaire, souvent une douleur fixe dans un point de la région sacro-lombaire, hypogastrique ou iliaque, plus particulièrement dans la fosse iliaque gauche, le gonflement et l'endolorissement des seins, plus fréquents que dans la fluxion utérine aiguë, enfin une telle augmentation de volume du col, qu'on a de la peine à le saisir avec le spéculum. On peut y ajouter une recrudescence marquée des accidents locaux à l'approche de la menstruation, pendant sa durée, ou même un certain temps après la fin des règles.

Nous retrouverons plusieurs de ces symptômes comme signes de la congestion ou de l'hypertrophie. Mais ce qui distingue la fluxion chronique de ces autres états morbides, c'est justement ce qui la caractérise, c'est-à-dire le mouvement, l'appel du sang vers l'utérus, l'afflux de ce liquide vers tout le système utérin. La disposition de l'économie aux mouvements fluxionnaires est alors si marquée, que les raptus sanguins, fréquents, ne tendent pas seulement vers l'utérus et le système utérin, mais souvent aussi vers les organes et les appareils les plus importants de l'économie. Ces déplacements fluxionnaires distinguent encore la fluxion de la congestion.

De là, comme l'a fort bien vu Aran, l'aggravation, revenant comme par accès, de tous les accidents utérins ; de là, les phénomènes les plus variés, les troubles les plus divers accompagnant les fluxions qui s'opèrent vers la tête, le cœur, le poumon, l'estomac, le foie. Suivant le siége de la détermination morbide, ces troubles sont caractérisés par des bouffées de chaleur vers la face, des étourdissements, des vertiges, des éblouissements, des syncopes, des cardialgies, des étouffements, des constrictions épigastriques, etc., alternant avec les phénomènes utérins ou s'ajoutant à eux. On dirait que le mouvement du sang a perdu sa régularité normale et que l'habitude vicieuse qu'il a contractée de se porter avec trop d'intensité sur un point, détermine de même, par une sorte de réaction pathologique que favorise la faiblesse des malades, son afflux sur un autre viscère, au lieu de déterminer son retour et sa dissémination sur l'ensemble des organes et dans la totalité du système vasculaire.

Ces raptus utérins ou viscéraux sont souvent suivis d'hémorrhagies. Rares dans la fluxion utérine aiguë, les pertes de sang sont fréquentes dans la fluxion utérine chronique. M. Duparque avait décrit cet état sous le nom d'engorgement hémorrhagique, et Aran sous celui de congestion sanguine chronique active. C'est d'abord sous la forme de ménorrhagies, c'est-à-dire d'hémorrhagies menstruelles surabondantes que ces pertes de sang se déclarent, coïncidant avec des symptômes fluxionnaires plus marqués. Bientôt les règles se dérangent, elles avancent de quelques jours, d'une semaine, puis de quinze jours, et comme, en même temps, elles se prolongent de plus en plus, les malades finissent par se trouver, selon leurs propres expressions, presque continuellement dans le sang.

Les hémorrhagies peuvent diminuer peu à peu, au point que les malades croient en être débarrassées; mais le moindre effort, une fatigue, un voyage, un abus de coït ramènent une recrudescence du mouvement fluxionnaire et une nouvelle hémorrhagie, souvent plus forte que les précédentes.

Ces recrudescences de l'hémorrhagie naturelle aux époques menstruelles, ces hémorrhagies utérines intermenstruelles exaspérées par les diverses causes d'appel fluxionnaire dont je viens de parler, amènent peu à peu l'appauvrissement du sang et l'anémie.

Mais elles ne sont pas toujours seules à produire cet effet-là. Les fluxions que nous avons vues se porter aussi sur les divers viscères chez les malades affaiblies, peuvent être suivies d'hémorrhagies et contribuer à jeter rapidement les femmes dans la plus grande faiblesse.

J'ai connu une jeune dame qui a failli succomber à ces hémorrhagies dues à des fluxions répétées sur l'utérus et, consécutivement, sur les principaux viscères. Aux pertes utérines s'ajoutèrent bientôt des hémorrhagies nasales, des hémoptysies des hématémèses, coïncidant ou alternant avec les premières et ayant fini par amener la malade à un état de débilité des plus inquiétants. Un traitement hydrothérapique consistant surtout en douches froides générales de trois ou quatre minutes de durée matin et soir, suivies de frictions à la peau et de réactions bien dirigées, put seul triompher de cet état qui résistait à tous les moyens et s'aggravait de jour en jour.

Traitement. — Quoique la fluxion utérine ne paraisse se produire quelquefois dans le principe que sous la forme d'une exagération du flux menstruel, il n'en est pas moins indispensable de traiter les femmes chez lesquelles elle se présente. La fluxion est toujours chose grave, même sous sa forme la plus simple et à l'état aigu, puisqu'elle témoigne, comme Aran le fait très-justement observer, d'une disposition spéciale de l'utérus à devenir le point aboutissant des raptus sanguins. A plus forte raison réclame-t-elle toute l'attention du médecin lorsqu'elle se répète et qu'elle devient chronique, puisqu'alors l'utérus est porté à se congestionner, à s'hypertrophier, à se déplacer; qu'il donne lieu à des hémorrhagies qui produisent en peu de temps l'anémie, et quelquefois à des leucorrhées qui jettent les femmes dans une faiblesse déplorable; qu'il est enfin disposé, par l'effet même de l'afflux sanguin dont il est l'aboutissant et sous l'influence de cette activité anormale de sa circulation, à voir des produits morbides se développer dans son épaisseur, des diathèses se localiser sur sa muqueuse ou sur son tissu propre; car le développement des maladies les plus graves, du cancer lui-même, peut être ainsi favorisé par la répétition des fluxions.

Quant aux indications à remplir dans ce traitement, il faut se demander d'abord si la fluxion utérine peut être secondaire, c'est-à-dire si elle peut être provoquée par une altération de l'utérus, de ses annexes, ou des organes voisins. On peut répondre que ce n'est pas impossible, surtout au début, quand l'utérus, au lieu de subir dans le silence, comme cela arrive d'habitude, le développement lent et inaperçu des altérations dont il peut être le siége, se révolte en quelque sorte contre cette invasion, et, par l'impétuosité même de sa réaction, fait un appel qui détermine sur lui un afflux sanguin; mais c'est chose rare. La congestion utérine, comme nous le verrons bientôt, est plus souvent secondaire. La fluxion utérine au contraire est habituellement primitive, et généralement on n'a pas à se préoccuper, pour le traitement, de maladies préexistantes dans l'utérus par lesquelles elle aurait été provoquée.

Mais il n'en est pas de même des causes. Outre les tempéraments, les constitutions, l'état de pléthore ou d'anémie qui y prédisposent, outre l'établissement de la menstruation, l'âge critique, ou la période d'activité sexuelle au milieu desquels elle peut survenir, il faut tenir compte des circonstances qui peuvent la déterminer soit à l'époque des règles, soit dans l'intermenstruation, soit à la suite d'un accouchement ou d'un avortement. Ces circonstances sont les rapports sexuels précoces ou trop répétés, qui doivent être mis en première ligne, les chutes sur le siége, les actions mécaniques de toute sorte, les fatigues corporelles exagérées, le retour prématuré aux occupations du ménage, le refroidissement, les émotions morales vives, surtout les émotions tristes, etc.

Il faut aussi distinguer, comme sources d'indications différentes, pour instituer le traitement, la fluxion aiguë de la fluxion chronique. La fluxion aiguë se produit ordinairement chez des jeunes filles, ou chez des femmes jeunes, quelquefois sur des constitutions pléthoriques, ou sur des constitutions délicates, des tempéraments lymphatiques, mais non affaiblis encore par des maladies antérieures, ou des hémorrhagies répétées. La fluxion chronique peut être chronique d'emblée, par suite de l'atonie même de la constitution ; ou bien elle revêt ce caractère de chronicité par suite de la répétition des hémorrhagies, de l'anémie qui en est la conséquence, ou du défaut de nutrition causé par la dyspepsie, les névroses, et les fluxions secondaires portées sur d'autres organes, par l'effet de la prolongation même de la maladie. La fluxion aiguë passe à l'état chronique, et les fluxions sur d'autres organes s'ajoutent à la fluxion utérine, par suite du désordre même qui s'est produit dans les mouvements du système vasculaire sanguin, lequel semble finir par se soustraire à l'influence de tout régulateur normal. Ceci n'est pas sans doute une explication (explication que l'étude de l'influence du système nerveux, des actions réflexes par exemple, sur le système sanguin arrivera peut-être à donner un jour), mais c'est une interprétation, c'est un développement du fait, c'est surtout une source d'indication dont l'intelligence nous met en mesure d'instituer certains moyens de traitement.

Ai-je besoin de dire maintenant que le traitement de la fluxion utérine doit être une application du traitement méthodique des fluxions en général, dont j'ai développé les principes et montré précédemment les avantages? Ici, comme dans la congestion, l'inflammation et toutes les autres maladies dans lesquelles la fluxion intervient comme cause ou comme complication, ici plus que dans aucune autre maladie utérine, l'application de ce traitement est suivie de succès.

Si l'on est appelé auprès d'une malade dont la fluxion utérine est imminente ou tout à fait récente, on devra recourir aux révulsifs. La nature de la fluxion devra faire préférer comme révulsifs les émissions sanguines, sur un point plus ou moins éloigné du siége de la fluxion. Les émissions sanguines générales sont indiquées surtout quand la fluxion se trouve sous la dépendance d'une pléthore constitutionnelle, condition rare chez les femmes, ou lorsque la maladie au début n'a pas épuisé une malade jusque-là bien portante. J'ai pratiqué plusieurs fois avec un grand succès la saignée du bras chez de jeunes femmes atteintes de fluxions récentes, en ayant soin toutefois de proportionner la quantité du sang à la force de mes malades. Ce n'est pas du reste par la quantité du sang soustrait que la saignée est efficace, c'est surtout par son opportunité, par la direction contraire (révulsion) qu'elle peut, au début de la fluxion, imprimer au courant sanguin qui se portait surabondamment sur l'utérus.

Un autre révulsif, recommandé par Hippocrate et dont on retire de bons effets, pourvu qu'on ait soin d'en soutenir l'action par une durée suffisante dans son emploi, c'est-à-dire en le continuant plusieurs heures de suite, et même plusieurs jours, c'est l'application de ventouses sur les mamelles. Je puis assurer encore avoir dû plusieurs guérisons rapides à la combinaison de ce moyen avec quelques-uns de ceux que j'aurai l'occasion d'énumérer tout à l'heure. La sympathie de la matrice et des seins en explique suffisamment l'efficacité. Mais cette efficacité n'est réelle et ne produit des résultats durables qu'à la condition de répéter souvent l'application des ventouses, de les promener sur toute l'étendue des mamelles et de les y laisser ou de les réappliquer pendant plusieurs jours.

D'autres révulsifs cutanés réussissent également, et doivent être employés, avec les ventouses, de préférence aux émissions sanguines, chez les personnes faibles : je veux parler des rubéfiants et des épispastiques. Les sinapismes promenés sur les mamelles, sur la partie supérieure du tronc, sur les bras, les avant-bras, les poignets, et au besoin de larges vésicatoires appliqués à la face externe des bras, produisent une révulsion énergique et salutaire.

J'ai vu, dans un cas, les vomissements énergiques produits par le tartre stibié opérer une révulsion aussi prompte qu'efficace et dissiper entièrement une fluxion utérine récente. On comprend l'action de ce moyen ; mais l'épreuve même de son efficacité ne me décide pas à en prescrire l'emploi et à le signaler comme un des révulsifs autorisés contre la fluxion utérine. Je craindrais que les accidents, les secousses produites par le vomissement, l'hyposthénisation causée par le tartre stibié, tout en détournant momentanément la fluxion, ne disposassent le système vasculaire à une irrégularité d'action favorable au retour de cette même fluxion.

Enfin on peut recourir, en dernier lieu, aux révulsifs intestinaux. Mais il faut observer deux conditions que je regarde comme importantes dans l'emploi des purgatifs appliqués au traitement de la fluxion utérine. La première, c'est de ne les employer qu'après les émissions sanguines, ou les révulsifs cutanés, de peur que le mouvement de concentration qui suit l'action des purgatifs ne soit défavorable plutôt que favorable à la disparition de la fluxion ; car nous avons vu que celle-ci s'accompagne également des principaux signes de la concentration, chaleur intérieure, refroidissement à la peau, allant quelquefois jusqu'aux frissons, etc. La seconde, c'est d'éviter l'emploi des drastiques, notamment de l'aloès, qui fluxionnent la partie inférieure de l'intestin, favorisent le développement des hémorrhoïdes et, par conséquent, par la communauté d'origine ou les anastomoses des systèmes vasculaires de l'utérus et du rectum, peuvent augmenter la fluxion utérine au lieu de la dissiper. Les purgatifs salins, la magnésie, l'huile de ricin méritent, à tous égards, la préférence.

Il est bien entendu que, pendant qu'on poursuit le traitement révulsif dont je viens de parler, la malade devra rester couchée, le siége un peu élevé, sur un coussin de crin ou de balles d'avoine, la tête fléchie par un traversin, les jambes fléchies sur les cuisses et les cuisses sur le bassin, et qu'on fera des fomentations froides, ou des applications de vessies contenant de la glace sur le bas-ventre et le haut des cuisses, surtout si la fluxion est accompagnée d'hémorrhagie.

Il peut aussi être avantageux d'administrer, au début de la fluxion utérine, quelques excitants diffusibles, pour faire cesser la concentration et porter les mouvements à la peau. M. Duparque conseille 48 gouttes d'ammoniaque liquide dans 60 grammes de sirop simple, à prendre dans les 24 heures par cuillerée à café chaque fois, dans une tasse d'infusion de feuilles d'oranger. M. Mesnier conseille l'acétate d'ammoniaque, à la dose de 4 à 7 gouttes, répétée trois ou quatre fois dans la journée, dans une infusion aromatique ou dans un peu d'eau sucrée.

Si la fluxion est constituée, si elle est fixée sur l'utérus, il faut faire précéder les révulsifs de dérivatifs, qui puissent, en agissant de plus près, dévier les mouvements que l'habitude et la durée empêchent de se porter tout de suite dans une direction contraire, ou de se dissiper entièrement.

Les ventouses et les sangsues aux lombes, aux aines, à l'hypogastre, sont les meilleurs dérivatifs à employer dans ce cas.

Enfin, si les mouvements fluxionnaires se renouvellent souvent, s'ils ont amené de la congestion, on peut se bien trouver de traiter la fluxion, comme la congestion elle-même, par les déplétifs et les dérivatifs, pour la mobiliser, avant de recourir aux révulsifs capables de la détourner ou de la dissiper. C'est alors qu'on peut appliquer des sangsues sur le col, même chez des femmes en apparence épuisées, pourvu qu'on ait soin de les reconstituer en même temps par des toniques et une riche alimentation. Rien n'équivaut à la déplétion que l'application directe des sangsues détermine, lorsque la répétition de la fluxion a amené la stase du sang dans l'organe et la congestion de l'utérus. Mais c'est surtout dans le traitement de la congestion utérine, de la métrite et des inflammations péri-utérines et des annexes que nous insisterons sur l'efficacité de ce moyen.

Que l'on ait employé de simples dérivatifs, ou bien à la fois des déplétifs et des dérivatifs, leur effet n'est autre que de dégorger l'utérus et de dévier le courant de sang qui se porte vers l'organe. Mais la fluxion, tout en étant moins tenace, c'est-à-dire pouvant être mobilisée, n'est pas pour cela dissipée. C'est alors qu'il faut recourir aux révulsifs qu'on n'a pu employer dès le début du traitement, comme dans le cas de fluxion utérine aiguë, imminente ou récente. Mais quels doivent être ces révulsifs? Seront-ils les mêmes que ceux que nous avons énumérés tout à l'heure dans le traitement de la fluxion imminente? Les saignées générales sont trop débilitantes pour être employées à cette époque, et leur action est trop peu soutenue pour triompher d'un mal ancien et ayant pris par de fréquents retours une habitude de se produire, qui lui a donné en quelque sorte droit de domicile dans l'économie. Tout en ayant mobilisé la fluxion, on ne peut espérer de la déraciner que par l'emploi de moyens offrant dans leur action beaucoup de continuité unie à une certaine énergie.

C'est pour cette raison que les révulsifs cutanés ordinaires, les ventouses, les épispastiques, les vésicatoires, sont insuffisants. Les purgatifs peuvent être utiles, à la condition de les répéter de temps en temps sans fatiguer le tube digestif et en suivant les règles que j'indiquerai tout à l'heure.

Mais le révulsif le plus puissant et le plus utile dans ce cas c'est l'hydrothérapie. De tous les procédés de l'hydrothérapie, celui qui réussit le mieux ici, c'est la douche froide. On doit avoir préalablement chauffé la peau par l'action, ou si la malade est trop faible pour se livrer à l'exercice, par des frictions stimulantes, ou par un court séjour dans l'étuve sèche ou dans l'étuve humide, et il faut avoir soin de déterminer, immédiatement après la douche générale de 3 à 5 minutes de durée, une bonne et franche réaction, soit par les frictions sèches et l'enveloppement, soit plutôt par l'exercice, si la malade peut s'y livrer. Ces révulsions répétées deux fois par jour, sur une étendue aussi considérable que toute la surface de la peau, amènent, en quelques jours ou en quelques semaines, les résultats les plus surprenants. Dans le cas où les hémorrhagies répétées affaiblissaient les malades, où des fluxions se portaient alternativement sur l'utérus et sur les divers viscères, ce moyen m'a toujours paru héroïque.

Ce qui est efficace surtout dans l'hydrothérapie, ce n'est pas seulement la révulsion qu'elle détermine sur la vaste surface cutanée, c'est encore le ton qu'elle donne à tout l'organisme et la sédation qu'elle apporte au système nerveux. Au lieu d'affaiblir par une déperdition quelconque, comme les autres révulsifs, elle tonifie par l'action même du froid, par l'impulsion qu'elle donne à la nutrition, dont l'accroissement compense et au delà les déperditions faites par la transpiration, par l'activité qu'elle imprime à toutes les fonctions, par le genre de vie essentiellement hygiénique auquel elle soumet les malades.

Aussi se trouve-t-on bien d'associer à son action tonique celle des autres toniques usités en thérapeutique, le quinquina, par exemple, et souvent le fer, surtout chez les femmes anémiques, chez lesquelles il importe de refaire le sang appauvri par de grandes pertes. Les préparations ferrugineuses et les autres moyens que j'ai énumérés en un autre lieu, comme combattant les dyspepsies, facilitant la digestion et activant la nutrition, sont ici tout à fait indiqués. L'usage habituel à table des eaux de Lamalou, du Boulou, de Vals, coupées avec un peu de vin, est très-efficace.

Il faut d'ailleurs se rappeler ce principe, que, dans le traitement de toutes les fluxions anciennes, il faut employer des révulsifs qui, au lieu d'affaiblir le corps, le tonifient. Plus l'organisme sera fort, plus il y aura d'équilibre entre ses diverses fonctions, entre tous ses organes, plus il y aura de chances que la fluxion, une fois dissipée, ne reprenne pas sa direction habituelle et n'ait de tendance à se diriger sur aucun autre viscère.

Les autres indications à remplir, quoique secondaires, n'en ont pas moins leur importance.

Le repos, nécessaire dans l'état aigu, peut l'être aussi dans l'état chronique, si la marche provoque des douleurs et aggrave le mal. Dans le cas contraire, l'exercice ajouté à l'hydrothérapie agit comme celle-ci, c'est-à-dire comme un des meilleurs révulsifs toniques, un des moyens hygiéniques les plus propres à régulariser et à équilibrer le jeu de tous les organes.

Les purgatifs, dans le traitement de la fluxion chronique, seront employés moins comme révulsifs que comme évacuants. Il faut tenir le tube digestif libre; c'est le seul moyen d'entretenir l'appétit, de faciliter les digestions et de combattre la constipation, complication si dangereuse de toutes les maladies utérines, mais particulièrement de la fluxion et de la congestion, qu'elle ne fait qu'augmenter. Aussi devra-t-on employer les laxatifs plutôt que les purgatifs. Je me trouve bien de faire prendre une ou deux fois par semaine une cuillerée d'huile de ricin, ou une cuillerée à café d'un mélange à parties égales de poudre de rhubarbe et de poudre de magnésie dans une tasse de café de glands ou de pois-chiches. On doit alterner les laxatifs avec les lavements huileux ou formés d'une solution aqueuse de manne ou de mélasse, de manière à vider toujours à fond le gros intestin.

Outre ces deux indications, il en est une troisième qu'il peut être utile de remplir, c'est celle de rafraîchir fréquemment l'utérus soit directement, soit en agissant sur les organes voisins, par des quarts de lavements froids pris le soir à l'heure du coucher, par des irrigations froides, des bains de siége frais pris deux fois par jour, et même par quelques grands bains à température peu élevée, suivis d'une bonne friction cutanée. Mais il est rare qu'on ait besoin de recourir à ces moyens quand on fait de l'hydrothérapie.

Enfin le malaise, la souffrance générale, la débilité qui accompagnent souvent la cessation de la fluxion, impliquent la nécessité de soigner non-seulement la maladie, mais encore la convalescence. Après la disparition des accidents aigus, les malades ne se relèvent que lentement, à mesure que la menstruation se rétablit d'une manière régulière. Le retour à la santé est encore bien plus lent à la suite du dépérissement causé par la fluxion utérine chronique.

CHAPITRE II

Congestion.

C'est la plénitude du système vasculaire sanguin de l'utérus. De là le nom de pléthore utérine qu'on lui a donné quelquefois. Elle résulte de fluxions simples, fortes ou répétées, ou d'une gêne dans la circulation du système utérin ou dans la circulation générale.

Elle joue un rôle important dans le plus grand nombre des maladies utérines. Cela tient à ce qu'elle fait, en quelque sorte, comme dit Aran, partie intégrante des fonctions du système utérin, tellement que, toutes les fois qu'elle ne dépasse pas un certain degré, elle est en réalité un fait nécessaire, et, jusqu'à un certain point, une condition de l'accomplissement des fonctions de ce système et de l'ensemble de l'organisme.

Nous avons vu que toute crise menstruelle se compose de trois actes successifs : fluxion, congestion, hémorrhagie. La congestion est ici le résultat nécessaire de la fluxion, et elle précède nécessairement aussi l'hémorrhagie. La congestion utérine périodique est donc physiologique. Il se fait une congestion utérine mensuelle pendant l'apparition de chaque flux menstruel. Lorsque l'abondance de l'hémorrhagie menstruelle est proportionnée à l'intensité de la congestion utérine, tous les accidents disparaissent avec l'écoulement sanguin. Mais fréquemment, la résolution n'est pas complète, l'utérus reste après les règles le siége d'une congestion qui augmente chaque mois et qui donne ainsi naissance à un état morbide permanent : la congestion chronique [1].

Elle devient morbide en s'exagérant, en se prolongeant ou en rencontrant des organes malades. Sa gravité vient justement du danger qu'elle ne peut éviter, d'être augmentée par chaque fluxion physiologique ou périodique. De là une tendance à la persistance indéfinie et une grande difficulté à se résoudre spontanément.

Aussi Aran [2] a-t-il eu raison de la relever de l'oubli, et de lui donner le pas sur l'inflammation. Il montre que non-seulement l'utérus est dans des conditions beaucoup plus favorables qu'aucun autre organe pour être congestionné, mais encore, et c'est là un fait capital, que les dépôts proprement dits de l'inflammation, ceux qui caractérisent le mieux ce travail morbide, ne peuvent être rencontrés que rarement dans la trame de l'utérus, tandis que le fait anatomique de la congestion y est en quelque sorte vulgaire et se retrouve à chaque pas. Mais il a négligé de la distinguer de la fluxion et de l'engorgement, la première qui la précède et la cause habituellement, le second qui la suit parfois et en est un des effets.

Les conditions qui favorisent la production de la congestion dans l'utérus sont évidentes : système vasculaire abondant, très-développé, surtout système veineux, sans valvules, à contractilité faible, disposition propre à favoriser la stase sanguine comme dans les tissus érectiles, organe déclive, pressé de haut en bas par tout le poids des viscères abdominaux, périodiquement fluxionné, congestionné, soumis à des hémorrhagies mensuelles, et sujet à des augmentations de volume, à des dilatations du système veineux, à un changement de structure par le fait de chaque grossesse.

Du reste, Dugès et Boivin [3], ainsi que M. Duparque [4], ont cité depuis

[1] Fleury, *Traité d'hydrothérapie, des Congestions sanguines chroniques de l'utérus*, p. 446. Paris, 1852.

[2] Ouv. cit., p. 339.

[3] Ouv. cit., t. II, p. 194 et suiv.

[4] Ouv. cit., 2e édit., 1839, p. 166.

longtemps des cas où, sans hémorrhagie, sans inflammation, il n'y avait que des phénomènes très-nets de fluxion sanguine et de congestion.

Elle peut être idiopathique ou symptomatique. En effet tantôt, c'est le cas le plus fréquent, elle constitue un état morbide primitif ou simple, existant par lui-même, congestion primitive ou idiopathique, facilitant malheureusement la localisation des affections diathésiques sur l'utérus ou sur ses annexes ; tantôt elle est une conséquence ou une complication d'une maladie déjà existante, congestion secondaire ou symptomatique.

Elle peut être aussi active ou passive. La congestion active est due à la continuité, à la persistance des mouvements fluxionnaires ; elle est un effet de l'appel continuel du sang et de la distension des vaisseaux dans un organe qui ne désemplit pas. Aran la confond avec la fluxion ou avec la congestion sthénique. La congestion passive est due à l'atonie, au défaut de contractilité des vaisseaux utérins qui, une fois remplis, ne se vident pas, ou à la difficulté opposée au retour du sang par une pression ou par quelque altération du système vasculaire utérin ou du système vasculaire général, portant obstacle à la circulation.

L'une et l'autre peuvent être aiguës ou chroniques, la congestion passive est plus souvent chronique.

La congestion active, physiologique, qui précède et accompagne la menstruation, peut être prise pour type de la congestion pathologique, notamment de la congestion active aiguë. Comme la première, celle-ci peut présenter des variétés nombreuses, depuis la congestion sanguine faible, jusqu'à la congestion sanguine la plus forte, et jusqu'à la congestion sanguine hémorrhagipare. En se prolongeant elle entraîne des altérations matérielles en rapport avec la prolongation de l'hyperhémie et variant suivant son siége et son intensité. Est-elle modérée et siége-t-elle surtout dans le tissu musculaire de l'utérus, elle produit l'hypertrophie ou les diverses espèces d'hypertrophie ; est-elle énergique et siége-t-elle plus particulièrement dans la muqueuse, elle produit la leucorrhée, des altérations diverses de la membrane et des hémorrhagies.

La congestion peut porter sur l'utérus seulement ou à la fois sur l'utérus et sur les annexes.

Après la mort elle disparaît moins que la fluxion, mais elle disparaît pourtant en grande partie. Sur le cadavre l'utérus est moins volumineux qu'il ne l'était sur le vivant, surtout le col.

Comme pour la fluxion, et mieux encore que pour la fluxion, l'examen du col au spéculum et celui du système utérin de femmes mortes pendant la menstruation donnent une idée assez juste des altérations anatomiques qui caractérisent la congestion : injection, ramollissement, flexibilité du tissu utérin, surtout du corps ; dilatation des vaisseaux, formant de véritables sinus veineux, laissant échapper du sang noir à la coupe et pénétrer dans leur orifice un stylet de trousse ; gonflement, épaississement, coloration rouge-brun de la muqueuse du corps, dissémination de points rouges qui sont autant de petits caillots, suintement par sa surface de gouttelettes de sang, surtout à la pression, coloration violacée de la surface vaginale du col contrastant avec la pâleur relative de la muqueuse qui en tapisse la cavité ; ramollissement, coloration rouge-brun, tuméfaction, et parfois épaississement hypertrophique des trompes et des ovaires; quelquefois leucorrhée utérine et même vaginale avec coloration congestive de la partie supérieure du vagin ; quelquefois aussi dans les trompes mucus sanguinolent ou liquide trouble, blanc, blanc-jaunâtre, ne contenant guère que des cellules épithéliales; enfin parfois encore, dans l'épaisseur des ligaments larges, des paquets veineux dilatés, rappelant les plexus pampiniformes de l'homme, formant des tumeurs d'un volume variable pouvant atteindre la moitié de la grosseur du poing, remontant jusqu'à la région rénale, coïncidant avec les congestions les plus considérables du tissu utérin et très-prononcées chez des femmes âgées, ayant succombé au milieu des phénomènes de gêne de la circulation veineuse, abdominale ou générale.

Diagnostic. — La congestion utérine est plus fréquente chez les femmes qui ont eu de nombreuses couches que chez les nullipares. Aussi a-t-on une bonne idée de plusieurs des altérations qui caractérisent la congestion, non-seulement par l'examen de l'utérus pendant la menstruation, mais encore par l'autopsie de femmes récemment accouchées ou avortées, quoiqu'il importe de se rappeler que chez ces dernières, outre l'état congestif, il y a dans le tissu utérin un reste de l'hypertrophie qui l'avait modifié pendant la grossesse.

Les fatigues corporelles, la reprise précoce des travaux du ménage ou des rapports sexuels après les couches ou l'avortement, seront une présomption que l'on a affaire à une congestion plutôt qu'à une fluxion. La suppression brusque des règles ou les irrégularités menstruelles de l'âge critique peuvent être aussi des causes de congestion véritable, mais elles se lient plus souvent à la fluxion proprement dite.

Signes subjectifs. — Comme pour la fluxion, surtout la fluxion chronique, douleur obtuse dans la région lombaire, pesanteur au sacrum, à l'anus, au périnée, sensation de plénitude dans le bassin, chaleur intérieure ; tels sont les premiers symptômes de la congestion récente.

Mais ce qui distingue déjà la congestion de la fluxion, c'est qu'il n'y a pas habituellement de phénomènes de molimen, à moins que la fluxion qui a causé la congestion ne persiste, ou qu'elle ne revienne en se répétant à plusieurs reprises. Quand il n'y a que congestion et que la fluxion ne revient plus, il y a absence complète de molimen, de raptus sanguin. Il en est de même dans un très-grand nombre de cas où la congestion peut s'être produite presque sans fluxion, passivement, par un défaut de ton ou de contraction des capillaires, ou être devenue passive d'active qu'elle était d'abord, par un affaiblissement survenu peu à peu dans la tonicité des vaisseaux, ou être en quelque sorte hypostatique par un embarras quelconque apporté à la circulation utérine ou à la circulation générale.

Dans tous ces cas, l'utérus n'est le siége d'aucun symptôme de mouvement fluxionnaire ; il présente seulement des symptômes de plénitude consistant surtout en pesanteur dans le petit bassin, tiraillement dans les lombes et dans les aines, et troubles de voisinage.

Ces troubles de voisinage sont des envies fréquentes d'uriner, une constipation opiniâtre, souvent accompagnée d'envies fréquentes d'aller à la garde-robe et de ténesme, une irritation des muqueuses vésicale et rectale, qui détermine l'évacuation par l'une et par l'autre de quantités plus ou moins considérables de mucus, accompagnant la miction et la défécation.

Lorsque la maladie persiste, et qu'au lieu de se dissiper elle s'aggrave, les douleurs lombaires augmentent, celles des aines se prolongent dans les cuisses jusqu'aux genoux ; il s'y joint souvent, notamment dans la région iliaque gauche ou au-dessus, des douleurs fixes, qui paraissent tenir à la congestion de l'ovaire gauche ou au tiraillement que l'utérus, en inclinant son fond à droite en même temps qu'il s'abaisse, peut exercer sur les ligaments du côté gauche ; enfin la sensation d'un corps volumineux qui est près de tomber, qui comprime la vessie, le rectum, presse même sur l'anus, et semble faire effort pour franchir l'orifice vulvaire.

La contraction de la paroi abdominale, notamment pour éternuer, tousser, expulser les matières fécales, etc., est accompagnée d'une sensation extraordinaire et douloureuse, comme si un corps pesant devait tomber hors du bassin.

La congestion utérine se prolonge indéfiniment, et rien n'indique qu'elle soit curable spontanément. Dans ce cas, des hémorrhagies s'ajoutent parfois, comme dans les cas de fluxion, aux autres symptômes utérins. A la suite des avortements ou des accouchements, l'hémorrhagie peut être la continuation de la perte de sang qui les suit naturellement. S'il en est autrement, c'est d'abord sous la forme de ménorrhagies, plus tard de métrorrhagies qu'elles se manifestent, avec des alternatives de diminution et d'augmentation, de cessation et de retour, rarement abondantes, plus dangereuses par leur persistance et leur continuité que par leur quantité, d'ailleurs ne dégorgeant pas l'organe et ne diminuant pas la congestion qui les a causées.

Si par les hémorrhagies qui surviennent quelquefois, la congestion peut avoir un trait de ressemblance avec la fluxion, elle en diffère le plus souvent par un symptôme tout opposé. Les règles deviennent plus rares et plus irrégulières, dit Aran, tantôt manquant à leur époque, tout en s'accompagnant des douleurs caractéristiques du molimen ; tantôt se reproduisant à des périodes très-rapprochées, toutes les trois semaines, tous les quinze jours, toutes les semaines, mais constituées par une très-petite quantité de sang. Cette diminution dans la quantité du sang menstruel est caractéristique de la dysménorrhée congestive ou, pour mieux dire, de la congestion dysménorrhéique. Il s'y joint alors des coliques utérines, et parfois même une sorte de ténesme utérin, suite de douleurs expulsives. Ces douleurs peuvent être tellement violentes, dit M. Duparque, que les malades sont obligées de se tenir fortement courbées en avant pendant leur durée.

En même temps se produisent le plus souvent quelques-uns des symptômes généraux ou sympathiques qui accompagnent les maladies utérines, notamment la dyspepsie, les troubles digestifs, l'altération de la nutrition, les phénomènes nerveux qui en sont la conséquence; enfin, sous l'influence des hémorrhagies qui se produisent parfois et surtout sous l'influence de cette altération de la nutrition causée par les troubles nerveux et digestifs, il survient de la faiblesse, de l'anémie, un malaise général, des palpitations de cœur, une petite toux sèche et nerveuse, un état d'agacement nerveux, de découragement, d'inertie, d'indifférence, d'incapacité au travail, un amaigrissement notable, la peau sèche et quelquefois écailleuse, et une coloration terne de la face, des yeux languissants caractérisant le *facies utérin*.

Signes objectifs. La palpation hypogastrique et le toucher font constater, pour la congestion comme pour la fluxion, une augmentation de volume de l'utérus, du corps plus que du col. La douleur réveillée par cette exploration ne siége pas dans l'utérus; mais elle se développe par la difficulté que l'augmentation de volume apporte au déplacement, ou elle est due aux tiraillements que les mouvements imprimés par le doigt exercent sur les organes voisins, les ligaments larges, la vessie, le rectum.

Souvent on trouve l'utérus abaissé dans le petit bassin, au point que le col vient reposer sur le plancher périnéal. En même temps, l'antéversion naturelle est augmentée. Il est pourtant nécessaire de faire observer que la congestion, si commune à la suite des accouchements et des avortements, à un moment où l'utérus peut se trouver dans une autre position, ou s'y placer facilement par le fait de la mollesse qui caractérise alors son tissu, ne fait qu'exagérer cette position vicieuse et qu'on peut observer également des inclinaisons latérales, des rétroflexions ou des rétroversions, d'autant plus prononcées qu'elles sont exagérées par l'augmentation de poids et même le ramollissement de tissu que la congestion donne à l'organe.

Le toucher fait constater que la congestion est souvent plus localisée que la fluxion, soit sur l'utérus, soit sur les annexes. Il peut être nécessaire d'ajouter le toucher rectal au toucher vaginal, et de le combiner avec la palpation hypogastrique, pour bien apprécier le volume du corps et le degré de la congestion. Sur l'utérus, elle occupe plus souvent la totalité de l'organe qu'une partie; mais elle peut, à l'inverse de la

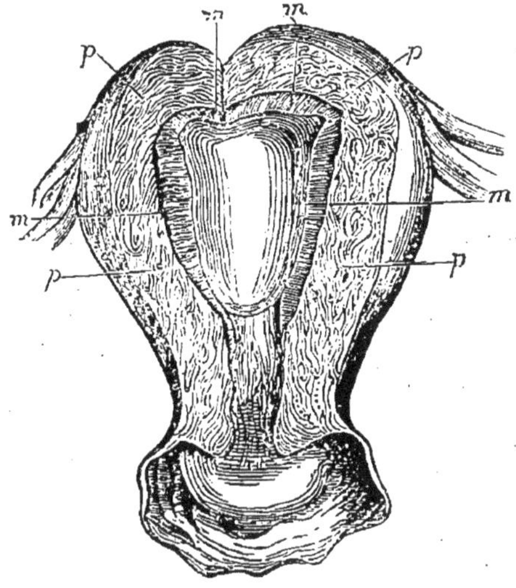

Fig. 131 (*).

fluxion, occuper une partie à l'exclusion de l'autre ou du moins à un

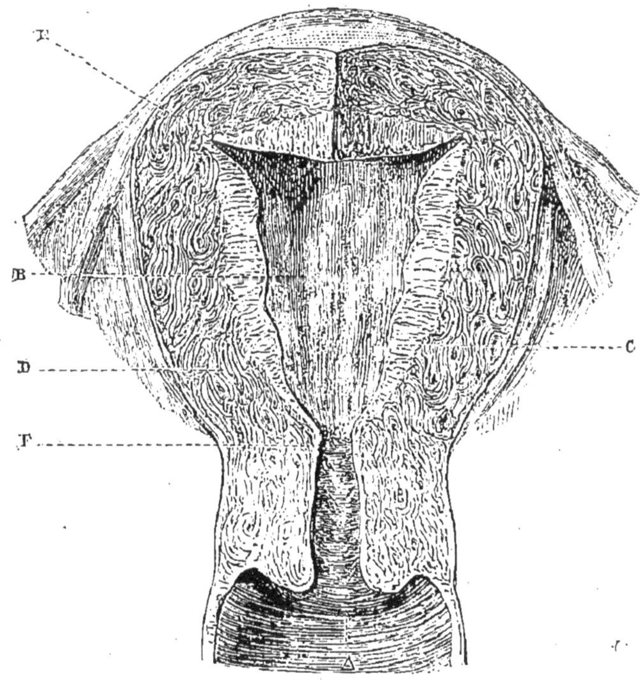

Fig. 132 (**).

plus haut degré; ainsi plus souvent le corps que le col, une paroi plus

(*) Réduction de l'utérus à son moindre volume, au milieu de l'intermenstruation.

(**) Augmentation considérable du volume de l'utérus, soit par la congestion menstruelle passagère, soit par une congestion morbide permanente.

que l'autre. Quoique le corps soit plus souvent congestionné que le col, celui-ci peut l'être au point de ne pouvoir entrer dans aucun spéculum, de présenter une coloration rouge-vineuse ou violacée, d'offrir au doigt un gonflement considérable, mou, rebondi, entr'ouvrant l'orifice, et se déjetant en dehors circulairement, surtout au niveau des deux lèvres chez les femmes qui ont eu plusieurs couches, de manière à donner au

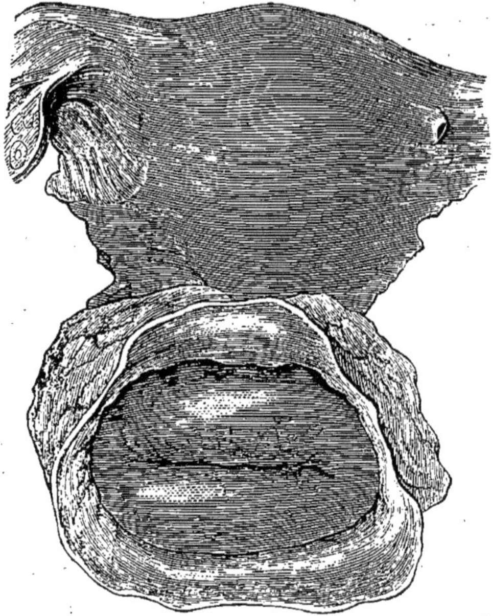

Fig. 133 (*).

col l'aspect d'un champignon ou du moins d'un tronc de cône à base inférieure. Sur les côtés du col, dans le cul-de-sac utéro-vaginal, à droite et à gauche, ou d'un seul côté, on peut sentir aussi les paquets de vaisseaux veineux gorgés de sang que nous avons vus se trouver quelquefois dans les ligaments larges, sur les côtés de l'utérus, dans les cas de congestions utérines considérables, anciennes, et chez des femmes âgées.

Quelquefois on voit sortir du col une certaine quantité de mucus, produite par l'hypersécrétion que la congestion provoque dans la muqueuse utérine.

Enfin, non-seulement le volume de l'utérus augmente; mais en même temps sa cavité s'agrandit, comme il arrive du reste presque chaque fois que l'organe s'accroît; par exemple dans la grossesse, et seulement dans la menstruation. On s'en assure en pratiquant le cathétérisme : on constate aisément que l'instrument peut se mouvoir dans l'utérus et qu'on peut même lui imprimer des mouvements de va-et-vient, de latéralité et de rotation assez étendus. Cette augmentation de capacité de la cavité utérine est d'autant plus remarquable qu'on la constate, même d'une manière très-prononcée, chez les femmes

(*) Congestion hypertrophique du museau de tanche, chez une femme ayant eu des enfants.

qui n'ont jamais eu d'enfants. Nous verrons qu'elle est encore plus évidente dans l'engorgement et surtout dans l'hypertrophie de l'utérus.

En rapprochant ces signes de ceux de la fluxion on établira facilement entre elles un diagnostic différentiel dont j'ai fait ressortir, du reste, les traits principaux. Après le diagnostic de l'engorgement et surtout après celui de la métrite, je donnerai un tableau du diagnostic différentiel de ces diverses maladies, qui se rapprochent par tant de symptômes communs et qu'un examen superficiel laisserait aisément confondre.

Traitement. — La congestion utérine est souvent symptomatique, et sa guérison est alors subordonnée à celle de la maladie qui la tient en quelque sorte sous sa dépendance. Une altération de l'utérus, un corps fibreux par exemple; une maladie du système utérin, de l'ovaire, ou de la trompe ; une maladie de la vessie, du rectum ; une péritonite, une entéro-colique chroniques peuvent entretenir dans l'utérus un état congestif que l'on doit essayer d'atténuer, mais que l'on ne peut espérer de guérir, sans avoir guéri préalablement la maladie primitive qui a causé le développement graduel de la congestion utérine.

Quelquefois, sans être précisément symptomatique, la congestion vient compliquer une maladie de l'utérus ou de ses annexes. Elle est alors à la fois un obstacle à la guérison complète de cette maladie et une condition de son aggravation, par les phénomènes particuliers qu'elle vient ajouter à ceux qui existaient auparavant. D'un jour à l'autre, d'une semaine à l'autre, dans le cours d'une maladie de l'ovaire, dans une inflammation péri-utérine, dans une maladie de l'utérus, on voit les accidents s'aggraver. Or, si l'on établit le départ entre les accidents anciens et les nouveaux, on découvre aisément la présence d'une congestion, qui est venue se greffer sur la maladie déjà existante. De là, la nécessité de traiter cette congestion, dans le but de simplifier et de traiter plus facilement la maladie qu'elle est venue compliquer.

Quant à la congestion idiopathique, il est aussi important de la traiter que la fluxion, car elle débilite les malades, et, outre qu'elle altère les fonctions de l'utérus, elle le dispose aux diverses désorganisations qui peuvent résulter de la localisation dans son tissu des affections ou des diathèses auxquelles la malade est exposée.

L'indication capitale du traitement est de faire cesser l'accumulation du sang dans l'utérus ou dans le système utérin. Si l'on veut y parvenir, il faut le soustraire directement, le détourner pour empêcher l'organe d'être rempli de nouveau par la surabondance de ce liquide qu'il a l'habitude de recevoir, enfin lui imprimer une direction inverse pour assurer l'effet des premiers moyens ; en même temps hâter, par l'emploi de quelques résolutifs, la diminution de volume de l'utérus et surtout, par des toniques, la reconstitution des forces, si ébranlée par la durée et les accidents propres de la congestion.

Les émissions sanguines déplétives, c'est-à-dire les sangsues appliquées sur le col de l'utérus, sont le meilleur moyen de soustraire directement la quantité de sang surabondante. C'est ici, comme dans la métrite, le triomphe de l'application des sangsues sur le col : on voit quelquefois un soulagement presque immédiat succéder à l'écoulement du sang, pourvu toutefois que l'application ait été faite d'après les règles que j'ai posées, c'est-à-dire, tout de suite après la fin de l'époque menstruelle, et que la quantité de sang soustraite soit assez abondante pour avoir produit une véritable déplétion de l'organe. Il ne faut pas craindre de revenir le lendemain à une nouvelle application, si la quantité de sang donnée par la première a été insuffisante.

Cette émission sanguine sera suivie avantageusement, le lendemain, d'une purgation avec une bouteille d'eau de Sedlitz, du sulfate de soude ou de magnésie, de l'huile de ricin, ou l'apozème purgatif à l'infusion de rhubarbe et de follicules de séné, additionnés de manne, suivant la constitution ou le tempérament des malades, l'état du tube digestif, la saison froide ou chaude, etc.

Le repos le plus absolu, la continence la plus complète, les grands bains, les irrigations vaginales froides matin et soir, les lavements froids favoriseront l'action de ces moyens.

Les accidents dysménorrhéiques de la congestion, le ténesme utérin peuvent réclamer quelquefois l'action des narcotiques comme palliatifs accidentels ou tout à fait temporaires : extrait gommeux d'opium par pilules de 2 centigrammes toutes les 6 heures, ou plutôt 15 gouttes de laudanum dans un quart de lavement. L'emploi des narcotiques est d'ailleurs généralement contre-indiqué dans le traitement de cette maladie.

A chaque menstruation, la congestion étant renouvelée, en partie du moins, par chaque nouveau mouvement fluxionnaire, il faut, pendant quelque temps, revenir au même traitement : sangsues sur le col, purgatifs, repos, etc. Habituellement, trois ou quatre applications de sangsues, faites à la suite de trois ou quatre menstruations successives, ou en laissant passer une époque entre deux applications consécutives, suffisent pour le traitement d'une congestion chronique. Pourtant j'en ai pratiqué souvent un plus grand nombre, avec succès, chez la même malade. Cela dépend des circonstances ; on ne peut poser de règle absolue à cet égard. On pourra quelquefois, si l'hémorrhagie menstruelle a été abondante, se contenter d'une ou deux purgations administrées quelques jours après la fin de l'époque menstruelle.

Le repos, les bains, les irrigations favoriseront toujours l'action de ces moyens. Par-dessus tout, il faut recommander aux malades le repos de l'organe, c'est-à-dire la cessation des rapports sexuels ; car l'absence de douleurs aiguës et la chronicité du mal leur ont fait souvent admettre à cet égard une tolérance tout à fait préjudiciable à leur santé et contraire au succès du traitement.

Si ces moyens sont insuffisants, il faut exercer une dérivation et une révulsion cutanées, à l'aide de vésicatoires, ou de frictions avec l'huile de croton ou la pommade stibiée sur l'hypogastre, dans les cas de congestion aiguë, douloureuse ; et surtout à l'aide de bains alcalins, de bains sulfureux, de frictions sèches sur toute la peau, enfin de l'hydrothérapie, dans les cas plus fréquents de congestion chronique, la forme la moins douloureuse, mais la plus difficile à guérir. Ces moyens n'agissent pas seulement comme révulsifs, ils favorisent encore la résolution de l'engorgement qui complique souvent la congestion chronique.

L'hydrothérapie surtout jouit dans ce cas, comme dans celui de fluxion utérine, d'une efficacité incontestable. En insistant sur les douches froides, en les faisant porter en partie sur les lombes, les fesses, les flancs, on stimule l'organe, on y détermine une certaine activité, on y fait renaître le ton et la contractilité des capillaires, et l'on facilite l'action fortement révulsive de l'hydrothérapie. On a même conseillé, dans ce but, de porter la douche jusque sur le col utérin ; mais j'ai dit combien cette pratique est dangereuse, ainsi que celle de doucher l'hypogastre et les aines. Je préfère déterminer, au besoin, cette stimulation par un bain de siége froid, avec irrigation vaginale simultanée, à eau courante, pendant quelques minutes, suivi d'une bonne friction, en renvoyant la douche générale et la réaction à un autre moment de la journée.

Les bains de mer, les toniques, les ferrugineux, le grand air, le séjour à la campagne, les promenades même, sont nécessaires lorsque la maladie est tout à fait chronique, que les femmes sont débilitées, anémiques, qu'elles ont gardé le repos un temps suffisant pour dissiper les douleurs et favoriser l'action des moyens appliqués directement sur l'organe malade ou destinés à le dégorger dans la première période du traitement. Dès que la promenade est indiquée, il faut munir la malade d'une ceinture hypogastrique, pour éviter la douleur et l'augmentation de congestion produites par la pression des viscères abdominaux sur la matrice.

CHAPITRE III

Engorgement.

L'engorgement de l'utérus est une tuméfaction permanente de cet organe, constituée par l'infiltration, entre ses éléments anatomiques normaux, de matière amorphe liquide ou semi-liquide.

La question de l'engorgement, je le reconnais avec un de nos meilleurs gynécologues, est grosse de discussions et de controverses.

Lisfranc eut tort d'en affirmer l'existence, sans chercher à en pénétrer la nature ; il eut le tort plus grand encore de confondre, par des erreurs de diagnostic, l'engorgement proprement dit avec la congestion, la métrite, les inflammations extra-utérines ou péri-utérines, les déviations, etc., et d'admettre, pour les besoins de la cause, des engorgements partiels, non-seulement du corps ou du col, mais de l'une ou de l'autre paroi, etc.[1]. M. Gendrin[2] lui assigna une nature inflammatoire. M. Velpeau[3] nia les engorgements existant d'une manière isolée et indépendante de toute autre affection. Ce sont des inflexions de l'utérus, dit-il, qui en ont imposé pour de véritables engorgements. Plus récemment, M. Scanzoni[4] a fait de l'engorgement chronique (et il n'y en a pas d'autre) le synonyme de l'inflammation parenchymateuse chronique de la matrice, et l'a caractérisé par une hypertrophie du tissu cellulaire utérin. Aran[5] admet que ce mot constate seulement le fait d'une augmentation de volume qui n'est qu'une des altérations les plus constantes d'une des phases, d'une des périodes de la métrite parenchymateuse chronique. MM. Hardy et Béhier[6] disent que l'engorgement ou métrite parenchymateuse chronique est caractérisé par l'épanchement de matière plastique entre les fibres utérines. M. Nonat[7] consacre un des chapitres de son ouvrage à la description de la métrite parenchymateuse ou de l'engorgement de l'utérus, et il se sert indifféremment de ces deux expressions pour désigner le même état morbide dans tout le reste du livre. Quant aux prétendus engorgements partiels de Lisfranc, il en attribue l'apparence à des phlegmons péri-utérins méconnus. Ce sont ces phlegmons péri-utérins que M. Bernutz dit, à son tour, comme nous le verrons plus tard, n'être que des pelvi-péritonites. Les annotateurs de la dernière édition de Valleix (*Guide du médecin praticien*), MM. Racle et Lorrain[8], tout en consacrant un court chapitre à l'engorgement, sous le titre de *métrite parenchymateuse*, *engorgement de l'utérus*, disent qu'il leur paraît absolument impossible, dans l'état actuel de la science, d'émettre une opinion formelle sur l'engorgement chronique de l'utérus, et par conséquent qu'il leur semble inutile de le décrire. Le seul fait qu'il nous paraisse utile de signaler, ajoutent-ils, c'est que dans le cas où l'on croirait avoir reconnu un engorgement utérin, le traitement qui conviendrait ne différerait pas de celui que l'on applique à la métrite chronique interne. Mais je crois que cette opinion n'est pas entièrement conforme à la vérité.

Je pense que l'engorgement de l'utérus doit être admis, au même

[1] Clinique de la Pitié, t. II, p. 614 et suiv. Paris, 1842.
[2] *Traité de l'étude anatomique des inflammations.* Paris, 1826.
[3] Discussion à l'Ac. de méd. 1849.
[4] *Traité pratique des maladies des organes sexuels de la femme*, p. 139. Paris, 1858.
[5] Ouv. cit., p. 489, 490.
[6] *Traité élémentaire de pathologie interne*, t. III, p. 58. Paris, 1855.
[7] *Traité pratique des maladies de l'utérus et de ses annexes*, p. 112. Paris, 1860.
[8] T. V, p. 164. Paris, 1861.

titre que la congestion et la fluxion, et que, s'il est juste de l'avoir dépossédé du rang auquel Lisfranc l'avait élevé, il ne l'est pas de méconnaître aujourd'hui jusqu'à son existence.

L'engorgement de l'utérus n'est pas caractérisé purement et simplement par l'augmentation de volume de l'organe; il l'est encore, comme je l'ai dit en le définissant, par la durée et surtout par la nature de cette tuméfaction. On peut le caractériser aussi par des signes qui permettent de distinguer cette augmentation de volume de celle qui est produite par d'autres états morbides, ces signes fussent-ils purement négatifs à l'endroit de l'engorgement.

D'abord, pour ce qui est de la nature de l'engorgement, je suis bien aise de pouvoir justifier l'idée que j'en ai donnée par l'opinion d'un homme dont les connaissances spéciales font autorité en cette matière. D'après mon collègue et ami, M. Ch. Robin [1], le mot *engorgement* devrait être conservé dans la science pour désigner un état particulier consistant en une augmentation de volume et souvent de consistance, et caractérisé histologiquement par la présence d'une matière amorphe, demi-solide ou liquide, qui a exsudé entre les éléments anatomiques qu'elle tient écartés... Cette matière, lorsqu'elle est liquide ou demi-liquide, tient en suspension des granulations moléculaires, généralement graisseuses... A l'état demi-solide, dans les portions dures qui avoisinent les parties enflammées d'une manière aiguë ou chronique, elle est parsemée de granulations moléculaires, azotées et graisseuses, abondantes, avec ou sans globules granuleux, dits de l'inflammation... Selon les conditions qui ont amené l'engorgement, il naît, surtout dans la matière amorphe, ou il ne naît pas des éléments fibro-plastiques, lesquels, s'ajoutant à ceux qui existent normalement dans le tissu, font passer l'engorgement à l'état d'induration chronique ou d'hypertrophie.

En second lieu, pour ce qui est des signes distinctifs entre l'engorgement et les autres maladies caractérisées par la tuméfaction, il suffira de présenter ici l'esquisse d'un tableau qui doit trouver sa place ailleurs. L'augmentation de volume est commune à l'engorgement, à la fluxion, à la congestion, à l'inflammation, à l'hypertrophie; je ne parle pas des lésions organiques. Ces divers états morbides peuvent coexister; mais, les supposât-on isolés, tout en ayant ce caractère commun, ils se distinguent les uns des autres par d'autres symptômes. Ainsi, avec l'augmentation de volume, on constate dans l'engorgement l'absence de la douleur inflammatoire tout à fait caractéristique de la métrite, de la coloration rouge brun ou violacée et des varicosités de la congestion, des raptus sanguins utérins ou viscéraux de la fluxion, de la consistance et de l'induration de l'hypertrophie. On peut acquérir ainsi des preuves directes de son existence, non pas précisément sur le cadavre, où il est rare qu'on ait à constater de simples engorgements, mais surtout sur

[1] Aran, *Maladies de l'utérus*, p. 487. — Voir *Dict. Nysten*, article *Engorgement*.

les malades, par l'examen au toucher et au spéculum de l'utérus entier et notamment de la portion vaginale du col.

Enfin, pourquoi l'épreuve du traitement, que les anciens ne méprisaient pas et qui est souvent la pierre de touche de la nature d'une maladie (*naturam morborum ostendunt curationes*), ne serait-elle pas invoquée comme une dernière preuve de l'existence de l'engorgement utérin ? Il ne me répugne en aucune manière d'ajouter cette présomption nouvelle à toutes les probabilités dont le faisceau me paraît constituer une preuve réelle de l'existence d'un état morbide spécial auquel on doit conserver le nom d'engorgement.

J'ai vu des cas dans lesquels je n'ai employé aucun des moyens qu'il est nécessaire de faire intervenir en première ligne dans le traitement de la métrite, de la fluxion, de la congestion ou de l'hypertrophie, et qui ont guéri sous l'influence d'un traitement simplement résolutif, propre à déterminer la résorption des sucs infiltrés dans les mailles du tissu normal de l'organe.

Je me rappelle notamment une dame qui conservait depuis plusieurs années une tuméfaction de l'utérus survenue après des suites de couches graves, dont je n'ai pu juger qu'incomplétement la nature par le récit de la malade, mais dont l'accident le plus saillant fut une *phlegmasia alba dolens*. Il n'y avait aucun symptôme de métrite, ni d'hypertrophie, ni de fluxion, pas même de congestion confirmée. La santé était d'ailleurs assez bonne ; mais la marche était à peu près impossible, et l'augmentation considérable du volume de la matrice était la seule cause apparente du mal, auquel je n'hésitai pas à donner le nom d'engorgement. Je ne pus faire accepter par la malade aucun traitement pharmaceutique, direct ou indirect, général ou local. J'eus grande peine à la faire consentir à essayer les eaux de Vichy, où je finis par la décider à se rendre et à passer plus d'un mois. Elle m'écrivait, peu de temps après, que la sensation incommode qu'elle éprouvait dans le bassin et l'impossibilité de marcher s'étaient dissipées de jour en jour, comme par enchantement ; et depuis plusieurs années, la guérison ne s'est pas démentie. Je ne parle pas de métrite, ni de fluxion ; mais je demande seulement si une congestion, si une hypertrophie utérine se seraient dissipées ainsi, en si peu de temps, et sous l'influence unique d'un moyen que l'expérience nous a appris déterminer avec tant d'efficacité la résolution des engorgements viscéraux.

Maintenant que j'ai donné les raisons qui m'ont fait conserver l'engorgement (*infarctus*) au nombre des états morbides de l'utérus, je vais énumérer les signes auxquels on peut le reconnaître et les moyens qui servent à le traiter.

Diagnostic. — L'engorgement peut naître spontanément, mais il est souvent la suite de la congestion ou de l'inflammation.

Il peut exister seul, engorgement simple, proprement dit ; ou coexister avec la congestion (engorgement mou, fongueux, saignant), avec l'hypertrophie (engorgement dur, hypertrophique), et même avec la fluxion et l'inflammation ; mais il est rare, dans ce dernier cas, que les caractères de ces deux états morbides n'effacent pas ceux de l'engorgement lui-même.

Enfin il peut tenir à des conditions purement locales; mais le plus souvent il est causé, ou du moins entretenu par une maladie générale, c'est-à-dire par une affection ou un état diathésique.

Signes subjectifs. — Comme dans la fluxion, dans la congestion, et généralement dans tous les états morbides accompagnés d'augmentation de volume de l'utérus, les malades éprouvent une sensation désagréable d'embarras, de plénitude, de pesanteur dans le petit bassin ; des tiraillements dans les lombes, moindres que dans la congestion ; des tiraillements dans les aines, se prolongeant sur la face antérieure et interne des cuisses; une douleur gravative au sacrum, au périnée, moindre que dans la congestion et dans la fluxion.

Les malades n'ont pas dans le petit bassin, au vagin et à la vulve, la sensation de chaleur qui accompagne l'afflux sanguin ; mais elles éprouvent souvent du prurit vulvaire. Quelquefois, assez souvent même, il y a une perte blanche fournie par une sécrétion utérine, muqueuse ou mucoso-purulente.

D'ordinaire il n'y a pas d'hémorrhagie utérine, les époques ne sont pas dérangées, la quantité du sang des règles est diminuée plutôt qu'augmentée. Ceci n'a pourtant rien d'absolu et j'ai vu de simples engorgements causer des ménorrhagies, et surtout des prolongations marquées de l'écoulement menstruel. Cette prolongation est parfois précédée et accompagnée d'un peu de dysménorrhée. Ces derniers accidents, la dysménorrhée et la ménorrhagie, tiennent à ce que l'engorgement favorise la congestion et l'empêche de se juger aussi vite que d'habitude.

Les symptômes de voisinage peuvent se présenter comme dans la congestion : envies fréquentes d'uriner et d'aller à la garde-robe. Mais la vessie et le rectum tolèrent habituellement l'engorgement utérin mieux que la métrite, la fluxion ou la congestion. Ainsi la miction et la défécation ne sont pas toujours pénibles. La constipation est ordinaire, comme dans la plupart des maladies utérines, surtout dans celles qui s'accompagnent d'augmentation de volume de la matrice, avec stase des liquides.

Enfin de nouvelles présomptions s'ajouteront à celles que doivent faire naître les symptômes précédents, lorsque la malade se trouvera dans des conditions locales et générales propres à favoriser le développement des engorgements. Ces conditions sont : des accouchements ou des avortements répétés, des excès de coït, l'habitude des excitations libidineuses, etc., et surtout quelqu'une des diathèses rhumatismale, dartreuse ou scrofuleuse dont l'influence sur la production de l'engorgement me paraît manifeste.

Signes objectifs. — La palpation combinée avec le toucher fait reconnaître une augmentation de volume de l'organe. Le fond dépasse un peu le pubis, à moins qu'il n'y ait un abaissement marqué de tout l'utérus. Le doigt, porté dans le cul-de-sac vagino-utérin, sent quelquefois le corps déborder le col. Le plus souvent, en effet, l'engorgement porte sur la totalité de l'organe ; mais il peut y avoir engorgement du corps seulement ou engorgement du col.

La portion vaginale du col, comme œdémateuse, acquiert quelquefois des proportions si considérables, que les plus gros spéculums ne peuvent l'embrasser. Les deux lèvres se renversent souvent en dehors, par l'effet de la tuméfaction, et entr'ouvrent l'orifice chez les femmes antérieurement accouchées. L'une des lèvres est souvent beaucoup plus grosse que l'autre, circonstance qui semblerait justifier l'opinion de la possibilité des engorgements partiels ; mais c'est là seulement une différence de degré : l'engorgement est général, il est seulement un peu plus fort sur une des deux lèvres que sur le reste du col ou de l'utérus.

Ce gonflement du col ne s'accompagne pas de rougeur, ou du moins d'une altération de la couleur normale. Pourtant on peut constater parfois que le col est hypérhémié, congestionné, plus rouge que dans l'état naturel ; plus souvent, qu'il est mou, sans être saignant, pâle, blafard, comme œdématié.

Cette consistance et cette coloration du col peuvent varier, parce que l'engorgement est souvent compliqué ou qu'il peut tenir à des causes locales différentes : ainsi l'utérus est plus mou, quand l'engorgement coexiste avec une congestion ou y a succédé ; il est plus dur, quand l'engorgement a succédé à l'inflammation ou se complique de la coexistence de cet état morbide. Elles sont aussi diversement appréciées par les auteurs, suivant l'acception dans laquelle ils prennent le mot engorgement : ainsi M. Scanzoni dit que le tissu de l'utérus engorgé crie sous le couteau, mais il faut se rappeler que sous le nom d'engorgement il décrit l'hypertrophie ; M. Nonat dit aussi que la consistance de l'utérus est plus ferme, qu'elle est généralement augmentée plutôt que diminuée et qu'il y a une hypérhémie manifeste ; mais nous savons qu'il décrit sous le nom d'engorgement une sorte de phlegmasie hypertrophique.

Ajoutons, comme caractère assez important, que le col, tout en étant tuméfié et parfois hypérhémié, ne donne pas au toucher de sensation de chaleur.

Le toucher et la palpation font encore apprécier un changement dans la situation ou dans la direction de l'organe. Souvent en effet on trouve l'utérus déplacé ou dévié, comme il l'est à la suite de tout accroissement de volume qui en augmente le poids. Mais il faut bien se garder de croire que les déplacements en dépendent nécessairement et qu'on doive expliquer la diversité des déplacements, comme on l'a fait à une époque sous l'influence des idées de Lisfranc, par la diversité de siége de l'engorgement : l'antéversion par l'engorgement de la paroi antérieure, la rétroversion par l'engorgement de la paroi postérieure, la flexion par un engorgement du fond de l'organe, etc. C'est une idée purement spéculative, que l'observation n'a ni inspirée ni confirmée. Pourtant il faut reconnaître que s'il était prouvé qu'une partie de l'utérus peut prendre sur l'autre une supériorité de volume incontestable, et qu'en même temps le tissu de l'organe peut être ramolli, il n'y aurait rien de déraisonnable à supposer que des flexions ou des déviations pussent être produites par cette double influence. En définitive on n'a donné aucune raison sérieuse ni pour réfuter, ni pour justifier l'opinion de ceux qui présentent l'engorgement ou toute augmentation de volume de l'utérus comme étant quelquefois la cause des flexions ou des déviations de cet organe.

Le cathétérisme fait constater une augmentation dans la longueur des cavités utérines, en même temps qu'une dilatation de ces cavités; toutefois cette dilatation est moindre que dans l'hypertrophie proprement dite. En le combinant avec la palpation et le toucher, on peut apprécier, quoique sans aucune précision, l'augmentation d'épaisseur des parois.

On peut constater enfin des signes sensibles de complications diverses, par exemple une dilatation variqueuse des veines des organes voisins, des ligaments larges, du vagin, de la vessie, du rectum, témoignant de la coexistence d'une congestion avec l'engorgement; ou bien une leucorrhée vaginale, un catarrhe chronique de la vessie, etc.

Diagnostic différentiel. — Je place ici les éléments d'un diagnostic différentiel, à cause du caractère moins affirmatif que présentent les signes de l'engorgement, comparés à ceux des autres états morbides qui l'avoisinent ou qui peuvent lui ressembler. Je pense aussi que, pour suppléer aux lacunes qui se trouvent dans les ouvrages où les doutes élevés sur sa réalité ont fait passer sous silence sa description, il convient de grouper les signes qui le distinguent des maladies avec lesquelles il a été confondu. Cette confusion me paraît d'ailleurs d'autant moins surprenante que je suis aujourd'hui convaincu que, suivant les tempéraments ou les constitutions des malades, suivant les affections auxquelles elles sont exposées, les diathèses dont elles sont atteintes, ou les conditions extérieures dans lesquelles elles se trouvent, il peut y avoir, sous l'influence de la même cause, fluxion, congestion, engorgement, inflammation, hypertrophie de l'utérus. Il peut même y avoir coexistence de l'un de ces états avec un autre, ce qui constitue une complication. En un mot, aucune de ces maladies n'a un caractère spécial, encore moins spécifique, qui l'empêche, suivant le cas, de se développer exclusivement à la place d'une autre, et même de la compliquer, de la précéder ou de la suivre. Cela n'empêche pas l'engorgement d'exister, au même titre que chacun des états morbides que j'ai rapprochés de lui, parce qu'il a ses caractères, ses conditions d'existence, et surtout ses indications thérapeutiques, tout aussi bien qu'aucun autre.

Il faut donc distinguer l'engorgement de l'œdème, de la fluxion, de la congestion, de l'inflammation, de l'hypertrophie, de l'induration phlegmasique, qui peuvent être le plus aisément confondues avec lui ; ainsi que de l'induration squirrheuse, des corps fibreux et de la grossesse avec lesquels la confusion est plus difficile.

Dans tous ces états morbides il y a augmentation de volume, totale ou partielle, de l'utérus.

L'œdème pourrait être confondu plus facilement que les autres avec l'engorgement ; il en diffère pourtant par sa nature et ses symptômes. Il est, à proprement parler, une infiltration de sérosité ou une hydropisie interstitielle, passagère, due à la compression, ou bien à la difficulté qu'apportent à la circulation la présence de certaines tumeurs, le développement du cancer, l'obstruction des veines, les modifications de tissu concomitantes de quelques ulcères, la diphthérite, etc. Le col est volumineux ; quoique paraissant tendu, il est mou au toucher et dépressible ; il est pâle, blafard ; en un mot il présente des caractères analogues à ceux qui permettent de diagnostiquer l'œdème dans les autres régions.

Dans la fluxion, la congestion, la métrite, il y a hypérhémie, distension des vaisseaux par le sang, caractérisée à la vue par une coloration rouge plus ou moins foncée. L'engorgement tient de l'œdème plus que de l'hypérhémie et coïncide plus souvent avec une diminution qu'avec une augmentation de la rougeur du tissu. Lorsque avec de l'engorgement le col présente de l'hypérhémie ou des marques de congestion sanguine, ces marques sont disséminées ; on les trouve sur un point et non sur l'autre, quelquefois sur la lèvre postérieure et non sur l'antérieure, ou sous la forme de petites arborisations veineuses, formant un îlot hypérhémié au milieu d'une surface moins colorée ; on dirait de petites congestions passives produites par les obstacles que l'engorgement oppose à la circulation sur tel ou tel point du tissu utérin.

La fluxion a dans son invasion rapide et dans sa marche des allures tout autres que celles de l'engorgement. Celui-ci se produit lentement, s'accroît de jour en jour, et persiste sans présenter des alternatives d'augmentation et de diminution, et sans provoquer des troubles réactionnels ou des symptômes généraux très-graves. La fluxion au contraire fait une invasion relativement soudaine, et disparaît promptement ; ou bien, si elle persiste, alors même qu'elle passe à l'état chronique, elle se fait remarquer par des alternatives d'accroissement et de résolution, par le retour intermittent d'afflux et même de raptus sanguins, non-seulement sur l'utérus, mais sur les principaux viscères ; par des ménorrhagies et des métrorrhagies souvent très-graves; enfin par un cortége de symptômes locaux et généraux plus aigus, plus douloureux, se manifestant plus brusquement et disparaissant aussi plus rapidement.

La congestion, outre la coloration violacée générale et persistante de la portion vaginale du col, s'accompagne de tiraillements lombaires, de douleurs au sacrum et dans tout le bassin, de douleurs vésicales et rectales plus aiguës, plus violentes et plus persistantes que celles de l'engorgement, de douleurs dysménorrhéïques, souvent d'hémorrhagies répétées et d'appauvrissement du sang, en un mot d'un cortége de symptômes généraux et locaux, moins aigus mais plus persistants que ceux de la fluxion, plus graves surtout, plus intenses et ayant sur l'économie entière plus de retentissement que ceux de l'engorgement.

La métrite ne s'accompagne pas seulement d'hypérhémie, de dilatation vasculaire, de douleurs de distension et de compression, de sensations gravatives très-pénibles, et quelquefois expulsives, qui sont communes à la fluxion et à la congestion. Elle se distingue encore de l'engorgement, aussi bien que de ces deux états morbides, par son mode d'invasion, qui est celui des inflammations, l'acuïté des douleurs spontanées ou provoquées par la pression, le caractère lancinant de ces douleurs, la chaleur fortement ressentie non-seulement par la malade, mais par le doigt qui pratique le toucher, la sécrétion purulente qui survient parfois après un certain temps, enfin par des symptômes généraux différents de ceux de la congestion et de la fluxion et à la fois plus graves, notamment par de la fièvre.

L'hypertrophie, consistant dans un développement excessif des éléments normaux, soit musculaires, soit fibreux, soit fibro-plastiques, produit par un surcroît de nutrition, entraîne peu de changements dans la forme, la coloration, et même la consistance de la matrice. L'organe est plus volumineux qu'à l'ordinaire ; mais il n'est pas altéré dans sa texture. Il y a seulement condensation de ses éléments constitutifs, et par conséquent un peu plus de dureté, de résistance et d'épaisseur des parois. La lenteur de la marche, qui l'emporte de beaucoup sur celle de l'engorgement, et la résistance au traitement qui est extrême, aideront à compléter le diagnostic différentiel. — L'induration, qu'on a souvent confondue avec l'hypertrophie, et qui est le résultat d'un travail phlegmasique ayant versé dans la trame de l'organe un produit morbide qui s'est organisé à la façon d'un tissu cicatriciel, limité dans son siége, criant sous le scalpel, très-dur, très-résistant à la pression du doigt, se distinguera encore plus aisément de l'engorgement.

Quant à l'induration squirrheuse, aux corps fibreux et à la grossesse, il me semble qu'on ne peut guère les confondre avec l'engorgement utérin. L'induration squirrheuse, outre qu'elle est plus dure, présente habituellement des bosselures, des inégalités, perceptibles dans la profondeur du tissu par le toucher, si elles ne le sont pas à la surface par la vue, inégalités qui permettent de la distinguer non-seulement de l'engorgement, mais de l'hypertrophie. Les corps fibreux, sans compter les autres symptômes que nous aurons l'occasion d'énumérer plus tard, se signalent par des pertes abondantes, des métrorrhagies qui appauvrissent rapidement le sang et débilitent les malades. Enfin la grossesse, abstraction faite des autres signes généraux et locaux, se distinguera toujours par la couleur violacée, le raccourcissement et le ramollissement du col.

Traitement. — Il est bon de rappeler d'abord que l'engorgement de l'utérus est curable, tandis que l'hypertrophie invétérée, celui de tous les états morbides de l'organe avec lequel on pourrait le plus facilement le confondre, ne l'est pas.

Secondement, beaucoup de femmes, arrivées à l'âge critique, ne demandent pas à être traitées de leurs engorgements, parce que, bien que la maladie persiste, les douleurs se dissipent ou se laissent facilement apaiser par des palliatifs; cet âge est donc favorable à la tolérance de la maladie. Mais la jeunesse est favorable au contraire à la guérison; elle jouit d'une activité de la circulation et généralement de toutes les fonctions, qui facilite la résorption des sucs interposés aux éléments utérins normaux; de plus, les fonctions mêmes de l'utérus, la menstruation, la grossesse, si elle est possible, sont autant de moyens de guérison dont le médecin peut tirer habilement parti pour la cure radicale d'un engorgement, car l'évolution rétrograde qui s'empare de l'utérus à la suite de chaque grossesse et même à la suite de chaque menstruation, est très-favorable à la résolution complète de l'organe.

Les indications à remplir sont les suivantes :

Détourner les mouvements fluxionnaires, dissiper les congestions, écarter en un mot toutes les causes d'hypérhémie qui, en augmentant la quantité de sang, facilitent l'augmentation de l'engorgement ou du moins en empêchent la résolution ;

Rendre les sucs épanchés susceptibles d'être résorbés et activer dans l'organe et dans l'économie entière les actes naturels par lesquels on peut espérer de produire cette résorption ;

Combattre les diathèses sous l'influence desquelles l'engorgement s'est développé ou entretenu.

Enfin, si l'on ne parvient pas à le dissiper, atténuer du moins, par un traitement palliatif, les conséquences les plus pénibles qui résultent de son existence, la douleur, la constipation, la difficulté de marcher, etc.

La première indication sera remplie par les mêmes moyens que nous avons déjà signalés comme les plus propres à combattre la fluxion et la congestion. Ils seront d'autant plus efficaces que l'engorgement sera compliqué de l'un ou de l'autre de ces états morbides.

On devra être très-sobre d'émissions sanguines, mais insister au contraire sur les révulsifs cutanés et intestinaux ou sur l'hydrothérapie.

On trouvera dans les deux chapitres précédents les règles d'administration de ces divers moyens.

La deuxième indication est en quelque sorte spéciale à l'engorgement et à quelques états qui s'en rapprochent, tels que l'hypertrophie; les moyens par lesquels on la remplit sont surtout efficaces contre l'engorgement.

Dans la fluxion on cherche à opérer surtout la révulsion; dans la congestion, la déplétion; dans l'inflammation chronique, la résolution; dans l'engorgement, la résorption du liquide disséminé entre les mailles du tissu normal. On s'adresse dans ce but aux médicaments réputés fondants, ou plutôt aux médications capables d'amener à ce résultat par les modifications profondes qu'elles apportent dans nos fonctions, par l'activité particulière et la direction qu'elles impriment à la nutrition générale et à celle de l'organe. De ce nombre sont les préparations mercurielles et iodées, notamment l'iodure de potassium, administrées à l'intérieur. Les mêmes préparations, ainsi que les pommades à l'iodure de soufre, à l'iodure de chlorure mercureux, peuvent être employées en frictions sur la peau ou comme topiques sur la portion vaginale du col.

On peut retirer de bons effets de quelques-uns des moyens préconisés par M. Scanzoni, contre l'état morbide qu'il appelle engorgement et qui paraît tenir de la métrite parenchymateuse chronique et de l'hypertrophie : bains de siége tièdes, deux fois par jour, injections vaginales, compresses abdominales humides, l'eau des bains, des injections et des fomentations étant modifiée par l'addition d'une solution iodée ou bromée, badigeonnage de l'hypogastre avec la teinture d'iode, onctions avec une pommade renfermant de l'iodure ou du bromure de potassium; à l'intérieur, emploi prolongé de légers laxatifs, des eaux minérales alcalines (Marienbad, Kissingen, Karlsbad), des martiaux et surtout de l'iodure de fer, passer aux eaux ferrugineuses (Brückenau, Bocklett, Schwalbach, Franzensbad), en ayant soin, pour ménager la transition, de prendre pendant quelque temps un mélange d'un tiers de l'eau ferrugineuse avec deux tiers de l'eau alcaline; enfin, s'il est possible, un séjour de quelques mois à Kreuznach ou Kissingen où les malades devront se baigner et boire de l'eau. Nous avons en France d'excellentes sources alcalines et ferrugineuses, produisant aussi les meilleurs effets dans le traitement de cette maladie.

Les bains sulfureux, les bains alcalins et ferrugineux, particulièrement ceux de Vichy, de Vals, du Boulou, de Lamalou, de Sylvanès, d'Andabre, les bains de mer, et l'hydrothérapie sont les moyens qui agissent le plus énergiquement dans cette circonstance. On a été quelquefois jusqu'à employer le traitement arabique ou le traitement par l'abstinence, *cura famis;* mais on les réserve plutôt contre l'hypertrophie, en supposant qu'ils ne soient pas contre-indiqués par quelque circonstance particulière, comme cela arrive le plus souvent.

Les moyens dont je viens de parler agissent incontestablement contre l'état diathésique et, en les employant, on a l'avantage de remplir à la fois deux indications. Mais c'est alors surtout qu'il faut savoir guider le choix que l'on doit faire, par la connaissance des autres symptômes ou des autres états pathologiques propres à nous éclairer sur la nature de la diathèse qu'il faut combattre. Suivant qu'elle sera rhumatismale, scrofuleuse, dartreuse, on donnera la préférence aux bains sulfureux, ou alcalins, à l'hydrothérapie, aux bains de mer, aux préparations d'iode, enfin aux préparations arsenicales à faible dose, interrompues et reprises, et longtemps continuées, de manière à produire dans l'économie une modification aussi durable que profonde.

Dans ce cas, un des moyens les plus énergiques et les plus efficaces, c'est la cautérisation du col de l'utérus. Quelques-unes des pommades que j'ai énumérées, notamment la pommade à l'iodure de chlorure mercureux, déterminent bien la suppuration de la muqueuse du col. On peut essayer aussi l'application du vésicatoire sur le col, ou la cautérisation de cet organe par le caustique Filhos. Mais je ne connais pas de moyen moins douloureux et plus efficace, dans cette circonstance, que la cautérisation actuelle. Tous les épispastiques ou tous les autres caustiques sont douloureux et ne produisent, en comparaison du fer rouge, que des effets superficiels. La cautérisation actuelle seule détermine une suppuration assez longue, qu'on peut renouveler en cautérisant partiellement le col à plusieurs reprises, tantôt une lèvre, tantôt l'autre, de manière à laisser un mois d'intervalle entre la guérison de la première cautérisation et une cautérisation nouvelle, et à s'assurer des progrès que l'on fait vers la guérison, à la chute de l'escarre. On peut panser la plaie avec du cérat opiacé ou une pommade résolutive, ou bien avec des préparations astringentes, telles que le peroxychlorure de fer.

Enfin le traitement palliatif et adjuvant consiste à calmer les douleurs par des bains, des sédatifs, des antispasmodiques, quelques gouttes de laudanum en lavement; à combattre la constipation par des laxatifs doux; à faciliter la digestion par des amers et quelques toniques; à soutenir enfin les viscères abdominaux par une ceinture hypogastrique, si leur pression, comme cela arrive assez souvent, est douloureuse pour la matrice.

CHAPITRE IV

Métrite.

La métrite est l'inflammation de l'utérus. On en a, suivant l'époque et la nature des idées régnantes de pathologie générale, singulièrement amoindri ou exagéré le rôle dans la pathologie utérine. Assurément elle y occupe une place importante, mais qu'il convient de limiter. Il est certain aussi que l'inflammation des annexes, ovaires et trompes, et celle des tissus péri-utérins, phlegmons péri-utérins, péritonite péri-utérine, sont des maladies fréquentes et dont le retentissement sur l'organisme est peut-être plus grand encore que celui de la métrite proprement dite. Enfin ces états morbides, à fond commun, à localisations diverses, s'enchaînent les uns aux autres et peuvent coexister ou se succéder chez une même malade.

Aussi ai-je pensé que la communauté de nature avait plus d'importance que la diversité de siége et fait suivre immédiatement la description de la métrite de celle de l'ovarite et de l'inflammation péri-utérine.

L'extension trop grande donnée de nos jours à la métrite dans la pathologie utérine provient de ce que l'on ne distingue pas la métrite franche, ou métrite proprement dite, de l'inflammation totale ou partielle développée dans la matrice à l'occasion d'un autre état pathologique, à l'égard duquel elle peut être un retentissement sympathique, ou une réaction symptomatique, ou bien une simple coexistence.

Prenons quelques exemples.

Qu'un herpès, ou toute autre forme de maladie dartreuse, devienne sur le col le point de départ d'un ulcère, un travail phlegmasique se développera tout autour de lui, à la longue une inflammation du col pourra en résulter; mais, du moins pendant longtemps, et s'il n'y a pas d'autre cause directe d'irritation, l'inflammation proprement dite ne jouera aucun rôle.

Le catarrhe de la muqueuse utérine, très-fort, très-invétéré, ne siége pas impunément sur cette membrane, sans que l'irritation, l'activité de la sécrétion, l'altération de nature de cette sécrétion, etc., puissent déterminer dans toute la muqueuse, et même au delà de ses limites, un travail phlegmasique, comme elles peuvent y déterminer une fluxion, une congestion, un engorgement, une hypertrophie, des fongosités, etc. Mais l'inflammation proprement dite n'est ni la cause, ni la compagne habituelle de cet état morbide auquel il convient de réserver le nom de catarrhe utérin.

Le cancer détermine autour de lui non-seulement une irritation très-vive, des fluxions, une congestion, de l'engorgement, mais même des actes phlegmasiques, qui s'emparent de sa masse comme des tissus environnants, y concentrent la chaleur, l'indurent ou la ramollissent, la rendent douloureuse, saignante, finissent par l'ulcérer, etc., sans que jamais on puisse dire que c'est là une inflammation réelle soit de l'utérus, soit de quelque partie de l'organe.

L'inflammation réelle de l'utérus, ou ce qu'il faut décrire sous le nom de métrite, n'est donc pas l'acte de nutrition vicié, caractérisé par l'hypérhémie, la rougeur, la chaleur, le gonflement, la douleur, l'activité plastique, le ramollissement ou l'induration, qui peut être provoqué sur un point ou sur la totalité de l'organe par l'existence antécédente d'un état morbide caractérisé, tel que la leucorrhée catarrhale, les granulations, les ulcères, le tubercule, le cancer, l'hypertrophie, etc., de même qu'il peut y être entretenu par le développement consécutif de ces diverses lésions dont il a été lui-même la cause occasionnelle. Cette viciation de l'acte nutritif a bien certains caractères de l'inflammation; elle peut s'élever jusqu'à la hauteur d'une inflammation symptomatique d'un des états morbides que je viens d'énumérer, lequel joue alors, par rapport au tissu utérin, le rôle de l'épine dont la présence est la cause d'une inflammation traumatique; mais elle est habituellement subordonnée à celui-ci, et, qu'elle puisse être négligée ou qu'elle doive être combattue comme complication, elle n'est assurément pas la source des indications principales.

Voilà pourquoi le catarrhe, les ulcères, les granulations, l'engorgement, l'hypertrophie, ne me paraissent pas plus que le tubercule et le cancer devoir être pris pour de l'inflammation. Tout au plus peuvent-ils en être quelquefois des conséquences, comme ils peuvent en être des causes.

L'inflammation, qu'elle soit franche ou qu'elle ne le soit pas, est autre chose : locale ou générale, elle suppose une nature à part, une nature inflammatoire. C'est d'elle seule que je m'occuperai, sans nier cependant qu'au lieu de la trouver seule, on ne la rencontre quelquefois associée à d'autres états morbides et qu'on ne doive, pour simplifier, la combattre elle-même, avant ou concurremment avec l'application à ces états divers des traitements qui peuvent leur convenir.

Voici d'ailleurs, ce me semble, une nouvelle preuve que l'extension trop grande donnée à la métrite n'est pas naturelle. La diversité des états morbides qu'on a fait rentrer sous la dénomination commune de métrite, est si grande, qu'on a été obligé de diviser ensuite celle-ci en variétés qui correspondent justement à ces états morbides divers, et l'on reconnaît qu'elle en présente un si grand nombre, qu'il est impossible de tracer pour la métrite une description d'ensemble ou générale [1]. N'est ce pas la meilleure critique du sens dans lequel on veut entendre le mot inflammation utérine? Du moment que la congestion, l'engorgement, l'hypertrophie, les granulations, le catarrhe, tout ou presque tout rentre dans la métrite et qu'on est obligé pourtant, pour caractériser des états morbides si différents, de distinguer une endométrite ou métrite interne, une paramétrite ou métrite moyenne, une périmétrite ou métro-péritonite, une métrite muqueuse et une métrite parenchymateuse, une métrite du col, appelée assez improprement métrite externe,

[1] Racle et Lorrain, addition à la 4e édition du *Guide du médecin praticien* de Valleix, t. V, p. 115. Paris, 1861.

et une métrite du corps, une métrite aiguë et une métrite chronique, une métrite non puerpérale et une métrite puerpérale et même une métrite post-puerpérale, je comprends qu'on se demande qu'est-ce que la métrite et qu'on ne puisse pas en faire une description générale. Sans doute il n'existe pas un type de la métrite, comme on voudrait le rencontrer pour la simplicité de la description. L'utérus est sujet à tant de variations par sa structure, par la nature même de ses fonctions, par la grossesse surtout, que l'inflammation, en l'atteignant dans des conditions qui sont si différentes d'un sujet à l'autre, peut bien présenter aussi, dans ses manifestations, des différences dont les écarts sont plus grands que pour tout autre organe. Mais aiguë ou chronique, interne ou externe, muqueuse ou parenchymateuse, et même puerpérale ou non puerpérale, la métrite est toujours la métrite, et je ne pense pas qu'on doive confondre avec elle la leucorrhée, l'hypertrophie, les granulations, les ulcères, pas plus que la congestion et l'engorgement.

La métrite peut être générale ou partielle, suivant qu'elle porte sur la totalité de l'utérus ou seulement sur une de ses parties. On appelle métrite muqueuse celle qui porte sur la membrane muqueuse; quelques auteurs l'ont appelée aussi métrite interne ou métrite catarrhale, la confondant avec le catarrhe utérin. On nomme métrite parenchymateuse celle qui envahit le tissu propre ou musculaire de l'organe. Quelques médecins, tels que MM. Scanzoni, Nonat, etc., désignent sous le nom de métrite externe la métrite du col. Il faudrait affecter par contre la désignation d'interne à celle qui atteint le corps, ce qui n'a pas été fait : il est certain pourtant que l'inflammation partielle peut se borner au col ou au corps, soit qu'elle en atteigne le parenchyme, soit qu'elle en affecte la membrane muqueuse.

Dans l'un et l'autre cas la métrite peut être aussi aiguë ou chronique. Celle qui survient après l'accouchement a ordinairement une marche aiguë. La métrite chronique est celle qu'on rencontre le plus souvent dans la pratique hors de l'état de gestation. Elle débute même habituellement sous cette forme, affectant dès le commencement la marche et les allures d'une maladie chronique. Pourtant, on peut la rencontrer quelquefois avec une marche aiguë, surtout lorsqu'elle a été causée par un traumatisme.

Relativement à l'état puerpéral, qui entraîne dans la vitalité de la femme et dans le caractère des maladies qui peuvent l'atteindre, tant de modifications lui appartenant exclusivement, on a divisé la métrite en puerpérale et non puerpérale. Chomel, allant plus loin, avait même distingué de la métrite puerpérale proprement dite, qui se développe immédiatement après l'accouchement, la métrite post-puerpérale qui se développe seulement quelques jours après. Eh bien ! toutes ces divisions sont fondées sur des nuances, et j'avoue que je ne puis admettre, entre la métrite puerpérale et celle qui ne l'est pas, d'autre différence que celle qui résulte de la disposition extrême de la première à la suppuration et de la fréquence des complications, telles que la lymphangite, la phlébite, la péritonite, etc., qui en aggravent le pronostic. Il y a entre elles une différence de simplicité ou de complication, comme il peut s'en rencontrer, à un degré moindre, entre d'autres cas de métrite, comme il y a une différence de marche entre la métrite aiguë et la métrite chronique. Ces différences sont importantes à signaler; mais elles ne comportent pas des descriptions spéciales pour deux formes d'un état morbide qui est fondamentalement le même et dont il convient dès lors de ne pas scinder le tableau, si l'on veut en prendre une idée à la fois juste et complète.

Je ne fais pas intervenir ici la question de la fièvre puerpérale, qui ne me paraît pas jugée. Toutefois, on doit reconnaître que, si des métrites puerpérales ont été englobées dans la description de la fièvre puerpérale et en ont altéré les traits, il a été constaté que de nouvelles accouchées peuvent succomber à une fièvre grave, qui détermine souvent des altérations dans l'utérus comme dans les autres organes, plus encore que dans les autres organes, mais qui peut aussi ne laisser dans la matrice aucune trace de son passage, comme les autopsies en font foi [1], et qui n'est par conséquent pas une fièvre simplement symptomatique d'une métrite ou d'une phlébite utérine. Mais nous avons assez de questions difficiles à soulever, sinon à résoudre, dans l'exposition des maladies utérines, pour ne pas aborder ici une des plus obscures, celle de la fièvre puerpérale. Du reste, ce n'est pas l'existence de la fièvre puerpérale qui est pour nous en question, mais l'existence de la métrite puerpérale. Comme celle-ci ne peut être contestée et qu'il s'agit seulement de savoir s'il faut en faire un état morbide tout différent de l'inflammation de l'utérus à l'état de vacuité, ou si la métrite puerpérale et l'inflammation utérine hors de l'état de gestation ne sont qu'une seule maladie avec plus ou moins de complications, nous pouvons passer outre et nous appliquer surtout au diagnostic et au traitement soit de la métrite, soit de ses complications.

Enfin, relativement à la manière d'être, si importante à considérer pour le pronostic et pour le traitement, la métrite peut être simple ou compliquée. Les complications sont : l'inflammation de l'ovaire, celle de la trompe, l'inflammation péri-utérine, la péritonite, les abcès ou phlegmons péri-utérins, pelviens, iliaques, enfin la lymphangite, la

[1] Beaucoup de médecins admettent que la fièvre puerpérale est une maladie essentielle, caractérisée par une altération du sang. Lors de la discussion qui eut lieu en 1858 à l'Académie de médecine, MM. Guérard et Depaul furent les défenseurs de cette opinion et apportèrent de nouveaux faits à l'appui. Il me suffira de rappeler ici le cas de cette élève sage-femme qui succomba à la fièvre puerpérale, ou du moins à une maladie qui en présentait tous les caractères, bien qu'elle fût vierge et qu'elle n'eût point alors ses règles. Je ferai observer encore que M. Lorrain, dans sa thèse (*De l'État puerpéral chez le fœtus et le nouveau-né*, Paris, 1855), a démontré la solidarité qui existe, à cet égard, entre la mère et l'enfant.

phlébite, la phlegmasia alba dolens, la résorption purulente, qui sont les complications les plus graves de la métrite et surtout de la métrite puerpérale.

Il est probable qu'il en est de la métrite comme des maladies utérines en général, c'est-à-dire qu'elle est plus fréquente dans la période d'activité sexuelle, et plus fréquente encore dans la portion de cette période où l'activité sexuelle est le plus en jeu. Il résulte des recherches faites par M. Nonat sur 300 malades, que la plus grande fréquence des phlegmasies utérines est de 15 à 45 ans, c'est-à-dire pendant la période menstruelle, et que, dans cette période, l'âge où la femme est le plus exposée. la métrite est celui de 20 à 30 ans, c'est-à-dire, l'âge où les fonctions génératrices s'accomplissent avec le plus d'activité, où les rapports sexuels sont le plus fréquents et où les grossesses sont le plus nombreuses. Seulement il faut se rappeler que M. Nonat englobe dans la métrite plusieurs états morbides, tels que la leucorrhée, l'engorgement et diverses maladies du col que nous en séparons.

Les constitutions appauvries, les tempéraments lymphatiques paraissent plus disposés que les autres à la métrite, et surtout aux accidents morbides rattachés à la métrite par un lien quelconque, tels que l'engorgement, l'ulcération, etc. L'utérus en particulier paraît disposé à s'enflammer, chez certaines femmes, par une sorte de faiblesse ou de susceptibilité naturelle, d'après M. H. Bennet [1]. Mais je pense qu'il en est de cette susceptibilité naturelle de l'organe comme des aptitudes de famille dont parle M. Nonat, lesquelles disposent à toute autre maladie utérine autant qu'à la métrite.

Il est difficile de décider si le genre de vie des indigents ou des riches, si l'action continue de certains aliments comme du café au lait, de certains vêtements comme des corsets, de certaines maladies comme de quelques états diathésiques, des maladies du cœur ou de l'estomac, de certains médicaments tels que les injections vaginales ou les emménagogues, prédisposent réellement à la métrite.

L'influence des causes déterminantes sur le développement de la métrite est plus évidente. Tout ce qui peut congestionner ou irriter l'organe peut développer l'inflammation de l'utérus. Les troubles de la menstruation et surtout la suppression brusque des règles par une cause physique ou morale, l'accouchement naturel et artificiel avec les opérations qu'il comporte ou les accidents qui le suivent, tels que rétention du placenta, disparition des lochies, de la sécrétion lactée, etc., en sont les causes les plus fréquentes.

Les manœuvres pour provoquer l'avortement, la répétition trop fréquente des rapports sexuels, la disproportion du pénis, la masturbation, le séjour prolongé de corps solides, tels que pessaires ou éponges, dans le vagin, enfin les opérations pratiquées sur le corps ou le col de

[1] Ouvr. cit., p. 33.

l'utérus, telles que l'abaissement de l'utérus pour l'extirpation d'un polype, le débridement du col ou sa déchirure, l'introduction du cathéter, le séjour à demeure du redresseur à tige, surtout avec les modifications apportées à cet instrument par Valleix, enfin la cautérisation même du col peuvent être des causes de métrite. Je répéterai, à cette occasion, combien il est nécessaire de pratiquer la cautérisation de la portion vaginale du col d'après les règles que j'ai tracées. Autant cette opération est innocente et efficace, quand elle est bien pratiquée et surtout accompagnée de soins convenables, repos, réfrigérants, régime, propres à prévenir le développement de l'inflammation à sa suite, autant elle est dangereuse lorsqu'elle est mal faite ou que toutes les précautions dont je parle sont négligées. On est étonné de voir des médecins cautériser le col de l'utérus, même au fer rouge, dans leur cabinet, renvoyer ensuite leurs malades chez elles et les laisser marcher les jours suivants. Si une métrite aiguë n'éclate pas toujours à la suite de ces imprudences, une inflammation chronique ne se développe pas moins peu à peu, prenant un nouvel accroissement après chaque opération, augmentant chaque fois les douleurs qu'on espère calmer, et provoquant, par suite, de nouvelles applications inopportunes d'un moyen qui, au lieu d'être un remède, finit par être la principale cause d'un nouveau mal dont les malades ont ensuite tant de peine à guérir. J'ai vu bien des cas de cette espèce, et j'ai compris comment les opérations les mieux indiquées peuvent tomber, par l'abus, l'inopportunité, ou l'absence de toute précaution préventive, dans un discrédit immérité.

D'autres traumatismes, tels que les chutes sur le bassin ou sur le ventre, les coups, les chocs, les violences, les blessures reçues sur l'hypogastre ou dans le vagin, peuvent être aussi des causes déterminantes de métrite.

Les inflammations déjà existantes dans les organes voisins peuvent se propager à l'utérus, telles sont l'ovarite, l'inflammation des trompes, la vaginite, et les phlegmons péri-utérins, qui agissent à la fois comme tumeurs gênant la circulation, comme centres de fluxion ou de congestion, et surtout comme foyers de propagation de l'inflammation par continuité de tissu. Quant au rectum et à la vessie, l'inflammation se propage plutôt de l'utérus vers ces organes, que de ces organes vers l'utérus.

Quelle influence faut-il attribuer aux déviations utérines, qui peuvent congestionner l'organe, aux tumeurs intra-utérines, telles que les polypes et les corps fibreux, aux tumeurs extra-utérines, à la constipation, etc., sur le développement de la métrite? Il est difficile de la préciser.

Les désirs non satisfaits, le célibat, les chagrins, les émotions morales, l'action du froid, la suppression d'un exutoire, etc., ne me paraissent pas être des causes de métrite plus que de toute autre maladie. Ces circonstances font partie d'une étiologie banale, dans laquelle on peut faire tout entrer, car il n'est pas une condition étrangère aux conditions habituelles de la santé qui ne puisse devenir une cause de maladie. Ainsi les émotions morales agissent surtout indirectement en suspendant la menstruation; le froid peut être nuisible chez les femmes récemment accouchées, ou à l'époque de leurs règles, par exemple en provoquant la suspension de l'hémorrhagie menstruelle, comme le feraient un bain de pieds ou de siége froid, une injection froide, etc. Mais on voit que les vraies conditions du développement de la métrite sont moins le froid, les émotions morales, etc., que les troubles menstruels ou les accidents puerpéraux produits par l'action de ces causes sur l'organisme et en particulier sur l'utérus.

En résumé l'accouchement, l'avortement, ou à leur suite le défaut de soins hygiéniques, les imprudences, comme celle de se lever trop tôt; les manœuvres obstétricales, application du forceps, version, contusion et déchirures du col; les troubles de la menstruation; les lésions traumatiques causées surtout par l'introduction de tiges dans l'utérus, la cautérisation, les pessaires; les excès vénériens, surtout à l'époque menstruelle ou peu de temps après les couches ou l'avortement : telles sont les causes les plus fréquentes de la métrite.

Rarement l'inflammation utérine se manifeste hors de ces conditions. Pourtant elle peut se développer même chez les vierges; mais c'est le plus souvent à la suite de catarrhe, de fluxion et de congestion utérines, ou de désordres de la menstruation mal soignés et disposant la matrice à s'enflammer, ou sous l'influence d'imprudences, d'ébranlements, de marches forcées, de danses, de courses en voiture, etc. J'ai vu plusieurs fois des maladies utérines chez des filles vierges, mais bien plus souvent des congestions ou des catarrhes que des inflammations. Du reste celles-ci sont relativement rares chez les femmes à l'état aigu, en dehors de l'état puerpéral. Les exemples cités par Lisfranc, par MM. Duparque, Henri Bennet, Aran, Nonat, et autres, peuvent causer quelque méprise à cet égard; mais il faut se rappeler que ces médecins ont donné à la métrite une extension qui nous a paru plus artificielle que naturelle. Ainsi que je le disais tout à l'heure, il en est de la métrite, à peu de chose près, comme des maladies utérines en général; elle est plus fréquente chez les femmes que chez les filles, et plus fréquente chez les femmes qui ont eu des enfants que chez les femmes inféconde. Quant aux maladies confondues avec la métrite proprement dite, la leucorrhée est plus fréquente que les divers états morbides de la portion vaginale du col chez les vierges, et ceux-ci plus fréquents que celle-là chez les femmes, surtout chez celles qui ont eu des enfants; mais nous reviendrons sur cette différence en parlant de la leucorrhée, des granulations et des ulcérations du col.

La métrite débute le plus souvent à la suite des couches, ou immédiatement après, ou bien 10, 15, et même 20 jours après (métrite post-puerpérale); mais habituellement le troisième ou quatrième jour. Elle débute alors sous forme aiguë, atteint la totalité de l'organe, se complique souvent d'accidents ou de suites graves et peut se terminer rapidement par la mort. Souvent elle persiste sous la forme chronique ou compliquée d'inflammation péri-utérine, d'inflammation des annexes ou de péritonite.

D'autres fois elle débute et poursuit sa marche sous forme chronique. L'état de l'utérus après l'accouchement y dispose; les causes occasionnelles la déterminent, en agissant peu à peu sur cet organe encore engorgé, avant son retour complet aux conditions normales de la vacuité.

Dans le premier cas, elle affecte plus souvent le parenchyme; dans le second, elle affecte plus souvent la membrane muqueuse. La vaginite, la blennorrhagie, le catarrhe et les autres affections préexistantes, telles que les dartres, qui portent plus particulièrement leur action sur la muqueuse, disposent aussi plus particulièrement à cette seconde espèce.

Que la métrite soit parenchymateuse ou qu'elle soit muqueuse, le col et le corps peuvent être pris ensemble ou séparément. On ne peut prouver que telle partie du corps soit enflammée à l'exclusion des autres. Quant à l'inflammation du col seul, elle est évidemment favorisée par le coït et par conséquent s'observe surtout, comme je l'ai dit, chez les femmes mariées; j'ai été appelé à la traiter quelquefois chez de jeunes femmes nouvellement mariées qui portaient la peine de la salacité de leurs époux.

L'état aigu de l'inflammation utérine peut être très-grave, à marche rapide, se terminer par suppuration ou par gangrène, ou bien se compliquer de phlébite, de lymphangite, ou de résorption purulente ou putride. Ces terminaisons et ces complications sont presque particulières à l'état puerpéral. C'est tout à fait exceptionnellement qu'on les observe dans l'utérus à l'état de vacuité, comme j'aurai l'occasion de le faire observer tout à l'heure en disant quelques mots des abcès de la matrice.

Mais d'autres complications sont assez fréquentes dans la métrite aiguë non puerpérale. Au premier rang il faut placer l'inflammation du péritoine, celle des annexes, et l'inflammation péri-utérine. Souvent en effet la métrite, au lieu d'être simple, est une métro-péritonite, soit que, dès le début, la couche la plus superficielle du tissu propre de l'utérus et le feuillet séreux qui le revêt se soient enflammés simultanément, soit que le défaut de soin et les imprudences de la malade aient facilité la propagation de l'inflammation du tissu musculaire au tissu séreux. Il en est de même de l'inflammation des annexes, surtout de l'ovarite que l'on rencontre assez souvent et quelquefois à un degré plus élevé que la métrite concomitante. L'inflammation péri-utérine, le phlegmon péri-utérin est une complication qui n'est pas non plus très-rare et qui aggrave assez la métrite pour réclamer plus d'énergie et plus de persistance dans le traitement.

L'existence même de la maladie ou de ses complications peut entraîner des complications nouvelles.

Ainsi l'inflammation de la muqueuse est-elle arrivée à un degré tel que la membrane s'exulcère sur quelques points, se dépouille de son épithélium et forme des surfaces saignantes, ces surfaces peuvent contracter des adhérences dans les points où elles sont en contact ou très-rapprochées.

A l'orifice interne, dont l'occlusion normale est formée par l'emboîtement réciproque des deux colonnes qui terminent les troncs de l'arbre de vie du col, le contact est si intime, que l'altération de la muqueuse, dont je viens de parler, peut amener l'adhérence et l'occlusion définitive de l'orifice. Cet accident est habituellement prévenu par la présence de la sécrétion plus ou moins abondante de la muqueuse du corps dans la métrite interne et par l'interposition continuelle de ce mucus entre les surfaces de l'isthme qui fait communiquer la cavité du corps, d'où il est expulsé, avec la cavité du col. Mais la longueur même de ce canal, car c'est le nom qui convient à cet orifice, sa longueur anormale surtout peut le disposer à s'oblitérer plus facilement; c'est ce qui arrive quelquefois, lorsque la métrite interne a duré longtemps et que la malade est arrivée à un âge où le resserrement naturel de cet orifice, équivalant à son occlusion complète, et même son oblitération ne sont pas très-rares. Il en résulte, comme on le comprend aisément, une distension de la cavité du corps par le mucus ou le muco-pus anormalement retenu. Le corps prend alors une forme de plus en plus globuleuse et ses parois peuvent s'amincir.

L'orifice externe peut s'oblitérer aussi, quoique plus rarement. On voit alors ses deux lèvres unies par une adhérence membraneuse ou par une bride cellulo-fibreuse. La cavité du col se distend, le mucus qu'elle sécrète s'y accumule, l'orifice interne s'élargit et les cavités du corps et du col communiquent librement l'une avec l'autre. Un des cas les plus intéressants de ce genre d'oblitération est celui qu'a publié Voisin de Limoges [1].

L'inflammation du péritoine expose encore plus que celle de la muqueuse utérine à des adhérences consécutives. Les muqueuses, en effet, protégées par leurs sécrétions, ont de la difficulté à contracter des adhérences à la suite même des opérations où on les recherche et où l'on a intérêt à les obtenir. C'est au contraire un caractère de l'inflammation des séreuses de les disposer tellement à l'adhésion, que celle-ci est presque inévitable. Aussi ne saurait-on combattre trop énergiquement la métrite lorsqu'elle se complique de péritonite ; car les conséquences à peu près fatales de celle-ci sont des adhérences entre le feuillet péritonéal qui revêt l'utérus et celui qui recouvre ses annexes ou les organes voisins. De là, si la matrice se trouve déviée ou infléchie, fixité

[1] *Gazette médicale de Paris*, 1835, p. 444. — Voy. ci-dessus, p. 409, fig. 125, 126.

de cet organe dans une situation anormale, pouvant entretenir indéfiniment les maladies qui sont la conséquence de cette situation, telles que l'engorgement, la congestion, la dysménorrhée, etc. De là, des adhérences de la matrice avec le rectum et la double gêne des fonctions de l'utérus et de cet intestin. De là, la perte de mobilité de la trompe et de son pavillon, l'union de l'utérus tantôt avec cet organe, tantôt avec l'ovaire, des douleurs produites par la gêne de leurs fonctions, surtout aux époques menstruelles, l'impossibilité pour l'ovulation et le transport de l'œuf de s'accomplir normalement, et par suite la stérilité.

Lorsque la métrite poursuit son cours sans être aggravée par aucune de ces complications, elle se termine comme toutes les inflammations par la résolution. Celle-ci peut être complète ou incomplète.

Alors même qu'elle doit être complète, les symptômes inflammatoires ne commencent pas à décroître avant 7 à 8 jours, et ils ne peuvent pas disparaître avant 15 jours. Habituellement, ce n'est même qu'après le troisième septénaire qu'on peut espérer la disparition du mal. On ne peut compter d'ailleurs sur la résolution complète avant le retour de la prochaine menstruation. Si elle s'opère régulièrement, la guérison est assurée. Mais si la fluxion et la congestion utérines réveillent les douleurs et surtout rallument la fièvre, la résolution n'est pas complète; il y a à craindre une rechute ou le passage de la métrite à l'état chronique.

La résolution incomplète est habituellement la suite d'un mauvais traitement, du défaut de soins, des imprudences commises par les malades, comme de se lever trop tôt, de marcher, de reprendre les occupations du ménage, etc.; mais elle dépend surtout de la disposition qu'y apportent les malades par leur débilité naturelle. Les femmes dont le tempérament est lymphatique, la constitution faible, l'organisation détériorée, celles qui sont déjà atteintes de quelque maladie, notamment d'une maladie diathésique telle que la scrofule, y sont particulièrement disposées. La résolution incomplète est le passage naturel de la métrite aiguë à la métrite chronique.

L'état chronique de l'inflammation utérine, soit qu'il provienne de l'état aigu, soit qu'il ait débuté d'emblée sous cette forme, peut se raviver sous l'influence de diverses causes, notamment des causes traumatiques, et avoir, quoique rarement, une des terminaisons funestes ou une des complications de l'état aigu. Ou bien, il persiste indéfiniment, il amène le ramollissement de l'organe, favorise la durée indéfinie de la leucorrhée, facilite le développement des granulations et des fongosités, fait passer ensuite le tissu de l'utérus du ramollissement à l'induration totale ou partielle, par l'organisation du plasma exsudé et interposé dans ses éléments, produit quelquefois un simple accroissement de nutrition et par suite une hypertrophie, et définitivement ne paraît pas spontanément curable. Même guéri, il peut laisser après lui de l'engorgement et des traces ineffaçables de son existence et de sa durée.

Les lésions produites par la métrite sont les suivantes :

Augmentation de volume de l'organe, surtout dans les sens vertical et antéro-postérieur. Infiltration de sucs dans l'interstice des éléments textulaires, et par suite ramollissement ou induration du tissu, suivant les cas et surtout suivant l'époque ou la période dans laquelle on observe la maladie. Infiltration de sucs sous le feuillet séreux, et par suite facilité à décoller le péritoine, qui est lui-même rouge, injecté, dépoli, ou recouvert de fausses membranes ; car il est rare qu'il n'y ait pas un peu de péritonite avec la métrite. Hypérhémie de la muqueuse et du tissu propre de l'organe. Dans ce dernier tissu, les capillaires et les veines sont gorgés de sang. La muqueuse présente une couleur rouge pointillé, avec de rares arborisations. Dans les cas où la muqueuse seule est malade, à la rougeur plus forte, au pointillé, aux arborisations plus nombreuses s'ajoutent une tuméfaction plus considérable de la membrane, des élevures partielles, l'apparence de papilles, la saillie des orifices folliculaires entourés d'un réseau vasculaire gorgé de sang, du ramollissement, des dénudations épithéliales et même des exulcérations, sans parler des granulations et des fongosités qui peuvent s'y développer aussi à l'état chronique. Quelquefois ces altérations s'arrêtent brusquement au niveau de l'orifice interne ou de l'isthme, tandis que la muqueuse du col est saine ou à peu près saine. D'ailleurs la métrite interne n'existe guère sans être accompagnée d'un peu de métrite parenchymateuse. Enfin des lésions tenant à la suppuration, à la phlébite, etc., aux suites et aux complications de l'inflammation dans tous les autres organes, peuvent s'observer dans l'utérus, à la suite de la métrite. On trouve quelquefois du pus dans la cavité utérine, ou dans l'épaisseur du parenchyme. Mais il n'en est pas moins vrai que la suppuration est très-rare hors de l'état puerpéral. Il faut donc s'assurer s'il n'est pas resté quelques débris de membrane ou de placenta dans la cavité utérine, ou si le pus interstitiel ne s'est pas formé autour d'un caillot dans un sinus veineux, ou s'il ne provient pas de la dilatation d'un lymphatique. Dans les cas où il s'est produit un vrai abcès utérin, celui-ci a pu s'ouvrir dans la cavité utérine, le rectum, le vagin, etc. Mais j'aurai l'occasion de dire quelques mots de ces abcès et de leur terminaison, en parlant des symptômes qui permettent de les diagnostiquer.

Diagnostic. — Signes subjectifs. Le début de la métrite aiguë, surtout de la métrite puerpérale, est marqué par un frisson plus ou moins intense, plus ou moins prolongé. Ce frisson initial peut manquer dans la métrite aiguë non puerpérale, mais pas autant que le dit Aran, qui paraît avoir pris quelquefois la fluxion ou la simple congestion pour la métrite, car il assure que le début est toujours marqué par des phénomènes locaux, notamment par de la douleur, et jamais par des phénomènes généraux.

Ce frisson initial est suivi de fièvre, souvent de suspension des lochies, et de douleurs hypogastriques continues, différant des tranchées utérines, pouvant se propager dans les régions iliaques, surtout à gauche.

La fièvre est un symptôme général qui ne manque jamais dans la métrite aiguë. Dès que le pouls dépasse 100 à 120 pulsations, chez une accouchée, il faut se méfier. Si cette fièvre s'accompagne de frissons erratiques et plus tard de sueurs, il faut se tenir encore plus sur ses gardes, car ces symptômes manquent rarement d'annoncer la phlébite.

Souvent les phénomènes locaux précèdent les symptômes généraux. De tous ces phénomènes le plus marqué est la douleur hypogastrique, douleur très-vive, lancinante, différant des tranchées utérines qui suivent l'accouchement en ce qu'elle est continue, s'exaspérant d'heure en heure, se produisant dans la métrite aiguë non puerpérale aussi bien que dans la métrite puerpérale, mais pouvant être accompagnée, notamment dans la métrite interne, de véritables tranchées ou douleurs expulsives, obligeant les malades à fléchir les jambes sur les cuisses, les cuisses sur le bassin et à se pelotonner en quelque sorte sur elles-mêmes pour faire cesser toute tension des muscles abdominaux, laquelle suffit, comme la moindre pression, pour exaspérer la douleur. Il s'y joint souvent des battements artériels, que le médecin peut même constater quelquefois en portant le doigt dans le sinus utéro-vaginal, à droite et à gauche du col, aussi profondément que possible.

Cette douleur se propage dans les régions iliaques, surtout du côté gauche ; elle se propage tout autour de l'utérus, dans tout l'hypogastre, ou vers le rectum, le vagin, la vessie, suivant que le péritoine ou les organes voisins participent plus ou moins à l'inflammation. Elle s'irradie vers les aines, les cuisses, l'ombilic, le sacrum, quelquefois les lombes. Elle peut s'accompagner ou non de pesanteur pelvienne, et en cela elle diffère de la douleur congestive.

La malade éprouve une chaleur ardente dans l'hypogastre, ainsi qu'au vagin et à la vulve. Cette chaleur est, par sa nature et son intensité, caractéristique de l'état aigu de la métrite.

Il n'y a pas d'écoulement par le vagin, les lochies sont habituellement supprimées ; bientôt après apparaît une perte qui, de simplement muqueuse, devient rapidement mucoso-purulente, ou même sanguinolente, dans les métrites aiguës simples. Dans la métrite puerpérale, c'est un écoulement sanieux, grisâtre, purulent, souvent fétide. Quand la métrite aiguë apparaît en pleine menstruation, les règles cessent brusquement plutôt que de continuer. Quand elle existe avant l'arrivée des mois, elle est exaspérée par la fluxion que ramène l'époque menstruelle, d'autant plus qu'il y a alors suppression de l'écoulement sanguin périodique, bien plus souvent que ménorrhagie.

Les symptômes de voisinage sont des douleurs dans la miction, des urines rouges, peu abondantes, brûlantes; de la constipation le plus souvent, quelquefois une diarrhée glaireuse, avec efforts, ténesme, douleur cuisante.

Les symptômes généraux sont: la fièvre, qui ne manque jamais et dure jusqu'à la résolution de la métrite ou jusqu'à son passage définitif à l'état chronique; l'anorexie, la langue chargée, la soif, le hoquet, quelquefois les vomissements, qui peuvent être un symptôme de péritonite. Enfin, des symptômes généraux plus graves, la petitesse du pouls s'ajoutant à sa fréquence, des sueurs abondantes et visqueuses, du délire, etc., peuvent se joindre aux précédents et aggraver particulièrement le pronostic, car ils sont les signes de complications très-sérieuses, telles que la résorption purulente ou la fièvre puerpérale.

Les mêmes signes, à un degré moindre, caractérisent la métrite aiguë non puerpérale.

A l'état chronique, la métrite se révèle par des signes à peu près identiques, mais moins accusés, surtout localement, et masqués par la prédominance des symptômes généraux, quelquefois à tel point qu'il peut en résulter pour les malades des méprises sur le siége et la nature de leur maladie.

Pourtant, il y a toujours la douleur dans les régions que nous avons déjà désignées, ainsi qu'aux lombes, et ses diverses irradiations. Mais les douleurs hypogastrique et iliaque gauche l'emportent sur les autres. Cette douleur iliaque gauche accompagne habituellement la douleur hypogastrique et quelquefois même, lorsque la métrite est passée à l'état chronique, elle affecte la malade plus que la douleur hypogastrique, qui est en quelque sorte effacée par elle. Il est plus difficile de l'expliquer que de la constater; mais elle est un fait sinon constant, du moins très-fréquent, soit que la pression du rectum ou de l'S iliaque congestionne plus les annexes gauches que les droites; soit que celles-ci, notamment l'ovaire, aient plus de disposition à participer à l'inflammation, comme l'orchite chez l'homme se développe plus souvent à gauche; soit que l'utérus, s'inclinant par son fond à droite, provoque la douleur par le tiraillement des annexes gauches.

La douleur s'exaspère par les pressions, les constrictions, la marche, quelquefois la moindre secousse, le moindre ébranlement, par exemple celui que produit un faux pas, ou une instabilité du pied reposant sur deux pavés d'inégale élévation, ou l'action de descendre un escalier, ou celle de s'asseoir un peu brusquement. Dans toutes les inflammations utérines ou péri-utérines, on voit souvent les malades ne s'asseoir qu'avec beaucoup de précautions, en commençant par prendre point d'appui avec leurs bras sur les bras d'un fauteuil, de même qu'elles protégent instinctivement l'hypogastre contre la moindre menace de choc ou de pression. La douleur s'exaspère encore plus par la course, le saut, les cahots d'une voiture, l'équitation, les mouvements brusques, le coït, surtout quand le bout du pénis appuie trop fortement sur le col de l'utérus. Elle est augmentée aussi par la constipation, par la plénitude du rectum et de la vessie.

Cette douleur est continue, sourde ; elle est gravative, elle s'accompagne d'un sentiment d'embarras, de gêne dans le petit bassin, de pesanteur au périnée, sur l'anus, sur le sacrum ; mais elle est accompagnée aussi d'élancements, comme ceux qui caractérisent la douleur de la métrite aiguë, revenant à des intervalles plus ou moins éloignés, et de battements artériels ressentis souvent par les malades, quelquefois par le médecin à droite et à gauche du col.

Il persiste dans le bas-ventre et surtout dans la région utérine une chaleur incommode, souvent étendue jusqu'à la vulve, avec prurit vulvaire, etc.

Quelquefois il y a de la sécheresse à la vulve et dans le vagin. D'autres fois il y a de la leucorrhée. Celle-ci peut être abondante, mucoso-purulente ou tout à fait purulente, sanieuse, plus ou moins âcre, mais toujours moins que dans l'état aigu. Elle est accompagnée parfois de vaginite, mais c'est rare : la vaginite ne complique guère que la métrite externe ou l'inflammation superficielle du col, qui en est elle-même une extension naturelle.

Les altérations de la menstruation sont quelquefois nulles, sauf de légères douleurs à l'époque des mois. D'autres fois il y a de la dysménorrhée, des tranchées utérines à chaque retour menstruel, avec recrudescence des douleurs hypogastriques, inguinales, et apparition de douleurs lombaires. D'autres fois il y a des altérations qui consistent surtout en des irrégularités : irrégularité pour l'époque du retour des règles, irrégularité pour la quantité de sang évacué. Relativement à l'irrégularité du retour, on remarque tantôt que les règles sont plus rares (symptôme propre à la métrite parenchymateuse), tantôt qu'elles sont plus fréquentes (phénomène fréquent dans la métrite muqueuse). Relativement à l'irrégularité de la quantité, elles peuvent être diminuées ou supprimées (symptôme propre à la métrite parenchymateuse) ou augmentées au point de produire des ménorrhagies, et même de véritables métrorrhagies (phénomène se présentant dans les cas de métrite générale, et surtout dans ceux de métrite muqueuse).

La stérilité est une conséquence presque forcée de la métrite : tantôt une conséquence mécanique, par l'oblitération des orifices, les adhérences, la fixité, les positions vicieuses contractées par les trompes, les ovaires et l'utérus dans leurs relations réciproques ou dans leurs rapports avec les autres organes ; tantôt, le plus souvent, une conséquence vitale, si je puis m'exprimer ainsi, par l'impossibilité où l'état d'inflammation place l'utérus d'accomplir les actes physiologiques nombreux et délicats qui président à la fécondation, à la conception, à la grossesse.

La métrite chronique est donc un obstacle à la conception. Cette règle m'a paru ne souffrir que de très-rares exceptions : encore faut-il remarquer que, dans ce cas, la grossesse est interrompue de bonne heure par un avortement.

Mais la métrite peut-elle se développer ou s'exaspérer pendant le cours d'une grossesse? Il semblerait de prime abord qu'il n'en est rien : les actes que la grossesse détermine dans l'utérus, le travail particulier d'hypertrophie dont cet organe est le siége semblent devoir faire tourner au profit de cette hypertrophie elle-même tous les éléments nutritifs que la fluxion y apporte, et le fait est que l'inflammation paraît devoir se développer très-rarement dans cette circonstance. Pourtant j'en ai recueilli un petit nombre d'exemples; je rapporterai le suivant.

Il y a deux ans, j'ai vu succomber une dame dans ces conditions. Quoiqu'elle ne m'eût pas consulté pour une maladie de matrice, j'avais des raisons de supposer que, depuis quelques mois, elle en était atteinte, car elle se plaignait d'une leucorrhée assez abondante. Les mois se suspendirent et les douleurs s'exaspérèrent bientôt au point qu'on fut obligé de m'appeler. Il existait tous les symptômes d'une métrite subaiguë, mais avec bien plus de douleurs qu'on n'en observe habituellement, des symptômes nerveux hystériformes très-alarmants, et des frissons suivis de chaleurs et de sueurs revenant tous les trois ou quatre jours, comme des accès, mais sans véritable périodicité, qui aggravaient singulièrement le pronostic. Les règles avaient manqué deux fois. Comme elles avaient diminué insensiblement depuis plusieurs mois, et que la malade souffrait, m'avoua-t-elle alors, depuis assez longtemps de la matrice, elle n'avait aucune raison de se supposer enceinte et elle croyait pouvoir affirmer qu'elle ne l'était pas.

L'utérus avait un développement double de son volume normal, il était très-douloureux à la pression, très-rouge et très-chaud. Ces symptômes ne cédant à aucun moyen, tels que bains, cataplasmes, lavements laudanisés, frictions sur le ventre avec l'onguent napolitain, etc., je pensai devoir faire sur le col l'application de quelques sangsues : un soulagement marqué suivit l'emploi de ce moyen. Le retour des symptômes au bout de quelques jours me décida à y revenir ; cette fois la malade n'en éprouva aucune amélioration. Quelques jours après un embryon de cinquante jours environ paraissant mort depuis deux semaines fut expulsé; néanmoins les symptômes ne subissaient aucun amendement. Un pus fétide s'écoula de l'utérus. L'exploration la plus minutieuse ne me fit découvrir aucune autre altération. Malgré les soins les plus empressés et des injections détersives faites jusque dans la cavité utérine, la malade ne tarda pas à succomber à des accidents de résorption purulente (frissons, fièvre, état typhique, délire), qui me firent admettre l'existence d'un abcès dans les parois utérines et probablement d'une phlébite.

Je pensai donc que la conception avait eu lieu malgré une maladie utérine, et que la métrite s'était développée avec les caractères les plus graves; malgré l'état de grossesse. Je ne pus m'expliquer les symptômes observés dans le courant de cette maladie que par le développement de la suppuration dans l'utérus enflammé (quoiqu'en gestation) et par la formation d'un phlegmon utérin, laquelle aurait été suivie, avant même l'avortement, des symptômes de la métrite puerpérale que Boivin et Dugès [1] désignaient sous le nom de métrite typhode.

Les symptômes de voisinage rappellent ceux de la métrite aiguë et de la congestion utérine : du côté du rectum, hémorrhoïdes, constipation, quelquefois avec besoin factice et incommode d'aller à la garde-robe, ténesme, parfois même entérite glaireuse; du côté de la vessie, envies fréquentes d'uriner, ardeur de la miction, etc.

Enfin, les symptômes généraux sont maintes fois si développés, qu'ils laissent dans l'ombre les autres et peuvent, comme je l'ai dit, donner le change aux femmes sur le siége et la réalité même du mal. Souvent les malades entretiennent leur médecin de leur faiblesse, de leurs céphalalgies, de leur dyspepsie, et sont étonnées, après être venues le consulter pour ces prétendues maladies, de découvrir que le vrai siége du mal est la matrice et que ces phénomènes si pénibles, qui les tourmentent et les font maigrir depuis tant de mois et quelquefois tant d'années, ne sont autre chose que des symptômes d'une métrite chronique.

Du côté des voies digestives il y a des vomissements, de l'anorexie, surtout de la dyspepsie. M. Henri Bennet considère les nausées comme un symptôme caractéristique de l'inflammation du corps de l'utérus. Les troubles nerveux revêtent toutes les formes de l'hystérie, non qu'ils tiennent à l'hystérie véritable qui peut coïncider, quoique rarement, avec la métrite chronique, mais parce que chez la femme, les altérations des fonctions du système nerveux, celles surtout dont l'utérus est le point de départ, prennent le plus souvent ce caractère. Ce sont des douleurs abdominales, des gastralgies, des constrictions pharyngiennes, des névralgies intercostales qui font croire quelquefois aux malades qu'elles ont une maladie du cœur, ou des poumons, des céphalées ou des céphalalgies, des espèces de migraines ou des névralgies trifaciales plus ou moins limitées, très-caractérisées, enfin ce qu'on appelle le clou hystérique; les névroses viscérales peuvent exister; quant aux névralgies des membres, elles sont plus rares. Ces troubles digestifs et nerveux amènent comme toujours, plus que dans la plupart des autres maladies, l'appauvrissement du sang, et à la fois l'anémie, la chloro-anémie et l'affaiblissement plus ou moins prononcé des malades.

Signes objectifs. — La douleur, la tumeur, la chaleur, la rougeur, tous les signes objectifs de l'inflammation se laissent constater facilement dans la métrite, et comme ils servent à distinguer vraiment la métrite

[1] Ouv. cit., II, p. 232.

des autres états morbides de l'utérus avec lesquels on peut la confondre, il importe d'apprendre à déterminer avec une grande précision leur existence sur l'utérus enflammé.

La douleur est bien délimitée, elle siége dans l'utérus. Elle existe dans la métrite puerpérale et dans la métrite non puerpérale, dans l'inflammation aiguë et dans l'inflammation chronique, dans la métrite muqueuse et dans la parenchymateuse ; dans cette dernière surtout la constatation en est importante, puisque l'absence de leucorrhée purulente pourrait faire douter de l'existence de la métrite. Elle est précisée par la combinaison de la palpation abdominale et du toucher. La pression avec la main de l'hypogastre, de la fosse iliaque, du côté gauche surtout, permet de limiter et de déterminer le siége réel de la douleur. La pression exercée avec le doigt introduit dans le vagin sur le corps ou le col, sur la portion vaginale ou sus-vaginale de ce dernier, provoque la douleur très-nettement dans l'utérus, à l'exclusion de toutes les parties voisines.

La combinaison de la palpation hypogastrique avec le toucher est nécessaire ici pour déterminer de la manière la plus précise le siége et la nature de la douleur. Il importe en effet de distinguer la douleur provoquée par les mouvements imprimés à l'utérus de celle qui est produite par la pression qu'on exerce sur l'organe. Souvent on réveille une douleur chez une femme, en pressant avec le doigt sur un utérus simplement congestionné ou dévié, tandis qu'on n'en réveille aucune en essayant de presser sur un utérus atteint d'inflammation chronique, surtout si son élévation ou toute autre cause, comme cela arrive quelquefois, ne permet pas de l'atteindre facilement. En imprimant, avec le doigt indicateur introduit dans le vagin et appuyant sur le col, des mouvements d'élévation ou de bascule à l'utérus, on éveille souvent des douleurs, pour peu que l'organe soit congestionné, dévié ou fléchi, ou que les annexes, les organes voisins, les ligaments soient eux-mêmes le siége de quelque maladie. En pratiquant le toucher de la même manière dans le cas de métrite chronique peu douloureuse, chez une femme d'une sensibilité médiocre, et dont les organes péri-utérins sont en bon état, on peut n'éveiller aucune douleur : cela tient à ce que l'utérus s'élève, bascule, ou fuit aisément devant le doigt qui le pousse et qu'il ne rencontre dans ses mouvements aucun organe douloureux. Au contraire, si une pression hypogastrique méthodique retient l'utérus dans le bassin, pendant que, par le toucher vaginal ou par le toucher rectal, on appuie sur le col, sur la face antérieure du corps ou sur sa face postérieure, on presse ainsi l'utérus entre la main et le doigt, on est sûr de ne presser que lui, de n'agir que sur lui. Or, dans les cas de métrite, même chronique et en apparence très-indolente, tandis que la pression sur tous les points voisins n'éveille aucune souffrance, celle que l'on exerce sur l'utérus détermine au contraire, soudainement, une douleur aiguë, qui arrache un cri à la malade et qui est comparable à celle que produit la moindre pression sur un abcès chaud, sur un panaris, en un mot sur toute partie enflammée et douloureuse. Je le répète, cette précision dans la détermination du siége de la douleur, si difficile à obtenir quand on n'en a pas l'habitude et qu'on n'a pas bien réfléchi aux conditions qui permettent de l'atteindre, est de la dernière importance pour le diagnostic et le traitement de la métrite.

La tumeur ou l'augmentation de volume de l'organe est aisée à constater par les mêmes moyens. Dans la métrite puerpérale, cette tuméfaction est considérable : l'utérus était déjà très-volumineux; du moment qu'il s'enflamme, il ne se rétracte plus, l'évolution rétrograde s'arrête, et l'afflux des liquides contribue à lui faire reprendre les dimensions qu'il était en train de perdre. Dans la métrite non puerpérale, aiguë ou chronique, le fond de l'utérus, malgré sa tuméfaction, ne dépasse pas toujours le pubis.

Il est important de noter que, malgré cette augmentation de volume, l'utérus conserve sa mobilité.

Cette tuméfaction détermine à l'hypogastre un gonflement variable suivant les malades ou l'espèce de métrite. Ainsi, dans la métrite parenchymateuse, le bas-ventre est médiocrement ballonné. Au contraire, dans l'inflammation de la muqueuse, comme dans plusieurs cas de leucorrhée, on remarque un ballonnement de la moitié inférieure de l'abdomen, dû en grande partie à une sorte de tympanite, très-variable dans son intensité.

La tuméfaction du col, de sa portion intra-vaginale et de sa portion sus-vaginale, la tuméfaction du corps, constatée par la combinaison du toucher rectal et du toucher vaginal avec la pression hypogastrique, ne laissent pas de doute sur l'augmentation de volume de l'utérus. Cette tuméfaction est quelquefois assez forte pour déterminer l'abaissement de l'organe. On peut la mesurer en saisissant l'utérus entre le doigt d'une main, introduit dans le vagin, et la face palmaire de l'autre main pressant méthodiquement sur l'hypogastre, c'est-à-dire dans le même temps et par le même procédé qui sert à constater le siége de la douleur.

Enfin la portion vaginale du col est saillante, rebondie, et l'orifice est entr'ouvert; cette disposition est remarquable en particulier dans le cas de métrite du col. Chez la fille vierge, quoique tuméfié, le col conserve à peu de chose près sa forme conique, et même lorsque l'inflammation ne l'atteint pas, il ne participe pas du tout à l'augmentation de volume du reste de l'organe, de sorte qu'à sa seule inspection, on pourrait se méprendre sur l'état réel du reste de l'utérus. L'orifice, tout en restant circulaire sur le col virginal enflammé, s'agrandit, et l'inégalité de tuméfaction du tissu qui le circonscrit y fait naître des espèces de plis radiés, partant du centre et se portant à une petite distance des bords.

Chez la femme, il est plus rebondi, il affecte déjà la forme d'un tronc de cône à base inférieure, ses deux lèvres sont saillantes, déjetées, mamelonnées. Chez la femme mère, cette disposition est infiniment plus

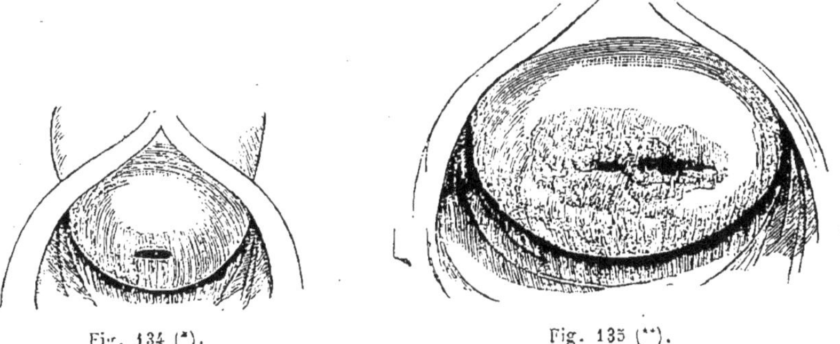

Fig. 134 (*). Fig. 135 (**).

prononcée, et non-seulement le pourtour du col est mamelonné, mais encore il est comme entaillé par des cicatrices profondes, qui sont les traces des déchirures opérées pendant l'accouchement[1].

La chaleur est intense, surtout chez les nouvelles accouchées, chez qui on peut la percevoir en portant la main sur le bas-ventre. Dans les autres cas de métrite aiguë, elle peut être un peu moindre, mais en appliquant la main à plat au-dessus de l'ombilic et descendant de là peu à peu jusqu'au pubis de manière à parcourir lentement les régions hypogastrique et iliaques, on ne manque pas de la constater, à l'hypogastre surtout. Mais elle est bien autrement sensible dans le vagin et sur la portion vaginale du col, où elle est quelquefois extrêmement prononcée. Tantôt elle est accompagnée de sécheresse, tantôt au contraire, souvent même, elle est accompagnée d'une sécrétion plus ou moins abondante.

La rougeur n'est pas facile à percevoir les premiers jours ; car il est des malades chez lesquelles le toucher lui-même est si douloureux, qu'il est presque impraticable; à plus forte raison l'introduction du spéculum peut-elle être momentanément impossible. Cependant ces cas me paraissent être très-rares : il faut, autant et aussitôt que possible, recourir à ces moyens d'exploration, d'abord parce qu'ils sont nécessaires pour confirmer le diagnostic et que, après les soins les plus urgents, il n'est pas indifférent de savoir, pour le traitement, si l'on a affaire à une métrite ou à une péritonite, à un phlegmon péri-utérin, etc. ; ensuite parce qu'à l'aide du spéculum seulement, on peut employer le moyen le plus

(*) Col utérin normal d'une vierge, d'après H. Bennet.
(**) Col utérin d'une vierge enflammé et ulcéré, d'après H. Bennet.

[1] La fig. 133, page 459 peut donner une idée de l'aspect que le col présente maintes fois dans cette circonstance.

efficace au début du traitement, je veux dire l'application des sangsues sur le col.

Du reste, on emploiera les précautions que nous avons indiquées ailleurs pour l'introduction du spéculum, et l'on arrivera à la pratiquer sans trop de douleur, et de manière à se mettre en mesure de calmer cette douleur le plus tôt possible et par le moyen le plus avantageux, l'application locale des sangsues.

On peut constater ainsi que la rougeur est moins sombre, moins vineuse, moins violacée que dans la congestion, mais qu'elle est quelquefois très-vive et qu'elle s'accompagne d'une grande facilité de la muqueuse à saigner. A peine essuie-t-on avec un tampon de coton la surface du col, on dirait que l'épithélium est enlevé par ce léger frottement, et le sang suinte par une multitude de déchirures des vaisseaux capillaires. Ce sang est souvent rouge, vermeil, bien différent de celui qu'on peut faire couler du col congestionné et violacé comme le col caractéristique de la grossesse.

Quelquefois, sans avoir même essuyé le col, on y constate des surfaces privées d'épiderme, rouges, saignantes, en un mot de véritables érosions, des exulcérations, et même des ulcérations à forme variable, granuleuses, fongueuses, etc., dont nous aurons à nous occuper plus tard.

Lorsque la portion vaginale du col n'est pas malade, mais que la membrane muqueuse de la cavité utérine est enflammée et que cette inflammation se propage près de l'orifice, le regard peut plonger par cet orifice jusque sur la partie de la muqueuse qui l'avoisine (le renversement des deux lèvres boursouflées et déjetées facilite encore l'observation); il découvre alors que cette muqueuse est atteinte d'une rougeur très-vive, qui contraste singulièrement avec sa couleur habituelle.

Une vaginite plus ou moins intense peut accompagner la métrite, et l'on voit alors la surface du vagin qui avoisine le col, teinte comme celui-ci d'une couleur rouge vif, hérissée même de granulations pressées, confluentes, petites (vaginite granuleuse), ou discrètes, plus volumineuses (folliculite du col).

Quelquefois la métrite parenchymateuse et même la métrite muqueuse ne portent pas sur les follicules, s'étendent plus profondément que les papilles qui produisent les granulations, et atteignent le tissu fibro-plastique dont la tuméfaction hypertrophique donne naissance à des fongosités.

Enfin, de même que les ulcérations, les granulations, les fongosités, etc., un écoulement leucorrhéique, non-seulement vaginal, mais utérin, peut accompagner ou non la métrite, et il faut bien se garder de faire de cette leucorrhée, comme des quelques symptômes dont nous venons de parler, un signe réel de métrite; car tous ces symptômes peuvent exister sans elle et elle peut exister sans eux.

Du reste, relativement à la leucorrhée, il faut constater si l'écoulement est superficiel et dû aux granulations, folliculeuses ou non, de la portion vaginale, ou s'il est profond, s'il vient de la cavité du col ou de celle du corps, s'il est muqueux, épais, visqueux (venant du col) ou s'il est clair, aqueux, sanguinolent, mucoso-sanguin, rosé (venant du corps), ce qui peut très-bien être dû à un catarrhe, à une simple fluxion, etc., ou bien s'il est mucoso-purulent, franchement purulent, mêlé même de quelques globules de sang et de couleur blanc-jaunâtre, très-jaune, jaune-verdâtre, plus ou moins crémeux (ce qui est souvent un symptôme propre à la métrite, surtout à la métrite interne, pouvant éclairer le diagnostic de la métrite interne chronique). Encore faut-il bien savoir qu'une métrite peut exister avec un écoulement muqueux comme avec un écoulement purulent, et même sans aucune leucorrhée, et que ces écoulements eux-mêmes peuvent exister sans métrite et être symptomatiques d'un catarrhe utérin chronique ou de quelque autre maladie, notamment d'une altération organique de la muqueuse utérine.

Quelquefois le vagin, la vulve participent à l'inflammation de l'utérus ou du moins sont irrités par une influence de voisinage de la part de l'organe enflammé. Il y a une rougeur plus ou moins vive, de la chaleur, des papilles saillantes, des érosions superficielles jusque sur la face interne des grandes lèvres.

Le cathétérisme utérin aide à compléter le diagnostic. Il mesure l'augmentation de volume, la longueur de l'utérus s'élevant quelquefois jusqu'à 80 et même 90 millimètres. Il mesure l'augmentation de capacité, l'instrument pouvant être facilement tourné dans tous les sens, par le fait de l'hypertrophie excentrique qui s'observe habituellement dans la métrite, surtout dans la métrite interne chronique. En même temps, il permet de constater l'exaltation de la sensibilité de cet organe; car son introduction ne se fait pas sans déterminer une vive douleur, surtout au passage de l'orifice interne. Il donne une idée de la facilité de la muqueuse à saigner; car il est souvent accompagné dans ce cas d'une hémorrhagie sans doute peu considérable, mais relativement assez forte, et qui peut faire présumer, ainsi que la difficulté éprouvée par le cathéter à parcourir régulièrement la surface interne de l'organe, l'existence dans sa cavité de fongosités utérines. Dans tous les cas, il faut pratiquer le cathétérisme avec une extrême prudence quand on soupçonne une métrite; car on pourrait trouver un utérus à la période de ramollissement inflammatoire, et s'exposer, en poussant un peu vivement le cathéter dans une direction qui ne serait pas complétement celle de l'axe de cet organe, à en perforer le tissu de part en part.

Abcès du parenchyme de l'utérus. — Avant de terminer l'énumération des signes de la métrite et de passer au diagnostic différentiel, je dois mentionner une des terminaisons les moins fréquentes de cette maladie : la formation de pus et la présence d'un abcès dans le tissu utérin. Elle peut s'observer après les avortements, les accouchements, ou les opérations pratiquées sur l'utérus et les organes génitaux. Mais elle est si rare à la suite de la métrite aiguë non puerpérale, qu'elle a été niée par quelques médecins.

Pourtant M. Depaul [1] a cité, d'après Frédéric Bird, un cas qui paraît bien concluant. Une femme de 37 ans ayant succombé à une métrite chronique, on trouva que le fond de l'utérus avait trois fois son épaisseur normale ; un abcès, développé dans la paroi postérieure, s'ouvrait par un trajet étroit et court dans le rectum ; il ne communiquait pas avec la cavité utérine.

M. Scanzoni [2] en rapporte un autre dont il a été témoin. C'était chez une jeune femme, chez laquelle, après une suppression subite des règles, il s'était déclaré une métrite violente, que nous traitâmes, dit-il, pendant environ huit jours, sans obtenir une diminution des douleurs très-intenses ; bien au contraire la sensibilité de la région utérine augmenta de plus en plus, des frissons se répétèrent plusieurs fois, et il se développa au-dessus de la portion horizontale du pubis droit une tumeur de la grosseur d'un œuf de poule, passablement résistante et nettement limitée. Le vingt-deuxième jour de la maladie, apparurent tout à coup les symptômes d'une péritonite violente et très-étendue, à laquelle la malade succomba le trente et unième jour. — La nécroscopie démontra que la cause de la mort était la rupture d'un abcès de la dimension d'un œuf d'oie, situé à la partie droite et supérieure de l'utérus, dont le pus s'était frayé un chemin à travers les couches externes de la substance de l'utérus et son enveloppe péritonéale [3].

Les abcès utérins peuvent s'ouvrir spontanément ou être ouverts artificiellement, comme des observations le démontrent, dans la cavité utérine, dans le rectum, dans le vagin, dans la cavité abdominale, dans la vessie ou même au travers des parois abdominales, préalablement réunies à l'utérus par le moyen d'adhérences.

Lorsqu'un abcès utérin s'est formé, il peut y avoir beaucoup de difficulté à déterminer la nature de la tumeur due à cette cause. A la présence de la tumeur s'ajoutent la douleur, une fièvre intense, avec des irrégularités, quelquefois des frissons, de la transpiration, et tous les autres symptômes qui dénotent l'acuïté de l'inflammation. M. Scanzoni pense que le diagnostic est possible seulement lorsque, après avoir observé les symptômes d'une métrite aiguë, on peut démontrer avec sûreté, au travers de la paroi supérieure du vagin, ou de la paroi antérieure de

[1] *Gaz. méd. de Paris*, 1843, p. 645. *Bulletin de l'Acad. de méd.*, t. XIX, p. 628. Paris, 1854.

[2] Ouv. cit., p. 148. On consultera avec fruit la remarquable monographie que vient de publier le même auteur. *Die chronische Metritis*, Wien, 1863.

[3] M. Lados a publié aussi un fait de ce genre. (*Gaz. médicale de Paris*, 1839, p. 605.)

l'abdomen, la présence d'une tumeur augmentant rapidement de volume, d'abord dure, puis présentant plus tard une fluctuation. Mais, même dans de pareils cas, il faut convenir que, par suite de diverses circonstances, le diagnostic peut rester douteux, et que les doutes ne pourront être levés que lorsque le pus se sera spontanément frayé une issue, ou bien lorsque sa présence aura été démontrée par une ponction explorative que l'on ne fera jamais sans la plus grande précaution.

Les abcès de l'utérus, formés par une collection purulente dans l'épaisseur de la paroi utérine ou entre l'utérus et son revêtement péritonéal, sont étroitement liés, par leurs symptômes et leur marche générale, aux abcès pelviens. La seule différence est que, dans les cas du premier genre, la tumeur paraît être une tuméfaction de l'utérus lui-même, plus limitée et plus circonscrite que dans ceux de la seconde série.

Le pronostic, toujours très-réservé, peut être très-grave.

Le traitement est celui de la métrite aiguë. Si l'abcès est accessible au bistouri, on peut faire préalablement une ponction exploratrice et le vider, lorsqu'on s'est assuré de la présence du pus.

Diagnostic différentiel. — Le diagnostic différentiel de la métrite, surtout de la métrite aiguë, est habituellement facile. Pourtant, il n'en est pas toujous ainsi. La métrite aiguë peut être confondue avec la fluxion, la congestion, le catarrhe utérin, l'hystéralgie, l'ovarite, l'inflammation péri-utérine, l'hématocèle. La métrite chronique, surtout la métrite parenchymateuse chronique, peut être confondue avec la grossesse commençante, l'engorgement, l'hypertrophie, les corps fibreux, les polypes, le cancer.

Pour la métrite, comme pour toutes les maladies, il faut donc avoir soin de faire reposer toujours le diagnostic sur l'ensemble des phénomènes de la maladie, plutôt que sur un ou deux signes prétendus pathognomoniques. Toutefois il est des traits saillants, des manifestations principales qui la caractérisent toujours de manière à la faire reconnaître. Une chaleur âcre et brûlante du vagin et du col, une sensibilité extrêmement marquée et une douleur vive du tissu utérin à la pression directe, surtout des phénomènes fébriles et réactionnels, sont des symptômes propres à la métrite aiguë et suffisent pour la faire distinguer de la fluxion et de la congestion. Les mêmes symptômes moins accusés et, à la place de la fièvre, l'altération des fonctions nerveuses et digestives, l'anémie et la faiblesse qui en sont les conséquences, sont des symptômes propres à la métrite chronique, lesquels, ajoutés aux caractères du début et de la marche du mal, font distinguer cet état morbide de l'hypertrophie, du cancer, des tumeurs, etc.

La trop grande extension donnée au mot inflammation et l'entreprise que j'ai tentée de renfermer dans leurs limites naturelles et le mot et l'état morbide qu'il représente, m'obligent à comparer la métrite, sinon à toutes les maladies utérines, du moins à un grand nombre, à toutes celles avec lesquelles on pourrait absolument la confondre.

Les maladies avec lesquelles on pourrait confondre la métrite, sont : des maladies utérines proprement dites, ou des maladies des annexes ou péri-utérines.

Maladies utérines proprement dites. Fluxion. — Début brusque, coïncidant souvent avec une suppression soudaine des règles, ou ayant avec les troubles de la menstruation des relations plus directes que la métrite, utérus moins douloureux à la pression, guérison quelquefois rapide comme le début. Retour des règles ou métrorrhagie formant souvent crise. Habituellement, pas de fièvre ou de phénomènes généraux de réaction graves.

Congestion. — Début souvent très-lent, ou succédant à la fluxion, moins de douleur par la pression, moins de chaleur. Jamais de fièvre ni de symptômes réactionnels graves.

Hystéralgie. — J'ai vu, notamment chez une nouvelle accouchée, un état douloureux de la matrice, suivant les tranchées utérines qui semblaient l'exaspérer d'instants en instants, mais d'ailleurs continu, augmentant par la pression, déterminant des crises de souffrance atroces, et pouvant certainement être confondu avec une métrite puerpérale au début. Heureusement, le frisson, la fièvre, les symptômes généraux manquaient. La maladie céda aux anesthésiques et aux narcotiques.

Grossesse. — Ramollissement et raccourcissement du col, développement du corps, couleur rouge vineux du vagin et du col, outre les signes généraux de présomption. Pourtant le diagnostic différentiel de la grossesse et de la métrite parenchymateuse chronique peut être quelquefois incertain, notamment chez les primipares, dans les deux premiers mois, d'autant plus que l'imprégnation peut avoir lieu chez des femmes dont l'utérus est déjà malade. Dans ce cas, le moindre dérangement des règles, l'aménorrhée, donne beaucoup à réfléchir au médecin. Il faut savoir attendre avant d'en venir à un traitement actif. Si d'une semaine à l'autre l'utérus augmente de volume, il y a grossesse.

Flexions, déviations. — Augmentation de volume factice plutôt que réelle. Douleur éveillée par des mouvements, des balancements, ou l'élévation de l'organe, et non par la pression directe et exclusive du tissu utérin. Pas de symptômes généraux.

Engorgement. — Caractères négatifs. Passivité opposée à l'activité de la métrite. Marche chronique. Pression de l'utérus indolore. Pas de phénomènes de réaction.

Hypertrophie. — Caractères analogues à ceux de l'engorgement. Indolore. Tissu utérin souvent moins dur que dans la métrite parenchymateuse chronique. Quelquefois déformation de l'utérus, allongement du col. Granulations, fongosités. Pas de symptômes réactionnels.

Catarrhe utérin. Moins de douleur et plus de leucorrhée que dans la métrite interne. Écoulement plus muqueux et moins purulent. Même à l'état aigu, phénomènes généraux moins graves que ceux de la métrite.

Ulcérations. — Visibles après qu'on a essuyé le col. État diathésique. Pas de fièvre.

Corps fibreux et polypes intra-utérins. — Localisés le plus souvent sur l'une ou l'autre paroi de l'utérus, ce qui n'a pas lieu pour la métrite. S'ils déterminent une tuméfaction, ou une apparence de tuméfaction générale, ils peuvent toujours être distingués par l'absence de phénomènes inflammatoires proprement dits, le retour plus ou moins fréquent des métrorrhagies, et la dilatabilité du col qui permet souvent l'introduction du doigt dans la cavité utérine et l'exploration directe.

Cancer commençant, induration squirrheuse. — Bosselures irrégulières, très-résistantes, souvent placées sous la muqueuse plutôt que dans son épaisseur; séparées l'une de l'autre, non par des sillons cicatriciels au niveau des commissures, comme dans la métrite du col, mais par la portion de muqueuse saine ou répondant à l'interstice de deux indurations voisines; parfois pâles et blafardes, souvent violacées à leur surface, et quelquefois entourées d'une auréole de capillaires, formant à leur périphérie une riche arborisation; hémorrhagies souvent très-abondantes. Lenteur du développement. Rapidité du dépérissement et de la décoloration de la peau, teinte jaune-paille du visage.

Maladies des annexes et maladies péri-utérines. — Elles ressemblent à la métrite par l'acuïté des douleurs, le développement de la réaction, la gravité des symptômes généraux. Sous ce rapport, leur diagnostic différentiel est souvent plus difficile que celui des maladies que je viens de passer en revue.

Inflammations et tumeurs des trompes et des ovaires. — Malgré l'analogie des douleurs, quant à leur siége et à leur acuïté, avec celles de la métrite, le développement de la péritonite concomitante, l'explosion de la fièvre et des autres phénomènes généraux de réaction, les caractères suivants empêchent de les confondre avec la métrite : la combinaison du toucher rectal et du toucher vaginal avec la palpation hypogastrique et iliaque fait reconnaître qu'il n'y a pas de tuméfaction et surtout pas de douleur utérine, à moins de participation de la matrice à l'inflammation, et qu'il y a au contraire, en arrière ou sur les côtés de cet organe, une tumeur sensible, le plus souvent accessible au doigt dans le sinus utéro-vaginal.

Inflammation péri-utérine. — Le tissu de l'utérus n'est pas douloureux à la pression ; mais en cherchant à élever, incliner, balancer, ou faire basculer la matrice, on détermine des douleurs très-aiguës; on en détermine aussi en pressant sur la tumeur formée en arrière ou autour d'elle; la matrice elle-même est immobilisée, comme enclavée dans la tumeur qui s'est développée dans le petit bassin. Cette immobilité de l'utérus, que nous allons retrouver dans l'hématocèle, est un signe précieux et d'une grande importance; elle contraste avec la mobilité que l'utérus conserve dans la métrite franchement bornée au tissu de l'organe. La mobilité, dans ce dernier cas, est caractéristique; elle existe toujours, à moins de brides ou d'adhérences péritonéales, mais alors il y a eu une péritonite pelvienne. Nous étudierons ailleurs les autres signes que présente l'inflammation péri-utérine.

Hématocèle. — Rapidité de développement, suppression menstruelle. Symptômes généraux d'hémorrhagie et de péritonite. Tumeur en arrière ou sur les côtés de la matrice, soulevant même le vagin. Utérus déplacé, porté le plus souvent en haut, derrière le pubis et immobilisé.

Traitement. — Il doit être énergique : essentiellement antiphlogistique dans la métrite aiguë, également antiphlogistique dans la première période de traitement de la métrite chronique, s'adressant dans les périodes suivantes aux complications et prenant, à la fin, pour but principal la régularisation des fonctions utérines et la régénération de la constitution délabrée. En outre, il doit être soutenu jusqu'à l'entier rétablissement, et il faut se rappeler que celui-ci n'est pas assuré avant le retour normal de l'époque menstruelle.

Les indications sont donc aisées à trouver, ou plutôt elles sont toutes posées par la détermination de la nature inflammatoire de la maladie.

Le traitement antiphlogistique se compose d'émissions sanguines, d'émollients, de révulsifs, de sédatifs.

Les émissions sanguines générales peuvent être employées. Mais je crois qu'on en a abusé. Quelques médecins les prescrivent même dans la métrite puerpérale, à moins que la malade n'ait perdu trop de sang pendant l'accouchement. Dans la métrite aiguë non puerpérale, la saignée est plus indiquée si la malade est pléthorique ou du moins assez forte, si l'inflammation est violente, s'il y a un mouvement fluxionnaire marqué vers l'utérus, si la métrite est survenue pendant les règles et en a provoqué la suppression, etc.

Dans la métrite chronique, soit interne, soit parenchymateuse, la saignée générale peut produire un soulagement marqué; mais elle a certainement l'inconvénient d'affaiblir des malades, la plupart déjà débilitées, et par conséquent d'être, à mon avis, plus nuisible qu'utile. Lisfranc employait, dans ce cas, comme dans la dysménorrhée, des saignées du bras qu'il appelait spoliatives ou dérivatives (il aurait mieux dit révulsives), par lesquelles il tirait seulement 150 grammes de sang, et qu'il avait soin de faire immédiatement avant les règles ou à l'époque même de la menstruation, s'il n'avait pu être prévenu auparavant. En cela, il se montrait bon praticien, opérant la révulsion d'une fluxion sanguine imminente sur l'utérus pour l'empêcher d'être trop forte, de fatiguer l'organe ou de raviver l'inflammation. Mais il avait le tort d'y revenir trop souvent, tous les mois par exemple, de tenir ses malades obstinément couchées, et de leur faire perdre, par une débilitation si favorable à la perpétuation des fluxions ou des phlegmasies chroniques, tout l'avantage de son excellent moyen. M. Nonat imite Lisfranc, en apportant quelques modifications à sa méthode. Il essaie toujours la saignée générale, même chez les femmes dont la constitution paraît affaiblie. Il y revient, si elle a fait du bien ou s'il y a pléthore. Au lieu d'une saignée par mois, il en fait deux ou trois, de 60 à 90 grammes chacune, pour soutenir la révulsion. S'il y a de l'anémie, il a recours aux sangsues. Je le répète, il y a dans ce traitement quelque chose de rationnel, et, chez certaines femmes, je suis convaincu, par expérience, qu'il réussit. Mais je puis assurer aussi que, dans le plus grand nombre des cas, il est formellement contre-indiqué par la détérioration et la faiblesse de constitution dans laquelle la métrite chronique a jeté les malades, et que son efficacité est de beaucoup surpassée par celle de l'application des sangsues sur le col.

En résumé, la saignée générale, la saignée du bras, sauf chez les femmes très-pléthoriques et dans des conditions tout exceptionnelles, ne doit être pratiquée que dans des cas de métrite aiguë non puerpérale, et même puerpérale. Elle doit être essentiellement révulsive, et, par conséquent, pratiquée suivant les règles d'opportunité de la révulsion, c'est-à-dire dès le début, si la fluxion est forte ou imminente, ou bien immédiatement avant une époque menstruelle, ou bien enfin après que des évacuations sanguines locales ont préparé la mobilisation et la révulsion de la fluxion considérée comme élément de l'inflammation elle-même.

En aucun cas, et surtout pour la métrite chronique, je n'admets que la saignée générale doive être spoliative. Il faut se rappeler que la plupart des femmes atteintes de métrite chronique ont besoin qu'on leur donne du sang plutôt que de leur en ôter, et que lorsqu'on en retire c'est pour faire cesser la plénitude de l'organe, ou imprimer au liquide nourricier une autre direction ; mais jamais dans le but d'en soustraire. Il faut se hâter, au contraire, de réparer, par une alimentation tonique et l'usage du fer et des analeptiques, la perte qu'on a été obligé de faire subir aux malades, si l'on veut assurer les bons effets de la saignée.

Je comprends la répugnance que Lisfranc avait pour l'application des sangsues à l'hypogastre, aux aines, à la face interne des cuisses, application qu'il disait avoir toujours vue être nuisible. Mais encore est-ce une question de temps ou d'opportunité.

Dans la métrite puerpérale, où l'utérus vient d'être dégorgé par la perte de sang qui suit l'accouchement, les sangsues sur le bas-ventre produisent une dérivation salutaire. Il faut en appliquer 15 à 25, à plusieurs reprises. Si, deux ou trois jours après une dernière application de sangsues, il reste de la douleur, il ne faut pas craindre, à moins que l'état du pouls ne le défende absolument, d'en faire une nouvelle application ;

car l'on voit céder, comme par enchantement, dans bien des cas, et la douleur, et la tuméfaction de l'utérus, qui rentre presque aussitôt dans le bassin. C'est ainsi qu'en quelques jours, on peut voir la métrite puerpérale céder à un traitement suffisamment énergique et bien dirigé.

Dans la métrite aiguë simple, l'application des sangsues sur l'hypogastre peut être indiquée; mais j'avoue que, sauf les cas où la saignée générale doit être employée, je me suis toujours mieux trouvé, dans le traitement de cette maladie, comme dans celui de la métrite chronique, de l'application des sangsues sur le col de l'utérus; elles calment les douleurs comme par enchantement et affaiblissent moins que la saignée générale.

Dans la métrite aiguë on peut être obligé de revenir à cette application. Il ne faut pas hésiter à la renouveler deux ou trois fois au besoin, soit à jours suivis, soit à de courts intervalles. Dans la métrite chronique, on doit aussi, la plupart du temps, y revenir à plusieurs reprises; mais, au lieu de le faire à courts intervalles, on y revient par exemple tous les mois, après la fin de l'époque menstruelle. On cesse ces applications, dès que la douleur à la pression a cessé ou a considérablement diminué. Ces émissions sanguines sont essentiellement déplétives : elles ont une action décisive sur les douleurs éprouvées par les malades, et l'effet immédiat en est prodigieux. Mais il faut, si l'on veut qu'il se prolonge et que l'efficacité de la saignée locale soit complète, d'abord que la quantité de sang retiré soit assez considérable pour que l'organe, au lieu d'être fluxionné par la succion des sangsues, soit décongestionné par l'hémorrhagie, secondement que ce premier effet soit secondé par celui des dérivatifs et des révulsifs intestinaux et cutanés.

Mais avant d'en venir aux révulsifs, qui suivent de près ou de loin l'application des sangsues, on a recours aux émollients, employés même avant et en même temps que les émissions sanguines. Dans la métrite aiguë, un régime sévère, le repos absolu au lit, le décubitus dorsal, la tête fléchie sur le tronc, les jambes sur les cuisses et les cuisses sur le bassin, les bains tièdes prolongés d'abord entiers, puis de siége, les cataplasmes émollients et narcotiques, les fomentations avec une décoction de pavot et de belladone, les lavements émollients d'abord, laxatifs un peu plus tard, les injections de cataplasmes liquides devant rester à demeure dans le vagin (Valleix), les bains ou les fomentations du col (Mélier), les injections émollientes, narcotiques, et au besoin détersives, et, mieux que tout cela, les irrigations tièdes, continues, soit dans la baignoire, soit dans le lit, à l'aide de l'irrigateur vaginal double, constituent un ensemble de moyens émollients bien propres à favoriser l'action des antiphlogistiques par excellence, c'est-à-dire des émissions sanguines.

Il est essentiel que les bains, les irrigations, les injections soient tièdes au début de l'inflammation ou dans la métrite aiguë. Ils agissent et par la température, et par l'imbibition, l'humectation des tissus, et par les principes émollients ou sédatifs dont ils favorisent la pénétration, et par la propreté qu'ils entretiennent dans le vagin et sur le col, en entraînant au dehors les sécrétions âcres, les mucosités irritantes qui s'écoulent de l'utérus. On se trouve bien surtout des irrigations continues, que la malade peut suspendre et reprendre de temps en temps dans la journée, en faisant passer chaque fois pendant un quart d'heure, une demi-heure, une heure même, un courant d'eau tiède dans le vagin.

Dans les cas de métrite puerpérale, lorsque la leucorrhée abondante devient sanieuse, que des résidus gangréneux s'ajoutent au pus, on rend les injections désinfectantes, détersives, antiseptiques, en y ajoutant du quinquina, du chlorure de chaux, du coaltar, ou du permanganate de fer.

A mesure que l'acuïté et les accidents qu'elle a provoqués diminuent ou disparaissent et que la métrite passe à l'état chronique ou qu'elle marque une tendance vers la résolution, il faut abaisser insensiblement la température des injections, des irrigations, des bains. Les irrigations à l'eau fraîche dans les bains de siége sont alors efficaces. Il faut les répéter deux fois par jour, pendant une demi-heure ou une heure chaque fois. Je regarde comme inutiles les injections astringentes, cathérétiques, caustiques même, qu'on a employées quelquefois et qui ont pu agir favorablement sur la métrite chronique, par une sorte d'action substitutive, mais qui me paraissent mieux indiquées dans d'autres cas, c'est-à-dire contre d'autres états morbides.

Parmi les révulsifs, les purgatifs répétés tiennent la première place.

Lorsque l'inflammation est violente, qu'elle se propage au péritoine, ou qu'elle éclate pendant l'état puerpéral, les laxatifs doux sont préférés. L'huile de ricin débarrasse l'intestin et entretient sur le tube digestif une légère révulsion, sans l'exposer à s'enflammer. Le calomel est prescrit dans le même but. Aran recommande le calomel à dose fractionnée, de 10 à 25 centigrammes toutes les 24 heures, de manière à voir son action se porter sur les gencives, sans craindre qu'il provoque dans la bouche les accidents mercuriels, que l'on peut prévenir ou enrayer aujourd'hui à l'aide du chlorate de potasse.

On peut faire coïncider avec l'usage du calomel celui des frictions mercurielles, ou les employer seules. C'est un des meilleurs moyens de combattre la métrite aiguë et la métrite chronique. Dans la métrite puerpérale même, après les émissions sanguines, des onctions fréquentes et abondantes d'onguent napolitain pur ou additionné d'un vingtième d'extrait de belladone sont d'une efficacité incontestable. Il ne faut pas craindre d'employer, dans l'état aigu, 100 grammes et plus d'onguent napolitain dans la journée, et de continuer pendant quelques jours, à moins qu'une éruption miliaire ne soit provoquée par le mercure sur la peau de l'abdomen. Les purgatifs, le chlorate de potasse à l'intérieur et en gargarisme administrés concurremment préviennent la salivation. Après chaque friction mercurielle, on met sur le ventre un grand cataplasme chaud de farine de lin et de décoction de pavots, si la malade peut le supporter. Dans la métrite chronique, je fais continuer longtemps les frictions mercurielles, mais à faible dose, non plus comme antiphlogistiques, mais comme résolutifs. Chaque soir la malade fait une friction avec l'onguent napolitain belladoné sur toute la partie de l'abdomen inférieure à l'ombilic, sur les aines, sur la partie supérieure de la face interne des cuisses; elle applique sur ces parties un linge, et quelquefois, pour provoquer la moiteur de la peau, un morceau de taffetas ciré ou de caoutchouc mince, retenu par un petit caleçon de natation, qui empêche ce léger pansement de se déplacer. On ne saurait croire combien est puissant l'effet résolutif de ce traitement, lorsqu'il est fait avec soin pendant un temps suffisamment long.

Mais pour revenir aux révulsifs proprement dits et notamment aux purgatifs, je dois ajouter que, dans un grand nombre de cas, les laxatifs ne sont pas suffisants. Dans la métrite aiguë simple et dans la métrite chronique, après l'application des sangsues sur le col, un purgatif est indiqué. Il faut avoir soin de revenir aux sangsues jusqu'à ce que l'évacuation sanguine ait été suffisante; mais du moment que l'effet déplétif est produit, que les douleurs utérines sont apaisées, il faut recourir dès le lendemain au purgatif. Si la malade peut le supporter, il ne faut pas craindre de la purger fortement, ou de répéter la purgation. Le sel d'Epsom ou de Glauber, l'eau de Sedlitz, l'apozème à la rhubarbe et au séné, l'huile de ricin additionnée d'une ou deux gouttes d'huile de croton tiglium, l'émétique en lavage, produisent sur le tube digestif une forte révulsion, très-favorable à la résolution de l'inflammation. On doit y revenir, même dans la métrite aiguë, mais surtout dans la métrite chronique, notamment après chaque application de sangsues sur le col. Je cite pour mémoire l'ipécacuanha dont l'action a été vantée par M. Trousseau dans la métrite subaiguë tenant à l'état puerpéral, mais je ne crois pas qu'on puisse compter sur ce médicament.

Les révulsifs cutanés le plus souvent employés sont les vésicatoires. On peut les mettre à la face interne des cuisses ou aux mollets, dans les cas de métrite aiguë, après les émissions sanguines, les purgatifs et les frictions mercurielles. Le plus souvent on les a appliqués sur l'hypogastre et, en les répétant, on en retire souvent d'excellents effets; mais ils agissent plus efficacement contre les complications de la métrite, inflammation péri-utérine, ovarite, etc., que contre la métrite elle-même. Ils produisent d'ailleurs également de bons résultats dans la métrite aiguë et dans la métrite chronique.

Une dernière indication du traitement antiphlogistique proprement dit, c'est de calmer la douleur. Si elle n'a pas cédé entièrement aux sangsues, et si l'élément nerveux vient à prédominer après les évacuations sanguines, il faut recourir aux sédatifs, aux narcotiques, aux calmants, aux opiacés. Des quarts de lavement avec 10 à 20 gouttes de laudanum, des suppositoires opiacés, des vésicatoires morphinés, des frictions avec divers liniments sédatifs, enfin l'opium ou la morphine, soit à dose modérée, soit à hautes doses, peuvent être administrés, suivant les cas.

Dans la métrite puerpérale même, on se trouve bien d'administrer de l'opium, à la dose de 5 à 6 centigrammes chaque jour. Lorsque les malades souffrent beaucoup, on doit augmenter la dose du calmant et en poursuivre l'usage jusqu'à cessation de la douleur. On peut facilement administrer 5 centigrammes d'extrait thébaïque toutes les six heures; j'en ai fait tolérer, en répétant cette dose plus fréquemment selon le besoin, plus de 50 centigrammes dans un jour. Les opiacés ont l'avantage de calmer non-seulement la douleur, mais les contractions intestinales qui sont elles-mêmes des causes de douleur. Si l'opium n'est pas supporté, on essaie l'hydrochlorate de morphine : on en fait une solution de 5 centigrammes dans 50 grammes d'eau, et l'on en donne une cuillerée à café d'heure en heure jusqu'à effet sédatif. Enfin on peut employer avec succès l'injection sous-cutanée de quelques gouttes d'une forte solution de morphine ou d'atropine, d'après le procédé de Wood; l'effet sédatif est aussi rapide que certain.

Je ne parle pas des anesthésiques, dont les effets sont habituellement trop fugitifs dans ce cas où il faut une sédation soutenue; pourtant ils peuvent être indiqués et rendre parfois de grands services. Il est d'ailleurs des malades qui supportent difficilement l'opium, la morphine, les narcotiques en général; les anesthésiques peuvent être tolérés alors et produire des résultats avantageux.

Quant à la cautérisation transcurrente superficielle qui a été conseillée aussi comme analgésique, c'est-à-dire pour calmer les douleurs quand l'inflammation proprement dite a disparu, il me semble qu'on peut la remplacer toujours avantageusement par quelqu'un des moyens que je viens de passer en revue, notamment par les injections sous-cutanées de morphine ou d'atropine.

On a proposé encore comme topique sédatif un fragment de glace dans le vagin; mais il produit, d'après Lisfranc, une impression désagréable plutôt qu'un résultat avantageux.

M. Mélier a prescrit des pansements journaliers du col avec des tampons de charpie recouverts de cérat frais simple, opiacé, saturné, ou d'une pommade composée de cérat 30 grammes, extrait de ciguë 2 grammes, extrait d'opium 4 grammes; mais tous ces pansements, ces tampons à demeure sont plus nuisibles par l'irritation que leur présence détermine sur le vagin, surtout dans une maladie inflammatoire, qu'ils ne sont favorables au rétablissement par l'action spéciale des médicaments qu'ils tiennent appliqués sur les parties malades.

Il faut enfin favoriser, par une bonne hygiène, les effets que l'on est en droit d'attendre de ce traitement. Il faut éloigner des malades les causes de refroidissement, surtout dans le cas de métrite interne à laquelle on peut craindre de voir succéder une leucorrhée ou un véritable catarrhe utérin; il faut empêcher les malades de se lever trop tôt, les faire couvrir de flanelle, combattre les complications ou les suites de la maladie, refaire la constitution.

Ce traitement est applicable à la métrite aiguë. Il est applicable aussi à la métrite chronique, surtout à ses recrudescences, aux mouvements fluxionnaires qui la compliquent. Mais il n'est pas suffisant. Quand l'état d'acuïté soit de la métrite aiguë, soit de la métrite chronique a été heureusement combattu, il faut soigner encore la leucorrhée, les métrorrhagies, les fluxions, la congestion, l'engorgement, l'hypertrophie, qui peuvent persister, après la cessation des douleurs et des symptômes inflammatoires proprement dits, sans parler de l'ovarite, de l'inflammation péri-utérine et des autres complications qui cèdent moins facilement que la métrite elle-même, et qui, bien qu'améliorées par le même traitement, peuvent persister encore à un degré suffisant pour inspirer de l'inquiétude et faire craindre des rechutes.

Les soins que réclament les suites ou les complications de la métrite sont exposés à l'occasion de chacun de ces états morbides en particulier. Je me contenterai d'indiquer en peu de mots les principaux moyens qui peuvent être employés.

Je signalerai d'abord un moyen conseillé par M. Duparque, l'émétique en frictions, comme résolutif de la métrite et surtout de la métrite interne. « Je fais incorporer, dit-il, une partie d'émétique dans 8 d'axonge non lavée. On prend, pour chaque friction, la valeur de 2 grammes de cette pommade. Une première friction est faite à la partie interne d'une jambe. Le soir même, une seconde friction à l'autre jambe. Le second jour frictions aux cuisses, une le matin, l'autre le soir. Le troisième jour, on frictionne également les deux bras alternativement; puis les côtés du thorax le quatrième jour. On recommence ensuite dans le même ordre. On doit frotter avec la paume de la main, largement, légèrement, et longtemps. Si quelques pustules se montrent sur une partie, on cesse d'y appliquer d'autres frictions : car, ce n'est pas pour déterminer une éruption, comme on le fait ordinairement, que je les emploie, mais pour faire pénétrer le médicament par l'absorption : ce n'est pas une action dérivative, révulsive, externe, mais une action altérante, interne que je me propose d'exciter. Si l'on n'aperçoit aucun résultat, après avoir employé de cette manière la valeur de 15 à 30 grammes d'émétique, il faut cesser l'application. Je ferai observer qu'aucune des malades soumises à cette médication n'offrit de phénomènes indiquant que le tartre stibié ainsi administré ait porté son action sur les voies digestives. »

Les altérants proprement dits, l'iode et ses préparations, les purgatifs répétés, les toniques (fer, quinquina), les eaux minérales (sulfureuses, ferrugineuses, alcalines, suivant l'état diathésique qui peut coexister chez la malade, alcalines surtout comme résolutives des engorgements, telles que Vichy, Néris, Carlsbad, Ems), enfin, par-dessus tout, s'il n'y a pas de contre-indication, l'hydrothérapie contribuent à remplir les dernières indications du traitement de la métrite chronique. On peut combiner l'hydrothérapie, qui est le moyen le plus puissant, avec l'usage d'un médicament interne ou d'une eau minérale. Ainsi je me suis bien trouvé de faire prendre l'eau sulfureuse en boisson, dans les cas de métrite chronique et de leucorrhée entretenues par un état catarrhal, ou rhumatismal, en même temps que de déterminer chez mes malades de bonnes réactions à l'aide des douches froides. Depuis bien longtemps, depuis plus de 16 ans, j'ai employé ce moyen à Vernet-les-Bains, qui est une excellente station pour un traitement de ce genre, non-seulement à cause de la beauté du climat, mais encore à cause de la fraîcheur des eaux naturelles, de la bonne sulfuration et des variétés dans le degré de sulfuration de l'eau minérale.

Comme moyens topiques, les injections, les applications astringentes ou caustiques dans l'utérus, les injections au tannin, l'introduction d'un crayon de tannin, et même d'un crayon de nitrate d'argent, la cautérisation actuelle du col, de sa portion vaginale ou de sa cavité peuvent exceptionnellement être employées avec avantage. Mais on trouvera les indications précises de ces diverses médications dans le traitement de l'engorgement et de la congestion, ou dans celui de l'hypertrophie, des granulations, de la leucorrhée, etc.

Enfin il est important de soigner beaucoup la convalescence de la métrite aiguë, pour éviter les rechutes ou le passage de l'état aigu à l'état chronique. Il importe également de surveiller longtemps les guérisons de métrite chronique, surtout à l'époque des mois, pour éviter les suites d'un mouvement fluxionnaire et la congestion de l'organe, sinon le retour de la maladie. Il faut mettre tous ses soins à dissiper toute trace de leucorrhée, de congestion ou d'engorgement, suites de métrite qui tendent à se perpétuer et à ramener la métrite elle-même ; continuer longtemps les irrigations froides, les frictions résolutives, les purgatifs, l'hydrothérapie surtout ; faire au moins deux saisons d'eaux minérales, lorsqu'on a jugé qu'elles sont indiquées et que l'expérience a confirmé ce jugement ; soutenir, par-dessus tout, les forces par les toniques, refaire la constitution par les ferrugineux et une bonne alimentation, et se souvenir que, comme les fluxions et les congestions qui en sont les éléments constitutifs, les phlegmasies chroniques se perpétuent et ont une tendance continuelle à se reproduire dans les organes déjà atteints, chez tous les sujets faibles. Le seul moyen d'en faciliter le déplacement, d'en hâter la disparition et d'en empêcher le retour, c'est d'équilibrer toutes les fonctions, tous les organes et de donner au sujet une force qui le mette en état de maintenir cet équilibre.

CHAPITRE V

Ovarite et salpingite.

§ 1. — INFLAMMATION DE L'OVAIRE.

L'*ovarite* ou *oophorite* est l'inflammation de l'ovaire. Entre cette inflammation et la fluxion cataméniale, il n'y a pas seulement des différences de degré, il y a surtout des différences de nature. M. Tilt [1] semble avoir méconnu ce fait lorsqu'il a créé une ovarite qu'il a appelée subaiguë, divisée en aménorrhéique, dysménorrhéique, ménorrhagique, qui ne paraît être autre chose qu'une irrégularité de la fluxion cataméniale de l'ovaire. De son côté, Aran [2] a exagéré la difficulté qu'il y a à faire la part de l'ovulation physiologique ou faiblement perturbée et celle de l'ovarite. Il a exagéré aussi l'imperfection de nos connaissances sur les changements naturels que l'ovaire subit dans l'accomplissement des diverses fonctions du système utérin. Nous ne connaissons pas bien, il est vrai, l'état de l'ovaire avant, pendant et après l'accouchement; mais nous savons parfaitement, depuis les recherches de M. Coste, la différence qu'il y a entre le corps jaune qui suit une menstruation ordinaire, et le corps jaune qui suit une menstruation accompagnée de fécondation et de grossesse [3].

D'après Boivin et Dugès [4], Chéreau [5], M. Scanzoni [6], les altérations anatomiques de l'ovarite peuvent se rapporter à quatre degrés principaux : hypérhémie, tuméfaction et ramollissement, suppuration, ramollissement gris et fonte putrilagineuse ou gangréneuse.

Est-ce le follicule de Graaf, le parenchyme, l'enveloppe péritonéale qui sont atteints simultanément ou isolément par l'inflammation? Y-a-t-il plusieurs ovarites suivant le siége : une folliculeuse, une parenchymateuse, une péritonéale? Comment l'affirmer? Cette division peut être anatomique, mais elle n'est pas pratique. L'ovarite péritonéale se rattache probablement aux inflammations péri-utérines.

L'ovarite se développe surtout à l'occasion de la puerpéralité et des perturbations menstruelles. Ces deux circonstances sont aussi celles dans lesquelles se développe le plus souvent la métrite. Il y a donc, en

[1] *On uterine and ovarian inflammation*, p. 294. London, 1862.

[2] Ouv. cit., p. 572.

[3] Voyez mon travail : *De l'œuf et de son développement dans l'espèce humaine*, p. 58. Montpellier, 1845; et ci-dessus, p. 70, 67.

[4] Ouv. cit., t. II, p. 564.

[5] *Mémoire pour servir à l'étude des maladies des ovaires*, Paris, 1844.

[6] Ouv. cit., p. 335.

dehors d'elles, une disposition élective, une cause prédisposante qui décide de la localisation de l'inflammation sur l'utérus ou sur l'ovaire.

A la puerpéralité se rattachent les avortements, surtout provoqués, les accouchements laborieux, les manœuvres obstétricales, les imprudences, les fatigues, les refroidissements, les chagrins altérant les suites naturelles des couches.

A la perturbation de la fonction menstruelle se rattachent toutes les causes qui augmentent la fluxion cataméniale et la congestion ovarique en même temps, comme les bains très-chauds, les emménagogues, etc., et celles qui augmentent la congestion ovarique en supprimant brusquement l'écoulement des règles, comme le coït pendant la menstruation, un refroidissement brusque, surtout des pieds ou de la partie inférieure du corps, une émotion vive, des chagrins violents, etc. Souvent cette étiologie (troubles menstruels) est si obscure, qu'on peut se demander si la perturbation cataméniale qui se rattache à l'ovarite, en est véritablement la cause ou si elle n'en est pas plutôt l'effet. Ainsi, lorsqu'on voit une jeune fille se plaindre de douleurs iliaques s'irradiant, ayant le caractère des coliques ovariques, quelques mois avant l'établissement de la menstruation, lorsque ces douleurs ont une certaine continuité, avec des exacerbations, une réaction générale ou du moins un retentissement sur la constitution, qui se détériore peu à peu, n'est-on pas fondé à penser que l'ovarite existe déjà et que c'est elle qui entraînera bientôt les troubles menstruels, au lieu d'être causée par eux, sauf à éprouver elle-même en retour quelque retentissement de ces troubles, tel qu'une aggravation considérable dans l'inflammation, le passage d'un état chronique à un état aigu, etc. ?

L'ovarite peut se développer aussi par la propagation d'une inflammation préexistante dans l'utérus, dans le vagin même. Ainsi elle peut être due à l'extension de la blennorrhagie à un des ovaires, soit que l'inflammation atteigne, de proche en proche, des parties de plus en plus profondes du système utérin, jusqu'à l'ovaire inclusivement ; soit que, par une sorte de métastase, favorisée par une sympathie naturelle et les communications vasculaires de ces deux organes, elle se transporte brusquement du vagin à l'ovaire, comme chez l'homme de l'urèthre au testicule. M. Ricord [1] a décrit cette ovarite comparable à l'orchite blennorrhagique. M. Bourraud [2] en a cité des exemples intéressants. M. Bernutz [3] pense que la blennorrhagie peut être une cause aussi fréquente de l'ovarite chez la femme, qu'elle l'est de l'orchite chez l'homme. C'est peut-être exagéré ; M. Alph. Guérin [4], après quatre années de pratique à l'hôpital de Lourcine, regarde l'ovarite comme

[1] *Œuvres complètes de John Hunter. Addition au traité de la syphilis*, t. II, p. 237. Paris, 1843.

[2] *De l'ovarite blennorrhagique, Thèse.* Paris, 1847.

[3] Ouv. cit., p. 101, 140.

[4] *Maladies des organes génitaux externes de la femme*, p. 348. Paris, 1864.

la complication la plus rare de la blennorrhagie. Pourtant M. Tilt [1], M. de Méric [2] en ont cité dernièrement encore des exemples. J'en ai rencontré plusieurs dans ma pratique. Je comprends difficilement la répugnance qu'Aran avait à admettre, non pas précisément la réalité du fait, mais l'analogie entre l'ovarite blennorrhagique et l'orchite blennorrhagique. Il ne faut pas l'exagérer, mais elle n'est pas sans fondement.

Du reste, je ne nie pas que l'extension de la blennorrhagie ne puisse donner naissance à une inflammation péri-utérine, comme elle donne naissance à une ovarite. Je ne nie pas non plus que la blennorrhagie ne se propage de l'utérus aux trompes, au pavillon et au péritoine voisin, plus souvent qu'elle ne donne naissance à une ovarite, et que la salpingite blennorrhagique ne soit plus fréquente que l'ovarite de même nature, de même que l'épididymite est plus fréquente que l'orchite proprement dite.

D'après quelques médecins, l'ovarite d'un côté coïncide souvent avec celle de l'autre côté et généralement elle est double. Cependant M. Scanzoni [3] dit qu'elle atteint très-souvent un seul ovaire, et je puis affirmer que, si les deux sont atteints, l'un est toujours bien plus malade que l'autre, peut-être l'ovaire gauche plus souvent que le droit. Mais l'ovarite d'un côté ne coexiste pas seulement avec l'ovarite de l'autre côté; elle coexiste encore souvent avec l'inflammation de la trompe, ou du ligament large, ou de la muqueuse utérine.

L'ovarite est aiguë ou chronique. Ces deux formes sont quelquefois difficiles à distinguer l'une de l'autre, d'autant plus que des ovarites chroniques passent très-facilement à l'état aigu. Rarement elle existe sans complication, et notamment sans se propager au péritoine. Elle se termine quelquefois par suppuration.

Diagnostic. — Le diagnostic de l'ovarite est difficile au début, et pourtant il est bien important. Une jeune fille, au moment de ses règles, deux ou trois jours après qu'elles ont commencé, ressent des douleurs dans la fosse iliaque, avec irradiations, nausées, vomissements ; ces douleurs continuant, quoique à un moindre degré, éprouvent des exacerbations à l'époque des mois; il survient des troubles menstruels : la malade est nerveuse, irritable, elle maigrit, ses yeux se cernent, son visage est terne et languissant; elle a probablement une ovarite. Le mariage, conseillé souvent intempestivement pour régulariser la menstruation, aggrave les douleurs, de la leucorrhée se déclare, la jeune femme reste stérile : l'ovarite est de plus en plus probable. On comprend déjà quel intérêt il y a pour les femmes à ce que la maladie soit diagnostiquée de bonne heure. Si l'on joint à cela qu'elle les expose

[1] Ouv. cit., p. 314.
[2] *Med. Times*, 1863.
[3] Ouv. cit., p. 341.

en outre à des dangers continuels, on regrettera que nous n'ayons pas des signes plus positifs d'une des maladies les plus graves du système utérin, j'ajoute d'une maladie bien plus commune qu'on ne le suppose; car, dans combien de cas les ovaires sont-ils examinés ? Dans combien de cas ne guérit-on pas ces complications utérines, tout en méconnaissant la maladie principale ?

Lisfranc et quelques autres médecins ont regardé l'ovarite comme si peu aisée à diagnostiquer, qu'ils ne la séparent pas de l'inflammation générale des annexes. M. Scanzoni dit qu'elle a des symptômes bien variables, ce qui est vrai, puisque ce sont tantôt ceux de l'ovarite, tantôt ceux de l'ovaro-péritonite; du reste, les symptômes qu'il énumère sont bien vagues. M. Nonat pense que le diagnostic de l'ovarite chronique ne diffère pas de celui du phlegmon péri-utérin chronique, ni du phlegmon de la fosse iliaque, si ce n'est par la forme ovoïde et circonscrite de la tumeur.

L'incertitude du diagnostic serait moins préjudiciable dans ce dernier cas que dans celui d'une ovarite au début. La fluxion passagère, la congestion plus ou moins permanente de l'ovaire, peuvent être prises, en effet, pour une inflammation commençante de cet organe. Il est d'autant plus utile de les reconnaître et de les en distinguer, que le traitement n'est pas identique à celui de l'ovarite, tout en étant nécessité par la juste crainte que la persistance de la fluxion ou de la congestion ne favorise le développement de l'inflammation. La congestion de l'ovaire peut se rencontrer chez les jeunes filles, même les mieux réglées; elle se produit quelquefois par une disposition naturelle, ou bien par l'effet d'une suppression brusque des règles, ou de l'existence d'un état dysménorrhéique; elle persiste d'autres fois ou se reproduit sous l'influence d'une affection diathésique telle que le rhumatisme. Sauf le siége, elle a beaucoup de symptômes communs avec la congestion utérine, et de même que celle-ci diffère de la métrite, la congestion de l'ovaire diffère de l'ovarite par une acuïté, une chaleur, une douleur moindres, surtout moins continues, moins bien perçues ou moins fortement provoquées lorsqu'on explore l'organe directement, ainsi que par la persistance ou le retour des symptômes à un même degré, inférieur à celui que fait atteindre l'inflammation et qui n'est pas dépassé.

Le traitement est plus révulsif et résolutif qu'antiphlogistique. On peut avoir à pratiquer des émissions sanguines, même directes; mais il faut insister, comme dans le cas de congestion utérine, sur les révulsifs, surtout sur les révulsifs cutanés, sur l'hydrothérapie, sauf à soutenir leur action par celle des antidiathésiques, lorsque ces derniers sont indiqués.

Pourtant, si le diagnostic du début est difficile, notamment pour l'ovarite chronique, et chez une jeune fille, il n'en est pas de même de l'ovarite confirmée, surtout de l'ovarite aiguë. Aran a fait ressortir cette vérité, que l'obscurité du diagnostic de l'ovarite tient à deux causes en quelque sorte opposées : ou à la forme latente ou à l'intensité extrême des accidents, en un mot à un défaut de mesure qui nuit à l'observation. C'est la péritonite qui, suivant qu'elle se développe ou non, amène cette intensité des accidents ou les laisse dans l'obscurité et cause ces différences.

L'ovarite aiguë et l'ovarite chronique sont si différentes par l'intensité des symptômes et l'ordre de leurs manifestations, que je crois devoir faire séparément le diagnostic de ces deux formes.

Ovarite aiguë. — Signes subjectifs. — L'ovarite aiguë peut se compliquer, dès son début, de péritonite ou plutôt être une vraie ovaro-péritonite aiguë. Son retentissement général sur l'organisme est immédiat. La malade éprouve un frisson, de la fièvre, des nausées. Que la maladie se soit développée dans l'état puerpéral ou à la suite d'une suppression de menstruation, il existe toujours dans l'ovaire, une douleur plus ou moins aiguë, spontanée ou provoquée, souvent très-vive comme pour la péritonite, continue, mais avec des exacerbations qui peuvent jeter les malades dans des accès hystériques. Ce dernier fait ne prouve pas que l'ovaire soit plus que la matrice le siége ou le point de départ de l'hystérie, comme M. Schützenberger et M. Négrier l'ont pensé ; car ces accès ne viennent, d'après la juste remarque d'Aran [1], que chez les femmes qui avaient une disposition hystérique. Les autres symptômes sont : besoins fréquents d'uriner, constipation, garde-robes très-douloureuses, station debout impossible ; la malade ne peut essayer de marcher que courbée en deux ; le redressement, l'extension du membre inférieur du côté malade, le décubitus du côté sain, éveillent des douleurs vives succédant à des tiraillements ; les écoulements lochial et menstruel se suspendent ou diminuent.

Dans l'ovarite aiguë, simple ou proprement dite, il y a peu de fièvre, ou seulement de petits accès légers le soir ; il n'y a pas de vomissements, mais du dégoût, de la dyspepsie, de la constipation, des douleurs en allant à la garde-robe et en urinant ; une gêne, un embarras dans un point du bas-ventre. Chéreau signale comme symptômes des ovarites survenues à la suite d'une suppression des règles, le brisement des membres, la céphalalgie, la soif, les troubles digestifs. La station debout, la marche sur un terrain inégal, un faux pas, l'extension du membre inférieur du côté correspondant à l'ovarite, provoquent la douleur, ce qui est encore plus vrai pour l'inflammation péri-utérine. La douleur est si limitée, que la malade peut en couvrir quelquefois avec son doigt le point de départ, qui est situé dans une des fosses iliaques, au-dessus du ligament de Fallope. De là elle s'irradie vers l'hypogastre, la région lombo-sacrée, le long de la cuisse, jusqu'au mollet, quelquefois avec engourdissement du membre.

[1] Ouv. cit., p. 587.

La terminaison de l'ovarite aiguë s'ajoute aux autres signes subjectifs pour aider au diagnostic. L'ovaro-péritonite peut arriver rapidement à la suppuration, à la généralisation de la péritonite, à la mort; ou bien les phénomènes se calment, il ne reste que l'état local, c'est-à-dire qu'une ovarite aiguë simple, avec prédominance des symptômes locaux.

Réduite à ce degré de simplicité, l'ovarite aiguë peut se terminer par résolution, malgré l'entrave que les exacerbations menstruelles apportent à cette terminaison. Le rétablissement peut avoir lieu après six mois ou un an de maladie, sauf la persistance d'une sensibilité anormale et de quelque reste d'altération dans l'ovaire.

Quelquefois elle arrive à la suppuration. Celle-ci s'annonce par une recrudescence de douleurs, des frissons erratiques, de la moiteur le soir, une douleur plus vive à la pression, une tuméfaction diffuse dans le petit bassin, ou une tumeur circonscrite, rarement aussi grosse que le poing, laissant percevoir de l'élasticité, et même de la fluctuation, d'après Récamier, mais une fluctuation obscure, quand on la presse entre le doigt introduit dans le vagin et la main placée sur l'hypogastre.

Cette terminaison est grave pour l'ovaire, pour les organes voisins, pour l'organisme entier, qui peut succomber à la péritonite ou à la pyohémie. Elle amène l'amaigrissement, la décoloration du visage. A chaque recrudescence menstruelle des adhérences de plus en plus nombreuses s'établissent entre l'ovaire et les organes voisins. La poche de l'abcès s'amincit, elle finit par se rompre, et le pus s'épanche dans le péritoine (cause de péritonite habituellement mortelle) ou s'écoule à travers la paroi abdominale, après adhérences péritonéales préalables (comme j'en ai observé un exemple), ou par le rectum (l'ouverture la plus fréquente, d'après Tilt), ou par le vagin (ce qui a lieu le plus souvent, d'après Aran). Cette dernière issue est du reste la plus favorable à la guérison; seulement le pertuis est très-dificile à trouver : il faut en être prévenu dans le cas où l'on voudrait agrandir cette ouverture naturelle, ou faire des injections dans la cavité de l'abcès. L'ouverture par le rectum ne tarde pas à causer, par le contact du pus avec l'intestin, du ténesme et une sorte de dyssenterie. M. H. N. Bennet [1] rapporte l'observation d'une fille de quatorze ans, qui avait été réglée une ou deux fois, et qui fut prise d'une hémorrhagie abondante, à la suite de laquelle survint de l'anémie; plus tard amaigrissement, douleur dans la région iliaque gauche, développement de l'ovaire correspondant, écoulement de pus par le rectum et mort. Les autres ouvertures par la vessie, l'utérus, la paroi abdominale sont rares.

Une fois l'abcès ouvert, le pus peut se reproduire indéfiniment, s'écouler par l'ouverture, et amener la fièvre hectique; tantôt il s'écoule d'une manière continue, tantôt d'une manière intermittente, s'arrêtant, recommençant, pouvant se faire jour sur plusieurs points successive-

[1] *New-York's Journal*, septembre 1846.

ment, tantôt ici, tantôt là. Mais il peut aussi se guérir, même après une ponction capillaire.

Signes objectifs. — La pression de haut en bas, sur le point douloureux du ventre, augmente tellement la douleur, qu'elle arrache des cris aux malades.

Quelquefois, par la palpation abdominale, on peut sentir l'ovaire : je l'ai reconnu dernièrement très-bien, il était élevé, la malade le sentait elle-même; il y avait coexistence de métrite. On le perçoit alors d'autant mieux qu'il peut être retenu au niveau de la fosse iliaque par des adhérences.

Au toucher, on trouve le vagin chaud, tantôt sec, tantôt lubrifié; la matrice souvent déviée, mais pas autant que dans l'hématocèle; le col ayant des altérations variables, le plus souvent engorgé ou œdémateux. L'utérus a perdu une partie de sa mobilité par suite des adhérences entre l'ovaire et les organes voisins; il est devenu surtout immobile dans un sens; quand on cherche à l'éloigner de l'ovaire malade, on éveille une douleur qui arrache des cris à la femme. Dans le cul-de-sac vaginal qui répond à la fixité anormale de l'utérus, le doigt sent quelquefois une résistance, quelquefois une petite tumeur; en pressant dans ce point, il éprouve de la rénitence et éveille surtout de la douleur.

Mais le toucher rectal surtout permet de trouver, en suivant les bords latéraux de l'utérus, une tumeur du volume d'une noix ou d'un petit œuf, très-douloureuse, dont la situation est variable, suivant le point où l'ovaire enflammé a des adhérences.

Ovarite chronique. — *Signes subjectifs.* L'ovarite aiguë peut devenir petit à petit une ovarite chronique. Mais l'ovarite peut être primitivement chronique, et, même par ses recrudescences, passer à l'état aigu. Il n'y a alors que des nuances entre les deux formes. Les accidents aigus reparaissent à des intervalles plus ou moins rapprochés; le reste du temps la douleur est supportable et même elle permet aux malades de reprendre leurs occupations. Mais étudions successivement les divers signes subjectifs. Ici il y a prédominance des phénomènes locaux, c'est par eux que nous allons commencer.

La douleur, que M. Scanzoni qualifie de sensation désagréable plutôt que de douleur, est parfois piquante, parfois brûlante : les malades disent qu'il leur semble qu'un charbon allumé est placé dans le bassin. Elle occupe une des fosses iliaques au-dessus du pli de l'aine. Elle s'irradie de ce point, principalement le long de la cuisse correspondante jusqu'au genou, jusqu'au mollet, avec engourdissement et alourdissement, quelquefois même refroidissement du membre; elle augmente avec la marche, la station debout, les efforts, la pression de haut en bas, le coït, les époques. Dans les cas surtout où l'ovaire adhère au bord de l'utérus, vers sa face antérieure, au-dessous de lui, de manière que le pénis vienne le toucher pendant le coït, celui-ci provoque chez la femme des douleurs effroyables et devient tout à fait impossible. Cette douleur, que les femmes appellent colique, est forte surtout quelques jours avant les mois, ou deux ou trois jours après le commencement des règles, et souvent elle n'est pas calmée par l'écoulement du sang.

Les troubles menstruels consistent rarement dans de l'aménorrhée, mais plutôt dans une diminution, un retard, une suppression de quelques mois. Dans les cas très-chroniques, il y a ménorrhagie, même écoulement de sang dans l'intervalle des règles, lesquelles avancent toujours; mais alors il y a aussi métrite, ou pour le moins leucorrhée, démangeaison, cuisson, desquamation à la vulve et au vagin.

Les symptômes de voisinage sont : envies fréquentes d'uriner, urines cuisantes, chargées d'urates et de phosphates, constipation, tumeurs hémorrhoïdales, ténesme, coliques utérines, constriction du vagin ou de la vulve.

Les signes subjectifs généraux sont ceux de la métrite chronique, plus nombreux et plus rapidement venus, peut-être encore plus marqués, surtout dans le système nerveux. — Le trouble des digestions amène des nausées, des vomissements, principalement lors des accès douloureux, de la sensibilité épigastrique, l'amaigrissement, l'abattement, la souffrance, de la pâleur, des palpitations de cœur, de l'essoufflement, des battements artériels, des défaillances, en un mot de la chloro-anémie, surtout chez les malades atteintes en même temps de leucorrhée et de ménorrhagie. — Les troubles du système nerveux ne sont pas moins graves. On dirait que, comme les maladies du testicule, les maladies de l'ovaire portent sur le moral, plus encore que celles de l'utérus. Les femmes ont alors une mobilité extrême de pensées et de sentiments, une impressionnabilité exagérée, des douleurs erratiques sur le trajet des nerfs intercostaux, lombaires, sacrés, principalement du côté gauche, des irradiations douloureuses dans le membre correspondant; enfin des spasmes du pharynx, de la glotte, des sphincters de la vessie, de l'anus, de la vulve, et des phénomènes très-variés, se rapprochant d'autant plus de l'hystérie que la malade est plus nerveuse, tels que des hyperesthésies, des anesthésies, tout le cortége de l'hystérie enfin, sauf les grands accès convulsifs qui sont rares.

On ne sera pas étonné de la gravité de ces symptômes, si l'on songe que de toutes les maladies du système utérin, l'ovarite chronique est une de celles qui fournit les cas les plus dangereux.

L'ovarite primitivement chronique marche avec une extrême lenteur, mais elle est ravivée par le retour des règles, le coït, le mariage, qu'on a eu le malheur de conseiller quelquefois dans ce cas, pour régulariser les mois. Elle peut favoriser le développement d'un kyste ovarique.

Son passage à l'état aigu est grave, parce qu'il détermine parfois des accidents redoutables, qui peuvent conduire à la rupture d'un abcès ovarique, à une péritonite partielle se généralisant pour la cause la plus légère, ou à un affaiblissement progressif, à la pyohémie elle-même, et finalement à la mort. Aran cite l'exemple d'une femme chez laquelle l'introduction d'un pessaire suffit pour entraîner la succession de ces funestes accidents. Tant qu'il existe un foyer inflammatoire dans l'ovaire ou dans un des organes pelviens, il peut en partir, à un moment donné, un incendie terrible.

Mais, en admettant même qu'elle ne passe pas à l'état aigu et n'entraîne ni périmétrite ni péritonite générale, l'ovarite chronique n'en a pas moins, par sa durée, des conséquences graves : l'affaiblissement graduel des malades et l'altération profonde de leur santé générale, qui les dispose à contracter toutes les maladies régnantes et les expose surtout aux atteintes de toutes les diathèses en puissance chez elles, en particulier de la diathèse tuberculeuse.

Signes objectifs.— M. Scanzoni dit qu'on ne peut diagnostiquer l'ovarite chronique que par exclusion. Heureusement des signes positifs permettent d'arriver quelquefois à plus de certitude.

La palpation est insuffisante, car, comme dans l'ovarite aiguë, l'ovaire se cache dans le petit bassin, se rapproche de l'utérus, y adhère.

Le toucher vaginal et le toucher rectal éclairent seuls le diagnostic. L'entrée de la vulve provoque quelquefois des douleurs très-vives, à cause de la contracture des sphincters. Le vagin est rarement très-chaud, il est humecté par des mucosités abondantes. Le col paraît sain, entr'ouvert, un peu œdémateux. Généralement l'utérus est incliné ou repoussé d'un côté, sa mobilité est diminuée ; il est impossible de l'éloigner du côté douloureux pour le porter du côté opposé, sans provoquer des tiraillements qui augmentent la douleur et font saillir davantage le méplat qui existe dans le cul-de-sac vaginal correspondant, mais sans permettre de reconnaître au fond de ce cul-de-sac une tumeur mal circonscrite, dans laquelle le toucher rectal seul fait reconnaître l'ovaire.

Il faut se figurer, en effet, que l'ovaire enflammé, devenu plus lourd, descend le plus souvent derrière l'utérus, dans le cul-de-sac utéro-rectal ou sur ses côtés, habituellement derrière et sur un côté à la fois, de manière à répondre au niveau des insertions vaginales du col. Le poids de l'organe, les adhérences qu'il a contractées dans sa nouvelle position avec les parties voisines et, d'après Aran, le raccourcissement du ligament de l'ovaire (dû à la fois au développement de l'organe et à la rétraction des fibres de ce ligament) expliquent la fréquence de cette position et sa persistance chez la même malade. Je crois, comme Aran, qu'on ne peut l'attribuer avec M. West, à une pure congestion chronique, ni le regarder avec Rigby [1], comme un simple déplacement, comparable aux déplacements utérins.

[1] *Med. Times*, 1860.

A quels caractères reconnaît-on que cette tumeur est l'ovaire? Voici, d'après Aran, ceux que le toucher rectal permet de constater : corps ovoïde ou ovalaire, quelquefois très-allongé, un peu aplati d'avant en arrière, adhérent à la partie latérale ou postérieure de l'utérus ou séparé de cet organe par un sillon plus ou moins profond, tantôt complétement immobile, tantôt conservant un peu de mobilité. Sa consistance est moyenne, peu élastique, sans induration toutefois; sa surface bosselée, mamelonnée, lobulée, rugueuse, inégale, formée de saillies et de dépressions, malgré la réduction subie quelquefois par l'organe dans son volume. Sa sensibilité est exagérée et se réveille par la pression, de manière à provoquer souvent une douleur très-vive.

Il reste à indiquer des caractères différentiels pouvant aider à distinguer une ovarite chronique, ou un abcès de l'ovaire, d'un abcès pelvien proprement dit, ou d'un phlegmon de la fosse iliaque. La forme de la tumeur et ses rapports facilitent cette distinction. La forme de la tumeur est ovoïde et circonscrite au lieu d'être diffuse; ses rapports avec les parties voisines sont plus nettement limités; il existe un intervalle plus ou moins sensible entre la tumeur formée par l'ovaire et les organes pelviens ou l'os iliaque. Mais il faut se rappeler que ces caractères s'effacent dès que l'ovarite a déterminé autour d'elle, comme cela n'arrive que trop fréquemment, une pelvi-péritonite plus ou moins étendue, avec suppuration, ou du moins exsudation, adhérences, etc.

Traitement. — On ne peut se dissimuler qu'une des maladies les plus dangereuses ne soit l'ovarite aiguë, surtout avec complication de péritonite, et que, des nombreuses maladies du système utérin, presque toutes si lentes à se dissiper, une des plus difficiles à traiter et à guérir ne soit l'ovarite chronique. L'ovarite chronique présente en outre cette gravité que, pendant ce long temps qu'elle met à se guérir, elle laisse les malades sous la menace continuelle d'une péritonite qui peut éclater par l'action d'une faible cause et de la manière la plus inattendue. Enfin, par l'altération qu'elle détermine dans l'ovaire ou les adhérences vicieuses qu'elle établit entre cet organe et les parties voisines, elle devient une cause à peu près incurable de stérilité : aussi réclame-t-elle un traitement intelligent et énergique. Mais que de patience et d'habileté ne faut-il pas de la part du médecin, que de persévérance et de résignation de la part des malades, pour arriver à un résultat complet et satisfaisant ! C'est surtout pour le traitement de l'ovarite qu'il faut prévenir les femmes de n'avoir pas à compter par jours et par semaines, mais par mois et par années, si elles veulent arriver à une guérison.

Aran, qui faisait ces justes réflexions à propos du traitement de l'ovarite, a tracé de main de maître les règles de ce traitement auquel la plupart des gynécologistes n'ont accordé que quelques lignes. Mon expérience personnelle est tellement d'accord avec la sienne sur ce point et justifie si bien ses préceptes, que je n'en ajouterai guère de nouveaux à ceux qu'il a donnés.

Les indications, assez simples, se réduisent aux deux suivantes : combattre l'inflammation par un traitement antiphlogistique proportionné à son intensité ; provoquer la résolution de l'ovaire resté malade, des produits plastiques formés dans son parenchyme ou autour de lui, et au besoin l'évacuation du pus, en même temps que soutenir les forces des malades, favoriser leur nutrition et réparer leur constitution.

Le traitement antiphlogistique doit être proportionné à l'intensité et aux complications de l'état aigu.

Dans l'ovarite aiguë, compliquée de péritonite, dans l'ovaro-péritonite proprement dite, il ne saurait être trop énergique. Dans l'ovarite aiguë simple et dans l'ovarite chronique, il faut remplacer au besoin par la persistance et le retour à l'emploi du même moyen, l'énergie nécessaire à déployer en peu de temps contre l'ovarite aiguë compliquée.

Les émissions sanguines constituent le premier et le plus énergique des antiphlogistiques. La saignée est rarement indiquée. Mais les applications de sangsues ou de ventouses scarifiées, doivent être faites *largà manu* et répétées plusieurs fois, à de courts ou longs intervalles, suivant le besoin.

Dans l'ovarite suraiguë, 15 à 30 sangsues sur la fosse iliaque ou l'hypogastre, ou des ventouses scarifiées, de manière à entretenir un écoulement de sang pendant plusieurs heures, seront appliquées le premier jour. Il faut se défier du calme parfait qui suit quelquefois cette première application et l'action des moyens adjuvants dont on la fait suivre. Si la palpation abdominale réveille de la douleur, si, en l'absence de ce signe, la chaleur du vagin reste encore très-élevée, si la tumeur diffuse ou circonscrite qui occupe la partie latérale du bassin en dehors de l'utérus, est encore très-sensible à la pression, il faut recourir de nouveau et immédiatement aux émissions sanguines. On revient, si c'est nécessaire, trois ou quatre jours de suite à l'application des sangsues et des ventouses scarifiées, en en diminuant chaque jour le nombre.

Dans l'ovarite aiguë simple et dans l'ovarite chronique, la diminution de la douleur permet de faire l'application des sangsues, non plus sur l'abdomen, mais sur le col de l'utérus, ce qui est bien préférable, parce que la déplétion du système vasculaire utéro-ovarien est plus prompte, qu'avec un moindre nombre de sangsues on obtient un effet bien plus considérable, et que l'ovarite est fréquemment accompagnée d'une hyperhémie ou même d'une inflammation de la matrice. M. Scanzoni et Aran sont du même avis à cet égard. Souvent, comme dans la métrite, le soulagement est immédiat; quelquefois, au contraire, il faut recourir plusieurs jours de suite ou à de courts intervalles à de nouvelles applications. Dans l'ovarite chronique, il est bon généralement de laisser entre deux applications consécutives au moins l'intervalle d'un mois. On fera toujours cette application immédiatement après la menstruation, et non pas à l'approche des règles, comme le dit Aran [1]. Il faut profiter du moment où la fluxion sanguine menstruelle est achevée, pour vider le système vasculaire utéro-ovarien et dissiper une congestion qui n'aura pas, de quelques semaines, une raison normale de se produire. — Si la femme était pléthorique, et si l'on voulait faire une émission sanguine avant l'époque des mois, ce serait une saignée du bras qui conviendrait alors, pour révulser et pour empêcher l'afflux du sang, appelé par l'imminence de la menstruation, d'être aussi considérable que d'habitude.

L'application des sangsues doit être immédiatement suivie, surtout dans les cas d'ovarit esuraiguë, de l'emploi de tous les moyens adjuvants, tels querepos absolu, diète, boissons délayantes, cataplasmes émollients, laudanisés, un éméto-cathartique s'il y a de l'embarras gastrique, ou un purgatif, un simple laxatif, des lavements huileux, si l'intestin est irritable, enfin les sédatifs et les résolutifs usités dans la péritonite, c'est-à-dire l'opium et les frictions mercurielles.

Il ne faut pas craindre d'employer l'opium à haute dose, par exemple l'extrait aqueux thébaïque à la dose de 5 centigrammes toutes les quatre ou cinq heures, de manière à en administrer 25 à 30 centigrammes par jour, en ayant soin d'éloigner l'administration du narcotique dès que le calme est complet et de la cesser entièrement si la malade a de la tendance à rester assoupie. Ici, comme dans d'autres circonstances, on peut remplacer au besoin l'opium par la morphine, et l'usage interne de ce médicament par son usage externe ou hypodermique. Mais, quand l'opium est supporté, il est préférable. Naturellement, il est inutile de l'employer dans l'ovarite chronique.

Les frictions mercurielles doivent être faites avec de l'onguent napolitain belladoné (un dixième ou un vingtième d'extrait de belladone étant exactement mêlé à la dose d'onguent mercuriel double que l'on prescrit). C'est le cas de les employer, comme les sangsues, *largâ manu*, c'est-à-dire de frotter le ventre toutes les cinq ou six heures avec 30 grammes de pommade, et de le recouvrir ensuite d'un grand cataplasme de farine de lin, chaud, très-humide, sur lequel on répand quelques gouttes de laudanum. — On peut employer simultanément le calomel à l'intérieur, en l'associant à l'opium; mais j'avoue que je ne suis pas édifié sur l'efficacité de ce médicament comme résolutif des inflammations aiguës de l'abdomen. J'avoue que je ne partage pas non plus l'opinion d'Aran sur l'avantage qu'il y a à laisser établir la salivation mercurielle et à ne la modérer, par l'administration du chlorate de

[1] Ouv. cit., p. 621.

potasse ou de la teinture d'iode, que si l'inflammation de la bouche menace d'être trop intense. — Les frictions mercurielles, au contraire, m'ont paru toujours très-avantageuses, non-seulement dans les cas d'ovaro-péritonite, mais dans l'ovarite aiguë simple, et même dans l'ovarite chronique. Dans ce dernier cas, on les emploie seulement le soir à l'heure du coucher; on peut placer ensuite sur le ventre un cataplasme, dans le cas où il y a quelques phénomènes d'acuïté ou quelque recrudescence dans la douleur. Dans le cas contraire, on couvre l'hypogastre de taffetas ciré ou de caoutchouc, et l'on retient ce petit pansement à l'aide d'un caleçon de natation. Le lendemain matin, les malades prennent leur irrigation, et, après avoir bien essuyé l'abdomen, le tiennent couvert toute la journée par une ceinture ou un petit caleçon de flanelle.

Les bains, les irrigations sont de précieux adjuvants des antiphlogistiques directs, que l'on ne peut employer les premiers jours d'une ovaro-péritonite, à cause de la violence des douleurs et de l'impossibilité où elle met les femmes de se lever, mais dont il faut user dès qu'on peut les prescrire sans qu'il en résulte trop de fatigue pour les malades.

On commence par des bains entiers tièdes, prolongés, tous les jours ou tous les deux jours; on les remplace bientôt par des bains de siége tièdes et prolongés, avec irrigation continue dans le bain. Plus tard enfin, ou dans les cas d'ovarite chronique, primitive ou consécutive, on y substitue des bains de siége froids, des irrigations froides, des lavements froids, des douches ascendantes froides, moyens propres à combattre la disposition continuelle aux mouvements fluxionnaires nouveaux sur l'ovaire et à faciliter, par leur action tonique et légèrement révulsive sur la peau, la résolution de la phlegmasie chronique.

La médication résolutive doit suivre la médication antiphlogistique dans le traitement de l'ovarite aiguë, et surtout dans celui de l'ovarite chronique, où elle prend la plus grande part: elle doit se prolonger fort longtemps, car ce n'est pas trop que de demander plusieurs mois et même plusieurs années pour compléter un traitement de ce genre et obtenir une vraie guérison. Il faut s'assurer des progrès qui sont faits vers la santé; sous ce rapport, l'amélioration obtenue se mesure aux changements qui s'opèrent dans la fonction menstruelle. Si de mois en mois les règles sont plus faciles, plus régulières, moins douloureuses, c'est que la maladie est en bonne voie, et il est permis d'apporter quelque adoucissement à la rigueur du traitement employé jusqu'alors; mais il ne faut pas craindre de recourir de nouveau aux antiphlogistiques, si l'inflammation paraît se ranimer, et de combattre les fluxions qui se répètent avec une fréquence désespérante vers l'ovaire affecté, par les applications de sangsues sur le col utérin de temps en temps, par les bains de siége froids, les irrigations, les lavements froids, par des changements de lieu ou de climats, qui suspendent chez certaines femmes le molimen utérin et aident beaucoup au succès du traitement; enfin, de faire tomber l'état hyperesthésique de l'ovaire et du système utérin par des sédatifs, externes et internes, frictions calmantes sur l'hypogastre et dans les aines, ou lavements narcotiques que la malade doit garder, ou, d'après Aran, pansements laudanisés sur le col, à l'aide desquels on peut, assure-t-il, terminer assez rapidement une cure qui semblait devoir se prolonger encore longtemps. Je dois avouer que ce dernier moyen ne m'a pas paru aussi efficace que ce médecin distingué l'a prétendu, dans le traitement de l'ovarite.

La médication résolutive se compose de l'usage interne des altérants, mercuriaux, iodure de potassium, oxyde d'or, etc.; et de l'usage externe des mêmes médicaments, frictions avec l'onguent napolitain, avec la pommade à l'iodure de plomb et de potassium, badigeonnage avec la teinture d'iode et même vésicatoires volants, dont l'efficacité est incontestable, bien qu'elle soit inégale d'une malade à l'autre et inférieure, dans les cas d'ovarite, à ce qu'elle est dans les cas d'inflammation péri-utérine ou de phlegmon pelvien; les cautères sont préférables.

Il faut se rappeler, d'ailleurs, que le choix de ces médicaments n'est pas indifférent, que, une fois l'inflammation fixée sur l'ovaire, l'organe reste souvent malade, en dépit du traitement antiphlogistique le plus énergique et le mieux conduit, parce qu'il a suffi de cette inflammation pour fixer sur l'ovaire la localisation d'un état diathésique à la guérison duquel celle de l'ovarite même est subordonnée.

J'ai observé plusieurs fois, pour l'ovarite chronique, ce que j'ai observé pour l'orchite : le rhumatisme, la diathèse herpétique, la diathèse scrofuleuse ou tuberculeuse peuvent se localiser sur l'ovaire malade et y entretenir une hyperhémie, une fluxion, une douleur prolongées, ou y produire des altérations organiques plus graves encore.

Ainsi, Copland [1] a signalé une ovarite rhumatismale et a donné deux observations de rhumatisme des ovaires. M. Henri Bennet [2] signale un cas de mort dû à un dépôt tuberculeux dans l'ovaire; dans deux autres cas de la même espèce, le pus se fit jour à travers la paroi abdominale.

Il est évident que les moyens de traitement employés dans ce cas doivent varier suivant la nature de l'affection générale, qui prend une part plus ou moins grande à la prolongation de l'ovarite. Ainsi, j'ai réussi à guérir une ovarite chronique chez une femme très-scrofuleuse, et malade depuis plus de deux ans, par un traitement avec l'iodure de potassium à haute dose, suivi peu de temps après de l'administration, longtemps continuée, de l'oxyde d'or, et associée à un séjour d'un été entier au bord de la mer, la malade y prenant deux bains par jour, et se reposant seulement huit jours tous les mois, à l'époque des règles. J'ai guéri par les eaux sulfureuses en bain, en boissons et en douches

[1] *Gazette médicale de Paris*, 1830, p. 362.

[2] *The Lancet*, juillet 1848.

sur les lombes, combinées avec quelques douches froides, trois ovarites chroniques pour lesquelles les bains alcalins, associés aux résolutifs ordinaires, n'avaient produit aucun résultat avantageux. J'ai essayé avec succès, dans un cas, et presque en désespoir de cause, car il n'y avait eu jusqu'alors que des manifestations extérieures très-légères de diathèse dartreuse, les préparations arsenicales (pilules asiatiques et liqueur de Pearson) que je fis suivre, dans l'été, d'une saison aux bains d'Avène (Hérault) justement réputés dans le traitement des maladies dartreuses.

Ces réserves faites sur l'importance qu'il y a pour le médecin à diriger son choix, dans l'emploi des médicaments résolutifs, d'après la connaissance qu'il a ou les présomptions qu'il se fait sur la nature de l'état général auquel l'ovarite chronique peut être subordonnée, voyons quels sont, dans la généralité des cas, ceux de ces moyens qui ont le plus d'efficacité.

L'addition de sous-carbonate de soude où de sel marin aux bains de siége peut se faire dans le passage de l'ovarite aiguë à l'ovarite chronique. Les grands bains alcalins ou chlorurés, ou à la fois alcalins et chlorurés, les eaux minérales naturelles, telles que celles de Plombières, Vichy, Vals et le Boulou en France, celles de Kreuznach, Reichenhall, Krankenheil en Allemagne, les purgatifs de temps en temps, les lavages à l'eau froide, les applications froides sur l'abdomen, les bains de siége froids, les douches froides, en un mot l'hydrothérapie; tels sont les moyens résolutifs le plus souvent indiqués, de concert avec les médicaments dont je viens de parler, dans le traitement de l'ovarite chronique.

Il est évident que les complications fréquentes qui existent vers l'utérus, la coexistence de la leucorrhée, des ulcérations du col, du prurit vulvaire, réclament les moyens particuliers propres au traitement de ces divers états morbides.

Mais il est encore une indication à remplir, commune à toutes les inflammations chroniques et même à toutes les maladies chroniques du système utérin, c'est de ranimer et de faciliter les digestions, de reconstituer le sang, de calmer les accidents nerveux, d'activer la nutrition. Au repos dans le lit, à la diète, à l'alimentation peu substantielle prescrite pendant l'ovarite aiguë, il faut alors faire succéder l'exercice, les analeptiques, une alimentation réparatrice, les toniques, le fer, l'hydrothérapie.

Enfin, si l'ovarite est suppurée, s'il s'est formé un abcès saillant dans le vagin ou dans le rectum, si l'accroissement rapide de cette tumeur peut faire craindre qu'elle ne s'ouvre dans une direction moins favorable que celle d'une ouverture artificielle, il faut, après avoir fait préalablement une ponction exploratrice, évacuer le pus. Le vagin est évidemment le point qui se prête le mieux à cette évacuation, et celui qui offre le moins de probabilité de développement d'accidents consécutifs.

Il faut, avant d'entreprendre aucune opération de ce genre, attendre que l'inflammation proprement dite soit éteinte et qu'on n'ait affaire absolument qu'à la collection de pus. La nature fait quelquefois les frais de cette opération, délicate et incertaine, avec assez de succès pour que quelques médecins aient cru devoir lui abandonner toujours l'ouverture des foyers purulents qui succèdent si fréquemment à l'inflammation de l'ovaire, comme à l'inflammation péri-utérine. Mais s'il existe des symptômes graves, si la tumeur pointe en même temps vers le vagin, le rectum, ou la paroi abdominale, on doit l'ouvrir soit avec un trocart, même capillaire, soit avec l'instrument tranchant, si le foyer est très-accessible, ce qui permet d'y faire des injections simples, détersives ou légèrement irritantes, suivant le besoin.

Dans le cas particulier où l'abcès pointe vers la paroi abdominale, on l'ouvre avec la pâte de Vienne, d'après la méthode employée pour l'ouverture des abcès du foie, afin de prévenir l'épanchement du pus dans la cavité péritonéale : chaque jour on incise et on excise l'escarre, pour porter de nouveau de la pâte de Vienne au fond de la plaie et arriver de proche en proche jusqu'au foyer, en déterminant préalablement des adhérences circonvoisines. Faures[1] cite un cas d'ovarite suivi de suppuration, dans lequel l'ouverture artificielle de l'abcès fut faite au-dessus de l'arcade crurale et suivie de guérison. J'ai vu dernièrement un cas tout pareil et un autre dans lequel, après de nombreuses applications de cautères aux régions hypogastrique et iliaque gauches, l'abcès s'ouvrit spontanément près de la ligne blanche et la malade guérit. Mais nous aurons occasion de revenir sur les indications de cette opération et sur les diverses manières de la pratiquer, en nous occupant du traitement des abcès péri-utérins qui se rapprochent, cliniquement, par tant de points, des abcès ovariques.

§ 2. — INFLAMMATION DE LA TROMPE.

J'en dirai peu de chose, à cause de l'incertitude du diagnostic et de l'analogie de son traitement avec celui de l'ovarite. C'est pour la même raison que je n'y ai pas consacré de chapitre spécial.

Cette maladie, à peine mentionnée par West (1858), passée sous silence par M. Nonat, est décrite dans un article spécial par M. Scanzoni (p. 317), par Aran (p. 625) qui la rapproche de l'ovarite, et par Becquerel.

L'inflammation doit se développer facilement dans la trompe, à cause de la continuité de ce canal d'une part avec le péritoine, de l'autre

[1] *Gazette hebdomadaire*, V, 547.

avec la muqueuse utérine; mais elle s'y développe rarement sans qu'il y ait en même temps ovarite ou pelvi-péritonite. Généralement il y a inflammation simultanée de la trompe et de l'ovaire, double inflammation se rapprochant elle-même beaucoup de l'inflammation péri-utérine. Quand l'inflammation de la trompe existe seule, elle peut passer inaperçue; et pourtant, d'après des statistiques, les altérations des seuls oviductes s'observent plus souvent que celles des ovaires seuls.

M. Scanzoni [1] pense que l'inflammation de la trompe et surtout l'inflammation de sa muqueuse, qu'il appelle catarrhe, accompagnent presque toujours une affection analogue de la muqueuse de l'utérus ou du vagin.

L'inflammation de la trompe est souvent double. Elle existe à droite et à gauche en même temps. Elle est aiguë ou chronique.

Dans l'inflammation aiguë, la trompe, fixée et adhérente totalement ou partiellement aux organes voisins, est encore plus flexueuse qu'à l'état normal, distendue par un liquide intérieur, tuméfiée, à parois épaisses, ramollies, de couleur violacée ou lie de vin, avec ou sans arborisation vasculaire. Les franges du pavillon épaissies, rougeâtres, infiltrées, adhérant quelquefois aux organes voisins, le plus souvent sont recourbées en bas et s'appliquent sur l'un des organes auxquels elles adhèrent. La muqueuse est rouge, boursouflée, humectée d'un liquide composé en très-grande partie de cellules épithéliales et quelquefois de pus. Si le pavillon est oblitéré, surtout si l'ostium uterinum l'est en même temps, il se fait une accumulation de liquide qui distend la cavité de la trompe. Il est exceptionnel de voir ces produits morbides se verser dans le péritoine [2], et lorsque la péritonite se développe, elle est due le plus souvent non à un épanchement, mais à la propagation de l'inflammation par continuité de tissu.

Aran a vu de la matière tuberculeuse dans les trompes.

J'ai vu chez une petite fille les deux trompes dilatées par une accumulation de matière, qui n'était qu'un amas de cellules épithéliales condensées sous forme de caséum.

Dans l'inflammation chronique, la trompe a un volume double ou triple du volume normal, une couleur gris ardoisé, des parois épaisses de 4 à 5 millimètres, consistantes, effaçant presque la cavité dans laquelle il ne se fait pas d'accumulation de pus à moins d'adhérences, enfin une muqueuse grisâtre, épaissie, résistante.

L'inflammation des trompes peut être compliquée quelquefois d'inflammation de la muqueuse utérine, d'oblitérations par des adhérences

[1] Ouv. cit., p. 314.

[2] M. le docteur Puech a publié un cas de ce genre remarquable par sa complexité. Il s'agit d'une femme, jeune encore, chez laquelle, par le fait d'un kyste de l'ovaire commençant, il se produisit une descente de l'utérus; une sage-femme appliqua un pessaire; il survint une inflammation violente d'une des trompes dont le pus finit par se faire jour à travers la paroi abdominale. A la suite et sans causes apparentes, le kyste purulent se rompit, son contenu s'épancha dans la cavité péritonéale et amena rapidement la mort. (*Gazette des hôpitaux*, 1860, p. 517 et 522.)

avec les parties voisines, ou par la soudure des franges du pavillon les unes avec les autres, et d'accumulation dans sa cavité d'un liquide séreux, séro-muqueux, improprement appelée *hydropisie*. Le siége le plus fréquent de cette hydropisie est l'extrémité abdominale des trompes. Cependant on a l'occasion, dit M. Scanzoni, d'observer des trompes repliées sur plusieurs points, divisées en cinq, six ou même un plus grand nombre de poches, de dimensions variées, résultant d'autant d'oblitérations du canal. J'ai pu voir une de ces tumeurs, ajoute-t-il,

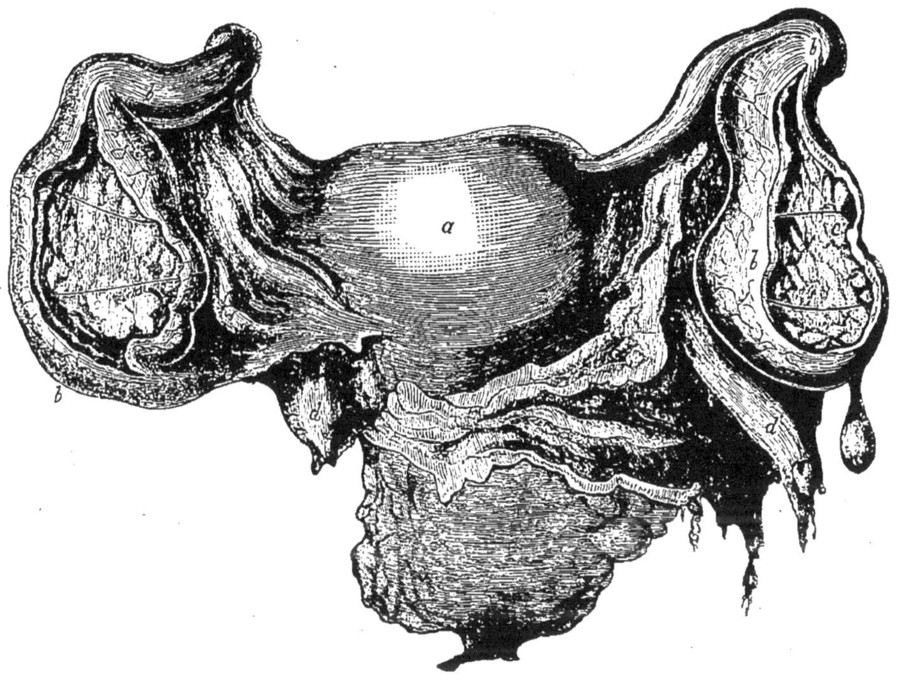

Fig. 136 (*).

égaler en grosseur la tête d'un enfant de dix ans; mais en général elles ne dépassent pas le volume du poing. D'autres fois des adhérences extérieures et en quelque sorte étrangères à la trompe, ont fermé le pavillon et il peut y avoir fausse hydropisie, sans inflammation; quelquefois le liquide est contenu dans un kyste de la trompe ou dans des kystes multiples, gros ou petits, ne communiquant pas entre eux.

On trouve dans la science un nombre assez considérable d'observations dans lesquelles le liquide renfermé dans la trompe paraît s'être frayé une issue au travers de l'utérus ou du vagin. Quoique cette hydropisie profluente des trompes, comme Rokitansky l'appelle, soit un fait parfaitement démontré, Kiwisch a cependant cru devoir faire observer que les mêmes symptômes peuvent résulter de la perforation d'un kyste

(*) Trompes de Fallope épaissies par l'inflammation, et distendues par une collection fluide, d'après R. Hooper. (*The morbid Anatomy of the human Uterus and its appendajes, with illustrations of its organic Diseases*, pl. in-4° London, 1832.)

de l'ovaire ou d'une hydrorrhée de l'utérus, et qu'il est étonnant que l'on n'ait pas observé d'écoulement par l'extrémité abdominale des trompes dans la cavité du péritoine, puisqu'elle est plus rapprochée du siége de l'hydropisie. Mais, outre que cette extrémité est souvent oblitérée dans ce cas, M. Scanzoni[1], qui reproduit ces objections, rapporte lui-même les détails d'une autopsie qui prouve la possibilité de pareils écoulements par l'extrémité utérine des trompes dans la matrice et dans le vagin. Ces cas n'en sont pas moins très-rares.

L'incertitude règne sur les causes de l'inflammation de la trompe. L'avortement, l'accouchement, l'inflammation antécédente de l'utérus paraissent l'avoir déterminée. Succède-t-elle aussi à l'ovarite, ou à la péritonite pelvienne, ou a-t-elle une existence idiopathique?

Diagnostic. — La même incertitude règne sur le diagnostic. L'inflammation aiguë peut être confondue avec une ovarite, une métrite surtout interne, une péritonite pelvienne ou généralisée; l'inflammation chronique avec une métrite interne chronique, souvent concomitante.

Kiwisch donne comme un signe d'inflammation et d'hydropisie des trompes, la présence, chez quelques femmes très-amaigries, sur les parties latérales et supérieures de l'utérus, des deux côtés, de tumeurs allongées, bosselées, élastiques, suivant la direction de la trompe. Je pense avec Aran et M. Scanzoni que ce signe n'est pas suffisant. Car d'autres organes pelviens, des adhérences multipliées, les ovaires surtout enflammés et tuméfiés peuvent être pris pour les trompes. Il faudrait, pour avoir quelque certitude, pouvoir reconnaître toujours et distinguer de la trompe, l'ovaire du côté correspondant à la trompe malade, ce qui est très-difficile, surtout dans l'état pathologique. Dans ce cas, la probabilité est même pour une maladie de l'ovaire, car les maladies de cet organe sont plus fréquentes que celles des trompes. Aran cite le cas d'un abcès de la trompe pris par lui-même pour un abcès de l'ovaire.

Le catarrhe simple des trompes (inflammation de la muqueuse), dit M. Scanzoni, n'est jamais, pendant la vie, accompagné de symptômes tels que l'on puisse en poser le diagnostic, et souvent même on a vu des dilatations hydropiques des trompes assez considérables persister pendant des années, sans présenter aucun phénomène morbide de quelque importance. Nos propres observations nous ont même convaincu que cette maladie se comporte toujours de cette manière, tant qu'il ne s'y joint pas une inflammation du péritoine, dont alors les symptômes sont très-frappants, surtout lorsque la perforation d'un abcès tubaire est la cause de la péritonite.

Les accumulations de pus dans la trompe, véritables abcès, que M. Scanzoni croit devoir rattacher presque toujours à la puerpéralité,

[1] Ouv. cit., p. 316.

exposent aux mêmes accidents que les abcès ovariens ou pelviens. Les observations prouvent qu'ils peuvent s'ouvrir dans le rectum (M. Scanzoni en cite un fait), dans le vagin, ou dans le péritoine, et que, dans ce dernier cas, la mort est presque inévitable. M. Verjus[1] en cite un cas : quinze jours après un avortement, la mort arriva par suite d'un abcès de la trompe gauche, gros comme une châtaigne, ouvert dans le péritoine par une perforation.

Du reste l'inflammation chronique de la trompe, comme l'ovarite chronique, suffit pour placer les femmes qui en sont atteintes, sous la menace continuelle d'une péritonite pouvant éclater pour les causes les plus futiles, pour les moindres interventions chirurgicales sur l'utérus, et entraîner la mort en vingt-quatre ou trente-six heures : c'est pour cela que le médecin ne saurait être trop prudent, ni trop s'assurer, avant de pratiquer aucune opération sur la matrice, qu'il n'y a pas d'inflammation, même latente, dans l'utérus, dans ses annexes, ou dans le péritoine pelvien.

Le traitement de l'inflammation de la trompe se confond : pour l'inflammation aiguë, avec celui de la péritonite ; pour l'inflammation chronique, avec celui de la métrite interne et de l'ovarite chronique.

§ 3. — INFLAMMATION DE LA TROMPE ET DE L'OVAIRE.

Une de ses causes les plus ordinaires est la métrite interne. Aran cite pourtant un cas intéressant de suppuration des deux ovaires et des deux trompes, survenue à la suite de troubles menstruels, sans inflammation utérine, et suivie d'accidents aigus de pyohémie.

C'est dans les cas où il existe simultanément une inflammation de l'ovaire et de la trompe, que la péritonite, dont nous parlions à propos des inflammations isolées de ces deux organes, peut survenir pour les causes les plus légères. Aran cite aussi une observation de tubo-ovarite compliquée de métrite, dans laquelle des scarifications du col déterminèrent le développement d'une péritonite pelvienne qui ne tarda pas à se généraliser et à amener la mort. On ne saurait donc, je le répète, user dans ces cas insidieux de trop de réserve ni de trop de prudence.

Le diagnostic et le traitement de cette maladie se confondent avec ceux de l'inflammation péri-utérine, qu'elle amène d'ailleurs facilement, comme j'aurai l'occasion de le montrer dans le chapitre suivant.

[1] *Thèse de Paris*, 1844.

CHAPITRE VI

Inflammation péri-utérine.

J'adopte volontiers cette expression pour désigner la maladie décrite jusqu'à ces dernières années sous le nom d'*abcès pelvien*, qui ne signale qu'une de ses terminaisons, et, par les gynécologistes contemporains sous ceux de *cellulite pelvienne* (Gendrin), *phlegmon péri-utérin*, *engorgement péri-utérin* (Nonat), *inflammation des annexes*, *phlegmon des ligaments larges* (Henri Bennet), *périmétrite* (Scanzoni), *pelvi-péritonite* (Bernutz et Goupil), dénominations qui rappellent les idées que ces divers praticiens se sont faites du siége de la maladie [1].

L'expression d'inflammation péri-utérine est plus juste, précisément parce qu'elle comprend toutes les autres et ne préjuge rien sur le siége de la maladie. Or, ce siége peut varier, le mal peut atteindre l'un ou l'autre des organes qui y sont sujets, ou les envahir tous à la fois.

M. Nonat cherche à démontrer que le phlegmon péri-utérin est anatomiquement possible, en rappelant qu'il y a, entre les deux feuillets du ligament large, du tissu cellulaire qui leur permet de s'écarter l'un de l'autre quand l'utérus augmente de volume. Du reste, ajoute-t-il, il s'enflamme, donc il existe. Le fait est que plusieurs observations rapportées par ce praticien sont très-probantes. Il n'aurait pas été nécessaire de les produire, si les observateurs, qui ont justement insisté sur l'existence de la péritonite pelvienne, n'avaient cru devoir la substituer à l'inflammation du tissu cellulaire péri-utérin et n'étaient tombés eux-mêmes dans une erreur analogue à celle qu'ils cherchaient à réfuter. Je ne pense pas qu'on puisse nier la cellulite pelvienne. Je ne me contenterai pas de dire que je l'ai positivement constatée, mais je rappellerai les principales observations qui ont été faites récemment. M. Gosselin a rapporté des cas de phlegmon péri-utérin. Aran a vu les deux feuillets péritonéaux du ligament large séparés l'un de l'autre par une couche épaisse de pus : trois fois, des engorgements partiels du tissu cellulaire, constatés pendant la vie, ont été vérifiés après la mort, chez deux accouchées (infiltration de sang et de pus) et chez une vieille femme (noyaux fibro-plastiques); chez une autre accouchée, avec une gangrène utérine interne, de la lymphe plastique et de la sérosité se trouvaient dans les cloisons recto et vésico-vaginales et dans tout le tissu cellulaire pelvien. Pour les chirurgiens anglais, comme pour l'école allemande, la cellulite péri-utérine n'est pas douteuse. M. Graily Hewitt [2], résumant les idées de

[1] En Allemagne, on la décrit encore sous le nom de *peri-oophoritis* ou de *peri-salpingitis*, suivant que l'ovaire ou la trompe en a été le point de départ.

[2] *The Diagnosis and Treatment of Diseases of Women*, p. 227. London, 1863.

ses compatriotes à cet égard, dit : Le point d'origine de l'inflammation, du gonflement et de la formation du pus est certainement, dans un grand nombre de cas, le tissu conjonctif environnant l'utérus. Ce tissu devient le siége d'un œdème ou d'une infiltration de fluides. Le docteur West [1], dont les remarques sur les abcès pelviens seront lues avec profit, pense, avec M. Pirogoff, que cet état est exactement désigné par l'expression d'œdème aïgu purulent. Virchow [2] a récemment publié les résultats de l'examen qu'il a fait de cette question : le tissu cellulaire, d'après lui, devient d'abord tuméfié, épaissi, durci, œdémateux, et un fluide s'en échappe lorsqu'on le coupe. Virchow pense que l'affection qu'il a observée sous une influence épidémique, particulièrement sur des accouchées, est une sorte d'érysipèle interne : dans les cas les plus graves, un phlegmon diffus en résulte, et les lymphatiques s'oblitèrent par la coagulation de leur contenu. Virchow parle de la maladie comme d'une métrite et d'une paramétrite puerpérale diffuse.

Mais l'inflammation du tissu cellulaire pelvien, et notamment du tissu cellulaire des ligaments larges, constitue-t-elle toutes les inflammations péri-utérines, et peut-elle surtout donner naissance aux tumeurs volumineuses, souvent purulentes, du petit bassin? On peut répondre certainement que non. Jamais une tumeur inflammatoire un peu considérable n'a été formée dans le bassin exclusivement aux dépens du tissu cellulaire péri-utérin. Les autopsies ont démontré qu'elle résulte toujours d'une inflammation plus ou moins étendue du péritoine lui-même : cette inflammation peut être simplement séro-adhésive ou devenir séro-purulente; quelle qu'en soit la terminaison, elle se complique de nombreuses adhérences qui unissent entre elles les diverses surfaces du revêtement péritonéal des organes pelviens, par exemple, les annexes entre elles, ou avec l'utérus, ou avec les organes voisins, rectum, vessie, etc., contenus également dans le petit bassin : plus il y a d'adhérences, plus la tumeur paraît volumineuse.

C'est à M. Bernutz [3] qu'on doit d'avoir élucidé ce point très-important de pathologie utérine. Il établit par deux autopsies, que la tumeur inflammatoire qui, pendant la vie, avait présenté les signes caractéristiques des phlegmons péri-utérins, n'avait pas pour siége le tissu cellulaire pelvien, mais qu'elle était constituée par des adhérences péritonéales réunissant entre eux les viscères du petit bassin.

Une jeune fille de dix-huit ans, au douzième jour d'une blennorrhagie occupant l'urèthre, le vagin et l'utérus, éprouva de vives douleurs dans la partie inférieure du ventre. Au vingtième jour, elle entra à l'hôpital de Lourcine, où l'on constata une douleur très-vive, occupant la région hypogastrique et surtout prononcée à gauche. On constata de plus, par le toucher, l'existence d'une tumeur qui circonscrivait les trois quarts

[1] *On Diseases of Women*, p. 424, London, 1864.
[2] *Virchow's, Archiv.*, 1862, t. XXIII, p. 415.
[3] *Archiv. gén. de médecine*, 1857.

du pourtour du col utérin. Cette femme succomba à une pleurésie. — A l'autopsie, on trouva des adhérences péritonéales réunissant : 1° sur la ligne médiane, en avant la vessie et l'utérus antéfléchi, en arrière la face postérieure de l'utérus à l'S iliaque et au rectum ; 2° à droite, la fin de l'S iliaque au ligament large droit recroquevillé sur lui-même, de telle sorte qu'il existait, sur le côté et en arrière de ce ligament large droit, un espace libre de toute adhérence, qui, pendant la vie, restait libre et paraissait au toucher n'être point envahi par la tumeur ; 3° à gauche, le ligament large gauche, l'S iliaque et la partie supérieure du rectum, à la fois entre eux et au péritoine pariétal ; entre ces organes, en arrière du ligament large gauche, et en avant de l'S iliaque, existait une collection purulente, intrapéritonéale, contiguë à l'ovaire, dont le tissu était sain. Il y avait des collections purulentes dans la trompe droite et une oblitération de la trompe gauche. — Quant au tissu cellulaire, placé entre le péritoine et le parenchyme de l'utérus, il était parfaitement sain, ainsi que celui des ligaments larges, bien qu'on crût, pendant la vie de la malade, que c'était ce tissu cellulaire, intermédiaire au péritoine et à l'utérus, qui était le siége de la tumeur inflammatoire perçue par le toucher.

Chez une autre femme, âgée de dix-neuf ans, il se développa, à la suite de la suppression des règles, les symptômes d'un phlegmon péri-utérin, à marche aiguë ; au toucher on trouvait le col mou, peu volumineux, dirigé en avant et en haut ; en arrière de ce col, on sentait une tumeur arrondie, résistante, très-douloureuse à la pression. L'utérus se dévia consécutivement ; au lieu d'être porté en haut et en avant, il fut ultérieurement porté en arrière, dans le cul-de-sac postérieur, où l'on sentait une sorte de bride médiane verticale, dure, qui paraissait attacher l'utérus à la paroi antérieure du rectum. Cette femme succomba à une variole maligne. — A l'autopsie, on trouva que le prétendu phlegmon péri-utérin était formé par des adhérences péritonéales multiples, placées entre la face postérieure de l'utérus et le rectum. Il y avait une inflammation des trompes. — Quant au tissu cellulaire péri-utérin, il était intact.

Chez une jeune femme de vingt-deux ans, il y eut suppression du flux menstruel par un refroidissement, au cinquième jour de l'écoulement des règles ; il se manifesta presque aussitôt des vomissements et des douleurs abdominales très-vives, mais limitées à la partie inférieure du ventre, qui seule offrait une légère tension. Le sixième jour, on constata, pour la première fois, l'existence d'une tumeur rétro-utérine, du volume des deux tiers du poing, simulant par sa configuration une hématocèle, mais beaucoup plus fluctuante que les tumeurs de cette espèce. La péritonite se généralisa, et la mort eut lieu le douzième jour après le début des accidents. — Il y avait des adhérences glutineuses et de la sérosité purulente dans la cavité abdominale proprement dite ; occlusion de la cavité pelvienne, par l'adhérence des anses de l'intestin grêle entre elles et au bord supérieur de l'utérus. La cavité pelvienne, ainsi enkystée, était distendue par de la sérosité puriforme, dont la quantité équivalait à peu près à un tiers de litre. Il y avait des collections purulentes dans les trompes. La membrane muqueuse de l'utérus était enflammée, et la cavité de cet organe dilatée se trouvait remplie par un liquide sanieux mucoso-sanguinolent. Mais le tissu cellulaire des ligaments larges, celui de l'utérus, et en particulier celui qui double le cul-de-sac rétro-utérin, étaient parfaitement sains.

MM. Bernutz et Goupil [1] ne se sont pas contentés de mettre en lumière l'existence de la pelvi-péritonite, mais ils ont nié celle des phlegmons péri-utérins, non-seulement des phlegmons aigus, mais des inflammations du tissu cellulaire subaiguës ou chroniques. Dans ces cas, il y a aussi phlegmasie du péritoine pelvien, et la tumeur perceptible au toucher est constituée, disent-ils, par des brides pseudo-membraneuses et par des agglomérations intestinales. Une des autopsies, invoquées par ces auteurs à l'appui de leur opinion, a cela de probant, qu'elle a trait à une malade observée quelque temps par M. Nonat lui-même.

MM. Bernutz et Goupil voient donc dans les tumeurs inflammatoires péri-utérines des inflammations péritonéales partielles. Il y a plus, ils voient surtout dans cette pelvi-péritonite, une phlegmasie du péritoine par propagation, ayant pour point de départ une inflammation des organes génitaux internes de la femme, absolument comme on voit chez l'homme l'inflammation du testicule produire celle de la séreuse qui l'enveloppe. Seulement, s'il y a analogie dans le travail morbide qui s'accomplit, il n'y a pas analogie dans les conséquences. La transmission de la phlogose du testicule enflammé à la tunique vaginale qui l'enveloppe, détermine simplement une exsudation de sérosité sans importance ; tandis que la transmission du processus inflammatoire de l'utérus enflammé au péritoine voisin, provoque un travail d'exsudation plastique qui non-seulement détermine par son étendue des sympathies nombreuses, mais encore donne lieu à la production d'adhérences qui rattachent à l'utérus les organes voisins et en compromettent plus ou moins les fonctions. Ainsi se développent des tumeurs, perceptibles au moyen du toucher vaginal ou de la palpation hypogastrique, formées en partie par des exsudats fibrineux, en partie par les viscères agglomérés.

Naturellement, ces observateurs ont étendu le champ de l'étiologie des tumeurs inflammatoires péri-utérines. A la puerpéralité qui était presque exclusivement invoquée comme cause des abcès pelviens, ils ont ajouté les troubles menstruels de diverses sortes, la blennorrhagie, les excès vénériens et les causes traumatiques. De plus ils se sont efforcés de montrer, et avec succès, que cette péritonite, soit aiguë, soit chronique, qui constitue surtout les inflammations péri-utérines, a avec les maladies de la matrice, des trompes de Fallope, des ovaires, etc., des

[1] *Clinique médicale sur les maladies des femmes*, t. II, premier mémoire : *De la pelvi-péritonite et de ses diverses variétés*. Paris, 1862.

connexions plus étendues qu'on ne l'avait d'abord supposé. Quant à la fréquence relative des autres altérations concomitantes, ils soutiennent que l'inflammation du péritoine pelvien, toujours symptomatique, dérive plus souvent de l'inflammation des ovaires et surtout des trompes que de celle de l'utérus.

Mais les symptômes prédominants de ces affections péri-utérines appartiennent à la pelvi-péritonite, tandis que l'affection utérine ou tubo-ovarienne, bien que la plus importante, puisque c'est elle qui a entraîné le développement de l'inflammation de la séreuse pelvienne, n'est indiquée que par des symptômes obscurs, au moins dans l'état actuel de nos connaissances.

Du reste, la pelvi-péritonite ne domine pas simplement la symptomatologie, de manière à faire distinguer l'inflammation péri-utérine de l'inflammation isolée de l'ovaire ou de la trompe, mais elle domine encore la thérapeutique et elle est véritablement la source des indications capitales. C'est ce qui me paraît constituer la conséquence pratique la plus importante et par conséquent l'intérêt capital des recherches pleines de valeur de MM. Bernutz et Goupil.

Aran [1] allait plus loin que MM. Bernutz et Goupil, relativement à la subordination dans laquelle il plaçait la pelvi-péritonite, à l'égard de l'ovarite ou de l'inflammation de la trompe. Pour lui la péritonite partielle n'est que secondaire. Le véritable élément des inflammations péri-utérines, c'est l'altération des annexes de l'utérus, ovaire et trompe, constituant un foyer inflammatoire, petit relativement à la tumeur formée autour de ce foyer central par les organes pelviens, y compris les intestins adhérents entre eux. C'est toujours, probablement, de l'ovaire ou de la trompe que part la première traînée inflammatoire. On lira avec intérêt trois observations qui confirment cette manière de voir, ou plutôt qui l'ont inspirée.

J'ai déjà dit que ce regrettable confrère admettait du reste, sur des observations et des vérifications nécroscopiques, l'existence de la cellulite péri-utérine, mais qu'il la regardait comme bien moins fréquente que la pelvi-péritonite, les petites tumeurs péri-utérines pouvant bien résider dans le tissu cellulaire sous-péritonéal, tandis que les tumeurs volumineuses résulteraient d'une inflammation péritonéale péri-utérine.

M. Peter [2], traducteur de la dernière édition de Henry Bennet, se range à la manière de voir d'Aran. Je crois, dit-il, pour l'avoir maintes fois observé à Lourcine, que les tumeurs de petit volume, ayant la forme de segments de sphère, etc., sont situées dans le tissu cellulaire sous-péritonéal, comme le professe M. Nonat; mais pour les tumeurs très-volumineuses et fluctuantes, il est difficile de ne pas accepter absolument la doctrine de MM. Bernutz et Goupil, qui n'est pas seulement rationnelle, mais qui a pour elle l'incontestable autorité d'autopsies

[1] Ouv. cit., p. 667.

[2] H. Bennet, *Inflammation de l'utérus*, p. 259. Paris, 1864.

déjà nombreuses et aussi minutieusement faites qu'elles ont été sagement interprétées.

J'ai exprimé aussi implicitement mon opinion au commencement de ce chapitre, et je pense que la plupart des gynécologues ont adopté ou ne tarderont pas à adopter ces idées sur la multiplicité et l'importance relative des localisations de l'inflammation péri-utérine.

De l'exposé sommaire des faits sur lesquels reposent les opinions différentes des médecins qui ont entrepris des recherches relatives à l'inflammation péri-utérine, il résulte que cette inflammation peut comprendre à la fois l'inflammation du péritoine du petit bassin, celle du tissu cellulaire péri-utérin, celle des feuillets péritonéaux dans lesquels l'utérus est compris ainsi que ses annexes, plus les altérations de ces mêmes annexes, dans les cas les plus ordinaires où ils ont été le point de départ de l'inflammation.

En même temps que ces inflammations péri-utérines, on peut observer le phlegmon de la fosse iliaque, l'inflammation des symphyses sacro-iliaques, le phlegmon du tissu cellulaire sous-péritonéal de l'abdomen ; mais il ne faut pas les confondre avec les premières. Il peut y avoir de rares coïncidences entre ces maladies et les inflammations péri-utérines, voilà tout.

Comme toutes les phlegmasies, l'inflammation péri-utérine peut être aiguë ou chronique. On a même ajouté à ces deux degrés celui de suraiguë pour désigner l'acuïté portée au plus haut point qu'elle puisse atteindre, et celui de subaiguë formant une sorte de transition entre l'état aigu et l'état chronique. Je ne pense pas qu'il soit nécessaire de multiplier ainsi les divisions ; mais je maintiens la différence réelle, tranchée, au point de vue des causes, des symptômes, du traitement, entre l'état aigu et l'état chronique, quoi qu'en pense M. Gallard, qui dit qu'ayant été aiguës, les inflammations péri-utérines ne peuvent pas être chroniques, et quelque interprétation que l'on donne au mot phlegmon, lequel, étant à peu près synonyme d'abcès chaud, semble exclure l'idée de chronicité.

On a voulu distinguer aussi l'inflammation péri-utérine puerpérale de celle qui n'est pas puerpérale. M. Marchal de Calvi [1], M. Henry Bennet [2] attachent de l'importance à cette distinction. L'état puerpéral, dit ce dernier, qu'on peut considérer comme s'étendant de l'accouchement à la fin de la quatrième, de la cinquième ou de la sixième semaine après les couches, est un état des plus périlleux. Tant qu'il dure, toutes les affections inflammatoires présentent une gravité particulière, et surtout celles des organes qui, directement ou indirectement, ont participé à la parturition. Si l'inflammation survient dans les ovaires ou les ligaments larges immédiatement après la délivrance, c'est fréquemment

[1] *Annales de la chirurgie fr. et étr.*, juillet et août 1844.

[2] Ouv. cit., p. 238, 254.

comme complication de la métro-péritonite et comme simple épiphénomène de cette formidable affection. Un grand nombre de ceux qui ont écrit sur la fièvre puerpérale, ont signalé la fréquence de la suppuration des ovaires et des ligaments larges dans les cas de métro-péritonite terminés par la mort. Mais alors même que les ligaments larges s'enflamment plusieurs semaines après l'accouchement, les symptômes généraux sont plus intenses, la tuméfaction locale plus considérable, et l'inflammation présente, dès le début, une plus grande tendance à se propager aux tissus adjacents que dans la forme non puerpérale de l'affection. On éprouve aussi beaucoup plus de difficulté à en arrêter les progrès ; le travail inflammatoire et suppuratif continue à s'étendre longtemps après que la première collection s'est vidée hors du bassin, et, dans un grand nombre de cas, il donne lieu à des adhérences et à des perforations abdominales. Cette forme si grave de la maladie est exceptionnelle en dehors de l'état puerpéral, tandis que, dans ce dernier état, elle est tellement habituelle, qu'on l'a considérée jusqu'ici comme la seule sous laquelle l'affection se manifeste à nous.

Je partage bien ces idées de M. Bennet ; mais je n'y vois pas une raison suffisante pour décrire séparément l'une et l'autre forme. L'inflammation péri-utérine peut naître dans le cours de l'état puerpéral, comme dans toute autre condition, elle naît même plus souvent dans la première que dans la seconde ; elle acquiert dans ce cas une gravité bien plus considérable. Mais sa coïncidence ou ses relations avec l'état puerpéral n'en changent pas le caractère ; elle passe fréquemment de la forme puerpérale ou post-puerpérale à la forme chronique ; une grande incertitude peut régner à cet égard sur son origine réelle ; enfin le diagnostic se fait de la même manière, et les indications offrent des différences de degré plutôt que de nature. Ces raisons autorisent à ne pas établir dans la description une séparation qui n'est pas dans la nature.

Du reste, que l'inflammation péri-utérine soit aiguë ou chronique, qu'elle soit puerpérale ou non puerpérale, l'examen des organes après l'autopsie, révèle des altérations qui justifient pleinement l'opinion que j'ai adoptée sur le siége même ou sur la localisation de l'inflammation, dans cette maladie.

A la suite de l'inflammation péri-utérine aiguë, surtout puerpérale, outre les altérations propres, caractéristiques de la péritonite ordinaire, on trouve dans la cavité pelvienne, au-dessous des anses intestinales adhérant lâchement entre elles et avec les organes voisins, une *tumeur*, grosse comme un œuf de poule, comme le poing, etc., globuleuse, accolée à l'utérus, dont elle est séparée ou non par un sillon, confondue quelquefois avec cet organe, qui se laisse reconnaître difficilement au milieu de la gangue inflammatoire. Suivant le siége de la tumeur, l'utérus déplacé est attiré et accolé à la tumeur ou refoulé en sens contraire. Cette tumeur est constituée par de fausses membranes épaisses, continues, creusées çà et là de cavités, de vacuoles qui contiennent une sérosité citrine et purulente ou du pus ; au-dessous d'elles on voit le péritoine enflammé et une infiltration séreuse du tissu cellulaire sous-péritonéal ; au centre de la tumeur, on trouve une ou deux annexes de l'utérus, ovaire et trompe, enflammées, ainsi que le ligament large dont le péritoine est injecté et le tissu cellulaire infiltré de sérosité sanguinolente ou de pus. L'ovaire et la trompe étant abaissés,

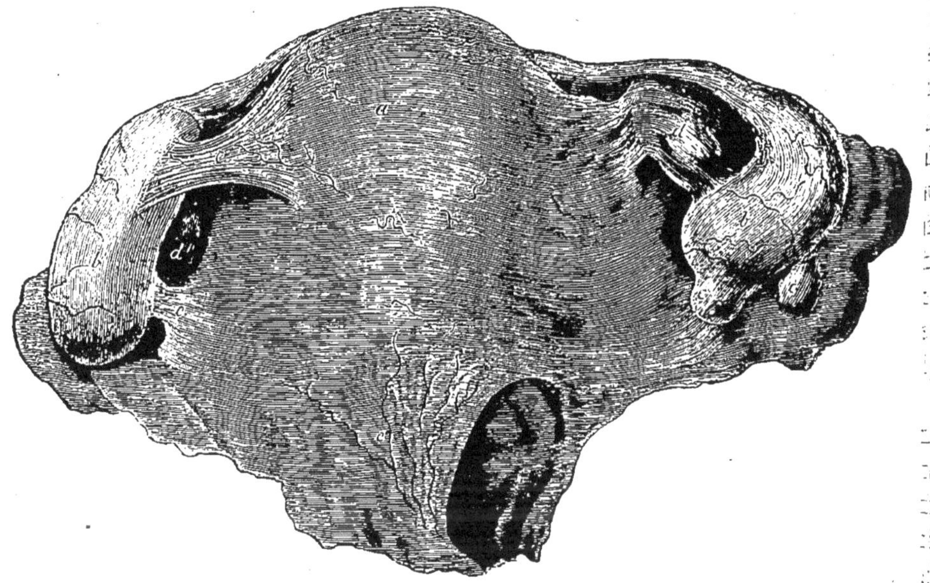

Fig. 137 (*).

la tumeur repose souvent jusque sur le plancher du bassin. Les collections purulentes, contenues dans des cavités aux parois tomenteuses circonscrites par des adhérences, ont été prises par plusieurs observateurs pour des infiltrations du tissu cellulaire du bassin. Il n'en est rien : la suppuration du tissu cellulaire pelvien est exceptionnelle. Quand les annexes sont enflammées des deux côtés, la tumeur est énorme et circonscrit l'utérus dans une espèce d'anneau.

A l'état chronique, les fausses membranes, au lieu d'être molles, blanchâtres ou jaunâtres, sont devenues épaisses, résistantes, grisâtres, noirâtres, forment des brides courtes s'étendant des annexes et de l'utérus aux organes voisins qu'elles unissent ensemble, et circonscrivent des espaces qui sont vides ou qui contiennent de la sérosité citrine ou du pus. L'utérus, plus ou moins incliné, dévié ou fléchi, tuméfié, rarement atrophié, est quelquefois atteint d'inflammation

(*) Tumeurs rétro-utérines et Trompes de Fallope retenues en arrière par de fausses membranes aux ovaires, à l'utérus et aux tissus adjacents, à la suite d'inflammations péri-utérines, d'après Hooper. Comparez cette figure à la figure 1 qui représente la vue d'ensemble des mêmes organes à l'état sain.

interne. Les altérations des annexes sont dans tout leur développement : les trompes renferment du pus ou une quantité plus ou moins considérable de sérosité pouvant donner lieu à l'altération improprement appelée hydropisie tubaire ; les ovaires, rarement atrophiés, forment le plus souvent des poches purulentes dont l'enveloppe résiste longtemps à la déchirure ou à la rupture.

Les abcès qui, à la suite de l'inflammation péri-utérine, s'ouvrent dans le péritoine, le rectum, le vagin, la vessie ou à l'extérieur, sont le plus fréquemment des abcès de l'ovaire ou de la trompe, moins souvent des collections purulentes péritonéales enkystées par les adhérences des fausses membranes. Ces dernières se vident surtout au début, les fausses membranes étant alors incomplétement organisées, et elles se vident habituellement dans la cavité péritonéale, par déchirure, éraillure ou fissure. Les premiers s'évacuent, comme je l'ai déjà dit, par le rectum ou par le vagin, par l'effet d'un travail d'ulcération, après adhésion préalable des deux cavités devant communiquer entre elles, de celle de l'abcès d'une part, du rectum ou du vagin d'autre part. L'ouverture devient une fistule qui établit une communication permanente entre ces cavités, au point de permettre à des matières stercorales, par exemple, de passer du rectum dans la cavité de l'abcès.

L'inflammation péri-utérine est très-commune, on peut la compter environ pour un tiers des maladies utérines. Il est très-difficile de faire cette évaluation d'une manière précise, parce que l'inflammation péri-utérine, loin de se présenter à l'état d'isolement, peut compliquer au contraire le plus grand nombre des maladies de l'utérus. Quand je donne mon évaluation, je comprends à la fois la périmétrite seule et la périmétrite compliquant tel autre état morbide, auquel il est souvent difficile d'assigner un rang dans l'ordre d'importance et de subordination que l'on peut chercher à établir entre les deux maladies coexistantes.

Aran pensait qu'avec l'inflammation de l'utérus (soit parenchymateuse, soit muqueuse) elle forme les deux tiers des maladies utérines. Pourtant il faut se rappeler que, pour ce médecin, toute leucorrhée provient d'une inflammation de la muqueuse utérine, et la leucorrhée s'observe fréquemment. Mais Aran a essayé d'un procédé d'évaluation assez positif. Les adhérences péritonéales intra-pelviennes étant la conséquence et par conséquent la preuve d'inflammations péri-utérines, il a cherché avec raison à se faire une idée de la fréquence de celles-ci par la fréquence de celles-là. Un nombre assez considérable d'autopsies entreprises dans ce but, lui a donné un résultat de 55 sur 100 ; c'est-à-dire que sur 100 femmes, on peut en trouver jusqu'à 55 présentant des adhérences péritonéales et offrant des traces de pelvi-péritonite plus ou moins intense. Dans ce nombre on en rencontre beaucoup plus chez des femmes que chez des filles, et chez celles qui ont eu plusieurs enfants, que chez celles qui n'en ont pas eu ou qui n'en ont eu qu'un seul.

D'après M. Nonat, les causes d'inflammation péri-utérine peuvent être tout simplement la fluxion ou la congestion utérine, aussi l'a-t-il observée chez des vierges; mais le plus souvent ce sont les causes qui agissent dans l'âge d'activité sexuelle : les troubles menstruels et leurs causes physiques et morales, les excitations de longue durée sur les organes génitaux, la grossesse, l'accouchement, la propagation de l'inflammation de l'utérus ou des annexes aux parties voisines. Ainsi les causes sont presque les mêmes pour la métrite, la périmétrite, l'ovarite, etc.; c'est la prédisposition qui varie et qui détermine la localisation.

Mais cette étiologie, un peu banale, peut acquérir quelque intérêt par un peu plus de précision. Or, il résulte de l'observation et des résumés statistiques que l'inflammation péri-utérine est fréquente surtout de vingt à trente ans, ce qui n'a rien d'étonnant, puisque l'inflammation de l'ovaire et celle de la trompe sont aussi fréquentes à cet âge et sont habituellement les points de départ de la pelvi-péritonite.

Un autre résultat intéressant, c'est que les deux tiers environ de ces maladies sont les suites d'accouchements, d'avortements et d'inflammations consécutives : M. West pense que l'accouchement l'avortement et les inflammations qui les suivent entrent dans l'étiologie des inflammations péri-utérines pour 77 sur 100; M. Gallard, M. Bernutz réduisent cette influence à 45 ou 44 pour 100 ; ce qui donne entre les deux extrêmes une moyenne de 60 pour 100, qui se rapproche de 55 pour 100, ou de la proportion du nombre des cas dans lesquels Aran a trouvé des adhérences péritonéales, traces de pelvi-péritonite.

On peut méconnaître quelquefois cette cause d'inflammation péri-utérine, parce que les accidents ne se développent pas toujours immédiatement après l'accouchement que même ils ne paraissent quelquefois qu'assez tard; mais en mettant quelque soin à remonter jusqu'à la source le courant des manifestations morbides qui se sont succédé, on arrive à reconnaître combien cette cause est fréquente et importante.

Il est probable que les manœuvres nécessitées par les accouchements laborieux, les imprudences commises par les accouchées, la reprise précoce du travail, du coït, etc., ont une part au développement de la périmétrite. Mais souvent on ne peut trouver dans aucun de ces accidents de l'accouchement la cause même de la maladie. Churchill (Fleetwood)[1] a bien exposé les divers modes de début de l'inflammation péri-utérine à la suite de l'accouchement. Je pense d'ailleurs qu'il y a souvent, soit un état morbide latent, comme le dit Aran, soit une prédisposition morbide très-grande antérieure à l'accou-

[1] *Dublin Journ. of med.*, XXIV, 1844.

chement, laquelle a trouvé dans l'accouchement l'occasion d'éclater.

Les troubles menstruels, qui peuvent être mis en deuxième ligne au rang des causes, dans le rapport de 20 sur 100, d'après MM. Bernutz et Goupil, dans celui de 9 à 10 sur 100 d'après Aran, ne sont souvent que des symptômes d'une inflammation utérine déjà existante, d'un travail morbide sourd antérieur, ayant causé nécessairement soit des accidents dysménorrhéiques, soit des ménorrhagies.

La même remarque est applicable à la leucorrhée, à la blennorrhagie, qui peuvent toutefois devenir causes de pelvi-péritonite, surtout chez des femmes ayant déjà des altérations des annexes et lorsque des influences mécaniques viennent s'y ajouter. M. Bernutz attribue une assez grande part à la blennorrhagie, à partir du troisième septénaire et d'autant plus qu'on se rapproche davantage de l'époque menstruelle. Mais cette part, qui ne serait pas moindre de 29 pour 100, se réduit pour M. West et pour Aran à 1 ou 2 sur 100, et je pense en effet qu'elle a été très-exagérée par M. Bernutz.

Les inflammations voisines, celle du rectum ou des intestins, la dysentérie, la métrite surtout, la persistance de l'ovarite, de l'inflammation de la trompe, amènent le développement de la périmétrite et surtout en déterminent la chronicité.

Les influences mécaniques (cautérisation, cathétérisme, redressement, injections), ne paraissent pas devoir entrer pour plus de 1 pour 100 dans l'étiologie de l'inflammation péri-utérine.

Diagnostic. — Signes subjectifs. Les symptômes des inflammations péri-utérines ressemblent beaucoup à ceux des inflammations de la trompe et de l'ovaire. Mais il y a, suivant la juste remarque d'Aran, un élément dominateur qui efface momentanément tous les autres : c'est la péritonite ou la pelvi-péritonite.

L'inflammation péri-utérine aiguë éclate brusquement, après un avortement ou un accouchement, par des frissons, de la chaleur, de la sueur, des nausées, des vomissements ; ou bien elle est précédée, pendant quelques jours, quelques semaines, quelques mois même, par des malaises mal définis, symptomatiques de l'inflammation des annexes, tels que perte d'appétit, diarrhée, constipation, douleurs vagues et sourdes. Puis vient la douleur caractéristique de la périmétrite, quelquefois limitée à un point peu étendu d'une fosse iliaque, généralement plus diffuse, occupant une partie du bas-ventre, très-vive, sinon spontanément, du moins par la pression, dès qu'on se rapproche du ligament de Fallope. A la douleur s'ajoute une chaleur ardente, le ballonnement, la tension de la moitié inférieure de l'abdomen, dont les muscles se contractent comme pour abriter, sous une espèce de voûte, les organes sous-jacents, l'immobilité dans le décubitus dorsal, l'altération des traits, la petitesse et la concentration du pouls, les vomissements bilieux dans certains cas, absolument comme dans la péritonite simple. Ces symptômes calmés, il reste un sentiment de plénitude, d'embarras, de douleur dans l'hypogastre, plus particulièrement d'un côté, des exacerbations de douleur, un peu de fièvre avec redoublement tous les soirs, de l'anorexie, etc.

Du reste, le tableau symptomatique des abcès pelviens qui suivent la délivrance et qui peuvent être regardés comme types, est généralement caractéristique. Frisson, douleur plus ou moins intense, pouls rapide, fièvre aiguë, marquent le début de l'inflammation. Mais ces symptômes initiaux peuvent être absents, la femme devenant malade progressivement, sans apparition de symptômes aigus d'aucun genre : il n'est pas rare de voir une malade, qui a été en bonne santé dans la période des couches, éprouver trois ou quatre semaines après des symptômes d'indisposition générale, s'affaiblir de plus en plus, maigrir, se plaindre de douleurs le long des jambes ou dans le bassin, perdre l'appétit et la faculté digestive, ressentir de temps en temps des frissons; et, après que ces symptômes ont duré une semaine ou deux, offrir une manifestation de symptômes pelviens plus accentués et en quelque sorte évidents, tels que difficulté et douleur dans la défécation et dans la miction, douleur et sensation d'embarras dans le bassin, etc. Cette douleur s'exaspère au moindre mouvement; et pourtant, la cause réelle en étant méconnue, elle est mise souvent sur le compte de la faiblesse, ainsi que la fréquence du pouls, la chaleur avec exacerbations le soir, les sueurs nocturnes, la fièvre hectique, la diarrhée et tous les signes d'une altération constitutionnelle profonde, dont le point de départ reste ignoré. Mais la dernière chose découverte, c'est-à-dire la présence d'une tumeur pelvienne, met bientôt le médecin sur la voie et lui permet de remonter à l'origine de tous ces accidents.

La périmétrite chronique peut être la terminaison d'une inflammation aiguë ou se développer d'emblée, ce qui expose à beaucoup d'erreurs de diagnostic. Il peut exister un état subaigu, forme intermédiaire, transition entre la périmétrite aiguë et la chronique, présentant les mêmes phénomènes que l'aiguë, moins intenses, pouvant se prolonger, produire chez les malades délicates les accidents de la fièvre hectique. Cette forme, comme je viens de le dire, n'est pas rare après l'accouchement; la femme se lève, mais elle est faible, elle accuse quelques douleurs, des troubles digestifs, etc.; il y a un léger mouvement fébrile, la sécrétion lactée est irrégulière. Chez d'autres, plus fortes, l'inflammation ne se révèle que plus tard, mais elle part de l'accouchement. Cette incertitude sur l'origine de la périmétrite chronique me paraît être une des raisons qui doivent faire rejeter la distinction de la maladie en puerpérale et non puerpérale.

Quand la périmétrite se développe d'emblée, ce qui est rare, le début en est sourd, insidieux. Elle n'attire l'attention que lorsque la tumeur est devenue volumineuse, gênante, ou que les douleurs prennent de l'acuïté et que des troubles fonctionnels et digestifs surviennent, ce qui arrive surtout à l'occasion de la menstruation.

Somme toute, l'inflammation péri-utérine chronique présente souvent des signes locaux peu marqués, des phénomènes réactionnels peu significatifs, et il peut être difficile de la diagnostiquer, surtout s'il existe une maladie intercurrente, telle que la tuberculisation pulmonaire. Ici les symptômes généraux occupent la première place. Ce sont les suivants : langueur, détérioration de l'économie, pâleur, amaigrissement, visage terne, yeux sans expression, peau sèche, quelquefois un peu chaude, pouls faible, petit, un peu serré, assez fréquent, oppression, palpitation, céphalalgies, névralgies, nervosités, accès hystériformes, engourdissement d'un côté, surtout du gauche, fourmillements aux extrémités, augmentation ou diminution de la sensibilité, points douloureux le long du rachis, dyspepsie, acidités, gonflement épigastrique, quelquefois vomissements.

Interroge-t-on les malades, il est rare qu'il n'y ait pas eu au début quelques phénomènes d'acuïté, soit après un accouchement, soit d'emblée. Depuis lors, malgré le calme relatif, il est resté un sentiment de pesanteur, de gêne, d'embarras dans le bassin, une chaleur intérieure, des battements, augmentant par la marche, les fatigues, le coït. Les règles sont supprimées ou moins abondantes (la métrorrhagie est l'exception); à cette époque surtout, les douleurs sont plus vives dans l'abdomen, il y a tuméfaction du ventre, nausées, vomissements, chaleur à la peau, frissons erratiques, augmentation de la leucorrhée, irritation très-vive et desquamation de la vulve, urines chargées, garde-robes difficiles, très-douloureuses, excrétion de mucus par l'anus ou diarrhée, etc. L'ordre se rétablit jusqu'à une nouvelle crise ; mais il reste plus de fatigue ; permanence des douleurs lombaires et hypogastriques s'irradiant dans un membre ou dans les deux, jusqu'au genou ou jusqu'au pied ; leucorrhée ; constipation ou diarrhée ; démangeaison vulvaire.

Par la reprise du travail ou du coït, ou par les retours menstruels peuvent survenir des exacerbations, des accès, bien signalés par M. Nonat, caractérisés par des *redoublements inflammatoires*, suivant l'expression de M. Gosselin, et ramenant une manifestation symptomatique analogue à celle de la période aiguë, sauf pour les symptômes généraux ou réactionnels, qui sont moins prononcés. Ces exacerbations ont une courte durée, de trois à huit jours ; elles peuvent se répéter tous les mois, ou laisser entre elles des intervalles de trois mois, six mois, un an. Elles aggravent évidemment la position des malades, mais elles causent rarement la mort. Il faut bien se rappeler d'ailleurs que la chronicité et les redoublements inflammatoires tiennent non-seulement à l'imprudence des malades et à l'insuffisance des soins, mais surtout à la persistance de l'inflammation de l'ovaire et de la trompe.

Que l'on assiste au développement d'une périmétrite aiguë ou à un des redoublements d'un phlegmon chronique, la douleur, comme celle de la péritonite ordinaire, tend à se généraliser, mais en conservant un maximum d'intensité dans le siége primitif. Elle est aiguë, incessante, lancinante, pulsative, avec des exacerbations toutes les trois ou quatre heures, surtout s'il y a métrite interne, leucorrhée, etc.; et avec tension du ventre, qui ne supporte aucune pression. Elle se fait sentir également dans le vagin et dans le rectum où elle ne permet pas d'introduire le doigt pour pratiquer le toucher.

Dans la périmétrite chronique, cette douleur se confond souvent avec celle de l'ovarite, de la métrite et de la leucorrhée même qui coexistent fréquemment avec elle. Elle offre des variétés de siége comme la maladie; elle occupe de préférence un côté du bas-ventre, surtout le gauche, ou une grande partie de l'hypogastre avec un maximum d'intensité au point correspondant à la tumeur; elle s'irradie aux reins, aux lombes, à la hanche, à la vulve, aux cuisses, aux jambes, surtout du côté malade; elle est fixe, profonde, pulsative, exaspérée par la marche, la fatigue, la station debout, le coït; quelquefois elle est aiguë, déchirante, arrache des cris, et en même temps devient mobile, errante, intermittente, ou rémittente, auquel cas elle est due probablement à un accès névralgique; elle est parfois peu manifeste spontanément, mais elle se découvre ou s'exaspère soudainement si elle est provoquée par le toucher, la pression abdominale, une chute, la toux, le vomissement, la constipation, des efforts de miction ou de défécation, la marche, la course, la voiture, le coït, la présence d'un corps étranger dans le vagin, la chaleur du lit, la congestion utérine, l'époque menstruelle. Il n'est pas jusqu'au décubitus qui ne puisse l'exaspérer ; aussi instinctivement les malades savent-elles prendre celui qui est pour elles le moins douloureux, c'est généralement le décubitus dorsal avec inclinaison légère sur le côté opposé à la tumeur.

La chaleur ressentie par les malades dans la périmétrite aiguë est considérable, elle est au fond du bassin, elle devient quelquefois brûlante dans le vagin. Dans la périmétrite chronique, elle ne s'observe guère qu'au moment d'une recrudescence inflammatoire.

Les symptômes de voisinage sont variables : il y a constipation, gêne et douleur dans l'émission des garde-robes, dysurie ou ténesme vésical.

Dans la périmétrite aiguë, dit M. Nonat, le plus souvent la menstruation est accrue et il y a une véritable métrorrhagie : mes observations sont loin de confirmer cette opinion. Je n'ai pas non plus observé souvent la leucorrhée, par retentissement inflammatoire sur la muqueuse utérine. Ce qui s'observe plus souvent, c'est au contraire la suppression des lochies dans l'état puerpéral ; ce qui s'observe encore, c'est la propagation de l'inflammation au parenchyme utérin. S'il n'est pas enflammé, l'utérus est souvent congestionné. Je ne partage pas non plus l'opinion de M. Nonat lorsqu'il dit que le pouls est habituellement plein dans le développement du phlegmon péri-utérin, au lieu d'être concentré comme dans la métro-péritonite : on n'observe pas des différences aussi tranchées, pour une bonne raison, c'est que les limites de l'inflammation péri-utérine ne sont pas elles-mêmes aussi tranchées. Du reste, les symptômes généraux de l'état aigu sont graves : réaction intense, fièvre à 130 pulsations et au delà, peau chaude, soif ardente, traits altérés, courbature générale, nausées, vomissements, hoquet, comme dans la péritonite, quoique à un degré moindre, délire rare, étant quelquefois l'annonce de la suppuration. Ils atteignent leur maximum d'intensité dans l'état puerpéral : la suppression du lait peut s'ajouter alors à celle des lochies.

Dans la périmétrite chronique, les troubles anatomiques et fonctionnels de voisinage et les symptômes généraux prennent un autre caractère. Les organes voisins sont repoussés, leurs rapports altérés; l'utérus notamment est refoulé en masse, dévié ou fléchi; il y a compression de la vessie, du rectum, des vaisseaux et des nerfs pelviens; il existe un état permanent de congestion autour du phlegmon ou de la pelvi-péritonite, particulièrement dans l'utérus, qui s'hyperhémie et dont la congestion chronique, sinon l'inflammation, accompagne souvent l'inflammation péri-utérine; de là des douleurs, de la leucorrhée, des troubles menstruels, le plus souvent avance de l'époque, prolongation de la durée des règles, rarement augmentation de quantité, caillots de sang, métrorrhagies, plus souvent diminution graduelle ou suppression; il y a retentissement du trouble de la fonction menstruelle sur la périmétrite même, et par conséquent recrudescence des douleurs, influence réciproque, réaction continuelle du phlegmon sur l'utérus, et de l'utérus sur le phlegmon; quelquefois la persistance de l'inflammation péri-utérine amène l'hypertrophie de l'utérus, surtout chez les femmes qui ont eu des enfants. Presque toujours les rapports sexuels sont douloureux, il faut les défendre; ils le sont moins, si l'inflammation est dans les ligaments larges et non immédiatement en contact avec l'utérus. L'inflammation péri-utérine chronique n'est pas un obstacle absolu à la fécondation, à moins d'adhérences anormales des trompes; mais, dans les cas rares où la conception s'est faite, elle prédispose sans aucun doute aux fausses couches, mécaniquement et physiologiquement; aussi doit-on, selon le juste conseil de M. Nonat, continuer le traitement pendant la grossesse. La miction est fréquente, douloureuse, difficile, accompagnée d'efforts, de ténesme et quelquefois de rétention; souvent il y a constipation, d'autres fois diarrhée par propagation de l'inflammation, d'autres fois la défécation est pénible, douloureuse, le rectum et l'anus sont le siége de contractures spasmodiques qui amènent de véritables crises nerveuses; les matières stercorales sortent moulées comme si elles passaient à travers un tuyau de plume; elles sont accompagnées de mucosités qui témoignent de l'existence d'une entérite glaireuse; il s'y joint des hémorrhoïdes, et même des fissures à l'anus. — L'estomac est atteint sympathiquement comme dans la métrite et la leucorrhée; il y a rarement exagération, mais le plus souvent perte de l'appétit; digestions lentes, difficiles, pesanteur, gonflement épigastrique après le repas; dépravation du goût, chaleur, tiraillements épigastriques, éructations gazeuses, nausées, vomissements, etc. Souvent la respiration est pénible, il survient une toux sèche nerveuse, etc. De la fièvre éclate à chaque recrudescence; il y a, chez plusieurs malades, une fréquence modérée mais continue dans le pouls, ou du moins un retour de cette fréquence tous les soirs, après la fatigue de la journée. Chez quelques femmes, les troubles de la sensibilité et de la myotilité s'ajoutent à ces symptômes généraux. Enfin, chez le plus grand nombre, la chloro-anémie et un affaiblissement notable sont les symptômes généraux les plus marqués de la périmétrite chronique.

La marche de la maladie peut aider à son diagnostic.

La périmétrite puerpérale passe rapidement et souvent à la suppuration.

La périmétrite non puerpérale a une marche moins brusque, plus lente. Elle peut se terminer de trois manières : par la résolution, à la suite d'une diminution progressive des symptômes, après deux ou trois septénaires ou le retour normal de la deuxième époque menstruelle; par le passage à l'état chronique, auquel cas la tumeur reste stationnaire et s'indure; ou par la suppuration, ce qui est le cas le plus rare.

Sauf quelques cas où elle se termine par la généralisation brusque de la péritonite, la maladie marche très-lentement. Dans les cas les plus heureux, les malades sentent longtemps de la faiblesse, de la nervosité, de l'impressionnabilité, de la pesanteur pelvienne, des douleurs lombaires lorsqu'elles restent debout, de la sensibilité aux organes génitaux, de la douleur dans l'accomplissement des fonctions sexuelles. Le ventre est indolent, mais il devient douloureux à la pression; il est le siége d'un empâtement profond, on y trouve des traces de la tumeur, soit un empâtement péri-utérin, soit de petites tumeurs, solitaires ou multiples, de la dimension d'un pois, d'une petite bille ou d'une cerise, bien décrites par M. Gosselin, tumeurs qui ne sont peut-être pas toujours des vestiges d'inflammation péri-utérine, mais qui peuvent passer souvent pour un reste de cette maladie; de sorte que la résolution de l'inflammation péri-utérine n'est peut-être jamais bien complète, ou du moins est-elle très-lente. Le plus souvent la maladie passe à l'état chronique avec ou sans redoublements inflammatoires. La mort peut avoir lieu dans un de ces redoublements, par généralisation de la péritonite, par résorption putride, ou même par infection purulente (Aran dit l'avoir vu deux fois). D'autres fois, après avoir franchi quelques exacerbations et échappé à leurs dangers, les malades voient leur santé s'améliorer peu à peu, et des symptômes de résolution se manifester. Mais, si elles sont tuberculeuses, elles continuent à souffrir, tantôt de la poitrine, tantôt de la pelvi-péritonite, jusqu'à ce que la consomption finisse par amener graduellement la mort.

Signes objectifs. — La palpation abdominale laisse difficilement percevoir, au début de l'inflammation aiguë, la tumeur pelvienne. Mais celle-ci augmentant et se rapprochant des téguments, par les progrès mêmes de l'inflammation, on sent bientôt, au milieu de la rénitence diffuse du bas-ventre, une tumeur bien ou mal limitée, pouvant être grosse comme le poing et plus douloureuse à la pression que les parties environnantes. Dans l'inflammation péri-utérine chronique, le ventre est toujours sensible à la pression, quelquefois ballonné; la palpation fait reconnaître à l'hypogastre une rénitence marquée ou une véritable tumeur, aplatie ou arrondie, pouvant arriver jusqu'à l'ombilic et au delà.

Le toucher n'est pas possible au début de la périmétrite aiguë, parce que la douleur vagino-utérine est trop violente; mais dès que l'acuïté de l'inflammation est un peu tombée, on doit faire cette exploration locale, qui est indispensable pour parer aux suites du phlegmon ou les prévenir, et fait reconnaître habituellement, sans trop de difficultés, une saillie globuleuse à surface lisse, égale, rénitente, chaude, douloureuse, proéminente dans le vagin, dans le rectum ou à l'hypogastre. Par le toucher en effet on constate d'abord une chaleur vaginale marquée et des mucosités humectant plus ou moins le conduit vulvo-utérin; le col de la matrice est dans une position variable, mais il paraît *implanté sur une base solide;* le corps de l'utérus est comme *immobilisé;* le cul-de-sac utéro-vaginal présente sur quelque point une certaine *résistance*, de l'empâtement ou une véritable saillie.

Immobilité et empâtement de l'utérus, tumeur péri-utérine imparfaitement circonscrite, voilà des symptômes qui suffisent avec les phénomènes généraux pour diagnostiquer la maladie. Lorsque la tumeur est située derrière l'utérus, elle n'est pas accessible à la palpation et ne peut être perçue que par le toucher. Un sillon établit toujours la démarcation entre la tumeur et le col de l'utérus, dont l'indépendance se reconnaîtra si l'on essaie de le faire basculer, après l'avoir bien rapproché de la tumeur, pour lui restituer un peu de mobilité en faisant cesser la tension qui existe sur les liens unissant l'utérus à la tumeur. — Le toucher rectal montre les limites supérieures de la tumeur, surtout de la tumeur postérieure ou rétro-utérine, qu'on ne peut diagnostiquer ni en palpant ni en percutant l'abdomen.

Dans la périmétrite chronique, le toucher fait reconnaître l'utérus complétement *immobile*, dans sa situation normale ou en inclinaison, antéversion, rétroversion, latéroversion, ou *dans une espèce de gangue* dont le col seul se dégage, ou *accolé étroitement* à un empâtement ou à une tumeur latérale ou postérieure, ou repoussé dans une direction opposée à celle de cette tumeur, dont le col utérin est séparé par un sillon peu profond, quelquefois avec œdème du col et de la partie supérieure du vagin. Le toucher rectal fait mieux reconnaître une masse informe, ou des brides, ou une sorte d'anneau plus ou moins complet, enclavant l'utérus. Enfin la combinaison de la palpation avec le toucher fait mieux apprécier encore l'étendue de cette tumeur, son épaisseur, sa consistance, son élasticité qui annonce la formation du pus, etc.

L'association du toucher vaginal et du toucher rectal a été employée avec succès par Récamier pour reconnaître la suppuration, en permettant de déterminer une fluctuation dans la tumeur. Quant à l'ovaire et à la trompe, ils sont trop au centre de cette tumeur pour être accessibles au toucher.

En définitive, l'inflammation péri-utérine donne toujours naissance à la formation d'une tumeur. Cette tumeur est quelquefois apparente au-dessus du pubis, à travers la paroi abdominale ; elle peut être constatée par l'exploration manuelle, la palpation hypogastrique, la plessimétrie, la combinaison du toucher vaginal et du toucher rectal. Elle peut varier beaucoup de forme et de volume, de la grosseur d'une amande à celle d'une orange, d'une tumeur nettement circonscrite à une tumeur diffuse. La surface en est généralement égale et lisse, sans bosselures molles ou dépressibles, comme celles que produisent les amas stercoraux du rectum ; la consistance, solide, assez ferme, quelquefois dure, généralement élastique, comme celle du corps de l'utérus, à moins de suppuration. Cette tumeur est tantôt mobile relativement à l'utérus, ce qui est rare, tantôt adhérente à cet organe, par une extrémité, ou par une surface, ou sur une grande partie de sa périphérie, ce qui est habituel ; elle n'est pas pour cela nécessairement immobile dans l'excavation pelvienne ; elle peut être exclusivement bornée au dédoublement des ligaments larges auxquels elle adhère par une face, tandis qu'elle est libre par l'autre ; enfin le plus souvent elle est enclavée et immobile dans le bassin et autour de l'utérus, ou sur un des points de cet organe.

Le toucher fait reconnaître les points occupés par la tumeur. M. Nonat dit que le plus souvent le phlegmon débute par un des ligaments larges et de là se porte en dedans vers l'utérus ou en dehors vers les fosses iliaques. Cet auteur distingue, outre ce phlegmon des ligaments larges, le phlegmon latéro-utérin qui serait le plus fréquent après le précédent, puis l'antéro-utérin, le rétro-utérin, enfin celui qui ferait comme une ceinture autour de la matrice et mériterait le nom de péri-utérin, et peut-être le périrectal. On aura quelque idée de la fréquence comparative avec laquelle les différentes parties sont atteintes, par la statistique du docteur West : sur 52 cas, le siége du mal fut 34 fois le ligament large, 14 fois le tissu cellulaire utéro-rectal, 3 fois le tissu cellulaire utéro-vésical. Ainsi, quant à la fréquence, l'inflammation péri-utérine affecte évidemment, de préférence, la partie postéro-latérale, à peu près également à droite ou à gauche, excepté chez les nouvelles accouchées, dit Aran, où il semble que la proportion soit un peu plus forte à droite. Les statistiques de M. Gallard et d'Aran confirment sous ce rapport celle du docteur West.

Sur 52 cas, West en a vu 34 sur les côtés, dont 21 à gauche,
— 53 — Gallard — 32 — 11 à gauche,
— 24 — Aran — 17 —

Après les parties latérales, le siége le plus fréquent de l'inflammation péri-utérine est la partie postérieure ou le cul-de-sac utéro-rectal.

Il est un dernier caractère, perceptible par le toucher, auquel M. Nonat attribue une grande importance : habituellement, dit-il, un vaisseau artériel d'un assez fort calibre, par exemple comme la radiale, rampe à la base de la tumeur et donne des pulsations perceptibles au toucher. Il se trouve seulement dans les tumeurs anciennes ; on commence à le bien reconnaître vers le troisième, surtout vers le huitième mois ; il ne manque pas dans les engorgements péri-utérins d'un an, mais il peut ne pas être accessible à l'exploration. Son volume est en rapport avec l'ancienneté du phlegmon, il aggrave le pronostic : l'abord d'une plus grande quantité de sang rend la maladie plus rebelle au traitement. Les travaux de M. Nonat, sur ce point, ont été consignés dans la thèse de M. Martin [1].

Des battements artériels peuvent en effet être perçus sur les tumeurs péri-utérines ; mais je trouve que ce praticien en a exagéré l'importance, sinon au point de vue pratique, ce qui doit rendre prudent pour les larges incisions, notamment à l'aide de son trocart lancéolé, du moins au point de vue de la symptomatologie et de la pathogénie, ces battements étant dus simplement à l'augmentation de volume et d'afflux sanguin que l'on remarque dans les artères utérines ou vagino-utérines et dans leurs principales branches, comme dans tous les vaisseaux qui avoisinent les organes enflammés ou y aboutissent.

Diagnostic différentiel. — L'inflammation péri-utérine aiguë et surtout l'inflammation péri-utérine chronique ont été longtemps méconnues ; elles ont donné lieu à beaucoup d'erreurs de diagnostic ; on peut même assurer que ces erreurs se renouvellent souvent aujourd'hui. Il faut donc établir les bases d'un diagnostic qui les distingue, soit des autres inflammations, soit des autres tumeurs, utérines ou extra-utérines.

Que ce soit à la suite des couches ou à toute autre époque de la vie de la femme, tout phénomène insolite se produisant dans la région de l'abdomen, toute altération de la santé générale, doivent diriger l'attention du médecin de ce côté, faire craindre une inflammation péri-utérine (car cette maladie, avons-nous dit, peut se présenter jusqu'à 50 à 70 fois sur 100 dans le nombre des maladies de l'appareil utéro-

[1] *Phlegmons des ligaments larges et du tissu cellulaire péri-utérin.* Paris, 1851.

ovarien), et nécessiter une exploration minutieuse, surtout après un accouchement ou un avortement, alors même qu'il aurait eu lieu deux mois auparavant (car la maladie a pu être méconnue jusqu'alors), ou qu'il existerait une autre maladie (car la périmétrite peut coexister avec elle).

Rappelons en résumé le diagnostic de la périmétrite.

Au milieu de phénomènes inflammatoires plus ou moins tranchés, une espèce de tumeur se développe dans la cavité pelvienne, en arrière ou sur les parties latérales de l'utérus, auquel elle est soudée d'une manière plus ou moins intime. Cette tumeur acquiert dans certains cas des proportions assez considérables pour pouvoir être sentie à travers la paroi abdominale; elle affecte quelquefois un des caractères du phlegmon et est susceptible en particulier de se terminer par la suppuration. Tantôt la maladie éclate brusquement par des frissons, suivis de chaleur, de sueur, de nausées. Tantôt elle est précédée, pendant quelques jours ou pendant quelques semaines, de malaises mal définis, anorexie, constipation, diarrhée, douleur sourde iliaque ou hypogastrique, intolérable par la marche, pendant laquelle les femmes se courbent en deux, par le coït que les malades redoutent; par la pression ou le moindre ébranlement dont elles se gardent avec soin. Tantôt elle est à l'état chronique, les symptômes généraux occupent la première place, les règles sont supprimées ou peu abondantes, rarement hémorrhagiques, il y a souvent des flueurs blanches, quelquefois des recrudescences de douleurs aux époques menstruelles, des redoublements inflammatoires, il y a surtout de la dyspepsie, de l'hystérie, des névralgies, de la fièvre, de l'amaigrissement, etc. Quant à la tumeur, elle a habituellement une consistance solide, plus ferme que celle du tissu normal de l'utérus, quelquefois rénitente, ne se laissant jamais déprimer au point de conserver l'empreinte du doigt et tenant le milieu, pour la solidité, entre les parois du corps de l'utérus et les tumeurs fibreuses; elle a un siége déterminé d'un côté ou de l'autre, ou derrière l'utérus, rarement tout autour, formant un bourrelet, un relief qu'on peut distinguer du museau de tanche; sa surface est lisse sans inégalités ni bosselures; elle est très-douloureuse à la pression; des artères plus ou moins volumineuses rampent superficiellement à sa base; enfin de toutes les tumeurs du bassin chez la femme, c'est à peu près la plus commune.

La métrite aiguë, que l'on pourrait confondre avec la périmétrite aiguë ou les redoublements inflammatoires des phlegmons péri-utérins subaigus, se distingue par des phénomènes généraux et locaux moins intenses, par le siége différent de la douleur qui occupe tout le bas-ventre, par son caractère expulsif, par une leucorrhée et des vomissements plus fréquents, par l'absence de tumeurs, et par la mobilité de l'utérus que l'on reconnaît être la seule tumeur occupant le milieu ou un des côtés de l'hypogastre. Au commencement, il est vrai, le diagnostic peut n'être pas facile à établir entre le phlegmon péri-utérin et la métrite post-puerpérale, parce que le tissu cellulaire engorgé fait, en quelques sorte, corps avec l'utérus; plus tard il s'en détache et la tumeur anormale se dessine.

La péritonite n'est pour ainsi dire pas à distinguer, puisqu'elle existe en réalité dans la périmétrite. Souvent tout est semblable entre ces deux maladies, sauf l'empâtement ou la tumeur douloureuse au toucher, accolée sur les côtés ou derrière l'utérus. M. Nonat qui cherche à différencier la périmétrite de la péritonite partielle, par la petitesse et le resserrement du pouls dans celle-ci, convient que la distinction est souvent impossible. Du reste il y a coexistence des deux maladies et indication du même traitement.

La cystite se reconnaît par l'examen des urines, et c'est à peine s'il peut en être question, tant il est facile de la distinguer de la périmétrite.

Mais c'est surtout pour la périmétrite chronique que le diagnostic peut être embarrassant. Je vais signaler en quelques mots les caractères par lesquels on en distingue les autres tumeurs utérines ou extra-utérines.

L'engorgement des parois utérines, sauf induration, est moins dur que le phlegmon péri-utérin et se laisse un peu déprimer; il n'est pas partiel, ou limité à un côté ou à un point de l'utérus; il n'y a pas de bourrelet autour du col, pas de sillon indiquant la limite entre la matrice et l'engorgement péri-utérin; au besoin le cathétérisme montrerait qu'il n'y a pas deux tumeurs.

La grossesse se distingue par un développement uniforme du corps de l'utérus, globuleux, sans relief ni sillon, de consistance normale, indolore à la pression, croissant de jour en jour.

Les tumeurs accidentelles, les tumeurs fibreuses, surtout interstitielles, se distinguent par les mêmes caractères, par l'absence de sillon, leur dureté, leur consistance, une sensibilité à peu près nulle, l'existence moins fréquente des pulsations artérielles, l'absence presque constante d'adhérences avec les parois pelviennes, la mobilité que l'utérus conserve malgré son augmentation de volume.

Les déviations, les flexions, qui ont donné lieu à des erreurs fréquentes, se distingue en ce qu'on ne découvre alors nulle part ailleurs que dans la tumeur le corps de l'utérus. Or il faut tenir à la fois l'utérus et la tumeur, pour avoir la certitude que celle-ci existe. Le cathétérisme facilite le diagnostic.

Le cancer, s'il s'agit de squirrhe, est plus dur, quelquefois d'une dureté excessive, inégal, il peut être ulcéré et fournir un écoulement; s'il s'agit d'encéphaloïde, le col est fongueux, saignant, friable, et donne lieu à un écoulement ichoreux, fétide.

Parmi les tumeurs extra-utérines, le phlegmon des fosses iliaques a un siége et des limites reconnaissables. Si des fosses iliaques il envahit le tissu cellulaire péri-utérin, il n'y a plus lieu d'établir une distinction : c'est la même maladie, différant seulement de siége et d'étendue.

Les tumeurs formées dans le rectum par la rétention de matières stercorales ont donné lieu à des méprises. Elles sont plus molles et dépressibles, ou plus dures et bosselées, reconnues par le toucher rectal, après l'administration préalable d'un lavement laxatif, ou d'un léger purgatif. Quelquefois les deux maladies s'observent simultanément, car il n'est pas rare que le phlegmon péri-utérin et la constipation coexistent.

L'hématocèle péri-utérine ne débute pas dans les mêmes circonstances ni de la même façon ; les commémoratifs aident à faire le diagnostic différentiel. Souvent elle succède à la suppression brusque de la menstruation. La formation de la tumeur est très-rapide, s'accompagne des symptômes généraux des hémorrhagies, de douleurs vives comme celles de la péritonite, et en même temps, dès le début, de fluctuation, ce qui est le contraire pour la périmétrite. La douleur et la réaction rendent bientôt la confusion possible. Mais la tumeur durcit peu à peu par la coagulation du sang, au lieu de se ramollir ; elle n'est pas aussi sensible à la pression que la tumeur inflammatoire de la pelvi-péritonite ; son siége habituel est derrière l'utérus, qui est repoussé en avant et en haut contre le pubis. Une ponction exploratrice peut au besoin lever les doutes. Du reste, lorsque l'hématocèle s'accompagne de péritonite pelvienne, ce qui arrive dans les cas les plus douloureux et les plus embarrassants, elle réclame le même traitement que la pelvi-péritonite aiguë : la péritonite domine la scène et fournit l'indication capitale.

Les kystes, surtout ovariques, séreux ou purulents, dont les caractères devront être exposés plus loin avec l'importance qu'ils méritent, présentent, à moins de trop de distension, d'épaisseur de leur contenu ou de leur trop grande multiplicité, une fluctuation évidente. Ils laissent percevoir aussi par l'hypogastre ou le vagin une forme globuleuse caractéristique. Ils ne sont pas douloureux à la pression, et ne laissent pas sentir, d'après M. Nonat, de battements artériels, ce qui n'est pas très-certain. Une ponction exploratrice dissiperait les doutes, et le même traitement n'aggraverait pas d'ailleurs la situation des malades.

La grossesse extra-utérine forme une masse hétérogène composée de parties molles et de parties dures, mobiles, inégales, etc. La périmétrite peut d'ailleurs coïncider avec elle ou avec un kyste séreux ou purulent.

Enfin il ne faut pas confondre non plus l'inflammation péri-utérine chronique avec les autres maladies, telles que la tuberculisation pulmonaire, pouvant se lier à des affections générales diathésiques et amener peu à peu la consomption. Les circonstances antécédentes, les symptômes généraux, le facies utérin, la dyspepsie, les symptômes de voisinage, les flueurs blanches, visqueuses, etc., amènent peu à peu à un examen direct et par suite à la distinction de deux maladies que l'on sait d'ailleurs coexister quelquefois chez la même malade.

Somme toute, les tumeurs inflammatoires péri-utérines peuvent être circonscrites ou diffuses, occuper des points différents, changer de forme ou de consistance et même de place. Mais on n'en distingue pas moins la tumeur de l'utérus, et c'est là le principal pour le diagnostic différentiel de la périmétrite et des tumeurs utérines proprement dites : cette distinction se révèle par le sillon qui les sépare, par leur mobilité relative, par la différence de consistance habituellement moindre pour la tumeur, par la différence d'élasticité habituellement moindre dans l'utérus par la différence de niveau qui porte la tumeur plus bas ou plus haut que l'utérus ou bien dans des directions que cet organe ne peut affecter. Quant aux autres tumeurs, la persistance des signes de l'inflammation dans la périmétrite, même la plus chronique, distingue cette phlegmasie des corps fibreux, des tumeurs pelviennes, de l'hématocèle, des kystes ovariques, etc.

Il ne reste plus à étudier qu'une des terminaisons de la périmétrite, dont je n'ai pas encore parlé, parce qu'elle présente des signes spéciaux, je veux dire la terminaison par suppuration et la formation des abcès pelviens ou péri-utérins.

Cette terminaison est assez rare. Elle serait d'après M. West de 51 sur 100, mais d'après Aran, et d'après MM. Gallard et Gosselin, seulement de 7 à 10 sur 100. M. Nonat la regarde aussi comme rare.

Sous l'influence de l'encombrement, de constitutions médicales mauvaises, d'un tempérament lymphatique, d'un état cachectique, de la puerpéralité, ou de l'absence d'un traitement spécial dirigé contre elle, l'inflammation péri-utérine aiguë arrive jusqu'à la suppuration ; ou bien sous l'influence d'une irritation extérieure, d'un coup, d'une chute, d'un trouble menstruel, l'inflammation péri-utérine chronique passe à l'état aigu et peut devenir purulente. Le pus peut être infiltré ou réuni en collection, suivant que la suppuration est rapide ou qu'elle est lente. 1° Si la suppuration du tissu cellulaire péri-utérin est rapide, d'après M. Nonat, il se fait des abcès récents, diffus, dont les rapports varient suivant le siége et l'étendue de l'inflammation. Il y a un abcès rétro-utérin ou recto-utérin, qu'il faut distinguer des collections purulentes intrapéritonéales, un abcès anté-utérin ou vésico-utérin qui est rare, un abcès latéral qui écarte les replis du ligament large et baigne la trompe et l'ovaire dans le pus. Généralement le pus fuse, se répand autour de l'utérus, peut remplir le petit bassin et même gagner les fosses iliaques ou remonter jusqu'à l'ombilic. Il est certain que cela arrive bien plus souvent pour les suppurations péritonéales que pour les phlegmons proprement dits. Pourtant on trouve dans le foyer, d'après M. Nonat, des lambeaux de tissu cellulaire, de vaisseaux, de nerfs, etc.;

2° si la suppuration est lente, le pus se réunit en foyer, s'enveloppe de la membrane pyogénique, forme une ou plusieurs tumeurs limitées, enkystées, en relation avec les organes voisins, pouvant résulter aussi d'un kyste séreux ou d'une hématocèle suppurée; quelquefois le pus se fait d'une manière latente, et on ne le soupçonne que par l'évacuation. Quand il y en a beaucoup, on peut supposer qu'il vient de la cavité péritonéale ; quand il y en a peu, c'est plutôt d'un abcès de l'ovaire ou de la trompe. Il peut s'accumuler dans une sorte de kyste et y séjourner longtemps, plus d'un an, par exemple, et y devenir très-dense, au lieu de rester séreux, comme lorsqu'il est récent. Aran a vu de pareils kystes contenant un demi-litre de pus. Ces abcès peuvent s'ouvrir spontanément dans le péritoine, ce qui est rare et est une cause de mort rapide, dans le rectum ou le vagin, même dans la vessie, sur la paroi abdominale, ou même par divers orifices, canal inguinal, canal crural, trou obturateur, échancrure sciatique.

L'abcès péri-utérin est, d'après M. Nonat, d'un volume variable, depuis celui d'une noix jusqu'à celui d'une tête de fœtus à terme. Ce praticien a extrait d'un de ces foyers plus gros que l'utérus à terme, 15 litres de pus. Quand il cause la mort, le plus souvent on le trouve en communication avec l'extérieur par l'hypogastre ou le périnée, ou avec le péritoine, ou bien avec quelque organe creux du bassin, habituellement avec le rectum ou le vagin, assez fréquemment avec le péritoine, avec l'S iliaque, rarement avec la vessie et surtout avec la matrice. Il peut s'ouvrir simultanément dans le rectum et la vessie, comme M. Nonat en cite trois cas. L'ouverture peut être directe, et malgré cela difficile à découvrir, ou être indirecte et former un trajet fistuleux. Les matières fécales et l'urine peuvent pénétrer dans le foyer, de même que le pus pénètre dans la vessie ou le rectum.

D'après Graily Hewitt [1], l'ouverture la plus fréquente est dans l'intestin; dans le vagin et la vessie elle est encore assez fréquente. Elle est moins commune par le trajet des vaisseaux ou des nerfs sortant du bassin.

Kœnig [2] a fait sur la marche suivie par les épanchements purulents, résultant de l'inflammation du tissu cellulaire péri-utérin, quelques expériences qui ont de l'intérêt pour le diagnostic des abcès pelviens. Il a trouvé que les injections d'air et d'eau poussées dans le tissu cellulaire du ligament large, près des trompes de Fallope, cheminent d'abord le long des muscles psoas iliaques, puis s'enfoncent dans le bassin proprement dit; — que les exsudations partent du tissu cellulaire situé en avant et sur les côtés de l'utérus et de son col, se répandent latéralement dans le tissu cellulaire du bassin et par les bords de la vessie, puis suivent le ligament rond du côté de l'arcade crurale, et de là s'étendent, en dehors et en arrière, à la fosse iliaque; — si le point de départ est la partie postérieure de la base du ligament large, les

[1] Ouv. cit., p. 228.

[2] *Archiv für Heilk.*, 1862, n° 6, p. 481.

parties postéro-latérales du bassin sont les premières remplies, l'épanchement passant ensuite du côté des muscles psoas iliaques.

Kœnig déduit de ces expériences quelques conclusions importantes au sujet de la symptomatologie des abcès pelviens. Les douleurs névralgiques qui se développent fréquemment, sont dues à la pression exercée par les produits épanchés sur les nerfs qui traversent le bassin. Les symptômes névralgiques sont variables : c'est une sensation de froid ou une augmentation de chaleur, une douleur intense ou quelque autre altération de la sensibilité sur les surfaces auxquelles les nerfs comprimés se rendent.

Le nerf cutané externe de la cuisse est un des plus fréquemment affectés; d'autres fois, c'est principalement le nerf crural ou le nerf sciatique. — Un symptôme se présente constamment : la flexion de la cuisse sur le tronc. La malade éprouve de la douleur, quand la cuisse est étendue, ce qui est dû à la distension qui est produite par l'épanchement autour du muscle iliaque et qui augmente nécessairement par l'extension. Ce signe est très-pathognomonique des abcès pelviens; il est attribué souvent à l'effet d'une douleur qui serait due à une maladie de la hanche. Dans un très-estimable essai sur la cellulite et les abcès pelviens, publié dernièrement par le docteur M'Clintock [1], on trouve quelques remarques pratiques intéressantes, et entre autres celle-ci : le docteur M'Clintock considère la flexion de la cuisse comme indiquant une inflammation située profondément dans le bassin ou sur ses parois; dans les cas qu'il a pu observer, lorsque la tumeur était superficielle ou sur la ligne médiane, la flexion de la cuisse n'avait pas lieu.

Quand l'inflammation péri-utérine arrive à la suppuration, ce passage s'annonce par de petits frissons erratiques, se répétant plusieurs fois dans la journée et s'accompagnant de sueurs nocturnes, d'une persistance et d'une aggravation dans les symptômes, d'une exaspération des souffrances, d'un accroissement de volume, de tension et de dureté de la tumeur, d'une augmentation de la douleur, qui devient gravative, exacerbante, de chaleur et de sécheresse à la peau.

L'exploration directe peut donner la certitude de la présence du pus. La paroi vaginale qui recouvre l'abcès est tuméfiée, indurée et donne au doigt une impression très-différente de celle qu'elle produit lorsqu'elle est simplement comprimée par une tumeur d'une autre espèce, à laquelle elle n'est pas unie par une exsudation inflammatoire. Le vagin est chaud, sec ou humide, et sensible habituellement au moindre contact. Dans un état plus avancé de la maladie, cette sensibilité peut être nulle ou fort diminuée. Le progrès de la tumeur a quelque chose de particulier : au commencement elle peut être dure et plus ou moins résistante; cette dureté fait place à de la mollesse et finalement à de

[1] *Clin. Memoirs on Diseases of Women*. Dublin, 1863.

la fluctuation, quand le pus y est amassé. Le mélange de dureté et de mollesse, la présence d'un *point dépressible entouré d'une surface dure*, résistante ou rénitente; tels sont les caractères les plus ordinaires de l'abcès pelvien. La collection de pus est quelquefois inaccessible dans le principe; mais elle gagne peu à peu les parties déclives et devient plus tard appréciable.

Il est inutile de revenir sur le diagnostic différentiel, ébauché déjà à propos de la périmétrite non suppurée, entre l'abcès du bassin, l'hématocèle et le kyste ovarique. A l'inverse de l'abcès pelvien, l'hématocèle est d'abord fluctuante, puis résistante et dure et s'accompagne parfois de douleurs expulsives; le kyste ovarique, d'abord fluctuant, s'accroît sans réaction générale, et ne produit qu'une douleur obtuse, gravative, quelquefois nulle. Il peut y avoir, simultanément, abcès et hématocèle, abcès et kyste, inflammation et fusion des deux tumeurs. Une ponction explorative lèvera les doutes, pourvu qu'on se garde, s'il y a deux tumeurs superposées, de ne diagnostiquer que l'inférieure.

La suppuration qui succède à la périmétrite puerpérale, a une marche rapide et peut tuer la malade en peu de jours. Dans la périmétrite non puerpérale, le pus peut paraître après quinze jours. Quelquefois il ne sort qu'après plusieurs mois ou plusieurs années. M. Nonat ne pense pas qu'il puisse y avoir, comme on l'a admis, résorption du pus et guérison; pourtant j'en ai cité des exemples, observés, il est vrai, sur de petites tumeurs. Mais quand l'art n'intervient pas assez tôt, les collections purulentes se frayent ordinairement une voie jusqu'aux téguments ou jusqu'à quelque organe creux. Quelques jours avant, il y a recrudescence des symptômes, puis tout d'un coup, à la suite d'une chute, d'une contusion, d'un effort, affaissement subit de la tumeur et soulagement. Quelquefois il n'y a aucune sensation particulière, d'autres fois il y a une sensation de déchirure intérieure et passage du pus dans le vagin, ce qui est une terminaison favorable. Dernièrement j'en ai vu une de ce genre chez une malade qui n'avait voulu souffrir à aucun prix la tentative d'une ponction vaginale et qui, en se débattant, fit perforer son abcès dans le vagin : la guérison arriva promptement, mais il me fut impossible de trouver l'orifice vagino-utérin, par lequel l'abcès s'était vidé. L'évacuation est complète, ou incomplète; elle se fait alors en plusieurs fois. A l'époque des règles, le pus devient sanguinolent. Lorsque l'ouverture se fait dans le rectum, il peut y avoir ténesme, dysentérie, et les accidents les plus graves, comme Aran l'a observé chez une jeune fille vierge. Sauf les cas où le pus s'épanche dans le péritoine, la mort suit rarement la rupture du foyer, mais elle résulte de la suppuration prolongée, de la formation de trajets fistuleux plus ou moins nombreux et du marasme dans lequel les malades finissent par tomber. J'ai déjà dit ce qui arrive quand plusieurs ouvertures mettent le foyer en communication avec la vessie et le rectum à la fois, quelquefois même avec la paroi abdominale en même temps. On comprend que la consomption se déclare dans ces cas, ainsi que dans ceux où l'évacuation du pus est incomplète, où l'abcès s'ouvre et se ferme plusieurs fois, où, deux ou trois foyers n'ayant qu'un seul orifice, il y a stagnation du pus. Au contraire, si l'ouverture est grande, si le foyer est bien vidé, les accidents se dissipent : de là la justification de l'intervention chirurgicale, dont je chercherai à donner la mesure en parlant du traitement.

Traitement. — L'inflammation péri-utérine, du moins celle qui se développe en dehors des conditions les plus malheureuses de l'état puerpéral, n'est pas grave par la rapidité de la mort, mais par la durée indéfinie et l'incurabilité naturelle de la forme chronique, les dangers continuels que font courir les redoublements, les menaces de consomption, d'autant plus sérieuses qu'Aran regardait les 2/3 des femmes atteintes de périmétrite chronique comme disposées à être tuberculeuses. En outre, si on laisse la maladie prendre de l'intensité ou se prolonger, la stérilité en est la suite, à moins que les annexes d'un côté n'aient conservé leur intégrité ; les grossesses du moins sont laborieuses, comme Mme Boivin [1] l'a démontré dans un mémoire, où elle tient trop peu de compte des restes de l'inflammation et exagère l'influence mécanique des adhérences. Il devient évident que le traitement de la périmétrite doit toujours être regardé comme urgent, et présenté de cette manière aux malades, en même temps qu'on les préviendra du temps pendant lequel il est nécessaire de le prolonger.

L'exécution d'un traitement bien institué est d'autant plus utile que la maladie peut débuter à l'état latent, que sa marche peut être lente, insidieuse, stationnaire, indolente et faire croire aux malades qu'elles sont guéries. D'une part la tumeur subit des oscillations, des recrudescences, des redoublements dangereux, et d'autre part elle n'a pas de tendance à se résoudre d'elle-même, à cause de son siége et des causes incessantes d'aggravation. On en a vu durer 5, 10, 20 ans. M. Nonat a vu une femme malade depuis 30 ans.

Le traitement est donc indispensable. Il guérit les malades plus ou moins rapidement suivant leur constitution, le volume, l'ancienneté, les complications de leur tumeur. Il faut le continuer six mois, un an, quelquefois plus longtemps, sauf à traiter ensuite les complications qui survivent à la guérison même de la maladie. Il est essentiel que la guérison soit complète, pour être définitive. Enfin il n'est pas moins essentiel de savoir traiter avec soin et succès une maladie qui peut compliquer le plus grand nombre des maladies de l'utérus.

Je ne parle pas du traitement préservatif ou préventif, qui consiste à éviter à la suite des couches les relevailles hâtives, les travaux préma-

[1] *Recherches sur une des causes les plus fréquentes et les moins connues d'avortement.* Paris, 1828.

turés, le coït, les fatigues intempestives, les injections froides, l'immersion des pieds dans l'eau fraîche, etc., à conseiller l'allaitement ou à éviter la suppression brusque du lait, etc., etc. J'ai hâte d'en venir au traitement proprement dit.

Plusieurs indications doivent être remplies dans le traitement de l'inflammation péri-utérine, soit simultanément, soit successivement; car elles peuvent coexister, surtout lorsque la maladie est chronique, qu'elle a détérioré la constitution ou qu'elle est entretenue par une affection diathésique ; elles peuvent se succéder par le passage de l'état aigu à l'état chronique, par la formation du pus, la nécessité de l'évacuer, etc.

Il est naturel de penser, d'après ce qui a été dit jusqu'à présent, que ce traitement ressemble beaucoup à celui de l'inflammation de l'ovaire et de la trompe; mais qu'il doit être institué et dirigé avec plus d'énergie, à cause de la péritonite, élément constant de la maladie qui tend à se propager à toute la séreuse et qui constitue le danger capital.

Les principales indications sont donc les suivantes :

Combattre l'inflammation par un traitement antiphlogistique proportionné à son acuïté, à son intensité et aux forces de la malade ;

Provoquer la résolution de la tumeur, des produits plastiques déposés à la surface du péritoine, des pseudo-membranes commençant à s'organiser sur cette séreuse, et la résorption de la sérosité citrine, du liquide séro-purulent ou des éléments du pus sécrétés et retenus dans le péritoine pelvien enflammé ;

Combattre l'affection diathésique sous l'influence de laquelle l'inflammation chronique a de la tendance à se perpétuer, et en même temps reconstituer l'organisme affaibli et détérioré, en activant la nutrition et relevant les forces ;

Attaquer les complications qui peuvent coexister avec la périmétrite, ou persister après sa guérison ;

Enfin provoquer au besoin l'évacuation du pus, lorsque ce liquide est assez abondant ou sécrété depuis assez de temps pour qu'on n'en puisse pas espérer la résolution et qu'on doive craindre les tendances d'une évacuation naturelle plus dangereuse, par sa direction et son point aboutissant, que l'évacuation artificielle.

Le traitement antiphlogistique est tellement indiqué, qu'il est accepté et mis en première ligne par tous les médecins qui se sont occupés d'inflammation péri-utérine. Il doit même, d'un commun accord, être très-énergique et soutenu dans l'état aigu. Mais doit-il en être de même dans l'état chronique ? Ici les avis ont été partagés, surtout à l'égard des émissions sanguines, le moyen le plus direct et le plus efficace de la médication antiphlogistique.

M. Nonat ayant poussé plus loin que personne l'emploi de la médication antiphlogistique et surtout des émissions sanguines, je crois devoir exposer, à titre de renseignement, sa manière de faire, bien que je ne puisse pas conseiller de l'imiter.

Dans le traitement de la périmétrite aiguë, il prescrit, comme tout le monde, une médication franchement antiphlogistique, plusieurs saignées générales, s'il le faut, malgré même l'apparition des règles ; plusieurs applications de sangsues ; en s'arrêtant toutefois aux premiers signes précurseurs de la suppuration et en étant sobre d'émissions sanguines dans l'état puerpéral.

Mais c'est dans la péri-métrite chronique que ses prescriptions diffèrent de celles qu'on est habitué à tracer d'après les règles acceptées de la thérapeutique générale. La méthode de M. Nonat est, d'après son aveu, une émanation de celle de Lisfranc. Il y a, dit-il, à remplir deux indications : 1° dévier la fluxion, modérer l'activité circulatoire ; 2° provoquer, favoriser, entretenir, activer l'absorption. M. Nonat oublie qu'avant ces deux indications il s'en présente une autre : la déplétion de l'utérus et de ses annexes, dont le système vasculaire est commun. Quoi qu'il en soit, aucun moyen ne satisfait plus efficacement à ces deux indications que la saignée générale : c'est la partie essentielle, fondamentale du traitement de M. Nonat. Chaque saignée, d'après lui, n'est pas seulement révulsive et spoliative, elle est encore perturbatrice. A son action révulsive succède une réaction qui fluxionne de nouveau l'organe, mais qui aide, par cela même, à la liquéfaction et à la résorption du plasma épanché. Ces successions de révulsion et de fluxion, d'action et de réaction font l'efficacité de la saignée. Aussi faut-il la répéter souvent. Comme Lisfranc, M. Nonat prescrit une saignée à la fin de chaque époque menstruelle.

Chez les femmes vigoureuses, il prescrit deux, trois, quatre saignées par mois, en respectant les approches de l'époque menstruelle, en un mot toutes les fois qu'il voit se manifester les symptômes d'une recrudescence de la maladie. La quantité de sang soustraite par chaque saignée peut varier : généralement elle est petite, elle ne dépasse pas 30 à 80 grammes ; mais l'intensité de la réaction peut nécessiter une saignée de 120, de 300 et même de 500 grammes. La saignée générale est avantageusement suivie de manuluves révulsifs, de 5 à 6 minutes de durée, répétés deux ou trois fois par jour.

C'est plutôt sur l'intensité des douleurs et sur les autres signes de réaction locale, tels que les pulsations ou la grosseur des artères de la tumeur, que sur le volume même de celle-ci, qu'il faut régler les saignées. Elles peuvent exaspérer l'éréthisme nerveux hystérique ; il faut avoir soin, dans ce cas, de le traiter simultanément. Il faut y renoncer si elles sont suivies de douleurs intenses et d'ébranlements trop vifs du système nerveux. Il faut y renoncer aussi chez les femmes faibles, chétives, cachectiques ou ayant des prédispositions organiques vicieuses, par exemple à la tuberculisation pulmonaire. Mais elles ne sont pas contre-indiquées par la chlorose ou la chloro-anémie ; M. Nonat assure que si, chez les malades chlorotiques, on essaie l'emploi des ferrugineux sans recourir à la saignée, on n'obtient pas de guérison.

Les émissions sanguines locales doivent être ajoutées à la saignée s'il y a recrudescence extraordinaire du mal, retour d'accidents aigus, etc., ou bien y succéder lorsque l'économie est affaiblie par un certain nombre de saignées du bras. M. Nonat prescrit d'appliquer les sangsues ou les ventouses à l'hypogastre dans les cas de phlegmons péri-utérins antérieurs ou latéraux ; de les appliquer aux fesses et au sacrum dans le cas de phlegmon rétro-utérin. Il ne les applique ni à la vulve, ni aux cuisses, de peur de congestionner l'utérus. Il en craint l'application sur le col, ce qui prouve qu'il ne l'a jamais essayée dans ce cas. Enfin il fait remarquer que l'éréthisme nerveux ou la métrorrhagie contre-indique les sangsues ou les ventouses.

M. Nonat fait concourir la diète avec la saignée à l'institution de sa médication antiphlogistique. Le régime est spoliatif comme les émissions sanguines. A l'exemple de Lisfranc, il abaisse la nourriture de ses malades (à moins d'un extrême appauvrissement du sang et de la dépression des forces) d'abord de moitié, ne permettant que des viandes blanches, puis des deux tiers ; il arrive quelquefois à donner seulement des potages, des bouillons, des œufs, du laitage et à maintenir ce régime sévère pendant deux ou trois mois et quelquefois plus longtemps. Quand le phlegmon marche vers la résolution et qu'on n'a plus à craindre le retour d'accidents aigus, de recrudescences, il augmente prudemment, progressivement l'alimentation ; il permet peu à peu la marche, l'exercice, etc. A la fin même il substitue à la diète ou au régime débilitant une alimentation analeptique, en augmentant graduellement la nourriture, la composant de substances azotées, de vins généreux de Bagnols ou de Bordeaux, de vin de quinquina, de ferrugineux, et réveillant l'appétit par les distractions, le séjour à la campagne, etc. Mais j'aurai l'occasion de revenir sur ces derniers moyens, qui rentrent dans une autre médication et satisfont à une indication nouvelle.

M. Nonat ajoute aux émissions sanguines et au régime quelques adjuvants, tels que émollients, révulsifs, narcotiques, etc., et les fait suivre de fondants, de résolutifs, de révulsifs, etc. Mais il ne suit pas de règles particulières dans l'emploi de ces médicaments.

M. Bernutz [1], dont les préceptes thérapeutiques ont un caractère essentiellement pratique et devront être invoqués plusieurs fois dans l'exposition des règles de traitement de la périmétrite, limite l'indication des émissions sanguines aux pelvi-péritonites suraiguës, à leurs suites désignées par lui sous le nom de pelvi-péritonites séro-adhésives, et aux redoublements inflammatoires des périmétrites chro-

[1] Ouv. cit., t. II, p. 439.

niques. Le traitement des pelvi-péritonites suraiguës est le même, dit-il, que celui de la péritonite classique ou de la première période des hématocèles ; il faut parer, sans hésiter, au grand danger que courent les malades, en faisant des applications répétées de sangsues sur les fosses iliaques, à moins toutefois qu'elles ne dussent trop affaiblir les malades déjà faibles ou en puerpéralité. Dans les pelvi-péritonites séro-adhésives, les accidents s'amendent généralement après une application de 25 à 30 sangsues. Il faut évidemment y revenir et surtout sur le col. C'est des différents modes d'émissions sanguines celui qui est le plus avantageux dans les pelvi-péritonites. On peut même appliquer d'emblée les sangsues sur le col lorsque l'orchite féminine offre peu d'intensité ; il ne faut pas faire de scarifications du col, elles donnent un écoulement sanguin insignifiant et elles peuvent, quoique exceptionnellement, causer la mort, sans doute par l'effet du traumatisme et de la direction qu'il imprime à l'inflammation préexistante, comme Aran en a cité un exemple. Enfin dans les pelvi-péritonites chroniques, qu'elles le soient d'emblée ou secondairement, les émissions sanguines sont rarement indiquées et ne doivent être employées qu'avec une grande réserve. M. Bernutz rejette surtout les saignées pompeusement décorées des noms de révulsives ou dérivatives et la diète rigoureuse de M. Nonat, même chez les chloro-anémiques, et y substitue au contraire, avec raison, une alimentation réparatrice. Il applique des sangsues sur le col, seulement dans les redoublements inflammatoires.

J'ai essayé, dans un petit nombre de cas, où elles me paraissaient indiquées, et avec la modération qu'elles me semblent comporter, les saignées préconisées par M. Nonat, et je dois avouer que je n'ai pas eu à m'en louer. L'expérience est ainsi venue confirmer les prévisions de la théorie et m'a décidé à m'en tenir, comme par le passé, aux émissions sanguines locales. Je ne nie pas que, exceptionnellement, chez une femme vigoureuse, à tempérament sanguin, la saignée ne puisse être indiquée ; mais généralement les forces des malades sont assez diminuées par le fait de la puerpéralité, des lésions antérieures qui ont provoqué la périmétrite, ou de la chronicité de la maladie, pour que l'on doive s'en tenir aux émissions sanguines locales et quelquefois même s'abstenir de toute espèce de perte de sang.

Voici donc les règles qui me paraissent devoir présider à l'emploi des émissions sanguines, celles qui m'ont donné le plus de succès.

Dans la périmétrite aiguë ou suraiguë, même puerpérale, des sangsues, des ventouses doivent être appliquées sur le bas-ventre, surtout sur le point douloureux. Ces applications doivent être réitérées à plusieurs reprises dans un temps très-court. Si l'acuïté diminue, on les éloignera ; mais il ne faut pas se fier à l'apparence d'amélioration produite par une première application et quelquefois par l'usage concomitant des narcotiques ; il faut revenir aux sangsues trois ou quatre jours de suite, en en diminuant progressivement le nombre, jusqu'à ce que la douleur pelvienne ne soit plus éveillée par la pression.

L'application des sangsues sur le col est impossible quand l'inflammation est très-aiguë, par la difficulté et la douleur que causent l'introduction du spéculum et la recherche du col. Mais dès qu'il y a moins d'intensité dans la douleur et prédominance des phénomènes locaux, il faut appliquer les sangsues sur le col. Il faut les appliquer encore soit sur le col, soit sur l'hypogastre ou la région iliaque, dans les cas de redoublements inflammatoires de la périmétrite chronique, et ne pas craindre d'y revenir, si c'est nécessaire. Enfin le traitement de toute inflammation péri-utérine chronique doit débuter, autant que possible, par une application de sangsues sur le col.

L'émission sanguine produite par l'application des sangsues sur le col n'est, à proprement parler, ni révulsive, ni dérivative; elle est en réalité déplétive. Cette déplétion du système sanguin utéro-ovarien est nécessaire pour assurer l'efficacité des révulsifs et des résolutifs qui doivent la suivre. Il m'a paru qu'à elle seule elle est insuffisante, comme dans la métrite, surtout dans les formes chroniques de ces maladies, à produire la guérison. Il y a même plus, les émissions sanguines seules, soit locales, soit générales, sont suivies, surtout dans les inflammations péri-utérines chroniques, comme dans toutes les autres phlegmasies, congestions et engorgements chroniques, d'une aggravation marquée dans les symptômes, sinon primitive, du moins consécutive. J'ai eu si souvent l'occasion d'observer ces fâcheux effets, que je ne puis conserver le moindre doute à cet égard. Je les explique par l'augmentation d'instabilité que l'affaiblissement de la malade amène dans l'organisme. Règle générale : plus un malade est faible ou est affaibli par des émissions sanguines inconsidérées, plus il y a de tendance à ce que des mouvements fluxionnaires, suivis de congestions plus ou moins intenses, se produisent chez lui, surtout vers les organes qui ont pris l'habitude d'être les aboutissants de ces mouvements fluxionnaires. L'équilibre déjà rompu se trouve tout à fait perdu par l'augmentation de l'affaiblissement général. Une restauration du ton et des forces de l'économie peut seule le rétablir et faciliter, avec l'application de moyens directs, la disparition graduelle des phénomènes inflammatoires locaux.

Aussi la déplétion du système vasculaire utéro-ovarien, par l'application des sangsues sur le col, doit-elle être aussi complète et aussi rapide que possible, de manière à n'avoir pas à y revenir, à moins d'inflammation très-chronique avec redoublement, qu'on ne peut jamais enlever avec promptitude ni en une seule fois. Je fais donc au besoin, toujours après la menstruation, deux ou trois applications consécutives. Lorsqu'une seule application m'a donné un écoulement de sang très-abondant, menaçant même pour les malades et nécessitant le tamponnement, j'ai vu les périmétrites, comme les métrites, guérir avec une rapidité prodigieuse. Cette déplétion du système vasculaire utéro-ovarien, même la plus considérable, doit être accompagnée, je le répète, non-seulement des autres moyens concourant avec les émissions sanguines à la médication antiphlogistique, mais encore, à de courts intervalles, des révulsifs puissants, des résolutifs et des toniques propres à opérer une guérison qu'elle n'a fait que préparer. Mais il est certain que, la plupart du temps, sans elle ces derniers moyens sont insuffisants, et que, pour n'être que le prélude, elle est, dans la majorité des cas, le prélude indispensable de tout traitement.

Les émissions sanguines ne sont qu'un des agents de la médication antiphlogistique. Nulle part peut-être plus que dans la périmétrite, ce puissant moyen n'a besoin d'être aidé par tous les autres dont l'ensemble concourt à combattre l'état inflammatoire. Le repos, les émollients, les délayants, les onctions anodines et résolutives, les narcotiques, etc., sont les adjuvants antiphlogistiques naturels des émissions sanguines.

Le repos doit être absolu dans l'inflammation aiguë; du reste les malades elles-mêmes ont l'instinct de le garder, dans la position demi-fléchie, la plus favorable au relâchement de tous les muscles qui peuvent comprimer les parties enflammées. Le repos absolu est nécessaire même après la diminution des symptômes d'acuïté les plus violents; dans ce cas, souvent compliqué d'ovarite, M. Bernutz insiste avec raison sur le repos absolu au lit, comme on le prescrit chez l'homme dans le cas d'orchite. Il devient indispensable dans les redoublements inflammatoires qui provoquent le retour de tous les accidents de l'état aigu. Enfin, même dans l'état chronique, la malade doit associer le plus qu'il est possible le repos du corps au calme de l'esprit; il est généralement utile que les malades restent allongées tout le temps des règles. C'est alors qu'il importe de prescrire le repos de l'organe souffrant, repos sans lequel tout traitement est souvent impuissant, et que l'habitude contractée par la malade de céder de temps en temps aux instances de son époux, dans le long cours d'une maladie chronique, rend souvent difficile à obtenir. Toutefois, je pense avec M. Bernutz que lorsque la maladie touche à sa fin, il ne faut pas craindre de provoquer, sans excès de coït, une conception, qui peut être obtenue facilement dans quelques cas à la fin des règles et devenir, avec les ménagements observés pendant la grossesse et les soins intelligents prodigués à la malade après ses couches, un des moyens les plus puissants et les plus propres à modifier les organes malades et à compléter la résolution jusque-là imparfaitement produite par les diverses médications qui se sont succédé.

Pour permettre à la malade de se lever, sans discontinuer le repos relatif du bas-ventre, M. Bernutz a imaginé une ceinture-corset qu'il est bon de faire porter, non pour immobiliser les organes, comme le croit ce médecin, mais pour les soutenir et surtout pour éviter les effets des chocs et des secousses, à une période de la maladie où la ceinture hypogastrique à pelote, bien supérieure comme moyen de sustentation des viscères abdominaux, ne serait pas supportée à cause de l'endolorissement de toute la région abdominale inférieure. Cette ceinture, si l'on accepte la comparaison un peu infidèle de M. Bernutz, joue le rôle du suspensoir chez l'homme atteint d'orchite. L'idée de soutenir l'abdomen est bonne, mais le moyen peut être plus parfait : la meilleure ceinture à employer dans ce cas est celle de M. Bourjeaurd, avec ou sans pelote à air, suivant l'indication.

La diète et les boissons délayantes doivent concourir, dans la périmétrite aiguë, à la médication antiphlogistique. On ne devra permettre qu'une alimentation très-légère, dans le passage de l'état aigu à l'état chronique. Dans ce dernier, au contraire, tout en ayant soin de produire par le choix d'aliments légers, très-nutritifs, la facilité des digestions et la richesse de l'alimentation, il faut le plus souvent prescrire un régime tonique, reconstituant, propre à redonner à la malade les chairs qu'elle a perdues et les forces qu'elle a laissées s'épuiser.

Les émollients doivent être appliqués sous toutes les formes : cataplasmes de farine de lin sur l'abdomen, fomentations avec la décoction de mauve et de pavots; lorsqu'ils ne sont pas supportés, embrocations avec l'huile de camomille camphrée, ou le baume tranquille; lavements avec la décoction de mauve, de graine de lin, de pavots, d'amidon, ou lavements huileux; bains généraux ou bains de siége tièdes, dès qu'ils peuvent être supportés, répétés tous les jours et prolongés dans la forme aiguë ou sub-aiguë, répétés tous les trois ou quatre jours dans la forme chronique ; telles sont les diverses manières de faire concourir les émollients à la médication antiphlogistique.

Dans la périmétrite aiguë, comme dans la péritonite, il faut assurer le repos de l'intestin et calmer en même temps les douleurs par l'emploi des narcotiques, notamment de l'opium. L'extrait aqueux thébaïque, réitéré toutes les cinq heures à la dose de 5 centigrammes, ou toutes les 2 heures à la dose de 2 centigrammes ou toutes les heures à la dose de 1 centigramme pour fractionner davantage le médicament et en mieux graduer l'action, est un des moyens qui réussissent le mieux lorsqu'on l'administre après l'application des sangsues. Il faut veiller toutefois à ce que, tout en assoupissant les douleurs, le médicament ne les dissimule pas de manière à endormir la vigilance du médecin et à faire croire à l'inutilité de nouvelles émissions sanguines.

C'est un grand avantage que d'éteindre, par l'emploi de l'opium, la stimulation causée par la douleur, cause incessante d'appel fluxionnaire (*ubi stimulus ibi fluxus*), et de combattre simultanément deux des éléments de l'inflammation. Il est bon de supprimer aussi, par son moyen, les évacuations alvines et de déterminer le repos absolu de l'intestin, si nécessaire à l'apaisement et à la disparition des phénomènes inflammatoires : au besoin, on administrera préalablement, ou dans le cours même de l'emploi de l'opium, des lavements doux, huileux, légèrement laxatifs, portés méthodiquement à l'aide d'une grosse sonde et même d'une sonde œsophagienne, plus longue que toute autre sonde en gomme élastique, à une profondeur assez grande pour espérer de dépasser la tumeur le plus souvent saillante vers le rectum qu'elle comprime, et de faire pénétrer le liquide dans le gros intestin. Après une évacuation déterminée par ce moyen bien simple, on obtient souvent le calme et le repos de l'intestin, inutilement sollicités jusque-là.

Si l'application des sangsues, suivie des autres moyens que je viens d'énumérer, ne suffit pas à apaiser les symptômes phlegmasiques, ou si la faiblesse de la malade, les pertes sanguines qu'elle a subies antérieurement, l'état puerpéral, ne permettent pas de recourir aux émissions sanguines ou de les réitérer suffisamment, il faut employer un moyen qui a une grande puissance et qui peut être d'une grande efficacité contre l'inflammation péri-utérine comme contre la péritonite, je veux parler des onctions mercurielles sur tout l'abdomen, et particulièrement sur les points les plus rapprochés du siége du mal. On fait usage d'onguent napolitain (onguent mercuriel double) auquel on se trouve bien d'ajouter, lorsque la douleur est très-intense, une certaine quantité, par exemple un vingtième ou même un dixième, d'extrait de belladone. On a l'habitude d'étendre, toutes les six heures, 25 à 30 grammes d'onguent napolitain sur toute la surface de l'abdomen et de recouvrir ce dernier d'un large cataplasme chaud, ou, si le ventre est trop douloureux et ne peut supporter la pression du cataplasme, de remplacer celui-ci par une large compresse, par une feuille de papier de soie, ou par un morceau de toile cirée ou de caoutchouc. Mais de toutes les manières d'appliquer l'onguent napolitain dans ce cas, la meilleure est celle qui est indiquée par M. Nonat : on étend 150 à 200 grammes d'onguent napolitain sur une large compresse qu'on applique sur l'abdomen ; c'est un vrai emplâtre dont l'application est bien préférable aux frictions qui servent à étendre directement la pommade sur le ventre et qui exaspèrent les douleurs.

On a combiné quelquefois l'action externe de la pommade mercurielle avec l'action interne du mercure doux. Le calomel à doses fractionnées, associé au jalap par les uns, à l'opium par les autres, a été administré dans la pelvi-péritonite comme dans la péritonite ordinaire. Mais je trouve que les mouvements et les fluxions qu'il provoque dans l'intestin, sont peu favorables à la résolution de l'inflammation, et je ne pense pas que la salivation mercurielle soit à désirer, comme le dit Aran; car, en supposant qu'elle présentât quelque efficacité, elle s'accompagne d'inconvénients trop sérieux pour qu'on doive la provoquer.

La seconde indication, solliciter la résolution de la tumeur et des produits liquides ou solides déposés sur le péritoine, peut être remplie à l'aide de dérivatifs, de révulsifs, de résolutifs proprement dits, de fondants, etc.

J'ai dit combien le repos de l'intestin est utile dans la période aiguë; par cela même on doit proscrire l'emploi des purgatifs pendant cette période. Les purgatifs ne me paraissent pas non plus avantageux, lorsque la maladie passe et même lorsqu'elle est passée de l'état aigu à l'état chronique : ils réveillent presque toujours des douleurs, et l'on a tout à gagner à les remplacer par des lavements, de crainte d'irriter l'intestin et d'augmenter la phlegmasie. Seulement, dans la forme essentiellement chronique, si les lavements avec une longue et grosse sonde élastique, si les douches ascendantes froides n'amènent pas de garde-robes, on pourra les solliciter avec des pilules de belladone (poudre et extrait) associée quelquefois avec un milligramme ou un demi-milligramme de strychnine, ou avec de faibles doses de sulfate de zinc ou d'aloès. Mais ces moyens ne sont pas employés à titre de purgatifs, de révulsifs sur le tube intestinal; ils sont administrés simplement pour combattre la constipation lorsqu'elle devient trop opiniâtre; de même que, dans d'autres cas, d'autres moyens doivent être employés pour combattre l'état inverse, c'est-à-dire la diarrhée.

Un des agents résolutifs les plus énergiques et dont l'application a la plus grande latitude depuis l'état le plus aigu, en quelque sorte, jusqu'à l'état chronique le plus invétéré, c'est le vésicatoire. Après les émissions sanguines, dans les pelvi-péritonites suraiguës, si l'amendement est insuffisant, M. Bernutz conseille de recouvrir tout l'abdomen d'un immense vésicatoire camphré, sans se préoccuper des piqûres de sangsues. Il est certain que ce moyen peut produire un grand résultat, mais qu'on ne peut guère l'employer que dans des cas très-graves, sinon désespérés. Habituellement c'est un peu plus tard que le vésicatoire est mieux indiqué et plus souvent appliqué. Lorsque la résolution commence, qu'elle tend visiblement à s'établir, mais qu'elle ne progresse pas ou qu'elle marche lentement, le vésicatoire hypogastrique est un excellent moyen : on peut, à l'exemple de MM. Piedagnel, Nonat, etc., le saupoudrer de 3 à 4 centigrammes d'hydrochlorate de morphine, pour prévenir la douleur causée par son application. Du reste il faut avoir soin de ne pas faire coïncider cette application avec l'apparition de la période menstruelle, et en surveiller les suites. Mais c'est surtout dans le passage de la maladie à l'état chronique, ou dans ce dernier état chronique bien avéré, que les vésicatoires volants sont d'une grande utilité et peuvent passer pour les meilleurs moyens propres à faire disparaître les produits plastiques. Ils ont été vulgarisés dans ces cas par M. Velpeau. On les applique après les émissions sanguines, ou on les substitue à celles-ci, s'il y a des signes précurseurs de la formation du pus. On peut en mettre un chaque mois, quelques jours après la fin de la menstruation; mais on peut, au besoin, répéter cette application deux ou trois fois par mois. Il ne faut pas craindre de leur donner une grande dimension, qui leur permette de dépasser les limites de la tumeur. On les applique sur l'hypogastre, sur l'une ou l'autre fosse iliaque, sur les lombes, quelquefois sur la fesse. On peut les saupoudrer, comme je viens de le dire, d'hydrochlorate de morphine. Aran vante l'efficacité des vésicatoires appliqués sur le col contre la périmétrite chronique ; mais j'avoue que cette efficacité m'a toujours paru plus évidente contre certaines leucorrhées chroniques que contre les inflammations péri-utérines. Les cautères, les moxas, les sétons à l'hypogastre, proposés par M. Huguier et par M. Gosselin, ne sont pas ici aussi utiles que dans le traitement de l'ovarite. Le vésicatoire agit sur une plus large surface, il imprime une stimulation plus soudaine, et son action répétée est plus favorable à l'élimination de la sérosité ou du pus, que l'action continue mais lente et modérée de ces exutoires profonds.

Dès que le moment est venu, il faut associer à ce premier et puissant moyen l'action des résolutifs, des altérants proprement dits. A l'intérieur, on administrera les préparations mercurielles, iodées, aurifères, arsenicales ; à l'extérieur, les frictions quotidiennes avec l'onguent napolitain, avec les pommades iodurées, le badigeonnage avec la teinture d'iode. L'action de ces médicaments est augmentée et soutenue par des bains de siége ou des bains entiers alcalins ou salins, tièdes et prolongés ; par l'usage des ferrugineux, des toniques, d'une alimentation reconstituante, du séjour à la campagne ; enfin par l'emploi des eaux alcalines et chlorurées sodiques, telles que celles de Plombières, Ems, Soden ; des bains de siége froids, des compresses abdominales froides, des lavages à l'eau froide, de l'hydrothérapie, moyens qui doivent être continués pendant plusieurs mois et jusqu'à ce que les règles soient venues plusieurs fois régulièrement, si l'on veut être assuré de la guérison.

M. Nonat pense que les médications hydrothérapique et hydrothermale ou hydrominérale ne guérissent pas les phlegmons péri-utérins et ne sont que des palliatifs contre l'anémie, la chlorose, l'état nerveux. Au déclin de la maladie ou lorsque la résolution est opérée, elles conviennent contre les complications qui survivent à l'engorgement, ou pour combattre efficacement la chloro-anémie, ou pour rétablir les forces : les bains de mer, l'hydrothérapie, les eaux sulfureuses ou ferrugineuses, les eaux de Luchon, de Cauterets, de Saint-Sauveur, de Spa, de Plombières, de Néris sont indiquées dans ce cas. Elles seraient encore utiles au début du traitement, chez des malades épuisées, pour les mettre en état de subir le traitement lui-même qui, d'après M. Nonat, est très-débilitant. Je ne partage pas entièrement cette manière de voir. Alors même qu'elles ne guériraient que l'anémie, la chlorose, l'état nerveux, les médications hydrothérapique et hydrominérale ne seraient pas de simples palliatifs. Elles seraient les meilleurs adjuvants des résolutifs proprement dits. Mais il y a plus, et l'on peut dire qu'elles ont par elles-mêmes, en même temps qu'une action tonique, excitante, reconstituante ou sédative, suivant leur nature ou la manière de les administrer, une action essentiellement résolutive. Seulement cette action varie d'une malade à l'autre, d'un moment à l'autre de la maladie; elle varie suivant la nature de l'affection diathésique qui complique l'inflammation péri-utérine; elle varie suivant l'eau minérale qui est administrée ou la manière dont l'hydrothérapie est appliquée. De là une action nouvelle, autre que la résolution pure et simple des produits plastiques, et qui doit faire ranger ces médicaments parmi ceux qui remplissent la troisième indication du traitement de la périmétrite.

Cette troisième indication consiste à combattre l'affection diathésique sous l'influence de laquelle la périmétrite chronique a de la tendance à se perpétuer; il faut en même temps reconstituer l'organisme affaibli et détérioré en activant la nutrition et relevant les forces.

D'après M. Bernutz, la pelvi-péritonite, étant dans tous les cas une maladie symptomatique d'affections qui peuvent être très-différentes, présente des indications thérapeutiques très-diverses, non-seulement suivant sa forme aiguë ou chronique, sa nature séro-adhésive ou purulente, mais suivant l'affection dont elle procède et l'état constitutionnel qui en cause la persistance. Dans ce but, M. Bernutz non-seulement conseille de ne pas trop multiplier les émissions sanguines, ni prolonger la diète, de peur d'amener une cachexie; mais il prescrit, même dans l'état aigu ou subaigu, au moment où la pelvi-péritonite prend la forme séro-adhésive, des médicaments différents suivant les indications fournies par la diathèse dont l'inflammation de la séreuse est une manifestation éloignée; par exemple, le mercure, lorsqu'il a des raisons de croire que cette diathèse est la syphilis, la térébenthine, lorsqu'il y a une blennorrhagie, etc. Je crois le moment peu favorable à l'action de ces médicaments, et je ne pense pas que les balsamiques notamment aient une grande efficacité dans aucun cas. Mais il n'en est pas de même lorsque la pelvi-péritonite est décidément chronique : ici les principes développés par M. Bernutz me paraissent l'expression de la vérité, et si l'on peut différer d'opinion sur les médicaments qui conviennent le mieux contre chaque diathèse, du moins il faut reconnaître qu'il pose nettement des règles que l'expérience démontre depuis longtemps être essentiellement pratiques. Parmi les bains médicamenteux, il recommande les bains alcalins de Vichy, si la dyspepsie prédomine; l'hydrothérapie, si ce sont les accidents nerveux; les bains sulfureux, si la scrofule a existé à une époque antérieure; les bains arsenicaux, s'il existe des affections cutanées, suites d'arthritis, de scrofule ou de rhumatisme. La détermination de cette diathèse, dit-il, à laquelle on doit attribuer la chronicité du travail inflammatoire, ne saurait trop préoccuper le médecin. Dans le plus grand nombre des cas, M. Bernutz associe à cette médication antidiathésique la ciguë, qu'il regarde comme un narcotique spécial des organes génitaux et dont il élève la dose jusqu'à produire des troubles de la vision, des sortes d'hallucinations; mais il n'est pas sûr lui-même de son efficacité. Quant à l'iodure de potassium, je ne vois pas pourquoi l'administration en serait contre-indiquée, comme il le dit, par la nécessité d'alimenter les malades.

Voici un résumé des préceptes relatifs à cette indication, d'après mon expérience personnelle.

S'il n'y a aucune prédominance diathésique, si les émissions sanguines ont arrêté l'inflammation aiguë, si l'application des sangsues sur le col a amené une déplétion suffisante et une diminution notable des douleurs dans le cas d'inflammation chronique, au lieu de faire suivre ces émissions sanguines d'une purgation, comme dans les cas de métrite ou de congestion utérine, il faut les faire suivre d'une révulsion cutanée, locale ou générale, plus ou moins intense et réitérée, à l'aide de vésicatoires volants promenés sur l'hypogastre, d'un ou de plusieurs bains de vapeur suivis immédiatement de douches générales froides, de sudation par l'enveloppement dans le drap mouillé, ou de tout autre mode hydrothérapique dans lequel l'impression produite par l'eau froide soit suivie d'une réaction provoquée par les frictions, le massage, l'étuve, etc., en un mot par des moyens autres que les mouvements ou l'exercice, qui rallumeraient les douleurs inflammatoires. Si la malade ne peut pas supporter encore l'hydrothérapie, on commence par des frictions sèches faites matin et soir sur toute la surface du corps avec une brosse en chiendent, et par des bains de siége ou des bains entiers alcalins, plus tard par des bains salins. Il ne faut pas craindre de faire ces bains un peu forts : ainsi, pour les bains alcalins, on met 100 à 150 grammes de sous-carbonate de soude dans un bain de siége, 200 à 300 grammes dans un bain entier. Ils doivent être, notamment les bains de siége, prolongés, répétés tous les jours et continués pendant longtemps. En même temps l'on fait boire à la malade des boissons alcalines, de l'eau de Vichy. On lui administre les médicaments résolutifs usités en pareil cas, notamment l'iodure de potassium. Il ne faut commencer l'usage de l'iodure que lorsque toute réaction a disparu et qu'il n'y a pas d'autre contre-indication à son emploi, telle que de la métrorrhagie, de la leucorrhée, une altération des fonctions digestives, de l'irritation gastro-intestinale, etc.; l'action doit en être lente, progressive, se continuer pendant plusieurs mois ; on aura soin d'en suspendre l'usage pendant huit jours à l'époque menstruelle; on complétera cette médication par des frictions sur l'hypogastre avec des pommades mercurielles, saturnines, iodées.

S'il y a de la chlorose, de l'anémie, de la chloro-anémie, une détérioration notable de la constitution, pâleur, amaigrissement, etc., il faudra recourir aux toniques et aux préparations ferrugineuses, ou aux eaux minérales de même nature. J'ai vu dans ces cas les eaux de Lamalou, du Boulou, de Vals, produire d'excellents résultats. Toutefois il faut distinguer les cas dans lesquels la chloro-anémie coïncide avec un tempérament lymphatique et de la faiblesse, de ceux où elle coïncide avec un tempérament nerveux et une grande irritabilité. Dans le premier cas, les eaux ferrugineuses, les bains de mer, les frictions sèches seront utiles. Dans le second, il faudra recourir de préférence à l'hydrothérapie, aux alcalins, et à des doses très-modérées de préparations ferrugineuses, d'amers et de toniques.

Si la malade est sujette aux affections catarrhale ou rhumatismale, si les muqueuses se prennent facilement, si des douleurs articulaires ou musculaires se manifestent sous l'influence des variations de température et surtout de la persistance du froid humide, on devra ajouter à quelques-uns des moyens précédents, tels que les frictions sèches, l'hydrothérapie, les bains sulfureux, quelques autres moyens, tels que l'usage de la flanelle, les bains de vapeur térébenthinés, l'eau de goudron à l'intérieur, ou diverses préparations balsamiques, le sel de nitre, la poudre antirhumatique de Dower, etc.

Si la goutte, ce qui est rare, ou le rhumatisme goutteux paraissent prendre, plutôt que l'affection catarrhale, quelque part à la persistance de la maladie, on insistera sur les alcalins, sur les eaux de Vichy, les préparations dialytiques de M. Bonjean de Chambéry.

Si c'est une affection herpétique ou dartreuse qui prédomine, on ajoutera aux bains arsenicaux artificiels, ou naturels, tels que ceux d'Avène, l'usage des préparations arsenicales, les pilules asiatiques, la liqueur de Fowler, etc.

Si la scrofule a donné des signes de sa présence par de simples engorgements ganglionnaires, des impétigos, des ulcères, etc., il faut prescrire les bains de mer, les bains sulfureux, les préparations d'or ou d'iode, l'iodure de fer, l'habitation à la campagne, et les frictions sèches ou stimulantes, aromatiques, toniques, matin et soir, sur toute la surface de la peau. La combinaison des ferrugineux et des iodés administrés en même temps, dans la même préparation ou isolément, successivement à des heures différentes de la journée, produit souvent dans les cas de ce genre une amélioration rapide et durable.

Enfin, l'affection tuberculeuse, comme l'affection scrofuleuse, la tuberculisation pulmonaire elle-même, coexistent souvent avec l'inflammation péri-utérine. M. Bernutz les regarde comme les causes les plus fréquentes de la prolongation de la pelvi-péritonite. Aran avait à peu près la même idée. Il est évident que cette coexistence aggrave singulièrement le pronostic. On voit, chez les femmes scrofuleuses, la pelvi-péritonite devenir trop souvent le point de départ d'une tuberculisation qui était en puissance et dont les manifestations prennent pour siége soit les organes pulmonaires, soit les organes génitaux eux-mêmes à la première période, ceux-ci et un grand nombre d'autres à la deuxième[1]. C'est la phthisie qu'il faut traiter alors et non la pelvi-péritonite, qui,

[1] Siredey, *Thèse inaug.*, p. 48, Paris 1860.

du reste, est atténuée par la phthisie. On prescrit aux malades des aliments analeptiques, mais doux, le régime lacté, l'huile de foie de morue ou de pied de bœuf; on enraye quelquefois les accidents pulmonaires, mais alors les phénomènes de pelvi-péritonite prennent le dessus, et il s'établit entre la maladie de la poitrine et celle du bassin une sorte de balancement qui fait toujours augmenter l'une quand l'autre diminue, et jette les malades dans un état valétudinaire incurable. Lorsque les tubercules sont développés dans les organes génitaux, il faut recourir à de simples palliatifs, comme dans le cas de cancer de l'utérus. Quelquefois on est obligé de donner issue au pus colligé, pour prolonger l'existence. La fistule qui succède à cette ouverture persiste indéfiniment. On peut prolonger les jours de la malade par un régime analeptique, une bonne hygiène, des changements de climat; après l'avoir envoyée à Ems, on lui fait passer l'hiver dans le Midi, où l'on combine, s'il est possible, l'action du climat méridional avec celle des eaux sulfureuses légères, en boisson et en vapeur, comme on le fait avantageusement à Vernet-les-Bains, dans les Pyrénées orientales.

La quatrième indication consiste à attaquer les complications qui coexistent avec la périmétrite ou qui persistent après sa guérison.

Le vomissement est une des premières complications que l'on peut avoir à combattre, car il est symptomatique de la péritonite. Il paraît à la période et dans la forme la plus aiguë; il revient au moment des redoublements. On doit l'arrêter, ne serait-ce qu'à cause des ébranlements qu'il imprime à tout l'abdomen, et par lesquels il ravive la douleur et l'inflammation. Pour cela il faut suspendre toute alimentation et toute boisson, donner de temps en temps un fragment de glace, une gorgée d'un liquide froid, acidulé, eau de groseille, limonade, de l'eau gazeuse, des calmants externes et internes, de l'opium, de la belladone, du chloroforme, prescrire un vésicatoire morphiné à l'épigastre, la noix vomique ou la strychnine à très-petites doses, le sous-nitrate de bismuth, l'eau distillée de laurier-cerise, à la dose de 4 à 10 grammes, etc. Une des préparations qui réussissent le mieux est celle-ci : administrez de quatre en quatre heures un paquet de poudre composé de racine de colombo et yeux d'écrevisse, āā 10 à 25 centigrammes, racine de belladone 2 à 5 centigrammes mêlés et suspendus, au moment de les donner, dans une cuillerée d'eau glacée; rapprochez les doses, si c'est nécessaire.

Le ballonnement du ventre, qu'il n'est pas rare de voir survenir au moment des vomissements et des exacerbations de l'inflammation péri-utérine chronique, est avantageusement traité par l'application sur l'abdomen de cataplasmes arrosés d'huile saturée de camphre, de cataplasmes froids glacés, ou de vessies contenant de la glace.

La constipation nécessite l'administration de lavements simples ou légèrement laxatifs, portés à l'aide d'une grosse et longue sonde dans la partie profonde de l'intestin; des laxatifs doux peuvent être administrés par l'estomac, mais seulement dans la période chronique et lorsqu'il n'y a pas de douleurs vives dans le bas-ventre. Lorsqu'elle ne ne cède pas à ces moyens, on prescrit des douches ascendantes froides, ou des pilules avec la belladone, poudre et extrait, quelquefois avec 1 milligramme ou 1 demi-milligramme de strychnine, un peu de sulfate de zinc, ou même de l'aloès, avec beaucoup de prudence.

Si la diarrhée survient, on la combat par le sous-nitrate de bismuth, le diascordium, la thériaque, l'opium surtout administré à une dose assez considérable, 20, 30 centigrammes et plus dans la journée, en ayant soin de la fractionner comme je l'ai indiqué lorsque j'ai parlé de l'emploi de ce moyen à la suite de l'application des sangsues. Une préparation qui réussit bien, c'est l'association de 2 grammes de sous-nitrate de bismuth avec 50 centigrammes de diascordium et 25 centigrammes d'extrait thébaïque pour 20 pilules, qu'on administre en nombre plus ou moins considérable, à des heures plus ou moins rapprochées, suivant la nécessité. Il faut ajouter à ces moyens l'usage de quarts de lavement laudanisés et au besoin l'administration d'un quart de lavement de nitrate d'argent, à la dose de 20 à 40 centigrammes de ce sel pour 100 grammes d'eau.

Les douleurs et les névralgies sont les complications les plus fréquentes pendant et après la maladie. J'ai déjà dit comment par l'opium à haute dose on combat les douleurs de la périmétrite aiguë, en même temps qu'on assure le repos des viscères si nécessaire à l'apaisement de l'inflammation. Les fomentations anodines doivent concourir au même but. J'ai parlé de l'efficacité un peu théorique attribuée par M. Bernutz à la ciguë contre les douleurs du système utérin. On ne sera donc pas étonné que ce praticien prescrive, avec le repos absolu, un régime bien choisi, les cataplasmes, les bains tous les trois ou quatre jours, 40 à 50 centigrammes de poudre de graine de ciguë chaque jour, comme formant la base de la médication de la deuxième période des pelvi-péritonites d'intensité moyenne, dont le plus grand nombre se termine par la guérison, aprè l'écoulement régulier de la deuxième menstruation à dater du début. — Lorsque des douleurs surviennent brusquement dans les lombes ou le bas-ventre pendant une périmétrite chronique, elles sont habituellement le symptôme d'une exacerbation : un des meilleurs moyens de les dissiper, après l'application des sangsues sur le col, c'est l'application de vésicatoires volants, ou des frictions avec de l'huile de croton pure ou incorporée à de l'axonge; on aura soin de recouvrir la partie frottée par un papier adhésif, pour prévenir la douleur provoquée par le contact du vêtement. Si la douleur persiste, s'il reste une hyperesthésie utérine ou péri-utérine, on peut employer un moyen dans lequel Aran avait une grande confiance, et qui m'a réussi plusieurs fois : je veux parler des pansements au laudanum, qui consistent à verser une petite quantité de ce liquide, à l'aide d'un spéculum, au fond du vagin, sur le col, et à l'y retenir avec un tampon de coton. — Au lieu de simples douleurs, on a souvent à combattre de véritables névralgies, quelquefois au commencement même de la maladie, par exemple, chez les hystériques, mais la plupart du temps à la fin. M. Nonat poursuit la douleur jusque dans ses derniers retranchements par la cautérisation transcurrente. Je préfère combattre ces névralgies par le petit vésicatoire ammoniacal placé sur le point douloureux et pansé deux fois par jour avec l'hydrochlorate de morphine, et surtout par les injections de quelques gouttes de solution d'un sel de morphine ou d'atropine, portées le plus près possible du nerf, d'après le procédé de Wood et les règles que M. Béhier et moi avons suivies les premiers en France dans son application. — Enfin, comme traitement des accidents nerveux qui persistent après les pelvi-péritonites, M. Bernutz recommande de ne recourir ni aux émissions sanguines ni à la médication altérante, mais plutôt aux bains de mer simples ou à la lame, à l'hydrothérapie, au séjour à la campagne, comme aux meilleurs adjuvants des narcotiques, de la faradisation, etc.

Il peut y avoir, quoique rarement, des pertes sanguines, dans la périmétrite chronique. On doit ajouter alors au repos absolu au lit les anti-hémorrhagiques, tels que le suc de citron, la limonade minérale, le ratanhia, la grande consoude, les applications froides ou glacées sur l'hypogastre ; quelquefois un vésicatoire sur la fosse iliaque fait cesser la perte. On a conseillé avec assez de raison de ne pas employer dans ce cas le seigle ergoté, afin de ne pas provoquer de coliques utérines ni les tiraillements douloureux produits par les contractions de la matrice sur les tissus péri-utérins enflammés.

Quant aux autres complications, la métrite, le catarrhe utérin, la leucorrhée, le prurit vulvaire, les déviations, etc., on les améliore par le traitement même de la périmétrite ou l'on ne doit les attaquer directement que lorsqu'on a traité l'inflammation péri-utérine.

La cinquième indication à remplir est l'ouverture de la tumeur, c'est-à-dire de l'abcès ou de la collection purulente.

Dans le cas de pelvi-péritonite aiguë, peut-on tenter de donner issue à la sérosité par une ponction méthodique, pratiquée surtout dans le vagin ? Ce serait sans doute un moyen de simplifier souvent la maladie et de hâter la guérison, comme cela est arrivé dans les cas d'épanchement pleurétique aigu : on peut donc l'employer absolument. Mais on ne peut se dissimuler que la tentative ne soit hasardeuse et qu'il ne soit préférable habituellement d'attendre la formation du pus.

Quand le pus est formé, qu'il est réuni en foyer, faut-il hésiter à lui donner issue ? Les cas où l'on peut être certain de la présence du pus, de son siége, et où l'on peut arriver jusqu'à lui sont exceptionnels, dit Aran. Cette proposition me paraît exagérer l'incertitude du diagnostic des collections purulentes péri-utérines. Du reste elle s'explique par la répugnance qu'Aran avait à pratiquer l'ouverture des abcès pelviens et à déterminer l'évacuation artificielle du pus. Sous ce rapport on peut dire que les uns, comme ce médecin et un petit nombre d'autres, sont partisans de l'expectation et de l'ouverture naturelle spontanée ; les autres, de l'intervention chirurgicale et de l'évacuation artificielle du pus. M. H. Bourdon[1] est partisan de l'ouverture artificielle pour les abcès pelviens comme pour tous les autres, et cela par de bonnes raisons : « La présence du pus, dit-il, en facilite la formation ; la tumeur peut prendre un grand développement, le pus fuser au loin, produire des désordres et des décollements irréparables ; l'abcès, s'il ne trouve une ouverture pour se faire jour à l'extérieur, peut s'ouvrir dans le péritoine par extension de l'inflammation ; et si l'ouverture se fait spontanément, ou bien elle ne se fait que très-lentement, en condamnant les malades à des douleurs qu'on aurait pu leur épargner, ou bien elle se fait dans un point défavorable à l'écoulement du pus ; enfin, dans beaucoup de cas, le sujet considérablement affaibli par une maladie longue et miné par la fièvre hectique, n'est plus en état de faire les frais de la guérison après l'ouverture de l'abcès, si même il ne persiste des fistules et des suppurations interminables. »

M. Nonat insiste aussi sur la nécessité d'ouvrir les abcès : la présence du pus peut amener, par voie de voisinage, la péritonite, la phlébite même, un excès d'inflammation, des troubles généraux, des dégâts de diverse sorte, des perforations qui peuvent être mortelles, si elles se font dans la vessie ou dans le rectum, moins graves dans la vessie, plus graves dans le rectum, surtout à sa partie supérieure. Il faut donc traiter les abcès pelviens, c'est-à-dire les ouvrir ; pas d'expectation dangereuse, pas de topiques fondants inutiles ; il faut provoquer la sortie du pus, sans en attendre l'évacuation spontanée ni les suites, fusées purulentes, décollement, épanchements, trajets fistuleux : si l'abcès est superficiel, on l'ouvrira sans hésiter ; s'il est profond, on attendra qu'il soit devenu superficiel, mais pas trop, et l'on ouvrira dès que la formation en sera bien constatée.

M. Bernutz est aussi partisan de l'ouverture artificielle. Dès que les symptômes de fièvre hectique, dit-il, ont succédé aux accidents de pelvi-péritonite suraiguë, il faut donner issue artificiellement à la suppuration. Cette ouverture même est un moyen dangereux, mais elle est nécessaire pour conjurer une mort imminente. Dans les cas moins aigus, il ne faut pas se presser ; mais il faut intervenir quand les signes d'une collection purulente sont bien manifestes.

Aran veut qu'on attende et qu'on ne pratique l'ouverture artificielle des abcès pelviens que très-rarement : le pus, dit-il, ne fuse pas, emprisonné qu'il est dans l'espèce de kyste formé par les fausses membranes ;

[1] *Tumeurs fluctuantes du petit bassin. Revue médicale*, 1841.

une ouverture artificielle n'empêche pas toujours une ouverture naturelle de se produire dans un lieu défavorable à l'évacuation du pus; la fièvre hectique peut succéder à l'une comme à l'autre; enfin il est impossible d'affirmer que le pus ne sera pas résorbé et que la maladie ne guérira pas sans qu'aucune ouverture naturelle ou artificielle soit nécessaire, comme Aran et M. Marchal de Calvi en ont cité des exemples. Il est donc plus sage, ajoute-t-il, d'abandonner l'ouverture des abcès pelviens à la nature.

Je crois que tous ces motifs d'expectation, qui ne manquent pas de fondement, sont présentés pourtant avec beaucoup d'exagération, et, si les abcès pelviens ne sont pas dans des conditions à devoir ou à pouvoir être ouverts de très-bonne heure, comme il arrive pour quelques autres collections purulentes, je pense pourtant qu'une trop longue expectation est dangereuse. Du reste Aran reconnaît lui-même qu'il existe des cas dans lesquels l'indication se présente d'évacuer artificiellement le pus.

Ainsi, si le retentissement de l'abcès sur l'économie est visible, si la présence du pus amène la fièvre hectique, qui se manifeste par des frissons répétés, des sueurs abondantes, de l'amaigrissement, etc.; si la tumeur, soulevant l'abdomen, paraît y adhérer, ou fait saillie vers le vagin ou le rectum; s'il y a un amincissement des parois annonçant une ouverture prochaine; si l'abcès s'ouvre dans un point défavorable à l'évacuation complète du pus; si l'urine ou les matières fécales s'accumulent dans le foyer, il faut agir et faire l'ouverture artificielle de l'abcès.

L'abcès est-il sous-tégumentaire, il faut pratiquer l'opération par la paroi abdominale. S'il est très-superficiel, s'il pointe à la surface du ventre, si l'on peut espérer que des adhérences se sont établies entre le péritoine viscéral et le péritoine pariétal, on peut employer le bistouri; dans les cas où il y a doute, on ne se sert du bistouri que par le procédé de Graves qui va d'abord jusqu'au péritoine sans l'ouvrir, ou par le procédé de Bégin qui incise le péritoine pariétal sans toucher à la tumeur. Mais si l'abcès est profond, et généralement dans tous les cas, l'emploi des caustiques est bien préférable à celui de l'instrument tranchant, d'autant plus qu'ils peuvent même, en réveillant la vitalité des tissus et produisant une dérivation salutaire, amener exceptionnellement la résorption du pus dans le foyer. On suit dans leur application les règles posées par Récamier pour l'ouverture des tumeurs liquides du foie, ou par Martin le jeune[1] pour l'ouverture des dépôts des annexes de la matrice qui surviennent à la suite des couches, c'est-à-dire qu'on fait sur le même point des applications successives de potasse caustique, de dehors en dedans. La manière d'agir la meilleure et la plus rapide consiste à employer la poudre de Vienne, au lieu de la potasse caustique, et à inciser et exciser chaque jour l'eschare, pour en faire une plus

[1] *Mémoires de méd. et de chir. prat.*, p. 312. Paris, 1835.

profonde par une nouvelle application de caustique, de manière que des adhérences soient établies tout autour de l'ouverture avant que celle-ci pénètre jusqu'au foyer. Récamier pratiquait dans le foyer vidé des injections d'eau tiède, émollientes ou détersives. Il faut généralement s'abstenir de suivre cette pratique, qui peut entraîner la mort, comme le prouve une observation citée par M. H. Bourdon [1] et par M. Bernutz [2], d'après Récamier lui-même. Du reste, l'air n'a guère de tendance à s'introduire dans le foyer après l'évacuation du pus, les parois abdominales sont affaissées sur les parties profondes par l'effet de la pression atmosphérique ; mais si l'ouverture reste trop longtemps fistuleuse, il n'y a pas grand danger à essayer avec précaution des injections iodées. M. Bertrand [3] a guéri par ce moyen un abcès dont le pus s'évacuait par le nombril, à la suite d'une métro-péritonite puerpérale, datant de six mois. On a cité des cas de guérison définitive due, dans ces circonstances, à une grossesse intercurrente, probablement par suite de la compression et du rapprochement des parois du foyer. Ne pourrait-on pas imiter la nature, en ayant soin d'exercer sur l'hypogastre, après l'évacuation du pus, une compression méthodique à l'aide d'une bonne ceinture hypogastrique ou plutôt d'une ceinture de Bourjeaurd? J'ai dû de si beaux et si rapides succès à la compression méthodique, à la suite d'abcès iliaques et d'abcès énormes de la région fessière, que je ne doute pas de l'efficacité de ce moyen appliqué à la guérison des abcès pelviens.

Si l'abcès pointe vers le vagin ou vers le rectum, c'est là qu'il faut l'ouvrir. L'ouverture par le vagin est toujours plus avantageuse, les suites en sont plus simples, on doit la préférer aussi souvent qu'on le peut. Au besoin, d'après M. Bernutz, on pourrait faire pénétrer un trocart courbe par une des fosses iliaques pour le faire sortir par le vagin. Ici on ne se sert pas de caustiques, on emploie l'instrument tranchant qu'on porte, avec ou sans spéculum, jusque sur la partie la plus déclive ou le point le plus saillant de la tumeur. Si le spéculum plein ne peut pas servir, on peut employer le spéculum en bec de cane de Sims, ou

[1] Mém. cit., p. 42.

[2] Ouv. cit., p. 436.

[3] *Bulletin de la Société de méd. de Besançon*, 1858. — « Un mois après le début de la maladie, M. Bertrand appelé constate l'issue du pus en quantité énorme par le nombril. Cette sécrétion purulente ne tarissant pas, le médecin cherche à modifier la séreuse par des injections iodées (8 grammes de teinture d'iode additionnés d'un peu d'iodure de potassium dans 40 grammes d'eau). On en faisait une tous les deux jours. Pendant quelques minutes on malaxait le ventre, pour faire toucher tous les points du péritoine malade par l'injection, et on y laissait celle-ci dix minutes. L'injection s'échappait en grande partie au dehors, dès qu'on retirait le doigt qui fermait l'ouverture. Ce traitement fut commencé en juillet. En décembre, il n'y avait plus de suppuration, les parois du ventre étaient redevenues souples, et l'on sentait la matrice qui n'avait pas encore repris son volume normal. Huit mois plus tard (quinze mois après l'accouchement), les règles reparurent, et l'utérus reprit les dimensions ordinaires. La santé est devenue excellente. » (*Gaz. méd. de Paris*, 1860, p. 431.)

faire écarter les grandes lèvres et les parois du vagin par les doigts des aides, seuls ou armés des crochets imaginés par M. Jobert pour l'opération de la fistule vésico-vaginale. Récamier se servait d'un pharyngotome ou d'un bistouri à recouvrement d'argent [1]. On peut employer le bistouri à gaîne de Blandin ou tout autre bistouri caché. Mais il n'y a qu'à faire usage d'un bistouri droit ordinaire, dont la lame est entourée de linge ou de diachylon jusqu'à 1 ou 2 centimètres de sa pointe et que l'on porte à plat sur le doigt indicateur, jusqu'au point le plus saillant, le plus rénitent de la tumeur, dans laquelle on l'enfonce par une pression modérée jusqu'à ce que l'on éprouve la sensation d'une résistance vaincue et que l'on reconnaisse l'écoulement du pus.

Faut-il pratiquer de grandes ouvertures? Non, de peur d'hémorrhagie; car malheureusement l'écoulement de sang est souvent considérable, malgré la direction verticale donnée à l'incision, d'après les préceptes de Récamier. Faut-il aussi, comme l'a conseillé ce praticien, laver le foyer par des injections? Non, pour plusieurs raisons : d'abord pour éviter les dangers réels des injections dont je viens de rappeler un exemple tiré de la pratique même de Récamier, en second lieu parce que le soulagement existe dès que le pus est sorti, l'air n'entre pas dans le foyer, enfin le pus ne se reforme pas aussitôt qu'on le croit. En effet, les secondes ponctions ne donnent pas toujours du pus (West) et sont rarement heureuses (Aran).

Pour toutes ces raisons non-seulement je conseille de ne pas faire de grandes incisions, de ne pas laver le foyer, etc.; mais même de se servir du trocart plutôt que du bistouri, pour ouvrir le foyer purulent. M. Nonat pense que le trocart est préférable pour éviter de blesser les artères; il recommande en outre de s'assurer qu'on ne sent pas, dans le point où l'on va le faire pénétrer, les pulsations indiquant la présence des grosses artères que ce praticien assure se rencontrer toujours autour des phlegmons péri-utérins. Un trocart explorateur, un trocart capillaire droit ou courbe est donc préférable à tout autre. On le guide comme le bistouri sur l'index de la main gauche. On s'assure qu'on est dans la cavité de l'abcès, en retirant le poinçon. Si le pus ne peut sortir aisément, on agrandit l'ouverture. Dans ce but M. Nonat [2] a imaginé un trocart lancéolé et M. Demarquay [3] a construit un trocart auquel est ajoutée une sorte de lithotome. Mais ces instruments, outre qu'ils sont souvent dangereux, surchargent inutilement l'arsenal chirurgical, dans lequel nous trouvons déjà assez de bistouris cachés, de lithotomes, d'hystérotomes, et même d'uréthrotomes, pour suffire à la nécessité d'agrandir l'ouverture pratiquée par le trocart au foyer pelvien. Du reste ce foyer ne contient pas habituellement beaucoup de pus, et il est exceptionnel de le voir se remplir et se vider alternativement et persister

[1] H. Bourdon, *Mém. cit.*, p. 71.
[2] Ouv. cit., p. 325, fig. 11.
[3] *Gaz. des Hôpit.*, p. 66. Paris, 1857.

à l'état fistuleux. De là l'inutilité ordinaire de l'agrandissement de l'ouverture. Il vaudrait mieux, comme le dit Aran, reconnaître les collections purulentes de l'ovaire et de la trompe placées souvent au centre même du foyer et en évacuer le contenu; malheureusement c'est très-difficile.

Après la ponction, il est inutile de laisser dans l'ouverture la canule du trocart; ou d'y introduire une sonde, même élastique, comme M. Laugier l'a fait à la suite de la ponction de l'hématocèle péri-utérine, ou une mèche, une tente, comme on le fait pour les foyers purulents dont on veut assurer l'évacuation consécutive, par la raison que c'est habituellement inutile, comme je viens de le dire, et que tous ces corps étrangers séjournent en définitive dans le péritoine et peuvent devenir par suite très-dangereux. Il suffit du reste, pour entretenir l'ouverture artificielle de l'abcès, d'y pratiquer tous les deux ou trois jours, une cautérisation avec le nitrate d'argent. Pour le même motif, je rejette les injections d'iode proposées par M. Demarquay, qui sont évidemment plus dangereuses que les injections simples de Récamier dont j'ai signalé pourtant les suites funestes : elles ne sont indiquées que lorsque le trajet fistuleux est organisé et que l'écoulement purulent persiste et entretient la fièvre hectique. J'ai cité plus haut un succès dû à ce moyen, dans un cas d'abcès ouvert sur la paroi abdominale.

Mais, après la ponction, il faut prescrire à la malade le repos absolu, les lavements, les cataplasmes émollients. Pour que l'amélioration soit durable, il faut que le travail inflammatoire soit entièrement éteint : on obtient alors beaucoup de guérisons, comme M. H. Bourdon en a rapporté des observations dans son mémoire. Il ne faut pas pour cela trop prolonger la diète. Au contraire il est utile de recourir aux toniques, aux amers, au quinquina, au fer, aux analeptiques, etc. Enfin, on doit être prêt à intervenir, dès la plus prochaine menstruation, contre la recrudescence des douleurs pelviennes et les retours de l'inflammation.

Pour résumer les longues considérations dans lesquelles le traitement d'une maladie aussi longue et aussi difficile à guérir que la périmétrite a dû m'entraîner, je ferai observer que ce traitement se réduit, pour la forme suraiguë ou aiguë, à celui de la péritonite, puis à celui de l'inflammation de l'ovaire et de la trompe : médication antiphlogistique énergique, suivie de la médication résolutive consistant principalement en frictions mercurielles, vésicatoires volants et bains alcalins.

La guérison arrive habituellement après l'écoulement régulier de la deuxième menstruation à dater du début de la maladie, surtout lorsque l'inflammation, s'étant développée hors de l'état puerpéral, n'a pas autant de tendance à la suppuration. Le meilleur signe de guérison c'est la disparition de toute douleur et des troubles généraux, le retour de la santé et du bien-être.

Il faut se tenir sur ses gardes et ne pas être dupe d'une fausse guérison, qui ne serait que le passage de l'état aigu à l'état chronique. Entre la période de résolution de l'inflammation aiguë et l'établissement de l'inflammation chronique la différence est grande ; là il y a disparition graduelle de l'hyperhémie, de la congestion, des produits plastiques, en même temps que de la douleur, ici il y a toujours de l'inflammation surtout dans la trompe et l'ovaire ; là il y a réparation, ici il y a destruction.

Aussi le traitement de l'inflammation péri-utérine chronique bien constatée doit-il être très-rigoureux. Il faut surveiller surtout les retours menstruels, qui peuvent être le signal des exacerbations ou des redoublements si dangereux. Il faut faire garder à la malade un repos absolu pendant cette période. Si les redoublements éclatent, on les traitera comme la maladie à l'état aigu par les émissions sanguines réitérées, l'opium, l'onguent napolitain, etc. Si l'on a le bonheur de les éviter, on doit combattre l'inflammation chronique par l'ensemble des moyens résolutifs précédemment énumérés, en ayant soin de tonifier la constitution, de faire intervenir les ferrugineux et l'hydrothérapie, de concert avec les alcalins et les autres résolutifs, enfin de varier les médicaments antidiathésiques suivant la nature de l'affection générale qui contribue à prolonger la durée de la pelvi-péritonite. Il faut surtout savoir faire attendre patiemment aux malades une guérison qui ne peut venir que lentement : il faut leur faire gagner du temps, sans les instrumenter ni trop médicamenter, et en se contentant d'employer les moyens hygiéniques ou les antidiathésiques dont l'observation a déterminé le choix, administrés à faible dose et longtemps continués.

Une fois la guérison obtenue, il faut encore tenir les malades en garde contre les rechutes, et leur prescrire tous les moyens propres à prévenir un retour de l'inflammation ou à les préserver des accidents qui peuvent éclater dans une région où l'inflammation a tant de peine à s'éteindre sans laisser de traces : on doit surtout leur recommander d'user de modération dans les rapports sexuels, d'éviter le choc du pénis contre l'utérus ou le cul-de-sac utéro-vaginal, enfin de continuer longtemps leur traitement avant de se regarder comme définitivement guéries, et de ne pas se laisser abuser par les signes d'une rémission trompeuse.

CHAPITRE VII

De la leucorrhée.

La *leucorrhée*, littéralement écoulement blanc, désignée par les expressions vulgaires de *pertes blanches* ou *flueurs blanches*, est l'écoulement d'un liquide autre que le sang, par les parties génitales de la femme.

Ainsi entendu par les malades, le mot leucorrhée n'est qu'un terme vague, dissimulant, sous un masque trompeur, la confusion de faits morbides qui diffèrent essentiellement les uns des autres par leur nature et par leur siége, et qui ne se ressemblent entre eux que par un caractère commun très-superficiel. Toutefois ce mot doit être conservé pour deux raisons.

Premièrement, le fait qu'il signale à l'attention du médecin est important pour le diagnostic, car il révèle toujours un état morbide : il n'y a pas de leucorrhée normale ou physiologique, de quelque façon qu'on veuille l'entendre. Chez quelques femmes, les flueurs blanches ne sont accompagnées, il est vrai, d'aucun autre symptôme, et l'habitude d'observer un écoulement chez elles et chez quelques autres femmes, porte malheureusement les malades à le négliger; mais le médecin doit se rappeler que la seule durée d'un pareil écoulement, surtout s'il devient visqueux et gluant et s'il est accompagné de dyspepsie, de pâleur, d'amaigrissement, témoigne d'un véritable état morbide, et que cet état morbide est souvent symptomatique d'une maladie utérine.

Secondement, quel que soit le siége de cet état morbide, quelle que soit l'affection à laquelle il se rattache, la leucorrhée est un symptôme tellement dominateur dans l'histoire des maladies utérines, qu'elle s'élève souvent au degré de maladie proprement dite, qu'elle devient la source d'indications spéciales, et qu'elle doit être étudiée comme toute autre maladie, ou plutôt comme un genre de maladies décomposable en plusieurs espèces, suivant son siége et sa nature.

Enfin, la leucorrhée mérite de fixer l'attention du praticien à un autre point de vue. En gynécologie, l'étude des flux, presque tous symptomatiques, sert de transition naturelle entre les altérations fonctionnelles qui peuvent être bornées aux désordres de la menstruation, et les actes morbides proprement dits, qui se rattachent à une lésion locale, à une affection diathésique ou à une altération organique. Il m'a paru qu'après la description des troubles menstruels, de la fluxion, de la congestion et de l'inflammation de l'utérus, l'étude de la leucorrhée venait se placer naturellement avant celle de l'hypertrophie, des granulations, des ulcères et des lésions organiques graves, telles que les tumeurs fibreuses, les polypes, le cancer, etc.

On ne doit pas entendre par leucorrhée, comme le vulgaire, tout écoulement génital non sanguin. Je montrerai bientôt l'abus qu'on ferait ainsi d'une expression sur laquelle il ne me paraît pas difficile de s'entendre. Mais on peut définir la leucorrhée : *un flux pathologique produit par l'augmentation et l'altération des sécrétions normales de l'appareil génital.*

La distinction la plus facile à établir dans la leucorrhée est celle du siége. Elle sépare nettement la leucorrhée utérine de la leucorrhée vaginale et de la leucorrhée vulvaire.

Une autre distinction, aussi importante, mais moins aisée à faire, est celle de la nature du mal. On doit se demander, à cet égard, s'il existe une leucorrhée idiopathique ; la question paraît devoir être résolue par l'affirmative. Quant à la leucorrhée symptomatique, elle peut se rattacher à une affection générale localisée sur l'utérus, ou à une altération locale survenue dans quelqu'un des organes ou des tissus de l'appareil sexuel.

Enfin, il faut distinguer de la vraie leucorrhée la fausse leucorrhée, c'est-à-dire celle qui provient de l'excrétion de produits morbides se décomposant naturellement, comme les résultats de la suppuration, de la gangrène ou du cancer.

Le diagnostic de la leucorrhée ne peut pas se faire sans la connaissance préalable des sécrétions normales de l'utérus et du vagin, des organes qui sont les instruments de ces sécrétions, des altérations qu'elles peuvent subir, et des caractères qui nous permettent de constater à la fois les altérations et les sources des liquides altérés. Cette connaissance est la base même de l'étude de la leucorrhée, comme les notions d'anatomie et de physiologie normale et pathologique sont la base de nos études sur toutes les maladies qu'il nous est donné de connaître d'une manière positive, et dont il nous est permis de tracer avec de vraies couleurs une image fidèle.

Pour juger de l'existence, de l'intensité, du siége et même de la nature de la leucorrhée, il faut donc connaître d'abord les *produits leucorrhéiques*. Ces produits diffèrent évidemment suivant l'organe dont ils proviennent, puisque les sécrétions normales de ces divers organes sont elles-mêmes essentiellement différentes. Je rappellerai ici en peu de mots les appareils sécréteurs et le mode de sécrétion de ces organes.

Les principaux *appareils sécréteurs* sont sur la vulve et dans l'utérus. Leur existence est douteuse dans le vagin.

La vulve présente à la face interne des grandes lèvres et sur les deux faces des petites lèvres, un grand nombre de glandes sébacées et de follicules muqueux dont l'hypersécrétion peut coexister, ce qui donne à l'écoulement un aspect, une consistance, une couleur, une odeur caractéristiques. Elle offre en outre quelques organes sécréteurs plus importants par la quantité du liquide qu'ils peuvent fournir, et qui sont surtout les glandes vulvo-vaginales, dont les canaux excréteurs s'ouvrent à la base des caroncules myrtiformes latérales, et les follicules uréthraux, dont les deux principaux s'ouvrent sur les côtés du bord inférieur du méat (p. 79, *fig.* 56, 57).

La muqueuse vaginale ne paraît pas avoir de glandes; elle est sèche dans l'état normal, ou seulement humectée par les sécrétions vulvaire et utérine. Mais si elle n'a pas de sécrétion proprement dite, elle est probablement le siége d'une exhalation liquide, ou de la perspiration, entre les cellules de son revêtement épithélial, d'un fluide habituellement très-rare, pouvant devenir abondant, surtout lorsqu'il y a irritation et desquamation partielle de la muqueuse, et donnant alors naissance à la leucorrhée vaginale.

L'utérus est tapissé d'une membrane muqueuse très-riche en follicules ou en glandes mucipares; j'ai signalé la différence que présentent ces glandes dans le col et dans le corps. Celles du col ne s'ouvrent pas seulement dans la cavité de cet organe; quelques-unes ont leur orifice sur les bords et même à la surface vaginale des deux lèvres du museau de tanche, où l'on peut voir tantôt leur orifice enflammé, tantôt leur cavité distendue par le contenu et formant de petits kystes ou des polypes folliculaires.

Le col, étant bien plus accessible que le corps aux agents extérieurs, subissant plus souvent l'action des traumatismes, étant plus souvent affecté d'inflammation chronique, d'engorgement, d'hypertrophie, il n'est pas étonnant que ses glandes participent de la fréquence de ses états morbides, et qu'elles soient plus souvent que celles du corps le siége ou le point de départ de la sécrétion leucorrhéique.

Les *sécrétions normales* de ces divers appareils diffèrent entre elles comme les membranes mêmes d'où elles proviennent.

Le *mucus de la vulve* est visqueux, légèrement adhérent aux doigts qui le touchent, et filant entre leurs surfaces modérément écartées l'une de l'autre. Celui des glandes vulvo-vaginales notamment ressemble à celui des glandes de Cowper de l'homme. La réaction en est acide. Le mucus des follicules vestibulaires et péri-uréthraux m'a toujours paru plus acide que celui des glandes vulvo-vaginales. En se mêlant à la sécrétion sébacée, il forme souvent une sorte de magma qui a une odeur caséeuse, ou plutôt une odeur de fromage aigri et fermenté. Quelquefois, tout en étant en contact immédiat, les deux produits ne se mélangent pas.

Le *liquide vaginal*, auquel on doit peut-être refuser le nom de mucus, ne paraît pas pouvoir se produire en aussi grande abondance que les mucus de la vulve et de l'utérus, du moins normalement. C'est un fluide clair, séreux, n'ayant aucune viscosité, mais rarement perçu dans cet état d'isolement, car il semble n'être que l'excipient ou le véhicule des innombrables et larges corpuscules lamelliformes qui se détachent sans cesse par exfoliation et en quantité plus ou moins considérable de la surface de la muqueuse, et qui donnent à l'ensemble du produit excrété l'aspect blanchâtre, opaque, caséeux, qui le distingue. Aussi la sécrétion du vagin est-elle en somme, comme l'a bien dit M. Donné [1], un liquide épais, crémeux, ne filant jamais comme celui de la matrice, à réaction acide, contenant des cellules d'épithélium pavimenteux, qui ont 0,04 à 0,05 de millimètre de diamètre.

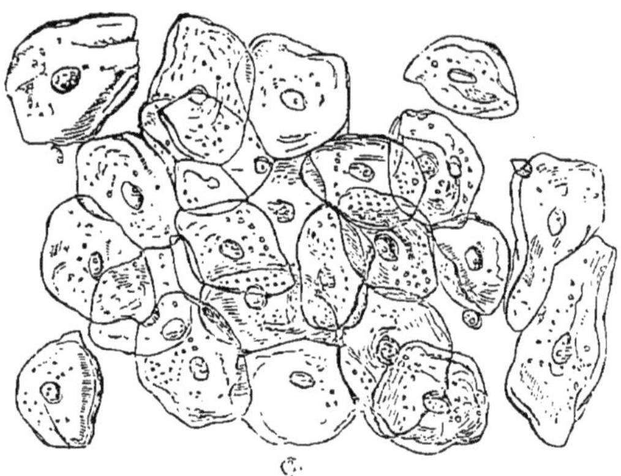

Fig. 137 (*).

J'ignore si, comme l'assure M. Huschke [2], chez les femmes brunes il a une teinte brunâtre peu avant la parturition, et s'il devient même sanguinolent pendant les règles. Mais j'ai souvent constaté, comme M. Robin [3], que le mucus vaginal répand à l'état normal une odeur aigre spéciale, assez forte, différente de celle du mucus utérin qui est fade.

Il est toujours peu abondant, blanchâtre, aspect qu'il doit à des cellules pavimenteuses très-grandes, détachées de la muqueuse. Sa quantité augmente vers la fin de la grossesse, sans que sa nature change. — Sur les cellules épithéliales ou entre elles on trouve quelquefois le *leptothrix*, algue microscopique, comme on en trouve dans la bouche. Lorsqu'il y a suppuration, on peut y rencontrer le *trichomonas vaginalis*, infusoire de forme elliptique à un ou deux cils, d'un volume double de celui des globules du sang, trouvé par M. Donné dans le pus vaginal de la blennorrhagie syphilitique. — Ce mucus est positivement acide, tandis que ceux du corps et du col utérin sont alcalins; l'un et l'autre ne renferment des globules de pus qu'autant que la muqueuse est malade; leur teinte est plus ou moins modifiée selon la quantité de ces éléments anatomiques.

Le *mucus utérin* est tout différent du liquide vaginal. Il se rapproche davantage du mucus vulvaire, tout en se distinguant de ce dernier par ses caractères physiques et par son mode d'excrétion. Il faut d'ailleurs se rappeler que, sous le nom de mucus utérin, on comprend deux mu-

(*) Epithélium pavimenteux vaginal couvrant la muqueuse du museau de tanche. 240 diamètres. D'après Tyler Smith.

[1] *Cours de microscopie complémentaire des études médicales*, p. 155. Paris, 1844.
[2] *Splanchnologie*, p. 463.
[3] *Dictionnaire de Nysten*, 10e édit., p. 1318.

cus très-différents : celui du col et celui du corps. L'un et l'autre sont limpides à l'état normal, et la sécrétion en est si peu abondante, pendant le repos de l'organe, que, en examinant au spéculum des femmes dont l'utérus est en pleine santé, non-seulement on n'aperçoit pas d'écoulement d'un liquide quelconque, mais on ne peut, même en pressant sur le col avec l'instrument, en faire sourdre une seule goutte. L'un et l'autre peuvent se présenter à l'orifice utérin sous la forme d'une goutte, ou d'un filet plus ou moins large de liquide clair, transparent comme du cristal de roche ou du verre fondu, s'étendant de l'orifice sur la lèvre inférieure du col, augmentant de quantité par la pression, mais restant adhérent à l'organe, dont on a habituellement de la peine à le détacher en entier, même en l'essuyant assez fortement avec un tampon de coton. Dans ce liquide mixte il y a d'ordinaire plus de mucus du col que de mucus du corps ; mais le mélange peut être assez intime et assez égal pour qu'il soit difficile de les distinguer.

Quelquefois leurs caractères différentiels se manifestent à première vue par l'absence de sécrétion de l'un ou de l'autre ; tantôt le col est

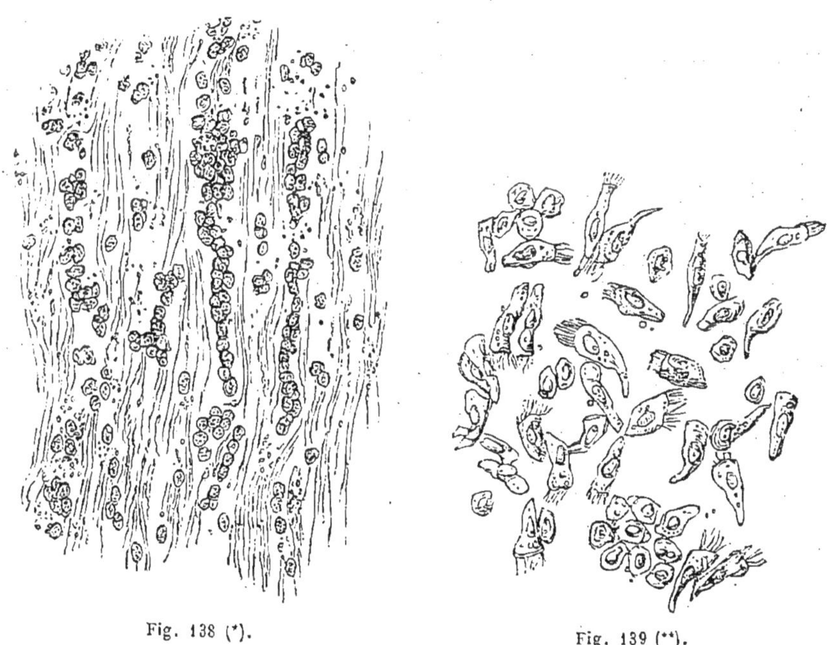

Fig. 138 (*).

Fig. 139 (**).

obstrué par sa propre sécrétion, et c'est à elle que se rapportent tous les caractères que l'on peut constater ; tantôt le col ne paraît pas sécréter de mucus, mais après le cathétérisme de l'utérus, on voit sortir

(*) Sécrétion muqueuse normale du col utérin, extraite de ses follicules muqueux. Les corpuscules muqueux sont rangés en séries longitudinales par l'effet de la viscosité du fluide dans lequel ils sont embarrassés 220 diamètres. D'après Tyler Smith.

(**) Epithélium cylindrique à cils vibratiles de la cavité du corps de l'utérus. 220 diamètres. D'après Tyler Smith.

un liquide qui vient bien réellement du corps, ou bien la sonde creuse rapporte une certaine quantité de ce liquide de la cavité de l'organe, et l'on peut en constater les caractères spéciaux.

J'ai dit que tous les deux sont transparents, limpides, et je crois que si celui du col est jaunâtre et celui du corps demi-transparent et grisâtre, comme le disent certains observateurs, cela tient à une légère altération de la sécrétion. Je n'ai jamais observé de pareilles différences dans l'état normal. Tous les deux ont une odeur fade, spéciale, qui peut être assez forte dans diverses maladies et après l'accouchement ou les fièvres puerpérales, mais qui n'a rien d'acide. Tous les deux au contraire sont alcalins, et font tourner au bleu le papier de tournesol rougi par l'acidité du liquide vaginal.

Quant à leur distinction, celui du col est gluant, tenace, demi-solide plutôt que liquide; l'hypersécrétion en est fréquente. Pendant la grossesse, il est produit en quantité considérable, il est plus glutineux, plus tenace encore que dans l'état de vacuité, et il oblitère le col de l'utérus; on lui donne alors le nom de *bouchon gélatineux*. Il ne tient aucun élément anatomique en suspension, sauf quelques cellules prismatiques ciliées; il est entièrement homogène. — Celui du corps est visqueux, filant, moins tenace que celui du col; il contient de nombreux globules épithéliaux nucléaires ovoïdes, venant des follicules flexueux de la muqueuse, des cellules épithéliales prismatiques ou cylindriques et vibratiles de la surface même de cette muqueuse, des corps granuleux, etc. Le nombre relativement considérable de ces éléments solides, mêlés au liquide secrété, en altère quelquefois la transparence et lui donne l'aspect grisâtre dont je parlais tout à l'heure.

En résumé, une surface muqueuse, longtemps regardée comme identique dans toutes ses parties, sécrète cependant des mucus, dont les caractères physiques et chimiques sont très-différents. M. Donné [1] a rapproché judicieusement les différences du produit sécrété de celles qui résultent de la structure et des fonctions particulières des organes sécréteurs, et est entré sur ce sujet dans des considérations très-ingénieuses qu'on ne peut manquer de lire avec intérêt. M. Tyler Smith [2] a confirmé ces résultats par les recherches qu'il a entreprises dans le but de distinguer les différences de nature de la leucorrhée.

Si l'on n'a pas reconnu plus tôt ces différences, cela tient à ce qu'on ne s'est servi du spéculum que depuis une quarantaine d'années; à ce que les sécrétions utéro-vaginales étaient souvent altérées ou mélangées, dans les cas où l'introduction du spéculum aurait permis de les distinguer; à ce que l'attention elle-même était peu disposée à rechercher des différences entre des liquides provenant de membranes mu-

[1] *Cours de microscopie complémentaire des études médicales*, 5e leçon, p. 155. Paris, 1844.

[2] *The Pathology and the Treatment of Leucorrhœa*, p. 31. London, 1855.

queuses dont les différences de structure n'étaient pas encore anatomiquement constatées ; enfin, à ce que dans d'autres cas où il s'agissait de maladies ne s'accompagnant pas de flux, ou dans lesquelles les organes génitaux, notamment l'utérus, étaient sains, on ne pouvait guère constater l'existence de sécrétions qui ne se produisent pas dans l'état de repos et de santé des organes.

On a tort de dire néanmoins que normalement il n'y a pas de sécrétion utérine, vulvaire ou vaginale. Cette sécrétion est souvent très-abondante, sans s'éloigner de l'état physiologique et sans avoir rien de pathologique. Seulement, à la manière de plusieurs autres sécrétions, et même de la plupart des sécrétions, elle ne se fait que lorsqu'elle est sollicitée, c'est-à-dire lorsqu'elle est appelée à se produire par la mise en jeu des divers actes qui concourent à l'accomplissement de la fonction générative. Il en est de l'excrétion des mucus vulvaire, vaginal, utérin, tubaire même, comme de celle de la salive qui ne se fait qu'au moment du repas, du suc gastrique qui a besoin d'être provoquée par la présence des aliments ou de certains liquides dans l'estomac, du liquide prostatique qui ne s'opère qu'au moment de l'érection et même du coït, etc.

Il n'est donc pas étonnant qu'on ne trouve pas habituellement de mucus vaginal ni de mucus utérin chez une femme très-bien portante. Mais il n'est pas plus étonnant que, sans état morbide déterminé et fixé sur ces muqueuses ou sur leurs glandes, même sans état général caractérisé ayant de la tendance à se localiser sur ces membranes, il se produise, sous l'influence de plusieurs causes capables d'entraîner quelques troubles fonctionnels, une hypersécrétion continue du liquide normalement sécrété d'une manière intermittente, avec peu ou point d'altération de sa composition naturelle. C'est un flux proprement dit, mais un flux muqueux, comme la sortie du sang est un flux sanguin, et qui peut être décrit comme maladie essentielle, au même titre, sinon avec plus de raison encore que l'hémorrhagie.

Diagnostic. — Le *flux leucorrhéique* résulte de l'abondance ou de l'altération des sécrétions normales dont je viens de rappeler les caractères. Il est identique ou analogue à ces sécrétions, ou bien il en diffère plus ou moins suivant la nature de l'état morbide sous l'influence duquel il se produit. Il peut être différent de lui-même, dans les divers cas, suivant l'organe d'où il provient (la vulve, le vagin, l'utérus), ou suivant la maladie qui le produit, telle que simple hypersécrétion, irritation, inflammation, affection catarrhale, rhumatisme, goutte, blennorrhagie contagieuse, syphilis, dartres, scrofules. Enfin, dans un grand nombre de cas, il n'est pas homogène, mais il est constitué par un fluide mixte, provenant du mélange des liquides sécrétés par la vulve, le vagin ou l'utérus.

Il s'agit de déterminer d'abord l'origine ou le siége des sécrétions anormales de ces divers organes, en nous servant des signes distinctifs qui nous ont permis d'en différencier les sécrétions normales.

I. — *Différences de siége de la leucorrhée.* Leur détermination est souvent d'un grand secours dans la détermination des différences de nature de cette maladie.

Plusieurs symptômes, indépendamment des signes physiques et chimiques et de l'examen avec le spéculum, peuvent aider à faire le diagnostic différentiel des leucorrhées vulvaire, vaginale, utérine.

1° La *leucorrhée vulvaire* est fréquente chez les enfants, surtout chez les petites filles scrofuleuses ou dartreuses; elle coexiste ou elle alterne avec des croûtes à la tête, de l'impétigo, de l'eczéma, de l'herpès. Elle se complique quelquefois d'ulcération superficielle, d'engorgement des ganglions inguinaux, d'inflammation et de suppuration de ces organes. Elle est évidemment due à un excès de sécrétion, à une éruption dartreuse, à un travail superficiel d'ulcération causé et entretenu par le vice scrofuleux, comme le sont habituellement à cet âge les maladies suppuratives des autres muqueuses, notamment les maladies des muqueuses qui avoisinent les orifices, et en particulier les orifices des organes des sens, la muqueuse des lèvres, la membrane de Schneider, la conjonctive, le conduit auditif externe. Elle s'étend rarement au vagin; je l'ai vue pourtant aller au delà, et je me rappelle avoir trouvé, chez une petite fille de 12 ans dont je fis l'autopsie, l'utérus et la moitié externe des trompes farcis et distendus par des débris épithéliaux formant une masse d'apparence caséeuse. — Elle est souvent causée par l'irritation due à la dentition chez les jeunes enfants, par les mauvaises habitudes chez les petites filles, par la grossesse chez les femmes adultes. — Elle est souvent aussi entretenue par la malpropreté ou par l'âcreté des sécrétions chez les femmes à poils noirs ou rouges, fortement pigmentées, notamment par l'âcreté de la sécrétion sébacée et par l'acné vulvaire, qui suppose la rétention du produit sécrété dans ses propres follicules. Le mélange des deux maladies et des deux hypersécrétions qui les caractérisent, donne souvent à leur produit mixte semi-fluide une odeur aigre, caséeuse, rappelant celle du suif rance ou du lait fermenté, assez caractéristique. — La malade se sent mouillée d'une manière continue. La chaleur, le gonflement des petites et des grandes lèvres, le prurit vulvaire, la sensibilité exaltée par le frottement sur les parties enflammées ou dénudées, l'érythème des parties voisines, notamment de la partie supérieure de la face interne des cuisses, du périnée, de l'anus, rendent la marche difficile et douloureuse. Mais, par contre, il n'y a ni douleur, ni chaleur, ni sentiment de gêne ou de plénitude dans le bassin ou à l'hypogastre; il n'y a pas non plus de coliques ou de tranchées utérines. Le linge est semé de taches allongées plutôt qu'arrondies, qui lui communiquent, par la dessiccation, une certaine roideur, mais sans limites très-précises, et dont la coloration grisâtre est souvent mélangée de jaune, par l'effet de la présence du pus; car la leucorrhée vulvaire n'est pas un peu intense sans être en même temps purulente.

2° La *leucorrhée vaginale* se voit rarement chez les enfants ; elle est très-fréquente chez les femmes, par suite d'excitations génitales, d'excès vénériens, de blennorrhagies, de vaginite même ou par l'effet de la grossesse. Ordinairement, il n'y a ni gonflement, ni chaleur à la vulve; mais cela peut arriver, le liquide en sortant peut irriter la muqueuse des grandes lèvres au point d'y provoquer l'apparition d'un érythème; pour le moins, il y excite un prurit incommode et quelquefois douloureux.

La sortie du liquide est à peu près continue, surtout chez les femmes enceintes. Lorsque la membrane hymen existe ou que l'anneau vulvaire n'a pas été dilaté par la fréquence des rapprochements conjugaux, le liquide leucorrhéique peut s'accumuler quelque temps dans le vagin avant de sortir, et alors sa sortie peut paraître intermittente. — Souvent il est exclusivement laiteux et justifie bien la dénomination de perte blanche. Quelquefois il est très-fluide, d'autres fois un peu consistant, à cause des éléments solides épithéliaux qu'il tient en suspension; mais il n'est jamais visqueux, à proprement parler, et surtout ni gluant, ni glutineux. Lorsqu'il y a vaginite, ou blennorrhagie, ou exulcération due à toute autre cause, par exemple à une éruption dartreuse, il devient jaune-verdâtre par le mélange du pus; il est alors beaucoup plus irritant pour la vulve. — Son excrétion s'accompagne de tension et d'endolorissement dans le bassin, de douleurs vaginales, retentissant même sur l'utérus et sur les organes voisins, le rectum, la vessie; enfin de douleurs, de ténesme et souvent d'écoulement uréthral; de prurit, de douleurs, d'écoulement et même d'excoriations à la vulve. —Les taches faites au linge sont larges, rondes, à peu près incolores dans le cas de leucorrhée simple, modérément empesées; mais elles sont bien plus grandes, allongées, irrégulières, jaunes ou verdâtres, parfois même sanguinolentes, dans les cas de leucorrhée purulente, surtout lorsque la vulve et le vagin sont atteints simultanément. On peut même dire, en général, qu'une leucorrhée abondante doit provenir de la totalité du vagin, ou à la fois de la vulve, du vagin et de l'utérus, c'est-à-dire d'une surface muqueuse étendue; une leucorrhée peu abondante, au contraire, ne provient guère que de la cavité utérine.

3° La *leucorrhée utérine*, très-rare chez les enfants, est fréquente chez les jeunes filles chlorotiques, et chez les femmes, soit avant, soit après la grossesse; chez plusieurs, elle est abondante avant et après la menstruation; elle peut être provoquée par les excès vénériens, mais le plus souvent elle est causée et entretenue par une vraie maladie utérine, d'ordinaire par un catarrhe, quelquefois même par une inflammation ou par une affection rhumatismale, dartreuse, syphilitique, localisée sur la matrice, ou par la présence d'un polype, de tumeurs fibreuses, de simples granulations, d'un ulcère, etc. — La plupart du temps il n'y a ni chaleur, ni douleur, ni aucun autre symptôme de maladie à la vulve, au vagin ou aux parties voisines. Mais il y a fréquemment un sentiment de pesanteur dans le bassin, des douleurs lombaires et hypogastriques presque aussi fréquemment, et des douleurs particulières, des coliques, des tranchées utérines, surtout chez les jeunes filles, correspondant aux contractions par lesquelles l'utérus chasse le flot de liquide qui constitue la perte. — C'est dire que la sortie du liquide est intermittente au lieu d'être continue. Alors même que l'orifice utérin est très-large, et que le liquide sort sans être chassé par une contraction utérine accompagnée de douleurs, le mucus ou le muco-pus est retenu par sa viscosité, et ne se détache de la muqueuse à laquelle il adhère, que lorsque la masse en est assez forte pour être entraînée par l'effet de son propre poids. Il s'échappe donc de temps en temps de l'utérus et par suite du vagin, un flot de liquide que la malade sent tomber sur la vulve ou en dehors, si elle n'a déjà senti la douleur expulsive qui a pu en précéder la sortie. — Les malades s'observent assez à cet égard pour qu'on puisse obtenir d'elles-mêmes des renseignements utiles sur l'aspect et la consistance de la perte; et en demandant si la matière expulsée est comparable à de la glaire ou à du blanc d'œuf, aux glaires stomacales rendues par le vomissement, au mucus nasal épais et jaune mouché pendant un coryza, aux crachats filants ou épais, blancs, jaunes ou verdâtres expectorés à la suite d'un rhume ou d'un catarrhe bronchique, on provoque ordinairement des réponses qui donnent une idée assez juste de l'abondance, de la viscosité, de la ténacité, de la transparence, de l'opacité ou de la coloration de l'écoulement. Généralement celui-ci est visqueux, gluant, à proprement parler albumineux ou ressemblant à du blanc d'œuf; il peut être même très-cohérent, très-tenace. Il est tantôt transparent, limpide, tantôt trouble, blanchâtre, et tantôt mélangé de matière jaune ou même verdâtre, suivant qu'il est formé par du mucus pur ou par un mélange de mucus et de pus à proportions variables.

Enfin il empèse très-fortement le linge et fait des taches plus ou moins rondes, peu larges, très-nettement circonscrites, qui donnent au linge une roideur et une épaisseur considérables, en même temps qu'elles peuvent lui laisser son aspect naturel ou le colorer plus ou moins en jaune ou en vert. Ce dernier cas est assez rare ; ce qui est plus rare encore, mais ce qui arrive pourtant quelquefois, c'est que le liquide perd de plus en plus sa viscosité, et que le mucus, mélangé au pus d'une manière tout à fait intime, constitue une perte homogène, peu consistante, se rapprochant légèrement par ses caractères physiques de celles de la vulve ou du vagin.

Le docteur Reclam [1] a déjà étudié, il y a quelques années, comparativement les taches produites sur le linge par le mucus vaginal et par le mucus utérin, et les résultats de ses recherches, fort justes, sont ana-

[1] *Neue Zeitung für Medicin und medicinal Reform.* Nordhausen, novembre 1848. — Valleix, ouvr. cit., tom. V, p. 44.

logues aux résultats que j'ai exposés moi-même, avec les développements plus étendus et la précision que l'exactitude des études faites dans ces dernières années permet d'apporter dans ce sujet. Il faut d'ailleurs se rappeler que ces signes caractéristiques cessent de pouvoir être appréciés avec quelque exactitude, dans le cas où la malade se livre à un exercice considérable, dans celui où le linge qu'on examine a été porté pendant plus d'un jour ou deux, etc.

L'examen au spéculum est quelquefois inutile, par exemple dans les leucorrhées chlorotiques ou catarrhales légères des jeunes filles ; mais il est habituellement indispensable pour fixer les idées, non-seulement sur le siége, mais sur la nature de la leucorrhée; car il fait découvrir, en même temps que la source et plusieurs autres caractères de l'écoulement, des complications propres à en faciliter le diagnostic.

La leucorrhée vulvaire est d'abord visible, il suffit d'écarter les grandes lèvres pour en découvrir le siége. On voit en même temps s'il y a de la leucorrhée vaginale, et le plus souvent, pour peu qu'elle soit abondante, on peut constater aussi, dès ce début d'exploration, s'il y a de la leucorrhée utérine ; car en déprimant la fourchette ou la colonne inférieure du vagin, supposé que l'anneau vulvaire soit resté resserré, on voit sortir, s'il n'est déjà sorti, un flot de mucus ou de muco-pus tellement différent par son aspect, tellement isolé par sa cohérence du liquide laiteux ou purulent de l'écoulement vaginal au milieu duquel il se trouve, qu'il est aisé de le reconnaître au premier abord.

A la vulve on constate souvent des érosions, des exulcérations, la participation prise à la leucorrhée par les glandes vulvaires, vulvo-vaginales et par leurs conduits excréteurs, par le canal de l'urèthre lui-même, surtout si l'écoulement est virulent, blennorrhagique.

Le spéculum doit être introduit avec les plus grands ménagements ; il doit être d'un petit calibre, bien huilé, et présenté à l'anneau vulvaire dans le sens ordinaire, c'est-à-dire en déprimant la fourchette, ou dans un autre sens, suivant le côté sur lequel le vagin paraît être le plus atteint par l'inflammation qui peut accompagner ou entretenir la leucorrhée. Il faut le pousser lentement, de manière à constater les altérations de la muqueuse vaginale à mesure qu'on la déplisse ; ce sont des granulations, des excoriations saignantes, des exulcérations d'où s'écoule de la sérosité ou du pus, etc. On essuie en même temps cette membrane avec du coton, et l'on ne retire pas l'instrument sans avoir profité de son introduction, pour appliquer le topique le plus propre à modifier avantageusement l'état de la muqueuse qui est le siége de la leucorrhée.

Enfin, que l'on ait reconnu ou non l'existence des leucorrhées vulvaire et vaginale, lorsque le spéculum a embrassé le col, on constate celle de la leucorrhée utérine. On voit le liquide sourdre de l'orifice utérin et couler en flot ou en nappe étroite sur la lèvre postérieure, d'où il gagne la paroi correspondante du vagin et s'écoule par la fourchette, surtout quand la femme est couchée. On peut, si la vue laisse quelque doute, constater dans le vagin même ou au dehors l'alcalinité de ce liquide, qui contraste avec l'acidité du liquide vaginal et des sécrétions vulvaires. On en constate dans quelques cas la transparence, la limpidité parfaite à la sortie du col; dans d'autres cas, il paraît opaque, blanchâtre, sinon en totalité, au moins en partie, soit à la surface, soit sur quelques points où des traînées opaques se détachent sur le fond limpide. Ce changement de couleur est-il, comme le pensent plusieurs auteurs, un effet de la réaction produite sur le liquide alcalin par l'acidité du liquide vaginal ? Je l'ignore, et je crois qu'il peut en être ainsi ; mais je pense qu'il peut y avoir également à la surface du mucus albumineux quelques traînées de cellules épithéliales, qui ont été détachées au moment de son passage à travers le col et dont la présence suffit pour troubler, lorsqu'elles sont quelque peu nombreuses, la transparence du liquide utérin. — Souvent, au lieu d'être simplement opaque, le mucus utérin est jaunâtre, quelquefois même verdâtre, en un mot purulent; évidemment il y a alors sécrétion de pus et mélange de ce liquide avec le mucus. Il est rare d'ailleurs que ce mélange soit parfaitement intime. Le pus, comme les opacités dont je viens de parler, forme d'ordinaire des traînées plus ou moins larges et nombreuses, mais fréquemment distinctes d'une partie du mucus qui reste limpide, ou simplement opaque, ou plus faiblement purulente. Il est probable que, dans ce cas, le pus est sécrété à la surface de la muqueuse, et que le mucus déversé par les orifices des follicules l'entraîne avec lui, sans que le mélange des deux liquides soit intime; d'autres fois le pus doit être sécrété dans les glandes mêmes de la membrane, car alors le liquide sort très-uniformément purulent, ayant perdu de sa ténacité, coulant plutôt que filant hors de l'orifice, pouvant même revêtir dans de rares circonstances l'aspect crémeux du pus, qui semble se substituer à l'aspect albumineux du mucus utérin.

Lorsque le liquide est visqueux, glutineux, très-tenace, on peut avoir beaucoup de peine, non-seulement à l'ôter avec du coton pour essuyer le col et découvrir les érosions, les granulations, les ulcères, la facilité à saigner, l'engorgement de cet organe, mais encore à le faire sortir de la cavité cervicale où il est retenu, et d'où il ne s'échappe qu'à des intervalles plus ou moins éloignés. Il faut alors presser avec le spéculum sur le col, en même temps qu'avec la main sur l'hypogastre. Parfois on ne fait sortir ainsi qu'une goutte de liquide purulent, qui peut être légèrement teinte de sang. Il faut alors se méfier : on n'a pas affaire à une leucorrhée, mais il peut bien y avoir un chancre dans la cavité du col. J'en ai vu plusieurs exemples très-authentiques et très-curieux, dont je dirai quelques mots en décrivant les ulcères de la matrice.

Le microscope peut aider à compléter le diagnostic différentiel entre les diverses espèces d'écoulement, notamment entre la leucorrhée vaginale et la leucorrhée utérine. Ce que j'ai déjà dit de la composition histologique des muqueuses qui sécrètent ces divers liquides et des éléments anatomiques qui les constituent, me dispense d'entrer dans de longs détails sur les caractères microscopiques de leurs produits. Je me contenterai de rappeler que la division de M. Tyler Smith[1] est basée à la fois sur la différence du siége et sur la différence des caractères microscopiques. Cet auteur distingue deux espèces de leucorrhée : la vaginale ou épithéliale, et l'utérine ou muqueuse.

La leucorrhée vaginale ou *épithéliale* est constituée par de la lymphe ou du plasma acide, de l'épithélium pavimenteux, des corpuscules de pus, des globules de sang, de la matière grasse.

La leucorrhée cervico-utérine[2] ou *muqueuse* est constituée par du mucus alcalin, des corpuscules muqueux, de l'épithélium cylindrique

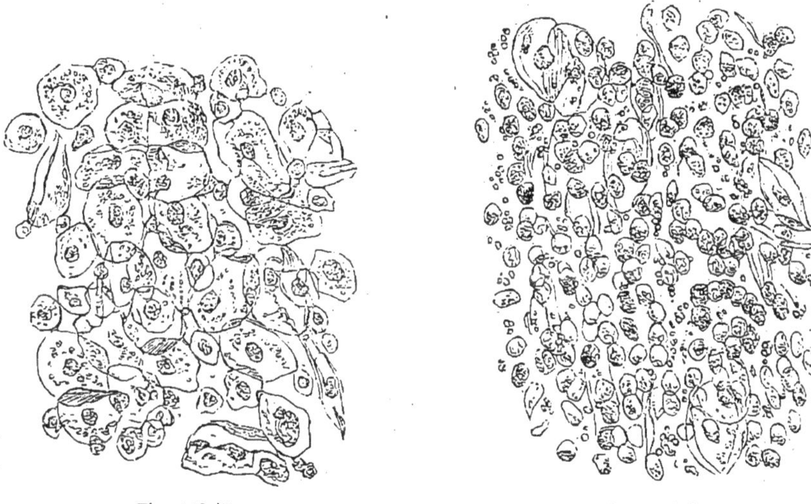

Fig. 140 (*). Fig. 141 (**).

altéré, des corpuscules de pus, des globules de sang, des particules grasses.

Les premiers de ces éléments sont constants et caractéristiques, les autres (pus, sang, particules grasses) sont accidentels et dépendent souvent de l'inflammation des muqueuses ou des complications de la leucorrhée.

(*) Epithélium pavimenteux à tous les degrés de développement, dans la leucorrhée épithéliale ou vaginale. 220 diamètres. D'après Tyler Smith.

(**) Corpuscules muqueux, quelques cellules épithéliales et granulations huileuses, dans la leucorrhée muqueuse ou cervicale. 220 diamètres.

[1] Ouvr. cit., p. 51 à 79.

[2] Ainsi nommée, parce que M. Tyler Smith suppose qu'elle provient toujours des glandes du col et non de celles du corps.

Fausse leucorrhée. — Il ne faut pas confondre avec les liquides leucorrhéiques provenant de l'hypersécrétion ou de l'altération des sécrétions normales, les liquides étrangers à ces sécrétions, dont l'écoulement est symptomatique de quelque altération du contenu de l'utérus, ou d'une lésion organique grave.

Ainsi, que la matière leucorrhéique elle-même soit retenue dans le vagin ou dans l'utérus par un corps étranger, par exemple par un pessaire, elle prend en se décomposant une odeur de fermentation aigre très-pénétrante [1]. L'écoulement qui suit la décomposition de caillots de sang retenus dans ces cavités, a l'odeur caractéristique que les chirurgiens savent bien reconnaître pour l'avoir souvent sentie en pansant des plaies compliquées d'hémorrhagie et de caillots putréfiés par un long séjour au milieu des tissus. L'écoulement dû à la décomposition du produit de la conception, des membranes fœtales, ou du placenta retenu dans l'utérus, exhale une odeur de putréfaction analogue; il a en même temps une couleur et une consistance qui diffèrent autant que son odeur de celles de l'écoulement leucorrhéique : il est pâle, ou sanieux, ou mélangé de sang, de pus et de débris membraneux.

Le cancer donne lieu à un écoulement séreux ou séro-sanguinolent, comparable à une eau roussâtre, quelquefois assez âcre, irritant pour les tissus sous-jacents, rarement inodore, habituellement fétide. Lorsqu'il est ulcéré, l'écoulement, en continuant à être séreux, est mêlé à des matières plus épaisses, à du pus, à des détritus de tumeur, il est ichoreux et particulièrement nauséabond; cette odeur, très-distincte de la fermentation des liquides leucorrhéiques, et même de la putréfaction des caillots, est caractéristique.

Les abcès de l'utérus, ou les suppurations étendues de toute la surface interne de l'organe, peuvent déterminer l'issue intermittente ou continue de quantités de pus quelquefois très-considérables, que l'on peut voir sortir dans ce cas de la cavité utérine elle-même. Tels sont les cas rapportés par Ashwell, qui a vu une demi-pinte de pus sortir de cette cavité, chez une malade, et par Safford-Lee, qui a vu un écoulement purulent abondant produit par la présence d'un polype [2]. Tel est celui de Matthews Duncan [3], qui a vu sortir une quantité considérable de pus de la matrice d'une vieille femme qui avait cessé d'être menstruée. — Les abcès développés près du vagin, tels que les abcès pelviens, et ouverts dans ce canal, se distinguent aussi de l'écoulement leucorrhéique par la nature purulente et ordinairement homogène du liquide et par la soudaineté de son apparition.

La tuberculisation utérine, qui paraît d'ailleurs très-rare, peut déterminer aussi un écoulement aqueux, jaune sale, ou brun pâle, durant un long temps, se distinguant également de la leucorrhée par ces

[1] Tyler Smith, ouvr. cit., p. 93.
[2] Cités par Graily Hewitt, p. 86.
[3] *Edinb. med. Journ.*, mars 1860.

caractères, et de l'ichor cancéreux par l'absence d'odeur spéciale.

L'écoulement dû à l'évacuation d'un kyste ovarique par la trompe serait plus facile encore à distinguer, et pourrait être confondu avec l'hydropisie utérine et l'hydrorrhée, plutôt qu'avec la leucorrhée proprement dite.

Enfin, les écoulements déterminés par la présence de môles hydatiques ou charnues, de polypes, de tumeurs fibreuses, de granulations, etc., sont très-variables suivant la période de la maladie, le volume de la tumeur et le degré de la réaction qui est produite dans l'utérus. Quelquefois il y a un simple écoulement muqueux, accompagné de contraction utérine; d'autres fois, un écoulement sanguinolent, sanieux, purulent, etc. La tuméfaction de l'utérus, les douleurs contractiles, les hémorrhagies et plusieurs autres symptômes facilitent le diagnostic différentiel.

Hydrorrhée. Hydrométrie. Physométrie [1]. — C'est ici le lieu de dire quelques mots de ces états morbides très-rares dont l'existence a été souvent contestée. L'hydrorrhée est l'écoulement abondant d'un fluide aqueux par l'orifice utérin ; l'hydrométrie, la tumeur formée par la rétention de ce fluide dans la matrice ; la physométrie, la distension de l'utérus par des gaz.

En dehors des hydropisies de l'amnios, des suites de grossesse anormale, des môles, des altérations d'un cadavre de fœtus, de ses membranes ou du placenta, de l'ouverture intra-utérine d'un kyste de la trompe ou de l'ovaire, et des autres causes de fausses leucorrhées précédemment énumérées, l'hydrorrhée et l'hydrométrie ne peuvent provenir que d'une hypersécrétion de la muqueuse utérine [2]. Le liquide sécrété peut être altéré dans sa quantité et dans sa qualité, s'écouler d'une manière continue ou intermittente, être retenu complétement dans la cavité utérine et même y donner naissance à la production de gaz : telles sont les seules causes directes auxquelles on doive attribuer l'hydrorrhée, l'hydrométrie, la physométrie. Les écoulements séreux, séro-sanguinolents, sanieux, ichoreux, provoqués par les altérations organiques graves de la muqueuse utérine, sont quelquefois considérables, mais ils ne dépassent guère les limites des flux symptomatiques réunis ci-dessus sous le nom de fausse leucorrhée. L'hydrométrie idiopathique ne dérive que de la propre sécrétion de l'utérus.

L'hydrorrhée suppose donc une augmentation de la sécrétion utérine, accompagnée généralement d'une diminution de densité du li-

[1] Tessier, de Lyon, *De l'hydropisie et de la tympanite utérines hors de l'état de gestation. Gaz. méd. de Paris*, p. 1. 1844. — Jobert, *De l'hydropisie du col utérin. Jour. de chir.*, t. I, p. 265. Paris, 1843. — P. Franck, *Traité de méd. prat.*, t. II, p. 20. Paris, 1842. — Bonet, *Sepulchretum*, L. III, sect. XXI, obs. 55.

[2] L'existence de l'hydrométrie idiopathique a été constatée à la suite d'autopsies, d'une manière indubitable, par M. Cruveilhier (*Anat. patholog.*, t. II, p. 849), par M. Thompson (*Medic. chir. Transactions*, XIII, part. I, p. 170).

quide sécrété. Cette diminution de densité du liquide sécrété, commune aux hydropisies des autres organes, provient de la précipitation des éléments solides ou d'une altération de la sécrétion même de l'organe, amené par sa distension et son amincissement à l'état d'une sorte de capsule fibro-séreuse [1]. L'hydrométrie suppose l'imperforation du col, plus souvent son oblitération ou son obstruction par la présence d'un polype, par une flexion très-prononcée, ou une tuméfaction anormale des pilastres de l'isthme dont l'emboîtement ferme l'orifice cervico-utérin, ou même par une tumeur utérine interstitielle ou extra-utérine, telle qu'un kyste de l'ovaire [2], en un mot par les mêmes causes auxquelles nous avons attribué précédemment (page 366) la rétention menstruelle ou sanguine (hématométrie). Il est évident que ces deux conditions, surabondance de la sécrétion et rétention du liquide sécrété, sont seules favorables à la formation d'une collection liquide dans l'utérus et à la distension consécutive des parois de cet organe. Il est aussi évident que c'est après la ménopause ou une aménorrhée prolongée que l'hydrométrie doit se produire ; car, dans les conditions opposées, il y aurait rétention de sang au lieu de mucus.

L'*hydrométrie* ainsi définie est l'*ascite utérine* ou l'*hydropisie de matrice* des anciens. — Le diagnostic peut présenter quelque embarras, notamment lorsque l'utérus est très-distendu et aminci ; il s'agit surtout ici d'un diagnostic différentiel entre l'hydrométrie, l'hématométrie et la grossesse (page 375). Dans tous les cas, il y a aménorrhée ou tout au moins rétention menstruelle. Dans la plupart des cas, le volume de l'utérus ne dépasse pas celui que cet organe présente au sixième mois de la gestation, et il n'est arrivé que lentement à atteindre de pareilles dimensions. Très-exceptionnellement le liquide peut passer dans les trompes, les distendre graduellement et trouver issue dans la cavité péritonéale, ou distendre l'utérus au point d'en amener la rupture. — Le traitement peut nécessiter une ponction de l'utérus par l'hypogastre [3], ou mieux une ponction du museau de tanche par le vagin [4], la dilatation du canal cervico-utérin, la suppression de l'obstacle qui s'oppose à l'écoulement du liquide amassé, et consécutivement le soin d'entretenir l'utérus béant à l'aide d'une sonde ou de corps dilatants, d'y faire des injections d'abord détersives, plus tard cathérétiques ou caustiques, d'exercer une compression méthodique sur l'hypogastre, de provoquer les contractions des fibres musculaires de l'utérus et le retour graduel de cet organe à ses dimensions normales.

Si l'isthme, au lieu d'être oblitéré, est seulement obstrué par une

[1] Scanzoni, ouv. cit., p. 165.

[2] *Id.*, *ibid.*, p. 164.

[3] Wirer a extrait de cette façon, de l'utérus d'une femme de 53 ans, 32 livres ($15^{kil},664$) d'un liquide épais, et la malade se rétablit parfaitement (*Ann. litt. méd. étr.*, II, 290).

[4] M. Cruveilhier a pourtant cité un fait dans lequel cette ponction a été suivie de mort (*Anat. path.*, I, 281).

tuméfaction passagère, cet obstacle mécanique peut empêcher momentanément la sortie d'une seule goutte de mucus de la cavité utérine, comme le gonflement du lobe moyen ou d'un des lobes latéraux de la prostate empêche la sortie d'une seule goutte d'urine de la vessie. Cet obstacle vient-il à céder, par suite des variations que la menstruation, les divers mouvements, les contractions musculaires entraînent dans la position ou dans la forme de l'utérus, il peut y avoir des rétentions et des évacuations alternatives de liquides séreux ou visqueux, parfois en quantité vraiment surprenante [1].

J'ai vu deux exemples de cette maladie.

Le premier m'a été offert par une dame de 40 ans, atteinte de pertes de sang menstruelles considérables, tantôt tous les mois, tantôt tous les deux ou trois mois, avec des irrégularités symptomatiques des approches de la ménopause; ces pertes étaient suivies d'une cessation absolue de tout écoulement pendant huit jours, et quelquefois deux ou trois semaines. Pendant ce temps l'utérus éprouvait une tuméfaction considérable, souvent très-douloureuse. Puis, tout d'un coup, survenait l'écoulement d'un liquide séro-muqueux en quantité considérable (un ou deux verres), se reproduisant pendant plus ou moins de temps avec des intermittences variant de quelques heures à quelques jours et très-fatigantes pour la malade, que les métrorrhagies jetaient dans un affaiblissement croissant. Le cathéter utérin pénétrait jusqu'à 18 centimètres, pouvait tourner en tout sens, ne causant ni douleur, ni hémorrhagie. Le liquide excrété était transparent, séro-muqueux, légèrement alcalin, présentant des corpuscules d'épithélium nucléaire et des cellules épithéliales cylindriques et vibratiles en très-petite quantité. Des injections intra-utérines avec le perchlorure de fer très-étendu, l'administration du seigle ergoté, et quelques médicaments adjuvants de ces deux moyens principaux amenèrent la guérison, sauf la persistance d'un certain degré d'hypertrophie concentrique de la matrice.

Le second m'a été fourni par une dame de 45 ans, qui, dans des conditions à peu près analogues, rendait jusqu'à un litre de liquide en une seule fois, et dans l'utérus de laquelle le cathéter pénétrait jusqu'à plus de 20 centimètres. Malheureusement je n'ai pu revoir cette malade ni compléter l'observation intéressante dont elle était pour moi le sujet.

Quant à la *Physométrie*, *pneumatose* ou *tympanite utérine*, lorsqu'elle n'est pas simplement le résultat de l'introduction de l'air par la seringue à injection, ou qu'elle ne tient pas à la formation de gaz provenant de la décomposition de débris de fœtus ou de placenta, d'un polype ou de quelque caillot menstruel, elle peut dépendre, ce qui est beaucoup plus rare, de l'altération même du liquide séro-muqueux de l'hydrométrie. — Il est évident que le gaz occupe toujours la partie supé-

[1] Browne en a rapporté un exemple, cité par Dugès et Boivin (Ouv. cit., t. I, p. 259).

rieure de l'utérus, du côté du nombril ou de l'hypogastre, suivant que la femme est debout ou couchée. Il est probable que la percussion, la succussion font percevoir la sensation particulière et entendre le bruit caractéristique du mélange d'un liquide avec un fluide aériforme dans la cavité utérine. Enfin la sortie de ce gaz peut se faire d'une manière bruyante, en même temps que celle du liquide [1]. Le traitement est le même que celui de l'hydrométrie.

II. — *Différences de nature de la leucorrhée.* — Elles sont plus importantes encore à déterminer que les différences de siége. Sous ce rapport, on divise d'abord la leucorrhée en idiopathique et en symptomatique.

1° *Leucorrhée idiopathique.*—La leucorrhée est souvent symptomatique d'altérations très-diverses de la muqueuse génitale, et même du tissu propre de l'utérus et de ses annexes; elle n'est pas alors une maladie, elle n'est qu'un symptôme. Mais en est-il toujours ainsi? et après lui avoir donné une importance exagérée et avoir condensé en elle toute la pathologie utérine, comme l'avait fait Blatin [2], faut-il la rayer, avec Aran et la plupart des modernes, du cadre des maladies de matrice, et ne la citer que comme un symptôme de métrite interne ou de vaginite? Je crois que la réaction a été exagérée, et il me paraît qu'au point de vue pathologique et surtout au point de vue du traitement, il est juste de lui conserver un rang proportionné au degré d'importance qu'elle a comme état morbide.

Je vois avec plaisir ces idées partagées par la nouvelle génération médicale. Il y a des cas, et ils sont nombreux, disent MM. Racle et Lorain [3], où la leucorrhée est toute la maladie, c'est-à-dire où elle ne se rattache à aucune lésion anatomique permanente. Une comparaison, ajoutent-ils, fera comprendre notre pensée entière : qu'un individu lymphatique, à constitution faible et molle, soit sujet à un flux sudoral excessif et habituel, dira-t-on que ce flux est le symptôme de la débilité générale de l'économie? Non, certainement; il en sera l'effet, le résultat, non le symptôme. La faiblesse générale n'est qu'une imperfection relative de l'organisation et des principales fonctions, mais ce n'est pas une maladie ; le flux sudoral sera, au contraire, la maladie tout entière, et, qui plus est, une maladie essentielle, car il n'aura pas son point de départ dans une altération anatomique de la peau. C'est de cette manière que l'on doit, à notre sens, entendre la leucorrhée constitution-

[1] Gooch a observé un cas de ce genre (*Diseases of Women*, p. 241); M. Scanzoni en a observé deux (Ouv. cit., p. 160).

[2] J.-B. Blatin; *Du catarrhe utérin, ou des flueurs blanches.* Paris, an X, 1801. — H. Blatin et V. Nivet, *Traité des maladies des femmes qui déterminent des flueurs blanches, des leucorrhées ou tout autre écoulement vaginal.* Paris et Clermont-Ferrand, 1842.

[3] Valleix, *Guide du médecin praticien*, t. V, p. 32. Paris, 1861.

nelle, que nous persistons, avec beaucoup d'auteurs, à considérer comme une maladie réelle et essentielle.

Il est juste, en effet, de dire que les femmes à tempérament lymphatique, à constitution molle, faible et délicate, sont plus sujettes que les autres à la leucorrhée, indépendamment de toute altération organique. Il est juste de reconnaître qu'une perversion de circulation ou d'innervation, une fluxion utérine légère, un peu de congestion, un éréthisme ou une excitation particulière du tissu, peuvent être nécessaires pour causer la leucorrhée. Mais la leucorrhée doit-elle, pour cela, être considérée comme étant nécessairement symptomatique de ces altérations de la vie locale ou de l'état de débilité générale des malades qui en sont atteintes? Non, assurément; car cette perversion de nutrition et d'innervation, cette faiblesse originelle ou acquise de l'organisme auraient pu se traduire par une autre manifestation ou donner naissance à un autre état morbide. En disposant la malade aux flux, en localisant ces flux dans l'utérus, par suite de l'augmentation de sécrétion qu'elles ont amenée dans les glandes utérines, elles ont été les causes prédisposantes et déterminantes de la leucorrhée; mais celle-ci seule est la maladie et toute la maladie. L'état de débilité générale et l'altération fonctionnelle locale qui en ont favorisé le développement, ne présentent, ni l'une ni l'autre, comme la leucorrhée, les caractères d'un état morbide déterminé.

La leucorrhée idiopathique est donc un flux anormal des muqueuses génitales, plus particulièrement de la membrane interne de l'utérus, flux muqueux ou muco-purulent, favorisé par une atonie générale et par une prédisposition locale, et déterminé enfin par une irritation légère de la membrane sécrétante ou par une imperfection fonctionnelle, telle que la chlorose.

Elle constitue un état morbide spécial ou une maladie essentielle, au même titre que tout autre flux, tel que diarrhée, bronchorrhée, blennorrhée uréthrale, sialorrhée, sudation exagérée, etc.

Parmi les conditions d'atonie générale qui prédisposent à la leucorrhée, on peut citer l'âge, le tempérament, la constitution, le climat, l'habitation, l'alimentation habituelle, etc. Mais il est difficile d'apprécier à sa juste valeur l'influence de ces diverses causes, interprétée contradictoirement par ceux-là mêmes qui ont entrepris des recherches propres à l'éclairer.

Ainsi, il est admis que les constitutions faibles, les tempéraments lymphatiques sont sujets à la leucorrhée, et je suis de cet avis, malgré l'assertion contraire de quelques pathologistes qui ont probablement observé simultanément des blennorrhagies, des vaginites et quelques leucorrhées proprement dites chez des filles publiques, et qui en ont fait la base de leur statistique. — L'âge de la première période des fonctions sexuelles m'a paru disposer à la leucorrhée; je l'ai observée chez les jeunes filles avant l'apparition des règles ou pendant les premières années de la menstruation, et chez les jeunes femmes plus souvent que chez les femmes plus âgées. — Les climats froids et humides y prédisposent aussi. On a bien dit théoriquement que les contrées chaudes relâchent les vaisseaux et préparent les flux comme les hémorrhagies; mais il est avéré que les contrées humides, telles que la Belgique, la Hollande et les districts marécageux de l'Angleterre, y disposent bien plus positivement [1]. D'après une statistique reposant sur des faits observés à Paris par Marc Despine, et à Marseille par M. Girard, le tiers des femmes seulement seraient exemptes de flueurs blanches à Paris, tandis que les trois quarts en seraient exemptes à Marseille [2]. — Le séjour des villes est universellement regardé comme favorable à la production de la leucorrhée, et cette opinion est confirmée par les recherches de M. Brierre de Boismont [3]. — Enfin, le régime débilitant est une des plus puissantes causes prédisposantes; c'est à ce titre que l'usage du café au lait a été singulièrement incriminé. A en croire Lagneau [4], Lisfranc [5] et M. Nonat [6], l'influence du café au lait est si certaine, qu'on peut guérir ou ramener à volonté les pertes blanches chez les femmes en suspendant ou reprenant l'usage de cet aliment, et, chose remarquable! l'ingestion isolée du lait et du café ne produit pas sur l'utérus le même effet que le mélange de ces deux liquides; observation singulière qui inspire à Lisfranc des réflexions sur l'importance de l'association des médicaments, trop négligée de nos jours, et à M. Nonat la pensée que le café au lait pourrait bien exercer sur la muqueuse de l'utérus une action élective semblable à celle de la digitale sur le cœur, de la belladone sur l'iris, etc. Je n'ajouterai qu'une réflexion : c'est que les femmes qui font usage de café au lait, à Paris, se nourrissent fort mal, et remplacent par cet aliment, habituellement frelaté et insuffisant, un bon repas, où elles auraient mangé de la viande et d'autres aliments plus toniques; j'ai vu et je vois journellement des femmes qui prennent de bon café au lait, sans omettre pour cela un seul de leurs trois repas, et qui n'ont jamais de leucorrhée. M. Mascarel [7] connaît presqu'au centre de la France une grande manufacture de l'État où l'usage du *café au lait* est, dit-il, passionnément répandu chez les femmes et leurs enfants, sans que cette alimentation exerce la plus légère influence sur la production des maladies du col de l'utérus ni sur la *leucorrhée*.

On peut rapprocher de ces causes débilitantes générales des causes

[1] Graily Hewitt, ouvr. cit., p. 89.

[2] Marc Despine, *Recherches anatomiques sur quelques points de l'histoire de la leucorrhée*; dans les *Archives générales de médecine*, 2e série, t. X, p. 165. Paris, 1836.

[3] *De la menstruation considérée dans ses rapports physiologiques et pathologiques*, ch. XIII. *Des flueurs blanches*, p. 259. Paris, 1842.

[4] *Dict. de méd.* en 30 vol., art. LEUCORRHÉE, t. XVIII, p. 25. Paris, 1838.

[5] *Clinique chirurgicale de la Pitié*, art. LEUCORRHÉE, t. II, p. 300. Paris, 1842.

[6] Ouvr. cit., p. 634.

[7] *Gaz. méd. de Paris*, 1857, p. 71.

plus spéciales, qui agissent dans le même sens : l'allaitement prolongé chez les nourrices faibles, les maladies du cœur, les maladies chroniques du poumon, l'emphysème, la disposition à la phthisie, et la phthisie elle-même, enfin les diverses diathèses dont la leucorrhée n'est pas toujours symptomatique, mais qui préparent l'organisme, par la débilitation dans laquelle ils le jettent, à l'établissement de flux vagino-utérins, muqueux ou purulents.

Je crois qu'il faut ajouter souvent à cette prédisposition générale, consistant dans l'atonie originelle ou acquise de l'économie entière, une prédisposition locale consistant dans l'atonie particulière de l'appareil génital ou de quelqu'un de ses organes. J'ai souvent remarqué, chez les femmes leucorrhéiques, la pâleur, la mollesse, l'extensibilité de la muqueuse vulvo-vaginale, les orifices folliculaires ou glandulaires béants, des symptômes d'hyperhémie passive, l'abaissement ou l'inclinaison de l'utérus, le relâchement de ses ligaments, l'excrétion fréquente, involontaire et fort incommode de l'urine sous l'influence des efforts ou des éclats de rire, quelquefois même l'incontinence d'urine nocturne.

Chez les femmes qui présentent ces prédispositions, la leucorrhée peut être déterminée par deux causes d'ordre différent, qu'il s'agit de diagnostiquer pour saisir les indications du traitement.

Tantôt une simple irritation locale légère suffit pour faire éclore l'écoulement, qui s'entretient ensuite d'autant plus aisément que la malade y était en quelque sorte mieux préparée. Les excitations des organes génitaux chez les petites filles, l'abus du coït chez les jeunes époux, la menstruation, la grossesse, l'avortement, l'accouchement, sont les causes les plus ordinaires. Ces mêmes causes, agissant avec énergie et continuité, peuvent produire l'inflammation même de la vulve, du vagin ou de l'utérus ; mais que de fois leur action, plus modérée, se borne à déterminer l'apparition de la leucorrhée ! Les approches de l'établissement des règles et la modification qu'elles apportent à la circulation de l'utérus et de ses annexes, l'excitation légère qui précède et qui suit pendant quelques jours chaque période menstruelle, sont souvent marquées par des flueurs blanches. La grossesse n'entraîne pas assurément l'inflammation de l'utérus; mais sous l'influence de la fluxion et de la congestion qu'elle entretient sur la muqueuse génitale, elle développe une leucorrhée vaginale. La simple congestion qu'elle laisse dans ces organes, plus difficile à se dissiper chez certaines femmes que chez d'autres, la lenteur de l'évolution rétrograde de l'utérus, sont souvent le point de départ d'un flux leucorrhéique, qui n'a rien d'inflammatoire et qui peut se prolonger indéfiniment.

Tantôt une imperfection fonctionnelle de l'utérus ou le retentissement que cet organe peut recevoir du trouble fonctionnel d'un autre organe, préside à l'établissement de la leucorrhée.

L'imperfection fonctionnelle de l'utérus qui se rattache le plus souvent à la perte blanche est l'aménorrhée, qui accompagne la chlorose comme cause, comme accident ou comme symptôme. Chez les filles chlorotiques et en même temps aménorrhéiques, on dirait que, par l'effet de l'altération du sang, de l'affaiblissement général, ou de l'atonie des vaisseaux sanguins de l'utérus, la fluxion de cet organe est insuffisante pour arriver jusqu'à l'hémorrhagie; elle aboutit à un simple flux muqueux, séro-muqueux, muco-sanguinolent, ou muco-purulent, qui lui donne satisfaction. Ce flux ne paraît qu'à l'époque des règles, ou bien il se répète dans la période intermenstruelle ; il peut même être continu pendant toute cette période, mais en s'augmentant habituellement aux moments qui correspondent aux époques menstruelles, pour décroître pendant les périodes intercalaires. J'ai observé maintes fois ces diverses variétés. J'ai observé aussi les différences que peut présenter l'écoulement à ces divers moments et chez différentes malades. Il est certain que cet écoulement renferme quelquefois des globules de pus, indices d'une irritation légère de la surface de la muqueuse ou de ses follicules; qu'il contient d'autres fois des globules de sang qui semblent signaler une disposition à l'accomplissement de l'hémorrhagie naturelle ou au retour des conditions normales de la fonction; qu'il est souvent séro-muqueux, comme si du sérum, exsudé des vaisseaux, se mêlait au mucus hypersécrété sous l'influence de la fluxion dont les follicules sont l'aboutissant avec tout le reste du système utérin.

De ce que la leucorrhée existe souvent chez les femmes qui n'ont pas leurs règles, faut-il, avec M. Tyler Smith, regarder la leucorrhée comme suppléant dans ce cas la sécrétion menstruelle? Est-il plus rationnel de supposer, au contraire, que la leucorrhée et l'absence de la menstruation sont dues toutes les deux à quelque altération plus générale? Les femmes, qui sont affaiblies par une prolongation de l'allaitement ou telle autre cause de débilitation, voient leurs règles s'amoindrir de jour en jour, et perdre de plus en plus le caractère de perte sanguine; en même temps elles sont atteintes de leucorrhée. Naturellement, cette leucorrhée est plus abondante à la période menstruelle, quand les organes génitaux sont dans un état de turgescence, qu'à une autre époque, et cette circonstance a fait supposer que la leucorrhée supplée la menstruation. Mais je pense que ces deux cas peuvent se rencontrer, c'est-à-dire que lorsque les règles manquent, la leucorrhée peut être engendrée de deux manières. Ou bien elle est, avec l'aménorrhée, symptomatique d'un état général qui domine également l'une et l'autre; ou bien, comme je viens de le dire, elle apparaît ou s'exagère à l'époque correspondante à celle des règles, par le fait même de la fluxion et de la congestion qui caractérisent cette période : le travail menstruel commence; son achèvement par la crise ordinaire est impossible ; il se termine par un flux muqueux, au lieu de se terminer par un flux sanguin.

D'autres fois la leucorrhée provient moins de l'imperfection fonctionnelle de l'utérus que du retentissement que cet organe reçoit du trouble fonctionnel d'un autre organe. L'absence de l'allaitement, la suppression d'une fonction physiologique ou pathologique, de la sueur, de l'expectoration, de la diarrhée, des hémorrhoïdes, d'un exutoire, etc., peuvent lui donner naissance, comme la suppression de la menstruation elle-même. On a caractérisé cette espèce de leucorrhée par les noms de métastatique ou de supplémentaire. Mais il est encore plus difficile, dans ces circonstances que dans le cas d'aménorrhée, de dévoiler la véritable pathogénie de la leucorrhée, et de décider si elle est véritablement supplémentaire des flux dont la suppression en précède ou en accompagne l'apparition, ou si elle est, comme ces flux eux-mêmes, symptomatique d'un état général commun dont ils relèvent tous les deux.

2° *Leucorrhée symptomatique.*—On voit que la transition est en quelque sorte insensible entre la leucorrhée idiopathique et la leucorrhée symptomatique, et qu'il n'est pas facile de déterminer nettement les limites qui séparent l'une de l'autre, excepté pour les cas bien caractérisés, tels que la leucorrhée des chlorotiques pour la première, et la leucorrhée catarrhale pour la seconde. J'ai dit que la leucorrhée idiopathique, aiguë ou chronique, se présente dans des conditions très-différentes chez diverses femmes : chez les unes, notamment chez les chlorotiques, à la place de la menstruation ou dans l'intervalle des règles; chez d'autres, comme un flux anormal de toute autre muqueuse, tel qu'une sialorrhée, une bronchorrhée, une diarrhée, etc. A plus forte raison la leucorrhée symptomatique se présente-t-elle dans des circonstances différentes chez diverses malades, puisque, tout en constituant un état morbide, elle est symptomatique soit de la localisation d'une affection générale sur l'utérus, soit d'une altération locale de cet organe.

Mais la leucorrhée symptomatique, si l'on comprend sous ce nom les écoulements de diverses espèces, est-elle, suivant l'expression de Rigby, symptomatique de maladies ou de dérangements des organes de la génération, au même titre que la toux et l'expectoration sont symptomatiques de maladies de l'appareil respiratoire? C'est aller un peu loin, à mon avis, et je ne saurais ranger dans les leucorrhées symptomatiques les écoulements qui ne sont pas à proprement parler leucorrhéiques, tels que les produits du cancer, des tubercules et généralement des autres lésions organiques, en un mot les fausses leucorrhées.

Je distingue dans la leucorrhée symptomatique celle qui est *symptomatique d'affections générales*, catarrhe, rhumatisme, dartres, etc. ; et celle qui est *symptomatique de lésions locales*, granulations, ulcérations, polypes, etc.

La première est le type de la leucorrhée symptomatique, et sa représentation la plus accentuée, la plus fréquente, la plus complète est la *leucorrhée catarrhale.*

Le *catarrhe de l'utérus*, confondu de nos jours avec l'inflammation de la muqueuse utérine et décrit sous le nom de métrite interne ou métrite muqueuse, s'observe quelquefois à l'état aigu, souvent à l'état chronique. Il peut se compliquer d'inflammation, d'érosion, d'ulcération même de la muqueuse, comme il arrive pour les vieux catarrhes bronchiques ou intestinaux. Mais il ne doit pas être, pour cela, confondu avec ces divers états morbides ou regardé comme en étant uniquement le symptôme; car il a des caractères distinctifs qui permettent d'établir toujours entre eux et lui un diagnostic différentiel. Ce qui le caractérise, c'est la particularité de sa manifestation, les causes qui le produisent, son mode de développement, l'analogie des complications, la spécialité du traitement.

La particularité de sa manifestation, c'est l'écoulement lui-même ou le flux. Que de fois la muqueuse utérine est enflammée, rouge, douloureuse, même suppurante, comme la muqueuse vaginale, sans fournir pour cela un véritable flux! Que de fois au contraire ce flux existe seul, abondant, rarement purulent, mais souvent muco-purulent ou simplement muqueux, témoignant par son augmentation de l'hypersécrétion glandulaire, fatiguant les malades par sa quantité et sa persistance, finissant par amener, par l'hypertrophie même des follicules, le gonflement de la muqueuse et l'endolorissement de l'organe; mais ne s'accompagnant de tuméfaction, de douleur et de symptômes réellement inflammatoires que dans l'état d'acuïté survenu par une invasion brusque, ou à la suite d'une longue durée, et par l'effet des altérations organiques que l'altération fonctionnelle prolongée des follicules détermine dans la structure de la muqueuse elle-même!

Les causes extérieures qui le produisent sont les mêmes que celles qui déterminent habituellement les affections catarrhales localisées sur les autres muqueuses : le coryza, le catarrhe bronchique, le catarrhe intestinal, etc. J'ai vu plusieurs fois des leucorrhées suivre un refroidissement brusque des parties génitales et du bas-ventre, survenu chez des femmes en pleine transpiration : les unes s'étant assises dans un lieu frais, sur du gazon, sur une pierre froide ou humide; d'autres ayant pris intempestivement un bain de siége frais non accompagné de réaction; d'autres ayant exposé les parties génitales à l'air libre ou sur un siége traversé par un courant d'air froid, pour satisfaire un besoin naturel. J'ai vu des hommes contracter des catarrhes vésicaux et des prostatorrhées par l'action des mêmes causes.

Je connais une jeune fille de 20 ans, atteinte depuis deux ans d'une leucorrhée vaginale et vulvaire qui a résisté à tous les moyens locaux que l'on a l'habitude d'employer, surtout aux injections astringentes de toute espèce, et qui n'a cédé qu'à l'association d'un traitement général (changement de climat, eau de goudron, ferrugineux, bains sulfureux, hydrothérapie) avec un traitement local énergique (badigeonnage quotidien avec une solution forte de nitrate d'argent). Ce n'est pas de la guérison de cette malade que je veux parler, mais de la nature de sa maladie. Or je puis affirmer que jamais affection catarrhale chronique, associée à un certain degré d'herpétisme, ne fut mieux caractérisée que celle qui paraissait entretenir la maladie de cette jeune fille, Tempérament lymphatique, délicatesse des muqueuses, rougeur et injection vasculaire souvent considérable de ces membranes, par exemple, de la muqueuse buccale, de celle des lèvres, qui se gonflaient facilement et laissaient même fendiller leur revêtement épithélial, de celle du nez, du pharynx, des bronches, fournissant toujours un peu de mucus, et développement du système des glandes sébacées de la peau, dont l'aspect ponctué et la facilité à se couvrir de boutons d'acné témoignaient de la disposition de ces organes à fonctionner, enfin éruptions érythémateuses ou herpétiques rares, sur divers points, autour des boutons d'acné, à la commissure des lèvres, sur les fesses, ou à la face interne des cuisses; rougeur des orifices des glandes vulvaires, leucorrhée muco-purulente abondante, variable en intensité d'un jour à l'autre, mais surtout, et c'est là un point essentiel, subissant au plus haut degré l'influence des variations du temps, diminution de l'écoulement, et principalement des douleurs par les temps secs et chauds, augmentation subite de la douleur, de la chaleur, de la turgescence et de l'écoulement par le passage du beau temps au froid humide; vingt fois j'ai observé ces différences que je ne pouvais d'abord me décider à admettre aussi tranchées que la malade me l'avait assuré, et toujours j'ai constaté la réalité de ses assertions. C'est là le cas le plus accentué que j'aie rencontré; mais les faits du même genre, quoique moins déterminés, ne sont pas rares.

L'influence de ces causes est encore plus marquée lorsqu'elle se fait ressentir à la fois sur un grand nombre de femmes, et en quelque sorte d'une manière épidémique. A Paris, quand le pont des Arts fut achevé, dit Troussel [1], il devint de mode d'en faire un lieu de promenade et de réunion : les dames vinrent s'y asseoir, comme dans nos jardins publics, après le coucher du soleil; aussi furent-elles atteintes par l'air frais et humide du fleuve, qui occasionna une espèce d'épidémie de leucorrhée. On trouve des preuves du caractère épidémique que présente parfois le catarrhe utérin, dans l'ouvrage de M. Blatin et dans l'article *Leucorrhée* du *Dictionnaire des sciences médicales*, où l'on rappelle les faits observés par les médecins de Breslau, en 1702; par Morgagni en Italie, en 1710; par Bassius, à Halle de Magdebourg, en 1730; par Raullin, à Paris, en 1765; par Leake, en Angleterre, concurremment avec des catarrhes, des angines et des diarrhées; on peut y lire aussi les observations faites à Berlin, en 1722, et en France par Roux, en 1769.

Son mode de développement présente ceci de particulier, que souvent l'établissement du flux utérin dépend de dispositions personnelles, d'une constitution faible, d'un tempérament lymphatique, d'une sus-

[1] *Des écoulements particuliers aux femmes.* Paris, 1842.

ceptibilité avérée des muqueuses, enfin d'une impressionnabilité constatée à l'action du froid humide et des variations brusques de la température ou de l'état hygrométrique de l'air, et qu'il est déterminé par l'action des causes externes dont je viens de parler, c'est-à-dire des circonstances qui engendrent l'affection catarrhale et qui en produisent la localisation sur les muqueuses nasale, bronchique, vésicale, intestinale, etc.

L'analogie des complications rend les caractères du flux catarrhal encore plus évidents chez un certain nombre de malades. Par exemple, il en est qui sont atteintes, avant ou depuis leur maladie utérine, de douleurs rhumatismales, de névralgies, de douleurs articulaires ; d'autres dont la leucorrhée s'accompagne d'entérite glaireuse, de catarrhe vésical ou bronchique ; d'autres dont le flux utérin peut diminuer, se supprimer momentanément, pour reparaître plus tard, et semble alterner avec l'augmentation ou la diminution d'un autre flux ou de toute autre manifestation concomitante d'affection catarrhale ou rhumatismale. J'ai vu d'assez nombreux exemples de ces coïncidences du catarrhe utérin avec des maladies d'une nature analogue, pour y attacher l'importance qu'elles méritent au point de vue du diagnostic.

Le traitement ne témoigne pas moins que les caractères précédents de la spécialité du catarrhe utérin. On peut être obligé de combattre l'inflammation qui le complique souvent, soit au début, par suite de la soudaineté et de l'intensité d'action de la cause déterminante, soit à l'état chronique, par suite de l'incurie des malades et de la durée du mal. Mais on ne guérit pas pour cela le catarrhe par des antiphlogistiques. J'ai vu maintes fois les antiphlogistiques, appliqués intempestivement, augmenter le mal au lieu de le diminuer, et jeter les malades dans un état de faiblesse et de langueur au milieu duquel le flux utérin ne faisait que s'accroître et s'aggraver. Au contraire, le changement de climat, l'action d'un air vif, sec et suffisamment chaud, les révulsifs, les toniques, les reconstituants, les balsamiques, les astringents, enfin les topiques propres à modifier l'état anatomique et la vitalité de la surface sécrétante, produisent les résultats les plus avantageux, font cesser les douleurs en même temps que le flux, et fournissent la meilleure preuve que l'inflammation n'est pas, dans ce cas, la cause prochaine de la leucorrhée.

Le *catarrhe utérin aigu* peut être compliqué d'un certain degré d'inflammation. La muqueuse, surprise en quelque sorte par l'impression de la cause qui produit la maladie, commence par être douloureuse mais, dans le premier moment, sa sécrétion semble diminuer au lieu d'augmenter. A mesure que la réaction se fait, qu'un léger mouvement fébrile s'établit, l'hypersécrétion commence, et elle prend plus ou moins d'intensité ou se trouve plus ou moins altérée, suivant les cas.

La douleur est surtout hypogastrique : elle s'accompagne d'un sentiment de chaleur et d'embarras pelviens, même de douleur pendant la défécation et la miction, et revêt par instants le caractère de tranchées ou de contractions utérines.

Le *catarrhe utérin chronique* succède au premier ou débute sous cette forme; il succède aussi quelquefois à la métrite, qui développe sur les glandes utérines la tendance à l'hypersécrétion, favorisée ou préparée par une disposition générale.

Les signes subjectifs sont les suivants : en première ligne, l'hypersécrétion, l'écoulement qui y succède et dont j'ai suffisamment tracé les caractères pour n'avoir pas besoin d'y revenir; cet écoulement semble plus débilitant pour les malades que l'écoulement vaginal, et parfois, lorsqu'il est abondant, il coïncide avec une irritation qui, de la muqueuse utérine, gagne la muqueuse vaginale, la vulve, la face interne des cuisses, où elle produit de la cuisson, une sorte d'érythème, et même une desquamation épithéliale légère. Puis viennent des altérations de la menstruation, habituellement de la dysménorrhée, exceptionnellement de la métrorrhagie; dans ce dernier cas, il est rare qu'il n'y ait pas quelque altération de la muqueuse, symptomatique d'un état morbide concomitant, tel qu'ulcération, granulations, fongosités. Il existe des douleurs qui partent du sacrum pour aboutir aux aines et aux pubis, qui s'accompagnent de tranchées utérines précédant l'expulsion du muco-pus accumulé dans la cavité utérine, et qui se compliquent, après un certain temps, d'un sentiment de gêne, de pesanteur, de plénitude pelviennes. Souvent une impression sur un autre point du corps, une sensation brusque de froid, celle que donne seulement un marbre sur lequel la malade appuie la main, retentit dans l'utérus, y éveille une douleur qui semblait sommeiller, et y détermine une hypersécrétion avec expulsion de mucus. Bientôt à ces douleurs s'ajoutent de la gastralgie, une sensation de fatigue et de tiraillement s'étendant de l'épigastre à la région dorsale entre les deux épaules, résultant du dérangement des fonctions digestives, de l'affaiblissement général qui y succède, de la chlorose et de la chloro-anémie qui en est la conséquence. Les accidents dyspeptiques se développent; des renvois, des aigreurs, des vomissements, le ballonnement du ventre sont souvent suivis de constipation ou de catarrhe vers la partie inférieure de l'intestin, de garde-robes douloureuses, de ténesme, de glaires rendues avec les fèces; les urines viennent aussi troubles, chargées, muco-purulentes, la miction en est douloureuse. L'amaigrissement, la langueur, la tristesse complètent le tableau.

Les signes objectifs sont : de la tension et de la rénitence à l'hypogastre, de la sensibilité au col de l'utérus; le doigt qui pratique le toucher ramène un mucus glaireux ou purulent caractéristique; il y a souvent de la flaccidité des parois utérines, quelquefois augmentation de volume du col et du corps; ce dernier devient globuleux, surtout lorsque, par l'occlusion des orifices résultant du gonflement de la muqueuse, ou par leur oblitération due à la formation de brides ou à l'adhérence de surfaces ulcérées, les produits de sécrétion s'accumulent et sont retenus dans la cavité utérine, phénomène dont je dirai plus loin quelques mots à propos de la maladie décrite sous le nom d'*hydrométrie*. La sonde utérine creuse pénètre avec quelque difficulté ; mais, une fois arrivée, elle est mobile en tous sens et témoigne d'une augmentation de capacité de la cavité de la matrice ; elle laisse quelquefois couler du mucus très-fluide par son canal.

Des exulcérations fréquentes s'observent sur le museau de tanche, au bord même de l'orifice, et particulièrement sur la lèvre inférieure, phénomène qui peut tenir à une macération de l'épithélium par les mucosités, comme M. Gosselin [1] l'a fait remarquer, mais qui peut aussi provenir d'une complication, comme cela me paraît évident pour des altérations plus sérieuses, telles que les granulations, les fongosités et les kystes folliculaires.

Je pense, avec M. Scanzoni [2], que la leucorrhée persistante, comme la congestion utérine qui l'accompagne souvent, peut très-bien, par l'irritation qu'elle entretient dans l'organe et surtout sur sa muqueuse, par l'exagération de circulation qu'elle provoque forcément, amener à la longue la métrite chronique, les ulcérations, les granulations, le développement des fongosités utérines, les kystes folliculaires, la formation des corps fibreux, etc. Mais de là à produire directement ces altérations, ou seulement quelques-unes, comme le veut M. Tyler Smith, il y a loin. Je traiterai tout à l'heure cette question, à propos de la leucorrhée symptomatique des lésions locales.

La leucorrhée catarrhale est plus rare au vagin qu'à l'utérus ; cependant elle peut se manifester sur le premier de ces organes, elle peut succéder à une vaginite franche, elle peut, surtout à l'état aigu, exister simultanément sur l'un et sur l'autre.

Il en est de même de la *leucorrhée rhumatismale*. Cette espèce de leucorrhée n'a pas d'ailleurs de caractère pathognomonique. On doit la reconnaître ou la soupçonner par l'état général plutôt que par des symptômes locaux ou des signes propres.

La *leucorrhée scrofuleuse* est plus fréquente chez les enfants. J'ai pourtant vu chez les adultes des cas où les signes de l'affection scrofuleuse répandus sur d'autres organes et le succès du traitement antiscrofuleux, devaient en faire présumer l'existence.

Je ne pense pas qu'il y ait une *leucorrhée syphilitique* proprement dite, pas plus que des écoulements uréthraux de même nature chez l'homme Mais il y a souvent des *leucorrhées blennorrhagiques ;* elles siégent à la vulve et au vagin plutôt qu'à l'utérus; elles s'accompagnent souvent d'inflammation, au moins lorsqu'elles sont récentes, et sont remar-

[1] *De la valeur symptomatique des ulcérations du col utérin.* (*Archiv. génér. de méd*, 4e série, t. II, p. 129 ; 1845.)

[2] Ouv. cit., p. 155.

quables par l'abondance de la sécrétion, son aspect purulent, sa couleur jaune-verdâtre, son caractère contagieux, la facile propagation de la maladie à l'urèthre, etc. Je ne m'appesantirai pas sur la description d'une maladie spéciale dont l'étude rentre dans le cadre des maladies vénériennes ou des maladies du vagin ; je ferai une seule remarque : il est difficile, lorsque la blennorrhagie devient chronique, de la distinguer de la leucorrhée simple ou catarrhale. Aussi faut-il être très-prudent et très-réservé au sujet des relations sexuelles avec une femme chez laquelle on peut soupçonner un vestige de blennorrhagie.

Les *leucorrhées herpétiques ou dartreuses* sont assez fréquentes; elles ont de la tendance à envahir alternativement plusieurs parties ou à porter successivement leur intensité sur les divers points de la muqueuse utéro-vulvaire et même des organes voisins. Tantôt la leucorrhée utérine diminue, la vaginale augmente; tantôt celle-ci s'améliore, la vulve se prend, les grandes lèvres, la face interne des cuisses, l'anus se couvrent de vésicules d'eczéma ou d'herpès, de pustules d'impétigo, tout au moins sont envahies par un érythème ou un intertrigo sécrétant; et réciproquement, lorsque ces derniers organes commencent à se dépouiller, les muqueuses vaginale ou utérine se prennent de nouveau. J'ai fait des observations pareilles chez l'homme ; j'ai vu des maladies dartreuses envahir successivement et alternativement le scrotum, le prépuce, le gland, le col de la vessie, la vessie, un uretère, un rein, se déplacer tantôt dans un sens, tantôt dans un autre, pour se porter sur tel ou tel point. Je ne puis douter qu'il n'en soit de même chez la femme. On voit, du reste, la muqueuse du vagin présenter, dans ce cas, un caractère vraiment impétigineux, accusé par des plaques rouges, des exfoliations, des exulcérations, quelquefois sur un point, quelquefois sur un autre, jusque sur le museau de tanche, où nous verrons aussi, en parlant des ulcérations, que les diverses éruptions peuvent se localiser.

La *leucorrhée symptomatique de lésions locales* est beaucoup moins importante que la précédente, car il suffit de guérir ces lésions pour que la leucorrhée elle-même ne tarde pas à disparaître; mais elle ne se déclare pas moins, à un certain moment, comme état morbide distinct, pouvant coexister avec la maladie qui l'a provoquée, et pouvant aussi ne pas se manifester, de telle sorte qu'elle n'est pas un symptôme nécessaire et encore moins un signe de cette maladie. Ainsi, les tumeurs fibreuses, les polypes, les granulations, les fongosités, les ulcérations du col, que j'ai dit, avec M. Scanzoni, être quelquefois favorisés dans leur développement par la persistance de la leucorrhée, sont bien plus souvent, sans aucun doute, des causes de développement de cette maladie.

M. Tyler Smith a une opinion tout à fait différente : il ne se contente pas de décrire les diverses altérations organiques du col comme des complications de la leucorrhée, il les considère plutôt comme les conséquences mêmes de l'écoulement. Partant d'une simple hypothèse, à savoir : qu'il existe une sorte d'antagonisme entre la cavité du corps de l'utérus ayant pour destination de fournir l'écoulement menstruel, et la cavité cervicale ayant pour fonction de fournir périodiquement une sécrétion destinée à fermer entièrement le canal du col, jusqu'à ce que cette espèce de bouchon soit chassée chaque mois par le sang des règles, M. Tyler Smith [1] regarde la leucorrhée utérine comme une hypersécrétion de l'appareil glandulaire du col de la matrice, capable de déterminer des altérations plus ou moins graves des membranes muqueuses du col et du vagin, par l'irritation locale que son excrétion produit sur les parties voisines, ou bien d'amener les désordres constitutionnels les plus sérieux, par l'effet de la déperdition du liquide sécrété ou de la résorption de la matière purulente séjournant dans le cul-de-sac vaginal.

Ces désordres constitutionnels sont surtout la gastralgie, la dyspepsie, les altérations de nutrition et d'innervation qui produisent la chlorose ou l'anémie, et, par suite, le dépérissement général de l'économie entière. Quant aux conséquences locales de la leucorrhée, elles sont, toujours d'après M. Tyler Smith [2], l'hypehrémie de l'orifice et du col utérin, son abrasion épithéliale, son ulcération superficielle, l'inversion ou mieux l'éversion du canal du col, l'induration et l'hypertrophie de cet organe, la névralgie utérine, l'exulcération du vagin.

Trop souvent ces lésions organiques locales, ces congestions, ces hypertrophies, ces granulations, ces ulcérations du col, précèdent la leucorrhée ou existent sans elle ; trop souvent elles manquent de se développer à la suite d'une leucorrhée ancienne et très-forte, pour qu'on puisse les regarder comme des conséquences directes de l'écoulement. Ce sont donc de simples complications, ou bien, comme il arrive le plus souvent, des causes locales ou des conditions de développement de la leucorrhée. Elles peuvent donner naissance à une leucorrhée symptomatique, comme elles donnent souvent naissance à des hémorrhagies symptomatiques. Ce n'est pas la maladie en question qui produit la leucorrhée, mais seulement l'irritation plus ou moins forte que cette maladie exerce sur la muqueuse utérine ; la réaction qu'elle détermine dans cette membrane et dans ses sécrétions normales, par l'impression que sa présence produit sur l'utérus ; et, comme cette réaction est variable suivant les sujets, leurs diathèses, l'impressionnabilité particulière de l'organe malade, il en résulte que l'hypersécrétion muqueuse, l'écoulement glaireux ou purulent qui se déclare, est bien un état morbide particulier, symptomatique de la lésion, attirant sur cette dernière l'attention du médecin, mais n'en constituant pas, à proprement parler, une manifestation nécessaire.

[1] Ouv. cit., p. 35.
[2] Ouv. cit., p. 80-95.

Le liquide de cette leucorrhée symptomatique se mêle bientôt à celui de la lésion qui en a provoqué le développement et, comme l'état morbide, la symptomatologie devient elle-même plus complexe. Ainsi, qu'un cancer se développe lentement dans l'épaisseur de la muqueuse utérine, il ne se produira d'abord, sous l'influence de l'irritation qu'il communique à cette membrane, qu'une hypersécrétion de mucus, une leucorrhée muqueuse utérine; bientôt l'exfoliation épidermique s'ajoutera à l'hypersécrétion et troublera le mucus utérin plus abondant, le rendra moins consistant, blanc jaunâtre; la membrane finira par s'enflammer par places, et du pus se mêlera à ce liquide déjà troublé; le cancer s'ulcérant, l'ichor sera entraîné avec la perte complexe qui se produit depuis quelque temps; plus tard du sang, de la sanie, des débris de tissus s'y mêleront : il y aura enfin une perte mixte, symptomatique du cancer, et bien différente de la leucorrhée simple qui s'était développée dès la première impression produite sur la muqueuse par la naissance de la tumeur. Cette perte n'est plus depuis longtemps une leucorrhée.

La leucorrhée peut être aussi symptomatique de lésions extérieures à la muqueuse, telles que la métrite, la périmétrite, etc. Il est inutile d'insister de nouveau sur cette complication de maladies déjà décrites.

Il me paraît aussi inutile, après les détails dans lesquels je suis entré, relativement aux caractères des diverses espèces de leucorrhée, au point de vue du siége et de la nature, de revenir sur la question du diagnostic : elle se trouve traitée tout au long dans ce chapitre. Quant à la question du diagnostic différentiel de la leucorrhée et de l'inflammation utérine ou périutérine, des déviations, etc., elle est résolue d'abord par la présence de l'écoulement caractéristique de la leucorrhée, puis par l'absence des signes pathognomoniques de ces divers états morbides, dont le diagnostic se trouve exposé, à l'occasion de chacun d'eux, de manière à me dispenser de le reproduire ici.

Traitement. — La leucorrhée aiguë, surtout la leucorrhée catarrhale aiguë, peut guérir spontanément, comme le catarrhe aigu de tout autre organe. Il ne faut pas pour cela l'abandonner à sa marche naturelle et négliger de la traiter; car elle a souvent de la tendance et, dans tous les cas, une grande facilité à passer à l'état chronique; or, la leucorrhée chronique est une des maladies les plus rebelles, comme le catarrhe vésical, comme le catarrhe bronchique, comme la diarrhée, comme presque tous les autres flux chroniques. Elle produit peu à peu des troubles digestifs, l'appauvrissement du sang, l'amaigrissement, le dépérissement des malades. Ces tristes résultats ne tardent pas à se manifester par un état de langueur, par la pâleur du visage et par cette altération des traits et du teint dont l'ensemble est désigné sous le nom de *facies utérin.*

Il faut donc que le médecin comprenne et fasse comprendre à la malade l'urgence d'un traitement persévérant et prolongé. La nécessité de la cure n'est pas seulement indiquée par la difficulté d'atteindre la guérison, elle l'est encore par la fréquence des rechutes. La leucorrhée paraît quelquefois céder au traitement, et l'on peut se flatter d'avoir obtenu un succès ; mais elle ne cesse, pendant quelques jours ou quelques semaines, que pour reparaître avec une intensité nouvelle et une ténacité plus grande, soit à l'occasion du retour des règles, soit à la suite d'une excitation, d'une fatigue quelconque des organes génitaux. J'ai vu des cas de ce genre vraiment désespérants, dans lesquels la persistance de la maladie et la fréquence des retours, comparables à ceux des écoulements uréthraux de l'homme, semblaient défier toutes les ressources de l'art. Cette ténacité tient habituellement à l'existence d'une affection diathésique et à la négligence des femmes. Mais, quoi qu'il en soit, la maladie puise alors, dans sa chronicité même, de nouvelles conditions favorables à sa persistance et à sa durée.

Quand la guérison est enfin obtenue, il faut encore s'attacher à prévenir par une bonne hygiène le retour de la maladie. On ne saurait trop consolider la santé par le séjour à la campagne, les toniques, les amers, les ferrugineux, les bains de mer ou de rivière, l'hydrothérapie, la longue continuation des irrigations, des injections astringentes, une propreté soigneusement entretenue ; enfin, la privation des excès vénériens, et quelquefois même la continence absolue. Pour obtenir satisfaction sur ce dernier point, il est souvent nécessaire de séparer les époux, et l'on se trouve bien de prescrire à la malade un voyage, surtout si ce voyage a un but hygiénique apparent en même temps que réel, par exemple de l'envoyer à des eaux minérales ferrugineuses, dans un établissement hydrothérapique ou aux bains de mer.

Il est des leucorrhées qu'il faut traiter avec plus de rapidité et de ténacité encore que la leucorrhée catarrhale, à laquelle s'appliquent surtout les réflexions précédentes : je veux parler de la leucorrhée vulvaire des enfants, qu'il faut se hâter de guérir, pour éviter que les petites malades, en portant instinctivement les mains aux parties génitales, n'entretiennent ou n'augmentent le mal et qu'elles ne contractent la funeste habitude de la masturbation.

Par contre, il est des leucorrhées qu'il faut ne pas traiter, ou ne traiter que par des soins de propreté nécessaires pour pallier le mal en diminuant la douleur, les cuissons, le prurit qu'il occasionne : ce sont les leucorrhées qui existent chez les femmes phthisiques, que ces leucorrhées soient symptomatiques de la phthisie ou d'une tuberculisation utérine, ou qu'elles soient entretenues simplement par l'atonie et la débilité des malades. Elles jouent le rôle de la fistule à l'anus ou d'un exutoire artificiel. La présence en est si nécessaire aux tuberculeuses, que la suppression ne manque pas d'aggraver les accidents pulmonaires et de précipiter la fin des malades. Tous les praticiens sont d'accord à cet égard. Lagneau, après les anciens médecins, a insisté sur ce fait, et Lisfranc [1] y est revenu avec l'énergie de paroles qui peint habituellement l'énergie de ses convictions : « J'ai observé, dit-il, un grand nombre de femmes chez lesquelles les pertes blanches diminuaient ou suspendaient les progrès de la phthisie pulmonaire, quelquefois même cette affreuse maladie était amendée ; de là naît, nous ne saurions trop le dire, l'*impérieuse*, l'*indispensable*, l'*absolue* nécessité de respecter les écoulements blancs, lorsque quelque affection morbide viscérale existe. »

Le traitement de la leucorrhée doit presque toujours être à la fois général et local.

Le *traitement général* est beaucoup plus important qu'on ne paraît porté à le croire. Il est presque impossible de guérir une leucorrhée sans y recourir et, dans certains cas, à lui seul il est suffisant.

C'est ce qui a lieu dans les cas de leucorrhée liée à une altération fonctionnelle, chez les chlorotiques, On peut se dispenser alors de recourir aux injections, aux divers topiques, à la cautérisation utérine. Il suffit de combattre la névrose par les sédatifs, les antispasmodiques, les toniques, de redonner au sang les éléments qui lui manquent, d'en refaire la richesse par le rétablissement des fonctions digestives et l'administration méthodique des préparations ferrugineuses, de favoriser la reconstitution du système par les bains ferrugineux et l'hydrothérapie, pour amener la disparition graduelle de la leucorrhée et pour voir le rétablissement de la menstruation donner la meilleure garantie de la guérison.

Le traitement général suffit même le plus souvent dans la leucorrhée catarrhale aiguë. On se borne à écarter les causes de la maladie ; à en combattre les complications, notamment l'inflammation, si elle existe, par le repos et les émollients, sinon par les antiphlogistiques, par exemple par les grands bains, les bains de siége, les irrigations tièdes et calmantes, les lavements ; à éviter le refroidissement, et surtout les changements brusques de température, en revêtant le corps de flanelle, en pratiquant des frictions sèches sur toute la surface de la peau ; à soutenir les forces par une alimentation tonique, mais non excitante.

Ces moyens ne sauraient cependant pas constituer toujours tout le traitement général, même dans le cas de simple leucorrhée catarrhale aiguë. Il faut chercher parfois à obtenir une crise, comme dans le traitement du catarrhe bronchique. La peau, par sa grande étendue et par l'influence qu'elle a pu prendre au développement du catarrhe, en subissant un refroidissement, paraît l'organe le plus favorable à l'établissement de cette crise. Dans ce but, on emploie les diaphorétiques, on cherche à porter les mouvements au dehors, à exciter la transpiration.

[1] *Clinique chirurgicale*, t. II, p. 300.

Si la leucorrhée persiste et menace de passer à l'état chronique, on transforme cette action diaphorétique, cette révulsion par les sueurs, en véritable révulsion irritative ou séreuse, par l'emploi des frictions sèches ou excitantes sur toute la surface du corps, des rubéfiants, des épispastiques, des vésicatoires volants ou tout au moins des frictions avec l'huile de croton tiglium, de manière à obtenir une éruption miliaire qu'on recouvre d'un papier adhésif, pour épargner à la malade une trop vive douleur. Si la révulsion cutanée est insuffisante, on y joint la révulsion intestinale, par les purgatifs administrés à plusieurs reprises, comme je vais le dire en parlant de leur emploi dans la leucorrhée chronique.

Il faut soutenir la guérison, obtenue assez promptement de cette manière, par les moyens propres à combattre la faiblesse qui succède nécessairement à la leucorrhée et au traitement, et qui dispose tant la malade aux rechutes, et surtout la maladie à la chronicité ; c'est-à-dire par les préparations ferrugineuses, les lotions générales à l'eau froide, les bains de siége suivis de frictions sèches, le séjour à la campagne. — Il faut enfin, pour hâter la guérison et empêcher le passage à l'état chronique, soutenir l'action des moyens généraux par des topiques astringents, des injections tièdes détersives ou légèrement astringentes (feuilles de noyer, tannin, coaltar, sulfate de zinc ou de cuivre, alun) ; des poudres inertes ou des poudres astringentes comme l'alun, seul ou mélangé avec de l'amidon, porté dans le vagin directement, par insufflation, ou au centre d'un tampon de coton ; enfin le badigeonnage avec la solution faible de nitrate d'argent ou de teinture d'iode versée au fond du spéculum. Mais ces derniers moyens, héroïques contre la leucorrhée chronique, doivent être employés avec une grande réserve et de la manière la plus opportune dans la leucorrhée aiguë.

La leucorrhée chronique succède quelquefois à la leucorrhée aiguë, mais elle est souvent chronique d'emblée ou primitivement; elle affecte, dès son apparition, ce caractère, qui la différencie nettement de la leucorrhée aiguë au point de vue des indications, qui témoigne presque indubitablement de l'influence directe exercée sur son existence par un état général, une affection ou une vraie diathèse, et qui démontre, en quelque sorte, la nécessité de l'attaquer par un traitement également général. Ce n'est pas qu'une diathèse lui ait nécessairement donné naissance : le défaut et le dérangement de la menstruation, une grossesse, un avortement, un accouchement, une excitation physiologique, des excès, une irritation mécanique, l'invasion brusque d'une affection catarrhale aiguë, ont souvent été son point de départ ; mais une diathèse dont l'existence latente était passée jusque-là inaperçue, trouvant dans cet état morbide une occasion de se localiser, ne tarde pas à se substituer à la cause occasionnelle dont l'action est bientôt épuisée, à imprimer à la leucorrhée son caractère, sinon apparent, du moins intime, à lui donner sa propre nature et à devenir bientôt, avec l'altération de tissu qui dépend de la durée même du mal, la cause principale et, pour ainsi dire, unique de sa persistance.

Quel que soit le point envahi par un acte pathologique quelconque; quelque resserré que soit l'espace sur lequel son évolution s'accomplit, quelque légers que soient les symptômes qui en trahissent la présence, une affection préexistante profite presque toujours de cette issue pour cesser d'être latente, se manifester au dehors et former, sinon la nature même de l'état morbide, du moins une de ses plus graves complications. Ainsi, alors même qu'elle ne serait pas diathésique dans le principe, la leucorrhée ne tarde pas à le devenir.

Ce qui se passe chez la femme à propos de la leucorrhée, je ne puis mieux le comparer qu'à ce qui se passe chez l'homme à propos des écoulements chroniques de l'urèthre et de la prostate. Rien n'est plus facile et souvent plus prompt à guérir qu'un écoulement uréthral chez un homme sain, bien constitué et indemne de toute affection morbide; rien n'est plus difficile et plus long à guérir qu'un écoulement uréthral chez un catarrheux, un rhumatisant, un goutteux, un dartreux, un scrofuleux. J'ai vu tant d'exemples, dans l'un et l'autre sexe, des difficultés que présente la guérison des écoulements chez de pareils sujets, de la nécessité qu'il y a de recourir aux antidiathésiques, aux reconstituants, de l'insuffisance des traitements locaux employés seuls, de la réussite de ces mêmes traitements lorsqu'ils sont précédés ou préparés par des traitements généraux, que je n'hésite pas à dire que là est le véritable secret du traitement et de la guérison de ces maladies.

Les affections qui exercent le plus d'influence sur la durée de la leucorrhée peuvent se ranger, quant à leur fréquence, à peu près dans l'ordre suivant : chlorose, chloro-anémie, catarrhe et rhumatisme, diathèse dartreuse, scrofuleuse, syphilitique. Chacune d'elles devient la source d'une indication spéciale quelquefois spécifique, et c'est ainsi que le fer, les altérants, l'iode, le mercure, l'arsenic, etc., peuvent être administrés avec succès, dans le traitement de la leucorrhée, suivant la nature de l'affection qui entretient cet état morbide. Je n'ai rien à dire ici de particulier sur leur mode d'emploi. Je me contenterai de passer en revue les moyens qui sont le plus habituellement employés, et qui répondent à la fois aux indications spéciales relevant du siége (muqueuse utéro-vaginale) et du caractère particulier (flux, hypersécrétion) de l'état morbide.

A la tête de ces moyens, il faut placer les reconstituants, l'alimentation analeptique, les toniques, le quinquina, le fer[1], les changements de genre de vie, le séjour à la campagne et surtout le changement de

[1] Parmi les préparations de fer, les plus vantées par M. Tyler Smith sont : le sesquichlorure, et surtout les *sulfates ferrico-potassique* et *ferrico-ammonique*, présentés à la Société de pharmacie de Londres par M. Lindsey Blith en 1853, et très-employés en Angleterre sous le nom de *Iron alums*, aluns de fer. On prétend qu'ils sont plus astringents

climat. J'ai vu des exemples frappants de l'influence que ce dernier moyen exerce sur la guérison de la leucorrhée; il n'agit pas seulement comme moyen de distraction ou de tonification, par l'exercice qu'il entraîne et les réactions qu'il provoque, mais encore comme modificateur puissant, lorsque la malade passe d'un climat froid et humide, qui prédispose à la leucorrhée et aux catarrhes, dans un climat sec et chaud favorable à leur traitement. En concourant avec les autres moyens à la guérison de la leucorrhée, le changement de climat rend efficaces des médications jusque-là infructueuses, et j'ai vu un grand nombre de malades, par l'influence seule des mêmes moyens qui leur avaient été vainement administrés pendant longtemps sous d'autres latitudes, éprouver dans le Midi, en quelques semaines, une amélioration aussi rapide qu'inespérée, bientôt suivie d'une guérison définitive.

Les balsamiques, la tisane de bourgeons de sapin, les pilules de térébenthine, l'eau de goudron coupée avec du vin aux repas, agissent sur la leucorrhée, comme sur tous les flux, comme sur toutes les autres maladies catarrhales par le fond ou par l'affection, par la forme ou l'hypersécrétion muqueuse. J'ai l'habitude de prescrire surtout l'eau de goudron, et avec succès. Il ne faudrait pas croire qu'ils agissent comme spécifiques, qu'ils aient une action élective sur la muqueuse utérine, et qu'ils soient efficaces contre la leucorrhée comme ils le sont contre les écoulements urétrhaux chez l'homme. Il ne faut pas attendre du baume de copahu, par exemple, la guérison, je ne dis pas de la leucorrhée, mais de la blennorrhagie vaginale, pas même de la blennorrhagie uréthrale. Le copahu est entraîné par les urines, et des expériences démonstratives prouvent que c'est le passage même des urines qui imprime aux follicules de l'urèthre, chez l'homme, la modification dont l'heureuse influence en suspend l'hypersécrétion. Il ne peut en être ainsi chez la femme, car le copahu ne peut être transporté en nature, ni par aucune sécrétion, sur la muqueuse utéro-vaginale; il n'agit même guère sur la muqueuse uréthrale, soit à cause de son peu d'étendue, soit à cause de la disposition ou de la direction particulière aux canaux excréteurs de ses glandes. Pourtant, des médecins dignes de foi assurent avoir vu le copahu, le matico, sans doute par le même mode d'action que les autres balsamiques, exercer une heureuse influence sur la leucorrhée vagino-utérine.

Le seigle ergoté a une action plus directe sur l'utérus; il a été employé avec succès. Bazzoni[1] le recommande contre la leucorrhée chronique, à la dose de 4 gram. en décoction dans 250 gram. d'eau, en

que l'alun à base d'alumine, et qu'ils n'ont pas les propriétés excitantes des autres ferrugineux. M. Tyler Smith préfère l'alun de fer ammonique à l'alun de fer potassique, parce qu'il est plus soluble. Il l'administre à la dose de 15 à 30 centigr. dans un véhicule approprié, ou simplement dans de l'eau, trois fois par jour. (Tyler Smith, *On leucorrhea*, pag. 190.)

[1] Omodei, *Annali di medicina*, mai 1831.

deux doses, la moitié le premier jour, l'autre moitié le second ; rarement, dit-il, on est forcé d'en prendre davantage. Il est évident qu'il suffit de le prendre à la manière commune, en poudre, de six en six heures, à doses plus ou moins élevées. Il est évident aussi qu'il peut, à titre d'adjuvant, rendre de grands services, dans les cas où la cavité interne de l'utérus est le siége de la sécrétion, en excitant la contractilité affaiblie des parois de cette cavité.

Les eaux minérales, souvent conseillées, n'ont pas toujours une grande efficacité. Les bains ferrugineux naturels ou artificiels, très-vantés par quelques médecins, par exemple par Aran, sont utiles dans les cas de leucorrhée chlorotique; mais pour peu qu'il se joigne à la chlorose une autre diathèse qui n'éprouve pas par leur usage une heureuse modification, ils peuvent être plus nuisibles qu'utiles. J'ai vu quelques malades, même chlorotiques, à qui ils n'ont assurément fait aucun bien, tandis que les eaux alcalines, surtout les eaux sulfureuses, les bains de mer, etc., leur ont été plus tard très-utiles. Il faut donc savoir tâter le terrain dans ces cas douteux, et ne pas s'obstiner à employer un moyen justement vanté sans doute, mais dont l'efficacité a des limites.

L'hydrothérapie est d'une utilité beaucoup plus générale dans le traitement de la leucorrhée. Dans le catarrhe utérin franchement chronique, l'eau froide employée sous toutes les formes et les réactions graduées et énergiques que son application méthodique provoque, produisent des résultats souvent inespérés et vraiment héroïques. C'est le meilleur révulsif et le meilleur tonique en même temps ; aussi on ne saurait trop varier, multiplier et prolonger l'emploi des moyens hydrothérapiques contre cette maladie souvent si rebelle. Au besoin on fait précéder les douches de bains de vapeur, qui déterminent une révulsion sur une large surface et qui, en provoquant par des sudations abondantes le rétablissement des fonctions de la peau, déplacent, en quelque sorte, l'habitude morbide et substituent la transpiration cutanée au flux leucorrhéique. Il faut seulement se garder d'affaiblir les malades par une médication qui serait débilitante, si l'on n'avait le soin de la faire suivre d'un régime et d'un traitement propres à tonifier le système et à en relever les forces.

Lorsque les bains de vapeur, les frictions sèches générales, l'hydrothérapie sont contre-indiqués, on peut avoir recours à la révulsion produite sur le tube digestif par les purgatifs, ou sur la peau par les épispastiques. Je ne trouve généralement aucun avantage à employer ce mode de révulsion, j'y reconnais des inconvénients assez notables pour ne pas l'adopter en principe. Ainsi, les malades atteintes de leucorrhée chronique, étant généralement faibles, dyspeptiques, gastralgiques, etc., ne peuvent éprouver par l'usage des purgatifs qu'une augmentation de faiblesse, une irritation des intestins peu favorables à leur rétablissement. Les épispastiques cutanés les irritent aussi quelquefois beaucoup, par la douleur qu'ils causent et le repos qu'ils imposent, surtout lorsqu'on les met sur le ventre. Je ne parle pas des exutoires, car ils peuvent être le plus souvent remplacés avantageusement par les frictions longtemps continuées, et ils ne produisent que très-rarement les bons effets qu'on en espère.

Je n'use donc des purgatifs que dans de rares occasions, à la fin de la leucorrhée aiguë, pour en prévenir le passage à l'état chronique; ou pendant le traitement de celle-ci, à titre de laxatifs, destinés à entretenir la liberté du ventre, pour augmenter l'appétit languissant et stimuler les digestions paresseuses, plutôt qu'à titre de révulsifs sur un organe qui doit être particulièrement ménagé. Est-ce par l'aloès ou par les résines qu'elles renfermaient, c'est-à-dire comme purgatifs ou comme balsamiques, que les fameuses pilules de Stahl [1], composées de gomme ammoniaque, de myrrhe, d'aloès, de gomme de lierre, etc., agissaient dans le traitement de la leucorrhée et avaient mérité la confiance de leur illustre auteur?

L'aloès a été administré de nouveau dans ces derniers temps, mais d'une autre façon. Schœnbein et Aran [2] ont recommandé des lavements contenant de l'aloès suspendu dans une sorte de mucilage de savon et d'eau. « La formule à laquelle je me suis arrêté, dit Aran, est la suivante :

Aloès....................	5	gram.
Savon médicinal..........	5	—
Eau bouillante...........	100	—

Laissez refroidir. A prendre en une seule fois, le soir en se couchant, après avoir débarrassé l'intestin par un grand lavement tiède. Les effets en sont d'autant plus remarquables que les malades les gardent plus longtemps. On peut en faire prendre un tous les jours ou tous les deux jours, jusqu'à ce qu'il survienne de l'irritation au rectum ou à l'anus; on suspend alors, pour recommencer quelques jours après, si l'écoulement a été modifié. Ils ne conviennent, pour déraciner le catarrhe utérin chronique, que lorsque tous les phénomènes congestifs ou inflammatoires sont tombés. Leur action paraît d'autant plus certaine, que l'écoulement se rapproche du caractère aqueux. » — J'ai essayé ce moyen : il est désagréable pour les malades, il cause assez souvent de l'irritation au rectum et à l'anus, il ne peut pas toujours être continué, il donne enfin des résultats incertains et paraît n'être efficace que dans des cas très-rares.

J'ai donné les raisons qui me font rejeter l'application des vésicatoires sur le ventre. Si le mode de révulsion qu'ils déterminent paraît indiqué, je leur préfère les frictions avec l'huile de croton sur l'hypogastre, en ayant soin de couvrir la partie huilée avec un papier adhésif.

[1] *Collegium casuale magnum*, cas. 19. Leipzig, 1733.
[2] *Bulletin de thérapeutique*, tom. LIV, p. 193. — *Maladies de l'utérus*, p. 464.

Mais, si je rejette l'application des vésicatoires sur la peau de l'abdomen, il n'en est pas de même de leur application sur le col de l'utérus dans les cas de leucorrhée utérine, et surtout de leucorrhée de la muqueuse du corps. Il est bien entendu qu'il n'existe aucun écoulement à la vulve, ni au vagin, et que le col lui-même est à peu près sain, simplement engorgé, ou du moins qu'il n'est pas le siége principal de l'écoulement. Le vésicatoire est appliqué suivant les règles qui ont été précédemment posées. Un seul vésicatoire ne suffit pas pour la guérison, il faut presque toujours en mettre un deuxième, souvent un troisième et quelquefois un quatrième, à quinze jours d'intervalle l'un de l'autre, en prévenant par le repos, les bains, et les émollients, l'inflammation aiguë qu'ils pourraient développer, et continuant le traitement général commencé, autant que l'application de ce topique le permet. Il n'est pas besoin de dire qu'il faut s'en abstenir à l'époque menstruelle. Je puis assurer avoir obtenu, par ce mode de traitement, des guérisons inespérées. Ce n'est pas que je ne lui en préfère habituellement bien d'autres ; mais quand diverses circonstances, venant du sujet ou du dehors, s'opposent à ce que l'on emploie l'hydrothérapie, les eaux minérales, etc., comme cela m'est arrivé souvent pour mes malades d'hôpital, je crois qu'on trouve dans ce moyen de grandes ressources pour la guérison des leucorrhées rebelles.

Nous sommes arrivé ainsi par degrés et, pour ainsi dire, d'une manière insensible au *traitement local* de la leucorrhée chronique. Ce traitement doit s'associer souvent au traitement général ; mais sauf les injections émollientes ou détersives, sauf les lotions ou les irrigations simples, qu'on se trouve bien de combiner avec le traitement général, comme moyens d'entretenir simplement la propreté et d'apaiser l'irritation, l'emploi des topiques doit être généralement renvoyé à l'époque où la constitution est assez heureusement modifiée pour faire espérer qu'une action locale décisive pourra suspendre l'écoulement.

Ces topiques sont les injections, les poudres, les applications diverses, pour les leucorrhées vulvaire et vaginale ; les injections et surtout la cautérisation intra-utérine, pour la leucorrhée utérine. Ils ont pour but de modifier directement la surface de la membrane, la cavité des follicules qui sont le siége du flux muqueux, en un mot l'état morbide local, qui semble entretenir à lui seul l'écoulement, comme par une habitude d'hypersécrétion contractée à la longue.

Les injections doivent être habituellement toniques, astringentes, cathérétiques, caustiques même. On se trouve bien de les faire quelquefois avec les eaux mêmes des bains minéraux, pendant la durée du bain, par exemple avec les eaux ferrugineuses ou sulfureuses. D'autres fois on se sert de liquides préparés *ad hoc* ; je conseille toujours de les employer sous la forme de lotions, c'est-à-dire de substituer la lotion proprement dite à l'injection. Après avoir lotionné le vagin avec de l'eau pure ou légèrement savonneuse, on le lotionne avec une solution de coaltar, une décoction de tannin, ou de noix de galle, ou d'écorce de chêne, ou de roses de Provins, avec une solution d'alun (15 à 50 gram. dans un litre d'eau), ou de sulfate de zinc (mêmes doses), ou des deux substances à parts égales, ou de sulfate de cuivre (2 à 5 gram. par litre), etc. On comprend que ces injections peuvent être variées à l'infini : je n'ai cité que les plus usitées.

Au lieu d'injections, on a proposé de porter les astringents ou les légers caustiques sous la forme de pommades ou de poudres. L'action des pommades est incertaine, et la présence des corps gras dans le vagin n'est pas favorable à la guérison de la leucorrhée. Quant aux poudres, c'est autre chose : elles absorbent le liquide, ou en sont dissoutes peu à peu et impressionnent d'une manière continue les tissus avec lesquels cette dissolution les met en contact. Tantôt on a employé des sachets contenant des poudres inertes et astringentes; tantôt on a jeté ou insufflé ces poudres dans le fond du spéculum, ou bien on les a portées, à l'aide de cet instrument, au fond du vagin, dans le cul-de-sac postérieur, en les enfermant dans un tampon de coton ou de ouate. Ce dernier moyen est un des meilleurs, je le préfère même au tampon imbibé de solutions astringentes ou caustiques, parce qu'il est à la fois absorbant et modificateur; j'avoue pourtant que j'aime mieux encore ne laisser aucun de ces corps étrangers à demeure dans le vagin. Ils rentrent dans la catégorie des pessaires médicamenteux, qui peuvent être utiles dans quelques cas, notamment dans les engorgements, les hypertrophies, etc., mais qui sont habituellement plus nuisibles comme corps étrangers qu'utiles comme médicaments. Ils sont nuisibles surtout par l'irritation que leur contact détermine, lorsque la muqueuse vaginale avec laquelle ils sont en relation immédiate est déjà malade, irritée, exfoliée et disposée à s'ulcérer par la continuité du contact d'un corps étranger sur le même point. Le nombre de cas de leucorrhée dans lesquels les pessaires médicamenteux et les tampons seront utiles, est donc très-limité; encore faut-il tâter, sous ce rapport, l'irritabilité de chaque malade, et ôter le corps étranger dès qu'on s'aperçoit qu'il ne produit pas de bien.

Pourquoi, du reste, ces complications, ces injections, ces pessaires médicamenteux, lorsqu'il est si facile de modifier directement la muqueuse par le badigeonnage, et de combiner cette action avec celle des lotions dont je viens de parler? Que ce soit avec une solution de nitrate d'argent au 30e, de teinture d'iode au 20e, au 10e, au 5e, de tannin aux mêmes doses, de perchlorure de fer, ou plutôt de peroxychlorure de fer, etc., le procédé est le même : lotionnez le vagin, introduisez un spéculum de buis ou de glace, essuyez avec du coton, en retirant et poussant alternativement le spéculum, toute la surface de la muqueuse vaginale; puis versez de la solution, ou portez-la au fond du spéculum avec un assez fort pinceau de blaireau à long manche, que vous inclinez alternativement dans toutes les directions, pour badigeonner la muqueuse dans tous ses sillons, angles et culs-de-sac, et pour être sûr d'en atteindre toutes les parties. Cette petite opération peut se faire tous les jours ou trois fois par semaine. La solution de nitrate d'argent au 30e est le meilleur topique à employer à cet usage.

La même médication est applicable à la cavité utérine; seulement, il est plus difficile de porter le liquide caustique sur cette muqueuse et de le faire pénétrer dans ses follicules, que de l'étendre à la surface de la muqueuse vaginale. De là des modifications dans le procédé, ou la substitution d'un mode particulier de cautérisation au simple badigeonnage.

Il faut d'abord que le mucus soit expulsé de la cavité utérine. Pour y parvenir, je comprime le col de l'utérus avec le spéculum, et quelquefois simultanément le corps de l'organe avec la main appliquée sur l'hypogastre ; ou je dirige au fond du spéculum une petite douche sur le col de la matrice, soit à l'aide d'un simple hydroclyse, soit avec une petite pompe à jet continu ; ou bien, après avoir fait le cathétérisme, pour reconnaître la direction du conduit cervico-utérin, j'introduis dans ce conduit, si c'est possible, des pinces fines chargées de charpie ou un simple pinceau de blaireau; ou bien enfin, je fais le cathétérisme utérin avec une sonde creuse, par laquelle je pousse ensuite doucement une injection d'eau dans la cavité utérine, et je continue cette injection assez longtemps pour bien laver cette cavité, si l'orifice cervico-utérin est assez large pour laisser le liquide s'écouler dans le vagin. Après ces préparatifs préliminaires, je porte un pinceau chargé de caustique dans la cavité de l'organe, et je l'y dirige en divers sens, de manière à en atteindre autant que possible les différents points.

Lorsque la leucorrhée siége surtout dans la portion cervicale et qu'elle est assez ancienne pour avoir amené l'hypertrophie des glandes du col, il faut aller plus loin : non-seulement on ne peut alors essuyer d'une manière complète la surface anfractueuse, mamelonnée, granuleuse, de la cavité cervicale, mais encore on ne peut atteindre suffisamment, par le caustique, l'intérieur même de ses follicules ou de leurs canaux excréteurs. J'ai recours alors à une petite opération préliminaire, que j'emploie souvent dans le traitement des granulations folliculeuses tonsillaires, palatines, pharyngiennes : je fais, sur toute la surface granuleuse et dans divers sens, de nombreuses scarifications, soit avec un scarificateur ordinaire, un ténotome étroit convexe ou concave, soit avec une lancette ou une petite lame de forme appropriée, portée au bout des pinces spéciales destinées aux pansements de l'utérus. J'attends que la petite hémorrhagie soit arrêtée; je douche au besoin le col pour l'arrêter plus tôt ou pour déterger la surface de la cavité cervicale et, s'il le faut, j'attends quelques heures ou une journée, après quoi je porte une des solutions caustiques dont je viens de parler, à l'aide d'un pinceau, dans toutes les anfractuosités de cette cavité. Si ces solutions caustiques sont insuffisantes, si la leucorrhée est compliquée ou entretenue par des ulcérations, des granulations ou un engorgement du col, je substitue aux solutions caustiques le caustique solide, et même le fer rouge, le cautère en bec d'oiseau, dont la pointe, inclinée en divers sens dans le col, atteint plus ou moins profondément, dans plusieurs endroits, la muqueuse malade. M. Huguier[1] avait déjà donné, depuis quelques années, le conseil de faire précéder la cautérisation de scarifications, pour assurer l'action du caustique sur la muqueuse du col, et je puis certifier que c'est un des meilleurs moyens d'obtenir la guérison de cette membrane.

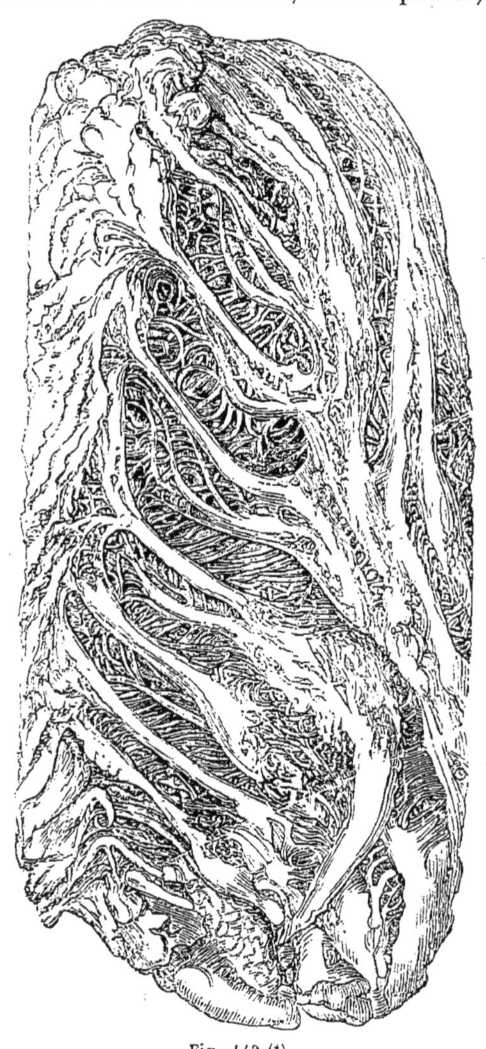

Fig. 142 (*).

La difficulté de badigeonner la cavité utérine comme on badigeonne la muqueuse vaginale, ou de la cautériser comme on cautérise celle du col, a donné l'idée d'y pratiquer des injections caustiques. Il y a bien longtemps déjà que je les ai essayées, en me servant de sondes en caoutchouc; aujourd'hui l'opération est facilitée par l'usage connu, sinon répandu, des sondes utérines. On peut à l'aide de ces sondes injecter dans l'utérus, après l'avoir préalablement lavé, une solution caustique quelconque. Je l'ai fait avec succès, en me servant spécialement de perchlorure de fer étendu d'eau, dans des cas d'écoulement très-abondant, avec ampliation de la cavité utérine, se rapprochant par les dimensions de l'organe, par la quantité de liquide que j'ai vu s'écouler

(*) Ensemble des ramifications transversales de l'arbre de vie dans la cavité cervicale de l'utérus, pour montrer les anfractuosités de cette cavité et la difficulté qu'il y a à en atteindre les follicules malades, dans les cas de leucorrhée.

[1] *Gazette des hôpitaux*, 1849.

(plusieurs cuillerées, un demi-verre), et par la qualité séreuse ou séro-muqueuse de ce fluide, des accumulations de liquide dans l'utérus connues sous le nom d'hydrométrie. Il faut toujours s'assurer que la sonde joue librement dans l'orifice cervico-utérin, que le liquide injecté doucement revient par le col, que ce qui reste sort, après quelques secondes de séjour, par le canal de la sonde; enfin, et surtout, il faut qu'il n'y ait aucune trace, je ne dis pas de métrite, c'est évident, mais d'inflammation des annexes, de périmétrite, de péritonite pelvienne. Même dans ces cas, et avec toutes les précautions que je viens d'indiquer, j'ai vu des douleurs si atroces, des phénomènes si graves, une péritonite si dangereuse, suivre, dans un petit nombre de cas, ces injections, que je conseille de ne pas en user, ou de ne le faire qu'avec une très-grande réserve et lorsqu'il n'y a absolument aucune contre-indication à leur emploi.

Je préfère de beaucoup la cautérisation de la cavité utérine avec le caustique solide, qui ne m'a donné que de bons résultats, et n'a jamais causé d'accidents sérieux. J'ai dit les diverses manières dont on a essayé de cautériser la cavité utérine : avec un pinceau, avec un porte-caustique, avec un crayon retenu à un axe de platine. A tous ces procédés incomplets je préfère la cautérisation avec le crayon de nitrate d'argent fondu, laissé à demeure, qui m'a donné des succès constants. Outre les granulations et les fongosités, la leucorrhée est la maladie pour le traitement de laquelle je l'ai employée le plus souvent. L'indication est que la leucorrhée soit abondante, qu'elle ait déjà résisté à d'autres moyens rationnels, que le traitement général ait été fait, que les orifices utérins soient larges ou du moins tout à fait libres, qu'il n'y ait pas une flexion telle du corps sur le col que le mucus ne puisse passer facilement de l'un dans l'autre, qu'il n'y ait aucune inflammation, ni utérine, ni péri-utérine, ni même aucune forte congestion de l'organe, que les règles soient passées depuis sept à huit jours, de manière que la congestion menstruelle soit entièrement dissipée.

Après avoir préalablement cathétérisé l'utérus, pour m'assurer de la direction de ses cavités, j'introduis avec ménagement le crayon de nitrate d'argent fondu à l'aide des pinces porte-crayon ou d'un long porte-nitrate ordinaire, et je l'abandonne en ouvrant les pinces, ou je le casse sur le porte-nitrate, pour le laisser à demeure dans la cavité utérine, d'où je retire doucement l'instrument qui m'a servi à l'y faire pénétrer. Il est évident que si la leucorrhée paraît bornée au col, il faut se contenter de laisser le crayon caustique dans la cavité cervicale. Un tampon imbibé d'eau salée est porté dans le cul-de-sac du vagin, tout contre le col, et la malade reçoit les soins que j'ai indiqués en faisant la description générale de cette cautérisation.

Je ne parle pas des suites immédiates, que j'ai aussi décrites; mais je crois devoir ajouter ici que, depuis que j'emploie ce traitement, concurremment avec les autres moyens qui peuvent être indiqués et que j'ai précédemment passés en revue, je ne connais pas une seule leucorrhée qui y ait résisté. J'ai dit que les suites ne présentent jamais rien de fâcheux, que la menstruation se rétablit normalement, que la conception a lieu chez les malades guéries par ce moyen comme chez les autres femmes, que la grossesse suit son cours normal; enfin, je n'ai pas eu d'accidents à combattre pendant l'accouchement. Je présente donc avec confiance un moyen auquel aucun autre n'est comparable pour l'efficacité, et j'espère que mes confrères ne tarderont pas à s'apercevoir de quel prix il est pour de malheureuses femmes, condamnées si souvent à une vie misérable par d'interminables leucorrhées.

CHAPITRE VIII

Hypertrophie et atrophie.

Sous l'influence de l'âge, de la puberté, du rapprochement sexuel, de la grossesse, de la ménopause, c'est-à-dire d'états physiologiques divers, on voit l'utérus, non-seulement se fluxionner, se congestionner, s'œdématier, s'engorger, mais encore s'hypertrophier ou s'atrophier. Est-il étonnant que, sous l'influence de l'inflammation et d'actes morbides divers, tenant à la localisation d'une affection diathésique ou à une simple altération de la vie locale, il puisse aussi s'atrophier ou s'hypertrophier ?

L'atrophie, notamment l'atrophie sénile, excentrique, partielle ou totale, est remarquable chez certaines femmes.

L'hypertrophie, arrivant pendant l'activité la plus grande de la vie sexuelle, est plus remarquable encore. Elle est le résultat de congestions répétées, d'une inflammation prolongée, ou de quelque autre acte pathologique. Elle porte sur l'un des éléments du tissu utérin, à l'exclusion des autres, ou sur un petit nombre de points ou sur une des régions de la matrice, ou bien sur la totalité des éléments et sur la totalité de l'organe ou sur l'un de ses grands segments, le corps ou le col.

L'hypertrophie partielle est plus fréquente que l'hypertrophie générale : celle du col est plus fréquente que celle de tout l'utérus, celle de la muqueuse ou de tel ou tel élément de la muqueuse est plus fréquente encore.

L'hypertrophie partielle, portant sur les éléments de la muqueuse, engendre les excroissances connues sous les noms de granulations, de fongosités, les kystes folliculaires, les polypes muqueux, les tumeurs vasculaires; portant sur les éléments du tissu propre, elle produit les polypes, les fibroïdes ou corps fibreux, osseux, etc. Les premières, ayant en général des symptômes communs, réclamant un traitement analogue, seront étudiées isolément dans un chapitre. Les secondes, très-localisées, souvent aussi très-développées, prennent le caractère de véritables altérations organiques et, à ce titre, deviennent la source d'indications spéciales.

Je ne décrirai donc ici que l'hypertrophie proprement dite, celle qui porte à la fois sur tous les éléments de l'organe et qui atteint l'ensemble de l'utérus ou l'un de ses deux grands segments. La première est l'hypertrophie totale ou générale de la matrice, la seconde l'hypertrophie partielle du col.

§ 1. — HYPERTROPHIE GÉNÉRALE DE LA MATRICE.

I. — HYPERTROPHIE ESSENTIELLE.

Depuis longtemps j'ai admis dans mes cours l'hypertrophie générale de la matrice et j'ai montré des pièces à l'appui. J'ai distingué l'hypertrophie, non-seulement de l'inflammation, de la congestion, de la fluxion qui s'accompagnent de douleur, de rougeur, d'infiltration, d'injections vasculaires, de phénomènes généraux; mais encore de l'engorgement qui est moins consistant, de l'œdème qui est mou, des tuméfactions irrégulières et dures du cancer commençant, etc.

Dans l'hypertrophie générale, la matrice se présente sous son aspect ordinaire, mais plus volumineuse ; on dirait une matrice appartenant à une femme de dimensions colossales. Nous verrons tout à l'heure que M. Simpson a parfaitement décrit cet état.

L'hypertrophie a été diversement entendue par les auteurs qui en ont traité, et il nous semble qu'il s'est glissé quelque confusion dans leurs interprétations. Pour nous, l'hypertrophie est toujours un état acquis, résultant d'un acte morbide, d'une exagération de la nutrition normale, comme le nom l'indique, et non d'une disposition native. C'est une augmentation morbide du volume de l'utérus et des éléments de ses tissus normaux, et non un excès de développement congénital.

L'hypertrophie primitive de Kiwisch, qui n'est qu'un développement prématuré de l'utérus, n'est donc pas une véritable hypertrophie; c'est plutôt un fait tératologique. Aussi M. Scanzoni[1] réserve-t-il avec raison le nom d'hypertrophie primitive au résultat de divers actes morbides; mais il se trompe, à notre avis, lorsqu'il croit devoir limiter cette hypertrophie à l'hypertrophie partielle de la portion vaginale du col. Le même auteur désigne sous le nom d'hypertrophie secondaire une augmentation de volume due à un épaississement des parois et à un accroissement notable de la masse des fibres musculaires et du système vasculaire de l'utérus, laquelle est la suite d'autres maladies de cet organe, telles que l'accumulation lente d'un liquide, le développement de

[1] Ouv. cit., p. 83.

fibroïdes ronds, polypiformes, etc., maladies qui amènent naturellement comme la grossesse, une distension de sa cavité.

Je pense qu'on doit entendre l'hypertrophie autrement, et en désigner les espèces par d'autres expressions. Ainsi l'hypertrophie dite secondaire de M. Scanzoni n'est qu'une hypertrophie symptomatique; elle nous aide, celle de la grossesse surtout, à comprendre l'hypertrophie en général, mais elle ne doit pas nous occuper ici, car elle n'est, à proprement parler, que le résultat de la présence d'autres états morbides, auxquels elle se lie intimement et avec lesquels elle disparaît. Il faut se rappeler seulement qu'elle peut devenir une véritable complication par rapport à ces maladies (tumeurs fibreuses, polypes, abaissement, prolapsus), et augmenter la difficulté de leur traitement.

La véritable hypertrophie est l'hypertrophie idiopathique ou essentielle, celle que M. Scanzoni désigne sous le nom de primitive, celle qu'Aran [1] désigne sous le nom d'hypertrophie nutritive, ce qui est un pléonasme, et qu'il considère avec raison comme une source d'indications thérapeutiques; car elle est souvent à elle seule toute la maladie, et elle réclame un traitement spécial, dont la base est la médication résolutive, soit par les topiques, soit par les modificateurs généraux.

L'hypertrophie essentielle est rarement primitive, c'est-à-dire qu'elle se développe rarement sans qu'un état morbide, préexistant dans l'utérus, ait mis cet organe dans des conditions telles que l'hypertrophie puisse s'y développer. Si l'on considère ces conditions comme les causes de l'hypertrophie, on peut dire que celle-ci est la conséquence surtout de congestions répétées ou d'une congestion passive, ou même de la métrite chronique, d'où la confusion d'Aran et de quelques autres entre la métrite chronique, l'engorgement et l'hypertrophie. Elle est encore la conséquence de la dysménorrhée, de l'engorgement, des fluxions, et surtout de l'arrêt ou du défaut d'évolution rétrograde que l'utérus doit subir naturellement à la suite de l'accouchement. Il y a seulement cette différence entre l'hypertrophie qui succède aux actes morbides précédemment énumérés et celle qui résulte du défaut d'évolution rétrograde après la grossesse, que la première se produit sous l'influence de ces causes, tandis que la seconde, toute produite physiologiquement, devient pathologique par sa seule persistance.

Du reste, il faut autre chose que ces causes pour amener l'hypertrophie: il faut encore la disposition, la tendance hypertrophique. La congestion peut rester longtemps congestion, l'engorgement peut rester longtemps engorgement, sans qu'il survienne de l'hypertrophie. L'arrêt de l'évolution rétrograde *post-partum* n'est pas non plus l'hypertrophie; le tissu utérin est plus mou et autrement organisé que dans l'hypertrophie proprement dite. Mais ces conditions mettent les tendances

[1] Ouv. cit., p. 182.

hypertrophiques en état de se manifester, et l'on sait que dans l'utérus ces tendances sont très-marquées, les occasions de se manifester très-fréquentes, et leurs divers modes de réalisation très-nombreux.

On comprend que de toutes ces conditions, les deux plus favorables à la formation de l'hypertrophie sont la congestion et le défaut d'involution.—Lorsque la congestion se répète ou se prolonge longtemps, elle entraîne dans les conditions matérielles de l'organe les changements inévitables que produit toujours l'hyperhémie dans les organes qui en sont affectés, et en particulier l'hypertrophie. Il est dans la nature des hyperhémies longtemps continuées d'activer le travail de nutrition dans les tissus qui en sont le siége. L'inflammation chronique peut produire le même résultat; mais elle amène plutôt l'engorgement ou l'induration : il faut quelque chose de plus pour que l'hypertrophie proprement dite se produise. — Quant au défaut d'involution, sur lequel je vais revenir plus longuement, il laisse l'organe tout hypertrophié plutôt qu'il n'amène l'hypertrophie : que la résorption s'interrompe, que le travail de nutrition normal s'accomplisse dans un utérus dont l'évolution rétrograde est suspendue, que l'assimilation y égale la désassimilation, le volume de l'utérus ne décroîtra pas, l'épaisseur de ses parois se conservera, la densité de son tissu et la masse de ses éléments textulaires persisteront, et dans ces conditions l'organe restera ce qu'il était, c'est-à-dire hypertrophié. Dans le premier mode de production l'hypertrophie est active, dans le second elle est en quelque sorte passive.

Le docteur West signale une cause d'hypertrophie utérine à laquelle il attribue une grande importance, mais qui me semble devoir être simplement rattachée à la congestion ou aux fluxions répétées que des excitations sexuelles immodérées peuvent solliciter vers cet organe. Il appelle cet état de l'utérus une vraie hypertrophie par opposition à la tuméfaction utérine qui provient d'un défaut d'involution. Pour lui, non-seulement les cas de cette espèce ne dépendent d'aucune grossesse antérieure, mais ils se rencontrent exclusivement chez des femmes qui sont restées mariées plus ou moins de temps sans avoir d'enfants. La cause paraît en être moins un coït excessif qu'une imperfection volontaire dans l'accomplissement de cet acte, c'est-à-dire des tentatives de congrès qui sont trop réitérées, mais qui restent toujours incomplètes et congestionnent inutilement l'utérus, dans lequel il ne se fait par malheur aucune conception. J'avoue que cette hypertrophie du docteur West me paraît se rapporter plutôt à la fluxion, à la congestion ou à l'inflammation de la matrice, d'autant mieux que les symptômes notés par M. West, outre une sensation de pesanteur pelvienne, sont une douleur habituellement brûlante et des hémorrhagies survenant graduellement et devenant de plus en plus graves.

Il est rare que tout l'utérus soit également hypertrophié. L'hypertrophie porte plus fortement parfois sur la muqueuse, parfois sur le tissu propre. Tantôt elle s'accompagne d'agrandissement de la cavité de l'organe, comme l'hypertrophie excentrique du cœur ; ceci arrive surtout lorsqu'un corps étranger occupe cette cavité. Tantôt elle coïncide avec un amoindrissement relatif de cette cavité, comme l'hypertrophie concentrique du cœur ; souvent alors il y a hypertrophie particulière du tissu propre sur un ou plusieurs points, par exemple formation de fibroïdes. Dernièrement j'ai vu une dame qui a présenté un cas de ce genre et chez laquelle la longueur de la cavité utérine mesurait de 16 à 17 centimètres.

Diagnostic. — Il faut tenir compte, en fait d'hypertrophie, des variations individuelles de volume et des excès de développement congénitaux, que j'ai dit n'être pas de vraies hypertrophies, et qui se trahissent, moins fréquemment que l'hypertrophie proprement dite, par un ensemble de symptômes caractéristiques.

Lorsque la matrice est vraiment hypertrophiée, la malade éprouve un sentiment de gêne, d'embarras dans le bassin, de pesanteur au périnée, sans chaleur, ni douleur proprement dite ; il y a peu ou point de leucorrhée, quelquefois des métrorrhagies, d'autres fois de l'aménorrhée.

Le toucher, combiné avec la palpation, fait constater une augmentation de volume et de poids, un abaissement ou une déviation ; l'examen du col au spéculum confirme les renseignements du toucher ; le cathétérisme indique une augmentation de longueur de la cavité utérine.

Ainsi les principaux symptômes sont : d'une part ceux qui témoignent d'une augmentation de volume, et d'autre part des caractères en quelque sorte négatifs. Car l'organe a augmenté de masse et de volume, il a vu s'accroître le nombre et la dimension de ses éléments constitutifs, il a pu même changer de forme ; mais il n'a pas modifié sa structure ni fondamentalement altéré ses propriétés physiologiques ou pathologiques.

De là, assez de facilité pour établir le diagnostic différentiel entre l'hypertrophie et les autres maladies utérines dans lesquelles la matrice a également augmenté de volume. Dans la fluxion, il y a de plus coloration rouge, activité des phénomènes ; dans la congestion, coloration rouge ou violacée, passivité des phénomènes ; dans l'engorgement, mollesse, pâleur, quelquefois œdème ; dans la métrite, douleur, chaleur, rougeur. Enfin les corps fibreux, sorte d'hypertrophie partielle qu'on pourrait confondre peut-être plus qu'aucun autre état morbide avec l'hypertrophie générale, entraînent presque toujours dans l'organe un changement de forme spécial.

Traitement. — Le traitement par excellence de l'hypertrophie c'est la médication résolutive, avec tous ses moyens locaux, depuis les topiques fondants ou résolutifs proprement dits, jusqu'aux caustiques et au fer rouge, et tous ses moyens généraux, révulsifs cutanés et intestinaux, altérants (iode, mercure, arsenic), bains de vapeur, hydrothérapie, et jusqu'à l'inanition ou la *cura famis*.

Mais il faut se rappeler que c'est seulement à la longue qu'une maladie comme l'hypertrophie peut se résoudre et que l'organe hypertrophié peut revenir à ses anciennes proportions. C'est dire que le traitement doit être très-long; encore ne parvient-il pas toujours à produire un résultat complet. Heureusement il n'est pas nécessaire de résoudre entièrement l'hypertrophie pour voir revenir la santé et procurer à la malade une guérison, sinon radicale, au moins suffisante.

Si la résolution ne peut être obtenue, il faut se contenter de palliatifs, de l'application d'un pessaire ou d'un coussin périnéal retenu par de bons sous-cuisses à une forte ceinture munie de bretelles, comme j'aurai l'occasion de le dire à propos du traitement de la chute de matrice.

II. — ARRÊT D'INVOLUTION.

J'ai réservé une description spéciale pour un mode d'hypertrophie qui n'est pas très rare, au dire de M. Simpson[1], je veux dire l'hypertrophie qui est due à l'arrêt de l'évolution rétrograde que suit naturellement l'utérus après l'accouchement.

Il y a une hypertrophie ou une transformation progressive, comme di-

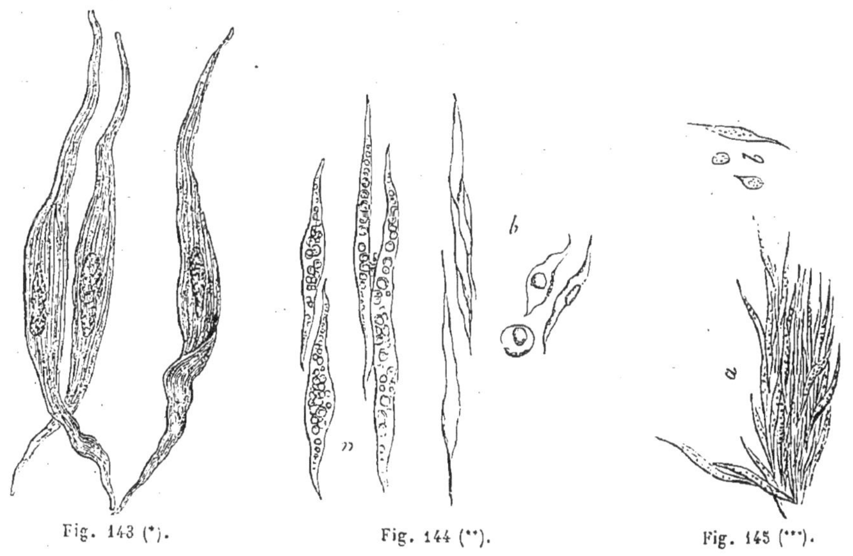

Fig. 143 (*). Fig. 144 (**). Fig. 145 (***).

sait Burdach, pendant la grossesse; il y a une atrophie ou une transfor-

(*) Fibres de l'utérus en état de gestation.

(**) Infiltration graisseuse des fibres musculaires et résorption graduelle de leurs éléments, pendant la période d'involution, c'est-à-dire du retour de l'état de gestation à l'état de vacuité de l'utérus.

(***) Retour des fibres musculaires à la dimension qu'elles présentent lorsque l'utérus est à l'état de vacuité.

[1] Ouv. cit., p. 462.

mation régressive après l'accouchement. J'ai dit que ces deux phénomènes sont très-importants à connaître pour l'interprétation des maladies utérines.

Le travail de l'évolution rétrograde de l'utérus, bien étudié notamment en Allemagne et en Angleterre, s'opère par une résorption graduelle des éléments hypertrophiés. Ce travail se décompose en deux autres: une première modification, l'infiltration graisseuse des fibres musculaires surajoutées ou grossies, ou plutôt la substitution de la graisse aux éléments mêmes de la fibre musculaire, qui ramène cette fibre à une forme élémentaire plus favorable à son absorption et à sa disparition définitive; un second acte de décomposition, la résorption successive des fibres qui ont subi cette infiltration graisseuse, et le retour graduel de l'organe à sa composition histologique et à ses dimensions normales.

Ce travail de retour, qui est par conséquent à la fois un travail de régression, de résorption et de retrait, est désigné en Angleterre sous le nom d'*involution*. Il peut arriver qu'il pèche par défaut, *subinvolution* de M. Simpson, ou par excès, *superinvolution* du même auteur. Dans le premier cas, l'utérus reste en partie ce qu'il était pendant la grossesse ou après l'accouchement : or, dans les conditions de vacuité où il se trouve, cet état est une vraie hypertrophie. Dans le second cas l'organe dépasse les limites de la diminution normale de volume, il devient tout petit, il s'atrophie.

L'hypertrophie de l'utérus par défaut d'évolution rétrograde est une hypertrophie pathologique par sa permanence, mais résultant d'une hypertrophie purement physiologique par son origine.

Le docteur West [1] me paraît ne pas donner une idée très-juste de cette hypertrophie par défaut d'involution (*deficient involution*). Les éléments du tissu propre de l'utérus, dit-il, étant devenus gras et n'étant qu'incomplétement résorbés, ceux qui sont destinés à les remplacer devenant également gras, l'utérus ne se réduit pas de volume et reste impropre, par cette altération de texture, à la conception et à la grossesse. Or, c'est justement le contraire qui arrive. Les éléments de l'utérus ne subissent pas les modifications propres à en faciliter la résorption. Il n'y a pas altération de texture de l'utérus, mais persistance dans le nombre et le volume de ses éléments textulaires. Il n'y a pas de transformation adipeuse de la matrice; il y a hypertrophie de cet organe, c'est-à-dire excès de volume par excès de nutrition, ou plutôt par un défaut de résorption qui équivaut à un excès d'assimilation.

Nous ne savons rien des causes, proprement dites, qui arrêtent la transformation régressive, l'absorption et l'involution des parois utérines. Les circonstances occasionnelles les plus favorables à l'action de ces causes essentielles sont : la fatigue éprouvée par l'utérus chez les

[1] Ouvr. cit., p. 92.

femmes qui se lèvent trop tôt après l'accouchement, les avortements répétés, la métrite.

Diagnostic. — Cette maladie n'est pas très-rare. M. Simpson en cite trois cas, et j'ai eu l'occasion d'en observer moi-même trois autres très-caractérisés. On pourra la soupçonner, si, en l'absence des signes de l'inflammation, de la congestion, etc., la malade éprouve, depuis la naissance de son dernier enfant, des désordres de menstruation, une dispo-

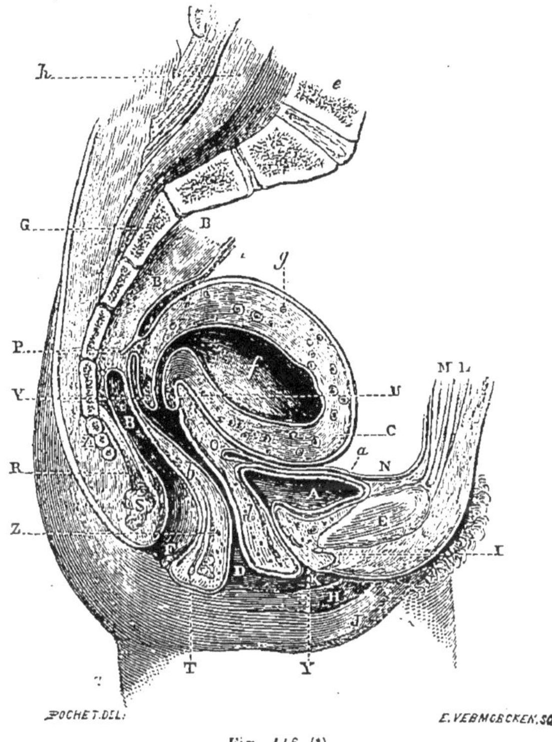

Fig. 146 (*).

sition à des règles excessives ou trop fréquentes, un sentiment de pesanteur ou de plénitude dans le bassin, en un mot la plupart des symptômes rationnels d'un fibroïde de l'utérus, tandis que l'examen direct démontre l'absence d'une tumeur distincte, une augmentation de volume de l'organe égale dans tous les sens et rappelant à peu près le volume de l'utérus au troisième mois de la conception, la pénétration du cathéter à 9 ou 10 centimètres de profondeur, ou au delà, etc. Le défaut d'involution peut être accompagné de flexion, de prolapsus, de congestion permanente ou d'inflammation chronique.

Du reste le diagnostic se déduira de la constatation des signes suivants.

(*) Utérus d'une femme morte immédiatement après l'accouchement. Cette figure montre le volume que l'organe peut conserver lorsqu'il y a arrêt dans le travail d'involution.

Signes subjectifs. — Gêne anormale dans la partie inférieure de l'abdomen; sensation fréquente de pesanteur dans la région utérine, ou de douleur dans le rectum et de gêne dans les contractions de la vessie; faiblesse allant jusqu'à l'endolorissement dans tout le bas-ventre, engourdissement inusité des membres inférieurs, etc. Les malades attribuent habituellement ces premières sensations inaccoutumées à l'affaiblissement qui suit les couches, et attendent patiemment qu'elles disparaissent. Mais quelques mois se passent, sans apporter de changement dans leur état; elles commencent à être étonnées et désappointées de ne pas se trouver débarrassées. Après la lactation, si elles ont pu nourrir, elles s'étonnent que leurs mois ne viennent pas régulièrement, ou que la menstruation soit profuse et douloureuse. Une leucorrhée plus ou moins abondante s'ajoute quelquefois aux symptômes précédents. Enfin les malades finissent par se trouver dans un mauvais état de santé, difficile à endurer. Les toniques et les sédatifs les soulagent et leur donnent l'espoir de se relever. Mais le soulagement est incomplet; non-seulement il faut du temps pour arriver à la guérison, mais il faut encore un traitement spécial. On ne peut l'instituer qu'après avoir déterminé d'une manière précise la nature de la maladie par un examen direct.

Quelquefois on découvre cette forme d'hypertrophie utérine par défaut d'évolution rétrograde, deux ou trois semaines, ou deux ou trois mois après l'accouchement : c'est ce qu'on peut appeler l'état aigu ou subaigu de la maladie. Mais il arrive souvent dans la pratique, comme je viens de le dire, de n'être appelé que lorsque la maladie est chronique, c'est-à-dire, lorsque plusieurs mois ou plusieurs années se sont écoulés depuis la date de la dernière couche ou du dernier avortement qui a laissé l'utérus dans un état de subinvolution. Le degré ou l'étendue de l'hypertrophie varie à l'infini dans les différents cas. Souvent il peut être mesuré par l'époque des relevailles, à laquelle sont survenus l'arrêt dans l'involution utérine et la manifestation plus ou moins complète de cet arrêt; car plus cette époque est rapprochée de l'accouchement, plus le volume de la matrice sera considérable. En général la gravité des symptômes est proportionnée aux dimensions de l'organe hypertrophié.

Signes objectifs. — La palpation abdominale fait reconnaître l'utérus s'élevant dans le bassin jusqu'au-dessus du détroit supérieur. On voit des exemples d'hypertrophie assez considérable pour que l'utérus dépasse le pubis même de plusieurs centimètres. Le toucher fait reconnaître l'augmentation de volume de la portion vaginale du col, et dans les cas où l'hypertrophie est générale, une augmentation de volume et de poids de la totalité de l'organe.

Cet examen local donne habituellement un résultat satisfaisant, lorsque la malade est placée sur le dos. Il est quelquefois préférable de la faire coucher sur le côté. Dans toutes les circonstances, il importe d'examiner avec les deux mains à la fois, et de combiner la palpation avec le toucher : il n'est peut-être pas de maladie utérine dans laquelle cette association soit plus utile. Quelquefois les parois abdominales sont trop épaisses pour que la palpation puisse donner une sensation distincte; plus rarement une sensibilité trop vive rend la pression insupportable à la malade.

Quand on tient ainsi l'utérus entre les deux mains, entre l'indicateur de celle qui touche, et trois ou quatre doigts ou toute la face palmaire de celle qui palpe, on peut reconnaître non-seulement l'existence, mais encore le degré de l'hypertrophie.

Ce qui prouve que la tuméfaction de l'utérus n'est pas due à l'existence de fibroïdes interstitiels, c'est la régularité de la forme. En effet, il est bien possible que cette augmentation de volume tienne à la présence de fibroïdes croissant dans les couches sous-muqueuses de la paroi utérine et se projetant vers la cavité de la matrice. Pour être sûr qu'il n'en est pas ainsi, il faut pratiquer le cathétérisme. Au lieu de s'enfoncer seulement à 6 ou 7 centimètres, l'instrument pénètre jusqu'à 8 ou 10, et dans quelques cas, jusqu'à 12 et 14 centimètres. Je l'ai vu dernièrement pénétrer chez une malade à 14 centimètres, chez une autre à 16 ou 17. D'autres fois, la longueur de l'utérus ne dépasse pas de plus de 1 ou 2 centimètres la longueur ordinaire. C'est entre ces extrêmes qu'on trouve le plus grand nombre de cas dans la pratique. Lorsque l'hypertrophie utérine dépend d'un défaut de l'involution naturelle, après des couches ou un avortement, l'instrument glisse d'ordinaire et pénètre tout d'un coup avec beaucoup de facilité, car l'orifice et le canal utérin sont anormalement béants. Quand l'augmentation de volume est due à la présence d'une tumeur dans la cavité utérine, l'extrémité du cathéter rencontre un obstacle immédiatement après avoir traversé le canal cervico-utérin, et dans ce cas, il faut conduire l'instrument avec une certaine adresse pour le faire pénétrer doucement jusqu'au fond de l'organe. En outre, lorsque le cathéter est complétement introduit, on peut s'en servir pour sentir la présence du corps qui fait saillie dans la cavité, tandis que dans le cas de simple hypertrophie, la convexité de la sonde peut tourner dans toutes les directions contre la paroi utérine. Simpson conseille même d'élever avec le cathéter le fond de l'utérus vers la paroi abdominale, où la main qui pratique la palpation pourra déterminer plus aisément la cause réelle de l'agrandissement de l'organe. Mais cette manœuvre doit être faite avec une grande prudence.

Le poids de l'organe ou des adhérences inflammatoires peuvent contribuer à retenir l'utérus hypertrophié dans un état de rétroflexion; il faut être averti de cette complication et, pour la reconnaître, tourner la concavité du cathéter en bas et en arrière. Quelquefois le poids de la tumeur peut incliner la matrice vers l'une ou l'autre des fosses iliaques et faire croire à une tumeur inflammatoire de l'ovaire ou à un abcès. Le cathétérisme éclaire aussitôt la question. Je m'en suis souvent servi avec un grand succès de diagnostic dans de pareilles circonstances, et je lui accorde tout à fait l'importance que lui donne M. Simpson : ce praticien attribue même aux premières applications qu'il fit de cet instrument la découverte de ce genre d'hypertrophie.

Traitement. — Simpson conseille d'employer les antiphlogistiques locaux dans la forme aiguë de l'arrêt de l'évolution rétrograde, et assure que la résorption de l'organe reprend son cours. Mais il nous paraît qu'il confond ici l'hypertrophie qui résulte du défaut d'évolution avec la cause même, inflammation ou autre, qui produit ce défaut d'évolution et qui suspend momentanément le retrait de l'organe; en effet, il ajoute que les traces d'inflammation sont vite éloignées par ces moyens et que leur éloignement est suivi d'un soulagement rapide.

Alors même, ajoute-t-il, que toute inflammation semble éteinte, et lorsqu'il ne paraît en subsister que les résultats, on trouve souvent, sans savoir pourquoi, qu'un traitement antiphlogistique local a pour effet de déterminer la résorption de l'organe hypertrophié et d'en amener finalement le rétablissement dans l'état normal. En conséquence, si la malade n'est pas trop faible, on commence par l'application de dix ou douze sangsues sur la portion vaginale du col, ou au périnée, ou autour de l'anus. Mais dans ces cas et dans la forme plus chronique, on retire les mêmes effets de l'application des contre-irritants à la surface externe de l'abdomen ou du sacrum, tels que pommade stibiée, huile de croton, badigeonnage deux ou trois fois par jour avec la teinture d'iode; mais le moyen par excellence, le plus efficace pour exciter la résorption de l'utérus, est le vésicatoire ordinaire aux cantharides, spécialement dans la forme chronique de la maladie et lorsque la vessie n'est pas irritable. On peut appliquer une série de petits vésicatoires sur la partie inférieure de l'abdomen, ou badigeonner une série de petites places, une tous les deux ou trois jours, avec un liquide vésicant, jusqu'à ce que l'utérus commence à éprouver une diminution manifeste de volume. J'étends habituellement le liquide vésicant, dit M. Simpson, sur un linge de la dimension d'une pièce d'argent de cinq francs, et je place successivement tout autour d'autres vésicatoires du même diamètre, à des intervalles de trois ou quatre jours, jusqu'à ce que le vésicatoire central soit entouré par un anneau de cinq ou six autres vésicatoires.

En même temps qu'on excite l'absorption par l'application des contre-irritants sur la surface cutanée, il faut essayer de provoquer le même mouvement, en tenant la portion vaginale du col constamment immergée dans une pommade mercurielle, ou à l'iodure de plomb, au bromure de potassium ou autres remèdes semblables propres à stimuler la faculté de résorption. On peut introduire ou faire introduire par la malade, chaque soir et chaque matin, des pessaires médicamenteux composés avec ces substances.

Les topiques ne sont pas suffisants : il faut recourir à l'administration interne des remèdes fondants et désobstruants. Parmi ceux-ci, les plus efficaces sont l'iodure et le bromure de potassium. Simpson préfère de beaucoup le bromure : ce médicament a l'avantage de pouvoir être administré beaucoup plus longtemps sans amener le marasme, comme l'iodure ; il peut donc être donné en toute sûreté pendant une longue période de temps ; il est à la fois tonique et le meilleur désobstruant peut-être de toute la pharmacopée ; il possède en outre la propriété d'être particulièrement sédatif des organes génitaux. On peut, dans ce cas, l'administrer à plus haute dose que d'habitude, de 25 à 50 centigrammes, trois fois par jour.

Quelquefois les malades atteintes de cette espèce d'hypertrophie sont dans un état d'anémie et de débilitation. Il ne faut pas hésiter à ajouter alors aux résolutifs du fer, du manganèse et tout autre métal tonique, seul ou en combinaison avec les remèdes les plus spécifiques, et à essayer par tous les moyens de l'hygiène et du régime de relever la santé générale des malades.

On trouve des cas si rebelles, que la résorption ne commence pas ou ne paraît faire aucun progrès. Dans ces cas, on peut suivre avec persévérance le traitement institué par M. Simpson, sans obtenir aucun changement appréciable. Si néanmoins l'on parvient alors, par quelque moyen, à produire dans l'utérus une disposition inverse, c'est-à-dire une tendance à augmenter encore de volume, on peut espérer, dit M. Simpson, que cette hypertrophie temporaire sera suivie d'une résorption qui marchera sans interruption jusqu'à ce que l'organe soit réduit à ses dimensions normales. Or, observe judicieusement M. Simpson, on peut produire, pour quelque temps, un pareil accroissement de volume de l'utérus en tirant parti des tendances physiologiques de cet organe à grossir et à se développer lorsque quelque corps étranger vient à s'y loger. On sait comment il commence à s'accroître lorsqu'il est stimulé par la présence d'un œuf, d'une tumeur fibroïde ou d'un caillot de sang dans sa cavité, et comment il se développe de la même manière lorsqu'un corps étranger, tel qu'une tente d'éponge ou une bougie intra-utérine, y est introduit artificiellement.

Sur ces remarques, qui sont pleines de justesse parce qu'elles reposent sur une base physiologique vraie, M. Simpson élève tout une méthode particulière de traitement pour ces cas d'hypertrophie rebelle. En introduisant successivement une série de petites tentes d'éponge dans l'intérieur de la matrice, ou en faisant porter à la malade, pendant quelque temps, un pessaire intra-utérin, on peut éveiller dans l'utérus une tendance et même un état d'hypertrophie, et en profitant ensuite activement et énergiquement de la tendance de l'organe à subir la substitution graisseuse moléculaire et l'évolution rétrograde, dès qu'on retire le stimulus artificiel, on peut arriver, par l'usage des divers résolutifs et désobstruants ci-dessus mentionnés, repos, contre-irritants et bromure, à déterminer une telle activité, un tel progrès dans la résorption, que l'utérus se réduit enfin à ses dimensions naturelles. Je crois qu'on y joindrait avec avantage l'usage du seigle ergoté et de l'électricité. M. Simpson dit que, dans quelques cas rebelles, il a été obligé de répéter de temps en temps l'application de cette méthode de traitement par l'irritation et l'hypertrophie artificielle de l'organe, avant d'arriver à une guérison complète.

§ 2. — HYPERTROPHIE PARTIELLE DU COL.

L'hypertrophie limitée au col de l'utérus est caractérisée spécialement par l'élongation de cette portion de l'organe. Elle a été prise souvent pour un abaissement, pour une descente et surtout pour un prolapsus de la matrice. Il ne faut pas croire pourtant que le déplacement de l'utérus désigné par ces mots ne puisse exister et qu'il soit toujours simulé par l'allongement hypertrophique du col. M. Huguier, qui a eu le mérite de montrer l'erreur dans laquelle on était tombé depuis longtemps relativement à la prétendue précipitation de l'utérus, a cité lui-même des exemples de chute complète de cet organe, sans élongation du col, et les a reproduits dans ses planches [1].

L'hypertrophie peut porter à la fois sur la totalité du col; mais le plus souvent elle est limitée ou particulièrement concentrée dans l'une ou l'autre des deux portions de cet organe, tantôt dans la portion vaginale ou intravaginale, située au-dessous de l'insertion du vagin, tantôt dans la portion susvaginale ou utéro-vaginale, située au-dessus de cette insertion, et aboutissant à l'isthme qui sépare le col du corps; quelquefois même elle s'étend insensiblement jusqu'à ce dernier. On pourrait désigner la première sous le nom d'hypertrophie cervico-vaginale, la seconde sous celui d'hypertrophie cervico-utérine. Il faut étudier séparément ces deux maladies.

I. — HYPERTROPHIE SOUS-VAGINALE DU COL.

La longueur relative des deux portions du col (la vaginale et la susvaginale) dépend, chez quelques femmes, de la différence d'insertion du vagin, plus haut ou plus bas. Mais outre cette cause, qui est étrangère au col et indépendante de lui-même, il y en a une autre qui augmente exceptionnellement la saillie du col, au point de lui donner une longueur considérable. Ce fait n'est pas très-rare, on en trouve quelques exemples dans divers auteurs. M. Bennet [2], notamment, a vu le col présenter, chez des vierges, une longueur de 9 centimètres, reposer sur l'orifice vulvaire ou s'en échapper sous la forme d'un doigt volumineux. Malgré l'opinion formellement exprimée par M. Huguier et, en dépit de l'ex-

[1] *Mémoire sur les allongements hypertrophiques.* Voyez notamment l'exemple tiré du musée Dupuytren, l'observation XII et la planche III du mémoire.

[2] Ouv. cit., p. 9 et 10.

trême tendance du col utérin et de l'utérus en général à s'hypertrophier sous l'influence de l'inflammation ou même d'une simple irritation congestive, ce praticien n'en persiste pas moins à croire que l'élongation du col peut exister parfois à titre de malformation congénitale. Il en a vu plusieurs cas chez des femmes non mariées, chez lesquelles on ne pouvait invoquer aucune espèce d'action inflammatoire. Elles consultaient pour un prolapsus, l'apparition du col à la vulve ayant excité l'alarme et les ayant engagés, elles ou leurs parents, à réclamer un avis médical. J'ai vu de pareils allongements qui m'ont paru congénitaux, mais je ne les ai jamais vus atteindre 9 centimètres. Le docteur West dit aussi que l'hypertrophie de la portion vaginale du col se rencontre non-seulement chez les femmes stériles, mais chez les vierges; qu'elle consiste alors dans un simple grossissement, sans altération de texture sensible au toucher, sans trace de maladie à l'orifice; qu'elle peut toutefois être assez grave pour que le col se présente à la vulve et soit pris par la malade pour un prolapsus; qu'elle donne naissance aux symptômes du prolapsus, surtout au moment des règles; qu'elle apporte un obstacle aux rapports sexuels et cause la stérilité.

Plus souvent, l'hypertrophie du col succède au gonflement produit dans le tissu de l'organe par la persistance de la modification textulaire propre à la grossesse et est le résultat d'un défaut d'involution de l'utérus après l'accouchement. L'hypertrophie peut même rester limitée, dans ce cas, à une des deux lèvres du col, généralement à la lèvre antérieure [1].

Plus souvent aussi, et même la plupart du temps, l'allongement et l'hypertrophie du col succèdent au gonflement produit dans le tissu de l'organe, par la persistance de la congestion, de l'inflammation et souvent de l'ulcération de la muqueuse, qui est elle-même la cause de la longue durée de ces états morbides. Il faut qu'une autre cause s'ajoute à l'ulcération, à la congestion, à l'inflammation et au gonflement qui les accompagne, pour que l'hypertrophie se produise : il faut que la tendance spéciale de l'utérus à l'hypertrophie se réveille; car un col congestionné et gonflé, d'un volume égal à celui d'un col hypertrophié, peut rester, après plusieurs années, parfaitement mou et simplement engorgé. Mais il y a dans l'utérus trop de disposition naturelle à l'hypertrophie pour que l'épanchement de lymphe plastique, produit par l'inflammation dans les tissus profonds, ne s'organise pas, pour que les éléments du tissu propre de l'organe stimulés par la persistance du mouvement fluxionnaire, n'augmentent pas de volume et ne se multiplient pas, en un mot, pour qu'il ne survienne pas une véritable hypertrophie qui peut survivre à l'extinction des phénomènes inflammatoires.

M. Bennet a soin de faire observer que, bien que l'induration et l'hy-

[1] *Evory Kennedy, in Dublin medical journal*, 1838. — Simon de Rostock en a publié aussi un exemple remarquable, avec trois dessins. *Monatsschrift für Geburtsk. und Frauenkrankheiten*, 1864, t. XXIII, p. 241.

pertrophie du col résultent généralement de l'extension aux tissus profonds de l'inflammation superficielle et puissent être regardées comme la suite et non la cause de l'ulcération, cependant le phénomène inverse peut avoir lieu. L'hypertrophie du col, comme celle du corps, peut succéder à une simple métrite, consécutive elle-même à un accouchement, et donner à son tour naissance, par la continuité de l'irritation qu'elle produit dans cet organe, à l'ulcération plus ou moins étendue de sa muqueuse.

Du reste, l'origine congénitale ou morbide de l'élongation hypertrophique de la portion vaginale du col se distingue aisément. L'hypertrophie congénitale est rare, le col allongé est régulièrement cylindrique ou conoïde; il a une consistance relativement molle, les apparences d'une texture normale et ne présente aucune lésion ou seulement des altérations superficielles, à moins qu'il ne soit devenu réellement malade. L'hypertrophie morbide est fréquente, le col allongé est irrégulier, non-seulement conoïde, en forme de téton de vache, mais globuleux, et quelquefois même s'étalant à sa partie inférieure, lorsque cette dernière est particulièrement atteinte par l'hypertrophie; il est congestionné, enflammé, ou même ulcéré et, par suite, il est dur, douloureux, parfois saignant et avantageusement modifié par un traitement énergique.

Congénitale ou morbide, l'hypertrophie donne à la portion vaginale du col des formes variées et quelquefois singulières. Tantôt celle-ci est effilée vers le bas, conique, en forme de trompe ou de bec d'oiseau à double mandibule, l'orifice se trouvant à l'extrémité du cône ou sur l'une de ses faces; tantôt elle est cylindroïde, globuleuse ou élargie par le sommet en forme de massue. Tantôt les deux lèvres du museau de tanche sont également hypertrophiées et l'orifice utéro-vaginal est au milieu; tantôt elles sont inégalement hypertrophiées et l'orifice est reporté sur l'une ou l'autre face et même entièrement caché par celle des deux lèvres qui est plus hypertrophiée que l'autre; tantôt enfin l'hypertrophie, ayant porté davantage sur les couches externes de l'organe, semble

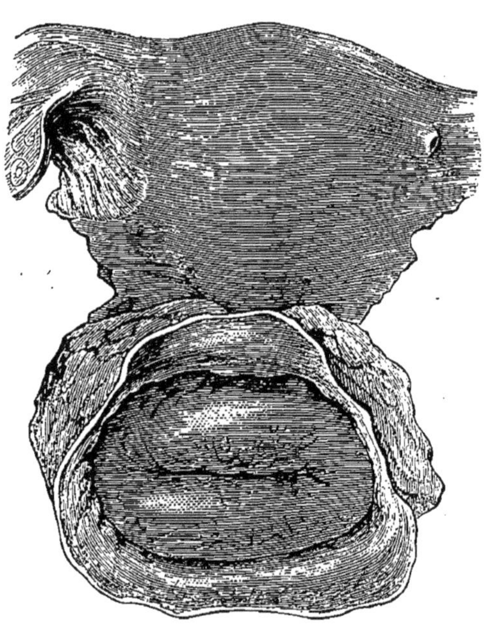

Fig. 147. (*)

(*) Hypertrophie du museau de tanche. — *ad nat.* d'après Farre.

incliner les bords de l'orifice vers la cavité du col; tantôt, au contraire, l'hypertrophie, ayant porté davantage sur ses couches internes, détermine un retournement des deux lèvres en dehors, et une sorte d'inversion de l'orifice du col qui s'étale, s'épanouit comme une fleur, laissant voir, sur la convexité du museau de tanche, la muqueuse de la cavité même du col, soit également, soit inégalement sur les deux lèvres, suivant que l'hypertrophie a porté également ou inégalement sur ces deux portions de l'organe [1]. C'est à ces anomalies de forme déjà connues qu'il faut rapporter celle que M. Virchow a décrite sous le nom de prolongement en forme de trompe ou de polype des lèvres de l'orifice [2].

Pour l'hypertrophie du col consécutive à l'inflammation, comme pour l'hypertrophie de la totalité de l'organe due au défaut d'évolution rétrograde, il faut souvent tenir compte d'une circonstance importante, c'est-à-dire du temps qui s'est écoulé depuis un accouchement ou un avortement, jusqu'au moment où l'inflammation s'est développée; car c'est fréquemment à cette circonstance qu'est dû le caractère hypertrophique de la maladie. Plus le début de l'inflammation se trouve rapproché de l'époque des couches ou de l'avortement, plus l'hypertrophie consécutive sera considérable, parce que l'organe aura été saisi au moment où l'absorption régressive n'avait pas encore pu produire son effet sur lui.

Du reste, que l'hypertrophie du col puisse ou non se rattacher, comme celle de la totalité de l'organe, à un arrêt dans le mouvement d'évolution rétrograde consécutif à l'accouchement, c'est une circonstance favorable au pronostic lorsque cette hypertrophie est bornée au col : il est toujours plus facile de dissiper l'hypertrophie du col, quelle qu'en soit l'origine, que de ramener le corps hypertrophié à son état physiologique et à ses dimensions normales.

Diagnostic. — *Signes subjectifs.* Les malades éprouvent souvent une sensation pénible de tiraillement dans les lombes, les régions iliaques, même l'abdomen, une sensation plus pénible encore de pesanteur dans le bassin, produite par la tension des ligaments et la pression du col sur le rectum, le plancher périnéal et la vulve. Quand elles sont debout, il leur semble que l'utérus va franchir l'orifice vaginal; quand elles sont couchées, elles sentent la pression de l'organe à droite ou à gauche et le changement de direction des tiraillements; quand elles sont assises, une sensation nouvelle s'ajoute aux précédentes, c'est celle de la compression de la tumeur ou des organes situés au-dessus d'elle par le siége même sur lequel la malade est assise. Pour peu qu'elles se laissent tomber sans précaution sur un fauteuil ou sur une

[1] Voyez les Atlas de l'ouvrage de Boivin et Dugès et du Mémoire de M. Huguier.

[2] *Virchow's Archiv*, t. VII, p. 164, et *Verhandl. der Gesellsch. f. Geburtsk.*, Berlin, t. II, p. 205; 1817.

chaise, elles éprouvent un choc qui retentit douloureusement, non-seulement sur la partie hypertrophiée, mais sur les viscères abdominaux refoulés par la transmission du choc. Aussi prennent-elles l'habitude de ne s'asseoir, comme les malades atteintes d'inflammation utérine ou péri-utérine, qu'avec infiniment de précautions. J'ai connu une dame chez laquelle il n'existait aucune inflammation, ni aucune douleur inflammatoire, et chez qui par conséquent cette sensation pénible était d'autant plus distincte qu'elle n'était masquée par aucune autre : la malade avait commencé à l'éprouver en montant à cheval, et avait dû renoncer peu à peu et bien à contre-cœur à cet exercice, à cause des chocs insupportables que la selle imprimait au col hypertrophié et que celui-ci transmettait aux viscères; elle en était venue à ne plus pouvoir s'asseoir sur un siége, à mesure que l'hypertrophie avait fait des progrès. L'amputation du col fut suivie d'une guérison radicale.

Signes objectifs. — Le col affecté d'hypertrophie consécutive à l'inflammation peut atteindre un volume surprenant, égaler par exemple celui d'un œuf de poule, et même celui du poing. C'est surtout chez les multipares que l'induration et l'hypertrophie se rencontrent et que le col arrive à des dimensions vraiment monstrueuses. Chez les femmes vierges et chez les nullipares, tout en devenant induré, il n'acquiert guère un volume très-considérable; il est rare, par exemple, qu'il devienne deux ou trois fois plus grand qu'à l'état normal; j'ai pourtant opéré une jeune dame nullipare, chez laquelle une inflammation survenue dès les premières approches et négligée pendant plusieurs années avait produit une hypertrophie qui donnait au col un volume bien supérieur à celui d'un œuf de poule.

Dans l'hypertrophie, comme dans l'augmentation de volume du col due à la simple congestion, à l'inflammation, etc., l'orifice se dilate; s'il était circulaire, il devient transversal; ses lèvres, deviennent plus rebondies, sont souvent inégalement hypertrophiées et indurées sur les divers points, et même elles peuvent être d'un volume si différent, que l'une d'elles arrive à cacher entièrement l'orifice et la lèvre opposée : la lèvre antérieure est plus souvent hypertrophiée que la postérieure; mais le contraire peut arriver [1].

Il y a aussi déplacement de l'organe, déplacement du col entraînant celui de la totalité de l'utérus, ou déplacement partiel du col sur le reste de l'utérus. D'abord non-seulement le col s'approche de la vulve par le fait de son élongation, mais l'utérus entier tend à s'abaisser par le fait de l'augmentation de poids que lui donne l'hypertrophie du col; et si le vagin est relâché, comme les ligaments, par suite d'accouchements antérieurs, le museau de tanche peut affleurer et même dépasser l'orifice vulvaire. En outre, le corps paraît susceptible de s'inflé-

[1] Birckerstehl, *Monthly journal*, 1854.

chir alors plus ou moins sur le col, soit par l'effet de l'inégalité de l'hypertrophie sur ses deux parois, soit par suite des pressions qu'il peut éprouver du dedans ou du dehors. Ainsi le plus souvent il est dirigé en arrière, déplacement que le docteur Bennet appelle rétroversion du col, qui serait peut-être mieux nommé rétroflexion, et que l'on peut attribuer en grande partie à la pression réitérée du pénis; rarement il est antéversé, à moins que le corps lui-même hypertrophié ne soit en rétroversion; parfois il est couché en travers dans l'excavation, plus souvent à gauche qu'à droite, ce qui est une exagération de la position normale.

Le docteur Bennet [1] donne un caractère exact pour distinguer des indurations squirrheuses du col les inégalités dues à une simple induration hypertrophique. Quand la division du col en lobes noueux et irréguliers résulte d'une dilacération dans un précédent accouchement et est simplement inflammatoire ou hypertrophique, les fissures qui séparent les lobes rayonnent vers le centre de l'orifice, ce qui n'a pas lieu dans le cas de tumeur cancéreuse. Chaque lobe présente une surface unie, sans tubercules, ni inégalités superficielles, sauf celles qui peuvent être produites par des hypertrophies folliculaires. Quant à la forme radiée des fissures, elle provient de ce que la déchirure s'est opérée durant le travail par le fait d'une pression partant du centre du col.

Traitement. — J'ai déjà exposé les principales indications du traitement de l'hypertrophie générale de l'utérus. Elles se représentent dans l'élongation hypertrophique du col : opérer la déplétion de l'organe, si c'est nécessaire, surtout s'il y a des traces d'inflammation ou de congestion; réveiller la faculté d'absorption par des fondants à l'intérieur et à l'extérieur, par des préparations mercurielles, des iodures, des bromures, etc., et par des moyens plus généraux encore, s'adressant plus directement peut-être au mouvement nutritif, tels que le régime, la diète sévère, le traitement arabique, les sudations, l'hydrothérapie.

Mais j'avoue que je préfère à ces moyens généraux, ou du moins que pour en abréger l'emploi, qui ne peut que détériorer l'organisme, lorsqu'il est continué trop longtemps, je leur associe des moyens locaux énergiques, destinés à imprimer à la vie propre de l'organe une direction nouvelle et à y mettre en jeu la faculté de résorption en quelque sorte étouffée par l'hypertrophie. L'emploi de ces moyens est d'autant mieux justifié, que l'hypertrophie du col est souvent due à des conditions pathologiques toutes locales, consécutives à des états morbides qui ont pu être généraux, mais qui n'ont laissé d'eux-mêmes qu'un résultat limité à la partie malade.

Tantôt je fais des scarifications plus ou moins profondes et j'y intro-

[1] Ouv. cit., p. 90.

duis du perchlorure de fer, ou j'y applique des pointes de feu ; tantôt je fais une simple cautérisation de la surface extérieure et de la cavité du col, que je cherche à rendre aussi profonde que je puis, en y portant le fer rouge à plusieurs reprises ; mais il est rare que cette cautérisation ne soit pas toujours trop superficielle pour résoudre l'hypertrophie du col. M. Bennet, qui s'en est bien avisé, préfère la potasse au fer rouge, pour donner à l'eschare plus de profondeur. J'avoue que je cherche à me passer, autant que possible, des caustiques potentiels, et j'ai donné les raisons qui m'en éloignent en en énumérant les divers inconvénients : aussi y ai-je substitué avantageusement la cautérisation à l'aide d'un jet de gaz enflammé dont on peut mesurer l'étendue et la profondeur, mieux que pour le cautère actuel, mieux surtout que pour aucun caustique. J'ai souvent employé, depuis quelque temps, ce nouveau mode de cautérisation actuelle, et je n'ai eu qu'à m'en louer dans les cas dont je parle. Il faut du reste faire observer qu'il ne s'agit pas de promener la cautérisation sur toute la partie hypertrophiée, et d'en opérer ainsi directement la destruction : il suffit de produire une eschare vers sa partie centrale et d'y exciter le développement d'une inflammation éliminatrice. On y revient à plusieurs reprises, s'il est nécessaire, et l'on finit par réveiller dans le tissu du col une faculté de résorption qui amène peu à peu, longtemps même après la chute des eschares et la cicatrisation des plaies qui y succèdent, le retrait de l'organe, le ramollissement de son tissu et son retour à des conditions physiologiques.

Malheureusement les moyens médicaux et les diverses espèces de cautérisation, applicables aux hypertrophies légères ou compliquées d'inflammation et d'engorgement, sont insuffisants pour le traitement des élongations hypertrophiques considérables. Je n'ai pas besoin de dire que les pessaires, par lesquels on chercherait à empêcher le col de venir toucher le plancher périnéal ou la vulve, sont le plus souvent inutiles ou dangereux.

Lors donc qu'un allongement hypertrophique du museau de tanche détermine des accidents sérieux, qu'il a résisté aux moyens précédents, qu'il est ancien et qu'il a une longueur de 5 à 7 centimètres, je pense avec M. Huguier [1], qu'il n'y a qu'un moyen véritablement efficace et curatif à employer, c'est la *résection du col*, à un demi-centimètre au-dessous de l'insertion du vagin. M. Bennet [2], bien qu'il ne soit pas partisan de cette opération, reconnaît qu'on doit la pratiquer lorsque l'élongation du col résiste à tous les moyens de traitement, qu'elle produit un malaise permanent, qu'elle constitue un inconvénient pour la femme mariée, en empêchant les rapports sexuels, ou qu'elle cause la stérilité. M. West [3], bien qu'il exagère les dangers de l'hémorrhagie

[1] Ouv. cit., p. 23.
[2] Ouv. cit., p. 10, 324.
[3] Ouv. cit., p. 96.

et de la péritonite, d'après un fait malheureux de résection du col faite par M. Paget à l'aide de l'écraseur, dit pourtant qu'il ne connaît pas de traitement pour cette maladie, excepté l'ablation de la partie hypertrophiée. Quant à M. Scanzoni [1], il accepte plus largement l'opération : « Nous avons si souvent constaté, dit-il, le peu d'efficacité des moyens thérapeutiques tant généraux que locaux, que maintenant nous ne pratiquons plus que l'amputation de la portion hypertrophiée. » J'ai vu, comme ce dernier praticien, la stérilité céder promptement à la résection du col hypertrophié.

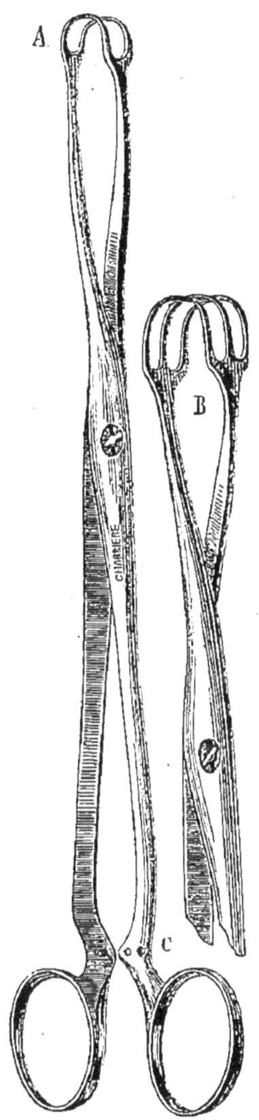

Fig. 148 (*).

A plus forte raison doit-on pratiquer cette opération, si l'élongation est compliquée de kyste, de tumeur fibreuse, ou d'un épithélioma commençant à l'extrémité inférieure du col.

On doit d'autant moins hésiter à y recourir, qu'elle est prompte, facile, peu douloureuse, presque toujours innocente, qu'elle débarrasse sûrement et presque instantanément les femmes de leur maladie. Je souscris à ce jugement de M. Huguier d'autant plus volontiers, que je ne sais trop par quel moyen on pourrait remplacer l'ablation du col, et qu'il est des femmes chez lesquelles la maladie est non-seulement gênante, mais douloureuse et retentit assez fâcheusement sur toute l'économie pour nécessiter une intervention prompte et décisive.

La malade étant couchée sur le dos, de manière que son bassin soit fortement éclairé, on saisit le col. Tantôt il fait saillie à la vulve, il suffit alors de faire écarter les grandes lèvres par les doigts des aides, ou les parois vaginales par des dilatateurs, pour atteindre le lieu sur lequel doit porter la section. Tantôt il est caché dans la cavité pelvienne : il faut alors le mettre à découvert à l'aide d'un gros spéculum bivalve, ou de deux dilatateurs, ou bien d'un ou deux spéculums en bec de cane (l'un appliqué sur la paroi postérieure, l'autre sur la paroi antérieure du vagin). Dans tous les cas il est bon de suivre le conseil de M. Huguier, d'amputer le col sur place, au fond du vagin, sans chercher à l'amener avec effort vers la vulve, et sans produire de tiraillements sur les ligaments utérins.

(*) Pinces de Museux, pour saisir le col utérin hypertrophié : A, à deux crochets; B, à trois crochets.

[1] Ouv. cit., p. 65.

On saisit alors le sommet du col avec un fort ténaculum, ou avec des pinces de Museux ou des pinces à crochet fortement implantées dans son tissu. On le tire d'abord en haut et l'on pratique, avec un bistouri courbe à long manche, s'il est nécessaire, une incision demi-circulaire à sa partie inférieure, à un demi-centimètre au-dessous de l'insertion du vagin. On le tire ensuite en bas et l'on en divise la moitié supérieure de la même manière. La dureté du tissu, la difficulté de manœuvrer le bistouri doivent faire préférer quelquefois à cet instrument de longs et forts ciseaux courbés sur le plat; je m'en suis souvent servi, sinon pour commencer, au moins pour achever la section, afin de lui donner la régularité convenable.

Quoique l'opération soit peu douloureuse, on peut soumettre la malade à l'anesthésie chloroformique, si elle la réclame.

J'ai vu cette opération suivie quelquefois d'un écoulement de sang assez considérable, même d'un ou deux jets artériels, qu'il est urgent d'arrêter. Alors même que l'hémorrhagie ne paraîtrait pas d'abord devoir être inquiétante, il faut s'en préoccuper et ne pas abandonner les malades sans l'avoir sûrement arrêtée. Il suffit pour cela de tamponner le vagin, mais il faut le tamponner avec soin, en portant sur le col, préalablement lavé à l'eau fraîche vinaigrée ou glacée, de petits tampons de coton saupoudrés d'alun, de colophane, ou imbibés d'eau de Pagliari ou mieux de perchlorure de fer à 30°, qu'on pousse avec des pinces contre la surface saignante, au fond du vagin, à l'aide d'un spéculum plein, qu'on soutient en les comprimant avec un nombre suffisant d'autres tampons dont on bourre peu à peu toute la cavité vaginale, et qu'on maintient au besoin par un bandage en T, compressif, passant sur la vulve. On ôte ce pansement le lendemain ou le surlendemain, en ayant soin de ne retirer d'abord que les tampons superficiels et de laisser en place un peu plus longtemps ceux qui sont en contact avec la surface de section.

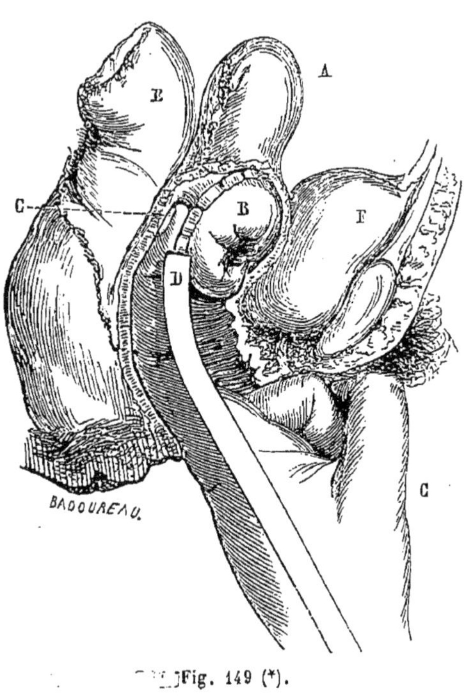

Fig. 149 (*).

Si la base de la tumeur est volumineuse, parcourue par des artères

(*) Résection de la portion vaginale du col hypertrophiée, à l'aide de l'écraseur linéaire de M. Chassaignac.

dont on sent les battements, si la malade est chlorotique et ne peut être exposée sans danger à l'hémorrhagie, on emploiera l'écraseur. Cet instrument offre pourtant deux inconvénients dans ce cas : le premier, c'est de rendre l'opération non-seulement longue, mais douloureuse, si l'on ne se sert pas de chloroforme, à cause des symptômes d'étranglement déterminés par la constriction de la chaîne ; le second, c'est la difficulté de placer convenablement l'écraseur sur le col seulement, sans y comprendre une portion des parois du vagin et même sans toucher à la vessie ou sans ouvrir le péritoine. M. Huguier cite un cas emprunté à la clinique de Langenbeck, dans lequel ces deux accidents sont arrivés : la malade mourut le troisième jour, on trouva une perforation de la vessie et du péritoine. J'ai si bien prévu ce danger, que j'ai imaginé depuis longtemps, comme je le dirai en parlant du cancer du col, un instrument, une sorte de pince transversale et biconcave servant à limiter la portion de col que l'on doit amputer, et que je me sers de la ligature extemporanée d'après le procédé de M. Maisonneuve [1], de préférence à l'écraseur proprement dit, l'anse de fil de fer doux pouvant être placée, à cause de sa flexibilité, plus aisément et avec plus de précision que la chaîne de l'écraseur, sur le point où l'on veut faire porter exactement la constriction et opérer la section du col.

II. — HYPERTROPHIE SUS-VAGINALE DU COL.

L'allongement hypertrophique de la portion sus-vaginale du col (élongation cervico-utérine) a été découvert en réalité par M. Huguier. Avant les travaux de cet habile observateur, on le prenait pour une chute complète de la matrice et, bien que des mensurations sur le vivant, ou des observations microscopiques eussent fait constater quelquefois, par Saviard, Morgagni, Hoin, Levret, Dance, M. Cloquet, M. Cruveilhier, l'excès de longueur de la portion sus-vaginale du col, et la présence dans le bassin de l'utérus qu'on avait supposé précipité, on ne savait tirer de ces constatations aucune conclusion sur l'existence même de l'hypertrophie cervico-utérine, sur son diagnostic ni sur son traitement. Le travail lu par M. Huguier [2] en 1859 à l'Académie de Médecine, inséré dans les mémoires de cette compagnie savante, et publié séparément avec de nombreuses planches reproduisant la plupart des pièces de conviction, est certainement un des plus beaux ouvrages qui aient été produits de nos jours sur les maladies utérines. Du reste, comme ce mémoire, modèle de recherches attentives et minutieuses, épuise à peu près le sujet, j'y emprunterai presque tout ce que j'ai à dire de la ma-

[1] *Mémoire sur la ligature extemporanée*, Paris, 1860.

[2] *Mémoire sur les allongements hypertrophiques du col de l'utérus dans les affections désignées sous le nom de descente, de précipitation de cet organe, et sur leur traitement par la résection ou l'amputation de la totalité du col, suivant la variété de la maladie*, in-4°, 231 pages et 13 pl. lit. Paris, 1860.

ladie en question, en me contentant d'y ajouter mes observations personnelles.

La maladie que l'on a désignée jusqu'à ce jour, dit M. Huguier, sous les noms de prolapsus, de précipitation, de chute complète de l'utérus, n'est, très-généralement, autre chose qu'une hypertrophie longitudinale de la portion sus-vaginale de l'organe, dont le corps et le fond sont restés dans la cavité pelvienne, bien que le vagin soit entièrement renversé, et que la tumeur, pendante entre les cuisses, ait une longueur égale ou supérieure à celle de l'utérus à l'état normal.

L'exactitude de cette proposition est prouvée par les recherches historiques, l'anatomie pathologique et les faits cliniques. Ainsi, dans la grande majorité des cas où une tumeur de 10 à 12 centimètres de long sort de la vulve et présente à son extrémité inférieure l'orifice utérin, la matrice, au lieu d'être précipitée, est restée dans la cavité pelvienne, presque avec son volume et dans sa situation normale. La formation de la tumeur est déterminée par une élongation hypertrophique de la portion sus-vaginale du col, qui peut être de plusieurs centimètres, depuis l'insertion vaginale jusqu'à l'orifice interne de l'utérus. Ce qu'il y a de singulier, c'est que souvent la portion sous-vaginale et le corps, qui peuvent exceptionnellement participer à cette hypertrophie, ont à peine augmenté de longueur. En descendant, à mesure qu'il s'allonge, hors de la cavité vaginale, le col utérin entraîne avec lui en avant la partie de la vessie qui y est adhérente, en arrière le cul de sac vagino-rectal du péritoine, et souvent une portion du rectum ; de sorte que la tumeur, recouverte par le vagin renversé, est formée définitivement en avant par la vessie, au centre par le col allongé, en arrière par le repli vagino-rectal du péritoine, et parfois par une portion du rectum. Sur 64 cas de pareilles tumeurs, recueillis dans une période de quinze ans, M. Huguier n'en a trouvé que deux dans lesquels il y eût une véritable chute complète de la matrice hors du bassin, sans allongement hypertrophique.

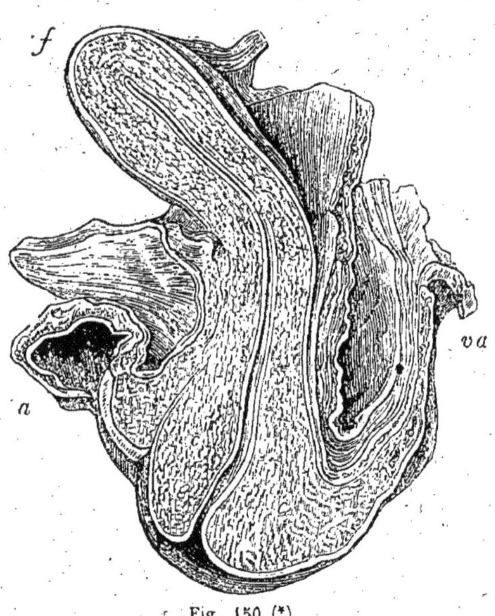

Fig. 150 (*).

Le docteur West [1] signale en quelques mots l'existence de l'hyper-

(*) Élongation hypertrophique du col : *f* fond de l'utérus ; — *i*, isthme ; — *c*, col. — *Ad nat.* d'après Farre.

[1] *On Diseases of Women*, p. 96, 158 et 160. London, 1858.

trophie sus-vaginale. Il rappelle le cas cité par Morgagni [1], et la description qui en a été donnée par quelques écrivains allemands, notamment par Virchow [2], sous le nom de *prolapsus de la matrice sans descente du fond.* Il signale un spécimen de ce genre d'altération qui se trouve dans le *Museum of St Bartholomew's Hospital*, série XXXII, 30. Il fait remarquer justement que les moyens mécaniques de soutien et de réduction, qui sont utiles dans le vrai prolapsus de l'utérus, sont ici inutiles et aggravent les souffrances de la malade. Mais ne prend-il pas la cause pour l'effet, et l'effet pour la cause, en présentant cette élongation du col comme un résultat secondaire et consécutif de la chute du vagin, en regardant le prolapsus vaginal comme la cause même qui peut produire l'hypertrophie, soit de la portion vaginale, soit de la totalité du col de l'utérus, enfin en avançant que lorsque la lèvre antérieure du col est seule hypertrophiée, c'est parce que le prolapsus porte seulement sur la paroi antérieure du vagin et sur la vessie? La même méprise avait été commise par Dugès et Boivin [3], qui avaient dit : « La matrice déplacée s'allonge parfois au point de doubler presque ses dimensions; son col surtout s'accroît dans ce sens....»

Diagnostic. — Signes subjectifs. — Les principaux sont les suivants :

Chaleur et sensibilité anormales, douleur, hypersécrétion mucoso-purulente de l'utérus. Menstruation habituellement plus longue et plus abondante, se prolongeant au delà de l'âge de la ménopause, s'accompagnant quelquefois de métrorrhagie. Rapports sexuels souvent douloureux, difficiles ou impossibles, et habituellement stérilité.

Envies fréquentes d'uriner et nécessité d'y satisfaire, miction fréquente, douloureuse, difficile et même impossible, sans que la malade l'aide de sa main, en portant la tumeur en haut et en arrière; car la vessie est en partie soustraite à la pression abdominale, ses propres parois sont relâchées et affaiblies, et l'urèthre se trouve fortement fléchi dans le point où il traverse le ligament sous-pubien et le muscle de Wilson. Quelquefois incontinence, d'autres fois regorgement d'urine. Souillure des vêtements, de l'abdomen et surtout de la tumeur par le contact de l'urine qui ne peut être lancée en jet; de là, démangeaisons, cuissons, souvent excoriation et même ulcération de la muqueuse vaginale, surtout de celle qui recouvre la face antérieure de la tumeur.

Constipation, difficulté de défécation par l'engagement de matières fécales dans la portion du rectum herniée dans la tumeur, manœuvres nécessitées par ces difficultés qui obligent quelquefois les malades à porter leur tumeur en haut et en avant, pour favoriser l'accomplissement de cet acte. S'il y a déchirure du périnée, il y a, en même temps, incon-

[1] Lettre 45, art. 11.

[2] *Verhandl. der Gesellschaft f. Geburtshülfe in Berlin*, vol. II, p. 205; 1847.

[3] Ouv. cit., t. I, p. 91.

tinence des matières stercorales; dans ce cas, il y a irritation et souvent ulcération de la moitié postérieure de la tumeur.

Enfin, si la malade est obligée de marcher, de travailler, outre un sentiment général de malaise, une sorte de crainte de voir les viscères s'échapper par le détroit inférieur du bassin, dont le plancher a perdu toute résistance, elle éprouve constamment des douleurs, des tiraillements dans la région lombo-sacrée, quelquefois à l'hypogastre et aux aines, d'autres fois à l'épigastre. Toute position, surtout la station verticale, devient difficile. Enfin, les digestions se dérangent et la nutrition s'altère.

Signes objectifs. — Le diagnostic est le même que celui du prolapsus, dont je parlerai en décrivant les déplacements de la matrice, ou plutôt il consiste à distinguer nettement le prolapsus réel de l'allongement hypertrophique.

Le diagnostic différentiel de ces deux tumeurs, en apparence identiques, repose presque entièrement sur l'emploi de la sonde utérine ou hystéromètre. Du reste c'est l'usage de cet instrument qui a conduit M. Huguier à la découverte de l'élongation sus-vaginale, confondue jusqu'à lui avec la précipitation. Dans la précipitation, l'hystéromètre pénètre à une profondeur de 6 à 7 centimètres ; dans l'élongation, il pénètre à 9, 10, 12, 15, et même exceptionnellement jusqu'à 20 centimètres. L'hystéromètre permet de constater, en outre, la direction du canal cervico-utérin, la situation du fond de l'utérus, un état de flexion qui peut coexister avec l'allongement, etc. Il doit être manié avec beaucoup de ménagement ou remplacé, au besoin, par une sonde élastique à cause du ramollissement du tissu utérin ; car ce ramollissement est quelquefois tel, que la main la plus exercée a de la peine à reconnaître par la palpation le corps de l'utérus, et à le distinguer des parties environnantes. Cet état de mollesse de l'utérus est pourtant rare, et d'ordinaire le tissu de l'organe conserve la dureté qui lui est propre.

A défaut de l'hystéromètre, d'autres moyens d'exploration permettent d'établir le diagnostic différentiel, et de le compléter par la constatation des autres éléments qui peuvent se trouver dans la tumeur. Ainsi dans l'élongation hypertrophique, le toucher rectal fait reconnaître le col et plus haut le corps de l'utérus ; dans la précipitation, il laisse sentir un vide sur la partie moyenne, et latéralement deux cordes douloureuses, partant des angles de la matrice et formées par les ligaments ronds, les ovaires et les trompes. Une sonde, placée dans la vessie et dirigée vers le rectum, est arrêtée dans le milieu par le col hypertrophié ; au contraire, elle peut être sentie par le doigt placé dans le gros intestin, au-dessus et en arrière de l'utérus, lorsque celui-ci est simplement abaissé. La palpation de la tumeur fait reconnaître, dans le cas d'allongement, la présence, à son centre et dans toute sa hauteur, d'un cylindre dur et plus ou moins large ; au contraire, dans la précipitation, elle dénote, au centre de sa base, un vide bien sensible, et au-dessous un corps ferme, élastique, de la forme et de la consistance de l'utérus et se continuant sans interruption avec la portion sous-vaginale du col visible à l'extérieur. Enfin les essais de réduction et de contention de la tumeur donnent des résultats tout différents dans l'un et l'autre cas. Dans la chute complète, le premier temps de la réduction, le moment de faire franchir au corps de l'utérus l'anneau vulvaire peut être douloureux, difficile, ou impossible, surtout à l'époque des règles ; le second temps est indolent et facile, les parties semblent remonter d'elles-mêmes, la femme est soulagée, et l'utérus peut être maintenu par un pessaire élytroïde ou en bondon. Dans l'allongement hypertrophique, le commencement de la réduction est facile en tout temps, avant comme après les règles, la rentrée de la tumeur se fait sans résistance de la part de l'orifice vulvaire, elle s'opère

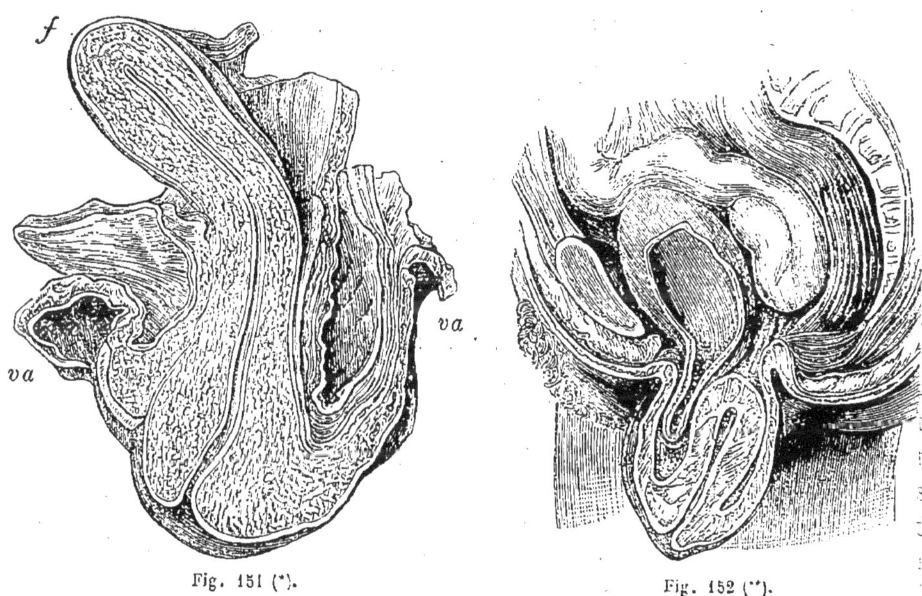

Fig. 151 (*).

Fig. 152 (**).

graduellement, sans soubresaut et sans douleur, jusqu'au moment où le museau de tanche est remonté au niveau de l'extrémité inférieure du vagin ; les pessaires plats et ovales peuvent être endurés alors utilement; mais si l'on veut reporter cette partie plus haut, à sa position normale, le plus souvent on éprouve de la résistance, on courbe l'utérus sur lui-même, on cause une douleur plus ou moins vive, ou l'on remonte le corps de la matrice de l'excavation pelvienne, qu'il n'avait pas abandonnée, jusque dans la cavité abdominale où il est une cause de gêne, de malaise et même, consécutivement, de douleur insupportable

(*) Elongation de la portion sus-vaginale du col, simulant le prolapsus ou la précipitation de la matrice.

(**) Véritable chute de matrice, sans allongement du col.

par la pression qu'il opère sur les parties voisines et par la distension et le tiraillement qu'il exerce sur ses propres ligaments.

Ces éléments sont très-utiles pour établir un diagnostic différentiel. Ils amèneront peu à peu les praticiens à connaître le prix des recherches de M. Huguier; ils fixeront surtout les idées sur la fréquence relative de la précipitation de l'utérus proprement dite et de l'allongement hypertrophique de la portion sus-vaginale du col. Pour mon compte, ils m'ont amené à apporter deux restrictions aux conclusions de M. Huguier. La première, c'est qu'il y a des prolapsus vrais, simples, sans allongement du col, tels, du reste, que M. Huguier les admet, toutefois dans une proportion plus considérable. La seconde, c'est qu'il peut y avoir des allongements du col sans prolapsus, ou du moins avec un simple abaissement de l'utérus : cet organe monte alors dans l'excavation, comme s'il était repoussé peu à peu vers l'abdomen : j'ai constaté, dans deux cas, cette élévation du fond de l'utérus au-dessus du pubis, paraissant due à une hypertrophie longitudinale du col; le cathétérisme donnait dans l'un 12 centimètres, et dans l'autre 13 pour la profondeur totale de l'organe, et laissait percevoir très-nettement la situation de l'orifice cervico-utérin, à une profondeur de 9 centimètres pour l'un d'eux; la difficulté de percevoir nettement le siége de cet orifice, dans l'autre cas, me fit admettre que, dans ce dernier, l'hypertrophie longitudinale devait porter à la fois sur le col et sur le corps.

Traitement. — L'impossibilité qu'il y a de réduire la tumeur et de la maintenir réduite, dans l'allongement hypertrophique confirmé, fait comprendre aisément que cette maladie, réputée incurable, devient une véritable infirmité que l'emploi combiné du repos et de bandages vulvaires de diverses formes peut seul faire supporter. Mais, pour les femmes obligées de travailler et surtout de travailler en se tenant debout, cette infirmité est intolérable. Le trouble de la miction urinaire, dont j'ai parlé, la souillure de la tumeur par l'urine, son frottement contre les vêtements, l'ulcération qui s'ensuit, créent à ces malheureuses un supplice de tous les instants, qui nécessite l'intervention de l'art.

En regard d'accidents aussi sérieux, on se prend à regretter l'insuffisance des moyens médicaux et des applications prothétiques. Ce n'est pas qu'on ne doive essayer de ces moyens; mais il ne faut en espérer quelque succès que dans les cas où la maladie existe à un faible degré.

Pour combattre l'hypertrophie par des moyens médicaux, on emploiera à peu près ceux que j'ai déjà énumérés en parlant de l'hypertrophie générale : position horizontale, bassin élevé, iodure de potassium, seigle ergoté, lavements froids, frictions avec des pommades fondantes et résolutives, etc.

Lorsque l'allongement n'est pas très-étendu (2 ou 3 centimètres, par exemple), que l'extrémité supérieure du vagin est seule renversée, et que l'ensemble de la tumeur ne dépasse l'ouverture vulvaire que de

4 à 5 centimètres, quand la femme est debout et fait des efforts, le col de l'utérus et le vagin peuvent en général être réduits et maintenus par l'une des nombreuses variétés de pessaires qui sont à notre disposition. Dans cette réduction, l'utérus n'est pas replacé dans sa position normale ; il est seulement ramené et maintenu dans le bassin, sans douleur ni accident. Aussi faut-il rejeter les pessaires en bondon ou élytroïdes, et n'employer, dans ces cas, que les pessaires peu épais, plats, en gimblette, ovalaires ou en 8 de chiffre, qui prennent leur appui sur les parties latérales de l'extrémité inférieure du vagin et du plancher du bassin, sans comprimer le rectum ni la vessie. Malheureusement ils ne peuvent pas toujours être maintenus, faute de point d'appui, par suite de l'agrandissement considérable du diamètre transversal de l'ouverture du vagin. On peut proportionner alors leur diamètre à celui de l'ouverture vaginale ou du détroit inférieur du bassin, surtout si l'on emploie des pessaires à air, bien entendu de la même forme. Je connais une femme âgée d'une soixantaine d'années, atteinte d'un allongement hypertrophique qui mesure près de 12 centimètres, méconnu et pris jusqu'à ces dernières années pour un simple prolapsus, qui a pris l'habitude de le réduire et de le maintenir à l'aide d'un fort tampon de linge en guise de pessaire et qui, tout en éprouvant quelques incommodités, peut se livrer encore à un travail assez pénible et suffire aux soins que réclament des nouveau-nés dans un grand hôpital.

Si les parties protabées peuvent être remontées jusqu'au-dessus de l'ouverture vulvaire et si les malades ne peuvent supporter aucune espèce de persaire, on se contentera de les maintenir dans ce point par une plaque ovalaire soutenue par des courroies élastiques, ou montée sur un ressort d'acier fixé lui-même à une ceinture. Malheureusement la présence et la pression de cette plaque ne peuvent guère être supportées par les femmes qui fatiguent ; encore l'utérus s'échappe-t-il quelquefois par l'un des côtés de l'instrument, et le contact de ce dernier irrite-t-il les organes et provoque-t-il des sécrétions, au point d'obliger les malades à l'ôter.

Le rétrécissement du vagin par les caustiques, l'excision ou les pinces de M. Desgranges, le rétrécissement de la vulve par les caustiques ou par l'épisioraphie, c'est-à-dire par l'excision et la suture d'après la méthode de M. Fricke, dont j'aurai l'occasion de parler à propos du prolapsus de la matrice, ont les mêmes inconvénients que les pessaires. Le col utérin tend à reprendre sa position ; non-seulement il y tend de lui-même, s'il a été fléchi, mais encore il y est poussé par les viscères qui, déplacés par la réduction de la tumeur, exercent une pression continue sur l'utérus, lequel transmet cette pression aux tissus sous-jacents. On a vu une telle pression, lente et continue, du sommet de l'organe sur la partie rétrécie du vagin ou de la vulve, s'exercer avec tant d'énergie, que les grandes lèvres se déplissaient, s'allongeaient et formaient une seconde enveloppe au col de l'utérus, qui finissait à la longue par passer à travers la petite ouverture ménagée par l'opérateur. Ajouterait-on même aux opérations précédentes l'excision du museau de tanche, on n'appliquerait à la maladie qu'une opération insuffisante, lorsque la longueur du col hypertrophié dépasse 4 ou 5 centimètres.

En effet, dans ce cas, il est souvent impossible de réduire la tumeur. En supposant qu'on pût y parvenir, on ne ferait que substituer un déplacement à un autre; car on ne pourrait faire rentrer le col utérin, aussi démesurément allongé, dans la cavité pelvienne, sans en faire sortir le corps même de l'organe, sans le remonter et le refouler dans la cavité du grand bassin ou dans l'abdomen, ou bien sans le renverser ou le fléchir dans l'excavation, ce qui ne peut arriver qu'en produisant du malaise, de la douleur ou des accidents [1].

Après avoir constaté par un essai prolongé l'insuffisance des moyens de contention, on pourra opposer une opération plus radicale aux accidents sérieux qui suivent l'élongation hypertrophique de la portion sus-vaginale du col. Cette opération, qui consiste à enlever, avec l'extrémité supérieure du vagin, une partie ou la totalité du col, en l'évidant de dehors en dedans, après avoir préalablement décollé la vessie de la partie qui doit être enlevée, a été proposée par M. Huguier sous le nom d'*amputation conoïde* du col. Elle a été pratiquée avec succès par ce praticien et par quelques autres ; j'y ai eu recours plusieurs fois avec un égal succès; et, bien qu'elle ne soit pas exempte de dangers, elle me paraît devoir être définitivement adoptée dans la pratique, comme l'unique moyen de guérison d'une maladie qui trouble profondément la vie, tout en ne compromettant pas directement l'existence. Il ne faut pas oublier pourtant que les accidents les plus graves peuvent se développer, puisqu'ils surviennent à l'occasion d'opérations bien moins sérieuses. La métrite, la péritonite peuvent entraîner la mort des malades. M. Peter[2], le traducteur de la dernière édition du *Traité de l'inflammation de l'utérus* de M. Bennet, cite un de ces faits malheureux dont il a été témoin. C'est au praticien à régler sa conduite, en présence de chaque cas et en face des indications et des contre-indications qui lui sont propres.

L'objet de l'opération n'est pas seulement d'amputer la portion sous-vaginale du col, mais d'enlever encore une partie considérable de la portion sus-vaginale, c'est-à-dire de celle qui s'étend entre les insertions du vagin et le corps de l'organe, et qui est le siége principal de l'hypertrophie. Les difficultés consistent dans la nécessité d'éviter le cul-de-sac péritonéal en arrière, la vessie en avant; les dangers, dans l'hémorrhagie pendant ou après l'opération, et dans les inflammations consécutives, notamment la péritonite. Je vais indiquer comment on surmonte ces difficultés et comment on se met à l'abri du danger de l'hémor-

[1] Huguier, ouv. cit.; p. 147.
[2] Ouv. cit., p. 463.

rhagie. Quant aux inflammations, M. Huguier met une grande attention à les prévenir par les soins dont il entoure ses malades avant et après l'opération : au premier rang, parmi les moyens préventifs, il place un traitement préliminaire qui consiste à provoquer, avant l'opération, avec l'huile de croton, une éruption inflammatoire aiguë sur les jambes, la partie externe des cuisses et les flancs, et à l'entretenir pendant quinze ou vingt jours après l'opération, jusqu'à ce que toute crainte de péritonite se soit dissipée.

La malade ayant eu ses règles depuis peu de jours, gardé depuis lors le repos horizontal jusqu'à l'avant-veille, et étant couchée sur le bord d'une table, dans la position usitée pour les opérations pratiquées sur l'utérus, on procède de la manière suivante :

Le premier temps de l'opération consiste dans la section des parois postérieures du vagin et du col. Le danger auquel il expose le plus est la lésion du péritoine. Pour l'éviter, le chirurgien introduit l'indicateur de la main gauche dans le rectum ; en poussant la paroi antérieure de l'intestin, ce doigt indique à l'œil la limite du repli recto-vaginal du péritoine, et sert de guide pendant tout ce temps de l'opération. On incise au-dessous de ce doigt la portion du vagin qui s'insère sur le col, pendant qu'un aide porte en haut et en avant toute la tumeur qui a été préalablement saisie par des pinces de Museux implantées dans la lèvre postérieure du museau de tanche. On dirige cette incision d'abord vers la cavité du col, pour éviter le péritoine, puis dans l'épaisseur du tissu utérin, obliquement de bas en haut et de dehors en dedans, jusqu'à ce qu'elle ait atteint la cavité cervicale.

Le second temps de l'opération consiste dans la section des parois antérieures du vagin et du col. Le danger auquel il expose le plus est la lésion de la vessie. Pour l'éviter, on introduit dans cet organe une sonde, on la dirige en bas, vers la partie inférieure du cul-de-sac vésical qui forme invariablement la partie antérieure de la tumeur ; on soulève cette partie, on la fait saillir, et on charge un aide, à qui l'on confie la sonde, de rendre toujours cette saillie sensible au doigt et à l'œil. La lèvre antérieure du museau de tanche étant fortement saisie avec des pinces de Museux et abaissée par un aide, le chirurgien pratique à 1 centimètre environ de la saillie formée par la sonde, une incision horizontale et semi-lunaire à convexité supérieure, qui embrasse la partie antérieure du col et dont les extrémités rejoignent celles de la première incision. Il ne faut atteindre la surface antérieure du col au-dessous de la vessie que par de petites incisions ; quand on y est arrivé, on ôte la sonde ; on sépare par une dissection attentive la vessie de la partie antérieure du col, dans une étendue de 2 à 4 centimètres au milieu, et seulement de 40 à 50 millimètres sur les côtés, de peur de blesser les uretères ; après quoi, on divise la paroi antérieure du col obliquement de bas en haut et d'avant en arrière, jusqu'à ce qu'on soit arrivé dans la cavité cervicale, comme on l'a fait pour la paroi postérieure. La partie retranchée de l'utérus doit avoir la forme d'un cône dont la base répond au museau de tanche, et la plaie vagino-utérine celle d'un entonnoir, dont la partie la plus rétrécie répond à la cavité de l'utérus.

Pour prévenir l'hémorrhagie, surtout celle qui suivrait l'opération, il faut lier les artères à mesure qu'on les ouvre. Il ne faut pas manquer de suivre cette règle quand on approche du terme de l'opération, de peur que l'utérus ne vienne ensuite à échapper et à remonter dans le bassin. En prévision de cet événement, il est bon de retenir à l'aide d'un ténaculum ou d'une pince de Museux la lèvre postérieure de la plaie utérine, en ayant soin de saisir le tissu utérin et non le vagin. On peut lier ainsi une artère qu'on viendrait à diviser au moment même où le fragment du col amputé est entièrement détaché du reste de l'organe.

Il ne suffit pas ici de recommander de saisir et de lier les artères, il faut apprendre encore comment on peut y appliquer une ligature solide. Le tissu utérin est si dense et si friable, que les ligatures ne tiennent que très-difficilement sur les artères. M. Huguier a imaginé un procédé ingénieux pour en assurer la constriction : c'est l'emploi d'épingles-ténaculums laissées à demeure. Au lieu de saisir l'artère avec des pinces ou avec un ténaculum ordinaire, il se sert d'une forte et bonne épingle recourbée en hameçon et à la tête de laquelle est attaché un long fil. Une ligature est jetée et serrée sur les parties prises par l'épingle, dont la pointe est coupée à un millimètre au-dessous du nœud, afin d'éviter qu'elle ne pique et ne blesse les parties voisines. Le tout est laissé en place et tombe du troisième au cinquième jour. En appliquant les ligatures par ce procédé-là, au fur et à mesure qu'on ouvre les artères, on gagne beaucoup de temps, on évite la perte d'une certaine quantité de sang et on met la malade à l'abri d'une hémorrhagie consécutive.

Il est d'autant plus utile d'avoir de bons moyens d'arrêter l'hémorrhagie, que l'écraseur ne peut guère être employé dans cette opération ; on ne peut pas l'appliquer sur le col de l'utérus avant d'avoir séparé cette partie de celles qui l'entourent, c'est-à-dire avant d'être arrivé au dernier temps de l'opération. Encore l'écraseur ne peut-il pas donner à la section la forme de cône creux. Aussi sera-t-il rarement employé et réservé pour les cas où le col est très-gros et très-saignant, ou pour aider à terminer la section d'un col très-vasculaire.

Si, malgré l'emploi de l'écraseur, malgré l'application des ligatures ténaculums laissées à demeure, l'hémorrhagie continue, il faut, comme après l'amputation de la portion sous-vaginale du col, porter sur la plaie des boulettes de charpie ou de coton imbibées de perchlorure de fer à 30° et tamponner le vagin.

La portion excédante du col étant enlevée, on réduit dans le bassin le reste de l'utérus et le vagin. On met dans celui-ci une grosse mèche couverte de cérat et garnie à son centre d'un tronçon de sonde en gomme élastique, afin de lui conserver la forme cylindrique et de mieux maintenir l'utérus dans la position qui lui a été assignée. Le pansement est complété par de la charpie, des compresses et un bandage en T double. Il est bon de placer dans la vessie une sonde en gomme élastique courte, garnie d'un fausset, introduite seulement de 2 à 3 centimètres dans la cavité de l'organe et maintenue par les pièces d'appareil, afin d'évacuer l'urine avant que la vessie soit distendue, sans rien déranger du pansement ni imprimer aucun mouvement à la malade.

L'appareil de pansement est enlevé le second ou le troisième jour et, avant de le réappliquer, on lave le vagin à l'eau tiède. La cicatrisation est ordinairement achevée vers le vingtième jour. L'extrémité supérieure du vagin est alors rétrécie, froncée, plissée ; elle présente une cicatrice rougeâtre, allongée de 2 centimètres environ, au fond de laquelle on voit et l'on sent un petit mamelon, du volume du bout du doigt, percé à son centre d'une petite ouverture transversale : c'est la partie inférieure de l'utérus. La matrice, au bout de deux ou trois mois, est moins volumineuse, moins longue surtout qu'après l'opération ; elle diminue de 1 à 1 ½ centimètre. Il faut attribuer ce retrait consécutif de l'organe au dégorgement et à la suppuration qui ont suivi la solution de continuité, ainsi qu'à la rétraction causée par la cicatrice.

La procidence est alors radicalement guérie, sauf les cas où il y a tout à la fois un bassin et une ouverture vulvaire fort larges, un périnée plus ou moins déchiré, un affaiblissement considérable de toutes les parties molles qui forment le plancher du bassin, et où le corps de l'utérus est complétement précipité hors de l'excavation et en rétroflexion, de telle façon que le fond de l'organe soit plus bas que le col. Ces diverses circonstances contre-indiquent l'opération, ou du moins ne permettent pas d'espérer qu'elle ait un succès complet.

Enfin, lorsque la maladie est précédée d'une rectocèle ou d'une cystocèle volumineuse, ou même de ces deux procidences en même temps, après avoir enlevé le col, il peut être nécessaire d'opérer isolément les hernies du rectum et de la vessie. La meilleure manière de les opérer consiste à détruire de chaque côté une portion circulaire de la paroi vaginale qui les recouvre, pour y déterminer une forte rétraction cicatricielle. Il importe seulement d'éviter, en coupant la paroi vaginale, la lésion de la vessie et du rectum. M. Huguier a imaginé dans ce but un procédé ingénieux, qu'il applique un ou deux mois après la résection conoïde du col, c'est-à-dire lorsque la première plaie est cicatrisée, que la malade s'est levée, et qu'on a pu juger du résultat de l'opération. Pour la cystocèle, après avoir préalablement dilaté l'urèthre avec de l'éponge préparée, il introduit par ce canal le petit doigt et, s'il le peut, l'indicateur de la main gauche dans la vessie. Il fait saisir avec de petites pinces de Museux le tubercule et la paroi antérieure du vagin, les fait attirer fortement en bas et en avant par un aide, afin de les tendre et de les écarter, s'il est possible, de la paroi correspondante de la vessie. Puis il passe à la base du pli formé par la partie de paroi vaginale qu'il veut enlever, une longue épingle ou plusieurs épingles en croix, par exemple quatre, formant deux croix, en ayant soin que les épingles cheminent dans le tissu cellulaire interposé au vagin et à la vessie, sans atteindre toutefois les parois de cet organe, ce dont il est averti par le doigt introduit dans la cavité vésicale pour surveiller l'action des instruments. Il jette une anse de fil derrière chaque croix formée par les épingles, pédiculise le tout avec un fil triple et y applique l'écraseur. On peut pratiquer la même opération simultanément sur la paroi postérieure du vagin qui recouvre le rectum, en ayant soin d'introduire l'indicateur dans cet intestin pour servir de guide et préserver la paroi propre de l'organe, et de se rappeler que la partie supérieure de la rectocèle n'est pas seulement en rapport avec la paroi antérieure du rectum, mais encore avec le cul-de-sac vagino-rectal du péritoine.

§ 3. — ATROPHIE DE LA MATRICE.

L'*atrophie de la matrice* constitue un état morbide dans lequel cet organe, après s'être régulièrement développé, perd, par diverses causes, ses dimensions et sa configuration normales et est réduit à un plus petit volume.

M. Scanzoni [1], à qui j'emprunte cette définition, distingue l'atrophie en excentrique et en concentrique.

L'atrophie *excentrique*, amincissement des parois avec dilatation de la cavité, est le plus souvent symptomatique, soit d'une hydrométrie produite par l'accumulation du mucus et l'oblitération de l'orifice cervico-utérin, dans la période de décrépitude; soit d'un épanchement rapide et considérable de sang avec atrésie, chez de jeunes sujets; soit de la formation et de la persistance d'un état graisseux, à la suite de maladies puerpérales.

L'atrophie *concentrique*, amincissement des parois avec rétrécissement de la cavité, peut être générale ou partielle. Générale, elle s'accompagne souvent de ramollissement et de petits foyers apoplectiques. Partielle, elle peut porter notamment au niveau de l'isthme cervico-utérin et produire des flexions du corps sur le col, ou des rétrécissements et des oblitérations de l'orifice interne.

Tantôt elle dépend d'une cause purement locale, de la compression exercée sur la matrice par des tumeurs situées hors de cet organe, par des fibroïdes sous-péritonéaux, par des exsudations péritonéales, des dépôts plastiques organisés autour de l'utérus et se rétractant sur cet organe, par des tumeurs solides des ovaires, par de grosses tumeurs nées sur les parois pelviennes. Tantôt elle est due aux simples altérations séniles, ou aux altérations nutritives produites dans l'utérus par des maladies chroniques : à cette dernière catégorie se rattachent les atrophies uté

[1] Ouv. cit., p. 60.

rines qui sont amenées par un état de paralysie, comme cela paraît résulter de faits curieux observés par M. Scanzoni chez de jeunes femmes paraplégiques, et démontrés par l'autopsie. D'après Chiari [1], l'atrophie pourrait s'observer chez les chlorotiques et se trouver ainsi liée aux troubles de la menstruation.

Le fait suivant, que j'ai sous les yeux, peut donner un exemple de l'atrophie utérine due au progrès d'une aménorrhée qui paraît dépendre elle-même d'un ensemble de causes générales et locales.

Observation. — Madame R..., âgée de 24 ans, bien constituée, lymphatique, paraissant devoir être réglée à 10 ans et demi comme sa mère, éprouva, à la suite d'un bain froid pris intempestivement à cet âge, quelques symptômes qui parurent se rattacher à un retard de menstruation. Pourtant elle fut réglée à 11 ans, et continua à l'être assez fortement, tous les mois, pendant trois ou quatre jours, avec une légère avance, une gastralgie prémensuelle, de petites tranchées utérines et quelques caillots.

Elle se maria à 17 ans et demi ; mais elle n'éprouva presque jamais le moindre désir sexuel et jamais de volupté. Sous l'influence du coït pourtant, les règles avançaient chaque mois de huit à dix jours au lieu de quatre. Après un an de mariage, et un retard menstruel de quatre jours, dû peut-être à une grossesse, il y eut une hémorrhagie qui se continua, plus ou moins forte, pendant trois mois et détermina l'apparition de douleurs pelviennes assez persistantes. Le repos, les émollients, les bains de mer amenèrent graduellement la disparition des douleurs ; mais, à partir de ce moment, c'est-à-dire depuis quatre ans, les règles allèrent toujours en diminuant, et même ne revinrent parfois qu'à la suite d'une fatigue ou d'une émotion extraordinaire.

Malgré les bains de mer, l'usage des eaux de Lamalou, des ferrugineux sous diverses formes, etc., la quantité du sang des règles diminua de plus en plus et même le sang fut remplacé entièrement par une légère leucorrhée. Depuis longtemps un peu de perte blanche avait précédé et suivi l'hémorrhagie ; depuis neuf mois elle est le seul indice de l'époque menstruelle. En même temps se développa un eczéma vulvo-vaginal qui rendit le coït tout à fait impossible, par suite de l'acuïté des douleurs que les tentatives d'intromission faisaient éprouver à la malade et de la contracture spasmodique du muscle bulbo-vaginal. Enfin, madame R..., tout en prenant un embonpoint de mauvais aloi, n'en est pas moins devenue légèrement chlorotique.

Après avoir, par des injections détersives et le badigeonnage au nitrate d'argent, modifié l'état de la muqueuse vaginale suffisamment pour permettre l'exploration de l'utérus, je constate la petitesse et la conicité du col, l'étroitesse extrême de l'orifice et l'atrophie de la totalité de l'organe, dont le volume ne dépasse pas la moitié du volume normal ; l'isthme est impénétrable, un stylet très-fin ne va pas au delà de 2 centimètres dans la cavité cervico-utérine.

Tout en soumettant la malade à un traitement par les préparations de fer et d'arsenic, par les bains sulfureux, les lotions vaginales au coaltar, etc., j'ai soin de dilater l'orifice avec des tiges de laminaire, de sectionner le col à droite et à gauche du méat, de pénétrer à travers l'isthme et de dilater le canal cervico-utérin comme l'orifice vaginal. Bientôt les mois reparaissent, le coït

[1] *Klinik der Geburtsk. in Gynäcol. Erlangen*, 1852, p. 271.

s'exerce sans douleur, la profondeur des cavités utérines mesure 6 centimètres, et j'ai lieu d'espérer que le séjour prolongé de tentes et de pessaires galvaniques, la faradisation et les autres moyens d'excitation applicables au tissu propre de l'utérus, amèneront d'ici à quelques mois la guérison de cette intéressante maladie.

Lorsque l'atrophie se produit avant l'époque de la ménopause, l'aménorrhée et la stérilité en sont les effets les plus remarquables.

Mais il est un mode particulier d'atrophie, celui qui tient à un excès de l'évolution rétrograde que subit l'utérus après l'accouchement, et sur lequel M. Simpson a spécialement attiré l'attention. Il est important d'en dire quelques mots; car on peut, non-seulement le diagnostiquer, mais essayer, dans certains cas, de le traiter par une méthode rationnelle dont le succès a paru justifier l'application. Naturellement cette atrophie a reçu de M. Simpson le nom d'atrophie par excès d'involution ou par *super-involution*.

L'atrophie par super-involution est le contraire de l'hypertrophie par sub-involution. Elle arrive lorsque le progrès de la résorption s'accomplit, après la délivrance, à un degré excessif, au point de réduire l'organe à un volume moindre que celui de l'utérus à l'état de vacuité. Cette atrophie, résultant d'un excès d'action absorbante ou de super-involution, est relativement rare, tandis que l'hypertrophie produite par des causes inverses est fréquente. Mais on ne peut pas nier qu'elle ne se présente de temps en temps. M. Simpson [1] en a vu plusieurs cas dans sa pratique, mais il a eu rarement l'occasion de la constater par l'autopsie. Voici le seul cas dont l'observation soit complète.

Observation. — Il y a quelques années, M. Simpson publia le fait d'une jeune femme de 20 ans, qui n'avait plus été réglée depuis sa première couche, et dont l'atrophie utérine, reconnue pendant la vie, fut constatée après la mort. Elle fut admise à la clinique de ce professeur, deux ans après ses couches, pour y être traitée d'une aménorrhée avec débilitation extrême de la constitution. Elle présenta divers symptômes, notamment des crises diarrhéiques, qu'elle prétendait être plus fortes à l'époque de ses mois, les déjections étant alors teintes de sang; les mamelles étaient atrophiées et flasques; la constitution faible, émaciée, anémique.

Le toucher faisait reconnaître l'utérus petit, mobile; le col était très-atrophié et sa portion vaginale à peine saillante; l'orifice, si étroit, qu'il pouvait à peine admettre une petite sonde. Cet orifice ayant été dilaté par une bougie mince qui fut laissée quelques jours à demeure, le cathétérisme fut pratiqué et démontra que la cavité utérine n'avait pas plus de 3 à 4 centimètres.

Divers traitements essayés demeurèrent sans effet, la malade succomba deux mois après à un coma prolongé, précédé de plusieurs fortes crises diarrhéiques, d'albuminurie et d'hydropisie.

A l'autopsie, on trouva des tubercules crus dans les deux poumons, une dégénérescence graisseuse du foie et des reins, un petit abcès tuberculeux

[1] Ouv. cit., p. 473.

dans le rein droit, un rétrécissement notable du gros intestin avec ulcération de la muqueuse, de larges ulcérations circulaires dans la partie inférieure de l'iléon, une ou deux ulcérations dans l'estomac. — L'utérus, très-petit, était atrophié dans toutes ses dimensions. Son volume était à peu près un tiers au-dessous du volume normal, ses parois se touchaient et avaient diminué d'épaisseur. Son tissu était dense et fibreux. Les ovaires étaient petits, atrophiés, denses, fibreux, sans apparence de vésicules de Graaf; il n'y avait aucune trace de dépôts plastiques inflammatoires sur l'utérus ni sur les annexes; mais il y avait du pus épais, ou de la matière tuberculeuse dans la cavité de la trompe droite distendue.

Cet exemple authentique d'un utérus ayant donné naissance à un enfant bien formé, et s'étant ensuite atrophié avec ses annexes au point de ne plus pouvoir remplir sa fonction, est des plus remarquables. Il est difficile de comprendre comment une telle diminution de volume de l'utérus a pu se produire. Les observations manquent pour apprendre si l'atrophie dépend d'une dégénérescence morbide et d'une destruction des fibres élémentaires du tissu utérin, ou bien de quelque défaut de développement des fibres qui auraient dû prendre la place de celles qui ont été résorbées. Quoi qu'il en soit, il ne sera pas sans intérêt de lire les détails d'un nouveau cas actuellement soumis à mon étude.

Observation. — Madame B..., âgée de 34 ans, bien constituée, mais très-pusillanime, n'a jamais eu de maladie grave. Les règles parurent à 13 ans et vinrent depuis tous les mois, mais peu abondamment ; jamais il n'y a eu de dysménorrhée. A 27 ans, madame B... se maria; mais elle n'éprouva en aucun temps ni beaucoup de désirs, ni surtout de volupté. La quantité du sang menstruel diminua de mois en mois plutôt que d'augmenter ; il y eut même des interruptions de trois mois sans douleurs, ni hémorrhagies consécutives pouvant faire présumer un avortement. Pourtant, après vingt-cinq mois de mariage, il survint une grossesse dont les débuts parurent éveiller chez la malade plus de désirs conjugaux. L'accouchement eut lieu à terme et naturellement, bien que l'enfant fût mort vraisemblablement depuis quelques jours.

Les suites de couches furent très-heureuses; mais les mois ne reparurent pas. Depuis cinq ans ils sont revenus seulement quatre fois, c'est-à-dire les quatre premières années, toujours vers le mois de février, époque rapprochée de celle où avait eu lieu l'accouchement (12 janvier); mais depuis dix-huit mois ils manquent totalement.

Pourtant la malade éprouve chaque mois, vers la même époque, pendant trois ou quatre jours des phénomènes de molimen généraux et locaux, plutôt vers les ovaires, surtout le gauche, que vers l'utérus, accompagnés de temps en temps d'un peu de leucorrhée.

La santé générale, habituellement affectée par une inquiétude nerveuse, des fourmillements généraux, des picotements dans les jambes, du dégoût, etc., éprouvait une amélioration à chaque retour annuel de la menstruation. Le défaut de ce retour en février 1865 aggrava les symptômes et décida la malade à demander des conseils qui ne parurent pas d'abord s'adresser à la vraie cause du mal.

Je fus consulté plus tard et je reconnus une atrophie notable du col, une coarctation de l'orifice utérin, une coarctation plus forte encore de l'isthme, un cathéter très-fin ne pouvant pénétrer à plus de 4 centimètres, enfin une atrophie du corps de l'utérus telle qu'une sonde placée dans la vessie touchait dans tous les sens l'indicateur introduit profondément dans le rectum, et n'en était séparée, vers quelque point qu'on la dirigeât, que par une épaisseur de tissus bien inférieure à celle de l'utérus normal. Il n'y avait d'ailleurs ni flexion, ni aucune autre maladie pouvant donner le change ; l'examen a été fait aussi minutieusement que possible.

Quelques mois après, la malade revint. L'orifice externe était tout à fait oblitéré, la portion vaginale du col ne faisait aucune saillie dans le vagin, les cavités utérines ne paraissaient dilatées par aucun liquide ; en un mot, on eût dit le dernier degré de l'atrophie sénile.

J'ai pratiqué une ponction sur le point où se trouvait la trace de l'orifice utérin, j'ai dilaté celui-ci à l'aide de tiges de laminaire, je l'ai largement incisé à droite et à gauche, et, en portant la dilatation plus haut, je suis parvenu à faire pénétrer le cathéter utérin jusqu'à 5 à 6 centimètres, à réveiller quelques douleurs analogues aux tranchées utérines, à voir les lèvres du col reprendre un certain volume et leur aspect rebondi, à obtenir enfin un écoulement sanguin assez abondant, accompagné des phénomènes locaux et généraux du molimen menstruel. Je me propose de continuer à provoquer la reconstitution musculaire de l'utérus par la présence souvent renouvelée de corps étrangers dans la cavité déjà restaurée de l'organe, en même temps que j'en favoriserai l'hypertrophie par un ensemble d'autres moyens et que je chercherai à déterminer l'amélioration de la santé générale.

Diagnostic. — *Signes subjectifs.* — Le symptôme qui, dans la plupart des cas, alarme d'abord la malade et la décide à consulter le médecin, c'est la suppression continue ou l'imperfection et l'insuffisance de l'écoulement menstruel, qui ne s'est pas rétabli normalement après la lactation. Bientôt les seins se ratatinent, le tissu adipeux sous-cutané qui les recouvre est résorbé, la peau se flétrit et se ride et la malade, quoique jeune, a les apparences d'une vieillesse prématurée. L'économie entière participe au changement survenu dans l'utérus, comme il arrive aux femmes à la période critique dans laquelle cesse l'activité fonctionnelle de cet organe. Il en résulte nécessairement la stérilité de la femme, et le chagrin où la plonge l'idée qu'elle ne peut pas avoir de famille. La santé s'altère, il survient de l'anémie, de la dyspepsie, des céphalalgies fréquentes, de la fatigue, et une débilité générale de corps et d'esprit.

Signes objectifs. — Le toucher fait sentir le col utérin ayant une petitesse inaccoutumée, et ne dépassant pas le niveau du cul-de-sac vaginal ou y faisant une si légère saillie, qu'il est difficile de la constater ; la matrice est petite, légère, mobile. La palpation, quoique la paroi abdominale soit très-mince et relâchée, ne peut arriver à saisir l'utérus repoussé par l'indicateur. L'orifice est petit et ne laisse pénétrer qu'une sonde à extrémité très-fine, ou la sonde exploratrice des trousses chirurgicales. En introduisant le cathéter, on doit avoir grand soin de ne pas appuyer, car les parois sont minces, friables et peuvent n'avoir, pour ainsi dire, pas plus d'épaisseur qu'une feuille de papier. Klob [1] cite un cas de ce genre.

M. Simpson a vu, dans un cas pareil, une sonde introduite sans ménagement traverser les parois utérines et pénétrer dans la cavité péritonéale. Cet accident est arrivé plus d'une fois; heureusement il n'a pas des conséquences aussi graves qu'on pourrait le supposer. Lorsque la sonde a été introduite avec toute la précaution voulue, sa pointe s'arrête à environ 3 à 4 centimètres de profondeur, ce qui prouve que l'organe est anormalement rapetissé

Traitement. — Y a-t-il quelque moyen de ramener l'utérus à ses conditions normales et de rendre à la malade sa santé primitive? Quand l'utérus est tout à fait atrophié, il n'est guère possible de le ramener à ses dimensions naturelles, mais lorsque sa longueur n'est diminuée que d'une petite quantité, on a quelque chance de soulager ou de guérir la malade.

Dans l'atrophie de l'utérus provenant soit d'une imperfection congénitale de développement à l'époque de la puberté, soit d'un excès d'évolution rétrograde pendant l'état puerpéral, le meilleur moyen de traitement de l'aménorrhée consiste dans l'usage du pessaire galvanique. Pour comprendre le mode d'action de ce traitement, il faut avoir toujours présente à l'esprit cette loi générale : en thérapeutique utérine aussi bien qu'en physiologie et en pathologie utérine, toute irritation continue et croissante, toute dilatation des parois de la cavité utérine par un corps étranger, provoque le développement et l'hypertrophie de l'organe. Quand l'utérus est atrophié, il ne suffit pas d'une irritation aiguë et courte, comme celle que produit l'introduction d'une tente d'éponge un jour ou deux, mais il faut une irritation plus prolongée et en quelque sorte chronique, comme celle que produit le séjour prolongé d'une série de petits pessaires galvaniques, d'une longueur et d'une épaisseur graduellement croissantes. M. Simpson [2] a vu souvent la menstruation rétablie d'une manière temporaire ou permanente par le seul usage de ce moyen. Il en cite entre autres un cas des plus remarquables, dans lequel le pessaire galvanique fut laissé plusieurs mois et même plusieurs années dans l'utérus et finit par ramener la régularité de la menstruation, le retour de l'organe à des dimensions normales et la disparition de tous les accidents graves qui altéraient depuis longtemps la santé générale.

J'ai dit, en traitant de l'anatomie de l'utérus, que cet organe grossit par l'habitude du coït. On comprend qu'à ce point de vue, le mariage peut devenir un moyen curatif de l'atrophie. Dans les cas d'atrophie du

[1] *Pathologische Anatomie der weiblichen sexual Organe*, *Wien*, 1864, p. 206.
[2] Ouv. cit., p. 509.

col, Vannoni [1] a conseillé le coït pour hâter le développement de cet organe.

Les injections intra-utérines pourraient avoir quelque efficacité, comme les pessaires à tige, les tiges de laminaire, ou d'autres corps étrangers. L'électricité surtout pourrait être employée avec succès : elle agirait probablement sur l'utérus comme sur les muscles atrophiés.

CHAPITRE IX

Granulations et Fongosités.

Les *granulations utérines* sont de petites excroissances grenues, fibro-vasculaires, habituellement multiples et confluentes, variables pour le nombre et le volume, se montrant de préférence à l'orifice du col, mais pouvant se développer également sur tous les points de la surface externe et interne de cet organe et même dans la cavité utérine, soit par l'effet d'une simple altération de sa vie locale, soit sous l'influence d'un état morbide général, diathésique ou non diathésique.

Les *fongosités* ne sont que des granulations plus développées, plus molles, plus vasculaires, plus saignantes, siégeant au col ou à diverses profondeurs dans la cavité utérine.

Les granulations et les fongosités ne peuvent être confondues, ainsi que je le montrerai plus loin, avec les polypes, les kystes folliculeux, les tumeurs vasculaires, les végétations, les ulcères, les érosions, etc. ; elles constituent donc une forme morbide spéciale, qui devient habituellement la source d'indications thérapeutiques également spéciales. D'autre part, elles ne dépendent pas exclusivement de l'inflammation, comme l'ont écrit la plupart des gynécologues modernes, et comme les noms de *métrite granulée* ou *granuleuse*, *mamelonnée*, *framboisée*, etc., sous lesquels on les a désignées, pourraient le faire supposer; mais elles peuvent se développer sous l'influence d'affections très-diverses, isolées ou accompagnées d'états morbides variables. Il en résulte que leur signification pathologique ne saurait être univoque, et qu'au contraire, leur présence pouvant être symptomatique d'affections différentes, elles sont elles-mêmes des sources d'indications thérapeutiques également différentes.

Ainsi analogie, sinon identité de forme ou de structure, et partant détermination anatomo-pathologique précise, indication d'un traitement local; variété de nature ou de fond, et partant diversité étiologique, indication de traitements généraux variables : telles sont les deux propositions sur lesquelles repose la description que je vais faire de cet état morbide.

[1] *Journal des connaissances méd.-chir.*, 1850, p. 19.

Ce que j'ai dit précédemment de la composition élémentaire et des tendances hypertrophiques de l'utérus fait présumer que cette maladie se développe bien plus fréquemment sur cet organe que sur tout autre; c'est ce que Chomel[1] avait exprimé en disant : « Les granulations constituent une maladie propre du col de la matrice. » Cependant, ajoute-t-il, on observe quelquefois sur la membrane muqueuse du pharynx, plus fréquemment chez l'homme que chez la femme, une disposition granulée plus ou moins semblable et par son aspect et par l'opiniâtreté qu'elle oppose aux moyens de traitement. Il en est de même de la conjonctive oculaire et surtout palpébrale.

Diagnostic. — Le diagnostic des granulations utérines, dit encore Chomel, n'offre de difficulté que sous ce rapport, qu'elles existent souvent sans donner lieu à aucun symptôme caractéristique, et en particulier à aucun phénomène local qui les révèle ; aussi faut-il tenir bien compte des troubles sympathiques; quelque légers qu'ils soient, ils ne doivent jamais être négligés; la leucorrhée surtout mérite d'être prise en sérieuse considération.

Signes subjectifs. — Bien qu'ils soient, peut-être, moins accusés que dans les autres maladies utérines, ils ne font pourtant pas défaut. Chomel avait fait la remarque très-juste que l'existence de granulations utérines, sans dérangement de la santé, est un fait exceptionnel; on pourrait ajouter à cette assertion, pour la rendre entièrement vraie : sauf l'état de grossesse.

Les granulations utérines entraînent parfois des dérangements dans la menstruation, sinon dans l'arrivée des époques, du moins dans la quantité et le mode d'éruption des règles. Elles peuvent déterminer, surtout quand elles sont fongueuses, de la ménorrhagie, l'expulsion de caillots sanguins, etc.; quand elles sont dures, de l'hystéralgie, des coliques utérines provoquées, sans doute, par la difficulté des contractions utérines à vaincre le spasme ou l'obstacle mécanique causé par l'induration du col.

Les douleurs sont quelquefois nulles ou les mêmes que dans toutes les maladies utérines. Les douleurs utérines proprement dites ne sont pas accompagnées de pesanteur, elles semblent siéger dans le vagin ou se développer sur le col, surtout pendant le coït. Les douleurs éloignées siégent aux reins ou aux cuisses, rarement à l'hypogastre ou aux régions iliaques, comme il arrive au contraire pour la métrite, les inflammations péri-utérines, les engorgements, les déviations, etc. Ces douleurs ne sont alors que consécutives aux dérangements menstruels et à la congestion qu'ils ont déterminée dans la matrice.

Quand les douleurs sont nulles ou qu'elles sont dissimulées, par

[1] *Diction. de méd.* en 30 vol. art. UTERUS, MÉTRITE GRANULÉE. Paris, 1846,

exemple par la grossesse, le mal peut rester ignoré, n'étant alors accusé que par un malaise général, l'inappétence, la pâleur, l'amaigrissement et toutes les conséquences de l'altération sympathique des fonctions digestives et nerveuses.

Il est un dernier symptôme général qui n'est pas pathognomonique, puisqu'il peut manquer et qu'il peut se rencontrer aussi comme conséquence de malformation ou de lésions morbides très-diverses, mais qui est fréquemment la suite des granulations, à cause même de la fréquence de ces altérations organiques : c'est la stérilité. Elle est due aux difficultés mécaniques et physiologiques apportées à la conception par l'emboîtement réciproque des granulations, la viscosité et l'adhérence du mucus qui en tapisse la surface et forme souvent, dans la cavité du col, un bouchon gélatiniforme, analogue à celui de la grossesse; elle est encore due à l'irritabilité et au spasme que de pareilles altérations peuvent provoquer dans les fibres du col ou dans le sphincter cervico-utérin. Ce que nous disons s'applique surtout aux malades dont le col s'est couvert de granulations avant tout rapport sexuel, ou du moins avant toute grossesse. On voit des femmes rester ainsi, plusieurs années, plus ou moins souffrantes, mais toujours stériles, et ne devenir enceintes qu'après que le mal a été reconnu, convenablement traité et bien guéri. Il est, au contraire, bon nombre de femmes portant des granulations développées pendant la grossesse ou à la suite de couches, ayant fait antérieurement un ou plusieurs enfants, et chez lesquelles la persistance des granulations n'apporte pas le moindre obstacle à une nouvelle fécondation.

Signes objectifs. — Par la vue et le toucher on constate des altérations remarquables et tout à fait caractéristiques dans l'aspect du col utérin.

On voit une surface rouge, grenue, commençant à l'orifice utérin, s'irradiant de proche en proche sur une étendue plus ou moins considérable du museau de tanche, formée de petites élevures habituellement confluentes, presque jamais discrètes, envahissant rarement tout le col, mais formant une sorte de plaque ou d'élevure mamelonnée, framboisée, entourée de tous côtés par une surface annulaire saine du col utérin. Un écoulement glaireux, mucoso-purulent ou purulent, plus ou moins abondant, la recouvre presque toujours; il faut de toute nécessité l'enlever en essuyant le col, pour apercevoir toute la surface granulée. Cet écoulement, qui est très-rarement du pus, mais qui peut être tout à fait opaque, demi-transparent ou opalin, est souvent très-clair, comme du blanc d'œuf. Dans ces derniers cas surtout il est rare qu'il ne soit pas assez abondant pour couler jusqu'à la vulve, mouiller la face interne des cuisses, et donner l'éveil à la femme sur l'existence d'une maladie utérine. Ce phénomène est plus marqué lorsque le vagin participe, comme cela peut arriver, à l'état catarrhal ou blennorrhagique.

Du reste, une fois soupçonnée, la maladie est aussi facile à reconnaître qu'elle est commune. — Le toucher limite difficilement la circonférence des granulations, mais il en reconnaît aisément le relief autour du museau de tanche ou jusque dans son orifice. La sensation qu'éprouve la pulpe du doigt, et qui a été comparée à celle que donne la peau de chagrin, est plutôt analogue à celle que fait naître le velours d'Utrecht (Chomel). L'ongle, par un léger raclage de la surface malade, en rapporte presque inévitablement quelques gouttes de sang, symptôme qui témoigne contre l'intégrité du tissu du col et le poli de sa surface. — La vue ne tarde pas à confirmer le diagnostic. Si le col, découvert par le spéculum, ne présente pas tout d'abord l'aspect rouge et granuleux que nous avons décrit, il n'y a qu'à essuyer avec du coton la matière visqueuse de l'écoulement mucoso-purulent qui masque la surface malade, ou à appuyer l'extrémité du spéculum contre le col, assez fortement pour en renverser les deux lèvres en dehors, l'entr'ouvrir et pénétrer du regard plus ou moins profondément dans sa cavité. Dans ce dernier cas, si les granulations sont encore recouvertes de mucus, il sera plus difficile de l'enlever, car il y est très-adhérent; mais on y parviendra toujours en s'aidant, s'il le faut, d'une injection utérine ou d'une petite douche sur le col, et l'on pourra, dès lors, distinguer les granulations de la cavité du col d'avec une simple leucorrhée, diagnostic différentiel qu'il est important de faire avant d'entreprendre le traitement.

Du reste, l'aspect des granulations varie suivant l'époque de leur développement, leurs dimensions, leur durée, leur siége, leur structure, leur nature.

Habituellement, les granulations *commencent à paraître* à l'orifice du col utérin, sur l'une ou l'autre de ses lèvres ou tout autour de ce méat, disposition qui se remarque surtout chez les femmes qui n'ont pas encore conçu, dont le col est plus ou moins conique, à orifice étroit et circulaire. De là elles s'étendent de plus en plus, soit sur la partie externe du col, soit dans sa cavité, de telle sorte que, lorsqu'on est appelé à les examiner, elles forment déjà une plaque rouge, mamelonnée, de 1 à 2 centimètres de diamètre, dont le centre répond à peu près au méat utérin, et dont les bords, souvent très-inégaux sur l'une et l'autre lèvre, sont en même temps déchiquetés, par suite de l'inégalité de développement des granulations sur les points voisins du tissu utérin.

En même temps que les granulations s'étendent en surface, soit à l'extérieur, soit dans la profondeur de la cavité du col, elles s'étendent aussi dans toutes leurs dimensions, c'est-à-dire qu'après avoir augmenté de nombre, elles augmentent de grosseur, pouvant acquérir, quand elles y sont disposées par leur structure, un volume assez considérable pour leur valoir le nom de fongosités.

La *marche* des granulations ne diffère pas de celle de la plupart des maladies utérines, en ce sens qu'elle est essentiellement chronique et qu'elle n'offre aucune tendance naturelle rétrograde, c'est-à-dire aucune disposition à la guérison spontanée. L'intervention active de l'art est d'autant plus nécessaire, que la marche des granulations ne s'arrête pas toujours aux phénomènes que nous venons d'esquisser. Si leur existence peut être dégagée de toute complication, comme j'en ai positivement observé des exemples, elles ne tardent pas à entraîner le plus souvent des accidents concomitants, des altérations fonctionnelles ou des actes pathologiques concentrés dans leur propre sphère, ou s'en éloignant de plus en plus et ajoutant bientôt leur gravité à l'innocuité apparente de l'état granuleux.

Ainsi, les follicules dont les orifices se trouvent ordinairement au fond des sillons qui séparent les bourgeons de la surface granulée, s'irritent, sécrètent un mucus abondant, opalin, blanchâtre. Quelquefois ils s'enflamment, ainsi que les bourgeons eux-mêmes; ils sécrètent du pus, l'ulcération peut s'emparer de la surface granulée et la sécrétion purulente de cette surface s'ajoute à la sécrétion mucoso-purulente des follicules. Cette sécrétion peut être la seule trace apparente de la lésion organique, lorsque les granulations ou les fongosités siégent dans l'intérieur du col, et que cet organe n'est pas dans des conditions qui lui permettent de s'entr'ouvrir.

Le développement des granulations empêchant la liberté de communication entre les cavités utérine et vaginale, empêche par cela même la fécondation, et peut devenir un obstacle plus ou moins douloureux à l'expulsion des mucosités utérines, du sang des règles, etc., à moins qu'il n'ait amené des accidents plus graves encore de fluxion utérine, de tuméfaction de la matrice, de ménorrhagie ou de métrorrhagie plus ou moins rebelles. — Ceci pourtant n'arrive guère que dans le cas de fongosités développées dans la cavité du corps de l'utérus et connues sous le nom de *fongosités utérines*. Depuis les recherches de Récamier[1], ces dernières altérations ont été l'objet d'études spéciales et de quelques bons travaux[2]. Quoique infiniment moins fréquentes que les granulations, elles paraissent être une maladie analogue, et l'on a pu suivre plusieurs fois l'extension graduelle de l'une à l'autre.

L'existence des granulations ne peut, dans certains cas, se prolonger longtemps, sans entraîner l'engorgement et, plus souvent, l'hypertrophie partielle ou totale du col utérin, et, ce qui est plus grave, l'inflammation de cet organe et même de la totalité de l'utérus. J'ai vu des granulations développées depuis quelque temps, ne présentant aucun caractère inflammatoire, ayant été souvent tolérées sans qu'aucun symptôme en eût accusé l'existence, être suivies soudainement, sans cause connue ou sous l'influence d'une cause occasionnelle légère, telle que la dysménorrhée, la fatigue, les abus de coït, etc., d'une métrite assez intense pour réclamer un traitement long et énergique. La présence des granulations sur le col est donc une menace continuelle pour les femmes

[1] *Union médicale*, 1850.

[2] Rouyer, *Des fongosités utérines*. Thèse de Paris, 1858.

qui en sont atteintes; le péril devient bien plus grand dans telle circonstance donnée, notamment pendant la grossesse. La plupart des auteurs s'accordant à regarder les granulations et les fongosités, aussi bien que les ulcérations chez les femmes enceintes, comme des causes d'avortement, ce danger, dont j'ai rapporté plusieurs exemples, m'a décidé à cautériser le col au fer rouge, même pendant la grossesse.

Quelque analogie qu'aient entre elles les granulations du col utérin, chez toutes les malades, et dans les diverses conditions de développement que j'ai énumérées, elles présentent néanmoins des différences de siége, de nombre, de disposition, de forme, de volume, de couleur, de structure, de nature.

J'ai dit que le *siége* est à l'orifice utérin, surtout chez les vierges et chez les femmes qui n'ont pas conçu; plus fréquemment sur les lèvres du museau de tanche, chez les femmes enceintes et chez celles qui ont eu précédemment des enfants; assez souvent s'étendant un peu plus loin sur une lèvre que sur l'autre (l'antérieure nous a paru plus fréquemment atteinte que la postérieure), mais rarement n'en occupant qu'une seule ; borné souvent à la surface extérieure du col (notamment chez les femmes enceintes); souvent aussi s'étendant dans l'intérieur de sa cavité jusqu'à une hauteur plus ou moins considérable (d'ordinaire lorsqu'elles surviennent à la suite de couches); pouvant atteindre jusqu'à l'orifice cervico-utérin; pouvant enfin siéger exclusivement dans le col, tandis qu'il n'y en a aucune trace à l'extérieur, notamment quand elles sont de nature catarrhale.

Le *nombre* des granulations, en raison inverse de leur volume, est habituellement considérable. On aura une idée des différences qu'il peut présenter, par les différences de disposition et de volume, dont je vais parler.

La *disposition* peut différer beaucoup suivant que les granulations sont discrètes ou confluentes. Je crois que les granulations sont très-rarement discrètes. Il n'y en a peut-être de telles que les élevures hypertrophiques, inflammatoires, autour des orifices folliculaires, que j'ai dit pouvoir se présenter sur le col. Au contraire, elles sont presque toujours confluentes, c'est-à-dire pressées les unes contre les autres, s'étalant plus ou moins à la surface du col, ou s'élevant au contraire de plus en plus sur le point où elles ont pris naissance, de manière à affecter une ressemblance éloignée avec une fraise, une framboise. Enfin il est rare d'observer des granulations disséminées une à une, ou par petits groupes, en dehors de la principale surface granulée. Cette *surface* est en général arrondie ou elliptique, parfois irrégulière, déchiquetée sur les bords. Il est rare qu'elle s'étende à tout le col utérin, bien qu'elle puisse dépasser de beaucoup, surtout dans les cas d'hypertrophie de l'organe, l'étendue moyenne de 1 à 2 centimètres que je lui ai assignée. Par sa couleur et son relief, elle tranche avec la coloration pâle et l'aspect uni que présente le reste du col utérin lorsqu'il n'est ni congestionné ni enflammé.

Le *volume* des granulations est ordinairement très-petit, comparable à celui d'un grain de millet, rarement il égale la grosseur d'un grain de chènevis ou d'une petite lentille. L'agglomération et la confluence de ces petits bourgeons donnent souvent à un certain nombre d'entre eux l'apparence d'un bourgeon unique plus gros. Pourtant, il est certain que les granulations qui naissent sur les ulcères, celles qui deviennent fongueuses, celles qui sont de nature scrofuleuse, celles enfin qui existent sur un col engorgé ou œdématié, présentent parfois des dimensions bien plus considérables.

La *couleur* des granulations est toujours plus ou moins rouge ; cette rougeur varie peu dans les examens successifs, chez la même femme ; cependant elle peut augmenter ou diminuer d'intensité, suivant que l'époque est éloignée ou rapprochée de la menstruation. Ordinairement cette rougeur est très-prononcée, très-vive ; mais quelquefois elle pâlit au point de devenir rose, d'autres fois elle se fonce de manière à devenir plus ou moins violacée ; sous ce rapport, les granulations inflammatoires, par exemple, peuvent différer beaucoup des granulations de nature scrofuleuse. La couleur des granulations, bien que tranchant fortement sur celle du col qui est resté normal, n'en diffère pourtant pas autant que Chomel l'avait avancé. Ainsi, pendant la grossesse, elles participent de l'aspect rouge vineux que prend le col et qui s'étend, comme on sait, à la surface du vagin et des petites lèvres. Il est remarquable qu'après la mort elles perdent beaucoup de leur coloration et même de leur volume, surtout celles qui sont fongueuses.

La *structure* des granulations peut différer comme les autres caractères dont je viens de parler ; elle est telle qu'elle donne aux granulations généralement une consistance molle ; ainsi on peut en pratiquant le toucher les déchirer avec l'ongle, ou les faire saigner en essuyant leur surface avec du coton. Quelquefois, par la prédominance des éléments fibreux ou fibro-plastiques, elles acquièrent une dureté qui les fait résister à ces épreuves et les empêche d'être enlevées par le raclage. D'autres fois, par la prédominance des éléments vasculaires, elles deviennent au contraire fongueuses, très-saignantes : le moindre contact, le coït provoquent dans ces cas de petites hémorrhagies, ou du moins l'écoulement de quelques gouttes de sang. Entre ces deux extrêmes, il peut y avoir un grand nombre de degrés et même de diversités de structure, suivant que l'élément fibreux, que l'épithélium, la matière amorphe, les sucs, la lymphe, etc., entrent pour une plus ou moins grande part dans leur composition.

Enfin il n'est pas impossible de soupçonner, à l'inspection des surfaces malades, les *différences de nature* dont j'ai déjà parlé ; ainsi les granulations de nature herpétique sont généralement externes, d'un rouge vif, peu saillantes ; les granulations scrofuleuses occupent plus souvent que d'autres une seule lèvre, elles sont plus volumineuses, plus pâles; les granulations catarrhales, souvent plus développées à l'intérieur qu'à l'extérieur du col, sont toujours recouvertes d'un écoulement muqueux, plus ou moins opalin, consistant, etc.; les granulations fongueuses, fréquemment développées sur un ulcère préexistant, occupent souvent aussi la cavité du col; elles sont volumineuses, rouges, saignantes.

L'état du col de l'utérus, le caractère de la leucorrhée, enfin les modifications éprouvées par les tissus les plus voisins des granulations, aussi bien que par les parties les plus éloignées, aideront par leur concordance avec les caractères que je viens d'énumérer et quelques autres du même genre, à distinguer la diversité de nature des granulations utérines. La seule remarque que je tiens à ajouter à celle qui précède, c'est que les granulations, à moins qu'elles ne soient syphilitiques ou développées sur un ulcère syphilitique, ne sont pas contagieuses. On voit tous les jours des hommes cohabitant depuis longtemps avec des femmes atteintes depuis aussi longtemps de granulations utérines, sans contracter aucun écoulement ni aucune autre maladie des organes génitaux. Il faudrait pourtant se garder d'une femme chez laquelle une leucorrhée abondante, purulente, accompagnée surtout de symptômes d'acuïté, coïncide avec des granulations. Je ne doute pas qu'elle ne communiquât une blennorrhagie, à celui surtout qui, n'en ayant pas l'habitude, aurait pour la première fois commerce avec elle.

Diagnostic différentiel. — J'ai dit qu'on ne peut confondre les granulations et les fongosités avec les polypes, les kystes folliculeux, les tumeurs vasculaires, les végétations, les ulcères, les érosions et les diverses éruptions qui peuvent avoir leur siége sur la muqueuse du col, telles que le pemphigus, l'eczéma, l'herpès surtout.

Les *polypes* sont des tumeurs pédiculées d'un volume plus ou moins considérable, résultant habituellement de l'hypertrophie d'un des éléments anatomiques de l'utérus et se développant lentement, sans qu'aucune diathèse ou aucun état morbide autre que l'hypertrophie pure et simple paraisse présider à ce développement : ils sont muqueux, kystiques, fibreux, fibro-plastiques, cartilagineux, osseux même, ou du moins plus ou moins incrustés de matière calcaire. On peut placer à côté d'eux ces tumeurs vasculaires, sessiles ou pédiculées, susceptibles quelquefois de turgescence comme de véritables hémorrhoïdes. On peut en rapprocher aussi les *kystes folliculaires* décrits par M. Huguier, résultant de l'accumulation du mucus sécrété dans les follicules dont l'orifice s'oblitère, de même que les loupes du cuir chevelu résultent de l'accumulation de la matière grasse sécrétée par la glande sébacée dont le canal excréteur est obturé. Or, si l'on excepte ces dernières tumeurs, c'est-à-dire les kystes folliculeux qui peuvent, à leur début et lorsqu'ils sont plus ou moins nombreux, former sur diverses parties du col des élevures capables de tromper un œil inexpérimenté, on ne saurait confondre aucune des productions précédentes avec les granulations elles-mêmes. Encore faut-il noter que le défaut de rougeur, le volume plus considérable, la demi-transparence des kystes folliculeux superficiels, ne permettent pas de se méprendre sur la présence de leur contenu et par conséquent sur la nature de ces petites tumeurs. L'erreur n'est possible (elle a été souvent faite), que dans les cas où les follicules, au lieu de devenir l'origine de petites tumeurs kystiques, sont le siége d'une inflammation plus ou moins aiguë. Le pourtour de leur orifice est alors d'un rouge vif, et la petite élevure très-colorée qu'ils font sur le colet, au centre de laquelle on n'aperçoit pas d'ouverture à moins qu'il n'en suinte une goutte de mucus, leur donne tout à fait l'apparence d'une granulation. Il peut s'en trouver ainsi plusieurs enflammées en même temps; mais ces élevures étant habituellement discrètes et laissant presque toujours apercevoir le suintement muqueux qui se produit à leur centre, peuvent être assez facilement distinguées des granulations proprement dites.

Les *végétations* ne sont que des excroissances épithéliales vascularisées. Dans le cas où le développement épithélial n'est pas accompagné d'un riche développement vasculaire, il en résulte une production dure, d'un blanc mat, chagrinée, se rapprochant de l'aspect d'une verrue plus ou moins aplatie, développée sur une des lèvres ou sur un des côtés du col plutôt qu'à son orifice. Dans les cas, peu fréquents sur le col utérin, où la richesse vasculaire s'ajoute à l'exubérance épithéliale, les végétations du col ont l'aspect si connu des végétations de la vulve, du prépuce, etc., et par conséquent se différencient suffisamment par leur saillie, leurs subdivisions, leur aspect végétant, des véritables granulations et même des fongosités utérines. Quant aux autres excroissances végétantes qui ne dépendent pas de la syphilis, comme la plupart des végétations dont nous venons de parler, et qui, sous les noms de fongosités, de choux-fleurs, etc., ne sont que les manifestations de l'accroissement plus ou moins rapide d'un cancer utérin, il est encore moins facile de les confondre avec les granulations du col.

Diverses *éruptions* vésiculeuses, pustuleuses, telles que l'herpès, l'eczéma, le pemphigus, peuvent se faire sur le col utérin et laisser à leur suite une surface rouge, facilement saignante, tantôt confondue avec les granulations proprement dites, tantôt plus ou moins rapprochée de ces dernières par quelques auteurs, plus ou moins distinguée des mêmes altérations par quelques autres sous le nom d'érosions, d'exulcérations, etc. Mais il est toujours facile, lorsqu'on y regarde de près, de constater la marche caractéristique de ces maladies, le développement graduel des vésicules, des pustules, quelque petites, quelque confluentes qu'elles soient, le défaut d'élevure de la surface saignante qui en résulte, la netteté des bords de l'érosion, le défaut de sécrétion muqueuse plus ou moins épaisse, la dénudation épidermique, enfin l'absence des exubérances qui sont dues au développement des éléments anatomiques dont on constate l'existence dans les granulations.

Les *ulcères* peuvent envahir une portion plus ou moins étendue du col et présenter au premier aspect, dans de certaines conditions, une analogie tellement apparente avec les granulations utérines, que plusieurs auteurs n'ont pas distingué les granulations proprement dites des ulcères granuleux, faisant ainsi rentrer sous la même dénomination et dans la même espèce morbide, des manifestations très-diverses d'états pathologiques différents. Or, au début de leur développement, les ulcères peuvent se présenter sous la forme de petites vésicules, de pustules, isolées ou confluentes, ou de quelques-unes des éruptions dont nous venons de parler, ou d'une érosion ; ou bien ils apparaissent d'emblée sous de très-petites dimensions et par l'effet immédiat du travail ulcératif sous la forme qui leur est particulière. Mais, quoi qu'il en soit, ils ne tardent pas, par le progrès de l'acte pathologique qui les engendre et qui les entretient, à revêtir une forme décidément caractéristique, à l'inspection de laquelle il est ordinairement aisé de reconnaître et de distinguer les ulcères syphilitiques, scrofuleux, herpétiques ou dartreux, cancéreux, scorbutiques. Si l'aspect, la forme, l'étendue, la situation des ulcères, ne suffisaient pas pour les distinguer des granulations, leur structure anatomique, l'absence d'épithélium à leur surface, la sécrétion du pus achèveraient de les caractériser.

Il est pourtant un moment où les ulcères peuvent revêtir des caractères qui les font ressembler aux granulations : c'est celui où ils deviennent véritablement granuleux, soit qu'ils se recouvrent alors de bourgeons charnus, qui donneront bientôt naissance à une véritable cicatrice, soit qu'ils deviennent le siége d'une végétation plus ou moins luxuriante, qui rend ces bourgeons charnus persistants, nombreux, vivaces, saignants, débordant d'une quantité quelquefois considérable la surface de l'ulcère. On peut dire qu'il devient difficile, dans certains cas, de distinguer les deux lésions. C'est qu'en effet, au point de vue de leur formation et de leur structure, comme au point de vue de l'état anatomique et physiologique spécial du col de l'utérus, qu'on peut considérer comme exerçant une si grande influence sur ce développement, les bourgeons charnus qui recouvrent un ulcère au moment où il tend à se cicatriser, et plus encore les granulations, les exubérances et les fongosités de ces bourgeons charnus doivent nécessairement se rapprocher des granulations utérines d'origine spontanée. Aussi, décrirons-nous plus tard, comme étant une des formes de l'ulcération la plus commune sur le col de la matrice, l'ulcère granuleux et fongueux.

Les *bourgeons charnus* étant de tous les états anatomo-pathologiques, ceux avec lesquels les granulations ont le plus d'analogie, je vais en décrire la composition ou la structure. Les termes de cette description, empruntés en grande partie à mon collègue et ami, M. Charles Robin, compléteront les éléments de diagnostic différentiel que je viens de tracer : « Ce sont des élevures coniques et rougeâtres qui se développent à la surface des plaies suppurantes et en déterminent la cicatrisation. Les bourgeons se forment d'autant plus vite, qu'un tissu est plus celluleux et vasculaire ; d'abord larges, mous et peu saillants, ils constituent bientôt, par leur réunion, une sorte de membrane pourvue de vaisseaux sanguins. On a dit à tort qu'ils étaient munis de nerfs et contractiles. Ils sont composés : 1° d'une grande proportion de matière amorphe granuleuse ; 2° de fibrilles de tissu cellulaire de nouvelle formation, entre-croisées; 3° d'éléments fibro-plastiques à noyaux assez gros et pâles ; 4° de capillaires. Ils augmentent de volume par la production de nouveaux éléments, s'ajoutant à ceux de même espèce dans toute l'épaisseur de leur masse, et non point seulement dans leur profondeur. Rudiments du tissu des cicatrices, ils sont couverts de pus à leur surface et peu à peu de quelques cellules épithéliales, qui bientôt l'emportant en quantité sur le pus forment une pellicule mince et blanchâtre d'épiderme continu avec celui de la peau : on dit alors qu'il y a cicatrisation. En même temps que se forme cette pellicule épidermique, les bourgeons s'affaissent, ce qui est dû à la disparition par résorption molécule à molécule, lente mais énergique, de la matière amorphe, et par suite au rapprochement des éléments ayant forme de fibres ; c'est ce qui détermine la rétraction et le resserrement des bords de la plaie, et fait croire à la contractilité des bourgeons charnus. » La résorption, continuant après la cicatrisation, détermine, ainsi que je crois l'avoir enseigné le premier [1], la rétraction de la cicatrice.

Les granulations qui se développent sur le col utérin sont composées, comme les bourgeons charnus, des éléments du tissu fibreux qui entrent dans la composition du col, d'éléments fibro-plastiques très-nombreux, soit préexistants, soit de nouvelle formation, de fibrilles de tissu cellulaire nouvellement développées et de matière amorphe granuleuse. Ces éléments constituant une sorte d'hypertrophie du derme même de la muqueuse, sont parcourus par des capillaires sanguins dont le nombre variable rend les bourgeons plus ou moins saignants, quelquefois au moindre contact. Ils sont recouverts enfin par un revêtement épithélial très-apparent, dans lequel des cellules de nouvelle formation viennent souvent renforcer la couche des anciennes cellules; l'épaisseur d'épithélium qui en résulte n'empêche pas les granulations de saigner lorsqu'on les frotte avec l'extrémité du doigt ou qu'on les essuie avec du coton, parce que les cellules de nouvelle formation sont toujours assez molles, assez tendres pour n'offrir qu'une faible résistance, quelquefois même le tissu conjonctif sous-jacent est mis à nu par une érosion superficielle.

On voit par le détail de cette composition qu'entre les granulations et les bourgeons charnus, il y a une ressemblance presque complète ; il

[1] *Clinique chirurgicale. — De la formation des cicatrices, de leur rétractilité et des difformités qui en résultent*, p. 291. Montpellier, 1851.

n'y a de différence que dans la présence à peu près constante du revêtement d'épithélium dans les granulations et son absence sur les bourgeons jusqu'au moment de la cicatrisation et du dessèchement de la plaie.

On peut expliquer aisément cette analogie de structure entre les bourgeons charnus et les granulations. On peut expliquer aussi la tendance des ulcères du col, non-seulement à se recouvrir de bourgeons charnus, mais encore à s'hypertrophier, à se granuler plus que partout ailleurs. J'ai trop insisté maintes fois sur la disposition hypertrophique du tissu utérin, pour répéter ici que la structure anatomique de l'utérus, les modifications physiologiques avec lesquelles elle est en rapport et qui se rattachent aux fonctions dévolues à cet organe, offrent une explication tout à fait naturelle de la tendance irrécusable qu'a le col utérin à se couvrir de granulations spontanées et de celle qu'ont ses ulcères à voir leurs bourgeons charnus s'hypertrophier.

Traitement. — Les indications générales ont leur source dans les causes mêmes de la maladie. Chomel regardait les causes des granulations utérines comme difficiles à déterminer. La science nous paraît avoir progressé sur ce point, depuis l'écrit de ce pathologiste; peut-être aussi faut-il attribuer le doute et les difficultés exprimés par lui, à la diversité même des causes plus ou moins éloignées, qui sont toutes capables de mettre en jeu la cause prochaine ou l'aberration de plasticité, sous l'influence de laquelle les granulations se développent.

Pour les granulations, comme pour les autres maladies utérines, en y comprenant même, à l'exemple de M. Beau, les déviations de toute sorte, nous sommes de l'avis de tous les grands praticiens, nous pensons que les diathèses jouent un rôle important dans leur étiologie. Nous ajoutons que, pour les granulations en particulier, la vitalité spéciale de l'utérus, son mode fonctionnel et la structure de cet organe, interviennent dans cette étiologie pour une aussi large part. Telles sont les causes prédisposantes, les causes essentielles d'où dérivent le développement, la nature de la maladie, et par suite l'indication thérapeutique. Les causes occasionnelles ou déterminantes sont : les accidents de toute sorte, physiologiques ou pathologiques, auxquels l'utérus est si fréquemment exposé : dysménorrhée, coït, grossesse, accouchement, métrite, etc.

Causes prédisposantes. — Nous signalons en premier lieu les *causes prédisposantes locales*, à cause de la spécialité d'action qu'elles exercent en quelque sorte sur le développement de la forme morbide *granulations*. Ce sont elles évidemment qui impriment à l'élément inflammatoire, catarrhal, herpétique, etc., la tendance hypertrophique et spécialement la tendance à l'hypertrophie granuleuse.

La vitalité de l'utérus, que j'ai dit accuser une tendance plastique si remarquable, sa structure en rapport avec cette tendance, témoignant d'une instabilité d'organisation, ou plutôt d'une disposition continuelle à s'hypertrophier et à s'atrophier, son mode fonctionnel favorisant par la fréquence, la périodicité, la nature de ses fluxions, cette disposition à la plasticité, sont évidemment trois circonstances qui prédisposent l'utérus et particulièrement la muqueuse utérine à l'hypertrophie, et plus spécialement peut-être à l'hypertrophie granuleuse. Le tissu fibro-plastique qui se trouve surtout dans le derme de la membrane muqueuse doit, par sa nature même, être prédisposé à l'hypertrophie plus que tout autre; car il constitue lui-même un état de transition entre le blastème et le tissu fibreux qui traduit anatomiquement, de la manière la plus évidente, la disposition organisatrice ou hypertrophique incessante de l'utérus. N'est-ce pas à cette structure spéciale que la membrane interne de la matrice doit de pouvoir subir une tuméfaction énorme au moment de la conception, de former les caduques, et de trouver préparés, à un moment donné, les éléments de sa régénération?

Plus on y réfléchit, plus il paraît impossible de ne pas attribuer à ces conditions anatomiques une large part d'influence dans la tendance hypertrophique qui caractérise toutes les maladies de l'utérus, particulièrement celles de sa muqueuse; plus il est difficile de ne pas attribuer à l'existence du tissu *fibro-plastique* la part qu'il prend dans la formation des papilles du derme, à son interposition entre les follicules muqueux la tendance spéciale à l'hypertrophie granuleuse. Aussi les fongosités utérines, c'est-à-dire les granulations plus ou moins fongueuses de la cavité du col de la matrice, sont-elles fréquentes; aussi les granulations du col surtout, partie plus exposée aux agents extérieurs et à tous les accidents morbides capables de les réveiller, sont-elles plus fréquentes encore; aussi n'est-il pas de diathèse sous l'influence de laquelle elles ne puissent se développer ou se perpétuer; d'après mes observations, sur près de 3,000 maladies utérines, on compte environ 450 cas de granulations du col.

Les causes prédisposantes générales, les affections diathésiques de toute sorte, entrant pour une large part dans la production et surtout dans la persistance à l'état de chronicité des maladies utérines, il n'est pas étonnant qu'on puisse les retrouver souvent comme entretenant l'existence des granulations.

Presque tous les auteurs qui se sont occupés dans ces dernières années de maladies utérines, ont attribué les granulations à l'inflammation du col de la matrice. Depuis que M. Bennet [1] a publié son livre, d'ailleurs très-estimable, sur cette maladie, la métrite a envahi une large place, trop large assurément, dans le domaine des maladies utérines. Pour MM. Aran, Becquerel, Nonat, les granulations ne sont comme les rougeurs, les érosions, les ulcères, la leucorrhée, etc., qu'un symptôme

[1] *Traité pratique de l'inflammation et de l'ulcération du col de l'utérus*, traduit par Aran. Paris, 1850.

de métrite. Sous ce rapport, la science ne nous paraît pas en progrès. Car, si Boivin et Dugès, Lisfranc, M. Velpeau, ne différenciaient pas nettement les granulations des ulcères, du moins ils ne les attribuaient pas exclusivement à l'inflammation, et faisaient la part des engorgements et des autres maladies du col, tout aussi bien que de la phlegmasie chronique de cet organe, dans le développement de la forme morbide dont je m'occupe.

Je ne suis pas seul à en faire la remarque et à essayer de démontrer que l'inflammation n'est pas tout dans les maladies utérines en général, et dans la production des granulations utérines en particulier. M. Timbart[1], bien qu'il admette, contrairement à mon opinion, que les granulations ne sauraient former par elles-mêmes des maladies spéciales et distinctes, établit, dans les conclusions de son travail, que ces lésions peuvent arriver comme épiphénomène ou complication dans la plupart des affections de l'utérus. Celles de ces affections auxquelles il les rattache plus spécialement, sont le catarrhe utérin et l'engorgement scrofuleux du col. MM. Fontan, Durand-Fardel, pour les granulations utérines, Guéneau de Mussy, pour les granulations pharyngiennes, frappés de leur coexistence avec les dermatoses, pensent qu'on peut rattacher souvent les granulations à l'herpétisme. M. Tillot[2], d'après les idées de M. Pidoux, rattache les granulations, aussi bien que toutes les autres maladies utérines, à l'existence de quelque diathèse. Dans l'excellent ouvrage de Valleix, les granulations ont une description spéciale, et nous craignons que les nouveaux éditeurs de ce livre n'aient fait fausse route en les rangeant à côté des érosions, des ulcères simples et des ulcères syphilitiques, sous la rubrique de *métrite externe ou du col de l'utérus*.

Du reste, Valleix n'avait fait que suivre et compléter la description si exacte de Chomel[3]. Ce grand praticien, tout en admettant la synonymie de *métrite granuleuse*, *mamelonnée*, etc., avait fait remarquer dans toutes les pages de cet excellent travail (le premier et peut-être le meilleur, quoique peu étendu, qui ait été consacré spécialement à la description des granulations), que la nature de ces lésions est bien loin d'être toujours inflammatoire. « En pratiquant le toucher, dit-il, on ne constate pas généralement de la chaleur sur les parties malades. » J'ajouterai que rarement les granulations sont douloureuses à la pression. Or, on sait qu'il n'y a réellement pas de métrite sans que le col de l'utérus présente une température plus élevée qu'à l'état normal, et sans que le doigt qui le presse provoque une douleur dont l'intensité peut varier, mais dont l'existence ne fait jamais défaut. L'opinion de Chomel

[1] *Des érosions et des granulations du col de l'utérus, de leur valeur nosologique.* Thèses de Paris, 1849.

[2] *De la lésion et de la maladie dans les affections chroniques du système utérin.* Thèses de Paris, 1860.

[3] *Dict. de méd. en 30 vol.*, t. XXX, p. 253, Paris. 1846.

devient aussi explicite que possible, lorsqu'il ajoute : « Avant de déterminer le traitement qui convient à cette affection, il y a lieu de se faire une idée exacte de sa nature. Les granulations sont-elles le résultat de l'inflammation? L'état granuleux constitue-t-il un état phlegmasique? L'étude que nous venons de faire semble démontrer le contraire : l'absence de douleur vive, de chaleur et de sensibilité à la pression, exclut l'idée d'une phlogose, et la lésion granulée du museau de tanche paraît consister en une hypertrophie de la membrane muqueuse ou des follicules nombreux qui existent dans l'épaisseur de cette membrane et principalement de l'orifice utérin. »

Je ne veux pas nier le rôle que l'inflammation joue dans le développement d'un certain nombre de granulations utérines; mais je tiens à constater que les granulations existent souvent sans qu'aucun symptôme révèle l'inflammation de la matrice, même limitée au col de cet organe; et d'autre part, que la métrite interne ou externe, muqueuse ou parenchymateuse, existe aussi souvent, sans qu'on rencontre de granulations à l'orifice du col utérin. Il faut observer encore que les granulations qu'on rencontre fréquemment sur le col utérin enflammé, au lieu d'être les vraies granulations dont j'ai donné précédemment les caractères anatomiques, ne sont souvent que des bourgeons charnus couvrant une surface ulcérée, consécutifs par conséquent à l'inflammation, et doués d'une force de végétation proportionnée à la vitalité de la partie sur laquelle ils se développent. Ces granulations, habituellement plus volumineuses, plus fongueuses, sont plus souvent que les autres le cortége ou les suites des érosions, des ulcères et des autres manifestations de la métrite. Enfin, il est presque inutile d'ajouter que c'est surtout à la suite de la métrite chronique et non de la métrite aiguë, que les ulcères granuleux et les granulations peuvent se développer sur le col.

La part de l'inflammation se trouvant ainsi faite, voyons quelles sont les autres origines, et par conséquent les autres variétés de nature des granulations utérines.

Pour peu qu'on ait vu de malades, on ne tarde pas à reconnaître que les granulations peuvent provenir, comme les ulcères et les engorgements, de tout état diathésique fixé sur le col, en même temps qu'elles dépendent d'un état local que nous verrons tout à l'heure pouvoir s'étendre à la totalité du col, ou se localiser spécialement sur quelqu'un de ses éléments.

Parmi les états diathésiques qui peuvent, en se fixant sur le col, donner naissance aux granulations utérines, la syphilis et le catarrhe nous ont paru jouer le rôle principal.

J'ai eu l'occasion de voir à l'hôpital général de Montpellier, dans la section du dépôt de police, un grand nombre de femmes atteintes de granulations utérines, en même temps que de symptômes syphilitiques variés et, bien qu'il soit difficile de décider, dans tous les cas, s'il existe entre les granulations et les diverses manifestations de l'affection syphilitique une simple coïncidence ou une communauté d'origine et de nature, j'ai lieu de penser (surtout d'après les guérisons qui ont suivi les traitements spécifiques employés chez ces malades) que la diathèse syphilitique n'était pas étrangère au développement des granulations. Il est rare pourtant que le traitement antisyphilitique suffise pour triompher entièrement de cette maladie, ce qui tient sans doute à la tendance hypertrophique du tissu utérin, sous l'influence de laquelle elle s'est produite et tend à se perpétuer. Quoi qu'il en soit, il est évident que la syphilis, tout en jouant, probablement comme les autres diathèses, un rôle difficile à nier dans la production des granulations, ne saurait avoir, à tout prendre, qu'un rôle secondaire, si l'on réfléchit à la multitude de malades que l'on rencontre, dans la clientèle ordinaire, atteintes de granulations évidemment tout à fait étrangères à l'existence d'une affection syphilitique.

Le catarrhe qui se fixe si fréquemment sur l'utérus, non-seulement chez la femme qui a fait des enfants, mais chez la jeune mariée, souvent même chez la jeune fille, ne se traduit pas seulement par un flux muqueux plus ou moins abondant; il peut encore, par la fluxion qu'il entretient sur la membrane muqueuse de la matrice, mettre en jeu ses tendances hypertrophiques et donner naissance aux granulations. Je suis convaincu qu'il est peu de médecins qui n'aient constaté la coexistence du catarrhe utérin et des granulations. M. Timbart fait remarquer avec raison que les érosions et les granulations du col, constatées chaque jour comme lésions de la blennorrhagie et du catarrhe utérin, doivent rentrer comme caractères spéciaux dans l'histoire de ces maladies : l'érosion simple pour la forme aiguë et bénigne, et les granulations pour la forme chronique et grave. Je pourrais citer moi-même des observations de granulations catarrhales, et je ne doute pas que les granulations de cette nature ne soient au moins aussi fréquentes que d'autres.

La diathèse qui exercerait le plus d'influence sur le développement des granulations, d'après Chomel, MM. A. Robert, Huguier, Scanzoni, Guéneau de Mussy, Durand-Fardel, Fontan, etc., serait la diathèse dartreuse ou herpétique, dont ces auteurs ont vu souvent les manifestations extérieures coïncider avec l'existence des granulations. J'ai rencontré aussi plusieurs cas de coïncidence entre ces deux maladies (dartres et granulations), notamment chez quelques femmes qui étaient atteintes de dartres farineuses, de pityriasis, d'eczéma, d'herpès, de blépharite ciliaire, etc., en même temps que de granulations, et qui ne présentaient les symptômes d'aucune autre affection, telle que catarrhe, scrofule, inflammation, etc., ou ne pouvaient accuser du développement de cette maladie aucune cause locale, telle que abus du coït, grossesse, suite de couches, etc.

M. Tillot, passant en revue les diathèses qui jouent le plus grand rôle dans l'étiologie des affections chroniques de l'utérus (les granulations comme les autres), énumère par ordre de fréquence les diathèses strumeuse, syphilitique, herpétique, cancéreuse, etc. Je ne pense pas que dans la production des granulations on doive donner le premier rang à la diathèse scrofuleuse. Je crois pourtant qu'elle y joue un rôle considérable, peut-être égal à celui des diathèses que je viens de passer en revue. S'il est difficile de saisir d'ordinaire à l'inspection de la forme extérieure une différence entre les granulations de provenance diverse, il est pourtant des cas où l'aspect de cette lésion organique prend un cachet spécial, en rapport avec des manifestations symptomatiques extérieures, une constitution, un tempérament tellement accentués, qu'il est impossible de méconnaître la nature scrofuleuse de ces granulations. J'ai recueilli dernièrement une observation de ce genre de maladie qui m'a paru très-convaincante.

Le rôle que peut jouer le rhumatisme, plus rarement la goutte, quoique moins évident, n'est peut-être pas moins certain, et je ne pense pas que le praticien puisse se dispenser d'en tenir compte.

Les *causes déterminantes* du développement des granulations sont peut-être plus nombreuses que celles des autres maladies utérines, mais en même temps elles sont moins spéciales et souvent plus légères. Toute cause qui amène un certain degré d'irritation dans l'organe, qui en exalte l'activité vitale, qui en excite la disposition plastique ou hypertrophique, peut occasionner la formation des granulations.

Ainsi, la *dysménorrhée* et généralement les *troubles de la menstruation* suffisent pour développer les granulations utérines ; souvent ces causes déterminantes peuvent seules être invoquées chez les jeunes filles, et il est avéré aujourd'hui que les granulations utérines peuvent être observées chez elles. J'en ai cité des exemples; cependant j'ajouterai que, en fait de maladies utérines, les granulations sont bien plus rares chez les jeunes filles que le catarrhe utérin, la métrite muqueuse ou parenchymateuse, l'hystéralgie, etc. Peut-être cette rareté relative est-elle due à l'absence de ces irritations locales, directes, du col de l'utérus, qui sont si fréquentes chez la femme mariée, telles que l'irritation produite par les premières approches, celle que détermine la percussion du pénis pendant le coït, le fonctionnement du col dans la conception, dans la grossesse, dans l'accouchement, etc.

Les *premières approches* sont une cause déterminante très-certaine du développement des granulations utérines. Soit par la nouveauté de l'acte et en quelque sorte l'étonnement vital dont le col doit être frappé, soit par la fréquence du coït, par l'excitation qui l'accompagne, le col utérin éprouve inévitablement à la suite de ce choc anatomique et physiologique une irritation, une modification dans sa vitalité, qui mettent en jeu sa disposition à l'hypertrophie, probablement sur les parties les plus sensibles, c'est-à-dire sur les orifices, d'où vient que le méat utérin est habituellement le point de départ de la formation granuleuse. C'est alors surtout que les granulations m'ont paru coïncider avec l'inflammation des follicules et des écoulements utérins plus ou moins abondants.

L'excitation des parties sexuelles par les *excès vénériens*, notamment par le contact répété du pénis sur le museau de tanche, peut avoir, comme les causes précédentes, une certaine part dans le développement des granulations; mais elle ne nous a pas semblé avoir plus de part au développement de cette maladie qu'à celui des autres maladies utérines. En comparant le nombre de cas des granulations à celui des maladies utérines dans le service du dépôt de police de Montpellier pendant douze ans, et dans les observations presque aussi nombreuses, que j'ai pu recueillir dans ma clientèle, j'ai pu m'assurer que les femmes qui ont fait abus du coït n'y paraissent pas plus sujettes que les autres.

La *grossesse*, mettant en jeu la disposition hypertrophique, doit être, bien plus que toute autre circonstance occasionnelle, la cause déterminante la plus fréquente des granulations utérines. La grossesse modifie assez la vie de la femme, entraîne avec elle assez de douleurs, d'accidents morbides, dus au développement de l'utérus et de l'abdomen, pour que la plupart des femmes enceintes, alors même qu'elles souffrent assez, ne songent pas à consulter un médecin et encore moins à se soumettre à une visite; aussi est-il difficile d'établir des proportions quelque peu exactes à cet égard. Mais on peut affirmer qu'il est rare d'examiner au spéculum une femme enceinte sans trouver le col atteint de granulations utérines. Je puis citer, parmi les nombreuses observations que j'ai recueillies de granulations coexistant avec la gestation, des cas de granulations chez des primipares, qui ne paraissent pas tenir à d'autres causes qu'à la grossesse. Quant aux femmes qui ont déjà fait des enfants, il est incontestable que leur nouvelle grossesse s'accompagne souvent de granulations, mais il est difficile de décider alors si elles tiennent à la grossesse elle-même, ou si elles sont les suites d'accouchements précédents; pourtant, les granulations ne favorisant certainement pas la conception, il est permis de supposer que si elles ne se sont pas toujours développées, elles se sont du moins accrues par l'effet d'une nouvelle grossesse.

L'*accouchement* et surtout les *suites de couches*, entraînant après elles l'engorgement, la congestion, et même, suivant les circonstances, l'inflammation ou l'hypertrophie, peuvent être regardées comme les causes déterminantes les plus efficaces après la grossesse. Aussi, bien que les femmes qui n'ont jamais eu d'enfants, les vierges mêmes, n'en soient pas exemptes, les granulations se rencontrent-elles incontestablement plus souvent chez les femmes qui ont fait un ou plusieurs enfants.

Enfin, l'*inflammation utérine*, pour peu qu'elle soit abandonnée à elle-même, ou bien qu'une condition de son développement l'ait fixée ou exaltée sur le col de la matrice, suffit pour jouer à la fois le rôle de cause occasionnelle et de cause essentielle des granulations utérines.

On voit que, sans nier le rôle de la métrite dans le développement de cette maladie, la part que je lui fais est bien moindre que celle que lui ont faite les écrivains modernes, n'accordant à la description des granulations que quelques lignes de l'histoire de la métrite, se contentant de les regarder comme un accident de forme et les désignant par les noms de métrite granulée. J'ai recueilli des observations de granulations inflammatoires; mais j'ai aussi recueilli des observations d'inflammation utérine, développée souvent après l'apparition, la durée plus ou moins longue, la guérison même des granulations utérines. En un mot, la métrite peut exister sans granulations, ce n'est un doute pour personne, elle peut devenir la cause des granulations, elle peut enfin ne survenir qu'après le développement, la guérison même des granulations; elle n'a donc point avec elles des liens aussi intimes qu'on a bien voulu le dire.

Le *pronostic* n'offre pas de gravité au point de vue de la léthalité. Les granulations n'entraînent aucun danger sérieux; elles ne sont pas sujettes à dégénérer, à moins que la malade ne porte avec elle de fâcheuses dispositions, car elles peuvent devenir alors la cause occasionnelle de la manifestation d'une affection diathésique sur l'utérus. Mais elles tendent à grandir, elles durent longtemps, elles résistent souvent au repos et à divers traitements, elles sont incommodes par les pertes muqueuses et quelquefois sanguines qui les accompagnent, elles donnent lieu à un dépérissement plus ou moins notable de la constitution, elles s'opposent enfin à la conception, excepté chez les femmes dont le col est resté entr'ouvert à la suite de grossesses antérieures. Ce pronostic est assez sérieux pour mériter considération et imposer au médecin le devoir de décider les malades à recevoir de lui les soins qui sont indispensables à leur guérison.

Indications. — D'après ce que je crois avoir démontré touchant la nature des granulations, c'est-à-dire la diversité des affections ou des actes morbides qui les entretiennent, l'analogie et la variation de structure qu'elles présentent entre elles dans les divers cas, et la tendance essentiellement hypertrophique qui les caractérise, il est évident que chacun de ces trois termes, entrant comme élément pour une part plus ou moins grande dans la composition de cette maladie, devient la source d'indications proportionnées à cette part, dans l'institution de son traitement.

Ainsi de la nature inflammatoire, catarrhale, scrofuleuse, herpétique des granulations dérive l'indication d'une médication générale et locale propre à combattre l'inflammation, le catarrhe, la scrofule, l'herpétisme, qui sont reconnus comme causes essentielles de la maladie; ces éléments seront combattus dans les limites que leur assignent, soit l'étendue de leur participation à l'état morbide, soit les différences de constitution, de tempérament, de force, de faiblesse, de pléthore, d'anémie ou de chloro-anémie, enfin, d'altérations plus ou moins graves de la santé générale des malades soumises à notre traitement.

De l'analogie et des variations de structure des granulations dérivent l'analogie des moyens locaux par lesquels on doit les combattre chez presque toutes les femmes, la nécessité du traitement local, enfin les modifications qu'il faut savoir apporter à ce traitement, eu égard aux modifications ou aux variations que l'analogie n'exclut pas entre les granulations dans les divers cas. Ainsi, ces moyens locaux varieront, non-seulement suivant la nature de la maladie, comme je viens de le dire, mais suivant les variations de structure fibreuse, fibro-plastique, vasculaire, fongueuse, etc., dont le rapport avec les variations de nature peut être plus ou moins marqué.

Enfin, du caractère même de l'acte physiologique qui préside au développement de la lésion, aussi bien que du caractère anatomique de cette lésion (l'hypertrophie) dérive l'indication de détruire toujours, plus ou moins profondément, les produits de cette hypertrophie, et d'imprimer au tissu sous-jacent une tendance inverse, une disposition à la résorption qui, amenant peu à peu la résolution de l'engorgement et l'atrophie du col, réduise cet organe dans toutes ses parties à ses dimensions naturelles et à son état physiologique normal.

Il est évident que de ces trois ordres d'indication, les deux derniers, le dernier surtout, se rattachent plus directement au traitement des granulations utérines. Le premier se rencontre dans le traitement de presque toutes les maladies de matrice, puisqu'il n'en est, pour ainsi dire, pas une dans laquelle une affection morbide n'intervienne à un moment donné et à des degrés divers, comme cause essentielle de l'état pathologique. Aussi je n'insisterai pas sur le traitement général et local (plutôt général que local) qu'on oppose à la nature de la maladie, et je m'attacherai à démontrer la nécessité d'un traitement qui réponde aux autres indications que je viens de poser, d'en prouver l'utilité, d'en tracer les règles, de signaler enfin les modifications par lesquelles on l'approprie aux modifications de l'état local.

I. — Je ne parlerai du traitement opposé à la nature de la maladie que pour rappeler, contrairement à l'opinion des gynécologues qui regardent les granulations comme des métrites granuleuses, que les antiphlogistiques, soit locaux, soit généraux, sont ordinairement inefficaces contre elles. Nous avons vu que cette opinion, exprimée depuis un certain nombre d'années par Chomel, est partagée par M. Velpeau et nombre de grands praticiens, nonobstant l'erreur dans laquelle sont tombés, à cet endroit, les auteurs de traités récents sur les maladies utérines (H. Bennet, Aran, Nonat, etc.). Aussi, à moins d'inflammation évidente du col, c'est perdre du temps et quelquefois aggraver la maladie que d'employer les antiphlogistiques.

Dans les cas de métrite, il faut savoir combattre au contraire l'inflammation par des moyens plus ou moins énergiques (application de sangsues sur le col, grands bains, frictions avec l'onguent napolitain belladonné sur le bas-ventre, dans les aines et à la face interne des cuisses, purgations révulsives, etc.). Il n'en faut pas moins, après la guérison de la métrite, traiter les granulations par les moyens locaux qui leur conviennent, si l'on veut les voir disparaître.

Il en est de même des traitements antidiathésiques par lesquels on doit combattre l'affection catarrhale, la diathèse rhumatismale, la diathèse scrofuleuse, l'herpétisme, la syphilis, etc. Il faut les employer, avant les moyens locaux dont je parle ou en même temps, et je pourrais citer des observations de malades qui n'ont été définitivement guéries qu'après avoir subi des traitements par le mercure, l'iodure de potassium, l'huile de foie de morue, les ferrugineux, les préparations d'or, les bains sulfureux, alcalins, ferrugineux, aromatiques, les bains de mer, les bains de source minérale naturelle, les manœuvres hydrothérapiques, etc.

Il en est de même encore, pour ne rien omettre, de cet état de chronicité qui peut exister, sans se rattacher à aucune diathèse et sans présenter aucun caractère phlegmasique qui permette de le ranger dans la métrite chronique, comme l'ont fait certainement plusieurs auteurs. Dans de telles conditions l'organe, alors même qu'il l'a été précédemment, peut n'être plus enflammé; mais il lui est resté une habitude de mouvements fluxionnaires, de congestion, d'engorgement, d'hypertrophie, d'autant plus difficile à déraciner, qu'elle est nécessairement favorisée par l'état de dépérissement, l'anémie, la chloro-anémie, la débilitation générale. C'est alors que la médication reconstituante, les toniques, les analeptiques, un bon régime, les préparations ferrugineuses, l'hydrothérapie surtout, combinés avec les irrigations froides, les vésicatoires sur le col, les applications astringentes et résolutives, et la destruction des granulations par le feu produisent les plus heureux résultats. Car la modification plus ou moins profonde que l'on fait subir par ces derniers moyens à l'état local, se trouve favorisée, entretenue et définitivement assurée par la modification que les premiers ont apportée à l'accomplissement des principales fonctions, par la révulsion au moyen de laquelle ils ont combattu l'habitude des mouvements fluxionnaires morbides, par le ton qu'ils ont imprimé à l'économie et qui est le meilleur moyen d'empêcher ces mouvements de se reproduire.

II. — Voyons maintenant de quelle manière on doit remplir les indications propres aux granulations utérines.

L'état d'hypertrophie plus ou moins considérable qui les caractérise, et la tendance hypertrophique du col que leur existence exalte plutôt qu'elle ne la satisfait, indiquent nécessairement l'application de moyens auxquels leurs propriétés astringentes, résolutives, fondantes, etc., donnent la vertu de déterminer, dans l'état physiologique du col, un mouvement inverse de celui qui s'y est produit, c'est-à-dire une tendance à la résorption ou à l'atrophie. Aussi les astringents de toute sorte employés en injections, tels que la décoction de roses rouges, d'écorce de chêne, de racine de ratanhia, les solutions de tannin, d'alun, d'extrait de saturne, de nitrate d'argent, etc., les eaux sulfureuses naturelles ou artificielles, les eaux ferrugineuses, etc., ont-ils été souvent employés, quoiqu'on ne puisse leur attribuer peut-être aucun cas de guérison.

Les poudres inertes, telles que la poudre d'amidon, de riz, de fécule de pomme de terre, dans le but d'absorber l'écoulement qu'on accusait d'entretenir les granulations ; le sous-nitrate de bismuth, les poudres astringentes, telles que l'alun; les fondants, tels que les pommades mercurielles, iodurées, etc., ont été portés sans plus de succès sur le siége de la maladie. Les poudres inertes, si efficaces dans les cas de simple érosion, d'herpès, d'exulcérations entretenues par l'âcreté d'un écoulement leucorrhéique, devaient être ici tout à fait insuffisantes. Quant aux autres préparations, elles joignent à l'inconvénient de n'agir que très-superficiellement sur une lésion qui a une certaine épaisseur, celui de nécessiter, pour être retenues, la présence dans le vagin d'une boule de coton ou d'un tampon à demeure, dont le contact ne fait qu'irriter le col et les parties voisines, tout en mettant obstacle aux autres moyens de traitement, tels que les injections et les irrigations dont la malade retirerait plus de bénéfice.

III. — Aussi, n'est-il pas un praticien qui ne soit arrivé à reconnaître la nécessité de la cautérisation comme moyen local, à la fois destructeur et modificateur, le plus puissant dans le traitement des granulations utérines. Quel que soit le caustique dont on se sert, le nitrate d'argent fondu (Chomel), le nitrate acide de mercure (Velpeau), la pâte de Vienne (Bois de Loury et Costilhes), le Canquoin (Bonnet), le fer rouge (Jobert), il faut toujours arriver à détruire ces excroissances pathologiques, incapables de se résoudre d'elles-mêmes ou d'être résorbées sous l'influence d'aucun autre agent thérapeutique, et s'efforcer d'imprimer au col une modification vitale qui hâte la cicatrisation de la plaie produite par le caustique et fasse naître une tendance résolutive, atrophique, capable d'effacer les dernières traces de la maladie et d'en assurer la guérison radicale.

Quels sont les meilleurs caustiques, quelle est la meilleure manière de les employer ?

Premièrement, comme je l'ai dit en parlant de la cautérisation en général, je rejette en principe les *caustiques liquides*, tels que les acides nitrique ou sulfurique, le nitrate acide de mercure, parce que : 1° il est difficile de préciser la profondeur à laquelle ils agissent; 2° il est encore plus difficile de les empêcher de couler au-dessous du point d'application et d'avoir la certitude que les surfaces saines échappent à leur action ; 3° pour le dernier en particulier, si souvent employé par Récamier, Lisfranc, Velpeau, etc., il est hors de doute qu'il produit très-facilement la salivation, comme Chomel, Hardy, etc., l'avaient remarqué, et comme je l'ai aussi observé.

J'excepte des caustiques liquides, le perchlorure de fer à 30°, la teinture d'iode, la solution concentrée de nitrate d'argent, et quelques autres, parce qu'ils n'agissent pas ou agissent très-peu sur les surfaces saines, recouvertes de leur épithélium ; je me réserve, du reste, d'en parler plus tard, ayant constaté les heureux effets de leur application lorsqu'ils sont étendus sur des surfaces déjà modifiées par la cautérisation actuelle, plutôt que lorsqu'ils sont portés sur des granulations encore intactes.

Les *caustiques solides* l'emportent sur les liquides, en ce qu'ils ne coulent pas ; mais ils sont difficilement retenus sur les parties malades, et me paraissent être, les uns insuffisants, comme le nitrate d'argent fondu, les autres trop énergiques et exposant presque toujours à dépasser le but, comme la pâte de Vienne solidifiée par Filhos, ou le chlorure de zinc dit Canquoin, préparé en sparadrap d'après la méthode de Bonnet. Ces derniers caustiques peuvent, comme quelques autres, tels que la pâte arsenicale de Frère Côme et de Rousselot, rendre des services réels dans le traitement de certaines ulcérations du col utérin ; mais, dans le traitement des granulations, le cautère actuel me paraît avoir sur eux toute espèce d'avantages.

La *cautérisation actuelle* est, en effet, celle qui exige le moins de précaution, celle dont l'action est la plus nette et la plus aisée à limiter dans son étendue, celle enfin dont les suites, à cause de la nature de l'eschare et de l'heureuse influence éprouvée par les tissus voisins, paraissent les plus favorables à la guérison prompte, complète et radicale des granulations. Je ne connais aucun inconvénient qu'on puisse opposer à ces avantages, pas même celui d'effrayer les malades, pour peu qu'elles aient enduré de douleur, qu'elles désirent guérir et qu'elles aient confiance en leur médecin.

Je ne reviendrai pas ici sur les instruments ni sur les procédés de la *cautérisation actuelle*. Je me contenterai, au point de vue de son application spéciale au traitement des granulations, de motiver mes préférences par l'exposition des avantages qu'elle présente et de préciser les indications de son emploi.

Les avantages sont nombreux. — Il suffit habituellement de la pratiquer une fois pour détruire les granulations et modifier suffisamment les tissus sous-jacents. Ceci n'est pas un médiocre avantage, outre la rapidité de la guérison qu'elle entraîne et la facilité qu'elle offre aux malades de se soustraire à la répétition continuelle d'opérations toujours pénibles pour leur pudeur. A l'inverse, j'ai souvent vu les cautérisations moins énergiques, mais souvent répétées, amener par le fait même de cette répétition, des accidents fluxionnaires, inflammatoires, etc., dont l'action franche et nette du fer rouge est toujours exempte. — La guérison est très-rapide. Sur une moyenne de plusieurs centaines d'observations, elle arrive en un mois et demi, c'est-à-dire que dans les cas les plus simples, elle peut être obtenue le vingtième jour, et dans ceux qui présentent quelques complications, qui nécessitent un traitement général ou même la réapplication du feu, elle peut se faire attendre, quoique rarement, jusqu'à trois mois. — Le chirurgien est entièrement maître du caustique. Par la forme du cautère, le degré de chaleur auquel il le fait porter, la durée de l'application, etc. ; il produit des brûlures aussi superficielles ou aussi profondes, aussi limitées ou aussi étendues qu'il peut le désirer. La brûlure faite, on ne laisse sur l'utérus et dans le vagin que l'eschare, et l'on n'a à se préoccuper ni des restes du caustique, ni de son déplacement, ni des moyens de le retenir, etc.

L'indication de la cautérisation actuelle dans le cas de granulation existe toujours, puisque je viens de dire qu'il n'y a pas de meilleur moyen pour détruire ces excroissances et pour disposer en même temps la muqueuse utérine à une guérison définitive. — Cette indication existe non-seulement pour les granulations qui occupent la superficie du col, mais encore pour celles qui en occupent la cavité. J'ai recueilli depuis dix ans un très-grand nombre d'observations relatives à la cautérisation actuelle des granulations de la cavité du col utérin et j'en ai toujours constaté les heureux résultats. — Cette indication existe dans le cas de grossesse presque autant que dans le cas de vacuité de l'utérus. J'ai démontré depuis longtemps, non-seulement l'innocuité et l'utilité de la cautérisation du col de l'utérus avec le fer rouge pendant la grossesse [1], mais encore l'accomplissement consécutif des phénomènes normaux de la parturition chez les femmes enceintes dont les granulations avaient été guéries par la cautérisation [2].

CHAPITRE X

Ulcération et ulcères du col de l'utérus.

L'ulcère est un état morbide caractérisé par une perte de substance d'une étendue variable en largeur et en profondeur, entretenue, sinon produite, par une cause interne ou par un acte morbide local, excrétant habituellement un liquide plus ou moins purulent.

L'ulcération est le travail pathologique qui produit l'ulcère. C'est une altération du mouvement nutritif, telle que la décomposition l'emporte sur la composition, la désassimilation sur l'assimilation.

[1] *Annales cliniques de Montpellier*, 25 août 1853.
[2] *Annales cliniques de Montpellier*, 10 avril 1854.

Qu'il y ait résorption excédante des éléments du tissu, ou destruction moléculaire des divers points de la surface malade, s'il y a en même temps absence ou insuffisance du travail réparateur, le résultat est toujours la production ou la persistance d'une solution de continuité. Y aurait-il même tendance à la réparation, excès de production dans le mouvement nutritif, bourgeonnement, végétation plus ou moins luxuriante de la surface malade ; si cette surface continue à sécréter, ou à saigner facilement, si elle n'est pas protégée et limitée par un revêtement épithélial nouveau, si elle ne prend pas l'aspect qui caractérise les parties voisines et qui lui est propre, on admet toujours la persistance du travail d'ulcération et l'existence d'un ulcère. Il peut y avoir un ulcère élevé, une exubérance de tissu au lieu d'une perte de substance; mais l'absence de cicatrisation suffit pour que l'ulcération persiste, elle caractérise l'ulcère plus encore que la profondeur de la destruction des éléments anatomiques. Cette remarque est d'autant plus importante, qu'elle est applicable surtout aux ulcères dont il est ici question. Il semble qu'il y ait opposition entre ces deux tendances végétative et ulcérative; mais si l'on veut bien réfléchir un instant que l'une tient à la cause même du mal, et que l'autre dépend des propriétés spéciales de l'organe, on sera peu surpris de les trouver simultanément en action sur l'utérus, et de les y rencontrer si souvent, que le bourgeonnement, les granulations, les végétations, les fongosités peuvent passer, en quelque sorte, pour caractéristiques des ulcères de la matrice.

Ainsi, l'ulcération est l'acte dont le résultat est l'ulcère. Mais, par une métonymie bien usitée et un peu aussi par euphémisme, on donne le plus souvent aux ulcères du col de la matrice le nom d'ulcérations, et même quelquefois celui d'exulcérations. Ce dernier s'entend spécialement d'ulcères légers, superficiels ou attaquant une partie proéminente, telle qu'une végétation. On désigne par le nom d'ulcérations les ulcères ordinaires du col, ceux qui se développent fréquemment sous l'influence d'un état purement local, qui se font remarquer par une tendance granuleuse. On réserve le nom d'ulcères pour ceux qui, outre qu'ils dépendent d'un vice diathésique, se font remarquer, comme les ulcères cancéreux, diphthéritiques, serpigineux, phagédéniques, par une tendance destructive. L'idée de progrès, de destruction envahissante est si étroitement unie, dans ce cas particulier, à celle d'ulcère, que, pour le vulgaire, un ulcère est toujours une maladie rongeante du col de l'utérus.

De cette acception, qui n'a rien de médical, ou plutôt de cette fausse interprétation du mot ulcère, est résulté, dans l'esprit des femmes en général, une terreur bien naturelle pour toute maladie de matrice qui porte ce nom. De là sans doute l'acception nouvelle donnée au mot ulcération, pris comme diminutif et moins effrayant dans le sens d'ulcère. De là aussi les études sérieuses dont les ulcères de la matrice ont été l'objet, et l'importance peut-être exagérée qu'on leur a attribuée dans la pathologie utérine [1]. De là enfin la réaction également exagérée qui s'est produite, dans ces derniers temps, contre l'importance précédemment accordée à cet état morbide, comme elle s'est produite à l'égard de quelques autres maladies dont j'ai déjà parlé [2].

Je dirai de l'ulcération ce que j'ai dit de la leucorrhée, de l'engorgement, de l'inflammation. Cette maladie peut se développer à la suite d'une autre maladie dont elle paraît être l'effet ou la terminaison ; mais elle peut tout aussi bien se développer d'emblée, sous l'influence de causes générales et d'une disposition locale favorables à sa naissance. Tantôt elle reste simple, poursuit sa marche naturelle, parcourt les divers phases de son développement, sans entraîner nécessairement dans l'organe de nouvelles altérations ; tantôt au contraire elle s'accompagne d'autres états morbides, à titre de conséquences ou de simples complications. Il arrive ainsi que l'ulcération coïncide, la plupart du temps, avec d'autres maladies, et que, si elle n'en est pas le résultat, elle ne peut avoir quelque durée sans en provoquer la manifestation. Mais on aurait tort de conclure de ces coïncidences que l'ulcération est la cause première de ces maladies, ainsi que le faisaient les anciens et plusieurs des gynécologues de notre siècle qui nous ont précédé ; l'on n'est pas plus fondé à conclure, avec MM. Bennet, Aran, Nonat, qu'elle est le résultat de l'inflammation, ou bien avec Lisfranc, Duparque, qu'elle est la suite de l'engorgement, ou bien encore avec MM. Gosselin, Tyler-Smith, etc., qu'elle est produite par la leucorrhée. Il est avantageux sans doute de déterminer les relations qui existent entre ces divers états morbides et qui peuvent, suivant les cas, les subordonner les uns aux autres ; mais il est préjudiciable de les confondre, sous prétexte de simplification, en une seule maladie, d'où l'on ferait dériver toutes les autres comme des conséquences nécessaires. La meilleure preuve de la fausseté de ces subordinations artificielles, c'est la diversité du point de départ qui a été pris par les différents pathologistes qui ont entrepris de les établir. Les uns étaient partis de l'ulcération, de la leucorrhée, de l'engorgement, voire même des déviations ; les autres partent de l'inflammation. Cette diversité des points de départ n'est-elle pas la condamnation des systèmes de pathologie utérine auxquels ils prétendent servir de base, et ne suffit-elle pas à démontrer que ces systèmes ne sont pas, tant s'en faut, l'expression réelle de la nature ?

Quant à l'opinion de M. West, que les ulcères du col utérin n'ont aucune importance, elle mérite d'être réfutée, venant d'un auteur aussi justement estimé.

Déjà M. Gibert, et après lui M. Gosselin et M. Tyler-Smith, que je viens de citer, avaient amoindri l'importance des ulcères de l'utérus. — M. Gibert [3], traitant de l'abus du spéculum, assurait que les ulcérations

[1] Lisfranc, Jobert, Laurès. — [2] Gibert, Gosselin, Tyler-Smith, Lee, West, Aran, Nonat.

[3] *Sur les ulcérations du col de la matrice et sur l'abus du spéculum dans le traitement de cette maladie.* Revue médicale, de Paris, 1837, t. IV, p. 321.

du col ne méritent pas habituellement d'importance et qu'elles peuvent guérir sans traitement topique. — M. Gosselin [1], se fondant 1° sur ce que ces altérations ne se montrent guère que chez des femmes qui ont eu des enfants; 2° sur ce que l'accouchement et l'avortement donnent lieu à des accidents dont le point de départ est nécessairement la surface interne de la matrice; 3° sur ce que tous les phénomènes morbides peuvent être rapportés au catarrhe utérin, puisqu'on les voit survenir quand le catarrhe existe seul sans l'ulcération, et ne pas survenir au contraire quand l'ulcération existe seule sans catarrhe; M. Gosselin, dis-je, conclut que les ulcérations, l'engorgement et le catarrhe sont toujours les effets d'une métrite chronique, dans laquelle le catarrhe ouvre la scène; le tissu du col, et peut-être du corps, prend ensuite part à l'irritation, et le gonflement survient; enfin l'ulcération arrive en dernier lieu. M. Gosselin était conduit par cette doctrine à déclarer que, pour lui, l'ulcération ne donne point lieu à des accidents spéciaux, qu'elle ne mérite pas le nom de maladie dans la plupart des cas, que c'est à peine si la thérapeutique a besoin de s'en occuper, puisqu'en faisant disparaître le catarrhe et l'engorgement du col, on fait aussi disparaître l'ulcération qui en est la conséquence. — M. Tyler-Smith [2] amoindrit aussi, dans certaines limites, l'importance de l'ulcération du col, en la présentant comme une conséquence de la leucorrhée. D'après lui, le liquide hypersécrété par la muqueuse utérine altère, par son alcalinité, la surface vaginale du col qui en est constamment baigné. De là résultent deux lésions principales: 1° l'abrasion épithéliale du col où, par suite de la perte d'épiderme, les papilles sont mises à nu, ce qui constitue les *érosions;* 2° la destruction générale ou partielle de l'épithélium et des villosités, d'où provient l'*ulcération superficielle du col.* — Dans une critique partiale du traitement local des maladies utérines et de l'usage du spéculum, le D. Robert Lee [3] assure n'avoir trouvé sur le col, en fait d'ulcères, que des altérations de peu de valeur. Ne procédant que rarement à l'examen direct et condamnant en principe l'usage du spéculum, il n'est pas étonnant que ce médecin ait trouvé rarement l'ulcération du col. Il raconte pourtant que, chez des femmes mariées, atteintes de leucorrhée, il a constaté une rougeur inaccoutumée du col utérin, étendue à tout l'organe ou partielle, avec ou sans gonflement; d'autres fois les lèvres du col étaient gonflées, noueuses, fissurées; la muqueuse qui les recouvrait était d'un rouge intense, avec l'apparence d'excoriations superficielles ou de granulations qui s'élevaient au-dessus de la surface voisine. D'après M. R. Lee, la découverte des ulcères du col est aussi rare sur le cadavre que sur le vivant:

[1] *De la valeur symptomatique des ulcérations du col utérin.* Arch. gén. de méd., t. II, p. 128, Paris, 1843.

[2] *On Leucorrhœa.*

[3] *On the use of the Speculum in the diagnosis and treatment of uterine Diseases.* Medico-chirurgic. Transactions, vol. XXXIII.

M. Boyd a examiné 708 utérus à l'infirmerie de Marylebone sans voir un seul cas d'ulcération inflammatoire, mais il a trouvé 21 cancers, 31 tumeurs osseuses ou fibreuses, 13 hydropisies de l'ovaire, 24 lésions puerpérales, 3 augmentations de volume et rien de plus; MM. Prescot-Hewett et Pollock ont examiné 900 utérus à l'hôpital Saint-Georges, et dans aucun cas ils n'ont trouvé un seul exemple d'ulcération du col et de l'orifice du museau de tanche. De tout cela ces observateurs et surtout M. R. Lee concluent que l'ulcération du col utérin est une maladie très-rare.

Je sais bien que les caractères des ulcérations du col s'effacent beaucoup après la mort et qu'on peut avoir des doutes sur l'existence de quelques-unes de ces lésions, très-manifestes pendant la vie. Mais de là à l'absence complète de pareilles altérations sur un si grand nombre de cadavres, il y a une différence inexplicable, d'autant plus que, dans la même ville, les mêmes recherches entreprises dans un même but, celui de démontrer le peu d'importance de l'ulcération du col utérin, ont conduit un médecin non moins éminent à un résultat diamétralement opposé. Jamais on ne vit un pareil désaccord sur une question de fait anatomique. M. R. Lee ne rencontre jamais l'ulcération du col sur le cadavre et presque jamais sur le vivant; M. West la constate si souvent sur l'un et sur l'autre qu'il conclut de la très-grande fréquence de cette lésion à son peu d'importance. Il est vraiment curieux d'opposer à la statistique de M. R. Lee, qui ne rencontre jamais d'ulcères sur le col, celle de M. West qui en trouve dans plus d'un quart des sujets sur des cadavres, et dans près de la moitié des cas chez des malades. Ainsi d'une part, M. West a examiné l'utérus de 65 femmes, dont 46 mariées, et 19 supposées vierges, étant mortes à l'hôpital Saint-Barthélemy, de maladies auxquelles l'utérus était étranger; cet organe était sain 36 fois, et malade 29; dans les utérus malades on comptait 17 ulcérations, 5 indurations, 7 altérations de la muqueuse. D'autre part, il a examiné 268 femmes atteintes de maladies de matrice, il a trouvé 143 utérus sans ulcérations, dont 25 paraissaient sains, et 110 atteints de lésions diverses, déviations, engorgement, induration, congestion; les 125 autres utérus, c'est-à-dire près de la moitié, étaient atteints d'ulcération légère ou forte. Comment expliquer après cela, que M. West[1] ait cru devoir s'appuyer sur de pareils documents pour nier l'importance de l'ulcération du col et que cette proposition lui ait paru assez démontrée pour en faire le texte de ses leçons Crooniennes, professées au Collége des médecins en 1854?

Laissons-nous de côté ces recherches, non suffisamment empreintes d'impartialité, et interrogeons-nous la nature, nous reconnaîtrons avec M. West que l'ulcération du col est fréquente, très-fréquente. Mais nous

[1] *An inquiry into the pathological importance of Ulceration of the Os Uteri, being the Croonian lecture for the year* 1854. — Voyez aussi : *Diseases of Women*, p. 118. London, 1858.

ne déduirons pas avec lui son peu d'importance de cette fréquence même. Ce n'est pas non plus que la fréquence de cette altération suffise pour lui donner la valeur que nous lui reconnaissons. Son importance tient à plusieurs causes: d'abord, sans doute, à la fréquence de la lésion (il faut toujours compter avec une maladie qui se représente souvent); puis à ses variétés d'aspect, à la diversité des causes qui l'engendrent, à son incurabilité spontanée, enfin à la nécessité, vainement niée, tous les jours au contraire confirmée par l'expérience, de lui appliquer un traitement propre et particulièrement un traitement local. J'ai souvent cherché à m'assurer du degré d'importance qu'il faut attacher à l'ulcération du col; j'en ai souvent combattu toutes les complications, traité l'engorgement, l'inflammation, la leucorrhée, sans traiter l'ulcère; j'ai souvent employé les traitements généraux, les modificateurs les plus puissants, les injections même les mieux indiquées : je puis assurer que je n'ai presque jamais réussi à guérir l'ulcère par ces seuls moyens. Le traitement local, les topiques, la cautérisation, le pansement de l'ulcère m'ont été démontrés indispensables dans l'immense majorité des cas. J'ai perdu tant de temps à d'autres traitements, j'ai obtenu au contraire des cures si rapides par la combinaison du traitement local avec le traitement général, que le contraste entre ces deux modes de traitement n'a jamais été douteux pour moi. L'opposition m'a paru si frappante, que je ne puis douter qu'elle ne frappe également tout esprit non prévenu, qui voudra étudier impartialement cette question.

En décrivant l'ulcération du col de la matrice comme un état morbide spécial ou comme une maladie essentielle, je ne prétends pas d'ailleurs qu'elle ne soit pas symptomatique d'autres maladies utérines et notamment qu'elle ne soit pas causée par la localisation sur cet organe d'une affection diathésique. Il en est des ulcères de l'utérus comme des ulcères qui se développent sur un point quelconque de l'organisme. Ils dépendent souvent d'une cause interne; j'ajoute même que, s'ils ne sont pas toujours produits primitivement par une cause de cet ordre, ils sont presque toujours consécutivement entretenus par elle. Mais ils doivent être décrits comme résultant d'un acte morbide spécial, l'ulcération.

Deux raisons principales obligent à les considérer de cette façon. La première c'est que, bien plus que d'autres ulcères, situés sur d'autres régions, ils peuvent dépendre d'une simple altération de la vie locale, et qu'ils peuvent se développer sur cet organe sans l'intervention d'une diathèse, sous l'influence seule des irritations directes ou indirectes auxquelles le col de l'utérus est particulièrement soumis. La seconde c'est que, quelle que soit la cause qui leur a donné naissance, ils empruntent au sol commun sur lequel ils se développent, l'utérus, des tendances communes à la granulation, au bourgeonnement, à la végétation, à l'incurabilité spontanée, qui donnent lieu à des indications communes, et par conséquent à un traitement positivement différent de celui qui est applicable à toute autre maladie du col.

Je décrirai donc l'ulcération de la matrice en signalant la variabilité de formes comme la diversité de nature des états morbides auxquels elle donne naissance. Comme l'ulcération elle-même (érosions, exulcérations, ulcères) est souvent précédée d'un travail pathologique variable, qui peut s'éteindre avant d'aboutir à la solution de continuité, mais qui peut aussi donner naissance à ce dernier état morbide, je dirai quelques mots des diverses formes de ce travail et particulièrement des éruptions du col utérin, lesquelles passent inaperçues la plupart du temps parce qu'on est appelé trop tard pour les observer, et qu'on arrive à temps seulement pour en constater les résultats.

§ 1. — ÉRUPTIONS DU COL UTÉRIN.

Des éruptions de diverses formes peuvent se développer sur le col de la matrice, comme sur tout autre organe. Quand on est assez heureux pour assister à leur apparition sur la muqueuse, on peut se faire une idée de la variété de ces formes; lorsqu'on les compare à celles qui se manifestent sur la peau ou sur d'autres muqueuses et qu'on soumet à l'épreuve du traitement les ulcérations qui les suivent, on est disposé à admettre la différence des causes qui président à leur développement.

Ces éruptions et quelques autres modifications dans la structure du col sont des conditions qui préparent l'ulcération du tissu.

La modification la plus simple que l'on constate sur le col, c'est la *rougeur*, soit qu'elle tienne à une hyperhémie, ou à un véritable érythème, ou bien à une large ecchymose, ou à un état congestif particulier avec ramollissement du tissu et disposition à saigner.

La rougeur, rougeur superficielle érythémateuse, existe sur le col plus souvent qu'on ne croit. On s'en aperçoit après avoir bien abstergé la portion vaginale. Cette rougeur occupe quelquefois toute la surface du col, quelquefois seulement une portion. La partie malade du col est d'un rouge vif, cerise, contrastant avec la couleur rosée du vagin. Quand elle dépend d'une hyperhémie, le col est toujours tuméfié, congestionné; les parties profondes, le tissu propre participent à la tuméfaction de la muqueuse ; quelquefois même il y a une véritable inflammation : alors la rougeur, diffuse ou circonscrite, régulière ou irrégulière, indique l'action plus ou moins intense de la phlegmasie sur telle ou telle partie de la muqueuse qui entoure l'orifice ou qui revêt les deux lèvres. Mais elle peut être très-superficielle, rester limitée à la couche la plus extérieure du derme et à l'épithélium qui la recouvre, et ressembler entièrement à l'érythème de la peau. Dans ce cas, il y a aussi exfoliation ou desquamation épithéliale, pouvant s'opérer de deux façons, comme sur la peau. De même qu'à la suite de la rougeole et de la scarlatine, par exemple, l'épiderme se détache par furfures ou par écailles, de même ici l'épithélium peut se renouveler et se détacher par cellules dissociées, formant avec le peu de liquide qui les humecte une sorte de magma ou de masse caséiforme, ou bien se séparer par cellules adhérentes toutes entre elles et formant des lamelles ou des plaques, quelquefois très-étendues. D'ordinaire il n'y a pas alors de mucus, le col est sec, ou à peu près sec, et à mesure qu'on l'absterge avec un tampon de coton, on en voit le revêtement épithélial se détacher, et l'on met à nu une surface rouge, mais habituellement non saignante, recouverte d'une mince couche épithéliale de nouvelle formation.

D'autres fois, la rougeur, au lieu d'être érythémateuse, est violacée, plus ou moins foncée, étendue à toute la surface de l'organe, ou limitée à des espèces de plaques plus ou moins circonscrites. Dans ce cas, il y a toujours une augmentation de volume du col et des symptômes de congestion. Mais la tuméfaction peut être médiocre, et la rougeur foncée peut se borner à une simple ecchymose profonde ou superficielle, quelquefois sous-épithéliale, qui laisse échapper une petite quantité de sang noir, lorsqu'on enlève l'épithélium en abstergeant le col, et qui est souvent alors le point de départ d'un ulcère atonique. Parfois la tuméfaction est considérable, inégalement répartie, ainsi que la rougeur, et accompagnée d'un ramollissement du tissu, qui dispose ce dernier au détachement de l'épithélium, sous l'influence du plus léger frottement, et qui donne à la partie ainsi dénudée une facilité à saigner très-remarquable. Cet état du col, caractérisé à la fois par la rougeur, le ramollissement, la facilité à saigner, accompagné généralement de congestion, m'a paru pouvoir être également le point de départ d'ulcérations plus ou moins étendues ou de granulations saignantes et fongueuses.

Dans les états morbides que je viens de décrire, il peut y avoir en même temps leucorrhée ; mais on peut les observer à l'état d'isolement : on ne doit pas les attribuer, du moins toujours, à l'influence de la leucorrhée, ou aux conséquences d'une véritable métrite, et c'est pour cela que je les ai signalés ici. Lorsqu'il y a leucorrhée, un autre phénomène qui a quelque analogie avec les précédents, peut se produire : j'en ai dit quelques mots en parlant de la leucorrhée et du rôle que M. Tyler Smith lui fait jouer dans l'ulcération du col. L'épithélium qui entoure l'orifice, celui qui recouvre la lèvre postérieure, et même celui de la lèvre antérieure, lorsque l'écoulement est abondant et baigne tout le col, est ramolli, soulevé par l'altération ou l'espèce de macération que lui fait subir le contact continuel du liquide leucorrhéique. Il faut ajouter à cette cause l'irritation de la muqueuse et des follicules, qui de la cavité du col gagne l'orifice et le museau de tanche et agit dans le même sens. L'épithélium est quelquefois soulevé comme une petite phlyctène de vésicatoire, d'autres fois détruit et exfolié, cellule à cellule, de manière à mettre à nu les papilles du derme, ou les granulations déjà développées sur ce tissu sous l'influence de la même cause. En un mot, il se produit une abrasion épithéliale de la muqueuse qui donne naissance à cette exulcération superficielle que l'on désigne sous le nom d'*érosion*.

Les éruptions du col n'affectent pas seulement la forme érythémateuse, elles peuvent être vésiculeuses, pustuleuses, tuberculeuses, etc.

L'*herpès*[1], qui est une des manifestations de la forme vésiculeuse, est très-fréquent sur le col : il est constitué par un amas de petites vésicules, toutes confluentes, ou dont quelques-unes sont discrètes, se groupant d'une manière irrégulière, formant une surface toute couverte de petites éminences creuses, remplies de sérosité transparente, citrine, blanchâtre, ou légèrement purulente. Il est limité par des bords sinueux ou déchiquetés, d'un rouge un peu plus vif que les parties voisines, mais se fondant peu à peu avec la couleur naturelle du reste du col. Il siége sur l'une ou l'autre lèvre, à leur partie moyenne la plus convexe ou près de l'orifice, plus souvent que sur le bord externe. Il ressemble beaucoup à l'éruption herpétique développée sur le gland ou sur le prépuce et, s'il devient quelquefois le point de départ d'un ulcère, souvent aussi il guérit naturellement et disparaît au bout de quelques jours, ce qui est cause, sans aucun doute, qu'on n'a pas pu l'observer fréquemment.

L'*eczéma*, soit simple, soit impétigineux, se développe aussi sur le col. On ne le voit guère à sa première période; mais on le reconnaît à son étendue, à sa sécrétion, à la dénudation du derme. Au lieu d'être limité, comme l'herpès, à une petite surface sur l'une ou sur l'autre lèvre, il s'étend le plus souvent sur la totalité d'une des lèvres ou les deux à la fois. La surface en est souvent recouverte d'un enduit humide ou liquide, qu'il faut essuyer pour voir le derme. Cet enduit est distinct de l'hypersécrétion leucorrhéique des follicules utérins qui existe quelquefois simultanément. Il est dans certains cas si clair, qu'il s'écoule comme la sérosité d'un vésicatoire; d'autres fois il est légèrement jaunâtre, ou forme avec l'épithélium un magma restant sur place et comparable aux croûtes de l'eczéma impétigineux de la peau. Après l'avoir abstergé, on voit la surface du derme très-unie, ou très-finement mais très-uniformément granulée (ce ne sont pas des granulations proprement dites), luisante, se recouvrant souvent tout de suite d'une humidité ou d'une couche mince de sérosité claire, brillante. Des granulations peuvent naître plus tard sur une partie ou sur la totalité de cette surface; mais une nouvelle couche d'épithélium peut s'y produire et marquer la dernière période ou la guérison de la maladie.

Le *pemphigus*, dont j'ai observé quelques exemples, a été signalé par M. Joulin[2]. Il est constitué par une vésicule unique, large et toujours

[1] C'est probablement l'herpès qui est désigné sous le nom d'aphthes par M. Scanzoni. Ouv. cit., p. 171.

[2] *Académie de Médecine*, 2 avril 1861.

transparente, formée par un soulèvement de l'épithélium, contenant un liquide séreux, comme de l'eau. Il a une forme globuleuse, ou plutôt bulleuse, elliptique, à bords très-réguliers, ressemblant presque à une goutte large et épaisse du mucus clair et filant sécrété par le col. Il est parfois cerné à sa base par un liséré rouge vif extrêmement étroit qui paraît être du sang pur. La surface du col sur laquelle il repose est parfaitement normale, garde sa teinte ordinaire, et peut ne présenter absolument aucune altération. La portion d'épithélium qui sert de paroi à la vésicule, possède une résistance assez grande pour qu'un frottement avec du coton n'en détermine pas toujours la rupture; si le frottement a lieu avec le crayon de nitrate d'argent, la bulle est détruite immédiatement et les lambeaux d'épithélium qu'on observe après cette rupture, forment la seule altération appréciable. Le liquide écoulé ne paraît pas filant et semble posséder les propriétés de la sérosité ordinaire. — Le pemphigus utérin est une maladie rare. M. Nélaton, M. Castelnau et M. C. Braun[1] en ont pourtant observé quelques cas. — Il semble se terminer toujours spontanément en trois ou quatre jours sans laisser de traces; il ne se révèle à la femme qui en est atteinte, par aucun symptôme. Ce n'est donc qu'accidentellement et lorsqu'on applique le spéculum pour une autre cause, qu'on peut le constater.

La *folliculite*, véritable *acné* du col, peut présenter diverses formes, suivant la part que l'inflammation et la sécrétion du follicule prennent à la maladie. — Tantôt les follicules sont tuméfiés, saillants, sécrètent plus abondamment que d'habitude; on voit alors s'élever sur le col des éminences discrètes ou confluentes formées par ces organes, de petites gouttes d'un liquide épais, visqueux et transparent sourdre de leurs orifices; la coloration de ces éminences ou de leurs orifices est souvent un peu plus rouge que celle des parties voisines de la muqueuse, mais souvent aussi elle n'en diffère pas sensiblement. Tantôt les follicules et surtout leurs goulots enflammés sont très-rouges, en même temps que proéminents : cette rougeur vive contraste tellement avec celle de la muqueuse qui les environne, que l'on dirait des granulations, des éminences papillaires, analogues à celles de la vaginite granuleuse. Ces éminences peuvent être confluentes, comme les granulations proprement dites du museau de tanche; mais le plus souvent elles sont discrètes, disséminées et facilitent par ce caractère, qui excite l'éveil du praticien, le diagnostic différentiel entre ces deux maladies. On en voit sortir, surtout par la pression, un mucus purulent, sous la forme d'une petite gouttelette jaune; chaque petite éminence forme alors une bordure rouge, bien tranchée, à chaque gouttelette qui s'échappe de son sommet, c'est-à-dire de son centre.

Cette maladie est bien distincte des granulations utérines précédemment décrites. Elle les complique souvent, mais elle en est souvent tout à

[1] *Medical Jahrbücher*, p. 182. Wien, 1861.

fait indépendante.—Elle est distincte aussi des petits kystes folliculaires superficiels du col. Ceux-ci proviennent de la distension par le mucus des follicules dont les orifices excréteurs sont oblitérés; ils sont caractérisés par de petites tumeurs d'un volume variable, depuis une tête d'épingle jusqu'à un pois, globuleuses, transparentes, à parois assez résistantes, dont la ponction fait sortir une goutte d'un liquide visqueux et filant.

Les autres maladies pustuleuses du col sont nombreuses et deviennent l'origine la plus commune des ulcères proprement dits. Elles proviennent généralement de la localisation des affections dartreuse, scrofuleuse ou syphilitique. Le plus souvent elles consistent dans le développement d'un grand nombre de petites pustules contiguës, confluentes, se déchirant pour laisser exsuder du pus comme dans l'*impétigo*, et devenant le point de départ d'une sécrétion purulente se renouvelant incessamment sur un fond qui lui-même s'altère, se laisse envahir par l'ulcération et se complique de granulations, de folliculite, d'hypersécrétion muqueuse, purulente, etc. D'autres fois elles se présentent sous la forme de pustules isolées, larges et plates, rappelant celles de l'*ecthyma*, et pouvant se terminer comme les précédentes; mais cette forme est beaucoup plus rare que la première.

Je ne poursuivrai pas cette description des éruptions pustuleuses du col, parce que ces maladies, quoique fréquentes, sont moins caractérisées peut-être que les précédentes, et que, donnant lieu presque toujours à des ulcères, elles sont moins facilement rencontrées sous la forme qui leur est spéciale. Il est probable d'ailleurs que, indépendamment des éruptions qui peuvent tenir à une simple altération de la vie locale, il se développe sur le col utérin, sous l'influence d'une même affection diathésique, des formes éruptives très-diverses. Il en est presque de la muqueuse du col utérin comme de la peau, pour les dartres et les scrofules. Quant à l'affection vénérienne, je puis dire que j'ai constaté sur le museau de tanche toutes sortes de syphilides, depuis l'*érythème*, les petites plaques circulaires, rouges et comme *rubéoliques*, les *macules*, les *taches*, etc., jusqu'au *pityriasis*, au *psoriasis*, aux *pustules plates*, aux *tubercules*. En cherchant attentivement ces diverses formes éruptives chez des femmes dont l'utérus est supposé sain, aussi bien que sur celles dont l'utérus est reconnu malade, on ne peut manquer de les rencontrer, tantôt isolées sur le col, tantôt coexistant avec une maladie utérine, ou déjà revêtant en partie une autre forme, ou bien enfin compliquées, comme il arrive habituellement, de granulations ou d'ulcères.

§ 2. — ULCÈRES DU COL UTÉRIN.

L'ulcération du col utérin est peu-têtre la maladie la plus fréquente de cet organe, quoi qu'en ait dit M. Robert Lee. J'ai déjà opposé aux statistiques de ce médecin, celles de son compatriote, M. West. Je dois dire que mes propres recherches ont confirmé les résultats signalés par cet observateur et justifié de plus en plus, à mon avis, cette opinion tout à fait contraire à la sienne, que l'ulcération du col est un état morbide d'une importance incontestable en pathologie utérine.

Du reste, voici les résultats de quelques statistiques sur la fréquence des ulcérations du col, relativement aux maladies utérines et aux autres maladies.

Comparativement aux maladies utérines, on trouve :

D'après mes recherches[1] :	425	ulcérations sur	1563	maladies utérines.
D'après celles de J.-H. Bennet[2] :	237	—	300	—
D'après celles de M. West[3] :	17	—	29	—

Comparativement aux autres maladies, on rencontre :

D'après les recherches de M. West :	17	ulcérations du col sur	65	autopsies.
D'après celles de M. S. Stewart[4] :	15	—	50	—
D'après celles d'Aran[5] :	1	—	10	—

Ces résultats sont sans doute loin de concorder entre eux : bien que je regarde celui d'Aran comme un peu faible, je n'oserais affirmer que des statistiques nouvelles et surtout plus nombreuses, ne modifieraient pas ceux de MM. West et S. Stewart; mais ils suffisent, même celui d'Aran, pour démontrer la fréquence de l'ulcération du col et justifier l'importance que l'on doit attribuer à cette maladie.

Diagnostic. — Le diagnostic est généralement facile, pourvu que l'on puisse examiner l'organe au spéculum. Il ne suffit pas alors de reconnaître l'ulcération, il faut encore en déterminer la forme, la nature, les tendances, et les indications du traitement qui lui convient. Mais avant d'en venir à cet examen direct, il faut dire quelques mots des symptômes qui peuvent faire présumer l'existence de l'ulcération.

Signes subjectifs. — Les ulcérations superficielles ou érosions, exulcérations, fissures, passent la plupart du temps inaperçues, comme les éruptions qui leur ont donné naissance. Les ulcères proprement dits peuvent eux-mêmes exister depuis assez longtemps, sans avoir déterminé de pertes blanches, d'altérations menstruelles, de douleurs locales ou d'altérations générales de la santé qui aient attiré sur eux l'attention.

[1] Voyez ci-dessus, p. 308.
[2] Ouv. cit., p. 35, 548.
[3] Ouv. cit., p. 114.
[4] *De la pathologie utérine dans l'Inde.* Tableau représentant l'état des organes génitaux de cinquante femmes Hindoues mortes de maladies diverses. Addition au traité de l'inflammation de l'utérus de M. J. H. Bennet, p. 377. Paris, 1864.
[5] Ouv. cit., p. 485.

Cette tolérance, non pas constante mais habituelle de l'organisme, à l'égard de l'ulcération utérine récente, rend difficile le signalement de symptômes qui puissent la caractériser.

Une autre cause s'ajoute à celle-ci, pour augmenter la difficulté de cette détermination, c'est la fréquence des complications des ulcères. Il est rare, en effet, que l'ulcération persiste longtemps seule sur le col de la matrice. Pour peu qu'elle soit ancienne et étendue, il y a pour le moins leucorrhée. Tous les follicules contenus dans le tissu ulcéré et ceux du voisinage sont atteints d'une irritation morbide, qui détermine de leur part une hypersécrétion, dont les produits s'ajoutent au pus sécrété par la surface même de l'ulcère.

Je ne parle pas de la congestion, des fongosités, du ramollissement, de l'hypertrophie de l'organe, de la métrite ni des autres complications ou états morbides concomitants, qui donnent naissance aux symptômes particuliers énumérés précédemment à l'occasion de chacun d'eux. Je cherche à démêler les symptômes propres de l'ulcère de ceux qui, tout en ayant attiré l'attention sur la maladie utérine, peuvent dépendre uniquement de ses complications. Or, dans les cas où je n'ai eu à dégager l'ulcère d'aucun autre état morbide concomitant, et où j'en ai abordé directement le traitement propre, sans être obligé de recourir auparavant à l'application de sangsues ou à aucune autre médication, j'ai presque toujours constaté que les malades éprouvaient peu de symptômes locaux.

Ceux-ci paraissent se réduire à des douleurs lombaires, douleurs inguinales ou plutôt fémorales, descendant le long des cuisses jusqu'aux genoux; généralement point de douleurs hypogastriques; quelquefois douleurs au moment du coït, ou pendant un jour ou deux à la suite de cet acte; quelquefois, après le rapprochement sexuel, un peu d'écoulement de sang mêlé à la perte leucorrhéique, et même, si l'ulcère est fongueux, perte sanguine plus ou moins abondante, mais toujours d'une durée très-limitée.

Les symptômes généraux sont ordinairement plus marqués. Sans avoir rien de spécial, ils attirent presque toujours l'attention sur l'utérus, pour peu que le mal ait d'ancienneté, et alors même que les symptômes locaux manquent totalement. Parmi ceux qui sont communs à toutes les maladies utérines, il m'a paru que les altérations des fonctions digestives occupaient la première place, dans les cas d'ulcération invétérée. Les malades se plaignent presque toujours de dyspepsie, de tiraillements d'estomac; elles ont un air de langueur et de souffrance qui est augmenté encore par l'amaigrissement, l'anémie, la pâleur et l'altération particulière des traits du visage que l'on a désignée sous le nom de *facies utérin*.

Mais, on le voit, ces symptômes suffisent tout au plus pour attirer l'attention sur l'utérus et nécessiter l'examen à l'aide du spéculum, qui est indispensable pour déterminer l'existence et les caractères de la lésion. Aussi les signes objectifs sont-ils très-importants, puisqu'ils permettent seuls de porter le diagnostic.

Signes objectifs. — En indiquant les différences qu'ils présentent d'un cas à l'autre, on se trouve conduit à énumérer, chemin faisant, les distinctions qu'ils permettent d'établir entre les divers ulcères, d'abord au point de vue de leur forme, puis relativement à leur nature, enfin, sous le rapport de leur bénignité ou de leur tendance ulcéreuse, plus ou moins destructive, laquelle dépend à la fois de l'un et de l'autre des caractères précédents.

I. *Diversité de forme des ulcères du col.* — Ces différences portent surtout sur l'étendue en largeur ou en profondeur, sur la consistance du tissu, la coloration ou les divers aspects de la surface des ulcères.

On peut dire que l'ulcération du col utérin est rarement profonde. C'est par l'état de la surface plutôt que par la perte de substance qu'elle manifeste son existence. Mais, pour être superficielle et quelquefois exubérante, cette surface n'en présente pas moins des accidents de forme assez diversifiés pour mériter chacun une mention spéciale.

Les ulcères qui altèrent le moins l'aspect, la forme ou la structure de la muqueuse du col sont les érosions, les exulcérations, les fissures. Puis viennent les ulcérations proprement dites, dont les unes se font remarquer par une exubérance de tissu, les autres par une perte de substance plus ou moins sensible. Dans la première de ces deux catégories se trouvent les ulcères granuleux, végétants, fongueux, variqueux et généralement ceux qui dépendent de la métrite chronique, du catarrhe utérin, ou simplement de la grossesse ou de quelque autre altération de la vie de l'organe. Dans la seconde, se trouvent les ulcères creux, les ulcères à fond grisâtre, indurés, à bords calleux, taillés à pic ou décollés, les ulcères rongeants, et généralement ceux qui sont entretenus par une affection diathésique.

Les érosions, les exulcérations, qui sont la suite de maladies éruptives, occupent, comme ces maladies, un siége variable, plus fréquent pourtant sur le milieu que sur les bords de chaque lèvre. Celles qui tiennent à la macération de l'épithélium par le mucus de la leucorrhée, siégent pourtant sur le pourtour de l'orifice ou sur la lèvre inférieure. Elles sont si peu profondes et en même temps si peu marquées, qu'on les découvrirait difficilement, si l'on n'en soupçonnait pas l'existence; même après avoir abstergé le col avec un tampon de coton et mis à nu la surface excoriée, il peut être difficile de la reconnaître, à moins que sa coloration d'un rouge vif et sa surface veloutée ou très-finement granuleuse ne la fassent distinguer des parties environnantes, qui sont roses et lisses. Si le défaut d'hyperhémie et d'hypertrophie papillaire rend le diagnostic douteux, on emploiera le moyen suivant qui a été conseillé:

on passera sur toute la surface du col un crayon de nitrate d'argent, ou mieux un pinceau humecté, qu'on a chargé de nitrate en le promenant sur le crayon; après cette petite opération, la surface saine du col conserve ordinairement sa couleur, tandis que la partie exulcérée prend une teinte blanchâtre. Il est aisé de comprendre toutefois que, si le col essuyé est resté humide sur d'autres points que sur l'érosion, la coloration blanchâtre, due à la décomposition du sel et au dépôt de l'argent, pourra s'étendre au delà des limites du mal et n'avoir plus de valeur pour le diagnostic. Heureusement l'importance n'en est pas très-grande, car ces érosions se guérissent aisément et quelquefois sans aucun traitement.

Les fissures s'observent surtout chez les femmes dont le col a été déchiré par des accouchements précédents, et elles siégent au fond de ces anciennes déchirures. De là elles peuvent s'étendre et former, sur une partie plus ou moins considérable du col, des exulcérations qui ont une tendance continuelle à s'accroître.

Sans doute ces ulcérations très-superficielles ne mériteraient pas de mention spéciale, si elles disparaissaient toujours ou le plus souvent d'elles-mêmes, comme cela a lieu pour des états morbides analogues observés sur d'autres muqueuses, par exemple pour les ulcérations aphtheuses de la bouche; mais sur l'utérus, les érosions, comme toutes les maladies, ont de la tendance à persister et à s'accroître plutôt qu'à se guérir, et la facilité de régénération qui caractérise le tissu utérin, au lieu de communiquer à ces solutions de continuité superficielles une facilité de guérison, les dispose au contraire, par la tendance de la muqueuse à la granulation, à s'étendre, à s'élever ou à dégénérer en ulcérations profondes qui finissent par nuire à tout l'organisme. C'est pour cela qu'au lieu de les abandonner à elles-mêmes, le médecin doit se faire un devoir, dès qu'il en a constaté l'existence, de leur accorder toute son attention et de chercher à temps à en obtenir la guérison[1].

Quand l'érosion du col est abandonnée à elle-même pendant un certain temps, ou qu'elle est soumise, depuis plusieurs mois ou plusieurs années, à l'influence délétère de causes extérieures, comme la malpropreté, les excès vénériens, les avortements ou les accouchements répétés, elle se transforme en une ulcération d'abord profonde et accompagnée de perte de substance, plus tard comblée par le développement de granulations provenant, soit d'hypertrophie papillaire, soit plutôt de bourgeons charnus qui s'élèvent du fond et sont bientôt assez proéminents pour dépasser la surface lisse et saine du reste du col. La tendance hypertrophique de ces bourgeons charnus est quelquefois si considérable, que l'ulcère peut passer de la forme granuleuse à la forme végétante, présentant alors des excroissances de 3 à 5 millimètres de haut, d'une coloration rouge vif ou rouge livide semblable à celle des

[1] Scanzoni, *Maladies des organes sexuels de la femme*, p. 172.

granulations, constituées comme ces granulations et les bourgeons charnus, par un tissu fibro-plastique très-tendre et très-riche en vaisseaux sanguins, souvent très-rapprochées les unes des autres, séparées par des enfoncements, plus ou moins renversées sur le bord irrégulier de l'ulcère, se prolongeant quelquefois dans la cavité cervicale, donnant enfin naissance à une sécrétion purulente très-abondante.

Ces végétations de l'ulcère granuleux peuvent être atteintes, comme le tissu utérin lui-même dans quelques cas, par un véritable ramollissement qui facilite la congestion et la stagnation du sang dans leurs vaisseaux. Les excroissances granuleuses deviennent plus grosses, leur couleur, au lieu de varier du rouge vif au rouge foncé, comme celle des granulations proprement dites et des végétations, devient d'un rouge sombre, violacé ou bleuâtre, analogue à celui des hémorrhoïdes. L'ulcération est dite alors fongueuse. Non-seulement sa sécrétion purulente augmente avec l'étendue de surface que produit le développement des fongosités ; mais le moindre contact, le coït, l'application du spéculum, le simple frottement du col avec un tampon de coton donnent lieu à des hémorrhagies souvent très-copieuses.

On ne saurait trop répéter que, si les simples érosions peuvent disparaître sans traitement, les ulcérations granuleuses ne guérissent jamais spontanément. Abandonnées à elles-mêmes, elles continuent à s'étendre jusqu'au point d'envahir la totalité du col, dont elles n'occupaient d'abord que l'orifice ou qu'une certaine étendue sur l'une des deux lèvres. Soit qu'elles restent limitées, soit qu'elles s'étendent à une partie plus ou moins considérable du col, elles finissent presque toujours par se couvrir de granulations de plus en plus nombreuses et volumineuses, qui prennent, avec le temps ou sous l'influence de dispositions spéciales, la forme d'excroissances, de végétations ou de fongosités. Ainsi, les ulcères granuleux, déjà remarquables par l'opiniâtreté avec laquelle ils résistent au traitement, deviennent végétants, fongueux et saignants, lorsqu'ils continuent à se développer, et, dans ce dernier cas, ils résistent encore plus aux remèdes employés contre eux. Aussi ne saurait-on trop se préoccuper de les combattre, dès qu'on les a constatés, par les moyens énergiques dont l'expérience confirme l'efficacité.

L'ulcération variqueuse, dit Scanzoni[1], est une des formes que l'on observe le plus rarement. Elle ne se développe qu'à la suite d'une stase chronique du sang, à l'intérieur des parois de la matrice. L'ulcération est consécutive à la congestion de l'organe; non-seulement sa coloration est vineuse ou bleuâtre comme celle des parties génitales dans les derniers temps de la gestation, mais encore sa surface est traversée par une quantité plus ou moins grande de veines variqueuses. Dans un cas, ajoute cet auteur, une pareille érosion était traversée par une veine

[1] Ouv. cit., p. 179.

d'environ 15 millimètres de longueur, dilatée jusqu'à atteindre la grosseur d'une plume de corbeau, d'où il s'écoula environ 60 grammes de sang lorsque nous l'ouvrîmes.

Les ulcères entretenus par des altérations diathésiques, dont je parlerai bientôt, présentent habituellement des formes différentes. La tendance hypertrophique du tissu utérin peut bien les rendre quelquefois granuleux ou fongueux comme les précédents; mais souvent, au lieu d'être exubérant (*excedens*), l'ulcère diathésique se fait remarquer par la perte de substance, par sa coloration, sa consistance, ses limites, etc. Ainsi, le fond, au lieu d'être granuleux et exubérant, en est déprimé, inégal, plus ou moins dur, couvert d'une sécrétion épaisse, jaune ou grisâtre, quelquefois adhérente, pseudo-membraneuse, d'autres fois au contraire claire, ichoreuse, sanieuse, sanguinolente, etc. Les bords, au lieu d'être irréguliers, mal définis, cachant plus ou moins les limites de l'ulcère, en sont au contraire nettement accusés, d'un rouge vif qui tranche avec le fond de l'ulcère autant qu'avec les tissus voisins, suivant une courbe régulière, ou déchiquetés et inégalement étendus dans divers sens, tantôt décollés, mous, blafards, tantôt adhérents, taillés à pic, calleux.

II. *Diversité de nature des ulcères du col.* — Sous le rapport de leur nature, on distingue assez aisément à leurs caractères les ulcères du col qui tiennent à une altération de la vie locale, soit physiologique, soit pathologique, des ulcères qui dépendent d'altérations générales diathésiques.

Parmi les premiers, un des plus remarquables, est l'ulcère produit ou entretenu par la *grossesse*. Il est certain que l'état de gestation qui produit dans l'utérus des modifications si profondes, amène ou du moins détermine souvent sur le col, comme sur les organes voisins, des altérations spéciales. De même que la grossesse se signale souvent par un état congestif excessif, non-seulement du col, mais du vagin et de la vulve, par une leucorrhée vaginale très-abondante, par un ramollissement, une congestion veineuse extrêmement prononcée de la portion vaginale du col; de même elle détermine positivement quelquefois l'ulcération de la membrane muqueuse de cet organe. Je crois bien, d'après ce que l'expérience m'a appris, que la plupart des ulcérations que nous constatons pendant la grossesse, existaient déjà avant la conception; mais je suis convaincu qu'il y en a qui ont pris naissance seulement pendant la grossesse. Quant aux autres, elles étaient évidemment peu importantes, puisqu'elles n'ont pas empêché la fécondation, et si la grossesse ne les a pas fait naître, elle leur a imprimé du moins des modifications très-considérables, qui méritent qu'on se préoccupe spécialement des ulcérations du col chez les femmes enceintes.

Il est difficile d'ailleurs de savoir si la grossesse est la cause unique de ces ulcérations. Il est probable que beaucoup d'entre elles sont dues en définitive à l'existence de quelque affection générale indéterminée ou d'une disposition particulière du tissu utérin à s'ulcérer par l'effet de l'irritation spéciale ou de la macération épithéliale que la leucorrhée produite par la grossesse y a provoquée. Mais la grossesse, en congestionnant le col comme le reste de l'organe, et surtout en le ramollissant, en y modifiant le mouvement nutritif, a déterminé, sinon disposé l'ulcération à se produire.

Quoi qu'il en soit, il est d'autant plus important de s'occuper de ces ulcérations, qu'elles paraissent avoir positivement suffi pour amener dans quelques cas l'avortement et que leur guérison paraît avoir, au contraire, prévenu la reproduction de cet accident chez des femmes qui l'avaient précédemment éprouvé.

L'ulcération du col due à la grossesse est caractérisée par des bords irréguliers, mal définis, l'existence de granulations ou de fongosités mollasses, facilement saignantes, une coloration vineuse ou violacée, plus foncée encore que celle du reste du col, une grande facilité à saigner, enfin une hypersécrétion muqueuse considérable s'ajoutant à la sécrétion purulente de l'ulcère. Lorsque l'ulcération se prolonge jusque dans la cavité cervicale, elle peut, par la modification qu'elle imprime à la sécrétion, altérer la consistance du bouchon gélatineux formé par la sécrétion naturelle du col. Cette cause, ajoutée à l'irritation produite par la présence même de l'ulcère sur le col, dont les titillations et les excitations de toute nature suffisent pour provoquer réactivement les contractions utérines, n'est probablement pas sans influence sur l'avortement, que j'ai signalé, avec beaucoup d'auteurs, comme un des accidents provoqués par l'ulcération du col chez les femmes enceintes.

L'ulcère produit ou entretenu par le *catarrhe utérin* se reconnaît d'abord à l'existence d'une leucorrhée utérine concomitante et à la présence, au milieu des granulations, de follicules enflammés, hypertrophiés, fournissant une hypersécrétion abondante. Il est ordinairement granuleux, quelquefois même fongueux, et, excepté au début, où il a souvent peu d'élévation et un aspect velouté ou framboisé, la surface en devient inégale et parfois anfractueuse par l'effet de l'inégalité de volume des granulations ; l'enduit liquide qui le recouvre n'est pas seulement purulent, mais il est surtout visqueux, plus ou moins tenace et adhérent ; on ne peut mettre toujours l'ulcère à nu sans l'absterger assez fortement et le faire saigner. Il est borné dans le principe au pourtour de l'orifice ; on doit même remarquer que, comme la plupart des ulcères du col, il ne pénètre pas souvent au delà. Mais, dans quelques cas, surtout lorsque la leucorrhée vient à la fois du corps et du col, qu'elle est ancienne, qu'elle s'accompagne d'inflammation de la muqueuse, il se prolonge plus ou moins dans la cavité cervicale ; on peut même rencontrer rarement l'ulcération sur des points plus profonds et quelquefois jusque dans la cavité utérine proprement dite. Quant à la surface extérieure du col, l'ulcère s'étend de proche en proche sur une étendue plus ou moins considérable de la lèvre postérieure : il atteint parfois toute l'étendue de cette lèvre, et même il envahit peu à peu la lèvre antérieure. Ses bords sont assez nettement limités dans le principe ; mais, par la suite et par les progrès de la maladie, ils circonscrivent moins bien la surface de l'ulcère : à mesure qu'ils empiètent sur les tissus sains, ils deviennent inégaux et s'entourent souvent de granulations discrètes plus ou moins éloignées, constituées par la folliculite du col, par de petits kystes transparents de la grosseur d'un grain de millet ou plus volumineux, dus à la distension des follicules par le mucus sécrété et retenu dans leur cavité. Il faut bien se rappeler qu'il ne suffit pas de guérir la leucorrhée pour guérir l'ulcère ; à moins que le moyen de traitement, tel que l'introduction à demeure du nitrate d'argent, ne soit suffisant pour modifier profondément, par sa durée et son mode d'action, la surface de l'ulcère en même temps que la cavité utérine.

L'ulcération déterminée par la persistance de la *métrite chronique*, notamment de la métrite parenchymateuse, tout en occupant une place importante dans la production des ulcères du col, est loin d'être aussi fréquente que peuvent le faire supposer les descriptions des gynécologues modernes, qui ne décrivent guère les ulcères du col que comme des manifestations ou des terminaisons de la métrite. Quelquefois même les rôles me semblent devoir être renversés et, surtout dans les cas où la métrite est bornée au col, on peut la regarder comme étant aussi souvent l'effet que la cause de l'ulcération. L'indication n'en est pas moins la même et, bien que dans aucun de ces deux cas l'ulcère ne puisse guérir par le seul traitement antiphlogistique, il faut, avant de l'attaquer directement, détruire la complication inflammatoire qui l'a causé, qui l'entretient ou qui en est une conséquence. Car les moyens de traitement applicables à l'ulcère ne feraient qu'exciter l'inflammation et augmenter le mal, au lieu de le guérir.

Il faut donc bien diagnostiquer l'existence de toute complication inflammatoire de l'ulcère. On la reconnaîtra aisément à la tuméfaction, à la chaleur, surtout à la douleur du col. On remarquera en même temps que la rougeur de l'ulcère s'étend avec une intensité à peu près égale à la surface du col non ulcérée, que les bords de l'orifice sont tuméfiés, écartés l'un de l'autre, et que l'orifice lui-même est entr'ouvert comme dans la métrite. Souvent il y a un certain degré de leucorrhée. Enfin la sécrétion pathologique de la surface ulcérée paraît être plus abondante et plus franchement purulente. Il y a une certaine hyperesthésie de toute cette surface, on y éveille une douleur quelquefois très-vive lorsqu'on l'absterge, et l'on y détermine facilement l'écoulement d'une petite quantité de sang d'un rouge vif.

Parmi les ulcères qui dépendent d'*altérations générales diathésiques*, on peut distinguer les uns des autres, à certains caractères, les ulcères herpétiques ou dartreux, scorbutiques, scrofuleux, syphilitiques, cancéreux.

Les ulcères *dartreux* se reconnaissent, au début, par l'apparition de quelqu'une des formes éruptives que j'ai signalées comme leur donnant naissance. Plus tard on saisit encore sur quelques points environnant l'ulcère, sur ses bords ou dans son voisinage, la formation de vésicules, de phlyctènes, de pustules analogues à celles qui en ont été le point de départ. La surface de la solution de continuité peut ne pas différer beaucoup de celle qui caractérise quelqu'une des formes précédemment décrites. Mais on devra s'aider, pour le diagnostic, des antécédents, des symptômes généraux, de l'existence d'autres manifestations herpétiques sur d'autres points du corps, enfin de tous les signes de la diathèse dartreuse proprement dite.

Les ulcères *scorbutiques*, rares, sont caractérisés par leur couleur violacée, leurs fongosités, leur mollesse, leur facilité à saigner, ainsi que par l'engorgement, l'œdème de leur base ou de la portion environnante du col.

Les ulcères *scrofuleux* ont des bords décollés, baveux, s'étendant souvent assez loin sur les deux lèvres du col. Il est bon de remarquer, à cet égard, que les ulcères scrofuleux comme la plupart des autres, à l'exception peut-être unique des ulcères leucorrhéiques, ne sont pas bornés à la lèvre postérieure du col, et qu'ils paraissent être aussi fréquents sur la lèvre antérieure que sur la postérieure. Ils sécrètent un pus très-abondant, souvent mal lié, séreux ou séro-caséeux. On dirait que de leurs bords et des anfractuosités qui se creusent au-dessous de leurs bords décollés, il sort un pus épais, concret, condensé par son séjour prolongé dans ces crevasses, et dont la partie séreuse s'est déjà écoulée. Je pense que c'est ce pus épaissi, mêlé à quelques détritus de tissu formés par les progrès de l'ulcération, qu'on a pris quelquefois pour de la matière tuberculeuse. Car les tubercules du col et généralement de la matrice sont si rares, qu'il est impossible que les auteurs qui ont décrit de prétendus ulcères tuberculeux aient pu les observer aussi souvent que cela paraît résulter de leurs assertions. Quant à moi, je considère les ulcères tuberculeux comme tellement exceptionnels, que je me réserve d'en dire plus tard quelques mots, en citant les seules observations de tubercules utérins qui me paraissent authentiques. Les ulcères scrofuleux au contraire sont positivement assez fréquents; et n'aurait-on pour les reconnaître aucun des caractères que je viens d'énumérer, il n'en faudrait pas moins les admettre, à mon avis, en les voyant développés chez des malades essentiellement scrofuleuses, ne paraissant pouvoir se rattacher à aucune autre cause, et guéris par l'influence unique d'un traitement antiscrofuleux bien dirigé, par exemple de l'exercice, du régime, de l'hygiène, des altérants tels que l'iode et notamment des bains de mer.

Les ulcères *syphilitiques* sont rares sur le col relativement à leur fréquence sur d'autres parties, notamment à la vulve, mais ils ne sont pas rares d'une manière absolue. J'ai eu plusieurs fois l'occasion de les constater, et si je n'en ai pas déterminé la nature par l'observation des effets de l'inoculation artificielle du pus virulent recueilli à leur surface, je n'ai pu conserver pourtant à l'égard de leur essence aucun doute, puisant les éléments de ma conviction, non-seulement dans leur forme, leur aspect caractéristique, leur présence chez les malades atteintes simultanément ou plus tard d'accidents secondaires, mais encore dans l'inoculation naturelle ou la contagion dont ils m'ont offert plusieurs fois des exemples. Ainsi je les ai vus positivement être le résultat d'une contagion, les retrouvant sur le col, à la suite d'un coït avec un malade portant lui-même un chancre sur le méat. D'autre part et à l'inverse, j'en ai observé sur le col qui avaient été certainement la cause de chancres développés sur le gland, car je ne pouvais en rencontrer en même temps sur aucun des autres points des organes sexuels de la femme. Mais ce n'est pas tout; j'ai vu plusieurs fois un chancre de la lèvre antérieure par exemple, ce qui est un cas bien probant, déterminer par contagion, au bout de quelques jours, l'apparition d'un chancre sur le point correspondant de la paroi postérieure du vagin habituellement en contact avec cette portion de la lèvre antérieure, et nulle autre part. Enfin, j'ai tenu en observation des malades qui étaient accusées d'avoir infecté des hommes ayant eu commerce avec elles, et chez lesquelles pourtant on ne découvrait, malgré l'examen le plus minutieux, aucune surface ulcérée et surtout chancreuse, aucun accident syphilitique, ni même aucun symptôme morbide, à l'exception d'une simple goutte leucorrhéique sortant seulement par intervalles, de l'orifice utérin. Au bout de quelques jours je voyais le pourtour de cet orifice envahi peu à peu de dedans en dehors par une ulcération chancreuse, provenant évidemment de la cavité du col et s'étendant peu à peu sur l'une ou l'autre lèvre jusqu'à une certaine distance. J'ai recueilli six observations très-authentiques de ce développement du chancre intra-cervico-utérin. Il faut remarquer que la découverte du chancre est alors d'autant plus difficile que la plupart du temps il n'y a pas même de leucorrhée. On voit seulement par intervalles une goutte de muco-pus ou de pus sanguinolent se présenter à l'orifice, surtout lorsqu'on presse sur le col. Aussi, ai-je dit en parlant de la leucorrhée, qu'on doit se méfier beaucoup, chez les malades suspectes, de cet écoulement minime et en apparence insignifiant.

Du reste, les chancres du col se présentent avec l'aspect qu'ils offrent sur les autres points de la muqueuse génitale, rarement indurés, mais pourtant pouvant l'être, à bords taillés à pic, à fond grisâtre, quelquefois diphthéritiques ou du moins recouverts d'une pseudo-membrane épaisse, dure, adhérente, et paraissant avoir alors une tendance phagédénique. Ils n'ont de particulier, d'après Suchanek [1] et M. Scanzoni [2],

[1] *Prager Vierteljahrsch.*, vol. XXXIII, p. 11. — [2] Ouv. cit., p. 163.

que l'injection plus vive des parties avoisinantes et la disposition à saigner au moindre contact. On comprend que le point où ils doivent se rencontrer le moins souvent, (je ne les y ai vus qu'une fois), est la partie moyenne, convexe ou bombée de chaque lèvre, parce que le pus virulent s'y arrête moins facilement qu'ailleurs. Au contraire ils siégent de préférence à l'orifice et au pourtour du museau de tanche, près des sinus ou des culs-de-sac formés par les insertions vaginales. D'après ce que j'ai dit, ils peuvent même se développer et siéger sur la muqueuse de la cavité cervicale et n'apparaître que progressivement à l'orifice d'où ils s'étendent sur l'une des lèvres ou sur toutes les deux à la fois, circulairement autour de l'ouverture du col.

Enfin, l'ulcère *cancéreux*, de forme variable, à bords habituellement durs, inégaux, friables et saignants, à sécrétion ichoreuse plutôt que muqueuse ou purulente, a des caractères si particuliers et des variétés si distinctes, que je ne puis m'y arrêter ici. J'en renvoie la description à l'histoire même du cancer de l'utérus, où elle sera mieux placée.

III. *Diversité de tendance ulcéreuse ou destructive des ulcères du col.* — On peut bien concevoir, comme je l'ai fait pressentir, que de la forme et surtout de la nature d'un ulcère on puisse déduire sa tendance envahissante et destructive, sa bénignité ou sa malignité. Je crois pourtant devoir dire quelques mots sur les caractères qui, indépendamment de la détermination de leur nature, permettent de diagnostiquer cette tendance des ulcères, parce qu'il importe, dans le doute même de leur nature ou de leur forme, de reconnaître d'abord ce trait particulier de la maladie. C'est surtout sur ce caractère que se basera le pronostic; il en ressortira aussi la nécessité d'un traitement prompt et énergique.

Les ulcères superficiels, les exulcérations légèrement granuleuses, les érosions provenant des diverses éruptions précédemment décrites, ont souvent une tendance naturelle à la cicatrisation et peuvent passer pour bénins. Les ulcères simples granuleux ou même fongueux, ceux qui tiennent à la grossesse, à la leucorrhée, ou à la métrite chronique, souvent encore les ulcères diathésiques, quoique non disposés naturellement à la cicatrisation, tendant au contraire à se développer de plus en plus, peuvent encore passer pour bénins, parce qu'un traitement rationnel, prompt et énergique finit par en faire justice.

Mais il est des ulcères qui affectent au contraire une tendance destructive, envahissante, funeste, et qu'on peut à bon droit caractériser du nom de malins.

Au premier rang sont les ulcères cancéreux qu'on distingue aisément des autres. Est-ce à ces derniers qu'il faut rattacher l'*ulcère rongeant* (*corroding ulcer of the os uteri*) de Clarke et de Levers? Je suis porté à penser, avec Kiwisch et M. Scanzoni [1], qu'il en est ainsi. Pourtant M. Rokitansky [2] décrit un ulcère rongeant de l'orifice utérin, qui est semblable

[1] Ouv. cit., p. 181. — [2] Anat. path., 1861, t. III, p. 538.

à l'ulcère phagédénique de la peau. « Sans avoir un néoplasme pour point de départ, dit-il, il consume petit à petit la portion vaginale ou même la plus grande partie de l'utérus, détruisant en même temps les tissus adjacents jusqu'au rectum et à la vessie. C'est un ulcère irrégulier, à contours sinueux, dentelés, aux bords et à la base duquel, à la suite d'une inflammation lente, les tissus sont épaissis, hypertrophiés et durcis. Sa base d'une couleur sale, verdâtre, ou d'un vert brunâtre, sécrète tantôt une petite quantité d'un liquide visqueux, purulent, tantôt en plus grande abondance un fluide aqueux; elle ne présente pas de granulations, mais une exsudation gélatineuse dans laquelle se liquéfient les divers tissus de la surface ulcérée. » Evidemment cette descriptoin se rapporte, sinon à l'encéphaloïde ou au squirrhe, au moins à l'épithélioma du col, et ces ulcères peuvent amener sur l'utérus, comme sur la peau, des destructions lentes ou rapides, considérables. J'en ai observé plusieurs exemples et l'on en retrouve plusieurs dans les beaux ouvrages d'anatomie pathologique de M. Cruveilhier et de M. Lebert.

Mais, outre cette tendance tenant à l'affection diathésique elle-même, ne peut-il pas se développer sur un ulcère du col, notamment sur les ulcères syphilitiques, une tendance pareille, comme cela se voit quelquefois sur d'autres parties de l'organisme? Je crois qu'elle se présente rarement sur l'utérus, peut-être à cause de la disposition hypertrophique et régénératrice qui le caractérise, surtout avant la ménopause; mais je l'ai observée une fois assez marquée pour me faire craindre la destruction du col, si je ne l'avais arrêtée par des cautérisations multipliées et des pansements fréquents et méthodiques. Je réserverai volontiers à cette forme de l'ulcération le nom de *rongeante* ou *phagédénique*.

D'autres fois, sans avoir une tendance destructive aussi prononcée, l'ulcération poursuit sa marche d'un côté pendant qu'on en obtient la cicatrisation d'un autre, et elle s'étend ou se prolonge ainsi d'une manière désespérante. On peut appeler alors l'ulcère *serpigineux* et on doit le traiter avec beaucoup de soin et de promptitude.

Mais une tendance destructive bien marquée se manifeste dans l'ulcère, lorsqu'il devient *diphthéritique*. Heureusement ce cas est encore très-rare, et s'il faut en juger par la description qu'ils en donnent, MM. Boys de Loury et Costilhes [1] me paraissent ne l'avoir pas précisément observé. Je crois l'avoir vu une seule fois, comme l'ulcère phagédénique. Mais, sans être recouvert d'une vraie diphthérie, les ulcères du col peuvent être fréquemment couverts de pseudo-membranes de nature variable, comme on en trouve sur les amygdales, dans la bouche, au pharynx, dans les angines couenneuses et non véritablement diphthéritiques. J'ai dit ailleurs [2], d'accord avec les praticiens qui ont étudié at-

[1] *Gazette médicale de Paris*, 1845, p. 374.

[2] *Recherches sur les conditions météorologiques du développement du croup et de la diphthérie*, p. 35. Montpellier, 1862.

tentivement les productions diphthéritiques et pseudo-membraneuses et notamment avec M. Laboulbène, que dans les maladies qui présentent cette complication il y a de grandes différences de nature et même de degré. Eh bien, je suis convaincu, pour l'avoir observé souvent, que les ulcères du col utérin, de forme et de nature diverses, peuvent être également sujets, sous diverses influences, et notamment par l'effet d'un état de faiblesse, d'adynamie, de cachexie, à se recouvrir de productions membraneuses, pseudo-membraneuses, diphthéroïdiques, et même diphthériques. Sans avoir la gravité extrême de la diphthérie proprement dite, surtout si elle était abandonnée à elle-même, ces productions indiquent toujours une tendance fâcheuse et nécessitent un traitement actif et énergique. On les reconnaît à ce qu'en abstergeant l'ulcère on ne peut le débarrasser de la couche jaune-blanchâtre ou jaune-verdâtre qui le recouvre. Il faut arracher la membrane par lambeaux avec des pinces, pour voir au-dessous d'elle le fond de l'ulcère creusé, saignant, et s'étant étendu en largeur comme en profondeur à l'abri de cette fausse membrane qui le recouvrait. Les parties voisines du col sont tuméfiées, d'une couleur rouge-violacée, quelquefois livides ; nul doute que, si la maladie était abandonnée à elle-même, elle ne fît des progrès qui pourraient devenir inquiétants.

Traitement. — Les ulcérations granuleuses du col, non-seulement ne guérissent jamais spontanément, mais ont une tendance continuelle à s'étendre et à devenir fongueuses, lorsqu'elles sont abandonnées à elles-mêmes ; elles résistent opiniâtrément aux moyens les plus ordinaires employés contre elles ; elles entretiennent en outre une congestion constante de l'utérus et de ses annexes et finissent par déterminer le développement de la métrite avec toutes ses conséquences. Ces considérations font comprendre la nécessité d'un traitement prompt et énergique. D'ailleurs, on a d'autant plus à se louer d'y avoir recours que, lorsque l'on combat l'état général diathésique qui entretient l'ulcère, que l'on empêche le séjour du pus ou de la leucorrhée et l'échauffement que ces liquides provoquent dans le vagin, que l'on combat par des moyens convenables la disposition du tissu à la granulation, on trouve en définitive dans la tendance même du tissu utérin à se régénérer, pourvu qu'on la dirige convenablement, une certaine facilité à guérir ces ulcères.

Mais, pour être prompt et énergique, ce traitement n'en doit pas moins être avant tout rationnel. On a fait longtemps abus des pansements, des traitements locaux seuls, émollients, anodins, modifiant la surface de l'ulcère d'une manière insuffisante, et malheureusement beaucoup de malades sont encore soumises à de pareils traitements. D'autre part, depuis l'introduction de la cautérisation actuelle dans le traitement des ulcères du col, on a fait abus du fer rouge et des caustiques énergiques ; on les a appliqués à des cas qui pouvaient s'en passer ; on a assez mal calculé la portée de leur action, pour être obligé d'y revenir sur la même malade plus souvent qu'il n'est utile, on a surtout trop négligé de déterminer non-seulement les indications, mais les contre-indications à leur emploi. L'inflammation, la congestion même, et quelques autres états morbides contre-indiquent formellement la cautérisation énergique du col. J'ai vu des accidents graves, des métrites, des suppurations utérines, des inflammations de la trompe et de l'ovaire, la péritonite, suivre de près des cautérisations intempestives, et je suis certain qu'il en est de la cautérisation du col comme de tous les moyens d'une grande puissance : elle est héroïque ou très-dangereuse. J'ai le droit de faire ressortir les dangers de la cautérisation ; car il est, je crois, peu de médecins qui l'aient appliquée aussi souvent que moi. Mais ayant vu les accidents sérieux et même mortels, dont je viens de parler, survenir à la suite de cette petite opération pratiquée par des hommes inexpérimentés, je dois prévenir notre génération médicale qu'on a grandement abusé de ce moyen, qu'on ne doit pas se contenter de constater qu'il y a un ulcère en examinant le col avec le spéculum, mais qu'il faut s'assurer à l'aide du toucher qu'il n'existe aucune complication, surtout aucune inflammation du côté de l'utérus, des annexes ou du péritoine, qu'il faut enfin combattre ces complications avant de recourir à un moyen que je suis d'ailleurs bien loin de proscrire, puisque c'est le plus efficace de tous, mais que je voudrais ne voir employer jamais qu'à bon escient.

Ces réserves faites, je puis parler en toute liberté de l'efficacité incomparable de la cautérisation actuelle; mais je dois en conclure aussi qu'elle est loin d'être le seul et même le premier moyen à mettre en usage dans le traitement des ulcères du col. Il faut donc passer en revue les indications à remplir, dans l'ordre où elles se présentent.

La première indication est de combattre la cause générale ou locale qui produit l'ulcère ou qui l'entretient.

Il est inutile de revenir sur la nécessité de faire subir à la malade un traitement antidiathésique dont les moyens varieront, non-seulement suivant la nature de l'affection à laquelle paraît se rattacher l'existence de l'ulcère, mais encore suivant l'état des divers appareils nutritifs ; car le même remède peut être administré, suivant le bon état ou l'altération des fonctions digestives, sous la forme de médicament interne ou sous celle de bains, de frictions, etc.

Quant à l'état local, il ne faut pas oublier que la fluxion, la congestion, l'inflammation, l'hypertrophie, la leucorrhée peuvent compliquer l'ulcère comme causes, effets, ou simples coïncidences. Mais, à quelque titre que ce soit, avant tout, ces états morbides doivent être traités par les émissions sanguines, le repos, les bains, les irrigations prolongées, les résolutifs généraux et locaux. Sans cette précaution, non-seulement on chercherait en vain à guérir l'ulcère, mais encore la plupart des topiques employés dans ce but, et surtout la cautérisation, ne manqueraient pas d'éveiller des accidents très-graves.

La deuxième indication est d'entretenir une propreté excessive sur l'ulcère et les tissus voisins, et quelquefois d'en séparer les surfaces contiguës, d'isoler l'ulcère.

Les soins de propreté consistent dans des irrigations ou des lotions avec de l'eau tiède; on les répète assez souvent pour empêcher le séjour et l'échauffement des liquides sécrétés dans le vagin. Il faut y revenir au moins deux fois par jour; je les fais répéter, dans quelques cas, toutes les quatre heures. Ils suffisent pour guérir parfois les érosions, les exulcérations. Ils sont toujours indispensables dans les autres cas, pour favoriser l'action des topiques destinés à modifier l'ulcère. Ils peuvent d'ailleurs atteindre deux buts très-différents. En débarrassant le vagin des sécrétions surabondantes et irritantes qui y séjournent, ils empêchent que le contact de ces liquides n'entretienne et n'agrandisse l'ulcère. En nettoyant l'ulcère lui-même et le débarrassant de ses propres produits, non-seulement ils combattent efficacement la persistance et l'extension de l'ulcération sur la surface ulcérée, qui est irritée et positivement contaminée par sa propre sécrétion, surtout lorsque cette sécrétion est virulente comme dans le cas de chancre, mais encore ils empêchent la transmission, par contagion, de la maladie qui entretient l'ulcère, aux surfaces muqueuses contiguës et par conséquent la production sur ces surfaces d'un nouvel ulcère en regard du premier. Cette remarque est applicable non-seulement aux ulcères syphilitiques et surtout aux chancres primitifs, mais encore à bien d'autres ulcères, tels que les ulcères diphthéritiques et même aux ulcérations bénignes, aux simples éruptions aphtheuses que j'ai vues plusieurs fois se développer sur les points du vagin en contact avec la portion du col sur laquelle elles siégent.

Ainsi les soins de propreté protégent l'ulcère contre les sécrétions qui viennent de lui-même et des parties voisines et en même temps ils protégent ces dernières contre les sécrétions qui viennent de l'ulcère. J'insiste sur ces remarques parce que je les crois très-importantes et que je regarde les simples lotions et irrigations comme les meilleurs moyens d'atteindre ce but. On doit les faire avec de l'eau fraîche lorsque l'ulcère est fongueux ou saignant. On peut les modifier, ou mieux on peut faire suivre une simple lotion à l'eau pure d'une lotion avec de l'eau chargée d'une substance désinfectante, telle que le chlorure de chaux, la liqueur de Labarraque, le vinaigre, le permanganate de fer, le coaltar, etc.; j'emploie surtout avec avantage les lotions à l'eau fraîche ou tiède, dans laquelle on verse une certaine quantité de ce dernier médicament.

L'isolement des surfaces du col et des parois vaginales par des corps étrangers est rarement nécessaire lorsque l'on fait des lotions fréquentes et avec tout le soin qu'elles réclament, par exemple en ayant l'attention de bien introduire la canule jusqu'au fond du vagin. Il est bon au contraire d'éviter autant que possible le séjour des corps étrangers dans le vagin, séjour qui m'a paru plus souvent nuisible qu'utile. On a fait beaucoup varier la nature de ces corps isolants. Tantôt ce sont des corps inertes, tantôt des médicaments doués d'une certaine action. Tantôt ce sont des corps solides, mous ou poreux, tantôt des poudres fines, ou un simple revêtement protecteur. Ainsi, dans ces cas, on a conseillé d'introduire dans le vagin des cataplasmes émollients avec de la graine de lin, contenus dans un sac de gaze, ou des pommades adoucissantes telles que la pommade dite de limaçon, de concombre, des tampons de charpie ou de coton, des sachets pleins de poudres inertes, astringentes ou aromatiques ; ou bien ces mêmes poudres, notamment des poudres inertes, telles que celle d'amidon, versées directement à l'aide du spéculum dans le fond du vagin ; ou bien enfin des substances légères telles que le collodion huilé étendu avec un pinceau sur les érosions du col, et y formant une couche solide, mince et adhérente, protégeant l'ulcère et les parties voisines contre un mutuel contact.

Je ne nie pas que dans quelques cas on n'ait eu à se louer de l'emploi de ces divers corps isolants; mais pour peu qu'on essaie de les appliquer à un nombre suffisant de malades, on ne tarde pas à se convaincre que, par l'irritation qu'ils produisent sur les muqueuses avec lesquelles ils sont en contact, ils sont plus souvent nuisibles qu'utiles, et qu'en principe on doit les bannir du traitement des ulcères, même les plus bénins.

La troisième indication est de modifier la surface de l'ulcère de manière à en exciter la vitalité et à y réveiller une tendance vers la cicatrisation, ou à exercer sur son tissu et sur la totalité du col une action résolutive plus ou moins prononcée.

Il suffit souvent de poudres inertes ou de corps solides laissés momentanément sur le col et y produisant, par l'effet de leur simple contact, une excitation favorable au réveil de la vitalité de l'ulcère. Ainsi, un tampon de coton porté sur le col préalablement essuyé, laissé à demeure chaque jour pendant quelques heures seulement, suffit quelquefois pour imprimer aux tissus cette direction favorable à la cicatrisation. D'autres fois une poudre inerte, telle que l'amidon, suffira pour produire le même effet. Dans l'un et l'autre cas, à moins qu'il n'y ait aucune sécrétion, il faut continuer à faire lotionner le vagin plusieurs fois par jour. On peut même donner au liquide qui sert à ces lotions des propriétés médicamenteuses, de manière à dispenser le malade de tout autre pansement. Seulement il faut avoir soin, comme je l'ai recommandé précédemment, de faire toujours précéder l'injection médicamenteuse d'une lotion simple ou purement détersive. Une seule raison peut faire rejeter, comme inutile, l'usage des lotions médicamenteuses dans le traitement des ulcères du col, c'est le peu d'habileté que les femmes mettent en général à introduire la canule de l'hydroclyse jusqu'au fond du cul-de-sac vaginal postérieur, ce qui est pourtant nécessaire pour assurer le contact du liquide avec la surface du col.

Aussi ces pansements, quelque simples qu'ils soient, gagnent-ils à être faits par le médecin. Après avoir donc préalablement lotionné et essuyé le col, on pourra jeter sur l'ulcère, au fond du spéculum, une pincée de sous-nitrate de bismuth, de calomel, d'alun, de sulfate de zinc ou d'acétate de plomb et par-dessus une cuillerée d'amidon en poudre qu'on refoulera contre le col pour y retenir le médicament. Un simple tampon de coton est encore plus facile à placer. Le plus souvent, au lieu de projeter directement les poudres médicamenteuses sur le col, je les place sur une des faces du tampon de coton, dont j'assure le contact avec le col d'une manière plus certaine, en le poussant peu à peu jusqu'au fond du spéculum et le maintenant contre le col pendant que je retire l'instrument avec précaution.

Mais, somme toute, je trouve, dans la majorité des cas, plus d'inconvénients que d'avantages à employer des corps étrangers séjournant plus ou moins de temps dans le vagin, pour exciter les ulcères à la cicatrisation. L'usage doit en être exceptionnel, et en principe je les rejette aussi bien comme modificateurs de la vitalité du col que comme simples corps isolants des surfaces malades.

Je préfère donc porter directement les médicaments sur la surface de l'ulcère sous la forme de liquide ou de poudre et absterger ensuite légèrement cette surface, pour empêcher que les restes de ces médicaments n'exercent une action nuisible sur la paroi vaginale, qui vient se mettre en contact avec le col, aussitôt après qu'on a retiré le spéculum. Au besoin, je verse de l'eau dans le spéculum et je la laisse quelque temps en contact avec le col avant d'essuyer légèrement ce dernier, pour être sûr de limiter aux surfaces ulcérées l'action des poudres ou des liquides modificateurs. Cette précaution peut être indispensable, si ces médicaments, au lieu d'être simplement excitants, sont cathérétiques ou caustiques.

Les médicaments que l'on peut ainsi porter directement sur le col sont les poudres précédemment indiquées. On les y pousse à l'aide d'un insufflateur, ou bien on les y dépose avec un pinceau de charpie préalablement roulé dans la poudre.

C'est dans ces cas qu'on peut employer les collodions médicamenteux préconisés par Aran.

Mais je préfère aux poudres et aux collodions les liquides qui pénètrent mieux l'ulcère, s'insinuent dans ses anfractuosités et traversent, en quelque sorte, la couche superficielle de son tissu. On a employé sous cette forme une multitude de médicaments. Je me contenterai de rappeler l'alun, le tannin, le sulfate de zinc, le sulfate de cuivre, le nitrate d'argent, le collyre de Lanfranc, la teinture d'iode, le perchlorure de fer, etc. Chacun de ces médicaments peut répondre à une indication spéciale et l'action peut en être graduée, suivant le degré de concentration auquel on l'applique. Ainsi, il suffit de toucher les simples érosions avec une solution très-faible d'alun ou de nitrate d'argent. Lorsque l'ulcération est plus étendue ou plus profonde, il convient de faire ces solutions plus fortes et, s'il y a leucorrhée ou excoriation des culs-de-sac vaginaux, ce qui arrive souvent, il est utile de laisser ces agents modificateurs quelques instants en contact avec les surfaces malades préalablement essuyées, pour leur donner le temps de les pénétrer suffisamment. Après avoir saisi le col avec un spéculum de bois, de porcelaine ou de glace, et essuyé avec du coton non-seulement toute la surface de cet organe, mais la portion voisine du vagin, on verse dans le fond du spéculum convenablement incliné, une certaine quantité, par exemple la valeur d'une ou deux cuillerées, d'une solution de nitrate d'argent au trentième, au vingtième, au dixième, suivant l'effet modificateur, cathérétique ou légèrement caustique, que l'on veut produire. On la laisse quelques instants en contact avec les surfaces malades, puis on la verse hors du spéculum en imprimant à cet instrument une direction différente, et l'on absorbe avec un tampon de coton ce qui peut rester du liquide caustique, à mesure que l'on retire le spéculum, pour prévenir les accidents qu'il pourrait occasionner sur le reste du vagin ou sur la vulve.

Lorsque les modifications doivent être bornées à la surface de l'ulcère, on se contente de toucher celle-ci avec le crayon de nitrate d'argent ou avec un pinceau mouillé et passé sur ce crayon, ou avec le collyre cathérétique de Lanfranc, topique très-siccatif, très-cicatrisant, ou avec le peroxychlorure de fer du professeur Béchamp, ou simplement avec le laudanum de Sydenham. Ce sont les topiques que j'emploie le plus souvent et dont j'ai le plus à me louer dans ces cas.

Lorsque le col est engorgé, œdématié, ou que l'ulcère est calleux, la teinture d'iode étendue ou pure, avec laquelle on badigeonne non-seulement l'ulcère, mais encore tout l'organe, a l'avantage d'être fortement résolutive en même temps que cathérétique.

Lorsque l'ulcère est fongueux, variqueux, saignant, le peroxy-chlorure de fer et, mieux encore, le perchlorure de fer liquide à 30 degrés, agissant non-seulement comme caustique sur la surface ulcérée, mais comme hémostatique puissant, rend des services signalés. Je me suis bien trouvé, dans des circonstances analogues, de toucher l'ulcère avec la créosote; mais ce médicament sort de la catégorie de ceux dont il est question maintenant, et doit être réservé pour les cas où une action destructive doit s'ajouter aux effets produits par les moyens qui précèdent.

Enfin on peut demander aux topiques portés sur le col de produire sur cet organe quelque autre modification, en même temps que de l'exciter à la cicatrisation par leur action cathérétique. Ainsi, on peut rechercher, outre l'action hémostatique du perchlorure de fer, ou fondante de l'iode, une action sédative ou calmante, une action résolutive, une action même spécifique. Dans ce dernier cas, on emploie, par exemple, des solutions de sublimé à des titres divers, l'eau phagédénique, etc.

Si les topiques liquides sont insuffisants, on a recours aux corps gras et aux pommades, bien que leur efficacité soit généralement inférieure à celle des autres topiques. Ainsi, dans les cas où la douleur, l'hyperesthésie compliquent le mal, j'emploie avec beaucoup d'avantage les pansements au laudanum préconisés par Aran, ou le cérat opiacé. Au lieu de retenir le laudanum avec la poudre d'amidon, après en avoir versé un à quatre grammes sur le col, je pousse contre cet organe un tampon de coton que la malade ôte quelques heures après, pour faire sa lotion. Dans d'autres cas je place sur ce tampon de coton ou sur une rondelle préparée *ad hoc*, une couche épaisse de cérat opiacé ou fortement laudanisé et je la mets en contact immédiat avec l'ulcère.

Lorsque je désire provoquer une action résolutive, je porte de la même manière une pommade aux iodures de plomb et de potassium. S'il y a des raisons d'ajouter à cette action résolutive une action spécifique, je substitue à ces pommades l'onguent napolitain belladoné ou la pommade au précipité rouge, laquelle, même en dehors de toute action spécifique, est extrêmement résolutive et, dans certains cas, hâte singulièrement le travail de la cicatrisation.

Les applications de pommade sur le col à l'aide de rondelles ou de tampons de coton, sont souvent préférables aux pessaires médicamenteux, usités en pareils cas. Ces derniers topiques ont le double inconvénient de ne pas être toujours poussés jusqu'au col ou de ne pas y rester, et d'agir sur la muqueuse vaginale en même temps et plus que sur l'utérus.

Enfin la quatrième indication est de modifier plus profondément encore la surface de l'ulcère, en détruisant par la cautérisation les granulations, les fongosités, les callosités, en un mot tous les tissus pathologiques impropres au travail naturel de la cicatrisation.

Évidemment je n'ai qu'à rappeler ici ce que j'ai déjà dit de la cautérisation appliquée au traitement des granulations et des fongosités. Que ces granulations se soient développées directement sur la muqueuse utérine ou qu'elles se soient formées sous la forme de bourgeons plus ou moins végétants sur la surface de l'ulcère du col, les indications et le mode d'application du caustique sont à peu près les mêmes. On peut en dire autant des callosités qui, sans donner à l'ulcère la forme proéminente et la disposition hémorrhagique des granulations, entravent tout de même le travail cicatriciel.

Le sulfate de cuivre et le nitrate d'argent sont des caustiques tout à fait insuffisants, applicables tout au plus à de petits ulcères, n'arrivant à guérir qu'après un nombre considérable de cautérisations, et modifiant si peu profondément le tissu que, tandis qu'ils favorisent la dessiccation de l'ulcère et la reproduction du revêtement épithélial de sa surface, ils laissent persister les altérations plus profondes et les augmentent quelquefois, par l'irritation répétée que leur contact trop fréquent détermine dans ce tissu. J'ai vu souvent des malades venir me consulter, se plaignant de souffrir toujours de la matrice, malgré les assurances qui leur étaient données de la cicatrisation de leurs ulcères. Je pouvais constater, en effet, chez elles, l'existence d'un recouvrement épithélial récent de la partie primitivement ulcérée, mais en même temps une congestion ou une induration des parties voisines, des granulations dans la cavité cervicale, souvent même une vraie métrite du col, paraissant être plutôt le résultat d'un traitement mal dirigé que la cause méconnue de l'ulcère.

Ce que je viens de dire du nitrate d'argent, je puis le dire aussi des caustiques plus énergiques, notamment des divers acides et en particulier du nitrate acide de mercure, si répandu jusqu'à ce jour. A ces inconvénients s'ajoutent, pour ces derniers, un inconvénient nouveau, celui de leur liquidité, qui en rend toujours le maniement difficile.

La possibilité, pour le médecin, d'avoir ces substances toujours sous la main, de cautériser l'ulcère dans son cabinet ou à sa première visite, sans en parler ou sans effrayer sa malade, a beaucoup contribué à en répandre l'emploi et peut être une raison pour en conserver l'usage lorsqu'il n'entraîne pas d'inconvénients. Mais on a trop oublié qu'il faut absolument que les malades gardent le repos après cette petite opération, qu'elles prennent un bain, fassent des irrigations, restent couchées, etc. Je connais des médecins qui ont été jusqu'à cautériser plusieurs fois l'utérus avec le fer rouge dans leur cabinet, sans prescrire ensuite à la malade aucun des soins consécutifs qui peuvent seuls assurer l'innocuité et le succès de cette petite opération. S'étonnera-t-on après cela du discrédit dans lequel les meilleurs moyens sont exposés à tomber?

La cautérisation potentielle avec de vrais caustiques, tels que la potasse, la pâte de Vienne, le caustique Canquoin seraient préférables aux moyens dont je viens de parler, et indispensables dans les cas où le volume des granulations nécessite une destruction profonde, si la cautérisation actuelle à l'aide du fer rouge ou d'une flamme de gaz, ne nous offrait un moyen plus avantageux et moins dangereux à la fois d'obtenir le même résultat.

La cautérisation actuelle sera superficielle ou profonde suivant la nécessité. Il faut la faire toujours assez énergique pour n'avoir pas besoin d'y revenir, et se rappeler que la profondeur de l'eschare produite par l'application du fer rouge est bien inférieure en réalité à ce qu'elle est en apparence. Dans ce cas, il ne faut pas craindre d'éteindre plus d'un cautère sur la partie du col que l'on veut détruire, surtout si les fongosités de l'ulcère sont volumineuses et saignantes, si le col est engorgé et hypertrophié, si l'on a besoin, en un mot, d'amener par un travail suppuratif d'une certaine durée et par le travail cicatriciel qui doit y succéder, une résorption des tissus ou des sucs interstitiels et la résolution de la tumeur formée par le col ulcéré.

J'ai vu des ulcères de cette espèce résister assez longtemps à la cicatrisation, pour m'obliger à revenir plusieurs fois toutes les quatre ou cinq semaines, par exemple, à la cautérisation actuelle, pendant que les traitements généraux et locaux se poursuivaient d'ailleurs avec constance. Mais je n'en ai jamais rencontré dont je n'aie fini par obtenir la guérison.

C'est dans ce cas qu'il peut être utile de cautériser simultanément une portion de la cavité du col, quoiqu'elle ne soit pas ulcérée, afin d'augmenter le travail de résolution. C'est dans ce cas surtout qu'il est utile de cautériser l'ulcère à l'aide d'un jet de gaz enflammé, parce qu'on peut produire ainsi une eschare infiniment plus profonde que par l'application du fer rouge.

La cautérisation actuelle est d'ailleurs applicable aux ulcères de la grossesse. Sans en abuser, il ne faut pas craindre, lorsqu'elle paraît indispensable, de la pratiquer de la même manière que sur l'utérus à l'état de vacuité et dans les conditions que j'ai déjà exposées, à propos du traitement des granulations chez les femmes enceintes. La cautérisation ayant pour but, dans ce cas, de prévenir un avortement que des fausses couches précédentes peuvent faire craindre, il faudra redoubler de soins, après qu'on l'aura pratiquée, pour empêcher tout mouvement fluxionnaire de se produire sur l'utérus. Si le repos absolu, les grands bains, les fomentations froides longtemps continuées étaient insuffisantes, le meilleur moyen d'éviter l'avortement serait de combattre la fluxion sanguine de l'utérus, non par des applications locales de sangsues, comme le dit Aran, mais par des saignées du bras révulsives, peu copieuses et répétées au besoin.

Enfin, il faut bien se persuader que tout traitement local n'est pas achevé, lorsqu'on a brûlé la surface de l'ulcère. Non-seulement la malade doit prévenir, par le repos, les bains, les fomentations fraîches ou glacées, les irrigations, etc., le développement de toute inflammation consécutive, entretenir par des soins extrêmes, et notamment par de fréquentes lotions, la propreté du vagin, souillé par la suppuration et la leucorrhée que détermine le travail d'élimination de l'eschare; mais encore le médecin doit, à partir du moment où cette élimination est faite, diriger les tendances cicatricielles de la surface saignante. Dans beaucoup de cas, ce moment est véritablement critique et, si l'on n'imprime pas à la plaie nouvelle une direction favorable à sa guérison, cette plaie peut retomber sous l'influence fâcheuse qui entretenait l'ulcère et redevenir en peu de jours, par l'effet des tendances hypertrophiques du tissu utérin, aussi fongueuse qu'auparavant. Il faut donc diriger avec soin cette cicatrisation par des attouchements répétés avec les cathérétiques ou par les pansements résolutifs dont j'ai déjà parlé. C'est alors que le nitrate d'argent, le peroxychlorure de fer, le laudanum, la pommade au précipité rouge, sont très-utilement employés. J'ai vu des ulcères, qui paraissaient n'avoir aucune tendance à se cicatriser après la cautérisation, prendre rapidement, par l'action de ces moyens, un aspect satisfaisant et arriver à se couvrir, en peu de jours, d'une bonne cicatrice.

Enfin, il faut attendre assez longtemps après la cautérisation, pour obtenir tout l'effet qu'on peut en espérer et favoriser, par les moyens généraux et locaux dont j'ai si souvent parlé, notamment l'hydrothérapie et les eaux minérales, la résolution complète du col, si l'on ne veut pas voir l'ulcération se renouveler, ou quelque autre affection se développer sur un organe trop incomplétement ou trop récemment guéri pour n'être pas exposé à redevenir malade.

SECTION III

CHANGEMENTS DE SITUATION.

Les maladies comprises dans cette section ne consistent pas simplement dans les altérations si fréquentes subies par l'utérus eu égard à sa position et à ses moyens de fixité, en un mot, à ses conditions d'équilibre résumées par le seul mot de statique de l'utérus, sous lequel on a cherché à les désigner dans ces derniers temps. A l'exception des hernies, du prolapsus, de la rétroversion complète et de l'inversion, ces altérations déterminent rarement, lorsqu'elles existent toutes seules, le développement de symptômes morbides. Mais autant elles paraissent avoir par elles-mêmes peu de retentissement sur les fonctions des organes voisins et sur la santé générale, autant elles méritent de fixer l'attention du médecin par les complications dont elles sont presque constamment précédées, accompagnées ou suivies, et qui sont la principale et quelquefois l'unique cause des douleurs éprouvées par les malades. Elles ne sont donc pas seulement des lésions mécaniques, mais elles peuvent être définies : des maladies dans lesquelles l'altération des conditions mécaniques de l'utérus joue le principal rôle et entraîne, comme élément caractéristique, l'altération des rapports de cet organe avec les organes voisins.

L'altération des conditions mécaniques de l'utérus et des rapports de cet organe avec les organes voisins, peut se faire de trois manières, suivant qu'elle porte sur les moyens de soutien qui constituent à l'organe son anneau suspenseur et qui assurent la fixité de sa situation dans le bassin; ou bien sur les tuteurs directs ou indirects qui conservent à l'axe longitudinal de l'utérus l'inclinaison normale moyenne qui lui est propre, au milieu des écarts que son indifférence naturelle pour une situation fixe rend compatibles avec la santé; ou bien enfin sur la consistance du tissu utérin, sur les dimensions relatives des divers départements ou faces de l'organe, sur les relations naturelles de ses deux segments, conditions qui déterminent la conservation de sa forme normale et les rapports naturels de ses diverses parties entre elles.

Suivant celle de ces trois manières dont elle se produit, l'altération primitive en entraîne une consécutive dans la position ou la situation de l'organe, dans sa direction absolue ou ses rapports avec les organes voisins, enfin dans la direction relative ou les rapports réciproques des deux segments qui le composent. Dans le premier cas, cette altération consécutive prend le nom de *déplacement*, dans le second celui de *déviation*, dans le troisième celui de *flexion*.

Les *déplacements* de l'utérus sont donc les changements de position de cet organe. La matrice, n'étant pas suffisamment retenue à sa place par ses moyens de fixité, notamment par son anneau suspenseur, ou bien en étant éloignée par la pression ou la traction exercée sur elle par un autre organe, abandonne le lieu qu'elle occupe. Elle s'échappe de l'excavation pelvienne, partiellement ou en totalité, par une ouverture sous-cutanée et vient faire *hernie* sous la peau, ou bien elle se porte dans cette excavation, sur un point différent de son siége naturel, *déplacements* proprement dits, horizontaux ou verticaux, dont le plus important à étudier est l'abaissement. Les hernies de l'ovaire et de la trompe sont des déplacements analogues et doivent être décrites naturellement en même temps que ceux de l'utérus.

Les *déviations* sont les changements de direction de la totalité de la matrice, ou les déplacements de l'axe vertical de cet organe, indépendants de ceux de son anneau suspenseur, ce dernier pouvant en même temps conserver sa situation normale ou en être plus ou moins éloigné. Ils varient d'intensité, depuis l'inclinaison la plus faible jusqu'à la version la plus complète.

Les *flexions* ou *incurvations* sont les changements de direction d'une partie de l'utérus eu égard à l'autre. La totalité de l'organe pouvant d'ailleurs conserver sa situation et sa direction normales ou en être plus ou moins éloignée, il s'ensuit que les flexions peuvent exister toutes seules ou coïncider avec les déplacements et les déviations. — Elles coïncident quelquefois avec un autre changement de direction dont il est intéressant de tenir compte, je veux parler de la *déviation de l'axe transverse ;* cet axe se tourne légèrement tantôt d'un côté, tantôt de l'autre, de manière que la face antérieure de l'utérus, au lieu de regarder directement en avant, regarde en avant et à gauche, ou en avant et à droite. Peu important lorsqu'il atteint également les deux segments, ce changement de direction de l'axe transverse de la matrice devient l'origine d'accidents et la source d'indications spéciales, lorsqu'il porte inégalement ou en sens inverse sur le corps et sur le col, ce qui constitue une véritable *torsion*, pouvant exister seule ou compliquer une flexion.

Enfin, l'*inversion* est un quatrième mode de lésion mécanique ou d'altération dans les conditions de statique de l'utérus. Soit qu'on le rapproche, comme M. Cruveilhier, du prolapsus avec lequel il a le caractère anatomique commun d'invagination, soit qu'on le rattache plutôt, avec d'autres auteurs, aux flexions avec lesquelles il a le caractère commun du changement de situation réciproque des diverses parties de l'utérus l'une par rapport à l'autre, ce quatrième changement de situation, inversion ou renversement de la matrice, mérite de fixer l'attention. Il est caractérisé, non plus par un changement de direction ou par une brisure de l'axe naturel de l'organe, mais par un changement de position de ses plans l'un à l'égard de l'autre, ou, pour mieux dire, par une altération dans les rapports réciproques de ses deux faces, la face interne de l'organe devenant peu à peu externe et convexe, tandis que l'externe devient interne et concave : il en résulte que l'organe est en quelque sorte retourné sur lui-même, comme un doigt de gant ou comme tout autre vêtement creux du même genre, dont l'endroit serait devenu l'envers et réciproquement.

Sauf ce quatrième mode de lésion mécanique, qui est essentiellement morbide, et le prolapsus, qui suppose une destruction des attaches suspensives de la matrice, il n'est pas un seul des divers changements de situation de cet organe (déplacement, déviation, torsion, flexion), qui ne puisse se produire dans la vie fœtale, qui ne représente en quelque sorte une période du développement des organes génitaux, ou plutôt des changements progressifs de leur position dans le bassin, et qui ne trouve son explication dans l'influence exercée sur eux par l'évolution normale ou anormale des organes voisins.

Dans un travail récent, Freund [1], étudiant le développement et les changements de position du rectum, de la vessie et du canal génital, depuis la sixième semaine de la vie fœtale jusqu'après la naissance, démontre que les changements de position identiques, que l'évolution organique amène simultanément dans le rectum et dans la vessie, entraînent des changements inverses de l'utérus ; que la réplétion du rectum par le méconium et celle de la vessie par l'urine exercent une influence notable sur l'élévation de cet organe ; enfin, que l'entrée des anses in-

[1] Max. Bernhard Freund, *Die Lageentwickelung der Beckenorgane unsbesondere des weiblichen Genitalcanals und ihre Abwege.* In-8° de 98 pages et 38 figures. Breslau, 1864.

testinales dans le petit bassin, les évacuations journalières du rectum et de la vessie, l'accroissement de l'excavation pelvienne signalent une période de restitution ou de retour, pendant laquelle l'utérus s'affranchit des changements transitoires de situation que le développement des organes pelviens lui avait imposés.

Mais ces changements peuvent devenir définitifs ; normaux à une période, ils persistent quelquefois plus tard comme anomalies; enfin, le développement lui-même des organes pelviens pouvant se faire en dehors du type normal, de nouvelles altérations dans la situation naturelle de l'utérus peuvent se reproduire, persister et constituer autant d'éléments pathologiques nouveaux dans l'histoire des changements de position de la matrice.

CHAPITRE I

Déplacements.

L'importance des déplacements de l'utérus est très-différente, au point de vue pratique, suivant qu'ils sont simples ou compliqués. Sous ce rapport, on peut généralement ranger dans les déplacements simples l'élévation, l'abaissement et les déplacements horizontaux, tels que la migration latérale et même la migration antéro-postérieure. On doit ranger, au contraire, dans les déplacements compliqués les hernies de l'utérus ou de ses annexes, et surtout la chute de matrice, maladie qui tire son importance, non-seulement d'elle-même, lorsqu'elle est arrivée au plus haut degré, mais surtout des divers déplacements qui l'accompagnent, tels que la cystocèle et la rectocèle, ou des altérations concomitantes de l'utérus, telles que l'allongement hypertrophique du col, des états pathologiques variables, quelquefois même le renversement de l'organe.

Obligé de suivre, dans la description de ces divers états morbides, un ordre naturel qui rapproche les uns des autres ceux qui ont des caractères anatomiques communs, je traiterai d'abord des hernies, puis des déplacements proprement dits, parmi lesquels le prolapsus domine tous les autres par sa fréquence, par les symptômes qu'il détermine, par le traitement qu'il peut réclamer, en un mot, par son importance essentiellement pratique.

§ 1. — HERNIES DE L'UTÉRUS ET DE SES ANNEXES.

I. *Hernies de l'utérus*[1]. — On voit assez fréquemment l'utérus, distendu par le produit de la conception, s'engager entre les muscles droits écartés

[1] Dœring, *De herniæ uterinæ atque hanc justo tempore subsequentis partus Cæsarei historiâ.* Vitemb., 1612. — Oneides, *Dissert. de herniâ uteri.* Leyde, 1680.

par plusieurs grossesses successives, se projeter en bas comme une sorte de besace et même, ne pouvant être soutenu par la ligne blanche éraillée ou excessivement distendue, venir pendre au-devant des cuisses; mais il est rare de voir cet organe subir le déplacement auquel on doit réserver le nom de hernie. Pourtant, un certain nombre de faits très-authentiques démontrent que l'utérus peut être entraîné plus ou moins loin de sa position normale et engagé, avec d'autres viscères abdominaux, dans un sac herniaire, où il peut même se développer, contenir un produit de conception et arriver au terme de la gestation.

Les hernies de l'utérus, pendant la grossesse, ne doivent pas être confondues, comme Désormeaux et P. Dubois [1] tendent à l'admettre, avec ces projections de la matrice gravide qui se font par une éraillure de la ligne blanche ou de quelque autre partie de l'enceinte musculo-aponévrotique du ventre, dont je parlais tout à l'heure. Il y a une grande différence entre cette disposition, vulgairement désignée par les accoucheurs sous le nom de ventres en besace, et les véritables hernies utérines, soit qu'elles se produisent par une ouverture artificielle, à la suite d'une éraillure, soit qu'elles s'opèrent par les ouvertures naturelles ou par les anneaux de l'abdomen qui livrent habituellement passage aux autres viscères herniés.

Daniel Sennert [2] rapporte que la femme d'un tonnelier reçut, au commencement de sa grossesse, un coup de perche à l'aine gauche; peu de jours après une hernie se montra sur ce point: elle était formée par l'utérus; la grossesse arriva à son terme; on fit alors l'opération césarienne: l'enfant vécut neuf ans, la femme mourut subitement le vingtième jour, sans que l'autopsie ait pu expliquer cet événement. Michel Dœring [3] raconte, dans une lettre à Fabrice de Hilden, l'histoire d'une femme qui fut atteinte à sa dernière grossesse d'une hernie de l'utérus, probablement inguinale, et qui dut subir, comme la précédente, l'opération césarienne : l'enfant, quoique robuste, mourut au bout de quelques mois, la mère succomba trois jours après.

M. Cruveilhier croit que la hernie existait avant la grossesse; il pense qu'on a eu tort de faire l'opération césarienne. Le fait suivant semble justifier pourtant la première opinion. Saxtorph [4] rapporte qu'une femme portait depuis quelques années une tumeur à la région inguinale; elle devint grosse pour la cinquième fois; pendant la grossesse, la tumeur grossit peu à peu, l'utérus y était évidemment contenu; l'accouchement eut lieu naturellement, et l'utérus resta saillant sous les téguments. Mais, dans d'autres cas, la hernie s'est bien réellement produite pendant la gestation et, lorsque l'accouchement n'a pu se faire naturellement,

[1] *Répertoire général des sciences médicales*, t. XXX, p. 331. Paris, 1846.

[2] *Medic. practica*, lib. IV, sect. 2, chap. XVII, p. 654, cité par Verdier, *Mémoires de l'Académie royale de chirurgie*, t. II, p. 2.

[3] *Œuvres de Fabrice de Hilden*, p. 833, édit. de 1646.

[4] *Bibliothèque médic.*, t. LXVII, p. 59.

on n'a pas toujours eu à regretter l'opération césarienne. Rousset [1] rapporte que chez une femme, dont l'utérus s'était échappé vers le milieu du ventre, l'accouchement eut lieu par les voies naturelles; après une autre grossesse, le résultat fut aussi heureux, bien que la hernie fût irréductible. Ruysch [2] rapporte le fait d'une hernie de l'utérus qui se produisit à la suite d'un abcès; elle fut réduite, au moment de l'accouchement, par la sage-femme, et la parturition fut normale. M. G. Ledesma [3] a vu une hernie inguinale droite de l'utérus se produire, au troisième mois d'une septième grossesse, chez une femme atteinte précédemment, et même avant son mariage, d'une entérocèle inguinale; les tentatives de réduction ayant échoué, il pratiqua l'opération césarienne qui fut suivie d'un plein succès pour la mère et pour l'enfant; l'utérus resta irréductible. M. Th. Fischer [4] a vu une femme de 44 ans, ayant eu sept enfants, souffrant beaucoup à chaque grossesse d'une hernie inguinale droite, volumineuse, qu'elle portait dix ans avant son mariage; son utérus s'engagea, vers la fin d'une huitième grossesse, à travers l'anneau inguinal, dans le col herniaire : le travail ayant commencé et amené la rupture de la poche des eaux, sans pouvoir se terminer, l'opération césarienne fut pratiquée; la malade mourut le cinquième jour, l'enfant continua à vivre.

Les hernies de l'utérus hors de l'état de grossesse, plus difficiles peut-être à expliquer à cause de la position profonde de cet organe, et se rattachant probablement, dans plusieurs cas, à une disposition congénitale ou à un entraînement opéré sur la matrice par les annexes d'un côté précédemment déplacées, ont été constatées plusieurs fois par l'autopsie. Choppart [5] trouva sur le cadavre d'une femme de 50 ans l'utérus sorti avec la trompe et l'ovaire gauches par l'anneau inguinal de l'autre côté. Lallemand [6] a connu une blanchisseuse de 50 ans, qui avait eu plusieurs enfants, portant dans l'aine droite une tumeur qui s'étendait jusqu'à la grande lèvre : après sa mort, qui eut lieu à 72 ans, il trouva à l'autopsie l'utérus, les trompes et les ovaires (les droits précédant les gauches) et le haut du vagin sortis par le canal inguinal droit. Le même professeur [7], disséquant, chez une femme de 82 ans, une tumeur qui s'était produite à l'aine droite depuis 40 ans, une semaine après un huitième accouchement, et qui s'était accrue au point de former une vraie bourse pen-

[1] Boyer, *Traité des mal. chirurg.*, t. IX, p. 386.

[2] *Advers. anat. medic. deca.*, II, p. 23.

[3] *Journal de la Soc. de méd. prat. de Montpellier*, t. I, p. 441, avec une planche. Montpellier, 1840.

[4] *Annales de la chirurgie française et étrangère*, t. V, p 249. Paris, 1842.

[5] Choppart et Desault, *Traité des mal. chirurg. et des opér. qui leur conviennent*, t. II, p. 305.

[6] *Mém. de la Soc. méd. d'émul.*, 3e année, p. 323.

[7] *Bulletin de la aculté de méd. de Paris*, t. I, p. 1. Paris, 1816.

dante entre les cuisses, reconnut qu'elle était formée d'une hernie crurale contenant la matrice, les ovaires, les trompes de Fallope, la partie supérieure du vagin, deux kystes et deux cordons distincts de l'épiploon. M. Cruveilhier[1] a trouvé sur le cadavre d'une vieille femme, morte à la Salpêtrière, une hernie crurale gauche contenant l'utérus presque en totalité, sauf une portion du col très-allongée, l'ovaire gauche et la trompe droite.

Ce dernier anatomiste pense que la hernie de l'utérus est habituellement consécutive à celle de l'ovaire et de la trompe, et que c'est par une sorte d'attraction que la matrice est déplacée peu à peu. Deneux explique comment la hernie de l'utérus suit celle de l'ovaire, à l'aide d'un mouvement de rotation à la fois de bas en haut et d'un côté à l'autre : le fond regarde en avant, la face postérieure devient latérale, l'angle correspondant aux annexes engagées est attiré naturellement vers l'anneau et finit par y pénétrer. L'accroissement du sac herniaire se fait en partie aux dépens du ligament large également déplacé : la hernie de l'ovaire serait le premier degré d'un déplacement dont la hernie de l'utérus serait le dernier terme. De là la nécessité ou tout au moins l'utilité de rapprocher l'un de l'autre ces déplacements, sinon de les confondre dans une commune description. Pourtant, on trouve dans l'atlas de Boivin et Dugès (pl. XI, fig. 3) la représentation, d'après J. Cloquet, d'une hernie crurale droite de l'utérus, des ovaires et des trompes, chez une petite fille nouvellement née, dans laquelle le fond de l'utérus semble s'être déplacé le premier.

La persistance du canal de Nuck après la naissance explique la possibilité de la hernie de l'utérus ; la position de l'utérus et de ses annexes au-dessus de l'excavation pelvienne, chez les nouveau-nés, rend compte de sa fréquence relative au premier âge.

Le diagnostic des hernies de l'utérus n'est pas très-difficile : le toucher vaginal et la palpation associés aideront toujours à distinguer la nature de la tumeur et l'espèce de déplacement. Il n'est pas indispensable de sentir à travers le sac herniaire, comme le dit Kiwisch[2], la pointe d'une sonde introduite dans la cavité utérine.

Le traitement est moins facile. Dans les cas rares où la hernie est réductible, il faut faire la réduction et la maintenir par un bandage, comme on le fait pour l'entérocèle. Dans les cas plus fréquents où l'existence d'adhérences ou le développement d'un produit de conception rendent la réduction impossible, il faut se contenter de soutenir l'utérus à l'aide d'une ceinture abdominale bien faite, très-élastique, ou au moyen d'un suspensoir, auquel on donnera au besoin un point d'appui élevé, en le faisant passer sur les épaules. Lorsqu'il y a gestation et que

[1] *Anat. pathol.*, XXXIVe liv., pl. 6.

[2] Scanzoni, ouv. cité, p. 132.

la hernie a lieu à travers une ouverture naturelle, comme l'anneau inguinal qui n'est pas susceptible de dilatation notable, au lieu de se produire à travers une éraillure de la ligne blanche qu'on peut espérer d'agrandir, plusieurs questions doivent se présenter à l'esprit : faut-il pousser les tentatives de réduction jusqu'au débridement de l'anneau, comme dans le cas de hernie étranglée ? Faut-il provoquer l'avortement, pour prévenir les dangers que le moment de la parturition fera courir à la mère ? Je n'ose répondre d'une manière absolue à aucune de ces deux questions. Enfin, l'utérus hernié est-il arrivé au terme de la gestation, il ne faut pas hésiter à pratiquer, dès le début du travail, l'opération césarienne, avec toutes les précautions que la science et la prudence conseillent ; l'expérience prouve qu'elle a servi à sauver l'enfant et quelquefois même la mère.

II. *Hernies des ovaires et des trompes.* — Ces organes, notamment les ovaires, peuvent subir plusieurs genres de déplacements, parmi lesquels les uns proviennent de l'altération dont ils sont eux-mêmes atteints, les autres dérivent des déplacements et des altérations de l'utérus. Les adhérences consécutives à ces déplacements, en rendant permanente leur situation anormale, constituent, d'après madame Boivin, une des causes les plus fréquentes et les moins connues de l'avortement. Elles attachent l'ovaire tantôt à la trompe ou à l'utérus, ce qui entraîne la stérilité, tantôt au cœcum, au côlon, à l'S iliaque, au rectum ou aux parois pelviennes.

Les hernies des ovaires sont des déplacements moins fréquents que les précédents, mais pourtant moins rares qu'on ne le croit d'ordinaire. La première observation détaillée en a été donnée au dix-septième siècle par Bessière, chirurgien de Paris. Deneux[1] en a fait, au commencement de ce siècle, le sujet d'un travail intéressant. M. Velpeau[2] a décrit cette maladie sous le nom d'*ovarioncée.*

La hernie ovarique inguinale est la plus fréquente, chez les nouveau-nés et à tout âge. La crurale est à l'inguinale dans la proportion de 1 à 9, d'après Deneux, ou de 2 à 9, d'après Murat. L'ischiatique ou dorsale a été démontrée par Papen de Gœttingue[3] qui découvrit dans une hernie l'existence simultanée de l'ovaire droit et de l'intestin ; Camper, en 1759, en trouva une dans le sac de laquelle l'ovaire gauche était seul contenu. L'ovarioncée ombilicale peut se produire, dans les cas de grossesse ou d'altérations quelconques de l'utérus, suffisantes pour amener un déplacement des ovaires vers l'ombilic. Faut-il admettre aussi des ovarioncées ventrale et vaginale ?

La hernie de l'ovaire peut être simple ou double. Dans ce dernier cas, elle peut s'être produite des deux côtés à la fois, par les ouvertures

[1] *Recherches sur la hernie de l'ovaire.* Paris, 1813.

[2] *Dictionn.* en 30 vol., t. XXII, p. 558. Paris, 1840.

[3] Haller, *Disputationes chirurg.* 1750.

correspondantes, comme dans le cas de Pott[1] qui extirpa les deux ovaires; ou bien par des ouvertures différentes, telles que l'ombilicale et l'ischiatique, d'après l'observation de Camper.

La hernie ovarique, lorsqu'elle est congénitale et observée dans les premiers temps de la vie, ne contient habituellement que l'ovaire; il peut en être de même chez l'adulte; mais, dans les hernies anciennes, l'ovaire a quelquefois entraîné avec lui l'utérus, les trompes, le vagin, l'intestin.

Le plus souvent, la hernie congénitale est inguinale, à cause de la persistance du canal de Nuck qui en a favorisé la production. Lassus[2] en rapporte un exemple. Lorsque la hernie ancienne est composée, cela paraît tenir à ce que l'ovaire a entraîné, comme un gouvernail, la trompe et même l'utérus : car, par le fait de son déplacement, l'ovaire tire la matrice du côté de la tumeur herniaire; l'utérus exécute alors deux mouvements distincts, l'un de bascule, par lequel son fond est incliné en avant, l'autre de rotation qui dirige sa face postérieure du côté du déplacement; un de ses angles se trouve donc tourné vers l'anneau qui a donné passage à l'ovaire; l'intestin presse et augmente la déviation utérine et tend à faire compliquer la hernie de l'ovaire de celle de la trompe et même de l'utérus. Rarement l'ovarioncée est compliquée d'entérocèle.

Du reste, l'ovaire hernié peut être sain ou malade, réductible ou irréductible. Son irréductibilité peut dépendre d'une augmentation de volume, d'adhérences, d'étranglement.

La hernie de la trompe peut être entraînée, dit M. Nélaton[3], par la hernie de l'ovaire. Très-rarement l'oviducte s'engage seul par une des ouvertures de l'abdomen. Un exemple d'une semblable hernie a été rapporté par le docteur Scholler : une petite fille, qui succomba vingt jours après sa naissance, portait à la région inguinale droite une tumeur qui s'avançait jusqu'à la grande lèvre et contenait la trompe de Fallope, rouge et tuméfiée, mais nullement adhérente. Le ligament rond du même côté était plus court que l'autre. L'utérus était un peu déplacé, son axe n'était pas parallèle à celui du corps.

Le diagnostic repose sur les données suivantes : Petite tumeur ovoïde, circonscrite, plus ou moins douloureuse, donnant un son mat à la percussion, se réduisant difficilement, rarement d'elle-même, toujours sans gargouillement. La douleur augmente par la pression, par le décubitus dorsal ou par le décubitus latéral opposé à la hernie (Seller), par les mouvements des membres inférieurs, par l'action de se baisser et de se relever, par la pression de l'hypogastre, par l'éloignement, à l'aide du

[1] *Œuvres chirurg.*, t. I, p. 492. Paris, 1777.
[2] *Méd. opér.*, t. I, p. 211. Paris, an III.
[3] *Patholog. externe,* t. IV, p. 440. Paris, 1857.

toucher, du fond de l'utérus ou par le rapprochement de son col du côté où siége la hernie (Lassus) : elle se propage dans le bassin et dans les lombes par une sensation de tiraillement très-pénible ; elle s'étend depuis le lieu de la hernie jusqu'à l'utérus et si, avec le bout du doigt introduit dans le vagin ou dans le rectum, on imprime à la matrice un mouvement un peu étendu, l'on sent ce mouvement se transmettre au contenu de la hernie (Lassus) ; elle peut augmenter au point d'être symptomatique d'un véritable étranglement ; elle augmente enfin, avec le volume de l'organe, au moment de la puberté, à chaque époque menstruelle (Verdier, Churchill) et pendant la gestation.

Bien que ces signes paraissent suffisants pour faire distinguer une ovarioncée d'une hernie intestinale ou épiploïque, d'un abcès de l'aine, d'une tumeur lymphatique, etc., on n'en a pas moins commis, au sujet de cette maladie, plusieurs erreurs de diagnostic. Dans un cas cité par Deneux, la tumeur fut prise pour une épiplocèle ou une entéro-épiplocèle ; elle renfermait un ovaire avec kystes ; l'extirpation fut pratiquée, la malade guérit. Lassus [1] rapporte que la hernie ovarique a été prise une fois pour un ganglion engorgé ; une autre fois, chez une petite fille de quatre ou cinq ans, il a vu l'ovaire dans un abcès de l'aine. Au rapport de Guersant [2], on la confondit avec une tumeur enkystée de la grande lèvre, comme le montra l'opération chez une fille de 11 ans qui succomba à la péritonite.

Le traitement consiste, comme pour toute autre hernie, à réduire la tumeur ovarique et à la maintenir réduite. Il est facile à appliquer lorsque la hernie est récente, et que l'ovaire n'est pas retenu dans le sac par des adhérences.

Mais, en général, au bout de peu de temps, la tumeur cesse d'être réductible, à plus forte raison se présente-t-elle dans ces conditions quand elle est ancienne. Dans ces cas, il faut la maintenir et l'abriter, comme fit Verdier, par un bandage approprié ou par une sorte d'appareil protecteur, contre les accidents ultérieurs, notamment contre les contusions et les froissements déterminés par les mouvements des membres inférieurs et par le choc des agents extérieurs.

Lorsque des symptômes d'étranglement se développent, il faut les combattre par la position demi-fléchie imposée à la malade et par l'application de sangsues, de cataplasmes, de fomentations émollientes ou narcotiques sur la tumeur.

Si l'étranglement persiste, il est indiqué d'opérer, c'est-à-dire de débrider l'anneau qui le produit, pour le faire cesser. Rarement on pourra réduire l'ovaire après le débridement ; on le rouvera trop adhérent à la face interne du sac. Il faut imiter Lassus : après avoir débridé l'an-

[1] *Pathol. chirurg.*, t. II, p. 499. Paris, 1809.

[2] *Gazette des hôpitaux*, 1851, p. 241.

neau, faire sur l'ovaire des applications émollientes, le panser à plat, et, lorsque l'inflammation est passée, exercer sur lui une pression modérée et méthodique.

Quant à l'extirpation, non-seulement elle a l'inconvénient de faire perdre à la femme les caractères de son sexe, lorsque les deux ovaires sont intéressés, mais encore elle est dangereuse par le développement de la péritonite à la suite de laquelle les malades peuvent succomber. Pourtant, si l'ovaire est dégénéré, s'il est squirrheux ou transformé en kyste multiloculaire, il faut en faire l'ablation. Il faut même reconnaître que, dans certains cas, comme dans celui de Pott [1], l'opération n'a été suivie d'aucun accident. « Une femme de 23 ans, dit-il, vint à l'hôpital Saint-Barthélemy à cause de deux enflures qu'elle avait aux aines, au-devant de l'ouverture aponévrotique des muscles obliques. Ces tumeurs ne s'enflammèrent pas, ne furent point étranglées ; mais la compression qu'elles subissaient dans les mouvements des membres abdominaux y causait de si vives douleurs, que, n'ayant pu parvenir à les réduire, on crut devoir les extirper pour remettre cette femme en état de gagner sa vie. Ces tumeurs étaient formées par les ovaires contenus dans de petits sacs péritonéaux. Avant de les exciser, on lia le pédicule par lequel ils tenaient au ventre. L'opération ne fut suivie d'aucun accident ; la santé de cette femme se rétablit bien; mais le flux menstruel, qui jusqu'alors avait été régulier, ne reparut plus ; le sein, qui était gros, s'affaissa; les muscles prirent plus de développement : en un mot, la constitution de cette femme subit des modifications qui la rapprochèrent de celle de l'homme. »

§ 2. — DÉPLACEMENTS LATÉRAUX ET ÉLÉVATION DE L'UTÉRUS.

Il n'est pas impossible d'observer, comme Goupil [2], dans des cas très-rares, une élévation normale ou congénitale de l'utérus, dépendant probablement à la fois de la brièveté de ses ligaments utéro-lombaires ou suspenseurs, d'une longueur anormale du vagin, de la taille élevée de la malade, quelquefois même de son extrême embonpoint, en un mot d'un concours de circonstances qui rendent plus sensible qu'il ne l'est en réalité le déplacement de l'utérus vers le haut. Il n'est pas impossible d'observer de légers déplacements latéraux, tenant pareillement à une disposition congénitale, comme ceux dont parle M. Cruveilhier [3] et que les recherches de B. Freund [4] ont confirmé devoir être attribués à la position médiane, ou latérale gauche, ou plus exceptionnellement latérale droite de l'intestin rectum, différences de situation qui peu-

[1] *Œuvres chirurgicales*, t. I, p. 492. Paris, 1777.

[2] Bernutz et Goupil, *Clinique médicale sur les maladies des femmes*, t. II, p. 614. Paris, 1862.

[3] *Anat. descript.*, *Splanchnologie*, p. 471. Paris, 1865.

[4] *Die Lageentwick? ung der Beckenorgane*, etc. Breslau, 1864.

vent entraîner les déplacements latéraux de l'utérus en sens inverse.

Mais, dans la plupart des cas, l'élévation de l'utérus et ses déplacements latéraux sont symptomatiques d'une maladie siégeant dans cet organe ou en dehors.

Les déplacements latéraux ne peuvent guère être produits que par le développement d'une tumeur dans l'excavation pelvienne, soit d'une hématocèle rétro-utérine, soit d'un phlegmon, d'une pelvi-péritonite, d'un kyste multiloculaire ou de toute autre maladie de l'ovaire, d'une maladie de la vessie ou du rectum, d'une tumeur des os du bassin, etc. Il est rare qu'ils ne se compliquent pas d'une certaine déviation. Le diagnostic en est facile. Quant au traitement, comme ils ne constituent pas une maladie, mais qu'ils sont seulement un symptôme, il faut remonter toujours à la détermination de la maladie qui les a causés, car c'est à elle que doit s'adresser le traitement.

L'élévation de la matrice peut être également causée par une hématocèle, une tumeur pelvienne ou une maladie quelconque en dehors de l'organe. Mais, à l'inverse des déplacements latéraux, elle est causée le plus souvent par le développement de l'utérus lui-même ou tout au moins de ses annexes. Cette ascension est quelquefois le symptôme d'un état purement physiologique tel que la grossesse. D'autres fois elle dépend de l'augmentation de volume que peut donner à l'utérus un état pathologique variable, tel qu'un polype, une hypertrophie, une môle, et surtout un corps fibreux. Dans tous ces cas, c'est par le fait même de sa tuméfaction que l'utérus, ne pouvant plus être contenu dans l'excavation pelvienne, s'élève peu à peu au-dessus du détroit supérieur. Un kyste volumineux de l'ovaire, surtout s'il existe des adhérences entre ce dernier organe et l'utérus, peut entraîner la matrice dans un mouvement d'ascension analogue. Des adhérences péritonéales survenues à la suite des couches, entre le fond de l'utérus et les parois abdominales ou pelviennes, peuvent produire le même effet.

Comme symptôme, l'élévation de l'utérus doit toujours appeler l'attention du médecin, et lui faire chercher dans cet organe ou en dehors la cause du déplacement.

Il est évident que l'élévation de la matrice entraîne, à son tour, comme conséquences la distension et l'allongement du vagin, quelquefois l'effacement de la portion vaginale du col, un agrandissement plus ou moins considérable des cavités utérines, et d'autres symptômes qui diffèrent avec la cause qui a déterminé l'ascension de l'utérus.

Le traitement ne s'adresse jamais qu'à la cause d'où dépend le déplacement.

§ 3. — CHUTE DE L'UTÉRUS.

Les mots *abaissement, descente* et *chute ou précipitation* expriment trois degrés du même déplacement de la matrice, c'est-à-dire du déplacement de haut en bas, connu également sous les noms de prolapsus et de procidence.

L'*abaissement* peut aller jusqu'au contact de la portion vaginale du col avec le plancher périnéal. La *descente* est caractérisée par la présence du museau de tanche à la vulve. La *chute* ou *précipitation* suppose la matrice hors du vagin, dépassant le détroit inférieur et même la vulve, et pendant plus ou moins bas entre les cuisses.

Cette maladie offre évidemment des différences très-grandes de degrés, de formes, de complications, dont plusieurs ont été mises en lumière tout récemment. Parmi les travaux qui ont le plus contribué à démontrer le mode de production du prolapsus utérin et à le distinguer des maladies qui peuvent le simuler ou le compliquer, il faut citer ceux de Boivin et Dugès [1] sur le rôle que joue le relâchement des ligaments utéro-sacrés, le mémoire de M. Huguier [2] sur l'allongement hypertrophique du col, les expériences de M. Legendre [3] sur les phénomènes qui se passent lorsqu'on exerce des tractions sur l'utérus d'un cadavre de manière à l'entraîner en bas.

L'observation des faits pathologiques démontre que l'abaissement peut porter à la fois sur le corps et sur le col, c'est-à-dire sur l'utérus entier, ou seulement sur le col, par suite de l'hypertrophie longitudinale de ce segment inférieur de l'utérus ; la chute du col, qui n'est alors qu'un symptôme d'une maladie toute différente de celles qui produisent la chute de la matrice entière, est d'ailleurs incomplète lorsque l'hypertrophie n'atteint que la partie vaginale, ou complète lorsque l'hypertrophie s'empare de sa portion sus-vaginale ou des deux à la fois.

D'autre part, la chute de l'utérus peut être simple ou compliquée ; elle est simple lorsque le museau de tanche occupe le sommet de l'invagination vaginale, que l'utérus est dans un état normal et qu'il n'est accompagné d'aucun autre organe dans son déplacement; elle est compliquée lorsque les organes voisins sont malades ou déplacés, ou bien lorsque l'utérus lui-même offre une modification, physiologique ou pathologique, ajoutant quelque importance au fait du déplacement. Les principales complications dépendant des organes voisins, sont : la cystocèle, les calculs vésicaux, la rectocèle, les tumeurs hémorrhoïdaires, les hernies intestinales même, dans des points plus ou moins éloignés. Les principales complications provenant de l'utérus sont : la grossesse, l'hypertrophie et l'allongement, l'engorgement, la congestion, le ramollissement, l'inflammation, les excoriations, les ulcères, la leucorrhée, les polypes, les déviations, les flexions et le renversement.

Tels sont les éléments qui doivent servir de base aux diverses indications, lorsqu'il s'agit d'instituer le traitement du prolapsus utérin. Mais il importe au succès de ce traitement et surtout au diagnostic de la ma-

[1] Ouvr. cit., I, 84.
[2] Mémoire cité. Paris, 1859.
[3] *De la chute de l'utérus*. Thèse de concours, p. 104. Paris, 1860.

ladie, de préciser les altérations anatomo-pathologiques que le prolapsus entraîne dans l'utérus et dans les parties voisines.

Dans l'abaissement et la descente que l'on peut réunir avec quelques auteurs sous le nom de chute incomplète, l'utérus est encore contenu dans le bassin, et la maladie peut être difficile à différencier de la simple hypertrophie longitudinale du corps, d'autant plus qu'il peut certainement y avoir des allongements hypertrophiques de cet organe sans prolapsus.

Dans la précipitation ou chute complète, l'utérus se trouvant hors du bassin, un vide a dû se produire dans la région qu'il occupait, et par conséquent au-dessus de la matrice déplacée se présente un cul-de-sac contenant les trompes, les ovaires et une ou plusieurs anses intestinales ; en avant et en arrière de cet organe, sont les prolongements des culs-de-sac péritonéaux vésico-utérin et recto-utérin ; le bas-fond de la vessie adhérant au col de la matrice, se trouve nécessairement entraîné dans sa descente et forme au-devant de la matrice, dans la partie antérieure de la tumeur, au-dessous du canal de l'urèthre, un diverticulum ou une cavité accessoire de la cavité vésicale qui se trouve ainsi, dans bien des cas, bilobée, par suite de la présence du fond de l'utérus au niveau du détroit inférieur du bassin ; le rectum peut suivre le déplacement de la matrice en arrière, comme la vessie le suit en avant.

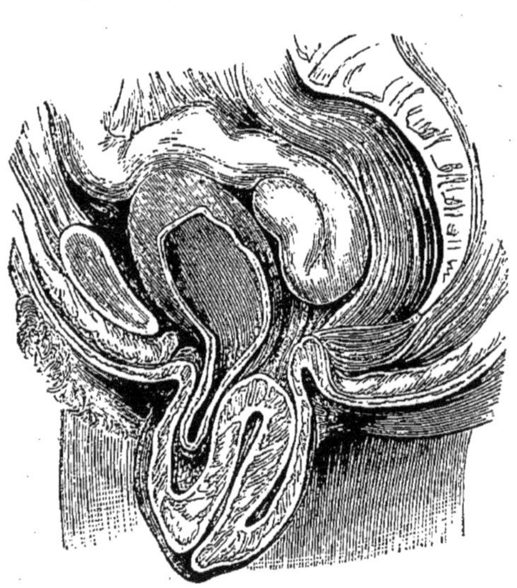

Fig. 153 (*).

La surface de la tumeur n'est autre que la muqueuse vaginale renversée sur elle-même par une sorte de déplacement comparable à celui qu'éprouve parfois la muqueuse intestinale, notamment celle du rectum, et qui est désignée sous le nom d'invagination ; cette invagination offre des degrés en rapport avec ceux de l'abaissement même de la matrice ; elle peut commencer par la partie supérieure, et c'est ce qui arrive le plus souvent lorsque le déplacement porte de prime abord sur l'utérus par suite du défaut de ses ligaments suspenseurs ; mais elle peut commencer aussi par la portion inférieure du vagin, lorsqu'elle se produit indépendamment du prolapsus utérin ou concurremment avec lui, par le fait de la laxité de la muqueuse vaginale, du relâchement de ses adhérences aux parties voisines, du défaut de résistance du plan-

(*) Extrême prolapsus ou précipitation de l'utérus.

cher périnéal, etc. Lorsque la chute de la matrice est complète, l'invagination de la muqueuse vaginale l'est aussi, et toute cette membrane est devenue extérieure, convexe, distendue par les organes précipités avec elle et auxquels elle forme une enveloppe commune. Les phénomènes qui se passent dans l'accomplissement de cet acte morbide sont donc comparables, à certains égards, à ceux qui se produisent dans les cas d'invagination ou de chute du rectum.

La cystocèle et la rectocèle, comme l'invagination vaginale, non-seulement compliquent souvent la chute de l'utérus, mais souvent aussi la précèdent. La tumeur en acquiert plus de volume; le défaut de résistance du plancher périnéal, indiqué par l'apparition prématurée de ces complications, est une condition défavorable au traitement. Enfin, la présence dans la tumeur des culs-de-sac péritonéaux, situés en avant et en arrière de l'utérus, en est d'autant plus certaine et doit être prise en grande considération dans les cas où l'évidement du col, l'excision d'une portion de la tumeur ou la cautérisation du vagin paraîtraient indiqués.

Au centre de la tumeur se trouve le col utérin, présentant des aspects différents suivant qu'il est sain ou qu'il est le siége de quelques-unes des altérations que j'ai énumérées ci-dessus. Quelquefois il est très-rétréci; d'autres fois, sans être atteint d'aucun autre état pathologique, il se trouve affecté lui-même d'une sorte de renversement qui déplisse et expose au dehors une portion de la cavité cervicale, comme si l'invagination commencée sur la muqueuse vaginale se continuait peu à peu sur les parois utérines et en opérait le renversement[1]. Du reste je dirai, en parlant de l'inversion de la matrice, que cette inversion du col utérin peut se rencontrer quelquefois sans prolapsus ni abaissement de l'organe et même sans disposition apparente au renversement utérin proprement dit.

Les ligaments suspenseurs de l'utérus sont peut-être de tous les organes du système utérin ceux qui éprouvent les altérations les plus profondes. Ces ligaments, c'est-à-dire les fibres utéro-sacrées et utéro-lombaires recouvertes par les plis de Douglas, sont quelquefois rompus, plus souvent complétement relâchés, ne laissant apercevoir d'eux-mêmes, comme vestiges, que quelques replis s'étalant en éventail dans l'excavation sacro-iliaque et se plissant lorsque l'utérus est reporté dans sa situation normale. Les ligaments larges peuvent être plissés, retenus par des brides, éprouvant les effets du déplacement, mais n'ayant pas contribué à le produire. Les ligaments ronds y prennent encore moins de part, n'ayant éprouvé aucune modification ni perdu leurs flexuosités ordinaires.

La vulve est très-distendue, sa commissure postérieure effacée, le périnée ou la cloison vulvo-rectale très-amincie.

[1] Scanzoni, ouvr. cit., p. 105. — Jobert, *Union méd.*, 1858. — Le Gendre ouvr. cité, p. 64. — Dugès et Boivin, Atlas, pl. IX. fig. 8.

La chute de la matrice tient donc moins à la matrice elle-même qu'aux organes qui la soutiennent et à ceux qui la maintiennent ou la retiennent dans sa situation. On peut dire d'elle comme de tous les déplacements, qu'elle est moins une maladie qu'un symptôme, symptôme de maladie ou de traumatisme des ligaments suspenseurs, symptôme d'un état pathologique des organes voisins, du plancher périnéal, de l'ouverture vulvaire, etc. Aussi n'a-t-elle lieu généralement que sur des femmes à chairs flasques, après de nombreux accouchements, des déchirures périnéales ou des ruptures accidentelles des ligaments utéro-lombaires; il n'est pas rare de rencontrer, chez les malades qui en sont atteintes, des déplacements du même genre, attribuables aux mêmes dispositions fâcheuses de l'organisme. Telle est la coïncidence chez la même malade de la chute de l'utérus avec des hernies; je connais notamment une dame qui se trouve atteinte simultanément de deux hernies inguinales, d'une hernie ombilicale, et d'un prolapsus utérin. Pourtant le prolapsus, du moins l'abaissement et la descente, peuvent être observés chez des jeunes filles [1], soit par l'effet d'une disposition congénitale, d'une laxité originelle des ligaments, soit par l'effet d'une rupture brusque des ligaments utéro-lombaires ou du périnée dans une chute ou par un effort violent. De Graaf, Saviard, Mauriceau, Chopart et plusieurs auteurs récents en ont rapporté des exemples.

La largeur du bassin, l'amplitude et le relâchement du vagin disposent à la chute de l'utérus, de même que les tumeurs et l'augmentation de poids de la matrice; mais ces conditions physiologiques ou pathologiques ne suffisent pas pour la produire. Il faut qu'il y ait rupture ou relâchement des ligaments suspenseurs. La résistance de ces ligaments est le véritable obstacle à l'abaissement de l'utérus, la résistance du plancher périnéal et des parties voisines n'est qu'un obstacle secondaire à l'entier accomplissement de sa précipitation. De là l'impossibilité de rétablir la résistance des ligaments lombaires et par conséquent de guérir radicalement une femme atteinte de chute de matrice; de là la possibilité d'une simple cure palliative en rétablissant les résistances vaginale, vulvaire, périnéale, ou en y suppléant artificiellement.

Quant aux causes qui ont produit le déplacement, il ne faut pas songer à les atteindre; ou bien elles ont cessé depuis longtemps, sans que l'effet en soit moins persistant, ou bien la nature et la persistance de ces causes défient presque tous nos moyens d'action. Elles ne peuvent en effet se rapporter qu'à deux ordres, suivant que la maladie s'est produite brusquement ou avec lenteur. Dans le premier cas, une chute, un effort violent ont rompu les ligaments utéro-sacrés, soit par l'excès de la tension que l'utérus trop lourd a exercée sur eux, soit par l'énergie même de la contraction musculaire déployée dans cette occasion. Dans le second cas, la persistance d'action du poids de la matrice, la répé-

[1] Fl. Churchill, *Diseases of Women*, p. 431. Dublin, 1864. — Al. Monro, *Edimb. méd. Essays*, III, 282. — Nonat, ouvr. cité, p. 444. — Scanzoni, ouvr. cité, p. 111.

tition des efforts produits par la constipation ou par telle autre action qui nécessite la position accroupie, la continuité de pression exercée sur les organes abdominaux et tendant à abaisser l'utérus (action en apparence légère, mais dont la persistance lente et continue accroît singulièrement la valeur) relâchent peu à peu les ligaments lombaires, y ôtent tout ressort, en augmentent la longueur, agissent dans le même sens sur la résistance périnéale et produisent aussi sûrement le déplacement irrémédiable de l'organe.

Les expériences de MM. Le Gendre [1] et Bastien permettent même de donner approximativement la mesure de la force qui est nécessaire pour produire l'abaissement et la chute de l'utérus et pour annihiler ou détruire la résistance de ses attaches. Avec une force de 20 à 25 kilogrammes ils ont pu amener le col utérin à la vulve. L'expérience de tous les jours prouve que l'on peut obtenir ce résultat par une distension des ligaments suspenseurs, sans qu'il en résulte une élongation permanente et encore moins une rupture de ces organes, puisque après les opérations de fistule vaginale, d'excision de polype, d'ablation de corps fibreux qui motivent cet abaissement du corps, on voit l'utérus abandonné à lui-même reprendre peu à peu sa position normale et la conserver indéfiniment. En appliquant à la traction exercée sur l'utérus une force de 50 kilogrammes, on oblige cet organe à dépasser la vulve et l'on produit le prolapsus. Agit-on lentement, on arrive au même résultat avec moins de force.

Diagnostic. — Signes subjectifs. — Lorsque la maladie ne s'est pas produite subitement, les malades ont éprouvé, avant l'apparition d'une tumeur à la vulve, des symptômes qui ont attiré leur attention : gêne, pesanteur, tiraillement dans les lombes, douleurs abdominales s'irradiant quelquefois du côté des aines, embarras, pesanteur dans l'excavation pelvienne, quelquefois ténesme vaginal, envie fréquente d'uriner et d'aller à la garde-robe, ténesme vésical et rectal, augmentation de tous ces symptômes à l'époque menstruelle, éréthisme nerveux, troubles digestifs : tels sont les symptômes qui frappent d'abord leur attention.

La tumeur se montre-t-elle à la vulve, les symptômes précédents persistent, mais avec une diminution notable pendant que les malades sont en repos, et surtout couchées, et une augmentation non moins sensible lorsqu'elles sont debout depuis longtemps, qu'elles font des efforts ou qu'elles soulèvent des fardeaux. Un phénomène persistant, sur lequel MM. Cazalis et Le Gendre [2] ont justement attiré l'attention, c'est le ténesme vaginal, ou cette excitation à pousser, à expulser la tumeur, déterminée par la congestion chronique et par les douleurs vagues et sourdes qu'elle provoque dans la profondeur du bassin, comme il arrive

[1] Ouvr. cité, p. 101.
[2] Le Gendre, ouvr. cité, p. 71.

pour les tumeurs hémorroïdaires, épreintes qui ne sont peut-être pas sans influence sur la chute de la muqueuse vaginale. La tumeur elle-même n'est pas douloureuse, au moins dans la plupart des cas, et lorsqu'elle existe depuis un certain temps, l'action de l'air extérieur la rend souvent à peu près insensible.

Chez les femmes encore réglées il peut y avoir des arrêts et des irrégularités de menstruation, d'autres fois au contraire une augmentation et une prolongation de l'hémorrhagie ; la tumeur, facilement réductible pendant l'intermenstruation, peut devenir irréductible et subir un étranglement à l'époque menstruelle, comme M. Linas[1] en a observé un exemple. La congestion entretenue dans l'utérus par sa déclivité ne détermine pas seulement des douleurs et des épreintes dans l'organe; mais elle en augmente le poids et le volume, en détermine l'hypertrophie et tend à perpétuer le déplacement, quelquefois même elle amène des hémorrhagies passives, une hypersécrétion muqueuse et une véritable leucorrhée utérine, sans compter les altérations possibles des annexes.

Il ne faudrait pourtant pas croire que les rapports sexuels soient impossibles à moins de l'irréductibilité de la tumeur ; l'intromission du pénis peut se faire, lorsque le décubitus dorsal a permis à la malade de refouler l'utérus dans l'excavation pelvienne : aussi n'est-il pas rare de voir des femmes, atteintes d'abaissement ou de descente de la matrice, devenir grosses et, par suite de l'ascension de l'utérus au-dessus de l'excavation pelvienne à partir du troisième mois, être momentanément délivrées de leur maladie, et même n'est-il pas impossible de voir la gestation s'opérer dans une matrice en prolapsus complet, que la malade est obligée de porter et de soutenir entre ses cuisses, pendant toute sa grossesse, jusqu'au moment où les seules contractions de cet organe accomplissent la parturition. Des exemples en ont été rapportés par Wagner, Chopart, M. Nonat[2], etc.

Le ténesme vésical et la difficulté de la miction tiennent à la fois à la formation du diverticulum de la vessie et à la déviation du canal de l'urèthre qui, au lieu de se diriger vers le pubis, se porte en bas, vers le bas-fond de la vessie, entraîné par l'utérus : il en résulte que les malades, pour vider leur vessie, se livrent, dans la position accroupie si favorable au prolapsus, à des efforts aussi préjudiciables à leur état qu'infructueux pour la miction et se voient souvent obligées de se pencher en avant et de comprimer la cystocèle, pour déterminer une évacuation à peu près complète de l'urine. Ce liquide ne pouvant être poussé à une certaine distance par les raisons que je viens d'indiquer, coule sur la tumeur, irrite la muqueuse vaginale et l'ulcère souvent sur plusieurs points et dans une étendue considérable, jusqu'à y produire même la gangrène et à causer une fistule vésico-vaginale[3]. Enfin

[1] Nonat, ouvr. cité, p. 448.
[2] Ouvr. cité, p. 451.
[3] Scanzoni, ouvr. cité, p. 108.

la muqueuse vaginale peut devenir elle-même le siége d'une sécrétion mucoso-purulente et d'une concrétion des dépôts urineux qui donnent naissance à l'accumulation, surtout dans son divérticulum vaginal, d'un nombre plus ou moins considérable de calculs vésicaux [1].

Du côté du rectum, comme du côté de la vessie, il y a douleurs, ténesme, épreintes, défécation difficile, constipation opiniâtre, inflammation et ulcération de la muqueuse par le contact des matières stercorales [2], et dans le cas de rectocèle, accumulation dans le diverticulum intestinal des fèces que les malades sont obligées de repousser en refoulant la tumeur, pour qu'elles puissent sortir par l'anus.

Signes objectifs.—L'exploration directe par le toucher et par la vue en apprennent suffisamment pour rendre le diagnostic facile.

Le premier symptôme dont il est aisé de constater l'existence, c'est la présence d'une tumeur à la vulve ou en dehors d'elle. Cette tumeur piriforme, dirigée vers le sol, entourée à sa base des replis de la muqueuse vaginale, tient les grandes lèvres écartées; la surface en est rouge ou rosée, sèche, lisse, quelquefois excoriée; le sommet, conique ou légèrement renflé, présente un sillon transversal, orifice utérin, d'où suinte quelquefois du mucus; la base semble parfois pédiculée par la constriction de l'anneau vulvaire; au-devant d'elle peut se découvrir le méat urinaire; derrière elle, le périnée refoulé devient saillant et diminue dans son diamètre antéro-postérieur; l'anus lui-même peut être saillant et livrer passage à une hernie de sa muqueuse.

Cette tumeur molle, dépressible, mobile en tous sens, aisée à retirer et à refouler, donne une sensation de résistance profonde. Elle se réduit complétement et se reproduit avec la plus grande facilité. Dans ce double mouvement, on constate aisément la réduction et l'invagination de la muqueuse vaginale. Quand le renversement du vagin n'est pas complet, on sent, même au-dessus de la tumeur, une rainure circulaire plus ou moins profonde, portion de muqueuse vaginale non renversée, sous laquelle on perçoit, comme dans le reste de l'étendue de la tumeur, la dureté caractéristique de l'utérus. Il n'est pas jusqu'au toucher rectal qui ne permette de compléter le diagnostic, en déterminant la position occupée par le fond de l'utérus au-dessous de l'excavation pelvienne, tandis que le cathétérisme vésical fait reconnaître la cystocèle et confirme, en s'associant au toucher rectal, le renseignement donné par ce dernier sur l'abaissement du fond de la matrice et sur l'absence de cet organe dans l'excavation.

La forme de la tumeur, représentant d'abord celle du col, puis devenant conique, entourée de plis à sa base, finit par devenir globuleuse et lisse, à mesure que son volume augmente. Ce volume peut devenir lui-même très-considérable, lorsqu'à la chute de l'utérus s'a-

[1] Blandin, cité par Le Gendre, ouvr. cité, p. 76.
[2] Huguier, *Allongements hypertrophiques du col.*

joute celle du vagin, de la vessie, du rectum et des anses intestinales remplissant le cul-de-sac péritonéal postérieur. Il peut atteindre les dimensions d'une tête de fœtus et même d'adulte.

La coloration de la muqueuse vaginale dont la tumeur est recouverte, s'altère aussi peu à peu sous l'influence de la congestion qui la rend plus foncée, de l'exposition à l'air et du frottement qui répand sur elle une teinte grisâtre, enfin de l'irritation et de l'inflammation qui exulcèrent le voisinage de l'urèthre et les parties les plus déclives de la tumeur. L'impression continue de l'air extérieur finit par décolorer et dessécher cette membrane, au point de lui donner les caractères de la peau, sans l'empêcher néanmoins de recouvrer ses propriétés de muqueuse, pour peu que la tumeur soit maintenue réduite dans l'excavation pelvienne; mais si, au lieu d'être réduite, la tumeur ne fait qu'augmenter de plus en plus de volume, tout en restant extérieure, sa muqueuse et les tissus sous-jacents se congestionnent, s'épaississent, s'hypertrophient et présentent, sur les parties inférieures et sur tous les points soumis au frottement, des ulcères irréguliers, déchiquetés, en nombre variable, s'étendant en larges plaques, fournissant peu de pus, quelquefois atteints de gangrène. A sa partie la plus déclive, l'orifice utérin oblitéré, ainsi que l'isthme ou la cavité du corps chez les femmes très-âgées, présente au contraire, chez quelques autres encore jeunes et à constitution très-molle, cette dilatation et cette inversion particulières dont j'ai déjà parlé, qui peuvent permettre une dilatation de l'ouverture du museau de tanche allant jusqu'à 5 centimètres de diamètre [1], et par conséquent suffisante pour admettre l'extrémité même du membre viril, comme les anciens auteurs nous en ont conservé des exemples.

La palpation et la percussion de la tumeur peuvent donner en avant une véritable sensation de fluctuation. La pression sur le même point fait sortir l'urine par le méat. La compression de la totalité de la tumeur, non douloureuse dans les prolapsus chroniques, en diminue le volume et permet de sentir profondément une résistance produite par un organe cylindrique s'élargissant supérieurement, se terminant au niveau de la partie supérieure et étranglée de la tumeur, et offrant tous les caractères de l'utérus. Il n'est pas toujours aisé d'arriver jusqu'au-dessus du corps; mais le col est d'autant plus facile à percevoir à travers le vagin renversé, qu'il est plus dur, plus long, plus cylindrique encore que dans l'état normal, surtout dans les cas nombreux où le déplacement du museau de tanche tient à l'allongement hypertrophique du col plus encore qu'à la descente de l'utérus. La présence d'anses intestinales dans le cul-de-sac péritonéal postérieur est reconnue par le bruit particulier de gargouillement qui s'y développe au moment où on en fait la réduction.

Le cathétérisme vésical permet de constater la direction de l'urèthre

[1] Huguier, *Allong. hypertr.*

vers la partie déclive de la tumeur (à ce point qu'il est quelquefois facilité par l'emploi d'une sonde d'homme dont on tourne en bas la concavité), l'existence et l'étendue du diverticulum de la cavité vésicale et par conséquent les limites inférieures de la cystocèle, enfin la limite supérieure de l'utérus au centre de la tumeur.

Le toucher rectal fait constater la rectocèle, la situation, les déviations ou les courbures de l'utérus et la tension des ligaments suspenseurs de cet organe.

Enfin, le cathétérisme utérin permet de déterminer, d'une manière encore plus précise que la palpation, le cathétérisme vésical et le toucher rectal, la limite supérieure de l'utérus, la longueur de son diamètre vertical et par conséquent l'absence ou le développement de l'hypertrophie longitudinale du col, enfin, les altérations diverses de direction de cet organe ou des segments qui le constituent. Je ne comprends pas le danger que M. Le Gendre [1] trouve à l'employer dans cette circonstance.

Diagnostic différentiel. — Les caractères que nous venons d'énumérer ne permettent guère de méconnaître une maladie aussi bien accusée que le prolapsus utérin. Il n'en est pour ainsi dire pas d'autre avec laquelle on puisse le confondre. L'objet du diagnostic différentiel est donc moins de distinguer du prolapsus les autres tumeurs vulvaires ou extra-vulvaires, que de distinguer les cas simples des cas compliqués de chute de matrice et de déterminer la nature des diverses complications.

Des tumeurs nées sur le museau de tanche, dans le col, ou provenant de la cavité même du corps, font souvent saillie à la vulve ou en dehors, en entraînant peu à peu l'utérus, surtout lorsqu'elles sont volumineuses, et en déterminant un commencement d'invagination vaginale qui est une nouvelle chance d'erreur. Ces polypes, fibreux, muqueux, folliculaires (les premiers surtout), sont difficiles à distinguer du prolapsus par leur aspect extérieur, à cause des altérations dont la muqueuse vaginale est atteinte, lorsque la chute n'est plus récente, telles que ulcération, sécrétion muco-purulente, endurcissement, dessèchement de la surface qui prend les caractères du tégument externe, etc. Pourtant le prolapsus se laisse reconnaître à la forme conique qu'il affecte à son début, à la sensation que la pression fait éprouver, au centre de la tumeur, d'un corps dur ayant la forme et les dimensions de l'utérus; enfin, par-dessus tout, à l'existence de l'orifice du museau de tanche et à la pénétration du cathéter dans la cavité utérine. Ce dernier caractère différentiel paraît suffire ; il n'en est pourtant rien, car l'orifice peut être oblitéré ou tout à fait dissimulé, par exemple refoulé en avant par l'effet d'une rétroversion utérine coïncidant avec la chute, portant le fond de l'utérus à la partie la plus déclive de la tumeur, dans

[1] Ouvr. cité, p. 68.

le cul-de-sac péritonéal postérieur, et son col en avant, contre le pubis. Le cathétérisme vésical et le toucher rectal contribueront à montrer alors l'absence de l'utérus dans l'excavation et à déterminer l'existence de la rétroversion dans la tumeur.

Quant aux autres tumeurs vulvaires ou extra-vulvaires, à la formation desquelles l'utérus ne participe pas, telles que la cystocèle, la rectocèle, les kystes des grandes lèvres et du vagin, le cathétérisme vésical, le toucher rectal et le toucher vaginal suffisent pour faire déterminer l'organe qui est déplacé, et pour donner la certitude que l'utérus est contenu dans l'excavation pelvienne et que le col occupe sa position normale au fond du vagin.

Mais il est une maladie qu'il importe surtout de distinguer de la chute de matrice ; car son évolution se fait sensiblement de la même manière, par le mécanisme de l'invagination ; lorsqu'elle est complète, elle peut se compliquer aussi de prolapsus et affecter la forme d'une tumeur arrondie, se précipitant hors de la vulve ; enfin les conséquences anatomiques de sa formation et plusieurs des symptômes qui la caractérisent, lui sont communs avec le prolapsus : c'est l'inversion utérine. Il faut même songer que l'inversion utérine ne suppose pas nécessairement la propulsion d'une tumeur hors de la cavité vaginale, et que lorsque cette dernière circonstance se produit, c'est que le prolapsus ou la chute de l'organe s'ajoute à son renversement ; l'utérus n'est pas seulement retourné sur lui-même, il est encore précipité hors de l'excavation par l'allongement ou la rupture des ligaments sacrés. Or l'inversion se produit presque toujours brusquement par l'effet des tractions exercées sur le placenta adhérent, ou par suite des efforts violents d'expulsion du fœtus, d'une tumeur fibreuse ou d'un polype contenus dans l'utérus. La tumeur présente à la surface l'aspect tomenteux et pointillé de la muqueuse utérine congestionnée, au lieu des rides de la muqueuse vaginale ; elle donne souvent lieu à des hémorrhagies menaçantes; elle est globuleuse, plus large à sa partie déclive que du côté de la vulve où se trouve au contraire un pédicule étranglé ; au niveau de ce pédicule on perçoit les culs-de-sac vaginaux et les lèvres du museau de tanche, dont on peut suivre le contour avec le doigt, soit que le renversement ait porté sur elles-mêmes et la partie du vagin avoisinant leur insertion, soit qu'elles aient conservé leur position normale et qu'elles entourent d'une sorte d'anneau la portion du col renversée. Cette tumeur ne présente aucune trace d'orifice utérin. Enfin le toucher rectal, pas plus que le toucher vaginal et le cathétérisme vésical, ne permet de constater la présence du corps de l'utérus, soit au niveau de la vulve, soit dans l'intérieur de la tumeur, en supposant que celle-ci soit restée assez grosse et assez molle pour être pénétrable.

La grossesse est citée par les observateurs comme une complication qu'il n'est pas très-rare de rencontrer, surtout lorsque la chute de l'utérus est incomplète et que la plus grande partie de l'organe est encore contenue dans l'excavation. Les signes présomptifs de la grossesse, notamment la rapidité de développement de la tumeur utérine chez une femme, dont la jeunesse et la santé excluent l'idée de toute maladie, et plus tard les signes de certitude, ballottement, mouvements actifs et bruits du cœur du fœtus, ne peuvent laisser aucun doute sur l'existence de cette complication. Il est évident que, dans le simple abaissement et dans la descente, comme dans la précipitation, le déplacement de la matrice est un obstacle à la marche régulière de la gestation. Si l'utérus ne peut pas être réduit ni s'élever, à mesure qu'il se développe, au-dessus de l'excavation pelvienne, des symptômes d'une certaine gravité, suivis souvent d'avortement ou de fausse couche, peuvent se développer. On a vu le fœtus mort rester quelque temps dans l'utérus entièrement précipité hors de la cavité abdominale, avant d'en être expulsé; dans quelques cas heureux, la grossesse s'est terminée régulièrement, et l'expulsion a eu lieu par la seule contraction de l'utérus.

Des calculs vésicaux ont été rencontrés dans le diverticulum du réservoir urinaire situé au-devant de l'utérus prolabé. Le cathétérisme vésical combiné avec les autres moyens de diagnostic permet au médecin de se rendre facilement compte de la coexistence de cette complication avec la chute de l'utérus.

Enfin, l'allongement hypertrophique du col est sans contredit la complication la plus fréquente du prolapsus utérin. Nous avons déjà vu, en parlant de l'hypertrophie, que M. Huguier regarde la plupart des cas de chute de matrice comme de simples renversements du vagin poussé peu à peu vers la vulve, au niveau et en dehors de cet orifice, par l'élongation progressive du col de la matrice.

C'est ici le lieu de vider la question de savoir si le vrai prolapsus utérin est positivement si rare qu'on doive le regarder presque toujours comme une simple apparence ou un symptôme de l'hypertrophie longitudinale du corps. — On ne peut se dissimuler qu'il n'y ait en réalité un très-grand nombre de cas (dont la proportion reste encore inconnue jusqu'à ce qu'on en ait produit des statistiques suffisantes), dans lesquels la tumeur vulvaire ou extra-vulvaire, prise pour une chute de matrice, n'est en réalité que le résultat de l'élongation progressive du col utérin. Depuis le beau travail de M. Huguier, tous les médecins qui ont eu soin de mesurer avec le cathéter la longueur des utérus abaissés ou précipités, n'ont pas manqué de constater que cette longueur dépasse de beaucoup, surtout dans la portion cervicale, les dimensions ordinaires de l'organe. Il n'est pas rare de compter 10, 12, 15 centimètres et plus encore sur la portion du cathéter qui a pénétré dans l'utérus, et de s'apercevoir alors que le fond de l'organe est en réalité bien plus haut qu'on ne l'aurait supposé d'abord, contenu dans l'excavation pelvienne, quelquefois presque dans sa situation normale, tandis qu'un long cylindre dur, résistant, y faisant suite, perceptible par la palpation dans l'axe de la tumeur et se terminant au museau de tanche, est positivement constitué par le reste de l'organe, notamment par sa portion cervicale. Il est donc bien certain que la maladie signalée par Levret [1], oubliée par la plupart des accoucheurs et des gynécologues, étudiée à nouveau sur une plus large échelle et définitivement démontrée par M. Huguier, doit occuper une place dans le domaine pathologique, et c'est à ce titre que je l'ai déjà décrite en traitant de l'hypertrophie de la matrice. Mais il faut bien remarquer aussi qu'une partie de cette élongation peut être apparente ou momentanée, ainsi que l'a fait observer Aran [2], après avoir mesuré dans plusieurs cas le même utérus alternativement avant et après la réduction du prolapsus et avoir montré que le même organe perdait toujours, après être rentré dans l'excavation, une partie de la longueur qu'on lui trouvait dans l'état de prolapsus, longueur qui tenait sans doute à l'effilement qu'il avait subi par l'effet de son déplacement. L'hypertrophie longitudinale peut même, dans quelques cas, être consécutive à l'abaissement et en être l'effet au lieu de la cause. — D'autre part, il est bien certain que, quelque rares qu'ils puissent être, les cas de chute simple de l'utérus, sans le moindre allongement de l'organe, ont été très-positivement observés. Froriep [3] en a donné un remarquable dessin qui a été reproduit dans la thèse de M. Le Gendre. Depuis que mon attention est plus spécialement attirée sur ce point, j'en ai aussi recueilli plusieurs cas, dans lesquels le cathétérisme ne donnant pas plus de 7 à 8 centimètres pour la longueur de l'utérus, et la palpation permettant de limiter très-exactement le fond de l'organe dans la partie supérieure de la tumeur, démontraient que la chute de la matrice était simple, c'est-à-dire sans l'allongement hypertrophique d'aucune de ses parties.

Il peut donc y avoir des chutes de matrice sans allongement du col. D'autres fois la chute de matrice est réelle, le fond de l'organe se rapproche plus ou moins du détroit inférieur et descend presque au niveau de la vulve ; les ligaments supérieurs sont allongés, distendus, ramollis ou rompus, et en même temps le col allongé, hypertrophié, exagère considérablement le volume et surtout la procidence de la tumeur. D'autre part il peut exister des cas où, le fond de l'utérus occupant à peu près sa situation normale, l'hypertrophie longitudinale du col est seule cause du renversement du vagin et de la tumeur sous-vulvaire qui simule parfaitement la précipitation de la matrice. Cette apparence tient à ce que l'élongation s'est faite surtout aux dépens des portions moyenne et inférieure du col ; car j'ai vu deux cas dans lesquels l'hypertrophie ayant porté sur le corps de l'organe et sur la portion supérieure du col, c'est-à-dire au-dessus de l'attache des ligaments suspen-

[1] *Sur un allongement considérable qui survient quelquefois au col de la matrice*, dans le *Journal de médecine, de chirurgie et de pharmacie*, de Roux, octobre 1775.

[2] Ouvr. cité, p. 1034.

[3] *Chirurgische Kupfertafeln*, taf. 316.

seurs, le déplacement s'est fait en sens inverse et l'utérus s'est élevé au lieu de s'abaisser.

Il sera donc toujours facile, par les moyens d'exploration que je viens de rappeler, de décider si le prolapsus est simple, s'il est compliqué d'hypertrophie ou même si l'hypertrophie toute seule simule le prolapsus. — Dans l'hypertrophie de la portion sous-vaginale, la forme du museau de tanche, le degré médiocre de renversement du vagin, la difficulté de réduire la tumeur au point de l'empêcher d'être saillante au fond du canal vulvo-utérin, la continuité démontrée par le toucher entre cette tumeur et le reste de l'utérus, rendent le diagnostic facile. — Dans l'hypertrophie de la portion sus-vaginale qui est plus fréquente, on peut ajouter aux autres éléments du diagnostic différentiel précédemment énumérés, le caractère qui se tire de la manière différente dont les tentatives de réduction agissent sur la tumeur, suivant que celle-ci est constituée par le prolapsus proprement dit ou par l'hypertrophie longitudinale. Lorsque le corps de la matrice est hors du bassin et de la vulve, c'est-à-dire dans le prolapsus vrai, la réduction est difficile au moment où l'on fait rentrer le fond de l'organe, après quoi le col remonte facilement dans l'excavation. Lorsqu'il y a allongement hypertrophique ou prolapsus simulé, l'utérus se laisse pousser aisément dans l'excavation jusqu'à ce que le museau de tanche ait atteint la vulve; mais il est alors difficile de le faire remonter plus haut, car le déplacement naturel s'est produit par l'élongation de haut en bas et, en cherchant à refouler l'organe, on éprouve une résistance naturelle de la part des attaches du vagin, de la vessie et surtout des ligaments utéro-sacrés qui sont vers les points supérieurs de la portion hypertrophiée.

Traitement. — Le prolapsus utérin constitue pour les femmes une maladie, qui est tout au moins incommode, alors même que par l'effet de l'âge et de l'habitude elle ne provoque plus les tiraillements lombaires et pelviens ou les autres douleurs qui la caractérisent au début : car elle empêche les femmes d'agir librement, de faire des efforts, de se livrer aux divers exercices du corps et elle est d'autant plus fâcheuse qu'elle est souvent incurable. Quand je dis incurable, j'entends d'une manière absolue, complète ; car il ne faut pas désespérer d'amoindrir le mal ou, à défaut d'amélioration, de le pallier suffisamment. Mais la guérison entière et définitive n'est pas moins impossible par l'art que par la nature.

Je sais bien qu'on a admis la possibilité des guérisons spontanées. Scanzoni [1] pense que les péritonites qui se développent quelquefois à la suite des traumatismes, de la précipitation, ou de l'accouchement chez une femme atteinte de prolapsus, peuvent, en déterminant des adhérences entre le fond de l'utérus et quelque autre portion du péritoine viscéral ou

[1] Ouvr. cité, p. 109, 113.

pariétal, devenir des moyens de suspension propres à retenir la matrice dans l'excavation. De même les coarctations consécutives à une vaginite, en agissant en sens inverse, c'est-à-dire en empêchant l'utérus de tomber vers la vulve et de renverser le vagin, ou en d'autres termes en le soutenant par en bas, peuvent amener des cures naturelles. Mais ces modes de guérison sont très-rares et peu propres à inspirer à l'art des procédés d'imitation.

Il faut donc se contenter d'obtenir une cure palliative, ou tout au moins de rendre l'infirmité supportable, en empêchant le déplacement de se produire dans toute son étendue, sans pouvoir espérer habituellement de modifier la maladie elle-même, relâchement, rupture des attaches, etc., qui est la cause du déplacement. Du reste, la mesure de la curabilité du prolapsus va nous être fournie par l'étude des indications auxquelles cette lésion peut donner lieu et des moyens imparfaits dont nous pouvons disposer pour les remplir.

Les sources des indications thérapeutiques sont ici, comme partout, dans les éléments pathologiques dont l'association constitue le prolapsus. Or, dans le prolapsus, il faut admettre, avons-nous dit, deux états pathologiques distincts : abaissement simple d'un utérus normal, abaissement ou refoulement en bas du vagin par un utérus hypertrophié. Ces deux états se combinent souvent, aussi faut-il déterminer quel est celui qui précède l'autre dans cette combinaison ; car il peut arriver que ce soit tantôt l'un et tantôt l'autre.

1° Prenons d'abord la chute utérine par abaissement simple, la seule, à vrai dire, qui devrait nous occuper ici. La cause du déplacement est étrangère à la matrice : elle réside dans l'abdomen au-dessus ou au-dessous de l'utérus : au-dessus, des tumeurs, une hydropisie, des pressions, des efforts peuvent pousser la matrice de haut en bas ; au-dessous, des hypertrophies, des tumeurs, des prolapsus du vagin peuvent l'attirer dans le même sens. L'utérus descend s'il y a relâchement ou rupture des ligaments suspenseurs, relâchement ou rupture du support périnéal.

Les indications sont au nombre de deux : une facile, réduire ; une difficile, maintenir.

La réduction peut se faire simplement, s'il n'y a pas d'autre obstacle qu'un prolapsus vaginal, par un taxis analogue à celui qu'on emploie pour la réduction des hernies. Elle peut nécessiter la destruction des obstacles qui s'opposent à ce qu'elle soit faite, la ponction dans l'ascite et dans les kystes de l'ovaire, l'application de ceintures pour soutenir l'abdomen contre les efforts violents, l'ablation de tumeurs vaginales, etc.

Pour maintenir la réduction, il faudrait agir sur les ligaments suspenseurs, pouvoir raccourcir les ligaments distendus et trop longs, réunir les ligaments séparés ou déchirés, rapprocher les faisceaux suspenseurs rompus, rendre la contractilité aux fibres musculaires paralysées, dernier moyen qui pourrait seul être tenté au début. L'impossibilité d'agir efficacement, par ces moyens, sur les éléments morbides auxquels ils s'adressent, a fait songer à maintenir la réduction en tonifiant le vagin et en agissant sur le périnée, notamment en soutenant la paroi périnéale à l'aide de ceintures, de pelotes; en suppléant au défaut de résistance de l'anneau vulvaire et du vagin par des soutiens intra-vaginaux, pessaires, hystérophores; en rétrécissant l'anneau vaginal ou vulvaire par l'excision circulaire, longitudinale ou en plis, suivie de cicatrisation adhésive ou inodulaire, par la cautérisation, par le pincement et la gangrène, par la ligature, la suture, ou par toute espèce de moyens capables d'opérer une perte de substance; enfin en obturant l'orifice vaginal, incomplétement par l'infibulation, ou complétement par la suture.

2 Dans le cas de chute utérine avec élongation, l'allongement peut porter sur le corps, sur le col ou sur l'isthme, et être produit par le développement de tumeurs, de polypes, de corps fibreux, ou par des altérations diverses du museau de tanche, par une inflammation hypertrophique, ou, plus souvent, par une hypertrophie pure et simple.

Les indications sont au nombre de deux : on peut remplir l'une ou l'autre, suivant les cas. Ou bien on supprime la cause du prolapsus en ramenant l'utérus à ses dimensions normales, c'est-à-dire, en en favorisant la résorption, en enlevant les tumeurs développées à sa surface ou en réséquant son propre tissu, par excision, écrasement, cautérisation, ligature, etc. Ou bien on réduit l'utérus et on le maintient par une contention efficace, sans supprimer la cause même de la chute; cette cure palliative est souvent suffisante, le refoulement de l'organe étant supporté par suite de l'habitude que le bassin a contractée de contenir des corps volumineux, surtout s'ils sont flexibles.

3° Dans l'association des deux états pathologiques précédents, ou des deux principales variétés du prolapsus, l'une joue toujours par rapport à l'autre le rôle de complication. Il est important de démêler, entre les deux, celle qui a précédé l'autre ou qui la domine, et celle qui en est la conséquence, alors même que cette dernière aurait acquis une importance majeure. Il faut attaquer d'abord, si l'on peut, l'élément primitif, puis s'occuper de l'élément secondaire qui est devenu permanent.

Ces indications, qui renferment tous les cas, étant posées, voyons comment on procède généralement au traitement du prolapsus, c'est-à-dire de quelle manière on en opère la réduction et comment on la maintient, soit par des moyens artificiels et temporaires, dont l'ensemble constitue un traitement palliatif, soit par des opérations et des modifications de tissu permanentes, dont l'ensemble constitue un traitement curatif.

I. *Réduction.* — Elle est facile et souvent spontanée : chez la plupart des malades, le décubitus horizontal suffit pour faire rentrer la tumeur, comme le démontrent d'ailleurs la possibilité du coït et la facilité de la fécondation dans ces cas-là ; chez un petit nombre d'autres malades, on voit s'ajouter aux dispositions favorables de la position horizontale, l'action naturelle des parois du vagin qui se contractent de bas en haut, remontent l'utérus et le font rentrer dans le bassin. Scanzoni [1] a rendu ce fait évident en projetant de l'eau froide sur un prolapsus ayant environ le volume du poing, qui rentra spontanément dans le bassin.

Si la réduction ne peut se faire spontanément par suite de l'augmentation de volume que la constriction de la vulve détermine dans la tumeur récente ou congestionnée, ou si l'on tient à essayer d'un moyen contentif chez une malade dont l'utérus ne remonte pas aisément et nécessiterait, pour rentrer, une trop longue attente de la femme dans la position horizontale, il faut opérer la réduction artificiellement, en pratiquant sur la tumeur une espèce de taxis comparable à celui qui est usité pour la réduction des hernies. La femme étant couchée sur le dos, la tête et les membres fléchis de manière à faire cesser toute pression abdominale, le bassin un peu élevé au besoin, on comprime la tumeur saisie à pleines mains, de manière à faire remonter successivement dans l'excavation les diverses parties qui la composent, soit que l'on commence par refouler l'utérus pour réduire ensuite le renversement vaginal, soit qu'on refoule d'abord la paroi vaginale au voisinage de la vulve ainsi que la cystocèle et la rectocèle, dans les cas où ces complications existent, pour repousser à leur suite la matrice dans l'excavation.

Le gonflement survenu dans la tumeur par l'effet de la congestion, du développement des phénomènes inflammatoires ou de la constriction de l'anneau vulvaire, n'est pas le seul motif qui détermine le praticien à se hâter pour entreprendre la réduction du prolapsus utérin. Un motif plus puissant encore est la complication d'une grossesse. Quoique, dans ce dernier cas, l'utérus irréductible ait pu être soutenu suffisamment par un bandage approprié pour atteindre sans accidents le terme de la gestation et expulser de sa cavité un fœtus vivant, il est prudent de mettre tout en œuvre pour tenter la réduction, avant que le volume du fœtus empêche le passage de la matrice à travers la vulve et le détroit inférieur. Il faut se rappeler que Mauriceau [2] a pu opérer dans un cas cette réduction au cinquième mois.

Si la réduction n'est pas facile, le pronostic n'est pas plus défavo-

[1] Ouvr. cit., 113.

[2] *Observations sur la grossesse et l'accouchement*, Obs. 95, p. 78. Paris, 1728.

rable. Pourvu qu'elle soit possible, on a d'autant plus de chance alors de la voir se maintenir, par la résistance de la vulve et du périnée. Mais encore faut-il qu'elle soit possible : il s'agit de déterminer la nature des obstacles qui l'empêchent ou la retardent, pour y appliquer un traitement approprié. S'il y a simplement de la congestion ou de l'œdème, la situation horizontale de la malade, l'élévation de la tumeur, les applications à sa surface du froid, des astringents, des styptiques en fomentations et sous diverses formes, suffisent pour faciliter la réduction. S'il y a une inflammation chronique, le repos, l'application des sangsues sur le col, les fomentations émollientes et l'emploi des autres moyens antiphlogistiques, parviennent le plus souvent à diminuer la tuméfaction inflammatoire, au point de permettre la réduction du prolapsus. Il ne faut pas croire que les ulcères et les autres altérations que nous avons signalées comme se développant fréquemment sur la muqueuse vaginale dans les anciens prolapsus, soient des contre-indications à la réduction, et nécessitent un traitement préalable, comme le conseille M. Scanzoni; il suffit le plus souvent que la muqueuse ne soit plus exposée, par le fait de la réduction, au contact de l'air, de l'urine, des vêtements, etc., pour qu'elle se guérisse spontanément et reprenne son aspect caractéristique.

Ainsi, de toute façon et quels que soient les obstacles qui se présentent, on peut dire que la réduction de la chute de matrice est généralement facile. Malheureusement elle ne persiste pas et dans ce cas plus encore que dans celui des hernies proprement dites, le difficile n'est pas de réduire la tumeur, mais de la maintenir réduite.

II. *Contention.* — Certains moyens de contention ont pour effet une cure simplement palliative, les autres ont pour but la cure radicale. On est d'autant plus porté à se contenter des premiers, que l'expérience de tous les jours démontre, à côté du danger qui accompagne les seconds, l'insuffisance de ces moyens à réaliser le but qu'ils prétendent atteindre. Les uns et les autres, notamment les moyens contentifs artificiels, peuvent être favorisés dans leur action par un traitement médical.

A. *Traitement général ou médical.* — Il doit agir contre la congestion chronique, l'engorgement et toutes les causes d'augmentation de poids de l'utérus et en même temps contre l'affaiblissement des tissus, la laxité des ligaments, le défaut de ton des parties molles en rapport avec l'utérus ou de l'organisme tout entier. Les fondants, les résolutifs associés aux reconstituants, aux toniques, à l'hydrothérapie, etc. constituent les principaux agents de ce traitement.

L'électricité et les douches froides exercent sur les fibres musculaires des ligaments suspenseurs une action locale, dont l'association avec l'hydrothérapie générale et les toniques, lorsqu'elle est bien dirigée, peut produire les meilleurs effets. Si l'on essaye l'électricité, il faut porter un des pôles sur le col et l'autre sur les aines, et surtout sur la région sacro-dorsale au point d'attache des ligaments utéro-lombaires. Si l'on prescrit l'hydrothérapie, il faut combiner toujours l'hydrothérapie générale avec les douches en arrosoir ou en lames sur les lombes, les flancs, les aines, et ne pas craindre de prolonger la durée de ce traitement. Quoiqu'on ne puisse avoir aucune certitude sur le degré d'efficacité de ce mode de traitement, on fera bien de le tenter avec persévérance, s'il n'y a à cet égard aucune contre-indication; car je puis assurer qu'on lui doit de belles cures. Je vois encore une des premières malades auxquelles j'ai fait subir, il y a près de vingt ans, un traitement hydrothérapique d'environ six mois, pour une chute de matrice qui rendait la marche absolument impossible et provoquait des attaques d'hystérie terribles : depuis ce temps, elle n'a plus de symptômes hystériques sérieux et elle marche aussi longtemps et presque aussi facilement qu'avant d'avoir été malade; il est bon de noter qu'elle n'avait pu supporter aucun pessaire.

Ces moyens sont d'ailleurs les seuls qui puissent produire dans les tissus une modification naturelle capable de combattre la cause même de l'abaissement. Tous les autres moyens dits contentifs, soit les corps étrangers, soit les points d'appui naturels créés par des opérations chirurgicales aux dépens des tissus sous-jacents à l'utérus, ne sont que des soutiens artificiels, quelquefois intolérables et souvent incapables de fournir à l'organe un appui suffisant pour suppléer à l'altération ou à l'inaction de ses ligaments suspenseurs.

B. *Cure palliative.* — Les moyens contentifs purement mécaniques se sont multipliés dans de telles proportions, qu'il suffirait de les énumérer pour trouver dans la longueur de cette liste la meilleure preuve de leur insuffisance. Ici, comme dans toutes les opérations chirurgicales remarquables par le nombre des procédés, l'apparence de la richesse ne saurait dissimuler la pauvreté réelle.

Ce n'est pas à dire pour cela que tous ces moyens ne remplissent plus ou moins le but mécanique qu'on se propose, qu'ils ne doivent être connus du praticien et que chacun d'eux ou du moins chaque espèce ne réponde à quelque indication spéciale fournie par chaque fait particulier. Mais le contact de ces corps étrangers sur la muqueuse vaginale, l'embarras que leur volume cause dans l'excavation pelvienne, l'irritation, les sécrétions pathologiques et les autres altérations de tissu auxquelles leur présence donne lieu, les soins de toute espèce auxquelles leur introduction et leur entretien astreignent les femmes, la difficulté de leur application par les malades elles-mêmes, les chocs ressentis dans les mouvements par les organes voisins, les compressions douloureuses auxquelles il faut condamner d'autres parties pour les assujettir eux-mêmes, les entraves qu'ils multiplient autour du tronc et des membres et qui gênent les mouvements, tout concourt à démontrer dans ces moyens un état d'imperfection, qui les rend intolérables à bien des malades. Le choix du pessaire doit varier suivant que la vulve et le périnée sont intacts et résistants, ou que ces organes ne peuvent prêter aucun point d'appui.

Quand *la vulve et le périnée sont intacts*, quand la contractilité du tissu fibro-dartoïque et musculaire du vagin n'est pas éteinte, le moindre corps étranger assez doux à sa surface pour ne pas irriter la muqueuse, assez volumineux pour remplir l'intervalle qui sépare le museau de tanche dans sa situation normale du plancher périnéal, suffit pour remplir l'indication et soutenir l'utérus dans la position élevée qu'il a de la tendance à abandonner.

1° De tous ces pessaires le plus simple et souvent le meilleur est une *éponge* fine, qu'on peut imbiber de sucs astringents ou styptiques et qu'il faut avoir grand soin de laver tous les jours et même d'ôter la nuit, tant que la malade est dans la position horizontale. Les pessaires, dont l'action se rapproche le plus de celle de l'éponge, sont les pessaires *sphériques*, qui pressent également par tous les points de leur surface et ont par cela même l'inconvénient de changer la forme du vagin, de le

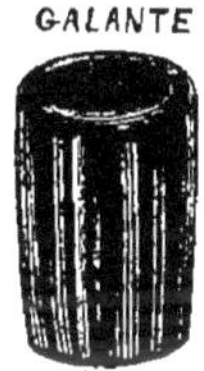

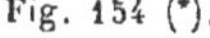

Fig. 154 (*).

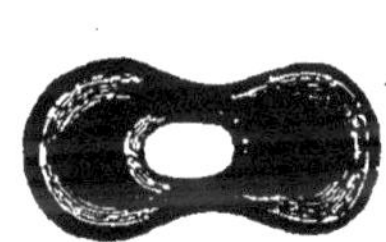

Fig. 155 (**).

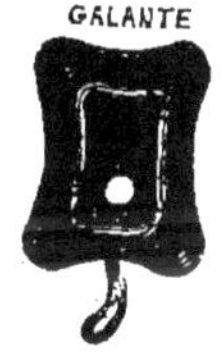

Fig. 156 (***).

dilater dans tous les sens, d'exercer une compression fâcheuse sur des organes importants, notamment sur la vessie et le rectum. Dans le but d'éviter ces compressions douloureuses, on a imaginé les pessaires *en bondon*, *élytroïdes*, etc. qui conservent au vagin sa forme, ou les pessaires *en sablier*, qui, par l'évidement de leur partie moyenne, n'ont en réalité d'autres points d'appui que le col utérin d'une part, et le plancher périnéal ou l'anneau vulvaire de l'autre.

2° La difficulté de maintenir ces derniers dans le vagin, quoique la vulve offre un certain degré de résistance, et l'importance d'éviter la compression du rectum et de la vessie, malgré les inconvénients de la dilatation du vagin, ont amené la transformation des pessaires sphériques en pessaires *discoïdes* et *ovalaires*, percés au centre pour préserver l'utérus même de leur contact et faciliter l'évacuation des glaires, surbaissés ou excavés en avant et en arrière pour éviter de comprimer le rectum et la vessie. Tels sont les pessaires *en gimblette*, *en huit de chiffre*, qu'on introduit dans le sens de la longueur et qu'on retourne ensuite

(*) Pessaire en bondon.
(**) Pessaire en gimblette, ou huit de chiffre.
(***) Pessaire à pétiole prenant point d'appui sur le plancher périnéal.

dans le vagin de manière que leur grand diamètre soit transversal, que tout en prenant leur point d'appui sur tout le pourtour de ce canal membraneux, ils en compriment surtout les parties latérales et qu'ils reposent sur le plancher périnéal et l'anneau vulvaire.

3° Enfin, pour éviter la distension du vagin en même temps que les compressions douloureuses de la vessie et du rectum dans les cas où la résistance du périnée est considérable, on a imaginé des pessaires excavés et à courte tige, tels que ceux de M. Hervez de Chégoin, de M. Simpson, etc. qui supportent le museau de tanche dans leur excavation et appuient sur le plancher périnéal par l'extrémité de leur pétiole.

Quand *la vulve est agrandie*, *la fourchette déchirée*, le périnée très-aminci, il faut prendre nécessairement d'autres points d'appui.

1° En employant des pessaires d'une *grandeur démesurée*, on a pu espérer de prendre ce point d'appui, non plus sur le plancher périnéal, mais sur le détroit inférieur lui-même ; malheureusement la dimension à donner à de pareils pessaires les rend intolérables.

2° En rendant *élastiques* les pessaires *sphériques* et en les formant d'une enveloppe de caoutchouc pleine d'air, comme on le pratique du reste avec

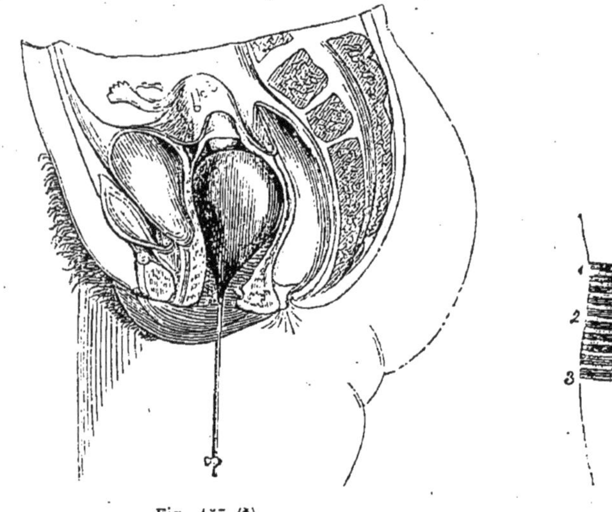

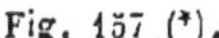

Fig. 157 (*).

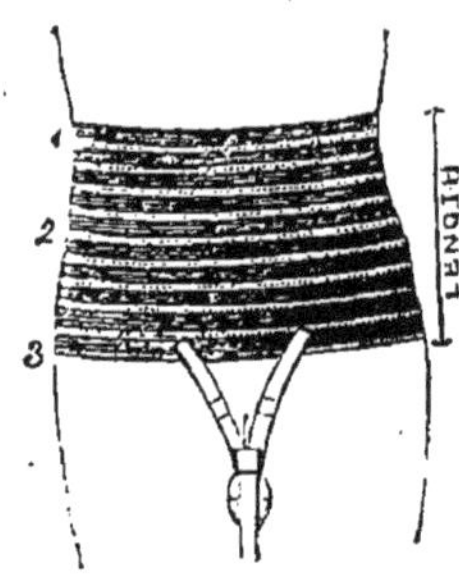

Fig. 158 (**).

raison pour les pessaires ovale, en gimblette et presque de toutes formes, ainsi que l'a fait M. Gariel, on a pu donner aux pessaires sphériques la propriété de se mouler plus exactement sur la cavité vaginale, de multiplier leurs points d'appui sans provoquer de douleurs, par l'uniformité de la distension, et de les appliquer, seuls ou associés à d'autres appareils, à la contention du prolapsus utérin dans les cas de résistance insuffisante du périnée. En les recouvrant d'une couche d'amadou, on

(*) Pessaire sphérique, en caoutchouc et à air, de Gariel.
(**) Coussin périnéal de Bourjeaurd.

en a rendu le contact plus supportable au vagin. Enfin, en les retenant dans le vagin par la pression d'un coussin périnéal, retenu lui-même par un bon bandage en T, on peut suppléer au défaut de résistance du périnée.

3° Si le pessaire sphérique ne peut pas être toléré, un simple *coussin périnéal*, bien assujetti par des sous-cuisses, qui prennent des points d'appui solides sur une forte ceinture (retenue elle-même au besoin par des bretelles), peut suffire à maintenir l'utérus, non pas il est vrai dans sa situation normale, mais du moins dans l'excavation pelvienne, et convertir un prolapsus douloureux en un abaissement tolérable. Ce moyen bien appliqué est un des meilleurs pour pallier les inconvénients du prolapsus. Celui-ci n'est en quelque sorte qu'une hernie se faisant par un canal (le vagin) dont l'anneau (la vulve) n'est pas recouvert de tégument, comme l'anneau inguinal ou l'anneau crural; il n'est pas étonnant qu'un bandage à pelote, analogue aux bandages herniaires, soulage les malades en retenant l'utérus. Le coussin périnéal doit être de crin et suffisamment épais; les sous-cuisses, en lanières de cuir très-résistantes et cylindriques; la ceinture, une bande de coutil doublé de peau de chamois. On peut remplacer les sous-cuisses et la ceinture de peau par une bande élastique d'acier attachée à une ceinture d'acier. (Hamilton cité par Churchill.) Ce moyen est si efficace, que je l'ai vu réussir, même dans des cas d'hypertrophie du col dont le refoulement pouvait s'opérer sans douleur.

4° Mais l'insuffisance de ce moyen a suggéré l'idée de chercher dans des soutiens extérieurs les points d'appui refusés par la vulve et le

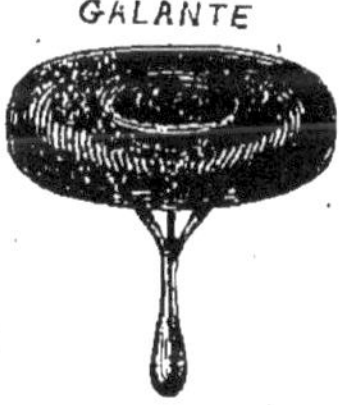

Fig. 159 (*).

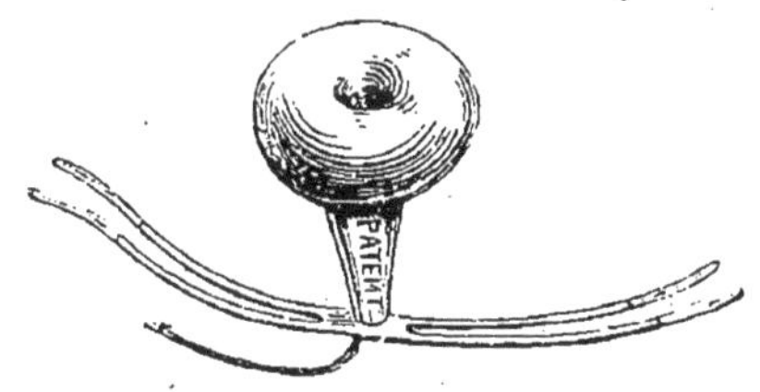

Fig. 160 (**).

périnée aux pessaires excavés et pétiolés qui paraissent les plus propres, surtout lorsqu'ils sont élastiques, à soutenir l'utérus, sans distendre ni presser douloureusement les parties situées dans son voisinage ou au-dessous de lui. Telle est l'origine de tous les pessaires en *bilboquet*, depuis ceux de Jean Bauhin [1], de Suret, de Désormeaux et d'Amussat[2], jusqu'à ceux de MM. Bourjeaurd, Gariel, Coxeter, etc.; soit

(*) Pessaire en bilboquet ou à pétiole, à point d'appui extérieur.

(**) Pessaire à air et à pétiole de Bourjeaurd.

[1] Gaspard Bauhin, *Appendix ad partum cæsareum Rosseti*, cité par Sabatier, *Mémoires de l'Acad. de chir.*, éd. in-4°, t. III, p. 374.

[2] Bourgery et Jacob, *Médecine opératoire*, t. II, p. 319 et pl. 72. Paris, 1840.

que ces pessaires se rattachent à une ceinture par des soutiens flexibles, comme ceux du D. Bourjeaurd ; soit qu'ils s'y rattachent par des tiges rigides rendues mobiles par la ductilité du métal ou par le jeu de certaines articulations de la tige qui porte la cuvette destinée à soutenir l'utérus, comme dans ceux de M. Lazarewitch [1] et de quelques autres constructeurs.

5° Les inconvénients de la distension totale du vagin poussée au delà de certaines limites, la difficulté de maintenir le museau de tanche dans la cuvette des pessaires en bilboquet, les douleurs et les altérations pathologiques causées à l'utérus par le contact de cette cuvette, le dérangement des ceintures, des soutiens ou des supports de ces pessaires à tige, ont donné l'idée aux gynécologues allemands de soutenir l'utérus par l'intermédiaire du vagin, dont l'élévation serait elle-même maintenue par une distension ou par une pression exercée sur la partie supérieure et particulièrement antérieure de ce canal membraneux. Telle est l'origine des nouveaux pessaires assez improprement désignés sous le nom d'*hystérophores ;* ces hystérophores se distinguent à peu près comme les pessaires, suivant qu'ils sont libres ou retenus, qu'ils prennent leurs deux points d'appui sur le vagin distendu par leur propre action, ou qu'ils soutiennent le vagin par l'intermédiaire d'un point d'appui extérieur.

La première idée des *hystérophores libres*, c'est l'*élytromochlion* de Kilian. Pour rendre l'introduction de l'instrument plus aisée, sa posi-

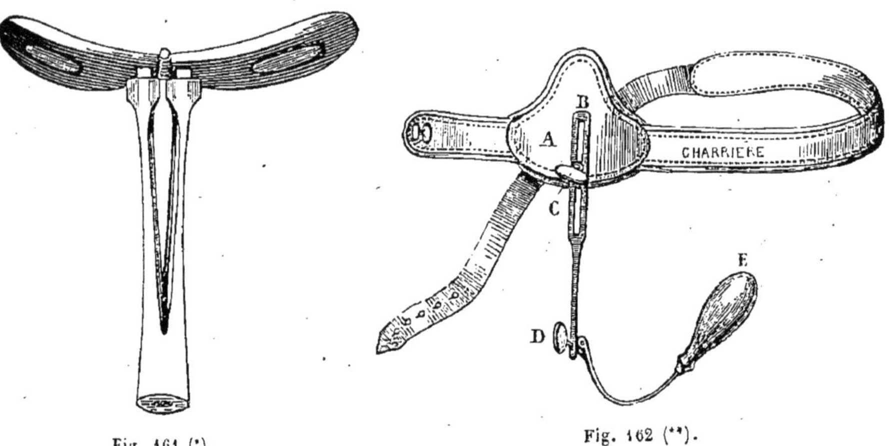

Fig. 161 (*).

Fig. 162 (**).

tion plus fixe et l'écartement de ses extrémités plus constant, Zwank de Hambourg imagina son hystérophore composé de deux plaques à tiges munies dans le milieu d'une charnière, qui permet de rapprocher

(*) Hystérophore de Zwank, modifié par Savage.
(**) Hystérophore de Roser, modifié par Charrière.

[1] *Coup d'œil sur les changements de forme et de position de l'utérus et sur leur traitement*. Paris, 1862.

les plaques pour introduire l'instrument, et de les écarter pour distendre le vagin, une fois l'instrument introduit, en rapprochant les tiges et les assujettissant au moyen d'un écrou. Schilling rendit incommode l'usage de l'instrument, en voulant régler l'écartement des plaques par une vis, dont le fonctionnement était de courte durée; mais Eulemburg de Coblentz, et surtout Savage de Londres, l'ont rendu tout à fait pratique en substituant le premier un anneau de caoutchouc, le second un tube de même substance à l'écrou de Zwank (voy. ci-dessus, p. 230, 231).

Les *hystérophores retenus* sont des tiges recourbées prenant leur point d'appui sur la plaque d'une ceinture hypogastrique et se terminant à leur extrémité vaginale par une sphère, un anneau ou une plaque suffisamment élastique et résistante à la fois pour soutenir très-élevé, sans le blesser, le cul-de-sac vaginal antérieur sur lequel elle appuie. Tels sont le pessaire de Saviard[1], l'hystérophore de Roser et ceux de MM. Scanzoni, Charrière, Becquerel, qui n'en sont que des modifications.

C. *Cure radicale.* — La cure prétendue radicale consiste dans les modifications imprimées au périnée, à la vulve et au vagin, par des opérations diverses, dans le but d'exercer sur l'utérus réduit une contention naturelle et permanente.

Ces opérations ont pour but d'obturer ou de rétrécir seulement les passages qui peuvent donner issue au prolapsus.

On peut se proposer d'*obturer* l'anneau vulvaire complétement, dans les cas où la femme est âgée, où l'utérus est oblitéré, etc. On peut y parvenir par l'application d'un des moyens que nous allons signaler comme destiné à le rétrécir simplement, ou par l'opération instituée par Vidal de Cassis pour l'oblitération du vagin dans les cas de fistule vésico-vaginale.

On obture l'ouverture de la vulve incomplétement par l'union ou plutôt l'attache des grandes lèvres, c'est-à-dire l'infibulation. Cette opération, pratiquée en 1856 par Schieffer, à l'aide d'un trocart et d'un fil de plomb, lui donna un succès. Klein[2] la répéta en passant deux fils de plomb et échoua; l'utérus, sortant près de la commissure, fut blessé et étranglé par le fil. En 1859, Aran[3] la pratiqua quatre fois, dont l'une avec récidive, une autre suivie d'étranglement, deux autres à résultat inconnu.

[1] Le pessaire de Saviard consistait en un ressort d'acier dont une des extrémités s'attachait à une ceinture, pendant que l'autre, garnie d'un petit écusson, se recourbait jusque dans la vulve et retenait la matrice dans sa position naturelle. — Saviard, *Observ. chirurg.*, p. 59, cité par Sabatier dans les *Mém. de l'Acad. de chirur.*, t. III, p. 374.

[2] *Deutsche Klinik*, 1856.

[3] Ouvr. cité, p. 1047.

Le *rétrécissement* des passages qui donnent issue au prolapsus peut porter : 1° sur la vulve ou sur le vagin dans le voisinage de la vulve ; 2° sur la vulve et le périnée ; 3° sur le vagin seulement.

1° Le rétrécissement de la vulve s'obtient par l'avivement et la suture des trois quarts inférieurs des grandes lèvres, opération connue sous le nom d'*épisioraphie*, et imaginée par Fricke de Hambourg, en 1833. L'adhésion n'est pas toujours complète ; on a observé la désunion des lambeaux à leur partie inférieure, et par conséquent la persistance d'une ouverture contre la fourchette. Cet accident n'est pas précisément défavorable, car il empêche les surfaces affrontées d'être désunies par l'hémorrhagie ou par la suppuration, comme il est arrivé dans d'autres cas ; en outre l'ouverture périnéale, assez étroite pour empêcher l'utérus de sortir, est suffisante pour donner issue aux menstrues, et a pu se dilater assez pour laisser passer le fœtus au moment de la parturition, comme dans le fait rapporté par Platt[1]. Malheureusement le succès de cette opération est loin d'être assuré. Si elle a réussi une fois entre les mains de Loscher et une autre fois entre celles de Knorre, elle a échoué une fois entre celles de M. Velpeau, quatre fois entre celles de M. Scanzoni, une fois chez Roux, un certain nombre de fois chez Stoltz, les grandes lèvres se distendant sans se rompre jusqu'au moment où elles laissent passer la tumeur. Peut-être réussirait-on en pratiquant, comme l'a conseillé Kuchler, à l'imitation de la périnéoraphie, une suture à plans superposés, c'est-à-dire une suture profonde associée à une suture superficielle.

Le rétrécissement de la portion vulvaire du vagin, *élytroraphie inférieure*, pratiqué par M. Malgaigne, en 1837, n'a pas réussi. M. Simon a échoué pareillement en pratiquant l'*élytro-épisioraphie*, c'est-à-dire l'affrontement et la suture après l'avivement de la vulve et de la partie inférieure du vagin.

2° Le rétrécissement de la vulve et du périnée, *épisio-périnéoraphie*, consiste dans l'étendue plus grande de l'affrontement par l'extension des incisions de la vulve jusque sur le périnée, et dans l'augmentation de la profondeur et de la résistance de la cicatrice qui rétrécit la vulve en arrière.

Pratiquée en France par M. Stoltz, de Strasbourg, cette opération a été employée surtout en Allemagne et en Angleterre, et vulgarisée particulièrement par M. Baker-Brown[2], qui pratique des opérations analogues pour la cystocèle, la rectocèle et la rupture du périnée. En 1861, ce chi-

[1] *Gazette médicale*, 1834.

[2] *On surgical Diseases of Women*, 2e édit., p. 96, London, 1861. — Voyez aussi Savage, in *the Lancet*, vol. I, p. 164 ; 1858.

rurgien avait opéré 41 malades par ce procédé : il avait obtenu 38 guérisons, 2 améliorations, 1 rechute.

L'opération consiste à enlever une portion de tissu en fer à cheval et à réunir par un double plan de suture, par exemple, 3 points profonds de suture enchevillée et 3 points superficiels de suture entrecoupée. Les cas de rechute paraissent être exceptionnels et tenir à la petitesse extrême de l'utérus : il n'y a pas eu de mort. — Breslau n'excise pas les lambeaux qui résultent de l'avivement, mais il les renverse de dedans en dehors, et les affronte en bec ou en éperon au-devant du périnée, ce qui donne plus de hauteur au plan de réunion. — Hilton[1] et Oldham[2] y ont ajouté la section du sphincter anal pour faciliter l'autoplastie et étendre le périnée.

3° Le rétrécissement du vagin peut s'obtenir par *élytroraphie*, opération qui consiste à couper un lambeau de la muqueuse vaginale entre deux incisions longitudinales et à réunir les bords de la plaie d'un côté à l'autre par la suture, ce qui rétrécit le vagin.

Marshall-Hall a imaginé cette opération. Ireland[3] l'a modifiée en portant les incisions sur le côté de la tumeur pour éviter de blesser la vessie. A. Bérard, qui lui a donné le nom qu'elle porte, l'a pratiquée plusieurs fois sans succès. M. Velpeau place les fils avant de finir l'incision et répète l'opération en avant et en arrière, sans plus de succès. M. Scanzoni l'a pratiquée 13 fois sans réussir davantage. Aussi, quoique Dieffenbach ait modifié le procédé en enlevant deux lambeaux au lieu d'un et en revenant à l'opération plusieurs fois, si la tumeur se reproduit dans un sens différent, la plupart des chirurgiens regardent aujourd'hui comme inutile une méthode de traitement qui n'est pas d'ailleurs sans dangers.

Le rétrécissement du vagin a été provoqué aussi par suppuration et formation d'un *tissu cicatriciel rétractile*, à l'imitation des cicatrices vicieuses qui oblitèrent ou qui rétrécissent le vagin, et dont il n'est pas rare de rencontrer des exemples.

Cette suppuration et la cicatrice qui en résulte sont provoquées par la simple *excision* d'une zone de muqueuse vaginale tout autour de la tumeur, comme l'a proposé Romain Gérardin[4]; ou par l'excision d'un lambeau de vagin et d'utérus au sommet de la tumeur, comme l'a pratiqué Mayer, excision qui peut nécessiter l'application du fer rouge pour arrêter l'hémorrhagie.

La formation de la cicatrice peut aussi être provoquée par la *cau-*

[1] *Guy's Hospit. Reports*, 2e série, vol. VIII; 1854.
[2] *Med. Times and Gazette*, 1857.
[3] *Gazette médic.*, 1832.
[4] *Arch. gén. de méd.*, VIII, 132. Paris, 1821.

térisation, à l'aide du nitrate acide de mercure (Laugier), du fer rouge (Velpeau), de l'acide sulfurique (Selnow) ; mais dans tous les cas, la cautérisation est insuffisante ou dangereuse. Aussi n'a-t-on jamais essayé d'arriver par ce moyen jusqu'à l'oblitération complète du vagin, comme Gérardin l'a proposé.

La *ligature* portant sur une portion de la muqueuse vaginale soulevée, comme sur le pédicule d'un polype, ou la *suture froncée* proposée par Bellini, sous le nom de *colpodesmoraphie*, équivalent à la suture après excision.

Enfin, le *pincement* simple ou caustique, destiné à provoquer la gangrène de plusieurs plis de muqueuse vaginale, retenus entre les mors de fortes serres-fines ou de pinces porte-caustique, a été proposé et pratiqué par M. Desgranges de Lyon. Ce chirurgien a publié plusieurs succès dus à l'application de ce procédé. M. Nélaton a observé aussi des cas heureux. Le moyen est ingénieux, mais il nécessite souvent la répétition de l'opération, et il n'est pas toujours sans dangers.

Du reste, c'est l'inconvénient de presque toutes les opérations que nous venons de passer en revue, de faire naître des dangers sérieux pour la cure d'une infirmité qui n'en provoque habituellement aucun, et de substituer à cette infirmité une difformité qui est admissible chez les vieilles femmes, mais qui peut être chez les jeunes la cause de nouvelles douleurs et de nouveaux dangers, par l'obstacle qu'elle apporte à l'accomplissement des fonctions du conduit vulvo-utérin, notamment de l'accouchement. Ces opérations ne nous paraissent indiquées que lorsque le relâchement extrême de la vulve et du vagin, la cystocèle ou la rectocèle interviennent, non-seulement comme éléments consécutifs et complications secondaires, mais comme éléments principaux et complications graves de la chute de matrice.

Quant à la *résection du col* et de la muqueuse vaginale, par laquelle M. Huguier a proposé de traiter le prolapsus dans les cas d'allongement hypertrophique du col, j'en ai posé les indications et décrit le procédé en traitant de l'hypertrophie de la matrice.

CHAPITRE II

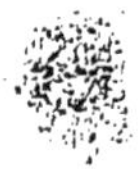

Déviations.

On désigne sous le nom de *déviations* les changements qui se produisent dans la direction propre de l'utérus, ou, pour plus de précision, dans la direction que l'axe longitudinal de cet organe affecte par rapport au détroit supérieur, à l'excavation pelvienne et aux viscères qui y sont contenus. Quand ce changement est peu considérable, il prend le nom de simple *inclinaison*, et plus particulièrement d'*obliquité* pour les inclinaisons latérales; à un degré plus élevé, il conserve plus spécialement celui de *déviation;* au plus haut degré, il reçoit celui de *version.*

Ces trois expressions désignent suffisamment les diverses phases par lesquelles passe l'utérus pour arriver du premier au dernier degré de la déviation : d'abord légèrement incliné dans un sens ou dans un autre, l'axe de l'utérus s'éloigne ou se dévie de plus en plus de sa direction normale, jusqu'à ce que l'organe soit complétement tourné sur une de ses faces ou sur un de ses côtés, affectant une direction horizontale au lieu d'une direction verticale, et regardant par son fond à droite ou à gauche, en avant ou en arrière, au lieu de regarder en haut.

On désigne les déviations en prenant pour point de repère le fond de l'utérus, ou plutôt le côté de l'excavation vers lequel cette partie de l'organe est dirigée par l'effet de l'inclinaison. Cette désignation a été justement consacrée par l'usage, car le corps entier de l'utérus se porte du même côté que le fond. Le col, au contraire, affecte toujours, dans ce changement, une direction opposée à celle du corps. Le corps et le fond de l'utérus ou l'extrémité supérieure de son axe longitudinal s'inclinent-ils en avant et en bas, le col ou l'extrémité inférieure du même axe est porté en arrière et en haut; le fond s'incline-t-il en arrière, le col se porte en avant; s'incline-t-il d'un côté, le col se porte de l'autre. Cela tient à ce que dans les déviations le changement de l'utérus ne porte pas sur la situation absolue de cet organe et n'est pas un véritable déplacement. L'anneau suspenseur qui fixe la position de l'utérus dans l'excavation, ne s'est pas lui-même toujours ou nécessairement déplacé; s'il en est ainsi, l'abaissement se combine avec la déviation.

On distingue donc quatre déviations principales, qui sont: l'*antéversion*, la *rétroversion* et les *latéroversions droite* et *gauche*. Il est évident qu'entre ces directions, en quelque sorte cardinales, il peut se produire des déviations intermédiaires, participant à la fois des unes et des autres, supposant nécessairement des conditions mécaniques pathologiques qui participent à la fois de celles qui produisent et caractérisent les quatre déviations types, et désignées sous les noms d'*anté-latéroversion* ou de *rétro-latéroversion;* mais elles sont d'une trop médiocre importance et trop aisées d'ailleurs à diagnostiquer et à caractériser par la connaissance exacte des quatre versions principales, pour qu'il soit nécessaire de leur consacrer une étude spéciale, comme M. Nonat et quelques autres pathologistes ont tenté de le faire.

Les altérations de la suspension de l'utérus, tout en ne prenant aucune part aux changements de direction de l'organe, peuvent toutefois coïncider avec eux. L'abaissement notamment, qui est le plus important des déplacements de cette suspension et de la matrice elle-même, peut coexister avec l'une ou l'autre des déviations dont nous venons de parler, ainsi qu'avec les courbures ou les flexions de cet organe dont il sera question plus tard. Il est important de constater alors les doubles changements que la combinaison des déplacements et des déviations apporte dans les rapports de l'utérus avec les parties voisines. A vrai dire, les changements de situation les plus fréquents sont ceux dans lesquels les déviations de l'axe d'inclinaison se combinent avec les déplacements de la suspension.

Caractérisons en quelques mots chacune des quatre déviations principales.

L'*antéversion* est très-commune; elle n'est que l'exagération de l'inclinaison naturelle de l'utérus. Le fond de l'organe comprime et refoule devant lui la vessie, vient s'appliquer contre la symphyse pubienne et peut même s'engager derrière elle; le col, au contraire, s'élève en arrière dans la concavité du sacrum, refoulant la paroi postérieure du vagin et la face antérieure du rectum, qu'il déprime au point de s'y creuser une sorte de loge. La matrice peut être maintenue solidement dans cette position vicieuse par la tension ou le raccourcissement des ligaments sous-pubiens et surtout des ligaments utéro-sacrés qui, relevant le col en arrière, abaissent le fond en avant.

La *rétroversion* est plus rare parce qu'elle est, à l'inverse de l'antéversion, tout à fait contraire à l'inclinaison normale habituelle de l'utérus; partant, elle est bien plus grave que l'antéversion. Elle peut être légère ou très-prononcée : tantôt le fond appuie sur l'angle sacro-vertébral, tantôt il tombe au-dessous de cet angle dans la concavité du sacrum et devient tellement déclive, qu'il repose de plus en plus bas, non-seulement sur cet os, mais sur le plancher périnéal, exerçant sur la face antérieure du rectum un refoulement et une compression qui effacent entièrement la cavité rectale et portent un obstacle mécanique des plus sérieux à l'évacuation des fèces et à la pénétration des lavements. Le col cependant remonte vers la symphyse du pubis, et se trouve tantôt sur le même plan que le fond, tantôt tellement relevé qu'il refoule devant lui le col ou le bas-fond de la vessie; les ligaments sus-pubiens et utéro-sacrés peuvent être et même doivent être relâchés et ramollis, pour que cette déviation puisse se produire; les adhérences vésicales, persistant seules, paraissent être les causes de l'entraînement du col en avant et en

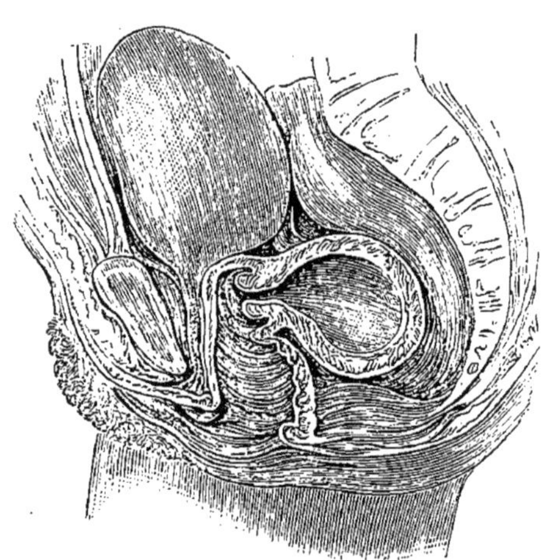

Fig. 163 (*).

(*) Rétroversion de l'utérus.

haut. Le poids du fond de l'utérus et la pression des viscères abdominaux suffisent pour produire et entretenir cette déviation, dans laquelle les ligaments jouent un rôle passif, à la différence de l'antéversion à laquelle ils semblent prendre souvent une part active.

Les *latéro-versions* sont rares à un degré élevé ; assez communes à un faible degré, surtout la droite. Le fond de l'utérus peut s'incliner de l'un ou de l'autre côté, au point que l'angle correspondant arrive à toucher la paroi pelvienne, tandis que le col, s'élevant du côté opposé,

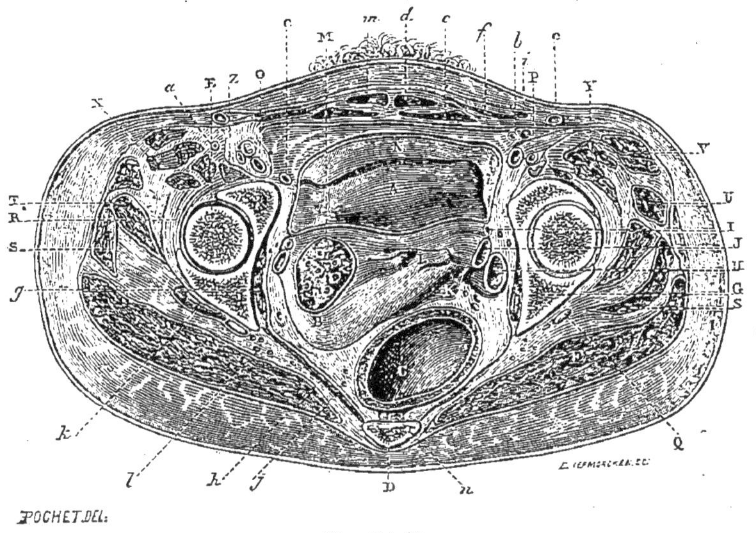

Fig. 164 (*).

touche la surface correspondante de l'excavation. Constamment, au dire d'Aran[1], le ligament large correspondant à l'inclinaison est raccourci, le ligament utéro-sacré du même côté atrophié en partie, le ligament utéro-sacré du côté opposé tendu et raccourci ; des deux ligaments sus-pubiens, celui qui répond à l'inclinaison est relâché ou raccourci ; l'autre est tendu ou allongé. Je n'ai pas vérifié ces altérations.

Diagnostic. — Les inclinaisons ou les versions de l'utérus donnent-elles lieu à des altérations profondes de la santé, à des symptômes pathognomoniques, à de simples troubles fonctionnels qui permettent d'en soupçonner l'existence, et surtout d'en déterminer la direction? Je ne crains pas de faire à cette question une réponse négative. Sans nier que les déviations ne puissent, comme toutes les maladies utérines, donner naissance au développement de symptômes généraux et locaux remarquables, je ne saurais admettre l'importance que leur ont accordée quelques praticiens qui ont fait du redressement de l'utérus le pivot du traitement des maladies utérines, et je ne saurais trop combattre les

(*) Latéro-version gauche avec flexion antérieure (pour l'explication de la fig. voy. p. 13).

[1] Ouvr. cité, p. 1022.

préjugés que l'autorité de leurs noms a semés dans la pratique médicale. J'ai examiné un très-grand nombre de femmes, ne se plaignant d'aucun symptôme caractéristique de maladie utérine, entre autres des femmes atteintes de maladies vénériennes, et par conséquent soumises à toutes les fatigues que peuvent produire le coït, la danse et les excès de la débauche. J'ai été étonné, au début de ces recherches, du grand nombre de déviations, quelquefois extrêmement prononcées, que j'ai rencontrées chez ces malades. Plus j'observe, plus j'acquiers la certitude que, dans l'immense majorité des cas, les déviations déterminent des symptômes morbides seulement chez les femmes où elles sont poussées à l'extrême et surtout lorsqu'elles s'accompagnent de quelque autre état morbide de l'utérus ou de ses annexes.

Lorsqu'elles ne sont pas portées trop loin, la plupart des antéversions et même des rétroversions passent inaperçues. D'abord, comme le fait très-bien observer Aran [1], un certain nombre de ces déviations remontent, comme pour les flexions, à la vie intra-utérine et doivent être d'autant plus facilement tolérables ; puis les cavités utérines ne présentent ni déviation ni compression, comme il arrive dans les flexions ; enfin, lorsqu'elles se produisent dans un bassin très-large et que par conséquent elles n'apportent aucun trouble aux fonctions des organes voisins, elles peuvent être portées très-loin, sans donner aucun signe d'existence.

Il faut donc que les déviations se produisent dans des conditions particulières, chez des femmes impressionnables, à sensibilité vive, dans un bassin étroit, sur un utérus tuméfié, environné d'organes malades ; il faut surtout qu'il existe des inflammations utérines ou péri-utérines, ou telle autre altération morbide de l'utérus, de ses annexes, de ses ligaments, de son revêtement péritonéal, des organes voisins, pour qu'il se développe des symptômes que la déviation concourt à aggraver, si elle ne suffit pas elle-même à les produire.

Ce n'est pas à dire que, alors même qu'il existe des altérations pathologiques suffisantes pour rendre raison des symptômes observés, la déviation ne joue aucun rôle. Je crois, au contraire, qu'elle contribue à accuser plus fortement les symptômes et à entretenir en même temps l'état morbide dont elle peut être tour à tour cause et effet, considération importante au double point de vue du diagnostic et du traitement. Mais je suis convaincu qu'une déviation légère ou ordinaire, survenue peu à peu, comme c'est assez fréquent, et dénuée de toute complication, ne détermine pas généralement d'altération fonctionnelle appréciable. Je suis convaincu surtout que les symptômes auxquels elle peut exceptionnellement donner naissance, ne sont presque jamais pathognomoniques de la déviation en général et encore moins de chaque déviation en particulier.

Signes subjectifs. — Les *symptômes communs* que l'on peut observer chez

[1] Ouvr. cité, p. 1030.

les femmes atteintes de déviation, sont des symptômes généraux, notamment les troubles de la digestion, de l'innervation et de la nutrition, qui sont communs à un si grand nombre de maladies utérines, et des symptômes locaux tels qu'un sentiment de pesanteur, de douleur sourde ou de tiraillement dans le bassin, aux lombes, au ventre, aux aines, au périnée, augmentant beaucoup sous l'influence de la station verticale, de la marche, des fatigues, de la constipation, du besoin d'uriner longtemps retenu, etc. Les symptômes locaux paraissent moins tenir à la sensibilité propre de l'utérus ou à l'action exercée par cet organe dévié sur ses ligaments, qu'aux pressions ou aux tractions douloureuses que la situation anormale de la matrice et le changement de ses rapports exercent sur les organes voisins, particulièrement sur la vessie et sur le rectum : les troubles de l'excrétion urinaire et de la défécation sont certainement les plus fréquents de tous les symptômes probables de déviation utérine. La stérilité, l'existence de leucorrhée utérine plus ou moins persistante peuvent encore être placées au nombre des symptômes qui se produisent dans les cas de déviation, mais qui ne peuvent en aucune façon les faire présumer.

Quant aux *symptômes particuliers* ou distinctifs des diverses sortes de déviation, il est impossible de dire que la rétention ou l'incontinence d'urine se rattache davantage à l'antéversion, la constipation à la rétroversion. J'avoue que je n'ai jamais rien observé d'essentiellement distinctif à cet égard. J'ai remarqué que chez plusieurs malades les symptômes qui paraissent dus à l'antéversion s'apaisent par le décubitus horizontal, tandis que chez plusieurs autres atteintes de rétroversion, le repos au lit, même dans les meilleures conditions, avec parfaite horizontalité de la couche, flexion des membres, relâchement général, était impuissant à dissiper les douleurs. Chez quelques-unes la douleur semblait même augmenter dans cette position, au point d'obliger les malades à se tourner sur l'un ou l'autre côté, sinon à se coucher sur le ventre. Un autre symptôme que j'ai cru retrouver dans la rétroversion plutôt que dans toute autre déviation, c'est une sensation de tiraillement à l'ombilic, s'étendant de ce point vers le bassin, et se développant quelquefois par le décubitus horizontal plutôt que par la position verticale. Enfin, chez plusieurs malades atteintes de rétroversion, il m'a paru que la pression exercée sur l'hypogastre de bas en haut et d'avant en arrière, soit temporairement par la main, soit d'une manière permanente par une ceinture hypogastrique, tendait à exciter les douleurs au lieu de les apaiser : le contraire arrive habituellement dans les cas d'antéversion.

Dans les latéroversions, j'ai observé des accidents nerveux, des irradiations névralgiques dans les membres, paraissant tenir à la compression des nerfs qui émergent du bassin.

J'ai signalé ce que j'ai observé, peut-être l'avenir élucidera-t-il nos connaissances encore obscures sur ce point. La coexistence d'un état morbide compliquant une déviation a été jusqu'à présent un très-grand obstacle à la recherche et à la détermination des caractères propres à chacune d'elles.

Signes objectifs. — S'il est difficile de juger par les symptômes de l'existence et de la direction d'une déviation, il est au contraire très-aisé de la déterminer d'une manière complète par l'*exploration directe.* La combinaison de la palpation avec le toucher vaginal et le toucher rectal, le cathétérisme utérin, sauf dans les cas de grossesse, le cathétérisme vésical, le spéculum lui-même, quoique ce dernier moyen fournisse ici peu de renseignements, ne permettent pas de conserver le moindre doute sur l'existence et la nature d'une version utérine.

Dans l'antéversion, le toucher ne peut rencontrer le col que dans la concavité du sacrum où il a souvent de la peine à accrocher le museau de tanche et l'orifice qui regarde tout à fait en arrière. Le doigt ramène-t-il le col en avant, malgré la difficulté et les douleurs qui s'ensuivent, il perçoit très-bien le déplacement en sens inverse du fond de la matrice; le cathétérisme vésical, la palpation hypogastrique pratiqués simultanément, rendent plus évidents encore la direction du déplacement et le redressement momentané de l'organe. Le toucher rectal détermine le degré de compression exercée sur le rectum par le col et fait reconnaître l'absence de tout le reste de l'organe au-dessus de ce segment inférieur; il permet de s'assurer que les ligaments utéro-sacrés raccourcis se tendent lorsqu'on cherche à redresser l'utérus; il tranche surtout la question de savoir s'il n'existe derrière l'utérus aucune tumeur intégrante ou étrangère à cet organe, qui en cause la déviation. Le spéculum ne laisse apercevoir que la lèvre antérieure; il faut accrocher le col avec des pinces ou avec la sonde utérine, le tirer en avant pendant qu'on incline le spéculum en arrière et qu'on fait lever le siége à la malade ou qu'on fléchit fortement ses membres inférieurs, si l'on veut découvrir partiellement ou en totalité le museau de tanche. Pratique-t-on le cathétérisme de la cavité utérine, on est obligé de baisser fortement le manche du cathéter et de déprimer la fourchette, le siége de la malade débordant le lit, si l'on veut pénétrer dans la cavité de la matrice; après quoi, on tente doucement le redressement de l'organe, pour diagnostiquer la présence ou l'absence des adhérences et la possibilité d'un retour à la direction normale.

Dans la rétroversion, le toucher, après avoir cherché vainement le col dans le cul-de-sac postérieur du vagin, souvent soulevé en forme de tumeur lisse et arrondie par la déclivité du fond de l'organe, finit par le trouver contre la paroi antérieure et par découvrir l'orifice derrière la symphyse pubienne. En l'abaissant, le doigt éprouve la sensation du redressement graduel du fond. Cette sensation devient elle-même plus évidente, et le redressement plus facile, si l'on combine le toucher rectal avec le toucher vaginal. Quand ce redressement est opéré, l'association de la palpation abdominale à ces deux modes de toucher permet de reconnaître à l'hypogastre le fond de l'utérus primitivement absent. Diverses circonstances ayant augmenté le volume de l'utérus, particulièrement la gestation, peuvent rendre ce redressement douloureux et difficile. L'examen du museau de tanche au spéculum devient souvent plus difficile encore que dans l'antéversion ; j'ai dû quelquefois opérer le redressement préalable de l'organe et faire mettre la femme en pronation sur les coudes et sur les genoux ou sur un côté, ou la faire tenir sur ses pieds pendant que la tête s'abaissait fortement par un mouvement de flexion du tronc sur les cuisses, le spéculum étant introduit en arrière, pour pouvoir découvrir et panser le col utérin malade. Le cathétérisme de la matrice nécessite, pour pénétrer dans la cavité de l'organe, une forte élévation du manche de l'instrument vers le pubis; seul ou combiné avec l'action du doigt introduit dans le vagin ou dans le rectum, il permet de relever l'utérus et de diagnostiquer l'absence ou la présence des adhérences qui peuvent retenir le fond de cet organe dans le cul-de-sac vagino-rectal du péritoine.

Il est inutile que nous nous occupions des latéro-versions en particulier.

Il faut remarquer que les moyens d'exploration dont nous venons de parler et l'analyse des symptômes ne doivent pas servir seulement à déterminer l'existence d'une déviation et à en préciser la direction; mais qu'ils doivent surtout faire connaître la coexistence des divers *états pathologiques concomitants* des déviations et déterminer si c'est à titre de cause, d'effet ou de simple complication qu'ils se rencontrent.

On comprendra toute l'importance de cette partie du diagnostic, si l'on songe que les symptômes observés dans les cas de déviation sont presque toujours dus à ces états morbides plutôt qu'à la déviation elle-même et qu'on a grande chance de guérir la malade ou de rendre la déviation tolérable en guérissant simplement la complication; en second lieu, si l'on réfléchit que, quel que soit l'enchaînement des phénomènes pathologiques, alors même que la déviation serait la cause de plusieurs de ces phénomènes, tels que congestion, engorgement, hypertrophie de l'utérus, etc., cette déviation ne peut trouver sa raison d'être en elle-même et qu'elle n'est jamais qu'un effet, soit de la laxité ou de la rétraction des ligaments, soit de l'augmentation de poids et de volume de l'utérus, de leur inégale répartition, des états pathologiques divers de cet organe, des troubles fonctionnels des organes voisins, des inflammations péri-utérines et de leurs suites, des tumeurs des annexes ou de l'excavation pelvienne. Toutes les indications qui servent de base au traitement, si difficile à instituer, d'une déviation de matrice naissent de l'analyse bien faite de ces divers éléments de la question.

Traitement. — Il est peu de maladies utérines qui résistent plus que les déviations aux agents thérapeutiques. Cela tient à ce qu'il est difficile de démêler les vraies causes de ces changements de situation et plus encore de trouver des moyens propres à les combattre.

Les meilleures indications sont celles qui se tirent de la nature de la maladie. Or ici, on peut le dire, jusqu'à présent tout a été système, et l'histoire des déviations, malgré les nombreux travaux dont elle a été l'objet, est encore la partie la moins positive de la science des maladies utérines. Nous avons vu quelles nombreuses complications les accompagnent : pour les uns, les déviations sont la cause première de tous ces états morbides ; pour les autres, elles n'en sont que la conséquence. En admettant, comme on peut le présumer, qu'une lésion quelconque précède toujours une déviation et puisse en être regardée comme la cause, il reste à déterminer la nature et le siége de cette lésion : pour les uns, la cause de toute déviation est dans l'utérus, pour les autres, hors de l'utérus.

Ainsi, pour les uns, la congestion de la matrice, son engorgement, son hypertrophie, les tumeurs fibreuses et autres, la grossesse, en augmentant le poids de l'organe entier ou celui de ses divers segments et de ses diverses parois, déterminent la plupart des déplacements et par-dessus tout les déviations : Levret, et après lui Lisfranc[1] ont fait de ces causes la clef de la production et du traitement de toutes les déviations, l'engorgement surtout présidant toujours pour eux à l'inclinaison de la matrice dans un sens ou dans un autre, suivant qu'il porte plus particulièrement sur son segment antérieur ou sur son segment postérieur. Pour les autres, la dilatation ou la situation anormale de la vessie ou du rectum, l'amplitude démesurée ou l'altération de forme du bassin, les diverses lésions du péritoine ou des tissus péri-utérins, le relâchement ou la rétraction des ligaments, sont les causes positives de tout changement de direction de la matrice.

En supposant connue la vraie cause du mal, quelle difficulté n'y a-t-il pas à l'atteindre ! Si elle réside dans les ligaments ou dans les organes extérieurs à la matrice, quel moyen d'agir sur eux, de les raccourcir, de les allonger, d'en modifier le volume, etc. ? Si elle réside dans l'utérus, on a quelquefois plus de chance de la dissiper par un traitement rationnel. Mais redressera-t-on la déviation elle-même qui en est l'effet, qui est devenue habituelle, qui a entraîné l'altération des ligaments et des parties voisines? Dissipera-t-on cette altération persistante, qui joue à son tour le rôle de cause, après avoir joué celui d'effet? Enfin, en supposant toutes les complications disparues et la déviation persistant toute seule, quelle modification est-il possible d'apporter aux parties voisines ou à l'utérus, pour en opérer le redressement permanent ; ou quels appareils assez efficaces peut-on employer pour en maintenir artificiellement la réduction et en tenter la cure palliative, sinon la cure radicale ?

[1] *Clinique chirurg. de la Pitié*, II, 650. Paris, 1842.

En face de pareils déplacements, le médecin ne peut se défendre, avant d'en entreprendre le traitement, de se rappeler les paroles de M. Velpeau qui en résument tout le pronostic : « Ils ne tuent pas, mais ils ne guérissent pas. » Une fois produits, ils ont généralement peu de tendance à guérir spontanément ou à rétrograder; au contraire, ils s'exagèrent presque toujours et exercent une influence de plus en plus marquée sur la santé générale, qui s'altère peu à peu comme dans toutes les affections utérines chroniques. Ils opposent presque autant de résistance aux traitements en apparence les plus rationnels, et condamnent les femmes à mener souvent une vie misérable, par le repos auquel elles sont forcées de se soumettre, et par la nécessité d'user toute leur vie de moyens contentifs aussi gênants qu'insuffisants.

Pourtant, comme on ne saurait dire que la guérison n'a jamais lieu ; comme on peut prévenir ou dissiper par un traitement institué de bonne heure les déviations qui sont produites par les congestions, par les inflammations de l'utérus ou de ses annexes, par les adhérences péri-utérines, etc. ; comme on peut même, dans un certain nombre de cas, après avoir déterminé avec discernement la nature de la cause, opérer la cure radicale de certaines déviations ; comme on peut enfin soulager quelques malades par l'application judicieuse des moyens contentifs les mieux faits et les mieux indiqués, il faut aborder le traitement de ces maladies, au moins à titre de palliatif.

Les indications se groupent nécessairement sous trois chefs, suivant qu'elles s'adressent à la cause de la maladie, ou seulement à ses effets, pour lesquels il peut être indiqué d'opérer la réduction ou de la maintenir.

La cause de la déviation pouvant être dans l'utérus ou dans ses moyens de suspension, on devra s'adresser à l'un ou aux autres.

L'augmentation de volume ou de poids de l'utérus peut être combattue, suivant sa nature congestive, hypertrophique, inflammatoire, etc., par des résolutifs, des fondants, des antiphlogistiques, en même temps que par les antidiathésiques propres à guérir l'affection qui entretient l'engorgement. Si la tuméfaction de l'utérus tient à la grossesse, elle sera combattue simplement par la position, et souvent elle ne pourra l'être qu'après réduction, mais elle ne le sera que très-rarement par l'avortement ou l'évacuation de la cavité utérine. Si elle tient à la présence d'une tumeur, elle pourra, dans quelques cas, être combattue par l'extirpation de cette tumeur.

L'altération dans les moyens de suspension peut être diversement traitée par les résolutifs, les toniques et tous les moyens généraux et locaux propres à combattre la rétraction ou l'élongation des ligaments, tels que les reconstituants, les ferrugineux, les eaux minérales, l'hydrothérapie, l'électricité, la strychnine, etc. Du reste, les mêmes moyens peuvent être employés dans des cas différents ou dans les cas complexes, car ils peuvent s'adresser simultanément avec une égale efficacité à la tuméfaction totale ou partielle de l'utérus ou à l'altération de ses moyens suspenseurs. Il va sans dire que la position, le décubitus horizontal peuvent favoriser l'action de ces moyens.

Tel est le traitement réclamé par les causes des versions utérines ; quant à l'effet, c'est-à-dire à la déviation elle-même, on la traitera en opérant la réduction et en la maintenant.

I. La *réduction* peut être impossible, si elle est empêchée par des adhérences. Elle peut être difficile, par exemple, lorsque l'utérus gravide en état de rétroversion est enclavé dans le bassin : dans ce cas, la difficulté peut aller jusqu'à l'impossibilité ; aussi a-t-on tenté d'évacuer les eaux de l'amnios [1] par une sonde ou par une ponction, afin de rendre la réduction possible.

En supposant la réduction possible, comment faut-il la pratiquer lorsque l'utérus est vide, et lorsqu'il est plein? Lorsqu'il est vide, la main, le cathéter ou divers instruments peuvent être employés. Lorsqu'il est plein, il est quelquefois indispensable, avant d'employer les instruments ou les manœuvres de réduction, de faire subir à la malade des opérations préliminaires, telles que le cathétérisme ou la ponction vésicale, la ponction utérine, etc. Dans tous les cas et avant toute réduction, il faut avoir soin de vider la vessie et le rectum.

La réduction nécessite que l'on place la malade dans une position spéciale, qui peut varier suivant la direction de l'inclinaison. Pour réduire l'antéversion, la position la plus avantageuse est le décubitus dorsal avec flexion forcée des membres inférieurs ou exhaussement du bassin. Pour la rétroversion, c'est la position accroupie sur les genoux et sur les coudes.

Les manœuvres de réduction se pratiquent par l'introduction d'un ou plusieurs doigts, ou de la main entière dans le vagin, combinée avec la palpation et la pression hypogastriques. Dans les cas rares où la main ne suffirait pas pour atteindre et refouler l'utérus à travers les parois vaginales, on l'armerait d'un levier obstétrical, d'un gorgeret de bois simple ou pourvu d'un tampon, ou de tel autre instrument incapable d'offenser par lui-même la muqueuse du vagin.

Si l'introduction de la main armée ou non armée dans le vagin ne suffit pas, on cherche à opérer le redressement de l'utérus par le rectum, en introduisant dans cet intestin un ou plusieurs doigts, la main entière comme l'a fait Dussausoy, ou une vessie vide que l'on gonfle d'air quand elle est en place, une baguette arrondie à son extrémité, un gorgeret de bois, etc.

On peut aider ces manœuvres vaginales ou rectales non-seulement

[1] W. Hunter, *Med. Obs. and Enquiries*, IV, 406. — Fl. Churchill, ouvr. cité, p. 428. Dublin, 1864.

par des pressions sur l'hypogastre, mais encore par le soulèvement de l'utérus à l'aide d'une sonde introduite dans la vessie.

Enfin, dans l'état de vacuité, le cathétérisme de la matrice doit être employé après les autres moyens pour opérer ou du moins pour tenter la réduction. En tout cas, c'est le meilleur moyen de constater définitivement si la réduction est possible et si elle n'est pas empêchée par des adhérences utéro-péritonéales ; seulement il faut ne jamais perdre de vue l'hypothèse de ces graves complications, et ne pratiquer en conséquence le cathétérisme qu'avec des ménagements qui préviennent, pour l'utérus, dans le cas où ces obstacles existeraient, les effets d'un dangereux traumatisme.

II. *Maintenir la réduction* est facile dans le cas de grossesse, c'est-à-dire lorsque la réduction elle-même a été difficile, comme il arrive d'ailleurs dans les cas de hernie, de luxation, ou de déplacement quelconque, nécessitant l'intervention de cet élément opératoire désigné sous le nom de synthèse de contiguïté. A mesure que le fœtus se développe et que l'utérus s'élève, il devient de plus en plus impossible à cet organe de rentrer dans l'excavation pelvienne et par conséquent de reproduire la déviation.

Dans tous les autres cas, au contraire, la contention est très-difficile. Aussi a-t-on besoin de répéter de temps en temps les manœuvres de réduction pour que les appareils contentifs n'exercent pas leur action en pure perte sur un utérus dont la déviation serait reproduite à l'insu du médecin et de la malade. On a même eu l'idée de faire servir les instruments de réduction à la contention proprement dite. Telle est l'origine des procédés qui ont fait tant de bruit, il y a quelques années, et qu'on a, comme tant d'autres, alternativement trop vantés et trop dédaignés, trop proscrits et trop employés, ou même trop compliqués en prétendant les perfectionner.

1° Le plus simple, peut-être, mais le moins efficace de ces procédés, est celui de Mayer, consistant dans l'application d'une pince à pression continue, tenant le col par sa portion vaginale et le maintenant en prenant point d'appui au dehors. Kiwisch imagina ses tiges élastiques, introduites dans l'utérus, rapprochées, retenues dans l'organe par la pression qu'elles exercent en s'écartant contre ses parois, et au dehors par un appareil particulier. Simpson inventa son pessaire à tige, *pessaire pénétrant* ou *utérin*, dont la boule, en remplissant l'extrémité utérine du vagin, pouvait suffire à retenir l'instrument en place et l'utérus redressé, ou était retenue elle-même dans une position à peu près fixe mais non pas absolument immobile, à l'aide d'une tige aboutissant à un plastron de fil métallique qui embrassait le pénil. Valleix, en donnant plus de fixité à l'appareil par la forme et l'ajustement de son plastron, par le bandage rétentif qu'il y ajoutait, etc., m'a toujours paru avoir gâté ce petit appareil, bien loin de l'avoir perfectionné ; car, à mon avis, les accidents sérieux et même mortels dont son application a été suivie, dans les cas de version et surtout dans ceux de flexion, à propos desquels je reviendrai sur son emploi, doivent être en grande partie attri-

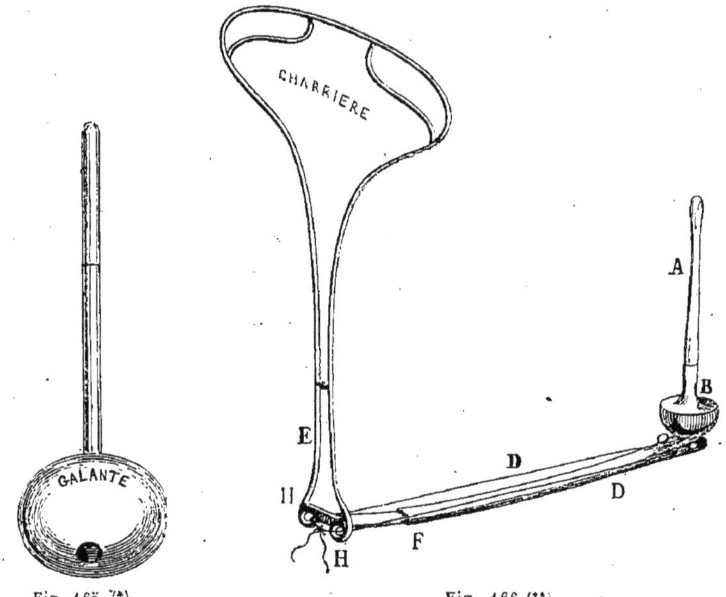

Fig. 165 (*). Fig. 166 (**).

bués à l'immobilité absolue dans laquelle l'appareil de Valleix plaçait l'utérus, ce qui l'exposait, retenu qu'il était par la tige rigide qui le traversait dans toute sa longueur, à recevoir douloureusement le contre-coup de tous les chocs, de toutes les pressions se transmettant, de près ou de loin, au centre de l'excavation pelvienne.

2° Les dangers inhérents à l'emploi des pessaires intra-utérins les ont fait à peu près abandonner, pour s'en tenir à l'usage des *pessaires ordinaires*, seuls essayés précédemment comme moyens contentifs de l'utérus dévié.

Ce n'est pas ici le lieu de se servir des pessaires en gimblette, ni des pessaires en bilboquet ou des hystérophores de diverses sortes appliqués à la contention de l'utérus dans les cas de chute; ces moyens n'exercent leur action que sur la totalité de l'organe qu'ils ont pour but de tenir élevé.

On a essayé pourtant des pessaires globuleux, qui ne paraissent applicables qu'aux prolapsus, en ayant soin de les porter dans le sinus vaginal antérieur dans les cas d'antéversion, dans le sinus vaginal postérieur ou dans le rectum dans les cas de rétroversion, de manière à occuper la place que le corps de l'organe viendrait occuper lui-même en s'inclinant en avant ou en arrière, et à prévenir le retour de cette inclinaison. Mais cette contention ne peut être efficace que par une distension con-

(*) Pessaire utérin pénétrant de M. Simpson.
(**) Redresseur utérin de Valleix, d'après celui de M. Simpson.

sidérable et douloureuse du pessaire ou par la contention de cet appareil lui-même, à l'aide d'une ceinture périnéale, pour empêcher que le pessaire ne s'échappe du vagin ou qu'il ne fuie dans ce canal, d'un côté à l'autre, sous la pression exercée sur lui par l'utérus à mesure que la déviation se reproduit.

La constatation de ces défauts des pessaires globuleux et annulaires a donné l'idée assez juste d'en modifier la forme de manière à les rendre

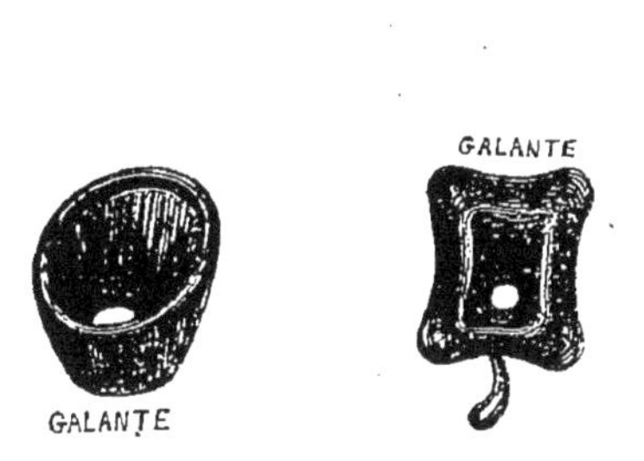

Fig. 167 (*). Fig. 168 (**).

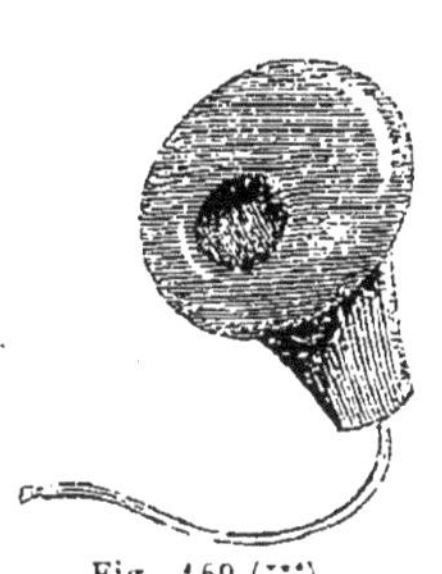

Fig. 169 (***).

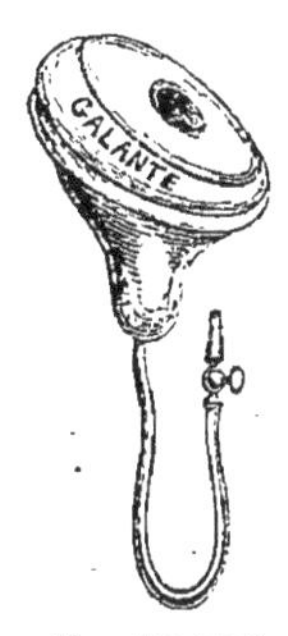

Fig. 170 (****).

beaucoup plus bombés du côté où ils doivent exercer une pression à un niveau plus élevé dans le cul-de-sac vaginal, pour empêcher le fond de l'utérus d'y retomber. Mais cette inégalité donnée aux deux segments du pessaire est un moyen insuffisant.

La conviction de cette insuffisance a inspiré à M. Hervez de Chégoin l'idée d'un pessaire en pelle ou en prolongement évasé destiné à assurer

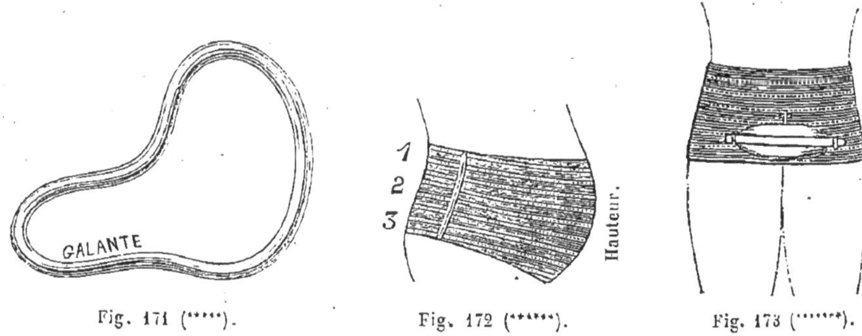

Fig. 171 (*****). Fig. 172 (******). Fig. 173 (*******).

en même temps la position du col et le redressement du fond de l'organe. Tel est aussi le pessaire de Kennedy de Liverpool.

Mais ces pessaires supposent l'intégrité et la résistance du périnée sur lequel ils doivent prendre leur point d'appui. Dans les cas nombreux où

(*) Pessaire en entonnoir échancré en avant, applicable à la rétroversion.

(**) Pessaire en raquette de M. Hervez de Chégoin.

(***) Pessaire à air à bords inégalement élevés en avant et en arrière.

(****) Pessaire à air, à plan incliné.

(*****) Pessaire triangulaire de MM. Simpson et Priestley.

(******) Supporteur abdominal applicable à la contention de l'utérus pendant la grossesse.

(*******) Ceinture hypogastrique élastique, applicable à l'antéversion pendant la grossesse.

cet appui fait défaut, il n'y a qu'à les soutenir par un bandage en T, ou plutôt à y substituer les pessaires élastiques de même forme, ou en cuvette à bords inégaux, dont le bord le plus élevé est logé dans le sinus vers lequel le fond de l'utérus se dévie et dont le pétiole est soutenu par des sous-cuisses se croisant en dessous et s'attachant à une bonne ceinture.

Pour réduire ces pessaires à pelle à leur plus simple expression ou plutôt pour y suppléer par un instrument léger qui, tout en prenant plus solidement, par l'effet de sa courbure, son point d'appui sur le périnée pourrait par sa large extrémité soit retenir le col, soit soulever le sinus vaginal où le fond est disposé à retomber, M. Simpson, M. Priestley, M. Hodge[1] ont imaginé des pessaires très-légers de gutta-percha, en forme de triangles, à angles arrondis, qui peuvent rendre de grands services chez quelques malades.

3° Les moyens de contention internes (utérins ou vaginaux) sont souvent si mal supportés, qu'on a songé à des *appareils contentifs appliqués au dehors et autour de l'organe.*

Parlerai-je de l'introduction de *grosses mèches de coton dans le rectum*, qui a été employée par M. Huguier[2] pour combattre la rétroversion et la rétroflexion? Sans l'autorité de ce praticien, j'aurais jugé la tolérance de ce moyen plus impossible encore que celle des pessaires séjournant dans le même lieu, à cause des douleurs, des épreintes, du ténesme que ces agents provoquent, sans parler de la répugnance absolue qu'ils inspirent. Pourtant sans en avoir obtenu des succès complets, j'ai eu parfois à me louer de leur emploi.

Un des meilleurs moyens sinon contentifs, du moins palliatifs, c'est l'usage de la ceinture hypogastrique. Pendant la grossesse, des ceintures hypogastriques sans plaques, sont très-utiles en soutenant et redressant l'utérus plus ou moins incliné en avant. Dans l'état de vacuité, la ceinture hypogastrique à compression dirigée en haut et en arrière est souvent d'une utilité incontestable, non que cet appareil puisse jamais, comme on l'a prétendu, redresser l'utérus, même dans l'antéversion, mais parce qu'il soutient les viscères abdominaux et empêche leur poids de se transmettre douloureusement sur la matrice, surtout dans le cas d'antéversion. Je me suis convaincu que l'efficacité en est beaucoup moins assurée, qu'elle est souvent tout à fait nulle, ou même qu'elle fait place à une augmentation de douleur dans le cas de rétroversion, ce qui se comprend par suite de la propulsion que la ceinture hypogastrique imprime aux viscères vers la colonne vertébrale, propulsion qui, en se combinant avec le poids de ces organes, donne naissance à une résultante qui se dirige dans l'excavation, c'est-à-dire sur l'utérus rétroversé. L'utérus supporte probablement alors une pression plus con-

[1] Churchill, ouvr. cité, p. 147.
[2] *De l'hystérométrie*, p. 337. Paris, 1865.

sidérable que lorsque l'absence de ceinture laisse une partie de la pression viscérale s'exercer sur l'hypogastre.

Mais la ceinture hypogastrique aidée du coussin périnéal, ou ces deux moyens, employés seuls ou combinés avec un pessaire à air dans le vagin, ont une efficacité plus générale. Je les ai employés quelquefois avec beaucoup d'avantage chez des malades qui ne pouvaient plus marcher sans eux. Je ne me suis jamais proposé, par leur application, d'immobiliser l'utérus, mais seulement de maintenir, par l'équilibre des pressions que cet organe reçoit alors dans tous les sens, la rectitude de

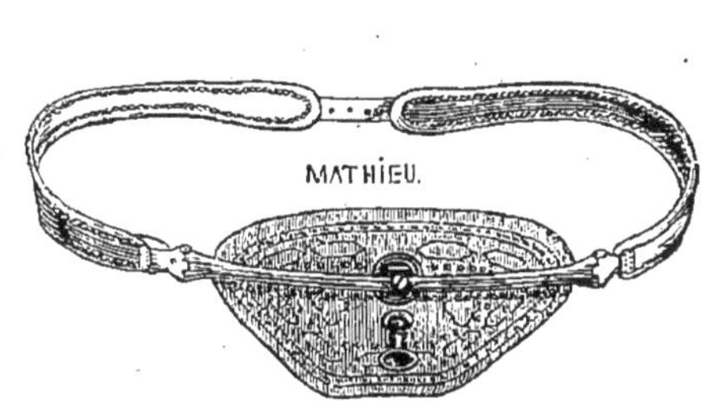

Fig. 174 (*).

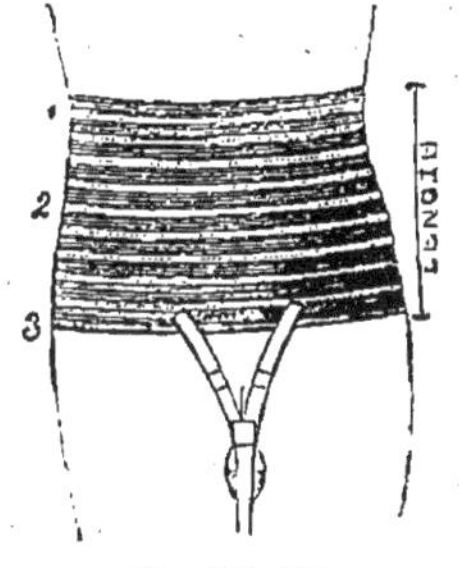

Fig. 175 (**).

sa position, ou du moins sa stabilité dans une direction quelconque, suffisamment tolérable, à un degré et à une hauteur qui le mettent hors d'état d'exercer des pressions ou des tiraillements, d'en subir les effets de la part des organes voisins et d'éprouver ou de provoquer de la douleur. Car, il ne faut pas se le dissimuler, les douleurs proviennent de plusieurs causes : de la déviation elle-même, des maladies de l'utérus, exagérées par sa déclivité, des tiraillements que cette déviation fait subir aux attaches de l'organe, des ballottements auxquels est exposé l'utérus dévié, des pressions ou des chocs douloureux qu'il peut imprimer, dans cette position anormale, aux organes voisins, etc.

Enfin, comme moyen contentif naturel et persistant, devenant moyen curatif, on peut employer la *cautérisation*, surtout la cautérisation actuelle. Ce moyen peut être appliqué de deux manières : comme résolutif d'un engorgement ou d'une congestion hypertrophique chronique, ou comme agent redresseur par la rétractilité du tissu cicatriciel qui succède à la suppuration produite par la brûlure.

Le premier mode, en diminuant la tuméfaction et le poids de l'organe, diminue aussi sa disposition à s'incliner du côté où son centre de gravité se trouve privé d'appui ou de suspension. La cautérisation doit alors porter largement sur le col; elle peut être destructive, si celui-ci est fortement tuméfié, elle est en tout cas modificatrice et met en jeu un travail de résorption, de résolution, sous l'influence duquel le volume de

(*) Ceinture hypogastrique à ressorts, avec articulation et pelote à clef.

(**) Association du coussin périnéal à la ceinture hypogastrique.

l'organe peut diminuer en quelques semaines, et surtout en quelques mois, d'une manière notable, si l'on seconde cette action par celle de l'hydrothérapie et de la médication résolutive.

Le second mode, que j'ai employé depuis longtemps, à l'exemple d'Amussat[1], a pour but la formation d'une bride fibreuse ou cicatricielle, s'étendant du col à une des parois vaginales et occupant celui des deux sinus utéro-vaginaux qui correspond à l'inclinaison. Ainsi y a-t-il antéversion, c'est dans le sinus antérieur qu'il faut porter le caustique afin que la bride cicatricielle, en se rétractant, rapproche le col de la paroi antérieure du vagin et, faisant basculer tout l'organe dans son anneau suspenseur, en éloigne le fond de la vessie et le relève dans l'excavation ; dans des cas où l'antéversion ne paraissait pas liée à un raccourcissement des ligaments utéro-lombaires, j'ai obtenu quelques beaux succès par l'emploi de ce moyen. Y a-t-il au contraire rétroversion, c'est dans le sinus postérieur qu'il faut porter le caustique afin que la bride cicatricielle en se rétractant rapproche le col de la paroi postérieure du vagin, éloigne le fond du rectum et tienne tout l'organe redressé dans sa direction naturelle; je ferai seulement observer que ce moyen est moins applicable, moins efficace, et surtout plus dangereux à employer, à cause du voisinage du péritoine, dans le cas de rétroversion que dans celui d'antéversion.

Il est des femmes dont les déviations résistent à tous ces moyens de réduction et de contention, que l'utérus soit ou non mécaniquement retenu par des adhérences péritonéales dans sa position vicieuse. On voit de ces femmes, obligées de rester couchées pendant des années, finir par éprouver, soit à l'époque de la ménopause, soit avant la cessation des règles, une amélioration notable, pouvoir se lever, marcher et reprendre à la longue la plupart de leurs occupations. Cela tient-il à ce que leur déviation a fini par guérir spontanément? En aucune façon; le toucher permet de constater qu'elle ne s'est pas modifiée. Mais l'utérus n'est plus congestionné ni douloureux, les symptômes de péritonite locale se sont effacés, enfin la déviation s'est trouvée réduite peu à peu à l'état de déviation simple.

Combattre les complications de toute déviation me paraît donc être une indication capitale. Qu'elles soient cause ou effet, ces complications ne seront jamais guéries, surtout dès le début, sans amener dans l'état des malades une transformation complète. Il faut se rappeler que les principales sont : la métrite, l'inflammation péri-utérine, la péritonite, les adhérences auxquelles elle donne lieu, l'engorgement de l'organe, la congestion chronique ou l'habitude des mouvements fluxionnaires non-seulement de l'utérus, mais du système utérin, la localisation même des diverses diathèses, rhumatismale, dartreuse, scrofuleuse, etc. Aussi

[1] *Compte rendu de l'Acad. des sciences*, fév. 1850. — Philippeaux, *De la cautérisation*, p. 557. Paris, 1856.

devra-t-on recourir aux applications de sangsues après l'époque des règles, à un traitement antiphlogistique bien dirigé et suffisamment prolongé, aux toniques et aux reconstituants, aux moyens résolutifs généraux et locaux, notamment à l'hydrothérapie, moyen résolutif général et local capable d'agir efficacement sur les ligaments rétractés ou du moins contracturés, et surtout de tonifier, de faire raccourcir activement les ligaments relâchés et tout le système de sustentation, particulièrement lorsqu'on l'applique sur certains points, les lombes, les flancs, les aines, etc.

J'ai souvent employé ces moyens, dans l'ordre que je viens d'indiquer, et leur action, seule ou aidée de celle d'une ceinture, d'un coussin périnéal, rarement d'un pessaire, est parvenue à donner aux malades un soulagement, sinon équivalent à une guérison, du moins suffisant pour leur faire supporter une infirmité jusque-là intolérable.

CHAPITRE III

Flexions.

Les *flexions, inflexions, incurvations* de la matrice sont des altérations de direction des diverses parties de l'axe de cet organe, les unes par rapport aux autres. Elles supposent une modification dans la forme de l'organe, mais elles n'impliquent en aucune manière un changement dans sa situation ou dans sa direction. L'utérus peut rester à sa place et dans la direction qui lui est propre, tout en s'infléchissant sur lui-même, comme il peut éprouver simultanément un double ou un triple changement dans sa forme, dans sa direction, dans sa situation.

Les flexions sont souvent le résultat et toujours l'indice d'une altération, ou d'une modification particulière du tissu de l'utérus.

Elles sont congénitales ou accidentelles, simples ou compliquées, siégeant sur un point ou sur un autre et à divers degrés, recourbant l'organe en avant, en arrière ou sur un côté.

Les flexions congénitales sont celles qui préexistent à la naissance (telle est l'antéflexion, de beaucoup la plus fréquente et pouvant passer pour une disposition normale), et celles qui surviennent à l'époque de l'évolution utérine, par l'inégalité de développement ou l'imperfection de formation histologique dont la matrice peut alors se trouver atteinte.

Les flexions accidentelles supposent une prédisposition et une cause efficiente ou une altération pathologique. Elles sont la conséquence de l'accomplissement des fonctions utérines et des modifications qu'elles apportent dans le tissu de l'organe : ainsi la menstruation, la grossesse, l'accouchement, l'avortement y prédisposent, par suite de la tuméfaction de l'organe, de l'augmentation de sa cavité, du défaut proportionnel de résistance de ses parois, de l'altération de ses éléments constituants, etc.; de sorte qu'il peut suffire alors d'une cause bien légère, d'une attitude vicieuse, d'une pression, d'un choc, pour infléchir l'organe sur lui-même, par suite du défaut de résistance de son tissu. Une cause efficiente détermine alors la flexion préparée par une modification physiologique. Enfin, une altération pathologique utérine ou péri-utérine peut la produire spontanément, c'est-à-dire indépendamment de toute préparation ou prédisposition et de toute cause efficiente : ainsi une tuméfaction partielle de l'organe primitivement ramolli, un accroissement inégal du segment antérieur et du segment postérieur (soit du corps, soit du col), une substitution graisseuse et le défaut de résistance du tissu propre, au niveau de l'isthme ou dans tout autre point, l'inflammation péri-utérine et ses conséquences, la péritonite pendant que le fond est en rétroversion ou à la suite des couches et la formation d'adhérences entre ce fond et le cul-de-sac utéro-rectal, empêchant le redressement du corps pendant que le col peut reprendre sa direction; telles sont les causes qui, indépendamment de toute autre, peuvent fléchir ou incurver, même d'une manière permanente et incurable, l'utérus sur lui-même.

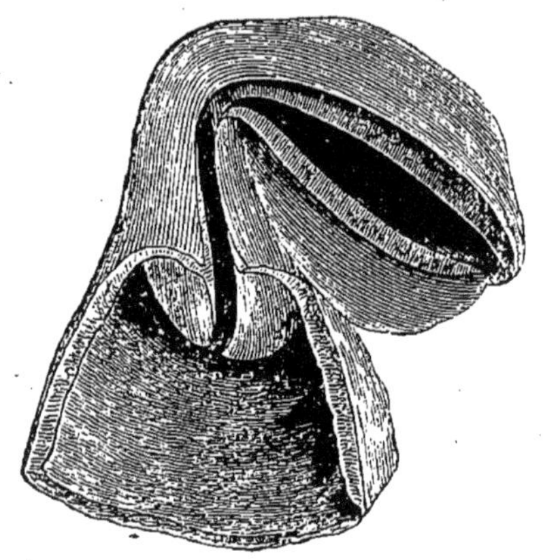

Fig. 176 (*).

Les flexions simples sont celles qui sont réduites à elles-mêmes, c'est-à-dire dénuées de toute complication, ce qui est très-rare, les complications ne tardant pas à survenir comme effets, si elles n'existaient pas déjà comme causes des flexions.

Les flexions compliquées sont les plus communes. Parmi les maladies dont la coexistence avec les flexions est la plus fréquente, il faut mettre en première ligne l'inflammation utérine et péri-utérine; les adhérences du fond ou du corps de l'utérus avec les organes voisins, par l'intermédiaire du péritoine; l'engorgement, la congestion chronique de la matrice, les fluxions répétées sur cet organe dont elles augmentent la congestion; les tumeurs de diverses sortes, intra ou extra-utérines, qui peuvent, par l'augmentation de poids, la pression ou le mécanisme de l'enclavement, retenir l'utérus courbé sur lui-même; enfin les déviations et les déplacements qui peuvent coïncider avec les flexions, ensemble ou séparément, au point, par exemple, qu'on rencontre dans la tumeur formée par un prolapsus, non-seulement un abais-

(*) Antéflexion présumée congénitale, chez une jeune fille de 18 ans, d'après Boivin et Dugès.

sement ou une drécipitation de matrice, mais encore une rétroversion et une rétroflexion de cet organe.

Ces complications sont si fréquentes, que plusieurs auteurs décrivent simultanément les flexions et les autres lésions mécaniques de la matrice, notamment les versions; mais de ce que cette association se trouve maintes fois dans la nature, il ne s'ensuit pas qu'on doive en faire une confusion dans les descriptions. D'autres médecins, appréciant avec raison d'une part la différence symptomatique très-grande qui existe entre l'antéversion et la rétroversion, l'antéflexion et la rétroflexion, et d'autre part les analogies qui rapprochent l'antéflexion de l'antéversion et la rétroflexion de la rétroversion, au point de vue du diagnostic et du traitement, ont réuni dans une même description les inclinaisons en avant (flexions et versions) et les inclinaisons en arrière (flexions et versions); mais il m'a paru que ce qu'on gagnait d'un côté par le rapprochement de lésions fournissant quelques indications analogues, on le perdait de l'autre par la séparation de maladies de même nature, donnant lieu, sur beaucoup de points, à des considérations identiques.

Le siége de la flexion est variable. Le plus souvent il est à l'isthme, c'est-à-dire à l'union du corps et du col. Mais il ne faut pas croire qu'il en soit toujours ainsi et que, par flexion utérine, on doive entendre nécessairement la flexion du corps sur le col.

L'altération de tissu, affaiblissement ou rétraction, peut exister seulement sur le corps ou seulement sur le col. Pourquoi n'admettrions-nous pas qu'il peut en être ainsi, quand nous savons qu'elle se produit souvent sur un des segments de l'utérus, l'antérieur ou le postérieur, à l'exclusion de l'autre? Ainsi il y a des flexions du corps et des flexions du col.

Bien plus, la flexion peut porter à la fois sur le corps et sur le col. Dans ce dernier cas, elle peut se faire dans le même sens et donner à l'utérus une courbure en forme de fer à cheval qui dirige ses deux extrémités, fond et museau de tanche, du même côté; ou bien elle se produit en sens inverse, courbant le corps en avant, par exemple, et le col en arrière, de manière que le fond et le museau de tanche regardent vers deux points opposés et que l'utérus, considéré en totalité, prenne la forme d'une S.

Que la flexion ait son siége sur l'isthme ou sur l'un des segments de l'utérus, elle peut varier de degré, depuis la plus légère courbure jusqu'à la flexion la plus prononcée, les deux portions de l'organe formant entre elles dans le premier cas un angle obtus, et dans le second un angle aigu et même très-aigu.

La *courbure*, inflexion ou incurvation, est un état presque physiologique, surtout l'antécourbure; elle est très-commune et se combine fréquemment avec les déviations.

La *flexion* proprement dite ou altération d'un degré moyen dans la direction des deux segments de l'axe utérin est assez fréquente. Elle peut réclamer les secours de l'art et en éprouver les bienfaits. C'est à elle surtout que se rapporteront les descriptions suivantes.

Sous le nom d'*infraction*, brisure, Sommer[1] a désigné l'état assez rare dans lequel l'utérus est replié sur lui-même au point que les deux parties d'une même face deviennent parallèles et contiguës.

Enfin, quels qu'en soient le siége et le degré, la flexion peut se faire en divers sens.

Le plus fréquemment elle se fait en avant et porte le nom d'*antéflexion*, disposition qui peut être regardée comme très-fréquente et presque normale chez le fœtus, et qui dépend du peu d'épaisseur et de la mollesse du corps coïncidant avec la grosseur et la rigidité du col. Chez l'adulte, elle dépend souvent de la persistance de cette disposition fétale favorisée par le ramollissement et l'augmentation de volume de l'organe après un avortement ou un accouchement. Le fond de l'utérus comprime la face supérieure de la vessie; le col reste dans l'axe du vagin, plus bas ou au même niveau que le fond, suivant le degré de la flexion; quelquefois il se fléchit en avant, c'est-à-dire dans le même sens que le fond, de manière à former un fer à cheval, très-rarement en arrière, de manière à former avec le corps une espèce d'S.

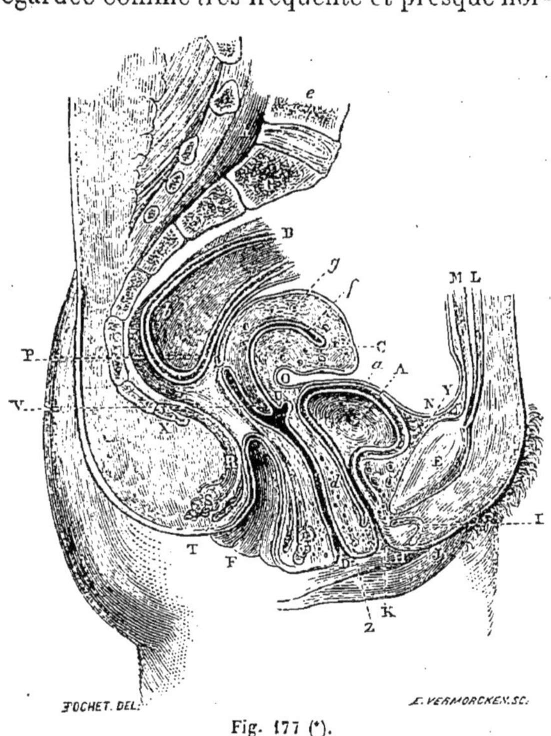

Fig. 177 (*).

La *rétroflexion*, moins fréquente, plus rarement congénitale, survenant surtout à la suite de couches ou de fausses couches, se rencon-

(*) Section verticale antéro-postérieure au milieu de la région du périnée, sur une femme multipare, âgée d'environ trente ans, d'après Le Gendre. La vessie et le rectum sont peu distendus. L'utérus offre un exemple d'antéflexion très-prononcée.

[1] *Beitræge zur Lehre der Infractionen und Flexionen der Gebärmutter, Deutsche Klinik*, 1850, p. 276. Cité par Paul Picard, *Des inflexions de l'utérus à l'état de vacuité*. Paris, 1862.

trant assez souvent chez les vieilles femmes, suppose plus que l'antéflexion un ramollissement de tissu au niveau de l'isthme ou du siége de l'incurvation, un relâchement ou un allongement du ligament sus-pubien, une tension douloureuse des ligaments utéro-sacrés. Le fond de l'utérus vient appuyer sur la face antérieure du rectum, dans le cul-de-sac péritonéal vagino-rectal (*fig.* 1, p. 8), où il peut être aisément senti soit à travers le vagin, soit à travers le rectum, tantôt plus haut que le col, tantôt au même niveau ou plus bas. Le col peut être aussi fléchi dans le même sens ou en sens inverse; mais cette coïncidence de la flexion du col avec celle du corps m'a paru plus rare pour la rétroflexion que pour l'antéflexion.

Dans les *latéroflexions* et dans les incurvations intermédiaires, le fond de l'utérus est reconnu par l'exploration sur les côtés du col ou sur les ligaments de Douglas, à mesure qu'on cherche à déprimer avec le doigt le sinus vagino-utérin latéral.

Les altérations du tissu de l'utérus, des ligaments ou des parties voisines, et les autres lésions utérines concomitantes des flexions sont variables.

D'abord il faut que quelqu'une de ces altérations existe pour que l'utérus s'infléchisse sur lui-même; en second lieu l'utérus ne peut rester longtemps infléchi, dans la période de la vie sexuelle, sans que, sous l'influence de la menstruation, du coït, etc., et par le fait même de sa flexion, il se produise quelque altération dans sa substance ou à l'entour.

L'augmentation de volume de l'utérus, l'allongement de son diamètre longitudinal, le ramollissement de son tissu[1], particulièrement au voisinage de l'isthme qui est la partie la moins épaisse de l'organe[2], la coïncidence de ces altérations avec un allongement, une laxité ou une atonie des moyens de fixité, notamment des ligaments larges et des ligaments ronds, sont des conditions singulièrement favorables, sinon nécessaires à la production des flexions utérines. Voilà pourquoi ces altérations de forme et de position de la matrice se produisent si fréquemment à la suite des couches ou des avortements. M. Scanzoni[3] et M. Nonat[4] font observer avec raison que l'avortement est plus favorable encore aux flexions que l'état puerpéral de la matrice, parce que dans les premiers mois de la grossesse le corps de l'utérus est seul développé, le col plus fermement retenu par les adhérences vaginales et l'isthme relativement plus étroit que dans les derniers temps. Voilà pourquoi l'on voit les flexions se combiner alors avec les versions, l'antéflexion avec l'antéversion, la rétroflexion avec la rétroversion. Voilà aussi pourquoi les adhérences, les brides cicatricielles qui se

[1] Kiwisch, *Die Krankheiten der Gebärmutter*, t. I, p. 101. Prague, 1851.
[2] Rokitansky, *Anat. pathol.*, t. III, p. 457.
[3] Ouvr. cité, p. 73.
[4] Ouvr. cité, p. 495.

produisent à la suite des métro-péritonites puerpérales deviennent elles-mêmes des causes de flexion d'autant plus préjudiciables, qu'elles donnent à l'organe une courbure fixe et irréductible. Virchow [1] a pourtant exagéré singulièrement l'importance de ces altérations péritonéales en leur attribuant la plupart des flexions utérines.

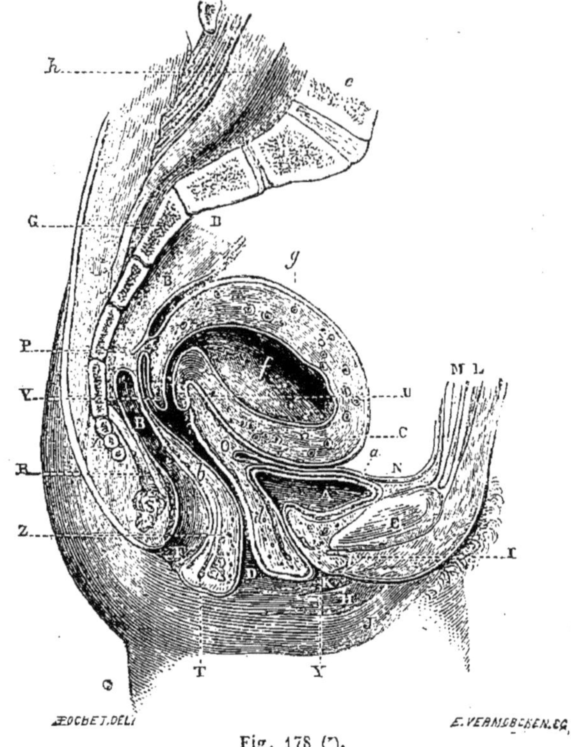

Fig. 178 (*).

Il n'est pas nécessaire que le tissu de l'utérus soit véritablement altéré pour qu'une flexion se produise; l'existence de l'antéflexion normale du fœtus semble en être la preuve. Pourtant, dans le cas même où le tissu utérin paraît exempt de toute altération et où la flexion de l'organe passe inaperçue, comme dans l'enfance, à l'âge adulte même chez les filles vierges, ou chez les vieilles femmes longtemps après la ménopause, il faut qu'il y ait quelque cause à laquelle on puisse attribuer la forme vicieuse que l'organe affecte. Cette cause paraît être la minceur et la faiblesse relatives de l'isthme de la matrice, et l'indifférence de position du fond qui obéit aux pressions des organes voisins. J'ai déjà dit à quel degré s'exerce, d'après Bernhard Freund,

(*) Section verticale antéro-postérieure au milieu de la région du périnée, sur une femme âgée d'environ trente-cinq ans, morte immédiatement après l'accouchement. D'après Le Gendre.

La vessie et le rectum sont complétement déprimés.

L'utérus présente une antéflexion très-prononcée et un développement considérable en rapport avec l'état puerpéral. Sa longueur totale est de 105 mill., y compris 15 mill. pour l'épaisseur du fond.

A vessie, B rectum.

C, corps de l'utérus; U, lèvre antérieure du col; V, lèvre postérieure; *f*, cavité utérine; *g*, coupe des veines utérines; D, ouverture du vagin; *d*, tunique cellulo-fibreuse; et Z, plexus veineux de ce canal; Y, plexus veineux de Santorini; I, clitoris, racine des corps caverneux coupée; H, petite lèvre; J, grande lèvre; K, méat de l'urèthre.

N, cul-de-sac vésico-abdominal du péritoine; O, cul-de-sac vésico-utérin; P, cul-de sac recto-utérin. *a*, tunique musculeuse de la vessie et de l'urèthre; *b*, tunique musculeuse du rectum; F, anus; R, muscle releveur de l'anus; S, muscle sphincter externe de l'anus; T, muscle sphincter interne; *e*, cinquième vertèbre lombaire; *h*, canal rachidien, G, sacrum; X, coccyx; E, symphyse du pubis; L, muscle pyramidal; M, muscle droit de l'abdomen.

[1] *Ueber die Knickungen der Gebärmutter*, *Verhandl. der Gesellsch. für Geburtsk.*, IV, 80. — *Gesammelte Abhandlung*, II, 822.

l'influence de la position des intestins, du rectum, de la vessie, sur la position, l'inclinaison, les déplacements de l'utérus pendant l'état fœtal. Il n'est pas étonnant que la pression des viscères abdominaux ait une pareille influence sur le corps de la matrice, aux âges que je viens d'indiquer. Nous avons vu combien le col est considérable, ferme, bien attaché chez le fœtus, la petite fille et même la fille pubère qui n'a eu ni rapports sexuels, ni grossesse; chez la vieille femme, si le col ne présente pas la même prédominance de volume et la même résistance dans ses attaches, il affecte du moins une fermeté, une consistance de tissu que l'oblitération de sa cavité et de ses orifices ne fait qu'augmenter. De là, surtout dans le premier âge, une résistance dans le col plus grande que dans le corps à subir des déplacements dans un sens ou dans un autre, sous l'influence des pressions viscérales qui s'exercent autour de lui. De là la disposition du corps, qui est libre, indépendant, rattaché au col par une portion plus étroite, à subir l'influence de ces pressions et à s'incurver surtout en avant dans le jeune âge, en avant ou en arrière dans la vieillesse, en combinant maintes fois, à cette dernière période de la vie, la version et la flexion dans le même sens. Il y a donc, même dans ces sortes de flexions qui n'ont pour ainsi dire rien de pathologique eu égard aux flexions proprement dites de l'âge adulte, une sorte d'altération, une diminution entre la résistance relative des diverses portions du tissu utérin, laquelle rend suffisamment compte de la flexion.

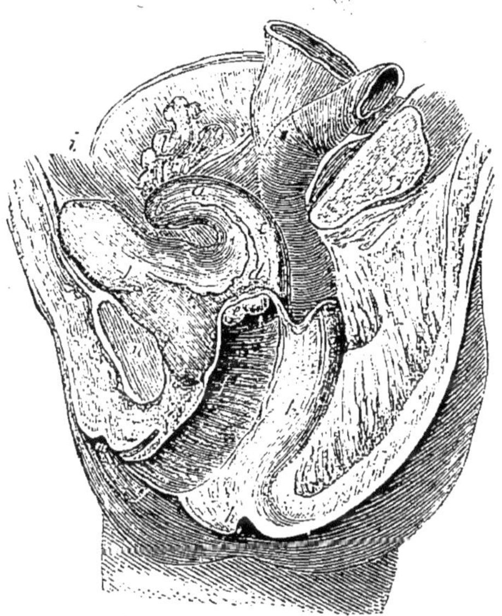

Fig. 179 (*).

Il peut même se produire dans ce tissu une altération d'un autre ordre, qu'on pourrait appeler active en la comparant à l'altération passive du défaut de résistance, je veux parler du raccourcissement ou de la brièveté relative de l'un des segments antérieur ou postérieur de l'utérus, dû à l'inégalité de développement de ces deux segments, à un défaut d'organisation dans le tissu qui le forme, à la contracture ou à la rétraction de ses fibres, à la production de tissu fibreux ou inodulaire interstitiel dans son épaisseur. C'est à cette dernière cause qu'on peut rapporter la persistance anormale de l'antéflexion fœtale (Cusco), quelques-unes des flexions de la vieillesse, et surtout ces cas authen-

(*) Antéflexion habituelle de l'utérus chez le fœtus et chez la petite fille.

tiques, quoique relativement rares, dans lesquels la flexion, au lieu de se produire à l'union du corps et du col, porte seulement sur le corps, ou sur le col, ou sur les deux à la fois, dans le même sens ou en sens inverse. Dernièrement encore j'ai observé, chez une femme à l'âge de la ménopause, une rétroflexion que je n'ai pu attribuer qu'à l'atrophie du segment postérieur de l'utérus, surtout au niveau de l'isthme.

Que ces altérations de tissu aient ou non précédé, préparé et déterminé la flexion, elles ne manquent pas de l'accompagner. Les recherches que j'ai faites sur l'altération que le tissu de l'utérus peut subir au niveau de la courbure et du côté de la flexion, m'ont démontré, comme à MM. Robin, Aran, Virchow, Scanzoni, tantôt un ramollissement du tissu utérin devenu pâle, blanc, à fibres musculaires rares ou infiltrées de graisse, comme dans la période d'évolution rétrograde après l'accouchement, tantôt une rétraction de ce tissu devenu dur, nacré, résistant, fibreux comme une vraie bride cicatricielle.

Lorsque la flexion se produit au niveau de l'isthme, elle entraîne nécessairement, dans la lumière de l'orifice interne, une diminution qui est d'abord purement mécanique, mais qui peut devenir plus tard organique et définitive. La paroi de cet orifice correspondant à l'angle rentrant de la flexion forme un angle saillant, une sorte d'éperon, qui rend difficile le passage du sang menstruel ou du liquide leucorrhéique de la cavité du corps dans celle du col, et celui d'un cathéter de la cavité du col dans celle du corps. On comprend que cette difficulté surmontée par les contractions utérines, pendant toute la période qui s'étend de la puberté à la ménopause, reste purement mécanique, la largeur et la dilatabilité de l'orifice étant conservées par l'expulsion du sang liquide ou en caillot à chaque menstruation. Mais on comprend aussi qu'il doive arriver maintes fois, même pendant cette période, très-souvent pendant la jeunesse ou pendant les premiers âges de la vie, et surtout pendant la vieillesse, que l'altération graduelle du tissu, notamment la formation de tissu fibreux au niveau de la flexion, finisse par rendre ce rétrécissement organique et par l'amener peu à peu à un état équivalant à une oblitération.

L'influence que nous accordons aux pressions ou aux tractions extérieures dans la production des courbures comme dans celle des déviations utérines, permet de se rendre compte d'un mode particulier d'altération de l'axe utérin, dont la mention doit trouver place ici : je veux parler de la torsion de cet axe, produite par un mouvement de rotation en sens inverse du col sur le corps ou plus souvent du corps sur le col. Cette torsion, dont j'ai vu de nombreux exemples, que je regarde comme une cause assez commune de stérilité et que j'ai pu guérir, avec la stérilité elle-même, par des dilatations progressives, se reconnaît aisément par les changements de direction en spirale qu'on est obligé d'imprimer au cathéter pour passer de la cavité du col dans celle du corps et franchir l'orifice interne. Elle peut exister seule, mais souvent elle coïncide avec une flexion, surtout en arrière. Elle tient, comme les flexions, à l'inégalité de pression viscérale exercée sur les deux bords comme sur les deux faces du corps de la matrice, ou, ce qui devient plus grave, parce qu'alors la torsion peut être irréductible, à une inégalité de raccourcissement des ligaments ronds ou des ligaments larges.

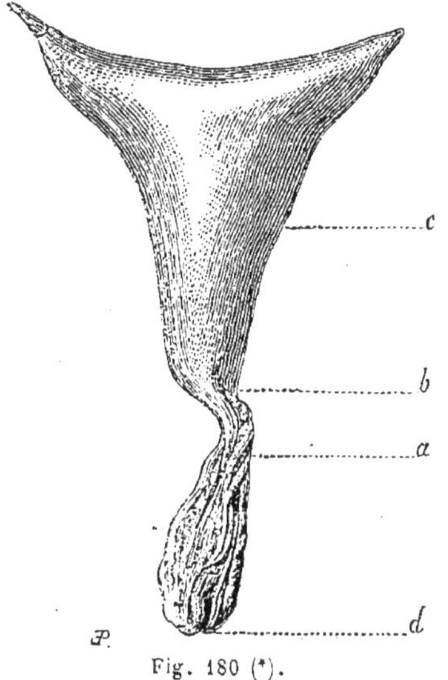

Fig. 180 (*).

Enfin le tissu de l'utérus, s'il était ramolli, congestionné ou diversement altéré avant la flexion, voit nécessairement accroître plutôt que décroître ces altérations, par l'effet même de la flexion. Dans les cas où il ne l'était pas, comme dans la flexion des premiers âges de la vie, il peut rester quelque temps sans subir aucune de ces altérations ; mais il est rare qu'il ne finisse pas par en être atteint, soit par le fait même de la déclivité que la flexion impose au fond de la matrice, de la difficulté qu'elle apporte à sa circulation, et de toutes les conditions qui favorisent sa congestion passive; soit surtout par l'effet des fluxions dont l'utérus est l'aboutissant, à partir de la puberté, à chaque époque menstruelle, de la difficulté que le sang éprouve à être expulsé de sa cavité, des modifications que la grossesse imprime à la matrice lorsqu'elle vient à se produire, des accidents qui suivent l'accouchement, etc.

Aussi, chez la femme adulte, les flexions utérines, d'autant plus fréquentes que les grossesses ont été plus répétées, qu'elles se sont suivies de plus près [1], et que le tissu de la matrice a été plus altéré, sont-elles à leur tour fréquemment suivies de congestion chronique, de ramollissement, d'hypertrophie, de leucorrhées utérines, d'inflammation utérine et péri-utérine, s'étendant même aux annexes, de péritonites partielles, d'adhérences, de la formation de brides qui retiennent le fond de l'utérus attaché aux parties voisines. Sous ce rapport, il se présente des différences assez remarquables d'une malade à l'autre. Chez les unes, la flexion, notamment la rétroflexion, peut exister depuis nombre d'années sans que l'utérus ait contracté des adhérences avec les parties voisines et ait cessé d'être réductible. Chez les autres, au bout d'un certain temps, à la suite de douleurs et d'accidents morbides symptomatiques d'une péritonite péri-utérine, l'utérus qui était resté des années

(*) Torsion du corps sur le col et rétrécissement de l'isthme, observés sur l'utérus d'une femme multipare de 35 ans.

[1] Scanzoni, ouvr. cité, p. 72.

réductible, finit par être adhérent au rectum ou aux ligaments de Douglas et par ne pouvoir plus être ramené à sa direction normale.

Quant à la différence de fréquence et de gravité des diverses sortes d'incurvation utérine, les latéroflexions, qui paraissent coïncider avec un raccourcissement de l'un des ligaments larges à l'exclusion de l'autre, sont excessivement rares et ne méritent pas de nous occuper; la rétroflexion est assez fréquente dans la vieillesse et chez la femme adulte à la suite des couches; mais l'antéflexion, presque la seule à observer dans le jeune âge, est sûrement la plus fréquente de toutes, si l'on n'a point égard à une période de la vie plutôt qu'à une autre. En même temps on peut dire que jamais l'antéflexion n'est aussi prononcée que la rétroflexion; car celle-ci peut être portée au point que le fond descende dans le cul-de-sac utéro-rectal plus bas que ne se trouve le museau de tanche dans le vagin. La différence des accidents produits sur l'utérus et les parties voisines par la présence du fond de la matrice dans le cul-de-sac utéro-rectal, par sa pression sur la vessie, en même temps que la différence qui nous paraît exister à tous autres égards entre un changement de direction et de forme contre nature (rétroflexion) et la persistance ou l'exagération d'une position naturelle (antéflexion), concourent à imprimer à la rétroflexion un caractère de gravité plus grand qu'à l'antéflexion.

Diagnostic. — *Signes subjectifs.* Autant il est facile de reconnaître une flexion à l'aide de ses phénomènes objectifs ou de ses signes sensibles, autant il est difficile d'en préjuger l'existence, comme celle des déviations, par la seule connaissance de ses phénomènes subjectifs ou de ses signes rationnels. Y a-t-il des symptômes qui permettent de distinguer une flexion d'une autre? Y a-t-il même un seul symptôme qu'on puisse rattacher exclusivement à l'existence d'une flexion quelconque? Je crois qu'on peut répondre hardiment que non.

Ce n'est pas à dire pour cela que les flexions, auxquelles on avait fait jouer, comme aux déviations, un si grand rôle dans la pathologie utérine, ne donnent lieu à aucun symptôme capable d'attirer l'attention de la malade et celle du médecin; mais il y a sous ce rapport de grandes différences à établir entre une malade d'un certain âge et d'une certaine constitution et une malade d'un autre âge et d'une autre constitution, entre une flexion simple et une flexion compliquée. Évidemment, il y a des flexions qui passent inaperçues, surtout avant la puberté ou le mariage, dans la vieillesse, chez la femme dont le bassin est ample et permet à l'utérus fléchi de fuir les pressions en sens opposé, qui peuvent être exercées sur lui dans l'excavation pelvienne; mais la plupart donnent lieu à des accidents, et ces accidents sont d'autant plus marqués, comme le fait observer Aran [1], que les femmes qui en sont atteintes

[1] Ouvr. cité, p. 995.

sont douées d'une sensibilité plus vive et que leur bassin est plus étroit. Seulement ces accidents ne sont pas caractéristiques des flexions, encore moins y a-t-il entre eux des différences qui permettent de constater l'existence de signes différentiels entre les diverses flexions.

Parmi les symptômes qui nous ont paru les plus communs dans les flexions, et en même temps les moins propres à être confondus avec ceux de toutes les maladies utérines, nous avons noté les suivants : la dysménorrhée, dysménorrhée purement mécanique, quelquefois peu considérable, d'autres fois portée à l'extrême, la sortie du sang, surtout des premières gouttes, étant précédée et accompagnée, à chaque menstruation, de coliques utérines violentes; les métrorrhagies ou plutôt les ménorrhagies, car c'est particulièrement à l'époque des mois que la difficulté de l'évacuation sanguine augmente la congestion, et que celle-ci provoque des mouvements fluxionnaires dont l'intensité et la durée finissent quelquefois par être inquiétantes; la douleur dans le coït, surtout dans les cas de rétroflexion compliquée de congestion utérine, de métrite, de périmétrite, d'adhérences péritonéales, etc. La stérilité est fréquente; pourtant elle n'est pas une conséquence nécessaire des flexions, car j'ai vu des femmes positivement atteintes de flexions constatées avant la conception, devenir grosses, et trouver dans la gestation, les unes le redressement de leur flexion, les autres une augmentation de la maladie, surtout dans le cas de rétroflexion, nécessitant l'intervention de l'art pour en opérer la réduction. La leucorrhée n'est pas non plus nécessairement liée à l'état de flexion, mais elle l'accompagne souvent, et si elle n'en est pas une conséquence, si elle est survenue accidentellement, par l'effet de causes indépendantes de la flexion elle-même, elle n'en est pas moins une complication embarrassante, car elle rend la flexion plus douloureuse, elle augmente les autres complications de cet état morbide, et elle-même est rendue plus persistante par le seul fait de sa coïncidence avec la flexion, qui rend plus difficile l'évacuation du flux leucorrhéïque. J'ai vu plusieurs cas de blennorrhagie ou de leucorrhée utérine, purulentes ou muqueuses à divers degrés, entretenues par des flexions, notamment par l'antéflexion. J'ai soigné des malades atteintes de flexions remarquables par l'absence d'autres signes rationnels qu'une leucorrhée, éprouvant seulement des douleurs par le redressement de l'utérus, et se trouvant guéries de la leucorrhée et de la flexion par des cautérisations répétées de la cavité utérine, après redressements incomplets ou momentanés de la matrice.

Les troubles vésicaux et rectaux résultent de la pression exercée sur la vessie ou le rectum par le fond de l'utérus, et par conséquent correspondent plus particulièrement, les premiers à l'antéflexion, les seconds à la rétroflexion. Les pesanteurs, les douleurs sourdes dans le bassin, les tiraillements lombaires, légers habituellement, sont fort exaspérés par la marche et la fatigue, et condamnent un certain nombre de malades à un repos tellement absolu, que j'en ai vu plusieurs rester depuis dix et quinze ans constamment couchées sur une chaise longue; mais il faut bien faire observer que, justement dans ces cas, l'engorgement, la congestion, la métrite, ou diverses altérations organiques, combinaient leurs symptômes à ceux de la flexion elle-même, au point de les masquer et de rendre impossible tout diagnostic différentiel.

Signes objectifs. Lorsque la flexion passe inaperçue, il est inutile de la diagnostiquer, puisqu'il est inutile de la traiter; lorsqu'au contraire elle provoque des accidents, quoiqu'elle ne développe aucun symptôme pathognomonique, elle appelle suffisamment l'attention pour déterminer l'exploration directe de l'utérus et permettre au médecin de recueillir les signes de certitude capables d'en préciser le diagnostic.

Le toucher vaginal et le toucher rectal, combinés avec la palpation, suffisent habituellement, excepté chez les femmes très-grasses, pour permettre de saisir l'utérus, de constater l'absence du corps au-dessus de l'isthme, de prendre une idée de la forme nouvelle et du degré d'incurvation de l'organe. En même temps que la main pressant sur l'hypogastre ne peut atteindre aisément, comme dans l'état normal, le corps de la matrice au niveau du détroit supérieur, le doigt introduit dans le vagin sent, en avant ou en arrière du col, au-dessus des culs-de-sac vaginaux, et débordant le col dans un sens ou dans un autre, une sorte de tumeur solide, arrondie, constituée par le fond de l'utérus et pouvant être confondue avec celle que forme le col de l'organe tuméfié par la grossesse ou par la présence d'un corps fibreux.

L'emploi du spéculum est peu important, pour ne pas dire inutile, dans le diagnostic des flexions utérines.

Quant au cathétérisme utérin, quoi qu'en dise M. Scanzoni [1], et malgré la facilité qu'il y a pour un praticien exercé à diagnostiquer sans son secours une flexion, l'usage m'en paraît indispensable. Non-seulement il est le seul moyen de diagnostic dans les cas douteux, mais encore il éclaire sur la direction, le siége, le degré, la réductibilité de la flexion, la coexistence d'une torsion du corps sur le col, l'irritabilité de la muqueuse et de l'orifice interne, la coexistence d'une métrite, etc. Seulement il est évident qu'il faut le pratiquer avec les plus grands ménagements, être sûr que la malade ne peut pas être enceinte, chercher en tâtonnant la direction de l'orifice interne et pénétrer dans la partie infléchie en soulevant ou abaissant progressivement le manche, l'inclinant à droite ou à gauche, lui imprimant de légers mouvements de torsion dans un sens ou dans un autre, jusqu'à ce que l'on sente que l'instrument a franchi sans violence l'obstacle formé par le changement de direction. Il convient de ne faire qu'avec des précautions infinies des tentatives pour ramener le corps de l'utérus à sa direction normale, s'assurer de sa réductibilité et de l'absence des adhérences péritonéales. Enfin, il est bon de se rappeler que certaines malades sont si impressionnables, qu'on

[1] Ouvr. cité, p. 26.

peut être obligé de les chloroformiser pour opérer ce complément d'investigation et acquérir cette précision de diagnostic.

Le diagnostic différentiel, tant facilité par le cathétérisme utérin, peut du reste être éclairé par le toucher. L'association de ces deux modes d'exploration ne permettra pas de confondre une flexion avec une grossesse, une tumeur fibreuse, une hématocèle, un phlegmon rétro-utérin, une inflammation péri-utérine ou ovarique, un kyste de l'ovaire, ou toute autre tumeur des annexes ou de l'excavation pelvienne. Il serait trop long de répéter ici ce que nous avons dit de ce diagnostic différentiel à propos des maladies les plus importantes parmi celles que nous venons de nommer. Nous rappellerons seulement que, outre les renseignements fournis par le cathétérisme utérin, le doigt qui pratique le toucher vaginal n'a qu'à suivre le bord de l'utérus, depuis le museau de tanche jusqu'au fond de l'organe, pour avoir la certitude de la continuité du corps et du col, de l'existence de l'angle ou de l'arc qui réunit l'un à l'autre, et pour distinguer par conséquent la flexion ainsi caractérisée de toute autre tumeur utérine ou étrangère à la matrice.

Traitement. — Les flexions qui ne présentent pas de complications et qui n'existent qu'à un faible degré, sont peu graves et, pour ne parler que des deux principales, l'antéflexion moins grave que la rétroflexion.

Les flexions compliquées, soit de métrite, soit d'adhérences péritonéales, sont très-graves, surtout lorsque la maladie et ses complications existent à un haut degré. Dans ce cas, non-seulement elles entraînent presque toujours avec elles la stérilité, mais elles peuvent condamner la malade à un repos complet.

Il faut donc, malgré l'insuffisance bien constatée de nos moyens de traitement et l'impossibilité avérée dans un assez grand nombre de cas d'arriver à une cure radicale, soumettre les flexions à un traitement rationnel dans le triple but d'en détruire toutes les complications, de les rendre tolérables en masquant les douleurs qu'elles provoquent, de favoriser enfin par la réduction, la contention et quelques moyens spéciaux, les actes naturels qui permettent d'espérer dans quelques cas la continuité de la réduction et la persistance de la guérison.

La première, sinon la principale indication à remplir consiste à combattre les complications et à ramener, s'il est possible, la flexion à son plus grand degré de simplicité; car sans cela il est impossible d'exercer aucune action directe sur l'utérus.

A ce point de vue, il est évident que nous n'avons guère de prise sur certaines complications, telles que les adhérences péritonéales; mais nous en avons au contraire notablement sur les inflammations utérines et péri-utérines, sur la congestion, sur l'engorgement, sur l'état de tuméfaction et de ramollissement qui caractérise le défaut d'évolution rétrograde après les couches.

Les antiphlogistiques, les résolutifs, les altérants, le seigle ergoté, les diverses eaux minérales, notamment les eaux alcalines et les eaux ferrugineuses, l'hydrothérapie peuvent remplir, suivant les cas, cette première indication. On est réduit parfois à n'employer que ces moyens et à soutenir l'utérus et le périnée par une ceinture hypogastrique ou un bandage périnéal. Quand, au contraire, ces complications n'existent pas ou qu'elles sont dissipées, la flexion elle-même n'est plus douloureuse, ou bien on peut essayer d'agir sur elle.

Quant à la flexion elle-même, supposé qu'on puisse la réduire et même la maintenir momentanément réduite, encore faut-il, pour en tenter la cure radicale ou simplement en diminuer l'intensité, modifier l'utérus, en résoudre l'engorgement, en tonifier le tissu ramolli, y exciter l'activité nutritive pour en hypertrophier, si c'est possible, les fibres qui se sont atrophiées au niveau de la flexion. Les mêmes moyens généraux peuvent concourir à opérer ces modifications en même temps qu'à dissiper les complications.

La réduction et la contention sont opérées par des moyens locaux et favorisées par des moyens généraux que nous allons passer en revue.

I. Pour *réduire* les flexions, on se sert de la main ou du cathéter utérin, ou des deux en même temps. Il n'est pas besoin de dire que le redressement est inapplicable aux flexions irréductibles par suite d'adhérences métro-péritonéales, et qu'il n'a pas généralement une grande utilité, sauf dans les cas où la maladie est recente. La main n'a que peu de prise sur l'antéflexion; mais, dans la rétroflexion, un ou deux doigts introduits dans le vagin ou dans le rectum, repoussant le fond de l'utérus vers le détroit supérieur, pendant que l'action en est favorisée par la palpation hypogastrique et, au besoin, par la position de la malade sur les coudes et les genoux, parviennent aisément, même lorsque l'utérus est volumineux, comme dans les cas de grossesse, à moins qu'il ne soit entièrement retenu dans le bassin, à restituer à son axe longitudinal sa direction normale. Dernièrement j'ai réduit une rétroflexion chez une femme grosse de quatre mois : le corps de l'utérus était enclavé dans l'excavation; le col, dont l'orifice vaginal paraissait abaissé et non dévié, comprimait par son segment antérieur, le canal de l'urèthre et causait une rétention d'urine qui durait depuis 48 heures. Après avoir sondé avec peine la vessie et en avoir retiré environ 4 litres d'urine, je parvins à redresser l'organe et à faire remonter le corps au-dessus de l'excavation.

Le cathéter utérin est indispensable dans les cas d'antéflexion et souvent utile dans ceux de rétroflexion. Il faut se rappeler que la moindre présomption de grossesse en contre-indique l'emploi. Il faut aussi mettre dans l'introduction de cet instrument des précautions infinies, de crainte de perforer ou de déchirer l'utérus ramolli. Après avoir pénétré dans le col, on cherche à franchir le rétrécissement correspondant au siége de la flexion, en ayant soin de tourner la courbure du cathéter du côté même de la courbure utérine, et de n'abaisser ou élever considérablement le manche de l'instrument qu'au fur et à mesure que son bec pénètre sans résistance et, autant que possible, sans douleur, dans la cavité du col; après quoi, en imprimant au manche une direction différente et, au besoin, en tournant la courbure de l'instrument dans une direction opposée à celle de la flexion, on peut redresser graduellement l'organe. Dans les cas où l'on craindrait un excès de ramollissement du tissu utérin ou la résistance d'adhérences péritonéales récentes, on combinerait avec ce cathétérisme la palpation hypogastrique ou le cathétérisme vésical pour l'antéflexion, le toucher vaginal ou le toucher rectal pour la rétroflexion.

II. Pour *maintenir la réduction*, on peut tenter l'emploi de moyens mécaniques, ou de moyens destinés simplement à modifier l'action vitale et la texture de l'utérus.

1° Les *moyens mécaniques et orthopédiques*, servant au redressement ou à la contention de l'utérus défléchi, peuvent être distingués en deux catégories très-différentes, suivant qu'ils sont appliqués à l'extérieur de l'organe ou dans sa cavité.

Les moyens *extérieurs* sont les suivants : les mèches rectales laissées à demeure dans l'intestin, proposées par M. Huguier[1] contre la rétroflexion; elles doivent être portées très-haut dans l'intestin, au-dessus

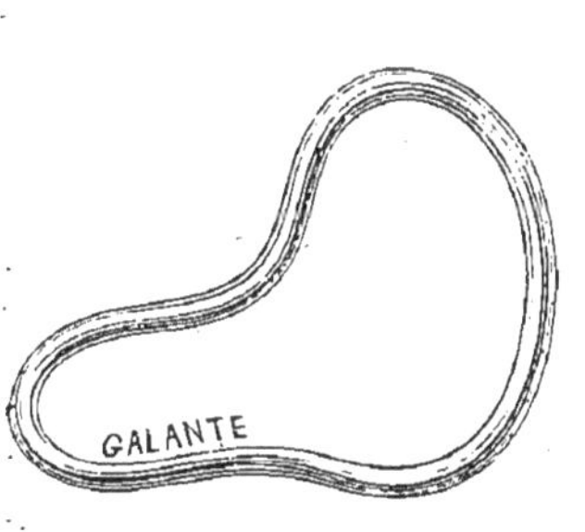

Fig. 181 (*).

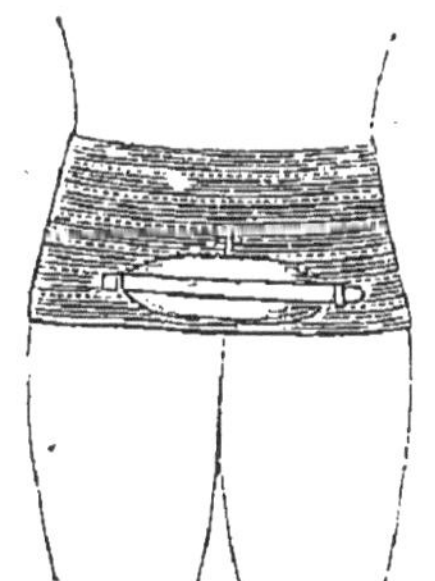

Fig. 182 (**).

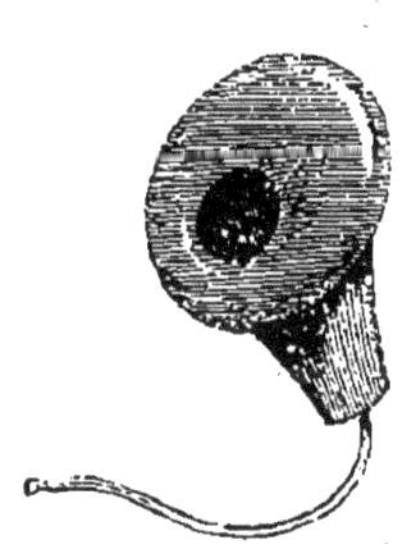

Fig. 183 (***).

des sphincters; mais elles sont maintes fois trop douloureuses pour pouvoir être supportées par les malades, surtout par certaines malades. — Les pessaires vaginaux, libres ou retenus, les uns et les autres devant toujours présenter cette particularité d'être beaucoup plus élevés par un de leurs côtés, afin de pouvoir, suivant que cette éminence est logée en

(*) Pessaire triangulaire applicable au traitement de la rétroflexion.

(**) Ceinture hypogastrique élastique, applicable au traitement de l'antéflexion.

(***) Pessaire à air à renflement postérieur, pouvant être avantageusement soutenu par un coussin périnéal, dans le cas de rétroflexion.

[1] Voyez ci-dessus, p. 763.

avant ou en arrière, maintenir l'utérus réduit dans les cas d'antéflexion ou de rétroflexion; parmi ces pessaires, les meilleurs sont évidemment le pessaire triangulaire de MM. Simpson et Priestley, le pessaire à plaque et à pétiole de Simpson, celui de Kennedy de Liverpool, qui n'est qu'une reproduction de celui de M. Hervez de Chégoin. — Enfin les ceintures hypogastriques, seules ou associées à la pelote et au bandage périnéal, ou bien encore ce dernier bandage, employé seul dans les cas où la pression hypogastrique ne peut être supportée. Il est rare que la ceinture hypogastrique ne soit pas utile dans les cas d'antéflexion; mais elle est souvent douloureuse et impossible à supporter dans les cas de rétroflexion; c'est alors que le coussin périnéal, seul ou soutenant lui-même un pessaire à air d'une forme particulière qui lui permette de se loger spécialement dans le cul-de-sac postérieur du vagin, peut rendre de véritables services.

Les agents contentifs internes ou *intra-utérins* préconisés par M. Simpson en Angleterre, par Kiwisch en Allemagne, et par Valleix en France, aujourd'hui presque entièrement abandonnés, sont des tiges introduites dans la cavité utérine et y étant retenues à l'aide du pessaire métallique ovoïde auquel elles sont soudées, ou à l'aide d'une tige métallique qui se rattache angulairement à leur base et se porte à l'extérieur pour y être immobilisée d'une manière plus ou moins complète à l'aide d'un plastron pubien. Je suis à même de reconnaître aussi bien que personne le danger du pessaire intra-utérin dans quelques cas, et son inefficacité dans le plus grand nombre. J'ai vu mourir de métro-péritonite, malgré le traitement antiphlogistique le plus énergique et le mieux dirigé, une malade qui avait paru tolérer le séjour d'une de ces tiges dans l'utérus pendant vingt-quatre heures. J'ai vu revenir non guéries des malades traitées avec succès, croyait-on, par Valleix ou quelques-uns de ceux que l'entraînement de ses premières convictions avait séduits, comme M. Scanzoni a vu revenir à lui non guéries les malades de Kiwisch. Valleix lui-même m'avait écrit, peu de temps avant sa mort, pour m'engager à restreindre considérablement l'emploi de son appareil et à le remplacer, dans le traitement des rétroflexions, par le pessaire Gariel, évidemment tout à fait insuffisant.

Pourtant je ne crois pas qu'on doive proscrire à tout jamais l'emploi de pareils instruments. Il me semble qu'on n'a pas assez déterminé l'influence, le mode d'action qu'ils exercent sur l'utérus, ni les indications précises de leur emploi, ni la meilleure forme et le meilleur mode d'application de l'instrument. L'action n'en est pas purement mécanique : par la réaction naturelle à toute impression physique sur nos organes, elle devient nécessairement vitale, elle excite la tonicité et la contractilité utérines; l'inconvénient d'irriter la muqueuse de la matrice est compensé par l'avantage d'exciter le mouvement nutritif et la tendance hypertrophique de son tissu propre, d'en réveiller la contractilité et de lui restituer ainsi le pouvoir de conserver sa rectitude et sa forme normales. Mais autant cette excitation peut être salutaire pour mettre en jeu les propriétés assoupies du tissu utérin, autant elle devient fâcheuse lorsqu'une irritabilité très-grande le dispose à s'enflammer ou que l'inflammation s'est déjà emparée de lui ou des organes voisins. Ainsi, la congestion considérable de l'utérus, ses fluxions répétées, l'inflammation de son parenchyme ou de sa muqueuse, une leucorrhée copieuse, même non purulente, une exquise sensibilité et une vive douleur excitées sur la muqueuse et à l'orifice interne par le cathétérisme, les inflammations péri-utérines et leurs suites, les adhé-

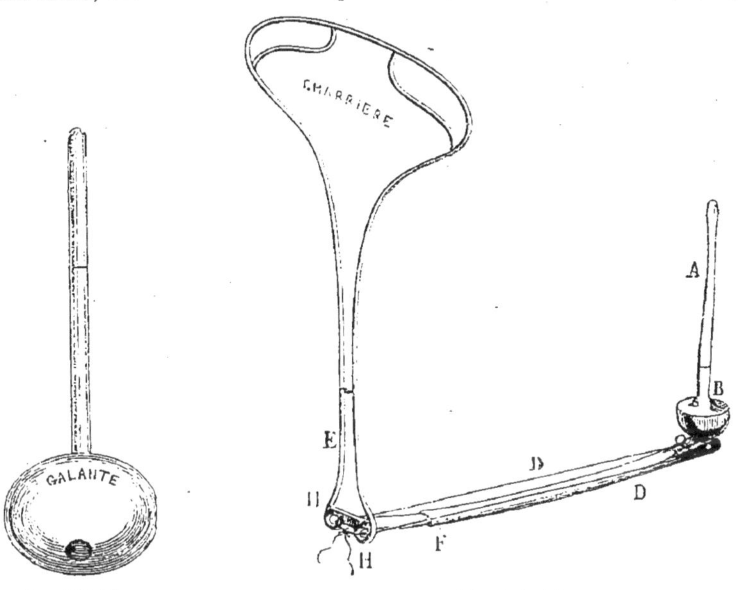

Fig. 184 (*). Fig. 185 (**).

rences utéro-péritonéales, les maladies des ovaires et des trompes, sont des contre-indications formelles à l'emploi des tiges intra-utérines. Enfin, dans les cas rares où l'on pourrait les employer, on devrait préférer de beaucoup les moyens de fixité lâche à ceux d'immobilisation absolue. Le pessaire globuleux à tige intra-utérine, tout en tenant les deux parties de l'utérus redressées l'une sur l'autre et étant lui-même suffisamment retenu par son bulbe dans le vagin et soutenu au besoin par un pessaire vaginal globuleux, élastique, par un coussin à air ou par un bandage périnéal, peut osciller en divers sens et suivre par conséquent les impulsions qui sont transmises à l'organe dans les directions les plus variées, sans que la mobilité du support empêche l'utérus d'être soulevé, abaissé, porté à droite ou à gauche, en avant ou en arrière, et l'expose par conséquent à être blessé par la pression en sens opposés qui résulte pour son tissu de l'action des agents extérieurs et de la résistance de la tige intra-utérine. En supposant que ce pessaire ne

(*) Pessaire à tige utérine et à bulbe vaginal applicable au traitement des flexions.

(**) Pessaire à tige utérine et à plastron pubien, applicable au traitement des flexions et particulièrement de l'antéflexion.

pût pas tenir et qu'il fallût le fixer plus solidement à l'aide d'un appareil extérieur, je préférerais le simple plastron pubien de M. Simpson aux attaches multipliées par lesquelles Valleix cherchait à immobiliser ce plastron lui-même.

2° Les *modificateurs locaux et généraux* propres à favoriser et à entretenir la contention sont : la position, l'hydrothérapie, les toniques, l'électricité, la cautérisation, etc.

La position est importante surtout dans les flexions récentes : elle permet à l'organe de se dégorger, elle empêche la congestion d'augmenter, elle aide à la résolution des actes inflammatoires, elle prévient la formation des adhérences vicieuses, elle est facilement acceptée par quelques malades, dont elle diminue sensiblement les douleurs. On doit placer les femmes sur le dos, le bassin élevé et les membres inférieurs fléchis dans les cas d'antéflexion. Il faut tâcher de les faire coucher sur le ventre dans les cas de rétroflexion.

L'hydrothérapie générale plutôt que l'hydrothérapie locale, ou du moins pour cette dernière les simples irrigations vaginales, sont des moyens très-propres à relever le ton de l'organe et à exciter la contractilité utérine. Les bains de siége à eau courante et même les douches utérines très-légères peuvent être employés avec succès, mais j'en regarde l'indication comme très-rare, car, pour peu qu'il y ait d'inflammation et même seulement d'irritabilité de l'utérus et de ses annexes, ils peuvent être très-préjudiciables. J'engage les praticiens à n'en faire usage qu'avec une très-grande réserve et après avoir tâté prudemment la tolérance de leurs malades.

Les médicaments toniques et notamment les ferrugineux, les eaux ferrugineuses, telles que celles de Lamalou, les bains de mer, etc., agissent dans le même sens et favorisent l'efficacité de l'hydrothérapie.

Mais il est deux modificateurs locaux qui auraient une efficacité supérieure à celle des précédents, s'ils répondaient à tout ce qu'ils paraissent promettre, je veux parler de l'électricité et de la cautérisation.

L'électricité a été employée par M. Fano [1] pour redonner au côté de l'utérus opposé à l'angle de flexion, un pouvoir contractile capable d'en raccourcir les fibres et de redresser l'organe dans ce sens. Il est évident que l'action de l'électricité dans ce cas peut se porter également sur la couche musculaire superficielle qui s'étend dans les ligaments larges, utéro-lombaires, utéro-pubiens. Un des pôles doit être placé sur le col de l'utérus ou dans la cavité utérine ou plus particulièrement sur la lèvre du museau de tanche correspondante au côté de la matrice opposé à l'angle de flexion, l'autre pôle sur l'hypogastre, les régions inguinales, les flancs, les lombes, suivant le sens de la courbure. J'ai essayé l'emploi de ce moyen, et il m'a paru favoriser, dans quelques cas, l'action des autres moyens auxquels je l'ai associé. Je crois qu'on doit,

[1] *Union médicale*, 1859, et Vidal de Cassis, *Pathologie externe*, V, 384. Paris, 1861.

particulièrement dans une maladie d'une curabilité si douteuse, ne pas négliger d'y recourir.

La cautérisation, surtout faite profondément de manière à détruire une partie du tissu utérin du col, comme l'a préconisée dans ces derniers temps M. Grellet de Barbezieux [1], sous le nom d'hystérocautomie, peut avoir dans certains cas une grande efficacité. Dès 1852, à l'exemple d'Amussat et de Bonnet, j'ai cautérisé le col même très-haut et le cul-de-sac vagino-utérin du côté opposé à la déviation, non-seulement dans les versions, mais dans les flexions. J'ai obtenu quelques succès assez frappants, mais cette opération, que je n'ai pas craint de répéter plusieurs fois chez la même malade, ne m'a pas paru susceptible d'être généralisée, comme au praticien que je viens de citer. Quant aux flexions en particulier, tout en acceptant l'explication de M. Grellet, que la cautérisation produit un tissu cicatriciel qui raccourcit les fibres du côté de l'utérus où elle est appliquée, et en y ajoutant la modification que cette opération ne manque pas d'apporter dans tout le tissu utérin, modification qui se traduit par une disposition très-grande à la résolution des parties engorgées, je pense que la cautérisation même profonde du col de l'utérus au niveau du cul-de-sac, du côté opposé à la flexion, est surtout efficace dans la flexion du col, moins dans celle de l'isthme et moins encore dans celle du corps.

CHAPITRE IV

Inversion

L'*inversion* de l'utérus est la position particulière prise par le fond et les parois de l'organe lorsque la matrice est retournée sur elle-même, à la manière d'un doigt de gant dont la surface interne et concave deviendrait externe et convexe, et réciproquement. On l'a désignée encore sous le nom de *renversement*, dénomination impropre qui a été appliquée par quelques auteurs à la rétroversion et à laquelle il serait préférable de substituer, s'il était français, le mot de *retournement* employé par Guillemeau, ou les noms d'*introversion*, *invagination*, *ingressus*, etc.

On ne sait pas si les anciens ont connu cette maladie. Mais depuis A. Paré [2] qui dit que, dans ce cas, la matrice est retournée comme un sac, tous les modernes en ont parlé avec exactitude : nous citerons parmi eux, Ruysch [3] qui en donne une figure, Sabatier [4], De-

[1] *Gazette des hôpitaux*, nos 54 à 58. Mai 1865.

[2] Édit. Malgaigne, t. II, p. 739.

[3] *Observationum anatomico-chirurgicarum centuria*, p. 16. Amstelod., 1691.

[4] *Mémoire sur les déplacements de la matrice et du vagin*, dans les *Mémoires de l'Acad. de chirurg.*, t. III, p. 361. Paris, 1757.

leury [1], Levret [2], Puzos [3], Leroux [4]. Antoine Petit [5] ne craignit pas de la nier formellement. Dailliez [6], élève de Baudelocque, fit sur ce sujet un ouvrage d'ensemble fort intéressant. Les meilleurs travaux produits depuis cette époque sur le même sujet sont les mémoires de M. Newnham [7], J. G. Crosse [8], J. G. Forbes [9], A. H. M'Clintock [10], etc.

Dans l'inversion utérine, comme dans tout déplacement, il peut y avoir *plusieurs degrés*. Si Mauriceau et Levret prouvèrent par des faits que la matrice peut se retourner sur elle-même, Leroux de Dijon [11] distingua dans cette inversion trois degrés, qui ont été depuis lors gé-

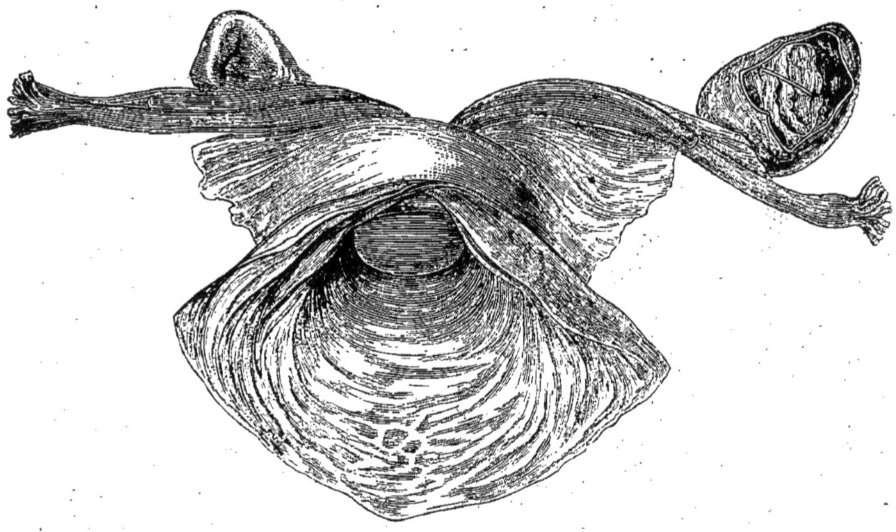

Fig. 186 (*).

néralement admis. Quelques auteurs en ont distingué quatre. Plusieurs autres, assez nombreux, ont même compté comme un de ces degrés les renversements simultanés de la matrice et du vagin, formant une tumeur

(*) Inversion incomplète de l'utérus, d'après J. G. Forbes.

[1] *De utero inverso*, 1758.

[2] *Observ. sur la cure radicale de plusieurs polypes de la matrice.* Paris, 1759.

[3] *Traité des accouchements.* Paris, 1759.

[4] *Observations sur les pertes de sang des femmes en couches.* Dijon, 1776.

[5] *Traité des maladies des femmes*, t. II, p. 118. Paris, 1779.

[6] *Renversement de la matrice*, Thèses de Paris, an XII (1803), n° 382.

[7] *An Essay on the Symptoms, Causes and Treatment of Inversio Uteri.* London, 1818.

[8] *An Essay litterary and practical of Inversio Uteri* (*Transactions of the provincial medical and surgical Association*, vol. XIII, London, 1844, et vol. XV, London, 1847).

[9] *Cas d'inversion de l'utérus après l'accouchement, terminé par la mort en dix-huit mois, avec un tableau des résultats des cas traités par l'ablation de l'organe.* (*Medico-chirurgical Transactions, published by the medical and surgical Society of London*, vol. XXXV, p. 127, année 1852).

[10] *Clinical Memoirs on Diseases of Women*, p. 76. Dublin, 1863.

[11] Ouvr. cité, p. 59.

saillante hors de la vulve, et ont réservé à ce dernier cas la dénomination de renversement complet. En tenant note de la confusion que je signale et des différences qui résultent, au point de vue de la symptomatologie, du diagnostic, de la curabilité et du traitement, des divers degrés auxquels peut arriver l'évolution subie par l'utérus, lorsqu'il se renverse, je pense qu'il suffit d'admettre deux degrés dans ce déplacement et de distinguer tout simplement l'inversion en complète et en incomplète.

J'appelle *inversion incomplète ou partielle* celle dans laquelle l'utérus n'est pas entièrement retourné sur lui-même. Qu'il y ait simple dépression du fond de l'organe, invagination du fond dans le corps, pénétration de la partie retournée à travers le col et même commencement de sortie de l'organe par l'orifice, ce sont là seulement des nuances ou des degrés dans l'accomplissement du phénomène; mais ces degrés n'impliquent entre eux aucune différence dans les symptômes éprouvés par la malade, les indications à remplir et la facilité de la réduction (Voy. fig. 186).

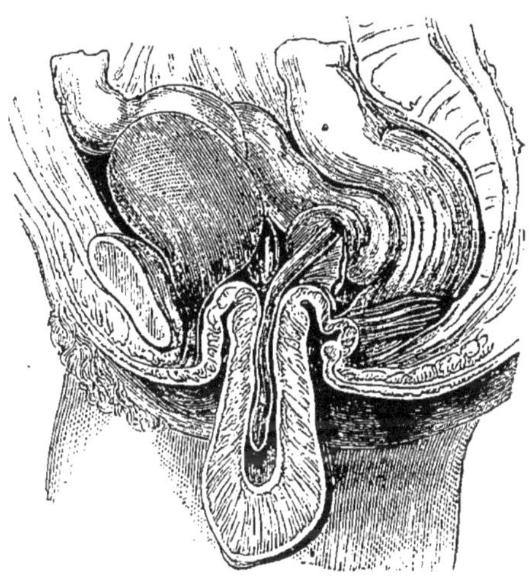

Fig. 187 (*).

J'appelle *inversion complète ou totale* celle dans laquelle l'utérus, corps et col, est entièrement retourné sur lui-même, soit que le bourrelet formé par le museau de tanche participe au retournement, soit qu'il n'y participe pas, ce qui est à peu près indifférent au point de vue de la curabilité.

Quant à l'inversion vaginale qui entraîne avec elle l'utérus hors de la vulve, c'est une maladie nouvelle ajoutée à l'inversion utérine. Le prolapsus de la matrice vient se joindre alors comme complication à son renversement (Voy. fig. 187).

Il faut une réunion de circonstances variées pour que l'inversion utérine s'accomplisse. Elle se manifeste habituellement après l'accouchement; mais elle peut se produire dans d'autres conditions, par exemple être déterminée par l'existence d'une hydropisie, la présence d'un corps fibreux ou d'un polype, l'expulsion naturelle de ces produits ou les tentatives d'extraction faites sur ces tumeurs. Elle n'en est pas moins un accident rare, eu égard à la fréquence des autres accidents qui peuvent suivre l'expulsion du fœtus ou des corps étrangers que je

(*) Inversion complète de l'utérus, compliquée d'invagination vaginale ou prolapsus utérin.

viens de citer, et probablement elle a été confondue souvent avec la chute de la matrice.

Comme il ne me paraît pas possible de séparer, dans l'histoire de l'inversion utérine, sa production au moment de l'accouchement et l'état aigu qui y succède, de l'état chronique sous lequel le médecin est exposé à la rencontrer quelquefois, je ne les séparerai pas non plus dans la description. Du reste, il est bon d'être averti par là qu'avec un peu d'attention et de soin on peut prévenir cet accident ou le combattre immédiatement après sa production, avec une facilité qui contraste avec la difficulté qu'on éprouve à en triompher plus tard.

Le développement préalable de la matrice par une cause quelconque, par le produit de la conception, un polype, de l'eau ou du sang, l'affaiblissement des propriétés vitales, du ton, de la contractilité musculaire de cet organe, et même un vice congénital dans sa conformation, peuvent être regardés comme les causes prédisposantes de l'inversion.

Les causes efficientes sont toutes celles dans lesquelles se trouve mise en jeu l'action d'une puissance quelconque sur la portion de l'utérus la plus disposée à céder, c'est-à-dire sur le fond de l'organe, qu'elle déprime, attire, ou pousse vers sa cavité. L'inertie de l'utérus, la brièveté du cordon, les adhérences du placenta peuvent déterminer l'inversion; les efforts expulsifs trop prolongés ou trop violents, au dernier moment de l'accouchement ou après la parturition, pendant que l'accoucheur s'occupe exclusivement de l'enfant, les tractions exagérées faites sur le cordon par la sage-femme ou par le poids de l'enfant sortant brusquement, peuvent également la déterminer. Il paraît aussi que la coïncidence de l'inertie de la partie inférieure de l'utérus avec les contractions violentes de sa partie supérieure peuvent donner naissance, plusieurs heures, peut-être même plusieurs jours après l'accouchement et dans quelques autres circonstances, à une invagination spontanée de l'utérus[1], à laquelle M. Depaul[2] ne croit pas, mais qu'un petit nombre d'observations[3] semblent pourtant démontrer.

Ainsi, dans le cas d'accouchement, le renversement peut se faire à deux époques différentes : 1° au moment de l'expulsion fœtale, par suite de l'inertie utérine et des tractions exercées par le fœtus sur un cordon trop court, surtout la femme étant debout; 2° au moment de la délivrance, la plupart du temps par suite de la persistance des connexions utéro-

[1] Leroux, *Pertes*, p. 56. — Ané et Baudelocque, d'après Dailliez, ouvr. cité. — Marjolin et Dupuytren, chez une nullipare, *Dict.* en 30 vol., art. UTÉRUS, t. XXX, p. 295. Paris, 1846.

[2] *Gazette des hôpitaux*, 22 nov. 1851.

[3] Ruysch, *Observat.* X. — Ch. Cowan, dans le *Montpellier médical*, t. X, p. 563, juin 1863.

placentaires (quelquefois si intimes que la main introduite dans l'utérus a peine à en distinguer la face interne de la surface du délivre) et par la solidité du cordon dont, par bonheur, on produit habituellement la rupture. Dans ces cas, l'inversion peut d'abord être incomplète ; mais elle est presque toujours achevée par la contraction utérine, sous l'influence de l'impulsion que la malade donne par ses efforts, de la pression des anses intestinales et des viscères abdominaux, etc.

C'est plutôt dans les cas de polypes et de corps fibreux [1] que se produisent les renversements incomplets ou partiels, pouvant persister plus ou moins de temps dans le même état.

Pour avoir une idée exacte de la manière dont se produit l'inversion utérine et des différents degrés par où elle passe jusqu'au moment où elle est complète, il faut partir de la forme normale de la matrice après l'accouchement, suivre l'évolution du renversement pas à pas, depuis la simple dépression jusqu'à l'inversion totale, comparer ensuite le renversement récent avec celui qui date de plusieurs mois ou de plusieurs années.

Dans l'état ordinaire, immédiatement après l'accouchement, par l'effet des contractions musculaires, la matrice se rapetisse et se durcit en forme de boule (globe rassurant des accoucheurs). Au contraire, quand elle est susceptible de se renverser, elle est d'abord restée molle. Elle commence, sous l'influence de la cause déterminante qui agit sur elle, par se déprimer dans un point, habituellement dans le fond, dépression justement comparée par Mauriceau [2] à un cul de fiole de verre. Les bords de cette dépression sont plus élevés du côté du pubis que du côté du sacrum, inclinés d'un côté ou de l'autre suivant l'obliquité de l'utérus, et variant dans leur inclinaison, suivant que la dépression, au lieu de porter sur le fond même, se produit sur la face postérieure, ou sur la face antérieure, ou sur l'un des bords. A ce moment, le placenta s'engage dans le col, il est solide au toucher et d'un volume en apparence plus considérable que dans l'état normal. Les tractions sur le cordon le font descendre de plus en plus et, à mesure qu'il descend, la fosse péritonéo-utérine augmente de profondeur, diminue de largeur à son entrée, le renversement s'accroît dans la proportion du chemin que parcourt le placenta. Il est aisé de constater tous ces faits chez les femmes maigres qui ont déjà fait des enfants. Quand le placenta se détache, la dépression utérine se redresse, ou le renversement trop avancé se poursuit et se complète.

La simple dépression du fond ou d'une des parois n'est pas douloureuse, surtout si l'inversion est produite lentement par l'expulsion na-

[1] Thomas Denman, *Collection of Engravings*, etc. London, 1787, et Ségard, *Sur les polypes utérins*. Thèses de Paris, 1804, n° 246.

[2] *Traité des maladies des femmes grosses et de celles qui sont accouchées*, t. II, p. 186. Paris, 1740.

turelle ou artificielle d'un polype, au lieu d'être produite brusquement par celle du fœtus : la femme peut ne remarquer alors aucun changement dans sa manière d'être. Si le renversement augmente, il détermine des tiraillements pénibles dans le contour intérieur du bassin. S'il se complète et surtout s'il se fait brusquement, il provoque des douleurs déchirantes : il semble, dit la femme, qu'on lui arrache le ventre et que tout s'en échappe. Bientôt surviennent des syncopes ; les hémorrhagies, qui commencent et augmentent à mesure que le placenta se détache, diminuent momentanément par suite de la contraction utérine, mais restent le plus souvent inquiétantes. L'hémorrhagie augmentant la faiblesse et l'inertie de l'organe, les syncopes se reproduisent et l'épuisement amène des convulsions. Si les femmes conservent assez de sang et de force, les hémorrhagies peuvent s'arrêter et reparaître à diverses reprises. Mais les malades, privées de l'espoir de recouvrer la santé, ne vivent plus que dans un état déplorable qui semble s'aggraver de jour en jour.

Suivant qu'on l'examine près du moment qui a suivi les couches ou à une époque plus éloignée, le volume de l'utérus renversé varie, de-

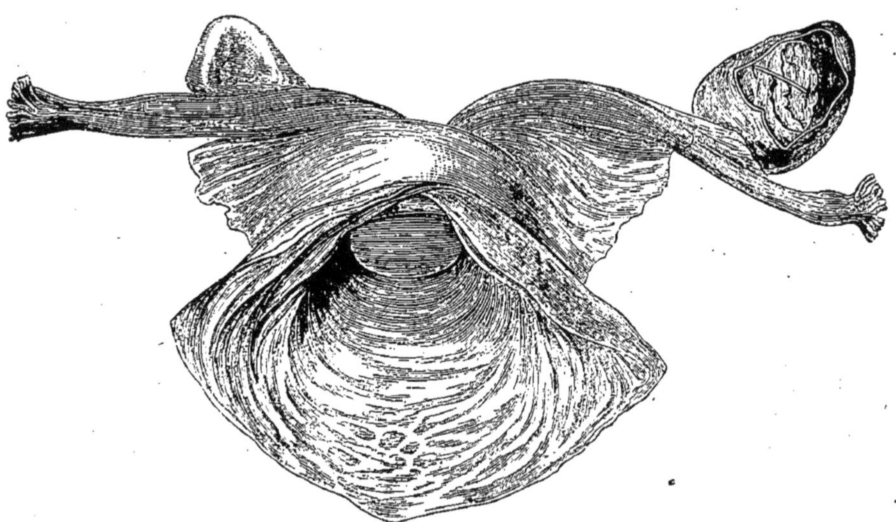

Fig. 188 (*).

puis celui d'une tête d'adulte ou de fœtus jusqu'à celui du poing, d'une petite pomme, ou même d'une noix. Explorée par la cavité abdominale, la matrice, ne se retrouvant plus entre la vessie et le rectum, ne laisse percevoir dans l'excavation qu'un infundibulum se prolongeant jusque dans la tumeur vaginale et dont les bords sont croisés par les annexes, retenues au-dessus, quoiqu'elles aient subi une certaine élongation. L'orifice de cet infundibulum est froncé, rarement il présente des

(*) Inversion incomplète de la matrice, figure montrant les rapports que prennent les annexes avec les bords de l'infundibulum péritonéo-utérin.

adhérences ; rarement aussi, sauf dans les premiers temps, les anses intestinales ou d'autres parties des viscères abdominaux sont-elles contenues dans la poche utérine retournée. On dit pourtant y avoir trouvé, non-seulement des anses d'intestin [1], mais encore très-exceptionnellement des portions de la vessie et du rectum [2]. Il faut que dans ces cas-là l'orifice ne se soit point resserré.

Diagnostic. — Signes subjectifs. Ils peuvent mettre le médecin sur la voie et lui faire soupçonner l'existence d'une inversion utérine.

La sensation subite de déplacement survenue, d'après le récit des malades, au moment de l'accouchement, la douleur déchirante qui l'a annoncée, les hémorrhagies très-abondantes qui y ont succédé, les sensations de tiraillement, d'embarras pelvien, de pesanteur, de douleur dans tous les mouvements et surtout dans les tentatives de coït, les hémorrhagies graves se reproduisant à toutes les menstruations et dans les intervalles, les leucorrhées abondantes qui succèdent aux hémorrhagies, l'impossibilité où sont les malades de se livrer à la marche, au travail, à la fatigue, l'anémie dans laquelle les femmes sont plongées, sont des symptômes assez caractéristiques de l'inversion utérine.

Les symptômes généraux peuvent d'ailleurs être variables. Les uns, tels que l'anémie, survenant même de très-bonne heure, sont la conséquence de l'hémorrhagie. Les autres, tels que les douleurs vives dans le ventre, les tiraillements très-pénibles dans les aines et le bassin, un malaise inexprimable dans la région hypogastrique, les vomissements, le ténesme avec le besoin de se livrer à des efforts, tiennent surtout au déplacement lui-même. D'autres enfin, tels que les syncopes et les convulsions, peuvent tenir au déplacement et aux hémorrhagies qui le suivent.

Somme toute, il est arrivé très-rarement que la santé ait été peu troublée à la suite d'un accident aussi grave que l'inversion ; parfois il s'est produit jusqu'à des phénomènes d'étranglement, soit de l'utérus lui-même et par lui-même, soit d'une portion d'intestin engagée dans sa cavité et resserrée par ses bords.

Signes objectifs. Lorsqu'on est appelé auprès d'une femme qui vient d'accoucher et chez laquelle l'hémorrhagie abondante, les lipothymies, la sensation de plénitude du vagin font soupçonner une inversion utérine, le toucher combiné avec la palpation en fait aisément acquérir la certitude. Si le renversement n'est pas complet, le toucher fait reconnaître dans le vagin la présence d'une tumeur hémisphérique. S'il est achevé, on perçoit une tumeur globuleuse ou conique à sommet supérieur tronqué. Le bord supérieur de la tumeur est à peine sensible par la palpation abdominale. L'adhérence du placenta peut entraîner

[1] Van der Viel, *Cent.* X, *Obs.* 67. — Baudelocque, dans Dailliez, ouvr. cité, p. 139.
[2] Levret, *Cure radicale des polypes*, p. 132. — Thouret, *Thèse*, p. 12.

le fond de l'utérus renversé jusqu'au dehors de la vulve, entre les cuisses de la malade; on reconnaît alors la surface séreuse, amniotique, lisse et polie qui revêt le placenta. Si le délivre a été détaché de l'utérus, la tumeur est moins volumineuse, la surface en est d'un aspect différent, elle est tomenteuse et laisse voir les orifices des sinus utérins. La tumeur est d'autant plus allongée, qu'elle a entraîné et renversé davantage le vagin.

La palpation hypogastrique permet de mesurer la profondeur du bassin sans y trouver la matrice. En associant cette dernière donnée aux précédentes, il est facile de distinguer l'utérus introversé de la tête d'un fœtus, d'une môle ou d'un faux germe, qui peuvent également se présenter hors de la vulve.

Cette distinction est moins facile lorsque la matrice, se renversant lentement, n'est pas sortie du vagin et n'a pas franchi la vulve. Dans ce dernier cas, la tumeur augmente de volume et se durcit par l'accumulation du sang; plus tard elle diminue de dimensions, par l'effet de l'hémorrhagie et du retrait des fibres musculaires de l'utérus. Le diagnostic n'est pourtant pas difficile, si à la sensation de tumeur, que fait percevoir le toucher vaginal, on ajoute celle d'un orifice cupuliforme, aisément constatée par le palper abdominal.

Diagnostic différentiel. — Le dégorgement de l'utérus se fait plus lentement à la suite d'une inversion qu'après un accouchement ordinaire. La matrice met cinq ou six mois avant de revenir à son volume à peu près normal, saignant toujours pendant cette longue période et menaçant la vie par des hémorrhagies répétées, lorsque la malade a eu le bonheur de survivre aux hémorrhagies foudroyantes qui accompagnent habituellement la production du renversement. C'est à cette période de son existence qu'on a pu prendre un utérus inversé pour un polype et y appliquer une ligature, dont les effets funestes ont causé la mort, lorsqu'on ne l'a pas enlevée à temps.

Même dans la première période, l'utérus inversé peut être pris pour un polype, car il est des cas dans lesquels on a vu une production de cette espèce expulsée de l'utérus à la suite d'un fœtus. Pourtant, répétons-le, le diagnostic est facile, quand le renversement succède à un accouchement et qu'il a une date toute récente. L'attention du médecin étant appelée par une perte de sang souvent considérable, quelquefois mortelle, qui précède assez communément ou qui suit le renversement, l'examen du ventre fait constater l'absence à l'hypogastre de la tumeur utérine (globe rassurant des accoucheurs) s'élevant souvent jusqu'au niveau de l'ombilic. Si les parois abdominales se laissent déprimer, dans l'exploration la main constate l'existence d'une petite tumeur inégale, renfermée dans le bassin, qui ne rappelle en rien la forme de l'utérus, mais qui semble être constituée par son orifice, à moins que le renversement ne soit incomplet, auquel cas on perçoit la forme de cul de fiole de Mauriceau.

L'absence du globe utérin dans la cavité pelvi-abdominale ne permet de supposer alors que la chute ou le renversement de la matrice; le toucher vaginal juge la question. Dans les deux cas, renversement ou chute, la matrice peut avoir franchi la vulve et pendre entre les cuisses. Mais, dans le renversement, on constate l'absence du col à la partie inférieure de la tumeur, l'aspect pyriforme de cette dernière offrant sa petite extrémité supérieurement et non inférieurement, comme dans la chute; une partie de la longueur du vagin reste habituellement contenue dans l'excavation pelvienne; quelquefois il existe à la partie supérieure de la tumeur, un bourrelet circulaire, formé par la portion vaginale du col; tantôt le placenta adhère à la tumeur, tantôt il pré-

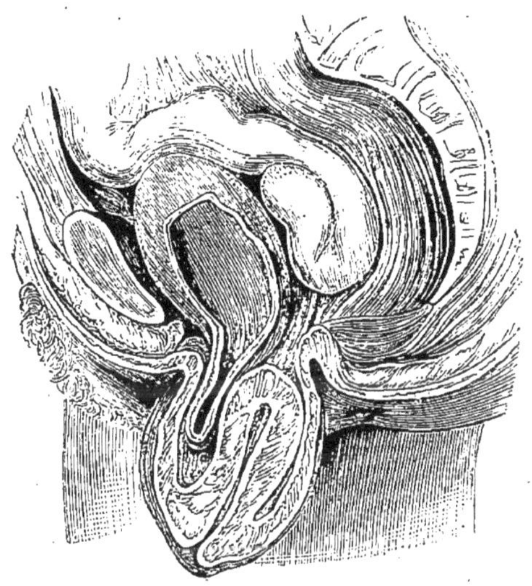

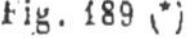

Fig. 189 (*).

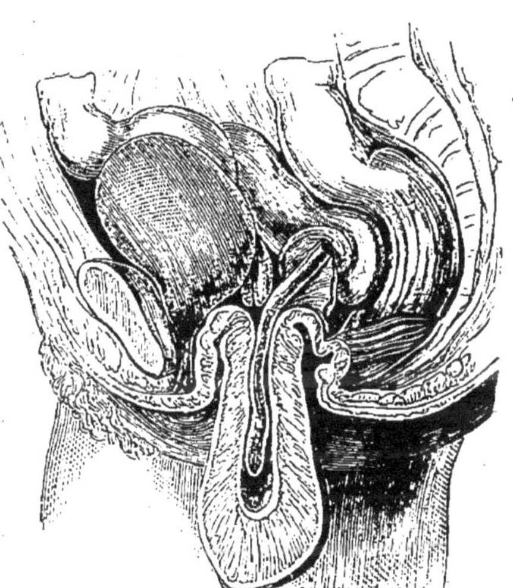

Fig. 190 (**).

sente une couleur rouge lie de vin et des inégalités de surface caractéristiques de la face interne de l'utérus, inégalités qui peuvent disparaître toutefois, par la turgescence dont le tissu utérin devient le siége, mais seulement après un temps assez long, par exemple vingt-quatre heures après l'accident.

Ces caractères sont faciles à constater, lorsque la tumeur est hors de la vulve. M. Depaul[1] pense que la sortie de la tumeur hors des parties génitales, dans un renversement tout récent, semble être la condition commune du renversement complet, et cependant dans deux faits observés par lui, de même que dans un grand nombre d'autres, dans ceux que j'ai eu l'occasion d'observer et dans celui dont la reproduction par

(*) Chute de matrice complète.
(**) Inversion utérine.

[1] *Gazette des hôpitaux*, 1851.

le dessin est en désaccord si complet avec la description, dans l'ouvrage de Boivin et Dugès [1], il n'en était rien. Je répète ce que j'ai dit précédemment : lorsque la tumeur sort par la vulve, non-seulement il y a renversement et dans la plupart des cas renversement complet de l'utérus, mais encore invagination vaginale ou chute de matrice. Si donc, ce qui est le cas le plus fréquent, la tumeur reste contenue dans le vagin, il faut introduire dans le bassin la main entière, pour contourner cette tumeur dans tous les sens et remonter jusqu'à sa limite supérieure. En écartant seulement les grandes lèvres, on n'en aperçoit qu'une partie, d'où l'on voit souvent sourdre du sang de couleur noirâtre.

Lorsque l'inversion est ancienne, la tumeur est habituellement contenue dans le vagin. On en peut voir la surface à l'aide du spéculum ; on en connaît la forme, les dimensions, les connexions, à l'aide du toucher, en même temps que l'on constate toujours l'absence du globe utérin dans l'excavation pelvienne, par la palpation hypogastrique. On perçoit ainsi l'existence d'une tumeur rouge ou rose, très-arrondie, tantôt molle et tomenteuse, tantôt sèche et rugueuse, se rattachant au vagin par un large et court pédicule à grand diamètre transversal, séparé du cul-de-sac vaginal ou du bourrelet circulaire de la portion vaginale du col par un sillon peu profond qui s'efface par la traction. Cette tumeur ne présente sur aucun point d'orifice comparable à l'orifice utérin. Tout au plus peut-on y trouver, dans des cas rares, les orifices des trompes ; souvent on y reconnaît les caractères de la surface interne de l'utérus, surtout lorsqu'on a soin de tirer la tumeur au dehors et de l'examiner à l'époque des règles. Le cathétérisme vésical, le toucher rectal, la palpation hypogastrique, combinés avec le toucher vaginal, permettent de s'assurer de l'absence totale de la matrice au-dessus du pédicule de la tumeur et dans un point quelconque de l'excavation pelvienne, soit dans sa direction naturelle, soit inclinée ou fléchie en avant ou en arrière.

Le diagnostic différentiel ne paraît pas difficile à faire dans ce cas, et pourtant on ne peut se dissimuler que l'inversion utérine n'ait été prise pour un polype ou pour une chute de matrice.

Un corps fibreux pédiculé ou non pédiculé, un polype utérin, sont d'autant plus facilement confondus avec l'inversion, qu'ils peuvent eux-mêmes la déterminer et présenter à l'observation du médecin une maladie complexe. Mais, quoiqu'elle ressemble à un polype par sa forme, son volume, sa consistance, son peu de sensibilité, l'inversion en diffère par les caractères suivants : le pédicule du polype, plus long, plus grêle que celui de l'utérus introversé, descend du bord de l'orifice où l'on peut introduire le doigt, ou de l'intérieur de l'organe ; la sonde utérine, sinon le doigt, peut passer tout autour de lui, entre ce pédicule et le col utérin qui lui sert de gaîne, et arriver dans la cavité de la ma-

[1] Ouvr. cité, t. I, p. 245. Atlas, pl. 12.

trice à diverses hauteurs; enfin le palper hypogastrique et le toucher rectal font reconnaître, plus haut ou plus bas, le fond de l'utérus dans l'excavation pelvienne.

S'il y a polype et renversement de matrice en même temps, la matrice est plus conique que le polype et diminue insensiblement de volume de la base au sommet de la tumeur. Ce qui appartient au polype est solide, sans cavité apparente, brun ou blanc; l'utérus, situé au-dessus, forme comme un large pédicule creux, flexible, sensible, rouge. Si le vagin est retourné, la tumeur pend entre les cuisses, comme il arrive quelquefois à la suite de l'accouchement. Denman [1], Ségard [2], M'Clintock [3], ont rapporté des exemples et des figures de pareils renversements avec polypes utérins.

La chute de matrice forme, comme nous l'avons dit, une tumeur plus grosse en haut qu'en bas, présentant l'orifice utérin à son sommet inférieur. Si elle est complète et compliquée de chute du vagin, de cystocèle ou de rectocèle, tumeurs dont la pression excite le besoin d'uriner, la sortie de l'urine ou des fèces, elle est encore plus facile à distinguer de l'inversion. La cystocèle et la rectocèle simples sont plus faciles à distinguer encore : la présence de l'orifice utérin dans le vagin et du fond de la matrice dans la cavité pelvi-abdominale seront toujours des moyens certains de diagnostic.

Il serait difficile de reconnaître, après les couches, un renversement chez une femme qui porterait, durant la grossesse, une tumeur indépendante de l'utérus, comme un kyste de l'ovaire, empêchant l'exploration de la cavité pelvienne par le palper hypogastrique.

Si le renversement était ancien au lieu d'être récent, on pourrait le confondre encore plus aisément avec un polype ou un corps fibreux; mais, avec de l'attention, on éviterait sans aucun doute cette méprise, et j'avoue que je m'explique difficilement comment, d'après ce qu'a écrit Peyrilhe [4], il est peu de maladies dont le diagnostic ait autant coûté à établir que celui du renversement de la matrice.

Traitement. — L'inversion utérine est une des maladies les plus graves. Un grand nombre de femmes succombent aussitôt après l'accident. D'après la statistique de Crosse [5], sur 109 malades atteintes d'inversion et ayant succombé, 72 sont mortes quelques heures après l'accouchement. La malade meurt alors d'hémorrhagie ou bien encore de douleur, de convulsions, de syncopes causées par la commotion locale, par l'épuisement, ou par les violences mêmes que l'utérus a subies, surtout s'il a été pris pour un polype et s'il a été tiraillé, contus, lacéré. L'utérus

[1] *Collection of Engravings*, etc. London, 1787, 1815.
[2] *Sur les polypes utérins*. Thèses de Paris, 1804.
[3] *Clinical Memoirs on Diseases of Women*, p. 98. Dublin, 1863.
[4] *Histoire de la chirurgie*, p. 280.
[5] *Transactions of the prov. med. and surg. Associat.*, vol. XV, p. 340. London, 1847.

retourné sur lui-même peut être étranglé, notamment si l'inversion est incomplète; dans un cas, Dewès dut achever le renversement pour faire cesser l'étranglement. Cet accident peut être assez grave pour entraîner la gangrène de l'organe, et par conséquent les plus grands périls, à moins toutefois que l'élimination spontanée de l'utérus gangrené ne termine favorablement la maladie. Quant à la réduction spontanée, elle est extrêmement rare : pourtant on en peut citer des exemples dans les premiers jours qui suivent l'accouchement; mais elle paraît impossible dans les autres cas [1].

Lorsque la malade n'a pas succombé à la commotion, à l'hémorrhagie, à l'épuisement ou à la gangrène dans les premiers temps, elle n'est pas pour cela hors de danger; car elle est sujette à des hémorrhagies profuses, qui reviennent pendant l'intermenstruation aussi bien qu'à l'époque des mois, et qui persistent jusqu'après la réduction de la tumeur ou la cessation des règles, tenant les malades, pendant tout ce temps, dans l'imminence d'une perte de sang mortelle.

Dans les époques mêmes qui suivent la première période de l'accident, si des adhérences ne se sont pas produites, ou si une forte contraction du col n'a pas effacé l'entrée de la cavité utérine renversée, une anse d'intestin peut s'y insinuer [2], s'étrangler, donner lieu à des accidents qu'on a parfois regardés à tort comme sympathiques, tels que douleurs d'entrailles, tuméfaction du ventre, vomissements, hoquet, et finalement entraîner la mort de la malade.

Enfin, en supposant que la vie de la malade ne soit pas tenue continuellement en danger, elle n'en est pas moins pénible à supporter pour le reste de ses jours. Outre la persistance de douleurs, d'hémorrhagies, de leucorrhée, de faiblesse, qui rendent l'existence des malades misérable, sans aggraver leur condition ni hâter leur mort, les femmes deviennent nécessairement stériles et incapables de remplir leurs devoirs conjugaux, ce qui n'est pas indifférent lorsqu'elles sont encore très-jeunes. Le fait de Chevreuil d'Angers [3], communiqué à Baudelocque, dans lequel il serait survenu une grossesse tubaire chez une femme atteinte d'inversion utérine, est tout à fait exceptionnel, et celui que j'ai eu sous les yeux, d'une femme qui cohabitait presque impunément malgré son renversement de matrice, est encore rare.

Ainsi, peu dangereux en lui-même, quand il arrive sous les yeux d'un homme instruit, le renversement de la matrice peut devenir, dans le cas contraire, promptement mortel ou donner lieu à des accidents qui durent autant que la vie. La femme qui a échappé aux suites immédiates est sujette à des dangers tardifs. Si elle n'est pas morte dans les

[1] *Observation* de M. de la Barre, et *Observation* de Me Boucharlatte, rapportées par Dailliez, ouvr. cité, p. 111.

[2] Baudelocque a montré à Dailliez (ouvr. cité, p. 179) le dessin d'une matrice renversée incomplétement, dont la cavité contenait plusieurs anses d'intestins.

[3] Dailliez, ouvr. cité, p. 80.

premières heures, elle est exposée à succomber, après un temps variable, aux conséquences plus ou moins inévitables de ce déplacement; enfin tout est sérieux dans cette maladie, jusqu'aux tentatives qu'on est obligé de faire pour la réduire. Aussi doit-on s'efforcer de la prévenir, s'occuper activement de la traiter lorsqu'elle est produite, et régler avec soin les tentatives de réduction qu'elle nécessite. Il n'est pas permis au médecin de rester inactif en présence d'un si grand danger : il faut saisir promptement les indications à remplir et connaître les moyens par lesquels on peut y arriver.

Pour prévenir la production du renversement, il faut faire accoucher la femme dans le décubitus horizontal; apaiser les contractions utérines, si elles sont trop violentes et trop rapprochées; les exciter, si l'organe est menacé d'inertie; n'exercer sur le cordon que des tractions modérées; introduire la main dans l'utérus pour décoller le placenta, s'il est adhérent; après la sortie du délivre, titiller le col et frictionner le fond à travers l'hypogastre, pour déterminer la contraction des fibres utérines et la formation du globe dur et résistant qui inspire à l'accoucheur toute sécurité; enfin recommander à la malade d'éviter les efforts, les chutes, l'action de sauter hors de son lit et tous les mouvements qui peuvent occasionner à l'utérus, incomplétement rétracté sur lui-même, un déplacement total ou partiel.

I. — *Réduire* la tumeur, en retournant l'utérus sur lui-même, pour faire reprendre à chacune de ses faces la situation relative qui lui appartient, telle est l'indication capitale lorsque l'inversion est produite.

Or, la réduction varie suivant le degré du renversement, l'absence ou la présence du placenta, la situation de l'utérus hors de la vulve ou dans le vagin, l'époque à laquelle on peut tenter l'opération, la manière de la pratiquer, les instruments et les moyens d'action qui y sont applicables.

Après avoir traité de toutes ces circonstances, nous verrons comment on doit maintenir la réduction, ou, si elle est impossible, parer aux accidents de l'inversion et mettre au besoin la vie hors de danger, même par une opération des plus graves, telle que l'ablation de la matrice.

1° Au moment de l'accouchement, l'inversion doit généralement être réduite le plus tôt possible; mais cette réduction, facile lorsqu'on la tente à l'instant même où l'inversion se manifeste ou vient de se produire, peut être plus difficile après quelques heures qu'elle ne le sera après quelques jours. Il en est à cet égard de l'inversion utérine comme de tout traumatisme : simple au moment de l'accident, elle se complique bientôt des suites immédiates ordinaires, congestion, inflammation, etc., qui peuvent devenir la source d'indications spéciales, pour revenir plus tard à son état de simplicité primitive avec ses suites naturelles ou les complications consécutives qui lui sont propres.

Ainsi le moment le plus favorable pour réduire est le moment le plus rapproché de celui où l'accident s'est manifesté. Il faut se hâter d'agir si l'on est appelé à temps. Lorsqu'on n'a pas pu réduire dans les premiers instants, il est à propos de faire de nouvelles tentatives de temps à autre avec ménagement. Si la tumeur est dure, il faut attendre qu'elle se soit ramollie; car souvent il y a de la stase sanguine et des tranchées utérines, comme si la matrice n'était pas renversée, ce qui oblige d'attendre la fin de cette période. A mesure que le temps s'écoule, il peut se faire un gonflement, un engorgement, une induration de la tumeur, qui tiennent, non-seulement à sa congestion, mais encore à la constriction que le col exerce déjà sur sa partie supérieure, de telle sorte que, pendant que la masse à réduire augmente, l'ouverture par laquelle elle doit passer diminue. Enfin la tumeur peut même être atteinte d'une véritable inflammation qui demande à être combattue par le repos, les émollients, les émissions sanguines au besoin.

Grâce à ces distinctions et aux soins dont on entoure les malades, suivant les accidents qui les atteignent, dans telle ou telle période, la matrice renversée a pu être réduite, non-seulement immédiatement après, mais plusieurs heures et même plusieurs jours après son inversion. Lauverjeat[1] put la réduire 10 ou 12 jours après l'accouchement.

Après cette première période, tous les moments paraissent bons pour tenter la réduction. Seulement il est préférable de choisir l'époque moyenne entre deux périodes menstruelles, afin d'agir sur un organe peu tuméfié par la congestion sanguine et de s'exposer moins au développement des accidents inflammatoires que les tentatives de réduction peuvent provoquer.

Si l'on n'a pu réduire l'inversion les premiers jours, ce n'est pas une raison pour désespérer de la réduction après plusieurs mois et même plusieurs années. J'ai pu réduire heureusement une inversion utérine datant de dix mois[2]; M. Barrier[3] en a réduit une de quinze mois, et M. Tyler-Smith[4], une autre de douze ans.

Lorsque l'indication de réduire l'inversion utérine se présente au moment de l'accouchement, elle peut se compliquer d'une indication secondaire relative à l'adhérence du placenta. Les chirurgiens diffèrent beaucoup d'opinion sur la conduite à tenir dans ce cas : les uns veulent qu'on le réduise toujours en même temps que l'utérus ; d'autres, qu'on le dégreffe toujours avant de faire la réduction ; d'autres conseillent d'en terminer la séparation, s'il est partiellement détaché, et de le réduire au contraire avec l'utérus, avant de procéder à son extraction,

[1] *Nouvelle méthode de pratiquer l'opération césarienne*. Paris, 1788. — Dailliez, ouvr. cité, p. 82. — F. Churchill, ouvr. cité, p. 480.

[2] *Acad. de méd.*, mars 1863.

[3] *Bulletin de l'Acad. de méd.*, avril 1852.

[4] *Med. chirurg. Transact.*, XLI, 183.

s'il est adhérent dans toute son étendue. Mon opinion est qu'il vaut mieux, en principe, faire l'extraction du placenta pour faciliter la réduction de l'utérus : la tumeur est assez volumineuse et sa régression à travers le col offre assez de difficulté, pour qu'on doive chercher à diminuer autant que possible le volume de l'organe à réduire; on peut espérer, en opérant avec promptitude, d'éviter une hémorrhagie trop considérable, qu'on arrêtera d'ailleurs plus facilement après qu'avant la réduction, par la compression de l'aorte, les frictions sur le globe utérin, la titillation du col et l'administration du seigle ergoté.

Une autre complication de l'inversion utérine peut aussi appeler l'attention à toutes les époques de la maladie, mais particulièrement dans les premiers moments qui suivent l'accouchement, je veux parler du prolapsus, qui a porté hors de la vulve la matrice renversée. Cette complication n'ajoute pas précisément un grand embarras à la réduction. On peut même avoir quelque intérêt à tirer préalablement l'utérus hors de la vulve, lorsqu'il est contenu dans le vagin, avant d'exercer sur cet organe les manœuvres de taxis, quand on suit la méthode que j'ai employée. Dans tous les cas, et quelle que soit l'époque à laquelle on est appelé à traiter la maladie, si l'on ne peut obtenir la réduction du renversement, faut-il au moins pratiquer celle du prolapsus, faire remonter l'utérus dans le bassin et l'y maintenir.

Quand le renversement est incomplet, surtout quand il n'y a que simple dépression, on peut en déterminer la réduction spontanée en excitant les contractions utérines, ou en pratiquer la réduction directement en enfonçant la main dans la cavité utérine, sans décoller le placenta et surtout sans tirer sur le cordon, ce qui pourrait compléter le renversement, en se réservant toutefois d'introduire plus tard la main dans l'utérus, s'il est nécessaire, et de dégreffer le délivre dont les contractions utérines faciliteront le décollement et l'expulsion.

Lorsqu'on a passé les premières heures sans opérer la réduction, on peut se bien trouver de la préparer par l'emploi de divers moyens, suivant l'époque à laquelle on opère : tantôt des antiphlogistiques, des émollients, du repos, si la tumeur est formée depuis peu de temps et si elle est le siége de phénomènes inflammatoires; tantôt des calmants, des applications narcotiques, de la belladone, pour empêcher la contraction musculaire et relâcher les fibres circulaires du col; tantôt la compression directe de l'organe par un pessaire à air ou par une tige, de manière à forcer peu à peu la résistance de ces fibres circulaires du col; tantôt de la cautérisation destructive de la muqueuse sur le fond de l'organe, de manière à provoquer dans le tissu propre des contractions qui en déterminent la réduction spontanée; tantôt enfin de la section directe des fibres circulaires de l'isthme ou de la myotomie du col utérin, au moment même des tentatives de réduction, pour faire cesser la résistance de cet anneau contractile.

La position de la femme la plus favorable à la réduction est le décubitus dorsal sur le bord du lit, le bassin élevé, la tête et le tronc renversés, les membres inférieurs tenus fléchis et écartés par des aides; un autre aide déprime l'hypogastre et cherche à fixer avec sa main le rebord circulaire du col utérin dans l'excavation, pour l'empêcher de remonter, pendant qu'on fait les tentatives de réduction. Cette dernière précaution est inutile, lorsqu'on réduit d'après ma méthode.

Quant aux instruments qui peuvent être nécessités par cette opération, nous n'en connaissons pas de meilleurs que les mains. Viardel[1] imagina un repoussoir dont il donna la figure. Une sage-femme de Clermont-Ferrand proposa aussi à l'Académie de chirurgie, peu de temps avant sa dissolution, un instrument avec lequel elle assurait avoir réduit plusieurs matrices qu'elle n'avait pu réduire avec la main seule. Baudelocque et Ané[2] en inventèrent un autre pour tenter la réduction d'une matrice renversée depuis plusieurs années, qui ne leur paraissait pas encore irréductible, mais ils n'en obtinrent aucun succès. M. Depaul[3] a proposé un repoussoir analogue à celui de Viardel, en forme de baguette de tambour, à renflement terminal rembourré, qu'il faut appliquer, dit-il (c'est capital), sur la partie diamétralement opposée à celle qui est occupée par l'orifice, et avec laquelle il faut exercer des efforts prudemment et dans la direction du grand diamètre de la matrice. Pour obtenir ce double résultat, il faut prendre une précaution préliminaire : bien constater avec la main dans le vagin la position de chaque partie de l'utérus. Mais, malgré l'habileté et la prudence bien connues de ce professeur, une malade, chez laquelle l'invagination utérine était survenue onze jours après l'accouchement et sur laquelle il fit des tentatives de réduction à l'aide de cet instrument, succomba en peu de jours à une rupture de l'utérus par le repoussoir[4]. Les pinces-érignes de Museux, proposées par Aran pour retenir le col et l'empêcher de glisser ou de fuir sous la pression de la main, ont l'inconvénient de déchirer le tissu utérin.

Les mains sont donc les seuls instruments dont on doive se servir : l'une pour presser sur l'utérus renversé; l'autre pour retenir le col et fixer l'organe, sur lequel sans cela on n'aurait aucune prise.

La main qui opère le taxis peut agir de plusieurs manières, suivant l'époque à laquelle on fait la réduction ou la méthode que l'on emploie. C'est avec le poing que Levret réduisit la matrice d'une femme qui venait d'accoucher debout, et avec deux doigts que Baudelocque la fit repasser, sept heures après l'accouchement, à travers un orifice déjà resserré. Dans ces cas, on presse sur le centre de l'organe de manière à

[1] *Observations sur la pratique des accouchements naturels, contre nature et monstrueux*, p. 211, fig. 3. Paris, 1674.

[2] Dailliez, ouvr. cit., p. 91.

[3] *Gazette des hôpitaux*, 1851.

[4] *Bulletin de la Société anatomique*, 2e série, t. V, p. 399. Paris, 1860.

le déprimer en sens inverse de la dépression qui a caractérisé le début du renversement. Suivant le volume que présente alors la matrice, on peut se contenter de repousser le fond avec un seul doigt, ou avec deux, comme Baudelocque, ou avec tous les doigts de la main réunis en forme de cône, ou avec le poing, comme Levret. Si c'est au moment même de l'accouchement, il est certain qu'on peut, en repoussant le fond de cette manière, le déprimer peu à peu, le faire entrer dans le globe même que forme la matrice, et faire franchir à tout l'organe l'anneau contractile du col.

Mais, lorsque les tentatives de réduction portent sur une tumeur moins récente, rapetissée, dont les deux faces péritonéales opposées se touchent presque, il n'est guère possible de commencer la réduction par la dépression du fond. Il faut agir alors d'une autre manière, qui me paraît d'ailleurs plus rationnelle et applicable à un plus grand nombre de cas : elle consiste à embrasser la tumeur avec toute la main, à la comprimer, si elle est gonflée, pour en faire suinter le sang, l'amollir et la relâcher, enfin à en presser les bords au moyen de l'extrémité des doigts distribués autour du pédicule et à refouler la portion de l'utérus formant gouttière, qui est continue avec la partie vaginale du col, pour commencer par réduire en premier lieu la portion la plus rapprochée de l'orifice, c'est-à-dire la dernière renversée, en procédant à cet égard comme dans la réduction d'une hernie.

Quant à la main qui sert à fixer le col, elle doit, d'après Dailliez[1], être placée sur l'hypogastre pour retenir la matrice, qu'on ne ferait que refouler sans cette précaution. Mais là est le difficile. Ou bien cette main comprime trop l'hypogastre et empêche la réduction; ou bien, tout en s'opposant au refoulement du col, elle ne peut s'opposer à son glissement ni au changement de direction de l'organe, ce qui empêche la réduction elle-même. Sous ce rapport, comme sous beaucoup d'autres, l'inversion complète et chronique diffère entièrement de l'inversion récente et nécessite une appréciation plus sévère des moyens qu'on peut mettre en œuvre pour la réduire.

2° Or, dans l'inversion complète et chronique, les vrais obstacles à la réduction sont : la constriction et la rigidité du col, la mobilité de l'utérus et surtout le défaut de fixité du col.

Il faut y ajouter la difficulté de maintenir dans l'organe la souplesse nécessaire à son retournement ; car, malgré l'anesthésie chloroformique, il ne tarde pas, sous l'influence des pressions qu'on lui fait subir, à se contracter, à se roidir; après quelques tentatives de réduction, il se rapetisse, il se durcit comme une pomme d'api et rend tous les efforts infructueux. Cette dernière difficulté est si sérieuse, qu'on ne peut la lever si l'on n'abrége pas l'opération, si l'on n'emploie pas tous les

[1] Ouvr. cité, p. 94.

moyens propres à la faciliter, si l'on ne s'arrête pas dès que l'utérus se contracte et se durcit, pour renouveler les tentatives de réduction après quelques jours de repos, ou si l'on n'agit au contraire d'une manière lente, en quelque sorte, par une voie détournée, en déterminant progressivement, par un procédé qui est une imitation de ceux de la nature, une dilatation du col suffisante pour la réduction de l'organe.

Il est évident que, lorsque la malade peut supporter une pression intra-vaginale de l'utérus, on fera bien, à l'exemple de M. Tyler-Smith, imité par M. Bockendal[1] et par M. White de Buffalo[2], de laisser à demeure dans le vagin un pessaire à air de Gariel. La pression continue que ce pessaire exerce sur le globe utérin renversé et, par son intermédiaire, sur le col de l'utérus, détermine sur ce dernier organe un effet analogue à celui que produisent les pressions de la tête du fœtus ou d'un polype poussé par les contractions du corps vers le col de la matrice, c'est-à-dire la dilatation lente et progressive de l'orifice, l'assouplissement de l'anneau cervical, et son effacement jusqu'au point de permettre à la tumeur produite par l'inversion de repasser à travers cet orifice et à l'inversion de se réduire, même spontanément. Malheureusement toutes les malades ne peuvent pas supporter cette pression continue. J'en ai eu un exemple frappant : toutes mes tentatives pour laisser le pessaire à demeure ont été infructueuses. Au bout de quelques heures la présence peut en devenir assez intolérable pour qu'on soit obligé de l'ôter, comme cela m'est arrivé, et qu'on ne puisse pas, quoi qu'on fasse, parvenir à le replacer. Il faut donc, dans ces cas, de toute nécessité, pratiquer la réduction rapidement, et c'est pour cela qu'il est bon d'assurer l'efficacité des moyens que l'on emploie et de régler l'opération comme je l'ai fait.

Le précepte de fixer l'utérus en exerçant une contre-pression sur l'hypogastre pendant qu'on refoule l'organe soit par le fond, soit par le voisinage du col, dans le sens de son axe naturel, est inapplicable, à cause de l'extensibilité et du défaut de résistance du vagin. — Attribuer aux lèvres du col retenues par des pinces de Museux ou des érignes, comme l'a conseillé Aran, assez de solidité pour supporter les efforts de réduction sans être déchirées, c'est faire une hypothèse démentie à la première tentative. — Chercher à prendre un point d'appui en refoulant le col contre le sacrum, comme l'a fait M. Barrier de Lyon, avec un bonheur auquel on ne peut s'empêcher d'applaudir, c'est s'exposer le plus souvent à sentir l'organe glisser sur ce plan incliné, par l'effet de l'interposition du péritoine et de la muqueuse rectale, et fuir devant la pression. — Retenir enfin le col entre deux doigts introduits dans le vagin pendant qu'un autre doigt pousse le fond, c'est rétrécir justement l'isthme qu'on se propose d'élargir par le refoulement du

[1] Réduction après 6 années. *Deutsche Klinik* et *Bulletin de thérapeutique*, 1860.

[2] Réduction après 15 années. *Report on inversion of the Uterus*, by Dr Quakenbusch. (*Transact. of med. stat. of New-York*, 1859, p. 170.)

fond, lequel ne peut pénétrer le col à la manière d'un coin qu'autant qu'on dégagera ce dernier de l'étreinte qu'on lui fait subir; c'est, dès lors, s'exposer à voir tout l'utérus remonter, la dépression s'effacer et la tentative de réduction échouer. — Du reste, j'ai essayé à dessein de tous ces moyens, afin de les éprouver expérimentalement avant d'en venir à l'application de ma méthode, et tous m'ont fait défaut.

Lors donc que le col sera *inextensible* ou non dilatable (malgré des applications de belladone ou d'atropine), les tentatives de réduction, faites d'après les règles professées jusqu'à nos jours, auront plus de chance d'échouer que de réussir, alors même que le tissu du corps de l'organe aura conservé assez de souplesse pour pouvoir être retourné.

Le *débridement* peut donc être nécessaire pour opérer la réduction. L'observation m'a prouvé qu'il est praticable et qu'il peut s'opérer sans accidents primitifs ni consécutifs. Ceci d'ailleurs ne veut pas dire qu'il soit toujours indispensable et qu'on ne doive pas tenter le taxis sans avoir débridé.

Quant à la *fixité du col*, tout en profitant du précepte fort juste de M. Barrier, qui consiste à diriger cette partie de l'utérus vers le sacrum, je pense que ce moyen d'immobilisation est insuffisant. C'est pour obvier à cette lacune, la plus importante de celles qui restaient à combler dans l'institution des préceptes du taxis appliqué à l'inversion utérine, que j'ai, depuis longtemps, professé dans mes leçons la nécessité de maintenir le col accroché, à travers le rectum, par deux doigts introduits dans cet intestin, et que j'ai réglé les divers temps de l'opération de la manière suivante.

Pour pouvoir accrocher le col de l'utérus, il faut d'abord et nécessairement abaisser l'organe et le tirer hors de la vulve avec des pinces de Museux. Aussitôt après, introduisant l'indicateur et le médius de la main droite dans le rectum, les portant au-dessus de l'utérus et les recourbant en avant en forme de crochets, on immobilise à travers la paroi rectale le col de l'organe. Saisissant l'utérus avec la main gauche, on le fait rentrer dans le vagin, sans cesser d'en tenir le col accroché avec les doigts de la main droite, et on le fait basculer, de manière que le fond de l'organe contenu dans la paume de la main soit tourné vers le pubis, au lieu de l'être vers le rectum, et que le col regarde le sacrum, retenu de ce côté par les doigts de la main droite. Ces doigts accrochent la portion cervicale de la matrice à travers la paroi rectale, et, en s'écartant l'un de l'autre, ils appuient fortement dans les sinus angulaires que les ligaments utéro-sacrés forment de chaque côté par leurs insertions droite et gauche à la face postéro-latérale du col utérin. Alors, avec le pouce et l'indicateur de la main gauche, on exerce une pression sur le pédicule de la tumeur, de manière à augmenter peu à peu la profondeur du sillon utéro-cervical, et en faisant concorder les efforts de taxis sur le corps avec ceux de contention ou d'immobilisation du col, ce que le jeu simultané des deux mains permet d'obtenir, on sent le retournement et la réduction de l'utérus se faire peu à peu, lentement, sans violences, et se compléter en quelques minutes.

J'ai appliqué cette méthode de réduction chez une jeune dame, atteinte depuis 10 mois d'inversion utérine et jetée, par la reproduction incessante des hémorrhagies, dans une débilité extrême. Le succès a été rapide, complet et durable. Une grossesse n'a pas tardé à démontrer la sincérité du rétablissement : malheureusement une insertion vicieuse du placenta sur le col a donné lieu, au septième mois, à des hémorrhagies répétées et à une fausse couche; l'inversion ne s'est pas reproduite.

Après l'accouchement, le fond de l'utérus peut rentrer brusquement à travers le col, sous l'influence du taxis, comme le ferait un ballon de caoutchouc qu'on retournerait sur lui-même. Dans le cas d'inversion chronique, au contraire, la réduction se fait plutôt avec lenteur et sans secousses.

Les preuves de réussite après l'opération sont les suivantes : apparition de la tumeur utérine à l'hypogastre; disparition de la tumeur pelvienne et vaginale; constatation, au fond du vagin, de l'orifice du col large et béant, conduisant dans la cavité utérine; introduction d'un doigt, ou tout au moins d'une sonde, jusqu'au fond de cette cavité, pour s'assurer que la réduction est complète.

Quelque réussie qu'elle soit, la réduction a besoin d'être maintenue. La main ou le doigt resteront quelques instants dans la matrice, pour en soutenir les parois, en ranimer l'action languissante, en exciter les contractions. On recommandera à la femme de conserver le décubitus dorsal, le bassin plus élevé que le tronc, et surtout d'éviter les efforts de la défécation et de la miction. On pratiquera des injections, des fomentations froides ou vinaigrées. On assurera le repos, notamment celui de l'utérus, par des calmants, des antispasmodiques, des lavements laudanisés, etc. Enfin on administrera, au besoin, les excitants usités en cas d'inertie, particulièrement le seigle ergoté, si le globe utérin ne se forme pas et ne se durcit pas, de manière à rassurer le chirurgien. Toutefois, je ne suis pas d'avis d'administrer ce médicament immédiatement après la réduction; je préfère laisser le col se resserrer, avant d'éveiller dans l'organe des contractions plus ou moins violentes, et, dans tous les cas, je n'administrerais le seigle ergoté qu'à petite dose, sauf à le donner à des intervalles plus rapprochés. Je me tiendrais également sur la réserve, eu égard à l'introduction proposée d'une première éponge en cône dans le col, soutenue par une seconde dans le vagin, maintenue elle-même par un bandage en T. Je pense que ces corps étrangers, tout aussi bien qu'un pessaire, ne font qu'irriter l'organe, exciter des douleurs, provoquer du ténesme vésical ou rectal et disposer à une rechute.

Les soins ultérieurs seront d'ailleurs dictés par les circonstances et modifiés par les divers accidents qui peuvent se manifester. Mais on n'oubliera pas que l'inversion peut se reproduire : Leblanc d'Orléans[1] cite l'exemple d'un renversement réduit aussitôt après l'accouchement avec facilité, qui se reproduisit le dixième jour des couches, s'annonçant par des douleurs de coliques assez vives, une perte de sang assez abondante, et qui ne se réduisit que difficilement.

II.—Si la *réduction est impossible*, il faut parer aux accidents, notamment à l'hémorrhagie, de manière à rendre le renversement tolérable; ou bien extirper l'utérus, pour mettre un terme à ces accidents d'une manière définitive. Dans le premier cas, on soumet la malade à un traitement simplement palliatif; dans le second, on tente la cure radicale.

1° Le *traitement palliatif* devra toujours être essayé de préférence, à cause des dangers qui ne peuvent manquer de s'attacher aux tentatives de cure radicale par l'amputation de l'utérus. Si les accidents sont tolérables, si les hémorrhagies s'arrêtent aisément, s'il n'y a pas de leucorrhée purulente trop forte, si la malade peut marcher et se livrer aux divers exercices que sa position sociale nécessite, enfin si cette malade approche de la ménopause, il est préférable de la soumettre seulement à un traitement palliatif qui consistera dans l'emploi des moyens contentifs, des toniques, des hémostatiques généraux et locaux, et des modificateurs plus ou moins puissants de la muqueuse utérine.

Le pessaire à air ne nous paraît pas devoir être aisément supporté; mais un coussin périnéal retenu par un bandage en T à une bonne ceinture, peut rendre quelques services, en soutenant l'utérus dans le vagin et prévenant des tiraillements douloureux.

Les toniques sont presque toujours nécessités par la faiblesse dans laquelle les hémorrhagies répétées ont jeté les malades. Une bonne alimentation, l'habitation à la campagne, le séjour à l'air extérieur, surtout lorsque la malade doit rester couchée, les préparations de quinquina et les ferrugineux sont les meilleurs moyens à employer dans cette circonstance.

Les hémostatiques, indiqués même dans l'intervalle des règles et des métrorrhagies, deviennent indispensables au moment où ces accidents se produisent. Décubitus horizontal avec flexion des membres, irrigations vaginales froides ou acidulées, applications de glace à l'hypogastre, à la partie interne et supérieure des cuisses et jusque dans le vagin, perchlorure de fer administré à l'intérieur et en applications locales, limonade minérale, seigle ergoté : tels sont les divers médicaments qu'il faut savoir employer à propos et avec largesse, pour remplir l'indication la plus importante du traitement palliatif.

Enfin on peut tenter de modifier profondément la muqueuse utérine,

[1] Tome I, p. 373.

d'en épaissir l'épiderme, de la transformer en un tissu cicatriciel dur, rétractile, propre à opposer une barrière à l'hémorrhagie et à réduire progressivement le volume de la tumeur. Au lieu de perchlorure de fer, on peut employer, pour toucher la surface de cette muqueuse, divers caustiques, tels que les acides minéraux, la pâte de Vienne, le caustique de Canquoin ou le fer rouge. Aran [1] conseille d'employer de préférence le caustique au chlorure de zinc, sous la forme de sparadrap Canquoin, de manière à réduire peu à peu l'utérus renversé à une sorte de moignon. Floret [2], qui a appliqué ce moyen à une inversion irréductible, en ayant soin de soutenir le sparadrap Canquoin sur l'utérus, à l'aide d'une tige évasée en cupule à son extrémité, pour empêcher le caustique de se déplacer, de s'étendre et de détruire le vagin, arriva à ce résultat assez inattendu que, sous l'influence combinée de la cautérisation et de la pression au point culminant de la tumeur, celui-ci se déprima peu à peu et l'inversion finit par se réduire. Ce résultat est évidemment très-exceptionnel.

Je ne sais pas d'ailleurs si, dans la majorité des cas, on parviendrait à modifier la muqueuse utérine aussi sûrement qu'Aran le supposait. Chez une malade, dont l'indocilité contre-indiquait absolument l'application du Canquoin, parce que le déplacement de ce caustique aurait pu déterminer les accidents les plus dangereux, j'ai cherché inutilement à détruire la muqueuse utérine par la cautérisation actuelle et, bien que j'aie porté sur cette muqueuse quatorze fois, à des intervalles divers, des cautères rougis à blanc, dont quelques-uns très-larges étaient évasés en forme de cupule, j'ai toujours vu se reproduire, sauf en un point, au lieu d'un tissu cicatriciel, une membrane molle, tomenteuse, se congestionnant aisément. Aussi, sans nier qu'il soit possible de détruire par la cautérisation l'utérus ou du moins sa muqueuse, je puis assurer que cette destruction présente de sérieuses difficultés.

2° La *cure radicale* ou l'*extirpation de l'utérus* irréductible paraissait jusqu'à ces dernières années une opération condamnable. Boyer [3] proscrivait également l'amputation et la ligature. Les suites fâcheuses qui ont accompagné la plupart des ablations de matrice, dans les cas de lésions organiques, ont aussi fait rejeter cette opération par la majorité des médecins français. Je crois pourtant que les progrès récents accomplis par la chirurgie dans cette voie, montrant la possibilité de l'extirpation de l'utérus, comme des ovaires, par la section abdominale, permettent d'affirmer que l'ablation de l'utérus retourné, bien moins dangereuse que ces opérations, ne saurait être condamnée sans appel. Non-seulement de nombreux exemples prouvent que la vie est compatible avec la perte de l'utérus détruit spontanément par la gangrène; mais les faits se sont suffisamment multipliés pour démontrer aussi que l'extirpation

[1] Ouvr. cit., p. 909.
[2] *Documents chirurgicaux*, p. 168. Paris et Lyon, 1861.
[3] *Traité des maladies chirurgicales*, t. X, p. 510. Paris, 18 5.

de l'utérus introversé n'est pas une opération plus dangereuse que la plupart de celles auxquelles sont soumises les malades atteintes de lésions comparables, par leur gravité, à l'inversion utérine. M. West[1] a rapporté que, sur 59 cas dans lesquels elle a été entreprise, elle fut suivie de succès 42 fois. Les mémoires de M. Forbes [2] et de M. M'Clintock [3] renferment des documents propres à nous éclairer sur le meilleur mode d'extirpation.

La simple excision avec un bistouri, quoiqu'elle ait réussi une fois entre les mains de M. Velpeau[4], expose à trop de dangers pour que cette hardiesse puisse être imitée. L'hémorrhagie, la pénétration directe dans la cavité abdominale, le danger de sectionner une portion d'intestin, sont des raisons suffisantes pour faire rejeter ce procédé.

L'écrasement linéaire paraît bien préférable à l'excision, par la chance qu'il offre d'éviter l'hémorrhagie. Toutefois l'application de ce moyen a eu une issue promptement fatale entre les mains d'Aran[5]; et, bien qu'il ait réussi entre celles de M'Clintock[6], je ne puis m'empêcher de le trouver trop périlleux pour conseiller de l'employer. L'hémorrhagie n'est pas le seul danger de l'opération. L'ouverture de la cavité péritonéale, la péritonite consécutive, les douleurs atroces qui sont produites par l'étranglement de l'organe et qui favorisent tant le développement de cette péritonite, sont autant de raisons qui nous font rejeter l'écrasement linéaire presque à l'égal de l'excision.

L'excision, précédée immédiatement de l'application d'une ligature[7], offre moins de dangers que l'excision simple et même que l'écrasement, par le fait de l'occlusion de la cavité abdominale que la ligature détermine, de la rapidité de l'opération, de la cessation probable de l'étranglement par le retranchement de la tumeur située au-dessous du lien et de l'absence d'hémorrhagie que la constriction paraît suffisante à prévenir. Pourtant la rapidité de l'opération ne permettant pas à des adhérences de s'établir, pour clore la cavité péritonéale, je pense que ce mode opératoire n'est pas le meilleur.

La simple application d'une ligature autour du pédicule de la tumeur, dans le but d'en détruire la vitalité, paraît présenter plus d'avantages et moins de dangers que les opérations précédentes. La constriction doit, dans les premiers moments, être modérée, jusqu'à ce qu'elle excite une inflammation suffisante pour unir les surfaces adjacentes de la por-

[1] *Diseases of Women*, p. 235. London, 1864.

[2] Mém. cité : sur 36 cas, 26 ont été traités par la ligature (21 succès), 2 par l'excision (1 succès), 8 par la ligature et l'excision (5 succès).

[3] Mém. cité : 3 cas d'extirpation de l'utérus avec succès : 1 par la ligature, 1 par la ligature et l'écrasement, 1 par la ligature et l'excision.

[4] *Clinique chirurgicale*, t. II, p. 461.

[5] Ouvr. cité, p. 914.

[6] Ouvr. cité, p. 85.

[7] Les chirurgiens anglais l'ont opérée plusieurs fois avec le bistouri ou de forts ciseaux.

tion du péritoine qui tapisse l'organe renversé. S'il survient de la douleur, des symptômes nerveux et des phénomènes caractéristiques de l'étranglement, ce qui n'est que trop fréquent à la suite de l'application de l'écraseur ou des ligatures rapidement serrées, il faut se hâter de relâcher le lien. Habituellement on voit cesser alors ces phénomènes graves; un peu plus tard, on ramène la constriction au même degré et on l'augmente graduellement, après avoir laissé d'abord à l'organe quelques heures et au besoin quelques jours de repos.

Le meilleur lien me paraît être celui dont je me suis servi : un fil de fer flexible, dont les deux extrémités sont passées dans un serre-nœud, de manière à pouvoir maintenir et augmenter graduellement la constriction. Dans un cas où j'ai employé cette méthode, l'utérus est tombé le trentième jour, sans que la malade ait couru aucun danger. La ligature, dans ce cas, n'agit pas comme l'instrument tranchant, ni comme l'écraseur, en sectionnant la partie entourée par le lien, mais seulement en ulcérant le point sur lequel la constriction s'exerce, et en déterminant simultanément le sphacèle de la tumeur et la formation d'adhérences péritonéales salutaires. Il faut avoir soin d'entretenir la propreté du vagin par de fréquentes lotions détersives, notamment avec le coaltar, afin d'éviter le croupissement du muco-pus et des liquides putrides qui se produisent. Dans les derniers jours, on peut hâter la chute de la tumeur par une constriction rapide et sécante du pédicule, les adhérences qui ont dû s'établir mettant alors la malade à l'abri des accidents auxquels elle aurait été exposée par l'usage primitif de l'instrument tranchant.

SECTION IV

ALTÉRATIONS ORGANIQUES.

Les altérations organiques diffèrent des états morbides sans néoplasmes par la production d'éléments nouveaux, persistants, se présentant sous la forme de tumeurs plus ou moins volumineuses et constituant le caractère le plus important de ces maladies, eu égard au diagnostic et au traitement. Sans juger la question d'histogénèse, on ne peut s'empêcher de reconnaître une très-grande différence, au point de vue du pronostic et du traitement, comme au point de vue de la structure, entre les diverses altérations organiques. En effet les éléments nouveaux, dont la présence motive la dénomination d'altérations organiques donnée aux états morbides qu'ils caractérisent, peuvent être les éléments même du tissu utérin ou leurs analogues (tumeurs homéomorphes), ou bien ils paraissent être sans analogie avec ces éléments et se développer dans l'utérus avec les mêmes caractères qui les distinguent lorsqu'ils se développent dans le parenchyme de tout autre organe (tumeurs hétéromorphes). A la première catégorie il faut rattacher les *fibroïdes* ou tumeurs fibreuses interstitielles et les nombreuses excroissances de nature très-diverse connues sous le nom de *polypes;* à la seconde, les rares manifestations authentiques du *tubercule* et les fréquentes altérations, à la fois envahissantes et ulcéreuses, connues sous le nom de *cancer*.

CHAPITRE I

Tumeurs fibreuses.

Par le nom de *tumeurs fibreuses*, *corps fibreux*, *fibroïdes*, *hystéromes*, on désigne des tumeurs d'aspect fibreux, développées au sein du parenchyme de l'utérus et constituant une des maladies les plus fréquentes de cet organe.

Le nom de *corps fibreux* donné par M. Cruveilhier indique la nature, l'isolement et l'indépendance de ces productions, en même temps que l'absence de pédiculisation qui les distingue des polypes. Les expressions de *tumeurs fibreuses interstitielles* sont souvent employées pour faire ressortir plus particulièrement le dernier de ces caractères. Les noms récents de *fibroïdes* et de *fibromes* désignent l'aspect fibreux sous lequel elles se présentent habituellement, et celui d'*hystéromes* (Broca) en rappelle la nature, qui n'est autre que celle de l'utérus lui-même, leur développement paraissant dû, d'après mes observations, comme d'après celles de MM. Lebert et Robin, à l'hypertrophie de l'élément fibro-musculaire, celui de tous les éléments anatomiques qui caractérise le mieux le tissu utérin.

Ce sont des tumeurs arrondies, un peu irrégulières ou noueuses à la surface, formées de fibres ou de fibrilles d'un blanc mat, d'une consistance considérable, très-rapprochées les unes des autres, enroulées autour d'un centre fictif, fortement entre-croisées ou disposées autour de plusieurs centres particuliers, isolées enfin du tissu utérin par leur blancheur, leur consistance et l'absence de vaisseaux sanguins d'un certain calibre au milieu de leur masse.

Le volume des fibroïdes est très-variable suivant l'époque de leur évolution et l'arrêt que peut subir leur développement; on en rencontre depuis la grosseur d'une tête d'épingle ou d'un grain de blé jusqu'à celle d'une tête d'adulte. On en a signalé du poids de 39 livres; j'ai vu une malade en porter un dont le poids ne devait pas être inférieur à 50 livres [1].

[1] Courty, *Excursion chirurgicale en Angleterre*, p. 58. Montpellier, 1863.

Il en est de même du nombre de ces tumeurs ; elles sont uniques ou multiples. Dans ce dernier cas il y en a habituellement de diverses grosseurs et il peut s'en rencontrer dans les annexes. Elles ne sont pas aussi souvent solitaires que le pense M. Cruveilhier ; elles le sont même rarement, à moins d'être très-grosses ou de former par leur rapprochement une agglomération bien distincte.

La forme en est ordinairement sphérique ; mais elle peut être différente, quelquefois même bizarre, par exemple effilée, bilobée par suite de l'engagement de la tumeur dans le col, ou irrégulièrement bosselée lorsqu'un certain nombre de tumeurs voisines se trouvent confondues par le rapprochement.

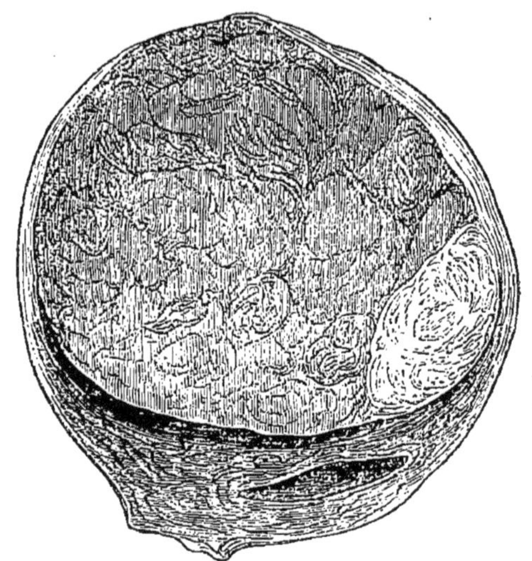

Fig. 192 (*).

Les différences de siége des corps fibreux dans l'utérus, leurs connexions avec le tissu de cet organe, leur texture, leur développement, leur vie propre et leurs altérations pathologiques, intéressent davantage le praticien par les éléments que leur connaissance apporte au diagnostic et aux indications.

Le siége est relatif au tissu et à l'organe.

1° Relativement au tissu, les fibroïdes interstitiels peuvent se développer au centre, dans la partie moyenne de la paroi utérine, auquel cas ils restent longtemps sessiles ; ou vers la périphérie, vers les surfaces libres du tissu utérin, circonstance qui en favorise la pédiculisation.

Les fibroïdes de cette seconde classe ont été appelés sous-muqueux ou sous-péritonéaux, suivant qu'ils refoulent au-devant d'eux la muqueuse ou le péritoine ; mais ces expressions sont impropres, car le fait qu'elles semblent consacrer n'est pas exact : qu'ils soient coiffés de la muqueuse utérine ou du péritoine, les fibroïdes sont toujours recouverts par une couche mince de tissu utérin [1]. Ils peuvent devenir énormes, même les interstitiels, et acquérir ce volume considérable sans se pédiculiser, quoiqu'ils ne soient séparés de la cavité utérine que par une couche mince du tissu propre de l'organe. L'utérus participe nécessairement à ce développement, comme s'il renfermait un produit de conception, ce qui

(*) Fibroïde interstitiel, — *ad nat.* d'après Farre.

[1] Cruveilhier, *Anatomie pathologique*, t. III, p. 667. Paris, 1865.

justifie jusqu'à un certain point l'expression de *grossesse fibreuse*[1] par laquelle on a désigné cet état. Pourtant la paroi qui renferme le fibroïde interstitiel peut ne pas être hypertrophiée ou ne l'être que très-peu : c'est ce qui arrive lorsque ce corps n'est séparé de la séreuse ou de la muqueuse que par une couche très-mince de tissu utérin, notamment pour les fibroïdes sous-séreux et en particulier pour ceux qui sont placés au-dessus du fond de la matrice, circonstance qui en facilite le détachement, la chute dans le péritoine et peut en aggraver parfois le pronostic.

2° Relativement à l'organe, les fibroïdes interstitiels peuvent prendre naissance dans tous ses points ; toutefois, ils naissent bien plus souvent dans le corps que dans le col, à peu près dans la proportion de 110 à 21. Ce dernier segment peut demeurer intact, tandis que le corps en est criblé et par suite détruit de manière à ressembler à un sac rempli de noix[2]. Dans les fibroïdes du corps, ceux de la paroi postérieure sont les plus fréquents, ceux de la paroi antérieure viennent ensuite, et ceux du fond en troisième ligne[3]. Les fibroïdes du col, quoique bien plus rares que ceux du corps, se développent comme ces derniers et sont encore assez communs : ils se pédiculisent habituellement vers la cavité cervicale, mais ils franchissent bien plus facilement que ceux du corps l'orifice utérin.

La texture des corps fibreux est très-dense : c'est une espèce de feutrage, de pelotonnement des fibrilles qui les composent ; leur tissu blanc, mat ou nacré, est un des plus résistants que l'on connaisse. De la matière amorphe finement granulée, des éléments fibreux et fibro-plastiques, enfin des éléments musculaires ou des fibres-cellules musculaires lisses, plus volumineuses que dans l'utérus vide, mais moindres que dans l'état de gestation, formant environ le quart ou la moitié de la masse de la tumeur : telle est la composition de ce tissu[4]. Ce n'est donc pas par hypertrophie directe des fibres utérines propres que ces tumeurs se forment dans l'utérus, mais plutôt, vu leur indépendance bien avérée, par le développement interstitiel d'éléments semblables à ceux au milieu desquels se dépose leur blastème formateur, ou par la prolifération d'un groupe limité de fibres utérines, s'isolant de toutes les autres, comme se développent les adénoïdes dans les glandes, le pigment dans la choroïde, etc., [5].

[1] F. Guyon. *Des tumeurs fibreuses de l'utérus*, p. 13. Paris, 1860.

[2] Pièce d'anatomie pathologique de M. Huguier, cité par Guyon, ouv. cité, p. 15.

[3] Houel. *Manuel d'anatomie pathologique*, p. 596.

[4] Vogel. *Erlaüterungstafeln zür pathologischen Histologie*. Leipsik, 1843. — Oldham. *Guy's hospital Reports*, 1844. — Lebert, *Société de biologie*, 1852, p. 68. *Anat. path. gén.*, pl. 157, 32e liv., 1859. — Robin. *Thèse de M. Ferrier*, 1854, p. 41.

[5] C'est un exemple de la loi d'*homologie* ou d'*analogie* de formation. — Vogel, *Anat. path. gén.*, p. 100. Paris, 1847. — Courty, *Substitutions organiques*, p. 33. Paris, 1847, et *Gazette méd. de Paris*, 1847.

Ces tumeurs ne sont pas vasculaires par elles-mêmes; rarement quelques vaisseaux se rencontrent à la partie centrale; elles semblent recevoir tout le suc nourricier par la périphérie et seulement par des artères capillaires; les veines leur forment un réseau superficiel relativement beaucoup plus développé que celui qui est constitué par les anastomoses artérielles. Aussi n'observe-t-on guère, à la suite de leurs progrès ou des opérations qu'elles nécessitent, que des hémorrhagies en nappe; toutefois ces hémorrhagies peuvent devenir assez fortes pour nécessiter l'intervention active du médecin.

A mesure que ces tumeurs se développent, au lieu de rester toujours interstitielles, comme il arrive pour quelques-unes, elles tendent à se pédiculiser. Elles croissent comme toutes les autres tumeurs, et se portent comme elles du côté où elles éprouvent le moins de résistance, soit vers le péritoine, soit vers la muqueuse utérine. Il faut remarquer que ce défaut de résistance n'est pas lié toujours ni d'une manière absolue à la différence d'épaisseur de la couche de parenchyme utérin qui les sépare de la surface interne ou externe de l'organe, considération importante relativement à l'opération, comme nous le verrons plus loin.

Quelquefois elles atrophient les couches du parenchyme utérin qu'elles compriment par leur développement, ou du moins elles les soulèvent, s'en coiffent, en surmontent la résistance et, dès ce moment, se développent plus librement et par suite plus rapidement vers le péritoine ou vers la cavité utérine; en un mot, elles se déplacent peu à peu, de manière à n'être plus interstitielles, mais à devenir sous-muqueuses ou sous-péritonéales. L'élasticité et la contractilité des fibres voisines de l'utérus peuvent contribuer avec leur propre accroissement à déterminer ce déplacement. Cette dernière observation explique comment elles peuvent arriver à se dégager entièrement des fibres musculaires, à devenir tout à fait sous-muqueuses ou sous-péritonéales, à s'énucléer du tissu contractile de la matrice, à rester coiffées des membranes limitantes (séreuse ou muqueuse) qui les enveloppent, à les distendre par leur propre poids ou par leur développement, à ne plus tenir à l'utérus, dans lequel elles ont pris naissance, que par une portion plus étroite de leur enveloppe, en un mot, à se pédiculiser ou à se transformer en polypes, et même, dans des cas très-rares, à se détacher entièrement de l'organe où ces polypes se sont formés.

D'autres fois cette migration amène les fibroïdes développés vers le fond de l'organe, à s'insinuer dans les interstices du tissu musculaire, au lieu de se porter vers une des surfaces interne ou externe, et à descendre peu à peu, en dédoublant la paroi qu'ils occupent, jusque dans l'épaisseur de l'une ou de l'autre lèvre du col; ou bien ils peuvent croître en continuant à conserver le caractère de tumeur interstitielle ou du moins sessile. Ce fait concourt, avec quelques autres, à prouver que la pédiculisation des fibroïdes, lorsqu'elle s'opère, n'est pas due à la constriction que le col exercerait sur eux après leur passage, mais simplement à leur énucléation de l'épaisseur même des parois de la matrice.

Les parois utérines ne restent pas indifférentes à la présence des fibroïdes : le plus souvent elles se contractent et s'hypertrophient, quelquefois elles s'atrophient. Le tissu utérin éprouve une hypertrophie musculaire et vasculaire lorsqu'il est envahi par des fibroïdes pendant la période de la sexualité : cette hypertrophie est provoquée par la présence de ces corps étrangers, comme celle de la grossesse par la présence du produit de la conception ; elle devient elle-même l'origine de contractions et de douleurs expulsives, en même temps que d'hémorrhagies plus ou moins abondantes ; ce dernier accident peut être très-dangereux, lorsque de vastes sinus se sont formés autour du corps fibreux, comme pendant la grossesse autour du placenta [1]. Au contraire, l'utérus éprouve souvent une véritable atrophie, lorsque les fibroïdes s'y développent après la ménopause. Les corps fibreux sous-péritonéaux n'exercent pas toujours une influence aussi marquée que les fibroïdes interstitiels ou que les fibroïdes sous-muqueux sur l'organe dans lequel ils ont pris naissance. L'hypertrophie de l'utérus entraîne à sa suite quelques autres modifications dans cet organe, notamment l'agrandissement de la cavité du corps et l'élargissement ou l'élongation de celle du col, à moins qu'en descendant, le fibroïde n'efface plus ou moins cette dernière.

La vie propre des fibroïdes est essentiellement parasitaire ; qu'ils se soient formés aux dépens d'un blastème primitivement amorphe ou par la prolifération d'un petit groupe d'éléments textulaires de l'utérus, ils n'en sont pas moins, dès les premiers moments et jusqu'à la fin de leur développement, isolés du tissu dans les interstices duquel ils ont pris naissance. L'indépendance anatomique dans laquelle ils se trouvent à l'égard des fibres utérines, la faible vascularité dont ils jouissent, la capillarité des vaisseaux par lesquels leur périphérie communique avec le reste de la matrice, tout concourt à démontrer leur indépendance physiologique. Il est aisé de s'assurer que, sauf quelques adhérences établies anormalement, ils n'ont aucune continuité avec le tissu de la matrice, mais qu'ils en sont isolés par une cellulosité lâche, comme par un kyste, quelquefois par des bourses séreuses accidentelles [2]. Quelquefois même la nutrition des fibroïdes se fait par simple imbibition ; il est probable qu'il en est ainsi lorsqu'ils paraissent contenus dans une enveloppe ou une sorte de poche qui les isole de tous les côtés ; il ne saurait en être autrement lorsqu'ils sont entièrement libres dans l'abdomen, sans éprouver pour cela d'altération et même sans cesser de croître, ce

[1] Cruveilhier, *Anat. path.*, 13e liv., pl. 6, fig. 2.
[2] Verneuil, Fenerly ; *Bulletin de la Société anatomique*, XXXIX, 346.

qui se comprend en raison de l'abri du contact de l'air et de leur vie obscure.

L'accroissement des fibroïdes est illimité; il est très-variable, suivant que le développement en est rapide, lent, stationnaire ou même rétrograde.

Parmi les altérations qui peuvent les atteindre, une des plus désirables et malheureusement des plus rares est l'atrophie qui résulte de la tendance à l'évolution rétrograde que je viens de signaler. Cette atrophie amène habituellement une condensation et une espèce de dessiccation des éléments de la tumeur. La densité de la tumeur augmente bien plus lorsque les fibres qui la composent s'incrustent de matière calcaire et que le fibroïde subit une pétrification. Cette pétrification, à laquelle on a aussi donné le nom d'ossification, peut se faire de deux manières, ou par un simple encroûtement périphérique formant au fibrome une sorte de coque, ou par une infiltration calcaire générale, par la formation de concrétions multiples dans l'intérieur de la tumeur[1], et la pétrification de la totalité du corps fibreux. On voit l'utérus contenir quelquefois de pareilles pierres d'un volume considérable et d'un poids énorme. J'ai sous les yeux une de ces pétrifications du poids de dix kilogrammes. Arnott[2] en cite une autre du poids de cinq livres, qui causa la mort, chez une vieille femme, en déchirant l'intestin dans une chute. M. Cruveilhier regarde la pétrification des corps fibreux comme une sorte d'atrophie, opinion qui paraît justifiée par cette remarque antérieure de Louis[3], que les transformations calcaires des fibroïdes ont lieu surtout après la ménopause.

Les fibroïdes peuvent être atteints par d'autres altérations d'un caractère tout autre, c'est-à-dire de ramollissement, de liquéfaction, de suppuration. Tantôt ils se colorent en rouge, paraissent s'enflammer en totalité, se ramollissent, s'œdématient, deviennent fluctuants, donnent naissance à une collection de sérosité, de sang ou de pus, fort difficile à diagnostiquer, menacent de se terminer par une rupture péritonéale dangereuse, ou peuvent se dégager vers la cavité utérine par suite d'une sorte de macération au milieu des liquides sanguinolents qui les baignent. Tantôt ils ne sont atteints que partiellement par l'inflammation, le ramollissement, la suppuration, la gangrène, soit à la surface, soit au centre, où se creuse alors une cavité comparée par M. Cruveilhier[4] à une géode. Lorsqu'ils sont agrégés, on voit parfois se développer, dans le tissu interposé aux fibroïdes, des kystes uniques ou multiples, pouvant acquérir un grand volume, devenir le siége d'hémorrhagie

[1] Michel Morus compta 32 noyaux calcaires dans une tumeur fibreuse. Louis, R. Lee, M. Velpeau, ont cité aussi des exemples remarquables de la même altération (Trumet, *Thèse sur les tumeurs de l'utérus*, p. 76. Paris, 1851).

[2] *Medic. chirurgic. transactions*, XXIII, 1840.

[3] *Concrétions calculeuses de la matrice.* — *Acad. de chir.*, V, 1.

[4] *Anat. path.*, liv. 13, pl. 6.

ou de suppuration, et même être pris pour des kystes de l'ovaire.

La dégénérescence cancéreuse n'a pas été observée dans les fibroïdes, pas plus qu'aucune autre. Il y a même rarement coïncidence de fibroïde et de cancer.

Diagnostic. — Il y a des signes communs à tous les corps fibreux, des signes propres aux fibroïdes interstitiels, sous-muqueux et sous-péritonéaux, enfin des signes différentiels des fibroïdes et des autres maladies utérines.

I. *Signes communs aux corps fibreux.* — *Signes subjectifs.* D'ordinaire, ils se manifestent graduellement, avec lenteur ; mais, exceptionnellement, ils peuvent apparaître d'une manière brusque. Dans quelques cas rares, les fibroïdes peuvent se développer et même acquérir un volume énorme, sans laisser soupçonner qu'ils existent : c'est lorsqu'ils se forment lentement, qu'ils se dégagent ou s'énucléent de bonne heure du tissu utérin, pour se porter dans la cavité péritonéale et continuer à s'y développer, lorsque la cavité abdominale est très-vaste, ou que la femme est forte et douée d'une grande tolérance, ou qu'elle est âgée et a dépassé depuis longtemps l'époque de la ménopause. Le plus souvent, après un temps suffisant pour que le fibroïde ait acquis un certain volume, des accidents se développent lentement ou brusquement. Chez les femmes âgées, ils se réduisent souvent à de la pesanteur hypogastrique, à de la difficulté dans la miction ou l'évacuation des matières fécales ; chez les femmes jeunes, ou du moins dans la période de la sexualité, les symptômes utérins se manifestent d'abord.

Le début pour la malade, c'est une métrorrhagie, quelquefois non précédée de douleurs locales ni de fatigues antérieures.

La perte de sang coïncide le plus souvent, au moins d'abord, avec l'époque menstruelle, c'est une ménorrhagie ; d'autres fois ou plus tard, il survient de la métrorrhagie. L'excès de la menstruation et les pertes de sang dans la période intercalaire sont, au moins dans la moitié des cas, les premiers symptômes qui trahissent la présence des fibromes. Chez les femmes qui ont déjà cessé d'être réglées, l'hémorrhagie est aussi le plus souvent le premier symptôme ; elle calme parfois les douleurs lombaires très-vives dont souffraient les malades et leur inspire une fausse sécurité, en leur donnant le change sur la vraie cause de cette perte de sang. L'hémorrhagie tient à la fluxion que l'accroissement du fibrome entretient dans la matrice et à l'altération de la muqueuse utérine par la présence de cette lésion organique. Elle augmente lorsque le corps fibreux, au lieu de rester interstitiel, est devenu pédiculé, et elle domine comme symptôme l'histoire des polypes plus encore que celle des fibroïdes.

Des douleurs hypogastriques expulsives accompagnent les règles. Elles s'irradient quelquefois dans les fesses, les cuisses, les hanches, et surtout le long du nerf sciatique. Il s'y joint des douleurs mécaniques profondes, de plénitude pelvienne, de pesanteur, de pression douloureuse sur le sacrum, de tiraillement dans les aines, dans les lombes.

Parfois de bonne heure, parfois beaucoup plus tard, il survient une leucorrhée, écoulement tantôt muqueux, glaireux, transparent ou opaque, tantôt sanguinolent ou purulent, dont la viscosité indique toujours sa provenance de la cavité utérine. Cet écoulement glaireux est très-abondant chez quelques malades.

La dysurie, le ténesme vésical ou la rétention complète d'urine, produits par la pression, l'élévation ou le tiraillement de la vessie par l'utérus, surviennent quelquefois au début, ou lorsque les fibroïdes se portent à la périphérie. Ils sont très-fréquents puisque M. West les a observés chez 21 malades sur 40. Ils peuvent même, d'après M. Hervez de Chégoin, être les premiers symptômes. Souvent on les observe avant la constipation. On peut dire aussi que les difficultés de la défécation, surtout à un degré très-prononcé, sont plus rares que les troubles de la miction. La constipation peut même ne pas se présenter : cela tient-il à l'antéversion naturelle de l'utérus, ou bien, comme le pensait Clarke[1], à ce que la tumeur ne correspond pas par sa forme au contour du bassin et, empêchée par son volume de s'engager dans l'excavation, repose à la fois sur le pubis et sur le promontoire, sans comprimer le rectum ni l'S iliaque qui est à gauche? Toutefois la constipation peut devenir complète, au point d'empêcher entièrement le cours naturel des matières et de déterminer les symptômes de l'étranglement. C'est ce qui peut arriver surtout lorsque le fibroïde est devenu pierreux. M. Nélaton[2], dans un cas de constipation absolue, avec un tel aplatissement du rectum qu'aucune sonde ne pouvait franchir l'obstacle, pratiqua l'opération de l'anus artificiel, seul moyen de prolonger les jours de la malade, qui mourut le huitième jour.

Les altérations des organes voisins peuvent s'étendre bien plus loin : on a signalé des déplacements étranges et inattendus, par exemple le rectum refoulé à droite, la vessie d'un côté ou de l'autre ou de bas en haut jusqu'à l'ombilic; on a constaté l'usure et la perforation de la vessie et du rectum : M. Loir[3] a vu une tumeur fibreuse de la grosseur du poing perforer l'utérus, la ligne blanche, et sortir, sous la forme d'une masse noirâtre et fongueuse, à travers la peau gangrenée de l'hypogastre.

Quelquefois, surtout pour les tumeurs interstitielles, la présence des fibroïdes provoque l'apparition des mêmes phénomènes sympathiques que la grossesse. Plus tard, la santé générale s'altère profondément, comme dans toutes les maladies utérines hémorrhagipares. Outre la dyspepsie, l'amaigrissement et les troubles nerveux variables, il y a de la

[1] *Observ. on Diseases of females*, I, 279. Londres, 1821.

[2] Guyon, ouv. cit., p. 49.

[3] *Mém. de la Soc. de chirurg. de Paris*. 1851.

céphalalgie, des vertiges, des palpitations fréquentes et de l'oppression au moindre exercice, de la pâleur et une teinte jaune-paille tenant à la fois de la chloro-anémie et du facies utérin.

Signes objectifs. Le spéculum n'est d'aucun secours dans le diagnostic des fibroïdes. En supposant que l'œil distingue profondément, entre les lèvres amincies et écartées de l'orifice utérin, une surface arrondie, grenue, rouge foncée, saignant facilement, on n'en pourra rien conclure de positif sur la nature de cette tumeur. La palpation est plus utile et permet de présumer l'existence de ces altérations organiques, surtout lorsqu'elles sont très-développées, multiples, ou proéminentes vers le péritoine, qu'elles donnent à l'utérus une forme bosselée, ou se perçoivent nettement autour de cet organe. Mais le toucher vaginal est infiniment supérieur aux deux précédents moyens d'exploration : associé à la palpation, au toucher rectal, au cathétérisme utérin, qui servent de moyens auxiliaires ou complémentaires, il peut seul conduire avec certitude au diagnostic. Outre que l'association du toucher et de la palpation au cathétérisme permet d'apprécier la différence d'épaisseur relative entre les deux parois de l'utérus, la mobilité du cathéter et la direction dans laquelle il est entraîné contrairement à la situation naturelle ou apparente de l'organe, dénotent l'agrandissement et surtout la déformation de la cavité de la matrice.

Il faut pratiquer le toucher plusieurs fois, à diverses époques, surtout pendant la menstruation et pendant les métrorrhagies, si l'on veut trouver le col entr'ouvert ; car les corps fibreux et les polypes, d'après l'observation très-juste de Dupuytren[1], se présentent à l'orifice dans ces moments et rentrent ensuite dans la cavité utérine. Pour faciliter le toucher, on peut aussi, à l'exemple de M. Simpson, dilater le col avec de l'éponge préparée : seulement, en cas d'hémorrhagie, il faut se tenir prêt à agir, soit à tamponner et à donner du seigle ergoté s'il s'agit d'un fibroïde interstitiel, soit à opérer l'extraction si le fibrome est pédiculé.

Le toucher et les autres moyens d'exploration font reconnaître constamment l'hypertrophie musculaire et vasculaire de l'utérus, en même temps qu'une inégalité dans la configuration de cet organe et une ou plusieurs tumeurs dans l'épaisseur de ses parois. Les fibromes interstitiels de la paroi postérieure, ceux des angles, ceux qui se développent d'une manière régulière sans se pédiculiser dans la cavité utérine, échappent facilement à l'exploration et à une détermination précise jusqu'à ce qu'ils parviennent à se dégager progressivement, à être énucléés naturellement et à donner des signes positifs de leur présence. Toutefois la déformation du corps de l'utérus, coïncidant avec l'hypertrophie de cet organe, avec une altération de sa position et de sa direction, surtout avec l'abaissement, la flexion, le refoulement, plus tard avec l'élévation, l'aug-

[1] Ouvr. cité, p. 334.

mentation de poids de la matrice, la difficulté qu'on éprouve à imprimer à l'organe des mouvements de bascule en divers sens, la sensation de nodosités, de bosselures sur la partie renflée, tous ces symptômes réunis inspirent des présomptions et deviennent presque des signes de certitude de la présence des fibromes.

Lorsqu'un fibroïde peut lutter par le volume et le poids contre les moyens naturels de fixité de la matrice, il force cet organe à s'incliner du côté qu'il occupe, plus souvent en latéroversion qu'en antéversion et surtout qu'en rétroversion. Devient-il plus considérable et occupe-t-il plus de place, l'influence du volume l'emporte sur celle du poids : au lieu d'incliner l'utérus de son côté, il le repousse du côté opposé, en prenant point d'appui sur quelque partie de l'excavation pelvienne, le sacrum, la surface cotyloïdienne ou la marge de l'os coxal. Devient-il assez volumineux pour ne pouvoir plus tenir dans l'excavation, il est obligé de monter dans la cavité abdominale et entraîne l'utérus dans le même sens, ce qui produit nécessairement le contraire de l'abaissement qui avait signalé la présence du fibrome au début, c'est-à-dire l'élévation de la matrice au-dessus de l'excavation pelvienne.

II. *Signes distinctifs des fibroïdes interstitiels, sous-muqueux et sous-péritonéaux.* — *Fibroïdes interstitiels.* — Lorsque l'évolution des fibroïdes est très-lente, ils ne tendent pas à se dégager de la paroi utérine, les malades souffrent longtemps avec des alternatives de diminution et de recrudescence dans les douleurs, les hémorrhagies et les autres symptômes. Quelquefois les accidents s'éteignent ou diminuent après la ménopause, au point de devenir tolérables. D'autres fois ils vont toujours croissant et jettent les malades dans le plus grand épuisement. Les tumeurs interstitielles présentent d'ailleurs des symptômes différents, suivant qu'elles siégent au fond de l'utérus et en élargissent transversalement les dimensions, ou qu'elles en occupent les parois et en augmentent longitudinalement la cavité. Celles du fond peuvent amener le renversement de l'utérus d'une manière complète, en rendant bien difficile la détermination précise de la limite entre la tumeur et l'utérus; quelquefois le fond de la matrice reste épais, tandis que la couche, qui revêt le fibrome du côté de la cavité utérine, est amincie au point de rendre possible une énucléation spontanée, comme celle dont M. Barth [1] et plusieurs autres médecins ont cité des exemples ; d'autres fois le fond de l'organe est assez également dédoublé pour que la cavité utérine soit conservée et puisse devenir, comme dans le cas cité par M. Cruveilhier [2], le siége d'une grossesse. Celles des parois sont moins favorables à l'accomplissement des fonctions utérines ; elles peuvent se prolonger dans le col et être opérables, effacer plus ou moins la cavité du corps en adossant l'une à l'autre, dans toute leur étendue, les muqueuses de ces deux

[1] *Bulletin de la Société anatomique*, 1850, p. 82.
[2] *Anatomie pathologique*, IIe liv, p. 45.

parois; ces muqueuses mêmes peuvent s'enflammer, s'ulcérer et adhérer l'une à l'autre par plusieurs points[1].

Fibroïdes sous-muqueux. — Lorsqu'ils sont très-volumineux, ils peuvent adhérer à l'utérus par une base large et se trouver dans l'impossibilité de se pédiculiser, ou bien ne descendre dans la cavité utérine et n'en franchir l'orifice qu'en entraînant après eux, comme je viens de le dire, le fond même de la matrice. Mais le plus souvent, avant de se montrer à l'orifice, ils sont tellement dégagés de la paroi utérine, qu'ils n'y adhèrent plus que par un pédicule large ou étroit, court ou long, se présentant quelquefois sous la forme d'un cordon d'une résistance variable, très-distinct de la tumeur, semblant tenir cette dernière supendue à la matrice et pouvant même se rompre spontanément. Le toucher constate dans le vagin, entre les lèvres de l'orifice ou dans la cavité utérine, un corps arrondi, d'un volume variable depuis celui d'une noisette jusqu'à celui du poing, à surface unie ou chagrinée, très-consistant, dur, lourd, souvent insensible au toucher, au pincement, à la section, à la brûlure, tenant à l'organe par un pédicule dont on suit le trajet de la tumeur à l'utérus, ou largement implanté sur une des parois de la matrice. Y a-t-il une large base ou un pédicule? C'est là une des questions les plus importantes à résoudre au point de vue des indications thérapeutiques. Outre l'impossibilité qu'il y a à atteindre avec le doigt ou l'extrémité d'un cathéter le pédicule des fibroïdes sous-muqueux à large base, la vivacité des douleurs expulsives, la lenteur de la dilatation du col, aideront à décider cette question. A l'exemple de M. Scanzoni, on peut aussi saisir avec des pinces de Museux la partie de la tumeur qui se présente à l'orifice, et chercher à lui imprimer des mouvements de rotation qui ne seront faciles ou même possibles que s'il existe un pédicule suffisamment étroit. Au besoin, on peut abaisser la tumeur, même jusque dans le vagin, et l'utérus en même temps, pour faciliter l'exploration et le diagnostic. La migration des fibroïdes sous-muqueux provoque dans l'utérus des changements également caractéristiques. Elle excite dans la membrane muqueuse une irritation qui y détermine du ramollissement, une vive injection, des hémorrhagies, de l'œdème, une sécrétion muco-sanguinolente ou muco-purulente; la cavité utérine est augmentée dans son diamètre vertical, tandis que les deux faces opposées se mettent plus ou moins en contact l'une avec l'autre; à la fin le col se ramollit, se raccourcit, se réduit à un simple anneau ou bourrelet, comme dans les derniers temps de la grossesse, l'orifice s'élargit pour se laisser franchir par le fibroïde qui est en voie d'évolution dans la filière utéro-vaginale.

Fibroïdes sous-péritonéaux. — Au lieu d'offrir les caractères de tumeurs utérines comme les deux précédents, ils présentent, par le siége et les sym-

[1] Chassaignac, *Bulletin de la Société anatomique*, t. XVIII, p. 10.

ptômes, ceux de tumeurs abdominales. Les symptômes varient suivant le point de l'utérus où ils ont pris naissance, le lieu de l'abdomen où ils se portent, le volume qu'ils acquièrent, les transformations qu'ils subissent. A ces divers points de vue ils peuvent causer des erreurs de diagnostic et de véritables périls. L'origine des fibromes sous-péritonéaux est près du péritoine ou tout à fait au dessous de cette membrane. Ces tumeurs restent accolées à l'utérus et, si elles prennent un grand développement, la matrice paraît n'en être qu'un simple appendice (voy. fig. 193) ; elles font une saillie plus ou moins considérable vers le bassin où l'abdomen, se dégageant rarement d'une manière complète du tissu utérin, même pour les plus volumineuxses. Quelques-unes pourtant finissent par ne plus tenir à la matrice que par un long et étroit pédicule : Martin-le-Jeune[1] en a observé une du poids de 6 livres (2^{kil},937), tenant à l'utérus par un pédicule de 2 pouces (0^{m},054) de longueur et de 1 pouce (0^{m},027) de diamètre ; M. Gaubric[2] a trouvé dans la fosse iliaque droite une tumeur remontant jusqu'à la vésicule biliaire et se détachant de la partie droite du col de l'utérus par un pédicule mince ; M. Cruveilhier[3] a vu un fibroïde de 5 kilogrammes tenant à l'angle supérieur droit de l'utérus par un long pédicule du diamètre d'une plume à écrire. Enfin les fibroïdes peuvent se détacher spontanément de l'utérus et continuer à vivre soit complétement libres dans l'abdomen, soit fixés par des adhérences accidentelles ; il y a eu nécessairement dans ces cas rupture du pédicule. Souvent ils ne donnent lieu à aucun symptôme et n'altèrent pas même la régularité de la menstruation. Bayle[4] a rapporté un exemple remarquable de cette innocuité. Mais souvent aussi ils s'accompagnent, comme les fibromes interstitiels ou sous-muqueux, d'hémorrhagies considérables. Je n'ai jamais observé qu'ils devinssent, comme le dit Aran, l'occasion de véritables aménorrhées. Du reste la plupart des accidents auxquels ils donnent lieu, se produisent dans l'abdomen plutôt que dans l'utérus. Au lieu de naître de la partie inférieure ou de la face posté-

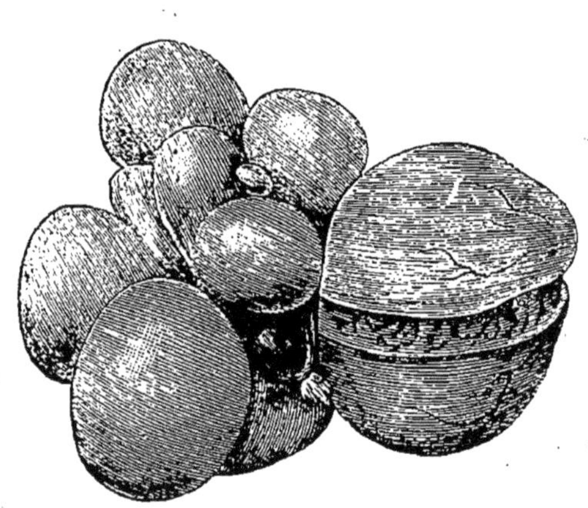

Fig. 193 (*).

(*) Utérus entouré et surmonté de fibroïdes sous-péritonéaux pédiculisés, — *ad nat.*, d'après Farre.

[1] *Mémoires de médecine et de chirurgie pratique*, p. 271. Lyon, 1835.
[2] *Bulletin de la Société anatomique*, 1841, p. 235.
[3] *Anatomie pathologique*, t. III, p. 667.
[4] Ouvr. cit., p. 77.

rieure de la matrice comme les fibroïdes sous-muqueux, ils proviennent plus souvent de la partie supérieure du corps et du fond de l'organe. Pourtant ils peuvent prendre naissance à la face postérieure du col (j'en ai vu un exemple), et causer des accidents de voisinage dans l'excavation pelvienne. Étant les plus considérables des fibroïdes, ils ne descendent pas seulement dans le bassin, mais ils remontent, comme je l'ai dit plus haut, vers l'abdomen, imprimant à l'utérus des déformations remarquables, comme M. Cruveilhier en montre un exemple, ou contrastant tellement par leur volume avec les faibles dimensions de l'utérus, qu'au premier abord on a peine à croire qu'ils puissent en provenir. On comprend que dans la cavité abdominale leur seule présence puisse développer, quoique rarement, une ascite [1]; provoquer des phénomènes d'étranglement intestinal par la pression même de la tumeur sur l'intestin [2], ou même une déchirure de l'intestin à la suite d'une chute sur le ventre dans le cas d'une tumeur osseuse [3]; enfin amener, par l'effet de leur volume, une compression générale, une gêne de la respiration et de la circulation, et de véritables phénomènes d'asphyxie [4].

Les fibroïdes sous-péritonéaux sont d'abord ceux qu'on reconnaît le plus aisément par la palpation, par le toucher et surtout par la combinaison de ces deux modes d'exploration. Il n'y a d'incertitude sérieuse que pour ceux qui naissent de la partie supérieure de la paroi postérieure de l'utérus et qui n'ont pas acquis un volume considérable. Il ne faut pas les confondre avec des inflexions utérines ou des tumeurs péri-utérines (le cathétérisme utérin et le toucher vaginal et rectal éclairent le diagnostic), ou avec des tumeurs dures, pelviennes ou abdominales, telles que des kystes et des tumeurs solides des ovaires (la santé générale est altérée dans ces derniers cas bien plus que dans les cas de tumeurs sous-péritonéales).

III. *Diagnostic différentiel.* — Il est important de distinguer les tumeurs fibreuses ainsi que les états de l'utérus qu'elles amènent, des autres maladies de la matrice et de ses annexes.

La grossesse en est distinguée par l'absence d'hémorrhagies. Mais il y a des grossesses anormales, chez des femmes âgées, avec hémorrhagies ou continuation de l'écoulement menstruel, d'où l'erreur commise

[1] M. Cruveilhier en cite deux exemples; ouvr. cité, p. 691. — Trousseau, *Gazette des Hôpitaux*, 1851, p. 352.

[2] C'est le seul mode d'étranglement par les fibromes que l'on connaisse. On en peut citer trois exemples : un de M. Nélaton, un de M. Duchaussoy, cités par Guyon, ouvr. cité, p. 77, et un autre de Holdouse : Aplatissement du rectum, anus lombaire, mort le dixième jour (*Transact. of Path. Soci. of London*, t. III, p. 371).

[3] Arnott : *Med. chir. trans.*, t. XXIII, année 1840.

[4] Cruveilhier : Deux tumeurs chez la même femme : une de 5 kilogr. à long pédicule grêle, logée dans l'hypocondre droit; l'autre de 10 kilogr. 550 gram. remplissant le bassin et l'abdomen. Ouvr. cit., p. 668.

par Bayle [1] dans un cas de ce genre. Pour l'éviter, il faut suivre la malade de près, répéter les examens à des intervalles rapprochés et réguliers, chercher à produire le ballottement dès le quatrième mois, déterminer l'absence de bosselures, constater la rougeur vineuse, le ramollissement du col, la sensation œdémateuse que présente quelquefois la paroi postérieure de l'utérus gravide; il faut se rappeler surtout que les mouvements spontanés et les bruits du cœur du fœtus, constatés dans le courant du cinquième mois, sont des signes de certitude en faveur de la grossesse. Mais il peut y avoir coïncidence de fibroïde et de grossesse, et même l'existence d'une tumeur fibreuse peut n'apporter aucun obstacle à la conception, sans permettre une grossesse utérine; il peut y avoir alors une grossesse tubaire, comme M. Stoltz [2] en a vu un exemple. Une grossesse extra-utérine existant seule peut être prise aussi pour une tumeur fibreuse [3]. Enfin, comme signe distinctif, on peut noter, dans les cas de fibroïdes, les douleurs expulsives, qui se manifestent souvent et qui devraient provoquer l'avortement si l'utérus contenait un produit de conception au lieu d'un corps fibreux.

L'abaissement de l'utérus renverse en même temps les parois du vagin, ce qui n'arrive pas lorsqu'un corps fibreux pédiculé traverse le col. La confusion est plus facile si le corps fibreux offre une cavité et même une fente transversale imitant le col, par laquelle le doigt y pénètre. C'est dans ces cas qu'en enlevant le fibroïde, on a cru enlever la matrice. Levret, Richerand, Cloquet, MM. Boscredon, Velpeau, Marée, Dolbeau [4], ont cité des cas de ce genre. Le nœud du problème, c'est de constater l'utérus par la détermination du col, du cul-de-sac vaginal, des rapports du corps, de la direction de l'urètre, du déplacement de la vessie; Levret, Malgaigne, y ont insisté. On distingue de la même manière l'allongement hypertrophique du col (Huguier).

Le renversement de l'utérus peut être pris encore plus aisément pour un fibroïde. L'erreur a été commise par W. Hunter, par Denman, et suivie de mort [5]; d'autres fois les malades ont survécu à la méprise [6]. Dans ces faits, d'ailleurs assez nombreux, tantôt le renversement simple a été pris pour un corps fibreux, tantôt le corps fibreux, existant réellement, a été diagnostiqué, mais on n'a pas reconnu qu'il était compliqué de renversement. La méprise est facile. En effet, sauf le cas de renversement complet, avec déplissement du col et invagination vaginale commençante, ce qui est très-rare, le toucher et l'examen au spéculum font également reconnaître dans le renversement comme dans

[1] Ouvr. cité, p. 80.
[2] Cité par Aran, ouv. cit., p. 850.
[3] Jobert (de Lamballe), *Gaz. des Hôpit.*, 5 juillet 1845.
[4] Guyon, ouvr. cité, p. 80.
[5] Robert Lee, *Med. chirurg. Trans.*, XX, 144.
[6] *American Journal of medical sciences;* avril, 1849. — Bloxam, *Gaz. méd. de Paris*, 1837, p. 122.

le corps fibreux descendant à travers la filière utéro-vaginale, une tumeur arrondie venant manifestement de la matrice et étreinte par le col utérin (Malgaigne). Pour les distinguer l'un de l'autre, il faut se rappeler deux faits principaux : 1° dans le renversement, au-dessus de l'anneau qui embrasse la tumeur, existe une rigole ou un sinus fermé dans tout le pourtour, un cul-de-sac d'une profondeur médiocre, et ne pouvant se prolonger nulle part dans une cavité utérine qui n'existe plus; la continuité directe entre la tumeur et le col de l'utérus est reconnue en contournant le pédicule avec le doigt ou avec le cathéter utérin; 2° le fond de l'utérus n'occupe plus dans le bassin la place où on le rencontre habituellement; par le cathétérisme vésical et le toucher rectal, ou à l'aide d'une sonde d'homme portée dans la vessie, dont on dirige le bec vers l'infundibulum utérin (Malgaigne), on constate cette disposition caractéristique du renversement, au moins dans la plupart des cas. — La profondeur du sinus entre le col utérin et le pédicule, et la présence du fond de l'utérus à sa place, indiquent l'existence d'un corps fibreux pédiculé. La profondeur du sinus et l'absence du fond de l'utérus à sa place indiquent la coexistence d'un fibroïde pédiculé et d'un renversement de la matrice : ce dernier cas est fréquent.

Le cancer peut être pris pour un fibroïde et réciproquement, notamment lorsque, par suite de la gangrène de plusieurs tumeurs fibreuses, il sort de l'utérus un écoulement abondant, sanieux et fétide. Mais l'odeur de l'écoulement qui accompagne la présence et même le ramollissement du fibroïde dans la cavité utérine, diffère de celle qui caractérise le cancer : la première est acide, elle est le résultat d'une fermentation, d'un échauffement; celle du cancer est non-seulement fétide, mais fade, putride, c'est une odeur de corruption. Les symptômes généraux diffèrent aussi les uns des autres : ils sont très-graves, caractérisés par la cachexie, la fièvre hectique, la rapidité relative de la marche dans le cancer; ils sont presque bornés à l'appauvrissement du sang et à l'anémie dans le cas de fibroïde. Le cancer profond du col, dur, bosselé, donnerait peut-être le change plus aisément que celui du corps ; mais il s'ulcère, envahit les parties voisines, s'étend aux parois vaginales, est très-saignant, au lieu que les tumeurs fibreuses conservent leur consistance ordinaire ou du moins leur siége primitif.

Les autres maladies utérines sont plus aisées à distinguer des fibroïdes que les précédentes. L'allongement hypertrophique en diffère par la régularité de la forme et l'élongation cervicale; les kystes de l'utérus par la fluctuation, le ramollissement ou les cavités dont ils se creusent[1]; la rétroflexion par la direction qu'on doit imprimer au cathéter, pour en faire pénétrer le bec en arrière et en bas dans la cavité utérine; l'engorgement par une infériorité de volume et de poids, un déplacement

[1] On peut, à l'exemple de M. Huguier, compléter par une ponction exploratrice le diagnostic différentiel entre un fibrome dur et un polype utéro-folliculaire, à cavité distendue par un liquide.

moins considérable, une tuméfaction moins irrégulière; la métrite par l'élévation de la température, l'acuïté des douleurs réveillées par la pression, la rougeur, la leucorrhée muco-purulente ou purulente, l'ulcération, les granulations, les fongosités, etc., en même temps que par la rareté relative des hémorrhagies.

Quelques tumeurs situées hors de l'utérus peuvent être confondues facilement avec les fibromes, surtout avec les fibromes sous-péritonéaux pédiculés, si l'on n'a recours, pour les en distinguer, aux moyens d'investigation les plus précis.

L'hématocèle rétro-utérine mérite par sa fréquence d'être mise en première ligne : l'erreur a été commise [1]. Pourtant les anamnestiques, la soudaineté fréquente de la formation de la tumeur, l'acuïté des premiers symptômes, la persistance des adhérences péri-utérines, l'absence de pédicule, le siége dans le cul-de-sac rétro-utérin de la portion de l'épanchement sanguin qui est résorbée en dernier lieu, l'absence d'hémorrhagie et d'ampliation de la cavité utérine, la position presque invariable de l'utérus, qui est appliqué immédiatement derrière la symphyse pubienne et à peu près sur la ligne médiane, sont des signes distinctifs suffisants.

Les tumeurs fibreuses recto-vaginales et vésico-vaginales [2] sont plus faciles à distinguer. Elles ne déforment pas le col, mais elles le déplacent seulement, soulèvent le cul-de-sac vaginal, s'en enveloppent au lieu de le déprimer et laissent toujours entre leur convexité et la partie correspondante de l'utérus un cul-de-sac, dont la présence ou l'absence tranche la question. Il est moins aisé de distinguer les tumeurs dures, osseuses ou ostéo-cartilagineuses [3], surtout celles de la paroi antérieure du bassin.

Les tumeurs de l'ovaire, pourvu qu'elles ne soient pas trop volumineuses, conservent une mobilité manifeste, dont l'évidence n'est pas douteuse lorsqu'on fait changer la malade de position ou qu'on imprime des mouvements à la tumeur. Mais, s'il est difficile de les confondre avec des fibroïdes interstitiels ou sous-muqueux, il ne l'est pas moins de les distinguer des tumeurs fibreuses sous-péritonéales (surtout quand ces dernières sont devenues libres ou abdominales), masses volumineuses, conservant quelquefois de la mobilité, offrant même de la fluctuation par l'altération ou la liquéfaction de leur partie centrale [4]. De toutes les tumeurs de l'ovaire, les kystes sont les moins difficiles à distinguer des fibroïdes utérins, par l'accroissement de volume souvent énorme, la

[1] Voisin, *De l'hématocèle rétro-utérine*, p. 193. Paris, 1860.

[2] Dupuytren, *Clinique*, III, 3:6.

[3] Dolbeau, *Mém. sur l'enchondrome du bassin. Journ. du Progrès*, 1860. — Nélaton, *Clinique*, par Walth. Atlee, p. 707, cité par Guyon, *Tum. fibr.*, p. 49.

[4] Dupuytren, *Clinique*, III, 285. — Gaubric, *Bull. de la soc. anat.*, 1841, p. 234. — Barth, *id.* XXXVII, 55. — Luys, cité par Guyon, ouv. cit., p. 16.

fluctuation, l'indépendance relativement à l'utérus, qui les caractérisent.

Il est bon de remarquer, à l'égard de toutes les tumeurs extra-utérines, qu'elles refoulent la matrice en bas ou en haut, suivant qu'elles viennent de l'abdomen ou du bassin, au lieu de l'entraîner directement avec elles, comme le font les fibromes utérins. Il faut remarquer encore que les difficultés du diagnostic différentiel augmentent quand les tumeurs fibreuses s'enflamment, suppurent, perforent la paroi utérine, etc.

Traitement. — La présence des fibromes dans la matrice est très-fréquente et par conséquent elle doit éveiller l'attention du médecin sur le traitement que ces tumeurs réclament. M. Loir, sur 40 utérus de vieilles femmes, a rencontré 15 fois des corps fibreux. — Les statistiques prouvent que c'est dans l'âge de l'activité utérine qu'ils sont le plus fréquents. Dupuytren, sur 57 malades atteintes de fibromes, en compte 52 de 20 à 50 ans; Malgaigne, sur 51 malades, en note 40 de 30 à 50 ans; West, sur 76, en cite 67 de 20 à 50 ans. — Ce n'est pas seulement dans l'utérus qu'ils se développent fréquemment, mais encore dans les annexes, ce qui est une conséquence de l'identité de nature du revêtement musculaire commun à ces organes : cette fréquence est démontrée pour l'ovaire, les trompes, les ligaments larges, les ligaments utéro-rectaux, le vagin; j'en ai rencontré dans ces divers organes, avec leur aspect caractéristique, arrondis, fermes, durs, élastiques, blancs, fibreux, à fibres enroulées, pelotonnées autour de plusieurs centres.

La terminaison de la maladie peut être défavorable ou favorable.

Dans le premier cas, elle peut menacer la vie de plusieurs manières : par l'hémorrhagie, par la rapidité du développement auquel la ménopause met parfois un terme [1], par la compression du rectum, par la suppuration, par la gangrène, terminaison dans laquelle la guérison peut être achetée, mais trop chèrement [2], enfin par la perforation de l'utérus et des organes qui le recouvrent, de la muqueuse vésico-vaginale [3], de la muqueuse vagino-rectale [4], de la paroi abdominale [5], du péritoine [6] dans diverses directions.

Dans le second cas, il y a rétrocession, diminution ou expulsion spontanée. Il peut y avoir simple tolérance [7] de tumeurs même volumineuses,

[1] Nélaton, *Gazette des Hôpitaux*, 1856, p. 362.

[2] Duclos, *Moniteur des Hôpitaux*, 1857, p. 429.

[3] Lisfranc, ouv. cit., p. 791. — Demarquay, cité par Guyon, p. 60.

[4] Louis, *observation* IV.

[5] Loir, *Mémoire de la Soc. de Chirurg.* 1851.

[6] R. Lee, *Medic. chirurg. Transact.*, IX, 94, London, 1855. — Maslieurat-Lagémart, *Bulletin de la soc. anat.*, 1836. — Jarjaray, cité par Guyon, ouv. cit., p. 65. — Maisonneuve, *Mém. de la soc. de chirurg.*, 1851, p. 267. — Huguier, *id.* 1857, VIII, 92.

[7] Bayle, ouv. cit., p. 80. — Dupuytren, ouv. cit., obs. IX. — Arnott, *Medico-Chirurg. Transact.*, 1840. — Robert Barnes. *Lancet*, 1845. — Hutchinson, *Medic. and phys. journal*, vol. 45, p. 966.

parfois recouvertes d'incrustations calcaires : c'est ce qui se voit chez les vieilles femmes, car il est à remarquer que chez elles les corps fibreux paraissent se pédiculiser plus rarement que chez les jeunes. La rétrocession [1], la diminution, peuvent se faire spontanément, ou sous l'influence de l'iode, où après la grossesse et la parturition. Quant à l'expulsion spontanée [2], elle n'est pas très-rare : elle coïncide avec l'expulsion du fœtus ou la suit de près, ou bien elle se fait en dehors de la gestation et de l'accouchement, par énucléation et avec déchirure du tissu utérin, d'ordinaire avec des coliques aussi vives que celles du travail de l'enfantement; elle peut réclamer l'aide du chirurgien et être suivie de fortes hémorrhagies.

Ainsi, bénins comme tumeurs, les fibromes ne deviennent graves et alarmants que par les hémorrhagies qu'ils provoquent et l'accroissement énorme qu'ils peuvent prendre. Mais les hémorrhagies ne persistent pas nécessairement et indéfiniment : elles peuvent diminuer sous l'influence d'un traitement propre à mettre en jeu les actes curateurs de la nature (la tendance à l'énucléation et à l'expulsion du fibrome). Il en est de même des autres accidents : la tumeur peut décroître, se flétrir, s'encroûter, disparaître même après la ménopause. West, n'ayant relevé sur 40 cas que 2 morts, l'une par hémorrhagie, l'autre après la délivrance, pense qu'il faut rassurer les malades. Cette conclusion est assez juste; pourtant ce n'est pas une raison pour négliger d'instituer un traitement médical et chirurgical, propre à favoriser la tendance naturelle de l'utérus à se débarrasser de la tumeur ou d'intervenir directement pour en délivrer l'organe.

Le *traitement médical* n'est pas aussi impuissant qu'on a bien voulu le dire : on ne peut guère en diriger d'autre contre les tumeurs sous-péritonéales; quant aux autres fibroïdes, il est pour le moins palliatif et préparatoire du traitement chirurgical. Il se compose d'un ensemble de moyens qui a été judicieusement désigné par M. Cruveilhier sous le nom de *traitement atrophique* et dont l'action, s'ajoutant à celle de la temporisation, ne peut avoir qu'un résultat favorable, surtout lorsque les malades approchent de la ménopause. Il consiste à combattre quelquefois la douleur, fréquemment les hémorrhagies, à aider l'énucléation spontanée du fibroïde, à éviter toutes les causes qui activent la circulation

[1] Ashwell, *Guy's hosp. Reports*, I, 130, 1834, et *Lancet*, 1854, p. 180. — Cazeaux, *Bulletin de la société de chirurgie*, 1857, p. 94. — Huguier, cité par Guyon, p. 68. — Scanzoni dit avoir vu le cas très-rare d'un fibroïde ayant le volume de la tête d'un adulte, datant de quatre ans, disparu à la suite d'un accouchement, probablement par ramollissement et résorption.

[2] Marchal de Calvi, *Annales de la chirurg. franç. et étrangère*, II, 385, 1843. — Pinault, *Bulletin de la soc. anat.*, 1828. — Cruveilhier, *Anat. pathol.* — Willaume. *Archiv. gén. de méd.*, XXIV, 249. — Aran, ouv. cit., p. 859. — Thierry, cité par Guyon, p. 70.

utérine, à tonifier la constitution, à provoquer la résolution naturelle de la tumeur.

La douleur n'est pas le symptôme dominant des tumeurs fibreuses. Rarement on a besoin de la combattre par les préparations d'opium ou de belladone, plus rarement encore par des sangsues, des ventouses scarifiées à l'hypogastre, des ventouses sèches ou des onctions avec le croton-tiglium à la région sacrée ; ces derniers moyens seraient indiqués tout au plus dans le cas où la présence du fibroïde entretiendrait dans l'utérus un mouvement fluxionnaire ou un état congestif considérable. Parfois on pourra suivre le conseil de Clarke, refouler l'utérus et le corps fibreux qui y est contenu, au-dessus du détroit supérieur du bassin, pour qu'il puisse y prendre son développement, sans gêner, par une compression douloureuse, les fonctions des organes pelviens. Enfin on soulagera quelquefois la malade en lui épargnant les ballottements douloureux causés surtout par les tumeurs sous-péritonéales ou abdominales, à l'aide d'une ceinture Bourjeaurd, dont la compression douce et uniforme est également favorable à la résolution de ces tumeurs.

L'hémostasie comprend ici, comme dans les autres cas où elle est indiquée, les applications, les irrigations froides, les pansements à la glace, les grands lavements froids portés dans l'intestin à l'aide d'une longue canule, l'emploi général et local du perchlorure de fer, de l'alun, des acides, de l'eau de Rabel, de la teinture de cannelle, du tannin, du ratanhia, enfin le tamponnement vaginal.

Le seigle ergoté est de tous les hémostatiques celui que je prescris le plus souvent dans le double but d'arrêter les hémorrhagies et de provoquer l'énucléation naturelle de la tumeur. La crainte d'augmenter les douleurs, qui en fait rejeter l'usage par quelques médecins, n'est pas fondée : d'abord, parce que les douleurs ne sont pas habituellement intolérables, soit qu'elles tiennent à la maladie, soit qu'elles proviennent du médicament ; en second lieu, parce qu'on peut les calmer par du laudanum en lavement, sans perdre entièrement le bénéfice de l'action du seigle ergoté sur le développement de la contractilité utérine ; troisièmement enfin, parce que l'indication majeure est de réveiller les efforts expulsifs de l'utérus, seuls capables d'énucléer un fibroïde interstitiel de l'épaisseur de la paroi utérine et de le faire pédiculiser soit vers le péritoine, soit vers la cavité utérine. Cette dernière terminaison est infiniment préférable à la première, car elle permet d'achever l'extraction de la tumeur et d'obtenir une cure radicale. Mais la première même est préférable à la persistance de l'état interstitiel du fibroïde ; car cet état est le plus favorable au retour des hémorrhagies, à la persistance des douleurs, à l'accroissement indéfini de la tumeur. Je prescris donc habituellement de une à six prises quotidiennes de $0^{g},25$ chacune de seigle ergoté fraîchement pulvérisé ; j'y substitue quelquefois des pilules d'ergotine, et j'en continue l'usage pendant plusieurs mois au besoin. Je connais peu de cas de fibroïdes qui n'aient été améliorés ou guéris par l'association de ce médicament aux autres moyens de traitement, médicaux ou chirurgicaux, dont il me reste à parler.

Pour éloigner de la malade toutes les causes qui activent la circulation utérine, il faut lui prescrire d'entretenir la régularité des garde-robes par des lavements ou des laxatifs doux ; de garder le repos, dans la position horizontale, le décubitus dorsal, l'attitude demi-fléchie, surtout à l'époque des règles et pendant les métrorrhagies ; enfin, de condamner l'organe malade au repos, c'est-à-dire de se priver du coït, dans le double but d'épargner à l'utérus des excitations favorables au retour de l'hémorrhagie et à l'hypernutrition des fibroïdes, et d'éviter l'éventualité toujours fâcheuse d'une grossesse.

Les soins hygiéniques, l'habitation à la campagne, le séjour sur les bords de la mer, au grand air, dans une atmosphère pure, une alimentation fortifiante aidée d'une médication tonique, du quinquina, des amers, des ferrugineux, sont les meilleurs moyens pour enrichir le sang appauvri, reconstituer l'organisme, permettre enfin à la malade de tolérer sa lésion organique et de conserver une santé générale suffisante, pendant la durée quelquefois très-longue de la maladie et du traitement.

Quant à la résolution naturelle de la tumeur, bien qu'on ne doive pas compter l'obtenir, on connaît néanmoins des exemples si remarquables (j'en ai vu moi-même de très-authentiques) des heureuses modifications et de la guérison produites par une médication bien dirigée, qu'on ne doit pas hésiter à prescrire les moyens dont l'action résolutive est incontestable. Parmi les nombreux fondants ou altérants qu'on peut essayer, tels que les pilules de semences de ciguë, les mercuriaux, les préparations d'or, de brôme, d'iode, les alcalins, le traitement arabique (*cura famis*), etc., je donne la préférence aux suivants : usage longtemps continué du bromure de potassium dont la dose sera élevée jusqu'à deux ou trois grammes par jour, frictions quotidiennes sur le ventre et la partie supérieure interne des cuisses avec l'onguent napolitain belladoné, la pommade à l'iodure de plomb et de potassium, pessaires et suppositoires médicamenteux de même composition, badigeonnage de l'hypogastre à la teinture d'iode, eau de Vichy ou solution alcaline en boisson avant ou pendant le repas, bains entiers alcalins, eaux minérales de Vichy, Vals, le Boulou, Plombières en France, Kreuznach, Kissingen en Allemagne.

L'association de ces derniers moyens avec les préparations ferrugineuses et le seigle ergoté constitue la base du traitement médical des fibroïdes. Souvent, à la suite de leur emploi, le fibroïde, arrêté dans son évolution, se pédiculise et peut être extirpé, ou du moins devient assez saillant pour qu'on puisse en achever l'énucléation par une incision et en opérer l'extraction. Quelquefois même, par l'effet d'une exceptionnelle et heureuse disposition, il cède à une tendance résolutive qui en amène la résorption et la disparition plus ou moins complètes. Il y a quelques années j'ai vu un des exemples les plus remarquables de ce mode de terminaison chez la femme d'un maçon, âgée de trente ans, stérile, atteinte depuis longtemps de congestion utérine, plus tard de métrorrhagies, et chez laquelle la présence d'une tumeur interstitielle de la paroi antérieure de l'utérus fut définitivement constatée. Je lui prescrivis, à plusieurs reprises, dans l'intervalle de quelques mois, un traitement analogue à celui que je viens d'exposer et, bien que j'eusse constaté à chaque visite une amélioration sensible, je n'espérais pas une guérison. Quel ne fut pas mon étonnement de voir la malade revenir chez moi, environ un an après ma dernière visite, et de constater qu'à la suite de ce traitement poursuivi jusque-là avec persévérance, tous les symptômes s'étaient dissipés, les couleurs, les forces et l'embonpoint étaient revenus, l'utérus enfin avait diminué de volume au point de ne présenter presque plus de trace de la tuméfaction si considérable que j'avais reconnue dans son segment antérieur ! Cet exemple et plusieurs autres suffisent pour montrer quel avantage il y a à temporiser, à épuiser les ressources des résolutifs et du seigle ergoté, avant d'en venir à une opération souvent dangereuse.

Le *traitement chirurgical* est très-puissant. Dans les cas peu nombreux où il peut être appliqué, il est curatif; car la lésion organique dont il débarrasse la malade ne dépendant pas d'une affection diathésique, il est à présumer qu'elle ne se reproduira pas. Pourtant, comme il existe souvent des fibroïdes multiples à des degrés égaux ou inégaux de développement, il en résulte que de petites tumeurs, existant déjà tout en étant inaperçues au moment de l'opération, peuvent se développer ensuite et donner naissance à une nouvelle maladie analogue à la précédente. Les récidives des fibromes n'arrivent probablement pas d'une autre manière. Il suffit d'en être averti pour regarder, comme une contradiction formelle à toute intervention chirurgicale, l'existence simultanée de plusieurs fibroïdes, qu'on ne peut extraire en même temps.

Le traitement chirurgical est du reste tout différent, suivant que le corps fibreux est interstitiel ou qu'il s'est entièrement dégagé de la paroi utérine, ne tenant plus au péritoine ou à la muqueuse que par un pédicule plus ou moins large. — Dans ce dernier cas, si le fibroïde est sous-péritonéal ou abdominal, s'il ne peut être toléré et s'il n'y a pas de contre-indication à l'opération, on en fait l'ablation par la gastrotomie, c'est-à-dire par une longue section abdominale sur la ligne blanche, comme pour l'extirpation des kystes de l'ovaire[1]; je renvoie le peu de mots que j'ai à en dire au chapitre où je traiterai de l'ovariotomie. Si le fibroïde pédiculisé est sous-muqueux et surtout s'il a franchi le col, l'intervention chirurgicale est indispensable : elle consiste dans l'extir-

[1] Washn. Atlee. Deux cas : *American Journ. of med. science*, avril 1845, avril 1855.

pation ou la destruction de la tumeur par un des nombreux procédés applicables au traitement des polypes ; car le corps fibreux ne diffère alors, ni par la forme ni par les indications de traitement qui s'y rapportent, des autres tumeurs pédiculisées désignées sous ce nom. — Dans le premier cas, l'intervention chirurgicale est discutable, elle est environnée de difficultés et souvent de périls. Elle a toujours pour but l'extirpation de la tumeur, mais elle n'atteint ce but que par l'énucléation. La facilité et les procédés d'énucléation diffèrent suivant la profondeur à laquelle siége le fibroïde (dans le col ou dans le corps), la saillie qu'il fait sous la muqueuse, l'épaisseur de la couche de tissu utérin qui le recouvre, les adhérences qu'il a contractées dans l'espèce de kyste où il est contenu, enfin le volume quelquefois fort considérable qu'il a acquis.

Relativement à la profondeur, si le fibroïde est contenu dans l'épaisseur d'une des deux lèvres du col, il est aisé, après avoir légèrement abaissé cet organe, ou écarté les parois vaginales à l'aide de valves dilatatrices, d'inciser la muqueuse et le tissu utérin sur la ligne médiane, d'arriver sur la tumeur, de rompre, à l'aide du doigt ou du manche du scalpel, les connexions qui l'unissent lâchement aux parties voisines, de la saisir au besoin par les côtés avec des pinces érignes ou par le milieu avec un tire-bouchon qu'on fait pénétrer dans son propre tissu, et de l'énucléer entièrement. — Si le fibroïde est contenu dans la cavité du corps, il faut préalablement dilater l'orifice, pour arriver jusqu'à lui. Le seigle ergoté produit souvent le double effet de pédiculiser la tumeur et de la diriger avec force et continuité sur l'orifice interne, par les contractions qu'il provoque dans le tissu propre de la matrice; d'où la dilatation lente et graduelle du col par la pression même de la tumeur, dilatation comparable à celle que détermine la pression de la poche des eaux au moment de l'accouchement.

La dilatation du col produite par les efforts d'expulsion étant insuffisante, il faut faciliter la pénétration des instruments dans la cavité utérine en le dilatant ou en le débridant. A tous les dilatateurs mécaniques que j'ai précédemment énumérés (p. 149) et dont l'action est toujours insuffisante ou trop violente (ils déchirent comme les dilatatoires herniaires qui furent si longtemps en vogue), je préfère les corps dilatants et surtout l'éponge préparée, dont l'action lente mais continue finit par produire, presque sans douleur, la plus grande dilatation du col qu'on puisse désirer. On facilite cette dilatation et l'on en diminue la douleur, en recouvrant le corps dilatant d'une petite quantité d'extrait de belladone. Dès 1814, M. Bonnie[1], ayant reconnu chez une femme en proie à des hémorrhagies répétées, la présence d'un polype, en forçant avec le doigt l'orifice du col, dilata cet orifice avec des éponges, put introduire plusieurs doigts dans la cavité utérine et, ayant constaté l'implantation du pédicule au fond de l'organe, y porta une ligature.

[1] Bulletin de la Faculté, t. IV, p. 26.

Le débridement simple ou multiple du col a été formellement déclaré par Dupuytren[1] préférable à la dilatation. On peut le faire, comme ce grand chirurgien, de dehors en dedans par un coup de pointe qui ne risque de blesser que la tumeur, ou de dedans en dehors, à petits coups, d'après le précepte de M. Velpeau. Il faut faire les incisions sur les parties latérales, si c'est possible, et recourir au débridement multiple au lieu du débridement simple. Tout en reconnaissant ce qu'il y a d'utile et d'expéditif dans ce procédé, et en regardant l'indication de l'appliquer comme précise, lorsqu'il y a menace d'hémorrhagies mortelles et urgence de débarrasser l'utérus du corps fibreux, je pense qu'il est inutile dans la plupart des cas, et que l'association de la dilatation mécanique douce à l'usage du seigle ergoté suffit le plus souvent, pour les fibroïdes sous-muqueux comme pour les polypes, à permettre la pénétration des doigts et des instruments dans l'utérus.

Lorsqu'on peut pénétrer dans la cavité utérine, on fait abaisser modérément l'utérus, si c'est nécessaire ; je n'y reconnais pas d'aussi grands inconvénients qu'on a bien voulu le dire, surtout lorsqu'on attire doucement l'organe, à l'aide d'instruments implantés dans la tumeur. On introduit l'indicateur de la main gauche dans cette cavité, on reconnaît le contour de la tumeur et, à l'aide d'un bistouri à lame courte ou boutonné ou d'un ténotome, on incise de haut en bas le tissu utérin qui en recouvre la portion moyenne la plus proéminente ; puis, avec les doigts, le manche d'un scalpel, l'extrémité mousse de longs ciseaux concaves, aidés de tractions soutenues, on parvient à séparer le fibroïde de son enveloppe et à l'extraire ; on peut essayer aussi, comme Amussat, d'achever le décollement de la tumeur en la renversant de haut en bas. Les lambeaux restants de la muqueuse ou du tissu propre se rétractent, se cicatrisent, ou sont partiellement détruits par la suppuration.

Cette opération n'est pas très-difficile et je la crois praticable, sans grand péril, lorsque la tumeur n'est pas très-volumineuse, qu'elle est libre d'adhérences, qu'elle se projette vers la cavité utérine et que, tout en étant sessile, elle a, par l'action longtemps continuée du seigle ergoté, une tendance à se pédiculiser. Je l'ai faite plusieurs fois avec un succès rapide et durable. L'hémorrhagie provenant de la division des vaisseaux de la paroi utérine n'est guère plus à craindre que l'hémorrhagie spontanée. L'entraînement de toute l'épaisseur de la paroi utérine, la division de cette paroi et la pénétration dans la cavité péritonéale, sont des accidents possibles, puisqu'ils sont arrivés[2] ; mais si, sous l'influence du seigle ergoté administré pendant assez longtemps, la tumeur est devenue suffisamment saillante vers la cavité utérine pour autoriser le chirurgien à en décider l'extraction, il est à présumer que la portion sous-péritonéale de la paroi utérine dans les interstices de laquelle est con-

[1] *Cliniq. chir.*, III, 360.

[2] Le Piez, *Journal de chir.* de Malgaigne, 1845, p. 90.

tenu le fibrome, est plus épaisse que la portion sous-muqueuse et par conséquent qu'on se trouvera à l'abri de ces accidents. Le point important est de ne pas se presser d'entreprendre l'opération et de soigner préalablement la malade au point de rendre la tumeur tolérable ou d'en faciliter l'énucléation. Les adhérences que Bérard [1] a rencontrées entre le fibrome et la loge qui le contientsont presque les seuls obstacles dont on ne puisse prévoir l'existence et qu'on doive avoir le plus de peine à lever.

Mais l'obstacle le plus considérable est le volume de la tumeur. — C'est à cette cause qu'il faut attribuer la grande mortalité des opérées, à la suite de l'extraction des corps fibreux interstitiels. J. Hutchinson [2] a réuni 39 cas de pareilles opérations : sur 18 énucléations avec le fer, il y eut 12 guérisons, 6 morts ; sur 15 énucléations à l'aide des caustiques, 9 guérisons, 6 morts ; sur 6 opérations inachevées, 4 guérisons, 2 morts. D'après un relevé fait par M. Guyon [3], on ne compte pas moins de 10 morts sur 17 opérées, ou plus exactement, en ne tenant compte que des opérations comparables, de 9 morts sur 14. — C'est à cette circonstance qu'il faut rattacher aussi les divers procédés par lesquels, depuis Amussat [4], qui exécuta en 1840 la première ablation de ces volumineux fibroïdes, on a cherché à en rendre l'extraction possible. Ces procédés varient encore suivant que les fibroïdes occupent les parois ou le fond de l'utérus.

Pour les fibroïdes des parois, on peut, comme pour les polypes volumineux, fragmenter la tumeur par deux incisions éloignées en bas, se touchant en haut et circonscrivant un segment triangulaire ou un tiers du fibrome, dont l'ablation facilitera beaucoup l'extraction des deux tiers restants. Ou bien, comme M. Maisonneuve [5], après avoir divisé longitudinalement la tumeur en deux moitiés, et énucléé toute la partie inférieure de l'une de ces moitiés, on divise cette dernière de bas en en haut de manière à la dédoubler, et à faciliter, par l'extraction d'une tranche superficielle, l'énucléation de la partie profonde ; l'autre moitié est extraite ensuite aisément.

Pour les fibroïdes interstitiels du fond, il est difficile de les aborder s'ils ne commencent pas à descendre ou s'ils ne peuvent être attirés au-dessous du col. Mais, alors même qu'ils se présentent dans ces conditions, un double écueil menace l'opérateur : la minceur de la paroi utérine qui les sépare du péritoine, et la difficulté de distinguer la limite précise du fibroïde sur le fond de la matrice nécessairement renversée

[1] *Bulletin de la société anatomique*, 1849, p. 82.

[2] *Med. Times and Gazette*, août 1857.

[3] Ouv. cit., p. 114.

[4] *Mémoire sur l'Anat. path. des tumeurs fibreuses de l'utérus*. Paris, 1842. Les autres opérations ont été exécutées par MM. Pancoast, Maisonneuve, Grimsdale, Teale, Atlee, Boyer, Jarjavay, Bérard, Chiari, Simpson, Barker, Demarquay, etc.

[5] *Bulletin de la société de chirurgie*, 1849.

par l'abaissement de la tumeur. Comme, sans rechercher de pareilles opérations, on peut être obligé de les faire, lorsque les fibromes ont franchi le col en entraînant l'utérus, il faut savoir que le meilleur procédé à suivre est celui de M. Jarjavay[1]. Au lieu de couper la tumeur en travers, il faut la diviser en long, par une section verticale, avec beaucoup de prudence, de manière à pouvoir écarter chaque hémisphère à droite et à gauche, et constater facilement la limite supérieure entre la tumeur et le tissu utérin. Après l'opération, on réduit le renversement de la matrice.

Quel que soit le procédé auquel on a recours, il faut s'efforcer de terminer l'extraction. Une pareille opération est funeste, si elle reste incomplète. Comme j'en ai vu un exemple, le corps fibreux dénudé ou divisé se ramollit, se tuméfie et donne lieu à des efforts d'expulsion impuissants ou à une fonte putride et à une suppuration infecte qui, sans parvenir à débarrasser la malade, ne peuvent manquer d'entraîner sa mort. Cet accident est une nouvelle contre-indication à l'opération. On ne doit donc entreprendre cette dernière pour des fibroïdes d'un certain volume, que lorsqu'il existe l'indication formelle, dans laquelle se résument en quelque sorte toutes les autres, de tenter le salut d'une malade dont la vie est continuellement menacée par l'hémorrhagie[2].

Quand les fibromes sont si volumineux, si multipliés, ou si peu saillants vers la cavité utérine, qu'on ne peut songer à en faire l'extraction par les voies génitales, on a poussé le courage jusqu'à faire l'extirpation de tout le corps de la matrice avec ses annexes, par la méthode sus-pubienne, à la faveur d'une longue incision sur la ligne blanche comme pour l'ovariotomie. M. C. Clay[3] lie successivement les vaisseaux des ligaments larges et embrasse ensuite le col de la matrice par une ligature de fil circulaire. M. Kœberlé[4] place, par une seule ponction d'avant en arrière, deux ligatures métalliques en masse de chaque côté de l'utérus et étreint, au moyen de deux serre-nœuds, chacune des moitiés de l'organe avec le ligament large correspondant. Cette hardiesse chirurgicale a été suivie de succès. Pourtant, comme la mortalité à la suite de pareilles opérations a été jusqu'ici des deux tiers[5], il est bon, tout en ayant égard aux indications posées judicieusement par M. Kœberlé, de

[1] Cité par Guyon, ouv. cit., p. 116.

[2] Jarjavay, *Des opérations applicables aux corps fibreux de l'utérus.* Thèse de concours, Paris, 1852.

[3] *Observations on Ovariotomy statistical and practical. Also a succesfull Case of entire Removal of the Uterus. Transact. of the obstetr. Society of London*, t. V, 1864.

[4] *Documents pour servir à l'histoire de l'extirpation des tumeurs fibreuses de la matrice, par la méthode sus-pubienne. Gaz. méd. de Strasbourg*, 1864.— *Opérations d'ovariotomie*, p. 79, 98, 105. Paris, 1865.

[5] Routh. *On some points connected with the Pathology. differential Diagnosis and Treatment of fibrous Tumours of the Uterus. The Lancet*, 1863, 1864.— Kœberlé, Tableaux statistiques de cinquante opérations, *Opérations d'ovariotomie*, p. 98, Paris, 1865.

réserver l'opinion sur l'avenir d'une entreprise qui, il y a peu de temps encore, n'aurait passé que pour une témérité condamnable.

Enfin les indications que présentent les fibromes, pendant la grossesse, varient suivant les accidents qu'ils font naître : on peut avoir à apaiser les contractions utérines, à provoquer l'avortement ou à faire l'ablation d'une tumeur du col causant des hémorrhagies graves. Pendant le travail, la présence d'une tumeur fibreuse interstitielle peut obliger le chirurgien à recourir au forceps, à la version, à l'embryotomie, à l'opération césarienne, à la ponction [1] ou à l'ablation [2] de la tumeur elle-même. Après l'accouchement, s'il survient des accidents qui ne permettent pas d'attendre que le fibrome, hypertrophié pendant la gestation, revienne à son volume primitif ou s'atrophie, comme MM. Chailly [3] et Cazeaux [4] en citent des observations, on peut faire immédiatement, comme Guiot [5] et M. Danyau [6], l'extraction de la tumeur, ou n'y recourir, à l'exemple de Ramsbotham [7], qu'après le retour de l'utérus à son volume ordinaire.

CHAPITRE II

Polypes et môles.

Je fais suivre la description des polypes de celle des môles, parce que l'une et l'autre de ces altérations organiques proviennent d'un développement hypertrophique, tiennent à l'utérus par un pédicule, jouent dans cet organe le rôle de corps étrangers, présentent des symptômes communs, amènent des accidents analogues, notamment l'hémorrhagie, provoquent des contractions expulsives, et sont l'origine d'indications identiques, l'arrachement, la section, l'extraction.

Polypes et môles sont des excroissances de nature diverse, prenant naissance dans tel ou tel tissu de l'utérus, ou dans certains éléments d'un œuf fécondé.

L'hypertrophie ou plutôt la propriété qu'ont les tissus de l'utérus et les enveloppes embryonnaires de s'hypertrophier dans les proportions les plus considérables, est la cause immédiate qui préside également au développement des uns et des autres.

Les polypes sont des espèces de végétations hypertrophiques d'une partie ou d'un des éléments du tissu propre de la matrice, de sa

[1] Cazeaux, *Bulletin de la soc. de chir.*, 94.
[2] Danyau, *Bulletin de l'Ac. de méd.*, 1851, — *Revue médico-chirurg.*, *id.*
[3] *Traité de l'art des accouchements*, p. 572. Paris, 1861.
[4] *Traité de l'art des accouchements*, p. 620. Paris, 1862.
[5] Levret, mém. cit., p. 220.
[6] *Recherches sur les polypes fibreux de l'utérus. Journ. de chir.* de Malgaigne, 1846.
[7] *Obstetric Medicin and Surgery*, p. 224. London, 1856.

muqueuse ou même de son système vasculaire. Les môles sont des corps organisés, provenant des enveloppes d'un produit de conception, implantés dans le tissu utérin, y prenant un accroissement hypertrophique morbide, et pouvant se présenter sous les deux formes très-différentes de grappes et de corps charnus.

§ 1. — POLYPES UTÉRINS.

Les polypes sont des tumeurs qui diffèrent de toutes les autres par l'existence, sinon de plusieurs pieds, comme l'étymologie semble l'indiquer, du moins d'un pied ou pédicule, partie plus ou moins rétrécie, par laquelle elles tiennent et se rattachent à l'utérus. Que ce pédicule soit large ou étroit, court ou long, que la tumeur reste renfermée dans la matrice ou qu'elle en soit expulsée par les contractions musculaires, la seule existence d'un pédicule caractérise le polype. Quelque borné que ce caractère paraisse, il est suffisant pour empêcher de confondre l'histoire des polypes avec celle des tumeurs fibreuses, des hypertrophies folliculaires ou vasculaires interstitielles, dont ils ne diffèrent pas fondamentalement et dont ils ne sont même souvent qu'une conséquence ou un degré d'évolution plus avancé. Il faut conserver la classe des polypes, parce que le caractère de la pédiculisation suffit pour donner naissance à un ensemble ou à un groupe particulier de symptômes, et pour être la source d'indications également spéciales, communes à toutes les tumeurs de cette espèce.

Aucune des divisions [1] établies jusqu'ici entre les diverses espèces de polypes ne saurait être conservée, puisqu'aucune n'est fondée sur la connaissance de la nature intime de ces tumeurs. On sait aujourd'hui qu'elles sont toutes dues à l'hypertrophie et à l'hypergénèse de l'un ou de plusieurs des éléments qui entrent dans la composition du tissu utérin. Il ne peut donc y avoir que trois espèces principales de polypes utérins : les vasculaires, les plus rares de tous; les muqueux, assez fréquemment observés; les fibreux, de beaucoup les plus communs. Il faut observer seulement que chacune de ces espèces peut présenter des variétés; que l'hypergénèse des éléments utérins peut porter à la fois sur plusieurs d'entre eux, de manière à donner naissance à des polypes composés, dans lesquels ces divers éléments entrent en proportions

[1] Levret (*Observations sur la cure radicale de plusieurs polypes de la matrice*, etc. Paris, 1771) distingue des polypes durs, charnus, sarcomateux et vivaces; — Malgaigne (*Des polypes utérins;* concours d'agrégation, 1832), des polypes par hypertrophie, môliformes et fibreux; — Gerdy (*Des polypes et de leur traitement.* Paris, 1833), des polypes mous, muqueux, cellulo-membraneux, lardacés, fongueux, granuleux, durs, charnus, fibreux, cartilagineux, osseux, pierreux et composés; — Marjolin (*Diction. de méd.* en 30 vol., art. UTÉRUS), des polypes vésiculaires, vésiculo-vasculaires, fibreux et sarcomateux; — Barnes (*Obstetrical Transactions*, vol. III), des polypes fibreux, vasculaires et muqueux; — West (*Diseases of Women*) des polypes muqueux, fibro-cellulaires et glandulaires; — Churchill (*Diseases of Women*), des polypes glandulaires, cellulaires et fibreux.

variables; enfin que les polypes eux-mêmes sont sujets à diverses altérations, qui en modifient plus ou moins la structure.

Les polypes vasculaires, rares, niés à tort par quelques auteurs, confondus sans raison par quelques autres avec les prétendus polypes sanguins, qui ne sont que des môles charnues ou des caillots utérins, connus probablement de Levret sous le nom de polypes vivaces ou fongueux, sont habituellement d'un petit volume, plus durs et plus petits lorsqu'ils se développent sur le corps, plus mous, plus fongueux, plus saignants, lorsqu'ils se développent dans la cavité utérine. Ils peuvent donner, après la section, beaucoup plus de sang qu'on ne le supposerait avant d'en avoir observé des exemples. J'en ai vu trois, sur le museau de tanche, de la grosseur d'une cerise; l'un d'eux, d'une couleur rouge violacée, paraissait se tuméfier douloureusement à certaines époques, surtout au moment des règles, comme une véritable tumeur hémorrhoïdaire.

Les polypes muqueux sont formés par l'hypergénèse des éléments de la muqueuse et surtout par les follicules de cette membrane. Quelquefois ils sont très-petits, très-transparents, plutôt sous-épidermiques que muqueux, et méritent bien le nom de vésiculaires; d'autres fois ils sont produits par l'accumulation du mucus dans une glande du col dont l'orifice est oblitéré; dans un œuf de Naboth qui acquiert un volume variable depuis celui d'un pois jusqu'à celui d'une noix et au delà, et qui, au lieu de rester sessile ou enfoui dans le tissu utérin, s'en dégage peu à peu et se pédiculise; d'autres fois ils sont formés par le développement de phénomènes analogues sur plusieurs follicules du corps ou du col dans des proportions telles qu'ils peuvent former des tumeurs plus ou moins considérables, des kystes, des polypes kystiques ou cavitaires, ayant justement reçu le nom de folliculaires ou d'utéro-folliculaires [1], et entraînant quelquefois simultanément l'hypertrophie des éléments fibro-plastiques, fibreux, vasculaires de la muqueuse utérine. Ces polypes utéro-folliculaires peuvent être en même temps vasculaires, se creuser de cavités accidentelles dans lesquelles se produisent des épanchements sanguins, et devenir par eux-mêmes, quoique plus rarement, comme les polypes vasculaires, la source d'hémorrhagies, à l'inverse de la grande majorité des polypes (polypes fibreux) dont nous allons parler, qui provoquent dans l'utérus des pertes de sang sans en être eux-mêmes l'origine.

Les polypes fibreux ne sont autre chose que les fibromes interstitiels devenus sous-muqueux et pédiculisés, dont j'ai fait assez longuement l'histoire pour n'avoir pas à y revenir. Je me contenterai de rappeler qu'ils sont plus ou moins volumineux, quelquefois énormes, les plus nombreux de tous les polypes utérins, ceux dont l'accroissement peut être le plus considérable, quelquefois multiples, d'autres fois dégé-

[1] Huguier, *Des kystes de la matrice et du vagin. Mém. de la Soc. de chirurg.*, t. I. — Luna, *Des kystes folliculaires de la matrice et des polypes utéro-folliculaires.* Thèses de Paris, 1852.

nérés, ramollis à leur centre ou au contraire durcis, cartilagineux, encroûtés à leur surface, pierreux dans toute leur épaisseur.

Diagnostic. — *Signes subjectifs.* Il n'y a peut-être pas de maladie utérine dont le retentissement sur la matrice et l'organisme entier soit plus variable d'une malade à l'autre. Souvent les polypes ont pu devenir énormes, comme les fibromes interstitiels, sans causer d'accidents sérieux, tandis que j'en ai vu, du volume d'un pois, être le point de départ de douleurs utérines et de phénomènes hystériques très-graves, que je n'aurais jamais cru se rattacher à leur présence, si je ne les avais vus se dissiper entièrement après l'ablation du polype, quoiqu'ils eussent résisté jusque-là aux traitements les mieux dirigés. Habituellement, au début de la maladie, les symptômes généraux et locaux sont assez vagues; peu à peu ils deviennent plus accusés et permettent de supposer, comme dans les cas de fibroïdes, la présence, dans la cavité utérine ou au niveau du col, d'une tumeur qui joue le rôle de corps étranger. A ce titre, le polype provoque des douleurs expulsives ou coliques utérines, auxquelles s'ajoutent plus tard des irradiations douloureuses, des douleurs gravatives, des troubles de voisinage provoqués par la compression, lorsque la tumeur prend un accroissement considérable.

Il est rare que la première apparition du polype ne provoque pas, en même temps que la douleur, un trouble dans la menstruation, d'abord de la ménorrhagie, plus tard des métrorrhagies, pouvant provenir du tissu même du polype dans les cas de tumeur vasculaire ou folliculo-vasculaire, mais dérivant dans l'immense majorité des cas des mouvements fluxionnaires que la présence du polype provoque dans la matrice, de la stase sanguine qui s'établit dans la muqueuse utérine hypertrophiée, de l'irritation à laquelle cette membrane est soumise, etc. L'hémorrhagie est le plus grand danger causé par la présence des polypes dans l'utérus, elle peut emporter la malade si l'art n'intervient pas à temps pour la délivrer.

Une leucorrhée muqueuse, purulente ou sanguinolente ne manque pas de se produire dans l'intervalle des pertes sanguines ou simultanément, par suite de l'irritation que je viens de signaler dans la membrane interne de l'utérus.

Les vomissements, la dyspepsie, l'appauvrissement du sang, sont les conséquences habituelles du retentissement de la présence du polype sur l'utérus et sur le système nerveux. La conception n'est pas impossible, mais l'avortement est très-fréquent; dans le cas où la grossesse arrive à terme, la présence du polype peut porter un obstacle sérieux à l'accouchement, empêcher les contractions utérines et devenir la cause occasionnelle d'hémorrhagies mortelles.

Signes objectifs. L'exploration directe est plus ou moins facile et les résultats en sont plus ou moins satisfaisants, suivant que le polype est encore latent dans la cavité utérine, oblitérant l'orifice, flottant dans le vagin, ou envahissant par son développement l'excavation pelvienne.

Il faut être prévenu que ce n'est pas en passant à travers le col que la tumeur se pédiculise : même pour les fibromes, la pédiculisation se produit dans la cavité utérine, sous l'influence de la pression des contractions du tissu utérin et des actes qui tendent à l'accomplissement de l'énucléation spontanée. Le passage de la tumeur à travers le col peut déterminer sur le polype la formation d'un rétrécissement simulant un pédicule et pouvant induire le chirurgien en erreur, ou allonger le vrai pédicule au point de lui faire atteindre une longueur de plusiéurs centimètres; l'allongement du pédicule peut être produit aussi par la nature, le poids, la mollesse, l'extensibilité de la tumeur : les fibromes restent plus souvent implantés ou sessiles, ou conservent un pédicule plus large que les autres polypes; les polypes muqueux folliculaires peuvent au contraire descendre jusqu'en dehors de la vulve, soutenus par un long et grêle pédicule. Les vaisseaux les plus considérables du pédicule sont ceux de la muqueuse et, quand le polype est formé aux dépens de cette membrane, on peut y sentir des battements artériels; ceux du centre, c'est-à-dire du tissu fibreux, dans les polypes de cette dernière espèce, sont bien moindres et habituellement insignifiants. L'épaisseur et la consistance du pédicule sont en sens inverse de sa longueur; néanmoins l'allongement du pédicule du polype fibreux n'empêche pas qu'il n'y reste du tissu utérin, dont la continuation directe avec la paroi utérine entraînerait le danger d'arracher quelques fibres de cette dernière, si l'on exerçait sur le pédicule des efforts de torsion et d'arrachement.

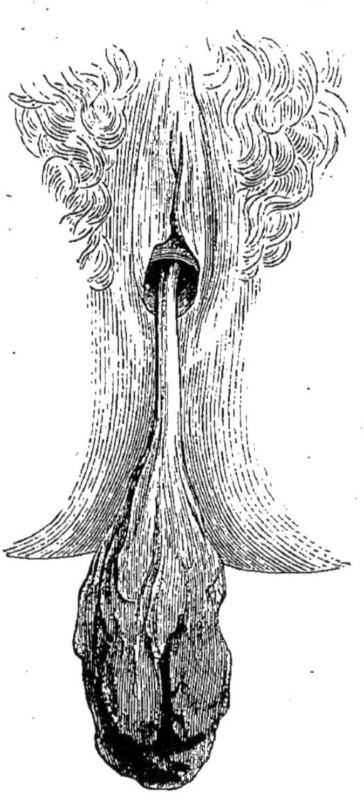

Fig. 194 (*).

Il faut être aussi prévenu que la muqueuse qui recouvre le polype peut s'ulcérer (Huguier) et même adhérer à l'utérus ou au vagin (Bérard); que les liquides sécrétés à la surface de la tumeur ou par le reste de la muqueuse utérine peuvent croupir et éprouver au contact de l'air une modification putride [1]; que plusieurs polypes fibreux peuvent se

(*) Polype pédiculé du col, dit en battant de cloche, — d'après Boivin et Dugès.

[1] Les altérations nombreuses auxquelles les polypes sont sujets n'atteignent guère ces néoplasmes qu'après qu'ils ont franchi le col. Cela vient de ce qu'ils sont alors soumis, dans la cavité vaginale, à l'action de sécrétions diverses, de contacts et même de trau-

rencontrer à la fois exceptionnellement sur le même utérus, et qu'un polype fibreux et un polype muqueux peuvent s'y trouver simultanément; enfin que des complications de diverse nature, des ulcérations du col, des fibroïdes interstitiels, une inversion commençante ou plus ou moins avancée du fond de l'utérus, peuvent augmenter les difficultés du diagnostic. Cette dernière complication, l'inversion, peut être produite par la brusque expulsion du polype; car, dans quelques cas, au lieu de se faire lentement après la pédiculisation, la descente de la tumeur est déterminée rapidement par une contraction énergique de l'utérus et peut aller jusqu'à dépasser la vulve.

Pour les tumeurs encore retenues dans l'utérus, on applique les mêmes moyens d'exploration que dans la recherche des fibromes, c'est-à-dire qu'on dilate le col, on introduit le doigt dans la cavité utérine, on y porte le cathéter, on cherche à contourner la tumeur et à en atteindre la partie la plus élevée pour constater le point d'implantation du pédicule, on tâche même de la saisir avec des pinces et d'y imprimer un mouvement de rotation ou de torsion pour savoir si la tumeur est sessile ou pédiculée.

Pour les tumeurs descendues dans le col, ou dépassant l'orifice et occupant le vagin, le point capital de l'exploration, comme A. Dubois l'a bien fait ressortir, c'est la recherche même du col ou de l'orifice. Après avoir constaté le volume et la consistance de la tumeur intra vaginale, en avoir contourné toute la surface, le doigt explorateur doit s'assurer de l'état du col en dehors et en dedans, en explorer la surface externe, les culs-de-sac utéro-vaginaux, le pourtour de l'orifice, la cavité cervicale. Il cherche à pénétrer dans la cavité du corps et à y reconnaître l'implantation du pédicule.

Diagnostic différentiel. — Il est bien plus aisé de distinguer les polypes que les fibromes de toutes les autres tumeurs qui produisent une déformation de l'utérus. — La grossesse, la cystocèle, la hernie vaginale, le prolapsus, l'hypertrophie du col, ne peuvent être confondus avec eux. — Il n'est que deux maladies, à proprement parler, dont le diagnostic différentiel puisse offrir quelque embarras : l'inversion et les excroissances cancéreuses en forme de choux-fleurs. J'ai déjà énuméré, en décrivant l'inversion, les caractères qui la distinguent des polypes; je parlerai, en traitant du cancer, des caractères qui empêchent de le confondre avec ces tumeurs. Il suffit de rappeler ici que, pour l'inversion, on ne trouve plus le corps de l'utérus dans sa situation normale dans l'excavation, ni de cavité utérine au delà du cul-de-sac circulaire qui établit de tous les côtés la limite entre le col et le corps de la matrice : le doigt,

matismes variés; d'où l'inflammation, le ramollissement, la suppuration, la gangrène et même la formation d'excavations centrales prises pour la cavité utérine, erreur dans laquelle sont tombés des médecins expérimentés qui ont cru avoir extirpé l'utérus lorsqu'ils n'avaient enlevé qu'un polype.

le cathéter utérin, en pénétrant dans la cavité utérine et en constatant l'existence, la longueur, la résistance et l'implantation du pédicule dans cette cavité, lèvent aisément tous les doutes. Quant au cancer, même en chou-fleur, il est si différent d'un polype, par l'aspect et la consistance de son tissu, la largeur de son implantation sur toute la surface du col ou l'une de ses lèvres, l'inégalité de sa surface, etc., qu'il est difficile de se méprendre sur sa nature. — Il resterait à distinguer le polype du fibroïde interstitiel ou sous-muqueux : toute la difficulté réside dans la recherche du pédicule, dont l'absence ou la présence est le seul caractère différentiel pathognomonique de ces deux tumeurs; on peut être obligé, pour le constater, d'introduire plusieurs doigts, même la main tout entière dans le vagin et jusque dans l'utérus.

Traitement. — Deux indications capitales se présentent : 1° provoquer l'expulsion du polype ou faciliter, par la dilatation de l'orifice, la pénétration des instruments dans la cavité utérine et la sortie de la tumeur; 2° opérer artificiellement l'ablation du polype.

La première indication est remplie par tous les moyens médicaux et chirurgicaux dont j'ai déterminé l'emploi dans le traitement des fibromes interstitiels et surtout des fibroïdes sous-muqueux, moyens propres à provoquer les contractions utérines, la dilatation du col, l'expulsion du polype à travers la filière utéro-vaginale, et même son détachement spontané : hémostatiques, antispasmodiques, dilatants naturels ou artificiels, médicamenteux ou mécaniques, débridement unique ou multiple des fibres circulaires du col. Tels sont le seigle ergoté, le tamponnement vaginal, l'introduction de l'éponge préparée dans l'orifice, les applications directes de belladone, l'incision du col, etc. Les règles de leur application sont les mêmes que dans les cas de fibromes sous-muqueux, d'avortement provoqué et d'extraction de tout corps étranger de la cavité utérine. Si l'on ne peut parvenir à remplir par leur usage la première indication, il n'en faut pas moins y recourir ainsi qu'à quelques autres, à titre de palliatifs : les réfrigérants, les irrigations fraîches, les acides, les astringents, le seigle ergoté, etc., pour combattre l'hémorrhagie; les lotions, les injections astringentes pour suspendre la leucorrhée; les toniques, le régime analeptique, les préparations de fer et de quinquina pour enrichir le sang appauvri par les hémorrhagies et réparer le délabrement de la constitution.

La seconde indication est remplie par l'intervention directe des instruments d'extraction et, il faut le dire à l'honneur de l'art, elle est habituellement remplie avec un succès complet. Le traitement des polypes constitue, comme M. Velpeau l'a justement proclamé, un des plus beaux triomphes de la chirurgie.

Les méthodes usitées pour la destruction des polypes des autres organes ont été appliquées de tout temps à l'ablation des polypes de l'utérus, et avec plus de succès ici que partout ailleurs. Ce sont : la cautérisation, le broiement, la torsion, l'arrachement, la ligature ulcérative, la ligature extemporanée ou l'écrasement linéaire, la sercision, la section ou excision.

Aucune de ces méthodes ne doit être adoptée ou rejetée d'une manière absolue. Il y en a qui s'appliquent, il est vrai, à la majorité des cas, et qui ont sur les autres des avantages incontestables : tels sont la ligature, l'écrasement linéaire, l'excision ; elles peuvent être regardées comme des méthodes ordinaires ou d'élection. La cautérisation, le broiement, sont des ressources extrêmes, mauvaises, applicables au corps et non au pédicule du polype ; la torsion, l'arrachement, ne sont pas toujours sans danger ; mais ces méthodes exceptionnelles ont aussi leur indication, et doivent être préférées pour des polypes d'une nature particulière ou se trouvant dans de certaines conditions. Les méthodes générales elles-mêmes ne doivent pas être appliquées indifféremment à tous les polypes : les unes ou les autres seront préférées suivant le lieu d'implantation et l'habitation du polype dans la cavité utérine ou hors de cette cavité, le volume, la consistance, la structure, la vascularité de cette tumeur, etc.

Pour fixer les idées sur les avantages et les inconvénients de ces diverses méthodes et sur les indications ou contre-indications qui s'y rattachent, je ferai observer, avant de les décrire, que la cautérisation ne saurait s'appliquer qu'aux tumeurs vasculaires ou fongueuses, ou entièrement contenues dans la cavité utérine et ne pouvant être saisies par aucun instrument ; que le broiement est applicable aux mêmes tumeurs, surtout aux tumeurs intra-utérines, ou aux tumeurs très-dures dont on ne peut atteindre, sectionner ni lier le pédicule, et sur lesquelles la cautérisation aurait peu de prises ; que l'arrachement et la torsion, favorables à l'ablation des petits polypes muqueux, folliculaires, ou très-vasculaires, sont très-dangereux dans les cas de fibromes pédiculés, plus ou moins volumineux, durs, dont le tissu se continue avec les fibres propres de l'utérus, car la déchirure peut se faire au delà du pédicule et intéresser la paroi même de la matrice ; que la ligature est préférable dans les cas de polypes volumineux très-vasculaires, utéro-folliculaires, kystiques, ou même fibreux s'il y a présomption de l'existence de gros vaisseaux dans le pédicule, ou qu'elle est applicable comme mesure de précaution, pour être suivie immédiatement de l'excision ; que la ligature extemporanée, l'écrasement linéaire, la sercision, sont applicables à peu près dans les mêmes circonstances, lorsque l'absence d'hémorrhagie et la tolérance de la malade permettent de pousser la constriction du pédicule assez vivement pour en faire la section par déchirure, au lieu d'en attendre l'ulcération, ce qui épargne à la malade et au chirurgien les inconvénients du sphacèle de la tumeur ; enfin que l'excision est préférable dans tous les cas de fibromes pédiculés, puisque l'expérience prouve qu'il n'y a pas de gros vaisseaux dans le pédicule, et qu'elle est même applicable aux autres polypes, pourvu qu'on soit en mesure d'arrêter l'hémorrhagie par la glace, la cautérisation, le perchlorure de fer et le tamponnement.

Je devrais faire remarquer encore que le volume de la tumeur, la nécessité d'en mettre le pédicule à portée des instruments, la difficulté de la fixer, ou l'impossibilité de l'extraire en entier, ont fait imaginer des instruments propres à faciliter les manœuvres, et des opérations secondaires destinées à servir de complément nécessaire à l'opération prin-

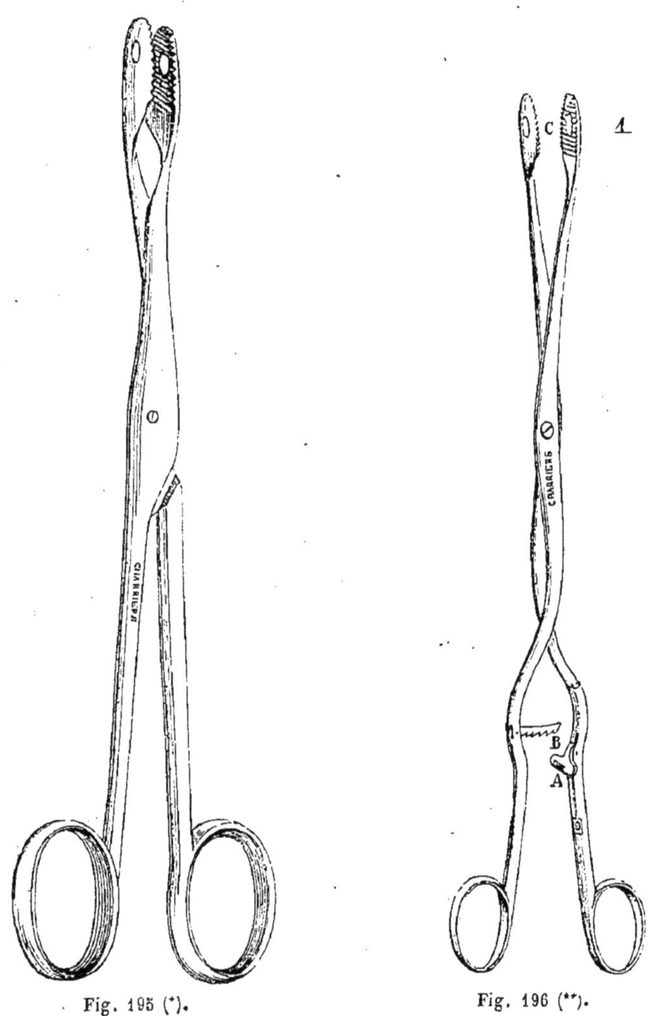

Fig. 195 (*).

Fig. 196 (**).

cipale. Mais, comme l'usage n'en est guère indiqué qu'à propos de l'excision, j'en réserve la description pour le moment où je décrirai cette méthode.

1° *Cautérisation.* — Elle est peu usitée, elle porte sur de très-petits po-

(*) Pince à polypes ordinaires, à branches croisées.

(**) Pince à polypes, à crémaillère.

lypes du museau de tanche et du col, ou sur des polypes plus volumineux renfermés dans le corps et inabordables par les instruments. Elle peut se faire avec le nitrate d'argent, les acides, la potasse, le cautère actuel pour les polypes du col, avec le feu ou même une flèche de Canquoin pour un polype du corps. Mais elle est dans ce dernier cas assez dangereuse pour n'être appliquée que très-exceptionnellement.

2° *Broiement.* — On peut le pratiquer avec de fortes tenettes; M. Simpson l'opère avec une sorte de petit forceps très-puissant ou de lithotri-

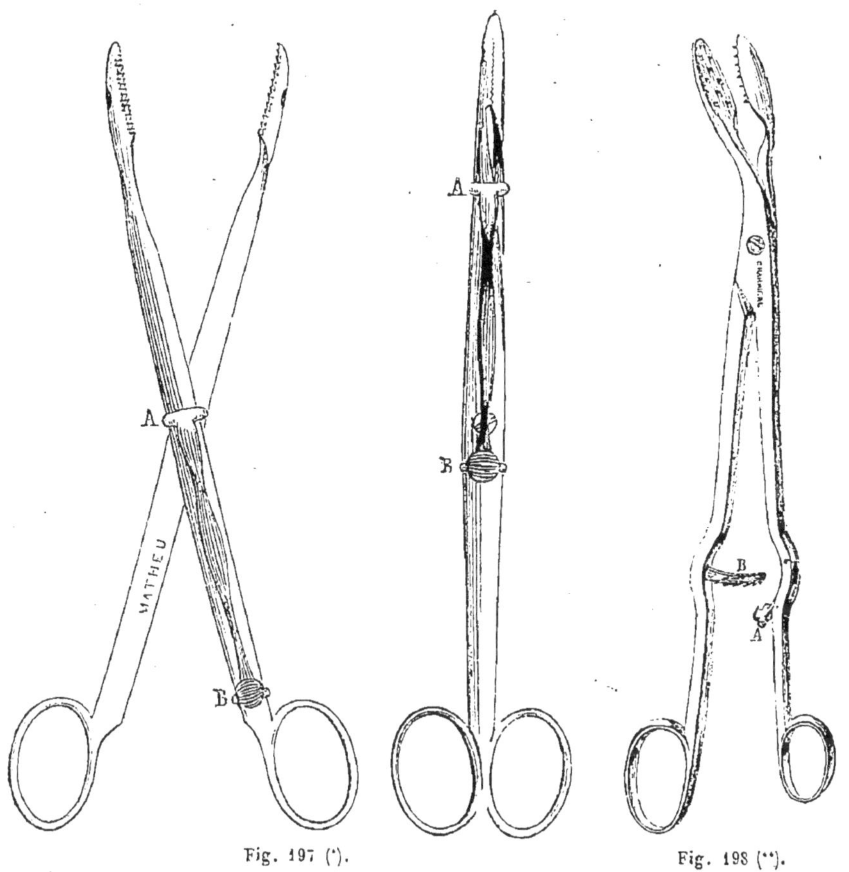

Fig. 197 (*). Fig. 198 (**).

teur, M. Nélaton avec une pince emporte-pièce. Mais il est à craindre que le tissu du polype n'étant écrasé que partiellement, et n'ayant pu être extrait immédiatement, ne se tuméfie, ne se mortifie sur quelques points et ne donne naissance à des accidents d'étranglement et de putréfaction également fâcheux.

3° *Arrachement.* Comme pour les polypes muqueux des fosses nasales, on le pratique avec des pinces à polypes, à mors creux parsemés d'as-

(*) Pince à polypes, à coulisse et à constriction fixe.

(**) Pince à polypes, à mors coudés, pour opérer la torsion du pédicule. J'en ai fait construire dont le coude est rectangulaire.

pérités, perforés, ou creusés de rainures à la faveur desquelles le rapprochement et l'emboîtement en sont parfaits. Il est applicable à l'ablation des polypes muqueux proprement dits, à l'ablation des petits polypes kystiques, folliculaires, des petits polypes vasculaires du col.

4° *Torsion.* — Autant elle est dangereuse pour les polypes fibreux, surtout à pédicule large se prolongeant dans le tissu utérin, autant elle est favorable à la rapidité et à la sécurité d'ablation des polypes vasculaires d'un petit ou d'un moyen volume. J'ai plusieurs fois débarrassé en quelques instants les malades de pareilles tumeurs : j'ai fait construire dans ce but des pinces à mors coudés, creusés de rainures profondes qui s'emboîtent parfaitement les unes dans les autres, à l'aide desquelles il est aisé de saisir le pédicule de la tumeur fongueuse ou variqueuse, et d'en faire la torsion jusqu'à ce qu'on l'ait détachée de l'utérus. Il est prudent de cautériser avec le fer rouge ou le gaz emflammé le lieu d'implantation du polype, pour en prévenir la reproduction.

5° *Ligature.* — Indiquée par A. Paré et par Guillemeau, elle a été surtout réglée et propagée par Levret [1], répandue par Desault [2], perfectionnée par Niessen [3], Mayor [4], etc. La nature du lien, la manière de le porter autour du pédicule, le procédé de constriction, sont variables et ont reçu des perfectionnements ou éprouvé des modifications qui les rendent applicables à tous les cas et permettent de porter une ligature jusque dans l'intérieur de l'utérus, pourvu que le col en soit suffisamment dilaté.

Le lien de Levret était un fil d'argent de coupelle, moyen de constriction à la fois flexible et résistant, pouvant être conduit à l'aide des doigts seuls. On peut y substituer un fil de fer recuit, qui a l'inconvénient de s'oxyder et de se casser avant la chute de la tumeur, un simple fil fort et ciré, ou, à l'imitation de H. Walne, le fil connu sous le nom de fouet, une corde à boyau, un fil de soie enroulé d'un fil métallique, ou mieux encore un fort cordonnet de soie bien ciré, qui est le plus flexible et le plus résistant des liens. A la place d'un lien on peut, à l'imitation de Gensoul [5], saisir le pédicule avec une sorte de pince à polypes à mors recourbés, à constriction continue, agissant comme l'entérotome de Dupuytren sur l'éperon de l'intestin dans le traitement de l'anus anormal.

La manière de porter le lien autour du pédicule est également variable : Levret se servait de deux canules soudées ensemble latéralement, dans lesquelles le fil d'argent était passé de manière à former d'un côté une

[1] *Mémoire sur les polypes de la matrice et du vagin. Acad. de chirurg.*, 1749. — *Observations sur la cure radicale des polypes de la matrice.* Paris, 1759.

[2] *Journal de chirurgie*, t. IV. — *Œuvres chirurgicales.*

[3] *Dissertatio de polypis uteri et vaginæ, novoque ad eorum ligaturam instrumento.* Gœttingue, 1785.

[4] *Nouveau système de déligation chirurgicale.* Lausanne, 1837.

[5] *Revue médico-chirurgicale*, 1851, p. 89.

anse entre leurs extrémités; cette anse était portée par l'instrument et disposée à l'aide des doigts autour du pédicule; on porte le lien de la même manière, lorsqu'on se sert d'un serre-nœud de Græfe ou d'un instrument analogue de plus grande dimension, pour étreindre le pédicule et en augmenter de jour en jour la constriction. Desault se servit de deux canules séparées; une des extrémités du fil était passée dans une des canules, l'autre extrémité était soutenue par le double demi-anneau terminant un stylet passé dans la seconde canule et pouvant se fermer ou s'ouvrir à volonté; les extrémités des deux canules jointes par l'anse du fil étant portées sur le pédicule du polype, pendant que l'une était tenue immobile, l'autre contournait le pédicule autour duquel elle portait le fil, jusqu'à ce que, venant à rencontrer de nouveau la première, elle eût complétement entouré le pédicule par le lien; un mouvement de rotation des deux canules suffisait pour tordre le fil, en dégager les tubes conducteurs et permettre d'en passer les deux bouts dans un serre-nœud. Niessen se servit de deux longues canules d'argent, analogues à celles de Levret, mais libres au lieu d'être soudées l'une à l'autre, susceptibles d'être courbées, fléchies ou redressées et permettant, comme les instruments de Desault, de contourner le pédicule du polype avec le fil. On peut substituer à la double canule de Niessen deux sondes de gomme élastique[1] coupées au-dessus des yeux, ou deux longues aiguilles de 25 centimètres[2], dont les yeux servent à porter le fil constricteur à la profondeur nécessaire. Enfin, on se servirait aussi avantageusement, à l'imitation de Mayor, de deux ou trois tiges d'acier ou de baleine terminées en pattes d'écrevisse.

Les procédés de constriction n'ont pas moins varié. Levret, après avoir fortement serré l'anse, attachait les deux bouts du fil sur les anneaux de l'extrémité externe de sa double canule, à laquelle il imprimait, au besoin, un mouvement de rotation, pour tordre le fil au niveau du pédicule. Desault, après avoir dégagé les deux bouts du lien, les réunissait en un seul cordon, qu'il passait à travers l'ouverture d'un serre-nœud très-simple (tige d'acier dont une des extrémités est coudée à angle droit et percée d'un anneau, et dont l'autre est fendue ou coudée à angle droit comme la première, pour soutenir l'extrémité terminale du fil passé dans l'anneau supérieur). Niessen assujettissait ses deux tubes en les passant dans un double tuyau court, analogue à un fragment de la double canule de Levret; Gooch eut l'idée d'introduire simultanément les deux tubes dans deux doubles anneaux métalliques réunis eux-mêmes par une tige unique; Bowman adapta un treuil à l'extrémité de ce petit appareil. Le serre-nœud à vis de Græfe et les autres instruments de même genre par lesquels, l'extrémité des fils étant une fois fixée, la constriction peut être lentement et progressivement augmentée, sont en général préférables. Il faut se rappeler, toutefois, que

[1] Favrot, *Revue méd. chirurg.* Janvier 1848.

[2] P. Hulin, *Mémoires de méd. et de chir. pratiques.* Paris, 1862.

la simplicité des moyens en constitue le mérite, et qu'on peut employer avantageusement, dans les cas dont il s'agit, les instruments les plus simples, pourvu qu'on arrive, en tordant le fil sur lui-même, ou par tout autre moyen, à augmenter d'une manière continue la constriction qu'il exerce sur le pédicule. Quand le volume du polype ne permet d'en atteindre le pédicule que par un détour, et que les instruments rectili-

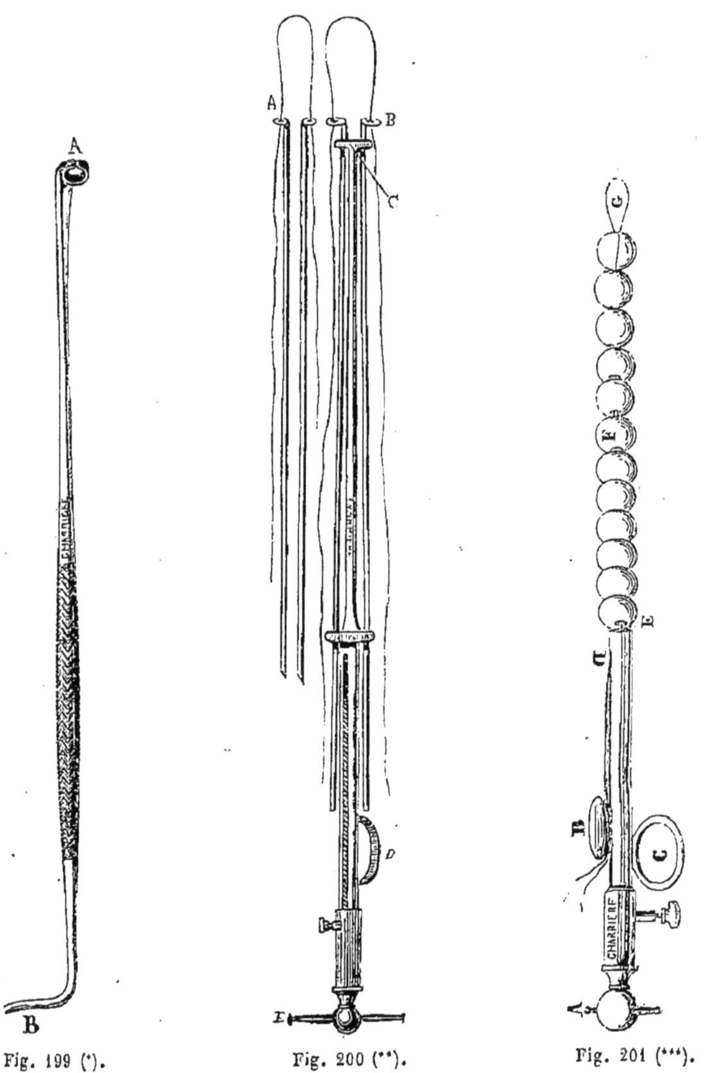

Fig. 199 (*). Fig. 200 (**). Fig. 201 (***).

gnes ne sauraient être introduits dans l'utérus pour maintenir la constriction, on peut se servir d'instruments coudés ou incurvés, ou peut-

(*) Serre-nœud de Sotto de Gand, remplaçant avantageusement le serre-nœud de Desault.

(**) Porte-ligature A, et porte-nœud C, réunis à un serre-nœud à vis D, indépendants ou assemblés, pouvant remplacer la plupart des instruments qui ont été imaginés pour porter le lien autour du pédicule et pour opérer la constriction.

(***) Serre-nœud de Græfe avec des boules d'ivoire ou des grains de chapelet perforés.

être de préférence, comme cela m'est arrivé plusieurs fois, de grains de chapelet perforés, dans lesquels on passe les extrémités du lien pour les enrouler sur un bâtonnet ou sur un petit treuil, de manière à en augmenter graduellement la tension ou la torsion par des manœuvres faciles à imaginer.

La ligature peut donner lieu à des accidents immédiats et surtout consécutifs, qui l'ont fait injustement délaisser dans ces derniers temps. L'accident le plus grave auquel elle puisse donner naissance est un accident primitif, la constriction de la paroi utérine, résultant de l'application du lien au-dessus de l'implantation du polype; mais il est aisé de l'éviter avec un peu d'attention, en se rappelant que l'utérus peut être partiellement retourné par le polype et qu'il est inutile de faire porter la constriction précisément sur le point d'implantation du pédicule. Un autre reproche est celui-ci : la striction du col donnant à une partie du polype l'apparence du pédicule, si l'on applique le lien sur ce point, on s'expose à laisser au-dessus de lui une partie de la tumeur; mais Levret a réfuté l'objection, en montrant que le plus souvent la partie de la tumeur restante se mortifie et tombe d'elle-même, comme le bout du cordon ombilical compris entre la ligature et l'ombilic. Les inconvénients résultant de la mortification de la tumeur, des écoulements fétides, des accidents de résorption, etc., ont été fort exagérés [1] ou peuvent être la plupart du temps évités par des lotions détersives fréquentes, avec le coaltar saponiné, le chlorure de chaux, le permanganate de fer ou de potasse, l'acide phénique, par la constriction de plus en plus rapide du lien, de manière à couper le pédicule à demi ulcéré, enfin par la section complète et plus ou moins hâtive du pédicule au-dessous du point d'application de la ligature.

6° *Écrasement linéaire.* — Il est préférable à la fois à la ligature et à l'excision dans les cas où le polype est très-vasculaire, volumineux, et où l'on a intérêt à profiter des avantages des deux méthodes, en en évitant du même coup les inconvénients. L'application en est d'autant plus recommandable, que rien n'empêche de prolonger la durée de l'opération lorsqu'on adopte ce mode de section, et de réaliser une méthode en quelque sorte intermédiaire entre celle de la ligature ulcérative et celle de la section rapide : c'est ainsi qu'il m'est arrivé de la pratiquer maintes fois et d'en obtenir les résultats les plus heureux. — Lerpi-

[1] West (ouv. cit., p. 222) a dressé contre la ligature un véritable réquisitoire : « Rien ne démontre mieux, dit-il, les dangers de l'ablation des polypes par la ligature, que les résultats que nous avons eus sur vingt cas rapportés par le défenseur le plus chaud de cette opération, le docteur Lee. Neuf sur vingt, c'est-à-dire presque la moitié ont eu un résultat fatal : c'est le double de la mortalité de la taille, l'égal de la mortalité dans l'implantation du placenta sur le col, et même une mortalité plus élevée que dans le choléra malin. » — M. Clintock (*Clinical Memoires on Diseases of Women*, p. 185) fait ressortir aussi très-vivement les dangers de la ligature. — Langenbeck (*Deutsch. Klinik*; 6 avril 1850) signale aussi la gravité des accidents qui peuvent suivre l'application de cette méthode et conseille d'exciser le polype après avoir serré le nœud.

nière[1] et, après lui, L. Boyer en 1844, proposèrent de diviser le pédicule du polype par sercision, c'est-à-dire en le sciant par des mouvements alternatifs en deux sens opposés imprimés aux extrémités d'une anse métallique passée autour de ce pédicule. — Aujourd'hui l'instrument imaginé par M. Chassaignac présente sur ce procédé des avantages incontestables; on se sert, suivant le cas, d'un instrument droit ou courbe. Il me paraît habituellement plus aisé de passer un cordonnet de soie ou un fil métallique, que de conduire la chaîne de l'écraseur autour du pédicule et, comme on peut attacher, ainsi que je le disais tout à l'heure, les extrémités de ce lien à un bon serre-nœud et en augmenter la constriction aussi rapidement qu'on le désire, de manière à sectionner le pédicule comme avec l'écraseur, je pense que ce mode d'application de

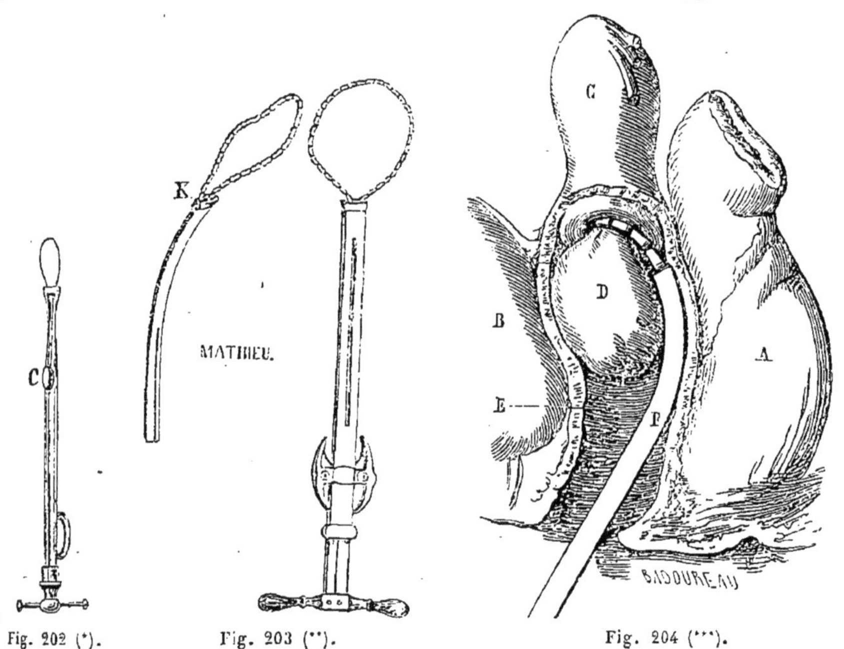

Fig. 202 (*). Fig. 203 (**). Fig. 204 (***).

la ligature, appelé par M. Maisonneuve ligature extemporanée, est préférable dans ce cas particulier à l'écrasement.

7° *Excision.* — C'est la méthode d'ablation des polypes à la fois la meilleure et la plus souvent applicable. Elle a été adoptée par presque tous les chirurgiens, surtout pour les polypes fibreux, depuis que Dupuytren en démontra les avantages et l'innocuité (sur 200 cas, une hémorrhagie grave ne se produisit que deux fois), et que Siebold[2] et Mayer[3] en publièrent de nombreux succès.

(*) Serre-nœud pour opérer la section du pédicule par la ligature extemporanée.
(**) Écraseurs linéaires droit et courbe de M. Chassaignac.
(***) Section du pédicule d'un polype utérin par l'écraseur linéaire courbe de M. Chassaignac.

[1] *Journal des connaissances, méd. chir.*, 1834.
[2] *Frauenzimmerkrankheiten.*
[3] *Dissertatio de polypis uteri.* Berlin, 1821.

La facilité de l'opération varie beaucoup suivant que le polype est descendu dans le vagin ou qu'il est retenu dans la matrice, qu'il est d'un faible volume permettant de le contourner avec l'indicateur, pour guider l'instrument tranchant sur le pédicule, ou d'un volume si considérable, qu'on ne peut songer à le détacher de l'utérus, qu'après l'avoir fortement abaissé ou divisé en plusieurs fragments. Il faut donc examiner successivement les instruments de préhension et de section des polypes, les procédés d'extraction de ces tumeurs descendues dans le vagin ou retenues dans l'utérus, enfin les perfectionnements apportés à ces pro-

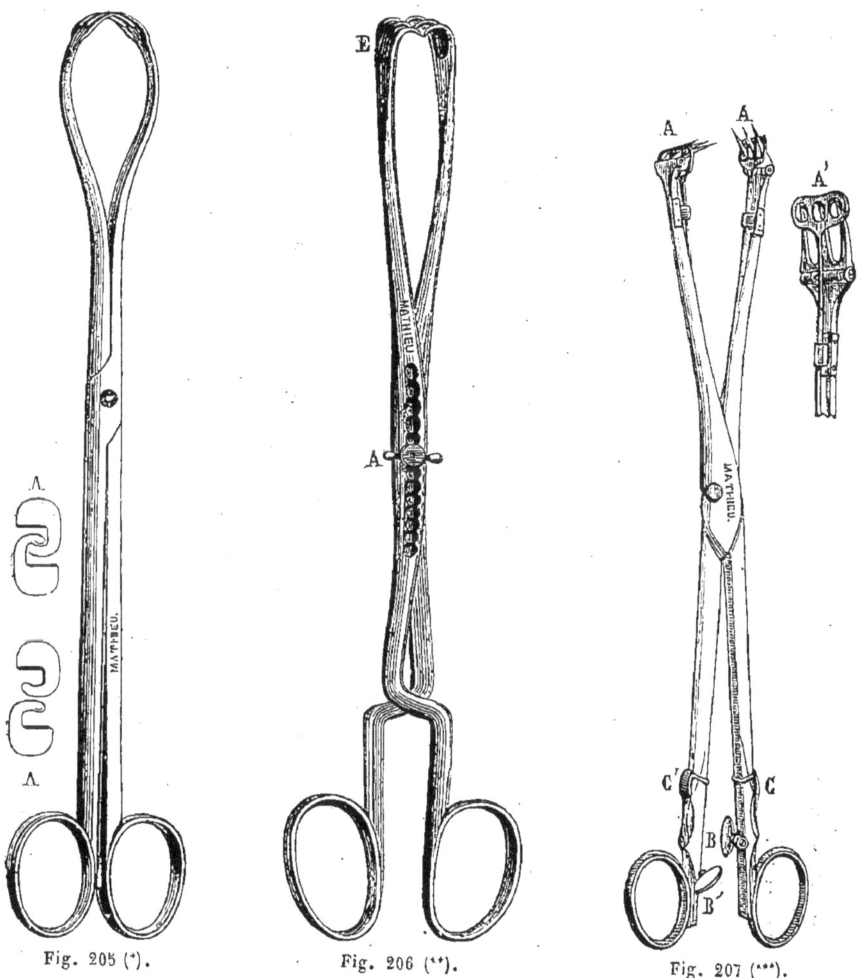

Fig. 205 (*). Fig. 206 (**). Fig. 207 (***).

cédés, qui permettent d'extraire des polypes dont les dimensions excèdent celles mêmes du détroit inférieur.

Les moyens de préhension s'appliquent généralement à la périphérie de la tumeur. L'érigne à six branches convergentes de M. Chassaignac

(*) Pince-érigne à mors concaves, de M. Chassaignac.

(**) Pince-érigne à branches glissantes, de M. Greenhalgh.

(***) Pince-érigne forceps, à branches indépendantes et à dents mobiles, de Robert.

est habituellement inutile ou insuffisante à cause du volume de la tumeur. Si le polype se laisse aisément déchirer, il peut être préférable de le saisir avec la pince à polypes ou à faux germe; s'il est dur ou suffisamment résistant, il est préférable d'employer des érignes, soit des érignes à manche, dont on multiplie le nombre autant qu'il est nécessaire autour de la tumeur, soit les pinces-érignes droites ou courbes de Museux, soit la pince-érigne à fortes dents et à mors concaves de M. Chassaignac, soit surtout la pince à branches glissantes de Greenhalgh dont les mors peuvent saisir la tumeur à des hauteurs différentes à droite et à gauche; ou la forte pince-forceps de Robert, à dents mobiles, pouvant pénétrer dans la tumeur ou s'en dégager à volonté.— S'il est impossible de contourner la tumeur, ou si l'on désire ménager l'espace dans le champ opératoire, tout en faisant attirer et maintenir en bas le polype, on peut recourir à d'autres moyens de préhension : par exemple, à la perforation de la partie accessible de la tumeur avec une aiguille courbe entraînant à sa suite un cordon sur les deux extrémités duquel il suffit de tirer pour abaisser et assujettir le polype; ou à l'extracteur de Luër, sorte d'érigne à manche dont les pointes divergentes ne peuvent se dégager de la tumeur, une fois qu'elles y ont pénétré; ou enfin à l'ingénieux instrument en forme de tire-bouchon ou de tire-fond, imaginé par M. Clintock [1] et avantageux à employer pour l'extraction des polypes trop durs.

Les instruments de section sont aussi fort nombreux. Lobstein, à l'imitation de Fabrice d'Aquapendente, avait imaginé des cuillers tranchantes. Mikschik a eu l'idée, il y a quelques années, de placer au bout de l'indicateur une sorte d'anneau à prolongement tranchant, permettant d'aller couper le pédicule du polype comme avec l'ongle. Richerand se servait de ciseaux particuliers; Siebold et Mayer de ciseaux à pointes mousses et recourbées en forme d'S. Généralement des instruments plus simples suffisent, à savoir : un long bistouri boutonné, courbé sur le plat, ou de longs ciseaux cochléiformes à courbure terminale plus ou moins prononcée, ou l'espèce de serpette à lame cachée, imaginée par M. Simpson sous le nom de polypotome.

Il est évident que, dans tous les cas, quel que soit l'instrument que l'on emploie, si l'on peut se dispenser d'abaisser l'utérus, on portera l'instrument de section, en prenant pour guide l'indicateur d'une main, au niveau du pédicule, et l'on opérera à petits coups la division du tissu qui rattache le polype à l'utérus, jusqu'à ce que la tumeur en soit complétement séparée. Le polype est-il assez bas pour qu'on puisse voir le pédicule, la section en est plus facile et la tumeur peut se trouver dès ce moment hors de la vulve; est-il assez élevé pour être contenu dans l'excavation, on peut avoir à l'extraire après l'avoir entièrement détaché.

[1] *Diseases of Women*, p. 71.

La manœuvre opératoire est plus difficile lorsque, au lieu d'être arrivé dans le vagin, le polype est encore contenu dans l'utérus. Herbiniaux[1], n'ayant pu séparer un polype par la ligature, alla peut-être le premier pratiquer la section du pédicule dans la matrice; mais la tumeur avait franchi le col et était déjà descendue dans le vagin. Dupuytren professa, comme nous l'avons déjà dit en parlant des corps fibreux, qu'il faut débrider le col par une ponction de dehors en dedans, lorsqu'on veut aller faire l'excision d'un polype encore contenu dans l'utérus, et qu'il faut même inciser la vulve, si l'extraction définitive ne peut en être faite autrement : il rejeta d'une manière, à notre avis, un peu trop absolue, l'usage préalable et préparatoire des dilatants, dont nous croyons devoir au contraire recommander ici l'emploi en l'associant à celui du seigle ergoté pour provoquer l'engagement du polype à travers le col et l'expulsion de cette tumeur dans la cavité vaginale; il faut suivre ici les règles que nous avons posées en parlant de l'extraction des fibroïdes sous-muqueux, de leur énucléation spontanée, de leur pédiculisation dans la cavité utérine, etc.

Des adhérences de la tumeur avec le vagin, des pseudo-pédicules[2], peuvent augmenter les difficultés de l'extraction et nécessiter de nouvelles excisions qui ne sont pas sans danger. Un nouveau péril peut naître du renversement de l'utérus, qu'il faut se garder de provoquer par de trop fortes tractions et dont on évitera les funestes conséquences, en suivant la conduite que nous avons déjà tracée à propos des corps fibreux, pour distinguer, dans ce cas, le tissu de la tumeur de celui de l'utérus et éviter la section de ce dernier.

Enfin l'excès de volume du polype peut donner naissance à des indications spéciales. Il peut y avoir disproportion entre ses diamètres et ceux de la vulve ou même du détroit inférieur. Dans ce cas, il n'y a que deux partis à prendre : 1° faire à la vulve une incision en arrière, vers le périnée, comme Dupuytren, ou deux incisions latérales recommandées par M. Dubois dans certains cas de dystocie; 2° diminuer le volume de la tumeur, ce qui est préférable : on arrive à ce dernier résultat en incisant d'abord l'enveloppe du polype et l'énucléant ensuite ; ou en en séparant un segment cunéiforme[3] et rapprochant l'une de l'autre les deux moitiés restantes; ou en enlevant la tumeur par morcellement et par fragments, comme on ferait d'un fœtus par l'embryotomie, car il s'agit ici d'un véritable accouchement et d'une délivrance aussi pénible que dangereuse.

Après l'extraction du polype, s'il s'écoule du sang, ce qui ne peut

[1] *Parallèle des différents instruments pour le traitement des polypes de la matrice*, p. 107, La Haye, 1771.

[2] Bérard, *Arch. gén. de méd.*, t. II, p. 88.

[3] Velpeau et Chassaignac, *Bulletin de la Société anatomique*, 1833, p. 113. L'utérus fut momentanément renversé, mais il se réduisit spontanément.

guère arriver que lorsqu'on a employé la section, on arrête l'hémorrhagie par des lotions avec l'eau fraîche vinaigrée, l'application du perchlorure de fer et le tamponnement. On fait garder à la malade le repos absolu dans la demi-flexion, calmant les douleurs par l'emploi des narcotiques sous diverses formes, notamment des lavements laudanisés, et se hâtant, autant qu'on le peut, de réparer la constitution appauvrie, par l'usage des toniques, du quinquina, du fer et des analeptiques. Le rétablissement est si prompt et si complet, qu'on a habituellement de la peine à empêcher les malades de se lever : il est pourtant très-prudent de les obliger à garder le lit une semaine et même une quinzaine de jours.

§ 2. — MOLES UTÉRINES.

Le nom de *môle* (*faux germe, germe dégénéré*) a été donné primitivement à toute masse de chair informe que l'on croyait se développer dans l'utérus à la suite d'une conception imparfaite.

Les môles sont toujours des altérations d'un produit de conception ou plutôt de l'une ou l'autre des portions principales des membranes de l'œuf qui sont destinées à envelopper l'embryon et à présider à la fois à sa protection et à sa nutrition[1]. Elles dérivent de deux causes : 1° de la mort du germe ou de l'embryon, dont le corps macéré et dissous dans les eaux de l'amnios est résorbé et ne laisse d'autre vestige qu'un bout de cordon ombilical attenant au placenta ; 2° de la tendance plastique, nutritive, hypertrophique, dont les annexes de l'embryon sont douées, indépendamment de l'impulsion qui leur vient du germe, tendance qui semblerait devoir leur manquer, lorsqu'elle n'est plus imprimée par le eune être dont elles ne sont, à proprement parler, que des organes. A cette période de la vie, toutes les fonctions se concentrent, en quelque sorte, dans la nutrition et le développement, dans ce qu'on a désigné sous le nom de *nisus formativus ;* la tendance plastique, développée au plus haut degré, peut persister, après la mort même de l'embryon, jusque dans les organes transitoires qui constituent ses appareils d'absorption et de nutrition. L'énergie et la persistance de cette tendance, déviées du jeune être qui n'existe plus, se portent sur ses annexes, qui continuent à conserver l'intimité normale de leurs rapports avec l'utérus et la faculté d'absorber et de se nourrir, et qui font dès lors tourner à leur profit les matériaux de nutrition réservés à l'embryon. De là l'évolution singulière, hypertrophique et progressive, mais en même temps irrégulière et tératologique, que les diverses enveloppes embryonnaires subissent sur un point ou sur un autre. Cette évolution hypertrophique, mons-

[1] Murat, *Dict. des Sciences médicales*, art. MÔLE, 1819. — Me Boivin, *Nouvelles recherches sur l'origine, la nature et le traitement de la môle vésiculaire*. Paris, 1827. — Granville, *Illustrations of abortion*. 1834, in-4°. — Cruveilhier, *Anatomie pathologique*. Livraisons I et XVI.

trueuse, porte-t-elle sur le placenta ou sur les éléments superposés des diverses membranes, séparées par les caillots interstitiels qui peuvent s'y rencontrer, elle donne naissance à une *môle charnue ;* porte-t-elle sur les villosités du premier chorion ou de l'allantoïde, avec ou sans participation de ses ramifications vasculaires, elle donne naissance à la *môle hydatiforme* (faussement attribuée à la production d'hydatides). Cette origine justifie assez bien, comme on le voit, les noms de *faux germes*, *germes dégénérés*, par lesquels les môles ont été aussi désignées.

1° La môle charnue diffère d'aspect, suivant l'époque où elle est expulsée. Elle a un volume variable depuis un œuf jusqu'à une tête d'enfant. Est-elle expulsée peu de temps après la mort d'un très-jeune embryon, elle conserve la forme d'un œuf avec ou sans débris d'embryon dans sa cavité, c'est le faux germe de Boivin et Dugès[1]; l'est-elle longtemps après, elle a l'aspect d'un placenta plus ou moins hypertrophié. Si le liquide amniotique ne s'est pas échappé avant l'expulsion de la môle, le volume de la tumeur est plus considérable, son tissu souvent gorgé de sang, sa cavité centrale apparente et contenant de la sérosité ; si ce liquide s'est écoulé antérieurement, la tumeur est plus dure, la cavité plus étroite, quelquefois remplie par du sang épanché ou par des caillots sanguins disposés en couches superposées, d'autres fois contenant encore des débris de fœtus, os ou poils, ou seulement quelque vestige de cordon ombilical, la surface de la môle peut être encroûtée de sels calcaires. Il ne faut pas confondre ces môles avec de simples caillots ou des concrétions fibrineuses formées dans la cavité utérine.

2° La môle vésiculaire, hydatiforme ou en grappe est une sorte d'hydropisie des villosités du chorion. Les grappes ne sont autre chose que les ramifications des villosités choriales ou placentaires, dont les subdivisions sont dilatées d'espace en espace, sans que les vésicules communiquent les unes avec les autres. Cet accroissement, quelquefois énorme, des vésicules et leur distension par de la sérosité viennent de ce que le chevelu du chorion a continué à emprunter, après la mort de l'embryon, des matériaux de nutrition à la caduque utérine, et cela dans de telles proportions, que le volume de la masse expulsée peut être très-considérable. Le volume de chaque vésicule varie depuis un grain de millet jusqu'à celui d'un grain de raisin ou d'un œuf de pigeon. La môle entière sort maintes fois entourée de tous côtés par la caduque épaissie.

Le développement de prétendues hydatides dans l'utérus, ou celui de môles d'une nature différente de celle des deux précédentes, ne paraît pas avoir été démontré jusqu'à ce jour. Les exemples cités de tumeurs de ce genre développées chez des filles vierges[2] ne sont pas rapportés avec assez de détails pour qu'on puisse déterminer les altérations patho-

[1] Ouv. cit., t. I, p. 276. — Voy. mon Mémoire sur le *Mécanisme de l'avortement*, in-8°, fig. Montpellier, 1860.

[2] Sennert, Klein. Voy. aussi F. Churchill, ouv. cit., p. 283, où sont cités les opinions de Clarke, de Kennedy et une observation de M. Ewen. Dublin, 1864.

logiques qui caractérisaient la maladie et qui ont donné le change sur l'existence de véritables hydatides.

Diagnostic. — Les môles présentent souvent les symptômes de la grossesse, dont elles sont une des conséquences pathologiques et accidentelles. La femme s'est d'abord crue enceinte, et avec raison : le corps de l'utérus a augmenté de volume, le col s'est ramolli et a diminué de longueur, tous les signes de présomption du début de la grossesse se sont produits. Puis, au bout d'un certain temps, soit que l'embryon ait péri, par suite d'hémorrhagie du chorion ou du placenta et d'extravasation sanguine entre les membranes de l'œuf[1], soit qu'il y ait eu déchirure des membranes à la suite d'une hydropisie de l'amnios, d'un épanchement sanguin ou de tout autre état morbide de l'œuf, il peut y avoir eu évacuation de liquide amniotique, de mucus, de sang, expulsion de débris d'œuf ou d'embryon; il se peut aussi que la femme n'ait observé l'issue d'aucun débris, provenant du produit de la conception ou des éléments contenus dans l'utérus. Quoi qu'il en soit, les symptômes de la grossesse s'effacent peu à peu, ou bien encore, alors même que la malade a eu une hémorrhagie et a cru avorter, ces symptômes continuent et se prolongent indéfiniment, sans que le volume de l'utérus et de l'abdomen se développe proportionnellement au temps, quelquefois très-long, qui s'est écoulé depuis la conception.

Ainsi, la durée de la tuméfaction abdominale symptomatique d'une grossesse au delà du terme ordinaire de la gestation, le défaut de régularité du ventre, la disproportion entre le volume de la tumeur et celui que devrait avoir le ventre à l'époque présumée de la grossesse, l'absence des signes de certitude de la grossesse, des mouvements actifs du fœtus, de ses bruits cardiaques et même du ballottement, concordant avec l'apparition des signes de présomption de la conception et de la grossesse qui avait eu lieu au début de la maladie : tels sont les éléments principaux d'un diagnostic différentiel entre la grossesse et la présence d'une môle dans l'utérus.

Au bout d'un certain temps, les symptômes de la grossesse s'effacent peu à peu pour faire place aux symptômes caractéristiques des polypes utérins. Il se manifeste des douleurs utérines gravatives, lombaires, inguinales, hypogastriques, des irradiations douloureuses, des douleurs expulsives, parfois une leucorrhée sanguinolente, parfois aussi des hémorrhagies abondantes qui jettent les malades dans l'affaiblissement et dans l'anémie.

Le diagnostic différentiel entre les môles et les polypes consiste à reconnaître la présence des kystes ou des petites vésicules choriales de la môle en grappe, et l'absence de pédicule proprement dit, c'est-à-dire

[1] Courty, *Mécanisme de l'avortement dans les premiers mois de la grossesse.* Montpellier médical, 1860, p. 215.

l'implantation large de la tumeur sur quelque point de l'utérus dans les deux cas de môle vésiculaire et de môle charnue.

Il faut être prévenu que, dans les grossesses doubles, un des embryons peut être remplacé par une môle, ou qu'un utérus contenant une môle peut devenir, quoique exceptionnellement, le siége d'une nouvelle conception ou d'une sorte de superfétation. Dans ces cas, l'expulsion du fœtus a presque toujours lieu avant le terme de la grossesse, et la môle est chassée en même temps ou après lui[1]. Enfin, l'expulsion de la môle peut se faire du troisième au cinquième mois, habituellement avant le terme de la grossesse. Mais quelquefois elle n'a lieu que plus tard. Me Boivin[2] cite un cas de ce genre, dans lequel l'expulsion se fit douze mois et demi après l'imprégnation. Il paraît que certaines môles ont séjourné dans l'utérus pendant plusieurs années.

Traitement. — Il consiste presque exclusivement dans l'extraction de la môle. Quand on en a diagnostiqué la présence, il faut surveiller les malades et attendre que les contractions utérines ou les hémorrhagies se déclarent.

Quelquefois la nature se charge de la cure en effectuant elle-même l'expulsion du produit organique par les contractions utérines, et il y a un véritable accouchement de la môle, comme cela arrive d'autres fois d'un polype, d'un embryon ou d'un fœtus. — Mais on peut être appelé par les hémorrhagies et la persistance d'accidents inquiétants à provoquer cette expulsion : les hémostatiques, le tamponnement, la dilatation du col par l'éponge préparée, et surtout l'administration du seigle ergoté, en parant aux accidents, réveillent les contractions utérines et provoquent l'expulsion spontanée. — Si cette expulsion ne s'effectue pas, si elle ne se produit qu'incomplétement ou trop lentement au gré du médecin, si la môle est adhérente au tissu de l'utérus, il ne faut pas laisser les accidents se prolonger, de peur de compromettre la vie de la malade; il faut plutôt faire l'extraction de la môle. On se sert pour cela des mêmes instruments que pour les polypes, mais la plupart du temps des instruments propres à saisir les polypes mous et non les polypes durs : ainsi, au lieu d'érignes de Museux, de la pince de Robert ou de Greenhalgh, on se sert de la pince à polypes ordinaires, ou, s'il faut un instrument d'un plus grand volume, on fait usage de l'espèce de petit forceps à branches séparées, connu sous le nom de pince à faux germe de Levret.

Il faut être sûr de tout enlever : sans cela, les parties restantes peuvent continuer à s'hypertrophier et reproduire plus ou moins complétement le mal. Il m'est arrivé d'être obligé de revenir à l'opération, et même, une fois que la môle était insérée sur le segment inférieur de l'utérus et jusque sur le col, je dus, après avoir arraché tout ce que je

[1] Fabrice de Hilden, *cent.* II, *obs.* 52 — Dugès et Boivin, ouv. cit., p. 279.
[2] Ouv. cit., p. 288.

pus, cautériser fortement au fer rouge la portion de muqueuse utérine sur laquelle s'insérait le pédicule de cette môle hydatique, pour être certain d'en détruire les moindres vestiges. Le rétablissement qui s'était fait attendre un an et qui n'avait pu être produit ni par deux expulsions naturelles, ni par une extraction artificielle de la tumeur, fut dès lors définitif : une grossesse arrivée à bonne fin témoigna de la réalité de la cure.

Après l'arrachement, ou l'expulsion de la môle, il faut se comporter comme après l'accouchement, plus encore qu'on ne doit le faire après l'ablation d'un polype ; car l'hypertrophie de l'utérus et surtout de sa muqueuse tient, beaucoup plus dans ces cas que dans ceux de polypes, de l'hypertrophie gestative. Du repos, un régime tonique, analeptique, des ferrugineux (s'ils sont nécessités par l'appauvrissemement du sang), le seigle ergoté, l'hydrothérapie (s'ils sont indiqués par le ramollissement, le défaut d'involution, la persistance de l'hypertrophie, des fluxions ou de la congestion chronique de l'utérus) : tels sont les soins consécutifs que l'état de la malade pourra réclamer.

CHAPITRE III

Tubercules.

La tuberculisation de l'utérus et de ses annexes a présenté jusqu'à ce jour plus d'intérêt au point de vue de l'anatomie pathologique que du diagnostic et de la thérapeutique. Elle est probablement la plus rare des altérations morbides de ces organes, la moins aisée à diagnostiquer, la plus difficile à guérir. Elle m'a paru pourtant devoir être mentionnée dans ce traité, plutôt comme un état longtemps méconnu, encore mal déterminé et à l'existence duquel il n'est pas indifférent d'apporter, comme je le fais, de nouvelles preuves, que comme une maladie rare, dont il importe au praticien de connaître les symptômes obscurs et qu'il est possible de combattre par un traitement efficace.

A l'inverse des poumons et de quelques autres organes pour lesquels la diathèse tuberculeuse montre une terrible prédilection, les organes génitaux de la femme sont si rarement atteints par cette affection, que l'on compte encore les cas dans lesquels leur véritable tuberculisation a été constatée par l'autopsie : je dis *véritable tuberculisation*, pour désigner le développement du tubercule dans le tissu fibrillaire connectif ou interstitiel, c'est-à-dire dans l'épaisseur, dans la trame des organes, et non le produit purulent qui peut être sécrété par les muqueuses ou par les ulcères de ces membranes et déposé à leur surface chez les sujets scrofuleux et tuberculeux, comme il peut être déposé à la surface des ulcères impétigineux de la peau chez les mêmes malades [1]. Toutefois

[1] Voyez, au sujet de cette distinction, l'excellente thèse de M. Villemin, *Du tubercule*, etc. Paris, 1862.

quelques bons ouvrages ont été écrits sur cet intéressant sujet, signalé déjà par MM. Andral [1] et Louis [2]. Le mémoire de M. Raynaud [3] parut mettre le fait hors de doute. Blache [4], Boivin et Dugès [5], Kiwisch [6], Coote [7], Wilh, Geil [8], Virchow [9], Paulsen [10], Rokitansky [11], Namias [12], de Cristoforis [13], Bianco Giuseppe [14], Bernutz [15], Oldham [16], etc., ont apporté de nouvelles preuves à l'appui. Dernièrement M. Brouardel [17], a réuni et apprécié tous ces documents ; il y en a ajouté de nouveaux et a produit un travail d'ensemble fort intéressant sur ce point de pathologie utérine.

Ainsi que je le disais tout à l'heure, il est assez commun de trouver sur la muqueuse des trompes et même de l'utérus une matière caséeuse dont la consistance varie selon les cas, et qu'on peut enlever avec le dos du scalpel, de manière à laisser à nu une membrane plus ou moins rouge, mais dépourvue de toute altération : c'est à cette matière que M. Brouardel donne le nom de *produit tuberculeux ou phymatoïde ou de tubercule en nappe*. Mais j'ai vu tant de différences, depuis les cas les plus simples d'hypersécrétion nucléaire, avec oblitération imparfaite du conduit tubo-utérin et accumulation de cellules épithéliales dans plusieurs de ses parties, jusqu'aux cas les plus compliqués et les plus graves de condensation de pus, d'agglomération de globules purulents ou de matière scrofuleuse sur divers points comme dans autant de foyers, j'ai vu tant de degrés depuis le produit pathologique le plus fluide jusqu'au plus consistant, depuis le plus dur jusqu'au plus ramolli, que je regarde comme très-difficile de déterminer la nature vraiment tuberculeuse d'un pareil produit et que j'en crois la présence, dans les organes génitaux, moins fréquente que cet observateur ne paraît disposé à l'admettre.

Quant au développement du tubercule *vrai, interstitiel*, il est très-rare. Il paraît pourtant hors de doute. Une observation de M. Raynaud,

[1] *Anatomie pathologique*, t. II, p. 399. Paris, 18...

[2] *Recherches sur la phthisie.*

[3] *Arch. gén. de méd.*, 1re série, t. 26, p. 486. Paris, 1831.

[4] *Arch. gén. de méd.*, t. XXVII, p. 283.

[5] *Maladies de l'utérus*, II, 314. Paris, 1833.

[6] *Klinische Vortræge*, t. I, p. 240. Prague, 1849.

[7] *Gazette médicale de Paris*, 1851, p. 775.

[8] *Ueber die Tuberculose der weibliche Genitalien.* Erlangen, 1851.

[9] *Gazette hebdomadaire*, 1853, p. 383.

[10] *Sur la tuberculisation de l'utérus. Schmidt's Jahrbücher*, 1853.

[11] *Lehrbuch der pathologische Anatomie*, t. III, p. 444. Wien, 1861.

[12] *Sulla tuberculosi dell' utero e degli organi ad esso attenenti. Mém. dell' instituto stesso*, vol. VII, IX, Venezia, 1858-1861, et *Annali universali d'Omodei*. Milano, 1858.

[13] *Annali universali di medicina*, 1858.

[14] *Le alterazioni d'ovaja.* Fossano, 1860.

[15] *Clinique médicale des maladies des femmes. Mémoire sur la pelvi-péritonite*, t. II, p. 340. Paris, 1861-62.

[16] *Gazette des Hôpitaux*, 1863, p. 461.

[17] *De la tuberculisation des organes génitaux de la femme.* Thèses de Paris, 1865.

une autre de M. Namias, celle de M. Brouardel, en sont des exemples frappants auxquels je puis en ajouter un autre également remarquable.

Observation. — *Tuberculisation primitive des trompes, des ovaires et de l'utérus.* — Noélie, âgée de 23 ans, fille de l'hôpital, taille un peu au-dessous de la moyenne, constitution très-délicate, maigre, cheveux blonds, peau fine et transparente, tempérament lymphatique, n'a pas présenté dans son jeune âge de manifestation de la diathèse scrofuleuse. — A 12 ans, de retour de la montagne, elle se plaignait de coliques violentes, si souvent, qu'on l'accusait de les simuler. — A 16 ans, après beaucoup de douleurs hypogastriques, elle eut un premier écoulement menstruel très-peu abondant. Depuis lors les douleurs revinrent périodiquement et, malgré tous les moyens mis en usage, les règles ne parurent que trois ou quatre fois, à de longs intervalles. — A 19 ans, suppression complète des règles, mais persistance des douleurs, plus vives au commencement du mois. — Placée comme domestique, à diverses reprises, elle dut revenir à l'hôpital, après un séjour plus ou moins long au dehors. Les douleurs de plus en plus vives amenaient, paraît-il, des crises nerveuses, pendant lesquelles la malade restait presque sans connaissance pendant des heures entières. En même temps le ventre devint volumineux et, vers le mois de juin 1864, malgré les dénégations les plus formelles de la malade, on crut à la possibilité d'une grossesse. Noélie fut renvoyée pendant quelques mois à la montagne : elle en revint bientôt plus fatiguée.

A cette époque, décembre 1864, on constata quelques craquements secs au sommet des deux poumons, de la matité avec absence de murmure vésiculaire à la base de la poitrine, surtout à droite ; une tumeur abdominale très-douloureuse à la pression, siégeant surtout à la région iliaque droite et s'accompagnant d'une distension à peu près uniforme de tout l'abdomen. Perte d'appétit, selles régulières, fatigue très-grande, douleurs vives au moindre mouvement, pas de fièvre. — Traitement : vésicatoire à la base du thorax à droite, tisanne de chiendent nitré, sirop d'iodure de fer, frictions iodurées sur l'abdomen.

Sous l'influence de ces moyens, une légère amélioration se produisit dans l'état de la poitrine; mais il y eut persistance de la tumeur abdominale et continuation de douleurs toujours très-intenses sur ce point. — Cette tumeur donnant un son mat à la percussion, occupait toute la fosse iliaque droite le reste de l'abdomen était météorisé; pas de sensation de fluctuation. Par le toucher vaginal, on constata l'existence d'une tumeur soulevant la partie latérale droite du sinus utéro-vaginal, paraissant refoulée en bas par une pression exercée sur la fosse iliaque, et se continuant avec une autre tumeur rénitente, présentant parfois des apparences de fluctuation et bombant un peu dans le cul de sac vagino-utérin postérieur. Cette double tumeur était à peu près complétement immobile, quoique paraissant séparée par un sillon du corps de l'utérus, peu mobile lui-même. — Au niveau de l'ombilic, le ventre mesurait $0^m,68$; plus bas, au-dessus du pubis, $0^m,74$. — La palpation n'était douloureuse qu'au niveau de la fosse iliaque. — Il y avait un peu de constipation et surtout du dégoût pour les aliments. Jamais les selles n'ont rien offert de particulier.

Diagnostic. — La malade croyait avoir un kyste de l'ovaire et demandait à être opérée, comme une de ses compagnes qu'elle avait vue guérie par l'ovariotomie quelques mois auparavant. Je diagnostiquai : tuberculisation probable des trompes et des ovaires, et peut-être un abcès ovarien, formant le centre d'une collection purulente pelvi-péritonéale, elle-même enkystée par des adhérences pseudo-membraneuses.

N... fut soumise pendant plusieurs mois à un traitement par les pilules de fer (masse pilulaire de Blaud 0,15; rhubarbe, 0,05), le chlorure d'or et de sodium, les tisanes amères, les frictions avec l'onguent napolitain, etc. — Entre des alternatives de bien et de mal, il y avait toujours retour des douleurs à peu près aussi intenses, toujours aménorrhée.

Le 20 décembre 1865, après quelques jours d'indisposition légère et d'augmentation du dégoût pour les aliments, N... fut prise brusquement de vomissements bilieux, avec frisson violent, quoique la peau fût chaude et sèche. En même temps la face devint grippée, le pouls fréquent et petit, le ventre très-douloureux (cataplasmes sinapisés aux extrémités, potion anti émétique gazeuse, limonade froide, onguent napolitain belladoné à haute dose sur l'abdomen). — Le soir, même état; une garde-robe diarrhéique, puis constipation opiniâtre. — Malgré tous les moyens rationnels usités contre la péritonite, cet état alla s'aggravant d'heure en heure, et la mort survint le cinquième jour, avec tous les symptômes d'une péritonite aiguë que rien ne put enrayer, et sans aucun délire.

Nécropsie, pratiquée vingt-huit heures après la mort.

Poitrine. — Adhérences pleurales très-étendues, à droite surtout. Tubercules crus, disséminés, isolés, peu nombreux au sommet des deux poumons. Engouement peu marqué, sans tubercules à la base.

Abdomen. — Pus dans la cavité péritonéale ; séreuse de couleur très-foncée, noirâtre. Masse intestinale fortement injectée, tapissée de fausses membranes de plusieurs millimètres d'épaisseur, unissant les anses entre elles par des adhérences difficiles à détruire. Mésentère infiltré de matière graisseuse et plastique et ayant une épaisseur de près de 0m,02. Engorgement tuberculeux des ganglions mésentériques. Quelques tubercules crus sous-péritonéaux en divers points de l'intestin grêle.

Dans la fosse iliaque droite, tumeur irrégulière, volumineuse. Le cœcum en forme une portion, il est uni aux parties voisines par des adhérences excessivement intimes, dans lesquelles on reconnaît des exsudations anciennes de matière plastique infiltrée de pus.

Dans cette tumeur, fixée d'une manière immobile aux parties molles de la fosse iliaque, sont contenus et cachés : l'ovaire, la trompe et le ligament rond du côté droit. De nombreuses brides pseudo-membraneuses épaisses et du pus contenu dans les aréoles formées par leur entre-croisement, prolongent la tumeur dans la cavité pelvienne jusque sur les côtés droit et postérieur de l'utérus, où elle avait paru bilobée au toucher. La trompe et l'ovaire sont surtout englobés dans la tumeur : une dissection minutieuse permet de les en séparer, mais non pas sans ouvrir le cœcum, surtout lorsqu'on pousse trop loin les recherches. — Les parois du gros intestin sont très-épaisses ; la texture n'en est pas reconnaissable ; la muqueuse boursouflée, ramollie, est ulcérée sur quelques points, sans présenter des traces de tubercules. — La *trompe*, à parois épaissies, renferme, à la fois dans les interstices de son tissu et à la surface de sa muqueuse, une matière tuberculeuse, dure et granuleuse dans l'épaisseur du tissu ou au-dessous de la muqueuse, ramollie en certains points, offrant presque partout une consistance analogue à celle du mastic de vitrier. — *L'ovaire*, de forme très-allongée, contient aussi la même matière dans sa trame ; on y découvre quelques vésicules de Graaf atrophiées. — *L'utérus*, un peu dévié à droite par les adhérences de ses annexes à la tumeur iléo-cœcale, est sain, excepté au niveau de l'embouchure des trompes, où se trouvent contenus, dans l'épaisseur même de ses parois, des tubercules à divers degrés d'évolution.

Du côté gauche, la trompe et l'ovaire occupent leur position normale. Ils ne sont pas adhérents aux parties voisines; mais ils sont le siége des mêmes altérations pathologiques que les annexes du côté droit, seulement ces altérations y sont un peu moins développées. — L'ovaire, complétement libre de toute adhérence anormale, a la forme allongée qui le caractérise dans l'enfance, et semble avoir été arrêté dans son évolution : le grand diamètre transversal mesure $0^m,055$, la hauteur à peine $0^m,012$.

Quoi qu'en ait écrit Rokitansky, aucun des organes génitaux de la femme ne possède un privilége d'immunité à l'égard de la tuberculisation. Les ovaires peuvent être envahis, comme l'utérus, par les tubercules; seulement ils le sont peut-être moins souvent d'emblée : à en juger par les faits que j'ai recueillis, il est rare de les voir atteints isolément. Les trompes de Fallope ne sont pas dans le même cas : elles peuvent être tuberculeuses à l'exclusion des autres organes et, quoiqu'on ne puisse pas dire avec MM. Namias, Cristoforis, Rokitansky, que la maladie débute toujours par elles, on est conduit par l'examen des faits à reconnaître que c'est ce qui arrive le plus souvent. Il peut en être de même de l'utérus : M. Puech en a observé un cas; mais il est extrêmement rare que cet organe soit seul malade et que les annexes, le péritoine surtout, dans les vraies tuberculisations, ne soit pas atteint de la même affection. De toutes les portions de l'appareil génital le vagin est le plus rarement envahi : M. Virchow seul y a constaté le développement de nombreux tubercules.

Dans ces divers organes, particulièrement dans les trompes et l'utérus, on peut rencontrer les tubercules à l'état de crudité, de ramollissement ou de suppuration ; on peut y rencontrer même de véritables cavernes : chez une malade il y avait, au niveau des culs-de-sac recto-utérin et vésico-utérin, des pertes de substance telles, que, si la vie se fût prolongée, les progrès de l'altération eussent pu amener la perforation de la vessie et du rectum. La muqueuse est quelquefois ramollie, décomposée, détachée même par la suppuration en plaques plus ou moins étendues, qui laissent à nu les fibres du tissu musculaire en partie détruites. — Les altérations concomitantes, amincissements, épaississements, adhérences, enkystements séreux et purulents, et toutes les conséquences de l'inflammation chronique circonvoisine, sont peut-être plus importantes que le dépôt même de matière tuberculeuse; souvent elles sont tellement graves et atteignent si profondément tous les tissus et tous les organes, qu'elles les déforment et qu'elles en changent l'aspect et la texture, au point de rendre impossible la détermination du siége exact du tubercule ou du tissu qui en est atteint.

Les organes génitaux sont si loin d'être un siége d'élection pour les tubercules, que, dans l'immense majorité des observations, leur tuberculose coïncide avec une tuberculisation pulmonaire ou générale, et que cette coïncidence elle-même est encore un cas rare. D'après la statistique la plus élevée, celle de Namias, on rencontrerait 12 fois la tuberculisation des organes génitaux chez 100 phthisiques; dans les mémoires de l'Institut d'anatomie pathologique de Prague, publiés par Dittrich, on trouve 1 cas de tuberculisation de l'utérus sur 40 autopsies de femmes tuberculeuses; M. Puech n'en a relevé que 3 cas sur 150 autopsies; Cless de Stuttgard 1 sur 70; et, quant à moi, je n'en ai certainement pas rencontré plus de 1 sur 100. — La tuberculisation des organes génitaux ne coïncide pas seulement avec la phthisie pulmonaire, elle se rencontre encore en même temps que des lésions osseuses graves, des tubercules dans les os, les articulations [1] et les autres organes.

Dans les nombreuses coïncidences que je viens de signaler, la tuberculisation des organes génitaux suit-elle la phthisie pulmonaire ou la précède-t-elle? Le plus souvent elle la suit; elle est en quelque sorte un effet de l'altération profonde de la nutrition ou de la cachexie, une poussée ultime de l'affection tuberculeuse, qui est sans conséquence particulière et passe inaperçue au milieu du trouble de toutes les fonctions. Mais elle peut aussi la précéder: M. Tyler Smith [2] a publié une observation de tuberculose primitive de l'utérus et des ovaires, suivie d'une tuberculisation pulmonaire qui occasionna la mort. Elle peut même exister toute seule, et être découverte par l'autopsie à une période de son développement où les poumons ne sont pas encore envahis: M. Siredey [3] a publié un cas remarquable de tuberculisation isolée des trompes et du péritoine; M. Tomlinson [4] une tuberculisation de l'utérus, des trompes et des ovaires, avec cette particularité que l'utérus avait acquis un volume considérable sans qu'il y eût de tubercules dans aucun autre organe; M. Puech a trouvé sur une femme de 46 ans des tubercules occupant la muqueuse du corps, l'enveloppe péritonéale, l'épaisseur même de la couche musculaire [5], sans aucune trace de tuberculisation dans le reste du corps.

Dans les cas où, contrairement à la loi formulée par M. Louis, les poumons sont sains ou du moins ne sont pas envahis par le produit mor-

[1] Cruveilhier, *Anat. path.*, IV, 674. — Crocq, *Archiv. gén. de méd.*, 1860.

[2] *London journal*, février 1852.

[3] *De la fréquence des altérations des annexes de l'utérus dans les affections dites utérines.* Thèse de Paris, 1860.

[4] *Obstetric. transact.*, 1864.

[5] Les tubercules y étaient en partie disséminés, en partie rapprochés, agglomérés en groupes plus ou moins considérables. Le volume de l'organe en était notablement augmenté: longueur, 12 centimètres, largeur 8, épaisseur 6,5. Le col était aussi altéré.

bide, la tuberculisation des organes génitaux appelle l'attention du médecin sur les phénomènes qui se passent dans le petit bassin, d'autant plus que, dans la plupart des cas, la tuberculisation s'empare concurremment d'une partie des viscères abdominaux ou du péritoine.

Diagnostic. — Il est souvent méconnu, quelquefois soupçonné, rarement certain. On ne peut guère y arriver en une seule séance, ainsi que le fait remarquer justement M. Brouardel ; car des trois éléments sur lesquels il peut se fonder, l'état général, l'état local, la marche de la maladie, ce dernier est le plus important à connaître.

Signes subjectifs. Il faut d'abord se rappeler que la tuberculisation de l'utérus et de ses annexes se développe presque toujours dans la période de l'activité sexuelle, de 20 à 40 ans, ou chez les petites filles, par suite de la généralisation de l'affection tuberculeuse; que ce développement est favorisé par les inflammations utérines ou péri-utérines et par l'accouchement ; que dans ce dernier cas MM. Rokitansky, Namias, Brouardel, ont observé le dépôt de la matière tuberculeuse sur le lieu d'implantation du placenta.

On observe surtout des phénomènes généraux, le facies, l'habitude du corps des tuberculeux, des signes de tuberculisation des poumons ou d'autres organes, coïncidant avec les phénomènes locaux. Parmi ces derniers, les douleurs causées par les mouvements, la marche, le coït, l'entérite glaireuse, etc., n'ont rien de spécial. Mais il se manifeste des douleurs vagues à l'hypogastre ou aux lombes : ces douleurs ne s'accompagnent guère d'irradiation ni de douleurs de voisinage. Il s'y joint une sensation désagréable de plénitude et de pesanteur dans le bassin et, lorsque l'utérus est tuméfié, de fréquentes envies d'uriner, de la constipation alternant avec de la diarrhée; la miction et la défécation sont pénibles.

Rarement il survient de la métrorrhagie: au contraire dès le début les règles se suppriment, surtout si les ovaires sont atteints ou atrophiés, et il y a aménorrhée, comme chez la malade que j'ai observée. M. Brouardel considère la leucorrhée comme le prélude de la maladie : cela peut arriver, si le siége du mal est dans l'utérus et surtout dans la muqueuse utérine; sinon, la tuberculisation atteindrait-elle tout le reste du système utérin, il peut n'y avoir pas plus de perte blanche que de perte rouge.

Mais le plus souvent le péritoine est pris de tuberculisation en même temps que les organes génitaux, ou du moins il s'enflamme tout autour. De là, des douleurs vives, des nausées, des vomissements, du ballonnement, de la fièvre etc., dus aux péritonites limitées qui se renouvellent par intervalles, aux redoublements inflammatoires, aux poussées de l'inflammation aiguë qui vient s'enter sur la phlegmasie chronique. En dernier lieu, surtout lorsque la maladie marche avec lenteur et qu'elle envahit l'ensemble de l'appareil génital, il se produit quelquefois une hydropisie ascite plus ou moins considérable; Kiwisch a insisté sur ce dernier symptôme, et l'a signalé à tort, je crois, comme se présentant presque fatalement.

Signes objectifs. La palpation démontre une augmentation de volume de l'utérus, comme dans l'observation de Crocq, ou l'existence d'une tumeur péri-utérine, comme dans l'observation que j'ai rapportée, en même temps que la rénitence de la péritonite chronique : les anses intestinales sont reliées entre elles par des pseudo-membranes et distendues par des gaz. — Le toucher dénote un déplacement de l'utérus : cet organe est porté hors de l'axe du vagin, surtout en arrière, immobilisé, quelquefois rétrofléchi. Dans les culs-de-sac vagino-utérins on perçoit des inégalités, des bosselures, des brides douloureuses à la pression : par la dépression de ces culs-de-sac, surtout du postérieur ou de l'un des latéraux, ou par le toucher rectal, on constate l'existence de petites bosselures arrondies, moniliformes, dures, non fluctuantes. — Les érosions du col, la provenance et la nature de l'écoulement, constatées par le spéculum, au besoin l'examen microscopique de la matière tuberculeuse, dans le cas où l'on en recueillerait avec la leucorrhée, aideraient à porter un diagnostic toujours difficile.

Traitement. — Le pronostic de cette maladie est très-grave. Il est pourtant moins grave que celui de la phthisie pulmonaire ; si la phthisie est exceptionnellement curable, la tuberculose utérine, tubaire, ovarique doit l'être davantage, puisque ces organes ne sont pas indispensables à la vie : il faut donc agir. Le pronostic est probablement aussi moins grave lorsque les tubercules sont bornés à l'utérus et qu'il n'y a encore ni péritonite ni hydropisie ascite : dans ce cas on peut espérer d'enrayer le mal et de le rendre tolérable.

On ne peut d'ailleurs combattre que l'affection, et l'on n'a guère de prise directe sur le mal local. On prescrira le séjour dans le Midi, à la campagne, au grand air, un exercice modéré, un régime analeptique, les toniques, les reconstituants, les antiscrofuleux, l'huile de foie de morue, l'iode et ses préparations, les bains sulfureux, les bains de mer. On surveillera la poitrine, on maintiendra les fonctions digestives en bon état et l'on soutiendra les forces. On combattra les retours d'acuïté de la péritonite, tout en ménageant le sang des malades. On se méfiera aussi des rechutes et on les préviendra par le repos auquel on condamnera l'appareil génital.

CHAPITRE IV

Cancer.

Sous le nom de *cancer* nous comprenons toute maladie caractérisée par la double tendance : 1° à détruire le tissu de l'organe ; 2° à se reproduire sur place et à s'étendre à tous les organes voisins avec plus ou moins de rapidité ; quelles que soient d'ailleurs les affections qui président au développement de cette maladie, ou les formes anatomiques qui la caractérisent [1].

Ce n'est pas que nous n'admettions, comme on peut le voir par cette définition, des différences de degré et même de nature entre les divers états morbides groupés sous un même nom, et que nous ne fassions nos réserves sur la gravité du pronostic, au point de vue de la léthalité et de la curabilité de chacun de ces états pris au début ; mais c'est que tous ou presque tous, abandonnés à eux-mêmes et souvent constatés à un degré de développement trop avancé, se ressemblent par les mêmes tendances de destruction, d'extension, de reproduction, qui entraînent tôt ou tard un résultat funeste.

Il ne nous paraît pas douteux que l'épithélioma du col ne puisse être enlevé avec quelque chance de guérison, ou que la marche ne puisse en être ralentie au point de permettre au médecin de prolonger notablement les jours d'une malade. Il nous paraît aussi probable que la mollesse ou la dureté du cancer, sa forme encéphaloïde ou sa forme squirrheuse, son siége à la surface de la muqueuse ou dans l'épaisseur du parenchyme, ses tendances stationnaire, végétante ou ulcéreuse, sont autant de circonstances qui introduisent, dans la rapidité ou la lenteur de son évolution, des différences dont il est essentiel de tenir compte.

A ce point de vue le cancer, le cancroïde, la tumeur cancéreuse, l'excroissance cancéreuse, l'ulcère rongeant, sont des états morbides qui, tout en provenant d'un même acte pathologique, peuvent suivre des marches très-diverses. De là des distinctions importantes pour le diagnostic et les indications thérapeutiques. Ces distinctions se rattachent surtout au début de la maladie, lorsqu'on peut encore espérer d'en retarder l'évolution. Malheureusement, les malades appellent le médecin

[1] Le grand nombre de femmes atteintes de cancer utérin peut seul donner la mesure de l'importance qui doit s'attacher à l'étude de cette maladie. En cinq années, de 1838 à 1842 inclusivement, sur 11,662 cancéreux décédés en Angleterre, dont 2,916 hommes et 8,746 femmes, il a été compté environ 3,000 cancers de l'utérus (Simpson, *Clin. lect. on Diseas. of Women*, pag. 42. Philadelphia, 1863). — En 1851, il est mort du cancer en Angleterre 1,754 hommes et 4,072 femmes (C. West, *Lect. on Diseases of Women*, pag. 361. London, 1864). — D'après Tanchou (*Recherches sur le traitement médical des tumeurs cancéreuses du sein*, pag. 258. Paris, 1844), on compte 2,996 cancers utérins contre 1,147 cancers mammaires.

presque toujours à une époque où le mal s'est déjà placé, par ses progrès, au-dessus des ressources de l'art. Malheureusement aussi, on peut dire qu'il y a rarement de leur faute, et que leur négligence, coupable si elle était réelle, est excusable parce qu'elle n'est qu'apparente ; car elle tient à l'obscurité, à la fugacité, à l'absence même des symptômes qui peuvent signaler le début de la maladie.

Notre soin sera donc de déterminer surtout les signes du début et de distinguer entre eux les symptômes des diverses formes. Car de ces deux déterminations seules dépend la possibilité de poser et de remplir une indication vraiment curative ; hors de là, il n'y a pas à instituer d'autre traitement qu'un traitement palliatif, et encore quel palliatif!

Diagnostic. — Il est d'autant plus difficile à porter qu'on est plus près de l'époque où le mal débute. J'examinerai successivement les signes de cette première période, ceux du cancer confirmé et ceux de la cachexie cancéreuse.

I. *Du cancer utérin au début.* — *Signes subjectifs.* Les symptômes qui peuvent devenir des signes rationnels ou de présomption du cancer utérin, sont très-équivoques *au début* de la maladie. Ils doivent éveiller toute la sollicitude du médecin, qui ne saurait trop appeler sur eux l'attention de ses malades.

Les symptômes locaux sont les plus significatifs.

La douleur proprement dite, la douleur spontanée, souvent même la douleur provoquée, font entièrement défaut. La douleur provoquée par la marche manque plus souvent que celle qui est provoquée par le coït, par la pression, par le toucher. Autant ce symptôme devient la source d'angoisses lorsque le cancer est en pleine évolution, lorsque ses ravages ont détruit une portion de l'organe, surtout lorsqu'il retentit anatomiquement et physiologiquement sur les organes voisins de l'utérus ; autant il est muet à l'origine du mal et longtemps encore, jusqu'à une poque où non-seulement d'autres symptômes ont appelé l'attention es malades, mais où l'examen direct vient malheureusement démontrer au médecin l'impuisance où l'envahissement déjà trop grand de l'altération organique réduit les moyens de traitement les plus énergiques [1].

J'ai de la peine à m'expliquer le silence des auteurs sur ce sujet.

[1] Cette circonstance, jetant beaucoup d'incertitude sur l'époque précise de l'origine du mal, rend très-difficile la détermination de sa durée probable. J'ai vu très-positivement des femmes ne succomber aux progrès de leur cancer utérin que plusieurs années, parfois même sept à huit ans, après l'époque probable où il avait commencé à se développer. Je regarde donc les résultats de la statistique sur ce point comme de

Beaucoup ont été frappés des douleurs éprouvées par les malades au moment où ils étaient consultés; peu se sont informés des douleurs qu'elles avaient éprouvées avant ce moment et depuis l'époque présumable du début de leur maladie. Pour mon compte, voici ce que j'ai observé : la plupart du temps le cancroïde est indolent, même à un degré avancé, jusqu'au moment où son volume, entraînant une augmentation de poids, un embarras du vagin, une difficulté à l'accomplissement du coït, etc., y éveille un sentiment d'abord de gêne, plus tard de douleur; mais quant à ces douleurs aiguës, lancinantes, données comme caractéristiques des maladies cancéreuses, je ne les ai jamais vues paraître qu'à une époque très-avancée de la maladie. Souvent j'ai été consulté par des femmes dont l'examen m'a révélé une maladie incurable, dont la mort ne s'est pas fait attendre plus de trois mois, et dont le mal s'était pourtant développé sourdement, sans qu'aucune douleur aiguë eût jamais attiré leur attention du côté de l'utérus. Les unes ont continué à subir sans douleur les approches de leur mari, et sont devenues grosses (on cite des exemples d'accouchement chez des cancéreuses qui probablement étaient déjà malades à l'époque de la conception); d'autres ont mené une vie fatigante, ont fait journellement de l'exercice, de longues marches sans en être incommodées : j'ai vu dernièrement une dame dont la récréation à la campagne était de courir avec sa chèvre, et qui n'avait pas souffert jusqu'au moment où le cancer était incurable. La plupart ont continué à dormir toute la nuit sans être réveillées par la douleur; j'ai vu récemment encore une femme qui m'en a offert un exemple : un cancer du corps de l'utérus à la période ulcérative, ayant amené des phénomènes de réaction générale très-graves, tels que dyspepsie, amaigrissement, fièvre, etc., avait pu suivre antérieurement toutes les phases de son développement sans éveiller l'attention par aucune douleur, sans troubler même le sommeil de la malade, qui ne se plaignait que de pertes rouges très-abondantes, suivies en dernier lieu de pertes blanches ichoreuses fétides.

Les cancers même les mieux caractérisés et les plus susceptibles de généralisation, le squirrhe, l'encéphaloïde, peuvent arriver à une période avancée et incurable de leur développement, sans avoir éveillé de douleurs, du moins de ces douleurs aiguës, lancinantes, signalées comme propres aux manifestations de cette affection. J'ai vu un squirrhe utérin dont l'ulcération s'était emparée depuis assez longtemps pour détruire toute la lèvre postérieure du col et jusqu'à une partie du corps de la matrice, et pour conduire la malade à un état voisin du marasme, sans que les douleurs eussent revêtu jamais le caractère aigu, réputé propre au cancer.

simples approximations : la durée moyenne de la vie d'une femme, à partir du moment où elle est atteinte de cancer à la matrice, serait d'un peu plus de seize mois d'après M. Lebert (*Mal. cancér.*, pag. 269), et d'un peu plus de dix-sept mois d'après M. West (*Diseases of Women*, pag. 388).

Du reste, en réfléchissant depuis longtemps à l'incertitude de ce symptôme douleur, au point de vue du diagnostic des affections cancéreuses de la matrice, je n'ai pu m'empêcher de reconnaître que l'utérus n'est pas le seul organe dans lequel le cancer puisse se développer sans douleur. J'ai vu des cancers de l'œil se former chez les enfants sans douleur. Chez un enfant de 7 à 8 ans, atteint d'un sarcocèle énorme, dont la récidive après une opération antérieure parfaitement exécutée aurait suffi pour lever tous les doutes sur la nature du mal, si l'examen de la tumeur avait pu en laisser, j'ai vu le cancer prendre tout son développement sans jamais avoir causé de douleur. Dernièrement encore j'ai opéré une dame d'un énorme cancer mammaire qui n'avait pas causé la moindre douleur, ni interrompu une seule nuit le sommeil pendant les deux années de son évolution. Je viens de voir, dans mon cabinet, une autre dame qui n'accuse aucune douleur lancinante, bien qu'elle porte une vaste ulcération cancéreuse du côté droit, récidive d'une opération exécutée, il y a un an, pour la débarrasser d'un cancer ayant envahi toute la mamelle, et bien qu'elle présente manifestement dans la mamelle gauche un autre cancer ayant acquis en trois mois le volume d'un œuf de poule.

Je pense donc qu'on a beaucoup exagéré la portée du symptôme douleur comme caractéristique de la nature cancéreuse des tumeurs ou des ulcères. Mais, de tous les organes, l'utérus est très-probablement celui dans lequel ce symptôme manque le plus souvent, c'est-à-dire presque toujours en pareil cas : le cancer peut y naître, s'y développer et y prendre des proportions qui le rendent incurable, ce travail s'accomplissant sourdement, sans éveiller, si ce n'est par des symptômes tout autres, l'attention des malades et du médecin.

Par contre, des névralgies, des déplacements, de simples instabilités de la matrice, sont accompagnés de douleurs très-vives. Je ne parle pas des inflammations utérines et surtout des inflammations péri-utérines, des catarrhes, des congestions, des simples engorgements, qui sont toujours accompagnés de douleurs sourdes, et souvent de douleurs très-aiguës. Aussi, comme je l'ai dit en traitant du diagnostic général, la douleur, pour les maladies utérines, loin d'être proportionnée à la gravité du mal, est souvent en raison inverse de cette gravité, et l'on peut hardiment poser cet axiome dont le souvenir a l'avantage de tenir en éveil notre attention dans la pratique gynécologique : *Nimium ne crede dolori.*

Néanmoins la douleur, inappréciable au début, devient plus tard un des éléments les plus importants, sinon du diagnostic, du moins du traitement du cancer utérin. Mais alors elle tient à tant de circonstances, qu'il est difficile de dire pour quelle part la nature de l'affection entre dans sa production ; alors aussi, d'autres symptômes suffisent, et au-delà, à appeler l'attention, à éclairer le jugement du praticien. Nous en parlerons en temps et lieu. Nous avons voulu seulement ici faire ressortir l'incertitude, l'insuffisance, l'absence même de ce symptôme comme élément de diagnostic au début de la maladie.

Puisqu'il en est ainsi, cherchons dans d'autres symptômes des signes de présomption, sinon de certitude, de l'apparition du cancer sur quelque point de la matrice.

Les symptômes qui peuvent passer pour les meilleurs, et peut-être les seuls signes rationnels du début du cancer utérin, sont les pertes (pertes sanguines, pertes blanches).

Les pertes sanguines ne manquent jamais au début de cette redoutable maladie. Presque constantes dans les cancers internes et dans les cancers interstitiels, elles sont habituelles même dans les cancers du col, dans le cancroïde le plus superficiel de cet organe. La maladie signale son apparition en déterminant un mouvement fluxionnaire qui ne tarde pas à provoquer une perte de sang dans un organe naturellement si disposé à la production d'un flux qui est une manifestation normale, physiologique de son existence. On comprend toutefois que l'hémorrhagie se produit d'autant plus sûrement que le cancer se développe sur un point plus voisin de la muqueuse du corps de l'utérus, c'est-à-dire du tissu par lequel s'opère l'hémorrhagie normale, la menstruation. Aussi les cancers de la muqueuse utérine nous ont-ils paru être ceux qui déterminent le plus tôt et le plus inévitablement la manifestation de ce symptôme, puis viennent ceux du parenchyme ou des interstices musculaires du corps de la matrice, ensuite ceux du col, et enfin ceux de la partie vaginale de cet organe.

D'abord, c'est sous la simple forme de ménorrhagie que la perte de sang semble se manifester. Les règles sont plus abondantes qu'à l'ordinaire, elles se prolongent au delà du terme habituel, elles sont quelquefois d'une durée excessive : chez telle femme dont la menstruation ne dure ordinairement que trois ou quatre jours, la perte de sang se prolonge pendant huit jours, quelquefois pendant quinze jours.

Bientôt la métrorrhagie s'ajoute à la ménorrhagie ; des pertes sanguines se font dans les intervalles des époques menstruelles, à des moments plus ou moins rapprochés ; elles finissent par devenir même si rapprochées, qu'elles sont presque continues, et si abondantes, qu'elles affaiblissent les malades, les décolorent, les jettent dans l'anémie. Elles se suspendent, pour reparaître bientôt et, après quelques alternatives de disparition et de réapparition, elles cessent enfin, soit spontanément, soit sous l'influence des hémostatiques généraux et locaux qui ont été administrés en pareille occasion.

Ainsi, à quelque âge qu'une femme soit atteinte de cancer utérin, l'hémorrhagie est un des premiers symptômes par lesquels l'existence de cette maladie nous est révélée. Chez les femmes encore menstruées, le début est plus difficile à préciser, les premiers symptômes de cet ordre étant mis le plus souvent sur le compte de troubles menstruels pouvant être rattachés à des causes ordinaires, et par conséquent n'ayant pas une signification proportionnée à la gravité de la cause réelle qui les fait éclore, bien que les irrégularités, la fréquence des retours, l'abondance des pertes, doivent toujours éveiller l'attention du praticien. Chez les femmes qui ont cessé d'être menstruées depuis un nombre d'années plus ou moins considérable, une hémorrhagie, surtout tant soit peu abondante, survenant après la ménopause et le silence absolu de l'utérus depuis cette époque, est un symptôme auquel on est porté tout d'abord à attribuer une signification bien plus grave ; et sous ce rapport les malades elles-mêmes sont plus sûrement prévenues du développement possible d'une maladie utérine sérieuse. Dans l'un et l'autre cas, il faut se hâter d'établir le diagnostic.

Tout en manquant rarement au début d'une dégénérescence cancéreuse de l'utérus, les hémorrhagies sont des signes de présomption d'autant moins importants, qu'elles peuvent être déterminées, avant et même après la ménopause, par le début de toute autre maladie que le cancer. Ainsi, outre les nombreuses causes de dérangement de la menstruation ou d'hémorrhagies, indépendantes des règles, qui peuvent amener les pertes sanguines avant la ménopause, il est, chez les femmes encore réglées comme chez celles qui ne le sont plus, des altérations de tissu, des tumeurs de diverse nature, dont le début ou le développement confirmé peuvent être annoncés par des pertes de sang. Les tumeurs fibreuses, les polypes, par exemple, ne tardent par à déterminer, en se développant chez des femmes âgées, à une époque déjà éloignée de la ménopause, des hémorrhagies plus ou moins abondantes. L'hémorrhagie utérine, même dans ces conditions, n'est pas un signe de présomption du cancer seulement ; mais elle commande, dans tous les cas, l'examen direct qui peut seul amener à un diagnostic absolu ou relatif de la maladie qui l'a causée.

Un autre symptôme s'ajoute à l'hémorrhagie, il la précède quelquefois, l'accompagne souvent, la suit toujours, et peut passer pour un autre signe de présomption dont la valeur, ajoutée à celle de l'hémorrhagie, la dépasse en importance, par le seul fait de la coexistence ou de la succession de ces deux symptômes : c'est la perte blanche.

Cette perte peut être muqueuse lorsqu'elle exprime le retentissement sur la muqueuse utérine de la présence de noyaux cancéreux ou d'infiltration cancéreuse dans le tissu musculaire de la matrice ; plus souvent elle est séreuse et résulte de l'exsudation superficielle d'un liquide à la face interne du corps ou du col, ou à la surface du col, dont l'élément papillaire ou épithélial commence à subir une modification devant donner bientôt naissance aux végétations cancroïdales qui peuvent devenir des excroissances en *choux-fleurs* [1] saillantes dans le vagin. Séreuse

[1] Cette dénomination de l'épithélioma végétant de l'utérus, très-juste eu égard à la

dans l'origine, avant l'apparition des hémorrhagies, elle conserve quelquefois ce caractère dans l'intervalle des pertes de sang; plus souvent elle devient séro-sanguinolente, séro-purulente, sanieuse, enfin ichoreuse. Dans tous les cas elle diffère entièrement de l'écoulement glaireux du catarrhe, de l'écoulement purulent de l'inflammation de la muqueuse utérine, et de l'écoulement muco-purulent qui participe des deux précédents par son aspect et par son origine. Elle ne devient généralement séro-purulente qu'après la période hémorrhagique proprement dite, et sanieuse ou ichoreuse qu'après que la maladie confirmée a fait assez de progrès pour que l'ulcération soit imminente ou même déclarée déjà sur quelques points. Qu'elle soit en partie sanguinolente, en partie purulente, la perte revêt toujours en même temps un caractère séreux très-prononcé ; elle est abondante, tache le linge comme une eau roussâtre, au lieu de le tacher comme du lait, de l'empois, du pus jaune ou verdâtre. Cette perte, dont les femmes ne manquent pas de signaler le caractère au médecin, met les malades sur la voie; elle a parfois une âcreté sensible aux parties génitales externes et ne peut manquer d'être un signe de présomption d'une importance majeure au début de la maladie. Elle n'a pas encore l'odeur fétide, nauséabonde qu'elle prendra probablement dès que l'ulcération et la destruction des tissus la rendront ichoreuse, et y mêleront les premiers détritus des tissus normaux ou pathologiques entraînés avec elle; mais l'absence de cette odeur, si caractéristique un peu plus tard, ne doit pas endormir la vigilance du praticien ni lui inspirer une fausse sécurité, pas plus que l'odeur de fermentation ou de pus échauffé, dans les cas de polype et même de simples pessaires ou de corps étrangers retenus dans le vagin, ne doit lui donner le change ni lui inspirer hâtivement de fausses alarmes.

Les *symptômes généraux* sont habituellement nuls ou peu accusés. La digestion, la nutrition, ne sont pas encore altérées. Ces fonctions ne se troublent guère que lorsque les progrès du mal, son extension, l'inflammation des tissus voisins, le travail ulcératif, ont retenti sur l'économie entière, allumé la fièvre et décelé déjà, par des symptômes locaux indubitables, l'existence de la lésion organique. De tous les symptômes généraux, les premiers à paraître sont habituellement les troubles nerveux sympathiques, les symptômes vagues d'inquiétude vitale, les accidents hystériformes, les tiraillements à l'épigastre, entre les épaules, etc.; mais il est bien difficile, pour les malades surtout, de soupçonner, à

forme de la maladie qu'elle dépeint avec exactitude (*Cauli-flower tumour*, *cauli-flower excrescence*), a été introduite dans le langage médical, en 1809, par John Clarke (*Transactions of the Society for the improvement of medical and surgical Knowledge*, III, 321. — *Edinb. med. and surg. Journ.*, XVIII, 480), et adoptée par son frère C. Clarke (*Observ. on Diseases of females*, vol. II, pag. 57 ; London, 1831), ainsi que par tous les gynécologistes anglais.

ces premières atteintes de la maladie, la nature, la gravité, souvent même le siége du mal.

Existe-t-il dans l'âge des malades, dans les anamnestiques ou les commémoratifs, quelque circonstance qui puisse s'ajouter à ces premiers symptômes, pour augmenter la probabilité ou inspirer au praticien la présomption du début d'un cancer utérin ? Je ne crois pas qu'on doive en rencontrer beaucoup.

On a signalé l'âge des malades, notamment l'époque de la ménopause, comme favorable au développement de cette maladie. Mes observations ne confirment pas cette opinion. Pour le cancer, comme pour la plupart des maladies utérines, l'époque de la plus grande fréquence est celle de la vie sexuelle de la femme [1]. En dehors de l'âge moyen, depuis l'apparition des règles jusqu'à la ménopause, qui est évidemment la période dans laquelle j'en ai rencontré le plus souvent, j'ai eu l'occasion d'en observer chez de jeunes femmes de 20 ans, de 25 ans, et chez des femmes âgées ayant depuis longtemps cessé d'être réglées, par exemple chez des femmes de 65 et de 70 ans, chez lesquelles l'utérus était resté pendant plusieurs années dans le silence habituel qui suit la cessation définitive de la menstruation et paraissait avoir subi déjà les atteintes de la tendance atrophique qui le caractérise à cet âge.

Il ne faut pas croire non plus que les femmes mariées y soient exclusivement disposées. J'ai vu des vierges en être atteintes, dans les couvents et dans le monde, et l'on ne peut admettre que la virginité et le célibat soient, sinon défavorables, du moins incompatibles à leur développement. Il est certain que le mariage et par suite les rapports sexuels, l'accouchement, l'avortement, etc., sont des causes provocatrices capables de favoriser ou de hâter l'explosion de la diathèse cancéreuse et surtout sa localisation sur l'utérus plutôt que sur un autre organe ; mais le fait même de l'existence d'une diathèse qu'on ne peut s'empêcher de reconnaître comme la véritable cause prédisposante ou, pour mieux

[1] Me Boivin et Dugès donnent le relevé suivant, qui n'est probablement pas exempt d'erreurs de diagnostic. M. Lebert (Ouvr. cit., pag. 272) donne un relevé qui mérite plus de confiance, tout en confirmant d'ailleurs les principaux résultats du précédent. Je rapproche de ces deux tableaux celui de M. Scanzoni (Ouvr. cit., pag. 244).

Boivin et Dugès.		Lebert.		Scanzoni.	
Au-dessous de 20 ans,	12	De 25 à 30 ans,	5	De 20 à 25 ans,	4
De 20 à 30 —	83	30 à 35 —	5	25 à 30 —	4
30 à 40 —	102	35 à 40 —	9	30 à 35 —	17
40 à 45 —	106	40 à 45 —	8	35 à 40 —	18
45 à 50 —	95	45 à 50 —	8	40 à 45 —	45
50 à 60 —	7	50 à 55 —	3	45 à 50 —	15
60 à 71 —	4	55 à 60 —	5	50 à 55 —	4
Total.	409	60 à 65 —	3	55 à 60 —	1
		65 à 70 —	3	Total.	108
		70 à 80 —	1		
		Total.	50		

dire, essentielle de la maladie, exclut l'idée de l'immunité rattachée au célibat. Il n'est pourtant pas impossible que cette condition intervienne dans une certaine mesure, soit au point de vue de la fréquence, qui serait proportionnellement moindre chez les vierges que chez les femmes mariées ; soit au point de vue de l'époque du développement, qui m'a paru plus tardive chez les premières que chez les secondes. Mes observations, si elles sont suffisantes, paraissent m'autoriser à conclure que, chez les vierges, plus souvent que chez les autres femmes, le développement du cancer coïncide avec les approches de la ménopause et les troubles menstruels qui signalent cette période ultime de la vie sexuelle[1].

Mais une circonstance plus importante que les précédentes, au point de vue de la présomption, et qui est en rapport avec la nature diathésique de la maladie, c'est l'hérédité. On ne peut nier, ce me semble, quoi qu'en dise M. Lebert[2], que l'affection cancéreuse, en général, et sa localisation sur l'utérus, en particulier, ne soient héréditaires. Cette circonstance est à peser, non-seulement sous le rapport du diagnostic, mais encore sous celui du pronostic et du traitement, surtout du traitement préventif, s'il est admissible que le médecin puisse instituer, avec quelque espoir de succès, un traitement de cet ordre. Je donne mes soins, en ce moment, à une dame atteinte d'un cancer utérin déjà très-avancé, et en même temps à sa fille, âgée de 21 ans, mariée seulement pendant trois mois, ayant perdu son mari depuis près de deux ans, et atteinte, depuis son mariage, d'une métrite accompagnée de granulations utérines. Quelle importance n'y a-t-il pas, en pareil cas, à éloigner de l'utérus toute maladie qui peut devenir elle-même l'occasion ou la cause déterminante de la prise de possession d'un si funeste héritage !

Signes objectifs. Dès le *début du cancer utérin*, les signes objectifs peuvent changer en certitude la présomption que les signes subjectifs ont fait naître dans notre esprit. La palpation, le toucher, la vue, nous permettent de conclure avec une très-grande probabilité à l'existence des cancers profonds ; ils peuvent nous faire prononcer affirmativement sur les cancers superficiels et généralement sur le cancer du col, quels qu'en soient le siége et la forme.

La douleur éveillée par la pression, surtout par la combinaison de la palpation et du toucher, l'augmentation de volume de l'organe, sa tu-

[1] Quant aux relations entre le développement du cancer et la menstruation, la grossesse, le nombre des accouchements, celui des enfants, les avortements, les complications du travail, je renvoie le lecteur aux ouvrages de MM. Lebert (*Maladies cancéreuses*, pag. 273 ; Paris, 1851), Scanzoni (*Maladies des organes sexuels de la femme*, pag. 245 ; Paris, 1858) et C. West (*Clinical lectures on Diseases of Women*, pag. 365 et suiv. et 383 ; London, 1864), où il trouvera des détails qui ont beaucoup d'intérêt, mais qui ne m'ont pas paru avoir assez d'utilité pratique pour être rapportés ici.

[2] Ouv. cit., pag. 273.

méfaction partielle sur une face ou sur un point plus que sur les autres, la forme globuleuse d'une ou plusieurs tumeurs, les indurations multiples et sous-muqueuses du col, ou le développement d'excroissances dures, résistantes et en même temps friables, saignantes; la dilatabilité du col, l'aspect de ses nodosités profondes ou superficielles; sa couleur violacée par places, avec injection vasculaire veineuse autour des nodosités, ou la vue des excroissances bien caractéristiques dont nous parlerons tout à l'heure, sont autant de symptômes qui, rapprochés du symptôme douleur et surtout d'hémorrhagies antérieures, de pertes séreuses ou séro-sanguinolentes, de l'altération de la nutrition avec pâleur, quelquefois bouffissure de la face, plus souvent amaigrissement, mouvement fébrile, etc., deviennent de bonne heure des signes de certitude de l'existence d'un cancer de matrice. C'est surtout dans les cas si fréquents de cancroïde du col qu'il importe de porter de bonne heure ce diagnostic, puisque, si l'altération pathologique ne dépasse pas les insertions vaginales et ne s'étend pas sur le vagin, on peut espérer de supprimer la maladie par l'excision du col et d'obtenir une cure, sinon toujours radicale et définitive, du moins souvent suffisante pour prolonger pendant un temps illimité les jours de la malade.

II. *Du cancer utérin confirmé.* — Lorsque le *cancer est confirmé*, ou plutôt lorsqu'il est arrivé à la période d'envahissement et d'ulcération, le doute n'est plus possible. Les douleurs, les pertes ichoreuses, l'amaigrissement, le dépérissement, la fièvre, l'altération des traits, la coloration du visage, ne laissent plus de doute à la malade sur l'existence de son mal ni au médecin sur la nature de ce mal, dont il ne reste plus qu'à constater l'étendue et les ravages, pour instituer le traitement palliatif le plus propre à en arrêter les progrès, retarder la marche, amoindrir le retentissement et atténuer les effets.

C'est ici que nous devrons nous attacher à distinguer les diverses formes de cancer [1], au moins au point de vue symptomatique.

Pendant cette période, qui peut avoir une évolution rapide, mais qui suit habituellement une marche lente [2], pendant laquelle la constitution de la malade est altérée tous les jours plus profondément par l'établissement de la cachexie cancéreuse, les hémorrhagies ont souvent cessé pour ne plus reparaître. Il est pourtant des cancers fongueux ou des tumeurs dont le développement considérable, se faisant avec beaucoup de rapidité, est caractérisé par une vascularisation veineuse riche, une friabilité extrême et une disposition très-grande du tissu cancéreux à la destruction : dans ces cas, les hémorrhagies se renouvellent; j'en ai vu, chez un petit nombre de malades, qui survenaient jusque dans les der-

[1] Sur l'anatomie pathologique du cancer de l'utérus, voyez Ernest Wagner, *Krebs der Gebärmutter*. Leipzig, 1858.

[2] Voyez la note précédente sur la durée moyenne de la vie des malades atteintes de cancer confirmé, p. 864.

niers jours avec une abondance inquiétante, contribuant à déterminer une anémie poussée jusqu'aux dernières limites, et à précipiter le dénoûment d'une manière si marquée, que la mort paraissait être le résultat presque immédiat des pertes sanguines.

Hors ces cas, qui sont rares, les pertes blanches sont les seules qui caractérisent la période avancée de la maladie. Ces pertes sont roussâtres, séro-sanguinolentes, ichoreuses, fétides, assez abondantes pour obliger les malades à se garnir comme pour leurs règles, et si caractéristiques, qu'elles frappent le médecin expérimenté, au point de lui faire porter un diagnostic certain ou du moins très-probable, dès qu'il entre dans la chambre ou dès qu'il soulève les vêtements de la malade.

La douleur n'est pas moins caractéristique. Au simple sentiment d'embarras, de pesanteur dans le bassin, d'endolorissement dans les aines et les cuisses, de souffrance provoquée par la pression, succède une douleur sourde, constante, continue à toute heure du jour et de la nuit, mais s'exaspérant par moments, pouvant acquérir un caractère spécial et un degré d'acuïté extrême. La continuité, la nature et l'acuïté de la douleur tiennent à plusieurs causes. La nature même de la tumeur, et surtout son volume croissant, son extension aux organes sensibles qu'elle envahit et dont elle gêne les fonctions, les phénomènes inflammatoires qu'elle provoque dans les organes voisins, le vagin, la vessie, le rectum, le péritoine, phénomènes qui en rendent difficiles, souvent impossibles, toutes les fonctions, qui entravent tous les mouvements, toutes les attitudes des malheureuses malades, sa dissémination jusque dans le névrilème des nerfs appartenant à cette région[1] : telles sont les causes de ces exaspérations de douleur que le toucher provoque presque toujours avec une intensité encore plus significative.

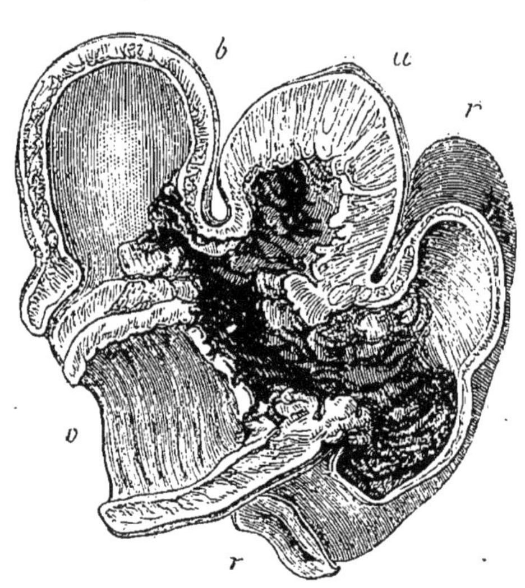

Fig. 208 (*).

Les symptômes locaux les plus graves s'ajoutent, par suite de l'envahissement et de la destruction des organes contenus dans le petit bassin, à ces premiers symptômes dont le siége est encore l'utérus. Ainsi

(*) Cancer du col étendu à la vessie, au rectum et à la partie supérieure du vagin ; communication établie par l'ulcération entre ces trois organes : *u*, utérus ; *v*, vagin ; *rr*, rectum ; *b*, vessie.

[1] M. Broca a constaté la pénétration du tissu cancéreux en dedans du névrilème des racines du nerf sciatique (*Bulletins de la Société anatomique*, t. XXII, et Lebert, ouvr. cit., pag. 238).

la vessie, enflammée, immobilisée par l'envahissement du cancer, comprimée au niveau du col, ne peut plus expulser l'urine ; il faut sonder les malades pour vider ce réservoir, dont les contractions spontanées ne peuvent se faire qu'au prix des plus vives douleurs. L'envahissement de l'ulcération établit à la fin une fistule vésico-vaginale ou vésico-utérine, et les malades, après avoir éprouvé des difficultés insurmontables à expulser l'urine, tombent dans l'impossibilité de la retenir. Les mêmes phénomènes se passent du côté du rectum, et le vagin devient un cloaque où l'ichor cancéreux et les pertes utérines se mêlent à l'urine et aux matières fécales, pour sortir par la vulve ; triste et dégoûtante infirmité qui afflige les derniers jours, souvent trop longs, de ces infortunées [1].

Le toucher fait constater avec précision en même temps les progrès du mal, son siége précis et le degré auquel il est arrivé dans sa marche envahissante et destructive. La vue confirme les données fournies par le toucher ; mais si elle aide à déterminer avec plus de précision la couleur et la vascularisation du tissu morbide, l'étendue et la forme de l'ulcère, etc., elle fournit bien moins d'éléments au diagnostic quant au volume de la tumeur, à l'extension du mal dans les organes voisins et le petit bassin, aux résultats de l'inflammation périphérique ; l'application du spéculum, qu'on ne saurait pratiquer avec trop de prudence, est accompagnée d'ailleurs d'inconvénients graves qui doivent la faire souvent rejeter ; tels sont la douleur éveillée par l'introduction de l'instrument, l'impossibilité fréquente d'embrasser le col ou même d'en découvrir l'orifice, à cause de sa position en arrière et de la tuméfaction énorme de ses deux lèvres, enfin la facilité avec laquelle on peut déchirer le tissu et déterminer de nouvelles pertes sanguines.

Diversité de siége et de forme du cancer utérin. — Voici les éléments que la combinaison de la vue, du toucher vaginal et du toucher rectal, avec la palpation et les cathétérismes utérin et vésical, apportent au diagnostic différentiel des diverses formes de la maladie cancéreuse et de ses diverses localisations sur les points de l'organe où il siége dès le début, et sur ceux qu'il a successivement envahis.

Sous ce double rapport, il faut étudier séparément le cancer du col et le cancer du corps. Chacun d'eux présente, avec des variétés de fréquence relative dont nous tiendrons aussi compte, la forme tubéreuse, végétante ou ulcéreuse. Celle-ci peut-être la suite de l'envahissement des deux premières par l'ulcération. A celles-là se rattachent les distinc-

[1] En ce moment j'ai, parmi mes malades, deux malheureuses femmes atteintes de cancer, lesquelles doivent être sondées trois fois par jour, tant l'urètre est comprimé par la tumeur et s'oppose à la sortie de l'urine ; une autre, avec une ulcération cancéreuse du bas-fond de la vessie, fistule vésico-vaginale consécutive et par conséquent incontinence d'urine ; une quatrième, avec deux larges fistules faisant communiquer la vessie et le rectum avec le vagin, à la suite de l'ulcération par le cancer des cloisons vésico et recto-vaginales.

tions établies dans ces dernières années entre le cancer proprement dit (squirrhe et encéphaloïde) et le cancroïde (épithélioma de Hannover)[1].

A. *Le cancer du col* au début est incontestablement plus aisé à diagnostiquer que le cancer du corps; le cancroïde superficiel ou de la portion vaginale est plus facilement reconnaissable que le cancroïde de la cavité du col ou que le cancer développé dans l'épaisseur de son tissu.

1° L'*épithélioma de la portion vaginale du col*, le plus fréquent peut-être des cancers utérins, est d'autant plus important à constater au début, que l'expérience autorise à admettre, jusqu'à un certain point, sa curabilité, ou la possibilité de le retrancher et d'en prévenir, sinon la récidive sous l'influence de la continuité d'action de l'affection qui l'a engendré, du moins l'extension directe et immédiate au reste de l'organe et aux tissus voisins.

La première modification apportée à la forme et à la structure normale du col par le développement de l'épithélioma sur sa portion vaginale, c'est l'altération par des inégalités de sa surface, toujours unie dans l'état normal. Elle est caractérisée par de nombreuses élevures, non uniformément développées sur tous les points, pouvant siéger, comme les granulations, autour de l'orifice, ou sur l'une ou l'autre lèvre, habituellement sur une lèvre plus que sur l'autre, quoique attenantes à l'orifice, ayant l'aspect d'une hypertrophie papillaire, portant sur l'élément épithélial bien plus que sur le derme de la papille, et présentant une analogie frappante avec les épithélioma développés sur d'autres points du corps, notamment aux orifices naturels, vulve, anus, paupières, et surtout autour de la bouche, sur les lèvres, en un mot, avec la forme la plus fréquente du cancer buccal, particulièrement du cancer labial.

[1] Le *squirrhe* et l'*encéphaloïde* ne diffèrent que par la condensation ou la raréfaction des éléments solides proportionnellement à l'abondance du suc cancéreux (Voyez les *Recherches sur l'histologie du cancer*, dans ma *Clinique chirurgicale*, pag. 59. Montpellier, 1851). Le *cancroïde*, ainsi nommé par Lebert (*Physiologie pathologique;* Paris, 1846), plus connu sous le nom d'*épithélioma* que lui a donné Hannover (*Das Epithelioma;* Leipzig, 1852), et sous lequel il a été décrit depuis par Paget (*Lectures on Tumours*, t. II; London, 1852) et par la plupart des auteurs qui s'en sont occupés, est placé par M. Houel (Cruveilhier, *Anat. path. gén.*, t. V, pag. 296; Paris, 1864) avec les tumeurs fibro-plastiques et les tumeurs à myéloplaxes, dans la classe des pseudo-cancers. Du reste, il importe peu à la pratique que, d'après les idées de M. Lebert et de la majorité de l'école française, on distingue le cancer du cancroïde par les expressions d'hétéromorphe et homœomorphe, et qu'on attribue le premier à l'organisation d'éléments nouveaux dans un blastème malade et le second à la prolifération morbide de cellules épithéliales normales; ou que, d'après M. Virchow, dont les idées, adoptées par l'école allemande et l'école anglaise, ont au milieu de nous le retentissement qu'elles méritent, on attribue l'une et l'autre de ces tumeurs à une hyperplasie morbide de cellules normales déviées de leur type et poussées dans une voie de prolifération pathologique par la cause inconnue qui préside au développement des affections cancéreuses.

Souvent le développement porte également à la fois sur tous les points de la surface du museau de tanche, et se continue régulièrement sur le même lieu, formant par ses progrès une grosse excroissance en forme de *chou-fleur*, débordant de tous côtés, comme un champignon renversé, la surface du col lui-même, dont l'orifice est souvent difficile à trouver au milieu de la masse végétante, et dont toute l'altération peut d'ailleurs être enlevée par une excision qui dépasse les limites du mal et qui porte sur la partie saine du col. Souvent aussi, tout en se produisant de la même manière, il porte inégalement sur les deux lèvres ou ne se manifeste que sur l'une d'elles, laissant l'orifice utérin en arrière ou en avant de l'altération, suivant que celle-ci siége sur la lèvre antérieure, ce qui est le cas le plus fréquent, ou sur la lèvre postérieure, ce qui m'a paru plus rare.

A cette période, il importe de distinguer l'épithélioma des autres altérations organiques du col, telles notamment que les ulcères diphthéritiques ou fongueux, les granulations, les végétations.

L'ulcère cancéreux se distingue de tous les autres par l'induration de ses bords, l'inégalité de sa surface, l'aspect grisâtre et sanieux de son fond, l'ichor qu'il sécrète, l'inégalité de ses limites, les indurations inégales, violacées, qui l'entourent.

Les granulations, qu'elles soient discrètes et se présentent sous l'aspect d'un pointillé rouge vif, ou confluentes et ressemblant aux bourgeons charnus d'une plaie, se distinguent aisément du cancroïde par les caractères que nous leur avons assignés, et l'on comprend difficilement les confusions qui sont faites tous les jours à cet égard par certains médecins.

Enfin les végétations, si elles ont la forme verruqueuse, sont plus pâles, plus solides, plus sèches; ou au contraire, si elles ont la forme vasculaire et exubérante, elles sont d'un rouge plus vif, d'un développement plus uniforme et plus égal de chacun de ces groupes épithéliaux qui sont appendus à une ramifiction vasculaire comme les grains de raisin aux divisions de la grappe, d'une friabilité encore plus grande que les excroissances cancéreuses, se laissant détacher sans résistance, presque sans déchirure, et devenant, après leur séparation, pâles, exsangues, tout en laissant constater la parfaite uniformité de tous les groupes celluleux. — Les caractères opposés aux précédents sont précisément ceux de l'épithélioma : inégalité de développement des groupes élémentaires et des groupes secondaires, plus volumineux, formés par l'association des globes épithéliaux que le microscope fait constater comme éléments essentiels de leur structure; compacité du tissu dont la fragilité relative tient justement à cette compacité, à la dureté et à l'inextensibilité, ainsi qu'au défaut d'élasticité qui en résulte; facilité à saigner, par suite de ces déchirures que le toucher provoque si facilement sans détacher de fragments aussi aisément qu'il en détache des simples végétations; aspect caractéristique, dur, bosselé, inégal, vascularisé sur la surface de ces fragments examinés à l'œil nu, et surtout au microscope, où les globes épithéliaux se découvrent à première vue; sécrétion séreuse ou séro-sanguinolente de la surface de l'épithélioma; ou sécrétion purulente, ichoreuse, des points ulcérés de la tumeur, dont il est rare que quelque portion, surtout interne, ne soit pas attaquée par le travail ulcératif, quelque exubérance de développement que présente l'excroissance ou le chou-fleur dans son ensemble.

Ce développement, si l'on n'y a mis obstacle par l'ablation, ne tarde pas à se produire avec une continuité et dans des proportions effrayantes. La tumeur formée par l'ensemble de ces excroissances, dont les diverses branches se pressent et se pénètrent mutuellement et présentent assez exactement l'aspect du végétal dont elles portent le nom (*chou-fleur*), dépasse bientôt les dimensions d'un œuf et peut acquérir un volume énorme, au point de remplir la cavité du vagin distendu, de presser sur les organes voisins, d'en gêner mécaniquement les fonctions, avant même d'avoir envahi des parties plus élevées de l'utérus. Mais généralement elle s'étend de proche en proche sur d'autres points: elle peut même affecter plus particulièrement ce mode de développement, ne donnant lieu qu'à des excroissances peu élevées, d'un faible volume, mais se répandant en tout sens et sur une large surface tout autour de l'excroissance centrale, qui en a été en quelque sorte le point de départ. On la voit envahir ainsi, d'abord le reste de la portion vaginale du col, bientôt la muqueuse vaginale elle-même, en arrière, en avant, de tous côtés: le doigt sent sur cette muqueuse les noyaux d'induration pressés les uns contre les autres autour du col, isolés un peu plus loin, disséminés souvent à une assez grande distance, précédant les excroissances qui vont bientôt végéter sur ces noyaux: on dirait que le cancer a poussé des racines dans ces différentes directions; on dirait plutôt des rejetons ou des graines répandues avec d'autant plus de profusion qu'on est plus proche du centre du mal, d'autant plus clair-semées qu'on s'en éloigne davantage. On la voit envahir les cavités utérines, d'abord celle du col, dans laquelle elle s'introduit en avançant en quelque sorte de proche en proche, jusqu'à celle du corps, qu'elle finit par atteindre. On la voit enfin, en vertu de la loi d'homologation, s'infiltrer jusque dans l'épaisseur même du tissu propre de l'organe, à moins toutefois que l'épuisement des forces, les destructions opérées par les premiers progrès ou les désordres produits par l'extension du cancer au rectum et à la vessie, n'aient suffi pour déterminer la mort.

L'*épithélioma de la cavité du col* est moins aisé que le précédent à reconnaître dès le début, à cause de son siége qui le cache aux regards. Gêné, par la même circonstance, dans son développement en excroissances végétantes, il peut s'étendre plus profondément, soit vers la cavité utérine, soit dans l'épaisseur du tissu musculaire avant de se montrer à l'orifice. Mais il provoque de même, de meilleure heure peut-être, des pertes sanguines, des pertes blanches caractéristiques; enfin, comme il tend à végéter, il dilate la cavité du col, ramollit cet organe, se présente sur le point qui offre le moins de résistance, c'est-à-dire à l'orifice ramolli et dilaté, qui ne tarde pas d'ailleurs à participer aux progrès de l'altération organique.

2° Le *cancer parenchymateux du col utérin*, s'il est permis de nommer ainsi le cancer développé dans l'épaisseur du tissu propre de cet organe, notamment de son tissu musculaire, peut encore être diagnostiqué d'assez bonne heure et plus aisément que les cancers du corps de la matrice.

Il est caractérisé par l'augmentation de volume et de chaleur du col, son induration générale, son inégalité, la sensation de corps durs, globuleux, souvent multiples, sur une lèvre plutôt que sur l'autre, perçus dans l'épaisseur du col à une profondeur variable, sans rénitence ni sensation de fluctuation, sans altération primitive de la muqueuse ni de son épiderme, avec un état congestif, une coloration violacée inégale, plus rouge sur les points saillants, violacée sur les autres et notamment au pourtour des saillies globuleuses, une injection veineuse capillaire autour de ces tumeurs profondes, qu'on peut désigner sous le nom assez juste de *bosselures*, d'ailleurs pas toujours, mais habituellement, très-douloureuses à la pression.

Ces caractères suffisent pour faire distinguer ce cancer des autres altérations du col; mais il est bon de les constater tous, ainsi que les pertes sanguines ou séreuses concomitantes, pour établir la diagnostic. Il est bon de préciser plus tard l'aspect de l'ulcère, afin de contrôler et de préciser le diagnostic par l'observation histologique à l'aide du microscope.

Outre qu'on pourrait le confondre avec la congestion, l'engorgement simple, la métrite, surtout la métrite chronique, qui donnent au col une augmentation de volume, une coloration plus foncée, une augmentation de chaleur et, pour la métrite, une douleur notable à la pression, on pourrait surtout avoir quelque peine à le distinguer des polypes muqueux ou du moins des kystes folliculaires commençants et profonds, des corps fibro-plastiques, des tumeurs fibreuses interstitielles, et plus tard des ulcères diphthéritiques, des ulcères fongueux, etc.

La congestion, l'engorgement, la métrite, se distinguent toujours du cancer commençant, par l'absence des bosselures marquées, circonscrites, siégeant à diverses profondeurs et à une distance variable de l'orifice utérin. Le gonflement du col dans ces divers états morbides peut bien, au lieu d'être uniforme, offrir des inégalités causées par la résistance que les brides cicatricielles opposent à sa tuméfaction sur certains points, chez les femmes dont le col a été profondément déchiré par des accouchements antérieurs; mais ces inégalités, outre qu'elles ne se présentent guère qu'en rayonnant au pourtour de l'orifice, ont rarement une forme aussi globuleuse que celle des noyaux cancéreux, n'ont pas les mêmes nuances de rouge plus vif au sommet, de rouge plus sombre, vineux, violacé le long des bords, ne sont pas entourées aussi souvent d'un cercle de petites veines, etc. Du reste, l'induration cancéreuse, au lieu de se présenter sous la forme de tumeurs multiples et séparables, peut être primitivement unique ou devenir telle par la fusion de toutes les petites tumeurs primitivement existantes, de manière à transformer une des lèvres en une seule tumeur, dont le développement peut devenir énorme avant que l'ulcération s'en empare, comme on en voit un exemple dans l'atlas de Boivin et Dugès.

Quant aux autres tumeurs interstitielles, voici les éléments d'un diagnostic différentiel, qui pourra du reste être souvent incertain : les kystes folliculaires, bien qu'ils n'aient pas encore pris la forme de polypes muqueux plus ou moins pédiculés, sont assez rapprochés de la surface pour que leur liquide transparent, opalin, ou jaunâtre, donne à la bosselure un aspect blanchâtre, gris, translucide, et pour qu'on y perçoive la fluctuation, quoique avec difficulté et, par suite, d'une manière vague. — Les corps fibro-plastiques, les tumeurs fibreuses interstitielles, très-difficiles à distinguer des cancers, m'ont paru réveiller moins de douleur à la pression et entraîner une coloration du col d'un rouge moins livide; mais j'avoue que, même en s'entourant de toutes les autres lumières du diagnostic, en faisant appel aux anamnestiques, aux indices fournis par l'hérédité, il est impossible d'arriver à autre chose qu'à de simples présomptions, et qu'il faut attendre, pour se prononcer, une période plus avancée, notamment celle où l'ulcération s'est emparée de la tumeur. — A cette période, peut-on sérieusement confondre le cancer avec des fongosités utérines, un ulcère fongueux ou même un ulcère phagédénique? Je ne le pense pas. La situation relativement plus superficielle de ces dernières altérations, la différence entre la coloration des fongosités qui sont plus rouges, ou de la diphthérie qui est plus blanche, et la coloration propre de l'ulcère cancéreux, le mode de développement, l'absence d'hémorrhagies ou de pertes roussâtres antérieures, le degré moindre de l'élément douleur, enfin les résultats rapides d'un traitement rationnel, permettront toujours de les distinguer des ulcères cancéreux du col.

Squirrhe et encéphaloïde du col. Le cancer développé dans le tissu propre du col utérin peut enfin affecter, suivant la densité de son tissu, le groupement plus serré de ses éléments, la prédominance des fibres et des éléments fibro-plastiques sur les cellules cancéreuses, l'humectation par une quantité variable de suc cancéreux, etc., la forme squirrhe ou la forme encéphaloïde; mais comme ces formes développées dans le tissu utérin ne présentent pas des caractères différents de ceux qu'elles offrent lorsqu'elles se développent dans les autres tissus, je n'en ferai pas ici l'objet d'une description comparative. Je me contenterai de présenter deux remarques à ce sujet. La première est que le squirrhe m'a paru être plus fréquent que l'encéphaloïde; la seconde, que, lorsque l'ulcération s'empare de ces tumeurs, et qu'elle a une tendance destructive hautement accusée, elle peut opérer dans le squirrhe des destructions tout aussi considérables et aussi rapides que dans l'encéphaloïde: je me rappelle avoir vu une jeune dame chez laquelle un squirrhe du col, facile à diagnostiquer par la tuméfaction et la dureté de la lèvre antérieure et du reste de l'utérus, développé primitivement dans le col, n'avait pas tardé à se prolonger dans tout le corps et, saisi par l'ulcération, avait déterminé en peu de temps une telle destruction, que toute la lèvre postérieure et presque tout le segment postérieur de l'utérus, rongés et disparus, laissaient le doigt pénétrer derrière le col et le segment antérieur de l'organe, dans une vaste cavité pleine d'ichor et de détritus, au bout de laquelle on rencontrait le fond de la matrice.

B. *Cancer du corps de l'utérus.* Nous n'avons à dire que peu de mots du cancer ou plutôt des cancers du corps de l'utérus. La profondeur de leur siége est cause que leur diagnostic n'entraîne pas d'autre conséquence que l'institution d'un traitement palliatif. Pourtant, il est bon d'ajouter aux caractères qui leur sont communs avec ceux du col, les caractères particuliers qui peuvent servir à les distinguer des fongosités utérines, des polypes, des tumeurs fibreuses interstitielles ou proéminentes dans la cavité de la matrice, lesquelles réclament l'institution d'un traitement vraiment curatif.

1° Il n'est pas douteux que l'*épithélioma* ne puisse se développer dans la cavité utérine, sur la muqueuse du corps, comme sur celle du col et, comme sur la portion vaginale de ce dernier, y revêtir les formes végétante ou rongeante, s'y propager enfin de son point de départ à la totalité de la matrice et aux organes voisins.

Après les hémorrhagies, les écoulements séro-sanguinolents, purulents, ichoreux, les douleurs utérines à caractère expulsif, l'altération des principales fonctions et surtout les troubles digestifs, l'altération de la nutrition, le mouvement fébrile, l'amaigrissement, la bouffissure du visage, la teinte jaune-paille de la peau, le facies cancéreux s'ajoutant au facies utérin, symptômes qui font naître de fortes présomptions, l'examen direct par le toucher, le spéculum et le cathétérisme utérin, peut amener la certitude du diagnostic.

Dans les cas de cancer de la cavité utérine, comme dans ceux de polype et de tout produit développé dans cette cavité naturelle, la contractilité de l'organe est réveillée, et cette mise en jeu de son activité musculaire se traduit par des efforts d'expulsion qui ont pour effet de tuméfier, de ramollir, de dilater le col. Si l'on profite de cette disposition, si on la favorise par l'introduction de corps dilatants, tels que l'éponge préparée, on peut introduire dans l'utérus, non-seulement le cathéter, qui en fait constater l'augmentation de capacité par la profondeur à laquelle il pénètre et la mobilité qu'il y affecte dans tous les sens, mais encore le doigt lui-même, dont l'exquise sensibilité découvre des éléments suffisants pour un diagnostic certain dans l'inégalité de la surface, la fragilité du tissu, la forme d'excroissances, la présence de détritus, sans compter l'ichor dont il rapporte une certaine quantité mêlée à de petits fragments d'épithélioma.

Il faut pratiquer cette exploration avec une grande prudence, en se rappelant que, dans les cas de cancer, sinon de la cavité du corps, du moins de celle du col, la lésion organique n'a pas toujours été un empêchement à la grossesse [1]. Mais lorsque des hémorrhagies récentes et des signes de forte présomption en faveur d'un cancer du corps, autorisent à éloigner l'idée d'une grossesse, qui ne se manifeste d'ailleurs par aucun des symptômes pouvant la faire raisonnablement supposer, on doit se livrer à cette exploration et s'attacher à distinguer le cancer présumé du catarrhe utérin, des granulations, des fongosités utérines, ou des polypes de la matrice, parce que ces dernières maladies sont curables et réclament par cela même une intervention thérapeutique prompte et active.

Le catarrhe se distingue suffisamment par l'absence d'hémorrhagies et les symptômes qui le caractérisent. Les granulations, les fongosités surtout sont accompagnées de pertes de sang; mais les pertes blanches, qui se montrent dans l'intervalle ou simultanément, au lieu d'être très-abondantes, séreuses, roussâtres, ichoreuses, fétides, sont au contraire visqueuses, glutineuses, mucoso-purulentes, et les éléments histologiques, rapportés par la curette à la suite du raclage, n'ont aucun des caractères que présentent les éléments histologiques cancéreux extraits avec cette même curette, ou à l'aide de pinces à polype introduites dans la cavité de l'organe. Quant aux polypes, s'ils déterminent, comme les cancers, des hémorrhagies abondantes qui jettent les malades dans l'anémie, ils ne s'accompagnent pas plus que les altérations précédentes d'écoulements séreux ou ichoreux abondants, ils font dans la cavité utérine une saillie sensible au cathéter ou au doigt explorateur, ils viennent tôt ou tard se présenter à l'orifice, enfin ils ne produisent pas les symptômes de cachexie propres aux affections carcinomateuses. La mortification même de ces productions organiques, le détachement

[1] Il semble même que, sauf les cas où elle se termine prématurément par l'avortement, sous l'influence directe de l'altération organique qui s'oppose à l'ampliation de l'utérus, la grossesse retarde la marche du cancer. Mais il semble aussi, d'après ce que j'ai vu, que, sans compter les accidents dont l'accouchement peut s'accompagner, notamment la rupture de l'utérus, cette marche recommence avec plus de rapidité à la suite des couches et hâte la mort des malades. Voyez des détails intéressants sur ce sujet et sur les indications auxquelles le cancer du col utérin peut donner naissance au moment de l'accouchement dans C. West, *Diseases of Women*, p. 400, London, 1864.

d'escharesgangréneuses, la perte sanieuse qu'il détermine, l'odeur qui l'accompagne, diffèrentencore assez des symptômes produits par la présence de détritus cancéreux, pour que la distinction entre un polype et un cancer ne soit pas impossible.

J'ai vu dernièrement une malade de 50 ans, n'ayant jamais fait d'enfants, offrant les symptômes généraux du cancer utérin, et chez laquelle deux médecins n'avaient pu, malgré l'exploration directe, déterminer la nature de la maladie, ni même reconnaître d'altération notable dans la matrice. Ayant pratiqué le toucher, je ne tardai pas à constater une sensibilité anormale, une tuméfaction marquée de l'utérus à travers la paroi vaginale antérieure, et sur le col, fortement porté en arrière, une augmentation de volume, un ramollissement et un commencement de dilatation permettant l'introduction de la première phalange, circonstance bien extraordinaire chez une nullipare. La perte, roussâtre, quoique séreuse et très-abondante, n'avait pas d'odeur. Mais le cathéter utérin pénétra très-facilement jusqu'à 9 à 10 centimètres de profondeur, se laissant mouvoir et retourner en tous sens. Le col, dilaté suffisamment en trois jours, par l'introduction quotidienne d'un cône d'éponge préparée, permit l'exploration à l'aide du doigt indicateur, qui fit reconnaître aussitôt dans toute la cavité utérine une surface bosselée, inégale, végétante, dure, friable, saignant facilement, et qui en rapporta un ichor mêlé à des détritus; une pince à polypes, conduite sur le doigt indicateur, put saisir et arracher une de ces excroissances: le microscope démontra qu'elle était constituée par un amas de cellules cancéreuses.

2° Quant au *cancer parenchymateux ou interstitiel*, développé dans l'épaisseur, dans les interstices du tissu propre de l'organe, l'autopsie fait constater qu'il peut être, comme pour le col, squirrheux ou encéphaloïde; qu'il peut se développer dans l'une ou l'autre des deux parois, avant de s'étendre au reste de l'organe; qu'il peut, comme les corps fibreux, s'accroître vers la surface externe de l'utérus ou vers sa cavité, et faire saillie dans un sens ou dans un autre; qu'il peut enfin s'ulcérer sur quelqu'un de ses points, surtout du côté de la cavité utérine; mais, hors des symptômes généraux et de la constatation tardive des produits de l'ulcération, aucun symptôme ne peut passer pour un signe certain de son existence, ni surtout le faire distinguer sûrement des corps fibreux, des masses tuberculeuses, ou des autres altérations interstitielles du corps de la matrice. Du reste, le cancer peut exister dans l'utérus en même temps que des tubercules, du pus, ou des corps fibreux; mais il n'en reste pas moins distinct de ces altérations morbides, notamment de ces dernières. Quoique plusieurs praticiens aient maintes fois rencontré ensemble des corps fibreux et un cancer dans le même utérus, ils n'ont jamais vu, pas plus que MM. Cruveilhier et Nélaton[1], les corps

[1] Cruveilhier, *Anat. path. gén.*, t. III, p. 693, et t. V, p. 183, 288. Paris, 1864.

fibreux dégénérer en cancer. Seulement, le diagnostic différentiel est moins aisé que la distinction anatomo-pathologique. Ici donc il faut faire appel aux anamnestiques, à l'hérédité, aux symptômes généraux et à tous les symptômes subjectifs qui peuvent accroître la masse de nos présomptions au point d'entraîner l'idée de la probabilité, sans nous conduire, si ce n'est pendant la dernière période, jusqu'à la certitude.

Il n'est pas moins nécessaire d'être fixé sur l'existence de ces faits, d'être éclairé sur la manière dont ils se produisent. Il est certain que, de même que le cancer débute souvent par le col de la matrice et y fait d'énormes progrès contrastant avec la conservation de l'intégrité histologique du corps, de même aussi il peut se développer primitivement à la face interne de la cavité utérine ou dans les interstices du tissu propre du corps de la matrice et y faire de notables progrès, tandis que le col reste sain et longtemps étranger à ce développement; nouvelle preuve de l'indépendance remarquable dont le col et le corps jouissent souvent l'un vis-à-vis de l'autre à cet égard, comme sous bien d'autres rapports.

III. *Cachexie cancéreuse.* — Pour compléter le tableau diagnostique du cancer utérin, il ne manque plus que de tracer une esquisse de ses progrès et de la cachexie qui précède, annonce et prépare en quelque sorte l'heure de la mort. Car le cancer est sujet à s'étendre et à envahir tout ce qui l'entoure, comme il est sujet à s'enflammer, à s'ulcérer, à suppurer, à se gangrener; malheureusement il ne l'est pas à subir l'influence salutaire de l'acte curateur naturel désigné sous le nom de résolution.

On s'assure facilement que, ulcéré ou non ulcéré, le cancer ne respecte pas longtemps les limites de l'organe dans lequel il commence à paraître. Non-seulement du corps il envahit le col et réciproquement; mais du col et du corps il envahit le vagin, la vessie, le rectum, le tissu fibrillaire interposé entre ces organes. Les trompes et les ovaires sont atteints plus rarement, tandis qu'ils participent plus souvent à l'extension de l'affection tuberculeuse. Les ganglions inguinaux et pelviens, rarement engorgés au début, sont envahis plus tard, surtout les seconds, ainsi que les ganglions lombaires et mésentériques, dans les cas de généralisation considérable de ces localisations affectives. Les vaisseaux lymphatiques, le canal thoracique même, peuvent être, comme les ganglions, atteints par le mal ou contenir du suc cancéreux [1]. Enfin, les veines voisines sont souvent atteintes par la propagation du cancer utérin, soit que la maladie en envahisse de proche en proche le tissu propre, soit que le transport du suc cancéreux donne naissance à la végétation cancéreuse de leur membrane interne [2].

[1] Hourman; *Mémoire sur le cancer utérin*, dans la *Revue médic. franç. et étrang.*, 1837, — et Lebert, *Maladies cancéreuses.*

[2] Cruveilhier, *Anat. path. du corps humain*, t. II, liv. 23, et *Anat. path. gén.*, t. V, p. 226, 275. Paris, 1864.

J'ai appelé, en passant, l'attention sur les désordres anatomiques et physiologiques locaux et sur la manière dont ils peuvent être produits par l'extension du cancer aux organes voisins. Mais l'extension de la maladie n'est pas la seule cause de ces désordres. Ce n'est pas impunément que le cancer prend de l'accroissement et sort de sa sphère d'action primitive, pour envahir les tissus et les organes qui l'entourent. Ce mouvement d'extension, le travail ulcératif qui se manifeste souvent simultanément, déterminent le développement de phénomènes inflammatoires, non-seulement dans les organes envahis, mais sur les tissus voisins, dans un certain rayon et dans une étendue ou sous des formes qui diffèrent les unes des autres avec la nature des organes et des tissus. Par exemple, dans les parenchymes, dans le tissu fibrillaire, l'inflammation produit de l'induration; plus tard elle peut y amener le ramollissement et, quoique rarement, des abcès, favorisant en quelque sorte l'ulcération cancéreuse et agissant dans le même sens ou produisant des résultats analogues. A la surface du péritoine elle produit, au contraire, dans une étendue quelquefois considérable, des exsudations albumineuses, fibrineuses, purulentes et détermine presque toujours entre deux faces opposées et contiguës de cette séreuse, des adhérences qui contribuent à tenir les organes déplacés, à les immobiliser dans des positions vicieuses et à augmenter les douleurs : ainsi, les ailerons des ligaments larges adhèrent l'un à l'autre, les trompes ou les ovaires peuvent adhérer à l'utérus, au rectum, aux intestins et laisser exister entre ces adhérences des cavités anfractueuses remplies de sérosité, dernières retraites de l'inflammation chronique de la membrane péritonéale.

Les inflammations péri-utérines, quelles qu'elles soient, péritonites ou inflammations périphériques du tissu cellulaire, des organes voisins, de tous les organes, même du petit bassin, sont donc des conditions nouvelles de douleur, conditions physiologiques par le fait du développement de l'acte inflammatoire, conditions mécaniques par suite de l'immobilisation des organes, surtout de leur immobilisation dans des positions vicieuses.

Mais les inflammations péri-utérines ne sont pas les seules causes d'immobilisation et de douleur. Aux adhérences, aux indurations inflammatoires succède bientôt, s'il ne marche simultanément, l'envahissement de tous les organes contenus dans le bassin, sorte d'empâtement cancéreux qui arrive au moment de la cachexie, qui confond quelquefois en une sorte de bloc l'utérus, le vagin, la vessie, le rectum, empêchant l'accomplissement de leurs fonctions respectives, ou, ce qui est encore pire, finissant par les faire communiquer, à la suite de l'ulcération, les uns avec les autres, de manière à faire du vagin une sorte de cloaque commun à toutes les excrétions. Heureusement pour les malades, la cachexie, arrivée à son apogée, a amené peu à peu l'épuisement et la consomption; la fièvre continue, s'exaspérant tous les soirs, revêtant le caractère hectique, use le reste des forces par ses exacerbations, et produit en peu de jours le dernier degré de marasme, qui ne tarde pas à être suivi du bienfait trop longtemps attendu de la mort.

Traitement. — L'histoire du traitement du cancer utérin comporte une question préalable : celle de sa curabilité.

Dans l'état actuel de nos connaissances, la curabilité absolue du cancer n'existe pas ; aussi la guérison de cette terrible maladie, qu'elle soit développée dans l'utérus ou dans un autre organe, est un but chimérique à atteindre. Mais en est-il de même de sa curabilité relative? Je ne le pense pas. La question ainsi posée est complexe. La curabilité relative du cancer utérin paraît subordonnée à la nature de la maladie et à son siège sur les diverses parties de la matrice.

Eu égard à la nature du cancer, l'épithélioma est évidemment plus curable que le squirrhe et l'encéphaloïde, la forme végétante de l'épithélioma me paraît aussi plus curable que sa forme rongeante, le cancer tubéreux plus que l'ulcéreux, le sec plus que l'humide. Il est certain que l'épithélioma se présente le plus souvent, soit à l'utérus, soit aux lèvres, comme dépendant moins d'une affection générale que d'une altération de la vie locale. Les exemples d'épithélioma labial opéré depuis longues années, sans que la récidive ait compromis le succès du traitement, sont plus fréquents que ceux de squirrhe ou d'encéphaloïde suivis de résultats aussi satisfaisants. Il en est de même de l'épithélioma du col utérin ; et n'aurais-je pas les exemples que je possède d'épithéliomas du col de la matrice opérés avec un succès qui ne s'est pas démenti depuis plusieurs années, que par analogie je n'augurerais pas trop défavorablement des tentatives d'ablation complète du cancer utérin épithélial, dans des conditions qui permettent de dépasser complétement les limites du mal. Or, si l'on veut bien se souvenir que l'épithélioma est probablement le cancer le plus fréquent du col utérin, on comprendra qu'il vaut bien la peine de discuter les meilleures méthodes de traitement de cette altération organique et les procédés les plus favorables au succès de son ablation. On ne doit pas se dissimuler d'ailleurs que la forme rongeante, beaucoup plus grave, ne peut pas être attaquée de la même manière que la forme végétante, tant à cause de sa tendance essentiellement envahissante et ulcéreuse, que des progrès accomplis souvent lors de la première exploration, et de la profondeur inaccessible à laquelle ses ravages se sont déjà étendus.

Eu égard au siége, le cancer du col est le seul dont on puisse entreprendre le traitement curatif ; il n'y a pas à s'occuper, sous ce rapport, du cancer du corps de la matrice, pas plus de l'épithélioma que d'un autre. Dans le col lui-même, le squirrhe ou l'encéphaloïde, alors même qu'ils ne seraient pas la simple manifestation d'une affection diathésique dont nous ignorons le remède, se développent habituellement trop profondément pour qu'on puisse espérer de dépasser les limites du mal ;

et si l'on peut tenter une opération contre eux, c'est lorsqu'ils rentrent dans les conditions de l'épithélioma opérable. Or ces conditions sont les suivantes : il faut que le cancer occupe la partie vaginale du col ; il faut qu'il ne s'étende pas jusqu'aux insertions vaginales, encore moins sur la muqueuse même du vagin, comme on est trop souvent appelé à le constater ; il faut enfin que le col, au-dessus de l'altération organique, soit indolent, peu ou point tuméfié, souple, mou, dépourvu d'indurations suspectes, en un mot dans un état anatomique tout à fait normal.

Dans ces conditions, non-seulement on est autorisé à tenter l'ablation, mais on doit, je pense, donner à la malade la seule chance de guérison qui lui reste. Cette conclusion, que la théorie indique, est confirmée par la pratique ; car je possède des exemples d'amputation du col suivie de succès durable. Dernièrement j'ai reçu des nouvelles d'une dame veuve que j'ai opérée il y a deux ans, chez laquelle la guérison fut constatée il y a six mois, et à qui je dus alors, sur sa demande, donner, sinon le conseil, au moins l'autorisation de contracter un nouveau mariage. Je possède d'autres exemples non moins concluants; et il ne paraît pas impossible que, après de pareilles guérisons, non-seulement la vie puisse avoir une durée illimitée, mais encore l'utérus suffire à une nouvelle grossesse. N'est-il pas plus prudent de conseiller le repos de l'organe? L'expérience ne m'a pas encore éclairé sur ce sujet.

La curabilité admise dans les conditions que nous venons de poser, il y a lieu d'instituer un traitement curatif du cancer. Hors ces cas, le traitement sera purement palliatif.

I. *Traitement curatif.* — Il répond aux mêmes indications et comporte les mêmes moyens, quel que soit l'organe sur lequel le cancer est développé. C'est assez dire que, pour le cancer utérin, comme pour tout autre, il faut ne compter sur aucun spécifique et se borner à modifier la constitution par les médications reconstituante, tonique, altérante, dont l'expérience a démontré l'efficacité relative en pareil cas. Mais ces médications, dont nous ne contestons pas l'utilité, quelque problématique qu'elle soit, pour s'opposer à l'extension du cancer ou à sa localisation, en modifiant peut-être l'affection du système vivant qui le fait naître, n'ont aucune efficacité contre le fait réalisé, c'est-à-dire contre l'altération organique. Quant à celle-ci, il faut s'empresser de la supprimer, à moins qu'elle ne soit stationnaire, qu'elle ne semble s'atrophier au lieu de s'étendre, ou qu'elle ne paraisse être tolérée et isolée en quelque sorte par l'organisme, comme on le voit quelquefois pour le cancer du sein.

Il n'y a donc pas, en réalité, d'autre traitement curatif, je ne dis pas de l'affection cancéreuse, mais du cancer, que le traitement curatif local, c'est-à-dire l'ablation.

Ici une première question se présente : cette ablation peut-elle se faire par la destruction du tissu cancéreux à l'aide des caustiques, ou nécessite-t-elle une opération sanglante?

La destruction du cancer par les caustiques, ces agents thérapeutiques si souvent appliqués au traitement des autres maladies utérines, est si facile à pratiquer, que, supposée efficace, elle est le moyen le plus séduisant pour un médecin inexpérimenté, celui qu'on manie le plus aisément, qui semble faire courir le moins de dangers, qui nécessite le moins d'habitude ou d'habileté opératoire. Aussi voyons-nous tous les jours des malades qui ont été soumises déjà, à plusieurs reprises, à l'action de ces agents destructeurs. Malheureusement l'inefficacité n'en est pas douteuse, plus malheureusement encore l'innocuité n'en est qu'apparente, et l'emploi ne peut s'en faire impunément.

Les caustiques sont inutiles parce qu'ils ne peuvent atteindre sûrement, même par des applications réitérées, toute la profondeur du mal : le fer rouge, qui est le plus souvent employé, l'atteint encore moins que les autres.

Les caustiques sont nuisibles, non-seulement parce qu'ils peuvent, en se répandant, atteindre d'autres parties que celles sur lesquelles on les applique, mais parce que leur action, incomplète comme destructive, est énergique comme excitante : l'inflammation qu'ils déterminent dans le cancer lui-même en hâte les progrès, en favorise l'extension, en accroît la force de végétation, et donne habituellement lieu, dans l'intervalle qui sépare une première application d'une seconde, à une repullulation dont les effets m'ont toujours paru être une augmentation réelle du mal qu'on espérait avoir amoindri.

Je n'en excepte ni les acides, ni le nitrate acide de mercure, ni le caustique Filhos, ni le Canquoin, ni le fer rouge. Je n'admets l'essai de ces derniers, du fer rouge surtout, que sur une surface d'épithélioma très-mince, ou que sur un cancer rongeant peu étendu, dont le fond n'est séparé des tissus sains que par une induration ulcérée d'une faible épaisseur. L'expérience m'a démontré que, sauf ces cas très-rares, dans lesquels d'ailleurs la cautérisation doit être renouvelée et suivie de pansements très-attentifs, ou de l'application de nouveaux topiques, de cathérétiques, de pâte arsenicale, etc., les caustiques doivent être exclus du traitement des cancers utérins.

J'ai essayé notamment maintes fois le Canquoin. Pour l'appliquer, on découpe une rondelle de sparadrap Canquoin, d'une dimension un peu inférieure à celle de la surface qu'elle doit recouvrir, ou bien on roule une certaine étendue de ce sparadrap en cylindre ou en cône, en ayant soin de placer à l'extérieur de ce petit rouleau la surface médicamenteuse, et l'on introduit ce cylindre caustique au centre du museau de tanche, jusque dans la cavité cervicale, si l'altération s'étend jusque-là. Ce procédé, que j'ai appliqué depuis fort longtemps, n'estpas sans analogie, comme on le voit, avec celui que M. Maisonneuve a publié sous le nom de *cautérisation en flèche*.

De quelque façon qu'on ait appliqué le Canquoin, on a soin de l'empêcher de se déplacer et d'opérer la destruction des parties saines, en le retenant à la place qu'il doit occuper, par un tamponnement vaginal méthodique et par le repos absolu auquel on condamne la malade. On l'y laisse plus ou moins de temps, suivant la profondeur de la destruction qu'on veut opérer; et quand on ôte les tampons, ainsi que le sparadrap, dont la couche médicamenteuse reste souvent, quoi qu'on fasse, adhérente à la surface malade, on a soin de faire sur le col de l'utérus une lotion détersive, et on réapplique pendant quelques jours, à chaque pansement, un nouveau tampon, pour prévenir la cautérisation de la muqueuse vaginale, qui pourrait être produite par des fragments de caustique se détachant plus ou moins tardivement de l'eschare du col.

On le voit, cette application n'est pas sans difficulté : elle nécessite des soins minutieux, elle ne détruit le tissu malade qu'à une profondeur difficile à déterminer et souvent trop faible ; somme toute, elle ne présente aucun avantage capable de compenser ses inconvénients. Elle est donc indiquée tout au plus, ainsi que je le disais tout à l'heure, dans le cas d'ulcère plutôt que dans celui de tumeur. Lorsque le cancer a un volume tant soit peu considérable, il faut n'y pas toucher, ou l'attaquer d'une manière plus radicale.

Il faut donc recourir à une opération sanglante, c'est-à-dire à l'ablation ou à l'amputation du col.

Deux méthodes d'opérer peuvent être employées : l'écrasement linéaire ou l'excision. L'une et l'autre présentent des avantages et des inconvénients qui empêchent de considérer comme indifférent le choix qu'on en peut faire, et nous permettent de poser jusqu'à un certain point les indications et les contre-indications de chacune d'elles.

On peut se demander préalablement si l'ablation du col ne présente pas quelque analogie avec l'ablation des polypes utérins, et si elle ne comporte pas l'application d'une troisième méthode longtemps usitée dans le traitement de ces tumeurs : je veux dire la *ligature*, qu'on devrait appeler maintenant ligature ulcérative, pour la distinguer de la ligature extemporanée, procédé de section analogue à l'écrasement linéaire. Lorsqu'on a pratiqué l'amputation du col de la matrice par l'écrasement, et qu'on a été témoin des douleurs que cette opération provoque quelquefois chez les femmes qui ne sont pas anesthésiées, on est disposé à répondre à cette question préalable par la négative.

La ligature du col en masse et l'application d'un serre-nœud destiné à augmenter journellement cette constriction, de manière à déterminer la mortification du tissu utérin situé au-dessous et la séparation lente de cette partie par l'ulcération graduelle du siége de l'étranglement, paraissent de prime abord, à en juger par analogie, devoir être accompagnées de trop de douleur, d'une inflammation trop aiguë et trop facile à se propager au-dessus du lien, de suppuration et d'autres accidents phlegmasiques trop prolongés et trop favorables à l'extension de la dégénérescence cancéreuse dans la partie supérieure de l'organe, pour qu'on doive préférer ce moyen lent et en apparence plus doux, au procédé plus expéditif de l'excision ou de la division rapide par la ligature extemporanée, l'écrasement, etc. Toutefois, ces accidents sont bien amoindris par la lenteur que l'on apporte à la constriction de la ligature, par l'administration des narcotiques ou des anesthésiques, par le renouvellement fréquent des lotions détersives, etc. Le danger d'entretenir un travail ulcératif au-dessus de la dégénérescence cancéreuse, et de favoriser la propagation de celle-ci, est peut-être le seul inconvénient majeur de l'application de la ligature. Ce danger est pourtant suffisant pour reléguer au second plan, dans le cas de cancer, ce mode d'ablation du col et pour faire préférer, dans la majorité des cas, des procédés plus rapides.

J'ai déjà posé, en parlant de la curabilité du cancer eu égard à son siége sur le col utérin, les indications et les contre-indications générales à l'*amputation* [1] de cet organe. On peut les résumer ainsi : L'amputation est contre-indiquée quand le col utérin n'est pas la seule localisation de l'affection cancéreuse, alors même que cette affection diathésique ne serait pas encore arrivée à l'état de cachexie; quand le cancer, quelque local qu'il paraisse, a un siége profond non-seulement sur le corps, mais même sur la partie sus-vaginale du col; quand, ayant débuté sur l'extrémité libre du col, il s'est déjà propagé jusqu'au-dessus et même au niveau des insertions vaginales de cet organe; quand, la partie sus-vaginale du col étant saine, le vagin est envahi par le cancer, même dans une faible étendue, à moins qu'il ne s'agisse de légères excroissances, évidemment superficielles, sans racines profondes, qu'on soit sûr d'emporter facilement par un coup de ciseaux, sans préjudice d'une cautérisation consécutive dont les conséquences ne puissent pas compromettre l'intégrité de la vessie ou du rectum. L'amputation est indiquée lorsque le cancer siége sur l'extrémité libre du col, quel qu'en soit le volume; lorsque d'autres localisations n'existent ni dans la partie supérieure de cet organe, ni dans le corps de l'utérus, ni dans aucun autre viscère; lorsque la partie sus-vaginale qui répond aux attaches du

[1] L'amputation du col de la matrice a été pratiquée pour la première fois en 1802, et répétée vingt-trois fois par Osiander (*Heilung des Mutterkrebses, etc., durch Schnitt.*, in Reichanzeiger, 1803. — Langenbeck, ouvr. cit., p. 26, note 5). Depuis lors, elle a été souvent pratiquée par Dupuytren (*Journ. gén. de méd.*, CIX, 214), par Lisfranc qui en a malheureusement abusé (*Gaz. méd. de Paris*, 1824, p. 387. *Clinique de la Pitié*, III, 645 et suiv.; Paris, 1843. — H. Pauly, *Maladies de l'utérus;* Paris, 1836), par M. Simpson (*Edinb. med. and. sur. Journ.*, 1841 ; *Dublin Journ.*, 1846; *Medic. Times*, 1859), etc.

vagin, et surtout celle qui est comprise entre ces attaches et la tumeur, ont conservé leur volume, leur souplesse et leur insensibilité normales; enfin lorsque l'altération organique ne s'est propagée dans aucune direction sur la muqueuse vaginale : dans ces conditions, non-seulement il n'y a aucun inconvénient, mais il y a encore des avantages incontestables à faire l'amputation du col, d'autant mieux que cette opération est l'unique chance de salut pour les malades [1].

Mais je dis : *dans ces conditions*, et je ne parle *d'amputer que le col* et même que la portion intravaginale de cet organe. C'est dire assez nettement que, dans les cas de cancer (à l'inverse de ce qui peut avoir lieu dans les cas d'inversion et dans ceux d'hypertrophie ou de fibroïdes interstitiels), je repousse comme inutile ou dangereuse l'amputation de la portion sus-vaginale du col et, à plus forte raison, l'amputation du corps ou l'extirpation de l'utérus en totalité. Malheureusement ces opérations ont eu assez de vogue à une époque, pour que la triste expérience qu'on a faite de leurs résultats permette de porter sur elles un jugement sérieux et qui me paraît devoir être sans appel [2]. La mort ayant toujours été la suite de l'extirpation de la matrice cancéreuse, surtout lorsque l'ablation a été pratiquée par le vagin, il est démontré, par l'expérience la plus directe possible, qu'une opération si meurtrière ne doit pas être tentée. Est-il besoin d'ajouter qu'à ce motif tout chirurgical de rejeter l'opération vient s'en joindre un autre, d'un poids plus grand encore? C'est de tenter une opération si grave quand on n'est pas sûr d'emporter tout le mal, lorsque quelque localisation voisine de la principale localisation dans l'utérus peut nous échapper, lorsque enfin l'affection qui l'a engendrée persiste et que rien ne nous indique que l'action en soit épuisée. Un simple traitement palliatif prolongera plus sûrement les jours de la malade et devra être toujours préféré.

Il reste à poser les indications et les contre-indications particulières aux deux méthodes que je regarde comme seules applicables à l'ampu-

[1] Voyez, sur les avantages et les inconvénients que cette opération présente dans les cas où elle paraît indiquée : Simpson, *Diseases of Women*, p. 73 ; Philadelphia, 1863. — C. West, *Diseases of Women*, p. 405 ; London, 1864. — Velpeau, *Médecine opératoire :* « Je me bornerai à faire remarquer, dit ce savant chirurgien en formulant un résumé de son opinion, que Dupuytren, qui a pour ainsi dire naturalisé en France l'excision du col utérin, a fini par la rejeter; que M. Lisfranc semble aussi la pratiquer moins fréquemment qu'autrefois ; que, selon M. Heisse, Osiander lui-même ne la mettait plus en usage quelque temps avant sa mort. » (IV, 413 ; Paris, 1839.)

[2] Le docteur C. West a relevé 25 cas d'ablation d'utérus cancéreux; dans 22, la mort a suivi de près l'opération; dans les 3 autres, réputés des succès, la malade n'a survécu que quelques mois (*Diseases of Women*, p. 403). Voyez, sur le même sujet : Serre, *Pathologie et thérapeutique des maladies pour lesquelles on a prescrit diverses amputations de la matrice; examen critique de ces moyens, et description des diverses méthodes de ces amputations ;* Montpellier, 1834. — Langenbeck ; *De totius uteri extirpatione*, 4° ; Gœttingue, 1842. — Robert, *Des affections granuleuses, ulcéreuses et carcinomateuses du col de l'utérus ;* Paris, 1848.

tation du col, avant de décrire la manière d'opérer dans l'un et l'autre cas.—Les indications de l'écrasement se réduisent à la suivante : tumeur pédiculée, ou du moins facile à circonscrire de tous côtés, de manière à embrasser et à étreindre au-dessus d'elle la partie saine du col, sur laquelle doit porter la chaîne de l'écraseur ; on peut y ajouter la vascularité considérable de la tumeur, qui met en relief les avantages de l'écrasement comme moyen hémostatique. Par contre, l'emploi de l'écraseur est contre-indiqué par la longueur même de l'opération, par la douleur qu'elle provoque souvent et qui nécessite l'usage des anesthésiques, par la difficulté que l'on éprouve lorsqu'il faut amputer le col un peu haut et que les attaches du vagin ne sont pas elles-mêmes élevées sur cet organe, par le risque de comprendre dans l'anse de la chaîne une partie de la muqueuse vaginale, et même avec elle une partie du péritoine vagino-rectal en arrière, ou de la vessie en avant; par le danger que l'on court d'étreindre ces parties lorsqu'on abaisse l'utérus, par la difficulté qu'il y a souvent à préciser le point d'application de l'instrument lorsqu'on veut la faire sur l'utérus non déplacé, enfin par l'impossibilité où l'on est de tailler le col utérin en cône creux, comme il importe de le faire lorsqu'on a lieu de craindre la prolongation du cancer sur une partie de la muqueuse interne ou de la cavité du col. — Les indications de l'excision par l'instrument tranchant correspondent en quelque sorte aux contre-indications de l'écrasement linéaire; et, comme il est rare que l'hémorrhagie soit assez menaçante pour qu'on redoute de ne pas s'en rendre maître aisément par le tamponnement, la cautérisation actuelle ou l'application du perchlorure de fer, il en résulte que l'application de l'écrasement linéaire à l'amputation du col utérin n'est pas aussi absolue que M. Chassaignac paraît le penser.

Voici de quelle manière on doit procéder à l'opération, suivant qu'on emploie la première ou la seconde de ces méthodes :

Lorsqu'on veut pratiquer l'écrasement linéaire, il faut d'abord chloroformiser la malade. On la fait coucher en travers du lit, la tête soulevée par des oreillers, le siége sur le bord du lit, de manière que la vulve soit portée un peu en dehors de ce bord, les cuisses écartées et tenues demi-fléchies de chaque côté par un aide qui, passant un bras sous le creux poplité et saisissant le cou-de-pied de l'autre main, tienne la jambe fléchie sur la cuisse et puisse écarter les cuisses, déplacer légèrement le siége ou le soulever, au gré de l'opérateur. Si l'utérus peut se déplacer facilement, nous ne voyons pas un grand inconvénient à l'attirer doucement et à le faire descendre au niveau de la vulve, ce qui peut faciliter beaucoup l'opération; sinon, on se sert d'un écraseur courbe ou préférablement d'un simple fil de fer au lieu d'une chaîne, et l'on commence à porter celle-ci autour du pédicule de la tumeur. Pour cela, il faut saisir cette dernière, comme si l'on voulait la déplacer et la faire descendre vers la vulve. Cette précaution est bonne pour lui donner une fixité qui favorise l'application de la chaîne. On se sert, dans ce but, de pinces érignes de Museux *ou de quelqu'une des autres pinces propres à la préhension des polypes* (voy. p. 848), à l'aide desquelles on saisit la tumeur sur divers points, un peu en arrière s'il est possible, pour être moins exposé à la déchirer, et pour assurer avec plus de certitude l'application de l'écraseur au delà des limites du mal. Les pinces érignes de M. Robert, quoique un peu fortes, sont quelquefois préférables, lorsqu'on veut en assurer l'implantation sur la partie profonde du cancer et vers les limites supérieures de la tumeur : l'introduction en est d'ailleurs plus facile ; on les porte l'une après l'autre à droite et à gauche du col ; on les articule comme les branches d'un forceps ; on les dégage, s'il est nécessaire, plus facilement que les pinces de Museux. On peut enfin se servir avantageusement de l'érigne à branches divergentes de M. Chassaignac ; on l'introduit fermée dans la cavité du col, on en fait diverger les crochets ; en la tirant ensuite vers soi, on accroche le col par dedans, et l'on peut l'attirer sans en embarrasser la surface comme par les mors des pinces.

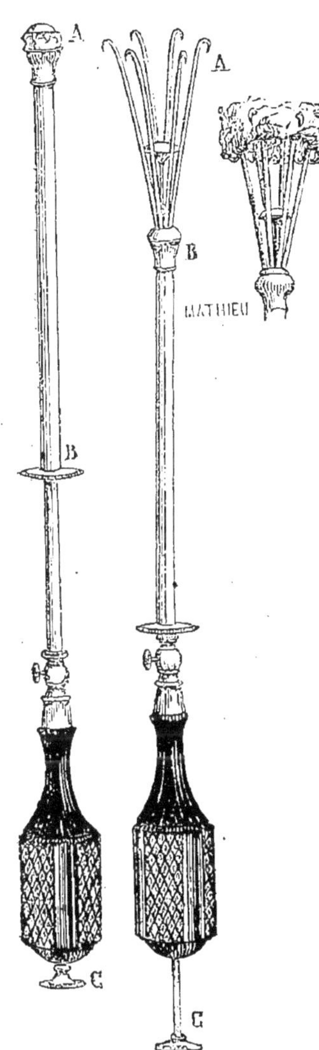

Fig. 209 (*).

Mais ici une difficulté se présente. Tandis que, du côté inférieur, on peut craindre de rester en deçà des limites du cancer, du côté supérieur, au contraire, on peut redouter d'embrasser dans la chaîne, en même temps que le col, une partie du vagin, surtout si, par l'obliquité du col, la direction vicieuse et quelquefois très-marquée que le développement du cancer lui a imprimée, le développement exagéré de la tumeur sur une des lèvres à l'exclusion de l'autre, les tractions qu'on exerce sur le col et les mouvements qu'on y imprime pour favoriser le passage de la chaîne, on manque de lui donner une direction perpendiculaire au plan de section passant par tous les rayons du cercle que forme l'anneau métallique de l'écraseur. Ce danger n'est pas imaginaire, et l'on éprouve une véritable difficulté à empêcher que la chaîne, qui

(*) Érigne à crochets divergents de M. Chassaignac.

porte réellement d'un côté sur la partie du col que l'on veut attaquer, n'embrasse de l'autre côté une partie du vagin, et avec lui, soit une portion de la vessie, soit une portion du rectum ou du moins du péritoine qui tapisse le cul-de-sac utéro-vagino-rectal [1]. Il est bon de placer d'abord une ligature avec du fil, comme M. Chassaignac conseille de le faire généralement dans le premier temps de toute opération d'écrasement; mais cette précaution ne suffit pas, ou du moins il n'est pas beaucoup plus facile de placer cette ligature dans le point précis qui lui convient, que d'y placer directement la chaîne de l'écraseur.

Dans le but de parer à cet accident, j'ai imaginé un instrument qui n'est autre chose qu'une longue pince, à branches indépendantes pouvant s'introduire successivement et s'articuler ensuite, à mors coudés et concaves formant par leur réunion une espèce d'anneau, dans lequel on commence par embrasser le col au-dessus du mal. Il est facile de saisir alors cet organe, de s'assurer avec le doigt indicateur qu'il est seul saisi par l'instrument, de repousser, s'il en est autrement, la portion du vagin qui s'y est introduite, de rétablir la perpendicularité de l'axe du col sur la surface circulaire de la section projetée, de l'y maintenir en serrant les mors de la pince, et de porter avec certitude sur le col, immédiatement au-dessous de ces mors, le fil métallique ou la chaîne de l'écraseur, qu'il est aisé de refouler alors sans danger vers les mors à mesure qu'on la resserre, de manière à éviter le double écueil d'étreindre le col trop haut ou trop bas.

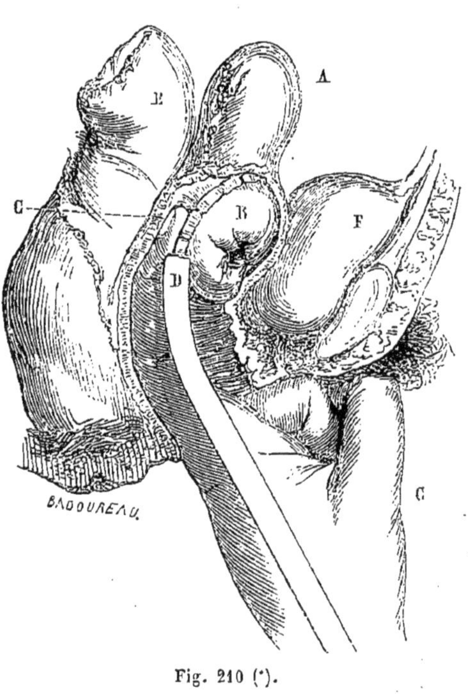

Fig. 210 (*).

Dès qu'on est sûr du point d'application, le reste de l'opération va de soi, et n'offre d'autre inconvénient que sa lenteur; toutes les deux ou trois minutes on serre la chaîne d'un cran et l'on continue ainsi,

(*) Résection du col utérin par l'écrasement linéaire.

[1] Un cas de blessure du vagin et de protrusion de l'intestin à travers l'ouverture de ce canal, a été rapporté par le docteur Breslau (*Scanzoni's Beiträge*, III, 80; Würzburg, 1858). La blessure du péritoine a été observée chez une malade du professeur Langenbeck, d'après le rapport du docteur Mayer à la Société obstétricale de Berlin. Enfin, un cas de blessure mortelle de la vessie et du péritoine a été cité par le docteur Biefel (*Monatssch. für Geburtsk.*; March, 1858.)

prolongeant en même temps le sommeil anesthésique de la malade jusqu'à ce que la section soit terminée. Pendant ce temps, on a ôté les pinces érignes, dont on n'a généralement plus besoin dans la suite, la portion du col excisée étant facilement extraite du vagin.

J'ai pu maintes fois, en me servant d'un fil métallique et d'un bon serre-nœud, au lieu d'une chaîne et d'un écraseur, et en opérant la constriction lentement, par des tours de vis répétés de quart d'heure en quart d'heure, pratiquer la section du col en une journée, sans avoir besoin de chloroformiser la malade, et sans déterminer la moindre hémorrhagie. On peut même faire durer la section plus longtemps sans inconvénients, pourvu qu'on ait le soin, comme dans le cas d'application simple de la ligature ulcérative, de faire de temps en temps dans la journée des injections détersives.

Aussitôt après la chute de la tumeur, on fait, à l'aide de l'hydroclyse, une lotion hémostatique avec de l'eau fraîche vinaigrée; on s'assure, par le toucher, qu'il ne reste plus de tissu suspect sur le col, et l'on introduit dans le vagin un spéculum de bois, avec lequel on découvre la plaie. Si elle ne se présente pas d'abord dans l'axe de l'instrument, et si l'inclinaison de l'organe s'oppose, comme cela arrive souvent, au déploiement entier du vagin et à la découverte de la surface saignante du col, on l'y amène en pressant doucement l'utérus au niveau de l'hypogastre et dans une direction contraire à son obliquité. On essuie légèrement cette surface avec du coton. On étanche le sang avec une éponge, on arrête momentanément l'hémorrhagie avec de l'eau fraîche. On s'assure par la vue, comme on l'a fait d'abord avec le doigt, qu'il ne reste pas d'indurations cancéreuses; s'il y en a, on tâche de les exciser avec un long bistouri étroit, et l'on porte sur la plaie du perchlorure de fer pour arrêter l'hémorrhagie, ou plutôt un cautère olivaire ou en champignon, ou un jet de gaz enflammé, suivant l'étendue de la plaie et la tendance du cancer à se prolonger au centre du col plutôt qu'à sa périphérie. La cautérisation actuelle avec la flamme du gaz de l'éclairage, tout en remplaçant le perchlorure de fer comme agent hémostatique, offre l'avantage de détruire les vestiges du cancer, dont il faut toujours redouter la dissémination à une certaine distance dans l'épaisseur de l'organe, et de modifier les tissus de manière à favoriser la résolution de l'engorgement, de la congestion, ou de la phlegmasie chronique, entretenue à une certaine profondeur par la durée et la continuité du développement de la tumeur cancéreuse.

Lorsqu'on doit pratiquer l'excision, on peut se dispenser, vu la rapidité de l'opération, de chloroformiser la malade. D'ailleurs, la douleur est réveillée dans l'utérus par les mouvements qu'on y imprime, les tiraillements qu'on exerce pour l'abaisser, pour faciliter le passage des instruments, etc., plutôt que par l'action du bistouri ou des ciseaux sur le tissu utérin. Il y a même une telle différence entre le degré de douleur provoqué par l'écrasement et celui qui accompagne l'excision, que je me suis souvent demandé s'il ne faut pas admettre dans le tissu utérin une insensibilité à certains agents et dans certaines conditions physiologiques, contrastant avec une sensibilité des plus vives à d'autres agents et dans certaines conditions pathologiques. Ainsi, insensible dans l'état physiologique, ou simplement couvert de granulations, il paraît devenir sensible sous l'influence du catarrhe, de l'inflammation, du cancer, en un mot de divers états pathologiques. Insensible à la cautérisation, il paraît sensible à la section, à la déchirure, à la torsion, à l'écrasement. L'écrasement, d'ailleurs, cette déchirure à courte distance, exerce un tiraillement dont les effets se transmettent aux fibres de l'utérus, probablement jusqu'aux fibres du corps, aux revêtements musculaire, celluleux, séreux de cet organe, même aux organes voisins, et nous avons dit maintes fois combien ces flexions, ces tiraillements, ces mouvements imprimés à l'utérus, à son système de suspension et aux organes environnants, provoquent de douleurs, surtout lorsque l'utérus ou son entourage se trouvent dans certaines conditions morbides. Le fait est que la constriction de l'utérus développe des douleurs qui rappellent celles des étranglements d'intestin ou d'autres organes; plusieurs praticiens en ont déjà fait la remarque.

Quoi qu'il en soit, la section étant adoptée, on fait coucher la malade comme pour l'écrasement; on saisit de même le col avec les pinces de Museux, celles de Robert, ou telles autres paraissant plus commodes, et, suivant les cas, on fait descendre cet organe au niveau de la vulve, où l'on opère sur lui *in situ* [1]. Il est incontestable que le premier procédé est préférable; car, opérant à découvert et disséquant la tumeur en séparant du col sur quelque point, s'il y a lieu, les attaches du vagin, on ne risque pas de comprendre celui-ci dans la section. Ce danger serait à craindre plutôt lorsque le col est laissé en place; mais alors on peut porter les pinces à mors coudés en arrière de la ligne de section projetée, immédiatement en avant des attaches du vagin, ou bien attaquer le col successivement des divers côtés, en l'inclinant alternativement dans un sens ou dans un autre, toujours du côté opposé à celui par lequel on prétend l'attaquer, et en protégeant par des dilatateurs à manche la portion correspondante de la paroi vaginale. La section commencée ainsi tout le tour, il est facile de se guider sur ce premier sillon, pour achever, en l'approfondissant, l'ablation de la tumeur.

Pour faire cette séparation, s'il faut disséquer sur quelque point l'insertion vaginale ou tailler le col en entonnoir ou en cône creux, ce qui est une précaution bonne à prendre lorsqu'on soupçonne le cancer de

[1] Je me dispense d'énumérer ici les divers procédés d'excision du col utérin pratiqués par Osiander, Récamier, Dupuytren, Lisfranc, Simpson, ou imaginés au moment de la vogue de cette opération, par Ha in (*Amputation du col de la matrice;* Paris, 1827); Colombat (*Hystérotomie;* Paris, 1828); Canella (*Cenni sull' estirpazione della bocca del collo dell' utero;* Milan, 1821); Aronsohn (*Zeitschrift für die gesammte Medicin;* I, 436).

se propager vers la cavité cervicale, le bistouri est nécessaire : on se servira de préférence d'un bistouri ayant un manche un peu long pour donner de l'aisance, et une lame courte plus facile à incliner dans diverses directions et à conduire tout autour du pédicule représenté par le col utérin. On peut même avoir besoin d'un bistouri à tige très-longue, à tranchant très-court, concave sur le plat et même sur le tranchant, comme une sorte de petite serpe, lorsqu'on doit s'en servir pour opérer l'excision au fond du vagin.

Si l'on est sûr de tout emporter d'un seul coup, sans laisser de cancer et sans léser aucun organe environnant, lorsque le col est descendu au niveau de la vulve, on se servira avec avantage de très-forts ciseaux légèrement courbes sur le plat. Le même instrument à pointes mousses, dirigé constamment par la pulpe du doigt indicateur, est très-utile pour commencer la section du col au fond du vagin ; il n'expose pas, comme le bistouri, à couper le col sur d'autres points que celui sur lequel on en fait porter l'action.

Que l'on se serve du couteau ou des ciseaux, il est généralement utile de commencer la section du col par la lèvre inférieure et de la terminer par la lèvre supérieure, afin de faire d'abord la section la plus difficile et de se tenir toujours à l'abri du sang provenant des parties déjà divisées.

Après la séparation complète du col, soit par le bistouri, soit par les ciseaux, on touchera la plaie avec le perchlorure de fer ou avec le fer rouge, dans le même but et en usant des mêmes précautions que nous avons indiquées après l'ablation du col par l'écraseur linéaire.

Cette opération n'est pas aussi inoffensive qu'on pourrait le croire. M. Cruveilhier a cité l'exemple d'une jeune dame morte quelques heures après. Aussi ne doit-on la pratiquer que sur une indication thérapeutique formelle, et en s'entourant de toutes les précautions dictées par la prudence médicale et la science opératoire.

Hors des cas, heureusement fort rares, où elle a été suivie de mort, les accidents de réaction qu'elle provoque sont généralement modérés. Chez quelques malades, la tolérance est parfaite ; mais, chez un plus grand nombre d'autres, des symptômes de métrite se déclarent. La perte de sang n'est généralement pas forte : on l'arrête par le perchlorure de fer et le tamponnement, s'il est nécessaire. Mais des douleurs lombaires, dues surtout aux tiraillements exercés sur l'utérus pendant la manœuvre opératoire, se prolongent pendant quelques heures et souvent pendant quelques jours. De la douleur se développe dans le vagin et à l'hypogastre, s'exaspérant par la pression, mais prenant rarement un caractère alarmant. De simples cataplasmes émollients, des fomentations sédatives, des embrocations avec l'huile de camomille camphrée suffisent habituellement à calmer cette douleur. Mais pour peu que des symptômes de métrite ou de péritonite apparaissent, il faut se hâter de combattre la phlegmasie par l'application d'un nombre de sangsues relativement considérable, par des frictions avec l'onguent napolitain belladoné à haute dose, toutes les deux heures, etc.; plus tard par des laxatifs doux, des cataplasmes émollients, et tous les moyens antiphlogistiques et résolutifs appliqués au traitement de la métrite aiguë. Il faut surtout faire garder le lit aux malades pendant tout le temps nécessaire à la disparition de ces accidents.

On doit attendre ensuite la chute de l'eschare et diriger la cicatrisation de la plaie. C'est alors qu'il importe de surveiller le caractère de cette plaie, l'aspect des bourgeons charnus, leur tendance à la cicatrisation. Il peut suffire de les toucher tous les jours ou tous les deux jours avec de légers cathérétiques, tels que le collyre de Lanfranc ou la solution aqueuse de nitrate d'argent au trentième. Quelquefois on devra réprimer le bourgeonnement par des attouchements directs avec le crayon de nitrate d'argent. Quelquefois enfin divers topiques pourront être plus spécialement indiqués comme agents plus actifs dans les pansements consécutifs à l'opération, par exemple le cérat au minium, la pommade au précipité rouge, dont on barbouillera la plaie une fois par jour, sans y laisser de tampon, comme on en a trop l'habitude, dans la crainte de produire, par la présence de ce corps étranger, une irritation défavorable à la marche régulière de la plaie vers la formation d'une bonne cicatrice.

Enfin, pour peu que la cicatrisation soit lente ou irrégulière, que des bourgeons de mauvais aspect s'élèvent à la surface de la plaie, il ne faut pas craindre d'en opérer une destruction prompte et complète par une nouvelle cautérisation avec le fer rouge, la pâte de Vienne, le Canquoin, ou la pâte arsenicale, qu'on peut retenir à la surface du col avec un tampon de charpie ou de coton. Ce dernier moyen m'a rendu de grands services dans ce cas, et m'a paru plus que tout autre disposer l'ulcère du col, comme les ulcères cancéreux superficiels de la peau et notamment de la face, à une prompte et bonne cicatrisation. Je le regarde même, en général, comme un bon complément des autres caustiques, qui opèrent bien la mortification ou la destruction d'une certaine épaisseur de tissu, mais dont l'eschare ne laisse pas toujours voir, après sa chute, la formation sous-jacente d'une vraie cicatrice. La pâte arsenicale, appliquée à ce moment, m'a paru jouir habituellement de la propriété d'amener, au lieu d'une nouvelle destruction, la cicatrisation réelle et bien désirable de la plaie.

II. *Traitement palliatif.* — Quand l'opération n'est pas possible, il ne reste plus, pour prolonger la vie des malades, adoucir leurs souffrances, calmer la douleur, combattre les autres accidents, qu'à instituer un traitement palliatif général et local.

Le traitement palliatif général consiste à tonifier l'organisme et à combattre les accidents nerveux, surtout la douleur.

On ne saurait trop insister sur la nécessité de tonifier la constitution.

Il en est du cancer comme de toute maladie chronique, de toute lésion se rattachant à une affection diathésique. Pourvu que la fièvre ne soit pas allumée, ni trop intense, l'économie résiste à l'altération organique proportionnellement à ses forces. Une lésion quelquefois très-étendue, amenant par ses progrès ou par l'ulcération une destruction locale toujours croissante, qu'elle soit cancer, tubercule, ou telle autre, est souvent tolérée au delà de toute prévision, si l'organisme se répare et se fortifie, de manière à résister à cette lésion et en quelque sorte à la dominer. Si cette réparation de l'organisme n'est pas une garantie pour la guérison, elle donne du moins l'espoir de prolonger la vie. Aussi le médecin doit-il établir une lutte intelligente, énergique, continue, entre la lésion affective qui attaque et l'organisme qui se défend. Les meilleurs moyens pour relever la constitution et la tonifier, de manière à lui permettre de résister autant que possible aux progrès du cancer, sont : le séjour à la campagne, ou du moins dans une habitation bien aérée, bien exposée, un bon régime, les médicaments que nous avons indiqués comme propres à combattre la dyspepsie et à faciliter la digestion, quelques amers, quelques toniques francs, tels que le quinquina et les préparations de fer.

Les accidents nerveux seront combattus, soit par les antispasmodiques, dont nous avons déjà indiqué l'emploi à propos du traitement des maladies utérines en général, soit par les narcotiques, nécessaires dans les affections cancéreuses pour calmer la douleur : telles sont les préparations de ciguë, la conicine, les préparations d'opium, la morphine, les embrocations sédatives avec les huiles de jusquiame et de belladone, seules ou mélangées avec du chloroforme; le laudanum, quelques lavements laudanisés, les cataplasmes avec la farine de lin et le pavot, les bains de siége avec des décoctions de pavot, de feuilles de jusquiame, de ciguë, de morelle, des pilules contenant chacune de $0^{g},02$ à $0^{gr},05$ d'extrait de belladone et autant d'extrait aqueux thébaïque, que la malade introduit toutes les vingt-quatre heures ou plus souvent dans le rectum. Il est bon d'observer que les applications froides, si utiles, si sédatives pour la plupart des maladies utérines, ne sont pas supportées dans les affections cancéreuses [1]. Les cataplasmes, les bains de siége, les grands bains, doivent être chauds ou tièdes. Nous avons toujours reconnu l'influence de la température de ces topiques sur l'exacerbation de la douleur lorsqu'ils sont froids, sur sa sédation lorsqu'ils sont chauds.

Le traitement palliatif local se réduit à l'emploi de quelques moyens encore moins efficaces, qu'il ne faut pourtant pas négliger, à cause du

[1] Le docteur James Arnott (*On the Treatment of cancer by the regulated application of an anesthetic temperature;* London, 1851. *The Lancet*, 1854) a attribué au froid la propriété de calmer la douleur et de retarder l'évolution du cancer de l'utérus : l'expérience m'a paru jusqu'ici être défavorable à cette opinion.

soulagement qu'ils procurent. S'il n'est guère permis de fonder quelque espoir sur l'usage des résolutifs, on doit reconnaître une utilité plus directe à l'emploi des hémostatiques non-seulement appliqués sur le mal, mais administrés en même temps à l'intérieur, des désinfectants, des coagulants, des styptiques, etc.

Les résolutifs ou fondants ne peuvent être essayés qu'en frictions dans les aines, à l'hypogastre, à la face interne des cuisses : les frictions avec l'onguent napolitain belladoné, avec la pommade aux iodures de plomb et de potassium, seront alternativement employées, selon qu'il y aura des symptômes d'inflammation dans les tissus voisins du cancer ou dans le péritoine et de l'acuïté dans la marche de la maladie, ou au contraire, plus de chronicité, de lenteur, d'engorgement, d'infiltration séreuse, de gonflement ganglionnaire.

Les hémostatiques sont utiles pour prévenir l'affaiblissement dans lequel les pertes de sang répétées jettent les malades. A l'intérieur, on donne l'eau de Rabel, la teinture de cannelle, le seigle ergoté, les diverses eaux hémostatiques de Léchelle, de Pagliari, etc., le tannin, le ratanhia et, de préférence à tous les autres, le perchlorure de fer à 30°, à la dose de 10 à 40 gouttes dans un verre d'eau sucrée, par gorgées d'heure en heure ou plus souvent. Ce médicament a l'avantage d'unir à la propriété hémostatique des propriétés toniques et quelquefois digestives, très-utiles dans le traitement que doivent subir les malades : non-seulement il favorise l'hémostasie, mais il augmente encore la richesse du sang, combat l'anémie et concourt puissamment à relever la constitution. Quant à l'application des hémostatiques sur le siége du mal, après avoir lavé la tumeur ou l'ulcère saignant par quelques injections d'eau fraîche, on y porte, avec un pinceau et à plusieurs reprises, du perchlorure de fer pur : on absorbe légèrement et avec soin ce qui peut en rester à la surface de l'ulcère ou dans le sinus utéro-vaginal, à l'aide d'un tampon de coton très-poreux et très-souple, et l'on retire le tampon avec le spéculum. Je recommande de retirer toujours les tampons, qui ne font que favoriser le retour de l'hémorrhagie. Je recommande encore de ne faire ces applications et même celles dont je vais parler, que rarement et quand elles sont indiquées, l'introduction seule du spéculum causant des douleurs à la malade, irritant la tumeur, la déchirant, y provoquant des hémorrhagies et n'offrant aucun avantage en compensation de ces inconvénients. J'insiste sur ce précepte, parce que j'ai vu bon nombre de malades auxquelles on avait fait un ou plusieurs pansements quotidiens, et que je n'en ai pas vu une seule qui ne s'en fût mal trouvée ; la seule suppression des pansements fréquents leur apportait un peu de soulagement.

L'usage quotidien des désinfectants est indispensable. Outre les bains, les soins de propreté, la toilette renouvelée plusieurs fois par jour, on doit prescrire aux malades au moins deux lotions vaginales quotidiennes, une le matin et l'autre le soir, dans le seul but d'entretenir la propreté de la partie malade, de chasser l'ichor des surfaces cancéreuses, ainsi que les détritus ou les fragments en décomposition qui y séjournent. — On ne peut guère se proposer d'autre but, ni prescrire des injections propres à apporter quelque modification réelle dans les tissus malades. Les injections calmantes n'ont pas d'effet, à cause de la faible propriété absorbante du vagin, compensée suffisamment dans ce cas par la facilité de porter des narcotiques dans le rectum ; j'en dirai autant des pessaires médicamenteux. Les injections astringentes ou modificatrices, de quelque nature qu'elles soient, atteignent leur but d'une manière si imparfaite, qu'il est tout à fait inutile d'y recourir. J'ai même renoncé aux injections et aux douches anesthésiques de vapeurs de chloroforme ou d'acide carbonique[1], qui m'ont paru avoir été trop vantées, soit que l'application en présente quelque difficulté, soit qu'on n'en retire pas en réalité un grand avantage pour le soulagement des malades. Les seules injections modificatrices que je prescrive quelquefois, sont les injections au perchlorure de fer (5 grammes par litre d'eau) comme hémostatiques, à la suite de l'application directe du perchlorure et de son administration à l'intérieur. Ces moyens, aidés de la situation horizontale, demi-fléchie, etc., et du tamponnement, s'il devient indispensable, suffisent d'ailleurs tellement à l'hémostasie dans ce cas, que je pense qu'on fera généralement bien de n'user ni d'autres injections, ni de réfrigération locale, ni d'applications de glace, etc., qui ne peuvent être suivies que d'inconvénients ou de dangers plus ou moins sérieux. — Les lotions désinfectantes et détersives doivent se faire avec l'hydroclyse. Les meilleurs liquides sont de l'eau, à peine tiède en hiver, à la température de la chambre en été, à laquelle on ajoute environ une cuillerée par litre de liqueur de Labarraque, de solution de permanganate de fer ou de potasse, ou de coaltar saponiné, ou quelques gouttes d'acide phénique.

Enfin, on est disposé à chercher quelque topique dont l'application sur le cancer utérin ne se bornerait pas à l'hémostasie, à la désinfection, mais serait vraiment modificatrice de l'altération organique, de manière à la faire rétrograder, ou du moins à en retarder les progrès. J'ai vu des praticiens ne pas reculer, pour atteindre ce but, devant l'application réitérée, tous les huit jours ou tous les quinze jours, du fer rouge sur d'énormes choux-fleurs ; application bien inutile ou, pour mieux dire, bien nuisible, car, loin de faire rétrograder le mal, elle n'y détermine que plus de progrès, par suite de l'irritation qu'elle y provoque. Je me suis d'ailleurs expliqué précédemment à cet égard, et les raisons que j'ai données paraissent m'autoriser à proscrire de la manière la plus absolue l'emploi de ce moyen. Je pense que, même avec d'autres topiques, il faut se borner à des attouchements rares, une ou deux fois la semaine, tous les trois jours, tous les deux jours au plus, et ne jamais laisser de

[1] Simpson (*Obstetrics Works*, II, 769. — *Diseases of Women*, I, 57). — Follin (*Archiv. gén. de méd.*, nov. 1856). — Bernard (*Arch. gén. de méd.*; nov. 1857).

tampon. On a soin de faire ces attouchements après que la malade a pris son injection, et on lui recommande de n'en pas prendre d'autre pendant douze heures, à moins qu'on n'ait intérêt à débarrasser le vagin d'une partie du liquide qu'on a porté sur le col, auquel cas on prescrit ou l'on pratique soi-même une lotion immédiate.

Les substances qui me paraissent les plus favorables à ces attouchements sont : la créosote, le perchlorure de fer, la solution de tannin dans l'eau à parties égales. Elles ont pour effet de combattre l'exsudation du sang, de coaguler la lymphe, l'albumine, de resserrer, de contracter les tissus, de tanner en quelque sorte la surface limitante de la tumeur sur une grande étendue, puisqu'elles peuvent être portées avec un pinceau dans les interstices et les anfractuosités de l'excroissance cancéreuse; il peut en résulter un plissement, un ratatinement, une sorte de flétrissure ou de dessiccation superficielle de la tumeur ou de l'ulcère, et parfois un peu de retard dans la marche envahissante ou végétante de l'altération organique. Il est certain que, dans quelques cas, ces topiques m'ont paru rendre des services, et que leur emploi, combiné avec celui des autres moyens palliatifs locaux et généraux, constitue un ensemble de traitement capable de rendre le cancer tolérable, jusqu'au moment où se produisent les délabrements organiques incurables et la cachexie, traitement capable de prolonger même les jours de la malade, pour peu que le cancer n'ait pas une tendance envahissante très-prononcée, et que, tout en étant hors d'état d'être opéré, il n'ait pas acquis un volume considérable ou creusé un ulcère rongeant trop profond et trop étendu.

SECTION V

MALADIES DES ANNEXES.

Le nombre des maladies qu'il me reste à décrire dans cette section, se trouve fort restreint par suite du rapprochement que j'ai cru devoir faire précédemment entre l'inflammation des annexes et celle de l'utérus, entre les déplacements de ces mêmes organes et ceux de la matrice, ainsi qu'entre plusieurs altérations organiques qui leur sont communes. Il se réduit à trois : 1° les hémorrhagies pelviennes et l'hématocèle qui en est souvent la conséquence ; 2° les tumeurs des ovaires et des trompes, dont le diagnostic et le traitement ne présentent pas encore un grand intérêt pratique, si ce n'est pour les kystes ovariques et l'ovariotomie ; 3° la stérilité, dont il importe de ne pas confondre les causes profondes, trop souvent incurables, qui se rattachent à quelque maladie des ovaires et des trompes, avec les causes plus accessibles à notre investigation et moins rebelles à nos traitements, qui résident dans l'utérus ou dans le vagin.

CHAPITRE I

Hémorrhagies pelviennes et hématocèle péri-utérine.

Quoiqu'il y ait à peine une quinzaine d'années que l'hématocèle péri-utérine a pris rang dans le cadre pathologique, il est peu de sujets qui aient provoqué autant de travaux. Récamier[1] en a publié d'abord des exemples : le premier de ces faits fut reproduit, dix ans après sa publication, avec un second dans le mémoire de M. Bourdon[2] ; M. Velpeau[3] en parla, en 1839, dans sa *Médecine opératoire ;* plus tard, en 1843, il consacra un assez long paragraphe à cette tumeur et décrivit sommairement les changements subis par le sang épanché. Jusqu'alors, la guérison ayant toujours été obtenue, on ignorait l'anatomie pathologique de cette maladie, lorsque M. Bernutz[4] publia, en 1848, son mémoire sur la rétention des menstrues : dans sa première observation, la seule afférente à notre sujet, se trouvent des renseignements très-circonstanciés sur le mode d'enkystement du sang et sur la relation de l'hémorrhagie interne avec la menstruation. Mettant à profit ces documents et quelques autres recueillis pendant son internat, M. Viguès[5] en fit le sujet de sa thèse : ce travail est, à vrai dire, la première publication sur la matière ; il a éclairé la question et a été le point de départ de nombreuses discussions devant les sociétés savantes et de communications diverses à la presse médicale. Au premier rang il convient de citer, parmi les travaux ultérieurs, une leçon clinique de M. Nélaton[6], dont les idées avaient déjà inspiré la thèse de M. Viguès, la discussion qui eut lieu, en mai 1851, à la Société de chirurgie et de nouvelles leçons de M. Nélaton sur le même sujet. C'est à ce chirurgien que l'on doit la dénomination d'*hématocèle rétro-utérine*, une étude précise et une description exacte des signes physiques de la tumeur, enfin la vulgarisation des connaissances qui s'y rattachent et l'impulsion qui a donné naissance aux thèses de M. Fenerly[7], et de

[1] *Lancette française*, 21 juillet 1831.
[2] *Mémoire sur les tumeurs fluctuantes du petit bassin. Revue médicale*, 1841, p. 22.
[3] *Médecine opératoire*, IV, 350. — *Annales de la chirurgie française*, 1843, VII, 429 à 431.
[4] *Archiv. gén. de méd.*, 1848, XVII, 129, 433 ; XVIII, 405 ; XIX, 186.
[5] *Des tumeurs sanguines de l'excavation pelvienne chez la femme.* Thèse de Paris, 1850.
[6] *Gazette des Hôpitaux*, 1851, n° de février, et p. 572, 578. Id. 1852, p. 46, 66.
[7] *De l'hématocèle rétro-utérine.* Thèses de Paris, 1855.

M. Voisin[1]. M. Puech[2] a envisagé la question sous un nouveau jour : il a démontré qu'au lieu d'être une péritonite hémorrhagique, l'hématocèle est une hémorrhagie suivie de péritonite, et que cette hémorrhagie provient de plusieurs sources : d'une lésion de l'ovaire, de la trompe, ou du plexus utéro-ovarien ; les faits publiés depuis ont confirmé cette manière de voir.

Il faut étudier successivement : 1° les sources et les causes des hémorrhagies qui se font dans le petit bassin ; 2° le caillot ou l'épanchement sanguin péri-utérin, comme un fait pathologique réalisé, dont il importe de rechercher les signes, la terminaison, le traitement.

§ 1. — HÉMORRHAGIES PELVIENNES.

Les hémorrhagies pelviennes, les hémorrhagies péri-utérines et en général toutes les hémorrhagies qui se font dans la cavité du petit bassin, peuvent provenir de sources nombreuses et diverses ; car, outre des organes très-vasculaires, l'excavation renferme des vaisseaux artériels et veineux très-importants. Nous limitons ici notre étude à celles qui, ayant leur point de départ dans le système utérin à l'état de vacuité, sont susceptibles de former tumeur ; en d'autres termes à celles qui se produisent avec les trois conditions suivantes : absence de grossesse, point de départ dans le système utérin, quantité suffisante.

Ces bases posées, on comprend qu'on doive élaguer de cette étude les faits qui n'ont aucun droit à y figurer. La condition d'absence de grossesse nous permet d'écarter les ruptures de l'utérus gravide, ainsi que celles de la trompe ou de l'ovaire chargés d'un produit de conception ; la condition du point de départ dans le système utérin exclut la rupture des grosses artères et des grosses veines qui longent les parois du bassin ; enfin la condition de quantité place en dehors de cette description l'hémorrhagie menstruelle de la vésicule de Graaf et les hémorrhagies vésiculaires morbides.

Quant aux théories qui ont été émises sur l'origine du sang extravasé, je ferai les remarques suivantes :

1° La théorie de MM. Nélaton et Laugier (hémorrhagie menstruelle du follicule de Graaf et hémorrhagie vésiculaire morbide[3]) n'est pas

[1] *De l'hématocèle rétro-utérine et des épanchements sanguins non enkystés de la cavité péritonéale du petit bassin, considérés comme accidents de la menstruation*, avec 1 planche. Paris, thèse 1858, et Paris, 1860.

[2] *Acad. des Sciences*, 22 fév. 1858.— *De l'hématocèle péri-utérine et de ses sources*. Montpellier, 1858. — *De l'hématocèle péri-utérine*. Paris, 1861. Ce mémoire couronné par la Société des sciences médicales et naturelles de Bruxelles, a été écrit en 1859 et publié en 1860 dans les annales de cette société.

[3] L'hémorrhagie naturelle exagérée de la vésicule de Graaf peut se faire au moment de la ponte (Nélaton), ou par des pontes répétées (Laugier), ou par l'exhalation passive qui précède ou accompagne dans la vésicule la formation du corps jaune.—L'hémorrhagie

fondée au point de vue de la physiologie, puisque la vésicule de Graaf peut se rompre sans qu'il y ait écoulement de sang, et que les hémorrhagies vésiculaires morbides donnent lieu à des épanchements purement passifs, tendant à être résorbés sur place [1].

2° La théorie développée par M. Gallard [2], qui considère l'hématocèle comme une ponte extra-utérine, comme une grossesse extra-utérine moins le produit de la conception, n'est pas admissible. Où est la preuve que l'ovule, en tombant dans la séreuse, détermine une hémorrhagie ? Quant à l'hémorrhagie par grossesse extra-utérine proprement dite, elle est possible, mais elle est rare : le fait saillant est alors la grossesse extra-utérine elle-même, c'est la pseudo-hématocèle de M. Huguier.

3° Pour d'autres auteurs, au nombre desquels il faut citer MM. Beau et Tardieu, il se ferait une exhalation sanguine de la séreuse du petit bassin; M. Ferber [3] a repris cette hypothèse, s'appuyant sur cette circonstance que, dans quelques autopsies, on a trouvé de l'hyperhémie et des vaisseaux capillaires de nouvelle formation, et qu'il n'y a là autre chose qu'une pelvi-péritonite hémorrhagique [4]. Cette assertion est con-

morbide ou pathologique de l'ovaire se produit soit dans la vésicule, soit dans le parenchyme (elle est dite dans ce dernier cas apoplectique ou apoplectiforme, par suite de son analogie avec l'hémorrhagie cérébrale qui cause l'apoplexie).

[1] Robin, *Gaz. méd. de Paris*, 1857, p. 1.—Puech, *De l'hématocèle péri-utérine*. Paris, 1861, p. 9.

[2] *Gazet. hebdom.* 1858, p. 481. *Archives de médecine*, 1860.

[3] *Archiv. der Heilkunde*, 1862, 8e année, 5e livraison.

[4] Pour M. Virchow, la péritonite hémorrhagique est la cause de la plupart des hémorrhagies et des hématocèles péri-utérines.

Dans ces temps modernes, dit cet anatomiste, on a parlé d'une hématocèle chez la femme : on comprend par là l'accumulation de substances hémorrhagiques dans l'excavation recto-utérine. Ce peut être par suite de ruptures, mais, en outre, il n'est pas rare que des processus inflammatoires aient lieu dans cette excavation; et si, à leur suite, il se forme une vascularisation pathologique, il naît une hypérémie locale et des hémorrhagies qui, en se répétant de temps en temps, deviennent peu à peu la cause d'accumulations considérables. Dans ce dernier cas, il peut arriver que la péritonite rétro-utérine, comme la pachyméningite, produise des fausses membranes, que l'extravasation qui sort des vaisseaux de la fausse membrane, se réunisse entre ses feuillets et qu'il naisse ainsi un hématome rétro-utérin enkysté (*hematoma pelvicum, s. peri-uterinum*, de Simpson). On voit quelquefois des accidents analogues chez l'homme et la genèse inflammatoire, cliniquement démontrée depuis Voisin, ne peut être ici mise en doute.

Outre cette hématocèle intra-péritonéale, quelques auteurs ont encore décrit une forme extra-péritonéale siégeant ordinairement à la base des ligaments larges ou entre leurs feuillets, ou au moins au-dessous du péritoine (Puech, *Gaz. méd.* Paris, 1858. Simpson, *Med. Tim. and Gazette*, 1859). On peut bien croire qu'il s'est ici glissé une erreur. A part les cas puerpéraux et traumatiques, je n'ai jamais rencontré sur le cadavre d'hématocèle extra-péritonéale primitive. Il peut bien arriver qu'une paramétrite, ou ce que Simpson appelle une *cellulitis pelvica*, produise dans le voisinage de l'utérus des cavités purulentes dans lesquelles plus tard se fait une hémorrhagie ; mais ce n'est point là un hématome. Le plus souvent, la membrane qu'on a prise pour le péritoine est une membrane de nouvelle formation, qui, comme la pseudo-membrane pachyméningique de l'hématome de la dure-mère, est déposée sur l'ancienne membrane ; c'est tredite par l'observation des altérations concomitantes que l'on rencontre alors dans les annexes (par exemple, hémorrhagie tubaire) ou dans le plexus utéro-ovarien, et par cette remarque que la péritonite hémorrhagique ne présente pas de caillots identiques à ceux que l'on trouve à l'autopsie des tumeurs sanguines du petit bassin.

4° Il reste à examiner une dernière hypothèse, celle que M. Bernutz a émise et développée en 1848 et en 1860, dans laquelle ce médecin admet que la lumière du canal cervico-utérin peut être fermée par le fait d'un obstacle dépendant de la contractilité de l'utérus, que le sang s'accumule dans la cavité du corps, et qu'après l'avoir dilatée, il s'engage dans les trompes pour s'écouler dans le péritoine. Il est incontestable que le sang peut suivre cette voie, lorsqu'il existe dans une partie quelconque du conduit vulvo-utérin un obstacle, soit congénial, soit acquis ; mais il n'est pas démontré que cela puisse avoir lieu lorsqu'il n'en existe point. Si d'un côté l'étroitesse des *ostia uterina*, leur peu de perméabilité, l'ampleur relativement considérable du canal cervico-utérin, sont des arguments anatomiques qu'on ne saurait oublier, de l'autre, on n'est pas en droit de se prévaloir de ce qui se passe dans les atrésies des voies génitales, même dans les conditions les plus favorables à la *théorie du reflux*, comme l'appelle Aran ; M. Puech[1] a démontré que le fait était excessivement rare : il n'a eu lieu que 16 fois sur 310 observations, et encore n'a-t-il jamais eu lieu d'emblée ; des souffrances atroces ont été endurées par les malades pendant plusieurs années avant que le sang fît irruption dans la cavité péritonéale[2]. Au reste, qu'il me soit permis de le dire, la rétention des menstrues par cause purement vitale n'est pas établie aussi nettement que le suppose M. Bernutz ; les observations qu'il cite comme telles paraissent être des faits de congestion sanguine du système utérin, et celles, plus rares,

au-dessous que se fait l'hémorrhagie, qui se trouve par là enkystée. Il est encore moins vraisemblable que, comme le pense Tyler Smith, l'extravasat soit recouvert secondairement d'une fausse membrane péritonéale. Selon moi, d'ordinaire le sang, en totalité ou en grande partie, provient des vaisseaux de nouvelle formation des couches de péritonites partielles de l'excavation. La circonstance, il est vrai, très-remarquable, notée par tous les observateurs que la tumeur commence d'ordinaire subitement avec une menstruation, et s'accroît à la période cataméniale suivante, n'est pas contraire à cette explication. On ne peut mettre en doute que la fluxion menstruelle ne se limite pas aux vaisseaux du follicule ou de la trompe ; elle atteint les vaisseaux du voisinage, et s'il existe dans les espaces de Douglas une hypérémie exceptionnelle du péritoine ou d'une pseudo-membrane, il pourra se faire sur ces points une hémorrhagie tout aussi facilement qu'à l'ovaire ou à la trompe. La circonstance négligée par les observateurs antérieurs qu'il se forme chez l'homme des états semblables, parle en faveur de l'opinion que je soutiens. Bernutz (Bernutz et Goupil, *Clinique médicale sur les maladies des femmes*, Paris, 1860, t. I), a rapporté sur l'existence de ce qu'il appelle pelvi-péritonite hémorrhagique menstruelle, une série de faits très-remarquables (Virchow, *Die krankhaften Geschwülte*. Berlin, 1863, t. I, p. 149 à 153).

[1] *Des atrésies des voies génitales*. Paris, 1863, p. 61.

[2] Voy. ci-dessus, p. 366, le chapitre de la *Rétention du flux menstruel*.

dans lesquelles il a cru voir le passage du sang de l'utérus dans la cavité péritonéale, s'expliqueraient peut-être plus naturellement par la production d'une hémorrhagie tubaire.

Il n'y a donc guère que la trompe, l'ovaire et le plexus utéro-ovarien qui puissent être la source des hémorrhagies pelviennes.

I. *Hémorrhagie de la trompe.* — Indiquée par Tilt, en 1850, et par Fenerly, en 1855, l'hémorrhagie tubaire n'a pris place dans la science qu'avec les travaux de M. Puech. Les faits de ce genre avaient été négligés ou méconnus, et même ne semblaient guère possibles, lorsque ce dernier observateur fut amené à en donner une démonstration catégorique. La muqueuse tubaire est, comme toutes les muqueuses, disposée aux congestions sanguines et, par suite, aux hémorrhagies. Il y a dans la science un assez grand nombre de faits qui prouvent qu'elle est loin de posséder un privilége d'immunité à cet égard ; seulement tous ces faits reconnaissent comme condition préalable la congestion sanguine de ces organes. En effet, sans cette congestion, sans un mouvement fluxionnaire, on comprendrait difficilement qu'il se produisît une hémorrhagie parfois aussi abondante et, quoiqu'on sache que les exanthèmes, tels que la rougeole, la variole, la scarlatine, favorisent les hémorrhagies et que, dans le cas présent, elles figurent en première ligne, comme en font foi les faits observés par MM. Laboulbène[1], Hélie[2] et Scanzoni[3], on est amené à admettre toujours une fluxion ou une congestion sanguine aiguë. D'autres fois, au contraire, on trouve dans les antécédents minutieusement relevés les caractères d'une congestion sanguine chronique, dont la belle observation de M. Bernutz peut être citée comme un exemple type.

Quelle que soit la cause qui l'a produite, l'hémorrhagie est susceptible de se faire jour, soit par les ostia uterina, soit par l'ouverture abdominale, soit par une rupture de l'organe. Les évacuations de sang par ces divers points sont tantôt simultanées et tantôt isolées; si elles échappent à l'observateur lorsque la sortie du liquide a lieu par la première voie, il n'en est pas de même lorsque le sang s'écoule par les dernières. La malade éprouve alors des douleurs dans la région lombo-sacrée, elle a des espèces de coliques entremêlées de syncopes successives, suivies d'un sentiment de faiblesse. Parfois ce sont là tous les symptômes, conjointement avec la pâleur de la face ; d'autres fois, surtout lorsque l'hémorrhagie menace la vie, les douleurs sont plus fortes, il y a vomissements, décomposition des traits, hoquet, bourdonnements d'oreilles, distension abdominale, sueurs froides, bientôt suivies de mort. Quand, au contraire, l'hémorrhagie n'est pas assez forte pour

[1] *Gaz. méd. de Paris*, 1853, p 78.
[2] *Journal de médecine de la Loire-Inférieure*, 1858, p. 30.
[3] Ouv. cit., p. 312.

amener ce dénoûment, comme l'ont vu MM. Follin[1], Oulmont[2], etc., il en résulte la formation d'une tumeur sanguine péri-utérine.

II. *Hémorrhagie de l'ovaire.* — Tandis que les hémorrhagies des trompes paraissent assez rares, à en juger par le chiffre relativement restreint des autopsies ayant trait à cette source, les hémorrhagies dues aux lésions des ovaires sont, au contraire, fréquemment signalées. Ici encore, préalablement à toute hémorrhagie, il existe une altération prononcée de ces organes ; à part un fait de Neuman de Berlin[3], où il est parlé d'hydatides, la congestion chronique et l'inflammation aiguë sont les lésions qu'on a plus particulièrement signalées.

Dans l'inflammation aiguë, le volume de l'organe est accru, la couleur est d'un bleu violet, à la coupe le sang ruisselle et la surface de section offre, avec les marques d'une hypérémie considérable, une coloration plus ou moins violacée. Dans cet état, les tissus ne peuvent ni résister, ni se laisser distendre ; ils se laissent facilement rompre, ainsi que l'a observé M. Denonvilliers[4], qui en a publié un exemple, le seul connu jusqu'à présent.

La congestion chronique est, suivant moi, la cause la plus active de ces hémorrhagies ; la majeure partie des faits n'ont pas d'autre origine, l'ovaire est alors augmenté de volume, les contours en sont normaux, mais le stroma est hypérémié et présente à noter de petits épanchements de sang. En général, et c'est un point commun à la congestion ovarique et à la congestion tubaire, cet état ne se traduit au dehors que par l'abondance des règles. D'autres fois, il y a en même temps une sensation de poids et de chaleur brûlante dans le petit bassin, des tiraillements dans les reins et dans les aines, des coliques parfois très-vives, surtout aux approches des règles. Outre qu'elles sont plus abondantes, au point d'avoir le caractère d'une véritable métrorrhagie, les menstrues avancent, tout en se prolongeant de plus en plus, et laissent à leur suite une aggravation marquée dans les phénomènes congestifs. En cet état, des accidents sont imminents et une fluxion menstruelle suffit quelquefois pour faire éclater l'hémorrhagie ; mais il ne s'ensuit pas qu'il y ait une relation de cause à effet entre l'hématocèle péri-utérine, qui pourra se développer plus tard, et la menstruation ; les troubles de cette fonction ne sont alors que l'indice de l'état concomitant du système utérin.

D'autres fois enfin on trouve les caractères de la congestion sanguine aiguë : c'est au milieu de la santé, en apparence la plus parfaite, que l'hémorrhagie apoplectique survient ; seulement, dans ces cas, la fluxion doit être beaucoup plus active et l'afflux du sang plus considérable.

Que l'ovaire soit sain ou préalablement altéré, l'hémorrhagie peut

[1] *Gaz. des Hôpitaux*, 1855, p. 403.
[2] *Union médicale*, 1858, p. 530.
[3] *Bibliothèque médicale de Royer-Collard*, t. LXXVIII, p. 113.
[4] *Gazette méd.*, 1856, p. 76.

être seulement intra-ovarienne, ou à la fois intra et extra-ovarienne; enfin, dans d'autres cas, et notamment dans la belle observation publiée par M. Puech, une hémorrhagie intra-ovarienne fut suivie, quatre mois après, d'une nouvelle congestion qui, cette fois, rompit la coque et amena la mort par péritonite.

Si les symptômes de l'hémorrhagie intra-ovarienne échappent le plus souvent à l'observateur ou du moins sont méconnus dans leur signification, il n'en est pas de même lorsque l'hémorrhagie a lieu dans le petit bassin : on observe alors, soit les signes d'une hémorrhagie interne promptement mortelle, soit les signes physiques qui caractérisent les tumeurs sanguines du petit bassin.

III. *Hémorrhagie du plexus utéro-ovarien.* — Quoique l'analogie semblât indiquer la possibilité de la rupture du plexus utéro-ovarien, cette source d'hémorrhagie a tardé à prendre dans la science la place à laquelle elle avait droit. En vain en 1851 et en 1854 en avait-on recueilli deux faits, en vain en 1857 M. Richet[1] apporta-t-il à l'appui un nouvel argument, l'attention était dirigée ailleurs, et ce fut seulement en 1858, avec les travaux de M. Puech[2] et de M. Devalz[3], que ces lésions veineuses obtinrent définitivement le rang qu'elles méritent comme causes des hémorrhagies pelviennes.

Cette rupture peut être suivie d'une extravasation sanguine sous le péritoine et entre les lames du ligament large (Raciborski), d'un simple thrombus intra-pelvien, ou d'une hémorrhagie plus considérable et d'un épanchement sanguin plus ou moins abondant dans le petit bassin. Elle affecte le plexus pampiniforme, variqueux ou non. Sans contredit les nodosités que présentent de distance en distance les veines variqueuses et l'amincissement de leurs parois favorisent cet accident; mais malheureusement ces conditions ne sont pas toujours indispensables pour sa production : un exercice forcé ou une violence extérieure, les excitations sexuelles, comme l'intensité des fluxions menstruelles, le concours de ces deux dernières circonstances peuvent causer la maladie. L'hémorrhagie qui survient est, suivant le cas, plus ou moins intense : dans dix cas, elle a amené la mort rapidement; dans d'autres au contraire, au nombre desquels il faut citer le fait de Saexinger[4], elle a été suivie de la formation d'une hématocèle péri-utérine[5].

En résumé les causes efficientes des hémorrhagies du petit bassin sont, avec la congestion sanguine aiguë, la congestion sanguine chro-

[1] *Anatomie méd. chirurgicale*, 1857, p. 735.

[2] Ouv. cité, p. 80 à 100.

[3] *Du varicocèle ovarien.* Paris, 1858.

[4] *Monatschrifft für Gebürtsk.*, 1864, t. XXIII, p. 476.

[5] Des trois sources des hématocèles, c'est la seule qui puisse coïncider avec la régularité de la fonction menstruelle.

nique du système utérin. Les conditions prédisposantes générales sont : l'âge de 25 à 35 ans, les tempéraments sanguin et nerveux, peut-être les constitutions fortes et robustes.

Des diverses sources d'épanchement sanguin qui peuvent rendre compte de la formation des hématocèles péri-utérines, trois seulement peuvent être considérées comme démontrées. Ce sont par ordre de fréquence : l'hémorrhagie apoplectique des ovaires, la rupture d'un des vaisseaux qui composent le plexus utéro-ovarien et l'hémorrhagie des trompes. Ce sont là les seules sources dont la vérification ait été faite sur le cadavre ; elles font justice des hypothèses émises et rendent compte, à elles trois, de tous les cas observés.

Ces hémorrhagies se terminent par la mort, par la résorption du sang extravasé, ou par la formation d'une tumeur sanguine (hématocèle). Dans ce dernier cas l'hémorrhagie est la cause, l'hématocèle est l'effet ; mais l'effet devient à son tour une maladie ayant ses symptômes, sa marche, sa terminaison, ses indications.

§ 2. — DE L'HÉMATOCÈLE PÉRI-UTÉRINE.

L'*hématocèle* est une tumeur enkystée, développée autour de l'utérus, et constituée par du sang provenant de la lésion d'une ou de deux annexes, ou de la rupture du plexus utéro-ovarien.

Lorsqu'une hémorrhagie externe a été arrêtée, en général on n'a à redouter d'autres accidents consécutifs que ceux qui résultent de la soustraction du sang. Lorsqu'une hémorrhagie interne a eu lieu, on a encore à se préoccuper du liquide épanché. Que devient-il et comment l'économie se comporte-t-elle à son égard ? Il peut se présenter deux cas : ou bien le sang est résorbé, ou bien il est enkysté comme un véritable corps étranger.

Le sang provenu des ovaires, des trompes ou du plexus utéro-ovarien s'épanche, au fur et à mesure de son écoulement, soit sur les côtés, soit en arrière de l'utérus, refoulant en haut les anses de l'intestin grêle et déjetant en divers sens l'utérus et ses annexes. D'abord liquide, il ne tarde pas à se concréter en caillots résistants plus ou moins volumineux, dont la présence irrite la séreuse avec laquelle il se trouve généralement en contact [1] ; des fausses membranes sont engendrées : les unes, filamenteuses, passent au-dessus de la masse sanguine ; les autres, rappelant les brides du tissu cellulaire, cloisonnent la collection et la fragmentent en la parcourant. D'autres fois, ce ne sont plus des adhérences fibreuses, mais c'est une sorte de couenne membraneuse, qui, s'étalant en nappe, semble continuer le péritoine et a bien des fois été prise pour cette séreuse. Chez d'autres sujets, cette couenne manque et

[1] Sans nier l'existence des hématocèles extra-péritonéales, on peut dire qu'elles sont excessivement rares et peu dangereuses. Aussi, dans tout ce qui suit, nous occuperons-nous principalement des hématocèles intra-péritonéales.

les anses intestinales, réunies, agglutinées entre elles, constituent la paroi supérieure du kyste.

Lorsqu'on détache les adhérences, on pénètre dans une poche anfractueuse, contenant tantôt de 200 à 1200 grammes d'un liquide filant, couleur lie de vin, tenant en suspension des grumeaux noirâtres; tantôt, lorsque la maladie est plus ancienne, une masse fibrineuse plus ou moins décolorée ou même jaunâtre.

La vessie, le rectum et l'extrémité supérieure du vagin sont refoulés et comprimés. Lorsqu'il y a eu suppuration et issue de pus au dehors, les parois du rectum ou du vagin sont perforées soit simultanément, soit isolément.

L'utérus, tiraillé par des adhérences, incliné à droite ou à gauche a, dans quelques cas, effectué une rotation sur son axe ; dans d'autres, il est porté en avant ou incliné en arrière sans présenter rien de fixe dans sa position. Comme en général il participe à la congestion dont les annexes sont le siége, il est le plus souvent augmenté de volume; les parois peuvent en être ramollies, infiltrées de sang et la cavité contenir soit du mucus, soit encore quelques caillots sanguins.

Les annexes sont plus ou moins altérées : s'il est des cas dans lesquels on peut reconnaître quelle a été la source de l'hémorrhagie constitutive, il en est d'autres où l'on ne peut que la présumer. Ainsi les ovaires, ou tout au moins l'un d'eux, sont réduits à une coque, parfois même méconnaissables; d'autres fois ils sont hypertrophiés et creusés d'une cavité en communication avec le foyer principal. Dans d'autres cas ou même simultanément, les trompes ont leur pavillon froncé, leur canal en partie oblitéré; ou bien encore elles sont malades, contiennent du sang altéré, ou présentent une dilatation qui constitue une partie du foyer de la tumeur.

Outre ces lésions, on en trouve d'autres qui se rattachent à la péritonite généralisée, ou bien encore à l'infection purulente. — Dans le premier cas les viscères abdominaux portent l'empreinte plus ou moins profonde de l'inflammation. Les intestins sont notablement raccourcis, parfois même la longueur en est diminuée de plus de moitié, tandis que certaines circonvolutions sont rapprochées et réunies par des fausses membranes. Parfois la cavité abdominale est distendue par une sérosité jaunâtre, ou bien encore par un liquide lactescent, mêlé de flocons albumineux; parfois l'épanchement est à peu près nul, mais la séreuse dépolie présente, par îlots, une teinte noirâtre. Enfin si le kyste adventif s'est perforé, si le contenu liquide s'en est échappé, on peut trouver une partie de ce contenu de la tumeur disséminée dans la cavité péritonéale. — Quant à l'infection purulente, elle laisse à sa suite des lésions trop connues, sur lesquelles il est hors de propos d'insister.

Diagnostic. — *Signes subjectifs.* L'hématocèle péri-utérine étant une hémorrhagie suivie de péritonite, on devrait trouver dans sa première période (période de formation) les symptômes caractéristiques de l'hémorrhagie interne : ils existent en effet; mais, comme ils sont obscurs, ils échappent le plus souvent à l'observateur. Au reste le mécanisme suivant lequel se produisent ces épanchements, ne contribue pas peu à en obscurcir les symptômes. Si parfois l'écoulement de sang a lieu tout d'un coup, parfois et le plus souvent il se fait goutte à goutte ; il y a alors une sorte de *stillicidium*, de suintement, qui à un moment donné peut s'arrêter de lui-même, pour reprendre un peu plus tard. On a trouvé, à l'autopsie de quelques femmes, deux loges distinctes et il ne répugne à l'esprit de personne d'admettre qu'elles sont dues à deux hémorrhagies, produites à des intervalles assez éloignés.

La période qui suit et dont les traits sont empruntés à la péritonite, est plus accusée, mais elle n'offre pas non plus de ces symptômes qui frappent vivement : de là la difficulté de les saisir, de là aussi la possibilité de commettre des erreurs de diagnostic. — La douleur est le premier phénomène qui se montre : elle est constante ; mais l'intensité et l'acuïté en peuvent varier à l'infini. S'il est des femmes qui n'éprouvent qu'un peu de malaise général, quelques douleurs dans la région des reins et des aines, avec un sentiment de pesanteur au périnée ou à l'anus, il en est d'autres chez lesquelles les phénomènes sont plus accusés. Les douleurs se présentent tantôt sous la forme de coliques intestinales, tantôt sous celle des douleurs expulsives de l'accouchement. Elles sont souvent rémittentes, mais elles s'exaspèrent à la moindre pression et par le mouvement le plus insignifiant ; les malades recherchent sans succès dans leur lit une bonne position, s'agitent à chaque instant et supportent avec peine le contact des couvertures. Les troubles des voies digestives sont dans un rapport intime avec les douleurs : quand celles-ci sont intenses, il y a des nausées et des vomissements ; si elles sont médiocres, il y a seulement de l'anorexie ou absence d'appétit. La soif est généralement assez vive, le ventre est plus ou moins ballonné et il y a habituellement une constipation opiniâtre, un ténesme anal fatigant, parfois aussi du ténesme vésical et même de la rétention d'urine. — Quand la tumeur comprime les nerfs cruraux et sciatiques, on observe des douleurs d'irradiation et surtout de l'engourdissement dans les membres inférieurs. On a vu aussi l'œdème se joindre aux symptômes précédents et affecter soit le côté correspondant à la portion la plus volumineuse de la tumeur pelvienne, soit même le côté opposé : dans le premier cas, il serait dû à la gêne de la circulation veineuse, dans le second il y a lieu de le rattacher à une phlébite des veines correspondantes.

Signes objectifs. Le siége des douleurs, le ballonnement du ventre attirent l'attention du médecin vers la région hypogastrique et lui permettent de constater l'existence de la tumeur péri-utérine. Si parfois elle est reconnue de prime abord, à cause de la saillie et du volume qu'elle présente; d'autres fois elle ne se révèle qu'à la suite d'une palpation minutieuse. On constate alors deux tumeurs dans l'excavation pelvienne : l'une antérieure est constituée par l'utérus, l'autre postérieure et plus ou moins latérale est la tumeur morbide, l'hématocèle. — Rien n'est plus variable que le volume de cette dernière, elle a depuis la grosseur d'une pomme ou d'une orange jusqu'au volume de la tête d'un fœtus de six mois et même d'un enfant à terme. Confinée habituellement dans le petit bassin, elle peut dans certains cas dépasser le détroit supérieur et se rapprocher même de l'ombilic ; mais je ne crois pas qu'elle atteigne ce point et à plus forte raison qu'elle s'élève au-dessus du nombril : les observateurs qui ont produit des faits de ce genre, ont oublié de tenir compte de la zone inflammatoire, et cet oubli les a induits en erreur. — Quant à la consistance de la tumeur, on peut la trouver liquide, fluctuante ; mais, à moins qu'elle ne tende à suppurer, elle devient solide, dure et immobile.

Constatée dans l'abdomen par le palper hypogastrique, la tumeur est circonscrite dans le bassin par le toucher vaginal ; on la rencontre en arrière et sur les côtés de l'utérus ; dans trois cas elle s'étendait en avant de cet organe ; dans un fait notamment publié par M. Chassaignac [1], elle siégeait tout entière entre la vessie et l'utérus. Habituellement elle refoule le cul-de-sac postérieur et rétrécit le vagin. Par le rectum on constate encore la dépression qu'elle exerce sur cet intestin ; c'est au point que le doigt a peine à en parcourir le conduit. Enfin l'utérus est refoulé d'arrière en avant et de bas en haut contre le pubis, le col sous l'arcade pubienne, tantôt sur la ligne médiane, tantôt un peu à droite ou à gauche : il est comme enclavé et immobilisé dans sa position. Le col de l'utérus n'occupant pas sa position naturelle, il est rare qu'on l'atteigne du premier coup, si l'on n'a pas l'habitude de cette exploration ; pour le découvrir, il faut le chercher dans un point très-rapproché de la face postérieure du pubis. L'orifice vaginal est souvent entr'ouvert, il s'en écoule des mucosités ; parfois on a noté un écoulement sanguinolent persistant, que M. Puech a considéré comme caractérisant l'hématocèle d'origine tubaire et qui, à ce titre, mérite d'être constaté avec soin. Enfin on remarque dans quelques cas une coloration bleuâtre ou violacée du vagin, qui, d'après MM. Huguier et Nonat, caractériserait la tumeur extra-péritonéale. Mais, lorsque l'hémorrhagie a été forte, les muqueuses peuvent être décolorées et la peau d'un blanc mat ; parfois aussi on trouve cette dernière jaunie en même temps que très-pâle, et l'on a pu croire, sur ce seul indice, à l'existence d'une tumeur cancéreuse.

Abandonnée à elle-même, la tumeur reste tout d'abord stationnaire ; mais parfois aussi elle présente des alternatives de tension et de relâchement, qui tiennent surtout à la recrudescence ou à l'affaiblissement des

[1] *Traité de la suppuration*, t. II, p. 463.

phénomènes inflammatoires. Cette recrudescence dure quelques jours ; puis la tumeur diminue de volume, elle rentre peu à peu dans la cavité pelvienne et s'y cache d'une manière définitive. De molle et pâteuse qu'elle était au début, l'hématocèle devient dure et parfois comme ligneuse; elle se rétracte de la circonférence au centre, et cela plus ou moins vite, suivant les cas.

Lorsqu'elle a un certain volume, peut-elle disparaître complétement sans laisser de traces? J'ai peine à le croire; ce que je sais, c'est que chez quelques femmes, revues longtemps après leur guérison, on a noté la persistance d'un noyau d'induration. La malade de M. Letenneur[1] en présentait un plus de deux ans après et j'ai fait la même remarque sur deux des malades que j'ai observées. Parallèlement à ce retrait de la tumeur, les organes momentanément déplacés reviennent à leur situation normale, la vessie et le rectum se rétablissent peu à peu dans leur ancienne position et l'utérus reprend peu à peu sa place naturelle.

Les choses ne se passent pas toujours aussi simplement et l'on doit ajouter aussi favorablement, car résorption de la tumeur est synonyme de guérison ; soit que le kyste soit considérable et sa surface trop étendue, soit qu'il existe des circonstances particulières d'idiosyncrasie et de constitution, soit encore que le repos obligatoire en pareils cas n'ait pas été gardé, ce mouvement éminemment curateur est entravé par des phénomènes morbides. De nouveaux accidents inflammatoires se développent : tantôt ils semblent s'étendre au péritoine circonvoisin, tantôt ils se circonscrivent dans la tumeur elle-même; des phénomènes fébriles, de petits frissons le soir viennent indiquer qu'il s'établit dans le kyste un travail de suppuration. Les suites se conçoivent : les caillots sanguins ramollis, désagrégés, revêtent une teinte noire, puis grisâtre ; du pus se forme et tend à être éliminé ; une fois produit, ce liquide percera le kyste du côté de la séreuse et suscitera une péritonite promptement mortelle; ou bien, fuyant vers le tissu cellulaire, il parviendra à se vider plus ou moins, soit par le vagin, soit par le rectum.

Si l'évacuation du pus et du contenu de la tumeur dans le péritoine compte autant de morts que de cas, il n'en est pas de même pour les deux autres voies d'excrétion. Sans offrir le même avantage que la résolution de la tumeur, elles sont cependant encore favorables : elles sont marquées en général par la diminution du volume de la tumeur et par un soulagement très-prononcé; elles s'accompagnent d'un écoulement comparable à de la mélasse, à de l'encre de sépia, lequel peut cesser au bout de deux jours, mais qui le plus habituellement persiste de dix à quinze jours. La sortie du sang et du pus par le vagin a toujours été suivie de guérison ; il n'en est pas de même pour l'expulsion par le rectum : on a vu alors la petite plaie rester fistuleuse, les gaz intestinaux pénétrer dans l'intérieur du foyer, amener la fièvre hectique et une

[1] *Journal de la Soc. de médec. de la Loire-Infér.*, 1858, p. 49.

sorte d'infection putride. En résumé, sur 52 cas dans lesquels la tumeur a été abandonnée à elle-même, on a observé 26 fois la résorption, 6 fois l'évacuation du contenu dans le péritoine, 13 fois son expulsion par le rectum et 7 fois par le vagin.

Diagnostic différentiel. — Le diagnostic des hématocèles péri-utérines est assez facile à porter, si l'on a été appelé dès le début des accidents : on trouve alors dans l'apparition rapide de la tumeur, dans les symptômes concomitants, dont les plus accusés appartiennent à la péritonite, dans le déplacement des organes pelviens, dans la projection du col sous le pubis et de l'utérus en avant, dans l'aplatissement du rectum et la consistance médiocre de la tumeur, les moyens d'en déterminer la nature sans hésitation. Il n'en est pas toujours ainsi: soit que le temps ait modifié les symptômes, soit que les caractères précédemment énumérés ne soient pas aussi tranchés, on a vu les plus habiles médecins se tromper. Pourtant, avec de la réflexion et en procédant par exclusion, on parvient à distinguer toujours l'hématocèle de la périmétrite, des grossesses extra-utérines, des kystes et des autres tumeurs de l'ovaire ou de la trompe, des tumeurs fibreuses, des rétroflexions, qui sont à peu près les seules maladies avec lesquelles on peut les confondre.

L'inflammation péri-utérine est une des maladies au sujet desquelles on peut le plus aisément se méprendre : c'est en partie à cette confusion que l'hématocèle a dû d'être étudiée si tard. Les points de contact sont nombreux : l'une et l'autre maladie ont pour siége la cavité péritonéale, l'une et l'autre s'accompagnent d'accidents de péritonite et déterminent des adhérences, l'une et l'autre ont certainement leur point de départ habituel dans les annexes, l'une et l'autre enfin se décèlent par l'existence d'une tumeur péri-utérine. A côté de ces traits communs il y a des différences radicales; en effet le phlegmon est presque toujours lié à un accouchement ou à un avortement, tandis que l'hématocèle en est très-rarement la conséquence; le premier se développe avec lenteur, la seconde atteint d'emblée son maximum de développement; l'un donne au toucher la sensation d'une sorte d'empâtement dur qui peut ne jamais devenir fluctuant ou ne l'être qu'à la fin, l'autre n'est fluctuante qu'au début et se durcit au fur et à mesure qu'on s'éloigne de ce moment et que l'épanchement se résorbe; enfin le phlegmon ne produit jamais dans la situation de l'utérus des déplacements analogues à ceux qui sont causés par l'épanchement sanguin, il n'acquiert jamais un volume aussi considérable et il est comparativement plus long à guérir. Quand la maladie est ancienne, qu'on n'en a pu suivre les phases, les difficultés du diagnostic sont plus grandes et l'on ne pourra les surmonter qu'en s'appuyant sur l'analyse attentive des antécédents. Les troubles de la menstruation, la circonstance des métrorrhagies habituelles, l'indolence relative de la tumeur, donneront lieu de présumer l'existence d'une hématocèle en voie de résolution. Il va sans dire que, si la tumeur venait à se vider soit par le rectum, soit par le vagin, la nature de l'écoulement servirait à résoudre la question.

Les grossesses extra-utérines à leur début sont, de l'aveu de tous les praticiens, très-aisées à confondre avec les tumeurs qui nous occupent; on n'a d'autres moyens pour arriver à la vérité que d'en étudier comparativement la marche avec un soin minutieux. Tandis que l'hématocèle débute brusquement et acquiert d'emblée le maximum de développement, la grossesse extra-utérine au contraire procède avec lenteur et souvent sans retentissement fonctionnel appréciable. Mais le diagnostic est embarrassant lorsque la rupture du kyste fœtal a entraîné une hémorrhagie et produit une tumeur analogue à celle des tumeurs sanguines péri-utérines : on ne porte le plus souvent qu'un diagnostic posthume, à moins que l'ouverture spontanée de la tumeur et l'expulsion de fragments fœtaux ne remettent l'observateur sur la voie.

Ce sont là les maladies qu'il est le plus facile de confondre avec l'hématocèle; mais ce ne sont pas les seules avec lesquelles les tumeurs sanguines aient été confondues. Je ne parlerai pas de la métrite, du cancer utérin, de la tympanite utérine, de l'hydrométrie, de l'ovarite aiguë, de l'anévrisme de l'artère iliaque, de l'ostéosarcôme, etc. Mais je signalerai comme cause d'erreur possible, la rétroversion et la rétroflexion de l'utérus, surtout au troisième mois de la grossesse, et je citerai à l'appui les faits de Jourel[1], de Fenerly[2] et de Mikschik[3]. M. Puech a observé récemment un fait dans lequel on avait cru tour à tour à une fausse couche imminente et à une rétroversion de l'utérus; la sortie par le vagin d'un liquide analogue à du raisiné démontra qu'il avait eu raison de diagnostiquer une hématocèle péri-utérine. M. le professeur Stoltz de Strasbourg a fait publier par un de ses élèves, M. Engelhardt[4], un cas dans lequel il avait commis l'erreur de diagnostiquer une tumeur fibreuse extra-utérine. Enfin dans d'autres cas on n'a pas été moins embarrassé pour distinguer l'hématocèle soit d'un kyste hydatique du petit bassin, soit d'un kyste de l'ovaire tombé dans le cul-de-sac rétro-utérin. Dans les cas de rétroflexion ou de rétroversion de l'utérus gravide, on a, comme signes distinctifs, les antécédents, le développement lent et graduel de l'utérus et la marche de la maladie, qui est tout opposée à celle de l'hématocèle. En cas de doute, on obtient des résultats différents par le toucher vaginal et rectal et par le palper abdominal. L'indépendance de l'utérus par rapport à la tumeur, sa position en avant sont des signes qui permettront dans tous les cas de distinguer l'hématocèle d'un utérus gravide rétrofléchi ou rétroversé.

Au reste, le tableau suivant résume les principaux éléments du diagnostic différentiel entre l'hématocèle et les tumeurs qui peuvent être

[1] *Bulletin de la Faculté de médecine de Paris*, 1812, nº 8.

[2] Ouv. cit., p. 40.

[3] *De la pathologie des ovaires*, Leipsick, 1856. In *Canstat's Jahresbericht*, 1856, p. 425.

[4] *Thèse de Strasbourg*, 1855, nº 364.

confondues avec elle, ainsi qu'entre l'hématocèle intra-péritonéale et l'hématocèle extra-péritonéale.

Phlegmon et abcès péri-utérin.	*Hématocèle.*
Lié à l'accouchement, à l'avortement ou à une inflammation quelconque de l'appareil génital.	Ne se lie à aucune de ces circonstances et se montre à des époques autres que celles des couches.
Tumeur médiocre, ne déplaçant pas le col, souvent sur le côté.	Tumeur volumineuse, refoulant le col derrière lequel elle est située.
Tumeur se formant après le début des accidents.	Tumeur formée dès le début de la maladie.
Tumeur dure d'abord, très-sensible, se ramollissant peu à peu et devenant fluctuante.	Tumeur molle d'abord, peu sensible, se durcissant avec le temps et perdant le caractère de la fluctuation.
Phénomènes généraux persistant jusqu'à l'époque où le pus se fraye une voie au dehors.	Phénomènes généraux s'amoindrissant au bout de quelques jours, longtemps avant la terminaison de la maladie.
Grossesse extra-utérine.	—
Procède avec lenteur.	Début en général brusque.
D'abord aucun trouble fonctionnel, plus tard les troubles de la grossesse normale.	Symptômes généraux plus ou moins graves dès le début.
Bruits fœtaux, mouvements du fœtus.	Résultats nuls à l'auscultation, etc.
Parfois aménorrhée, quelquefois menstruation régulière, mais pas de métrorrhagie.	Altérations de la menstruation coïncidant avec une métrorrhagie.
Kyste de l'ovaire.	—
Développement très-lent, mais indéfini.	Évolution rapide suivie de décroissance.
Pas de troubles symptomatiques.	Symptômes généraux plus ou moins graves.
Tumeur fluctuante d'abord, puis dure.	Tumeur toujours liquide, fluctuante.
Tumeurs fibreuses.	—
Développement lent, toujours croissant.	Développement rapide, diminution consécutive, toujours dans la période d'activité sexuelle.
Se rencontrent parfois à l'époque de la ménopause.	
Aménorrhée, leucorrhée abondante ou métrorrhagie.	Menstruation et métrorrhagies.
Bosselures, densité inégale.	Régularité des contours, densité égale.
Se ramollissant rarement.	Peut se ramollir fréquemment.
Rétroflexion et rétroversion.	—
A l'état de vacuité : développement lent, ne diminue pas de volume.	Indépendance réciproque de l'utérus et de la tumeur.
A l'état de gravidité : symptômes de grossesse.	
Hématocèle intra-péritonéale.	*Hématocèle extra-péritonéale.*
Tumeur plus élevée, proéminant sur les côtés et en arrière de l'utérus.	Tumeur descendant dans la cloison recto-vaginale.
Utérus enclavé, dans des directions variables, ne pouvant être soulevé.	Utérus repoussé en haut et en avant, plus distinct de la tumeur anormale.
Pas de coloration, pâleur fréquente de la muqueuse.	Teinte violacée du cul-de-sac vaginal.

En fin de compte, en y apportant de l'attention on finira par diagnostiquer une tumeur sanguine du petit bassin. Mais, pourra-t-on dire, quel a été le point de départ de l'hémorrhagie constitutive? Dans l'état actuel de la science, il est difficile, pour ne pas dire impossible, de l'affirmer.

Traitement. — Sans avoir une durée et une gravité comparables à celles du phlegmon péri-utérin, l'hématocèle péri-utérine n'en reste pas moins une affection grave. Non-seulement, ainsi qu'on l'a vu, elle met la vie en danger, réclame un long traitement et un repos prolongé, mais encore elle laisse à sa suite des adhérences qui peuvent être un obstacle à une fécondation ultérieure. Ainsi on a cité le cas d'une femme qui, six ans après sa guérison, n'avait eu ni couches, ni fausses couches. Cette stérilité sera-t-elle momentanée ou durable? Si, d'une part, on n'a point suivi assez longtemps les malades pour répondre à cette question, d'autre part, faute d'autopsies de femmes antérieurement guéries, on ne peut savoir au juste les lésions qui subsistent après telle ou telle terminaison. Le retour des menstrues, leur établissement normal, ne sont pas un indice certain de l'intégrité de la fonction génératrice et de l'aptitude à la fécondation. On sait, à n'en pas douter, qu'elles peuvent se présenter régulièrement, quoique l'ovaire et la trompe aient contracté des adhérences qui nuisent soit à l'émission des ovules, soit à leur préhension par le pavillon. Enfin, même en admettant une fécondation, on aurait à redouter, dans les adhérences de l'utérus ou des annexes, des causes d'avortement.

Ainsi le pronostic est toujours sérieux. L'hématocèle n'est pas toujours mortelle, mais elle est toujours grave : l'intra-péritonéale plus que l'extra-péritoine. A la suite de la première, même après la guérison, la fécondation et la grossesse peuvent être impossibles.

D'après la pratique de Récamier, le traitement de l'hématocèle consista d'abord dans la ponction de la tumeur par le vagin ; mais l'hémorrhagie survenue chez une malade de Malgaigne, les accidents d'infection purulente dont la ponction a été accompagnée dans quelques cas, la connaissance de la marche naturelle de la maladie ont successivement refroidi le zèle du médecin pour cette petite opération. M. Nélaton, qui l'avait adoptée dans le principe, en a le premier restreint les applications et, au lieu d'en faire la méthode unique du traitement, il ne l'emploie plus aujourd'hui que dans les cas où la tumeur est liquide et où les douleurs ont une grande acuïté. Cette opinion est adoptée universellement en France comme à l'étranger. Seyfert [1], médecin à l'hôpital de Prague, n'a recouru à la ponction qu'une fois sur soixante-six cas qu'il a eu à traiter dans l'espace de quatre ans.

[1] Saexinger, *Spitalszeitung*, 1863, n° 43-45.

Quoique je ne conseille point la ponction par le vagin, voici comment on la pratiquerait au besoin : le chirurgien étant placé en face de la malade, l'index et le médius gauches sont introduits dans le vagin et appliqués sur la partie la plus saillante de la tumeur. La canule du trocart est placée entre les deux doigts et maintenue sur la tumeur; on introduit alors de la main droite le poinçon dans la canule et on le plonge d'un coup sec dans le kyste. On retire le poinçon et l'on donne issue au liquide, avant de retirer la canule; il convient de s'abstenir d'injections.

A mesure que le traitement chirurgical a perdu du terrain, le traitement médical en a gagné et il y a lieu de se féliciter de ce résultat auquel la connaissance plus intime de ces tumeurs n'a pas été étrangère. En se rappelant qu'une hémorrhagie précède toujours les tumeurs sanguines du petit bassin, qu'une péritonite plus ou moins circonscrite en est la conséquence et qu'une suppuration peut s'ensuivre, on tire de ces données les indications thérapeutiques principales.

Ainsi que je l'ai déjà dit, les hémorrhagies se présentent avec des symptômes si vagues et parfois si peu accusés, qu'il ne faut pas s'étonner si elles passent généralement inaperçues. Connaître le moment précis de leur apparition ne serait pas sans utilité : on pourrait, par l'application de la glace sur la région hypogastrique, par l'emploi du perchlorure de fer, de l'ergotine et des autres astringents à l'intérieur, en arrêter le cours, en diminuer l'intensité, éviter par suite la formation d'hématocèles volumineuses et se mettre à l'abri de leur reproduction. Cette thérapeutique pourra, le cas échéant, être appliquée alors même que le molimen hémorrhagique semble être arrêté; on ne s'en abstiendra que si les symptômes d'inflammation péritonéale dominent la scène morbide.

Dans cette dernière condition, on fera des applications de sangsues (de 15 à 25), soit sur le côté du ventre correspondant à la tumeur; soit préférablement à l'anus, mais alors en plus petit nombre, sauf à les répéter le lendemain; ou même sur le col de l'utérus, ou sur la partie de la tumeur saillante dans le vagin. On donnera l'opium à hautes doses soit en lavement, soit en potion (20 à 30 centigrammes dans les 24 heures). Il faut s'assurer si les malades rendent les urines; car, ainsi que nous l'avons noté, il y a souvent du ténesme et parfois de la rétention. Dans ce dernier cas, on pratiquerait le cathétérisme avec une sonde en gomme élastique, qui remédie mieux que toute autre à la torsion subie par l'urèthre. Dans le cas où la péritonite s'accompagnerait de vomissements répétés, on recourrait aux anti-émétiques, tels que l'eau de Seltz, les potions de Rivière ou de De Haen, la glace, la belladone, etc.

On y pourrait encore associer les vésicatoires volants sur l'hypogastre, les préparations mercurielles (le calomel à petites doses et les onctions d'onguent napolitain); mais en général on se trouvera bien de réserver ces moyens pour le moment où, les douleurs ayant cessé, la tumeur tend à se résoudre. Dans plusieurs cas ces moyens m'ont paru favoriser singulièrement l'heureuse terminaison de la tumeur par résolution et abréger la durée d'une maladie dont la cure complète demande souvent deux ou trois mois, et parfois davantage. Quelques purgatifs doux, tels que l'huile de ricin ou la magnésie calcinée rendront encore des services en combattant la constipation entretenue par la compression du rectum. On devrait en même temps substituer à l'opium l'usage de la belladone, car celle-ci n'exerce pas la même action sur l'intestin.

Le repos prolongé au lit, la fomentation, les cataplasmes laudanisés, la diète, puis une alimentation progressive, sont des adjuvants nécessaires dans les cas graves; dans les cas simples, ils ont suffi à eux seuls pour amener la guérison.

Lorsque la tumeur tend à suppurer, qu'il y a de petits frissons erratiques, on se trouvera bien de l'administration du sulfate de quinine. Lorsque le pus se sera fait jour au dehors, on soutiendra les forces de la malade par les vins généreux, le quinquina, le fer, joints à une bonne et saine nourriture. Par ces soins méthodiques on pourra mener à bien la cure de l'hématocèle et prévenir l'infection purulente, qui est particulièrement à craindre lorsque le contenu de la tumeur se vide par le rectum.

En résumé, le traitement prophylactique ou préventif consiste à prévenir les hémorrhagies pelviennes, et par conséquent à mettre la malade en garde contre toutes les influences qui sont de nature, soit à augmenter la fluxion menstruelle, soit à en opérer une brusque rétrocession.

Le traitement curatif est médical ou chirurgical.

Le traitement médical est celui qui compte le plus de succès. En voici les principales indications: 1° modérer la fluxion sanguine et arrêter le molimen hémorrhagique; 2° combattre les symptômes de péritonite partielle qui signalent presque toujours le début de l'hématocèle; 3° favoriser et activer le travail de résorption; 4° modérer le travail d'irritation péritonéale sécrétante, et le contenir dans les limites nécessaires à la dissolution du caillot et à la résorption de ses éléments; 5° prévenir ou modérer les recrudescences qui se manifestent à l'époque desrègles; 6° tonifier, même à l'aide des préparations de fer, pour favoriser la résorption et éviter l'infection purulente.

Le traitement chirurgical n'est applicable qu'aux hématocèles extra-péritonéales (Nonnat) et aux hématocèles intra-péritonéales enkystées qui menacent de se rompre, de s'épancher au-dessus du bassin et de causer une nouvelle péritonite mortelle (Nélaton). Il peut être indiqué par le volume excessif, la gêne des organes voisins, l'imminence de la rupture, l'acuïté des douleurs, la gravité de la réaction. La ponction, au lieu d'être faite sur l'abdomen, l'hypogastre ou le rectum, doit être pratiquée plutôt par le vagin. Un trocart simple ou un bistouri et un lithotôme au besoin remplacent avantageusement le pharyngotome employé par Récamier, le trocart lancéolé de M. Nonnat, le trocart plat conseillé par Robert, etc. Vider le kyste, en extraire les caillots qui y sont contenus, y pratiquer des injections détersives, remplir le vagin par une vessie de caoutchouc ; tels sont les moyens qui pourront prévenir l'infection purulente.

CHAPITRE II

Kystes de l'ovaire et tumeurs génito-pelviennes.

§ 1. — KYSTES DE L'OVAIRE.

Les kystes de l'ovaire sont des tumeurs pouvant acquérir un volume très-considérable, formées, comme le nom l'indique, par une ou plusieurs poches membraneuses de diverses dimensions, développées, dans la très-grande majorité des cas, aux dépens du tissu de l'ovaire et distendue par un contenu fluide de consistance et de composition variables.

Au point de vue de l'anatomie pathologique, c'est-à-dire de la nature et de la composition, on distingue ces kystes en simples et composés[1] : les premiers sont constitués exclusivement par des kystes uniques ou multiples; les seconds sont formés par l'association aux kystes proprement dits de cystoïdes et d'éléments solides de tumeurs non fluctuantes, de volume variable et de nature diverse.

Les tumeurs kystiques de l'ovaire sont dites uniloculaires lorsqu'elles sont formées d'un seul kyste, ou du moins d'une grande loge dont le volume l'emporte d'une manière tout à fait disproportionnée sur celui des autres poches, sacs ou loges à contenu fluide, presque toujours développées simultanément sur le même ovaire. Elles sont dites multiloculaires lorsqu'elles sont composées de plusieurs poches, quelquefois très-nombreuses, ne communiquant pas entre elles et présentant, malgré des inégalités de volume fort sensibles, une analogie de dimension suffisante pour qu'aucune d'elles ne puisse être regardée comme l'emportant démesurément sur toutes les autres.

Au point de vue pratique, les kystes multiloculaires sont parfois plus éloignés des kystes uniloculaires que des tumeurs mixtes ou composées,

[1] Kiwisch divisé les kystes de l'ovaire en simples (hydropisie folliculaire) et composés (cystoïde, dégénérescence alvéolaire, cystosarcôme et cancer cystique ou cystocarcinôme). Kiwisch von Rotterau, *Klinische Vorträge über specielle Pathologie und Therapie der Krankheiten des weiblichen Geschlechts*. Prag. 1849. — John Clay a donné une bonne traduction anglaise des chapitres relatifs aux maladies des ovaires. London, 1860.

c'est-à-dire qu'ils présentent les mêmes éléments de diagnostic et les mêmes indications de traitement que ces dernières.

Je dirai peu de chose de la structure, de l'origine et du développement de ces kystes, questions d'anatomie pathologique bien traitées par MM. Cruveilhier, Rokitansky, Kiwisch, Scanzoni, Virchow, Bauchet, Wilson Fox, etc. Du reste, l'exposition complète du sujet n'est pas indispensable à l'étude du diagnostic et du traitement auxquels l'extension récente de l'ovariotomie donne aujourd'hui une grande importance.

La composition des kystes ovariques consiste en un contenant et en un contenu. Le contenant est un sac ou une poche, à parois plus ou moins épaisses; le contenu est un liquide, quelquefois épais ou gélatineux, d'autres fois tout à fait séreux, d'où le nom d'*hydropisie enkystée de l'ovaire*, sous lequel la maladie a été désignée avec assez de raison, étant ainsi distinguée de l'hydropisie ascite et des quelques kystes à contenu séreux ou d'une autre nature, qui peuvent se développer dans la cavité abdominale, sur l'épiploon, le mésentère ou ailleurs.

1° *Kystes uniloculaires.* La structure de la poche est ordinairement très-simple; trois membranes y sont pourtant superposées l'une à l'autre. Le péritoine forme l'enveloppe la plus extérieure, l'ovaire se reconnaît quelquefois à la base de la tumeur ou est englobé dans le kyste. Puis vient une tunique fibreuse, quelquefois mince et transparente, d'autres fois épaisse, formée par le tissu fibreux, l'enveloppe, ou la trame de l'ovaire, ou par le ligament large, dans les cas rares où le kyste est développé dans cet organe au lieu de l'être dans l'ovaire; dans cette tunique rampent des vaisseaux, surtout des veines très-volumineuses et des artères présentant fréquemment un trajet flexueux; quelquefois enfin des fibres musculaires manifestes contribuent à la formation de cette couche moyenne. La troisième couche, ou l'enveloppe interne de la paroi du kyste, est d'un aspect séreux ou séro-muqueux, tapissée par des cellules épithéliales et formée par la membrane interne de la vésicule de Graaf.—Dans certains kystes anciens, uniloculaires, multiloculaires ou même mixtes, l'enveloppe est incrustée de matière cartilagineuse, plus souvent calcaire, absolument comme la couche moyenne des artères dans les cas d'ossification de ces vaisseaux.

Le contenu de ces kystes est le plus souvent une sérosité citrine, ambrée; mais il est variable chez les diverses malades, suivant la dimension du kyste, et surtout suivant l'époque où le liquide est extrait, le nombre des ponctions qui ont été déjà pratiquées, etc. Ainsi, il est quelquefois visqueux, filant, albumineux, très-épais, jaune verdâtre, renfermant un grand nombre de lamelles cristallines de cholestérine ou une plus ou moins grande quantité de sang, ce qui lui donne une teinte brun-chocolat, ou même une quantité notable de pus, ce qui modifie beaucoup le pronostic.

2° *Kystes multiloculaires.* Ce sont les plus nombreux; seulement il faut bien observer que, dans plus de la moitié des cas, une des loges est démesurément développée eu égard aux autres, et que, bien que celles-ci puissent être très-multipliées, elles restent cantonnées sur un

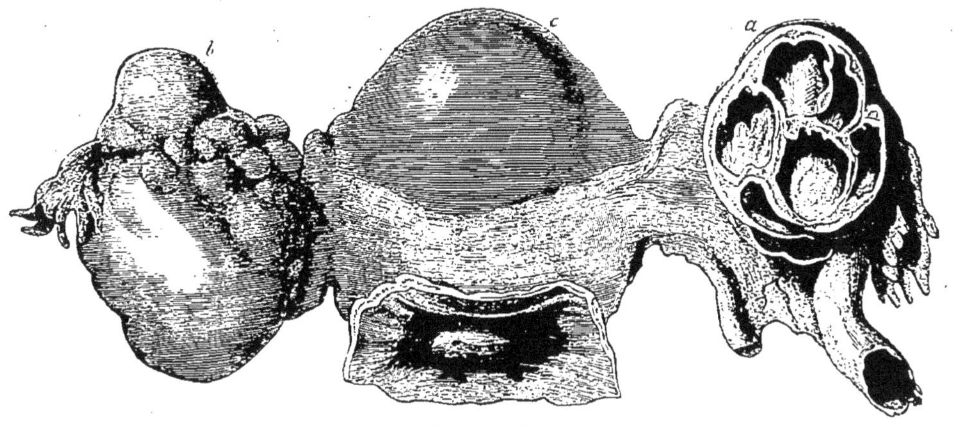

Fig. 211 (*).

des côtés du kyste, habituellement vers le pédicule de l'ovaire, ce qui, au point de vue pratique, ramène tous les kystes de cette catégorie à l'état de kystes uniloculaires. Dans les autres cas, les loges dont le kyste est composé peuvent se présenter comme le résultat du cloisonnement d'un grand kyste ou de l'agrégation de petits kystes primitivement indépendants (ce sont les plus rares), ou plutôt comme l'effet d'une pro-

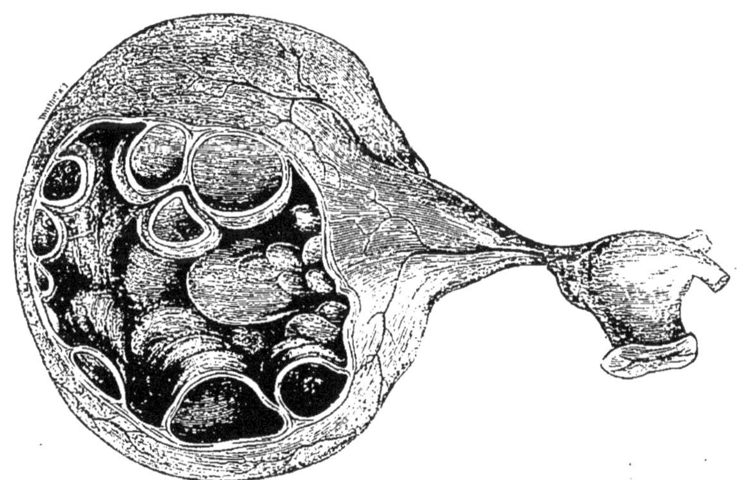

Fig. 212 (**).

lifération endogène, d'une sorte de bourgeonnement de la membrane interne, donnant naissance à des kystes plus petits ou secondaires, d'où

(*) Ovaire droit montrant de nombreux kystes uniloculaires consistant probablement en vésicules de Graaf dilatées. Ovaire gauche semblable, non ouvert, d'après Hooper.

(**) Ovaire gauche distendu en un large kyste dans l'intérieur duquel se projettent de nombreux kystes plus petits, du deuxième ordre.

peuvent même naître des kystes de troisième ordre[1]. Très-rarement les diverses loges communiquent entre elles; cette particularité ne doit guère se présenter que pour les kystes cloisonnés, encore y a-t-il toujours bon nombre de poches qui restent indépendantes. Dans tous ces kystes multiloculaires, surtout dans ceux qui résultent d'une agrégation de kystes plus petits ou d'une prolifération de la membrane interne, quelques-unes des loges l'emportent sur les autres : il est rare qu'il n'y en ait pas une ou deux plus considérables, un certain nombre d'une dimension moyenne, et un plus grand nombre de toutes petites, par exemple depuis le volume d'un grain de millet jusqu'à celui d'une noix[2]. Souvent les cloisons sont très-résistantes, d'une épaisseur variable, et l'on ne peut pénétrer d'une loge dans une autre que par des ponctions successives des cloisons ou de la périphérie du kyste, c'est-à-dire de l'enveloppe commune.

Le contenu des kystes multiloculaires peut ressembler à celui des kystes uniloculaires et offrir d'une malade à l'autre les mêmes différences. Généralement il est visqueux, gélatineux, filant, plus ou moins épais, sortant avec difficulté par la canule du trocart, surtout lorsque toutes les loges ont un développement médiocre et à peu près égal. Mais ce qui prouve combien les diverses loges sont indépendantes, et ce qui fait présumer que, dans certains cas, cette indépendance est primitive, c'est qu'on peut voir quelquefois le liquide différer plus ou moins de nature, de consistance, de couleur, d'une loge à l'autre; être clair et séreux dans celle-ci, épais et visqueux dans celle-là; dans l'une contenir de la cholestérine, dans une autre du sang, dans une autre du pus.

3° *Kystes mixtes ou composés.* Ils sont caractérisés par l'association aux productions kystiques, dans des proportions variables, de nouveaux éléments pathologiques, normaux ou anormaux, simplement hypertrophiques ou dégénérés, ou même particuliers à l'ovaire.

Le contenant est formé, non-seulement par l'enveloppe hypertrophiée de l'ovisac ou du tissu propre de l'ovaire, mais encore par l'hypertrophie d'une partie de la trame de l'ovaire avec infiltration de sérosité ou d'autres sucs pathologiques donnant à l'enveloppe, sur un ou plusieurs

[1] Le docteur A. Farre (*Cyclopædia of Anat. and Phys. : Uterus and its appendages. London*, 1859), réserve avec assez de raison la dénomination de *multiloculaires*, aux kystes cloisonnés par suite de prolifération endogène, et donne celle de *multiples* à ceux qui sont formés par l'agrégation de plusieurs kystes simples développés simultanément dans le même ovaire.

[2] Les ovaires peuvent présenter en petit et, pour ainsi dire, en miniature, toutes les variétés des grands kystes ovariques. Ainsi on trouve dans ces petits ovaires, à peine gros comme un œuf de pigeon, des kystes séreux uniloculaires, des kystes séreux multiloculaires, des kystes multiples, des kystes aréolaires, le tout dans des proportions infiniment petites, mais d'une netteté remarquable. Ce sont peut-être des kystes à la première période, qui avortent par manque de moyens de nutrition (Cruveilhier, *Anat. path. gén*, III, 445. Paris, 1856).

points, une épaisseur anormale et un aspect particulier caractérisé par la dénomination d'*aréolaire;* ou par l'hypertrophie du tissu fibreux, formant dans l'ovaire un ou plusieurs *fibroïdes* analogues aux fibromes utérins, faisant plus ou moins de saillie dans la cavité du kyste, s'incrustant de matières calcaires sur un ou plusieurs points, et devenant parfois d'un volume assez considérable pour constituer la moitié et au delà de la tumeur ovarique; ou par la formation de cellules épithéliales, se multipliant avec profusion et affectant des dispositions qui les rapprochent des autres tumeurs formées par la prolifération des cellules épi-

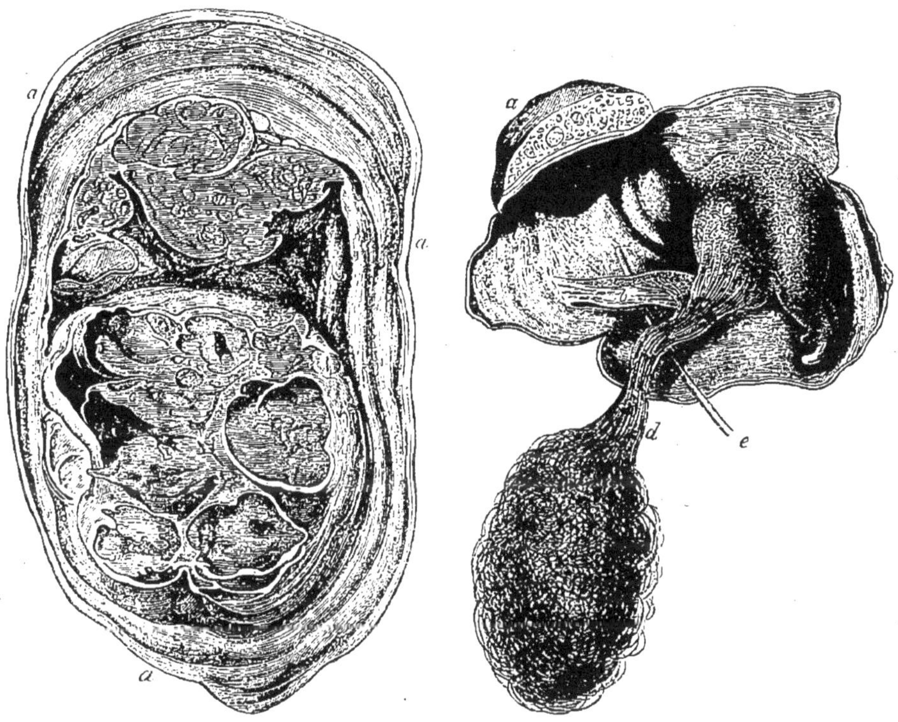

Fig. 213 (*). Fig. 214 (**).

théliales des cœcums glandulaires, et connues sous les noms d'adénômes, adénoïdes, tumeurs *hétéradéniques;* ou par une matière plus ou moins fluide, plus ou moins solide, présentant dans sa structure textulaire, sa consistance, ses formes extérieures, ses bosselures, son développement, les caractères de la matière colloïde, du squirrhe, de l'encéphaloïde, de la mélanose, en un mot des diverses variétés du *cancer*.

Le contenu peut différer d'une loge à l'autre, ou de la cavité des vrais kystes à celles des cystoïdes et des lacunes dont sont creusés maintes fois les tissus pathologiques qui y sont agrégés. Ainsi, la sérosité, les

(*) Kyste ovarique composé et prolifère. Kystes secondaires et tertiaires.

(**) Kyste ovarique contenant des cheveux, de la matière grasse, du tissu adipeux, des glandes sébacées, des follicules pileux, etc., d'après Cruveilhier.

liquides albumineux, la sérosité sanguinolente, le pus, les débris épithéliaux, les cristaux de cholestérine le suc cancéreux se rencontrent quelquefois, simultanément ou séparément, dans les diverses cavités de tels ou tels kystes mixtes. Une production qu'on peut considérer à la fois comme faisant partie du contenant et du contenu, est celle du tissu dermoïque et des produits qui en dépendent, tels que produits sébacés, matières grasses, touffes de poils, os, dents, ongles [1], etc., qui ont été attribués faussement à des grossesses ovariques et qui ont valu aux poches qui les renferment le nom impropre de kystes fœtaux. Quant aux kystes hydatiques, renfermant des acéphalocystes, il n'existe dans la science aucune observation qui démontre que leur développement se soit jamais opéré dans l'ovaire [2].

L'origine et le développement de ces diverses espèces de kystes ne paraissent guère douteux aujourd'hui. Exceptionnellement, ils peuvent être hors de l'ovaire; mais le développement de kystes considérables formés aux dépens des vestiges des corps de Wolff ou de l'organe de Rosenmüller, ou dans un point quelconque de l'épaisseur des ligaments larges, est un fait qui, pour être avéré [3], n'en est pas moins rare. Dans l'immense majorité des cas, c'est l'ovaire, on ne saurait le nier, qui est le siége même du développement des kystes ovariques. On ne saurait nier davantage que la trame, improprement nommée stroma, de cet organe germinateur est généralement étrangère à leur formation, et qu'il est également difficile d'en retrouver l'origine dans de prétendues vésicules se formant de toutes pièces ou venant à éclore primitivement dans les interstices de cette trame. Du reste, alors même qu'on n'y arriverait pas indirectement par voie d'exclusion, on est amené directement par l'observation à trouver l'origine de ces kystes dans le développement des ovisacs ou des vésicules de Graaf (que Cazeaux appelait des kystes ovariques en miniature [4]), et à constater les altérations de nature et de direction qui vicient ce développement, le rendent pathologique et le dévient de sa destination de capsule ovigène vers le développement monstrueux de kyste plus ou moins complexe. En un mot, ces kystes sont des hydropisies, simples ou compliquées, des vésicules de Graaf.

[1] Cruveilhier (*Anat. path. gén.*, t. III, p. 572), donne à ces kystes le nom de *kystes pileux de l'ovaire*, parce qu'il n'en a jamais vu renfermant des dents sans contenir des poils. On y trouve des touffes de poils dont la longueur égale quelquefois 1 mètre (Lebert). On les appelle encore kystes *pilifères* ou *kystes dermoïdes*.

[2] Bauchet, *Anatomie pathologique des kystes de l'ovaire*, etc. *Mém. de l'Ac. de méd.*, t. XXIII, p. 49. Paris, 1859.

[3] Bauchet, ouv. cit., p. 54. — Rafael Herrera Vegas, *Étude sur les kystes de l'ovaire et l'ovariotomie*, p. 16, note de M. Ordoñez, avec figures. Thèse de Paris, 1864. — Spencer Wells, *Diseases of the ovaries*, I, 91, 240, 303. London, 1865.

[4] *Des kystes de l'ovaire*, thèse pour l'agrégation. Paris, 1844 (travail remarquable). — *Bulletin de l'Académie de médecine de Paris*, 1856.

Non-seulement MM. Cruveilhier[1], Rokitansky[2], Lebert[3] et la plupart des anatomo-pathologistes admettent cette origine, au moins pour les kystes simples, uniloculaires ou multiloculaires; mais M. Wilson Fox[4] a décrit la manière dont se produisent l'accroissement, la prolifération et la multiplication endogène de la membrane interne de la vésicule pour donner naissance à un kyste multiloculaire. Les excroissances qui s'élèvent de la paroi interne de ces kystes et qui leur ont valu le nom de kystes prolifères, sont des excroissances fibroïdes papillaires, dendritiques ou en choux-fleurs, villeuses ou vasculaires, ou bien enfin glandulaires, formées par le rapprochement de ces dernières. La fusion par places de ces excroissances et leur développement ultérieur, la division par cloisonnement des glandes de nouvelle formation, l'élongation et le cloisonnement des innombrables kystes microscopiques contenus dans l'épaisseur de la paroi rendent suffisamment compte du développement des loges si nombreuses et de dimensions si différentes dont les kystes ovariques sont souvent composés.

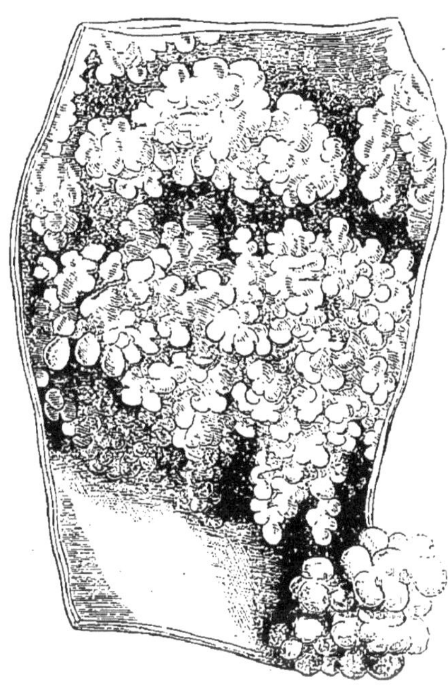

Fig. 215 (*).

Quant à la fréquence de ces altérations hypertrophiques, elle n'a rien

(*) Partie de la paroi d'un kyste ovarique couvert à la surface interne d'excroissances en choux-fleurs et de vésicules pyriformes, d'après Paget.

1 *Anat. path. générale*, III, 395. Paris, 1856.

2 *Lehrbuch der patholog. Anat.* III, 424. Wien, 1861. Rokitansky, ainsi que Forster (*Manuel d'anat. path.*, p. 434, Paris, 1853), Kiwisch, Scanzoni, Virchow, Klob et toute l'école allemande, distinguent l'hydropisie des follicules de Graaf et l'altération cystique des corps jaunes, des cystoïdes auxquels il rattache, avec tous les kystes composés (colloïdes, cancéreux, aréolaires, etc.), une partie des kystes multiloculaires. — Rokitansky (*Wiener Wochenblatt*, 1855, n° 1), en étudiant un kyste multiple, a reconnu avec certitude la présence d'un œuf dans toutes les vésicules qui n'avaient pas dépassé la grosseur d'un haricot, et il a prouvé par là que le siége de l'hydropisie est bien dans l'ovisac. — C'est aussi Rokitansky (*Abnormitäten des Corp. luteum, in Wiener allg. med. Zeitung*, 1859, 34, 35), qui a décrit le premier la dégénérescence cystoïde du corps jaune.

3 *Physiologie pathologique*, II, 65. Paris, 1845. — *Anatomie pathologique*. Paris, 1855-61.

4 *On the origin, structure and mode of development of the cystic tumours of the ovary*, *Medico-chirurg. Transactions*, XLVII, p. 227. London, 1864. Analysé dans le *Journal de physiologie de M. Robin*, 1865.

qui doive étonner dans des organes dont la composition vésiculaire est connue et dans lesquels se concentre toute l'aptitude germinative de la femelle. Le professeur Pflüger (de Bonn)[1] décrit l'origine des vésicules de Graaf chez le veau et le jeune chat, comme résultant d'une série d'étranglements des tubes ou cryptes dont l'ovaire est primitivement composé. De ces étranglements résulte une multitude de loges microscopiques dont l'épithélium interne est apte au bourgeonnement et à la production d'un germe ou d'un œuf. Non-seulement ces œufs se forment ou ne se forment pas suivant les conditions d'existence et les modifications organiques qui impressionnent favorablement ou défavorablement les femelles; mais les vésicules elles-mêmes, selon ces diverses circonstances, ainsi que d'après le siége qu'elles occupent sur l'ovaire, les relations qu'elles ont avec les vaisseaux de cet organe, etc., subissent un arrêt définitif, ou une suspension dans leur développement, une évolution progressive ou une évolution rétrograde, une maturité, une rupture ou une atrophie, une hypertrophie ou une altération profonde, qui apportent dans la forme, les dimensions et la composition des ovaires les modifications les plus considérables. — Il se fait, paraît-il, à certaines époques, des poussées locales ou générales qui peuvent favoriser l'évolution d'un grand nombre de vésicules et devenir des causes occasionnelles du développement kystique. Ainsi à la naissance déjà une poussée de ce genre se manifeste : mon collègue, le professeur Rouget, m'a dit l'avoir observée presque constamment chez les jeunes agneaux; on peut la constater chez les jeunes femelles nouvellement nées de quelques autres mammifères, et il en est ainsi maintes fois, bien qu'à un degré moindre, chez le fœtus humain au moment de la naissance; ce fait n'a-t-il pas quelque relation avec la sécrétion lactée des nouveau-nés? De pareilles poussées se produisent non-seulement dans les cas de menstruation précoce, à l'époque de la puberté, au moment de chaque menstruation, mais encore après l'accouchement. A chacune de ces impulsions, l'ovaire est probablement disposé à un éveil nouveau de sa fonction, sur une plus large échelle et avec déviation du type, c'est-à-dire à l'évolution de nouvelles vésicules de Graaf et de nouveaux kystes, évolution qui est une tendance aussi naturelle à cet organe que l'hypertrophie à l'utérus.—Il n'y a pas lieu non plus d'être surpris du contenu de ces kystes, de son abondance, de sa nature, de ses variétés. Sans préjuger ce qu'on pourra trouver d'analogie entre les éléments du liquide de la vésicule de Graaf et ceux des hydropisies enkystées de l'ovaire, il est certain que les altérations de structure de la paroi sécrétante permettent d'admettre que des altérations se produisent dans le liquide sécrété, au point de lui donner les caractères séreux, muqueux, albumineux, gélatineux, etc., qu'il présente d'un kyste à l'autre. La cholestérine, la matière grasse, le sang épanché, le pus ont leur raison d'être dans des

[1] *Ueber die Eierstöcke der Säugethiere und des Menschen*, Leipsick, 1863.

viciations de sécrétion, des exsudations sanguines, des hémorrhagies, une inflammation suppurative, etc. — Quant aux kystes dermoïdes et à la graisse, aux poils, aux touffes de cheveux, aux os, aux dents qu'ils renferment, on les a attribués à des grossesses ovariques. Mais existe-t-il réellement des grossesses dans des vésicules de Graaf qui ne se sont jamais rompues? Peut-on en admettre plusieurs sur le même ovaire, dans des kystes contigus? Les pièces osseuses informes, adhérentes au kyste ou au derme qu'il renferme, ne devraient-elles pas pouvoir être déterminées, dans ce cas, comme les pièces d'un squelette fœtal? Le nombre des dents d'un fœtus s'éleva-t-il jamais à 300 (Autenrieth), comme on assure en avoir trouvé dans certains kystes? On ne peut pas attribuer davantage ces productions dermoïdes à une diplogénèse par pénétration ou par inclusion [1]; car il faudrait d'abord trouver les restes authentiques d'un vrai fœtus, expliquer pourquoi, dans ce fait d'inclusion, le sujet inclus occupe précisément l'ovaire du sujet qui l'a incarcéré, et comment un fait si extraordinaire peut se répéter relativement si souvent. L'hypothèse de l'hétérotopie, imaginée par M. Lebert [2], n'explique rien et ne fait qu'exprimer par un mot l'affirmation du fait lui-même: développement de peau, de graisse, de poils, d'os et de dents dans un lieu différent de celui où ils ont l'habitude de se développer. Il paraît plus conforme aux faits et à nos connaissances de physiologie comparée, de regarder ces produits comme des ébauches d'organisation dépendant de la puissante aptitude germinative de l'ovaire, s'élevant jusqu'à la formation de tissus imparfaits, sans arriver jusqu'à celle, je ne dis pas d'un organisme, mais seulement d'un organe, et d'y voir, comme le docteur Ritchie [3] et mon collègue M. Rouget, des exemples de parthénogénèse [4], vestiges imparfaits chez les animaux supérieurs

[1] Voyez les travaux d'Ollivier, de Breschet, et surtout d'Isidore Geoffroy Saint-Hilaire, *Histoire générale et particulière des anomalies de l'organisation*, etc., t. III, p. 291. Paris, 1836.

[2] On lira avec beaucoup d'intérêt, le mémoire étendu de M. Lebert sur les *kystes dermoïdes* et l'*hétérotopie plastique en général*, dans les *Comptes rendus de la Société de biologie* et dans la *Gazette médicale de Paris*, 1852, 1853. On y verra qu'on peut rencontrer des kystes dermoïdes dans d'autres organes que dans l'ovaire, mais très-rarement.

[3] Spencer Wells, *Diseases of the ovaries*, I, 160, London, 1865.

[4] *Parthénogénèse* (παρθένος vierge, γένεσις génération), *métagénèse* (μετὰ alternativement, γένεσις génération) sont les noms donnés par M. Richard Owen à la *génération alternante* ou *à deux degrés*, mode de développement de certaines espèces, dans lequel la génération gemmipare succède à l'ovipare et *vice versâ*. Un être né d'un ovule donne naissance, sans être fécondé, et sans avoir des organes génitaux, à des germes nouveaux: de ceux-ci naissent des êtres qui n'ont pas les caractères des parents, mais qui finissent, après une ou plusieurs générations par gemmes, par retourner au caractère spécifique primitif et à la reproduction par sexes et par ovules des premiers parents. De ceux-ci naît une nouvelle série de générations alternantes, et ainsi de suite. Ce mode de génération a été constaté chez les infusoires, les polypes et acalèphes (méduses), les échinodermes, les vers (helminthes) et même les pucerons. On sait, par exemple, que pour ces derniers, il naît de deux pucerons ailés un puceron

d'un acte physiologique régulier et remarquable dans les espèces inférieures. — Enfin l'association fréquente de tumeurs solides de nature diverse aux kystes composés n'est qu'une prolifération vicieuse, une altération de la tendance hypertrophique ou plastique si éminente dans l'ovaire.

Diagnostic. — *Signes subjectifs.* Quels que soient le mode de formation et le développement de ces kystes, ils se produisent comme toutes les maladies utérines, surtout dans l'âge d'activité des fonctions sexuelles [1]; mais ils peuvent se rencontrer dès l'enfance [2] (j'en ai vu chez une petite fille de onze ans, non menstruée [3]) et d'autre part se développer à un âge assez avancé, lorsque les fonctions sexuelles ont cessé depuis longtemps ; dans ce dernier cas, ainsi que M. Cruveilhier le fait observer, il est rare qu'ils prennent un grand développement; ils restent d'ordinaire sous un très-petit volume, comme frappés d'atrophie. Lorsqu'ils ont commencé pendant la période sexuelle et qu'ils n'ont pas déterminé des accidents trop fâcheux, ils peuvent continuer à prendre du développement après la ménopause et devenir énormes, même chez des femmes de 60 ans.

Les kystes de l'ovaire s'observent chez les filles, les célibataires et les veuves autant que chez les femmes mariées [4], ce qui démontre le peu d'influence exercé par le coït sur leur développement. On les rencontre aussi chez des femmes qui n'ont jamais conçu [5], et dans une proportion assez considérable pour qu'on puisse en conclure que, selon toute pro-

aptère, dont l'organe germinateur pousse des gemmes qui donnent naissance à une seconde génération, celle-ci à une troisième et jusqu'à une dixième ou une douzième de pucerons aptères (nourrices). Des derniers naissent en automne de nouveaux pucerons ailés, mâles et femelles, donnant des œufs qui sont fécondés, puis pondus et déposés à l'aisselle des feuilles où ils passent l'hiver. — La *métamorphose* est à l'individu ce que la métagénèse est à l'espèce : elle consiste dans la série des formes transitoires par lesquelles passe un être depuis sa formation dans l'œuf jusqu'au moment où il ressemble à ses parents et portera lui-même des œufs. Ces changements de forme sont dus au développement d'organes provisoires, qui tombent ou se résorbent à mesure que de nouveaux se forment; de sorte que la métamorphose se produit par le remplacement d'un organe par un organe, d'un appareil par un appareil, ou par *substitution organique*. On l'observe chez l'homme comme chez tous les animaux.

[1] Voici la proportion des tumeurs ovariques eu égard à l'âge :

D'après Chéreau	sur 230,	on en compte	133	entre	17 et 37 ans.
— Lee	— 135,	—	82	—	20 et 40.
— Scanzoni	— 97,	—	70	—	18 et 40.

[2] Même chez le nouveau-né (Boullard, Mayer de Bonn, cités par Bauchet, ouv. cit., p. 7).

[3] Un cas analogue de Baker Brown et quelques autres du même genre sont cités dans les tables de Clay, de Birmingham, à la suite de sa traduction de Kiwisch.

[4] On comptait d'après Lee sur 136 malades, 88 mariées, 37 célibataires, 11 veuves.
D'après Scanzoni — 97 — 45 — 40 — 7 —

[5] D'après Scanzoni sur 97 malades, 51 n'avaient pas eu d'enfants (sur les 51, il y avait 16 vierges).

babilité, les ovaires étaient, avant le développement apparent de la tumeur, dans un état pathologique incompatible avec l'accomplissement normal de leur fonction.

Quelquefois ils prennent naissance et acquièrent même un certain développement dans le silence le plus absolu des organes voisins et de tout le système, ou ne produisent qu'une sensation de gêne et passent inaperçus pour la malade. D'autres fois, sans qu'il s'éveille de véritables douleurs, il se manifeste des phénomènes insolites du côté du petit bassin, tels qu'une sensation de pesanteur, du ténesme rectal ou vésical, de la rétention d'urine, des altérations fonctionnelles, des troubles de menstruation, etc. Enfin, soit que la tumeur se forme rapidement, soit qu'elle s'accompagne d'irritation ou de phénomènes inflammatoires, le début peut être marqué aussi par de véritables douleurs et des élancements dans l'ovaire malade.

La douleur ne se manifeste, chez certaines femmes, à aucune période du développement du kyste; chez d'autres, au contraire, elle s'éveille à mesure que le kyste prend un accroissement plus rapide, qu'une poussée se produit dans son évolution, que la fluxion cataméniale congestionne l'ovaire malade, que de l'inflammation s'y développe, ou que la séreuse péritonéale s'enflamme et qu'il s'établit des adhérences entre le feuillet ovarique ou plutôt kystique, le péritoine viscéral et le feuillet pariétal de l'abdomen, adhérences qui, entravant la mobilité du kyste, engendrent elles-mêmes de nouvelles douleurs; enfin elle est aussi, à une époque avancée, le résultat de la compression que le kyste exerce sur les organes voisins, vessie, rectum, intestin, estomac, uretères, etc., et de la gêne qu'il apporte à l'exercice de leurs fonctions.

La compression des organes voisins du kyste, soit dans l'excavation pelvienne, soit dans la cavité abdominale, donne naissance à de nouveaux symptômes. La vessie étant d'abord comprimée au niveau du col ou de sa face postérieure, plus tard refoulée contre le pubis ou élevée vers l'abdomen, il se produit tantôt de la dysurie, du ténesme vésical, de la rétention, tantôt au contraire de l'incontinence d'urine. La compression des intestins produit au début et le plus souvent de la constipation, plus rarement des alternatives de constipation et de diarrhée; j'ai vu beaucoup de malades avoir des garde-robes régulières, l'S iliaque du colon et le rectum n'éprouvant qu'une compression médiocre de la part de la tumeur, par suite de l'élévation de cette dernière dans l'abdomen au-dessus du détroit supérieur; il paraît d'autre part que la compression peut être assez forte pour déterminer une occlusion intestinale[1], un rétrécissement du rectum. La compression des vaisseaux intra-abdominaux amène la dilatation des veines abdominales superficielles, dessinant sous la peau, dans la peau même, des réseaux bleuâtres, pour suppléer la circulation veineuse profonde; l'œdème de la vulve, notamment des grandes lèvres;

[1] Cruveilhier, *Anat. path. gén.*, III, 412.

plus rarement l'œdème des membres inférieurs et des parois abdominales; plus rarement encore l'hydropisie ascite.

L'état de la menstruation est variable. Chez quelques malades l'apparition de la tumeur est précédée de troubles menstruels (37 fois sur 57, d'après Scanzoni); une fois le kyste développé, il peut paraître n'exercer aucune influence sur la régularité des époques, surtout si un ovaire reste sain; il coïncide quelquefois avec des métrorrhagies, plus souvent avec de la dysménorrhée, des irrégularités menstruelles ou de l'aménorrhée; la persistance de la tumeur cystique n'empêche pas la ménopause de s'établir normalement et d'une manière durable; l'accroissement décisif du kyste et la cessation définitive des mois semblent même, chez un petit nombre de malades, être deux phénomènes concordants. Lorsque les règles cessent complétement dès le début de la maladie, on est fondé à supposer une altération profonde, c'est-à-dire une dégénérescence cancéreuse ou autre du tissu des deux ovaires; car même avec des kystes dans les deux ovaires, il suffit qu'une portion de l'organe conserve sa structure normale et puisse fonctionner, pour que les mois continuent (Scanzoni).

Il est impossible qu'une tumeur aussi volumineuse, quelque bénigne qu'elle soit, distende la cavité abdominale ou y prenne un accroissement indéfini, sans que la santé générale soit profondément atteinte. La tumeur altère la constitution de la malade de trois manières : par la gêne mécanique qu'elle apporte aux mouvements des organes, à leur circulation et à l'accomplissement de leurs fonctions; par l'irritation ou les troubles sympathiques qu'elle provoque dans quelques autres; enfin par le changement de direction, qui a lieu dans le mouvement nutritif, au détriment de l'assimilation générale et au profit de l'accroissement du kyste et de l'augmentation de sa sécrétion.

L'altération dans la santé générale se remarque surtout chez les jeunes femmes, et quand la tumeur prend un accroissement rapide. Sans parler ici des complications telles que l'inflammation du kyste, la sécrétion du pus, etc., qui accélèrent singulièrement la marche du mal et en précipitent le dénouement d'une manière fâcheuse, on peut dire que, dans ce cas, les digestions sont pénibles et longues, les intestins se gonflent; la respiration est gênée, laborieuse, surtout après le repas; la circulation n'est pas sensiblement altérée, il y a peu ou point de fièvre, mais la gêne que le sang éprouve à circuler dans les gros vaisseaux amène de la petitesse et de la fréquence dans le pouls, quelquefois des palpitations, des tendances à la syncope, etc. Sous l'influence de ces altérations des principales fonctions, de leur retentissement sur le système nerveux, de l'anémie qui en résulte, et de l'attraction que le kyste exerce à son profit sur les éléments de nutrition, il se produit un amaigrissement progressif qui va jusqu'à l'émaciation. Les extrémités inférieures, quand elles ne sont pas œdématiées, ont une sécheresse, une maigreur qui contraste avec l'infiltration dont elles sont atteintes dans le cas d'ascite ; les mains, les bras, sont décharnés; la poitrine, le cou contrastent par la sécheresse et les saillies anguleuses de leur squelette avec la tuméfaction sphéroïdale de la partie supérieure de l'abdomen ; enfin le visage est atteint par les effets de cette émaciation générale, il s'étire et se ride, les lèvres se pincent, le nez s'effile, l'enfoncement de l'œil dans l'orbite fait ressortir la saillie des pommettes et des arcades sourcilières, tous les traits d'une vieillesse anticipée se dessinent avec un œil encore brillant et quelques autres signes qui témoignent d'une vitalité étouffée par le développement d'un parasite,

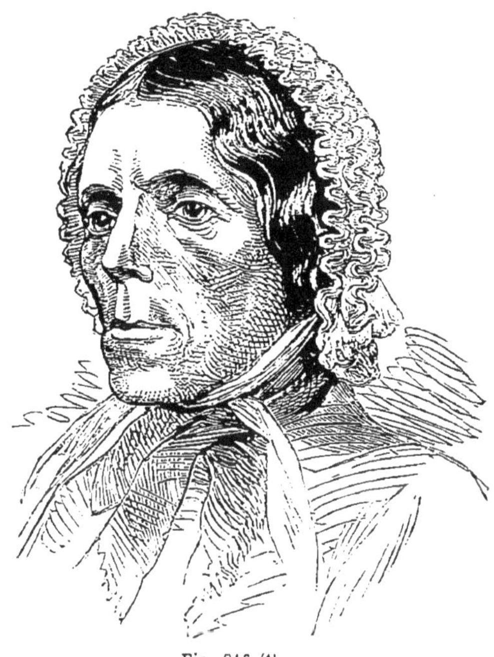

Fig. 216 (*).

plutôt que désorganisée dans ses éléments constitutifs. Ce cachet diffère assez de celui que le cancer, les altérations organiques graves, la chlorose, la chloro-anémie et même l'accouchement récent et les maladies utérines impriment au visage, pour que M. Spencer Wells ait cru devoir le signaler sous le nom de *facies ovarien*, par comparaison avec le facies dit utérin, que j'ai dépeint précédemment.

Signes objectifs. Dans le principe et dans les cas où le kyste est renfermé dans la cavité pelvienne, il faut de toute nécessité combiner la palpation avec le toucher vaginal et le toucher rectal, pour y constater la présence d'une tumeur, le plus souvent indolente, d'un volume variable depuis celui d'une noix jusqu'à celui d'une orange ou d'une tête

(*) *Facies ovarien*, d'après le portrait photographique d'une malade de 42 ans, portant un kyste composé de l'ovaire, opérée et guérie par M. Spencer Wells.

de fœtus arrondie, rénitente mais dépressible et élastique, ou mollasse, fluctuante, s'échappant en glissant sous les doigts qui la pressent obliquement, mobile en divers sens, refoulant l'utérus en avant ou d'un côté, ou l'inclinant dans un sens ou dans un autre, comprimant plus ou moins le rectum.

Les malades observent très-bien, dans certains cas, le début de la formation du kyste ; j'en ai connu qui donnaient les renseignements les plus précis sur le lieu de ce développement, le siége occupé par la tumeur dans le principe, l'envahissement successif des divers points de la

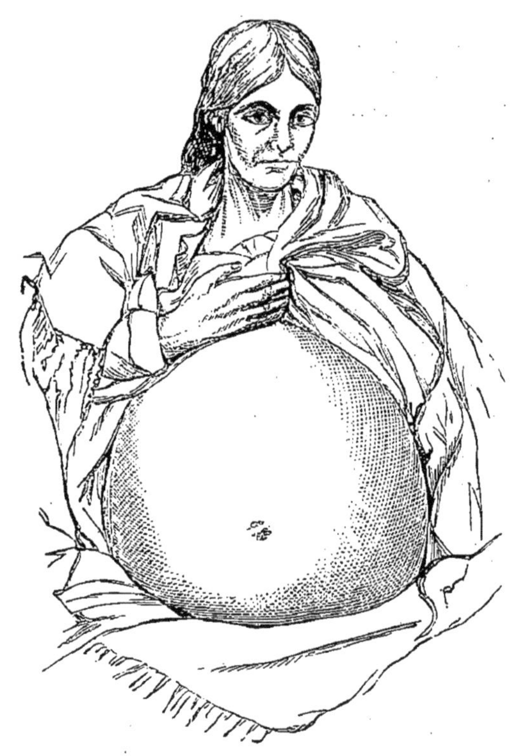

Fig. 217 (*).

cavité abdomidale par les progrès de la maladie, etc. Dans d'autres cas la première apparition de la tumeur échappe entièrement à l'attention de la femme qui en est atteinte, et l'on rencontre des malades qui sont dans l'impossibilité de donner à cet égard aucun renseignement utile au médecin.

Lorsque le kyste est situé au-dessus du détroit supérieur, dans la cavité abdominale, pour peu qu'il soit volumineux, il augmente le volume du ventre. Chose remarquable, ce signe frappe moins la malade que le

(*) Aspect extérieur de la tumeur abdominale formée par un kyste ovarique multiloculaire chez une femme de 32 ans (ovariotomie, guérison, naissance d'un enfant 15 mois après), d'après M. Spencer Wells.

médecin, lorsque la tumeur est indolente ; mais l'accroissement du volume de l'abdomen constaté par la mensuration, la forme de la tumeur, les résultats fournis par la palpation, la percussion et le toucher, ne permettent pas de doute sur l'origine et la nature de la maladie.

Le ventre n'est pas seulement tuméfié, il est encore altéré dans sa forme. Au lieu d'être distendu dans tous les sens comme par l'ascite, il est manifestement soulevé par une tumeur globuleuse, rappelant celle de l'utérus gravide, mais quelquefois bosselée au lieu d'être unie, moins médiane, moins inclinée à droite, débutant habituellement d'un côté, se portant à l'hypogastre, faisant proéminer l'abdomen à sa partie moyenne qui cède plus que les autres, parfois plus étendue en travers, le plus souvent au contraire plus étendue en long, remontant enfin vers l'épigastre ou les hypochondres d'un côté plus que de l'autre.

Les kystes de l'ovaire peuvent acquérir un volume énorme, remplir tout le ventre, en distendre les enveloppes et surtout la peau démesurément, produire partout sur le tégument des vergetures et des éraillures, y dessiner de larges lignes bleues ondulées, dues à la distension des veines sous-cutanées, descendre au devant des cuisses jusqu'aux genoux, refouler en haut et en dehors les fausses côtes et l'appendice xiphoïde du sternum, peser autant et plus que la femme qui les porte. J'en ai vu qui donnaient à la circonférence de l'abdomen 1^{m},30 et jusqu'à 1^{m},50 et d'où j'ai extrait 25 et jusqu'à 30 litres de liquide. La densité de ce liquide étant plus grande que celle de l'eau, et le poids de l'enveloppe kystique et des tumeurs qui peuvent y adhérer, variant entre 5 et 15 kilog., que l'on juge du poids énorme que la présence d'une pareille tumeur peut ajouter à celui d'une malade que l'émaciation réduit parfois au-dessous de 50 kilog.

La palpation fait constater le volume et les limites d'une tumeur arrondie, quelquefois bosselée, régulièrement circonscrite, le plus souvent indolente, tantôt mobile, pouvant se déplacer sous l'influence combinée de la palpation et du changement d'attitude imposé à la malade, tombant du côté le plus déclive ; tantôt retenue dans une des fosses iliaques, ou vers la partie supérieure de l'abdomen ; en général bien tendue, rarement dépressive, molle ou flasque ; quelle qu'en soit la mobilité, fixée dans le bassin par un pédicule plus ou moins lâche ; difficile à circonscrire et encore plus à mouvoir lorsqu'elle remplit complétement la cavité abdominale et distend outre mesure l'enveloppe cutanée. La palpation permet de constater souvent, par la différence de consistance, de dureté ou de résistance, la présence simultanée de tumeurs solides et d'un liquide enkysté.

A la percussion on constate de la matité dans toute l'étendue de la tumeur, à son sommet, au point culminant du ventre si la malade est couchée, ainsi que du côté du pubis et des fosses iliaques, surtout de l'une d'elles. Il y a une résonnance tympanique dans les parties déclives ou postérieures, dans les flancs, vers les lombes, à l'épigastre et même aux hypochondres, surtout à gauche. Enfin, caractère important, la matité ne change pas sensiblement de niveau par les déplacements que l'on fait subir à la malade ; ou du moins elle ne change que dans les limites du déplacement d'une tumeur solide, et non de la même manière que la matité qui résulte de la présence d'un liquide gagnant toujours les parties les plus déclives de la cavité où il est contenu.

La fluctuation doit être recherchée avec soin. Elle est nette et franche quand le kyste est volumineux, séreux, uniloculaire; elle est obscure et peut même manquer complétement dans d'autres cas. Parfois

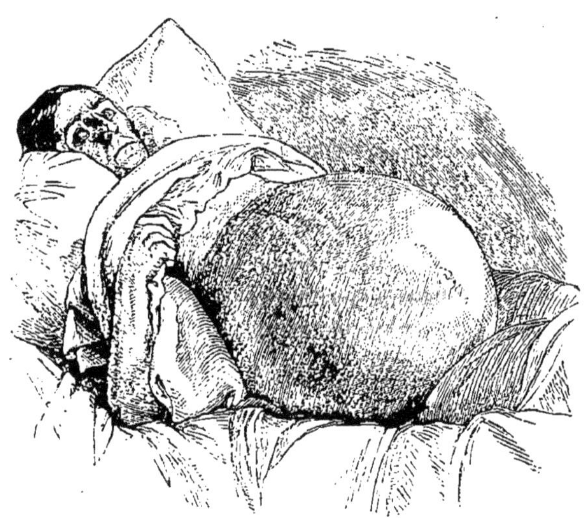

Fig. 218 (*).

on perçoit dans la recherche de la fluctuation le déplacement en masse du contenu de la poche, repoussé par l'explorateur d'une de ses mains vers l'autre ; mais on n'y sent pas ce que M. Cruveilhier appelle le choc par contre-coup : c'est lorsque la matière contenue est molle plutôt que liquide, ou quand il y a plusieurs loges contiguës. D'autres fois on perçoit bien le choc par contre-coup, c'est-à-dire le résultat de l'ébranlement moléculaire produit par une percussion très-rapide (une chiquenaude) brusquement imprimée sur le point diamétralement opposé à celui qu'on explore à l'aide de l'autre main ; mais ce choc par contre-coup peut être senti seulement à de courtes distances, l'ondulation est cloisonnée (kystes multiloculaires), ou il est perçu d'un pôle de la tumeur à l'autre (kystes uniloculaires).

Le toucher vaginal (qu'on fait suivre au besoin du toucher rectal),

(*) Aspect extérieur de la tumeur abdominale formée par un kyste de l'ovaire composé, très-volumineux, chez une femme de 34 ans, avec complication d'ascite, dilatation des veines sous-cutanées, impossibilité de dormir autrement que sur une chaise, etc. (Ovariotomie, mort le 5e jour.) D'après M. Spencer Wells.

seul ou associé à la palpation et à la percussion, fait constater des déviations et même des déplacements de l'utérus, parfois l'élévation, parfois l'abaissement, d'autres fois le refoulement vers la symphyse pubienne et l'antéversion, plus souvent une inclinaison latérale[1] ou postérieure et un certain degré de torsion; il est important de s'assurer en même temps que l'utérus est mobile. Il faut constater aussi la présence du kyste dans la cavité pelvienne, lorsque cette tumeur est encore peu développée ou qu'elle offre des prolongements, des bosselures à sa partie inférieure. Dans d'autres cas, il permet à peine d'atteindre le kyste, ou bien, par suite de l'abaissement que la pression de la main sur l'abdomen y détermine, il en laisse percevoir par la pulpe du doigt la surface arrondie, la rénitence, la dépressibilité, la fluctuation.

Diagnostic différentiel. — Il consiste à distinguer les kystes de l'ovaire des autres tumeurs pelviennes ou abdominales ; à caractériser les diverses variétés de kystes et les autres tumeurs ovariques qui peuvent être confondues avec les kystes ; enfin à déterminer les complications et surtout les relations pathologiques du kyste avec les organes voisins.

I. *Des autres tumeurs qui peuvent être confondues avec les kystes ovariques.* — Il faut, avec M. Scanzoni [2], distinguer ici deux cas : celui où le kyste est encore contenu dans l'excavation du petit bassin, et où il peut être confondu avec d'autres tumeurs pelviennes; celui où il est élevé au-dessus du détroit supérieur et où il peut être confondu avec d'autres tumeurs abdominales.

1° Parmi les *tumeurs pelviennes*, l'ovarite se distingue du kyste de l'ovaire par l'acuïté du développement et des douleurs, la persistance de ces dernières même dans l'état chronique, le faible volume proportionnel de l'ovaire, la chute de cet organe dans le cul-de-sac vagino-rectal ou sur les plis de Douglas. — La tuméfaction des trompes, due à l'inflammation ou à l'hydropisie de ces organes, par la douleur, la position de la tumeur un peu plus élevée que dans le cas d'ovarite et portée vers le détroit supérieur ou derrière le corps de l'utérus, le faible développement consécutif de cette tumeur, la forme allongée, bosselée et noueuse qu'elle affecte souvent, etc. — L'antéflexion et surtout la rétroflexion, par la continuité du corps et du col de l'utérus constatée par le doigt à travers le vagin ou le rectum et par le cathéter introduit dans l'utérus, la possibilité assez fréquente de redresser l'organe. — La grossesse extra-utérine, par les symptômes généraux rationnels de la gestation, coïncidant avec le développement de la tumeur. — Les tumeurs de l'utérus et particulièrement les corps fibreux, par la dépendance dans laquelle ils se trouvent eu égard à l'utérus, à moins qu'ils ne soient

[1] D'après M. Boinet, le col utérin est toujours rejeté du côté opposé au kyste.
[2] Ouvr. cité, p. 376, 378.

énucléés vers le péritoine, par la dureté de la tumeur, par l'allongement de la matrice, l'agrandissement de sa cavité. — La grossesse commençante ou la tuméfaction utérine due à l'engorgement, à la congestion, à la fluxion, à l'inflammation, à la rétention menstruelle, etc., par l'uniformité de distension, le débordement régulier du corps de l'utérus au-dessus du col, égal de tous les côtés, la mollesse, la rénitence, l'élasticité de l'organe, etc. — L'hématocèle péri-utérine, par la soudaineté du développement, les circonstances de menstruation ou d'excès conjugaux au milieu desquels elle se produit maintes fois, les symptômes des hémorrhagies internes et les atroces douleurs au début, les signes de la péritonite un peu plus tard, la diminution progressive des douleurs et du volume de l'hématocèle à mesure qu'on s'éloigne du début, le déplacement de l'utérus, la dureté de la tumeur succédant à sa mollesse. — L'inflammation et les adhérences péri-utérines, les épanchements séro-purulents ou les phlegmons péri-utérins, par l'acuïté du début, souvent à la suite d'un accouchement, par les symptômes phlegmasiques, la vivacité des douleurs spontanées ou provoquées, la diffusion, l'immobilité de la tumeur, l'enclavement de l'utérus, la diminution graduelle des symptômes à mesure que la résolution s'opère.

2° Parmi les *tumeurs abdominales*, l'ascite se distingue par l'uniformité de la distension du ventre, par l'absence de tumeur perceptible à la palpation, par la sonorité tympanique au sommet de l'abdomen et la matité dans les points les plus déclives, par les déplacements de la sonorité et de la matité concordant avec les déplacements imprimés au tronc, au bassin et à l'ensemble de la cavité abdominale (la matité se manifestant toujours dans les points les plus déclives et la sonorité dans les plus élevés, comme il arrive pour le thorax dans le cas d'épanchement pleurétique), par l'œdème fréquent des membres inférieurs, de toute la vulve, des parois abdominales, quelquefois des membres supérieurs et de la face, ou une véritable anasarque, par les causes mêmes de l'épanchement liquide, péritonite, maladies de l'intestin, du foie, du mésentère, de la rate, obstructions viscérales ou veineuses, altération des reins, albuminurie, altération du cœur ou des gros vaisseaux et difficulté quelconque de la circulation veineuse, maladies générales et symptômes s'y rattachant, en opposition avec les symptômes qui témoignent dans le kyste de l'existence d'une maladie purement locale. — Les kystes séreux, purulents ou hydatiques, ou les tumeurs solides des parois abdominales, du péritoine, de l'épiploon, du mésentère, du foie, de la rate ou des reins, par l'origine de la tumeur, son siége initial en haut, en avant, à droite ou à gauche, son développement de haut en bas, d'un côté à l'autre ou d'avant en arrière, au lieu de se faire de bas en haut, la possibilité de limiter en bas la tumeur avec la main, d'en préciser le contour inférieur, l'absence de tout pédicule ou d'adhérences pelviennes constatée par l'élévation du siége et l'abaissement des épaules qui font peser les organes abdominaux sur le diaphragme et non sur le bassin, l'indépendance de l'utérus eu égard à ces tumeurs, indépendance constatée par le toucher, enfin les symptômes locaux ou généraux en rapport avec l'organe dans lequel la tumeur abdominale s'est développée; si la tumeur est un kyste hydatique renfermant des échinocoques, ce qui est plus commun pour le foie, la rate, les reins et l'épiploon que pour les autres organes abdominaux, on peut y sentir par la palpation le frémissement signalé comme pathognomonique. — La grossesse extra-utérine avancée, par les signes de la gestation, les symptômes simulant ceux d'un accouchement prochain, la détermination des parties du fœtus, des bruits du cœur, etc. — La grossesse normale avancée, la tympanite, l'hydropisie utérine, etc., par le développement de l'utérus à l'exclusion des autres organes, à moins de complications, et par les signes spéciaux et de certitude propres à chacun de ces états. — Je ne parle ni de la rétention d'urine, ni de l'accumulation des matières fécales dans l'S iliaque du colon, dont il ne faut jamais négliger de constater l'existence, d'ailleurs facile à reconnaître.

II. *Des diverses variétés de kystes et des autres tumeurs ovariques.* — Il faut distinguer les uns des autres les kystes uniloculaires et multiloculaires, uniovariques et biovariques, simples et composés, aréolaires, hétéradéniques, pilifères, ou les tumeurs bénignes ou malignes, les fibroïdes et les cancers.

Les kystes multiloculaires se distinguent des kystes uniloculaires quelquefois par la perception de plusieurs saillies globuleuses ou sphéroïdales; plus souvent par l'impossibilité de constater la fluctuation autrement qu'en plaçant les mains à une faible distance l'une de l'autre, ou de vider le kyste par la ponction exploratrice, si ce n'est en ponctionnant successivement plusieurs loges par l'inclinaison du trocart en divers sens, une fois que le contenu de la première poche est évacué; encore ne parvient-on souvent qu'à retirer de faibles quantités de liquide et à diminuer d'une manière peu notable le volume de la tumeur. On peut constater en même temps la nature du fluide, plus gélatineux, plus épais dans les kystes multiloculaires, ou différant d'un kyste secondaire à l'autre.

Les kystes composés se reconnaissent à la perception de parties solides, dures, résistantes, non élastiques, non fluctuantes, ayant une matité plus prononcée sur quelque point de la périphérie du kyste, soit à sa partie supérieure et sur ses côtés, soit surtout à sa partie inférieure. Le diagnostic devient plus aisé lorsque la ponction exploratrice a évacué une partie ou la totalité du liquide contenu dans le kyste. Les parties solides, aréolaires, hétéradéniques, fibreuses, etc., se présentent alors quelquefois sous la forme de tumeurs plates ou allongées, ce qui en rend le diagnostic plus facile que lorsqu'elles sont globuleuses. Je ne connais pas de signes, même de présomption, des kystes pileux ou dermoïdes, à moins que la ponction n'amène l'issue de quelques cheveux ou d'un peu de graisse.

Comme les autres tumeurs ovariques, les kystes peuvent se développer presque indifféremment à droite ou à gauche; pourtant, d'après les statistiques [1], le côté droit serait atteint plus souvent. On s'en assure aisément lorsqu'on assiste au début de la maladie ou que le kyste n'est pas encore très-développé; on peut le soupçonner, dans les autres cas, d'après divers indices et les renseignements quelquefois très-précis donnés par la malade. — Dans des cas plus rares ils se développent simultanément à droite et à gauche. Il est important de diagnostiquer cette particularité avant de pratiquer l'opération; mais il faut convenir que c'est d'autant plus difficile qu'on assiste à une période avancée de la maladie, que les deux kystes sont contigus et quelquefois adhérents, et que, lors même que l'évacuation d'un des kystes par la ponction aurait laissé l'autre intact, il serait bien difficile de décider si l'on a affaire à un kyste multiloculaire dont une seule loge a été vidée, ou à deux kystes développés dans les deux ovaires. La constatation de deux pédicules se portant de la tumeur ou des fosses iliaques vers l'excavation pelvienne, surtout après une ponction exploratrice des kystes, mettra sur la voie. J'ai opéré une tumeur de ce genre : il est évident que la difficulté d'attirer simultanément les deux pédicules vers l'angle inférieur de la section abdominale obligera presque toujours de substituer alors la ligature du pédicule à la constriction par le clamp.

Les tumeurs solides des ovaires se distinguent habituellement par leur dureté, un volume inférieur à ceux des kystes, des phénomènes de compression des organes pelviens et abdominaux plus marqués que dans les cas de kystes; car ces derniers, en vertu de leur forme globuleuse, de leur élasticité, etc., se déplacent plus aisément. — Les tumeurs bénignes, les fibroïdes ne sont guère plus mal tolérés que les kystes et donnent lieu à des symptômes généraux tenant au développement de leur volume plutôt qu'au retentissement de leur propre nature sur l'économie entière. — Les tumeurs malignes, le cancer, squirrhe, encéphaloïde, colloïde, atteignent rarement des dimensions aussi considérables que les kystes, sont bosselés, constitués par l'agrégation de tumeurs multiples, de dimension et de consistance variables, formant des excroissances globuleuses de l'ovaire plutôt qu'une tumeur régulièrement arrondie. Elles compriment davantage les organes voisins et ont des relations plus intimes avec l'utérus. Elles déterminent plus souvent l'œdème des membres inférieurs et des parois abdominales ou l'anasarque, de même que l'hydropisie ascite et la péritonite partielle. Enfin, bien que limitées le plus souvent à l'ovaire, elles engendrent de bonne heure tous

[1] Le siége des tumeurs ovariques est, d'après

Chéreau sur 215 cas,	109 à droite,	78 à gauche,	28 des deux côtés.	
Lee —	93 —	50 —	35 —	8 —
Scanzoni —	41 —	14 —	13 —	14 —
Bloff —	54 —	31 —	23 —	» —

les symptômes de la cachexie cancéreuse et impriment au visage un caractère tout autre que les kystes, surtout que les kystes folliculaires.

III. *Des complications des kystes ovariques et de leurs relations avec les parties voisines.* — 1° Les principales complications des kystes ovariques sont l'hémorrhagie dans une de leurs loges, l'inflammation partielle ou générale, celle de la membrane interne ou de l'enveloppe péritonéale, la suppuration de la poche, l'ascite, la péritonite, etc., sans compter les complications en quelque sorte étrangères au kyste, comme l'existence simultanée de la grossesse ou de diverses tumeurs dépendantes des organes de la génération ou étrangères à l'utérus comme aux ovaires.

L'hémorrhagie peut être soupçonnée par les symptômes des hémorrhagies internes; mais elle ne peut être reconnue que par l'aspect sanguinolent du liquide retiré par la ponction. — L'inflammation partielle ou générale se reconnaîtra par les symptômes de l'ovarite; par les frissons, les accès de fièvre symptomatiques de l'établissement de la suppuration; par les douleurs, les nausées, la tympanite qui accompagnent le développement de la péritonite, etc. — L'ascite peut dissimuler la présence d'un kyste de l'ovaire, lorsque la cavité péritonéale est fortement distendue par le liquide; toutefois il est rare qu'on ne puisse percevoir simultanément quelques-uns des signes caractéristiques de ces deux maladies, déplacer une couche de liquide par la palpation et sentir plus profondément le contour, la dureté, l'élasticité de la tumeur fluctuante qui constitue le kyste; l'épaississement du péritoine dans l'ascite chronique, celui que subit la poche à la suite de l'inflammation du kyste ajoutent aux difficultés du diagnostic; la ponction, en évacuant, soit le liquide péritonéal, soit le contenu du kyste, peut aider à lever ces difficultés.

L'existence simultanée de la grossesse et d'un kyste ovarique peut être très-difficile à diagnostiquer dans les premiers temps de la gestation, surtout si le kyste existe depuis longtemps et a pris un assez grand développement. Plus tard les signes caractéristiques de la présence du fœtus ne permettent pas le doute sur l'existence de la grossesse, mais ils peuvent laisser dans l'indécision sur les conditions normales ou anormales de la gestation. — L'existence simultanée d'un kyste et d'une autre tumeur utérine, ovarique ou indépendante des organes génitaux, sera au contraire d'autant plus aisée à déterminer, qu'on sera plus près du début du développement des deux tumeurs, surtout si la tumeur dont la présence dans la cavité abdominale complique le kyste, provient de quelque organe situé loin de l'ovaire ou de l'excavation pelvienne.

2° Les relations du kyste avec les parties voisines sont très-importantes au point de vue du pronostic et des indications de l'opération : elles comprennent l'indépendance de la tumeur, le glissement de sa surface péritonéale, lisse et polie, sur la surface abdominale du péritoine, les adhérences entre la tumeur et divers organes de l'excavation pelvienne ou de l'abdomen, la longueur ou la brièveté du pédicule.

En faisant prendre à la malade diverses attitudes, en soulevant le kyste en divers sens, soit par la paroi abdominale, soit par le vagin, en le poussant par des pressions graduées dans telle ou telle direction, en explorant la femme debout et constatant la sonorité tympanique entre le diaphragme et la surface supérieure du kyste, en s'assurant que ces divers déplacements ne provoquent pas de douleurs et qu'il se produit, pendant qu'ils s'opèrent, un glissement des deux surfaces séreuses du kyste et de la paroi abdominale l'une sur l'autre, en constatant enfin le retrait du kyste après la ponction et l'évacuation du liquide contenu, on peut acquérir de très-fortes présomptions et presque la certitude sur l'indépendance du kyste.

Au contraire les douleurs spontanées, éprouvées antérieurement par la malade dans les points où le glissement est douteux ou paraît impossible, les autres symptômes d'une péritonite limitée ou étendue ayant pu se développer précédemment, les douleurs aiguës de tiraillement ou de déchirure provoquées par les tentatives que l'on fait pour éloigner le kyste des organes auxquels il semble adhérer, du foie, de la rate, de la paroi abdominale, des fosses iliaques, l'impossibilité de constater cette séparation à la suite de tentatives infructueuses plusieurs fois répétées, les douleurs éprouvées par les malades sous l'influence des variations de vacuité ou de plénitude de l'estomac, des mouvements péristaltiques de l'intestin pendant la digestion, des contractions du rectum pour l'expulsion des matières fécales, sont autant de symptômes qui ne permettent guère de se méprendre sur l'existence d'adhérences entre le kyste et les parties avec lesquelles il est en contact.

Quant à la brièveté du pédicule, elle peut être présumée par l'impossibilité de soulever la tumeur dans l'abdomen ou de lui imprimer le moindre mouvement, par le défaut de mobilité de l'utérus, par la présence de tumeurs globuleuses dans l'excavation, derrière ou autour de l'utérus, plus ou moins saillantes dans le vagin, contribuant à immobiliser la matrice et éprouvant un retentissement direct des mouvements transmis au kyste. Lorsque le pédicule est long, la tumeur est habituellement assez élevée au-dessus de l'excavation pour qu'on n'atteigne avec le doigt qu'une surface sphéroïdale, large, unie, plus ou moins indépendante de l'utérus, et que l'on constate dans ce dernier les restes d'une mobilité plus ou moins étendue.

Traitement. — On ne peut en apprécier l'importance et l'opportunité qu'en résumant les diverses données qui doivent servir de base au pronostic absolu et relatif, c'est-à-dire la fréquence, la marche, la durée, les terminaisons des kystes ovariques.

La fréquence des tumeurs ovariques en général et des kystes en particulier doit appeler sérieusement l'attention des thérapeutistes. Sur 1823 cas gynécologiques, M. Scanzoni a compté 97 tumeurs ovariques ; dans 41 de ces tumeurs, vérifiées par l'autopsie, il a trouvé 25 kystes (13 simples, 12 composés), 9 tumeurs colloïdes, 2 cystosarcômes et 2 cystocarcinômes. — Tout en étant plus fréquente pendant la période de la vie sexuelle, cette maladie peut se développer à tout âge, circonstance qui doit augmenter aux yeux du médecin la nécessité d'y opposer, s'il est possible, un traitement vraiment curatif.

La durée en est généralement si courte, eu égard à son caractère de chronicité, que la vie des malades en est extrêmement abrégée. Une fois développés, les kystes ovariques tendent sans cesse à augmenter de volume, plus rapidement dans l'âge adulte, plus lentement après l'âge critique, quelquefois retardés dans leur accroissement par une grossesse, accélérés par la menstruation ou à la suite d'un accouchement. Si quelques malades peuvent conserver un kyste sans accident sérieux pendant 15 ou 20 ans, il en est, et j'en ai vu, chez lesquelles l'évolution de la tumeur prend une marche aiguë et entraîne la mort en quelques mois par péritonite ou par inflammation de la tumeur elle-même. D'après R. Lee, sur 123 malades, 63 moururent dans les deux premières années de la maladie, 60 survécurent quatre ans ; d'après Cazeaux, sur 31 malades, 7 vécurent plus de dix ans, 24 succombèrent avant deux ans ou deux ans et demi.

La terminaison est donc presque toujours promptement fatale.

La résorption spontanée, terminaison heureuse, est si rare qu'elle ne peut être admise qu'avec une extrême réserve ; il est pourtant convenable, lorsqu'il n'y a pas de contre-indication, de soumettre les malades, comme je le dirai plus tard, à un traitement capable de la provoquer.

Il en est de même de la torsion du pédicule de la tumeur. Les kystes et même les tumeurs fibreuses de l'ovaire éprouvent parfois autour de leur axe une torsion naturelle, qui peut en expliquer la cure spontanée. Cette torsion, récemment décrite par M. Rokitansky et par M. Klob [1], a été attribuée par ce dernier (d'après des expériences faites sur un cadavre à l'ovaire duquel il avait attaché une poche membraneuse du volume d'une orange), à la rotation imprimée à l'ovaire, toujours dans le même sens, par les alternatives de réplétion de la vessie, qui fait tourner la poche de dedans en dehors et de déplétion de cet organe, qui la laisse retomber sans qu'elle tourne en sens inverse. Pour que cet effet se produise, il faut que la poche soit attachée au côté externe de l'ovaire ; est-elle au côté interne, les mêmes effets se produisent, mais en sens contraire.

L'évacuation naturelle du contenu à l'extérieur, à la suite de la formation d'adhérences salutaires, peut causer la guérison, une amélioration

[1] *Œsterreichische Zeitschrift*, n° 18, 1865. M. Klob a observé une tumeur kystique de l'ovaire ayant exécuté cinq tours de torsion autour de son pédicule.

durable (notamment lorsque le kyste se vide par le vagin ou par la paroi abdominale), ou l'inflammation de la poche, l'intoxication putride et la mort (surtout dans les cas d'ouverture du kyste dans l'intestin ou la vessie). — La rupture, avec épanchement du liquide dans la cavité close du péritoine, est plus souvent encore une cause de mort : elle est la suite d'une inflammation ou d'une gangrène du kyste, d'un traumatisme, d'une ponction. — Chéreau a réuni 70 cas de rupture de kystes ovariques avec épanchement de liquide dans le péritoine, ou évacuation à travers la vessie, l'utérus, le vagin, la paroi abdominale. Adolphe Richard a ajouté 5 observations à quelques autres déjà connues de communication entre l'ovaire et la trompe de Fallope et d'évacuation du liquide par cette voie.

L'inflammation peut s'emparer de la membrane interne du kyste et en rendre le contenu purulent, ou s'étendre à toute l'épaisseur de la poche et à l'ovaire entier, ou même se propager jusqu'au péritoine et y déterminer des adhérences ou de la suppuration. Qu'elle soit spontanée ou provoquée par une ponction, une injection iodée, un séton, etc., comme cela n'est arrivé que trop souvent, elle est promptement mortelle. Le rétablissement à la suite d'un pareil accident est tout à fait exceptionnel.

L'épuisement est la terminaison la plus habituelle. La tumeur peut comprimer l'intestin et y déterminer une obstruction qui interrompt le cours normal des matières et arrête la nutrition, ou bien refouler tellement le diaphragme, que le cœur et le poumon en sont gênés outre mesure, que l'asphyxie lente se produit et que la nutrition est altérée par défaut d'hématose. Mais le plus souvent les seuls progrès de la tumeur suffisent pour entraîner un amaigrissement tous les jours croissant : le parasite qui peut arriver, avons-nous vu, jusqu'à peser presque autant que la femme sur laquelle il est développé, absorbe à son profit les éléments de réparation, entrave la circulation par la compression excentrique qu'il exerce de tous côtés autour de lui, amène l'œdème des extrémités inférieures et même l'anasarque, allume une fièvre hectique qui achève d'user les forces et jette la malade dans un marasme avant-coureur de la mort.

Ainsi le médecin se trouve en regard d'une tumeur qui peut se développer à tout âge, fait des progrès continus, habituellement rapides et devient promptement mortelle, tout en occupant un organe dont la conservation n'est pas nécessaire à la vie et dont l'ablation, en admettant qu'elle ne présente pas plus de dangers que toute autre opération entreprise dans des circonstances analogues, a seule l'avantage de procurer une guérison définitive. C'est de ce point qu'il faut partir pour établir une comparaison entre les divers moyens de traitement, dont les uns (ponction, aspiration, injection, drainage, séton, incision, excision) ne peuvent amener généralement qu'une cure palliative, tout en menaçant très-gravement l'existence, tandis que les autres (extirpation), sans faire courir en définitive de plus grands dangers, assurent seuls la cure radicale.

1° *Ponction.* — C'est un moyen purement palliatif, servant à soulager momentanément les malades menacées d'asphyxie et à éclairer le diagnostic. Mais cette opération si simple en apparence n'est pas exempte de dangers [1]. La mort peut survenir instantanément par syncope ou par hémorrhagie, plus tard par péritonite ou par inflammation de la poche et suppuration dans le kyste, ou enfin par la reproduction rapide du liquide et l'existence de complications telles que le cancer de l'ovaire. La ponction doit donc être différée aussi longtemps que possible, puisqu'il est évident, comme le fait observer M. Simpson, que de nouvelles ponctions seront probablement nécessaires à des intervalles de plus en plus rapprochés et que la malade finira par succomber à l'épuisement. Lorsqu'elle est décidée, il faut s'assurer que la femme n'est pas enceinte et que la vessie ne renferme pas d'urine. — Cette opération est ordinairement pratiquée avec un très-large trocart à cause de la consistance et de la viscosité du liquide. On la fait habituellement sur l'abdomen, et le point d'élection me paraît devoir être la ligne blanche au milieu de l'intervalle qui sépare l'ombilic du pubis : il n'y a pas à craindre d'y rencontrer des vaisseaux des parois abdominales, et peut-être y a-t-il moins de chance d'y ouvrir quelqu'une des grosses artères qui partent de la base du kyste et s'y ramifient. Il faut avoir soin de comprimer fortement l'abdomen, lorsque le liquide est évacué, soit à l'aide d'une ceinture bouclée ou lacée, préparée d'avance, soit à l'aide de la ceinture Bourjeaud. S'il survient une hémorrhagie, le meilleur moyen à employer pour tâcher de l'arrêter est l'acupressure, appliquée d'après les

[1] D'après Southam, sur 20 femmes ponctionnées, 4 sont mortes après quelques jours.
10 dans les 9 premiers mois.
2 dans les 18 premiers mois.
4 ont vécu de 4 à 9 ans.
D'après Kiwisch, sur 60 femmes ponctionnées, 17 sont mortes dans les 6 premiers mois.
11 avant la première année.
14 avant la fin de la deuxième.
9 dans la troisième.
6 entre la quatrième et la septième.
7 d'autres maladies.
D'après Safford Lee, sur 46 femmes ponctionnées, 15 sont mortes dans les premiers mois.
17 dans la deuxième année.
5 de la deuxième à la quinzième.
9 résultat inconnu.
De ces 130 femmes, 46 ont succombé après la première ponction.
10 — la deuxième.
25 — de la troisième à la sixième.
15 — de la septième à la douzième.
13 — après la douzième.

préceptes fort ingénieux de M. Simpson [1], inventeur de cette méthode hémostatique. — M. Scanzoni [2] a préconisé la ponction par le vagin, avec agrandissement de l'ouverture à l'aide d'un bistouri, ou séjour de la canule dans la plaie, une dizaine de jours, injections détersives, antiphlogistiques, etc., dans le but d'obtenir non-seulement une cure palliative, mais une guérison définitive : on ne peut espérer un pareil résultat que dans les kystes sans adhérences, peu développés et uniloculaires ; encore l'expérience ne paraît-elle pas avoir prononcé, même dans ces conditions, en faveur de cette opération. — On a même proposé de ponctionner le kyste par le rectum ; mais je ne vois aucun avantage à choisir ce point de préférence aux précédents.

2° *Aspiration.* — L'aspiration soutenue, pour provoquer la continuité de l'écoulement du liquide et le retrait du kyste, sans permettre l'entrée de l'air ni le développement de l'inflammation et de la suppuration de la poche (qui avaient fait renoncer à laisser, comme on l'avait tenté d'abord, une canule à demeure dans la plaie), a été proposée récemment par M. L. Buys [3]. Au lieu d'aspirer le liquide brusquement et seulement à intervalles éloignés, comme on peut le faire à l'aide des instruments proposés par Monro, J. Guérin, Boinet, il faut, d'après M. L. Buys, l'aspirer avec lenteur, mais continuité, et avec une force croissante, de manière : 1° à vider la tumeur lentement, afin d'empêcher que la femme ne soit incommodée par un raptus trop prompt ; 2° à maintenir la vacuité du kyste par une succion plus énergique, en aspirant chaque goutte de sérosité aussitôt qu'elle se forme et à provoquer ainsi le retrait de la poche ; 3° à activer enfin le retrait du kyste et à y produire une exsudation de lymphe plastique propre à faire adhérer entre elles les surfaces opposées de sa paroi interne. Il est inutile de décrire le trocart à curseur, ni les espèces d'ampoules de caoutchouc de différents degrés d'épaisseur imaginées par ce chirurgien pour augmenter peu à peu la force d'aspiration, l'expérience n'ayant pas encore prononcé sur la valeur de cette méthode.

3° *Canule à demeure.* — La canule à demeure, perforant le ventre et le kyste sur deux points pour y pouvoir séjourner sans laisser la poche s'éloigner de la paroi abdominale, proposée par M. Barth [4] et devenue l'origine de la discussion académique sur les kystes de l'ovaire et du mémoire de M. Bauchet, le *séton* simple, le *drainage* de M. Chassaignac [5], qui ne sont que des procédés différents de la même méthode,

[1] *Acupressure, a new method of arresting surgical hæmorrhage and of accelerating the healing of Wounds.* — Edinburgh, 1864.

[2] Ouv. cité, p. 397.

[3] *Journal de médecine et de chirurgie*, t. XL, 33. Bruxelles, 1865.

[4] *Bulletin de l'Acad. de méd.*, XXI, 583. Paris, 1855-1856. — Cette malade succomba.

[5] *Société de chirurgie*, 27 nov. 1861.

ne peuvent être appliqués sans éveiller les dangers de l'entrée de l'air, de l'inflammation de la poche, de la suppuration urineuse, etc. Je crois que, dans le petit nombre de cas où ils ont été employés jusqu'à ce jour, ils ont toujours été suivis de mort.

4° *Injections iodées.* — Les injections iodées, précédées et suivies par l'essai d'autres injections modificatrices (gaz, vin chaud [1], solution de nitrate d'argent, solution faible de potasse caustique ou de teinture de cantharides [2], ou d'un sulfite alcalin [3]), ont été surtout employées et préconisées par M. Boinet [4]. D'après cet honorable praticien, elles amèneraient la guérison trois fois sur cinq [5], et toujours une amélioration remarquable. Il est regrettable que ces heureux résultats ne se soient pas reproduits dans des proportions aussi satisfaisantes entre les mains de la plupart des médecins qui ont eu recours à la même méthode, et que M. Boinet n'ait pas publié dans la nouvelle édition de son livre les résultats que l'emploi des injections iodées lui a donnés depuis 1860, époque où s'arrête sa statistique. Aujourd'hui le corps médical a une tendance avérée à renoncer à ce traitement, dont les dangers se sont révélés trop souvent par la manifestation d'accidents mortels.

5° *Incision et Excision.* — Ce sont des méthodes moins acceptables encore que celles de la canule à demeure et des injections modificatrices. Le danger de celles-ci, c'est qu'au lieu de laisser évacuer le kyste d'une manière continue ou d'en modifier seulement la membrane interne, elles y font naître une inflammation suppurative. Or, c'est ce danger même, c'est-à-dire la suppuration du kyste, que l'incision et l'excision ont généralement pour but de provoquer; et c'est ce qui suffit pour les condamner. — Il est évident qu'avant de pratiquer l'incision du kyste, il faut provoquer des adhérences en n'incisant d'abord que jusqu'au péritoine, comme Graves le conseilla en 1827, pour les abcès du foie, et Bégin [6] en 1830, pour toutes les collections abdominales, ou en pratiquant des cautérisations de plus en plus profondes des parois de l'abdomen et du kyste, comme Récamier l'a pratiqué dans les mêmes circonstances. Mais, en supposant que l'inflammation et la suppuration ne se développent pas dans le kyste, et que l'on puisse espérer une amélioration et un retrait de la poche, il ne faut jamais compter sur une guérison radicale et définitive, tant qu'il reste un trajet fistuleux. L'in-

[1] Holscher, *Archiv.*, 1838, I, 224.

[2] Ollenroth, *London medic. Gazette*, 1835.

[3] Gritti, *Annali universali di medicina*, 1864, p. 275.

[4] *Iodothérapie, ou de l'emploi médico-chirurgical de l'iode et de ses composés*, 2e édit., p. 531. Paris, 1865.

[5] 100 malades ont nécessité 329 ponctions et 322 injections iodées. De ces 100 malades 62 ont été guéries.

D'après les traducteurs de l'ouvrage de Churchill, M. Boinet aurait obtenu sur 130 opérations 64 guérisons, ce qui est un résultat sensiblement différent du premier.

[6] *Journal hebdomadaire de médecine*, I, 417. Paris, 1830.

cision, et surtout l'incision vaginale, peut être admise tout au plus pour des grossesses extra-utérines, tubo-ovariques, les kystes fœtaux, les kystes pileux etc., menaçant de se rompre et renfermant des corps étrangers qui doivent être éliminés. — L'excision d'une partie des parois du kyste, qu'elle ait pour but de laisser épancher le contenu du kyste dans le péritoine, pour qu'il y soit résorbé, ou plutôt qu'elle doive y provoquer la suppuration, est une opération presque nécessairement mortelle : aussi n'a-t-elle été pratiquée que dans le cas où l'extirpation était entreprise et n'a pu être achevée, par suite d'adhérences trop fortes ou trop nombreuses.

De la revue rapide que je viens de passer des divers modes de traitement des kystes de l'ovaire, il résulte que l'extirpation seule peut en déterminer la cure radicale. Il faut donc décrire cette méthode comme constituant à proprement parler le traitement de la maladie qui nous occupe. Autour d'elle se grouperont nécessairement toutes les autres, comme moyens palliatifs ou ressources extrêmes, à mesure que je passerai en revue les indications, les contre-indications et les accidents de l'ovariotomie.

6e *Ovariotomie.* — Quelque effroyable que paraisse cette opération, elle a attiré l'attention des chirurgiens avant le commencement du siècle : nous sommes autorisé à penser qu'elle avait été conseillée, sinon pratiquée, il y a plus de deux cents ans[1]. Il y a plus de cent ans, Delaporte et Morand la conseillèrent formellement, le premier la proposant, le second répondant à sa proposition par une affirmation encourageante[2].

De Haën la condamna et Morgagni, bien qu'il la regardât comme praticable dans quelques cas, la rejeta également par des raisons tirées de ses vastes connaissances anatomiques sur les adhérences et les dimensions du kyste, ou sur les dispositions anormales de son pédicule.

Mais John Hunter, dans ses *Leçons sur les principes de la chirurgie* (1786-87), dit, en parlant de ce qu'il appelle faussement les hydatides de l'ovaire : « Lorsqu'elles sont encore petites, elles sont peu adhérentes; mais ensuite elles adhèrent l'une à l'autre et deviennent souvent assez volumineuses pour accroître le volume du ventre; elles constituent alors

[1] Voyez Velpeau, *Médecine opératoire*, t. IV, p. 19. Paris, 1839. — Chéreau, *Esquisse historique sur l'ovariotomie*, dans l'*Union médicale*, 1847, pag. 394 et suiv. — Consultez aussi, sur l'état de cette question avant ces dernières années : Ch. Bernard, *De l'ovariotomie*, revue critique dans les *Archives générales de médecine*, 5e série, t. VIII. Paris, 1856 ; — et le *Bulletin des séances de l'Académie impériale de médecine :* Discussion sur les kystes de l'ovaire, 1856.

[2] Morand, secrétaire perpétuel de l'Académie de chirurgie, dit à ce sujet : « Je crois qu'on doit louer M. Delaporte d'avoir osé, le premier, faire cette question, si on ne pouvait point extirper l'ovaire avec la maladie..... La chirurgie moderne, ajoute-t-il en terminant, est capable de grandes entreprises. » Voyez *Plusieurs mémoires et observations sur l'hydropisie enkystée et le squirrhe des ovaires,* dans les *Mémoires de l'Académie de chirurgie*, 1753, t. II, p. 431-460.

l'hydropisie de l'ovaire.... La ponction est seulement un moyen palliatif; il faut employer un gros trocart, car le liquide est ordinairement gélatineux; par cette opération, une seule cellule est ouverte. Au début de leur formation, on pourrait pratiquer l'extraction des hydatides de l'ovaire, car elles rendent la vie pénible pendant une année ou deux, et finissent par amener la mort. Il n'y a aucune raison pour croire que les femmes ne pourraient pas supporter l'extirpation des ovaires aussi bien que les autres femelles d'animaux; il ne s'agirait que d'ouvrir la cavité abdominale, ce que l'on fait souvent sans inconvénient sur des sujets sains[1]. »

William Hunter, tout en la condamnant par le danger des trop grandes incisions, de la recherche du pédicule, de la déchirure des adhérences, de la blessure des intestins ou de l'artère ovarique, n'en donne pas moins en substance les préceptes dont on a fait la règle actuelle de l'opération. « Supposé même, dit-il, que l'on proposât de pratiquer une incision telle que l'on n'introduisît dans le ventre que deux doigts, puis que l'on ponctionnât le sac et qu'on l'attirât au dehors afin de couper le pédicule près de la plaie abdominale, à coup sûr ce procédé pourrait être admissible, mais encore faudrait-il que l'on pût distinguer les circonstances qui permettent ce mode de traitement[2]. »

En France, Sabatier et Boyer la condamnèrent. Ce dernier eut le tort d'engager l'avenir, en déclarant que cette opération ne serait vraisemblablement jamais pratiquée.

Pourtant, en 1793, Power exprimait formellement à son ami Darwin la résolution de tenter l'opération pour une maladie qui finit presque toujours par devenir mortelle, et dont une autopsie récente venait de lui montrer à la fois la gravité naturelle et la curabilité chirurgicale probable; et Darwin ajoutait : « Un argument qui paraît en faveur de l'opération que *propose* M. Power, c'est que cette maladie affecte souvent les jeunes personnes; que chez elles, en général, elle est locale et idiopathique, et non, comme l'ascite, produite par la lésion de quelque viscère; et enfin, c'est qu'on la pratique avec succès chez les animaux adultes, quoique ceux qui la font n'aient aucune connaissance anatomique. »

L'idée d'extirper l'ovaire malade germait ainsi dans l'esprit des chirurgiens; elle y prit bientôt un certain développement, car elle fut admise par Chambon de Montaux[3] avec une résolution, une hardiesse même, qui témoignent un peu de son inexpérience chirurgicale, en même temps que de son érudition et de ses connaissances en anatomie pathologique. Il est curieux de rappeler qu'à cette époque elle fut défendue avec chaleur par deux jeunes médecins de l'École de Montpel-

[1] *Œuvres complètes*, trad. Richelot, t. I, p. 635.

[2] *Medical Observations and Inquiries*, t. I, p. 41 et suiv.

[3] *Maladies des femmes*, 1re édit., 1784, t. II; et 2e édit., 5e partie : *Maladies à la cessation des règles*. Paris, an VII, p. 293.

lier : par Latapie[1], et surtout par Samuel Hartmann d'Escher[2], qui décrivit, dans une thèse très-remarquable, la manière dont il conviendrait de la pratiquer, d'après la méthode exposée par feu M. Thumin, docteur en médecine de cette Université, dans un mémoire relatif à l'extirpation du squirrhe de l'ovaire.

C'est peu de temps après la publication de ce dernier travail que la première opération d'ovariotomie fut pratiquée aux États-Unis. On ne peut faire les honneurs de l'initiative à Laumonier, chirurgien de Rouen, qui, chez une jeune femme accouchée depuis six semaines, prenant pour un dépôt laiteux un abcès de l'ovaire ouvert dans la trompe et se vidant par l'utérus, se décida témérairement à faire, le long du bord inférieur de l'oblique externe, une incision de quatre pouces, à évacuer la poche ovarique, à s'assurer que l'ovaire était atteint dans son organisation de désordres irréparables, à en détruire les adhérences avec les parties voisines et à l'enlever[3].

Il paraît donc que c'est Ephraïm Mac Dowel (de Dansville, Kentucky[4]) qui extirpa avec succès les premiers kystes de l'ovaire, en 1809 chez Mme Crawfort et, en 1816, sur une négresse, par une grande incision et avec un tel succès, que la première vécut jusqu'en 1841, et que la seconde fut trouvée, dit-on, le cinquième jour faisant elle-même son lit. Il réussit également sur trois autres malades, mais il échoua sur une cinquième.

Il fut imité d'abord par les chirurgiens américains, ses compatriotes, notamment par Nathan Smith (du Connecticut), qui, en 1821, extirpa avec un plein succès un kyste uniloculaire, à l'aide d'une petite incision de trois pouces; plus tard, par W. L. Atlee (de Philadelphie), un des chirurgiens américains qui ont pratiqué le plus souvent l'extirpation de l'ovaire ; enfin par Dunlap et par plusieurs autres [5].

Il s'écoula un certain temps avant que l'ovariotomie fût importée des États-Unis dans la Grande-Bretagne. Les progrès de la physiologie ne furent pas étrangers à cette importation. Le docteur James Blundell disait, dans ses *Physiological Researches :* « De toutes les branches de la chirurgie, il n'en est pas qui admette de plus grands progrès que la chirurgie de l'abdomen.... L'extirpation de l'hydropisie enkystée de l'ovaire simple ou squirrheuse deviendra une opération d'un usage général. » En effet, en 1825, Lizars (d'Édimbourg) publia quatre ovariotomies pratiquées par lui. Dans la première observation, il y avait eu

[1] Thèses de Montpellier, an V.

[2] Thèses de Montpellier, 1808.

[3] *Mémoires de la Société royale de médecine*, année 1782, p. 296. Paris, 1787.

[4] Lizars, *Observ. on extract. of Diseases of ovaries*, 1825. — *London medical Gazette*, XXXV, 774. — Gross, *Vie des chirurgiens et des médecins éminents de l'Amérique*, p. 212. C'est après avoir suivi à Édimbourg, en 1794, le cours de John Bell et avoir entendu ce professeur insister sur les funestes conséquences des maladies organiques de l'ovaire et sur la possibilité d'extirper cet organe, qu'Eph. M. Dowel se décida à pratiquer la première ovariotomie.

[5] Voyez les tables de John Clay sur l'*Ovariotomie*, à la suite de la traduction de Kiwisch.

erreur de diagnostic, il ne trouva pas de tumeur ; la malade se rétablit. Dans la deuxième, il ne put enlever qu'un des ovaires, qui étaient tous les deux malades ; l'opérée se rétablit aussi. Dans la troisième, une tumeur volumineuse fut enlevée ; la malade succomba. Dans la quatrième, les adhérences rendirent l'extirpation impossible ; la malade guérit. — A la même époque, Granville fit deux tentatives malheureuses.

En 1835, Jeaffreson (de Framlingam, Suffolk), pratiqua une opération plus encourageante. Par une incision d'un pouce et demi, combinée avec la ponction, il fit l'extirpation d'un kyste multiloculaire avec un plein succès. Il fut regardé par quelques-uns comme l'inventeur du procédé de l'incision courte, quoique Nathan Smith eût pratiqué déjà l'opération de la même manière.

Les Anglais avaient pourtant continué à témoigner de l'éloignement pour cette opération, lorsque deux habiles chirurgiens, Charles Clay (de Manchester)[1], 12 septembre 1842, et Henri Walne (de Londres), 6 novembre 1842, lui imprimèrent, par leurs tentatives hardies et leurs remarquables succès, une impulsion nouvelle. Leurs opérations et celles des hommes aussi convaincus qu'intrépides qui les suivirent dans cette voie, soulevèrent de vives critiques ; mais si la manière dont elles furent accueillies devint plus d'une fois pour leurs auteurs la cause de tristes déceptions et même de découragement, elles n'en décidèrent pas moins, après plus de quinze ans de lutte, le triomphe de la méthode.

En 1850, M. Robert Lee[2] donna une analyse, ou plutôt un tableau statistique de 162 cas d'ovariotomie pratiqués dans la Grande-Bretagne, duquel il ressort que dans 60 cas, dont 19 ont été mortels, l'ovaire malade n'a pu être enlevé par l'opération, qui est restée incomplète ; que des 102 cas restants, 42 se sont terminés par la mort, et qu'on ne connaît qu'imparfaitement l'état de santé actuel des 60 malades guéries. Il est démontré, dit-il, que dans le tiers environ du nombre total, avant d'ouvrir le péritoine il est impossible de dire s'il y a une maladie de l'ovaire ; ou, en admettant qu'il existe un kyste ou une tumeur ovarique, de dire si l'extirpation en est praticable. On devine quelle est la conclusion de M. Robert Lee, relativement à l'opportunité d'une entreprise chirurgicale qui serait, d'après lui, si hasardeuse.

En 1858, M. Charles West[3] conclut d'une longue discussion portant sur 292 cas, que les chances d'achever l'opération sont de deux contre une, et que si l'opération est menée à bonne fin, elles sont presque égales pour la mort ou le salut de la malade. « Trois raisons, ajoute-t-il : la grande mortalité que l'expérience et la dextérité n'ont pu parvenir à diminuer ; le hasard inhérent à ces cas, même quand l'opération est spécialement indiquée ; enfin, l'extrême incertitude dans laquelle on se

[1] C'était, il y a peu de temps, celui de tous les chirurgiens anglais qui avait pratiqué le plus souvent l'ovariotomie.

[2] *Medico-chirurgical Transactions*, t. XXXIV, p. 10. London, 1851.

[3] *Lectures on the Diseases of Women*, p. 581 et suiv., 2e édit. London, 1858.

trouve, même dans les cas les plus favorables, relativement à ses résultats probables, ont principalement contribué à former mon opinion, qu'en général l'essai de l'ovariotomie ne doit pas être tenté. »

Par contre, dès 1846, M. Simpson[1], sans l'avoir jamais pratiquée, justifiait l'ovariotomie de ces reproches, réfutait les objections qu'on élevait contre elle, et la déclarait praticable au même titre que toute autre grande opération. Depuis lors, il ne s'est pas contenté d'être favorable à l'ovariotomie et de lui accorder l'appui de son opinion ; il l'a encouragée encore de son exemple : il l'a pratiquée pour la première fois et avec succès en 1863.

On peut remarquer aussi qu'à Londres des chirurgiens étrangers à ce genre particulier d'opérations n'ont pas craint de l'aborder et de lui donner non-seulement l'appui de leur parole, mais celui de leur exemple. Ainsi, dans le tableau analytique de Robert Lee et dans les tables statistiques de John Clay, on trouve, parmi les noms des chirurgiens qui ont pratiqué l'ovariotomie, ceux de César Hawkins, de Paget, d'Erichsen, de Bird, de Dickson, d'Hutchinson, de Tanner, d'Aston Key, de Philips, de Fergusson, etc. Ce dernier s'est même exprimé à ce sujet dans les termes suivants : « Mon expérience personnelle dans l'ovariotomie est comparativement restreinte ; cependant, malgré les préventions que ma première éducation m'a données contre elle, je me sens disposé à reconnaître que l'extirpation d'une maladie aussi formidable, par l'un ou l'autre des divers procédés exécutés pour la première fois dans ce pays par M. Lizars, et pratiqués depuis par le docteur Clay, le docteur F. Bird, M. J.-B. Brown, M. Walne, M. Lane et autres, est non-seulement justifiable, mais en réalité, dans les cas heureusement choisis, une admirable opération[2]. »

Si je voulais faire la simple énumération de tous ceux qui ont pratiqué l'ovariotomie en Amérique, en Angleterre et en Allemagne[3], il me faudrait dresser de longues listes dont la lecture offrirait d'ailleurs un médiocre intérêt. Je me borne à constater qu'elle a été souvent pratiquée dans ces pays, tandis qu'elle était restée inconnue ou repoussée en France, où nous étions sur le point d'engager l'avenir dans la voie des timidités, en marchant sur les traces de notre trop sage Boyer, si Cazeaux, homme pourtant bien prudent, n'eût fait appel à l'expérience de cette sorte d'ostracisme, et n'eût réservé la question pour l'examen de l'avenir, dans la discussion académique de 1856.

[1] Voyez *The obstetric. Memoirs and Contributions of James W. Simpson*, t. I, p. 263 et suiv. Edinburgh, 1855.

[2] Fergusson, *A system of practical Surgery*, 3e edit., p. 792.

[3] Les Allemands ont été particulièrement malheureux dans leurs tentatives d'ovariotomie. Bien que Dieffenbach, Kiwisch, Heyfelder, Siebold, Scanzoni, Langenbeck, l'aient pratiquée, il résulte d'un relevé de Simon que, sur 61 opérations, on n'a compté que douze guérisons radicales (J. Worms, *De l'extirpation des kystes de l'ovaire*, p. 8. Paris, 1860). Aussi cette opération est-elle formellement condamnée par M. Scanzoni (ouv. cit., p. 406).

Du reste, on trouve tous ces noms avec des documents au sujet de chaque opération, de l'âge de la malade, de la nature du kyste, du procédé opératoire, de la terminaison heureuse ou funeste, non-seulement dans le mémoire de Lee, déjà cité, mais surtout dans l'appendice que Gohn Clay (de Birmingham), le neveu du docteur Clay (de Manchester), a ajouté à sa traduction de Kiwisch[1].

En France, quelques travaux intéressants ont été produits depuis. Je citerai en première ligne celui de M. Jules Worms, qui a paru d'abord dans la *Gazette hebdomadaire*[2]; du docteur Ollier, publié dans la *Gazette médicale de Lyon*[3]; de M. Labalbary, qui retrace surtout la pratique de M. Baker-Brown[4]; de M. Gentilhomme, dans la *Gazette médicale de Paris*[5], de M. R. Herrera Vegas[6], de M. Kœberlé[7], etc. J'ai déjà eu l'occasion de les signaler dans un autre travail[8].

Depuis quinze ans, l'ovariotomie a été reprise à Londres par des chirurgiens capables de la faire accepter comme méthode générale de traitement des kystes ovariques. M. Baker Brown[9], dont la première opération remonte à 1851, a pratiqué depuis cette époque jusqu'à ce jour (1er mai 1866), 92 ovariotomies, dont 59 guérisons, 33 morts. Dans les 26 derniers cas, traités par la séparation du pédicule à l'aide du cautère actuel, il a eu, m'écrit-il, 23 guérisons et 3 morts seulement.

M. Spencer Wells[10] a fait sa première opération au commencement de l'année 1858. Depuis cette époque jusqu'à aujourd'hui (1er mai 1866), il n'en a pas pratiqué moins de 166, parmi lesquelles 112 guérisons, 54 morts (mortalité, 32 pour 100).

M. Ch. Clay (de Manchester)[11], a pratiqué, depuis 1842 jusqu'à aujourd'hui, 117 ovariotomies, parmi lesquelles 80 guérisons, 37 morts (mortalité 31,6 pour 100).

M. Tyler Smith[12] n'a commencé à opérer qu'à la fin de l'année 1860. Son adhésion à l'ovariotomie provient, dit-il, des continuelles déceptions que lui ont données les résultats des autres méthodes de traitement durant vingt ans de pratique privée et hospitalière. En 1863, il comptait

[1] *Diseases of the Ovaries*. London, 1860.

[2] *De l'extirpation des kystes de l'ovaire*. Paris, 1860.

[3] *De l'ovariotomie*, Lyon, 1862.

[4] *Des kystes de l'ovaire, ou de l'hydrovarie et de l'ovariotomie*. Paris, 1862.

[5] *Essai sur l'ovariotomie* (*Gaz. médic. de Paris*, 1862, p. 529 et suiv.).

[6] *Étude sur les kystes de l'ovaire et l'ovariotomie*. Paris, 1864.

[7] *De l'ovariotomie. — Opérations d'ovariotomie*. Paris, 1865.

[8] *Excursion chirurgicale en Angleterre*. Montpellier, 1863.

[9] *On ovarian dropsy, its nature, diagnosis and treatment*. London, 1862. — Communication particulière.

[10] *On the treatment of large ovarian cysts and tumours, reprinted from the British medical Journal*. London, 1862. — *Table of cases to accompany M. Spencer Wells' paper on the history of ovariotomy in Great-Britain*. London, déc. 1862. — *Diseases of the ovaries*, London, 1865, etc. — Communication particulière.

[11] Communication particulière du docteur Clay. Mai 1866.

[12] *Transactions of the obstetrical Society*, t. III, p. 41. London, 1862.

sur 17 opérations, 14 guérisons, et 3 morts ; depuis lors, je n'ai pas eu de nouvelles de sa pratique.

A Édimbourg, le docteur Thomas Keith [1] a fait sa première opération en 1862. Aujourd'hui (mai 1866), il a pratiqué 40 opérations, parmi lesquelles 31 guérisons, 9 morts (mortalité, 22,5 pour 100).

Enfin, en France, nous comptons aussi quelques beaux résultats [2]. Dans le mouvement qui s'est produit en faveur de l'ovariotomie depuis quelques années, le premier succès a été obtenu le 2 juin 1862 par M. Kœberlé (de Strasbourg). Depuis ce jour jusqu'à aujourd'hui, 27 opérations ont été pratiquées par le même chirurgien, qui a obtenu 18 succès, et a perdu 9 malades : ce qui donne un résultat brut de 2 guérisons sur 3 opérations (mortalité, 33 pour 100) [3].

Dans le midi de la France on ne peut asseoir encore une statistique sur les opérations trop peu nombreuses qui ont été entreprises. Néanmoins, si j'ajoute à celles que j'ai pratiquées, quelques autres qui sont venues à ma connaissance, je suis porté à admettre que nous avons ici, comme en Angleterre et à Strasbourg, 3 guérisons sur 4 opérations dans les cas simples et 2 sur 3 dans les cas compliqués.

Voilà donc où nous en sommes aujourd'hui, en fait de statistique de l'ovariotomie. Ces résultats doivent servir de base à nos appréciations actuelles, de préférence à ceux qui ont été consignés dans les relevés de R. Lee, de Fock, de J. Clay, etc., où le chiffre supérieur de la mortalité s'explique aisément par les erreurs de diagnostic et par l'imperfection relative des premiers procédés opératoires [4].

[1] *Cases of ovariotomy, reprinted from the Edinburgh medical Journal*, 1862-1863. — Communication particulière.

[2] Bien que l'ovariotomie ne se soit introduite en France que tout récemment, il est intéressant de signaler deux premiers essais faits dans notre pays, l'un depuis plus de vingt ans, l'autre depuis près de dix-neuf. Ces deux essais, faits par des chirurgiens de province, furent deux succès.

La première opération de ce genre a été faite en France le 29 avril 1844, par M. Woyerkoski, à Quingey (Doubs). Il s'agit d'une tumeur ovarique pesant 6 livres 1/2, compliquée d'un épanchement considérable dans l'abdomen, enlevée par l'ouverture de la paroi abdominale. Le pédicule fut lié. La malade guérit parfaitement et eut plusieurs enfants. (*Journal de médecine et de chirurgie pratiques*, 1847).

La seconde opération, qui est aussi un succès, a été faite le 15 septembre 1847, par M. Vaublegeard (de Condé-sur-Noireau). Kyste de l'ovaire multiloculaire du poids de 18 livres, enlevé par le procédé ordinaire. Ligature du pédicule. Guérison complète vingt-cinq jours après l'opération (*Journal des connaissances médico-chirurgicales*, juin 1848, et *Gazette des hôpitaux*, 1848, p. 92).

Ces opérations n'eurent que très-peu de retentissement, et personne ne suivit l'exemple de ces chirurgiens hardis. (Gentilhomme, *Essai sur l'ovariotomie*, in *Gazette médicale de Paris*, 1862, p. 530).

[3] Communication particulière de M. Kœberlé.

[4] Déjà M. Simpson avait fait remarquer, contre l'opinion précédemment citée de West et de tous ceux qui prétendent que l'opération est aussi fatale aujourd'hui qu'elle l'était dans le principe, que le docteur Atlee compte :

Dans les 101 premières opérations...... 1 mort sur 2 25/38
Dans les 78 dernières seulement........ 1 mort sur 3 5/7

Pour ce qui est de la comparaison de l'ovariotomie avec les grandes opérations, nous savons, sans avoir besoin de mettre en regard des statistiques gravées dans l'esprit de tous les chirurgiens, que l'ovariotomie, telle qu'elle est pratiquée et qu'elle réussit dans ces dernières années, donne moins de mortalité que l'opération de la hernie étranglée, de la lithotomie chez l'adulte, de la ligature de la sous-clavière, des amputations de la cuisse, etc.; c'est-à-dire que toutes les grandes opérations chirurgicales indiquées et pratiquées journellement pour des lésions incurables chez des sujets dont elles sont la seule chance de salut.

La comparaison ne serait pas acceptable si les tumeurs de l'ovaire étaient curables par des opérations moins périlleuses. Mais, sauf un petit nombre d'exceptions qu'on peut dérober à l'ovariotomie par des essais préalables, et pour lesquelles il est de règle de faire la tentative des ponctions ou des injections iodées, les kystes de l'ovaire, surtout les kystes multiloculaires et ceux qui se compliquent de la présence de tumeurs solides, sont nécessairement mortels dans un temps variable, mais relativement assez court; l'époque de la mort est avancée plutôt que retardée par les ponctions et les injections iodées; l'extirpation enfin est la seule chance de salut pour les malades. Cette élimination des cas heureux, ces tentatives préalables et la certitude de la léthalité de la lésion, mettent dès lors les kystes, pour lesquels l'extirpation est indiquée, au même rang que les maladies qui réclament quelqu'une des grandes opérations chirurgicales dont nous avons parlé, et placent l'ovariotomie au même rang que ces opérations. L'ovariotomie est donc admissible au même titre que les autres, si elle donne des résultats aussi satisfaisants.

Quant aux véritables causes de ses dangers, la plus grande objection qu'on ait faite à l'ovariotomie est la nécessité d'ouvrir largement le pé-

En Angleterre le docteur Clay compte :

Dans les 20 premières opérations	1 mort sur 2 1/2
Dans les 20 secondes	1 mort sur 3 1/3
Dans les 20 suivantes	1 mort sur 4

Cette proportion est à peu près conservée dans les dernières.

A Londres M. Spencer Wells compte :

Dans les 50 premières opérations environ	1 mort sur 2
Dans les 50 suivantes	1 mort sur 3
Dans les 50 suivantes	1 mort sur 4

En Écosse M. Keith compte :

Dans les 20 premières opérations	1 mort sur 3 1/3
Dans les 20 secondes	1 mort sur 6 2/3

Sur le même sujet on consultera, avec autant de fruit que d'intérêt, les tableaux comparatifs placés par M. J. Clay de Birmingham à la suite de sa traduction de Kiwisch, et ceux que M. Negroni (*Aperçu sur l'ovariotomie*, Paris, 1866) vient de publier sur les rapports existant entre le nombre des guérisons et l'âge des opérés, la nature de la tumeur, l'existence des complications, la durée de la maladie, etc.

ritoine. Mais c'est un préjugé de croire que les plaies étendues de cette membrane soient nécessairement fatales. Blundel, célèbre médecin anglais que j'ai déjà cité, s'est efforcé de démontrer, il y a plus de quarante ans, dans un petit mémoire imprimé dans ses *Physiological Researches,* que le danger de la péritonite consécutive aux lésions locales du péritoine a été exagéré, et il en appelait à la postérité de l'opinion contraire de ses contemporains. Il est certain que la postérité a répondu à son appel. Quand on pense aux grandes plaies faites par Mac-Dowel, Walne, Clay, Kœberlé et plusieurs autres, pour permettre à des tumeurs volumineuses d'être extraites de la cavité abdominale sans avoir été préalablement ponctionnées, on ne peut douter de la tolérance relative du péritoine pour les longues incisions. Il est vrai qu'on regarde comme un progrès la réduction de l'incision aux plus petites dimensions possibles; mais l'incision elle-même, quelles qu'en soient les dimensions, ne paraît pas avoir une influence directe sur le développement de la péritonite.

Du développement de la péritonite après l'opération de la hernie étranglée et après les autres opérations dans lesquelles on est amené à ouvrir le péritoine par suite d'inflammations traumatiques ou viscérales, on avait argüé contre l'ouverture de cette séreuse pour aller à la recherche des kystes de l'ovaire. Mais l'expérience prouve que l'on avait jusqu'ici mal jugé ou imparfaitement déterminé les causes de la péritonite et les conditions de la léthalité dans ces divers cas. D'après les succès obtenus dans les dernières ovariotomies, il semble que la cause de la péritonite soit moins l'ouverture du péritoine que l'inflammation commençante de cette membrane, sous l'influence d'un traumatisme antérieur, ou de l'extension progressive d'une inflammation viscérale, ou de la présence d'un corps étranger, surtout du pus, à sa surface.

On n'a pas remarqué en effet que, dans les cas de traumatisme, de plaie abdominale, surtout avec plaie des intestins accompagnée souvent d'épanchement de matières, d'étranglement confirmé faisant craindre de débrider, d'hémorrhagie, d'inflammation viscérale, etc., les conditions sont loin d'être les mêmes que dans les cas de l'incision peu étendue d'un péritoine relativement sain, et de l'ablation d'une tumeur jouant, par rapport à cette séreuse, le rôle de corps étranger. On n'a pas remarqué que dans les cas de hernie étranglée, lorsqu'on n'opère pas dans les premières heures, l'inflammation s'est déjà développée dans les tuniques de l'intestin, y compris la séreuse; que les tentatives infructueuses et d'autant plus laborieuses de réduction ont ajouté l'influence du traumatisme à celle de l'étranglement; que cette inflammation revêt rapidement le caractère gangréneux; que la funeste habitude de provoquer par des purgatifs les contractions intestinales tend à la propager au lieu de l'amoindrir; que les plus grandes chances de succès, dans ce cas, sont de prévenir le développement de l'inflammation, avant et après l'opération, par des applications de glace, d'opérer de bonne heure, d'éteindre enfin, par l'administration de l'opium et la diète absolue, la sensibilité et la contractilité de l'intestin pendant les premiers jours. On n'a pas remarqué que, dans les cas de rupture d'un kyste, d'épanchements sanguins ou de formations purulentes rapides dans le péritoine, le danger tient précisément à la production de ces corps étrangers, à leur contact et au développement ou à la propagation de la purulence déterminée par leur action soudaine, irritante et continue sur la séreuse.

La preuve qu'il en est ainsi, c'est que, dans les cas où la nature, au lieu de tendre vers la résolution de ces inflammations, de ces tumeurs sanguines ou de ces épanchements purulents, semble tendre au contraire à leur augmentation, un moyen qui a réussi à prévenir l'extension de la péritonite et à en faciliter la résolution dans les parties où elle s'était allumée, c'est justement l'évacuation du liquide étranger, soit directement, soit par le vagin, à l'aide d'une ponction dans le cul-de-sac utéro-rectal. Chez une malade de M. Th. Keith, après la chute du clamp, il se développa une péritonite, avec un commencement d'épanchement dans le péritoine pelvien, et menace d'un danger prochain. Le seizième jour, M. Keith fit une *ponction vaginale dans le cul-de-sac utéro-rectal;* cette petite opération amena immédiatement l'évacuation d'une liqueur fétide, et consécutivement la cessation de tous les accidents. La malade fut rétablie en six semaines. — La quatrième opération d'ovariotomie de M. Kœberlé (de Strasbourg) [1] a été pratiquée sur une jeune fille de vingt-trois ans, dont la tumeur ovarique multiloculaire avait été ponctionnée plusieurs fois à des intervalles de plus en plus rapprochés. La guérison, qui pouvait être considérée comme complète le dixième jour, a été entravée par une hémorrhagie consécutive, à la fois interne et externe, de l'artère ovarique, survenue au douzième jour, par suite de la traction subie par le pédicule qui était fixé dans l'angle inférieur de la cicatrice. L'hémorrhagie, arrêtée pendant un jour et demi par une compression méthodique, s'est reproduite en même temps qu'il est survenu des symptômes de péritonite. « Alors, dit M. Kœberlé, je n'ai plus hésité; *j'ai déchiré la partie inférieure de la cicatrice*, j'ai mis en liberté le pédicule, dont l'artère ovarique a été saisie et maintenue dans une pince laissée à demeure, et *j'ai extrait de la cavité abdominale les caillots, qui répandaient une odeur ammoniacale prononcée.* Dès le vingt-quatrième jour, l'opérée se levait, et le trente-deuxième jour (le 20 janvier), elle pouvait être considérée comme étant complétement guérie. L'hémorrhagie et les accidents consécutifs n'ont retardé que de quelques jours la guérison parfaite. »

Dans une communication récente qu'il a eu l'obligeance de me faire, M. Kœberlé ajoute : « Dans ces derniers temps, j'ai remarqué qu'on

[1] Communication à l'Académie des sciences, 16 février, 1863.

parvenait à limiter la péritonite dans le bassin, où elle ne présente pas de caractères graves (à moins de complication de septicémie), en donnant aux opérées une position demi-assise. — J'ai également adopté en principe, pour éviter désormais les collections séro-purulentes recto-vaginales, de pratiquer *chaque fois* une perforation de la paroi postérieure du vagin et d'y laisser une canule spéciale. — J'ai généralisé l'usage du serre-nœud comme instrument constricteur. — Pour le drainage je ne me sers plus guère que de tubes de verre. »

Il m'a paru qu'il n'était pas inopportun de citer ces exemples, pour arrêter nos idées sur les véritables causes de la péritonite à la suite des plaies abdominales pénétrantes. Ne semble-t-il pas résulter des faits que la plaie elle-même a peu d'influence sur le développement de cette maladie, tandis qu'il n'en est pas de même du corps étranger, surtout s'il est volumineux, liquide, se répandant par suite sur divers points, malaisé à enkyster, tel que le sang, par-dessus tout d'une multiplication facile, tel que le pus qui engendre si facilement le pus; enfin, que l'inflammation déjà développée, que son extension, que celle de la suppuration ou de tel autre acte morbide, sont, comme la présence de corps étrangers, des conditions éminemment favorables au développement de cette terrible inflammation de la séreuse abdominale? Je ne crains pas de me tromper en concluant de l'examen des observations, que ce sont là les vraies conditions, sinon les seules, de la péritonite.

Je crois que la réfutation de ces deux principales objections, la mortalité et la péritonite, entraîne avec elle la réfutation de toutes les autres.

En effet, on ne peut pas dire que l'opération n'est pas nécessaire, puisque, dans les cas où la ponction et l'injection iodée sont insuffisantes, elle est la seule chance de salut pour les malades.

On ne peut pas dire non plus que la condition des opérées n'est pas améliorée après l'extirpation, puisque l'on connaît aujourd'hui un grand nombre de femmes, qui peuvent vaquer à toutes leurs occupations, comme elles le faisaient autrefois avant l'apparition et le développement de leur tumeur; puisque l'on en connaît même qui ont fait des enfants après leur rétablissement.

Peut-on objecter que la maladie est sujette à récidive ? Elle l'est infiniment moins qu'aucune de celles pour lesquelles on pratique les grandes opérations, telles que calculs vésicaux, tumeurs cancéreuses, tubercules ou carie des os, etc. La récidive est impossible pour le côté malade ; car, l'ovaire ayant été enlevé tout entier, de nouveaux kystes ne peuvent pas se former dans le pédicule, qui ne renferme aucun des éléments d'un nouveau développement kystique. Elle est possible tout au plus pour l'ovaire de l'autre côté ; mais à cet égard, nous ferons deux remarques. — La première, c'est que dans ce cas on a pratiqué l'ovariotomie avec succès deux fois chez la même malade. Le docteur Atlee (de Philadelphie) a opéré avec bonheur une malade chez laquelle le docteur Clay avait extirpé avec un égal succès une tumeur ovarienne six ans auparavant. Une malade de M. Spencer Wells, âgée de quarante-deux ans, fut opérée par ce chirurgien en mai 1862, et une seconde fois, pour l'autre ovaire, en janvier 1863. Dans ce cas, l'opération n'a pas présenté de difficultés extraordinaires [1]. — La seconde, c'est que chaque fois qu'un ovaire malade est enlevé, l'autre ovaire doit être examiné avec soin et que, si l'on y découvre un commencement de productions cystiques, il est prudent de l'extirper en même temps que le premier, comme je l'ai vu faire à M. Baker-Brown.

Enfin, l'objection la plus sérieuse peut-être, c'est que le diagnostic de la maladie est quelquefois incertain, et que les conditions de la tumeur ne peuvent pas être toujours rigoureusement déterminées. Cette incertitude et ces difficultés entraînent des complications si graves dans l'exécution de l'opération, que, dans un certain nombre de cas, celle-ci n'a pu être terminée. Mais, outre que les éléments de diagnostic se sont multipliés en même temps que le nombre total des opérations, et notamment le nombre des opérations difficiles, s'est accru, outre que le diagnostic différentiel entre les tumeurs adhérentes et les tumeurs non adhérentes s'est perfectionné, il est aisé de comprendre que cette objection tombe devant la nécessité de ne pas entreprendre l'opération, sans avoir préalablement déterminé l'absence d'adhérences ou la probabilité de la facilité qu'on aura à les rompre lorsqu'on les rencontrera.

Les indications et les contre-indications de l'ovariotomie deviennent tous les jours, malgré quelques incertitudes, plus faciles à déterminer. Sous ce rapport, il est des tumeurs que l'on peut abandonner à elles-mêmes; il en est que l'on peut traiter par la ponction ou par les injections iodées; il en est d'autres que l'on doit extirper; il en est enfin pour lesquelles on doit s'abstenir, sous peine de compromettre l'art en entreprenant des opérations impossibles et en y soumettant des malades incurables.

Il est des tumeurs, dis-je, que l'on peut *abandonner à elles-mêmes*. Il en est qu'un traitement simplement palliatif suffit à modifier assez pour les rendre tolérables, ou même pour mettre en jeu les efforts curateurs de la nature et en amener peu à peu la diminution, sinon la disparition, de manière à faciliter le rétablissement fonctionnel et le retour de la santé chez la femme qui les porte. Le docteur Adolphe Dumas (de Cette) m'a raconté l'observation fort intéressante d'une malade qui a vu se développer lentement, pendant plusieurs années, un kyste ovarique, sans cesser pour cela de devenir grosse à plusieurs reprises, notamment depuis une dernière ponction (la quatrième ou la cinquième), à la suite

[1] *Société royale de médecine et de chirurgie*, 9 juin 1863. Voyez *The british medical Journal*, 27 juin 1863.

de laquelle la tumeur a diminué de volume d'une manière sensible et a paru devoir être tolérée indéfiniment. La première partie de cette observation a été publiée il y a déjà dix ans [1].

A côté de ce cas, le même observateur en relate deux autres, recueillis pendant son internat à l'Hôtel-Dieu de Marseille, dans lesquels la mort a suivi de près l'injection iodée ou même la simple ponction.

Il est reconnu que, entre ces deux extrêmes, on trouve des cas intermédiaires dans lesquels les moyens palliatifs peuvent suffire et même devenir moyens curateurs.

Le *traitement médical*, s'il est permis de l'appeler ainsi par opposition au traitement chirurgical proprement dit, doit donc être essayé. Personne plus que moi n'est convaincu de la résistance opposée communément par les kystes de l'ovaire à toute médication, de la tendance naturelle de ces tumeurs à s'aggraver, à se terminer fatalement, à résister aux ponctions, aux injections et à tous les traitements chirurgicaux palliatifs, inutiles, sinon dangereux. Pourtant je n'ai jamais entrepris une ovariotomie, sans avoir préalablement soumis la malade à tous les autres moyens rationnels que son état paraissait indiquer. J'ai été assez heureux pour voir l'usage de ces moyens triompher du mal et amener la résolution de la tumeur dans deux cas [2] très-caractérisés, très-avancés, où je ne présumais pas que le meilleur traitement résolutif pût exercer sur la maladie une action efficace. Le traitement employé dans ces deux cas se résume dans les moyens suivants : Préparations d'or, notamment d'oxyde d'or, en commençant par 2 milligrammes et élevant la dose jusqu'à 5 centigrammes par jour ; analeptiques, toniques, reconstituants, fer, quinquina, etc.; fondants, eau de Vichy, bicarbonate de soude ; frictions résolutives, surtout iodurées (aux iodures de plomb et de potassium) sur le bas-ventre ; diurétiques en frictions et à l'intérieur, scille, digitale, sel de nitre; enfin et surtout, compression méthodique et croissante de toute la surface abdominale, à l'aide des excellentes ceintures élastiques de M. le docteur Bourjeaurd [3].

Il est évident qu'on peut rencontrer des cas analogues à ceux que je viens de rappeler, cas heureux, exceptionnels, pour lesquels la nature a des ressources imprévues et même improbables. Ce sont quelques cas de kystes uniloculaires à parois peu épaisses, à contenu séreux, sans tumeur solide, chez des femmes d'un âge moyen, bien constituées, dans un état de santé satisfaisant. On peut commencer un traitement réso-

[1] *Documents pour servir à la discussion des kystes de l'ovaire* (*Gazette médicale de Paris*, année 1856, p. 697).

[2] Kyste ovarique droit, probablement uniloculaire, volumineux, non ponctionné, chez une demoiselle de 43 ans menstruée ; circonférence du ventre au niveau de l'ombilic, 91 centimètres. Guérison depuis 3 ans. — Kyste ovarique droit, paraissant multiloculaire, volumineux, non ponctionné, chez une enfant de 12 ans non menstruée ; circonférence du ventre au niveau de l'ombilic, 67 centimètres. Guérison depuis 2 ans.

[3] *Note sur les kystes de l'ovaire ; Bulletin de l'Acad. de méd.*, 1857.

lutif; s'il échoue, on essaye l'évacuation du liquide. On les juge alors à la *première ponction :* la décision dépendra surtout de cette épreuve. Si la malade la supporte, je crois qu'il faut patienter. Si la ponction, tout en étant bien supportée, est insuffisante, si le liquide se reproduit, si le kyste, sans revêtir de nouveaux caractères fâcheux ou sans causer de nouveaux accidents, redevient gênant pour le libre exercice des fonctions et même menaçant à un certain degré, je crois qu'on peut alors, qu'on doit même tenter l'*injection iodée*, et qu'on a l'espoir de réussir; je crois qu'on se ménage même, par cette conduite prudente, la chance de recourir plus tard avec succès à l'ovariotomie comme dernière ressource, lorsqu'on s'est assuré de l'insuffisance des ponctions et de l'injection.

Ce sentiment n'est pas précisément celui de tous les chirurgiens qui pratiquent l'ovariotomie. Je ne sais si l'on ne doit pas attribuer une partie de leurs succès à la simplicité des kystes dont ils font l'extirpation et dont on aurait pu tenter la guérison par l'essai de moyens moins dangereux.

Les raisons que donnent ces chirurgiens, pour opérer de prime abord l'extraction du kyste dans ces cas simples, sont assez fondées. Si la ponction, si les injections iodées réussissent, disent-ils, ce n'est que dans un nombre de cas relativement très-minime. Dans un plus grand nombre, la guérison n'est pas obtenue par l'application de ces méthodes, la vie des malades n'est pas prolongée, et il est difficile de prévoir non-seulement les cas où ces moyens réussiront, mais encore ceux où ils ne deviendront pas des agents provocateurs d'accidents terribles contre lesquels on se trouvera dès lors entièrement désarmé.

L'argument est spécieux, surtout présenté de cette manière. Il le devient davantage, si l'on emprunte des éléments à la statistique, car les chiffres ne sont favorables ni à la ponction simple ni à l'injection iodée. Pour être moins promptement meurtrières que l'ovariotomie, ces méthodes ne paraissent pas plus innocentes. Les statistiques de Southam, de Lee, de Kiwisch, de Fock et même du docteur West, qui est opposé à l'ovariotomie, attribuent à la simple ponction une mortalité considérable. Celles de M. Boinet ne sont pas non plus très-favorables à l'injection iodée et, quelque partisan que ce chirurgien ait été de cette méthode, il a fini par pratiquer lui-même l'ovariotomie. En somme, et sans transcrire des chiffres dont la valeur ne nous a pas paru assez absolue pour mériter de les reproduire ici, l'argument contre ces méthodes de traitement est fondé.

Néanmoins il est bon de le réduire à sa juste valeur et d'observer que les ponctions ou les injections, d'une part, et l'ovariotomie, d'autre part, ne devant pas être appliquées au traitement de tous les kystes de l'ovaire indistinctement et d'une manière absolue, on aurait tort de continuer à comparer les résultats que l'une ou l'autre méthode peut donner comme méthode exclusive. Il nous paraît au contraire rationnel de faire d'abord un triage, un départ entre les kystes auxquels les ponctions ou les injections iodées *peuvent* être appliquées, et ceux dont l'extirpation *doit* être pratiquée. — Appliquées aux kystes simples, séreux, uniloculaires, la ponction et l'injection iodée peuvent donner lieu à des succès sérieux et ne développent qu'exceptionnellement des accidents formidables, incurables ou promptement mortels. Appliquées, au contraire, aux kystes visqueux, purulents, compliqués, multiloculaires, etc., elles ne peuvent faire espérer d'amélioration et exposent le plus souvent au développement d'accidents aussi rapides que funestes. — Appliquée aux kystes de la première espèce, l'ovariotomie doit réussir très-souvent; mais elle n'est pas indispensable et, comme elle peut dans ces cas mêmes être suivie d'accidents redoutables, inhérents à la méthode elle-même, elle doit être réservée pour des cas plus graves. Appliquée, au contraire, aux kystes de la deuxième espèce ou à ceux de la première que l'essai infructueux des ponctions et des injections a fait passer dans cette seconde catégorie, elle est doublement supérieure à la ponction et à l'injection, en ce qu'elle devient alors un moyen rationnel de traitement et, de plus, en ce qu'elle est l'unique moyen de guérison d'une maladie que la ponction et l'injection ne peuvent qu'aggraver désormais et rendre promptement mortelle.

Ainsi, d'une part, la ponction et l'injection iodée peuvent être tentées dans les kystes de la première espèce, parce qu'elles peuvent être des moyens curatifs, ou tout au moins des palliatifs suffisants, dont l'insuccès n'empêchera pas absolument d'appliquer, quoique avec moins de chances de guérison, la méthode radicale de l'extirpation. D'autre part, l'ovariotomie est la seule méthode praticable pour les kystes de la seconde espèce, auxquels il n'est permis d'appliquer la ponction que comme moyen explorateur.

Je sais bien que quelques ovariotomistes prétendent que la simple ponction et, à plus forte raison, l'injection iodée, suffisent pour mettre le kyste hors d'état d'être extirpé sans de nouveaux et grands dangers, qu'une ovariotomie primitive aurait épargnés à la malade. Mais je crois qu'ils exagèrent un peu la gravité de la situation que l'emploi préalable de ces moyens créerait, selon eux, pour la malade placée dans ces conditions nouvelles. Je n'ignore ni ces dangers, ni cette gravité; mais je suis d'avis qu'ils n'existent primitivement que dans des circonstances exceptionnelles, ou consécutivement que dans des cas où l'on a abusé des tentatives de ponction et d'injection, sans avoir borné ces essais à la limite au delà de laquelle ils deviennent eux-mêmes formellement contre-indiqués, et où l'indication se présente de pratiquer l'ovariotomie. Il est clair que, dans ces cas-là, on peut avoir à regretter de ne pas obtenir de l'extirpation des résultats aussi heureux que les dernières séries d'opérations dont nous avons parlé, semblent le promettre. Mais, pour être réservée à des cas plus graves et pour ne pas donner des résultats favorables aussi nombreux, l'ovariotomie n'en sera pas moins acceptable au titre d'unique chance de salut pour les malades, et d'une méthode dont les succès, à n'en pas douter, balanceront encore avantageusement les revers.

Ainsi, il est bien entendu que, tout en défendant la ponction et l'injection iodée comme devant être tentées dans les cas simples que je viens de spécifier, je pense que, si ces cas eux-mêmes se sont compliqués par l'effet de la durée de la maladie, de son évolution, des altérations qui s'y sont introduites peu à peu, ou de celles que la ponction et l'injection y ont provoquées, on doit les faire rentrer par cela seul dans les cas auxquels l'extirpation est immédiatement applicable. J'ai vu plusieurs pauvres malades mourir après avoir subi des ponctions infructueuses et des injections iodées, malades auxquelles l'ovariotomie aurait été appliquée avec un succès probable.

Telle est donc pour moi la limite entre l'indication et la contre-indication des ponctions ou des injections iodées, telle est la limite entre la contre-indication et l'indication de l'ovariotomie.

Il est pour l'ovariotomie des sources de contre-indication qui peuvent se tirer de l'âge, de la plénitude des forces, ou au contraire de l'extrême débilité des malades, etc.; mais ces contre-indications sont en quelque sorte communes à l'ovariotomie et à toutes les opérations d'une gravité équivalente. Elles n'en sont pas moins majeures; car l'expérience prouve que les dangers de mort à la suite de l'ovariotomie dépendent plus du mauvais état de la santé générale que des complications de la maladie, du volume de la tumeur, des adhérences et des difficultés de l'opération[1]. Néanmoins je ne m'occuperai ici que de quelques contre-indications spéciales, de celles qui sont particulières à l'opération elle-même.

Une de ces contre-indications, c'est l'existence avérée de parties solides et surtout de cancer dans la tumeur, exposant soit à l'impossibilité de pédiculiser celle-ci, soit à la promptitude de la récidive et à l'inutilité ultérieure, sinon à la léthalité immédiate de l'opération. Je sais bien que M. Kœberlé a donné un exemple qu'on pourra imiter, en enlevant avec les ovaires le corps même de l'utérus, et que dès lors la pédiculisation de la tumeur devient absolument possible. On entrera peut-être un jour dans la voie déjà ouverte par M. Atlee et par le docteur Clay, de l'extirpation des tumeurs fibreuses utéro-péritonéales. Mais encore ces faits sont tellement exceptionnels, qu'ils n'autorisent pas l'introduction dans la pratique de préceptes contraires à ceux dont je crois devoir faire ici la base des contre-indications à l'ovariotomie.

Une autre de ces contre-indications, c'est le nombre, l'étendue et la solidité des adhérences, surtout dans les cas de kyste multiloculaire, soit à la paroi abdominale, soit aux divers viscères qui y sont conte-

[1] M. Spencer Wells a plusieurs fois appelé l'attention sur ce point, dans les diverses publications qu'il a faites sur l'ovariotomie, notamment dans *Fifty cases of ovariotomy, second series*, London, 1865; extrait du *Medico-chirurg. Transactions*, 1865.

nus, surtout à ceux qui sont très-élevés, comme l'estomac, le foie, etc. Ainsi, j'ai vu avec M. Simpson une jeune fille de quinze à seize ans, atteinte d'un kyste multiloculaire énorme à contenu visqueux, filant, gris verdâtre, dont la ponction, après avoir vidé diverses poches, ne parvint à déterminer le retrait sur aucun point, de l'épigastre au pubis et d'un flanc à l'autre. Il paraissait y avoir imprudence à tenter l'extirpation d'une telle tumeur, dont les adhérences étaient si fortes et si étendues, qu'elles auraient empêché probablement le chirurgien de terminer l'opération; et pourtant cette opération a été pratiquée par Keith avec un plein succès.

Ce sont de telles adhérences, l'existence de tumeurs solides, ou des erreurs de diagnostic devenues plus rares de jour en jour, qui nous expliquent l'entreprise, par quelques-uns des premiers ovariotomistes, d'opérations qui n'ont pu être terminées.

On trouve une énumération instructive des divers faits de cette catégorie dans l'appendice que John Clay a ajouté à sa traduction de Kiwisch. Après avoir énuméré dans une première table tous les cas d'ovariotomie suivis de succès, et dans une deuxième tous ceux qui ont été suivis de mort, il donne dans une troisième la liste des cas dans lesquels les tumeurs ovariques ne purent être excisées que partiellement. Des 24 malades comprises dans cette catégorie, 10 se rétablirent, 14 moururent d'hémorrhagie, de péritonite, de suppuration du kyste ou d'affaiblissement. Enfin, dans une quatrième table, la plus intéressante de toutes relativement au sujet qui nous occupe en ce moment, il a rassemblé tous les cas dans lesquels l'ovariotomie a été entreprise et a dû être abandonnée. Or, les cas renfermés dans cette dernière table sont de plusieurs espèces. Les uns se rapportent à des tumeurs extra-ovariques (tumeurs fibreuses, utérines, extra-utérines, mésentériques; hypertrophie utérine, grossesse tubaire) qui purent être enlevées : sur 13 malades, 10 succombèrent à l'opération. D'autres se rapportent à des kystes tellement adhérents, qu'ils ne purent être extirpés : sur 82 opérations, on ne compte pourtant que 24 morts. D'autres enfin se rapportent à des maladies toutes étrangères à l'ovaire : dans certains cas, on ne trouva pas de trace de tumeurs, on ne rencontra que de l'obésité et du météorisme, ou une tumeur splénique, ou une masse intestinale conglomérée par des adhérences, ou une tumeur indurée de l'épiploon, ou une péritonite chronique avec dilatation et épaississement des parois du côlon, etc. Néanmoins, sur 23 malades, 16 se rétablirent de l'opération. Il est évident que, tout en témoignant de la difficulté du diagnostic, ces erreurs, qui sont toutes antérieures à ces dernières années, doivent devenir de plus en plus rares.

Pour compléter ce qui est relatif aux *adhérences*, au point de vue des *contre-indications à l'ovariotomie* et à quelques autres *complications qui peuvent faire échouer l'opération*, je ne saurais mieux faire que de mettre sous les yeux du lecteur les renseignements suivants, pleins d'intérêt, que M. Kœberlé a eu l'obligeance de me transmettre en réponse à une demande que je lui adressais sur le résultat actuel de ses opérations.

« Sur 27 cas que j'ai opérés, dit M. Kœberlé, 6 n'ont pas présenté d'adhérences et ont donné lieu à 5 guérisons et 1 mort (dans un cas d'ovariotomie double avec pédicule court). Il y a eu 7 cas avec adhérences légères ou peu graves, dont 5 guérisons et 2 morts, l'un de ces deux cas ayant été compliqué d'ascite et d'œdème considérable des parois abdominales. Dans 14 cas avec des adhérences très-graves, il y a eu 8 guérisons et 6 morts, dont 3 cas d'ovariotomie double et 1 cas compliqué d'ascite chez une malade âgée de 72 ans. Dans 4 cas compliqués d'ascite, il y a eu 2 guérisons et 2 morts. Dans 1 cas, un seul des ovaires malades a pu être extirpé (Obs. IIIe, 1862), l'opérée se porte bien ; mais l'ovaire qui n'a pas été enlevé a atteint la grosseur d'une tête de fœtus.

« Sur ces 27 cas, il y a eu 10 cas d'ovariotomie double, dont 6 guérisons et 4 morts. Dans 2 cas, il y a eu une ovariotomie double avec extirpation de la matrice, dont 1 guérison et 1 mort. Dans 1 cas d'ovariotomie double, suivie de mort, j'avais fait une ligature perdue d'un pédicule (qui a été la cause de cette mort).

« Sur les 14 premières opérations qui ont été pratiquées à l'établissement Sainte-Barbe, il y a eu 10 guérisons et 4 morts ; sur 11 opérations pratiquées depuis à la Toussaint, il y a eu 8 guérisons et 3 morts. Résultat brut : 2 guérisons, 1 mort.

« L'expérience aidant, le résultat des cas particuliers de mes dernières opérations a été bien plus remarquable, quoique le résultat général ait été moins satisfaisant, parce que j'ai entrepris plusieurs opérations chez de pauvres malades désespérées, qui se présentaient dès l'abord comme devant être très-hasardeuses.

« On ne peut pas apprécier la gravité de l'ovariotomie par les résultats bruts, en considérant en masse soit les résultats généraux, soit les résultats obtenus par un opérateur donné, ainsi que vous l'avez fait déjà remarquer très-judicieusement.

« On ne peut pas faire la statistique des opérations d'ovariotomie, comme on fait la statistique des opérations d'amputation, de désarticulation, etc. Ces dernières opérations sont très-analogues et très-comparables entre elles, chacune dans son genre ; tandis que les opérations d'ovariotomie sont plus ou moins graves, non-seulement suivant les conditions générales dans lesquelles on opère, mais encore suivant les cas particuliers, les procédés opératoires, etc., etc.

« Mes cas d'ovariotomie ont été en général beaucoup plus graves que ceux des chirurgiens anglais. La proportion des cas sans adhérences est beaucoup moins considérable : elle forme environ le cinquième de mes opérations, tandis qu'elle est le tiers des opérations de M. Sp. Wells et presque la moitié des opérations de M. Keith. Cela tient en grande partie à ce qu'on n'a pas encore adopté, sur le continent européen, l'ovariotomie comme traitement initial, sur une aussi grande échelle qu'en Angleterre[1].

« Sur les 35 premières opérations de M. Keith qui ont été publiées (*Edinburgh Med. Jour.* 1863-66), il y a eu 15 cas sans adhérences qui ont donné lieu à 13 guérisons et 2 morts; dont 1 cas compliqué d'ascite et 1 cas où le pédicule était très-court; 10 cas avec adhérences légères, dont 7 guérisons et 3 morts; 10 cas avec adhérences graves, dont 6 guérisons et 4 morts; sur 3 cas compliqués d'ascite, il y a eu 1 guérison et 2 morts. Sur 3 cas d'ovariotomie double, il y a eu 2 guérisons et 1 mort.

« Parmi les 114 cas relatés dans *Diseases of the ovaries* de M. Sp. Wells, il y a eu 39 cas sans adhérences, qui ont donné 29 guérisons; sur 41 cas avec adhérences légères ou peu graves (sans qu'on ait été obligé de faire des ligatures), il y a eu 28 guérisons. Il suit de là que dans les cas sans adhérences et dans les cas avec adhérences peu graves, la mortalité a été de 27 pour 100. Si l'on déduit de ces cas, 3 cas avec ascite grave et anasarque, 1 cas avec ascite par rupture du kyste, et 1 cas avec ascite, qui a été opéré en faisant une ligature perdue du pédicule, tous les 5 cas suivis de mort, la mortalité chez M. Sp. Wells, dans les cas sans adhérences ou avec adhérences légères, serait de 22,5 pour 100; dans les cas compliqués, la mortalité a été de 45 pour 100. — Dans 14 cas opérés par le procédé de la ligature perdue du pédicule, il y a eu 7 morts et 7 guérisons. Dans 5 de ces cas seulement il ne survint pas d'accidents consécutifs; dans 4 cas d'opérations simples sans adhérences ou seulement avec des adhérences légères, où le pédicule était très-court, les 4 opérées ont succombé. — M. Sp. Wells, sur 114 cas, n'a fait que 4 ovariotomies doubles et a reculé devant l'idée de l'extirpation des deux ovaires dans 3 cas où l'un et l'autre auraient dû être enlevés à la fois. Dans un autre cas (Obs. XLIII), il y a présomption de récidive dans l'ovaire opposé à celui qui a été opéré. »

En définitive, après qu'on a cherché à donner au diagnostic le plus de probabilité possible par tous les moyens ordinaires, notamment par la ponction, on peut tenter de convertir cette probabilité en certitude par une *incision exploratrice*. Car l'expérience montre que, faite avec précaution, cette incision n'augmente pas à un très-haut degré les chances de mort de la malade. En supposant que ce dernier élément de diagnostic soit favorable à la décision de l'opération, celle-ci se trouve toute commencée et le chirurgien n'a plus qu'à la poursuivre.

Il est des symptômes, tels que le volume, la forme, la fluctuation, qui dénotent l'existence du kyste. La mobilité, l'absence de douleurs fixes, constantes sur certains points, ou au moment de l'accomplissement de certaines fonctions, miction, digestion, etc., le retrait du kyste après

[1] Dans le midi de la France, on trouve une résistance bien plus grande encore, de la part des malades et des médecins eux-mêmes, à accepter une opération seule capable de procurer une cure radicale.

la ponction, la palpation peuvent ajouter beaucoup à nos connaissances antérieures relativement à l'existence d'adhérences, d'éléments solides dans la tumeur, etc. Bien que ce diagnostic laisse encore à désirer, on peut dire pourtant qu'aujourd'hui, grâce à la probabilité que donne l'ensemble de nos moyens d'investigation et à la certitude que donnera, s'il le faut, une incision exploratrice, on pourra s'abstenir de commencer l'ovariotomie, ou, tout au moins, de la poursuivre dans les cas où, en l'absence de contre-indications générales, on sera parvenu à constater tôt ou tard l'existence de contre-indications locales formelles.

Les *préparations* que l'on peut faire subir aux malades avant de les opérer, passaient, il y a quelques années, pour avoir sur le succès de l'opération plus d'influence qu'on ne leur en accorde aujourd'hui. Pour n'être pas directe, cette influence n'en est pas moins réelle, et je crois que, lorsque l'opération peut être retardée, on se trouve bien, en fait d'ovariotomie comme de toute opération dont le moment est laissé en partie au choix du chirurgien, de profiter du temps qui la précède pour mettre la malade dans les meilleures conditions possibles.

Une bonne alimentation réparatrice, tonique; l'habitation d'un lieu bien aéré; les frictions sur la peau; un ou deux bains et, suivant le cas, l'application de quelques autres règles d'hygiène commune, sont les meilleurs moyens préventifs des accidents les plus dangereux à la suite de l'ovariotomie, tels que l'hémorrhagie, l'affaiblissement, la suppuration, l'infection purulente ou putride. Il faut y ajouter quelques médicaments, notamment les toniques francs ou reconstituants, parmi lesquels le fer tient évidemment le premier rang. M. Simpson professe une grande estime pour cet agent, administré dans le but de préparer les malades aux opérations. Il prescrit surtout le perchlorure de fer. Je crois qu'on se trouverait bien de substituer souvent au perchlorure de fer caustique l'un des peroxychlorures de fer de mon collègue et ami M. le professeur Béchamp [1], ou telle autre préparation ferrugineuse suivant la malade.

Nous verrons, d'ailleurs, que l'emploi des ferrugineux n'est pas seulement préventif et réservé aux jours qui précèdent l'opération. On en a fait une application non moins heureuse aux suites de l'ovariotomie.

Comme toutes les opérations graves qui se pratiquent chez les femmes et particulièrement sur l'utérus, l'extirpation des kystes ovariques doit être faite lorsque la congestion menstruelle est entièrement passée et à un moment aussi éloigné que possible du retour de la fluxion périodique, c'est-à-dire environ huit jours après la cessation des règles.

Pour assurer le repos de l'intestin après l'ovariotomie, il est bon de le vider non-seulement par un lavement, mais même par un léger purgatif la veille du jour fixé pour l'opération. J'adopte volontiers celui

[1] *Montpellier médical*, 1858, 1859, etc.

auquel M. Kœberlé donne la préférence (30 grammes huile de ricin mélangés à 20 grammes de sirop tartrique), en le faisant suivre, le soir, de l'administration de 1 à 2 grammes de sous-nitrate de bismuth, pour décomposer les sulfures gazeux restant dans le tube digestif.

Les premières opérations ayant été faites avant la découverte de l'anesthésie, les patientes ne purent bénéficier de l'application de cette heureuse méthode. Mais depuis son introduction dans la chirurgie, aucun opérateur n'a manqué de l'employer avant de procéder à l'extirpation des kystes de l'ovaire. Effectivement, il est peu d'opérations plus longues, plus laborieuses, plus douloureuses, plus propres à déterminer dans tout le système vivant une commotion profonde, et l'on est trop heureux de pouvoir atténuer par l'action, même prolongée, du chloroforme, l'influence de conditions aussi fâcheuses. Je n'ai pas vu un seul opérateur de la Grande-Bretagne négliger l'utile concours de l'anesthésie. En France, on la met à profit aussi largement; dans quelques-unes de ses opérations, M. Kœberlé a prolongé l'anesthésie pendant deux heures et n'a pas usé moins de 250 grammes de chloroforme,

Il me paraît convenable de placer la malade sur un lit à opération, plutôt que de la laisser dans son propre lit, pour donner au chirurgien toutes les facilités possibles. Quant à la position la plus avantageuse, je ne crois pas qu'il soit indispensable de la mettre sur un plan incliné ou sur un fauteuil; car la facilité d'évacuation du liquide résultant de cette position ne peut pas être mise en parallèle avec les dangers que peut courir une patiente que l'on ne chloroformise pas dans la position horizontale. J'ai vu un autre opérateur, tout en laissant la malade couchée, se placer entre ses genoux tenus élevés et écartés par deux aides. J'avoue que je préfère encore, comme aussi commode pour le chirurgien et plus avantageux pour la malade, le décubitus dorsal de la tête aux pieds, l'opérateur se plaçant à droite de la patiente, dont la situation est alors sans fatigue et sans danger de syncope.

Il faut se rappeler que l'ouverture d'une grande cavité comme l'abdomen, et son exposition prolongée à l'air, dispose le corps entier à un refroidissement notable. On n'attache plus aujourd'hui autant d'importance qu'autrefois à prévenir ce refroidissement par l'élévation de température et l'augmentation artificielle de l'humidité de l'appartement dans lequel on opère; mais on a soin de recouvrir de flanelle la poitrine et les membres inférieurs, de manière à y maintenir la chaleur vitale, ou même, comme le fait M. Spencer Wells, de recouvrir presque tout le corps d'une vaste couverture en caoutchouc, dans laquelle on a découpé une large ouverture circulaire dont les bords adhèrent autour de la paroi abdominale, ce qui offre le double avantage de prévenir le refroidissement et d'empêcher les souillures par l'extravasation extérieure du sang ou du liquide kystique.

L'*opération* proprement dite se compose de cinq temps principaux:

Section abdominale; — ponction et évacuation du kyste; — rupture des adhérences, extraction de l'ovaire, constriction du pédicule; — nettoyage exact des cavités abdominale et pelvienne; — réunion de la plaie.

1° La *section abdominale* se fait toujours sur la ligne médiane ou ligne blanche. Il n'y a que des inconvénients et aucun avantage à la pratiquer sur un autre point. Ses dimensions ont varié suivant que les opérateurs avaient pour but d'extraire le kyste entier et distendu par le liquide, ou de le tirer au dehors après l'avoir préalablement ponctionné et vidé autant que possible. La grande et la petite incision, où ce que M. Chéreau appelait le grand et le petit appareil, se sont partagé la faveur des chirurgiens, entre lesquels ils ont été le prétexte de longues discussions jusqu'à ces dernières années, où, sans attribuer une large part à la dimension de l'incision comme cause de péritonite et d'accidents mortels, on s'est pourtant accordé à donner primitivement à la section abdominale le moins d'étendue possible, sauf à la prolonger ultérieurement en haut et en bas, si les difficultés de l'extraction l'exigent.

Une incision de 10 à 12 centimètres, à égale distance de l'ombilic et du pubis, est généralement suffisante. Dans tous les cas elle suffit comme incision exploratrice, et il n'y a aucun inconvénient à ne l'agrandir que lorsqu'on en reconnaît la nécessité en poursuivant l'opération.

Quand on arrive sur le péritoine, l'incision présente quelque difficulté. Il faut, à cause de cela, se tenir toujours à sec en épongeant la plaie, et en plaçant des pinces à pression continue sur les veines parfois très-développées qui peuvent donner lieu à une hémorrhagie trop abondante. Puis il importe de distinguer le péritoine de la paroi même du kyste. Ce temps de l'opération est analogue à celui de la kélotomie dans lequel, étant arrivé sur le sac herniaire, on s'efforce de distinguer celui-ci de l'enveloppe séreuse immédiate de l'intestin lui-même. On soulève donc le péritoine avec une érigne, on y pratique une petite ouverture par laquelle on passe une sonde cannelée ordinaire ou une sonde cannelée à bords larges, alternativement en haut et en bas, et l'on divise la séreuse en glissant un bistouri ou des ciseaux sur la sonde, de manière à donner à sa division la même étendue qu'à celle des téguments.

2° La *ponction* et l'*évacuation du kyste* constituent le deuxième temps.

Avant de les pratiquer, il est bon de passer la main entre la paroi abdominale et le kyste, et de s'assurer qu'il n'y a pas d'adhérences, ou de rompre dès ce moment avec les doigts les adhérences peu solides qui les unissent. On vérifie en même temps la nature de la tumeur, le volume relatif des kystes qui la composent, le plus volumineux, celui qu'il convient de ponctionner le premier, pouvant ne pas se trouver directement vis-à vis de l'ouverture abdominale. Du reste, il faut se garder de faire des efforts considérables pour déchirer les adhérences, surtout si l'on soupçonne la paroi du kyste peu épaisse, car on risquerait de la rompre par ces efforts et de déterminer l'évacuation de tout le liquide dans la cavité abdominale.

Aussitôt qu'on a fait cette exploration avec les précautions indiquées, on ponctionne le kyste. On peut se servir du trocart ordinaire ou du trocart de Thompson. Mais, en supposant qu'on soit, comme je l'ai dit,

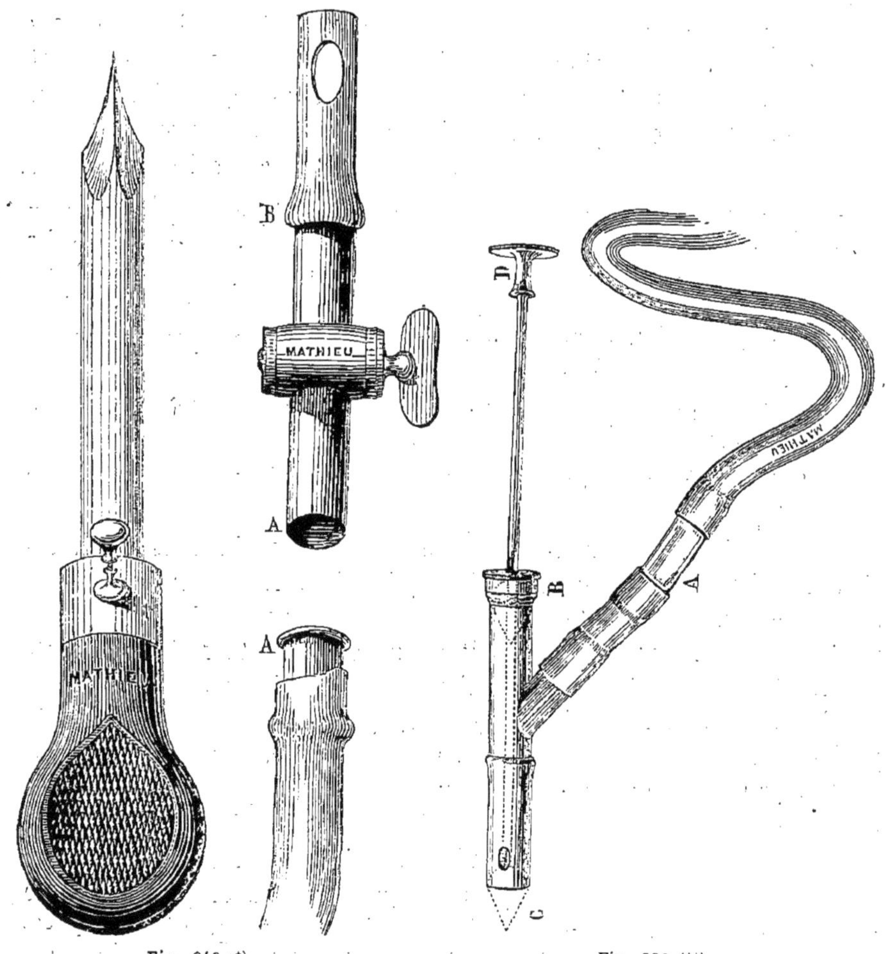

Fig. 219 (*). Fig. 220 (**).

à la droite de la malade, on ne peut se servir d'un instrument plus commode que le trocart de M. Spencer Wells, dont la pointe, évidée en tube comme la canule, peut rentrer dans cette dernière ou la dépasser, au gré de l'opérateur, et dont la canule elle-même porte une canule de dérivation soudée sur elle à angle droit, munie d'un tube évacuateur en caoutchouc, à l'extrémité duquel est un plomb qui le dirige dans un

* Trocart de fort calibre muni d'un ajutage avec tube en caoutchouc et d'un point d'arrêt B sur la canule, pour empêcher celle-ci de s'échapper du kyste à demi vide.

** Autre trocart dont on fait rentrer la pointe dans la canule en B, en aspirant le liquide, après la ponction du kyste. — Ce trocart, tout en pouvant servir, comme le précédent, à pratiquer l'ovariotomie, est bien inférieur à celui de M. Spencer Wells.

baquet placé à la droite du lit pour y recevoir le liquide du kyste. L'instrument a un diamètre suffisant pour permettre au liquide, habituellement épais et visqueux, de s'écouler sans trop de difficulté.

A mesure que le kyste se vide, pour éviter qu'il ne s'affaisse sur lui-même et que son contenu ne s'échappe entre la canule et l'ouverture de la ponction, on a soin de tenir les bords de cette ouverture fortement appliqués contre la canule du trocart, soit à l'aide de pinces érignes fortes, soit à l'aide de crochets adaptés à la canule même et entre lesquels on attire avec des pinces ordinaires les parties voisines du kyste à droite et à gauche. Dès lors on achève sans préoccupation l'évacuation du liquide, on ponctionne même tel autre kyste ou loge secondaire, trop distendu pour permettre le passage de la tumeur à travers l'ouverture abdominale, et l'on arrive ainsi, à moins de l'existence de tumeurs solides ou d'une agglomération trop considérable de petits kystes, à donner à l'ensemble de l'ovaire assez de souplesse et de mobilité pour pouvoir le faire passer, en l'attirant peu à peu au dehors, à travers l'ouverture abdominale.

3° Le troisième temps, *extraction du kyste*, peut être très-simple ou très-compliqué.

C'est alors qu'il faut rompre les adhérences qui retiennent le kyste vide et s'opposent à son extraction.

Si les adhérences n'existent pas ou sont peu nombreuses et peu résistantes, l'extraction du kyste n'est qu'un jeu. Au contraire, si elles sont nombreuses et résistantes, ce temps peut devenir très-périlleux ou nécessiter des manœuvres qui détermineront plus tard des accidents graves et compromettront plus qu'aucune autre circonstance le succès de l'opération. Lorsque j'aurai fini la description de l'opération, je parlerai des conditions qui peuvent mettre le chirurgien dans l'impossibilité de l'achever; pour le moment, je suppose qu'on peut la poursuivre jusqu'au bout, en la bornant à l'extirpation de l'ovaire. Il faut dire que l'on atteint ce résultat aujourd'hui peut-être plus souvent que dans le principe, et qu'on ne se laisse pas décourager par l'existence d'adhérences, même très-résistantes, sauf à laisser des portions du kyste sur les organes auxquels elles adhèrent. L'expérience a prouvé qu'on peut encore, dans des circonstances en apparence si défavorables, espérer et obtenir des succès.

Mais il faut apporter un grand soin dans la déchirure ou la dissection de ces adhérences, non-seulement de celles qui unissent le kyste à la paroi abdominale et à l'épiploon, mais surtout de celles qui peuvent l'unir à l'intestin, à l'estomac, au foie, à la rate, ou à la cavité pelvienne, à l'utérus, à l'ovaire opposé, à la vessie, etc. Non-seulement on risque d'intéresser ces organes, et dans ce cas il vaut mieux abandonner une portion du kyste que l'on découpe autour de l'adhérence et que l'on cherche à amincir le plus possible; mais on risque surtout de donner lieu à des hémorrhagies, et c'est pourquoi il faut s'efforcer d'étancher le sang, de lier tous les vaisseaux divisés qui paraissent exposer à une hémorrhagie ultérieure, soit sur l'épiploon, ce qui est le cas le plus fréquent, soit ailleurs. Quand on parvient à isoler, par cette manœuvre attentive et minutieuse, la totalité du kyste, ou à arracher successivement les divers fragments de la tumeur qui se sont détachés, comme j'en ai cité des exemples, on attire tout le reste de la tumeur au dehors, en agrandissant au besoin, dès le commencement ou vers la fin de ce troisième temps, l'ouverture abdominale, et l'on saisit solidement le pédicule.

Il ne reste plus, pour achever ce temps de l'opération (qui est sans contredit, je ne saurais trop le répéter, le plus périlleux de tous) qu'à faire la constriction du pédicule. On peut n'avoir pas le choix entre les divers procédés employés successivement pour atteindre ce but et, si le pédicule est court ou si l'on ne peut le prolonger artificiellement en faisant porter la constriction sur la base du kyste fortement plissée, au lieu de la faire porter sur le pédicule utéro-tubo-ovarien, on est obligé d'employer un des autres moyens que je vais signaler.

On peut d'abord poser en principe qu'il est préférable de tenir le pédicule attaché à la plaie abdominale, et autant que possible en dehors de cette plaie, pour en éviter la suppuration dans la cavité pelvienne, quoique les beaux succès de M. Tyler Smith semblent autoriser à ne pas concevoir à cet égard des craintes exagérées. Langenbeck paraît avoir le premier posé et appliqué ce principe. On peut passer une suture à la fois à travers le pédicule et les deux lèvres de l'angle inférieur de la plaie, ou le retenir dans ce point par une forte aiguille, ou le maintenir simplement appliqué contre une des lèvres de la plaie ou contre la partie voisine de la paroi abdominale (lorsqu'il est trop court) à l'aide de l'ingénieux procédé de l'acupressure imaginé par M. Simpson [1]. Mais depuis Hutchinson, qui l'a inventé en 1858, on se sert de préférence d'un petit appareil compressif, auquel on donne, suivant sa forme, le nom de *clamp* (appareil à emboîtement) ou de *clipper* (appareil à embrasser, à rogner).

Le plus commode de ces appareils est celui que j'ai vu employer par M. Spencer Wells. Ce *clamp* s'ouvre comme un compas, le pédicule est saisi dans la partie la plus rapprochée de l'angle, qui se trouve façonnée à peu près comme l'entérotome de Dupuytren, mais dans un sens inverse relativement à l'angle d'ouverture. Après avoir serré le pédicule, on arrête et l'on fixe le degré de constriction à l'aide d'une vis, puis l'on désarticule les manches, de manière à ne laisser sur la plaie, pour retenir le pédicule dans son angle inférieur, que la partie de l'appareil, relativement fort légère, qui opère la constriction.

Lorsque le pédicule est très-court et ne peut être ramené dans l'angle inférieur de la plaie au niveau du tégument, sans tordre ou tirailler

[1] *Acupressure, a new method of arresting surgical hæmorrhage*, etc. Edinburgh, 1864.

démesurément l'utérus, force est bien de le laisser à une profondeur plus ou moins considérable. — S'il est mince, s'il peut être bien serré par un fil en une ligature unique ou en deux ligatures, et s'il peut être coupé ras du fil, je ne vois pas d'inconvénient à imiter la conduite de M. Tyler Smith et à le laisser retomber dans le bassin, sauf les cas où des désordres produits par la déchirure de nombreuses adhérences peu-

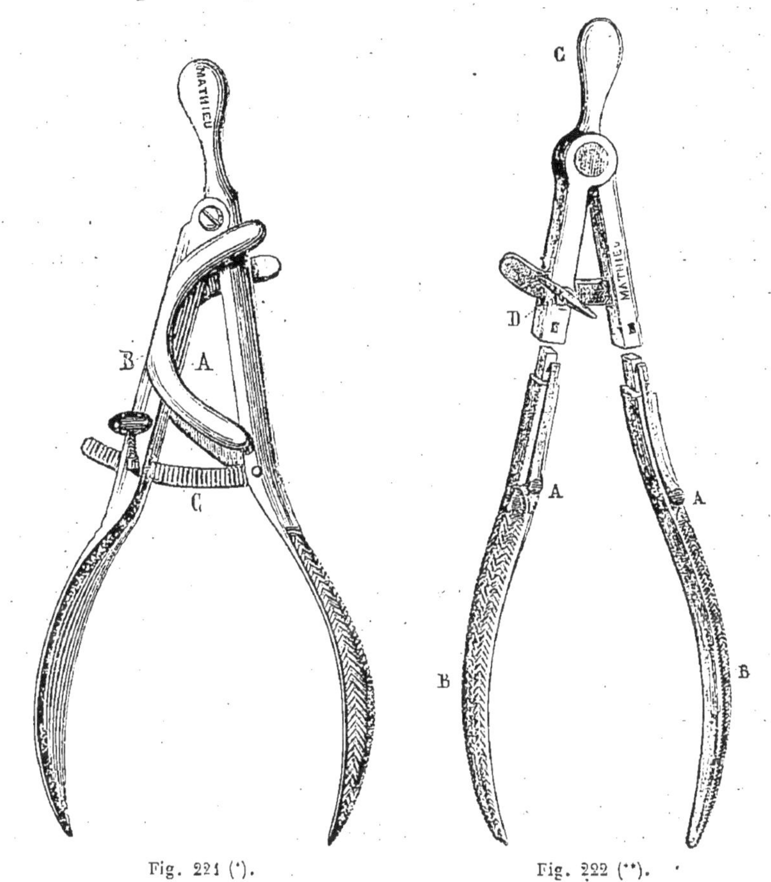

Fig. 221 (*). Fig. 222 (**).

vent faire craindre l'établissement de la suppuration. — Dans le cas contraire, surtout si l'on est obligé d'appliquer plus d'une ligature, ou d'extirper les deux ovaires et de multiplier ainsi les ligatures, je crois préférable de tenir les fils dans l'angle inférieur de la plaie, en les tendant à l'aide d'une sonde en caoutchouc, ou d'un bâtonnet, ou d'un *director* quelconque passé à travers les anses des diverses ligatures et reposant en travers sur la plaie, pour les tenir attirées avec plus ou moins de force vers les téguments ; ou bien de maintenir la constric-

(*) Clamp ou serre-pédicule disposé de manière à opérer la constriction dans une espèce de triangle à angles arrondis.

(**) Clamp ou serre-pédicule, dont on peut enlever les branches au moyen des cliquets A, A. Il ressemble à celui de Spencer Wells, sauf l'absence de la petite lame triangulaire qui rétablit le parallélisme des branches, lorsque ces dernières sont très-rapprochées.

tion du pédicule à l'aide d'un serre-nœud, comme le fait M. Kœberlé. Ce chirurgien interpose même entre les parties inférieures des lèvres de l'incision abdominale deux valves de plomb destinées à empêcher l'occlusion de la plaie avant la fin de la suppuration, à maintenir béante une sorte de gouttière propre à favoriser l'issue des liquides et du pus, et à isoler ce trajet du reste de la cavité abdominale, et surtout du reste de la plaie, dont la réunion est en quelque sorte assurée par la précaution de donner vers sa partie inférieure un libre écoulement à la suppuration déterminée autour du pédicule par ses agents de constriction. On a bien été jusqu'à proposer dans ces cas la section du pédicule par l'écraseur linéaire, ce qui faciliterait la réunion de la plaie et supprimerait l'inconvénient de laisser la ligature du pédicule dans son angle inférieur; mais j'avoue que je redouterais trop l'hémorrhagie consécutive par les artères du pédicule, pour oser préférer ce moyen à ceux dont je viens de parler.

Quel que soit le procédé que l'on a employé, il ne reste plus qu'à couper, à 5 ou 6 millimètres de la constriction, la portion correspondante du pédicule, pour compléter l'extraction du kyste.

4° J'ai cru devoir faire un temps particulier de l'opération du *nettoyage des cavités abdominale et pelvienne* (*toilette du péritoine*, selon l'heureuse expression de M. Worms), à cause de l'importance que tous les ovariotomistes attachent, non sans raison, à débarrasser avec soin le péritoine de tous les corps étrangers qui y restent contenus. Si l'opération a été simple, on peut se dispenser de cette précaution inutile; mais si du sang, du liquide cystique, des caillots ou des fragments de la tumeur se trouvent encore dans la cavité péritonéale, il faut extraire jusqu'au dernier des corps solides et absterger jusqu'à la dernière goutte des liquides. Je crois que ce n'est pas sans une juste appréciation que les chirurgiens anglais attribuent leurs succès à cette précaution. Il ne faut pas craindre d'y consacrer tout le temps nécessaire, d'introduire la main à plusieurs reprises jusque dans la cavité pelvienne, d'y porter ensuite des éponges bien propres, de s'assurer que le péritoine est parfaitement sec et de prévenir, par une attente suffisante ou l'application de nouvelles ligatures, les hémorrhagies consécutives.

5° Le dernier temps est la *réunion des lèvres de la plaie*. Un des grands avantages de l'emploi du *clamp*, c'est de la faire par première intention aussi parfaitement que possible. On a soin de faire rentrer dans la cavité abdominale, s'ils en étaient sortis, l'épiploon et les intestins, qu'un aide a refoulés tout le temps de l'opération, avec des flanelles chaudes et mouillées, lorsqu'ils se présentaient à l'angle supérieur de la plaie; on maintient le clamp avec le pédicule dans l'angle inférieur, puis l'on saisit chacune des lèvres de la plaie et l'on y applique la suture à plans superposés, c'est-à-dire une suture profonde et une suture superficielle.

La suture profonde peut être enchevillée, comme la pratique M. Kœberlé, ou simplement à points passés, comme je l'ai vu appliquer par les chirurgiens anglais. M. Spencer Wells, ne laissant séjourner les sutures que les quelques jours nécessaires à la réunion, emploie simplement des fils ordinaires très-forts. Les chefs de chaque fil passés dans les chas de deux aiguilles, il pousse alternativement chaque aiguille du péritoine (qu'il traverse à 5 ou 6 millimètres de l'incision) à la peau (qu'il traverse à une distance de la plaie de 2 ou 3 centimètres), puis il serre fortement les deux chefs sur la ligne de réunion. Il applique les points de suture à 2 centimètres de distance l'un de l'autre, et dans l'intervalle il place quelques points de suture superficielle. La dernière suture profonde passe tout près du *clamp*, de manière à retenir le pédicule sans le traverser. — Les autres chirurgiens de Londres que j'ai vus opérer ne traversent pas le péritoine et se servent de sutures en fil d'argent. — M. Simpson emploie les fils de fer, auxquels depuis plusieurs années il donne la préférence, et qu'il laisse, pour ainsi dire, indéfiniment dans la plaie. M. Simpson et M. Keith traversent, comme M. Spencer Wells, le péritoine par la suture; j'ai toujours agi de même.

Il reste à parler des *suites* de l'ovariotomie au point de vue de l'opération, c'est-à-dire des moyens de prévenir ou de combattre les accidents qui se présentent.

Les accidents les plus redoutables, ceux qui ont causé le plus souvent la mort, sont : la commotion (*shock*), l'affaiblissement graduel des forces, qu'aucune réaction n'arrête et qui conduit à l'épuisement (*exhaustion*), l'hémorrhagie, l'infection purulente, enfin la péritonite, qui paraît devoir être et qui serait en effet l'accident le plus fréquent, d'après plusieurs chirurgiens, tandis qu'au contraire, d'après M. Spencer Wells, elle serait relativement plus rare que la fièvre purulente ou putride, que l'épuisement, et pourrait passer pour la cause de mort la moins commune.

L'anesthésie est un des meilleurs moyens de prévenir la commotion, et les soins immédiats donnés à l'opérée, les meilleurs moyens de la combattre. Ces soins se réduisent à réchauffer la malade en l'entourant de flanelle, de réservoirs d'eau chaude, en lui donnant, s'il est nécessaire, de légères doses d'antispasmodiques (tilleul, éther), ou de cordiaux et d'excitants diffusibles (vin, cognac, acétate d'ammoniaque).

Pour prévenir l'affaiblissement de l'opérée, il faut faire régner autour d'elle le repos, la tranquillité; donner même de faibles doses de bouillon, de vin, de médicaments toniques ou cordiaux, en se rappelant toutefois que le danger des hémorrhagies et de l'inflammation péritonéale fait une loi de laisser pendant quelques jours, par une diète assez sévère, le tube digestif dans le calme le plus absolu. M. Tyler Smith pousse la précaution, au point de vue de la tranquillité de ses malades les premiers jours, jusqu'à mettre une sonde à demeure dans la vessie, pour éviter les mouvements nécessités par la miction.

Pour prévenir les mouvements fluxionnaires abdominaux qui peuvent déterminer des hémorrhagies ou le développement de la péritonite, M. Kœberlé a soin de tenir pendant plusieurs jours de la glace sur le bas-ventre, dans deux vessies placées des deux côtés de la ligne de réunion de la plaie. L'application de la glace sur le bas-ventre, dans des cas de débridement de hernies étranglées, de cautérisation profonde de tout le gros intestin par un lavement dans lequel on avait par mégarde mis de la potasse, et de quelques opérations dans lesquelles on avait intéressé le péritoine ou fait subir quelque traumatisme grave aux organes abdominaux ou pelviens, comme à la suite de la réduction d'une inversion utérine, m'a paru présenter des avantages si réels, que je conseillerais volontiers l'emploi de ce moyen préventif. Pourtant je dois avouer que je ne l'ai vu employer par aucun des chirurgiens dont j'ai suivi les opérations en Angleterre, et que je n'ai pas vu leurs malades succomber en plus grand nombre aux accidents que l'application continue de la glace semble propre à prévenir.

Une condition importante, c'est d'assurer le repos de l'intestin autant que celui de la malade, de prévenir tout mouvement, tout tiraillement dans le bas-ventre, pouvant faire rentrer le pédicule, rompre les adhérences salutaires qui s'établissent à la plaie ou ailleurs, provoquer enfin, par le simple effet du déplacement réitéré des organes, l'apparition d'une hémorrhagie ou l'invasion de la péritonite. On remplit cette condition en couvrant le ventre d'ouate et d'un bon bandage de corps qui le maintient, par une constriction modérée mais méthodique, dans une immobilité absolue. On la remplit aussi par l'administration de la morphine destinée, comme à la suite de l'opération de la hernie étranglée, à narcotiser autant que possible le tube digestif. M. Kœberlé, dont les opérations sont si remarquables par les soins minutieux et excessifs apportés à l'exécution de chacun de leurs temps, ne manque pas d'administrer la morphine à ses opérées. En Angleterre, on n'a recours aux narcotiques que lorsque la douleur ou l'insomnie en indique l'emploi.

Enfin, il est un accident important à prévenir ou à combattre : c'est la suppuration de la plaie elle-même, qui peut amener de proche en proche celle du péritoine; c'est la suppuration, ou plutôt la putréfaction du pédicule mortifié par la constriction, et dont la sanie infecte suffit pour produire, par son contact ou sa résorption, non-seulement l'inflammation du péritoine, mais la fièvre purulente et la fièvre putride. De là, la nécessité d'entretenir la plaie dans un grand état de propreté, par des pansements réitérés, par le changement fréquent du *lint*, par la suppression des sutures le quatrième ou le cinquième jour lorsqu'elles ne sont pas métalliques, par la superposition sur les points qui laissent suinter quelques liquides, de sachets légers remplis de poudres absorbantes, telles qu'écailles d'huître calcinées et quinquina, craie et rhubarbe, magnésie et cannelle (Spencer Wells), enfin par la momification même du pédicule badigeonné avec du perchlorure de fer caustique

(Kœberlé, Keith, Simpson), et même par les lotions de la plaie et des parties voisines menaçant de s'enflammer, avec une solution aqueuse au dixième de sulfate ferreux (Kœberlé).

Il est inutile d'ajouter qu'en supposant que les suites de l'opération aient été bénignes et que rien n'ait entravé la marche régulière vers la guérison, la quantité des aliments administrés à la malade ne devra être augmentée que progressivement, et que la permission de se lever, et surtout de marcher, devra être accordée le plus tard possible; car il faut toujours se rappeler qu'un certain temps est nécessaire, afin de donner aux adhérences récentes une fermeté suffisante pour les faire résister aux divers mouvements qui nous sont familiers dans l'état de santé.

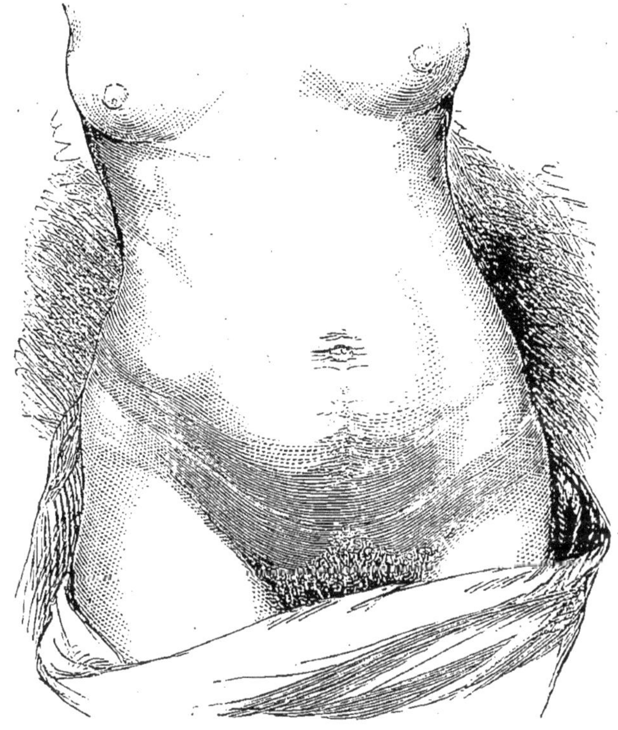

Fig. 223 (*).

J'ai signalé comme un des plus graves accidents de l'ovariotomie, l'impossibilité où l'on peut se trouver d'achever l'opération. Ce danger devient tous les jours moins fréquent. Il est évident que si les adhérences empêchaient absolument l'extraction du kyste, il faudrait réunir les lèvres de la plaie abdominale et y comprendre les parois du kyste de manière à l'y faire adhérer, soit que l'on tentât d'obtenir l'oblitération de son ouverture, ce qui ferait rentrer l'opération dans le cas d'une simple ponction; soit qu'on laissât béante l'ouverture du kyste, en

(*) Aspect de l'abdomen et de la cicatrice trois semaines après l'extirpation d'un kyste ovarique peu volumineux, sans adhérences; d'après M. Spencer Wells.

l'agrandissant même et conservant ainsi la possibilité d'introduire dans sa cavité divers liquides modificateurs ou du perchlorure de fer, ce qui ramènerait l'opération à l'incision du kyste, qui a été conseillée par Ledran et pratiquée par plusieurs modernes avec peu de succès, d'après la statistique de Fock. Je préférerais cette simple incision à l'excision d'une portion du kyste, qui n'a donné que de bien pauvres résultats [1]. Mais, si c'était possible, je tâcherais de ramener l'opération, par la réunion exacte de la plaie, aux conditions d'une simple ponction.

J'ai dit comment on se comporte dans le cas d'adhérences intimes, mais partielles, qui peuvent obliger à laisser des lambeaux de kyste, en enlevant le gros de la tumeur et étreignant le pédicule comme dans les cas simples.

Mais il est d'autres causes qui ont rendu quelquefois impossible l'achèvement de l'opération commencée; je veux parler de la présence de *tumeurs fibreuses utérines*, pédiculisées ou non, contre lesquelles la chirurgie a paru jusqu'à ce jour impuissante.

Extirpation des tumeurs fibreuses et de l'utérus par la gastrotomie. — Lorsque les tumeurs fibreuses se portent vers la cavité utérine, si elles se pédiculisent et forment des polypes, il est facile de les opérer; si elles sont simplement saillantes sans être encore pédiculisées, on peut sauver la malade, habituellement en proie à des hémorrhagies terribles, en essayant, comme je l'ai dit (p. 828), de les découvrir par une incision, de les énucléer et de les extraire, soit en entier, soit par fragments.

Mais lorsque ces tumeurs se portent vers la cavité péritonéale ou se développent sur la couche moyenne de l'utérus, demeurant interstitielles malgré leur accroissement, les difficultés que présente leur extirpation paraissent insurmontables.

Pourtant de hardis ovariotomistes, rencontrant de pareilles tumeurs après la section abdominale, le plus souvent par suite d'erreur de diagnostic, n'ont pas craint d'extirper ces tumeurs, et parfois, du même coup, une portion de l'utérus. Il faut dire que la plupart de ces essais avaient été d'abord malheureux, même entre les mains du docteur Clay (de Manchester). On citait, avant ces dernières années, un seul succès de Atlee (de Philadelphie) en 1844 [2]. Mais des opérations récentes tendent à modifier notre opinion sur ce point comme sur l'extirpation des ovaires.

La première tentative d'extirpation de l'utérus et de fibromes péritonéaux fut faite ou plutôt improvisée par M. Heath, de Manchester, en 1843 ; par suite d'une erreur de diagnostic, il croyait avoir affaire à un kyste ovarique; la malade succomba. Les premiers succès ont été obte-

1 Voyez les statistiques de M. John Clay, à la suite de sa traduction de Kiwisch.

2 West, *Diseases of Women*, p. 308. London, 1858. — Statistiques de John Clay.

nus par deux chirurgiens américains, MM. Burrham en 1853, et Kimball en 1854.

Il y a quelques années, le docteur Clay (de Manchester), ayant cru à un kyste multiloculaire et étant tombé sur des tumeurs fibreuses utérines, enleva l'utérus, ou du moins le fond de l'organe, avec les tumeurs et les organes annexes, ovaires et trompes, après avoir appliqué sur le col, immédiatement au-dessus de l'insertion vaginale, une forte ligature qu'il maintint dans l'angle inférieur de la plaie jusqu'au moment où elle finit par tomber : la malade guérit. La masse des fibroïdes, avec la moitié de l'utérus et les ovaires, pesait huit livres anglaises ; la préparation anatomique est à Édimbourg [1]. Presque simultanément, le 20 avril, M. Kœberlé (de Strasbourg) extirpait avec succès un corps fibreux de l'utérus et les deux ovaires, en amputant en même temps toute la partie sus-vaginale de la matrice [2].

Quelque séduisants que paraissent les quatre résultats que je viens de citer, on peut y opposer un si grand nombre de revers, qu'il n'est pas possible d'encourager les chirurgiens à suivre cette voie jusqu'à ce que les causes de mort à la suite de l'opération, étant mieux connues, puissent être évitées et combattues plus efficacement, ou que les indications et les contre-indications étant mieux déterminées, on n'entreprenne de pareilles opérations que dans le cas où il y aura plus de probabilité de les voir réussir. Les éléments les plus propres à faire juger de l'état actuel de la question sont les tableaux suivants et les réflexions qui les accompagnent. J'ai emprunté ces documents à deux mémoires remarquables, l'un de M. Routh [3], l'autre de M. Kœberlé [4]. Je saisis avec bonheur cette occasion pour remercier M. Kœberlé de l'empressement qu'il a mis à me transmettre ces renseignements, et pour rendre hommage au grand talent chirurgical qui lui a valu de si beaux succès.

[1] *London medical Gazette,* 18 avril 1863.

[2] Communication à l'Académie des sciences, séance du 15 juin 1863.

[3] *On some points connected with the Pathologie, Diagnosis and Treatment of fibrous Tumours of the Womb. — The Lancet,* 1863, t. II, p. 653, 679 ; 1864, t. I, p. 10. — London, 1864.

[4] *Documents pour servir à l'histoire de l'extirpatioa des tumeurs fibreuses de la matrice par la méthode sus-pubienne ;* Strasbourg, 1864 ; Paris, 1865.

I. — OPÉRATIONS DE GASTROTOMIE DANS DES CAS D'ERREURS DE DIAGNOSTIC,

ENTREPRISES DANS LE BUT D'EXTIRPER DES TUMEURS DE L'OVAIRE, OU L'ON A RENCONTRÉ DES TUMEURS FIBREUSES DE LA MATRICE QUI N'ONT PAS ÉTÉ OU QUI N'ONT PU ÊTRE ENLEVÉES.

NOM de L'OPÉRATEUR.	DATE de L'OPÉRATION.	AGE de L'OPÉRÉE.	ÉTAT DE LA TUMEUR.	RÉSULTATS.		OBSERVATIONS	SOURCES BIBLIOGRAPHIQUES.
				MORTS.	GUÉRISONS.		
1. W. L. Atlee.	22 Mai 1849.	33 ans.	Tumeur fibreuse utérine, sans adhérences, ponctionnée, non enlevée.		Rétablissement.	Mort 6 mois après l'opération d'un érysipèle.	Americ. Journal of med. sc. Avril 1855.
2. W. L. Atlee.	13 Oct. 1849.	43 ans.	Tumeur utérine fibro-cystique sans adhérences, non enlevée.		Rétablissement.	Mort 4 ans après l'opération.	*Idem.*
3. W. L. Atlee	13 Avril 1850.	41 ans.	Tumeur utérine sans adhérences, non enlevée.		Rétablissement.	La malade vivait encore en 1855.	*Idem.*
4. W. L. Atlee.	20 Déc. 1851.	Négresse de 42 ans.	Tumeur fibreuse pédiculée, offrant des adhérences étendues, non enlevée. Pendant l'opération un abcès développé dans la profondeur de l'abdomen fut ouvert et donna issue à une grande quantité de pus.		Rétablissement.	La malade vivait encore en 1855.	*Idem.*
5. B. Brown.			Tumeur interstitielle non enlevée.		Rétablissement.		Cas communiqué à M. Routh.
6. B. Brown.			Tumeur fibro-cystique non enlevée.	Au 16e jour d'un érysipèle.			*Idem.*
7. B. Brown.			Tumeur fibro-cystique non enlevée.	Au 26e jour de pyohémie.			*Idem.*
8. B. Brown.			Tumeur fibreuse pédiculée. Utérus en gestation. Tumeur non enlevée.	Au 19e jour de pyohémie.			*Idem.*
9. Cutter.			Grande tumeur pariétale et tumeurs multiples interstitielles. Opérat. inachevée.	Au 12e jour de péritonite.			Americ. Journal of med. sc. 1854. Vol. LIII, p. 34.
10. Deane.	6 Juin 1848.		Tumeur pariétale du côté gauche de la matrice, non enlevée.		Guérison en 15 jours.		Boston med. and surg. Journal. Oct. 1848.
11. Dieffenbach.	1826.	44 ans.	Tumeur incisée, non enlevée.		Rétablissement.		Rust's Magaz. T. XXV, l. 2, p. 349.
12. Lizars.	24 Avril 1825.	34 ans.	Tumeur fibreuse très-vasculaire, ponctionnée et incisée, non enlevée.		Rétablissement.		R. Lee med. chirur. transact. XXXIV, p. 14.
13. Mussey.	1850.		Tumeur fibreuse interstitielle non enlevée.	Par épuisement 14 heures après l'opération.			Hamilton's Report, dans Ohio med. and surg. Journal. Novem. 1859.
14. N. Smith.			Tumeur fibreuse interstitielle non enlevée.		Rétablissement.		Lyman's Report. Boston, 1856.
14 cas.				5 morts.	9 guérisons.		

NOM de L'OPÉRATEUR.	DATE de L'OPÉRATION.	AGE de L'OPÉRÉE.	ÉTAT DE LA TUMEUR.	RÉSULTATS.		OBSERVATIONS.	SOURCES BIBLIOGRAPHIQUES.
				MORTS.	GUÉRISONS.		
1. J L. Atlee.	1843.	42 ans.	Quatre tumeurs utérines.	Par hémorrhagie le 5e jour.			Americ. Journ. of the med. sc. Avril 1845.
2. W. L. Atlee.	28 Août 1844.	24 ans.	Tumeur fibreuse pédiculée du poids de 1 kilogr.		Le 25e jour.	Morte de phthisie 3 ans après l'opér.	Americ. Journ. of the med. sc. Avril 1855.
3. W. L. Atlee.	24 Nov. 1849.	39 ans.	Tumeur fibreuse pédiculée du poids de 3 kilogr.		Guérison.	Morte du choléra le 39e jour.	*Idem.*
4. W. L. Atlee.	20 Mai 1851.		Tumeur fibreuse du poids de 3 kilogr.	Par hémorrhagie le 3e jr.			*Idem.*
5. W. L. Atlee.	3 Mars 1853.		Trois tumeurs pédiculées et interstitielles du poids de 2 kilogr.	Par peritonite le 3e jour.			*Idem.*
6. B. Brown.			Tumeur interstitielle.	De phlébite.			Braithwaite Retrosp. XLV, p. 310.
7. B. Brown.	1861.	48 ans.	Tumeur multiloculaire de l'ovaire droit et tumeur fibreuse pédiculée de la matrice de la grosseur d'un œuf enlevées l'une et l'autre.		Rapide.		Transact. of the pathol. soc. of London. Vol. XII, p. 154. 1861.
8. Bigelow.	20 Déc. 1849.	22 ans.	Ascite. Kyste de l'ovaire et tumeur fibreuse utérine de petit volume enlevés.	Le 3e jour.			Lyman's Report, case 84. Boston, 1856.
9. Fletcher.			Tumeur fibreuse pédiculée.		Le 66e jour.		British med. Journ. 1862. N° 8.
10. Granville.	21 Mars 1827.		Tumeur pédiculée.	Par mortification de l'intestin.			R. Lee. med. chir. Transactions. XXXIV, p. 14.
11. Hakes.			Tumeur fibro-cystique.	Du choc de l'opér. au bout de 30 h.			British med. Journal. Février 1863.
12. J. B. Hays.		42 ans.	Tumeur pédiculée, adhérente à l'épiploon, du poids de 1600 grammes.		En un mois.		Americ. Journ. of the. med. sc. Avril 1857.
13. Herff.			Tumeur du poids de 2 kilogr., pédiculée.		En un mois.		New-York Journ. Mars 1856.
14. Kœberlé.	14 Mars 1863.	24 ans.	Tumeur pédiculée du poids de 33 kilogr.	Par épuisement le 4e jr.			
15. Kœberle.	21 Nov. 1863.	35 ans.	Tumeur pédiculée très-vasculaire. Ascite.	Par peritonite.			
16. Lane.	15 Févr. 1844.	43 ans.	Tumeur fibro-cystique pédiculée.		En 3 semaines.	Morte 5 ans $1/2$ après l'opér., des suites d'une maladie de vessie.	J. Clay's. Table IV, Kiwisch's Clin. Lect.
17. Nelson.			Tumeur pédiculée.		Guérison.		Americ. Journ. of med. sc.
18. J. Sloane.			Tumeur pédiculée du poids de 25 kilogr.	Par hémorrhagie 5 h. après l'opérat.			Brit. med. Journ. Fév. 1858.
19. S. Wells.			Tumeur interstitielle. Énucléation.	4 heures après l'opération, du choc, de l'hémorrhagie et de l'influence du chlorof.			Cas communiqué à M. Routh.
20. S. Wells.	30 Avril 1863.	53 ans.	Tumeur fibro-cystique.	4 heures après, du choc.			Pathol. Transact. XIV, p. 204.
20 cas.				12 morts.	8 guérisons.		

NOM de L'OPÉRATEUR.	DATE de L'OPÉRATION.	AGE de L'OPÉRÉE.	ÉTAT DE LA TUMEUR.	RÉSULTATS.		OBSERVATIONS.	SOURCES BIBLIOGRAPHIQUES.
				MORTS.	GUÉRISONS.		
1. Boinet.	Mars 1864.		Tumeurs fibreuses interstitielles. Extirpation de la matrice et des ovaires.	Mort.			
2. M. J. Boyd.			Extirpation de la portion sus-vaginale de l'utérus et des deux ovaires.		3 mois après l'opération.		Americ. Journal of the med. sc. 1856.
3. Burnham.	25 Juin 1853.		Extirpation de l'utérus et des ovaires.		2 mois après l'opération.		Kelson's Americ. Lancet. 1854, et Worcester med. Journ. 1854.
4. Cadge.			Tumeur fibreuse interstitielle. Extirpation de l'utérus et des deux ovaires.	36 heures après l'opér., du choc.			Cas communiqué à M. Routh.
5. C. Clay.			Ablation d'une grande partie de la matrice et des ovaires.	Par hémorrhagie 1 h. après l'opér.			Med. Times, nº 164, p. 18; Safford Lee, On tumours, p. 268.
6. C. Clay.	16 Janv. 1844.		Extirpation de l'utérus et des deux ovaires.	Par péritonite le 15e jour, à la suite d'un accident.			Results of ovariotomie, etc. Case XXII, 1848: R. Lee, Med. chir. Transac. XXXIV, p. 21.
7. C. Clay.	2 Janv. 1863.		Extirpation du corps de la matrice et des ovaires.		Guérison.	La ligature persistait au 35e jour.	Med. Times and Gazette. 18 avril 1863.
8. Heath.	21 Nov. 1843.	46 ans.	Extirpation de la matrice.	Par hémorrhagie 17 h. après l'opér.			Medical Gazet. Londres, 8 Décembre 1843.
9. Kimball.			Extirpation de la matrice.		Guérison.	La ligature n'était pas encore tombée 8 mois après l'opération.	Boston med. and surg. Journ. Mai 1855.
10. Kimball.			Extirpation de la matrice.	Par hémorrhagie le 3e j.			*Idem.*
11. Kimball.			Extirpation de la matrice.	Par péritonite le 10e jr.			*Idem.*
12. Kœberlé.	20 Avril 1863.		Extirpation du corps de la matrice et des deux ovaires.		1 mois après l'opération.		Gaz. méd. de Strasbourg. Octobre 1863.
13. Kœberlé.	19 Déc. 1863.	36 ans.	Tumeur fibro-cystique. Ablation d'une grande partie de la matrice.	Par hémorrhagie le 2e jour.			Documents pour servir à l'histoire de l'Extirpation des tumeurs fibreuses de la matrice, Strasbourg, 1865.
14. O'Reilly.	?		?				
15. Parkman.	8 Janv. 1842.	27 ans.	Tumeurs fibreuses interstitielles. Ascite. Extirpation de la matrice.	Par hémorrhagie 12 h. après l'opér.			Lyman's Reports. Boston, 1856.
16. E. R. Peaslee.	21 Sept. 1853.	35 ans.	Extirpation de la matrice.	Par péritonite au 5e jour.		Étranglement et gangrène de l'intestin.	Americ. Journ. of med. sc. Avril 1855.
17. Sawyer.	1860.		Extirpation de la matrice.	Mort par péritonite au 6e jour.			American Journ. of med. sc. 1860, p. 46.
18. S. Wells.			Tumeur fibreuse du poids de 14 kilogr. enlevée avec les ovaires.	Mort par pyohémie au 4e jour.			Cas communiqué à M. Routh.
19. S. Wells.	17 Juin 1859.	30 ans.	Tumeur fibro-cystique. Ascite. Épanchement pleurétique, adhérences étendues.	Mort par péritonite le 2e jour.			Medical Times, 9 Juillet 1859.
18 cas.				13 morts.	5 guérisons.		

IV. — OPÉRATIONS DE GASTROTOMIE

AVEC EXTIRPATION DE TUMEURS FIBREUSES OU DE L'UTÉRUS, NE FIGURANT PAS DANS LES TROIS TABLEAUX STATISTIQUES PRÉCÉDENTS, COMMUNIQUÉES PAR M. KŒBERLÉ.

NOM DE L'OPÉRATEUR.	DATE de L'OPÉRATION.	RÉSULTATS.	
		MORTS.	GUÉRISONS.
1. Battlehner.	1866.	Mort.	
2. Billroth.	1866.	Mort.	
3. B. Brown.	»	Mort.	
4. Buckingham.	1865.	Mort.	
5 à 11. Burnham.	»	7 morts.	
12. Burnham.	1864.		Guérison.
13. Dusseris.	1864.	Mort.	
14. Kœberlé.	27 Sept. 1864.	Mort.	
15. Kœberlé (Communication particulière).	7 Mars 1866.		Guérison.
16. Langenbeck.	1865.	Mort.	
17. Sands.	1865.	Mort.	
18, 19. Simpson.	»	2 morts.	
20. Stilling.	1864.	Mort.	
21. Storer de Boston (Gazette hebd. 1866).	1865.		Guérison.
22. Spenc. Wells.	1864.	Mort.	
23, 24. S. Wells.	»	2 morts.	
24 cas.		21 morts.	3 guérisons.

Des observations qui nous sont connues et dont les tableaux précédents donnent la statistique, M. Kœberlé conclut :

« 1° Les tumeurs fibreuses de la matrice gênantes par leur volume, par leur siége, par les accidents qu'elles occasionnent, ou menaçant d'abréger rapidement la durée de l'existence, pédiculées ou interstitielles, peuvent être extirpées à travers la paroi abdominale.

« 2° Lorsqu'elles sont pédiculées étroitement, elles peuvent être excisées après la ligature préalable de leur pédicule. L'opération bien conduite présente la même gravité qu'une ovariotomie.

« 3° Lorsque la ligature du pédicule devra porter sur le corps de la matrice, ou lorsque cet organe renferme d'autres noyaux fibreux, on devra en pratiquer l'amputation sus-vaginale ou l'extirpation complète, opération beaucoup plus grave qu'une ovariotomie.

« Les ovaires et les trompes devront être enlevés simultanément : 1° parce que ces organes ne sont plus d'aucune utilité et, partant, n'ont plus alors aucune raison d'être ; 2° parce que leur conservation, étant une cause de congestion périodique, de trouble de l'état général, peut donner lieu à des affections consécutives à l'opération ; 3° parce que l'opération devient plus facile et moins dangereuse.

« Les tumeurs dont le volume est considérable et qui ne sont pas très-vasculaires, peuvent être réduites préalablement à un moindre volume par l'énucléation partielle de leur contenu. Lorsque les ligaments larges ne sont pas trop envahis par les fibroïdes, les tumeurs peuvent être extirpées après la ligature préalable des vaisseaux des ligaments larges.

« 4° L'extirpation des tumeurs fibreuses utérines est surtout indiquée chez les jeunes femmes chez lesquelles les tumeurs utérines prennent un accroissement rapide, menacent sérieusement la santé, donnent lieu à des hémorrhagies graves, tendent à abréger la durée probable de l'existence, ou rendent la vie insupportable aux malades par la gêne, par les accidents et par les infirmités qu'elles occasionnent.

« L'opération devra être pratiquée, autant que possible, avant que la santé soit trop compromise, que la tumeur ait acquis un volume trop considérable, soit 25 à 30 centimètres de diamètre.

« L'opération est contre-indiquée lorsqu'il existe des adhérences étendues ou que la tumeur est jugée inextirpable par suite de connexions trop étendues, surtout si elle s'est développée dans l'épaisseur des ligaments larges, lorsqu'il existe un épanchement ascitique qui tend à augmenter ou à se reproduire rapidement, lorsqu'il existe des affections concomitantes incurables ou des circonstances qui peuvent influer d'une manière fâcheuse sur la marche de la guérison. »

Quant au manuel opératoire, voici les réflexions que l'expérience a suggérées à M. Kœberlé.

« Les principales difficultés qui peuvent se présenter pendant l'opération, résultent des adhérences vasculaires étendues de la tumeur, de son volume considérable, de l'envahissement des ligaments larges, de la ligature du pédicule.

« Lorsqu'il existe des adhérences étendues, on peut se mettre à l'abri de l'hémorrhagie en ayant soin de ne diviser les vaisseaux qu'entre deux ligatures; si les corps fibreux s'étaient développés dans le cul-de-sac recto-vaginal et y avaient contracté des adhérences, la ligature du col utérin deviendrait très-difficile.

« Suivant que la tumeur est plus ou moins volumineuse, elle peut être extraite en masse, ou être réduite de volume par l'énucléation des noyaux fibreux les plus considérables ou par une excision partielle. L'énucléation et l'excision ne sont possibles qu'autant que l'on a pu jeter préalablement sur la partie inférieure de la tumeur à son implantation sur la matrice une forte ligature provisoire, un fil métallique susceptible d'être serré par un instrument constricteur puissant. Il ne faut pas perdre de vue que les tumeurs fibreuses sont en général très-vasculaires. Comme leurs veines sont dépourvues de valvules, une simple ponction, l'incision de ces tumeurs sont ordinairement suivies d'une hémorrhagie très-grave, si l'on n'y remédie pas rapidement par une constriction ou par une compression énergique des parties divisées ou de la tumeur en masse.

« L'envahissement des ligaments larges par la tumeur donne lieu à des difficultés très-sérieuses et très-graves, parce qu'il empêche d'atteindre le col utérin et d'entourer facilement la matrice par les ligatures.

« Le ligament large de chaque côté devra être compris dans une série de ligatures placées les unes au-dessous des autres jusqu'au col utérin; il ne devra être divisé que peu à peu, de manière qu'on puisse rester constamment maître de l'hémorrhagie, en ayant soin de lier également les vaisseaux de la tumeur, soit par petites portions, soit par grandes masses, ou de les comprimer avec des pinces, suivant les cas.

« Les ligaments larges sont ordinairement envahis par les corps fibreux, lorsque la tumeur remplit plus ou moins l'excavation pelvienne, où elle peut être reconnue au toucher vaginal, lorsque la profondeur de la cavité utérine est exagérée, et lorsqu'on éprouve de la difficulté à refouler la paroi du ventre entre la tumeur et les parties latérales du détroit supérieur. Le col de la matrice est tantôt normal, tantôt effacé, volumineux, situé en avant, en arrière ou au centre de l'excavation pelvienne.

« La ligature du pédicule devient par elle seule une source de difficultés, soit que l'on ait recours à des ligatures multiples, soit que l'on comprenne les ligaments larges et le col utérin entre deux ligatures seulement, lorsque cela est possible, c'est-à-dire lorsque le corps de la matrice n'est pas gravement compromis. La ligature d'une tumeur pédiculée ne présente des difficultés qu'autant que le pédicule est largement implanté sur le corps de la matrice. Le grand danger de ces ligatures, lorsqu'elles sont faites seulement à la main, résulte d'une constriction incomplète des tissus, ce qui dispose à l'hémorrhagie, soit directement, soit consécutivement au glissement des fils. L'usage des serre-nœuds sera, je pense, à même de prévenir ce danger, mais ces instruments doivent eux-mêmes être resserrés progressivement, parce que les ligatures deviennent peu à peu trop lâches; et lorsque les tissus des ligaments larges subissent une traction, ces derniers ont d'autant plus de tendance à se soustraire à la ligature que leur tension est plus considérable.

« Quoique les résultats obtenus jusqu'ici ne soient pas encore très-séduisants, surtout lorsqu'on ne considère que le résultat brut, l'extirpation des tumeurs fibreuses de la matrice par la méthode sus-pubienne ne me paraît pas devoir être repoussée.

« Cette opération est jusqu'ici infiniment plus grave que l'extirpation des tumeurs de l'ovaire, mais il y a beaucoup à attendre encore de l'expérience et des perfectionnements dont elle est susceptible. »

§ 2. — TUMEURS DES ANNEXES ET DE L'EXCAVATION PELVIENNE.

Sous ce titre, je consacrerai quelques pages à l'exposition des principaux caractères qui permettent de diagnostiquer les tumeurs dont la description n'a pu trouver place dans les chapitres précédents. L'inflammation, les abcès des ovaires et des trompes, le développement de fibroïdes dans ces organes et dans les ligaments larges, les tubercules, la pelvi-péritonite, le phlegmon péri-utérin, l'hématocèle rétro-utérine constituent le plus grand nombre de ces tumeurs, celles qu'on rencontre le plus fréquemment, celles dont le diagnostic et le traitement sont les moins incertains. Il reste à parler de quelques autres plus rares, d'un diagnostic plus obscur, d'un traitement à indications moins précises : elles peuvent prendre naissance ou avoir leur siége soit dans les annexes, soit dans l'excavation pelvienne ; elles peuvent être essentiellement malignes comme le cancer, ou relativement bénignes comme les hydropisies des trompes, les grossesses extra-utérines. L'obscurité du diagnostic et l'incertitude des indications qui s'y rattachent me dispenseront d'en parler longuement ; mais je ne saurais omettre de les signaler sans risquer de laisser une lacune, moins peut-être dans le traitement des maladies dont les annexes sont atteintes, que dans le diagnostic différentiel de ces rares altérations et des lésions plus fréquentes dont j'ai développé précédemment les symptômes et le traitement.

I. *Tumeurs malignes des ovaires.* — Elles ne sont autres que le cancer sous ses diverses formes. Qu'on leur donne le nom de squirrhe, encéphaloïde, céphalome, hématome, fongus hématode, carcinome fibro-médullaire, cysto-carcinome, cancer mélanique, etc., elles ont toutes la tendance envahissante, destructive et profondément cachectique, par laquelle le cancer est caractérisé. Du reste, les diverses formes que ces noms rappellent peuvent se rencontrer dans les différents cas de cancer des ovaires ; cette altération organique peut se combiner avec l'existence de matière colloïde ou gélatiniforme, avec la dégénérescence dite aréolaire, ainsi qu'avec la production de fibroïdes, ou le développement de kystes soit folliculaires, soit interstitiels, c'est-à-dire d'hydropisies vésiculaires ou de cystoïdes. Ces associations morbides et les variétés qu'elles engendrent, tiennent à l'identité réelle que le cancer peut présenter sous ces diverses apparences, et aux tendances naturelles que le développement de ce tissu dégénéré met en jeu dans un organe si disposé à s'hypertrophier en fibromes ou en kystes.

Le cancer de l'ovaire paraît se présenter plus souvent sous la forme d'un encéphaloïde que sous l'aspect d'un autre tissu[1]. Il peut atteindre des dimensions considérables. J'en ai dernièrement encore observé un, occupant l'ovaire droit, pesant plus de 5 kilogrammes, formant une masse globuleuse, bosselée, à saillies sphéroïdales très-distinctes, d'un volume considérable et occupant toute la région iliaque droite et l'hypogastre, avec intégrité de la trompe, hypertrophie congestive de l'utérus et retour d'hémorrhagies simulant des règles chez une femme qui avait dépassé la ménopause. Les masses encéphaloïdes, diffluentes dans plusieurs points,

[1] Lebert, ouv. cit., p. 323.

paraissaient nées dans des vésicules de Graaf, tant elles étaient bien enkystées; elles semblaient même, dans plusieurs de ces kystes, avoir végété sur la membrane interne de la vésicule, en y conservant un aspect aréolaire ou alvéolaire, tandis que le centre était rempli de liquide et surtout de sang; plusieurs de ces kystes étaient en effet distendus par du sang noir, en partie coagulé, paraissant y avoir été versé par des hémorrhagies internes comparables à celles qui menacent la vie des

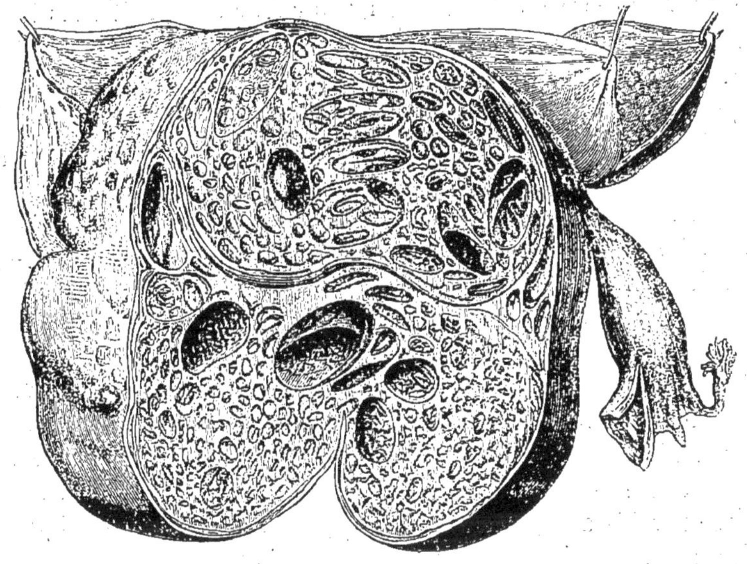

Fig. 224 (*).

malades dans les cas d'encéphaloïdes externes; enfin dans plusieurs kystes on voyait de la matière jaune, comparable non-seulement à celle qu'on rencontre quelquefois dans le cancer, mais encore à celle des corps jaunes de l'ovaire, située dans une partie superficielle de la poche, et suggérant l'idée que de l'encéphaloïde avait pu se développer dans des vésicules de Graaf rompues et au milieu de vrais corps jaunes dégénérés, altération signalée par Rokitansky; on voyait dans d'autres du pigment noir, accumulé surtout contre la paroi du kyste, entre sa membrane interne et le tissu encéphaloïde occupant la cavité de la loge.

Les signes du cancer de l'ovaire sont d'abord ceux de toutes les tumeurs de l'ovaire, notamment des kystes; mais d'autres signes servent à l'en distinguer. Ce sont : l'âge habituellement plus avancé où il se manifeste (après 40 et même après 50 ans), la rapidité du développement et de la marche (les malades succombent habituellement dans l'année), la forme bosselée, le volume souvent moindre, la dureté et la sensibilité de la tumeur, les douleurs éprouvées par la malade, les symptômes d'hémorrhagie interne ou intra-kystique qui peuvent se produire, l'al-

(*) Cancer colloïde de l'ovaire, d'après Cruveilhier. L'utérus et la trompe de l'autre côté restant attachés à la tumeur par le ligament de l'ovaire malade, on peut se faire une idée de l'énorme développement pris par cette tumeur.

tération précoce des fonctions et de la santé générale, l'œdème des membres inférieurs, l'hydropisie ascite (qui peut masquer le mal, mais dont l'évacuation par la ponction, à plusieurs reprises, permet de donner plus de certitude au diagnostic et de procurer un soulagement momentané à la malade), enfin l'engorgement des ganglions mésentériques, l'aspect terreux de la peau, la teinte jaune-paille ou plombée du visage, la fièvre hectique et tous les signes de la cachexie.

Le traitement est purement palliatif. Une bonne hygiène, les toniques, les ferrugineux, le lait, un air pur ; les narcotiques, les calmants par le rectum ou par la peau ; la paracentèse abdominale, pour évacuer le liquide habituellement accumulé dans le péritoine, réitérée aussi souvent qu'il sera nécessaire : tels sont les seuls moyens à employer.

II. *Tumeurs des trompes.* — J'ai déjà parlé de plusieurs maladies qui peuvent amener l'augmentation de volume, générale ou partielle, et même la solution de continuité des trompes : l'inflammation, le catarrhe, les oblitérations limitées, l'accumulation du mucus, des éléments épithéliaux, la suppuration, les abcès, les hémorrhagies, avec écoulement libre ou rétention du sang et du pus, avec adhérences périphériques, dilatations ou ruptures des oviductes, les fibroïdes, le tubercule, etc. — Le cancer s'observe rarement dans les trompes. Il s'y développe de préférence par l'extension du cancer utérin, rarement avec le cancer des ovaires ; car on peut trouver sur ces organes la trompe de Fallope saine, contrastant, par son faible volume et son intégrité, avec l'énorme tuméfaction et la profonde dégénérescence de l'organe germinateur. — Les seules tumeurs dont il reste à signaler ici l'existence, tout en convenant de l'impossibilité où nous sommes d'en préciser le diagnostic et d'y appliquer un traitement quelconque, sont les dilatations des trompes, soit par un excès ou une altération de leur sécrétion muqueuse, coïncidant habituellement avec un rétrécissement ou une atrésie de leur canal, soit par un kyste développé dans leurs parois, dans leur voisinage, ou même dans l'ovaire correspondant, et pouvant communiquer avec leur cavité agrandie.

1° Lorsqu'il y a *hydropisie des trompes*, c'est-à-dire *dilatation* de ces organes par l'accumulation d'un fluide séro-muqueux, séro-sanguinolent, ou d'une masse de cellules ou de débris d'épithélium plus ou moins épaisse, ayant été prise pour de la matière tuberculeuse, la maladie peut se présenter sous divers aspects. Tantôt une seule trompe est affectée par la maladie, tantôt les deux organes sont atteints d'une manière à peu près égale et symétrique. Rarement l'oviducte malade est libre et ne présente aucune altération à sa périphérie : le plus souvent, il porte des traces d'inflammation ancienne, pour le moins adhésive, et il est rattaché aux parties voisines, à la face postérieure de l'utérus ou à l'ovaire, par des adhérences pseudo-membraneuses qui le privent de toute mobilité. L'altération peut s'étendre à toute la longueur de la trompe ; mais plus souvent elle est limitée à une portion de ce canal organique, et celle des deux parties qui paraît la plus disposée à être malade, celle où le mucus s'acccumule en plus grande quantité et dont la distension est la plus fréquente et la plus considérable, c'est la moitié externe ou ovarienne. Enfin, lorsque toute la trompe ou toute une moitié de la trompe est dilatée par l'accumulation uniforme du liquide, cet organe conserve en partie, malgré sa dilatation, sa forme normale et offre l'aspect d'une portion d'intestin à circonvolutions plus ou moins incom-

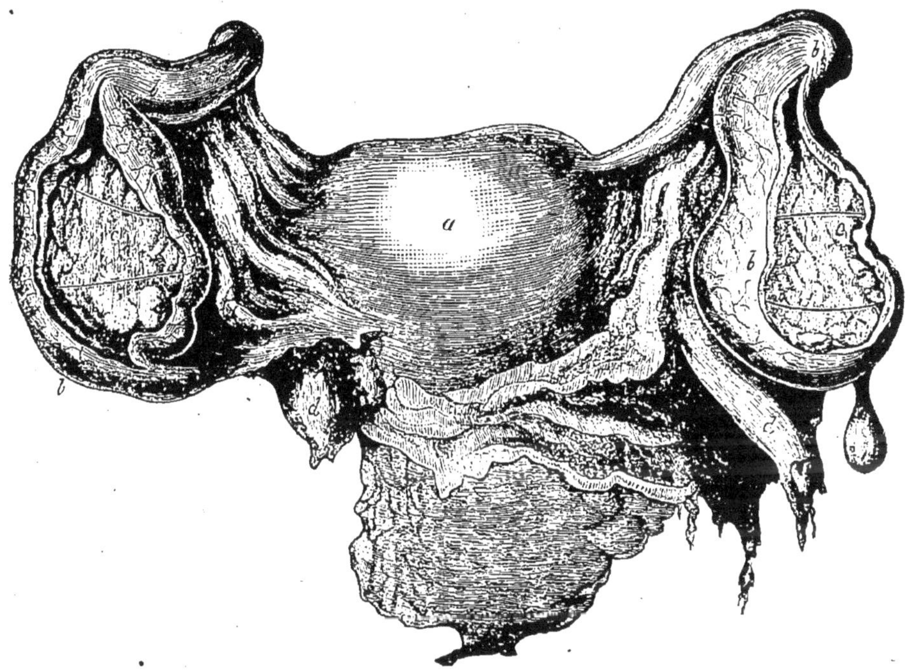

Fig. 225 (*).

plètes, inégalement distendues par le contenu ; lorsque au contraire la dilatation est limitée par des oblitérations voisines ou par la résistance d'une enveloppe kystique dans laquelle est contenu le liquide qui occasionne la distension, la tumeur est circonscrite, globuleuse et le reste de l'organe, ne dépassant pas sensiblement son volume normal, est effacé au toucher comme aux regards.

J'ai vu quelquefois des tumeurs du genre de celles que je viens de décrire et analogues à celles qui ont été signalées par De Haen [1], Monro [2],

(*) Trompes de Fallope distendues dans leur portion externe ou ovarienne par une collection fluide, et petit kyste appendu à une trompe ; d'après Hooper.

[1] *Pract. med.* III, 313.

[2] *An Essay on the Dropsy.* London, 1765.

Me Boivin et Dugès[1], Kiwisch[2], Becquerel[3], Scanzoni[4], Rokitansky[5], Klob[6], etc.

Il est évident qu'on n'a pas pour les diagnostiquer d'autres éléments que ceux dont j'ai déjà fait l'exposé et l'appréciation en parlant de la salpingite et des abcès des trompes, qu'on ne distinguera les tumeurs liquides des tumeurs solides que par une différence de résistance peu facile à apprécier, et qu'on ne soupçonnera la simple hydropisie ou les tumeurs solides bénignes que par l'absence actuelle ou antécédente des douleurs inflammatoires et des phénomènes cachectiques; encore faudra-t-il se rappeler que les adhérences qui unissent fréquemment, dans ces cas, les trompes aux parties voisines, témoignent de l'existence antérieure de phénomènes phlegmasiques, qui ont dû accuser, par des douleurs plus ou moins aiguës, les diverses phases de leur développement.

2° L'existence des *kystes tubo-ovariens* est établie sur cinq observations intéressantes rapportées par M. Adolphe Richard[7], et sur quelques autres précédemment citées par Morgani, Frank, Boivin et Dugès, Kiwisch, M. Follin, etc. Il est démontré par ces faits que les kystes de l'ovaire peuvent s'ouvrir dans l'utérus par l'intermédiaire de la trompe; qu'après avoir reçu le liquide kystique, la trompe continue de subir un travail pathologique; que son calibre augmente, sa longueur devient double, ses parois s'épaississent, les plis de sa muqueuse s'effacent en partie; enfin, que la dilatation arrive de proche en proche jusqu'à la partie interne de l'oviducte, que la communication reste établie entre le canal de la trompe dilatée et le kyste et que, dès lors, se trouve constitué le kyste complexe désigné justement depuis M. Richard par le nom de tubo-ovarien, qui n'est peut-être pas sans quelque rapport avec la maladie décrite par Rokitansky sous le nom d'*hydropisie profluente des trompes*.

On ne peut donner encore, pour ces kystes ni pour les hydropisies des trompes, aucune règle de traitement; on essaierait d'en tenter l'ouverture et l'évacuation par le vagin, s'il se produisait des accidents qui parussent l'indiquer, et si aucune contre-indication n'y mettait obstacle.

III. *Grossesses extra-utérines.* — Quel que soit le siége de la grossesse extra-utérine, qu'elle soit ovarique, tubaire, tubo-interstitielle ou abdominale, elle a, entre autres conséquences, celle de provoquer une tumeur

[1] Ouv. cit. II, 590. Atlas, Pl. XXXV, fig. 1.
[2] *Klinik. Vorträg.* II, 202, Prague, 1849.
[3] Ouv. cit., t. II, p. 278.
[4] Ouv. cit., p. 315.
[5] *Lehrbuch der pathol. Anat.*, III, 440. Wien, 1861.
[6] *Path. Anat. der weibliche Sexualorganen*, p. 288. Wien, 1864.
[7] *Mémoires de la Société de chirurgie*, t. III, p. 121, Paris, 1856.

qui, par sa position, par les symptômes variables dont elle peut s'accompagner, ne laisse pas que d'en imposer, soit pour une maladie utérine, soit pour une maladie des annexes. Je ne l'envisagerai ici qu'à ce point de vue : pour en connaître l'histoire complète, on consultera avec fruit les ouvrages spéciaux[1].

Diagnostic. — A quels signes reconnaît-on la grossesse extra-utérine, et à l'aide de quels moyens en établit-on le diagnostic différentiel? Telles sont les principales questions que nous nous proposons d'agiter. Il ne faut pas le dissimuler : l'un et l'autre diagnostic présentent des difficultés toujours considérables, mais variables suivant les époques.

Sous ce rapport, on doit distinguer trois époques ou périodes : 1° celle qui correspond aux premiers temps de la grossesse et s'étend jusqu'au quatrième ou cinquième mois, jusqu'à la perception des mouvements actifs du fœtus; 2° celle qui s'étend de ce moment jusqu'à celui de la maturité de l'œuf; 3° celle qui vient après l'époque normale où l'accouchement aurait dû avoir lieu, et qui est caractérisée par la mort du fœtus, sa momification, ses altérations diverses, la suppuration de la poche, etc. Ces distinctions sont également importantes au point de vue du diagnostic et du traitement.

1° L'interruption des règles, qui a tant d'importance au point de vue du diagnostic de la grossesse simple, en a ici beaucoup moins : tandis qu'il est des cas où les mois persistent dans les premiers temps avec l'abondance et les caractères habituels, il en est d'autres où ils cessent de couler dès l'apparition de la grossesse, pour ne reparaître qu'après la mort de l'enfant. Dans la généralité des cas les vomissements sont notés : ils paraissent même plus tenaces, plus violents que dans la grossesse normale. Les glandes mammaires se tuméfient aussi généralement, l'aréole se brunit, les tubercules signalés par Montgomery se montrent; mais il se peut que ce changement de volume ne soit pas très-marqué et que la coloration de l'aréole perde de son importance par le fait d'une grossesse antérieure. — Un phénomène plus spécial et signalé dans toutes les observations relevées avec soin, est une douleur abdominale plus ou moins vive, assez analogue à celle qui est désignée sous le nom de colique utérine. Débutant, dans la plupart des cas, peu de temps après la conception, elle se prolonge avec des alternatives d'augmentation et de diminution jusqu'au terme de la grossesse. Le siége de cette douleur est dans l'hypogastre et dans les flancs.

L'exploration locale des organes génitaux ne fournit au début que des signes incertains. L'hypertrophie de l'utérus qui s'observe souvent en pareil cas, peut tenir soit à une grossesse normale, soit à un état morbide.

[1] Velpeau, *Dict. de méd. en 30 vol.*, t. XIV. — Dezeimeris, *Journal des connaissances médico-chirurgicales*, 1836. — A. Triadou, *Des grossesses extra-utérines.* Thèse de concours pour l'agrégation. Montpellier, 1866.

La coloration rouge-vineux de la muqueuse vaginale est un indice de grossesse normale plutôt que de grossesse extra-utérine. On peut, il est vrai, constater par le toucher vaginal la présence d'une tumeur intrapelvienne dans les cas où le kyste est placé au fond du petit bassin ; mais cette circonstance est exceptionnelle, de même que celle dans laquelle la poche, placée très-superficiellement dans la fosse iliaque, est reconnue par le palper abdominal ; tel est encore le cas dans lequel l'ovaire hernié à travers l'anneau inguinal est le siége d'une grossesse extra-utérine, comme l'a vu Widerstein.

En dehors de ces exceptions, on ne saurait au début se prononcer sur l'existence d'une grossesse extra-utérine. On peut cependant la soupçonner : on a même prétendu l'avoir diagnostiquée sûrement; mais je ne crois pas devoir m'arrêter à discuter ce qu'il y a de légitime dans cette prétention, sauf à y revenir, à propos du traitement proposé dans ces derniers temps.

Pour donner une idée des difficultés que peut présenter un pareil diagnostic, je reproduis ici une figure qui montre l'aspect général d'une grossesse tubaire, et les particularités intéressantes qui caractérisaient la grossesse adutérine (c'est-à-dire d'une corne utérine) prise pour une grossesse tubaire dans ce fait exceptionnel. Le corps jaune était à gauche, l'embryon se trouvait dans la corne gauche ; néanmoins l'absence d'un vrai canal de communication entre cette corne et le col utérin, canal dont on ne trouvait qu'un vestige, semblait empêcher d'admettre que la fécondation eût pu avoir lieu de ce côté, et par conséquent faire supposer que le sperme avait dû parcourir la corne et la trompe droite et arriver, par l'intermédiaire du péritoine, jusque sur l'ovaire gauche, pour y rencontrer l'œuf. C'est à ce titre que j'ai cru devoir reproduire ce cas rare d'anatomie pathologique.

2° Vers le quatrième mois, et surtout au commencement du cinquième, on est autorisé à être plus affirmatif, sans être pourtant à l'abri de toute erreur. On se souvient encore de cette femme qui, examinée par la plupart des médecins et chirurgiens des hôpitaux de Paris, et regardée comme atteinte de grossesse extra-utérine, accoucha naturellement à la fin du neuvième mois, au grand étonnement de M. Huguier, qui publia ce fait instructif. Il en est quelques autres semblables : ainsi Schlesinger [1] avait diagnostiqué une grossesse ovarique chez une femme qui accoucha naturellement à terme ; la cause de cette erreur était due à l'existence d'une tumeur dans la région inguinale droite.

Ces exemples de méprises, que je pourrais multiplier, ne prouvent qu'une chose : c'est qu'il faut en cette matière, comme en beaucoup d'autres, peser et discuter avec soin tous les symptômes avant de se prononcer.

[1] *Casper's Wochenschrift*, 1845, n° 31.

Pourtant à cette époque de la grossesse, il est de nombreux indices

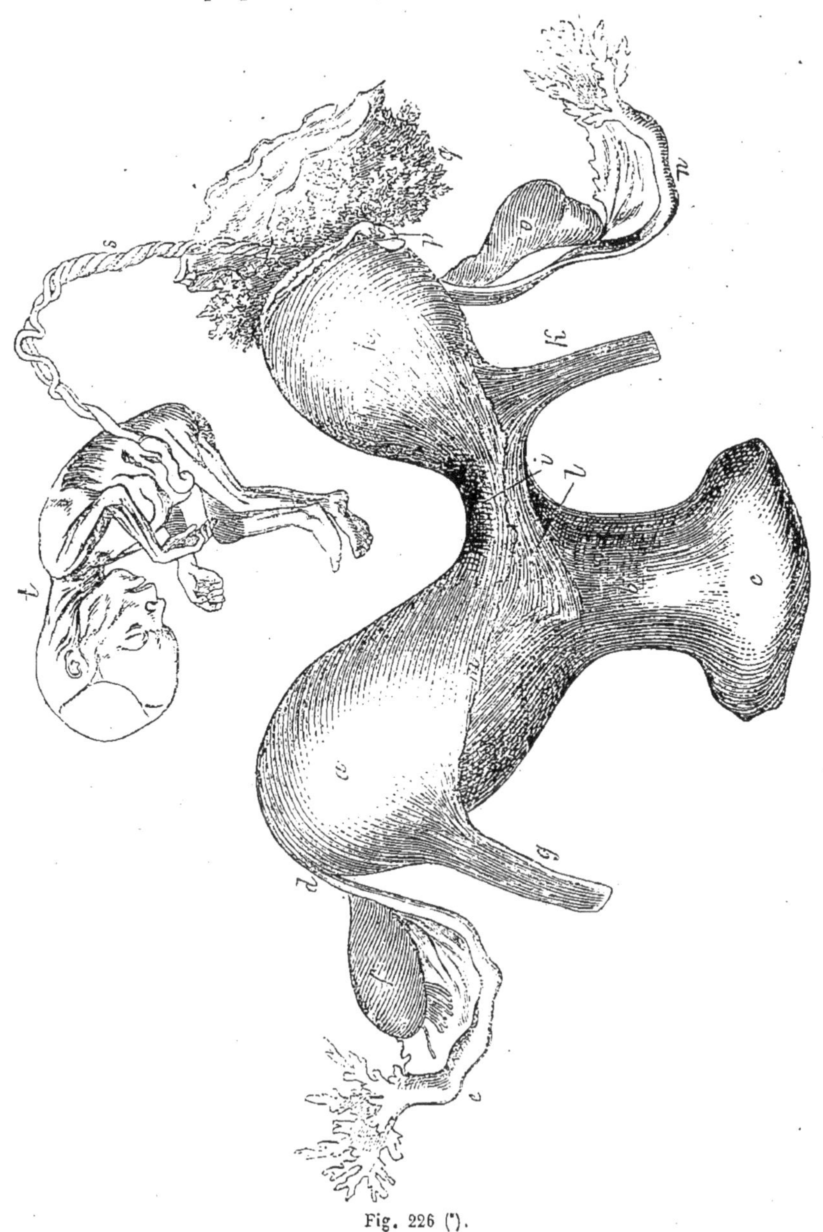

Fig. 226 (*).

qui autorisent le médecin à émettre une opinion catégorique. On re-

(*) Grossesse dans une corne close d'utérus bicorne, prise pour une grossesse tubaire, d'après Küssmaul (ouv. cit., p. 155, fig. 45), sur une préparation de Heyfelder : *a* corps de l'utérus unicorne droit, dont la cavité était tapissée d'une caduque, *b* son col, *c* vagin, *d* sommet de la corne droite, *f* ovaire droit, *e* oviducte droit, *g* ligament rond droit, *h* corne gauche rudimentaire en gestation, *i* tissu unissant la corne gauche à la corne droite, au milieu duquel on trouva le vestige d'un canal destiné vraisemblablement à faire communiquer les cavités des deux cornes, *k* ligament rond gauche, *l* fibres musculaires qui en partent pour se porter sur le corps de la corne droite, *m* péritoine, *n* oviducte gauche, *o* ovaire gauche avec un très-gros corps jaune, *p* déchirure de la partie gestative, *q* placenta, *r* membranes de l'œuf, *s* cordon ombilical, *t* embryon.

connaît : d'une part, qu'il y a grossesse, aux mouvements actifs du fœtus, aux données fournies par l'auscultation ; d'autre part, qu'elle a un siége insolite, en ce que l'exploration par le vagin et à travers la paroi abdominale fera reconnaître une tumeur située sur l'un des côtés, douloureuse à la pression, distincte de l'utérus dont on pourra assez souvent apprécier les limites supérieures. La difficulté de déterminer le ballottement intra-utérin, le peu de volume de la matrice, les déplacements de cet organe en haut, en bas ou sur les côtés, suivant la position du kyste extra-utérin, sont autant d'indices pour établir qu'il y a grossesse extra-utérine.

Enfin, lorsque le terme naturel de la grossesse arrive, la femme est en proie aux douleurs de l'enfantement ; ces douleurs se prolongent trois ou quatre jours, cessent et reviennent à plusieurs reprises, sans jamais aboutir. Cette circonstance servirait de criterium au diagnostic, s'il en était encore besoin à cette époque.

3° Lorsque le fœtus est mort, on se guide d'après les anamnestiques, c'est-à-dire les symptômes antérieurs, qui peuvent passer pour signes de gestation et de grossesse extra-utérine. En outre, l'exploration directe, la palpation, le toucher, la perception des inégalités caractéristiques des divers segments du fœtus à travers la poche qui les renferme etc., aideront à distinguer le kyste fœtal des tumeurs ovariques, tubaires ou abdominales, solides ou liquides, séreuses ou purulentes, traumatiques, inflammatoires ou diathésiques, avec lesquelles on pourrait le confondre.

Diagnostic différentiel. — Nous avons montré, chemin faisant, qu'on peut confondre une grossesse extra-utérine avec une grossesse simple et énuméré les signes à l'aide desquels on peut éviter cette méprise. Il nous reste à signaler les autres erreurs de diagnostic et à tracer rapidement les caractères à l'aide desquels on peut les éviter. Quand la grossesse a atteint le cinquième mois, il n'y a pas de confusion possible avec les maladies dont il nous reste à parler ; mais il n'en est pas de même au début.

Les vomissements, l'acuïté de la douleur hypogastrique, l'existence d'espèces de colique utérine sont, il est vrai, des symptômes communs à une maladie inflammatoire de l'utérus ou de son enveloppe séreuse et à la grossesse extra-utérine ; mais, à côté de ces points de contact, il y a des différences radicales : ainsi, dans cette dernière, il y a absence des signes révélés par l'examen au spéculum, la palpation et le toucher vaginal, c'est-à-dire des signes fournis par la couleur, le volume, la température, la sensibilité du col, la sécrétion de la muqueuse utérine, etc. — La marche suivie par l'hématocèle péri-utérine, la différence des symptômes qu'il est superflu de rappeler, permettront de ne pas confondre cette maladie avec la grossesse extra-utérine. — Enfin, les tumeurs des annexes (fibromes ou kystes) se distinguent de celle-ci par la lenteur de leur marche et le peu de retentissement sur l'économie tout entière.

Traitement. — Tandis que la grossesse simple ne provoque d'autre souci que de veiller à la santé de la mère et de l'enfant, la grossesse extra-utérine, par ses affinités avec la maladie, par les dangers qu'elle fait courir à la mère, par la mort inévitable de l'enfant, doit préoccuper le médecin au plus haut point. Un coup d'œil jeté sur ses *modes de terminaison* démontrera la vérité de ces assertions, en même temps que l'opportunité d'une intervention médicale.

Il est rare qu'une grossesse extra-utérine arrive à son terme naturel : les statistiques de Campbell, de Hecker, de Mattei, comme celle que M. Puech a bien voulu me communiquer, démontrent que c'est là une circonstance tout à fait exceptionnelle. Dans les trois quarts des cas, le kyste se rompt avant cette époque. Cette terminaison, un peu moins fréquente pour les grossesses abdominales, est pour ainsi dire la règle pour les grossesses interstitielles, tubaires et ovariques.

Sur les 26 observations de grossesse interstitielle relevées par Hecker [1], la rupture s'est constamment produite : une fois, au bout de quatre semaines, deux fois au bout de deux mois, douze fois au troisième mois, trois fois au quatrième et, pour les sept autres cas, du cinquième au neuvième mois. Dans l'espace de 6 à 26 heures, la mort a suivi la rupture.

Sur les 100 cas de grossesse tubaire relevés par M. Puech (la grossesse existait 68 fois à gauche et 32 fois à droite), la rupture s'est produite 98 fois. Ollivier [2], Westphal [3], sont les seuls qui n'aient point vu la rupture de l'organe sur le cadavre, la mort étant survenue dans le 1er cas par une rupture des veines du ligament large, et dans le 2e par une cause étrangère. Dans les autres cas, un seul excepté, la grossesse tubaire s'est terminée par la mort. L'observation de guérison unique dans la science, publiée par M. Virchow [4], est relative à une femme qui, après avoir présenté en juin 1848 tous les symptômes d'une rupture interne, se rétablit, et à la mort de laquelle, survenue accidentellement le 17 juillet 1852, on constata la rupture de la trompe et la présence de l'embryon dans cet organe. Cette terminaison s'est peut-être présentée dans d'autres cas, notamment dans les faits de Schweller, C. Mayer et Wegscheider, communiqués à la société obstétricale de Berlin ; mais le diagnostic de ces faits étant resté incertain, on a dû n'en tenir aucun compte. — A part le fait de Virchow, la rupture de la trompe a été suivie de mort dans les 97 autres : dans les trois quarts des cas, la mort est survenue dans l'es-

[1] *Monatsschrift für Geburtskunde*, 1859, t. XIII, p. 87.
[2] *Archives générales de méd.* 1832, t. V, p. 403.
[3] *Canstatt's Jahresbericht*, 1848, p. 321.
[4] *Gazette hebdomadaire*, 1859, p. 333.

pace de six à vingt-quatre heures; dans un cas seulement, dix jours se sont écoulés avant la terminaison funeste. — La rupture s'est produite 63 fois dans les deux premiers mois, 25 fois dans le troisième et 9 fois seulement dans le quatrième mois.

Dans les grossesses ovariques, la rupture a lieu plus tardivement; il y a seulement quelques cas où elle s'est produite dans les trois premiers mois; dans la plupart, elle est arrivée vers le septième mois. L'hémorrhagie foudroyante a été observée, par suite, beaucoup plus rarement (5 fois); la péritonite générale et la péritonite circonscrite, qui amène la production d'un kyste secondaire, se sont rencontrées au contraire plus habituellement.

La grossesse abdominale est de toutes les espèces celle qui donne le moins de mortalité, au moins immédiatement. Sur 132 observations, Hecker trouve 76 guérisons et 56 morts. La statistique de M. Puech diffère un peu de celle de Hecker; mais cela tient à ce qu'il a élagué tous les faits qui pouvaient être suspectés, à quelque titre que ce fût. Néanmoins, l'élimination faite, il n'en est pas moins évident que cette espèce est moins dangereuse que les précédentes. La rupture est ici exceptionnelle; le plus habituellement le fœtus parcourt toutes les phases de son développement, arrive à neuf mois et peut même vivre au delà, comme l'ont vu Grossi et Smith.

En résumé, les grossesses extra-utérines sont susceptibles de terminaisons différentes.

Tantôt le kyste se rompt, et alors cette rupture amène soit une hémorrhagie mortelle en quelques heures, soit une péritonite suraiguë mortelle en deux ou dix jours, soit une péritonite circonscrite dont la thérapeutique peut se rendre maîtresse par un traitement approprié. Dans cette dernière circonstance, les choses peuvent se passer comme lorsque le kyste ne se rompt pas.

Tantôt le kyste ne se rompt pas et résiste à la pression exercée sur lui de dedans en dehors par son contenu. Il peut se faire alors que l'embryon meure prématurément, ou qu'il arrive aux dernières limites de son développement et meure par l'insuffisance de ses moyens de nutrition. Dans l'un et l'autre cas, il peut advenir que le kyste soit toléré, ou que la nature fasse des efforts pour l'expulser.

Quand il y a tolérance, les parois kystiques se modifient, la vascularisation diminue et le liquide amniotique est résorbé; en même temps le produit de conception se plisse, se ratatine et subit la transformation cireuse ou momifique, ainsi qu'il en existe d'assez nombreux exemples, puisque M. Puech en a relevé 35 cas.

Quand la tolérance ne peut avoir lieu, ce qui s'observe surtout lorsque le fœtus est volumineux, il irrite par sa présence les parties voisines et provoque de la part de la nature des efforts d'expulsion. — Les parois kystiques s'enflamment, contractent des adhérences avec les parties voisines et amènent une mort plus ou moins rapide, suivant le degré de cette inflammation, suivant aussi que les forces de la femme sont plus ou moins épuisées. La péritonite, que M. Puech a relevée dans sa statistique 21 fois, est alors la cause la plus fréquente de la mort ; viennent ensuite l'épuisement, la fièvre hectique et l'infection purulente. — Plus habituellement la nature arrive à créer au contenu du kyste une issue, soit à l'extérieur, soit dans une cavité. Après des accidents plus ou moins graves et d'une durée plus ou moins longue, un abcès se forme et s'ouvre sur un point quelconque des parois abdominales, dans l'intérieur du rectum, ou, ce qui est plus rare, dans tout autre point du tube intestinal, dans le vagin, dans la vessie, ou bien encore il se fait jour par plusieurs de ces points à la fois : vagin et ombilic, rectum et vessie, rectum et vagin. — Rien n'est plus variable que l'époque où commence ce travail éliminateur : on l'a vu se manifester immédiatement après la mort du fœtus et d'autres fois se faire attendre de dix à vingt-cinq ans. M. Puech a observé un exemple de cette dernière espèce : après une tolérance de vingt-cinq ans, la tumeur s'enflamma, suppura et amena la mort par suite de péritonite. Pourtant c'est là une exception ; car habituellement c'est de un à trois ans qu'on observe la manifestation des accidents.

Ne pouvant, faute d'espace, aborder les détails de ces éliminations, je me bornerai à reproduire les chiffres relevés par M. Puech, chiffres qui établissent le degré de fréquence ainsi que la gravité relative de ces diverses terminaisons :

I. Cas où le kyste s'est ouvert au dehors par les parois abdominales.		90
a. Ouverture spontanée. Guérisons	28	
Morts	4	
b. Extraction secondée par l'art. Guérisons	12	
Morts	2	
c. Gastrotomie, fœtus mort ou vivant. Guérisons	29	
Morts	15	
II. Cas où le kyste s'est ouvert dans l'intestin, expulsion naturelle ou artificielle des os		69
Guérisons	45	
Morts	24	
III. Cas où le kyste s'est ouvert dans le vagin, sortie spontanée ou provoquée des os		23
Guérisons	18	
Morts	5	
IV. Cas où le kyste s'est ouvert dans la vessie, sortie secondée par l'art.		17
Guérisons	14	
Morts	3	

Cette statistique, dont je puis garantir l'exactitude, diffère sensiblement de celle qu'a donnée M. Mattei [1]. Outre qu'elle porte sur un nombre plus considérable de faits, elle montre que l'ouverture dans le rec-

[1] *Gazette des hôpitaux*, 1860, p. 439.

tum n'est pas aussi grave que l'avait établi cet auteur, puisque sur 69 cas, il y a 45 guérisons. Quoi qu'il en soit, cette terminaison n'en reste pas moins la plus sérieuse, puisqu'à elle seule elle fournit autant de décès que toutes les autres réunies.

Par cet aperçu, il devient évident que la grossesse extra-utérine est un des états les plus dangereux que l'on puisse rencontrer. Si le maximum du danger se trouve au début, puisque en quelques heures une femme en apparence pleine de santé peut succomber, on ne saurait oublier non plus que le danger n'en existe pas moins à la fin. De là la nécessité d'une *intervention médicale*, et l'obligation de tracer les règles à suivre en pareil cas. — Ici les indications varient suivant les trois époques principales de la maladie que j'ai déjà signalées.

1° En présence du danger qui menace la mère et de la mort inévitable de l'enfant, on est en droit de se demander s'il ne convient pas d'arrêter cette grossesse dès son début, en empêchant le développement ultérieur de l'embryon. Si théoriquement la réponse est affirmative, pratiquement il y a des difficultés graves et de plusieurs sortes, surtout celles que soulève la difficulté du diagnostic. Je ne veux pas engager l'avenir; mais je dois déclarer que, pour le présent, il est impossible de diagnostiquer sûrement une grossesse extra-utérine dès le deuxième mois. Or, la statistique le prouve, c'est à cette époque qu'on préviendrait le plus certainement les suites fâcheuses des grossesses interstitielles ou tubaires, et qu'on aurait quelque chance de triompher des périls qui y sont inhérents. Quoi qu'il en soit, si l'on parvenait à ce diagnostic, on ne devrait pas hésiter à pratiquer dans la tumeur des injections, soit d'atropine, soit de morphine, à l'aide d'une seringue de Pravaz, à longue canule. A l'imitation de M. Friedreich [1], on chercherait ainsi à arrêter simultanément le développement de l'embryon et l'accroissement de la tumeur. On pourrait y arriver encore par l'électro-acupuncture, ainsi que l'ont fait MM. Burci et Bartoloni [2] sur une grossesse tubaire parvenue au troisième mois; mais, en pareille occurrence, je préférerais la première méthode à la seconde.

2° Les difficultés diagnostiques sont moindres dans le courant du quatrième et du cinquième mois; aussi j'hésite moins à préconiser alors les injections dans le kyste, convaincu qu'on en retirera quelque avantage et qu'on pourra agir avec plus de chance de certitude. Alors, il

[1] *Gazette hebdomadaire*, 1864, p. 716. A propos de ce fait, il y a lieu de suspecter qu'il y ait eu là grossesse extra utérine : cette tumeur était bien volumineuse pour une grossesse de 3 semaines; n'était-ce pas une hémorrhagie apoplectique de l'ovaire? Les incertitudes de diagnostic seront toujours très-grandes en pareil cas : c'est à les dissiper que doivent tendre les efforts de ceux qui s'occupent de ce sujet.

[2] *Union médicale*, 4 avril 1857. Était-ce une grossesse tubaire?

est vrai, on ne sacrifiera le fœtus qu'à une époque assez avancée de la gestation, on ne préviendra pas aussi sûrement les accidents ultérieurs de l'élimination; mais comme les recherches de M. Puech, que j'ai déjà citées, ont établi que celle-ci est d'autant moins dangereuse que le produit de conception est moins avancé en âge, on pourra du moins se rendre la justice d'avoir été utile. Toutefois, avant de prendre cette grave détermination, on devra s'appuyer de l'autorité de plusieurs confrères; même à cette époque, il n'est pas toujours facile de diagnostiquer avec certitude une grossesse extra-utérine et, en cas d'erreur, il ne faut pas que cette détermination puisse être suspectée de culpabilité.

Si l'enfant était arrivé au neuvième mois, s'il était encore vivant, si la mère réclamait une opération, on pourrait tenter la gastrotomie avec l'instrument tranchant. Quoiqu'il y ait eu peu de succès à la suite de tentatives de ce genre, on est autorisé à intervenir. Dans ce cas, comme dans ceux où l'enfant est mort, on ferait l'incision autant que possible sur le point où l'on croirait sentir la tête du fœtus, on ne serait déterminé à choisir un autre endroit que si celui-ci était plus déclive et si la peau s'y trouvait plus amincie.

3° Quand la grossesse est plus avancée, que l'enfant est mort et que la mère souffre modérément, on peut attendre; mais si un travail éliminateur se manifeste, il est indiqué d'intervenir, soit en ouvrant la tumeur avec la pâte de Vienne, soit, si elle est déjà ouverte, en élargissant l'ouverture avec l'instrument tranchant, afin d'être en état d'extraire plus rapidement les os et les débris fœtaux. Quant à l'endroit où doit porter l'instrument tranchant dans ces cas, ce doit être celui où s'opère le travail d'élimination; s'il y a plusieurs points vers lesquels ce travail tend à s'établir, on choisira de préférence la paroi abdominale.

CHAPITRE III

Stérilité.

J'ai cru devoir donner une description synthétique d'un état qui n'est que le résultat d'anomalies ou de maladies des organes génitaux, déjà décrites isolément dans les précédents chapitres, parce que le médecin se trouve souvent en présence de cette question complexe, qu'il est consulté uniquement pour porter remède à la stérilité et qu'il doit nécessairement remonter de cet effet à sa cause tératologique ou morbide, le plus souvent méconnue de la malade. J'ai placé cette description ici plutôt qu'ailleurs, d'abord parce que les causes de la stérilité absolue, le plus souvent incurable, sont des altérations des annexes; en second lieu, parce que toutes les autres causes d'infécondité ayant été antérieurement étudiées, il était naturel de ne signaler qu'en dernier lieu l'inaptitude à la procréation, qui peut être l'effet des unes ou des autres.

La question de la stérilité est majeure, pleine d'embarras et d'incertitude et a occupé de tout temps les meilleurs esprits. Depuis Hucher[1], professeur du seizième siècle à l'école de Montpellier, jusqu'à M. Roubaud [2], on pourrait citer un grand nombre d'auteurs qui s'en sont occupés. Malheureusement plusieurs des livres publiés sur ce sujet sont une amorce offerte à la curiosité du public plutôt qu'une étude sérieuse et vraiment scientifique de cette question, et l'abondance encombrante de ces documents peu intéressants semble avoir apporté plus d'obscurité que de lumière dans l'élucidation du problème.

En outre, cette question, tout en étant commune aux deux sexes, a beaucoup plus d'importance dans la pathologie de la femme. Plus on vieillit dans la pratique médicale, plus on acquiert la certitude que la stérilité dépend le plus souvent de la femme. Lorsqu'une union dure depuis plusieurs années sans enfants, la cause en est à la femme au moins 9 fois sur 10.

Quant à l'importance de la stérilité en gynécologie, il suffira, pour en donner la mesure, de rappeler que M. Simpson [3], faisant des recherches sur la fréquence de la stérilité, trouva que sur 1252 mariages, 146, c'est-à-dire 1 sur 8,5 environ, ne donnèrent lieu à aucune descendance. M. Spencer Wells[4] a trouvé aussi 1 femme stérile sur 8 femmes mariées.

La *stérilité* est l'état d'une femme qui ne fait point d'enfants, comme d'un arbre qui ne fait pas de fruits.

Elle résulte de trois conditions distinctes, dont la cause est de plus en plus spéciale à la femme, le siége de plus en plus profond, la curabilité de plus en plus difficile, à mesure qu'on passe de la première à la deuxième et de la deuxième à la troisième. Ces trois conditions sont :

1° L'inaptitude au coït ou impuissance.

2° L'inaptitude à l'imprégnation ou infécondité ;

3° L'inaptitude à la germination ou stérilité proprement dite.

Ces diverses inaptitudes peuvent être passagères ou permanentes, relatives ou absolues, curables ou incurables. Elles le sont à des degrés différents pour chacune d'elles : l'inaptitude à la germination, par exemple, est celle dont l'incurabilité est la plus fréquente et la plus complète.

Il est très-important de découvrir à laquelle de ces trois conditions se rattache la stérilité et quelle est dans chacune d'elles la cause qui l'entretient ; car telle de ces causes est persistante et tout à fait au-

[1] *De sterilitate utriusque sexus libri quatuor*, in-8. Geneva, 1609.

[2] *Traité de l'impuissance et de la stérilité chez l'homme et chez la femme.* Paris, 1855.

[3] *Obstetrical Works.* London, 1856. M. Simpson y consacre un chapitre à la stérilité en général, et à la stérilité particulière attribuée aux femmes nées jumelles avec un enfant du sexe masculin. Il n'a pas trouvé que la proportion des femmes stériles aux femmes fécondes dans ce cas particulier (1 sur 10), s'éloignât beaucoup, comme on l'avait avancé, de la même proportion dans les cas de stérilité en général (1 sur 8,5).

[4] *Med. Times and Gazette*, 1861. — Sur quelques causes curables de la stérilité.

dessus des ressources de l'art, telle autre est très-légère et aisée à combattre avec le succès le plus décisif. Il n'est pas moins important de distinguer dans ces causes de stérilité l'influence des altérations locales et celle des états généraux ou des affections diathésiques, la part qu'elles prennent ensemble ou séparément au trouble des divers actes dont l'association complexe constitue la fonction reproductive, enfin les différents degrés de curabilité des unes et des autres, seuls éléments de probabilité pour un pronostic trop souvent incertain.

I. *Inaptitude au coït ou impuissance.* — Elle est plus bornée chez la femme que chez l'homme. La femme jouant en quelque sorte un rôle passif dans l'intromission, l'accouplement et les préludes du coït, il suffit que la vulve et le vagin soient assez ouverts pour qu'ils puissent recevoir le pénis et permettre la copulation. Pourtant il est des vices de conformation des parties extérieures de la génération et du vagin, congénitaux ou accidentels, tératologiques ou pathologiques, qui peuvent rendre une femme passagèrement ou définitivement impuissante.

Vulve. — A part les adhérences des grandes et des petites lèvres, qui sont toujours d'origine accidentelle et qui gênent ou empêchent le rapprochement sexuel, je ne connais pas dans la vulve proprement dite de lésion susceptible de causer la stérilité. L'excès de longueur et l'atrophie du clitoris ne me paraissent pas avoir sur la fécondité l'influence que leur attribue M. Roubaud [1]. Il faut pourtant faire ici mention de ce qu'on a appelé *hermaphrodisme féminin transverse* (voy. p. 22) ; car, dans ce cas, bien qu'il y ait menstruation régulière, la grossesse est exceptionnelle. Heureusement cette anomalie est plus curieuse que commune et ne mérite guère de nous arrêter. Si l'on était consulté pour un cas de ce genre, on devrait, à l'imitation de Coste [2], créer un vagin et amputer le clitoris ; peut-être arriverait on ainsi au résultat désiré. Il va sans dire que cette tentative ne devrait être faite qu'après s'être assuré de l'existence de la menstruation et du développement de l'utérus.

On prendrait les mêmes précautions, s'il se présentait un cas d'absence de la vulve ; car celle-ci, à part les faits de Magee [3] et de Rossi [4], s'accompagne le plus souvent de l'absence ou de l'atrophie de l'organe gestateur.

Vagin. — Les anomalies par défaut, la bifidité, l'ouverture anormale de ce canal peuvent être des causes d'impuissance.

Les anomalies par défaut sont congénitales ou accidentelles, partielles ou totales. — Il faut citer au premier rang l'absence totale ou partielle du vagin par manque de formation ou arrêt de développement, l'imperforation de l'hymen, l'obturation membraneuse de la partie inférieure du vagin, l'étroitesse extrême de ce canal. Il serait hors de propos d'en-

[1] Ouv. cit., p. 449.

[2] *Journal des connaissances médico-chirurgicales*, t. III, p. 276, année 1835.

[3] *The Lancet*, 23 July, 1842, p. 575.

[4] *Annales de Montpellier*, t. XIII, p. 39.

trer de nouveau dans de grands détails sur ce sujet, qui se trouve suffisamment traité dans le chapitre consacré aux troubles de la menstruation. Je me bornerai à dire que, dans ces cas, le traitement institué pour le rétablissement des menstrues est celui qui convient pour la cure de la stérilité. Seulement il est à remarquer que lorsque la rétention du sang s'est prolongée pendant plusieurs années, il peut résulter des modifications subséquentes de l'utérus ou de l'état concomitant des ovaires et des trompes, des lésions qui rendent impossible toute fécondation ultérieure. On peut s'expliquer ainsi la stérilité observée chez les opérées de Bécasseau, Kluyskens, Chevallier et Patry [1]. — L'étroitesse congénitale du vagin dans toute son étendue est rare. Pourtant Antoine [2], de la Toison [3], Plenck [4], Benevoli [5], Denman [6], Scanzoni [7] en ont cité des exemples fort curieux. Ce sont moins les troubles de la menstruation que la gêne du coït qui ont appelé sur ces cas l'attention des médecins. Pour y remédier on usera de corps dilatants, on insistera sur leur emploi, moins peut-être en vue de combattre la stérilité qu'en prévision d'un accouchement ultérieur. Du reste, malgré ces conditions très-défavorables, la conception est possible et, chose non moins remarquable, l'accouchement peut se faire parfois aisément et amener la guérison définitive de l'anomalie. Ces obturations, ces rétrécissements de la vulve et du vagin peuvent résulter de suppurations prolongées, de destructions gangréneuses, d'adhérences pathologiques, de la formation de tissu cicatriciel, survenues surtout à la suite des accouchements laborieux et des accidents qui en sont les conséquences (voy. p. 368). J'ai vu des cas de ce genre dont l'incurabilité avérée causait, avec une stérilité inévitable, le désespoir des malheureuses femmes qui en étaient les victimes.

Quand l'obturation du vagin n'est pas complète, alors même que l'intromission est impossible, la fécondation peut exceptionnellement avoir lieu : j'ai connu une femme dont la cloison vésico-vaginale était détruite, et le vagin oblitéré au niveau de la vulve, sauf sur un point ; là se trouvait une ouverture, admettant une petite sonde de femme ou une très-petite plume d'oie, par laquelle sortaient incessamment les urines ; depuis son accouchement, cause de ces lésions qui remontait à plus d'un an, les mois n'avaient pas reparu ; malgré ces conditions si défavorables et contre toute apparence, une fécondation eut lieu, la grossesse arriva à terme et la malade mourut des suites d'un accouchement qui, malgré les secours de l'art, fut accompagné des plus grands désordres. Que

1 Puech, *Des atrésies des voies génitales de la femme*, p. 131. Paris, 1864.

2 *Histoire de l'Académie des sciences*, 1712, p. 36.

3 *Histoire de l'Académie des sciences*, 1738, p. 58.

4 *L'art d'accoucher*, traduit par Pitt, p. 119.

5 *Delle hernie intest.* Florence, 1747, in-4°.

6 *Diction. en 60 vol.* art. VAGIN.

7 Ouvr. cit., p. 414.

ces occlusions et ces rétrécissements soient survenus à la suite de couches ou par l'action des caustiques ou de traumatismes graves, ils amènent des accidents pareils à ceux qui signalent à l'attention du médecin les occlusions ou les étroitesses congénitales et réclament un traitement identique; seulement il faut insister ici sur le traitement d'une façon toute particulière, le tissu cicatriciel ayant beaucoup de tendance à se reproduire et une grande rétractilité; on est obligé le plus souvent d'associer l'action du bistouri à celle des corps dilatants.

Les autres conditions anormales du vagin, causes d'impuissance, sont très-rares.

La bifidité du vagin, c'est-à-dire la disposition qui consiste dans le cloisonnement longitudinal de l'organe copulateur (voy. p. 29), n'est une cause de stérilité que lorsque le calibre de chacun des deux conduits vaginaux est considérablement rétréci, au point de ne pouvoir permettre seulement un commencement d'intromission, ou que la moitié d'organe dans laquelle le coït est praticable aboutit à une moitié d'utérus atrophié. On peut citer comme exemple de cette dernière catégorie le fait de Looser [1]. Quel que soit le cas qui se présente, le médecin ne saurait rester inactif: il a la ressource de dilater artificiellement un des deux vagins, ou, si la dilatation restait insuffisante, de supprimer la cloison, comme cela a été fait sans aucun accident par le médecin que je viens de nommer.

Les ouvertures anormales du vagin peuvent se faire dans la vessie ou dans le rectum. — La première anomalie, qui est la plus rare, n'a été jusqu'à présent observée que quatre fois [2]. Elle ne se guérit que par l'intervention chirurgicale, c'est-à-dire par la création d'un vagin et l'oblitération de l'ouverture anormale: en restituant au sang menstruel sa voie naturelle, on court la chance de rendre en même temps à la femme sa fécondité. — L'ouverture du vagin dans le rectum [3] s'observe au contraire beaucoup plus fréquemment: il serait trop long de mentionner ici tous les cas que j'en ai relevés dans mes recherches. Ce n'est pas non plus le lieu d'établir entre eux des distinctions et des divisions intéressantes à d'autres titres; il suffit d'ajouter que l'indication est toujours, comme pour l'ouverture du vagin dans la vessie, la création artificielle de la portion du canal vulvo-utérin qui fait défaut, et l'oblitération de l'ouverture anormale. Cette conclusion est plus scientifique que celle du coït par les voies extra-naturelles ou à *posterâ parte*, que Louis crut devoir tirer d'une observation qu'il publia et qu'il accompagna de

[1] *Monatschrift für Geburtskunde*, 1864, t. XXIV, p. 441.

[2] Chevreuil, *Journal de médecine et de chirurgie*, 1772, t. XLI, p. 447. — Kingdon, *Gazette médic. de Paris*, 1838, p. 283. — Coste, *Journal des conn. médico-chirurg.*, 1835, t. III, p. 276. — Huguier, dans Lefort, ouvr. cit, p. 203.

[3] Murat, *Dict. en 60 vol.*, art. VAGIN. — Isid. Geoffroy-Saint-Hilaire, *Anomalies de l'organisation*, t. I, p. 501. — Bouisson, *Des vices de conformation de l'anus et du rectum*, p. 39. Paris, 1851. — Roubaud, ouvr. cit., t. II.

réflexions singulières, dans une thèse devenue célèbre par les persécutions qu'elle attira sur son auteur [1]. Du reste, cette observation et plusieurs autres faits non moins authentiques prouvent que non-seulement la fécondation est possible, mais que l'accouchement peut même se terminer naturellement par l'ouverture anale, agrandie par la déchirure plus ou moins complète du périnée.

Quoique la femme n'ait, pour ainsi dire, qu'à se prêter aux préludes de la copulation et à la copulation elle-même, encore est-il des circonstances où, malgré l'intégrité anatomique et la bonne conformation des organes copulateurs, elle est tout à fait impropre à cet acte, par suite d'un désordre fonctionnel ou d'une altération de la vitalité de ces mêmes organes. Au lieu d'être originairement étroits ou consécutivement rétrécis, le vagin et la vulve peuvent être dans un état de *coarctation* produit par le vaginisme ou la contraction spasmodique du vagin et du *sphincter cunni*. Par l'effet de cette maladie nerveuse, dont je résumerai les caractères et le traitement un peu plus loin, l'introduction dans le canal vaginal d'un corps étranger, même peu volumineux, détermine des douleurs parfois assez vives pour produire la syncope : le coït est donc momentanément, mais absolument impossible. Cet état peut durer des années, si l'on n'y remédie par la dilatation brusque.

II. *Inaptitude à l'imprégnation ou infécondité.* — Elle peut tenir à des causes en quelque sorte mécaniques ou à des causes physiologiques. La rencontre de l'œuf et du sperme est empêchée, tantôt par des obstacles directs à la pénétration de la semence, ou par l'altération des milieux que les spermatozoïdes doivent traverser ; tantôt par une impuissance purement fonctionnelle, une altération physiologique des moyens de transport du liquide fécondant, ou la localisation sur ces organes d'un état morbide général.

Les obstacles à la fécondation sont les causes les plus fréquentes de la stérilité : les uns échappent entièrement à nos moyens d'action et sont totalement incurables ; les autres, quoique très-nombreux et se rattachant à des conditions très-variées, sont heureusement abordables par nos agents thérapeutiques et cèdent fréquemment aux traitements locaux ou généraux que nous y appliquons suivant les indications.

1° *Obstacles mécaniques et organiques à la fécondation.* — Ils peuvent résider dans l'utérus ou dans les trompes, ou bien résulter de la présence dans ces organes de liquides pathologiques, de sécrétions impropres à la conservation des germes. Suivant la nature et l'étendue de ces obs-

[1] *De partium externarum generationi inservientium in mulieribus naturali, vitiosâ et morbosâ dispositione.* Cette thèse où Louis posait cette question : *An uxore sic dispositâ uti fas sit vel non, judicent theologi morales*, valut à son auteur les persécutions de la Sorbonne ; elle fut cependant publiée en 1754, grâce à la tolérance éclairée du pape Benoît XIV.

tacles, la stérilité est parfois incurable, parfois au contraire elle peut être traitée avec plus ou moins de chance de guérison.

L'absence de l'utérus et l'état embryonnaire de cet organe sont des conditions de stérilité absolue. Cette anomalie, dont on compte dans la science 150 exemples, est en général assez facile à diagnostiquer. Les anamnestiques, l'absence de menstruation, les données fournies par l'exploration directe et minutieuse des parties aideront à la reconnaître. J'ai cité l'exemple d'une femme chez laquelle l'utérus manquait, bien que les ovaires fussent probablement bien développés (p. 28, 351), ce qui est rare. Cette cause de stérilité n'est pas d'ailleurs très-fréquente : d'après des relevés qui m'ont été communiqués par M. Puech, on en compterait seulement 1 cas pour 144 femmes stériles.

Bien que la femme ait dépassé l'âge de la puberté, l'utérus peut avoir conservé les caractères de l'utérus fœtal ou infantile (voy. p. 34); il est simple, imperforé (Duplay), ou bicorne (Wehr de Cassel). Quelque variété qu'il présente, cet état paraît incurable. Il s'observe chez les naines, les crétines et même chez des femmes bien conformées. Il coïncide le plus souvent avec l'état fœtal des ovaires. Le vagin est quelquefois plus court et plus étroit qu'à l'ordinaire. Les parties externes de la génération, le mont de Vénus, les grandes et les petites lèvres ont un développement médiocre. Dans tous les cas, sauf un seul, les seins étaient petits et flasques. Les annales de la science ne renferment d'ailleurs qu'une trentaine d'observations de cette anomalie. Meadows [1] a essayé dans un cas de ce genre les sondes et les pessaires galvanisés, qui n'ont abouti qu'à provoquer une irritation assez vive.

Sous le nom d'utérus pubescent [2], M. Puech a désigné l'utérus qui, chez la femme ayant dépassé l'âge de la puberté, conserve les caractères propres à cet organe pendant la période de transition comprise entre l'enfance et l'instauration des règles. Il en a observé deux cas, dont un suivi d'autopsie. Dans ce dernier, bien que la femme vécût depuis douze ans dans la prostitution, il n'y avait jamais eu de menstruation; dans l'autre, relatif à une femme d'une quarantaine d'années, il n'y avait eu que trois fois, et à de longs intervalles, une hémorrhagie par la vulve. — Le vagin est quelquefois plus court que d'habitude, comme dans l'observation de Pfau, où il n'avait après le mariage qu'un pouce et demi de long. La portion vaginale du col est petite, en forme de cône mince et pointu ou de saillie verruqueuse de la grosseur d'un pois, ayant le méat très-petit. Le développement incomplet de l'utérus est reconnu par le toucher vaginal et le toucher rectal ; par ce dernier on atteint aisément ou l'on dépasse les limites supérieures de l'organe. Un stylet introduit à travers le col, quand c'est possible, permet d'apprécier avec certitude son défaut de longueur. — Malgré ce que M. Scanzoni a écrit sur

[1] *Gazette médicale*, 1865, p. 10.

[2] Développement incomplet de l'utérus de Kiwisch, Rokitansky, Scanzoni.

l'incurabilité de cette lésion, on doit chercher à la combattre par les moyens indiqués contre l'atrophie utérine, notamment par l'électricité ou par le pessaire intra-utérin galvanique de M. Simpson (p. 233) dont l'introduction serait favorisée au besoin par une dilatation préalable. On aura soin d'associer à ces moyens l'usage du fer, des reconstituants et des toniques.

L'utérus peut être développé en apparence normalement, mais manquer entièrement de cavité, soit par suite d'un arrêt de développement des conduits de Müller lorsqu'ils sont encore pleins, de la huitième à la dixième semaine, soit par suite d'adhérences très-précoces des parois opposées de la muqueuse. Cet état très-rare, dont Boivin et Dugès citent un exemple, compatible, comme les précédents, avec la santé la plus parfaite, se reconnaît à l'absence des règles et des signes de la rétention menstruelle, malgré la présence des signes du travail ovarique mensuel, à l'impossibilité de conception, malgré le désir et la facilité des rapports sexuels, à l'imperforation et à l'impénétrabilité de l'utérus, malgré le développement et l'aspect extérieur à peu près normal de cet organe. Quelquefois (4 fois sur 12) le vagin est normal, mais les trompes peuvent être imperforées dans tout leur parcours en même temps que l'utérus; d'autres fois (8 fois sur 12) l'absence partielle ou totale du vagin s'ajoute à l'impénétrabilité utérine. — La stérilité est alors absolue et incurable.

Je ne parle pas des cas dans lesquels l'extirpation de l'utérus a été faite à la suite du renversement de cet organe (p. 805), ou d'une lésion organique (p. 832), ou par la maladresse de la sage-femme pendant l'accouchement ou du chirurgien croyant enlever un polype. Il est évident que, dans ces cas encore, la stérilité est absolue et incurable. Il en est de même de l'oblitération complète de l'utérus à la suite de la gangrène de cet organe, comme dans le fait signalé dans les mémoires de la Société royale de médecine, que je cite seul au milieu de plusieurs autres, parce qu'il est remarquable par le bon état de santé dans lequel la femme vécut pendant plusieurs années.

L'atrophie utérine mérite davantage d'arrêter notre attention, parce qu'elle peut être suivie de guérison et par suite de cessation de la stérilité. Elle a les mêmes causes que l'atrophie des ovaires, ou elle se produit à la suite des couches par l'effet d'un excès du travail d'évolution rétrograde qui s'empare de l'utérus dans ce moment (p. 651). J'ai déjà parlé des faits de M. Simpson, qui a signalé cette remarquable maladie; j'en ai observé aussi plusieurs; M. Puech a constaté la même maladie chez une femme, à la suite d'un accouchement et d'un allaitement de onze mois, chez une autre, à la suite de fausses couches répétées. — Bien que cet état offre peu d'espoir de guérison lorsqu'il vient de loin, le médecin ne doit pas rester inactif; il doit au contraire remonter la constitution par les toniques, l'hydrothérapie, les bains de mer, appliquer à l'utérus l'électricité, y introduire des pessaires galvaniques, des tiges dilatatrices, et chercher, tout en agissant avec précaution et ménagement, à provoquer dans cet organe une vie nouvelle. On aura d'autant plus de chance d'arriver à un résultat avantageux, qu'on agira sur l'utérus à un moment plus rapproché de l'accouchement.

L'atrophie utérine peut porter sur la totalité de l'utérus, ou seulement sur un de ses segments, le corps ou le col. Le même traitement est applicable à l'un ou à l'autre de ces segments et à l'utérus entier. M. Vannoni [1] signale comme une cause d'infécondité l'atrophie ou le défaut de développement du col que présentent certaines femmes : il en cite avec détail deux exemples très-intéressants. Il est certain qu'on rencontre des faits de ce genre. Il est certain aussi que le traitement précédemment indiqué, et le coït répété, comme moyen excitateur ou hypertrophique naturel, d'après Vannoni, peuvent modifier heureusement cette malformation et faire cesser la stérilité. Quant à l'utérus *bicornis*, à l'utérus *septus* et à leurs variétés, ils ne sont pas, quoi qu'en dise M. Vannoni, des causes de stérilité : il y a dans la science de si nombreux exemples de fécondité avec de pareils utérus, qu'il n'y a aucun intérêt à faire des observations contraires.

L'imperforation simple ou compliquée du col de la matrice est une cause de stérilité qui peut être traitée efficacement ; il en est de même des diaphragmes placés dans le vagin, plus ou moins près du col, imperforés ou percés d'un trou, ou des rétrécissements membraneux de ce canal, lesquels, sans être une cause d'impuissance, suffisent pour empêcher la fécondation ; il en est encore de même de l'étroitesse congénitale ou des rétrécissements accidentels de l'orifice utérin, cause fréquente de dysménorrhée mécanique [2]. J'ai déjà parlé de tous ces états pathologiques (p. 408) ; je ferai remarquer ici qu'ils jouent un rôle important dans l'infécondité et que, comme ils ne sont pas accompagnés toujours de troubles menstruels considérables, il est facile de méconnaître dans ces cas la cause réelle de la stérilité, si l'on ne se livre à une exploration directe. J'ai décrit aussi le traitement qui leur convient, tant dans les paroxysmes de douleur des époques menstruelles que dans les intervalles, dans la cure palliative que dans la cure radicale ; je n'y reviendrai pas, mais je ferai remarquer que la cure radicale n'est obtenue que par la dilatation et la double incision du col (p. 410), et j'ajouterai que j'ai déjà obtenu de cette manière la guérison bien avérée de plus de quinze femmes stériles, dont la fécondation a suivi de près le traitement (de trois mois à quinze mois), et dont les observations m'ont paru ne pouvoir être rapportées ici, sans allonger démesurément l'étendue de ce chapitre.

Le traitement local doit toujours être suivi d'un traitement tonique,

[1] *D'une cause peu connue d'infécondité. Il progresso; Gaz. méd.* 1849, p. 896. — *Journal des connaiss. médico-chirurg.*, 1850, p. 19.

[2] Oldham employa pour la première fois cette dénomination. *London medical Gazette*, 1846, t. II, p. 919.

reconstituant, par le fer, les bains de mer, l'hydrothérapie, divers antidiathésiques, suivant le cas, et de l'usage du seigle ergoté, de l'électricité, des purgatifs, etc., dans le but de résoudre l'état congestif que l'ancienneté de l'atrésie ou du rétrécissement utérin avait produit et entretenu dans la matrice.

Les rétrécissements congénitaux ou consécutifs peuvent porter sur l'orifice interne. On les traite alors de la même manière que ceux de l'orifice vaginal, par la dilatation et l'incision, à l'aide des hystérotomes construits dans ce but (p. 413). Il en est de même lorsqu'ils portent simultanément sur les deux orifices du col ; pourvu qu'il n'y ait pas en même temps rétrécissement ou atrophie de la cavité cervicale, on peut espérer la guérison de la stérilité.

Une autre altération mécanique, produisant des effets du même genre, c'est la torsion que le corps peut éprouver sur le col (p. 409), par suite de laquelle il se fait dans l'axe de la cavité cervico-utérine une déviation qui en rend la pénétration difficile ou impossible par le sperme. L'usage longtemps continué et renouvelé des tiges de laminaire, qui opèrent simultanément l'élargissement et le redressement de l'isthme, est très-propre à faciliter la fécondation. Il est bien entendu que l'association des moyens généraux aux topiques est nécessaire ici plus encore que dans les cas précédents ; car cette torsion de l'isthme se rattache presque toujours à une flexion, à un ramollissement du tissu utérin, à une congestion chronique consécutive et réclame par conséquent l'emploi des résolutifs, des reconstituants, des toniques, du fer, des bains de mer et surtout de l'hydrothérapie.

Les flexions sont des causes de stérilité, lorsqu'elles sont très-prononcées, et la stérilité est incurable lorsque la flexion est entretenue par des adhérences, des brides cicatricielles qui rendent le redressement de l'utérus impossible. Il y a dans ce cas deux causes d'infécondité : la première est l'obstacle mécanique, l'éperon qui nuit à la facilité de communication entre les cavités cervicale et utérine, au niveau de l'isthme ; la seconde, l'altération de tissu, l'état morbide, le ramollissement, sous l'influence duquel la flexion s'est produite et se maintient. — Je n'ai pas besoin d'ajouter que lorsque des adhérences empêchent la réduction de la flexion, surtout de la rétroflexion, non-seulement ces adhérences empêchent la fécondation en s'opposant au redressement de l'organe, mais encore qu'elles sont l'indice d'une inflammation antérieure de l'utérus, des trompes, des ovaires, ou d'une inflammation péri-utérine ; presque toujours alors dans les altérations de la muqueuse utérine, les oblitérations des trompes, l'altération des rapports naturels de l'ovaire et de l'oviducte, les adhérences vicieuses de l'utérus et des annexes, il y a autant de causes nouvelles de stérilité s'ajoutant à la première, de sorte que l'incurabilité de cet état est assurée par la multiplicité même de ses causes. Je ne parle donc pas des moyens de traitement à employer en pareille circonstance. — Dans le cas de flexion simple, il faut s'efforcer, surtout chez une femme jeune, d'obtenir par tous les moyens possibles (p. 779) le redressement de l'organe.

Il suffit quelquefois d'un obstacle bien moindre que le rétrécissement des orifices, bien moindre même que la flexion, il suffit en un mot d'un simple défaut de rapports entre l'organe mâle qui éjacule la semence et le méat utérin qui doit la recevoir, pour rendre la pénétration du sperme très-difficile, impossible même et empêcher la fécondation. Je ne puis partager l'opinion de M. Joulin [1], sur le peu d'importance des déviations de l'utérus comme conditions de stérilité. Sans doute, si l'on prend pour des versions, de simples inclinaisons, des obliquités, qui souvent se redressent par le simple décubitus dorsal ou la pression du pénis sur le vagin pendant la copulation, je suis le premier à reconnaître que ces changements de direction se rencontrent chez un grand nombre de femmes remarquables par leur fécondité. Mais, si l'on entend par là des déviations complètes, je puis assurer que, lorsque le col regarde tout à fait le sacrum ou mieux le promontoire (antéversion), et surtout lorsqu'il regarde le pubis (rétroversion), à moins d'un redressement naturel très-rare à observer, ou d'une réduction artificielle, la fécondation est bien difficile. Il est certain que la meilleure condition pour la pénétration du sperme, c'est que le gland soit placé au moment de l'éjaculation vis-à-vis le méat utérin ; dans le cas où la déviation est assez prononcée pour rendre cette rencontre impossible il y a bien peu de chances pour que cette pénétration se fasse. Comment admettre qu'il puisse en être autrement, quand on pense que pour empêcher indéfiniment la fécondation, il suffit d'un allongement hypertrophique, d'une conicité du col, s'opposant à la rencontre du méat utérin avec le pénis et obligeant celui-ci à se creuser une poche copulatrice postérieure ou postéro-latérale où la semence est en quelque sorte fourvoyée ? Il est certain, d'autre part, que dans les cas de déviations même assez prononcées, si l'orifice est béant, si le canal cervico-utérin est large et droit, si les conditions les plus favorables à la pénétration ou à l'aspiration du sperme dans la matrice contre-balancent suffisamment les effets de la déviation qui ne s'y prête pas, il pourra se faire qu'une portion du sperme déposé dans le fond du vagin pénètre dans le col, à mesure que les divers mouvements de l'utérus inclineront ce dernier de manière à l'y faire baigner : c'est en ce sens que je crois l'antéversion moins défavorable à la fécondation que la rétroversion, pourvu toutefois que les conditions favorables dont je viens de parler, compensent les conditions vicieuses de la déviation.

J'ai discuté cette question des versions, parce que, à moins d'adhérences qui maintiennent la déviation et immobilisent l'utérus (comme j'ai dit que cela peut arriver et comme cela arrive en effet plus souvent

[1] *Traité complet d'accouchements*, p. 164. Paris, 1866.

pour les flexions), on peut obtenir des résultats très-satisfaisants d'un traitement rationnel et du redressement même momentané de la déviation. Il est possible, plus que pour les flexions, d'obtenir ce redressement à l'aide des moyens précédemment indiqués (p. 759). Si l'on ne peut arriver à une guérison permanente, au moins obtient-on aisément par la position, la combinaison de la palpation et du toucher, le cathétérisme utérin, un redressement passager. Pourvu que ce redressement dure quelques heures, pourvu qu'il puisse être opéré par le mari au moment de pratiquer le coït, il est suffisant pour amener la possibilité d'une fécondation. J'ai vu quelques faits de ce genre qui méritent de fixer l'attention.

Du reste, la remarque précédente, relative à l'utilité de faire suivre de près les tentatives de fécondation après le redressement d'une déviation, est également applicable à la réduction des flexions et à la dilatation des rétrécissements utérins. Pourvu que l'inflammation soit tombée, on se trouvera bien de ne pas attendre, pour recommander les tentatives prudentes de fécondation, que le rétrécissement se reproduise partiellement, comme cela arrive quelquefois (moins souvent toutefois et moins sûrement que ne le prétendent les médecins qui n'ont pas employé ce mode de traitement ou qui l'ont mal appliqué). On devra recommander alors aux époux de tenter le congrès modérément, après la cessation de la menstruation, et de la manière la plus favorable à la présentation directe du col dans le fond du vagin ou au redressement de l'organe.

Je ne parle pas de l'inversion à cause de sa rareté ; mais il est évident qu'elle entraîne forcément la stérilité. D'autre part, j'ai montré par un exemple (p. 803) que, lorsque la réduction en a été faite, la fécondation peut ne pas se faire attendre : il n'y a pas de raison pour que la grossesse ne puisse être menée à bonne fin.

Autant l'inversion est rare, autant l'abaissement est commun : il n'est pas le moins du monde une cause de stérilité, surtout se réduisant pendant que la femme est au lit. Mais, s'il coïncide avec une déviation, si le pénis, se logeant pendant le coït dans une poche copulatrice, ne parvient pas à rencontrer l'ouverture utérine, il peut se passer beaucoup de temps avant qu'une fécondation arrive. Dans ce cas, comme dans celui de déviation ou d'allongement hypertrophique, il sera bon, non-seulement d'employer des moyens locaux et généraux propres à produire et à maintenir la réduction, mais encore de conseiller à l'époux de prendre pendant le coït une attitude conforme aux exigences de la déviation, et de ne pas pousser trop loin l'intromission, surtout au moment de l'éjaculation, de manière à favoriser de tout son pouvoir la profusion de la semence sur le col même de la matrice.

Les autres déplacements, c'est-à-dire les hernies de l'utérus, des trompes et des ovaires, ne causent pas absolument la stérilité, mais ils peuvent l'amener par la gêne qu'ils apportent au coït ou par les changements qu'ils amènent dans les rapports de ces organes : de là des conditions défavorables à la conception et la possibilité de grossesses extra-utérines, comme cela s'est vu pour deux cas de hernie de l'ovaire.

L'hypertrophie du col suit de près l'abaissement dans l'énumération des obstacles que le déplacement du col utérin apporte à la fécondation. Dans l'allongement hypertrophique de la portion sus-vaginale, qui simule le prolapsus, il y a habituellement stérilité. La stérilité n'est jamais plus certaine que lorsqu'il existe concurremment une altération des trompes ou des ovaires, souvent consécutive à l'allongement hypertrophique et au prolapsus de l'utérus. Aussi, « je ne connais, dit M. Huguier[1], aucune femme qui ait conçu, une fois que l'utérus allongé avait été assez prolapsé pour avoir causé la chute et le renversement complets du vagin ; ce qui ne veut pas dire, ajoute-t-il, que cela n'ait jamais lieu, la science se chargerait de réfuter cette assertion : il suffit, en effet, pour que la fécondation ait lieu, que la voie utéro-ovarique soit restée libre. »

L'hypertrophie de la portion vaginale n'est pas moins que la précédente une cause d'inaptitude à la fécondation, soit que cette hypertrophie légère s'associe à une conicité marquée du col, soit qu'elle porte démesurément sur la totalité du col, soit enfin qu'elle n'en atteigne qu'une lèvre. — C'est une justice à rendre à Lisfranc[2], qu'il a signalé la conicité du col comme une cause de stérilité et qu'il a conseillé comme traitement dans ce cas la résection du cône. Il est sûr que c'est principalement lorsque la matrice a un col conique que le pénis glisse sur le col et va verser le sperme dans une poche copulatrice adventive, où ce liquide risque fort de rester perdu pour la fécondation. Il est sûr aussi que dans ces cas l'orifice utérin, qu'il se trouve au sommet du cône ou sur une de ses faces antérieure ou postérieure ou même latérale, est très-étroit, circulaire, et rentre dans la classe des méats à rétrécissement congénital, pour lesquels nous avons conseillé le débridement et la dilatation : c'est dire qu'on y appliquera le même traitement, auquel on ajoutera la recommandation au mari de ne pas émettre le sperme dans la partie la plus profonde du vagin, et qu'au besoin on fera suivre ce traitement de la résection d'une partie plus ou moins volumineuse du cône. — L'hypertrophie sous-vaginale considérable, soit avec élongation, soit avec gonflement de la partie inférieure du col en massue ou en champignon, est aussi une cause de stérilité. Cette cause n'est pas absolue, mais elle ne cède guère qu'au traitement chirurgical ; si donc on peut assurer qu'elle n'est pas incurable, on peut assurer aussi qu'elle ne guérira pas si l'on ne résèque la portion hypertrophiée. Bien avant M. Huguier, Dupuytren[3] a cité des cas où l'excision du col a permis la fécondation. J'ai fait déjà des observations

[1] Ouv. cité, p. 123.

[2] *Clinique de la Pitié*, II, 139.

[3] F. G. Dumont, *Sur l'agénésie, l'impuissance et la dysgénésie*. Thèse de Paris, 1830.

semblables en nombre suffisant pour éclairer ma conviction à cet égard, et je puis assurer que, lorsqu'il n'existe pas de complications, cette opération donne aux malades de grandes chances de voir cesser leur stérilité. — Il en est de même de l'hypertrophie bornée à une seule lèvre, ce qui se conçoit, puisque l'orifice est alors nécessairement dévié, ou en partie oblitéré ou du moins masqué par la lèvre excédante. Je pourrais citer encore un certain nombre de faits de cette espèce où j'ai pu voir l'aptitude à la fécondation, confirmée par une grossesse, suivre de près la résection du col; de sorte que la possibilité de faire cesser la stérilité, dans ce cas, par le traitement indiqué, est pour moi une vérité démontrée expérimentalement. Mais je préfère rappeler que les mêmes succès ont été obtenus par d'autres praticiens. Le fait suivant que nous avons observé nous-même, dit M. Scanzoni [1], ne manque pas d'intérêt : une femme, âgée de 36 ans, était atteinte, depuis 7 ans, du mal qui nous occupe; l'origine de la maladie datait de ses troisièmes couches; plusieurs médecins l'avaient traitée sans succès et par les moyens les plus divers; elle vint à nous, nous pratiquâmes l'amputation de la lèvre postérieure de l'orifice, longue de 0^{m},023 ; six semaines plus tard, la femme conçut, de façon que tout porte à croire que l'hypertrophie était la cause de la stérilité qui durait depuis plusieurs années, d'autant plus que sept mois après la naissance du quatrième enfant, une nouvelle conception eut lieu.

Les tuméfactions non hypertrophiques du corps peuvent devenir des causes accidentelles de stérilité, comme l'hypertrophie elle-même. La congestion, l'inflammation, les granulations, les fongosités constituent parfois des obstacles mécaniques à la fécondation; les orifices, la cavité cervicale elle-même peuvent être oblitérés par l'emboîtement des excroissances ou des parties tuméfiées avec les portions du col placées vis-à-vis, occlusion comparable à l'occlusion naturelle de l'orifice cervico-utérin. On a quelquefois assez de difficulté dans ces cas à franchir l'un ou l'autre orifice, on y provoque assez de douleur, et l'on y détermine assez aisément une petite hémorrhagie, pour présumer que ces états morbides, abstraction faite des altérations fonctionnelles qui les accompagnent, peuvent empêcher mécaniquement la pénétration du sperme. — Le traitement de ces maladies a déjà été longuement exposé : j'ajouterai combien il est important d'y faire intervenir les scarifications, les débridements, les dilatations, les excisions des tissus excédants au besoin, et même la cautérisation, en ayant soin de prévenir la formation consécutive de tissu cicatriciel, en un mot, d'employer tous les moyens de rétablir la libre communication du vagin avec l'utérus par l'intermédiaire des orifices et de la cavité cervico-utérine.

J'en dirai autant des altérations organiques, des corps fibreux, des polypes, du cancer, qui sont loin d'être des causes absolues de stérilité

[1] Ouvr. cit., p. 65.

(j'ai cité des exemples de grossesse dans tous ces cas), mais qui n'en apportent pas moins une gêne très-grande aux fonctions utérines, empêchant dans la plupart des cas la rencontre des œufs et du sperme, ou la grossesse utérine, ou la continuation d'une grossesse au delà des premières semaines, qui ne sont guère dépassées sans avortement.

Enfin les sécrétions surabondantes ou viciées peuvent empêcher la fécondation de deux manières : mécaniquement ou chimiquement. — Par une pure action mécanique, la leucorrhée abondante remplissant l'utérus (même sans aller jusqu'à l'hydrométrie et à la pneumatose), ou la leucorrhée très-visqueuse, cohérente, tenace, obturant complétement le col par un bouchon gélatineux (analogue à celui de la grossesse), apportent souvent des obstacles également puissants à la fécondation, soit en empêchant la semence de pénétrer jusque dans la cavité utérine, soit en entraînant le sperme au dehors (en supposant qu'il y ait pénétré) par suite de leur abondance et des contractions utérines qui les poussent naturellement vers le vagin. — Chimiquement, les sécrétions anormales du fluide utéro-vaginal, soit le liquide trop acide du vagin, soit le mucus trop alcalin de la matrice, peuvent tuer les spermatozoïdes [1]. Il est probable que le premier, à moins d'être très-abondant et très-acide, a une action insuffisante sur la masse de l'éjaculation dont il ne peut guère atteindre la partie centrale; mais il est à présumer que le second peut avoir une influence très-nuisible sur la quantité de sperme relativement très-petite qui pénètre dans la cavité utérine [2]. — Dans un grand nombre de cas, l'abondance de la leucorrhée et même sa purulence n'empêchent pas la fécondation.

Les maladies des trompes causent la stérilité en empêchant l'œuf d'être recueilli, le sperme d'être transporté par ces canaux, ou ces deux éléments de s'y rencontrer et d'y subir cette influence réciproque connue sous le nom de fécondation. Elles peuvent exister au dehors ou au dedans de ces organes.

Les maladies extérieures à ces organes, atteignant principalement leur enveloppe séreuse, sont : l'inflammation péri-utérine, la péritonite pelvienne, la périmétrite, l'hématocèle, etc., qui peuvent laisser à leur suite des cicatrices vicieuses, des raccourcissements, des déformations du tube utéro-ovarien par adhésion de ses diverses courbures entre elles, comme des circonvolutions de l'intestin à la suite de péritonite, enfin des adhérences de l'oviducte avec la face postérieure de l'utérus ou tel autre point voisin plus ou moins éloigné de l'ovaire. Ces adhérences sont des causes de stérilité absolue, ou, si elles permettent la fécondation, même dans des conditions tout à fait exceptionnelles et extraordinaires (p. 72), elles exposent à une conséquence non moins

[1] Donné, *Expériences sur les animalcules spermatiques et sur quelques-unes des causes de la stérilité de la femme.* — *Gazette médicale*, 1837.

[2] Joulin, ouvr. cité, p. 162.

désastreuse, au développement de l'œuf hors de la matrice (grossesse extra-utérine). L'absence des franges ou du pavillon de la trompe (Baillie), la multiplicité des orifices abdominaux et des pavillons (Richard) exposent aux mêmes accidents et à la stérilité.

Les maladies développées sur la paroi interne ou dans l'épaisseur même des membranes des trompes sont : l'inflammation, la suppuration, la localisation d'un état diathésique et les rétrécissements ou oblitérations qui en sont la conséquence, les congestions répétées, les hémorrhagies, le développement de tumeurs et de kystes intrinsèques ou extrinsèques qui peuvent produire le même résultat. M. Mercier [1] a signalé la fréquence des oblitérations des trompes chez les filles publiques, comme cause de stérilité. — Alors même que ces obstructions ou ces rétrécissements seraient curables, peut-on espérer de les guérir? Quoiqu'on ait avancé qu'il n'est pas impossible de faire le cathétérisme des trompes de Fallope, je n'hésite pas à regarder la dilatation artificielle de ces organes comme impraticable et par conséquent la stérilité qui en dépend comme absolument incurable.

Les tumeurs extérieures ou étrangères aux trompes, les tumeurs pelviennes de diverses sortes, l'hématocèle, les kystes de l'ovaire, voire même la grossesse extra-utérine, en comprimant ou oblitérant les trompes, peuvent devenir des causes d'infécondité absolue.

Il en est de même de la stérilité qui dépend de l'absence ou de l'état rudimentaire des oviductes. L'absence des trompes est très-rare et ne s'observe que lorsque l'utérus manque totalement : dès qu'il y a un rudiment de ce dernier organe, on peut affirmer qu'il y a une trompe, au moins à l'état rudimentaire. Ce dernier cas est assez fréquent et présente plusieurs variétés : tantôt il n'existe des trompes que de simples indices; tantôt ces organes se présentent sous la forme de simples cordons, solides en totalité ou en partie; tantôt ils sont tubulés, mais imperforés à leur pavillon. Cette dernière variété, rare, est seule compatible avec un développement presque normal de l'utérus : il peut y avoir des hémorrhagies menstruelles plus ou moins régulières, mais le plus souvent il y a aménorrhée persistante [2]. Lorsque l'absence ou le développement rudimentaire sont bornés à un seul côté, la menstruation et la grossesse sont la règle ; dans le cas contraire la stérilité est persistante. Le diagnostic de ces deux lésions est toujours posthume.

2° *Obstacles physiologiques à la fécondation.* — Ils dépendent d'une imperfection physiologique native ou accidentelle, ou de l'altération qu'un état morbide quelconque apporte à l'accomplissement de la fonction.

[1] *Gazette médicale*, 1832.

[2] Reynaud, *Journal hebdomad. de méd.*, 1829, t. II, p. 78. — Guérard, *Bulletin de la société anatomique*, 1847. — Besnier, *Bulletin de la société anatomique*, 1858, t. III, p. 286.

Relativement à l'altération de l'acte physiologique normal, ce dernier peut pécher par défaut ou par excès. J'ai dit précédemment (p. 62) dans quelles conditions d'érection, de contraction musculaire générale, d'orgasme doit se trouver l'appareil génital de la femme au moment de la ponte périodique, de la menstruation et du coït. On comprend que le défaut d'orgasme, indiqué généralement par l'absence de sensation voluptueuse, suffit pour empêcher l'érection et, par conséquent, la mise en jeu des conditions utéro-tubaires également favorables au transport de l'œuf et à celui du sperme. Je me hâte de dire que nous ne connaissons pas toutes les conditions qui se lient à l'accomplissement des actes profonds de cette fonction, que, par exemple, il est avéré que certaines femmes ont conçu malgré elles à la suite d'un viol, ou à leur insu pendant l'ivresse et le sommeil, ou même à la suite d'un coït consenti, mais auquel elles ne prenaient aucune part de sensation voluptueuse. Bien que ces faits ne doivent être accueillis qu'avec une grande réserve, et qu'il soit bon d'ouvrir une nouvelle enquête scientifique sur les cas de cette espèce, je puis affirmer pourtant avoir connu des femmes qui, sans avoir jamais éprouvé la moindre volupté, et même n'ayant jamais ressenti que de l'éloignement ou du dégoût pour un acte auquel elles ne se prêtaient que par complaisance ou par devoir, n'en ont pas moins eu plusieurs grossesses, et même ont donné des preuves d'une grande fécondité. Cela tient, sans doute, à ce que l'orgasme vital, l'érection, les mouvements involontaires de l'utérus et des trompes peuvent échapper à la sensibilité et à la perception comme ils échappent à la volonté, à ce qu'ils peuvent se produire indépendamment à la fois de toute participation volontaire et de tout sentiment voluptueux. Mais ces cas n'en sont pas moins exceptionnels. La preuve même qu'ils le sont, c'est que dans la majorité des femmes, le sentiment voluptueux ne s'éveille que peu à peu, comme par l'éducation progressive d'un nouveau sens, et que ce n'est aussi qu'un certain temps après le mariage, à une époque qui coïncide souvent avec l'éveil de ce sentiment voluptueux, que se produit la première conception. Ainsi, même chez les femmes fécondes ou aptes à le devenir, l'aptitude à l'imprégnation ne se développe ou ne se révèle qu'après une pratique suffisante de la copulation. D'après M. Spencer-Wells, sur 7 mariages féconds, l'accouchement ne survient que 4 fois avant 18 mois de mariage. D'après M. Puech, sur 10 mariages féconds, l'accouchement survient 5 fois au bout de la première année, 4 fois au bout de la seconde, une fois au bout de la troisième. Sans doute cette inaptitude passagère à la fécondation peut tenir à un défaut d'accomplissement du congrès dont les deux conjoints sont également justiciables; mais personne ne niera, je pense, qu'elle ne doive tenir souvent à l'imperfection de la part de la femme, dans l'accomplissement d'une fonction dont les organes, s'éveillant à des actes nouveaux, réclament pour y exceller un certain degré d'éducation.

Aussi voit-on parfois la stérilité coïncider avec l'intégrité apparente et la santé la plus parfaite de l'appareil génital, et ne pouvoir être attribuée qu'à la froideur, au défaut absolu du spasme, du sentiment voluptueux et probablement de l'orgasme ou de l'érection féminine qui y correspond, même chez des femmes très-désireuses de devenir mères[1]. Bien plus, on voit la fécondité naître avec l'éveil du sentiment voluptueux, après un sommeil qui a duré quelquefois plusieurs années, et poursuivre dès lors le cours normal de son évolution. On peut même déterminer parfois les conditions auxquelles est dû cet éveil du sentiment voluptueux, en analysant les circonstances au milieu desquelles il se produit. Quelques-unes de ces conditions sont-elles purement morales, sont-elles le résultat de l'imagination, de la passion pour un nouvel époux ou pour un amant et de l'impression qui en retentit sur l'orgasme utéro-ovarien? Quelques exemples peuvent le faire supposer. J'ai connu une dame âgée, qui, après quinze ans d'un mariage infécond, malgré la santé la plus florissante, avait eu de son amant un premier enfant dont la paternité ne pouvait être douteuse, suivi bientôt de deux autres dont l'auteur était bien réellement *is quem nuptiæ demonstrant* : le sentiment voluptueux ne s'était éveillé chez elle qu'à l'époque de sa première fécondation.

Si ces influences morales sont obscures, certaines influences mécaniques ou purement vitales semblent plus évidentes. Parmi celles-ci, il n'y en a pas de plus avérées que les excitations clitoridiennes, ou la pratique du coït dans certaines positions, variables d'une femme à l'autre, mais seules capables de donner à certaines la plus grande somme de volupté, ou même de faire naître l'orgasme vénérien. J'ai reçu, sous ce rapport, de la part de bien des maris avides de progéniture, de nombreuses confidences, desquelles il résulte que le sentiment voluptueux n'avait commencé à être perçu par leurs femmes que lorsqu'elles étaient placées dans le décubitus latéral, ou qu'elles subissaient le congrès *more bestiarum*, ou plus souvent lorsqu'elles renversaient les rôles et jouaient vis-à-vis de l'époux le rôle de succube, soit sur le lit, soit sur une chaise, etc. Il est inutile de prolonger cette énumération. Mais il est important de rechercher les causes de ces particularités, qui sont d'ailleurs plus fréquentes qu'on ne pense. Or, à part quelques cas où l'imagination paraît jouer le principal rôle, et où il s'établit une telle relation entre certaines impressions, certaines positions et l'éveil de la volupté, que les deux faits, surtout chez des natures d'un nervosisme spécial, ont dû se trouver ensuite indissolublement rattachés l'un à l'autre, je pense que, dans la plupart des circonstances, ces attitudes extra-naturelles dans l'accomplissement du coït ont abouti surtout à déterminer le contact du pénis contre le col de l'utérus (quelques malades m'ont dépeint si nettement leurs sensations que je ne puis guère en douter); et il paraît que ce contact a suffi pour éveiller chez plusieurs femmes

[1] Roubaud, ouvr. cit., p. 753.

une sensation voluptueuse qui ne s'est reproduite ensuite chez un certain nombre que dans les mêmes conditions.

Il faut ajouter que toutes les femmes chez lesquelles l'éveil de la volupté s'est produit ainsi, ne sont pas pour cela devenues fécondes : chez quelques-unes la stérilité a persisté, et bien que j'aie pu découvrir chez certaines les causes organiques qui l'entretenaient, je me suis vu obligé pour plusieurs autres de rester dans le doute. La stérilité dépendait-elle alors de l'excès même de la volupté, c'est-à-dire d'une cause contraire à la cause même à laquelle ces infortunées avaient cru trouver un remède? Je l'ignore. Pourtant on comprend que trop d'excitation sexuelle, une agitation trop violente, un orgasme dépassant toutes les limites, comme chez quelques hystériques, puissent donner aux organes sexuels, et à l'appareil utéro-ovarien en particulier, une habitude de spasme, une irrégularité de contraction, un état convulsif tonique ou clonique, qui parviennent peu à peu à user et à émousser la sensibilité. Dans un cas de ce genre, M. Roubaud [1] a triomphé de la stérilité en condamnant la malade à la privation absolue du coït et en électrisant l'utérus deux fois par semaine pendant un mois.

Il semble, d'après ce que je viens de dire, qu'il doit y avoir une moyenne à rechercher dans l'accomplissement physiologique des actes qui amènent la fécondation chez la femme; mais il n'est pas dit qu'en deçà et au delà de cette moyenne la stérilité soit nécessaire, ni même, si elle a lieu, qu'elle soit absolue. Seulement il faut, avant tout, combattre les écarts de l'action nerveuse, tantôt l'excès de froideur ou d'insensibilité, tantôt l'excitabilité extrême, la nymphomanie, l'hystérie. Les détails dans lesquels je suis entré, suffiront au praticien pour le mettre sur la voie des moyens les plus efficaces à essayer et des meilleurs conseils à donner, lorsqu'il sera appelé à combattre une stérilité qui ne paraîtra pouvoir être rattachée à aucune autre cause.

Lorsque l'altération des actes physiologiques qui président à l'imprégnation, tient à un état morbide déterminé, il est plus aisé d'en saisir les indications et d'y appliquer un traitement approprié. Ces états morbides, ou plutôt les affections générales qui les entretiennent (inflammations, rhumatismes, scrofules, dartres, etc.), causent habituellement la stérilité par les altérations matérielles qu'elles apportent dans les tissus des organes sexuels profonds, telles que la tuméfaction, l'ulcération, etc., ou par les altérations de sécrétion, la leucorrhée, ou par les hémorrhagies [2], etc. Ces états morbides amènent aussi très-souvent une altération fonctionnelle, aménorrhée, dysménorrhée, douleurs,

[1] Ouv. cité, p. 762.

[2] La ménorrhagie est surtout à redouter, à cause de sa tendance à se reproduire lorsque l'œuf est récemment fécondé. Il y a alors un avortement précoce, et l'on a vu des femmes ne pouvoir mener à bien seulement le début d'aucune grossesse. Il y a alors stérilité, non par défaut de fécondation, mais par obstacle à la gestation.

absence de désirs, etc.; de là l'éloignement qu'un assez grand nombre de femmes atteintes de maladies utérines éprouvent pour le coït. Heureusement cette stérilité bien traitée n'est pas définitive, mais seulement passagère. Je ne répète pas ce que j'ai déjà dit du traitement de tous ces états morbides, mais j'insiste sur ce point que les traitements généraux surtout doivent être alors employés, que l'on doit éloigner les époux, insister sur les antidiathésiques, les toniques, l'hydrothérapie, les eaux ferrugineuses, sulfureuses, alcalines, les bains de mer. Après une ou deux saisons passées dans tel ou tel établissement d'eaux minérales, suivant l'indication, si les traitements antérieurs ont été suffisants, on voit le retour de la malade être bientôt suivi des premiers symptômes d'une grossesse, double témoignage de la guérison de la maladie et de la cessation de la stérilité.

Les causes constitutionnelles qui agissent sur l'utérus par suite de l'altération de la santé générale, produisent quelquefois des effets sensibles sur l'appareil génital, tels qu'une irritation constante du clitoris, la dysménorrhée mécanique, l'aménorrhée, la ménorrhagie, etc. D'autres fois leur manière d'agir sur les organes reproducteurs, tout en pouvant être présumée, est difficile à déterminer; tels sont les excès vénériens, la syphilis secondaire, les diverses affections diathésiques.

Quelquefois l'utérus ou ses annexes sont tout simplement le siége d'une congestion habituelle qui empêche la régularité de leurs fonctions, soit que cet état congestif soit entretenu par les fluxions répétées qu'y provoque une répétition trop fréquente du coït, soit qu'il dépende de toute autre cause et qu'il persiste comme conséquence d'une maladie antérieure ou comme un état morbide confirmé. Dans ces cas-là le repos de l'organe est avant tout nécessaire : c'est alors qu'un voyage aux eaux minérales est efficace, sinon par l'action spéciale des eaux, du moins comme moyen de séparer momentanément les époux; c'est alors qu'au retour d'un long voyage entrepris par le mari, on voit survenir une grossesse, comme témoignage irrécusable du retour de l'utérus à une parfaite santé.

M. Baker Brown [1] admet encore une espèce de *stérilité* par *action sympathique ou réflexe*, ayant son origine dans les maladies d'organes contigus à l'utérus, telles que les tumeurs vasculaires du méat urinaire et les maladies du rectum (hémorrhoïdes fluentes, fistule, fissure, prolapsus anal, squirrhe, ascarides). Ces maladies agissent par les pertes de sang qu'elles causent et les troubles qu'elles apportent à la menstruation, par la congestion morbide qu'elles entretiennent dans le système utérin, par l'irritation qu'elles excitent dans ce système et les névroses qui en sont la suite. Il y a un an, j'ai traité une jeune dame chez laquelle la stérilité n'avait probablement pas d'autre cause qu'une fissure à l'anus longtemps méconnue; car, peu après le traitement de la fissure et le retour complet à la santé, il survint une grossesse.

[1] *Surgical diseases of Women*, p. 255, London, 1861.

III. *Inaptitude à la germination ou à l'ovulation.* — C'est celle qui cause le plus sûrement la stérilité, la stérilité proprement dite ; car l'inaptitude à la fécondation (soit au transport et à l'union des germes, soit à la réception de la semence), n'est en définitive qu'un accident, empêchant le germe d'évoluer ou de se développer, mais ne touchant en rien à l'aptitude même du sujet à germer et à se reproduire. La meilleure preuve que la femme puisse donner de son aptitude procréatrice, c'est l'ovulation. Du moment que les œufs se forment régulièrement dans l'ovaire, y atteignent leur maturité et en sont périodiquement expulsés, la femme fournit le germe, ou l'élément reproducteur qui lui est propre, et donne véritablement le meilleur témoignage de son aptitude procréatrice. Cet acte physiologique ne peut-il pas s'établir, est-il suspendu ou s'éteint-il définitivement, la femme, incapable dès lors de se reproduire, est décidément improductive ou stérile. La stérilité dans ce cas est souvent absolue, continue ou permanente ; elle peut toutefois être encore relative, temporaire ou passagère : la première tient à l'absence même de l'organe germinateur, au défaut de développement, à l'atrophie, à une altération organique ou même à une désorganisation de l'ovaire ; la seconde, à la suspension de la fonction germinative de cet organe sous l'influence d'un état pathologique local, d'une altération partielle plus ou moins considérable de son tissu, ou bien au retentissement qu'il éprouve d'une affection morbide générale, à l'influence débilitante qu'il ressent d'une altération profonde de la santé et de toute la constitution.

1° *Altérations matérielles des ovaires.* — Une des premières, quoique des plus rares, à noter est l'absence de ces organes. S'il est vrai que les anomalies sont d'autant moins communes qu'un organe est plus important, il n'est pas étonnant que l'absence des ovaires soit extrêmement rare et que, lorsqu'elle s'est produite, elle ait été accompagnée d'autres anomalies. Dans les deux tiers des observations où l'absence des ovaires est signalée, le vagin, l'utérus et les trompes font simultanément défaut (voy. p. 28); dans l'autre tiers l'utérus existe, il est vrai, mais il n'a pas acquis son entier développement et il présente, après la puberté, les caractères propres à l'âge fœtal et à l'enfance : l'observation de M. Depaul est la seule qui laisse subsister quelques doutes à cet égard. Quoi qu'en ait dit M. Scanzoni [1], cette anomalie ne se traduit pas au dehors par des signes apparents : il n'y a pas d'exemple que le menton se soit couvert de barbe, que la voix soit devenue rauque et masculine ; il n'est pas exact non plus de dire que les mamelles soient restées habituellement rudimentaires. Si Burch et Cripps ont noté un arrêt de leur développement, dans les sept autres observations elles avaient leur volume ordinaire. L'absence de symptômes indiquant un travail dans l'ovaire est, avec l'existence de lésions concomitantes du côté de l'utérus et du

[1] Ouvr. cit., p. 330.

vagin, le seul indice qui permette de diagnostiquer ou du moins de présumer sur le vivant cette curieuse anomalie.

L'état rudimentaire des ovaires échappe également à la précision du diagnostic. Les nécropsies démontrent que cette anomalie est bien plus fréquente que leur absence. J'en ai donné un exemple dans l'observation d'une tuberculisation des organes génitaux (p. 837). Deux traits principaux caractérisent anatomiquement cette anomalie ; ce sont : 1° la petitesse de l'organe, 2° l'absence de vésicules de Graaf à maturité. Au même point de vue anatomique, on en doit distinguer deux formes : dans la première l'organe, à l'état d'ébauche ou atrophié, rappelle l'aspect qu'il présente chez les vieilles femmes, moins les cicatrices et les rides qui le sillonnent chez celles-ci ; dans la seconde il a la forme allongée, aplatie, le volume et les petites vésicules caractéristiques de la vie fœtale. La première, rudimentaire ou atrophique, se lie à l'absence ou au développement embryonnaire de l'utérus, quoiqu'on l'ait vue coïncider une fois avec un utérus assez développé ; la seconde, fœtale ou infantile, se lie à un état analogue de l'utérus, bien qu'on l'ait observée quelquefois conjointement avec un utérus normal. — Ajoutons que l'état rudimentaire comme l'absence des ovaires peut ne siéger que d'un côté : dans ce cas la fonction ovarienne s'exerce comme si ces organes existaient des deux côtés ; il y a des grossesses et des enfants de l'un et de l'autre sexe.

L'atrophie des ovaires dépend de causes locales ou plutôt de causes générales, telles que la chlorose, la scrofule, la phthisie, le rachitisme, de l'action de certains médicaments, etc. D'après des faits recueillis par un auteur anglais [1], l'usage prolongé de l'opium pourrait amener ce résultat : on devrait attribuer, par exemple, à cette cause la stérilité prématurée, à laquelle les femmes de l'Inde sont sujettes. D'après d'autres recherches [2], l'alcool amènerait à la longue un résultat analogue : sous son influence les ovaires et l'utérus subiraient un travail de résorption, qui serait suivi d'un amoindrissement dans la quantité des règles et même d'une suppression complète. M. Puech m'a dit avoir observé à Toulon une fille publique qui devait probablement à cette cause la suppression de ses règles depuis deux ans : à sa mort, suite de phthisie pulmonaire aiguë, survenue à 32 ans, on constata l'atrophie des deux ovaires, ces organes étant aussi petits que chez une femme de 60 à 70 ans.

Les dégénérescences fibreuses, kystiques, tuberculeuses, cancéreuses des ovaires arrêtent naturellement la germination d'une manière définitive, au moins dans l'ovaire qui en est atteint. Les deux ovaires peuvent rester également improductifs dans ces cas, bien qu'un seul soit malade ; souvent au contraire l'ovaire sain continue à fonctionner périodiquement, malgré l'état de maladie plus ou moins avancé de son congénère, et s'il reste des parties saines dans l'ovaire malade, on a des raisons de

[1] *Gazette médicale de Paris*, 1845, p. 27.

[2] *Union médicale*, citation de l'article ALCOOL du *Dictionn. encyclopédiq.*

présumer qu'elles peuvent continuer elles-mêmes à émettre périodiquement des œufs. Dans l'hydropisie enkystée, par exemple, si la lésion n'est pas étendue à l'organe tout entier, il se peut que la femme ait encore ses règles, et par conséquent continue très-probablement à jouir du privilége de l'ovulation. Quand les deux ovaires sont atteints en même temps, il est évident que la fonction en est abolie, et que la stérilité est absolue.

2° *Altérations fonctionnelles des ovaires.* — Les divers états pathologiques sans néoplasmes, tout en ne produisant pas d'altérations organiques profondes, peuvent suspendre momentanément ou définitivement la fonction de ces organes. L'ovarite aiguë suspend habituellement le travail de l'ovulation ; l'ovarite chronique ne l'empêche pas sans doute d'une manière absolue, mais elle peut l'entraver singulièrement par la difficulté que les pseudo-membranes, les épaississements de l'enveloppe péritonéale, les modifications profondes, les indurations, les suppurations de l'organe, les adhérences qui le retiennent dans une disposition vicieuse, opposent soit à la formation même des œufs, soit à leur expulsion de la vésicule de Graaf, soit enfin à leur réception par le pavillon. Une femme qui a été atteinte d'une ovarite double, ou qui continue à souffrir d'une double ovarite chronique, est donc exposée, alors même qu'elle a ses règles, à être stérile et à l'être d'une manière incurable.

Quel retentissement l'ovaire éprouve-t-il d'une maladie aiguë, d'une affection morbide générale plus ou moins prolongée, chronique ou cachectique, ou bien enfin d'une modification profonde, apportée à la constitution par le climat, l'âge, le tempérament, la faiblesse, l'amaigrissement extrême, l'obésité, les idiosyncrasies, etc. ? Il est très-difficile de le préciser; car on voit quelquefois la fonction de cet organe se continuer de la manière la plus surprenante au milieu des états de débilitation qui paraîtraient les moins propres à sa persistance. Néanmoins ces états généraux sont bien souvent des causes de stérilité directe, c'est-à-dire d'arrêt dans le travail germinateur. Ainsi, on sait que les règles se suspendent souvent pendant les maladies aiguës, surtout pendant les fièvres graves et que, s'il survient alors une hémorrhagie utérine, elle a fréquemment les caractères de l'épistaxis (voy. p. 334). Les affections chroniques respectent la fonction ovarique et l'éruption périodique des règles dans les premiers temps de leur développement; mais à la fin, lorsque l'altération organique qui s'y rattache a fait des progrès, que le sang s'est appauvri, que le corps s'est amaigri, que la fièvre hectique a usé les forces, les ovaires et l'utérus restent silencieux, et leur fonction suspendue habituellement jusqu'à l'heure de la mort. Certaines affections moins graves, telles que la chlorose, la chloro-anémie, peuvent retentir aussi sur les ovaires et en suspendre les fonctions; pourtant il ne faut pas croire que cela ait toujours lieu et que l'aménorrhée qui s'observe dans ce cas en soit un indice certain : l'ovulation peut se faire et la fécondation survenir d'une manière imprévue.

Quant à l'influence de la constitution, d'après Cabanis, la conception se ferait plus facilement dans un état de faiblesse de la femme. Cette assertion est spécieuse, à deux points de vue : 1° on est plus frappé de la grossesse des femmes chétives, délicates, souffreteuses, on se souvient des soins qu'elle réclame, et l'on oublie facilement les malades dont la gestation et l'accouchement même n'ont exigé aucun secours ; 2° il est certain que l'aptitude germinative n'est pas toujours l'apanage des constitutions athlétiques et que telle femme, en apparence un peu faible, a une puissance d'ovulation et une fécondité qui contrastent avec la stérilité d'une femme dont la santé est en apparence robuste. Mais je ne crois pas qu'on puisse rattacher la stérilité à aucun mode particulier de constitution ; je suis convaincu seulement que la débilité de la constitution, comme l'appauvrissement du sang, est une circonstance défavorable à la germination. — De même, l'usure du corps par des excès divers, travail, abus des plaisirs vénériens, etc., a une influence que je crois incontestable sur la suspension du travail ovarique. — Pourtant il ne faut pas s'en laisser imposer par les apparences de force dues par exemple à l'obésité ; car celle-ci est un véritable état morbide, qui se rencontre quelquefois chez les femmes atteintes de maladies utérines et qui, dans tous les cas, a pour résultat de faire tourner au profit de l'individu ce qui semblerait destiné à la propagation de l'espèce. Il ne manque pas de femmes obèses, dont la menstruation, faible ou irrégulière, finit par se suspendre définitivement et dont la stérilité est incurable. — La prédominance d'une forme de tempérament n'a pas une influence plus marquée sur la fécondité, et si l'on rencontre telle femme nerveuse chez laquelle on serait disposé à accuser l'excessive sensibilité d'une stérilité opiniâtre, on ne tarde pas à trouver d'autres exemples de stérilité à cause indéterminable chez des femmes d'un tempérament opposé, ou des exemples marquants de fécondité chez des femmes aussi nerveuses. — L'âge est évidemment une cause de stérilité relative ; car l'ovulation ne se produit que dans la période qui s'étend depuis l'instauration des règles jusqu'à la ménopause, et elle a de la tendance à se supprimer à mesure qu'on approche du terme de la menstruation. — Faut-il attribuer quelque action aux climats, aux saisons ? Pour ces dernières, il est à remarquer qu'en France le plus grand nombre des conceptions correspond aux mois d'avril et de mai. — Les excitations voluptueuses, soit intellectuelles, soit organiques, peuvent avoir une certaine influence, sinon sur la stérilité absolue, au moins sur la fécondité ; il est évident qu'il arrive chez la femme, comme chez les femelles des mammifères sur lesquelles on a expérimenté (voy. p. 340), que les approches du mâle ou toutes les excitations du sens génésique peuvent hâter la maturation et la déhiscence des follicules ovariques. Pourquoi ces mêmes causes ne favoriseraient-elles pas la formation même de ces follicules, la germination, l'évolution de l'œuf ? Pourquoi ne réveilleraient-elles pas les fonctions d'un ovaire assoupi et ne donneraient-elles pas l'impulsion à une fécondité qui en avait besoin pour être mise en jeu ? On comprend ainsi, de même que dans la différence des aptitudes à l'imprégnation suivant que l'orgasme vénérien dort ou s'éveille, pourquoi une union féconde peut succéder à une union stérile. Mais en insistant sur ces possibilités, nous n'irions pas au delà du champ de l'hypothèse, car on n'a aucune démonstration directe des faits en question.

De la menstruation dans ses rapports avec la stérilité. — Les causes de la stérilité, que je viens de passer rapidement en revue, sont en réalité si nombreuses que, pour arriver à les déterminer, comme pour établir le diagnostic de toute maladie utérine, il est bon de suivre une marche, une sorte de méthode artificielle, fondée sur les altérations que peut présenter le phénomène sexuel le plus apparent, celui auquel les femmes apportent le plus d'attention, la menstruation. Il faut donc s'informer d'abord auprès d'une femme stérile, s'il y a absence, anomalie ou régularité de cette fonction.

L'absence de la menstruation peut tenir à des états congénitaux d'absence, d'atrophie, d'arrêt de développement ou d'imperfection de quelques-unes des portions de l'appareil sexuel, ou à des lésions accidentelles, suppuration, gangrène, adhérences, oblitérations des mêmes parties. Elle est presque toujours d'un fâcheux pronostic en ce qui concerne la fécondité de la femme ; sauf pour l'atrophie utérine légère, il n'y a guère à espérer le succès d'un traitement quelconque. — L'absence de la menstruation peut s'allier, quoique rarement, à une bonne conformation des organes génitaux et constituer une anomalie ou une imperfection simplement physiologique ; la preuve en est dans les exemples de femmes non menstruées qui ont eu un ou plusieurs enfants. A l'exemple que j'ai cité précédemment comme l'ayant eu sous les yeux (p. 344), j'ajouterai ceux de Rondelet, chancelier de l'École de Montpellier, et de Joubert[1], qui parlent, le premier d'une femme de Montauban qui accoucha 12 fois, le second d'une dame qui accoucha 18 fois, sans que l'une ni l'autre eussent jamais été réglées ; de Colombat[2], qui a vu une dame non réglée avoir un enfant ; de Flechner[3], qui parle d'une femme dans de pareilles conditions, ayant eu 6 grossesses en 13 ans ; de Barbieri[4], de Brück[5] et de Elseasser, qui ont vu chacun un exemple du même genre. Du reste, on consultera avec fruit le travail de Stark[6] sur le même sujet. Néanmoins, il faut convenir que cette absence dite physiologique des règles est accompagnée le plus souvent d'infécondité, et il n'est pas

[1] *Erreurs populaires*, liv. II, ch. I.

[2] Ouv. cit., p. 34.

[3] *Gazette médicale*, 1841, p. 91.

[4] *Gazette médicale*, 1843, p. 207.

[5] *Allgem. medic. central Zeitung*, 1854, n° 14.

[6] *Des grossesses survenues en l'absence de la menstruation. Stark's Archiv. für die Geburtshülfe*, Iena, 1787.

certain qu'elle ne tienne pas quelquefois à une altération profonde, échappant à nos investigations, non-seulement de la fonction, mais de l'appareil sexuel. On ne saurait donc, lorsqu'on est consulté pour un cas de ce genre, accompagner de trop de réticences une affirmation qui ne peut se baser sur l'examen complet d'organes inaccessibles à nos investigations.

Les anomalies de la menstruation proviennent de causes mécaniques ou d'états morbides. — Les premières se manifestent sous la forme de rétention menstruelle, déviation des règles, dysménorrhée, etc. : c'est au médecin à rechercher l'origine congénitale ou acquise, le siége superficiel ou profond de l'obstacle au libre écoulement du sang. — Les secondes se présentent sous celle d'aménorrhée, de leucorrhée, de dysménorrhée, de ménorrhagies, etc. : il s'agit de savoir si elles tiennent à un état simplement local ou si elles dépendent d'un état général, s'il y a altération de la muqueuse utérine, déviation ou flexion de la matrice, congestion active ou passive, etc. ; ou bien si la femme est atteinte de chlorose, d'anémie, de pléthore, d'altérations organiques, de scrofule, de syphilis constitutionnelle, ou de quelque autre diathèse. Comme ces maladies affectives n'apportent pas toujours un dérangement dans l'apparition des règles, elles doivent être tenues en grande considération lorsqu'elles s'accompagnent de troubles menstruels, et indiquent l'association d'un traitement général au traitement local. Parmi ces troubles menstruels, il en est un dont il faut se préoccuper d'autant plus qu'il paraît moins s'opposer à la fécondation : je veux parler des ménorrhagies ou des métrorrhagies; en effet, elles ne sont pas, tant s'en faut, des causes absolues de stérilité en ce sens que, l'hémorrhagie arrêtée, la fécondation peut se produire (ce qui arrive souvent); mais par leur tendance à se reproduire, périodiquement ou non, sous l'influence de la moindre provocation ou sans cause connue, elles expulsent l'œuf récemment fécondé et donnent lieu à des avortements précoces se reproduisant indéfiniment et équivalant à la stérilité.

Enfin la régularité de la menstruation, tout en ne pouvant concorder avec telles malformations et altérations organiques, ou même avec certains états morbides que je viens de signaler, peut coexister d'autres fois avec des lésions du système utérin, avec des maladies des organes voisins, ou avec des affections générales qui causent la stérilité. Il faut donc s'enquérir avec soin de ces causes, comme de toute autre maladie utérine, en recherchant, même en dehors de l'appareil génital, ce qu'on ne peut pas trouver dans les organes qui le composent. Il faut s'informer d'abord si ces causes ne sont pas des altérations de l'utérus lui-même (anomalies rendant le coït difficile, états morbides simples, fluxion, congestion, inflammation, leucorrhée, granulations, ulcères, lésions organiques, maladies des annexes); puis, si elles ne dépendent pas d'une irritation sympathique ou par action réflexe (maladies du rectum, de l'anus, de l'urèthre, névralgies des plexus lombaire et sacré, etc.) ; enfin si elles ne proviennent pas de maladies affectives ou constitutionnelles sur lesquelles il faut se replier au besoin, quand on ne trouve dans aucune autre altération la cause de la stérilité. Il faut pourtant ne pas admettre, sans de bonnes raisons, l'influence de ces dernières causes ; car on voit souvent des femmes dans un mauvais état de santé, même atteintes de maladies graves, très-avancées, de phthisie pulmonaire par exemple, être trop aisément fécondées et suffire à l'évolution d'une grossesse arrivant sans accident jusqu'au terme naturel.

En résumé, c'est dans quelqu'une des causes précédemment énumérées qu'il faut chercher la vraie cause de la stérilité, et non ailleurs. Ne l'y trouve-t-on pas, on ne doit pas recourir pour cela à quelqu'une des hypothèses auxquelles cette recherche a donné lieu, telles que le défaut de convenance ou l'incompatibilité physiologique entre les époux, que rien ne justifie. L'y trouve-t-on, on doit agir toujours avec prudence : il faut être sobre de promesses envers les femmes dont la stérilité n'est que relative et peut donner au médecin l'espérance d'une guérison; quant à celles dont la stérilité est incurable, on peut ne pas leur ôter brusquement tout espoir d'une conception vainement désirée, ou du moins faut-il être très-mesuré dans les termes, lorsqu'on est obligé d'en venir à cette extrémité.

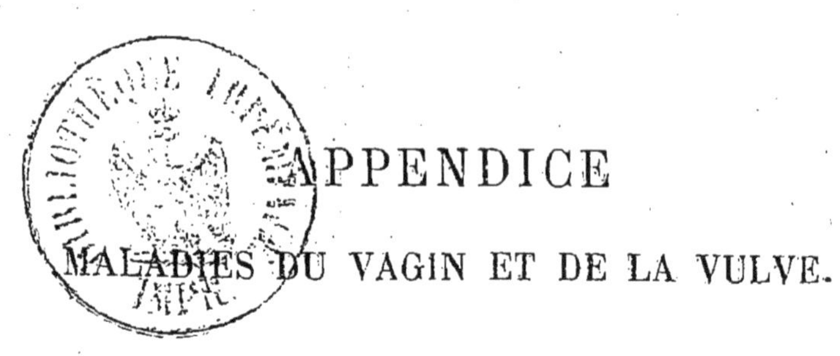

APPENDICE

MALADIES DU VAGIN ET DE LA VULVE.

I. — NÉVRALGIE VAGINALE.

Les diverses formes de cette maladie, outre la névralgie proprement dite, avec ses éclairs de douleurs et sa diversité de siége à la vulve ou au vagin, comprennent encore le *prurit* du vagin (Scanzoni) et l'*hyperesthésie* de la vulve (Simpson).

La *névralgie* proprement dite apparaît ici avec les caractères positifs qui lui sont propres, et les caractères négatifs qui la distinguent de l'inflammation ou des diverses altérations organiques. Elle réclame le même traitement que les autres névralgies, notamment l'hydrothérapie et les injections hypodermiques d'hydrochlorate de morphine (10 gouttes d'une solution au 50e) ou de sulfate neutre d'atropine (10 gouttes d'une solution au 100e).

Le *prurit* peut être symptomatique, secondaire ou idiopathique, quelquefois si insupportable, qu'il est impossible à la malade de résister à l'envie de se gratter, ce qui excorie les parties génitales, les fluxionne ou les enflamme. A l'époque menstruelle, le prurit est sujet à des exacerbations notables. M. Scanzoni prescrit au besoin des émissions sanguines topiques, des bains de siége, des injections tièdes émollientes, un liniment (2 grammes de chloroforme sur 30 grammes d'huile d'amande) appliqué avec un pinceau sur les parois vaginales et sur les parties génitales externes, un tampon recouvert de poudre de sucre et d'alun à parts égales, laissé six à douze heures dans le vagin et suivi d'une lotion vaginale aluminée, moyen répété au moins tous les jours pendant une semaine, plus tard de la poudre d'alun pure, la cautérisation du vagin avec le crayon de nitrate d'argent, enfin le calladium sequinum recommandé par Scholz de Breslau.

L'*hyperesthésie* de la vulve et du vagin, décrite pour la première fois, d'après M. Simpson, par le docteur Burns de Glascow, a été regardée par ce dernier médecin comme un mode particulier de névralgie du nerf honteux interne et traitée par la section simple (Burns) ou sous-cutanée (Simpson) de ce nerf. M. Simpson conseille en même temps l'usage longtemps continué du fer, du manganèse, de l'arsenic, des toniques et des antispasmodiques généraux, ainsi que des applications locales sédatives ou anodines.

II. — VAGINISME.

Le mot *vaginisme* m'a paru une dénomination suffisante pour désigner la contraction spasmodique du vagin et en même temps du sphincter de la vulve (*sphincter cunni*), qui peuvent être isolément ou simultanément atteints de cette maladie essentiellement nerveuse. Cette contraction peut être passagère, intermittente, se renouvelant d'instants en instants, comme un état convulsif ou un spasme clonique ; ou bien elle est continue, permanente, ayant tous les caractères de la contracture ou du spasme tonique.

Il y a environ quinze ans je portai pour la première fois le diagnostic d'une pareille affection, alors inconnue, et j'en instituai le traitement, par analogie avec celui de la contracture de l'anus. Il s'agissait d'une dame ayant eu déjà trois enfants, dont le vagin et l'anneau vulvaire avaient par conséquent autant d'amplitude ou de dilatabilité que possible, et qui me fut présentée par un confrère comme atteinte d'une prétendue maladie syphilitique, que le mari était supposé lui avoir communiquée : il n'y avait rien de vrai dans cette étiologie. La malade, très-nerveuse, sujette à une affection rhumatismale qui avait plusieurs fois atteint l'utérus, n'ayant ni érythème, ni sécrétion anormale, ni érosion, ni fissure quelconque de la vulve ou du vagin, avait une simple contracture, mais très-forte, du *constrictor cunni*, remontant à plus de trois ans, d'abord intermittente, devenue plus tard permanente, n'ayant permis dans le principe l'intromission du membre viril qu'au prix des plus vives douleurs, plusieurs fois suivies de syncope, formant depuis lors un obstacle insurmontable à cette introduction. L'exploration par la vue et surtout par le toucher ne me laissa pas le moindre doute sur la nature de la maladie, que je comparai de prime abord à la contracture (avec ou sans fissure) du sphincter de l'anus. Je la traitai de la même manière, c'est-à-dire par la dilatation forcée ou la déchirure brusque à l'aide des doigts, la malade préalablement chloroformisée ; je conseillai des irrigations vaginales quotidiennes de demi-heure au moins de durée, l'usage des bains sulfureux comme antirhumatiques, un bon régime, beaucoup d'exercice, et quelques antispasmodiques. La guérison a été complète et durable, et a permis depuis lors, comme auparavant, le libre exercice des devoirs conjugaux.

J'ai vu depuis la même maladie, plus souvent chez de jeunes femmes que chez des femmes-mères, tantôt provoquée par une irritation quelconque de la muqueuse, tantôt purement spasmodique. Déjà signalée par M. Scanzoni [1] et par M. Simpson [2], cette maladie fut décrite de nouveau par M. Marion Sims de New-York [3], et bien étudiée par MM. Debout et Michon [4], puis par M. Charrier [5], etc.

Les causes les plus fréquentes de ce spasme sont une maladie utérine, le débordement antérieur du périnée ou l'inflammation de la fourchette, une affection spasmodique de l'urèthre, de la vessie ou du rectum, l'érosion, la dénudation épidermique des muqueuses vaginale ou vulvaire, une éruption herpétique ou eczémateuse et surtout, comme pour l'anus, les fissures à l'entrée du vagin, ou l'hyperesthésie de la muqueuse vulvo-vaginale, avec complication fréquente d'hystérie.

Il est important de traiter avec soin cette maladie. Il faut guérir la ma-

1 Ouvr. cit, p. 466.

2 *Fissures of the orifice of the vagina*, ouvr. cit., p. 132.

3 *Transactions of obstetric. society of London*, VIII, 356, année 1861.

4 *De la contracture spasmodique du sphincter vaginal et de son traitement. Bulletin de thérapeutique*, 1861, LXI, n. 3, 4, 7.

5 *Contracture spasmodique du sphincter vaginal*, thèse de Paris, 1862.

ladie utérine, ou le spasme uréthral, vésical, rectal qui peuvent la provoquer ou l'entretenir. S'il y a vaginite ou éruptions sur la muqueuse vaginale, on les traitera par les bains, les irrigations tièdes ou fraîches continues, les cautérisations avec la solution de nitrate d'argent et les divers moyens déjà indiqués contre la leucorrhée vaginale et la vaginite. S'il y a fissure, on peut, comme pour la fissure à l'anus, au lieu de la grande incision du sphincter de Boyer, se contenter de l'incision de la muqueuse jusqu'au tissu sous-muqueux, que j'ai pratiquée plusieurs fois avec succès, à l'imitation de Lallemand, et qui a été prescrite aussi par M. Copeland et par M. Simpson. Enfin, dans ce cas et dans celui de contracture spasmodique simple, ce qu'il y a de mieux c'est d'anesthésier la malade et de faire, comme Récamier le faisait pour l'anus, la dilatation brusque et forcée de l'anneau vulvaire, suivie de plusieurs jours de repos, de soins consécutifs, de bains, de calmants, d'antispasmodiques, d'irrigations, etc. On peut essayer encore la dilatation mécanique lente (Churchill), ou l'emploi des seuls antispasmodiques, à l'imitation de M. Scanzoni qui recommande l'opium et la belladone en lavements, des fomentations sur l'hypogastre ou l'introduction dans le vagin de feuilles de belladone lavées préalablement dans de l'eau bouillante. Ces moyens sont secondés par la continence, les bains de siége et les irrigations tièdes, les antihystériques, les eaux ferrugineuses, la liqueur arsenicale de Fowler (deux à dix gouttes par jour) : j'y ajouterai l'hydrothérapie.

III. — COCCYODYNIE.

La *coccyodynie* est caractérisée par une violente douleur siégeant au coccyx. Elle peut exister isolément ou compliquer les maladies utérines. Elle a appelé à ce titre l'attention des gynécologues et a été bien étudiée par M. Simpson [1] en Angleterre et par M. Scanzoni [2] en Allemagne : c'est d'après leurs travaux et d'après des observations qui nous sont propres que nous la ferons connaître. MM. Simpson et Scanzoni l'ont observée sur des femmes qui étaient accouchées; il n'est pas impossible de la rencontrer dans d'autres conditions; Hörschelmann [3] l'a vue chez deux enfants de quatre à cinq ans et je l'ai constatée chez une fille de vingt et un ans qui était vierge, aussi bien que chez trois femmes mariées.

On a signalé avec raison l'influence du refroidissement de la partie sur le développement de cette sorte de névralgie. Une de nos malades avait la mauvaise habitude de dormir pendant l'été le corps découvert, le siége appliqué contre le mur. Chez neuf femmes observées par Scanzoni, la maladie s'était montrée pour la première fois pendant les couches; dans cinq cas elle était survenue immédiatement après l'application du forceps ; d'après le même auteur l'exercice du cheval influerait grandement sur sa production, chez deux de ses malades on ne saurait invoquer d'autres causes de la douleur.

Dans cette maladie, tout mouvement d'une extrémité inférieure, tout chan-

1 *Edinb. med. and surg. Journal*, July, 1861, p. 87. — Voyez aussi le chapitre intéressant intitulé : *Coccydynia and the Diseases and Deformities of the Coccyx*, dans le *Clinical Lectures on Diseases of Women*, p. 209, Philadelphia, 1863.

2 *Würzburg. medicin. Zeitschrift*, 1861, t. II, 4e livraison.

3 Hörschelmann, *Petersb. med. Zeitschrift*, 1862, 10e livraison.

gement de position un peu brusque, toute garde-robe de matières un peu dures, tout acte en un mot qui change les rapports anatomiques du coccyx provoque des douleurs plus ou moins vives. Dans la plupart des cas les points douloureux sont limités au coccyx ou à la partie inférieure de la région sacrée ; de là la douleur s'irradie en dehors, d'un ou des deux côtés. Comme caractère pathognomonique il est à noter que la pression du coccyx est toujours douloureuse et qu'elle l'est d'autant plus que la douleur spontanée est elle-même plus vive.

La maladie livrée à elle-même persiste souvent des années avec des alternatives d'accroissement et de diminution. Dans ce dernier cas la pression du coccyx devient moins douloureuse ; quand la maladie est survenue à la suite d'un accouchement laborieux, on remarque qu'elle est plus tenace.

La guérison est difficile à obtenir ; sur les vingt-quatre cas observés par Scanzoni, dix seulement se sont terminés par la guérison, chez neuf il y eut simplement amélioration, quant aux cinq autres, on ignore le résultat définitif. On a employé contre cette maladie les moyens les plus variés : les sangsues et les vésicatoires appliqués *loco dolenti* ne produisent le plus souvent qu'un soulagement momentané et peuvent être même sans effet avantageux; chez une jeune fille, que j'ai observée il y a trois ans, il y eut à leur suite une recrudescence de douleurs, j'essayai plusieurs médicaments (belladone, chloroforme, aconit, etc.) sans résultat : je n'obtins la guérison qu'après l'application de deux vésicatoires pansés avec la morphine. M. Scanzoni n'a confiance que dans les injections sous-cutanées de morphine. Hörschelmann a obtenu en 1862 deux guérisons grâce à l'aconit; mais il s'agit ici de deux enfants. Enfin M. Simpson a vu tous ces moyens échouer entre ses mains : il a préconisé la section sous-cutanée des attaches musculaires, tendineuses ou ligamenteuses du coccyx, et quand celle-ci échoue, il n'hésite pas à enlever le coccyx, soit partiellement, soit en totalité.

IV. — VAGINITE ET BLENNORRHAGIE VAGINALE.

La *vaginite* [1] est l'inflammation aiguë ou chronique de la membrane muqueuse du vagin.

On doit distinguer l'inflammation simple de la vaginite blennorrhagique [2] et de la vaginite granuleuse.

La *vaginite simple* résulte de l'action d'un corps irritant quelconque, de la malpropreté, de la masturbation, de l'abus du coït surtout aux approches des règles ou après la défloraison. Elle a de la tendance à se guérir après la suppression de la cause irritante. Pourtant elle peut passer à l'état chronique. Le pus qu'elle produit n'est pas contagieux, ou du moins il ne l'est pas à la façon du pus de la vaginite virulente.

La *vaginite blennorrhagique* est essentiellement contagieuse. Le *trichomonas*

[1] Voyez ci-dessus le chapitre consacré à la *Leucorrhée*, dont cet article et le suivant forment des compléments naturels.

[2] Le mot blennorrhagie inventé par Swédiaur est préférable à tous les autres pour désigner l'écoulement de mucus, de pus, ou de muco-pus, surtout l'écoulement virulent, qui se fait par les parties génitales. La blennorrhagie n'affecte pas seulement l'urèthre chez la femme, mais surtout le vagin, quelquefois l'utérus et quelquefois aussi le rectum.

vaginal, qui y a été découvert par M. Donné et qui s'y trouve fréquemment, ne lui appartient pourtant pas exclusivement de manière à la caractériser. Elle se distingue par une tuméfaction de la muqueuse, une douleur qui peut empêcher la malade de marcher, une chaleur cuisante, une rougeur qui devient violacée, une sécrétion d'abord muqueuse (d'où la dénomination de blennorrhagie par Swédiaur), puis mucoso-purulente, puis enfin purulente, verdâtre, nauséeuse, s'écoulant par flot lorsqu'on déprime le vagin. L'introduction du spéculum est très-douloureuse et produit une hémorrhagie. Elle doit être épargnée à la malade jusqu'à ce que la violence de l'inflammation soit calmée. Quand on peut la faire, on constate souvent sur la muqueuse du vagin et surtout du museau de tanche, préalablement essuyés, des points rouges, même des érosions, des desquammations épidermiques, des exulcérations. Des chancres véritables peuvent être observés simultanément sur le vagin ou sur le col : d'où la possibilité de transmission, soit de la blennorrhagie, soit des chancres, par la même femme à divers hommes. L'uréthrite et la vulvite coïncident souvent avec la vaginite : la coexistence de l'uréthrite avec la vaginite est même le signe le plus certain de la nature virulente de la vaginite. Les vaisseaux lymphatiques de la paroi antérieure du vagin se rendant aux ganglions de l'aine, il n'est pas rare de rencontrer de véritables bubons se terminant même par suppuration. Il peut y avoir alors une réaction générale : on peut même craindre l'extension de l'inflammation à l'ovaire, aux ligaments larges, au péritoine.

On ne confondra pas le pus fourni par le vagin enflammé avec celui qui peut provenir d'un cancer ulcéré, d'une suppuration du rein, d'un abcès ouvert dans le vagin, d'un phlegmon péri-utérin, maladie qui d'ailleurs coïncide avec la vaginite.

A la période de résolution, lorsque la rougeur et la chaleur ont diminué, la sécrétion cesse d'être purulente pour redevenir muqueuse ; mais elle peut être encore contagieuse : c'est la *blennorrhée vaginale*, dont le produit est plus fluide et moins blanc que celui de la leucorrhée vaginale, proprement dite. Elle peut s'être propagée dans le col utérin et s'y être cantonnée, c'est la *blennorrhagie du col*, qui peut persister longtemps après la guérison du vagin, et sur le caractère contagieux de laquelle il faut être très-réservé. Elle peut, après avoir disparu de tout le reste de la surface vaginale, persister dans les culs-de-sac, dans le postérieur surtout, le plus difficile à explorer avec le spéculum, sauf avec le spéculum à valves, et y constituer la *blennorrhagie des culs-de-sac* (Alph. Guérin), redoutable au point de vue de la contagion.

Le caractère contagieux peut se conserver fort longtemps, et résider dans une sécrétion très-limitée, par exemple à l'urèthre ou aux glandules qui entourent le méat, sécrétion qui ne se produit qu'à l'époque des règles ou par l'excitation du coït. Il suffit alors quelquefois de peu de chose (l'analogue de la goutte militaire chez l'homme), pour produire chez l'homme une blennorrhagie que ne causent ni la leucorrhée simple, ni les écoulements divers et non virulents.

La *vaginite granuleuse*, indiquée par M. Ricord sous le nom de *psorélytrie*, décrite par M. Deville en 1844[1], est caractérisée par des granulations rouges, hémisphériques, égalant un demi-grain de millet ou un peu plus grosses, c'est-à-dire de 1 à 3 millimètres, confluentes, répandues habituellement sur toute

[1] *Archiv. gén. de méd.*, t. V, p. 305, avec une planche. Paris 1844.

la muqueuse vaginale et jusque sur le col. Elle est fréquente chez les femmes enceintes, mais elle peut se voir chez les nullipares. Elle peut se rattacher à un coït suspect et résulter de la contagion, mais elle dépend plutôt d'une disposition hypertrophique des papilles favorisée par la grossesse. Quand tout le vagin est baigné de pus, on voit le sommet des granulations dominer la surface du liquide et apparaître. Le prurit et la douleur semblent se rattacher à la grossesse ou à la violence de l'inflammation, bien plus qu'à la présence même des granulations. Celles-ci ne s'ulcèrent pas, mais elles peuvent persister longtemps avant de s'affaisser et de disparaître, car la maladie prend la forme chronique et est habituellement plus rebelle au traitement que la vaginite simple.

Traitement. — Repos au lit; aliments légers, tisanes délayantes, acidulées; injections émollientes; irrigations à l'eau tiède dans un bain de siége et surtout grands bains prolongés. — La période d'acuïté passée, les astringents et les cathérétiques sont très-efficaces : tampon de ouate, du volume d'une grosse noix, rempli d'une cuillerée à café environ d'alun pulvérisé, introduit avec le spéculum au fond du vagin; dans le cul-de-sac postérieur, et laissé cinq à six jours, pendant lesquels la malade reste couchée et lotionne la vulve pour calmer l'irritation qui s'y produit quelquefois [1]; injections avec l'eau aluminée (1 cuillerée d'alun dans 1 litre d'eau), ou une solution de sulfate de zinc (2 à 4 grammes dans 500 grammes d'eau); et par-dessus tout badigeonnage avec un pinceau chargé d'une solution de 1 gramme de nitrate d'argent dans 30 grammes d'eau, dont je me sers presque exclusivement et avec un succès constant; il faut employer pour cette petite opération, dès qu'on peut l'introduire, un spéculum de bois ou de verre, d'un calibre médiocre, pour éviter la douleur, mais qui déplisse le vagin, et permette de badigeonner exactement tous les replis de la muqueuse d'arrière en avant.

Ce dernier moyen est le seul à mettre en usage pour traiter la vaginite granuleuse. On revient à ces badigeonnages tous les deux ou trois jours, et quelquefois même tous les jours.

V. — VULVITE ET BLENNORRHAGIE VULVAIRE.

La *vulvite* est l'inflammation partielle ou totale des divers éléments qui constituent la vulve.

C'est un nom en quelque sorte générique, qui désigne à la fois plusieurs maladies dont quelques-unes ne sont pas précisément des inflammations. Ainsi elle peut consister en un simple érythème. Plus souvent il y a blennorrhagie, hypersécrétion des nombreuses glandules qui s'ouvrent autour du méat, ou de l'entrée du vagin, ou sur les grandes et les petites lèvres.

Tantôt il y a *hypersécrétion de matière sébacée* formant une sorte de lame membraneuse à la face interne des grandes lèvres, sur les petites lèvres, autour du clitoris, et qui, enlevée par le frottement, laisse à nu la muqueuse plus rouge qu'à l'état normal, tantôt il y a concurremment sécrétion de mucus ou muco-pus (*vulvite sébacée*). La vulvite des petites lèvres, par la distension chronique des follicules sébacés, devient l'*acné granuleuse des petites lèvres* (Alph. Guérin), engendrée souvent par la malpropreté.

[1] Alph. Guérin, *Maladies des organes génitaux externes de la femme*, p. 363. Paris, 1864.

Tantôt il y a hypersécrétion de mucus, *vulvite des glandes mucipares*, caractérisée par la rougeur de la muqueuse qui entoure les orifices de ces glandes, surtout près des caroncules myrtiformes, dans l'angle rentrant des caroncules latérales et de la petite lèvre, où s'ouvre le canal excréteur de la glande vulvo-vaginale. Cette inflammation est caractérisée en même temps par l'abondance et quelquefois l'opacité et la purulence du mucus. Elle s'accompagne ordinairement de celle des glandes sébacées, mais la réciproque n'est pas vraie.

Toutes ces formes peuvent coïncider avec l'uréthrite. Elles ont pour symptômes communs la rougeur, la démangeaison, la douleur, quelquefois la tuméfaction des parties et la fétidité de la sécrétion. Elles peuvent alors s'accompagner d'adénite inguinale, d'œdème des lèvres.

La vulvite simple est le plus souvent produite par la malpropreté, l'excitation des organes génitaux chez les jeunes filles, la dentition chez les enfants, quelquefois même par des tentatives de viol [1]. Lorsqu'elle s'ulcère, on la distingue du chancre superficiel par l'induration légère que celui-ci communique de bonne heure à la muqueuse, et par l'induration indolore des ganglions inguinaux qui accompagne le chancre. Les chancres mous à fond grisâtre, les plaques muqueuses, l'herpès vulvaire, l'eczéma rarement borné à la muqueuse de la vulve, le lichen très-prurigineux ne peuvent guère être confondus avec la vulvite simple.

La vulvite virulente, contagieuse ou blennorrhagique, coexiste souvent avec l'uréthrite et la vaginite. Elle est quelquefois suivie du développement de végétations près des caroncules myrtiformes ou à la face interne des petites lèvres.

Traitement. — Pour la vulvite simple, bains, soins de propreté, lotions savonneuses ou alcalines, de potasse ou d'ammoniaque, pour dissoudre la matière sébacée. — Lotions froides avec de l'eau blanche, une solution d'alun ou de sulfate de zinc, eau de sureau, décoctions de feuilles de noyer, de feuilles de ronces, de roses de Provins, vin aromatique, ou un liquide astringent quelconque lorsqu'il y a en même temps hypersécrétion muqueuse. — Cataplasmes de fécule de riz ou de pommes de terre, poudres inertes de fécule de pommes de terre, de riz, de lycopode, de sous-nitrate de bismuth, sur les glandules enflammées des petites lèvres, la malade gardant le lit et le repos pour éviter les frottements de ces organes. — Prévenir ou combattre la constipation. Défendre le coït ou surveiller les jeunes filles pour empêcher la masturbation.

Pour la vulvite contagieuse, traiter simultanément la vaginite et l'uréthrite, absorber la matière sécrétée par un gâteau de charpie interposé aux lèvres, prescrire de grands bains prolongés, les moyens usités contre la vulvite simple, au besoin des cataplasmes émollients, et surtout badigeonner la muqueuse avec un pinceau trempé dans une solution de 10 centigrammes à 50 centigrammes et même, au besoin, à 1 gramme de nitrate d'argent dans 30 grammes d'eau.

[1] Tardieu, *Étude sur les attentats aux mœurs*, 4e édit., Paris, 1862.

VI. — HYPERSÉCRÉTION ET INFLAMMATION DES GLANDES VULVO-VAGINALES.

L'*inflammation des glandes vulvo-vaginales* peut être une complication de la vulvite, mais elle peut être indépendante de tout accident blennorrhagique.

Souvent il y a hypersécrétion sans inflammation proprement dite.

L'*hypersécrétion* des glandes vulvo-vaginales est une maladie de la jeunesse, due surtout aux excitations sexuelles. L'excrétion du liquide se produit souvent d'une manière soudaine, sous l'influence d'un attouchement voluptueux, d'un baiser lascif, ou d'un songe érotique. Ce liquide est un mucus incolore, filant, moins gluant que le mucus du col utérin, neutre ou alcalin. Les femmes se plaignent seulement d'être mouillées. En pressant, en arrière de la petite lèvre, sur un corps globuleux qui n'est que la glande turgescente ou hypertrophiée, on fait sortir par l'orifice excréteur une quantité plus ou moins considérable de ce liquide. Souvent le même phénomène se produit naturellement au moment de la menstruation.

Quand l'orifice du canal excréteur est rétréci, le mucus dilate le conduit en s'y accumulant. Une pression sur la tumeur fait aisément sortir le liquide et suffit au diagnostic : le cathétérisme est inutile et peut être désavantageux.

Quand il y a *inflammation*, le liquide sécrété devient trouble et finit par être du pus qui s'accumule dans la glande et constitue un abcès. Au prurit qui accompagne la simple hypersécrétion succède de la douleur, avec rougeur, tumeur, chaleur, élancements. La tumeur peut acquérir le volume d'une grosse noix et oblitérer en grande partie l'orifice du vagin. J'ai vu de semblables tumeurs, moins considérables, se former sur d'autres points de la vulve, autour de l'orifice vaginal, notamment à la partie supérieure, probablement par l'hypersécrétion ou l'inflammation des glandes situées de chaque côté et au-dessous du méat urinaire. Quand la suppuration s'étend au parenchyme de la glande, le pus peut s'ouvrir dans un des conduits et sortir par le canal excréteur, ou marcher parallèlement à celui-ci et sortir près de son orifice, ou bien se faire jour à travers la muqueuse vulvaire. La limitation exacte de l'abcès, l'impossibilité de le déplacer, l'absence d'odeur spéciale dans le pus, son aspect crémeux, etc., suffisent pour distinguer cette maladie d'un abcès stercoral, ou d'un abcès ossifluent. Le voisinage de l'ischion distingue l'abcès de la glande de celui du canal excréteur qui déplisse au contraire la petite lèvre. La douleur, l'empâtement, la rougeur, la chaleur, la fluctuation de la tumeur et sa forme arrondie, tous les phénomènes inflammatoires qui en accompagnent le développement, distinguent l'abcès du simple kyste, ou de la distension du canal par l'accumulation du mucus sécrété, ou de l'abcès de la grande lèvre et du thrombus de la vulve, qui occupent toute l'étendue de cet organe, ou enfin des furoncles et des abcès des vaisseaux lymphatiques, qui sont plus superficiels.

L'abcès s'ouvre souvent spontanément, mais la malade n'est pas à l'abri des rechutes.

Traitement. — Bains prolongés, cataplasmes émollients. Lorsque le pus s'écoule par le canal excréteur, le repos et les cataplasmes suffisent : on peut être forcé de recourir à des injections astringentes ou substitutives avec eau blanche, solutions faibles de sulfate de zinc, nitrate d'argent, perchlorure de fer ou teinture d'iode. Lorsque le pus ne s'écoule pas, mais que la malade souffre peu, laisser l'abcès s'ouvrir spontanément du côté du canal excréteur. Si la douleur est trop vive, par suite de la tendance du pus à se porter vers l'aponévrose superficielle, qui, se trouvant distendue, provoque des phénomènes d'étranglement, ponctionner l'abcès avec une lancette, soit près de l'orifice du conduit excréteur, soit sur le point le plus aminci de la membrane muqueuse.

Si la formation de l'abcès se répète trop souvent, extirper la glande. Incision longitudinale dans le pli nympho-labial : saisir la glande avec une érigne, la disséquer avec précaution, l'exciser d'un coup de ciseaux ou de bistouri, lier les artères contenues dans le pédicule qu'on vient de couper. Eviter surtout de couper l'artère transverse du périnée ; si elle est divisée, il faut la lier. Ménager le plexus veineux vaginal, à cause de l'hémorrhagie et surtout des accidents d'infection purulente qui peuvent être les suites de sa blessure. Pansement simple, ou fomentations aqueuses, réfrigérantes.

VII. — URÉTHRITE ET BLENNORRHAGIE URÉTHRALE.

L'*uréthrite* est l'inflammation de la muqueuse uréthrale. Elle est simple ou virulente.

L'écoulement qui la caractérise, est produit en partie par l'exagération pathologique de la sécrétion des glandes qui se rencontrent dans cette membrane muqueuse. Dans l'urèthre de la femme, en effet, il existe de nombreuses lacunes glandulaires, plus développées à mesure qu'elles se rapprochent du méat. Celui-ci offre inférieurement une saillie médiane près de laquelle on voit ordinairement les orifices de deux glandules comparables aux autres glandules vulvaires. En dehors du canal, mais tout près du méat, s'ouvrent deux autres conduits glanduleux assez longs, considérés par M. Alph. Guérin comme un des derniers refuges de la blennorrhagie.

L'uréthrite simple est très-rare et probablement toujours consécutive à des irritations directes de l'urèthre.

L'uréthrite virulente est rare relativement à la fréquence de la vaginite virulente ; mais lorsque celle-ci n'est pas traitée, elle se transmet presque toujours et en quelque sorte inévitablement à la muqueuse de l'urèthre, qui se trouve être, par suite, plus fréquemment atteinte que ne le pensait Swédiaur [1], contrairement à B. Bell, et que ne le dit M. Cullerier [2].

L'uréthrite peut être la conséquence immédiate du coït ou provenir (le plus communément) du contact du virus vaginal, retenu par les petites lèvres et porté vers l'urèthre qui se trouve contaminé. Coïncidant avec une blennorrhagie vaginale, elle est donc le signe le plus certain de la virulence de la maladie.

Elle est incomparablement moins douloureuse que l'uréthrite de l'homme. La quantité et la nature de la sécrétion est variable, comme l'acuïté et la période de l'inflammation. — Pour diagnostiquer la blennorrhagie uréthrale, il faut préalablement bien essuyer la vulve, puis presser le méat entre deux doigts, ou l'urèthre entre le pubis et le spéculum introduit dans le vagin, ou mieux introduire l'indicateur bien huilé dans le vagin, le recourber en crochet, et

[1] *Traité complet sur les symptômes, les effets, la nature et le traitement des maladies syphilitiques*, 7e édit., t. I, p. 192, 193.

[2] *Des affections blennorrhagiques*, p. 205.

presser l'urèthre d'arrière en avant contre le pubis, en suivant la courbure de la symphyse et du canal jusqu'au méat inclusivement, de peur qu'une goutte de muco-pus, ramenée de la partie postérieure, ne s'arrête en route. Si la malade n'a pas uriné de quelque temps, on découvre à coup sûr de cette manière les moindres traces de blennorrhagie uréthrale.

M. Alph. Guérin désigne sous le nom d'uréthrite externe, la blennorrhagie de deux glandules qui s'ouvrent tout près et en dehors du méat urinaire, laquelle peut échapper à nos recherches, lorsque les femmes s'essuient au moment de la visite, et qui est chez la femme l'analogue, pour la persistance, de la *goutte militaire* chez l'homme.

Quand l'uréthrite, dit ce médecin, coexiste avec la vaginite et la vulvite, on peut être sûr qu'elle est le résultat d'une contagion blennorrhagique; quand la vulvite et la vaginite existent sans uréthrite, il y a de grandes présomptions pour que la maladie soit de nature simple. Sans être aussi affirmatif, on peut assurer que M. Alph. Guérin a posé là une distinction vraie.

Il peut y avoir de la cuisson, du ténesme vésical, des douleurs atroces, sans uréthrite, surtout à l'époque des règles; ou des douleurs produites par un polype très-sensible, très-douloureux qui se développe quelquefois au méat urinaire et dont je parlerai plus loin. Il peut y avoir aussi un chancre de l'urèthre, que l'on découvre, s'il est induré, en explorant attentivement l'urèthre avec le doigt indicateur introduit dans le vagin, et qu'il ne faut pas confondre avec une induration cancéreuse, d'ailleurs rare dans ce point.

Traitement. — Les balsamiques, si utilement employés dans le traitement de la blennorrhagie chez l'homme, ne jouissent plus de la même efficacité contre les écoulements uréthraux de la femme. Les seuls moyens utiles sont les mêmes qui réussissent dans le traitement de la vaginite : les délayants généraux et les topiques astringents. Bains tièdes émollients prolongés, plus tard alcalins ou sulfureux; boissons délayantes en grande quantité; et surtout, après la disparition de l'acuïté, attouchement de tous les points de la muqueuse avec un crayon de nitrate d'argent introduit pendant quelques secondes dans toute la longueur du canal de l'urèthre. Quoique douloureuse, suivie d'un suintement sanguinolent et d'un peu de douleur et de ténesme dans l'émission de l'urine, cette petite opération suivie de grands bains et de délayants, est si efficace, si supérieure à toute autre médication, que je la pratique presque toujours ; il est rare qu'on soit obligé d'y recourir plus de deux fois, à huit jours d'intervalle. Il est à regretter que la cautérisation de l'urèthre chez l'homme n'ait ni la même innocuité, ni la même efficacité. On peut être obligé de faire avec une seringue fine une injection astringente dans les canaux excréteurs des glandes dont les orifices se trouvent tout près du méat urinaire, si l'on veut effacer toute trace de blennorrhagie et éteindre chez la malade toute aptitude à propager son mal.

VIII. — DIPHTHÉRIE DU VAGIN ET DE LA VULVE.

La *diphthérie* ne diffère pas au vagin et à la vulve de ce qu'elle est sur d'autres muqueuses et sur les plaies où elle vient à paraître. Mais il m'a semblé convenable d'en rappeler ici l'existence pour mettre le praticien en garde contre son développement; car, méconnue et non traitée, elle détermine les conséquences locales les plus graves et entraîne souvent des accidents généraux mortels.

J'ai observé la diphthérie vaginale ou vulvaire chez des enfants, chez de nouvelles accouchées, pendant des épidémies de croup et de diphthérie, ou chez des femmes d'une constitution détériorée, disposées aux maladies de nature adynamique. Je l'ai vue se développer sur des plaies de la muqueuse vulvo-vaginale, à la suite de traumatismes ou d'opérations, ou même du simple séjour d'une sonde dans la vessie, de la dilatation de rétrécissements vaginaux par l'éponge préparée, etc. Dans ces cas, c'est surtout à l'hôpital, au milieu d'autres malades atteintes de diphthérie, de pourriture ou de suppurations graves, que j'ai fait cette observation.

Il faut donc surveiller les malades à ce point de vue, notamment les femmes récemment accouchées; car il n'est pas de maladie qui puisse passer aussi aisément inaperçue, les femmes se plaignant simplement de pertes blanches et ne pouvant mettre que difficilement le médecin sur la voie.

Le *traitement* ne diffère pas de celui que réclame la diphthérie des autres organes : injections détersives très-fréquentes avec l'eau et le coaltar, l'acide phénique, la créosote, le chlorure de chaux, la liqueur de Labarraque, etc., répétées de deux à huit fois par jour au besoin; attouchements avec la solution de nitrate d'argent, le perchlorure de fer à 30°, le chlorate de potasse, le quinquina, suivant la gravité de la diphthérie. En même temps, on doit relever les forces par le régime et les toniques, et se méfier, comme pour toutes les autres affections diphthéritiques, du dégoût de la malade pour les aliments.

IX. — PROLAPSUS ET HERNIES DE L'URÈTHRE ET DU VAGIN.

Le *prolapsus de la muqueuse uréthrale* [1], forme une petite tumeur rougeâtre, saillante en dehors du méat urinaire, se distinguant de l'excroissance fongueuse de l'urèthre par sa forme régulière, sa réductibilité, son ouverture centrale. Dans un cas de cette nature observé par Séguin [2], on pouvait introduire facilement le doigt par le canal de l'urèthre très-relâché : ce praticien introduisit dans l'urèthre une sonde de femme et fit la ligature de la tumeur sur cet instrument; huit jours après la malade fut rétablie. Colombat [3] guérit une femme atteinte de la même maladie en cautérisant avec une solution concentrée de nitrate d'argent tout le trajet du canal, au moyen d'une petite éponge fixée sur un petit cylindre ayant un de ses côtés à jour. J'ai réussi également en faisant, dans un cas pareil, une excision circulaire de la muqueuse herniée, et introduisant tous les huit jours, dans le canal de l'urèthre, trois semaines de suite, pendant trois ou quatre secondes chaque fois, un crayon de nitrate d'argent fondu.

Le *prolapsus du vagin* a été décrit à l'occasion des maladies qui en entraînent la formation, telles que la chute de l'utérus, l'élongation hypertrophique du col, l'inversion de la matrice, etc.

Les autres hernies ou déplacements de la muqueuse vaginale sont la consé-

[1] Sernin de Narbonne, *Mém. de l'Acad. de chirurgie.* — Corn. Solingen dans Morgagni, 42e lettre, § 42. — Salzmann, *Des hernies de la vessie*, thèse. — Tavignot, *Bulletin de la société anatomique.*

[2] Bibliothèque médicale, LXVIII, 86.

[3] *Traité complet des maladies des femmes*, I, 3:2. Paris, 1843.

quence du soulèvement de cette muqueuse par la vessie, le rectum ou une anse intestinale s'insinuant dans le cul-de-sac vagino-rectal et descendant plus ou moins dans le conduit vulvo-utérin. Ce sont la *cystocèle* [1], la *rectocèle* [2] et l'*entérocèle vaginale* [3].

J'ai déjà suffisamment parlé de la cystocèle et de la rectocèle à propos du prolapsus de l'utérus et du vagin (p. 723) et de l'allongement hypertrophique du col (p. 640).

L'*entérocèle* forme d'abord une proéminence dans le cul-de-sac vaginal postérieur : peu à peu le fond du vagin est repoussé, quelquefois jusqu'entre les grandes lèvres où il se présente sous l'aspect d'une tumeur sphérique ou pyriforme ayant les caractères de toute hernie intestinale. Cette hernie n'est guère susceptible d'étranglement, si ce n'est pendant l'accouchement. — Quand on l'a constatée, il faut s'efforcer de la réduire et de la maintenir réduite par des pessaires appropriés, des bains ou des irrigations fraîches, l'hydrothérapie, et en général par tous les moyens employés contre les prolapsus vaginal et utérin.

Il faut savoir aussi qu'à la vulve on peut trouver des *hernies périnéales*, et des hernies labiales ou de la grande lèvre : pour ces dernières, tantôt l'intestin arrive dans la grande lèvre par les côtés du vagin, tantôt par le canal inguinal comme pour les hernies scrotales de l'homme : d'où les *hernies vagino-labiales* et *inguino-labiales*.

X. — KYSTES ET POLYPES DU VAGIN.

Les kystes ne s'observent qu'exceptionnellement dans le vagin. Ceux des parties supérieure et inférieure proviennent de l'utérus et de la vulve, font saillie dans le vagin et présentent l'aspect des kystes folliculaires. Ceux de la partie moyenne ou du vagin proprement dit proviennent du développement de bourses séreuses ou de la formation de kystes dont le siége primitif est dans le tissu cellulaire péri-vaginal (Rokitansky), et dont le développement détermine peu à peu, la plupart du temps avec une grande lenteur, la saillie du kyste dans le vagin, c'est-à-dire du côté où l'accroissement de la tumeur présente le moins d'obstacles. — L'incision du kyste, l'évacuation de son contenu séreux et la cautérisation de sa cavité suffisent pour en déterminer la guérison.

J'ajouterai, seulement pour mémoire, qu'il peut se développer aussi dans le vagin des fibroïdes, des polypes fibreux et même des polypes muqueux, maladies rares, dont le traitement par l'ablation, la ligature ou l'excision, ne diffère pas de celui qui est applicable aux tumeurs de même nature développées sur le col de l'utérus.

Comme tous les observateurs, j'ai été consulté très-rarement pour des tumeurs de cette espèce.

[1] Malgaigne, *Journal de chirurgie*, 1843. — Forget, *Bulletin de thérapeutique*, 1844.

[2] Malgaigne, *Mémoires de l'Acad. de méd.*, 1838 ; VII, 485. — L. Coze, *De la rectocèle vaginale*. Strasbourg, thèse 1842.

[3] Garengeot, *Mém. de l'Acad. de chirurg.* 1753, t. II. — Kiwisch, *Klinik. Vorträge*, II, 415.

XI. — EXCROISSANCES FONGUEUSES DE L'URÈTHRE.

Sous le nom d'*excroissances, végétations, tumeurs vasculaires, polypes, caroncules, fongus douloureux* [1], on a décrit de petites tumeurs rouges, vasculaires, saignantes, plus ou moins douloureuses, sessiles ou pédiculées, quelquefois étendues en demi-cercle, siégeant dans le canal de l'urèthre, surtout à l'orifice de ce canal, plus souvent à sa partie inférieure qu'à sa partie supérieure. Devenues assez volumineuses pour obturer en partie l'orifice, elles gênent la miction, sont douloureuses au passage de l'urine, au toucher, ou pendant le coït chez les femmes mariées, surtout si elles viennent à s'excorier ou à s'ulcérer. Je les ai observées chez des petites filles, chez des vierges nubiles, chez des femmes mariées, et chez des femmes âgées ou veuves depuis longtemps. Les rapports sexuels, tout en augmentant la douleur et peut-être le volume de ces excroissances, ne contribuent donc pas à leur formation.

Tantôt ces tumeurs sont de véritables hypertrophies papillaires [2]; tantôt, recouvertes d'une couche plus ou moins épaisse d'épithélium pavimenteux, elles sont formées par du tissu cellulaire embryonnaire et par de nombreux vaisseaux qui, d'après les recherches de Wedel [3], sont disposés par groupes, se ramifient d'une manière régulière et rappellent beaucoup la disposition des *vasa vorticosa* de la choroïde. Il est certain que leur structure est, suivant les cas, plus ou moins vasculaire; car on peut souvent les exciser sans inconvénient et d'autres fois cette petite opération donne lieu à une hémorrhagie abondante.

Rien n'est plus facile que le diagnostic de ces excroissances, sur lesquelles la douleur oblige les femmes à appeler l'attention du médecin. On ne les confondra pas avec le prolapsus uréthral, les végétations syphilitiques, l'épithélioma cancroïdal, etc.

Il faut absolument en débarrasser les malades, sous peine d'en voir augmenter de jour en jour le volume, et en même temps tous les accidents, surtout les douleurs, qui s'y développent pendant la marche, la miction, le coït, etc.

Le traitement est très-simple; mais il peut différer suivant que l'excroissance est superficielle ou profonde, pédiculée ou sessile. Il comporte l'ablation ou la destruction de la tumeur. — L'ablation, au lieu d'être faite par la ligature, comme quelques médecins l'ont conseillé, se fait bien plus aisément à l'aide d'un bistouri ou de ciseaux qui divisent la base de la tumeur préalablement saisie avec des pinces, de petites érignes ou le constricteur de Wilde pour les polypes de l'oreille (Churchill); il faut avoir soin de cautériser ensuite la surface saignante avec l'acide azotique, le nitrate d'argent, ou le perchlorure de fer à 30°. — La destruction peut se faire avec les caustiques que je viens de nommer, ou avec le caustique Filhos, appliqués sur l'urèthre ou même portés dans le canal à

[1] Sharp, *Critical Inquiries to the present State of Surgery*, 1750, p. 168. — Hughes, *Medical Facts and Observations*, 1768, t. II, p. 26. — W. Bromfield, *Chirurg. Observ. and Cases*, 1773, t. II, p. 295, etc. — Pour les autres indications bibliographiques déjà fort nombreuses, relatives à cette maladie, voyez Scanzoni, ouv. cit., p. 509. — Simpson, ouv. cit., p. 135. — F. Churchill, ouv. cit., p. 75. Dublin, 1864. — Benoît, *Montpellier médical*, 1863, t. X, p. 508; t. XI, p. 420.

[2] Verneuil, *Mémoires de la Société de biologie*, 1855, 2e série, t. II, p. 123.

[3] *Histologie pathologique*, citée par Scanzoni, p. 509, et par Simpson, p. 136.

une certaine distance, en protégeant les autres parties de ce conduit, ce qui est quelquefois possible grâce à sa dilatabilité. Mais il vaut mieux, si l'excroissance est intra-uréthrale, la broyer avec des pinces à polypes ou à pansements, et en cautériser ensuite légèrement les débris ou le pédicule, en ayant soin de revenir au besoin plusieurs fois à cette opération; si l'excroissance est sur le bord ou en dehors du méat, la cautériser à plusieurs reprises avec le feu [1], ce qui est facile aujourd'hui à l'aide du cautère à gaz. J'ai guéri de cette dernière manière, et presque sans douleur, des excroissances uréthrales chez plusieurs malades. Après l'opération on fait prendre à la femme un bain de siége frais, ou faire sur la vulve des fomentations froides et astringentes.

XII. — HYPERTROPHIE DU CLITORIS; CLITORIDECTOMIE.

L'hypertrophie du clitoris est quelquefois une difformité congénitale; on lui a attribué sans raison, d'après Parent-Duchâtelet [2], une influence très-marquée sur l'excitation génésique et le penchant des femmes à se livrer à leurs passions avec déréglement. D'autres fois elle est une maladie accidentelle ne paraissant avoir, d'après le même auteur, aucune relation avec l'abus du coït. Le docteur M'Clintock [3] a cité et figuré un exemple remarquable d'hypertrophie du clitoris. Le volume de cet organe peut augmenter d'une petite quantité ou dans les plus grandes proportions. Le défaut de rapport entre le clitoris et les autres parties de l'appareil sexuel externe, la proéminence qui expose cet organe aux frottements, aux excitations désagréables, l'augmentation de sa sensibilité et quelquefois des désirs génésiques, sont autant de causes d'irritation, de difficulté pour la marche, d'impossibilité pour le coït, de disposition aux dégénérescences, qui réclament un traitement radical. Il en est de même, d'après M. Baker-Brown [4], de l'irritation physiologique du clitoris, qui pousse les femmes irrésistiblement à abuser des plaisirs solitaires et à altérer à la fois leur santé corporelle et leur état mental, les conduisant peu à peu par degrés de la nymphomanie à l'irritation spinale, à l'épilepsie hystérique, à la catalepsie, à l'hystérie, à l'imbécillité, à la manie et à la mort.

Il ne faut pas confondre l'hypertrophie du clitoris avec la tuméfaction inflammatoire, ou les altérations organiques telles que les végétations, l'épithélioma, le cancer dont cet organe peut être atteint.

Les astringents, les caustiques n'ont qu'une action insuffisante dans ce cas; il en est de même de la section sous-cutanée essayée d'abord par M. Baker-Brown. Il faut pratiquer alors l'excision partielle ou l'amputation complète du clitoris, soit à l'aide de la ligature ou de l'écrasement linéaire (ce qui est prudent lorsque le clitoris a atteint le volume de la verge, du poing ou d'une tête de fœtus à terme), soit à l'aide du bistouri ou des ciseaux (en ayant soin de cautériser la plaie au fer rouge, de la panser au perchlorure de fer ou d'employer d'autres hémostatiques). Le repos, des lotions astringentes, des topiques réfrigérants et le soin qu'on mettra à diriger la cicatrisation, compléteront le traitement.

[1] Simpson, ouv. cit., p. 142. — Baker-Brown, *Surgical Diseases of Women*, p. 137.
[2] *De la prostitution dans la ville de Paris*, 3e éd., Paris, 1857.
[3] *Clinical Memoire on Diseases of Women*, p. 225, avec une figure, Dublin, 1863.
[4] *Surgical Diseases of Women*, p. 233. — *On the Curability of certain forms of Insanity, Epilepsy, Catalepsy and Hysteria in Females*, London, 1866.

XIII. — TUMEURS DE LA VULVE.

Je ne parle pas des *tumeurs fibreuses* ni des *lipômes* qui peuvent se former dans les grandes lèvres et dont l'ablation facile constitue tout le traitement.

Je n'ai rien à dire non plus du *cancroïde* et du *cancer* de la vulve qui donnent lieu ici et ailleurs aux mêmes indications : l'ablation, quand elle est possible, avec les opérations auto-plastiques consécutives lorsqu'elles sont nécessaires; dans le cas contraire, le traitement palliatif ordinaire, les toniques, les narcotiques, les désinfectants.

Les tumeurs *variqueuses* seront traitées, comme dans les autres parties, par les réfrigérants, les styptiques, la compression, les injections au perchlorure de fer à 30°. — Lorsque la tumeur sanguine est produite par l'extravasation du sang, c'est-à-dire lorsqu'elle est un véritable *thrombus*, après l'application de réfrigérants, d'astringents, de résolutifs, on peut se trouver bien de mettre des sangsues et des cataplasmes pour prévenir ou combattre l'inflammation, et s'il se forme du pus, de pratiquer la ponction pour l'évacuer aussitôt que possible. Je ne parle pas du thrombus de la femme enceinte ou en couches.

L'*éléphantiasis*, quoique assez rare, est une maladie plus spéciale à la vulve, pouvant y être observée quelquefois, comme au scrotum chez l'homme. Larrey l'a vu en Égypte et l'a décrit sous le nom de sarcocèle des femmes. Kiwisch [1] et Scanzoni [2] en ont observé un cas chez une fille de 17 ans dont les lèvres descendaient jusqu'au delà du milieu des cuisses, et étaient parsemées de nombreuses tubérosités brunâtres. Rigal de Gaillac [3] en a observé aussi un cas remarquable. M. Churchill [4] cite l'exemple d'une pareille tumeur, siégeant d'un seul côté, dont le docteur Athill fit l'amputation à l'aide de l'écraseur. Cette maladie peut être très-grave, et ce n'est pas sans danger qu'on en tenterait l'ablation lorsque la tumeur est volumineuse. Il est au contraire facile de réséquer l'hypertrophie fréquente et quelquefois très-gênante des petites lèvres; quand cette hypertrophie est produite et entretenue par un vice diathésique, notamment par la syphilis, auquel cas elle réside plutôt dans une des nymphes que dans les deux, il faut faire subir préalablement à la malade un traitement général.

Je ne décrirai ici ni l'œdème, ni le phlegmon des grandes lèvres, ni les tumeurs du sac dartoïque, tumeurs enkystées, séreuses ou purulentes; car ces maladies n'offrent pas habituellement d'indications spéciales.

Je ne parlerai pas non plus de l'*esthiomène* [5] ou dartre rongeante de la vulve, maladie comparée au lupus et à laquelle on a appliqué, avec plus ou moins de succès, le même traitement général anti-diathésique (anti-scrofuleux, anti-herpétique, etc.), et le même traitement local (repos, lotions détersives, iodures de plomb, de soufre, etc., cautérisation potentielle et actuelle).

[1] Ouv. cit., II, 500.

[2] Ouv. cit., p. 506.

[3] Vidal de Cassis, *Pathologie externe*, V, p. 310. Paris, 1861.

[4] *Dublin Journal*, XXIV, 233.

[5] Huguier, *Mémoires de l'Académie de médecine*, t. XIV, p. 501, Paris, 1849.

XIV. — FISTULES VÉSICO-VAGINALES.

Les *fistules vaginales* peuvent établir chez la femme une communication anormale avec la partie inférieure de l'intestin (*fistules recto-vaginales*) ou avec l'appareil excréteur de l'urine (*fistules vésico-utérines, vésico-vaginales, uréthro-vaginales*).

Elles sont dues, en très-grande majorité, à la pression exercée par la tête de l'enfant contre le pubis, dans les accouchements laborieux, et aux inflammations suppuratives ou gangréneuses de la cloison vésico-vaginale qui y succèdent; elles se déclarent habituellement une quinzaine de jours après les couches. Mais elles peuvent aussi être produites par des déchirures (fistules rectales), par le séjour prolongé de corps étrangers, par des traumatismes, par l'envahissement d'ulcérations syphilitiques (surtout pour l'urèthre) ou d'ulcères cancéreux; enfin elles peuvent provenir des perforations de la vessie par des corps étrangers, aiguilles, épingles ou même calculs vésicaux [1].

Diagnostic. — Il est fort aisé, surtout lorsqu'il s'agit de fistules vésico-vaginales d'une certaine dimension. Toutefois il faut remarquer d'une part que de simples pertuis difficiles à découvrir sont accompagnés d'un écoulement continu d'urine qui met les malades dans un état aussi fâcheux que si elles avaient de larges fistules; et d'autre part que, malgré la constatation avérée d'une fistule, certaines malades peuvent conserver de l'urine dans la vessie [2].

Ce n'est pas le diagnostic absolu qui est difficile, mais plutôt le diagnostic relatif, c'est-à-dire l'appréciation exacte de l'état présent, de la dimension, de la situation, des complications de la fistule; car ce sont autant de circonstances importantes au point de vue du pronostic et de la curabilité.

La fistule vésico-vaginale constitue une infirmité douloureuse et dégoûtante; mais elle ne compromet pas l'existence, ni même l'accomplissement des fonctions génitales. Par exemple, l'existence d'une fistule vésico-vaginale n'empêche pas celle qui en est atteinte de faire des enfants : j'ai vu des femmes dont le bas fond de la vessie était entièrement détruit et dont les cavités vésicale et vaginale étaient confondues en un véritable cloaque, sans que cette disposition mît aucun obstacle à la fécondation et à l'accouchement; une

[1] Il ne faudrait pas confondre, à propos de ces derniers, un calcul tombant de la vessie dans le vagin, avec un calcul formé dans ce dernier organe par suite de l'existence d'une fistule : mon excellent collègue M. Fonssagrives m'en a montré un de cette dernière espèce, qu'il a retiré du vagin d'une jeune femme de Valogne, âgée de 20 ans, primipare, chez laquelle se déclara une fistule vésico-vaginale de 2 à 3 centimètres de diamètre, quatorze jours après son accouchement; au bout de deux ans, elle se plaignit de douleurs vaginales avec sensation de corps étranger; l'introduction du doigt permit de constater la présence d'un calcul remplissant le vagin, fermant d'une manière incomplète la fistule, gênant l'écoulement des menstrues; le calcul, extrait à l'aide de tractions ménagées avec des tenettes, avait une consistance friable et la grosseur d'un petit œuf de poule.

[2] J'ai vu dernièrement une jeune femme atteinte d'une fistule qui admet aisément la phalange de l'indicateur; malgré cela, par un mécanisme singulier, l'urine est habituellement retenue dans la vessie, quelquefois pendant une heure, et ne s'en échappe qu'à certains moments où la malade est obligée de la laisser aller tout d'un coup; cela tient à ce que, l'utérus s'abaissant, la muqueuse vésicale médiane vient boucher l'orifice et l'urine s'accumule dans deux diverticulum vésicaux droit et gauche.

de ces femmes avait fait six enfants depuis la formation de sa large fistule. La gravité de l'accident est donc corrélative à la sensibilité des malades, à leur position sociale, et à diverses conditions en partie étrangères à la maladie elle-même. Ainsi le contact de l'urine avec la muqueuse du vagin et de la vulve, avec la peau de la face interne des cuisses, toléré par un petit nombre de malades, est pour la majorité la cause d'érythèmes, d'éruptions diverses, d'excoriations, de douleurs cuisantes ou atroces. L'écoulement continu de l'urine, difficilement pallié par les urinaux ou réservoirs de diverse sorte, les éponges, les linges dont se garnissent les malades, les bandes épaisses dont elles entourent leurs cuisses etc., est une incommodité qui non-seulement les prive de travailler pour subvenir à leurs besoins ou de s'acquitter des soins du ménage, de participer aux occupations et aux distractions qui sont les conditions de toute vie sociale, mais qui en fait encore, par la mauvaise odeur qu'elles répandent, un objet de dégoût pour tous ceux qui les entourent, pour leurs familles, pour leurs maris, qui rompent enfin toutes leurs relations avec le monde et jettent dans le désespoir les jeunes femmes devant lesquelles semblaient s'ouvrir tous les enchantements de la vie : j'en ai vu que ce désespoir portait au suicide.

La dimension des fistules n'est pas un obstacle à leur guérison, pourvu que les lèvres en soient aisément rapprochées, que la paroi du vagin soit large et mobile, que l'utérus puisse descendre, etc. J'en ai opéré avec succès qui avaient de 4 à 5 centimètres de diamètre.

Il en est de même de leur situation. Toutefois l'opération est plus simple, plus facile, moins dangereuse, plus favorable dans ses résultats, lorsque la fistule est près de la vulve et aisément abordable. Les fistules profondes présentent en outre cette circonstance fâcheuse, qu'elles peuvent porter sur la lèvre antérieure du col utérin, ou même que, au lieu d'être vésico-vaginales, elles sont vésico-utérines, s'ouvrent directement dans la cavité du col et mettent le chirurgien dans l'obligation de fermer le méat utérin ou de le porter dans la vessie, pour guérir l'incontinence d'urine. J'ai fait trois fois l'opération de cette dernière manière avec un plein succès.

Les complications sont les éléments les plus sérieux du pronostic ; car elles entraînent l'incurabilité, empêchent d'entreprendre le traitement ou créent les plus grandes difficultés à l'opération. Ces complications sont : le prolapsus de la vessie par suite des dimensions énormes de la fistule et de la destruction totale de la cloison vésico-vaginale, comme j'en ai vu un exemple ; les indurations, adhérences, brides cicatricielles, bordant les lèvres de la fistule, les tiraillant dans un sens ou dans un autre, les rattachant au col utérin plus ou moins dévié, à l'arcade pubienne, à la branche ischio-pubienne, aux parties latérales du bassin [1] ; l'engorgement chronique, le prolapsus, les déviations du col utérin, l'amincissement ou la destruction de sa lèvre antérieure par la fistule, l'ouverture de la fistule dans sa cavité ; enfin le défaut complet de mobilité du col ou du vagin, la tension de la paroi vésico-vaginale, l'impos-

[1] Cette complication est une des conditions les plus fâcheuses et les plus défavorables au succès de l'opération, en supposant même que celle-ci puisse être entreprise. Elle est quelquefois la conséquence de tentatives opératoires antérieures mal exécutées, mal dirigées au moment de la cicatrisation, ou dont les suites ont été malheureuses. Autant il est aisé de guérir les fistules simples, autant il est difficile d'obtenir d'heureux résultats lorsqu'on entreprend le traitement de fistules aussi compliquées.

sibilité de trouver dans le glissement de cette paroi ou des tissus voisins le moyen d'affronter les bords de la fistule.

Du reste on peut avoir à traiter des fistules récentes ou anciennes. Quelle que soit l'époque à laquelle remonte la formation de la fistule, cette circonstance n'apporte aucune difficulté nouvelle au traitement, ni aucun obstacle au succès de l'opération. J'ai opéré des femmes qui portaient leur infirmité depuis deux mois, d'autres depuis vingt ans.

Traitement. — La guérison des fistules vésico-vaginales pouvait être regardée comme impossible jusqu'à ces dernières années. On a cité des exemples de malades guéries spontanément; — ou par le seul séjour d'une sonde dans la vessie et le repos, auxquels on se hâtait de les soumettre peu de jours après la production de la fistule et qu'on leur faisait conserver aussi longtemps que possible, pratique dont on ne saurait trop recommander l'imitation; — ou par des cautérisations répétées soit de tout le pourtour de la fistule, soit d'un de ses angles (J. Cloquet), suivies toujours du séjour de la sonde et du décubitus horizontal;—ou par l'attouchement des bords à l'aide du fer rouge, du nitrate d'argent ou d'autres caustiques, et l'affrontement de ces bords, couverts consécutivement de bourgeons charnus, à l'aide d'instruments à crochets tout spéciaux (sonde-érigne de Lallemand). Mais ces guérisons avaient été tellement exceptionnelles, qu'elles n'avaient diminué en rien l'incurabilité de cette cruelle infirmité.

L'application très-exacte des règles de la réunion immédiate et notamment l'emploi méthodique des sutures ont seuls amené des succès assez nombreux, pour que la chirurgie ait lieu de s'enorgueillir d'une nouvelle conquête. Bien que l'idée de l'avivement et des sutures ait été émise, il y a déjà deux siècles, par un chirurgien hollandais, Roonhuysen [1], essayée dans le siècle dernier par Fatio (de Bâle) et Vœlter, et de nos jours par Nægelé, Ehrmann, Dieffenbach, Wutzer et Jobert (de Lamballe), elle n'a été fécondée et réalisée que par les ingénieux chirurgiens à qui l'on doit la méthode qui porte à juste titre le nom de *méthode américaine*, puisque c'est par des chirurgiens américains qu'elle a été surtout imaginée, perfectionnée, appliquée et propagée; et certes l'école américaine n'aurait-elle pas d'autre titre, que celui-ci suffirait à assurer dans l'avenir sa célébrité chirurgicale.

Jobert [2] avait eu l'incontestable mérite d'insister sur l'application de la réunion immédiate au traitement des fistules vésico-vaginales et de montrer tout le parti qu'on pouvait tirer du détachement, par l'incision, des insertions du vagin à la lèvre antérieure de l'utérus, pour relâcher la lèvre postérieure de la fistule et en faciliter le rapprochement avec la lèvre antérieure. Mais le vice radical de cette méthode, la cause du petit nombre de ses succès, c'est que l'avivement portait seulement sur les bords de la fistule, c'est-à-dire sur des parties si étroites et si déclives, qu'il était impossible de les affronter

[1] Le mémoire de Roonhuysen a été publié à Amsterdam en 1663, et traduit en 1676, *Philosophical Transactions*, XI, 621. (Voyez Hergott, *Études historiques sur l'opération de la fistule vésico-vaginale, et examen de quelques perfectionnements récents dont elle a été l'objet*. Paris et Strasbourg, 1864.)

[2] *Bulletin de l'Académie de médecine*, 1837, t. II, p. 145, 581. — *Traité de chirurgie plastique*, t. II, p. 266 à 712. Paris, 1849. — *Traité des fistules vésico-utérines, vésico-utéro-vaginales, utéro-vaginales* et *recto-vaginales*. Paris, 1852.

exactement et d'empêcher l'urine de filtrer à travers les points de suture.

Le caractère et la valeur de la méthode américaine, ce qui assure son triomphe et fait désormais la règle et non l'exception de la guérison des fistules vésico-vaginales, ce n'est pas la suture métallique, comme M. Sims[1] l'a proclamé, mais c'est qu'au lieu de bords on avive et on affronte des surfaces, et qu'au lieu de laisser l'affrontement dans la partie la plus déclive de la vessie, on en redresse le bord supérieur vers la cavité de cet organe.

On compta donc peu de succès[2], jusqu'à ce que M. Hayward de Boston[3] eût remplacé l'avivement des bords par celui des surfaces vaginales qui les avoisinent ; que M. Simon de Rostock[4] eût fait son avivement en infundibulum et assuré le rapprochement et l'affrontement des surfaces saignantes par deux séries de points de suture ; enfin, que M. Sims et les autres chirurgiens des Etats-Unis et de la Grande-Bretagne, qui ont marché sur ses traces, eussent porté les minutieux détails de cette méthode jusqu'au degré de perfection qui lui a valu le nom de méthode américaine.

Cette intéressante opération a été popularisée en France, notamment par les écrits de MM. Follin[5] et Verneuil[6] et par la pratique de quelques ingénieux chirurgiens, tels que MM. Bourguet d'Aix[7], Desgranges de Lyon[8] et Duboué de

[1] *Silver-sutures in Surgery*, etc. New-York, 1858.

[2] M. Jobert (de Lamballe), a eu beaucoup moins de succès qu'on ne serait porté à le croire d'après le bruit qui s'est fait pendant un temps autour de ses opérations. Il suffit, pour s'en assurer, de se rappeler qu'on lui envoyait un nombre considérable de femmes, de suivre quelques-unes des séries de ses malades, et de comparer le grand nombre de celles qui n'ont pas été guéries au petit nombre de celles qui l'ont été. On trouvera à cet égard des documents intéressants dans la thèse de M. Monteros (*Essai sur le traitement des fistules génito-urinaires chez la femme*. Paris, 1864). Il faut songer, en appréciant ces relevés, qu'à la suite de cette opération, une soi-disant amélioration ne doit jamais être comptée pour un succès. N'est-il pas évident que le résultat incomplet de l'opération, quelque satisfaisant qu'il paraisse au chirurgien, est un résultat nul pour la malade et qu'il n'y a de succès que la guérison complète, absolue ? Cette guérison doit toujours être constatée de la manière la plus formelle.

[3] *American Notes*, 1839, XXIV, 283. — *Mém. sur les fistules vésico-vaginales*, in *Boston medic. and surgic. Journal*, 1851, etc.

[4] *Ueber die Heilung der Blasenscheiderfisteln*, etc. Giessen, 1854, in-8. — *Ueber die Operation der Blasenscheiderfisteln durch die blutige Nath*, etc. ; mit 25 Holzschnitten und 13 Lithogr. gr. in-8, 133 p. Rostock, 1862. Analysé dans l'intéressante étude historique de M. Hergott déjà citée.

[5] *Examen de quelques nouveaux procédés opératoires pour la guérison des fistules vésico-vaginales*. Revue critique. (*Arch. génér. de médec.*, v^e^ série, t. XV, p. 457, 584. Paris, 1860.)

[6] *Des perfectionnements apportés à l'opération de la fistule vésico-vaginale par la chirurgie américaine*. (*Gazette hebdomadaire*, janvier, février 1859.) — *Nouvelles observations de fistules vésico-vaginales, suivies de remarques sur les procédés américains*. (*Arch. génér. de médec.*, v^e^ série, t. XIX, p. 48, 297. Paris, 1862.) — *Des fistules vésico-vaginales d'un abord difficile, moyens propres à surmonter cette complication* (*Bulletin de thérapeutique*, t. LXII, p. 442, 497. Paris, 1862.)

[7] *Procédé simple pour abaisser la cloison vésico-vaginale*. (*Bulletin de thérapeutique*, t. LXII, p. 72.)

[8] *Remarques sur l'opération de la fistule vésico-vaginale par la méthode américaine, suture moniliforme* de M. Desgranges, trois succès, par M. Horand, interne de Lyon. (*Bulletin de thérapeutique*, t. LXIV, p. 61, 113, 207. Paris, 1863.)

Pau[1], en Belgique par M. Deroubaix[2], en Angleterre par MM. Baker-Brown et Simpson.

M. Sims, ai-je dit, est le premier qui ait imaginé ou du moins réglé l'opération en Amérique [3], et il l'exécute plus simplement que ceux qui l'ont suivi, particulièrement que son élève M. Bozeman. Je suis porté à croire, en effet, que M. Bozeman a gâté plutôt qu'amélioré l'opération de M. Sims. Le changement de courbure apporté au spéculum n'est pas heureux. L'instrument, perfectionné, si l'on veut, en ce qu'il devient applicable à d'autres cas, semble être moins bien adapté à l'opération même de la fistule vésico-vaginale. La position de la malade sur les coudes et les genoux est plus incommode que celle qu'adopte M. Sims, sur le côté gauche ou en demi-pronation. Les instruments ajoutés pour l'avivement, pour l'affrontement des lèvres de la plaie, pour la constriction des sutures, notamment la plaque de plomb et les grains de plomb perforés de la fameuse suture en bouton, compliquent l'arsenal du chirurgien et prolongent la durée de l'opération sans utilité réelle.

A Londres, M. Baker-Brown [4] pratique l'opération, en général, par la méthode des Américains. Il a emprunté à M. Marion Sims et à M. Bozeman leurs instruments et leur mode de procéder dans les divers temps de l'opération ; mais il modifie au besoin la méthode suivant le cas. Voici, du reste, en substance, sa manière d'agir. Il place la malade dans la même position que pour l'opération de la taille, hors quelques exceptions commandées par la situation de la fistule, la précipitation de la muqueuse vésicale ou le relâchement du vagin. Cette position procure l'avantage de pouvoir user du chloroforme, ce qui est difficile dans la demi-pronation et impossible dans la position sur les mains et les genoux. Il se sert du spéculum de M. Bozeman. Après avoir tracé par une incision les limites de l'avivement, il opère celui-ci en disséquant, à l'aide de deux petits couteaux courbes ou plutôt coudés, un pour chaque main, deux lambeaux qu'il a soin d'enlever chacun en une seule pièce. Quoiqu'un instrument inventé par M. Hilliard, sous le nom de *fistula-clamp*, pour saisir la portion de muqueuse des deux bords de la plaie que l'on veut exciser, puisse faciliter quelquefois ce temps de l'opération, M. Baker-Brown préfère avec raison employer généralement des pinces ou une aiguille courbe. Pour la suture, il se sert de fils d'argent, de préférence aux fils de fer, qu'il accuse d'ulcérer les tissus, et pour les passer à travers les lèvres de la plaie, il fait usage d'aiguilles creuses de Startin, inflexibles et de diverses courbures ; il en a quatorze de courbures différentes pour suffire à tous les cas. La muqueuse vésicale est toujours laissée en dehors de la suture. Pour fixer les deux bouts du fil, il emploie une sorte de crampon (*bar-clamp*), mince lamelle de plomb pliée dans le milieu en forme de

[1] *Mémoire sur l'emploi d'un nouveau procédé autoplastique ou à lambeaux, dans l'opération de la fistule vésico-vaginale.* (*Mémoires de la Société de chirurgie*, 1865, t. VI, p. 417.)

[2] *Considérations sur l'opération de la fistule vésico-vaginale par la méthode américaine.* (*Bulletins de l'Acad. de méd. de Belgique*, 1862.) — *Observations cliniques et critiques sur l'opération de la fistule*, etc. (*Mémoire de l'Acad. de Belgique*, 1863.)

[3] M. Mettauer (de Virginie), M. Gosset (de Londres), et M. Hayward (de Boston), qui paraissent l'avoir pratiquée avant lui, n'ont pas pour cela créé la méthode, ni réglé les divers temps de cette délicate opération.

[4] *Surgical diseases of women*, p. 112-174. London, 1861.

gouttière; cette gouttière est percée d'un trou à travers lequel on fait passer les deux extrémités du fil d'argent, après quoi l'on serre avec de fortes pinces sur le crampon pour les arrêter, et on les coupe au ras de leur sortie. Quelquefois, à l'imitation de M. Sims, il se contente de tordre les fils avec deux pinces, sans placer sur les extrémités ni bouton, ni crampon. Il croit inutile de mettre un pansement quelconque dans le vagin. Il laisse une sonde à demeure dans la vessie. Il ôte les sutures le dixième jour. — En 1861, M. Baker-Brown avait pratiqué quarante-deux opérations, et il avait eu trente-neuf succès.

M. Simpson [1] a adopté et propagé la même méthode. Il place ses malades, comme M. Sims, en demi-pronation sur le côté gauche, ce qui permet de les chloroformiser, quoique l'opération, dit-il, ne soit pas aussi douloureuse qu'on pourrait le croire. Il se sert du spéculum en bec de cane de M. Sims, ou du même modifié par M. Bozeman, tout en formant des vœux pour l'invention d'un spéculum pouvant tenir tout seul. Pour aviver les bords de la fistule, il soulève la muqueuse vaginale avec un ténaculum à long manche ou une pince presse-artère, et la dissèque avec des couteaux ou des ciseaux, ou avec tous les deux (de préférence avec les couteaux de M. Baker-Brown), aussi largement que possible, en ayant soin de ne laisser sur les plaies aucune trace de cette muqueuse, et en ménageant, bien entendu, la muqueuse vésicale qui doit rester intacte. — Pour appliquer la suture, il se sert de l'aiguille creuse de Startin aidée d'un crochet mousse, ou de la petite fourche (*director*) de M. Bozeman. Il la fait pénétrer à un demi-pouce en dehors de la plaie, de chaque côté de la fistule, en ayant soin de ne pas traverser la muqueuse vésicale. Enfin, il se sert par-dessus tout de la suture métallique : c'est principalement à elle qu'il attribue le succès de l'opération. De tous les fils employés pour cette suture, il préfère les fils de fer, qui ne s'oxydent pas, n'ulcèrent pas les tissus, quoi qu'on en ait dit, et qui ont l'avantage d'être plus tenaces, plus résistants que tous les autres. — Pour coapter les bords, le docteur Bozeman réunit les deux fils par le *suture-adjustor*; mais, dit M. Simpson, les doigts suffisent. — Pour assurer le rapprochement des fils et consolider la coaptation des parties, M. Simpson regarde le *bouton-suture* de M. Bozeman comme un perfectionnement important à la simple torsion de M. Sims, tout en lui reconnaissant les inconvénients résultant du poids de la plaque de plomb et de la persistance de son dérangement, lorsque celui-ci vient exceptionnellement à se produire. On peut le remplacer par une plaque de plomb sur laquelle on place une petite barre transversale embrassée par les fils qui sont tordus au-dessus. Mais M. Simpson lui préfère une sorte de fanon quadrangulaire formé par des fils de fer tordus, entre lesquels on ménage, sur chaque côté correspondant aux points de suture, des ouvertures par lesquelles on passe les fils, pour les réunir ensuite et les tordre sur l'un des côtés à l'aide d'un instrument ingénieux de Coghill. — Les soins consécutifs consistent notamment à placer dans la vessie un court cathéter sigmoïde de métal flexible, avec quatre rangées de trous à un bout et une gouttière à l'autre, qu'on doit nettoyer deux fois par jour, tandis qu'on lave le vagin avec de l'eau tiède ; puis à ôter les fils en les coupant simplement avec des ciseaux du huitième au dixième jour, et à supprimer en même temps l'attelle quadrangulaire en fils de fer qui était retenue par eux.

[1] *Clinical lectures on diseases of women*, p. 21-40, Philadelphie, 1863.

D'après l'analogie entre les manières d'opérer de ces divers chirurgiens, d'après l'imitation de leurs procédés en France, on serait amené à conclure que tous les temps de l'opération ont une importance, sinon égale, du moins considérable, car aucun de ces temps n'a été négligé par ceux qui se sont attachés à suivre la méthode américaine. On voit bien que, pour chacun d'eux, le succès semble dépendre de l'observation particulière d'un précepte plutôt que d'un autre : d'abord, pour tous, l'avivement exact de la plaie, sans y laisser un reste de muqueuse, est d'une importance majeure ; après cela, pour les uns, la suture métallique est la condition indispensable de la réussite (Sims, Simpson) ; pour d'autres, c'est la consolidation de l'affrontement à l'aide de la plaque de plomb, des crampons, etc. (Bozeman, Baker-Brown). Mais ils n'en suivent pas moins la même méthode pas à pas, sans introduire dans quelqu'un de ses divers temps une différence essentielle. L'avivement de la muqueuse vaginale, le refoulement de la muqueuse vésicale, la suture métallique, la fixité de la coaptation, la sonde à demeure après l'opération, paraissent à tous ces opérateurs avoir une importance majeure, sinon égale, et participer à la fois au succès de l'opération.

Cette observation exacte, scrupuleuse, minutieuse, de tous les préceptes des créateurs de la méthode, rend difficile de juger quel est en réalité le plus important de ces divers temps, quel est celui de ces préceptes qu'il n'est pas possible d'omettre sous peine d'échouer.

Mais si l'on se rappelle que M. Simon, M. Spencer Well, et parfois M. Hergott et nous-même avons employé avec un égal succès des fils de soie, que l'on peut se passer de sonde dans la vessie après l'opération, que la suture simple

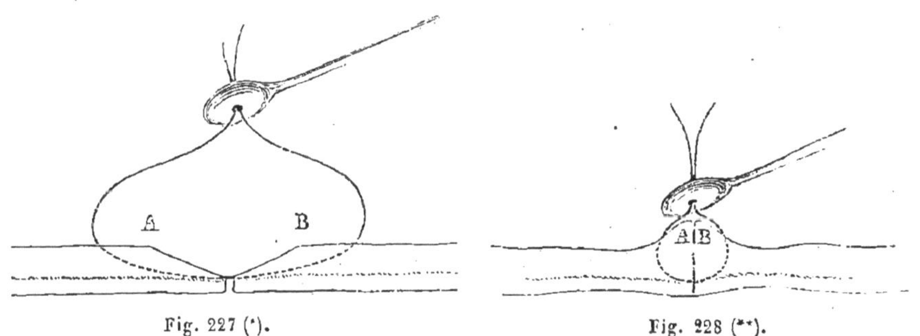

Fig. 227 (*). Fig. 228 (**).

est préférable à tous les prétendus perfectionnements (bouton, plaque, crampon, etc.) dont on l'a compliquée, on comprendra que les clefs de la méthode sont le mode d'avivement et la perfection de l'affrontement.

Une fois le principe reconnu, il importe de donner tous les détails de l'opération ; car si le principe rend le succès possible, la perfection de la manœuvre assure seule la réussite. La préparation de la malade, sa position pendant l'opération, l'avivement, la réunion, les soins consécutifs, en un mot tous les temps de l'opération comportent des détails pleins d'intérêt et d'importance.

(*) *Coupe de l'avivement.* — Anse de fil passée derrière les deux surfaces avivées ; les deux chefs sont rassemblés dans l'ajusteur de la suture ; en les rapprochant et serrant l'anse, les deux surfaces avivées sont affrontées et le point A vient toucher le point B.

(**) *Affrontement.* — Les deux surfaces avivées sont affrontées et les deux chefs du fil métallique retenus par l'ajusteur en attendant d'être tordus.

1° *Préparations à l'opération.* — Elles doivent consister dans des bains de siége frais, des lotions et des fomentations vineuses avec du gros vin seul ou mélangé avec de l'huile ou un jaune d'œuf, pour combattre les éruptions, l'excoriation produite sur la muqueuse génitale, les grandes lèvres, les cuisses par le contact incessant de l'urine; dans l'emploi des toniques francs, des amers, des ferrugineux, d'une bonne alimentation; enfin en une purgation la veille et en un lavement le matin de l'opération.

Si le canal de l'urèthre est oblitéré ou détruit en partie, il faut le rétablir dans son intégrité première, avant de tenter la guérison de la fistule. On n'a besoin pour cela que d'un trocart, de minces ténotomes, de tiges de laminaire et de sondes volumineuses qu'on laisse à demeure dans le canal jusqu'à ce qu'il présente un diamètre aussi large que possible. J'ai été obligé de pratiquer plusieurs fois cette opération préparatoire.

Il en est de même des rétrécissements du vagin. On doit les dilater par la section des brides cicatricielles et par l'introduction d'éponges préparées jusqu'à ce que le vagin puisse admettre un spéculum. J'ai opéré avec un plein succès une femme chez laquelle ce rétrécissement était si prononcé et s'était reproduit si rapidement, que quinze jours après l'opération je pouvais à peine introduire l'extrémité de l'indicateur dans le vagin : heureusement la fistule était alors complétement guérie.

Chez toutes les malades, il faut opérer lorsque les règles sont passées depuis cinq jours au moins et dix à douze jours au plus.

On peut faire bénéficier les malades de l'insensibilité produite par le chloroforme; ce n'est pas indifférent lorsqu'il s'agit de femmes du monde ou de malades très-irritables, d'une sensibilité extrême, dont le système nerveux est affaibli et exalté par une dépression morale et de longues souffrances.

2° *Position de la malade.* — Elle peut varier non-seulement suivant le chirurgien, mais surtout suivant l'état et la situation de la fistule.

La demi-pronation ou le décubitus latéral gauche, position que les Anglaises affectent pour l'accouchement ou pour se prêter au toucher, a pour le chirurgien et la malade au point de vue de la fixité, du repos, etc., des avantages qui la font préférer par M. Sims. Ses inconvénients sont de se prêter peu à la chloroformisation et d'être incommode pour la régularité de la manœuvre, notamment de la suture, d'après la situation de la fistule.

La pronation sur les coudes et les genoux, préférée par M. Bozeman, donne au chirurgien l'avantage de travailler de haut en bas et de n'être pas continuellement gêné par l'écoulement du sang. Des inconvénients graves compensent largement cet avantage : cette position est très-fatigante pour la malade; le chloroforme ne peut être employé; la fistule, entraînée avec l'utérus vers l'ombilic, s'éloigne de l'opérateur; la vessie se remplit de sang et peut en conserver après l'opération. Je n'y ai recours que dans les cas où la fistule est très-grande et où la vessie en prolapsus empêche l'avivement; encore faut-il avoir soin d'empêcher la malade de faire des efforts et l'engager à faire de profondes inspirations pour que la hernie de la muqueuse vésicale se réduise pendant l'opération.

La supination, la position de la lithotomie, ou mieux encore la position *pelvi* ou *sacro-dorsale* de M. Simon, dans laquelle les tubérosités sciatiques sont élevées, est la plus favorable et, sauf un très-petit nombre d'exceptions, préférable à toutes les autres. Ses inconvénients se réduisent à ne pas empêcher la chute de la muqueuse vésicale et à obliger le chirurgien à regarder en haut. Avantages : la chloroformisation est possible, le sang ne coule pas dans la vessie et ne peut y séjourner, la fistule ne s'éloigne pas ; enfin, si l'on a le soin de bien relever le siége, elle se présente devant l'opérateur avec la paroi vaginale supérieure, plutôt sur un plan vertical ou oblique que sur un plan horizontal, ce qui facilite beaucoup le manuel.

Spéculum. — Au lieu d'une des valves du spéculum à valves, ou des dilatateurs de Gerdy et de Jobert, qui peuvent être employés pour écarter la paroi

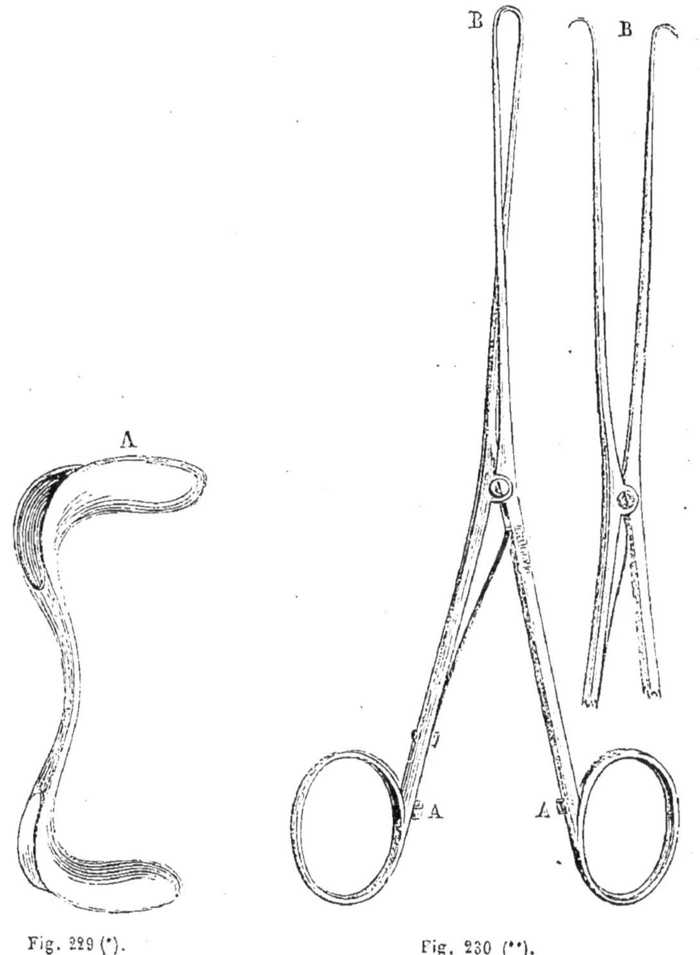

Fig. 229 (*). Fig. 230 (**).

vaginale en haut ou sur les côtés, on emploie une gouttière formée par la section oblique d'un spéculum ordinaire [1], ou le spéculum en bec de cane, de Sims ou de Bozeman (p. 137).

On doit opérer sous un beau jour et même, pour les fistules profondes, diriger un rayon de soleil sur le siége du mal, à l'aide d'un réflecteur.

(*) Spéculum de M. Marion Sims.
(**) Pince-érigne à crochets divergents pour écarter les bords de la fistule et en faciliter l'avivement.

[1] Hergott, ouvr. cit., fig. 2 et 3, p. 35.

Il faut s'entourer d'aides nombreux et intelligents, surtout pour tenir le spéculum, soulever les bords de la fistule, éponger et étancher le sang, tenir le bassin élevé, etc. Outre les instruments d'avivement et de suture, il faut avoir un grand nombre de petites éponges longuement emmanchées, de l'eau vinaigrée, de l'eau de Léchelle ou de Pagliari et même de la glace.

3° *Avivement.* — Pour le faciliter on peut abaisser l'utérus à l'aide d'érignes ou d'un fil traversant le col, déprimer et rendre saillante tour à tour l'une ou l'autre lèvre de la fistule à l'aide d'une sonde entrant dans la vessie par la fistule, ou passant par l'urèthre et appuyée sur la partie antérieure de la vessie; ou d'un fil double passé, à l'aide d'une sonde élastique, du vagin dans la vessie et l'urèthre par la fistule et servant à écarter la lèvre antérieure de la postérieure; ou d'un pessaire en caoutchouc, d'éponges libres ou emmanchées, etc.; ou enfin de pinces à dents de souris, d'érignes, notamment d'une pince-érigne à branches et à crochets divergents destinés à s'implanter dans l'une et l'autre lèvre et à les tenir écartées.

Pour le pratiquer, les instruments dont on peut se servir sont les petits couteaux rectilignes ou coudés (droit et gauche), au besoin des couteaux à cataracte; mais surtout des ciseaux droits, coudés, ou de préférence courbes. Il faut soulever la muqueuse avec de petites érignes coudées et spirales ou de longues pinces à dents de souris.

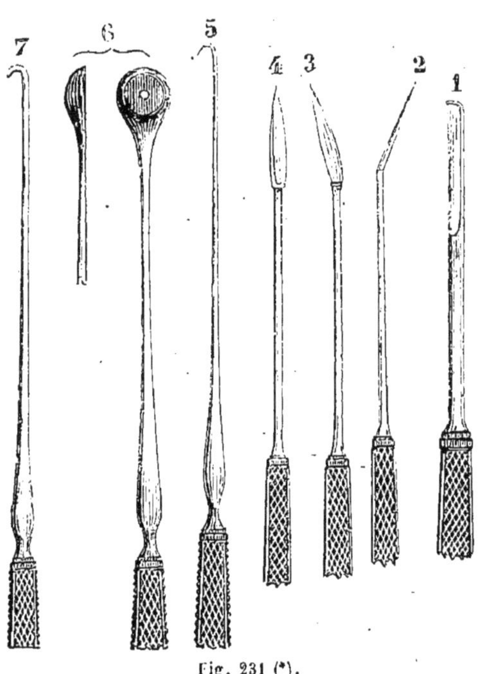

Fig. 231 (*).

L'avivement ne doit pas porter sur la muqueuse vésicale, mais seulement sur la muqueuse vaginale; non sur le bord de la fistule, mais sur toute la surface voisine, s'étendant circulairement à une distance de 7 à 10 millimètres du bord. On peut en tracer d'abord les limites par une incision. Il faut commencer par la lèvre postérieure pour être moins gêné par le sang; avoir soin de faire un avivement uniforme, à une profondeur égale, sans oubli. Autant que possible, chaque côté doit être disséqué en un seul lambeau, de manière à assurer la perfection de l'avivement et à donner la certitude qu'il ne reste sur la surface saignante aucun îlot de muqueuse. Je suis convaincu que cet avivement est indispensable, qu'il ne suffit pas (sauf de très-rares exceptions) de racler

(*) 1. Petit couteau droit boutonné. — 4. Petit couteau droit aigu. — 2, 3. Couteaux coudés (2 droit, 3 gauche). — 5. Erigne pour soulever la muqueuse et en faciliter la dissection. — 6. Ajusteur de la suture dans lequel on peut passer les fils comme dans le fulcrum pour en faciliter la constriction. — 7. Crochet mousse, pour faciliter la pénétration de l'aiguille, et relever les chairs et l'anse de la suture avant de serrer les fils.

la muqueuse et de la dépouiller de son épithélium pour la faire adhérer aux parties avec lesquelles on l'affronte, enfin qu'il suffit d'une toute petite surface négligée dans l'avivement et n'étant pas franchement saignante, pour empêcher la réunion de s'opérer.

Quant à la conservation de deux lambeaux autoplastiques opposés, destinés à accroître l'étendue de l'affrontement, on peut trouver à appliquer dans quelques cas cet ingénieux procédé de M. Duboué de Pau; mais il faut convenir que, dans la plupart, il est impossible (par défaut d'épaisseur des lèvres de la plaie), inutile (par suite de la facilité de rapprochement de ces lèvres), ou même nuisible (la suppuration, l'ulcération ou la gangrène s'emparant aisément de ces lambeaux d'une épaisseur insuffisante). Les résultats connus [1] ne sont pas d'ailleurs très-encourageants (3 guérisons sur 5 malades opérées), ou plutôt ils sont insuffisants pour juger pratiquement le procédé.

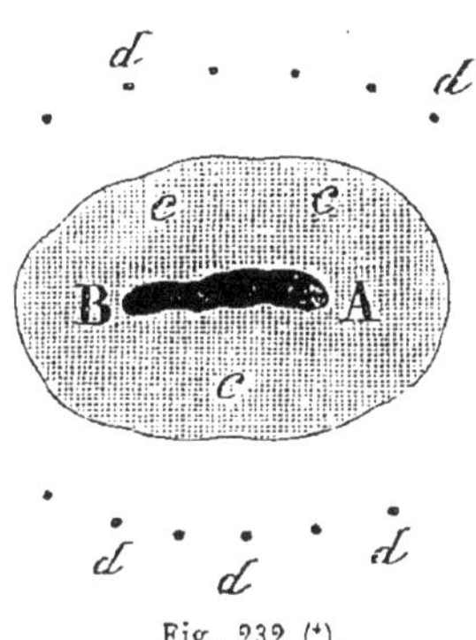

Fig. 232 (*).

Ce que je regarde comme bien plus important, ce sont les ablations complètes de tissu cicatriciel, la destruction des brides et des adhérences, les incisions et les débridements complémentaires. Quelques-unes de ces opérations doivent être faites avant, d'autres pendant, d'autres après l'opération. Avant, celles qui sont nécessaires pour dilater le vagin, permettre l'introduction du spéculum et rendre la fistule abordable; pendant, celles qui débarrassent la fistule du tissu inodulaire, ou en font cesser la tension et le tiraillement; après ou au moment de serrer les fils, les incisions qui déterminent le relâchement des lèvres de la plaie en favorisant la locomotion du vagin, telles que l'incision des attaches vaginales du col (Jobert), l'incision demi-circulaire au-dessus de l'urèthre, qui laisse le canal s'abaisser de 2 centimètres, et au besoin, dans les cas d'occlusion vaginale ou au moins d'incarcération du col dans la vessie, les incisions obliques antérieures du sphincter anal, partant de l'anus et embrassant comme un V la fourchette et les grandes lèvres.

Pendant ou après l'avivement, de l'eau hémostatique, de la glace doivent être employées pour arrêter l'hémorrhagie. Du reste il faut savoir attendre tout le temps qui est nécessaire pour voir cesser l'écoulement de sang et affronter des surfaces presque à sec.

4° *Affrontement et suture.* — L'affrontement doit porter sur la plus grande hauteur possible de surface saignante; en outre il doit être fait de telle façon que les bords de la fistule remontent vers la vessie et y fassent une petite crête saillante défavorable à la pénétration de l'urine : ces deux conditions sont celles qui donnent les plus grandes chances d'adhésion.

D'après cela, on comprend que, tout en admettant la division des sutures en profondes et en superficielles, je me garde autant que possible de faire passer les premières dans la cavité vésicale, comme le fait M. Simon de Rostock. Je crois

(*) AB, fistule. La partie ombrée est la surface avivée. — *d*, *d*, *d*, points par lesquels on passe les fils pour la suture; *c*, portion de la surface avivée par laquelle on les fait sortir, pour les faire rentrer en *c*, *c* et les faire ressortir en *d*, *d*.

1. *Gazette des Hôpitaux*, 1864, p. 367, 377, et *Mémoires de la Société de chirurgie*, 1865.

qu'il est très-important de suivre ici les règles de la méthode américaine et de faire cheminer le fil entre les deux muqueuses sans lui laisser perforer celle de la vessie.

Les fils métalliques conservent ici leurs avantages généraux sur les fils de soie, en outre ils sont bien plus aisés à serrer et à fixer. On peut employer les fils de soie, à l'exemple de MM. Simon, Spencer Wells, etc.; plus faciles à passer et à ôter, ils sont seulement moins aisés à serrer : un des meilleurs moyens pour y parvenir, c'est de faire le nœud dit de Fergusson, c'est-à-dire

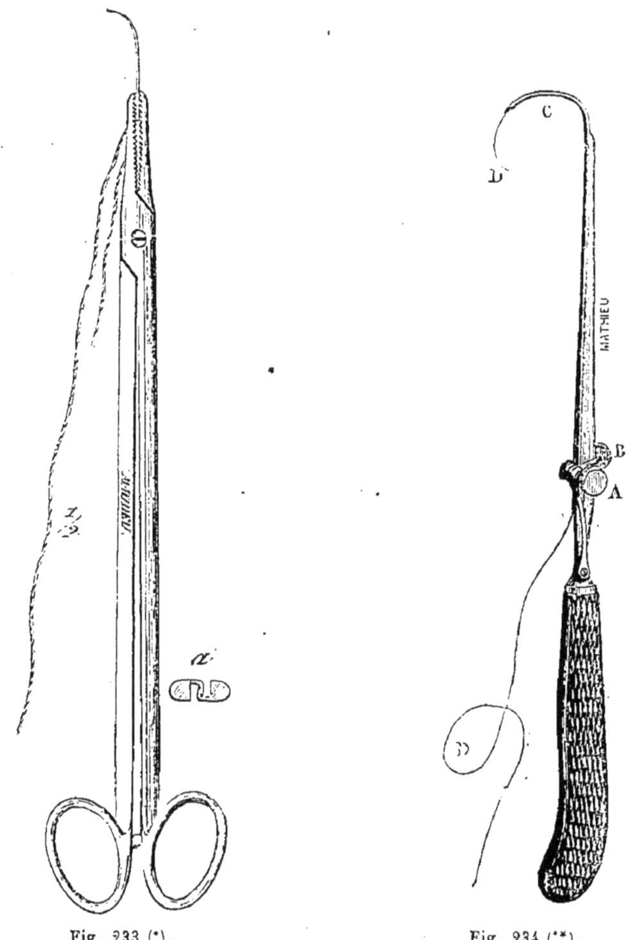

Fig. 233 (*).

Fig. 234 (**).

sur un des chefs un nœud dans lequel on passe l'autre chef, on fait glisser alors le fil jusqu'à ce que le nœud arrive sur la ligne de réunion, et on l'y maintient par un second nœud.

Les fils métalliques et particulièrement ceux de fer (que je préfère comme plus ductiles, plus flexibles, plus résistants, plus fins, plus aisés à introduire

(*) Pinces à longues branches, à mors courts et à pression continue, servant à tenir la petite aiguille de Sims pour placer les points de suture pouvant, également servir à tordre les fils pour arrêter chaque point et à les retirer de la plaie lorsqu'on les enlève.

(**) Aiguille tubulée ordinaire à laquelle est adapté un petit mécanisme fort ingénieux, mais habituellement inutile, inventé par M. Mathieu, pour faire cheminer le fil. Il faut avoir plusieurs aiguilles semblables dont les courbures seront plus ou moins prononcées et même angulaires.

que ceux d'argent, en même temps qu'ils sont moins chers, ce qui permet dans leur emploi une largesse qui facilite l'opération) peuvent être introduits en les passant directement avec une aiguille, ou par l'intermédiaire d'une anse de fil de soie (Sims), ou à l'aide de l'aiguille tubulée de Startin. Il est évident que lorsqu'on peut se servir de ce dernier instrument, c'est le plus commode : il faut en avoir de courbures et d'angles divers; à cause de la difficulté qu'il y a à faire cheminer cette aiguille, comme toute autre, lorsqu'une des lèvres de la fistule est cachée ou retenue sous le pubis, j'en ai imaginé un modèle que M. Matthieu a construit avec son habileté ordinaire, dans lequel la pointe de l'aiguille forme un angle droit avec le manche, comme dans l'aiguille de Deschamps, et qui m'a rendu de vrais services. La plus grande difficulté que présente la suture, c'est la nécessité où l'on est de traverser le col utérin, lorsque celui-ci doit être réuni à la lèvre antérieure de la fistule : le tissu en est quelquefois si dur, que les aiguilles s'y cassent plutôt que de le traverser ; voici comment je procède alors : je passe un fil métallique dans la lèvre antérieure avec l'aiguille creuse ou la petite aiguille de Sims, puis je traverse le col en sens inverse avec une forte aiguille à manche, courbe, à chas près de la pointe, dans laquelle est passé un fil double; quand elle a traversé le col, je dégage l'anse, j'y passe le bout du fil métallique qui a déjà traversé la lèvre antérieure de la fistule, et je l'entraîne à travers le col tenant lieu de lèvre postérieure.

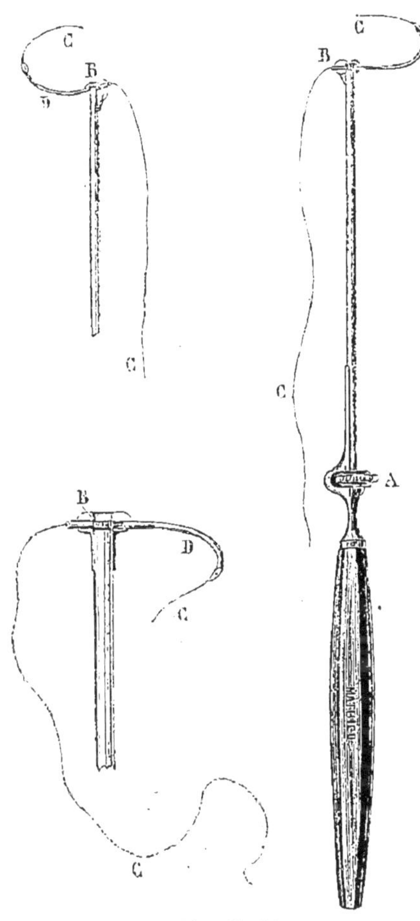

Fig. 235 (*).

Il ne faut pas se presser pour les points de suture : on ne saurait les placer avec trop d'exactitude et de régularité, autant pour leur profondeur que pour

(*) Aiguille tubulée, coudée sur le modèle de l'aiguille à ligature de Deschamps, que j'ai fait construire pour pouvoir passer le fil d'un côté à l'autre, au lieu de le passer d'avant en arrière, ou pour appliquer les points de suture dans les cas difficiles où une des lèvres est retenue avec la paroi vaginale correspondante contre la branche ischio-pubienne. M. Mathieu en a construit récemment un nouveau modèle, réalisant plus parfaitement encore mon idée, dans lequel le coude B est adouci; la tubulure se continue jusqu'en A et le fil est poussé directement depuis A, où se trouve l'ouverture d'entrée, jusqu'à la pointe de l'aiguille C, par où il sort. Je m'en suis servi plusieurs fois très-avantageusement.

les distances qui les séparent et leur correspondance sur les deux lèvres de la plaie, etc. Outre qu'elles doivent être équidistantes, les sutures seront aussi très-rapprochées, surtout si les deux lèvres de la plaie n'ont pas de tendance naturelle au rapprochement. Il faut les faire pénétrer à 5 millimètres environ

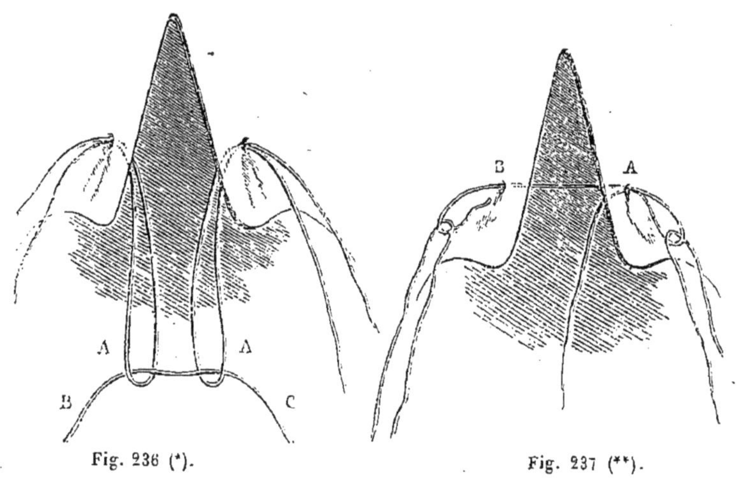

Fig. 236 (*). Fig. 237 (**).

du bord saignant, les faire cheminer sous la partie avivée, jusqu'auprès du bord de la fistule, puis leur faire parcourir un trajet analogue de l'autre côté, sans jamais perforer la vessie (fig. 227). — A cette considération près de la perforation de la vessie, j'adopte et je pratique souvent, à l'exemple de M. Simon, la suture à plans superposés, c'est-à-dire une suture de rapprochement, *Entspannungsnath*, dont les fils plus profonds et prenant les bords de plus loin, détendent les lèvres de la plaie, et une suture de réunion ou d'affrontement *Vereinigungsnath*, dont les fils plus superficiels et prenant de près les bords de la plaie en assurent le contact : la première nécessite des fils plus gros, la seconde se fait avec des fils fins interposés aux précédents et placés habituellement lorsque les premiers sont déjà serrés. — Des pinces, un crochet mousse, une petite fourche, une sonde introduite dans la vessie servent à faciliter la perforation du tissu par les aiguilles et à assurer la bonne direction de ces dernières.

Pour ne pas brouiller les fils, on passe chaque anse dans l'encoche d'un bâtonnet (Sims), ou l'on attache chaque chef supérieur et inférieur à une ficelle placée au-dessus et au-dessous de la malade, en suivant l'ordre des anses (Atlee), ou, si celles-ci ne sont pas trop nombreuses, on les confie à un aide, après avoir uni ensemble les chefs de chacune d'elles.

On a imaginé bien des procédés pour serrer les fils et les fixer. Dans le but d'affronter les parties les plus profondes des surfaces avivées, ou de donner de la fixité à la réunion, on a cherché à imiter la suture enchevillée, ou à assujettir les parties réunies et les fils à l'aide d'appareils spéciaux. De là, les arcs ou croissants d'argent primitivement employés, mais délaissés par

(*) Procédé pour substituer le fil métallique à un fil de soie préalablement passé à travers les lèvres de la plaie, comme on peut le faire dans l'opération de la staphylorraphie. — A;A, deux anses de fil de soie préalablement passées à l'aide d'une forte aiguille courbe munie d'un chas près de la pointe. — BC, fil métallique.

(**) Le fil métallique. AB est passé.

M. Sims, les fanons métalliques de M. Simpson, les plaques de plomb perforées ou boutons de veste de M. Bozeman, les plaques de plomb à rainure et à perforation (destinées à tenir les bouts de fil alternativement rapprochés ou éloignés de la ligne de réunion) d'Atlee, les crampons de M. Baker-Brown, les grains de plomb perforés de la suture moniliforme de M. Desgranges, les boutons de chemise à deux trous et à surface convexe de M. Duboué, etc. Tout en

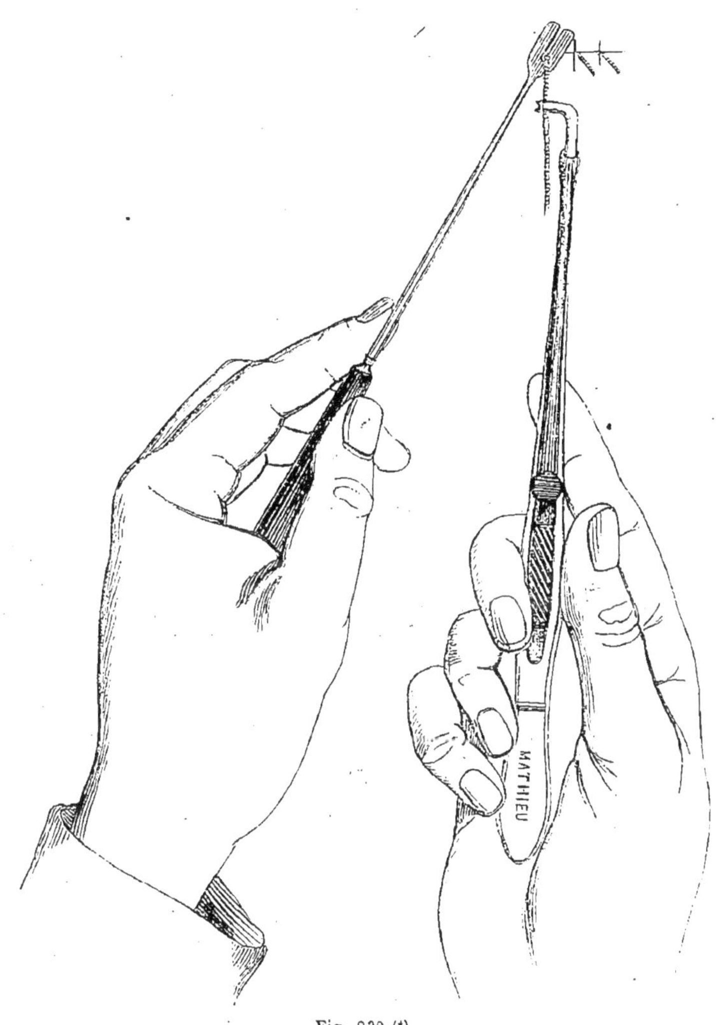

Fig. 238 (*).

pouvant trouver, dans des cas rares, des applications exceptionnelles, ces complications si variées de la suture simple sont en principe inutiles, pour ne pas dire nuisibles, et en général on doit débarrasser, dans ce cas particulier, le manuel opératoire, déjà bien assez encombré sans elles.

La manière la plus simple et la meilleure de serrer les fils, c'est d'en rapprocher les bouts avec une petite fourche, une plaque fendue au bout d'une tige et d'un manche, un ajusteur, etc. ; de tirer dessus pendant qu'à l'aide d'un

(*) Manière de tordre les fils métalliques à l'aide du fulcrum et de la pince coudée.

crochet mousse on en fait remonter l'anse avec les bords de la fistule vers la vessie, et de les tordre avec de bonnes pinces, comme le fait M. Sims.

Chaque fil tordu, habituellement coupé ras, doit être abandonné, sans plaque, tampon, ni aucun appareil empêchant le vagin de reprendre sa direction et ses plis naturels : c'est le meilleur moyen d'éviter l'inflammation, d'assurer la réussite de l'affrontement et de favoriser l'adhésion.

5° *Suites de l'opération. Soins consécutifs.* — Je regarde tout appareil à demeure dans le vagin comme dangereux, parce qu'il empêche la muqueuse vaginale de reprendre sa forme sinueuse, qu'il est un embarras, une cause d'irritation, de ténesme vésical, anal ou vaginal, qu'il peut enfin faire naître l'inflammation, la leucorrhée, des excoriations, des ulcérations, et surtout la suppuration, qui envahit rapidement, comme une traînée de poudre, la ligne de réunion et fait échouer l'opération.

Comme unique pansement je fais des lotions vaginales, de deux à six fois par jour à l'aide de l'hydroclyse et avec de l'eau coaltarisée.

S'il y a tendance à l'hémorrhagie, ou crainte de péritonite, je tiens les premiers jours de la glace sur l'hypogastre.

S'il se déclare, ce qui est plus fréquent, du ténesme vésical, outre que je ne laisse pas de sonde à demeure, j'ai soin d'associer la belladone à l'opium dans une potion, ou de faire donner une injection rectale avec 50 grammes de baume tranquille et 10 à 20 centigrammes d'extrait de belladone, ou de faire des injections hypodermiques avec une solution de sulfate d'atropine.

L'abstinence la plus rigoureuse d'aliments solides doit être observée les premiers jours ; de la limonade gazeuse, du bouillon, du vin, constituent pendant les six premiers jours les seules boissons et les seuls aliments. On doit administrer 2 centigrammes d'extrait aqueux thébaïque, ou de la morphine aussi souvent qu'il est nécessaire pour donner à la malade le repos, le calme, le sommeil et la constipation. Quand on veut provoquer une première garde-robe, on a soin de donner de l'huile de ricin et de recommander à la malade de ne faire aucun effort de défécation.

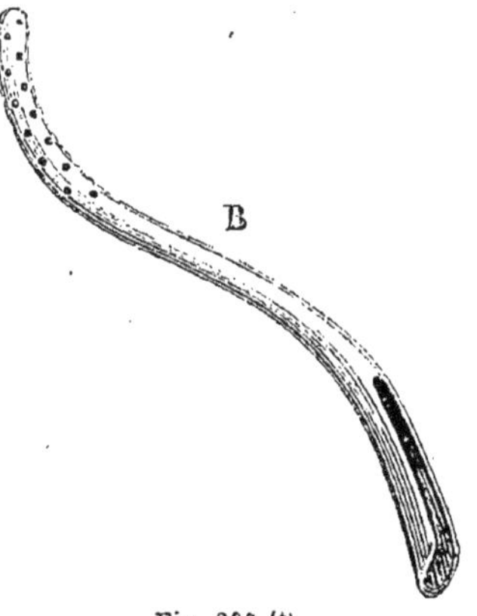

Fig. 239 (*).

Quant à l'évacuation des urines, on se trouve bien de mettre dans la majorité des cas une sonde à demeure dans la vessie, soit une sonde en caoutchouc vulcanisé, soit la sonde sigmoïde de Sims, remarquable par sa forme et sa légèreté, qui la font demeurer d'elle-même dans la vessie, sans gêner ni blesser l'organe ; il faut la laver fréquemment, si les urines sont sanguinolentes, glaireuses, lithiasiques, etc. Dans les fistules simples on peut se passer de la sonde ; dans plusieurs cas où mes malades n'ont pu la tolérer, j'ai dû aussi m'abstenir de la placer. Dans ce cas on peut laisser uriner les malades elles-mêmes sans se déplacer, dans l'urinal particulier aux femmes (Simon, Spencer Wels), comme il est arrivé dans plusieurs de mes observations. Mais ce qu'il y a de mieux c'est de vider la vessie par le cathétérisme toutes les trois heures.

(*) Sonde sigmoïde (*self-retaining Catheter*).

Il n'est pas bon de rester plus long-temps sans évacuer l'urine, la vessie ne pouvant reprendre que peu à peu la capacité qu'elle a perdue, surtout si la fistule est ancienne. Du reste, plusieurs de mes malades ont uriné toutes seules à plusieurs reprises, lorsque le besoin se faisait sentir avant que je fusse arrivé auprès d'elles pour les souder. Il n'en est résulté aucun accident ; mais je crois

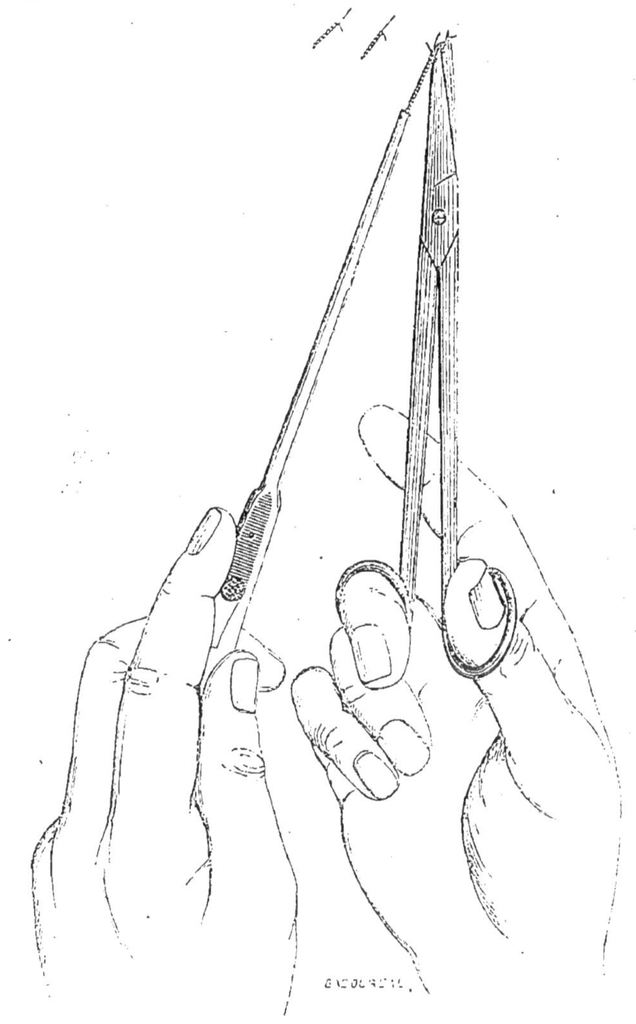

Fig. 240 (*).

qu'il vaut mieux éviter, par l'évacuation artificielle, les contractions vésicales. Chez plusieurs autres de mes malades la sonde à demeure a été ôtée par moments sans inconvénients, et supprimée définitivement de très-bonne heure.

Dans quelques cas, les règles reviennent plus tôt qu'on ne doit les attendre, devançant de plus de quinze jours l'époque normale de leur retour, probablement sous l'influence du traumatisme opératoire et de la réaction qu'il provoque ; chez deux malades elles sont revenues dès le troisième jour, pendant que les fils étaient en place. Cette condition, devant être considérée *à priori*

(*) Manière d'ôter les points de suture, en coupant un côté de l'anse avec des ciseaux.

comme défavorable au succès, n'a pourtant pas empêché l'adhérence de s'opérer, ni la guérison définitive de se produire avec rapidité.

Il faut ôter les fils du cinquième au sixième jour[1]. Ils n'agissent guère au delà de ce temps, et ulcèrent les tissus.

La plupart des femmes atteintes de fistules simples que j'ai opérées et guéries, ont pu partir avant quinze jours; les fils ont toujours été enlevés du cinquième au dixième jour, généralement le sixième. J'ai attendu quelques jours avant de permettre aux malades de se lever, de peur de voir se déchirer, par suite de mouvements intempestifs, des adhérences récentes et d'une faible résistance. Dans le même but, j'ai eu toujours le soin de leur faire prendre un peu d'huile de ricin ou un lavement huileux, pour éviter tout effort dans l'évacuation de la première garde-robe qui suit l'opération, et qui doit être retardée jusqu'au huitième jour, s'il est possible. Mais, lorsqu'elles ne pouvaient pas rester ou n'offraient pas de contre-indication particulière nécessitant la prolongation de leur séjour auprès de moi, je n'ai pas craint de les laisser partir de bonne heure, une fois même douze jours après l'opération. Il n'y a pas, à cet égard, d'opération autoplastique qui donne des résultats immédiats plus parfaits et plus rapides.

S'il reste une portion de la fistule non réunie, on peut essayer de remettre un fil ou deux avant la complète cicatrisation des bords, en avivant un peu ces derniers, ou de placer une serre-fine, ou de cautériser légèrement et à plusieurs reprises la fistule, si la malade est dans de bonnes dispositions et supporte bien la sonde à demeure. Sinon, et c'est ce qui arrive le plus souvent, il faut attendre au moins un mois, plutôt deux qu'un, laisser la femme reprendre des chairs et des forces, et entreprendre dans de bonnes conditions l'opération complémentaire.

J'ai traité actuellement quinze malades[2], quelques-unes dans les circonstances les plus difficiles. J'ai dû employer des procédés ou des instruments particuliers, pour pouvoir placer les points de suture. J'ai constamment réussi et même, la moitié du temps, dès la première tentative. Les cas qui ont nécessité une seconde opération sont ceux qui, par les dimensions de la fistule ou par des difficultés spéciales, s'éloignaient de la ligne commune : par exemple, une fois il y avait un tel rétrécissement du vagin et des brides cicatricielles si fortes, que quinze jours après l'opération (suivie d'un plein succès), on ne pouvait plus introduire un spéculum, par suite de la rétraction nouvelle du tissu inodulaire. Deux fois j'ai dû perforer l'urèthre, former un nouveau canal. Trois fois j'ai enfermé le col utérin dans la vessie urinaire; sept fois, j'ai incisé circulairement la muqueuse au-dessus de l'urèthre pour abaisser ce canal et relâcher la lèvre antérieure de la fistule, etc.

J'opère les fistules vésico vaginales par le procédé de Sims, le plus simple des procédés de la méthode américaine, en y apportant même quelques simplifications nouvelles dont l'expérience m'a démontré l'utilité.

La malade est couchée sur le dos et peut être chloroformisée.

L'avivement est fait largement; le plus souvent sans conserver les lambeaux

1 Il est inutile de décrire la manière très-simple de procéder à cette ablation (fig. 240).

2 Une première partie de ces observations contenant les cas les plus simples, a été publiée sous ce titre : *Six opérations de fistule vésico-vaginale par la méthode américaine, toutes suivies d'une guérison immédiate.* Paris et Montpellier, 1865.

autoplastiques de M. Duboué ; à l'aide des couteaux droits, des couteaux coudés, ou des ciseaux droits, coudés ou courbes ; la muqueuse étant soulevée à l'aide d'une érigne ou d'une pince à dents de souris.

Je donne la préférence à la suture métallique, avec des fils de fer forts pour les points profonds, fins pour les points superficiels. Les points de suture sont placés à l'aide de l'aiguille tubulée de Startin, ou de la petite aiguille de Sims à laquelle on attache le fil métallique directement ou par l'intermédiaire d'un fil de soie. Les fils sont serrés avec l'ajusteur de la suture et simplement tordus sur eux-mêmes, ce qui est beaucoup plus facile et plus sûr que les crampons, la plaque de la suture en bouton, les arcs, les chevilles ou les fanons métalliques, les grains de plomb perforés de la suture moniliforme, les boutons de nacre ou d'ivoire à double trou, etc. Tous ces moyens, de même que tous les pansements qu'on peut mettre dans le vagin, ne font que nuire à l'affrontement et à l'adhésion, en tendant la paroi vaginale et en empêchant la muqueuse de reprendre, en se plissant naturellement, sa disposition normale.

Je n'emploie donc aucun pansement permanent et je coupe les fils près de la ligne de réunion ; seulement je les multiplie, je les place profondément, sans perforer la vessie, j'en ajoute de superficiels, de manière à être sûr que l'affrontement est complet et parfait. Je fais, deux fois par jour au moins, des lotions vaginales profondes, à l'aide d'une canule portée au fond du vagin et d'un hydroclyse, avec de l'eau tiède ou froide et du coaltar saponiné de Lebœuf, afin d'empêcher toute leucorrhée, toute suppuration de se produire, d'atteindre la ligne de réunion, d'en ulcérer les bords et d'empêcher l'adhésion.

Dans les cas ordinaires, et surtout lorsque la malade est très-irritable, disposée au ténesme vésical et aux dépôts muqueux ou calcaires dans les urines, je ne laisse aucune sonde à demeure, me contentant de sonder la malade toutes les trois ou quatre heures, pour empêcher les contractions de la vessie de tirailler les lèvres de la plaie ; encore plus d'une malade a-t-elle uriné toute seule sans inconvénient.

J'ôte les fils du cinquième au dixième jour, suivant que la fistule est moins ou plus étendue, que les lèvres en sont relâchées ou tiraillées, que les tissus ont peu ou beaucoup de tendance à l'adhésion ; quelquefois je les enlève tous le même jour, d'autres fois successivement, à un ou plusieurs jours d'intervalle les uns des autres.

La suture faite de cette façon peut être assez solide pour résister, comme je l'ai vu, aux plus grands efforts de vomissement ; et l'adhésion des bords de la fistule se fait d'assez bonne heure et d'une manière assez complète pour ne pas être détruite par les accidents les plus sérieux, survenant immédiatement après qu'elle a eu lieu, même dans les parties les plus voisines, par exemple, comme on le verra dans une de mes observations ultérieures, par le développement d'une phlébite vagino-utérine et d'un abcès péri-utérin.

Ainsi, simplification la plus grande possible de la méthode américaine, lotions vaginales détersives deux fois par jour, suppression fréquente de la sonde à demeure, enlèvement des fils de bonne heure, du cinquième au dixième jour : tels sont les traits principaux de ma manière d'opérer, à laquelle je n'ai dû jusqu'ici que des succès.

XV. PÉRINÉORAPHIE.

La périnéoraphie est une opération destinée à réparer la partie inférieure de la cloison vagino-rectale détruite par la déchirure du périnée à la suite de l'accouchement. Le procédé le plus simple et le plus répandu en France est celui de Roux [1], qui consiste à aviver les lèvres de la division et à les réunir par une suture enchevillée. Il est suffisant pour les cas simples, mais il échoue dans un grand nombre d'autres, par suite de la profondeur de la déchirure, de la difficulté de la coaptation, du tiraillement des lèvres de la plaie, etc.

Pour obvier à ces inconvénients et surtout aux derniers, Dieffenbach pratiquait de chaque côté, à 2 centimètres des lèvres de la plaie, une incision semi-lunaire destinée à les mobiliser, à en favoriser le rapprochement et à en maintenir la coaptation, pour laquelle il employait ensuite la suture entrecoupée au milieu, entortillée aux deux extrémités.

Mais la vraie cause du tiraillement défavorable à l'action des sutures est moins le manque de peau que la contraction du sphincter de l'anus. Cette cause a été pressentie depuis longtemps, puisque Mercier [2] a proposé en 1839 de *fendre le sphincter* pour déterminer le relâchement du périnée. M. Chassaignac [3], qui paraît avoir oublié que ce précepte a été déjà donné, dit : « Un moyen auxiliaire presque indispensable pour assurer le succès de la périnéoraphie, c'est, suivant moi, la *section du sphincter anal* en arrière, soit à droite, soit à gauche. »

Je crois que ce moyen est en effet le meilleur à employer, et qu'il doit compléter toujours l'opération, si j'en juge par les nombreux succès obtenus par M. Baker-Brown [4]. J'ai vu ce chirurgien pratiquer la périnéoraphie de cette manière, avec une rapidité et une dextérité peu communes. Comme son procédé n'est pas répandu chez nous, je vais rappeler ici les divers temps qui le caractérisent, et qu'il a, du reste, décrits lui-même avec soin, en faisant suivre sa description d'observations nombreuses et concluantes.

La malade, chloroformisée, est placée dans la position de la lithotomie, les cuisses fléchies sur le bassin. Les poils étant bien rasés à droite et à gauche, et les bords de la déchirure tendus d'un côté par les mains des aides, le chirurgien pratique une incision nette, d'une longueur égale à celle de la déchirure, à une distance d'un demi-pouce environ de sa limite externe, assez profonde pour permettre de rejeter en dedans par la dissection la membrane muqueuse, et de rendre saignante toute la surface qui s'étend entre la première incision et une seconde pratiquée en dernier lieu le long de la limite interne de la déchirure. L'avivement du côté opposé est pratiqué ensuite de la même manière. Enfin, la membrane muqueuse de la partie intermédiaire ou d'une portion du septum recto-vaginal est également disséquée, de manière à rafraîchir la partie moyenne comme les deux côtés de la plaie. Il faut que l'avivement soit parfait; car le plus léger vestige de membrane muqueuse établirait

[1] *Mémoires des savants étrangers à l'Acad. des sciences*, t. V. — *Gazette médicale de Paris*, 1834. — *Quarante années de pratique chirurgicale*, p. 867. Paris, 1854.

[2] Velpeau, *Médecine opératoire*, t. IV, p. 465.

[3] *Traité clinique et pratique des opérations chirurgicales*, t. II, p. 915, Paris, 1862.

[4] *On surgical Diseases of Women*, 2e édit., p. 1-78. London, 1861.

très-certainement une fistule, qui demeurerait ouverte quand tout le reste des surfaces de la déchirure serait réuni. Le bistouri est préférable aux ciseaux pour opérer cet avivement.

Aussitôt que ce premier temps de l'opération est achevé, le sphincter de l'anus est divisé des deux côtés, à environ un quart de pouce en avant de son attache au coccyx, par une incision dirigée en dehors et en arrière. Cette division doit être faite par un bistouri droit boutonné qui, ayant été introduit en dedans de la marge de l'anus, guidé par l'index de la main gauche, est dirigé vivement et avec fermeté à travers la peau et le tissu cellulaire sous-cutané, dans l'étendue d'un pouce et même de deux pouces, en dehors de l'orifice anal, ainsi qu'à travers les fibres du muscle sphincter qui environnent immédiatement cet orifice, mais en laissant intactes celles qui sont situées plus profondément.

Le sphincter ayant été divisé, les cuisses doivent être rapprochées sans changer la position de la malade, et l'on fait l'application de la suture enchevillée de la manière suivante :

La surface saignante gauche et les tissus qui lui sont extérieurs étant saisis vigoureusement entre l'index et le pouce de la main gauche, une forte aiguille courbe à manche, armée d'un fil double, est enfoncée avec la main droite à travers la peau et le tissu sous-jacent, à un pouce en dehors de la surface saignante, et poussée en bas et en dedans, jusqu'à ce que sa pointe apparaisse sur le bord postérieur de cette surface. La pointe de l'aiguille est ensuite introduite sur le bord correspondant de la surface dénudée du côté opposé et chemine au-dessous d'elle, en se dirigeant en haut et en dehors, jusqu'à ce qu'elle sorte à une distance du bord externe du côté droit, égale à celle de son entrée du côté gauche. L'introduction de chaque suture doit suivre un chemin analogue, la première étant placée très-près du rectum. Deux sutures suffisent souvent, mais quelquefois il en faut trois. — Les sutures sont doubles. Leurs anses sont passées d'un côté autour d'une cheville ou (comme on le pratique actuellement) d'un fragment de bougie ou de sonde élastique, tandis que leurs deux chefs terminaux sont serrés de l'autre côté et noués fortement sur une autre cheville de manière à tendre les fils. — Pour ces sutures, M. Baker-Brown préfère à la soie un cordonnet fort, bien ciré, parce qu'il le croit moins irritant et produisant moins de suppuration.

Les sutures enchevillées étant bien assurées, les lèvres de la plaie se trouvent rapprochées et les surfaces dénudées coaptées. Pour réunir les bords de la peau le long de la ligne médiane, il est bon d'y appliquer trois ou quatre points de suture entrecoupée, avec des fils métalliques de fer ou d'argent, ou de cuivre argenté. S'ils sont placés avec soin, la réunion de la peau aura lieu promptement, et celle des parties plus profondes sera facilitée.

Avant de terminer l'opération, l'index de la main droite doit être introduit dans le vagin, et celui de la main gauche dans le rectum, pour s'assurer que la coaptation est complète d'un bout à l'autre de la rupture.

Le nettoyage de la plaie, les fomentations d'eau froide et l'application d'un bandage en T, constituent le pansement.

Il faut entourer enfin l'opérée de soins minutieux, la coucher du côté gauche sur un coussin à eau, les cuisses dans la flexion. On mettra de la glace sur le périnée, surtout s'il y a menace d'hémorrhagie. — Les premiers jours on pratique le cathétérisme sans changer la position de la malade, et en ayant soin de ne pas laisser l'urine toucher le vagin. Lorsque l'opérée peut faire quelque mouvement, on la laisse uriner toute seule, en la faisant accroupir sur les mains et les genoux.

Après cinquante-quatre heures en moyenne, on ôte les sutures profondes ; après six à sept jours, les sutures entrecoupées.

De 1851 à 1861, M. Baker-Brown a pratiqué quatre-vingt-une fois cette opération. Il n'a perdu que trois malades ; la mort a été causée par la pyoémie.

M. Demarquay [1] a opéré en 1858 deux malades chez lesquelles, après avoir avivé les tissus, il a fait la coaptation par trois ordres de sutures correspondant aux trois surfaces dont il faut rétablir la continuité : suture du vagin, suture du rectum, suture du périnée. La suture terminée, il pratiqua latéralement les deux incisions semi-lunaires de Dieffenbach.

M. Verneuil [2], dans un cas, a opéré en ayant soin d'aviver aux dépens de la muqueuse vaginale, de respecter entièrement la muqueuse rectale (comme on respecte la muqueuse vésicale dans l'opération de la fistule vésico-vaginale) et de réunir par une suture vaginale et une suture périnéale, celle-ci enchevillée par trois points d'inégale profondeur (l'antérieur étant le plus profond), celle-là à points séparés, ni l'une ni l'autre ne traversant la muqueuse intestinale ; fils métalliques ; pas d'incisions libératrices ; succès complet. — Enfin M. Deroubaix [3], comme M. Verneuil, a fait à cette opération une application ingénieuse et de plus en plus complète des procédés américains employés pour la fistule vésico-vaginale : avivement aux dépens du vagin, respectant la muqueuse rectale ; suture entrecoupée pour les points vaginaux, suture enchevillée pour les points du périnée ; les deux ordres de suture s'enchevêtrant et se prêtant un mutuel appui, procédé très-propre à assurer l'union complète de toute la plaie et à éviter l'accident du défaut d'adhésion en un point, causant la persistance d'une fistule recto-vaginale ; fils fins métalliques ; pas d'incisions détensives. Plusieurs succès ont été obtenus par cette méthode.

[1] *Gazette des hôpitaux*, 24 septemb. 1864. — Launay, *Recherches sur la périnéoraphie* (*Gazette médicale*, 1864).

[2] *Société de chirurgie*, séance du 14 mai 1862.

[3] *Presse médicale belge*, 21 fév. 1864.

FIN DE L'APPENDICE.

TABLE ANALYTIQUE DES MATIÈRES

CHAPITRE I. — SIGNES DE PRÉSOMPTION FOURNIS PAR LA SYMPTOMATOLOGIE DES MALADIES UTÉRINES.

CHAPITRE II. — SIGNES DE CERTITUDE FOURNIS PAR L'EXPLORATION DIRECTE.

SECTION III.

Traitement des maladies utérines en général.

CHAPITRE I. — INDICATIONS A REMPLIR DANS LE TRAITEMENT DES MALADIES UTÉRINES.

CHAPITRE II. — MÉTHODES DE TRAITEMENT ET DIVERSES MÉDICATIONS DANS LES MALADIES UTÉRINES.

CHAPITRE III. — MOYENS DE REMPLIR LES INDICATIONS DANS LE TRAITEMENT DES MALADIES UTÉRINES.

SECTION IV.

Caractères des maladies utérines en général.

DEUXIÈME PARTIE

MALADIES UTÉRINES EN PARTICULIER.

SECTION I.

Altérations de fonctions.

CHAPITRE I. — MENSTRUATION.

CHAPITRE II. — AMÉNORRHÉE.

CHAPITRE III. — RÉTENTION DU FLUX MENSTRUEL.

CHAPITRE IV — DÉVIATION DES RÈGLES ET MENSTRUATION SUPPLÉMENTAIRE.

CHAPITRE V. — DYSMÉNORRHÉE.

CHAPITRE VI. — NÉVRALGIE UTÉRINE.

CHAPITRE VII. — HÉMORRHAGIES UTÉRINES.

SECTION II.

États morbides sans néoplasmes.

CHAPITRE I. — FLUXION.

CHAPITRE II. — CONGESTION.

CHAPITRE III. — ENGORGEMENT.

CHAPITRE IV. — MÉTRITE.

CHAPITRE V. — OVARITE ET SALPINGITE.

CHAPITRE VI. — INFLAMMATION PÉRI-UTÉRINE.

CHAPITRE VII. — LEUCORRHÉE.

CHAPITRE VIII. — HYPERTROPHIE ET ATROPHIE.

CHAPITRE IX. — GRANULATIONS ET FONGOSITÉS.

CHAPITRE X. — ULCÉRATION ET ULCÈRES DU COL DE L'UTÉRUS.

SECTION III.

Changements de situation.

CHAPITRE I. — DÉPLACEMENTS.

CHAPITRE II. — DÉVIATIONS.

CHAPITRE III. — FLEXIONS.

CHAPITRE IV. — INVERSION.

SECTION IV.

Altérations organiques.

CHAPITRE I. — TUMEURS FIBREUSES.

CHAPITRE II. — POLYPES ET MÔLES.

CHAPITRE III. — TUBERCULES.

CHAPITRE IV. — CANCER.

SECTION V.

Maladies des annexes.

CHAPITRE I. — HÉMORRHAGIES PELVIENNES ET HÉMATOCÈLE PÉRI-UTÉRINE.

CHAPITRE II. — KYSTES DE L'OVAIRE ET TUMEURS GÉNITO-PELVIENNES.

CHAPITRE III. — STÉRILITÉ.

APPENDICE

MALADIES DU VAGIN ET DE LA VULVE.

FIN DE LA TABLE ANALYTIQUE.

ERRATUM.

Page 1015, lig. 31, *au lieu de* succube, *lisez* incube.

TABLE ALPHABÉTIQUE DES MATIÈRES

A

B

C

D

E

F

I

K

L

M

N

O

T

W

Z

FIN DE LA TABLE ALPHABÉTIQUE.

CORBEIL. — Typ. et stér. de CRÉTÉ.

www.ingramcontent.com/pod-product-compliance
Ingram Content Group UK Ltd.
Pitfield, Milton Keynes, MK11 3LW, UK
UKHW011957240726
13965UKWH00001B/3

9 782012 985278